作品名称
中国梦美
作者
景在平

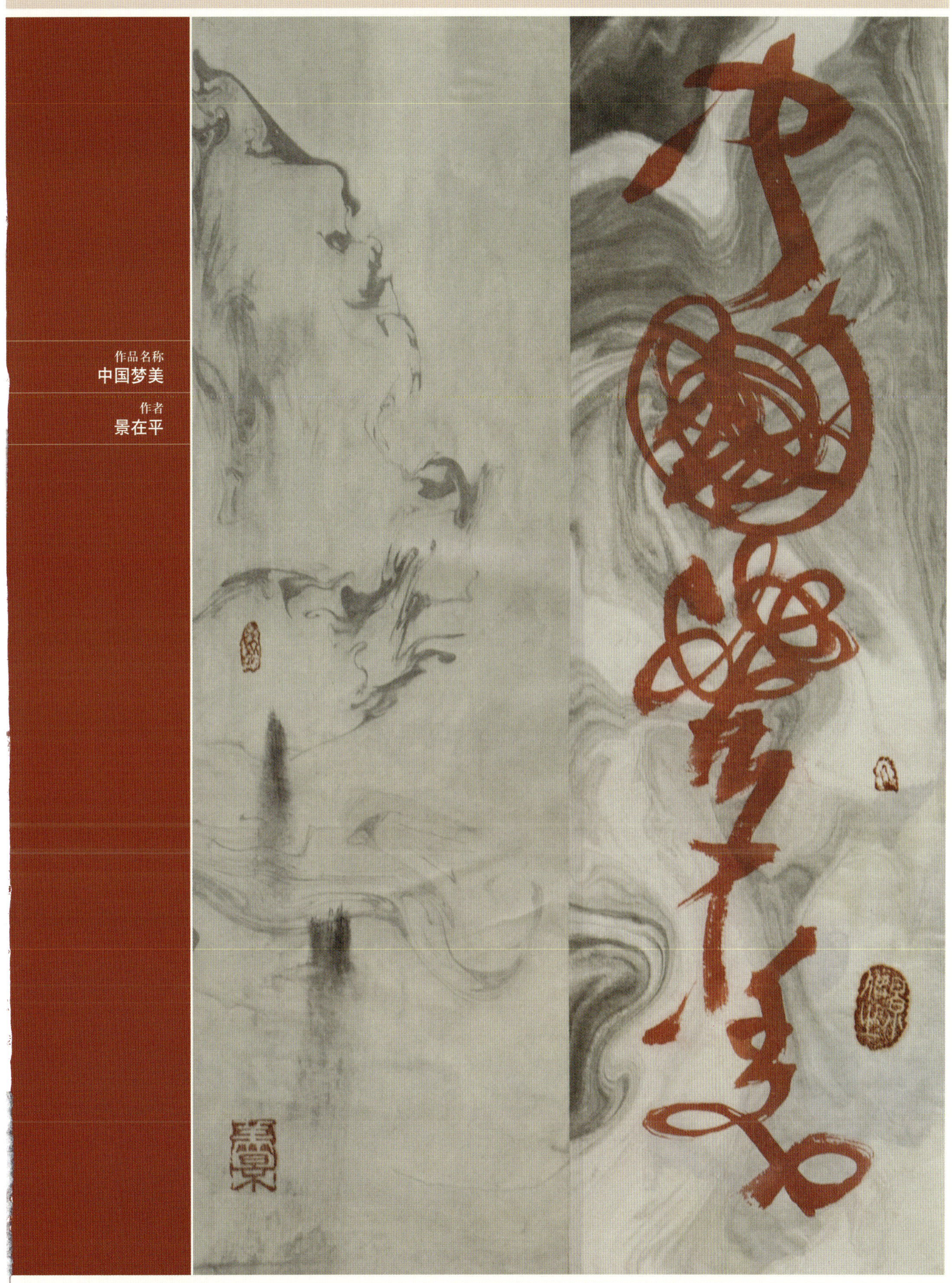

中国外科年鉴

CHINESE YEARBOOK OF SURGERY

2016

名誉主编
吴孟超　仲剑平　夏照帆　方国恩　孙颖浩

主编
景在平

上海科学技术出版社

图书在版编目(CIP)数据

中国外科年鉴2016/景在平主编. —上海:
上海科学技术出版社,2016.8
ISBN 978-7-5478-3145-8

Ⅰ.①中… Ⅱ.①景… Ⅲ.①外科学—中国—2016—
年鉴 Ⅳ.①R6-54

中国版本图书馆CIP数据核字(2016)第155259号

中国外科年鉴2016
名誉主编 吴孟超 仲剑平 夏照帆 方国恩 孙颖浩
主　　编 景在平

上海世纪出版股份有限公司
上 海 科 学 技 术 出 版 社 出版
(上海钦州南路71号 邮政编码200235)
上海世纪出版股份有限公司发行中心发行
200001 上海福建中路193号 www.ewen.co
上海中华商务联合印刷有限公司印刷
开本 889×1194 1/16 印张 40.75
字数 1429千字
2016年8月第1版 2016年8月第1次印刷
ISBN 978-7-5478-3145-8/Z·4
定价:200.00元

内容简介

《中国外科年鉴》是记录我国外科学学术成就与发展的连续性史料图书，自 1983 年首卷出版以来，现已编撰、出版 34 卷。本卷编写时从 2015 年我国公开发行的 117 种医药卫生期刊中选出的相关学术论文 9 007 篇，再从中选出 30%~35% 有代表性的论文撰写成一年回顾，又选出约 5% 的优秀论文摘写成文选。本书及时、准确、全面地反映了在此期间我国外科各专业基础和临床的研究进展，同时收录相关的新理论、新技术、新经验及罕见病例。其内容丰富，资料翔实，是一本实用性强、信息密集的工具书。

本书适合有一定医学基础和临床经验的医药卫生科技工作者、医药院校的本科生和研究生阅读，尤其适于外科医师临床、科研时参考使用。

编委会

2016

各专业分编委会

2016

一、外科基础与创伤

专业主编：薛绪潮

专业编委：罗天航　张　新

二、烧伤外科

专业主编：王光毅

专业编委：孙　瑜　罗鹏飞

三、整形外科

专业主编：朱晓海　陈江萍

专业编委：刘安堂　毕宏达

四、肿瘤基础

专业主编：郑唯强

专业编委：项珍珍

五、器官移植

专业主编：倪之嘉

专业编委：高晓刚　韩　澍

六、麻醉与重症监护

专业主编：范晓华

专业编委：陈　辉　包　睿

七、甲状腺、乳腺

专业主编：盛　湲

专业编委：李　莉　胡　薇

八、腹壁、腹膜

专业主编：魏　国

专业编委：韩　廷　徐光寰

九、肝脏外科

专业主编：葛瑞良

专业编委：卫立辛　邹奇飞

十、胆道外科

专业主编：孙经建

专业编委：易　滨　于　勇

十一、胰腺外科

专业主编：金　钢

专业编委：经　纬　宋　彬　郑楷炼

十二、脾脏、门脉高压

专业主编：李　刚

专业编委：程　鹏　刘文宇

十三、胃肠外科

专业主编：聂明明

专业编委：申晓军　卢正茂

十四、肛肠外科

专业主编：张　卫

专业编委：徐晓东　楼　征

十五、血管外科

专业主编：陆清声

专业编委：张　雷　宋　超

十六、神经外科

专业主编：周晓平　骆　纯

专业编委：黄清海　方亦斌　吴　曦　钱　俊　张　磊

十七、普通胸外科

专业主编：赵学维

专业编委：乌立晖　薛　磊　唐　华　孙光远

十八、心血管外科

专业主编：韩　林　陆方林

专业编委：乔　帆　张　浩　张冠鑫

十九、泌尿外科

专业主编：高　旭

专业编委：叶华茂

二十、脊柱外科

专业主编：王新伟

专业编委：刘　洋　曹　鹏　吴晓东

二十一、骨关节、肿瘤外科

专业主编：何崇儒

专业编委：李　诚　黄　轩　战　策　綦　珂

二十二、骨创伤、显微外科

专业主编：苏佳灿

专业编委：王传锋　张　欣

编者的话

《中国外科年鉴》自1983年首卷出版以来，现已编撰、出版34卷。其编辑出版目的是：及时、准确、全面地向国内外读者反映我国外科各专业最近的成就与进展，为医疗、教育、科研工作提供必要的资料和信息，同时也为祖国的医学宝库增添连续性的史料图书。

本卷包括外科基础与创伤、烧伤、整形外科、肿瘤、器官移植、麻醉、普通外科（包括甲状腺、甲状旁腺、乳腺、腹壁、腹腔、肝、胆、胰、脾、门脉高压、胃、十二指肠、空肠、回肠、阑尾、结肠、直肠、肛管、动脉、静脉和淋巴管）、神经外科、胸心外科、泌尿外科、骨科（包括脊柱、骨关节、骨肿瘤、骨创伤和骨显微外科）等内容，辟有一年回顾和文选两个栏目。

本卷包含了2014年11月至2015年10月这一阶段内的外科信息，编写时从117种医药卫生期刊中选出相关学术论文9 007篇。在其中选出30%~35%有代表性的论文，概括总结，形成一年回顾；又在其中选出约5%的优秀论文，摘写成文选。

一年回顾部分全面反映了本年度我国外科各专业在临床与基础研究方面以常见病、多发病为重点的进展情况，同时收录有关新理论、新技术、新经验及罕见病例。文选对所选论文的内容质量要求较高，选文不拘一格，凡符合本年鉴选文标准的，均予选录。述评是表达述评者个人对该文的看法，并酌情介绍其他同类研究的结果及见解，仅供读者参考。一年回顾的参考文献序号附有星号（*）者，系已选入文选。

读者和原作者若有建议或希望，恳请及时赐教。

联系地址：上海市杨浦区长海路168号长海医院《中国外科年鉴》编辑部，邮政编码：200433；电子邮箱：zgwknjbjb@ sina. com。

《中国外科年鉴》编委会

2016年6月

目　录

2016

外科基础与创伤

烧伤外科

整形外科

肿瘤基础

器官移植

麻　醉

甲状腺、甲状旁腺

乳 腺

腹壁、腹膜

肝脏外科

胆道外科

胰腺外科

脾脏外科

门脉高压症

胃肠外科

肛肠外科

血管外科

神经外科

普通胸外科

心血管外科

泌尿外科

脊柱外科

骨关节、肿瘤外科

创伤骨科

外科基础与创伤

本年度收集论文 214 篇，纳入一年回顾 67 篇，占 31.3%；收入文选 11 篇，占 5.1%。

一年回顾

一、休克

（一）休克的液体复苏治疗

液体复苏是休克治疗最重要的手段之一，合适的液体复苏能够改善组织灌注，纠正缺氧，并逆转休克的发展。刘艳萍等[1]回顾性分析 2011 年 3 月至 2013 年 3 月郑州人民医院 47 例感染中毒性休克手术患者，探讨限制性输液在中毒性休克患者手术中的临床疗效，以进一步提高其治疗效果。根据液体复苏方案的不同，将其分为观察组 22 例和对照组 25 例。观察组采用限制性液体复苏方案，对照组采用常规的开放性液体复苏方案，对比两组患者术后的平均动脉压和血氧饱和度、术中补液量和出血量，对比两组患者术后呼吸机辅助通气时间、入住 ICU 时间、急性呼吸窘迫综合征发生率、多器官功能障碍综合征发生率和病死率。结果：两组患者平均动脉压的对比，差异无统计学意义；观察组动脉血氧分压显著高于对照组；观察组的补液量、术中出血量均显著少于对照组；观察组术后应用呼吸机辅助通气的时间、入住 ICU 时间均显著少于对照组；经治疗后，观察组急性呼吸窘迫综合征、多器官功能障碍发生率、病死率，均显著低于对照组。结论：感染中毒性休克手术中应用限制性输液，能更有效纠正脏器组织缺氧，保护器官功能，减少并发症的发生，改善患者预后。沈璟等[2]*以 SD 大鼠为模型，研究不同剂量液体复苏对失血性休克大鼠肠损伤及肠黏膜通透性的影响。该研究将 72 只 SD 大鼠随机分成 4 组（$n=18$）：高剂量液体复苏组（HLR 组）、中剂量液体复苏组（MLR 组）、低剂量液体复苏组（LLR 组）及未复苏组（Sham 组），前 3 组的液体复苏剂量分别为 45、30 和 15 ml/(kg · h)。复苏后检测所有大鼠肠黏膜的通透性。于复苏后 24、48 及 72 h，均分别抽取 6 只大鼠检测动脉血中乳酸和静脉血中肿瘤坏死因子-α（TNF-α）的水平，测量肠湿/干重比，进行小肠组织病理学检查并评分。结果：复苏后，HLR 组的肠黏膜通透性高于其余 3 组。复苏 3～8 h，Sham 组的所有大鼠均死亡，而其余 3 组大鼠均存活。术后 24 h 时 LLR 组的乳酸水平低于其余 2 组；HLR 组的 TNF-α 水平在术后 24、48 及 72 h 均高于其余 2 组，在 48 h 时，LLR 组低于 MLR 组；术后 24 h 时，LLR 组的肠湿/干重比最低，HLR 组最高。HE 染色结果显示，3 组大鼠肠黏膜损伤严重程度均随时间好转，但在 48 和 72 h 时，LLR 组的肠绒毛基本正常。结论：复苏剂量为 15 ml/(kg · h) 的限制性液体复苏能降低失血性休克大鼠术后早期酸中毒的程度和 TNF-α 的释放，降低肠黏膜通透性，减轻对肠道的损伤。张泓等[3]回顾性收集 2011 年 10 月至 2013 年 12 月瑞金医院重症医学科收治并行早期目标导向治疗（EGDT）的 21 例早期（12 h）感染性休克患者临床资料，探讨早期液体复苏对感染性休克患者微循环的影响。根据 28 d 的预后将患者分为生存组（11 例）和死亡组（10 例），分析两组患者 EGDT 达标前、后宏观循环及微循环变化。结果显示，在 EGDT 治疗后，生存组和死亡组宏观循环参数指标（心率、平均动脉压、中心静脉压、胸腔内血容量指数、每搏指数）均明显改善。与治疗前相比，生存组微循环血流指数（MFI）和微血管密度指标明显改善，死亡组微循环指标改善不明显；EGDT 后，生存组微循环参数显著优于死亡组。微循环参数与宏观循环参数之间无相关性。结论：EGDT 可显著改善感染性休克患者的宏观循环，但并不能改善所有患者的微循环，微循环灌注是预测感染性休克预后的重要指标。许春阳等[4]将 54 例老年感染性休克患者随机分为中心静脉压组(CVP 组)、每搏量组(SV 组)及 PLR 组,在接受常规感染性休克治疗基础上,分别监测 CVP、SV 及 PLR 时的 SV 值,观察 3 组患者液体复苏后 6 h 及 24 h 的乳酸(Lac)、脑钠肽(BNP)、氧合指数(PO_2/FiO_2,P/F)和补液量,同时比较血管活性药物平均使用时间及 28 d生存率,观察 FloTrac/Vigileo 系统联合被动抬腿试验(PLR)在指导老年感染性休克患者液体复苏中的应用效果。结果:液体复苏6 h时,CVP 组补液量和 BNP 值均明显高于 SV 组及 PLR 组;24 h 补液量,CVP 组 > SV 组 > PLR 组;P/F,CVP 组 < SV 组 < PLR 组,PLR 组 BNP 低于 CVP 组及 SV 组,差异均有统计学意义;CVP 组与 SV 组间、3 组患者的 Lac、使用血管活性药物平均时间及 28 d 生存率的差异无统计学意义。结论:FloTrac/Vigileo 系统联合被动抬腿试验在指导老年感染性休克液体复苏治疗中比传统 CVP 监测更精确。王剑彬等[5]对 46 例脓毒性休克患者(共 367 组数值)进行液体复苏,测定并记录 CVP、GEDI 和 ELWI 三个参数,再对这些参数进行回归性分析,研究其相关性,探讨其在液体复苏中的作用。结果:对于脓毒性休克患者,CVP 与 GEDI 呈微弱线性相关性(r = 0.137,P = 0.009);进一步分层,当 CVP 8 mmHg(1 mmHg≈133.3 Pa)时,两者呈微弱线性相关性(r = 0.149,P = 0.029);当 8 mmHg≤CVP≤12 mmHg和CVP 12 mmHg时,两者均无线性相关性(r 分别为 0.075、0.049,P 分别为 0.462、0.726)。367 组数据,CVP 与 ELWI 无线性相关性(r = 0.040,P = 0.445)。再进一步分层,当 CVP 8 mmHg 时,两者呈微弱线性相关性(r = 0.221,P = 0.001);当 8 mmHg≤CVP≤12 mmHg 和 CVP12 mmHg 时,两者均无线性相关性(r 分别为 -0.047、0.042,P 分别为 0.646、0.765)。结论:脓毒性休克患者 CVP 和 GEDI、CVP 和 ELWI 之间均无显著线性相关性,CVP 不能准确评估有效循环血容量和肺水肿程度。支琳琳等[6]* 采用前瞻性研究方法,选择 2010 年 3 月至 2014 年 3 月沈阳市第四人民医院重症医学科收治 42 例接受机械通气治疗的感染性休克患者,在诊断感染性休克 0、24、48、72 h 进行液体负荷试验,探讨感染性休克患者不同时期进行液体负荷试验对机体的影响。方法:记录液体负荷试验前后采用脉搏指示连续心排血量仪(PiCCO)监测的心排血量(CO)、每搏量(SV)、血管外肺水指数(EVLWI),采血检测动脉血氧分压(PaO_2)等指标。结果:42 例患者共进行 168 次液体负荷试验。与液体负荷试验前比较,确诊 0、24、48 h 时液体负荷试验后患者心率(HR)明显下降,平均动脉压(MAP)、CO、SV 均明显增加。确诊各时间点 EVLWI 均增加,而 PaO_2/FiO_2 在 0、24 h 明显上升,48 h 无明显变化,72 h 明显下降。诊断 0、24、48、72 h 时患者容量反应阳性率逐渐降低;肺水增加发生率及氧合下降发生率逐渐增高。与 0 h 相比,48 h 起容量反应阳性率减少、肺水增加发生率增高的差异、72 h 时氧合下降发生率增高差异有统计学意义。结论:感染性休克患者发病 48~72 h 可能是发生液体过负荷的关键时期,此时期限制液体输注可减少肺水肿发生。

(二) 创伤失血性休克的治疗研究

赖俊浩等[7]对 133 例腹部外科创伤性休克患者进行研究,探讨大量输血程序(MTP)对该类患者的治疗效果。纳入研究的变量有一般资料、输血量、输血比例、24 h 血常规、凝血功能、输血相关并发症的发生率及死亡率。结果:两组入院时 PT、APTT、Hb、PLT 比较,差异无统计学意义。24 h 结果两组比较,Hb 差异无统计学意义,而两组之间 PT、APTT、PLT 比较,均差异有统计学意义。对照组发生输血相关并发症 11 例,死亡 7 例。MTP 组发生输血相关并发症 7 例,死亡 4 例。结论:大量输血程序能够早期改善腹部外科创伤性休克患者的凝血功能,减少术后患者的输血量,提高腹部外科创伤性休克患者的生存率。刘德行等[8]选择 2013 年 10 月至 2014 年 6 月遵义医学院附属医院行急诊手术的失血性休克患者 60 例,观察 APACHE Ⅱ 评分用于失血性休克患者急诊手术前评估的可行性。术前依据 APACHE Ⅱ 评分将 0~9 分为低分组(L 组),将≥10 分为高分组(H 组);记录患者入院(T0)、麻醉前(T1)及出室前(T2)的心率(HR)、动脉血压(ABP)、体温(T)及血红蛋白(Hb)含量;记录麻醉时间、手术时间、术中补液、术中用血情况及估计失血量等手术实施情况。结果:T0、T1 时,H 组 HR 高于 L 组,SBP、DBP 及 T 低于 L 组;在 T0 时两组 Hb 比较差异无统计学意义,而在 T1 时 H 组 Hb 明显低于 L 组;两组术中用血量比较,H 组围术期修正自体血用量多于 L 组、异体 RBC 用量多于 L 组、异体血输注率高于 L 组,RBC 总量明显多于 L 组,估计失血量明显多于 L 组。结论:APACHE Ⅱ 评分用于失血性休克患者急诊术前评估确实可行,具有临床指导意义和研究潜力,值得推广。黎笔熙等[9]选择 SPF 级成年 SD 大鼠建立失血性休克大鼠模型,评价乌司他丁对失血性休克/复苏(HS/R)大鼠急性肺损伤的影响。大鼠随机分为 3 组:假手术组(S 组)、HS/R 组和乌司他丁组(U 组)。U 组于容量复苏前静脉注射乌司他丁每千克体重 5 万 U(1.0 ml),S 组和 HS/R 组以等容量生理盐水替代。结果与 S 组比较,U 组与 HS/R 组 pH、HCO_3^-、BE 和 OI 降低,$PaCO_2$ 以及血浆 IL-6 和 TNF-α 浓度、肺组织 NF-κB p65

水平、病理学损伤评分升高。与 HS/R 组比较，U 组血浆 IL－6和 TNF－α 浓度、肺组织 NF－κB p65 水平、病理学损伤评分降低，血气分析指标比较差异无统计学意义。结论：乌司他丁虽然可减轻 HS/R 大鼠肺损伤，但不足以改善肺氧合功能。

（三）失血性休克细胞因子的变化

失血性休克时细胞因子的表达变化可引起血管反应性的降低，从而参与了休克的发生和发展。姚骏等[10]建立重症失血性休克及复苏大鼠模型，观察重症失血性休克及复苏过程中大鼠小肠及血清中血管黏附蛋白 1（VAP－1）的表达和活性变化，探讨抑制其功能对休克预后的影响。将实验大鼠随机分为假手术组、休克组、休克复苏组、复苏对照组和复苏实验组，检测休克前、休克 1 h、复苏 1 h 时小肠组织中 VAP－1 表达及其编码基因含量、血清中 VAP－1 含量及其活性。复苏实验组加用 20 mg/kg 2－溴乙胺，复苏对照组加用 1 ml/kg 生理盐水，比较两组复苏后的血压、复苏 24 h后小肠黏膜损伤情况和小肠黏膜上皮细胞凋亡情况，并比较大鼠 24 h 生存率。结果表明，重症失血性休克能使大鼠 VAP－1 的表达、活性增高，而液体复苏能减轻这种增高；抑制其活性能改善重症失血性休克及复苏后的低血压以及小肠黏膜的损伤和细胞凋亡，提高大鼠 24 h 生存率。路建等[11]探讨芦荟多糖（AP）预处理对初进高原重度失血性休克大鼠海马组织核因子－κB（NF－κB）、细胞间黏附分子－1（ICAM－1）表达及海马组织细胞凋亡程度的影响。方法：将雄性 SD 大鼠随机分为 5 组（$n=8$）：假手术（Sham）组、休克（Shock）组和芦荟多糖预处理（AP）组，AP 组按剂量分为 3 个亚组。Sham 组仅行动静脉穿刺，不放血；Shock 组仅放血，无液体复苏；AP1、AP2、AP3 组分别于放血前 30 min股静脉注射不同剂量 AP。于复苏后 3 h，放血处死大鼠，冰上取脑分离海马。采用免疫组织化学法检测海马组织 NF－κB 和 ICAM－1 的表达，并用 TUNEL 法检测海马组织细胞凋亡。结果：与 Sham 组比较，Shock 组海马组织 NF－κB 和 ICAM－1 表达水平增高，海马组织细胞凋亡数增加。与 Shock 组比较，AP2 组海马组织 NF－κB 和 ICAM－1 表达水平降低，海马组织细胞凋亡数减少。结论：芦荟多糖预处理可抑制初进高原重度失血性休克大鼠海马组织 NF－κB 与 ICAM－1 表达和减轻海马组织细胞凋亡程度。章黎等[12]以 C57BL/6 小鼠建立失血性休克模型，研究小鼠失血性休克-复苏损伤后骨骼肌脂质氧化及过氧化物酶激活受体表达的变化。方法：将 48 只小鼠分成 6 组，即假手术对照组（Sham 组）及按小鼠控制性失血休克-复苏损伤后处死时间的不同分为第 1 天（D1）组、第 2 天（D2）组、第 3 天（D3）组、第 4 天（D4）组和第 5 天（D5）组。取小鼠比目鱼肌组织，检测脂质氧化相关蛋白及其基因的表达水平。结果：造模后小鼠骨骼肌组织中的肉碱棕榈酸转移酶－1（CPT－1b）、脂肪酸转运蛋白 1（FATP－1）、过氧化物酶激活受体（PPAR－α）和 PPAR－β 蛋白及基因表达水平明显降低。结论：失血休克-复苏后小鼠调节脂质氧化的核受体表达下降，脂肪氧化能力受损。

（四）休克病理生理改变中凝血功能的变化

凝血功能/纤溶系统功能紊乱在休克的病理生理发展过程中起非常重要的作用，是导致患者死亡的重要原因。吕杰等[13]*采用单中心前瞻性研究方法，选择 2009 年 11 月至 2014 年 10 月北京大学人民医院重症加强治疗病房（ICU）收治的行液体复苏治疗的感染性休克患者 84 例，观察羟乙基淀粉溶液复苏对感染性休克患者外源性凝血途径及活化蛋白 C（APC）的影响。将患者随机分为两组，乳酸林格液组（RL 组，40 例）应用乳酸林格液扩容，羟乙基淀粉组（HES 组，44 例）应用羟乙基淀粉 130/0.4 扩容。复苏前及复苏后 6、12、24 h 取血，测定凝血酶原时间（PT）、组织因子（TF）、组织因子途径抑制物（TFPI）及 APC，同时记录患者住院时间及病死率。结果：HES 组复苏后 PT 无明显改变，复苏后 TF 逐渐降低，并于 24 h 时明显低于复苏前；复苏后 12、24 h 时 TFPI 较复苏前略有升高；复苏后 APC 逐渐降低，且复苏后 6、12、24 h 时明显低于 RL 组；HES 组 ICU 住院时间明显短于 RL 组，但病死率差异无统计学意义。结论：应用乳酸林格液或羟乙基淀粉进行液体复苏对患者的 PT 均无明显影响；但羟乙基淀粉可能会抑制外源性凝血途径的过度激活，同时对蛋白 C 的活化也存在抑制作用。彭罗根等[14]建立成年健康新西兰雄性兔创伤性失血性休克模型，研究浅低温对创伤性失血性休克兔凝血功能的影响。创伤性失血性休克组依次予以降温并浅低温（34℃）维持 2 h、复温及限制性液体复苏 2 h；假手术组仅皮肤切开，不放血不输液，同样经历低温复温过程。于休克前（t0）、休克稳定 30 min（t1）、浅低温 2 h（t2）、复温及复苏 2 h（t3）共 4 个时间点检测兔的血常规及血栓弹力图的主要参数，记录 MAP、ER、R 等主要生理参数。结果表明，两组动物存活率无显著差异；浅低温对创伤性失血性休克凝血的影响局限于血凝块的强度，对纤溶系统无显著影响；在该组创伤性失血性休克兔模型中，凝血功能的整体状况没有影响，早期应用浅低温是安全的；低温与复温均能导致外周血小板数目减少，但最低值仍在正常参考值 1/3 以上，尚不至于对凝血功能产生显著影响。张娟娟等[15]以猪创伤失血性休克模型为研究对象,对休克后凝血功能的变化进行探讨。该研究将家猪随机分为对照组和实验组,分别在实验开始时(H0)、创伤失血后15 min(H1)、1 h(H2)、2 h(H3)以及复苏后15 min(R1)、2 h(R2)、6 h(R3)、24 h(R4)采血,进行血气分析、血常规(Plt)、凝血试验(PT、APTT、Fib)和血栓弹力图(TEG)检测。结果表明,创伤失血性休克早期存在一过性高凝状态,表现为PT、APTT、R值和K值的缩短,随后转变为低凝状态,表现为PT、APTT的延长和Fib、MA值的下降;复苏期仍处于低凝状态,早期表现为PT、APTT的延长和Plt、Fib的下降,晚期表现为R值的延长和Plt的下降。

二、感染

(一)外科手术部位感染病原菌分析

巴建明等[16]回顾性分析2008年7月至2012年11月行急诊胸腹部手术的253例患者的临床资料,对可能导致感染发生的因素进行分析。探讨急诊胸腹创伤患者术后发生切口感染的原因,并探讨有效的预防策略以降低切口感染率。结果显示,253例患者中共有15例发生术后切口感染,感染率为5.93%;15例切口感染患者中共检出16株病原菌,其中革兰阴性菌10株(62.50%),革兰阳性菌4株(25.00%),真菌2株(12.50%);病原菌以铜绿假单胞菌和大肠埃希菌为主,均为18.75%。单因素分析显示,手术时间、手术切口类型、失血量、抗菌类药物是否使用、损伤类型、损伤部位、有无其他部位损伤差异有统计学意义;多因素Logistic回归分析显示,手术切口类型、手术时间、失血量、抗菌药物是否使用、损伤类型、损伤部位与急诊胸腹创伤手术患者发生切口感染有着密切关系,是危险因素。因此,急诊胸腹创伤患者手术后发生切口感染,检出病原菌以铜绿假单胞菌和大肠埃希菌为主,对具有相关危险因素的患者应加强有效干预,以减少感染的发生。余枫等[17]收集2009年6月至2011年6月老年科住院且符合《医院感染诊断标准》尿路感染患者清洁中段尿或导尿管尿培养分离的病原菌363株,采用VITEK-2Compact全自动微生物分析仪进行细菌鉴定及药敏试验,统计病原菌分布及其耐药性,研究并对比普通病房与ICU老年患者尿路感染病原菌分布及耐药性。结果表明,其中革兰阴性菌176株占48.5%、革兰阳性菌92株占25.3%、真菌95株占26.2%,普通病房以肠球菌属为主占25.4%,ICU以真菌为主占37.7%;普通病房与ICU老年患者尿路感染耐药率均较高,ICU铜绿假单胞菌耐药严重,革兰阳性菌对万古霉素和替考拉宁未出现耐药;ICU非白色假丝酵母菌对唑类药物已出现较高耐药性,耐药率为60.0%。结论认为,老年患者尿路感染有其自身特征,普通病房与ICU老年患者在病原菌分布及耐药性有所差异,常见病原菌的耐药现象较为严重,尤以ICU明显。赵霞等[18]对某三甲医院2014年1~6月7 890例外科手术患者进行横断面调查,统计患者术后医院感染部位分布及不同专科、不同手术类型和手术切口、不同ASA评分等级患者术后医院感染发生率,分析可能与手术后医院感染发生相关的危险因素。结果显示,手术后医院感染部位以下呼吸道感染为主(占45.57%),其次为血流感染(占15.49%);心脏外科、胸外科、血管外科和神经外科手术患者术后发生医院感染率分别为9.23%、6.93%、6.17%、4.72%,居于各专科手术的前4位;急诊手术患者术后发生医院感染率为6.54%,明显高于择期手术的2.07%,且手术切口污染程度越高,术后医院感染发生率越高;患者术后医院感染发生率随术前ASA评分等级的增高而增高。结论认为,患者术后医院感染的危险因素多,并将术后下呼吸道感染作为重点部位,采取有效预防措施。沈芳等[19]对2009年9月至2012年10月医院腹部手术患者切口分泌物培养获得的145株病原菌复苏后重新鉴定,以了解腹部手术切口感染的病原菌分布及其耐药性。共分离病原菌145株,其中革兰阴杆菌96株占66.2%,革兰阳性菌45株占31.0%,真菌4株占2.8%;药敏试验结果显示,大肠埃希菌和肺炎克雷伯菌对亚胺培南和美罗培南全部敏感,铜绿假单胞菌对其耐药率均为31.3%;产ESBLs大肠埃希菌17株,检出率为34.7%,产ESBLs肺炎克雷伯菌7株,检出率为38.9%;表皮葡萄球菌和金黄色葡萄球菌未发现对呋喃妥因的耐药株,耐药率最高的是青霉素,为100.0%;金黄色葡萄球菌有6株为MRSA,检出率为66.7%,表皮葡萄球菌有12株为MRCNS,检出率为57.1%。结论认为,腹部手术切口感染的病原菌以肠道和皮肤正常菌群为主,耐药性普遍较强,临床应加强腹部手术的无菌操作,及时取样送检,并根据细菌培养和药敏试验结果合理选用抗菌药物,预防和降低切口感染率。孙晓林等[20]回顾性分析了2010年5月至2013年5月4 079例普外科手术患者临床资料,以了解普外科患者术后切口感染病原菌分布及耐药性。结果:术后发生切口感染147例,感染率为3.60%,Ⅰ、Ⅱ、Ⅲ类手术切口感染率分别为1.54%、3.63%、8.55%;送检标本121份,检出病原菌94株,检出阳性率为77.69%,其中革兰阴性菌为67.02%、革兰阳性菌为32.98%,检出耐甲氧西林金黄色葡萄球菌8株,耐甲氧西林表皮葡萄球菌1株;大肠埃希菌对氨苄西林、头孢唑林、庆大霉素、左氧氟沙星耐药率均超过90.00%，肠杆菌属对头孢唑林耐药率为100.00%，肠球菌属对左氧氟沙星、青霉素耐药率均为83.33%，金黄色葡萄球菌对苯唑西林、青霉素、头孢唑林、克林霉素、左氧氟沙星耐药率均超过77.00%。结论认为，普外科手术后切口感染病原菌呈现感染病原菌分布多样性，主要以大肠埃希菌及肠球菌属多见，对临床常用抗菌药物的耐药率均较高。陈钢等[21]选取医院2012年6月至2013年6月急诊外科收入的200例行创伤手术患者作为研究对象，探讨分析急诊外科创伤手术切口感染的原因，总结临床经验，制定相关预防措施。该研究将其随机分为试验组、对照组，每组各100例，对照组患者行常规切口清洁处理；试验组患者在常规清洁切口的基础上，加以抗感染治疗。两组患者手术后，均行常规护理干预，对比两组患者术后发生切口感染与疼痛状况。结果：试验组患者中3例术后发生切口感染，感染率为3.0%，低于对照组患者的27.0%，差异有统计学意义；试验组患者VAS评分低于对照组患者，差异有统计学意义。结论认为，切口感染与患者创口的清洁程度密切相关，急诊外科创伤手术切口发生感染的主要原因为创口清洁不彻底；医护人员应加强消毒意识，提高院内的空气质量，保证患者创口、医疗器械的清洁，并行适当的抗感染、营养支持治疗，以达到预防患者切口感染的目的。高艳敏等[22]选取2011年2月至2013年2月手术室456例手术患者，根据患者疾病制定监测和调查方案，所有患者在手术之前均填写手术室患者切口感染监测登记表，对入院发生切口感染的患者，需填报感染病例报告卡，对所有患者的手术切口感染率、病原菌分布及感染危险因素进行单因素及多因素分析。结果：456例患者经过手术治疗后，有24例发生手术切口感染，感染率为5.26%，患者切口感染因素为手术间、手术次数、手术类型、切口疼痛和抗菌药物等，差异有统计学意义；多因素分析结果显示，急诊手术间、急诊手术、明显切口疼痛、多次手术是影响患者切口感染的危险因素，差异有统计学意义。结论认为，为防止手术室患者切口感染，应从手术室的环境洁净度、所用器械、药物等方面管理着手。应秀环等[23]选取2013年10月至2014年9月于普外科及肿瘤外科住院择期手术的500例患者，探究术前访视及术中切口保护对手术患者切口感染的预防效果。该研究将入组患者划分为优质干预组250例和常规对照组250例，对优质干预组患者进行术前访视及术中切口保护等干预方案，对常规对照组则采取常规干预手段，分析对比两组患者的术后切口感染状况、医护人员的干预及手术操作技能水平等因素。结果表明，常规对照组医护人员对感染防护相关理论知识及术中操作技能掌握的合格率分别为74.0%、70.8%，显著低于优质干预组98.0%和92.8%，差异有统计学意义；优质干预组患者的切口感染率为8.4%，低于常规对照组的27.6%，两组患者的切口感染率差异有统计学意义。结论认为，术前访视及术中切口保护有利于降低患者的术后切口感染率。黄政渊等[24]通过回顾性分析2010年8月至2013年6月急诊外科204例腹部Ⅲ类手术切口患者临床资料，了解腹部Ⅲ类手术切口感染的危险因素。结果表明，切口感染48例，感染率为23.5%；单因素分析显示，切口感染率≥60岁、肥胖、切口长度≥12 cm、手术时间≥2 h及有基础疾病均高于14~59岁、非肥胖、切口长度12 cm及无基础疾病患者；Logistic多因素回归分析显示，高龄、肥胖、手术切口长度、手术时间、基础疾病是腹部Ⅲ类手术切口感染的独立危险因素。结论认为，腹部Ⅲ类手术切口高感染率是多因素作用的结果，临床上应采取综合措施进行相应的干预以降低感染率。朱晓全等[25]通过回顾性调查分析2009年1月至2013年6月普外科1 207例腹部手术患者临床资料，分析腹部外科手术切口感染的危险因素。结果表明，1 207例手术患者发生手术切口感染81例，感染率为6.71%；原发基础疾病、切口类型、手术性质、年龄、手术时间长、营养状况、术前吸烟、住院时间长及术后未早进食等均是切口感染的危险因素，差异有统计学意义；胃肠道肿瘤根治术及化脓坏疽性阑尾炎手术切口感染率最高，分别为16.67%及9.11%，腹腔镜胆囊切除术及腹股沟疝修补术无切口感染。因此，增强预防意识、严格无菌技术操作、缩短手术时间、纠正营养不良、术后早期进食、避免术后剧烈咳嗽及合理应用抗菌药物等是预防腹部手术切口感染的重要措施。

（二）围手术期抗菌药物的应用管理

围手术期不合理的抗菌药物应用是导致细菌耐药、二重感染的主要原因，仍需要在临床使用中加强管理和控制。杨艳等[26]*以某三甲医院神经外科颅内Ⅰ类切口手术为研究对象，对围手术期抗菌药物合理应用的进行管理与监测。该研究设对照组（干预前）：2011年神经外科颅内手术Ⅰ类切口病例，共479例；干预组：2012年神经外科颅内手术Ⅰ类切口病例，共406例，比较干预前、后合理用药率及手术部位感染率。结果：干预后术前30 min至2 h抗菌药物使用合理率由82.25%升至99.01%；预防用药品种合理率由72.08%升至92.79%；术中追加药物合理率由50.56%升至75.52%；中位用药时间由3 d下降至2 d；手术部位感染率从14.61%下降至10.10%，差异均有统计学意义。结论认为，通过对围手术期抗菌药物合理应用的目标性管理与监测，提高抗菌药物合理应用，可有效降低手术部位的感染率。郑芝欣等[27]通过回顾性分析2011年10月至2013年10月医院收治的501例清洁手术切口患者临床资料，调查医院清洁切口围手术期抗菌药物的应用情况，以探讨清洁切口未应用抗菌药物的效果。该研究根据患者的入院时间将患者分为对照组和观察组；收集资料对比两组患者围手术期抗菌药物使用情况、手术切口的感染率及其住院期间使用抗菌药物的费用。结果：对照组使用抗菌药物139例，使用率为93.92%，观察组总使用率为3.68%，对照组显著高于观察组；两组患者切口术后感染率均为0，差异无统计学意义；抗菌药物费用观察组腹外疝手术为(1 996 ± 105)元，乳腺手术为(517 ±46)元，颈部外科手术、皮下肿物切除术、血管外科手术的抗菌药物费用均为0，观察组抗菌药物费用均显著低于对照组，差异有统计学意义。结论认为，大部分清洁手术围手术期不需要使用抗菌药物，医院应加强抗菌药物的管理，应用多种措施规范临床抗菌药物的使用。宋志香等[28]选取2011年6~10月某三级甲等医院全部Ⅰ类切口手术病历1 395份，在预先设计的表格上逐项填写内容，采用趋势卡方检验统计分析合格率变化趋势，以了解医院Ⅰ类切口手术预防使用抗菌药物情况，加强外科围手术期抗菌药物使用管理。结果表明，Ⅰ类切口手术抗菌药物使用率75.77%，用药时机合格率为60.43%，用药时间合格率为17.71%；使用最多的抗菌药物是头孢西丁、头孢替安、哌拉西林/舒巴坦；经医院的强化管理，Ⅰ类切口围手术期抗菌药物使用率越来越低，呈不断下降的趋势(χ^2 = 111.32，P < 0.01)；用药时间合格率呈不断增加的趋势(χ^2 =77.44，P <0.01)。结论认为，目前围手术期抗菌药物的使用存在不合理性，经质控管理，用药情况好转，需继续加强政策调控。沈丽娟等[29]调查2012年9~12月800例普外科住院手术患者术后抗菌药物使用资料，以期正确掌握术后抗菌药物使用时间及抗菌药物种类，并采取相应对策，减少菌群失调及二重感染，从而降低医院感染率。该研究将病例随机分为对照组与试验组，各400例。对照组使用抗菌药物种类及时间不限制，试验组使用的抗菌药物种类及时间均有严格的控制。结果显示，对照组400例患者中手术后有350例患者使用两种抗菌药物，50例使用3种抗菌药物，试验组400例患者均预防性使用1种抗菌药物；对照组患者最终导致菌群失调10例、二重感染6例，感染率为4.0%；试验组患者最终引起菌群失调1例、二重感染1例，感染率为0.5%。结论认为，手术后预防性使用抗菌药物的给药时间过长或多种联合使用导致菌群失调比例上升，并且使细菌耐药性增加，出现二重感染，从而增加医院感染率。彭芸等[30]选取外科2011年6月至2012年6月行甲状腺手术、乳腺手术、腹股沟疝手术Ⅰ类切口手术患者200例作为对照组，对其临床资料进行回顾性分析，包括围手术期抗菌药使用率、使用的合理性及住院费用等，探讨Ⅰ类切口手术围手术期预防性使用抗菌药物的对比情况，以及围手术期抗菌药物干预措施的效果。选取2012年7月至2013年7月以上3种Ⅰ类切口手术患者200例作为干预组，治疗中采用预防性抗菌药物干预措施，手术后对其临床资料进行回顾性分析，并与对照组进行对比。结果认为，干预组患者围手术期预防性使用抗菌药物105例，使用率为52.50%，明显低于对照组的98.00%；抗菌药合理使用率干预组较对照组明显增高，表现在适应证用药、药物选择、联合用药等的合理性明显提高；干预组住院费用明显下降。结论认为，通过将抗菌药物干预措施应用于Ⅰ类切口患者，规范抗菌药物的使用，可明显降低抗菌药物的使用率，提高抗菌药物使用合理性，降低住院费用。

(三) 医院感染的影响因素及病原菌分析

医院感染管理是医院管理的重要内容，分析医院感染的影响因素，有助于加强医院感染管理并保证医疗安全。刘玉莹等[31]选取医院2012年1月至2014年6月收治的1 000例开颅手术患者，对开颅手术后医院感染患者临床特点及危险因素进行回顾性分析，以期为临床减少医院感染提供理论依据。结果表明，1 000例开颅手术患者发生医院感染150例，感染率为15.00%；主要感染部位为下呼吸道、上呼吸道及泌尿系统，分别占42.00%、30.67%及25.33%；住院时间20 d、有侵入性操作、抗菌药物使用不规范、有吸烟及糖尿病史的患者，医院感染率分别为20.00%、17.06%、17.58%、15.23%及14.77%，差异有统计学意义；经多因素Logistic回归分析，住院时间长、侵入性操作、不合理使用抗菌药物、有吸烟史及糖尿病史均是开颅手术后患者医院感染的影响因素。结论认为，对开颅手术后医院感染患者临床特点及危险因素进行分析，对危险因素进行避免，从而减少医院感染，在临床上具有重要意义。杨常印等[32]回顾性分析2010年1月至2014年12月86例普外科医院感染患者的临床资料，分析其病原菌分布及耐药性，探讨普外科医院感染患者的病原菌分布与耐药性。结果表明，感染部位以下呼吸道为主，占32.5%，其次为胃肠道、手术切口和泌尿道，分别占19.8%、16.3%和12.8%；86例普外科感染患者共分离出病原菌114株，其中革兰阴性菌78株占68.4%；革兰阳性菌25株占21.9%；真菌11株占9.7%；大肠埃希菌对亚胺培南敏感，铜绿假单胞菌对阿米卡星、亚胺培南、头孢噻肟、头孢吡肟、头孢西丁、头孢他啶、头孢呋辛敏感,肺炎克雷伯菌对氨曲南、头孢噻肟、头孢吡肟、头孢他啶敏感,革兰阳性菌对利奈唑胺、莫西沙星、万古霉素和替加环素敏感。结论认为,普外科患者医院感染以革兰阴性菌为主,病原菌耐药性十分普遍,应根据药敏试验合理应用抗菌药物,降低病原菌耐药率。叶琳等[33]选取2012年1月1日至2014年1月1日的567例常规外科手术患者,对手术感染患者进行病原菌培养及药敏试验,观察分析手术患者感染的病原菌分布及其耐药性,并对感染相关因素进行Logistic回归分析,探讨临床预防对策。结果表明,567例手术患者中发生感染69例,感染率为12.17%;共分离病原菌54株,其中革兰阳性菌48株(占88.88%),革兰阴性菌3株(占5.56%),真菌3株(占5.56%);革兰阴性菌对庆大霉素、头孢哌酮的耐药率较高,革兰阳性菌对头孢唑林、克林霉素、红霉素、环丙沙星的耐药率较高;单因素分析显示,年龄、手术室级别、参观人数与手术感染的发生具有相关性;多因素Logistic回归分析显示,年龄、手术室级别、参观人数是手术感染的独立危险因素。结论认为,手术感染严重威胁着患者的生命健康,临床应对手术室级别和参观人员数量等因素进行干预控制,避免手术感染的发生。林小婷等[34]通过回顾性收集2011年1月至2013年7月医院外科手术科室2 137例住院患者临床资料,了解外科手术患者医院感染的危险因素。结果:2 137例手术患者发生医院感染102例,感染率为4.77%,发生医院感染科室以普通外科患者感染率最高,共37例达6.21%;术前患者ASA≥评分Ⅲ级、患有糖尿病及术前住院时间3 d、术中患者手术时间≥3 h、应用全麻、切口长度20 cm、术中出血量300 ml及术后患者放置引流管及引流时间10 d是发生医院感染的相关因素。结论认为,外科手术患者医院感染率较高,需采取综合性的预防措施,降低外科手术患者医院感染的发生。张翠荣等[35]选择2010—2011年采用常规管理方法进行手术的473例患者作为对照组,选择2011—2012年采用PDCA管理方法进行手术治疗的495例患者作为研究组,对比两组患者手术切口感染率,观察PDCA法在控制手术室感染方面的临床效果。数据应用SPSS17.0软件进行统计分析。结果:手术室空气菌落数,研究组为(17.24±10.53)CFU/m^3,对照组为(73.17±16.34)CFU/m^3,两组对比差异有统计学意义;手术切口感染率研究组为2.22%、对照组为5.50%,两组对比差异有统计学意义;Ⅰ、Ⅱ、Ⅲ类手术切口感染率研究组分别为0.90%、2.15%、9.76%;对照组为3.76%、6.31%、10.53%,两组Ⅰ、Ⅱ类手术切口感染率对比差异有统计学意义。结论认为,手术室采用PDCA管理法,可以明显降低手术切口感染率,为更好地推广PDCA法提供理论依据。

三、创伤

(一)创伤后继发重要脏器功能不全的治疗

创伤后继发重要脏器功能不全是影响患者预后的重要因素。高顺良等[36]*以大鼠创伤失血性休克模型为基础,采用激光多普勒血流检测法观察小肠血流灌注,通过电镜直接观察及肠系膜上静脉内硫酸乙酰肝素和多配体聚糖-1质量浓度检测评估内皮糖萼的破坏程度,分别采用ELISA及Western blot法检测肠系膜上静脉TNF-α质量浓度及小肠内皮细胞NF-κB的表达,探讨可能参与的分子机制,同时以氢化可的松治疗作为对照,评估其对创伤休克后小肠微循环功能的保护作用。结果显示,大鼠在发生休克后早期(3 h)即已出现肠道血流灌注显著下降($P<0.05$),小肠血管内皮糖萼的组成成分硫酸乙酰肝素和多配体聚糖-1在创伤休克早期发生大量降解($P<0.01$),同时电镜亦发现小肠微血管内皮糖萼层发生破坏变薄,氢化可的松的干预不仅缓解了糖萼的破坏,同时改善了创伤休克后小肠血流的灌注。创伤失血性休克后肠系膜上静脉血中TNF-α质量浓度较外周血显著升高,同时小肠内皮细胞NF-κB亦出现高表达,而氢化可的松的干预明显遏制了小肠内皮NF-κB的表达及TNF-α的产生。结论认为,创伤失血性休克可能导致了糖萼的破坏以及由此造成的小肠微循环障碍,内皮细胞NF-κB/TNF-α系统可能参与了糖萼的破坏的机制。以糖萼作为治疗靶点,氢化可的松可能具有较好的疗效。胥连生等[37]以2013年1月至2014年12月在青海大学附属医院治疗的16岁以上的创伤性脑损伤(TBI)患者为研究对象,所有患者有明确脑外伤,格拉斯哥昏迷量表(GCS)评分<13分。收集患者一般情况数据,使用AKI的诊断和分级(RIFLE)标准对肾功能进行分类,对数据进行回顾性分析观察中度和重度TBI患者并发急性肾损伤(AKI)的情况及其与预后的关系,探讨TBI发生AKI的危险因素。结果:AKI的发病率为9.2%(19/207)。AKI患者医院内死亡率为42.1%,未患AKI患者的死亡率为18.1%。通过多变量分析发现,AKI的发病率与年龄有关,并且急性生理和慢性健康状况评分Ⅲ(APACHEⅢ)越高,AKI发病率越高。结论认为,AKI在TBI患者中较为常见,肾功能损伤往往是多脏器衰竭的起动因素,并发AKI的TBI患者死亡率较高,因此维持肾脏的正常功能是治疗TBI的

必需工作。邓哲等[38]以创伤性休克大鼠为模型,探讨聚乙二醇4000(PEG4000)对大鼠创伤性休克早期继发肠损伤的治疗作用及可能机制。该研究将40只SD大鼠随机分为四组:对照组、休克组、常规复苏组和减阻剂组(静脉输入50 μg PEG4000),复苏后2 h检测血浆D-LA、TNF-α含量、肠组织ICAM-1、MDA、SOD含量及DAO活性,计算各组小肠黏膜Chiu's评分及肠组织湿/干重(W/D)比值。结果与常规复苏组比较,减阻剂组血浆D-LA和TNF-α含量、肠组织ICAM-1和MDA含量、Chiu's评分及肠组织W/D比值均明显降低,而肠组织SOD含量和DAO活性则明显升高。结论认为,PEG4000可减轻创伤性休克大鼠早期肠损伤,其机制可能与抑制肠组织ICAM-1和TNF-α表达,清除氧自由基及抗脂质过氧化有关。李志伟等[39]以2009年1月至2013年6月就诊于中国人民解放军第二五三医院,创伤指数≥17分,除外合并颅脑损伤及急诊死亡的重症胸腹创伤患者为研究对象,探讨急诊联合应用血必净、喜炎平对重症胸腹损伤急性肝细胞功能损害的保护作用。将符合标准的患者分为干预组112例,对照组57例。干预组患者在就诊及入院时分别检查谷丙转氨酶(ALT)、谷草转氨酶(AST)和肿瘤坏死因子-α(TNF-α)、内毒素(LPS),对照组入院时进行同样项目检查。干预组患者就诊时ALT:(328.43±21.35)U/L,AST:(298.49±19.62)U/L;入院时ALT:(58.12±11.67)U/L,AST:(54.72±10.31)U/L。对照组患者入院时ALT:(350.88±27.72)U/L,AST:(302.91±24.31)U/L。干预后ALT、AST降低,与干预前及对照组相比,差异具有统计学意义($P<0.05$)。TNF-α、LPS在干预后同样降低,与干预前及对照组相比,差异亦有统计学意义($P<0.05$)。结论认为,急诊联合应用血必净、喜炎平对重症胸腹损伤急性肝细胞功能损害有明显的保护和改善作用,可显著减少并发症、提高生存率。

(二)创伤的救治分析

赖绍林等[40]*回顾性收集2008年5月12日14:28至19日14:30汶川地震期间,3 576例转运至242家一线医疗机构的北川地震伤员的临床信息,以探究汶川地震伤员早期伤情,评估指标与其在一线医院住院时间的相关性,为地震等灾难发生时,更高效利用一线医院的医疗资源、合理分流伤员提供了理论依据和借鉴。该研究基于文献查阅,筛选出可能与伤员住院时间有关,并且可在入院时能快速获取的3类15项指标:一般情况(性别、年龄、是否有心肺基础疾病)、受伤情况(受伤至接受救治的间隔时间、是否头部损伤、是否躯干损伤、是否开放伤、是否挤压伤、院前是否窒息)、入院时基本情况(体温、呼吸、心率、收缩压、舒张压)、格拉斯哥昏迷评分。将上述指标与住院时间进行多重逐步线性回归分析,得出可能与其住院时间相关的指标。结果:在回归分析中,进入回归方程的指标包括年龄、受伤到救治间隔时间、头部损伤、躯干损伤、挤压伤、心肺基础疾病史和格拉斯哥昏迷评分。结论:地震后一线医院医生可根据伤员的年龄、受伤到接收救治的间隔时间、头部损伤、躯干损伤、挤压伤、格拉斯哥昏迷评分和心肺基础疾病等情况,早期预估伤员的住院时间,合理分流其至后方医院,以保障一线医院住院床位资源供应。安帅等[41]收集2004年1月1日至2010年12月31日共7年期间由北京急救中心参与救治的道路交通损伤病例,描述北京急救中心救治城区道路交通损伤的现状,总结其社会学特点,并初步探讨其可能的改善方法。共收集符合准入标准的完整病例19 550例,道路交通伤的年发病率约为120人/10万人,死亡率约为4.97人/10万人,其中男性(11 737,60.04%)明显多于女性(7 813,39.96%),平均年龄(38.76±16.84)岁,各年龄组交通伤均多发于每年的10月份,日间多于夜间,以中午前、后最多,但不同年龄患者交通损伤发生的每日时间分布特点不同。受伤者多为行人(7 588,38.81%)和骑自行车者(3 790,19.39%),发生部位多在头面(8 343,42.68%)和下肢(6 828,34.93%),损伤程度以中等损伤为主(11 718,59.94%),造成损伤的一方多为小型汽车(11 490,58.77%)。结论认为,防治道路交通损伤,需要针对不同人群、不同时段和不同交通方式,采用不同的管理方法和规范化的院前救治。李辉等[42]选取2012年1月至2013年12月华中科技大学同济医学院附属同济医院收治的713例创伤患者,其中单发伤患者184例及多发伤患者529例,并依据创伤严重程度将多发伤患者分为普通多发伤组、严重多发伤组及危重多发伤组。观察伤后低体温、酸中毒及凝血功能障碍发生的规律,分析它们之间的内在联系及与休克的关系。结果,多发伤组患者低体温发生率为8.1%,凝血功能障碍发生率为27.6%,酸中毒发生率为18.9%,致死性三联征的发生率为7.8%,均高于单发伤组患者。致死性三联征的发生率随着多发伤患者创伤严重的增加而升高,其中在普通多发伤亚组发生率为2.0%,在严重多发伤亚组发生率为7.1%,在危重多发伤亚组发生率为11.1%,各亚组间比较差异有显著性。合并休克的多发伤患者,酸中毒、凝血功能障碍及致死性三联征的发生率均显著高于不伴休克的多发伤患者。结论认为,多发伤患者伤后易出现低体温、酸中毒及凝血功能障碍,而休克是其主要诱因。

（三）严重创伤的预后评估

对创伤患者伤情的全面、准确评估有助于制定正确的治疗方案。李兵等[43]以2007年3月至2011年5月广西医科大学第四附属医院收治的550例多发伤患者为研究对象。根据救治结局，分为生存组(473例)与死亡组(77例)，进行ISS和急性生理学与慢性健康评估Ⅱ(APACHEⅡ)评分，比较受试者工作特征曲线(ROC)下面积(AUC)、最佳诊断界值及相应的预测指标，探讨ISS对多发伤患者死亡的预测价值。结果显示，死亡组ISS和APACHEⅡ评分均较生存组高。ISS对多发伤患者死亡的预测分值≥20，对多发伤患者死亡预测的灵敏度为76.7%，特异度为83.7%，一致率为82.7%，AUC为0.835。APACHEⅡ评分对创伤患者死亡的预测分值≥20，对多发伤患者死亡预测的灵敏度为80.5%，特异度为89.2%，一致率为88.0%，AUC为0.922。ISS对多发伤患者的判定价值与APACHEⅡ评分相同。结论认为，ISS对多发伤患者预后具有中等预测价值，且以ISS≥20分界定为严重多发伤更合理。钱安瑜等[44]检测浙江大学医学院附属第二医院60例严重创伤患者伤后1、3、7 d血清NT－proBNP，根据患者预后，分为生存组和死亡组，分别观察两组NT－proBNP水平变化，比较两组NT－proBNP水平差异。分析不同时相点NT－proBNP水平与相应急性生理与慢性健康评分Ⅱ(APACHEⅡ)以及ISS的相关性，通过受试者工作特征曲线(ROC)分析各时相点NT－proBNP对预后的判断价值，观察严重创伤后N末端B型利钠肽原(NT－proBNP)水平的动态变化及与预后的关系。结果表明，60例严重创伤患者1、3、7 d的NT－proBNP整体水平差异无统计学意义，处于正常参考范围内。死亡组各时相点NT－proBNP水平均高于生存组。死亡组7 d NT－proBNP较1 d明显升高；生存组NT－proBNP水平呈现先升高后降低的趋势，7 d较3 d降低。各时相点NT－proBNP水平判断预后的ROC曲线下面积与APACHEⅡ、ISS比较差异无统计学意义。结论认为，严重创伤后NT－proBNP水平明显或持续升高提示预后不良，NT－proBNP可作为严重创伤救治中病情评估的参考指标进行动态观察。鲁力等[45]*回顾性分析重庆市急救医疗中心创伤数据库中2010年3月至2013年3月共680例存活超过72 h的严重多发伤患者临床资料。总结严重多发伤并发继发性血小板增多症(血小板计数>450×10^9/L)的发病率、时间特征及相关因素，分析其对严重多发伤患者总住院病死率、总住院时间及血栓栓塞事件(包括静脉血栓栓塞事件和动脉血栓栓塞事件)等预后指标的影响。结果表明，本组严重多发伤并发继发性血小板增多症的发病率为14.56%，血小板计数中位数为584×10^9/L；血小板增多均发生在病程1周以后，中位时间点为第27天，持续时间(18.62±4.38)d。继发性血小板增多组的脾切除比例、使用血管活性药物超过48 h、使用刺激骨髓造血药物及7 d后预防性抗凝治疗比例显著高于血小板正常组。血小板增多组患者血小板增多期间最高血浆*D*－二聚体显著高于血小板正常组患者1周后的最高水平。两组的总住院病死率、总住院时间、总血栓栓塞事件及静脉血栓栓塞事件差异无统计学意义；血小板增多患者动脉血栓栓塞事件有增多趋势，但差异无统计学意义。结论认为，严重多发伤并发继发性血小板增多症的发生率较高。创伤后脾切除、较长时间使用血管活性药物及使用刺激骨髓造血药物等因素可能诱发继发性血小板增多。在没有充分抗凝治疗情况下，继发性血小板增多可能增加严重多发伤患者的血栓栓塞事件；对于存在动脉血栓风险患者可考虑联合抗血小板治疗。杨开超等[46]回顾性分析上海交通大学附属上海市第六人民医院急性创伤急救中心EICU 2010年1月至2012年12月收治的成年严重钝性创伤患者，按年龄将其分为18～45岁、45～55岁及>55岁三个亚组，比较各组患者预后性别差异的特点，多元Logistic回归模型分析性别因素与患者病死率的独立相关性，以探究不同年龄段女性严重创伤患者与同龄男性病死率差异的特点，探索严重创伤患者预后性别差异的潜在机制。结果：女性创伤患者病死率明显低于男性。回归分析结果显示，女性严重创伤患者病死率比男性低79%，而且这种性别差异只存在于18～45岁患者中，在45～55岁及>55岁的患者中，女性病死率与男性相比均差异无统计学意义。结论认为，女性严重创伤患者病死率明显低于男性患者，且这种性别差异是源于18～45岁女性创伤患者病死率明显低于同龄男性，该结果表明，性激素水平可能是创伤患者预后性别差异的一个重要影响因素。吴春荣等[47]回顾性分析2011年11月15日至2013年11月15日间复旦大学附属上海市第五人民医院创伤急救危重症医学中心重症监护室中收治的74例多发伤患者(多发伤组)的临床资料，测定其入重症监护室24 h内血清PCT水平，记录并比较不同创伤部位、不同创伤严重程度评分(ISS评分)、是否行急诊手术和不同治疗结果的多发伤患者的血清PCT水平。测定同时期重症监护室中收治的57例脓毒血症患者(脓毒血症组)治疗期间的血清PCT水平，比较两组间血清PCT水平。分析血清PCT水平与多发伤患者创伤严重程度、创伤部位、治疗结果有无相关性，并与同期收治的脓毒血症患者血清PCT水平进行比较。结果认为，多发伤患者各创伤部位的血清PCT水平由高至低依次为腹部和盆腔、四肢和骨盆、头颈部、胸部、体表、面部，各创伤部位间血清 PCT 水平的差异均无统计学意义；ISS 评分≤20分患者的血清 PCT 水平显著低于 ISS 评分>20 分患者的水平；存活患者的血清 PCT 水平与死亡患者的差异无统计学意义；行急诊手术患者的血清 PCT 水平与未行急诊手术患者水平的差异无统计学意义；多发伤组患者的血清 PCT 水平显著低于脓毒血症组。结论认为，血清 PCT 水平可作为评估多发伤严重程度的指标，患者创伤越严重，其血清 PCT 水平越高；该指标不受急诊手术的影响，可与脓毒血症相鉴别，但无法评估患者预后情况。陈怿等[48]* 回顾性分析2010 年 6 至 2012 年 12 在广州军区广州总医院急危重症救治中心住院的严重创伤患者（AIS－ISS 评分≥16 分）共 79 例，生存组（$n=54$）和死亡组（$n=25$），分析两组患者伤后年龄、性别构成、AIS－ISS 评分、APACHEⅡ评分、GCS 评分、致伤因素、受伤部位、血清降钙素原（PCT）和 HLA－DR CD14+%、接受损伤控制性手术例数和免疫调理等方面的差别，观察并分析患者伤后第 3、7 天的 APACHEⅡ评分和 HLA－DR CD14+%的变化以及二者的相关性，评估 HLA－DR CD14+%对严重创伤患者死亡的预判价值。结果：两组患者入院情况分析比较差异无统计学意义，所有患者APACHEⅡ和 HLA－DR CD14+%变化具有统计学意义。与对照组比较，死亡组 HLA－DR CD14+%在第 3 天开始出现下降，而死亡组 APACHEⅡ在第 7 天才高于存活组。以第 3 天 HLA－DR CD14+%值对于严重创伤患者死亡预判差异有统计学意义，其 ROC 曲线下总面积为 0.894。多因素回归分析严重创伤患者第 3 天 HLA－DR CD14+%值是预判死亡的危险因素。结论认为，HLA－DR CD14+%是预判严重创伤患者预后的可靠指标，受伤后第 3 天 HLA－DR CD14+%水平是预测严重创伤患者死亡的危险因素。

四、营养支持

（一）肠内营养及肠外营养

营养支持是患者围手术期综合治疗的一部分，合理的营养支持有利于改善术后并发症的发生率。赵京阳等[49]对27 例消化道恶性肿瘤患者术后进行全肠外营养支持，对肠外营养支持前后血清清蛋白、前清蛋白、转铁蛋白的变化进行比较，并观察肠外营养并发症及术后 3 个月内血癌胚抗原（CEA）、癌抗原 199（CA19－9）的浓度变化，以评价全肠外营养在消化道恶性肿瘤术后患者中应用的安全性、有效性。结果：全肠外营养后第 4、7 天，血清清蛋白、前清蛋白水平较前明显升高，血清转铁蛋白在第 7 天较前明显升高，仅出现 1 例导管相关性感染，术后 3 个月内复查血 CEA、CA19－9 未见升高。结论认为，对消化道恶性肿瘤术后患者进行全肠外营养是安全、有效的。李辉等[50]回顾性分析2007 年 6 月至 2013 年 5 月安徽医科大学第一附属医院收治的 56 例不能经口进食或经口进食无法满足营养需求，而采用鼻空肠营养管进行肠内营养治疗 1 周以上患儿的临床资料，探讨肠内营养支持治疗在小儿消化外科中的应用价值及安全性。1 岁以内患儿给予肠内营养制剂主要成分为短肽或氨基酸的蔼儿舒，1 岁以上患儿给予主要成分为短肽的小百肽或能全素。结果：56 例患儿原发病分别为胰腺炎20 例，肝挫裂伤 10 例，十二指肠穿孔 6 例，十二指肠隔膜状狭窄 9 例，环状胰腺 6 例，肝母细胞瘤 5 例。所有患儿均顺利完成 7～37（18.0±9.9）d 肠内营养治疗，患儿恢复良好。治疗期间，5 例（8.9%）患儿出现腹泻，3 例（5.4%）出现恶心、呕吐，2 例（3.6%）出现轻微腹胀，5 例（8.9%）出现轻微腹痛，经调整营养液浓度、输注速度后症状均逐渐缓解。肠内营养治疗 10 d 后，患儿营养状况较治疗前改善，体质量、血红细胞计数、血红蛋白、血清清蛋白及前清蛋白均较治疗前明显增加（$P<0.05$）。结论认为，肠内营养支持治疗在小儿消化外科中应用是安全、有效的，能够改善患儿的营养状态，促进疾病的恢复。李勋等[51]选择 80 例需要进行营养支持的严重创伤患者，比较严重创伤患者肠内营养与肠外营养的临床效果。随机分为观察组和对照组各 40 例，观察组采用肠内、肠外联合营养过渡至完全肠内营养，对照组采用完全肠外营养，观察对比两组患者的营养状况指标、细胞和体液免疫指标及感染情况。结果治疗后，两组各项营养状况指标比较差异均无统计学意义，观察组各项细胞和体液免疫指标均高于对照组，总的感染发生率低于对照组。结论认为，肠外和肠内营养均能在短期内使严重创伤患者的营养状况得到改善，肠内营养能够对严重创伤患者的免疫功能产生调节作用，减少感染的发生，有助于提高患者的临床治疗效果。

（二）围手术期器官功能保护

于婷婷等[52]通过计算机检索中国学术期刊全文数据库（CNKI）、中国生物医学文献数据库（CBMdisc）、万方数据库和 PubMed 数据库等的文献资料，系统评价谷氨酰胺（Gln）对腹部手术后患者肠黏膜通透性的影响。评价纳入随机对照研究，应用 RevMan 5.2 软件进行 Meta 分析。结果：经筛选共纳入 9 篇病例对照研究，累计 421 例受试者。结果显示，Gln 可以降低腹部手术后患者肠黏膜乳果糖/甘露醇的比值（WMD = －0.05，95% *CI* = －0.09 ~ －0.01，*P* = 0.01），降低腹部手术后患者二胺氧化酶浓度（WMD = －1.60，95% *CI* = －1.89 ~ －1.31，*P* <0.01），并有降低术后患者循环 *D*－乳酸的趋势，但无显著性差异（WMD = －8.14，95% *CI* = －18.12，－1.84，*P* =0.11）。结论认为，Gln 能有效地降低外科腹部手术患者术后肠黏膜通透性，降低二胺氧化酶浓度，目前证据不能充分肯定 Gln 对循环 *D*－乳酸有影响。孟怡辰等[53]* 应用计算机检索 Pubmed、Embase、中国生物医学文摘数据库（CBM）、维普中文期刊全文数据库中所有相关随机对照研究，评价高龄患者手术后应用重组人生长激素（rhGH）对术后恢复的影响。研究者采用 RevMan 5.2 软件进行统计和分析。结果：纳入 10 个随机对照研究，共计 374 例研究对象，其中术后应用 rhGH 的患者 183 例，对照组 191 例。分析结果表明，高龄患者术后应用 rhGH 能够促进血清蛋白质合成，促进清蛋白（ALB）水平恢复，促进转铁蛋白（TF）合成，促进前清蛋白（PA）合成，促进血清免疫球蛋白水平恢复，减轻术后疲劳症状。结论认为，高龄患者术后应用 rhGH 可促进血清蛋白质合成，提高免疫功能，减轻疲劳综合征的症状，有利于患者康复。

五、脓毒症与多器官功能障碍综合征

（一）脓毒症的预后评估

郜杨等[54]回顾性分析 2012 年 1 月至 2013 年 1 月入住 ICU 的 102 例感染性休克患者，评价外周血降钙素原（PCT）对 ICU 感染性休克患者预后判断的价值。方法：记录其入院第 1、2、3、4、5 天外周血 PCT 水平，根据 28 d 生存情况分为存活组和死亡组，比较两组患者的 PCT 水平，并评价其与 APACHEⅡ评分、SOFA 评分的相关性。结果：存活组和死亡组患者第 1、2、3 天 PCT 水平比较差异无统计学意义，但死亡组患者第 4、5 天 PCT 水平明显高于存活组；死亡组乳酸、SOFA 评分、APACHEⅡ评分明显高于存活组；入院第 4 天患者 PCT 水平与 SOFA 评分和 APACHEⅡ评分呈正相关（*r* 分别为 0.389 和 0.393，*P* 均 <0.01）；入院第 5 天患者 PCT 水平与 SOFA 评分和 APACHEⅡ评分呈正相关（*r* 分别为 0.649 和 0.658，*P* 均 <0.01）；PCT 为 2.0 μg/L 时敏感度为 81.2%，特异度为 72.8%。结论认为，动态监测 PCT 水平的变化可以有效评估感染性休克患者的预后。龚晓莹等[55]通过检索美国国立医学图书馆 PubMed、Web of Science、荷兰医学文摘 EMBASE 以及中国知网 CNKI、万方数据、维普等数据库 2000 年 1 月至 2014 年 7 月发表的关于不同时机开始 RRT 治疗对脓毒症 AKI 患者预后影响的国内外文献，按 Cochrane 系统评价方法筛选研究并提取资料，系统评价肾脏替代治疗（RRT）开始时机对脓毒症急性肾损伤（AKI）患者预后的影响。采用 RevMan 5.2 软件对符合纳入标准的研究进行 Meta 分析，评价早期和晚期开始 RRT 对脓毒症 AKI 患者总体病死率、28 d 病死率、总住院时间和重症加强治疗病房（ICU）住院时间的影响，并绘制漏斗图检测发表偏倚。共纳入 5 个回顾性研究、885 例患者。Meta 分析结果显示，通过随机效应模型分析得出，早期 RRT 组和晚期 RRT 组总体病死率差异无统计学意义［65.7%（226/344）*vs.* 68.7%（239/348），优势比（*OR*）=0.71，95% *CI* =0.38 ~ 1.31，*P* =0.27］，漏斗图显示各研究间存在发表偏倚。固定效应模型分析得出，早期 RRT 组和晚期 RRT 组 28 d 病死率差异有统计学意义［43.4%（66/152）*vs.* 55.3%（94/170），*OR* =0.59，95% *CI* =0.36 ~ 0.94，*P* =0.03］，漏斗图显示各研究间存在发表偏倚。各研究总住院时间和 ICU 住院时间数据分布不一致，未进行 Meta 分析，但各研究均显示早期 RRT 组和晚期 RRT 组总住院时间、ICU 住院时间差异无统计学意义。结论认为，脓毒症 AKI 患者早期开始 RRT 治疗并不能显著改善总体病死率，但可以降低 28 d 病死率。温前宽等[56]* 收集 2010 年 10 月至 2013 年 10 月中日友好医院急诊科收治的严重脓毒症 34 例和脓毒性休克患者 22 例，检测不同病情分级的脓毒症患者血清炎症细胞因子的质量浓度变化，探讨细胞因子与病情及预后的关系。分别于患者入院时，以及入院后 6、24、72 和 168 h 这 5 个时间点采静脉血检测细胞因子 TNF－α、IL－6 和 PAF 的质量浓度，另选 51 例健康成年人为对照组进行前瞻性研究。采用酶联免疫吸附法（ELISA）测定炎症细胞因子的质量浓度，组间比较采用方差分析；又根据患者 28 d 转归分为存活组和死亡组，比较组间不同时间点各细胞因子的变化，分析其与病情和预后的关系。组间比较采用 LSD－t 检验。结果表明，严重脓毒症组和脓毒性休克组的细胞因子在入院时明显高于对照组，脓毒性休克组细胞因子质量浓度在不同时间点均高于严重脓毒症组，死亡组细胞因子浓度在不同时间点均高于存活组，差异均具有统计学意义。动态观察发现，各组 TNF α 和IL 6的血清质量浓度峰值在入院后 6 h，PAF 的血清质量浓度峰值在入院当时。随后呈动态下降趋势，各组动态变化曲线呈平行走势。结论认为，脓毒症患者病情越重，相关细胞因子质量浓度越高。不同病情分级和预后的患者细胞因子的动态变化趋势相同。检测脓毒症患者 TNF－α、IL－6 和 PAF 质量浓度可为评估病情和判断预后提供参考。

陈德等[57]选择2013年2月至2014年8月兰州大学第一医院ICU收治的脓毒症患者79例，探讨血浆可溶性晚期糖基化终末产物受体(sRAGE)和急性生理与慢性健康状况评分Ⅱ(APACHEⅡ)在预测脓毒症患者预后中的意义。通过检测患者入院后第1、3天血浆sRAGE水平，同时记录当天APACHEⅡ评分，根据28 d生存与否分为存活组和死亡组，分析两组血浆sRAGE水平、APACHEⅡ评分于第1、3天的变化及相关性，并分析两项指标对脓毒症患者预后的判断价值。结果第1、3天存活组血浆sRAGE水平及APACHEⅡ评分均显著低于死亡组；当日血浆sRAGE水平与APACHEⅡ评分之间均存在正相关($r=0.74, P<0.05$；$r=0.61, P<0.05$)；第1天血浆sRAGE水平及APACHEⅡ评分对脓毒症预后判断的ROC曲线下面积分别为0.93、0.86($P<0.05$)，第3天两指标的曲线下面积分别为0.75、0.69($P<0.05$)。结论认为，脓毒症患者血浆sRAGE水平与APACHEⅡ评分显著相关，血浆sRAGE水平可作为脓毒症患者转归的早期预测指标。汪宗昱等[58]*选择2013年6月至2014年6月北京大学第三医院危重医学科收治的、发病时间<24 h的脓毒性休克患者44例，探讨脓毒症导致的心肌功能障碍对脓毒性休克患者血流动力学、器官功能及预后的影响。采用前瞻性队列研究方法，以入ICU时超声心动图(UCG)左室射血分数(LVEF)将患者分为脓毒症心肌抑制组(LVEF<0.50，11例)和无心肌抑制组(LVEF≥0.50，33例)。分别于入ICU 1、3、7 d采用UCG和脉搏指示连续心排血量(PiCCO)监测技术进行心功能评价和血流动力学监测，并检测心肌损伤标志物血浆肌钙蛋白T(TnT)和N末端B型尿钠肽前体(NT-proBNP)的水平，以及反映器官功能的指标，并记录患者28 d预后。结果显示，入ICU 1 d时，无心肌抑制组除中心静脉压(CVP)室舒张期末内径(LVEDD)明显低于心肌抑制组，血流动力学参数比较差异无统计学意义。入ICU 3 d时，两组各项心功能指标和血流动力学参数比较差异均无统计学意义。入ICU 7 d时，无心肌抑制组除心排血指数(CI)和肺血管通透性指数(PVPI)明显高于心肌抑制组外，其余指标比较差异均无统计学意义。两组患者各时间点血浆TnT和NT-proBNP水平变化差异均无统计学意义。两组患者入ICU时，无论是功能障碍的器官数，还是肺脏、肾脏、肝脏和凝血系统功能等单个器官功能障碍的程度差异均无统计学意义。心肌抑制组和无心肌抑制组患者28 d生存率比较差异无统计学意义。结论认为，脓毒症心肌抑制是一种可逆性器官功能损害，可以直接导致左室收缩功能降低和心室扩大，但不减少心排血量，不影响其他器官功能，也不导致患者病死率增加。王平等[59]选择2013年5月至2014年10月成都市第五人民医院重症医学科脓毒性休克患者48例，探讨在脓毒性休克患者中，肺动脉压力(PAP)、脑利尿钠肽(BNP)的增高程度以及患者预后的关系。本研究48例患者中，存活组27例，病死组21例。结果：入院时两组患者血流动力学参数差异无统计学意义，治疗第48、72 h，死亡患者肺动脉压力高于存活患者。治疗第24、48、72 h死亡患者和存活患者PVR、PCWP、CO差异无统计学意义。死亡患者在入科48、72 h血浆BNP高于存活患者。线性相关分析显示，BNP与PAP、CO均无明显相关性。结论认为，在脓毒性休克患者中肺动脉压力及血浆BNP增高提示患者预后不良，肺动脉高压需要被关注。与心衰的患者不同，在脓毒性休克患者中，血浆BNP增高并不说明患者心功能不良，不能用于指导心功能治疗。帅维正等[60]采用前瞻性临床研究方法对23例机械通气的感染性休克患者进行液体负荷试验，评价小剂量容量负荷试验中每搏输出量指数(SVI)增加程度对机械通气感染性休克患者容量反应性的预测效能。用脉搏指示持续心排血量测定方法测定100 ml和500 ml胶体液快速输注后血流动力学指标的变化。将500 ml羟乙基淀粉注射液快速输注后SVI增加≥10%定义为有容量反应性。分析100 ml补液试验后SVI变化率的受试者工作特征曲线，以此评价小剂量胶体液容量负荷试验效果。通过吻合度分析比较两种不同剂量容量负荷试验的容量反应性预测效能。结果：容量反应阳性组11例，阴性组12例，两组间平均动脉压差值、ΔSVI500、ΔSVI100比较差异有统计学意义。100 ml补液试验后，液体负荷前后SVI变化率的曲线下面积为0.811(95% *CI* = 0.617~1.005，$P=0.012$)，以ΔSVI100≥9.5%为临界点时，对容量反应性预测的敏感度为81.8%，特异度为83.3%。500 ml和100 ml两种快速补液方法对感染性休克患者容量反应性的预测能力差异无统计学意义，两种预测方法吻合度较强且差异有统计学意义。结论认为，小剂量容量负荷试验可以预测机械通气感染性休克患者的容量反应性，ΔSVI100可作为指导机械通气感染性休克患者液体治疗的指标。瞿金龙等[61]选取第二军医大学附属长征医院2013年6月1日至2014年3月31日诊断为感染性休克的30例患者进行研究，探讨经上肢前臂背侧测得经皮组织氧分压($tcpO_2$)和二氧化碳分压($tcpCO_2$)对ICU感染性休克患者微循环情况评估与预后评估价值。方法：动态监测诊断当天、24 h动脉血氧分压(PaO_2)、动脉二氧化碳分压($PaCO_2$)、$tcpO_2$、$tcpCO_2$、血乳酸，并计算出氧偏移度、二氧化碳偏移度等指标，选取即将出院的10例治愈患者作为对照组，通过统计学分析上述指标与患者预后的关系。结果：

感染性休克患者动脉血乳酸、$tcpO_2$和$tcpCO_2$与对照组比较差异有统计学意义,感染性休克死亡组二氧化碳偏移度与存活组比较差异有统计学意义($P<0.05$),二氧化碳偏移度与血乳酸呈线性正相关($R^2=0.538$),诊断当天二氧化碳偏移度较血乳酸、APACHEⅡ评分能更好地预测感染性休克患者预后,且最佳截断值为0.38。结论认为,二氧化碳偏移度能与动脉血乳酸一样提示微循环情况,且二氧化碳偏移度能更好地早期预测感染性休克患者的预后。

(二)脓毒症的基础研究

曹礼荣等[62]通过观察铜绿假单胞菌-甘露糖敏感血凝素(PA-MSHA)对严重脓毒症大鼠中性粒细胞体外移行的影响,探讨严重脓毒症发病机制及PA-MSHA对严重脓毒症的作用。将大鼠随机分为对照组(C组)、严重脓毒症组(SS组)、PA-MSHA预处理组(PA组)和PA-MSHA预处理严重脓毒症组(PA-SS组)。严重脓毒症动物模型通过人粪便悬液腹腔注射制作。PA-MSHA预处理方案为连续7 d 0.3 ml PA-MSHA皮下注射。观察大鼠一般情况、48 h生存情况、大体解剖观察、中性粒细胞体外趋化数,以及细胞因子IL-6、iNOS、IL-10水平。结果:PA-SS组在一般情况、48 h生存情况、大体解剖观察上均优于SS组,细胞因子水平也较SS组下降。SS组及PA-SS组与C组和PA组比较,中性粒细胞体外趋化数量显著下降。C组与PA组、SS组与PA-SS组中性粒细胞体外趋化细胞数比较差异无统计学意义。结论认为,严重脓毒症时中性粒细胞体外移行能力发生严重障碍,连续7 d 0.3 ml PA-MSHA预处理无法改善严重脓毒症中性粒细胞体外移行能力,但可通过下调炎症因子水平,减缓严重脓毒症病情恶化,延长生存时间,为临床救治争取宝贵时间。王旭等[63]探讨外源性一氧化碳对脓毒症时肝、肺组织中性粒细胞过度浸润的抑制作用及其机制。方法:① 32只雄性小鼠按随机数字表法分为假手术组、盲肠结扎穿孔组(CLP组)、CLP+外源性一氧化碳释放分子2(CORM-2)(8 mg/kg)干预组(CORM-2干预组)、CLP+无活性CORM-2(iCORM-2)(8 mg/kg)干预组(iCORM-2干预组),每组8只。术后24 h分别取肝、肺组织,检测病理改变、髓过氧化物酶(MPO)活性及丙二醛(MDA)含量。② 另取60只小鼠分组同①,每组15只,术后连续观察72 h,进行存活率分析。③ 分离小鼠骨髓中性粒细胞,分为正常对照组、脂多糖(LPS,1 μg/ml,浓度下同)刺激组(LPS组)、LPS+低浓度CORM-2(10 μmol/L)刺激组(低浓度组)、LPS+高浓度CORM-2(50 μmol/L)刺激组(高浓度组)、LPS+iCORM-2(50 μmol/L)刺激组(iCORM-2组),1 h后进行琼脂糖凝胶平板趋化实验,定量PCR、免疫荧光检测趋化因子甲酰肽受体1(FPR1)含量。结果:与假手术组比较,CLP组MPO活性明显增强,MDA含量明显上升,72 h存活率仅为20%,CORM-2干预组能显著抑制MPO活性及MDA含量的增高,72 h存活率为67%。与正常对照组比较,LPS组中性粒细胞趋化能力增强,FPR1表达增多且富集于细胞膜;低浓度组、高浓度组可有效抑制上述变化,且呈剂量依赖性。结论认为,外源性一氧化碳通过下调脓毒症时FPR1表达、减少细胞膜FPR1含量及有效抑制脓毒症时中性粒细胞趋化能力,抑制肝、肺组织中性粒细胞过度浸润,减轻肝、肺组织氧化应激及病理改变,提高脓毒症小鼠的存活率。

(三)脓毒症的治疗

吴燕燕等[64]通过回顾性分析2008年1月至2014年12月入住重庆市医疗急救中心重症监护室(ICU)的117例脓毒症相关重ARDS患者的临床资料,探讨连续性高容量血液滤过(CHVHF)治疗脓毒症相关重度急性呼吸窘迫综合征(ARDS)的临床疗效。这些患者按是否接受CHVHF分为血滤组(49例)和常规组(68例),常规组接受常规治疗,血滤组在常规治疗基础上应用CHVHF治疗。观察两组患者治疗前及治疗后6、24、48、72 h氧合指数(PaO_2/FiO_2)、血管外肺水指数(EVLWI)、动脉血二氧化碳分压($PaCO_2$)等呼吸功能指标以及血流动力学参数如心率(HR)、平均动脉压(MAP)、中心静脉压(CVP)的变化;检测治疗前及治疗后6、24、48、72 h白介素6(IL-6)、C反应蛋白(CRP)的变化;并观察机械通气的持续时间、住ICU时间、撤机成功率、28 d存活率。结果:两组治疗后血流动力学指标HR、MAP、CVP较治疗前均有明显改善,两组间没有显著差异。血滤组的24 h PaO_2/FiO_2等肺功能指标较常规组改善明显。血滤组的IL-6、CRP明显比常规组下降快,6 h时血滤组IL-6、CRP显著低于常规组;血滤组机械通气时间、住ICU时间与常规组比较明显缩短。血滤组撤机成功率、28 d存活率较常规组明显增高。结论认为,脓毒症合并重度ARDS患者采用CHVHF治疗能迅速改善肺功能,缩短机械通气时间,提高机械通气撤机成功率,降低病死率。吕晓春等[65]纳入2012年6月至2014年6月浙江医院重症医学科脓毒症休克患者100例,分为研究组及对照组,评估中心静脉血氧饱和度($ScvO_2$)联合乳酸清除率(LC)指导脓毒症休克患者液体复苏的效果。患者诊断脓毒症休克后立即给予积极的对症处理,依据具体情况,尽早开始液体复苏。研究组使中心静脉压(CVP)≥8 mmHg、平均动脉压(MAP)≥65 mmHg、尿量≥0.5 ml/(kg·h)、$ScvO_2$≥70%、LC≥10%或血乳酸≤2 mmol完成液体复苏，对照组使CVP≥8 mmHg、MAP≥65 mmHg、尿量≥0.5 ml(kg·h)、$ScvO_2$≥70%完成液体复苏。一直持续到所有相应指标达标，或达到6 h。记录两组患者的一般情况及液体复苏时CVP、MAP、尿量、$ScvO_2$以及LC或血乳酸水平的变化情况，以及相关预后指标。结果：两组脓毒症休克患者一般资料差异无统计学意义。研究组28 d死亡率为40%，对照组为56%，两组之间死亡率的差异无统计学意义，但研究组病死率低于对照组。研究组机械通气时间及ICU住院时间均低于对照组。研究组28 d死亡率与乳酸清除率及$ScvO_2$达标之间、对照组28 d死亡率与$ScvO_2$达标之间、所有患者单独$ScvO_2$达标与28 d死亡率之间相关性差异有统计学意义，单独乳酸清除率达标与28 d死亡率之间相关性差异无统计学意义。结论认为，联合乳酸清除率及$ScvO_2$可用于指导脓毒症休克患者的早期液体复苏治疗。两者联合较单独的$ScvO_2$用于指导脓毒症休克患者的液体复苏更加准确，安全和可靠。冯筑生等[66]检索PubMed、Embase和Cochrane Library数据库中收录的有关乌司他丁(UTI)、胸腺肽α1(Tα1)联合或单独治疗严重脓毒症的相关文献，依据Cochrane系统评价手册5.1.0版推荐的质量评价标准对随机对照试验(RCT)进行评价，使用Review Manager 5.3统计学软件进行数据分析和综合，并绘制森林图和漏斗图综合，分析联合或单独治疗严重脓毒症的安全性和有效性。结果：共纳入10篇文献，12项研究。试验组和对照组比较的亚组分析结果显示：① UTI联合Tα1亚组中，28 d死亡率、90 d死亡率、机械性通气时间、28 d APACHEⅡ评分差异有统计学意义。② UTI亚组中，机械性通气时间差异有统计学意义。③ Tα1亚组中，28 d死亡率、抗生素使用时间差异有统计学意义。结论认为，依据目前的资料，UTI联合Tα1能够降低严重脓毒症患者28 d死亡率、90 d死亡率、机械性通气时间和28 d APACHEⅡ评分，UTI能够降低机械性通气时间，Tα1能够降低28 d死亡率和抗生素使用时间。孟晓燕等[67]为比较持续低效血液透析(SLED)联合血液灌流(HP)与连续性血液净化(CBP)在脓毒症急性肾损伤(AKI)患者中的治疗效果，将52例脓毒症AKI患者，根据行血液净化方式不同分为SLED联合HP组及CBP组，比较两组治疗前后平均动脉压、氧合指数、血肌酐、肿瘤坏死因子-α、白介素-6及APACHEⅡ评分、ICU住院时间及90 d死亡率等指标。结果表明：SLED联合HP治疗脓毒症AKI在毒素及炎症介质清除方面优于CBP组，能缩短ICU住院时间，但90 d死亡率与CBP组比较差异无统计学意义，提示临床预后方面SLED联合HP治疗可能并不优于CBP组。

（薛绪潮　罗天航　张　新）

·参·考·文·献·

● [1] 刘艳萍，李红军，吴亚辉．限制性输液在中毒性休克患者手术中应用的疗效评价[J]．中华医学感染学杂志，2014，24(19)：4856－4858.

● [2] *沈璟，王鹏飞，王斌，等．限制性液体复苏对失血性休克大鼠肠损伤的影响[J]．中国普外基础与临床杂志，2014，21(6)：676－680.

● [3] 张泓，李磊，闵东，等．早期液体复苏对感染性休克患者微循环的影响[J]．外科理论与实践，2015，20(2)：146－150.

● [4] 许春阳，叶宏伟，冯玉峰，等．FloTrac/Vigileo系统联合被动抬腿试验在老年感染性休克患者液体复苏中的应用[J]．贵阳医学院学报，2014，39(6)：834－837.

● [5] 王剑彬，王华，陈启康，等．中心静脉压、全心舒张末期容积指数和血管外肺水指数在评估脓毒性休克液体复苏中的作用[J]．南方医科大学学报，2014，34(9)：1334－1336.

● [6] *支琳琳，冯伟，郭轶男，等．感染性休克患者不同时期液体负荷对机体影响的前瞻性临床研究[J]．中华危重病急救医学，2015，27(1)：13－16.

● [7] 赖俊浩，张翀，胡斌，等．大量输血程序对腹部外科创伤性休克患者的应用价值探讨[J]．中华普通外科杂志，2014，29(9)：715－717.

● [8] 刘德行，张秋英，张亦南，等．APACHEⅡ评分用于失血性休克患者急诊手术前评估的可行性研究[J]．中国急救医学，2015，35(3)：238－242.

● [9] 黎笔熙，巴宁，殷桂林，等．乌司他丁对失血性休克/复苏大鼠急性肺损伤的影响[J]．中华麻醉学杂志，2015，35(5)：616－619.

● [10] 姚骏，易伟，张育珵，等．血管黏附蛋白1在大鼠重症失血性休克中的表达[J]．第二军医大学学报，2015，36(2)：124－130.

● [11] 路建，肖旺频，周清河，等．芦荟多糖预处理对初进高原重度失血性休克大鼠海马NF－κB和ICAM－1表达的影响[J]．中华急诊医学杂志，2015，24(5)：488－491.

● [12] 章黎，王新颖，田锋，等．失血性休克-复苏损伤降低小鼠骨骼肌脂肪氧化能力及过氧化物酶激活受体的表达[J]．肠外与肠内营养，2015，22(1)：34－38.

● [13] *吕杰，李童，刘方，等．羟乙基淀粉溶液对感染性休克患者外源性凝血途径及活化蛋白C的影响[J]．中华危重病急救医学，2015，27(1)：28－32.

● [14] 彭罗根，吴岩，赵会民．浅低温对创伤性失血性休克兔凝血功能的影响[J]．中国急救医学，2015，35(8)：726－729.

● [15] 张娟娟，王少华，虞文魁，等．猪创伤失血性休克模型凝血功能的变化[J]．中华急诊医学杂志，2015，24(5)：475－480.

● [16] 巴建明，高勇，彭沪，等．253例胸腹创伤手术后切口感染分析[J]．中华医院感染学杂志，2014(18)：4545－4547.

● [17] 余枫，侯铁英，方晓武，等．普通病房与ICU老年患者尿路感染病原菌分布及耐药性分析[J]．中华医院感染学杂志，2015，25(2)：318－320.

● [18] 赵霞，王力红，张京利，等．外科患者术后医院感染的调查及危险因素分析[J]．中华医院感染学杂志，2014，24(21)：5352－5354.

● [19] 沈芳，陈国华，钱小毛，等．腹部手术部位感染病原菌分布及耐药性分析[J]．中华医院感染学杂志，2015，25(1)：69－71.

● [20] 孙晓林，宋展，于桂青，等．普外科患者术后切口感染病原菌与耐药性分析[J]．中华医院感染学杂志，2015，25(6)：1262－1264.

● [21] 陈钢，张德意，程俊峰．急诊创伤手术切口感染的临床分析与预防研究[J]．中华医院感染学杂志，2015，25(6)：1344－1346.

● [22] 高艳敏，金建涛，尚国路．患者切口感染发生的危险因素分析与干预模式研究[J]．中华医院感染学杂志，2015，25(13)：3086－3088.

● [23] 应秀环，孙艳斌，孙铭霞，等．术前访视及术中切口保护对手术患者切口感染的预防效果研究[J]．中华医学感染杂志，2015，25(14)：3257－3259.

● [24] 黄政渊，薛超荣，陈文轩，等．腹部Ⅲ类手术切口感染危险因素的调查与分析[J]. 中华医院感染学杂志,2015,25(5):1116-1118.

[25] 朱晓全,章来长,叶高峰. 腹部手术切口感染危险因素分析[J]. 中华医院感染学杂志,2014,24(20):5097-5099.

[26] *杨艳,张静,钟晓祝,等. 规范围手术期抗菌药物合理应用的研究[J]. 中华医院感染学杂志,2014,24(18):4455-4456.

[27] 郑芝欣,谷明,李云蕊,等. 清洁切口围手术期未应用抗菌药物的临床观察[J]. 中华医院感染学杂志,2014,24(15):3693-3695.

[28] 宋志香,徐建立,张能为,等. Ⅰ类切口围手术期抗菌药物使用的调查研究[J]. 中华医院感染学杂志,2014,24(20):5044-5046.

[29] 沈丽娟,丁卫华,支彩英,等. 术后预防性抗菌药物使用的调查分析[J]. 中华医院感染学杂志,2014,24(15):3696-3698.

[30] 彭芸,巫美红,吴建青. Ⅰ类切口手术患者围手术期预防使用抗菌药物干预的研究[J]. 中华医院感染学杂志,2014,24(21):5255-5257.

[31] 刘玉莹,郭春燕,李玉星,等. 开颅手术患者医院感染临床特点与危险因素分析[J]. 中华医院感染学杂志,2015,25(11):2540-2541.

[32] 杨常印,陈明海,徐焱,等. 普外科医院感染患者的病原菌分布与耐药性研究[J]. 中华医院感染学杂志,2015,25(17):3908-3910.

[33] 叶琳,姚冰,耿傲雷,等. 手术患者医院感染的病原菌分布与控制[J]. 中华医院感染学杂志,2015,25(17):3914-3916.

[34] 林小婷,吴美宁,谢小蔓,等. 外科手术患者医院感染的危险因素分析[J]. 中华医院感染学杂志,2015,25(15):3497-3498.

[35] 张翠荣,李晓东,于玲,等. PDCA 法在手术室感染管理中的应用[J]. 中华医院感染学杂志,2014,24(19):4866-4868.

[36] *高顺良,张匀,梁廷波. 氢化可的松对创伤失血性休克后小肠血管内皮糖萼的保护作用[J]. 中华急诊医学杂志,2015,24(5):481-486.

[37] 胥连生,李文辉. 创伤性脑损伤患者急性肾损伤的发生率及相关因素研究[J]. 中国急救医学,2015,35(7):623-626.

[38] 邓哲,曾红科,冯永文,等. 聚乙二醇 4000 对大鼠创伤性休克早期继发肠损伤的治疗作用[J]. 中国急救医学,2015,35(2):157-160.

[39] 李志伟,郭雅琼,徐旭,等. 急诊联合应用血必净和喜炎平对重症胸腹损伤急性肝细胞功能损害的保护作用[J]. 中国现代普通外科进展,2015,18(5):403-405.

[40] *赖绍林,王庆,胥伶杰,等. 汶川地震伤员的早期伤情评估指标与其在一线医院住院时间的相关性分析[J]. 华西医学,2015,30(6):1023-1026.

[41] 安帅,王天兵,张培训,等. 北京城区院前救治的道路交通损伤特点分析[J]. 北京大学学报(医学版),2014,46(5):777-781.

[42] 李辉,陈少军,唐朝晖,等. 多发伤患者低体温、酸中毒及凝血功能障碍临床研究[J]. 中华急诊医学杂志,2015,24(3):310-314.

[43] 李兵,汤中飞,阮海林,等. ISS 对多发伤患者死亡的预测价值[J]. 中华创伤杂志,2014,30(8):803-806.

[44] 钱安瑜,张茂,巴立,等. 严重创伤后 N 末端 B 型利钠肽原的动态变化及其临床意义[J]. 中华创伤杂志,2014,30(9):938-941.

[45] *鲁力,胡平,文玉明,等. 严重多发伤并发继发性血小板增多症的临床分析[J]. 中华急诊医学杂志,2015,24(5):493-497.

[46] 杨开超,耿磊,朱晓光,等. 性激素水平可能是严重创伤患者预后性别差异的重要影响因素[J]. 中华急诊医学杂志,2015,24(3):304-308.

[47] 吴春荣,崔宇慧,杨春辉,等. 多发伤患者早期降钙素原水平临床意义分析[J]. 上海医学,2014,37(12):1032-1036.

[48] *陈怿,林幼萍,江东新,等. CD14 阳性单核细胞 HLA-DR 表达率对严重创伤患者预后的判断意义[J]. 中国急救医学,2015,35(9):844-848.

[49] 赵京阳,顾梅,朱长雨,等. 全肠外营养在消化道恶性肿瘤术后患者中的应用分析[J]. 首都医科大学学报,2014,35(5):657-659.

[50] 李辉,朱化刚. 肠内营养支持治疗在小儿消化外科中的应用[J]. 中华胃肠外科杂志,2015,18(7):676-679.

[51] 李勋,李永炬,麦显峰. 严重创伤患者肠内营养与肠外营养的效果比较[J]. 广东医学,2015,36(1):247-249.

[52] 于婷婷,舒晓亮,张勇胜,等. 谷氨酰胺对腹部手术后患者肠黏膜通透性影响的系统评价[J]. 肠外与肠内营养,2014,21(6):324-328.

[53] *孟怡辰,万青,王为民,等. 重组人生长激素对高龄患者术后恢复作用的 Meta 分析[J]. 肠外与肠内营养,2015,22(3):143-148.

[54] 郜杨,康凯,左姝,等. 降钙素原对感染性休克患者预后判断的价值[J]. 中国急救医学,2014,34(12):1064-1066.

[55] 龚晓莹,王睿,李国福. 肾脏替代治疗开始时机对脓毒症急性肾损伤患者预后影响的 Meta 分析[J]. 中华危重病急救医学,2015,27(9):712-717.

[56] *温前宽,李彦,杨建萍,等. 严重脓毒症患者炎症因子的动态变化及预后意义[J]. 中华急诊医学杂志,2015,24(7):779-783.

[57] 陈德,梁谡,牛小伟,等. 血浆可溶性晚期糖基化终末产物受体和 APACHE Ⅱ 评分对脓毒症预后的评价[J]. 中国急救医学,2015,35(3):207-210.

[58] *汪宗昱,李宏亮,么改琦,等. 脓毒症心肌抑制对脓毒性休克患者血流动力学和器官功能及预后的影响[J]. 中华危重病急救医学,2015,27(3):180-184.

[59] 王平,张丽涓,周贵,等. 肺动脉压与脑钠肽对脓毒性休克患者预后的价值[J]. 中华医学杂志,2015,95(27):2194-2197.

[60] 帅维正,张志成,李大伟,等. 小剂量容量负荷试验中每搏输出量指数增加程度预测感染性休克患者容量反应性的价值[J]. 中国急救医学,2014,35(12):1068-1071.

[61] 瞿金龙,赵良,王虑,等. 经皮组织氧分压和二氧化碳分压对感染性休克患者预后评估价值的临床研究[J]. 中国急救医学,2015,35(3):211-214.

[62] 曹礼荣,秦怡,梁凤,等. 预防性应用 PA-MSHA 对严重脓毒症中性粒细胞移行的影响[J]. 中国急救医学,2015,35(3):215-217.

[63] 王旭,宋明明,沈唯长,等. 外源性一氧化碳对脓毒症时肝、肺组织中性粒细胞过度浸润的抑制作用及其机制[J]. 中华创伤杂志,2015,31(3):201-205.

[64] 吴燕燕,赵金川,鲁力. 连续性高容量血液滤过对脓毒症合并重度急性呼吸窘迫综合征的疗效分析[J]. 第三军医大学学报,2015,37(7):1782-1786.

[65] 吕晓春,许强宏,蔡国龙,等. $ScVO_2$联合乳酸清除率指导脓毒症休克患者的容量复苏[J]. 中华医学杂志,2015,95(7):496-500.

[66] 冯筑生,王倩梅,范颖楠,等. 乌司他丁胸腺肽 α1 联合或单独治疗严重脓毒症的 Meta 分析[J]. 中国急救医学,2015,35(9):780-786.

[67] 孟晓燕,黄向阳,谭鹤长,等. 持续低效血液透析联合血液灌流与连续性血液净化治疗脓毒症急性肾损伤的疗效对比[J]. 中国急救医学,2014,34(12):1061-1063.

文 选

限制性液体复苏对失血性休克大鼠肠损伤的影响

[中国普外基础与临床杂志,2014,21(6):676] 沈璟等以 SD 大鼠为模型,研究不同剂量液体复苏对失血性休克大鼠肠损伤及肠黏膜通透性的影响。该研究将 72 只 SD 大鼠随机分成 4 组($n=18$):高剂量液体复苏组(HLR 组)、中剂量液体复苏组(MLR 组)、低剂量液体复苏组(LLR 组)及未复苏组(Sham 组),前 3 组的液体复苏剂量分别为 45、30 和 15 ml/(kg·h)。复苏后检测所有大鼠肠黏膜的通透性。于复苏后 24、48 及 72 h,均分别抽取 6 只大鼠检测动脉血中乳酸和静脉血中肿瘤坏死因子-α(TNF-α)的水平,测量肠

湿/干重比，进行小肠组织病理学检查并评分。结果：复苏后，HLR组的肠黏膜通透性高于其余3组。复苏3~8 h内，Sham组的所有大鼠均死亡，而其余3组大鼠均存活。术后24 h时LLR组的乳酸水平低于其余2组；HLR组的TNF-α水平在术后24、48及72 h均高于其余2组，在48 h时，LLR组低于MLR组；术后24 h时，LLR组的肠湿/干重比最低，HLR组最高。HE染色结果显示，3组大鼠肠黏膜损伤严重程度均随时间好转，但在48和72 h时，LLR组的肠绒毛基本正常。结论：复苏剂量为15 ml/(kg·h)的限制性液体复苏能降低失血性休克大鼠术后早期酸中毒的程度和TNF-α的释放，降低肠黏膜通透性，减轻对肠道的损伤。

（罗天航）

述评·液体复苏是失血性休克救治中的关键一环。对于何为理想的复苏液体和复苏剂量，一直是临床争论不休的话题。限制性液体复苏是近年来提出的一个全新的概念，其在致命创伤性休克复苏时能更好地维持血压、减少血液丢失、缓解酸中毒、减轻炎症反应和调整内环境稳定。但目前仍具有争议，因为在临床上，出血量和出血速度不一、休克程度各异，需要进一步明确在何种休克程度可实施此种复苏策略。该研究的结论为限制性液体复苏的临床应用提供了实验依据。

（薛绪潮）

感染性休克患者不同时期液体负荷对机体影响的前瞻性临床研究 ［中华危重病急救医学，2015，27（1）：13］ 支琳琳等采用前瞻性研究方法，选择2010年3月至2014年3月沈阳市第四人民医院重症医学科收治42例接受机械通气治疗的感染性休克患者，在诊断感染性休克0、24、48、72 h进行液体负荷试验，探讨感染性休克患者不同时期进行液体负荷试验对机体的影响。方法：记录液体负荷试验前后采用脉搏指示连续心排血量仪（PiCCO）监测的心排血量（CO）、每搏量（SV）、血管外肺水指数（EVLWI），采血检测动脉血氧分压（PaO_2）等指标。结果：42例患者共进行168次液体负荷试验。与液体负荷试验前比较，确诊0、24、48 h时液体负荷试验后患者心率（HR）明显下降，平均动脉压（MAP）、CO、SV均明显增加。确诊各时间点EVLWI均增加，而PaO_2/FiO_2在0、24 h明显上升，48 h无明显变化，72 h明显下降。诊断0、24、48、72 h时患者容量反应阳性率逐渐降低，肺水增加发生率及氧合下降发生率逐渐增高。与0相比，48 h起容量反应阳性率减少、肺水增加发生率增高的差异、72 h时氧合下降发生率增高差异有统计学意义。结论：感染性休克患者发病48~72 h可能是发生液体过负荷的关键时期，此时期限制液体输注可减少肺水肿发生。

（张　新）

述评·液体管理是重症感染治疗中最重要的一环，临床实践中曾一度追求开放容量从而达到血流动力学预期指标。但近年来大量研究表明，开放输液引起体液蓄积难以避免，尤其是重症感染，存在毛细血管渗漏的情况下，更易加重间质水肿和体液蓄积。因此，感染性休克患者液体管理何时限制、何时开放是影响患者预后的关键。该研究结果显示，感染性休克患者发病48~72 h可能是发生液体过负荷的关键时期，此时期限制液体输注可减少肺水肿发生，为感染性休克的液体复苏治疗提供理论依据和借鉴。但该研究纳入病例数较少，且感染性休克病理生理变化不尽相同，因此尚需更多研究进一步探讨。

（薛绪潮）

羟乙基淀粉溶液对感染性休克患者外源性凝血途径及活化蛋白C的影响 ［中华危重病急救医学，2015，27（1）：28］ 吕杰等采用单中心前瞻性研究方法，选择2009年11月至2014年10月北京大学人民医院重症加强治疗病房（ICU）收治的行液体复苏治疗的感染性休克患者84例，观察羟乙基淀粉溶液复苏对感染性休克患者外源性凝血途径及活化蛋白C（APC）的影响。将患者随机分为两组，乳酸林格液组（RL组，40例）应用乳酸林格液扩容，羟乙基淀粉组（HES组，44例）应用羟乙基淀粉130/0.4扩容。复苏前及复苏后6、12、24 h取血，测定凝血酶原时间（PT）、组织因子（TF）、组织因子途径抑制物（TFPI）及APC，同时记录患者住院时间及病死率。结果：RL组液体复苏前后PT、TF、TFPI及APC均无明显改变；HES组复苏后PT也无明显改变，且两组间差异无统计学意义。HES组复苏后TF逐渐降低，并于24 h时明显低于复苏前（U/L：15.80±7.32 *vs.* 31.40±2.75，$P<0.05$）；但各时间点与RL组比较差异均无统计学意义（P均>0.05）。HES组复苏后12 h、24 h时TFPI较复苏前略有升高（μg/L：1.32±0.22、1.14±0.09 *vs.* 0.63±0.54），且高于RL组同时间点（μg/L：0.84±0.69、0.95±0.30），但组内及组间比较差异均无统计学意义（P均>0.05）。HES组复苏后APC逐渐降低，且复苏后6、12、24 h时明显低于RL组（mg/L：3.38±3.00 *vs.* 5.98±4.12，3.31±1.94 *vs.* 5.33±3.71，3.42±2.64 *vs.* 7.53±4.67，$P<0.05$或$P<0.01$）。HES组ICU住院时间明显短于RL组（d：12.50±8.83 *vs.* 17.10±16.60，t=

9.037, $P<0.001$)，但病死率差异无统计学意义[40.9%(18/44) *vs.* 60.0%(24/40), $\chi^2=2.339$, $P=0.126$]。结论：应用乳酸林格液或羟乙基淀粉进行液体复苏对患者的PT均无明显影响；但羟乙基淀粉可能会抑制外源性凝血途径的过度激活，同时对蛋白C的活化也存在抑制作用。

（罗天航）

述评·全身性感染及感染性休克是患者入住重症加强治疗病房的重要病因，凝血/纤溶系统功能紊乱在其发生、发展中起非常重要的作用。在感染性休克的液体复苏治疗中常用的胶体溶液的大量输注可能引起凝血/抗凝系统功能的变化。该研究表明，羟乙基淀粉在感染性休克液体复苏治疗中对于外源性凝血途径上游TF激活的抑制，有利于早期减轻脓毒症时炎症介质损伤内皮细胞所造成的凝血功能紊乱。但其确切机制仍不明确，尚需进一步研究探索。

（薛绪潮）

规范围手术期抗菌药物合理应用的研究 [中华医院感染学杂志，2014，24(18)：4455] 杨艳等以某三甲医院神经外科颅内Ⅰ类切口手术为研究对象，对围手术期抗菌药物合理应用进行管理与监测。探索高效的围手术期抗菌药物合理应用管理办法，寻求有效的干预措施，提高围术期预防性使用抗菌药物的合理率，进而达到降低SSI发生率的目的。该研究设对照组(干预前)：2011年神经外科颅内手术Ⅰ类切口病例，共479例；干预组：2012年神经外科颅内手术Ⅰ类切口病例，共406例，比较干预前、后合理用药率及手术部位感染率。结果：干预后术前30 min至2 h抗菌药物使用合理率由82.25%升至99.01%；预防用药品种合理率由72.08%升至92.79%；术中追加药物合理率由50.56%升至75.52%；中位用药时间由3 d下降至2 d；手术部位感染率从14.61%下降至10.10%，差异均有统计学意义。结论：通过对围手术期抗菌药物合理应用的目标性管理与监测，提高抗菌药物合理应用，可有效降低手术部位的感染率。

（罗天航）

述评·外科手术会带来机体无菌组织的暴露及手术部位皮肤和组织的损伤，当手术切口的微生物数量达到一定程度时，会发生手术部位感染(SSI)。研究发现，通过提高预防性抗菌药物使用的合理率，可降低SSI的发生率。但目前围手术期抗菌药物预防应用还欠规范合理。该研究结果表明，通过围手术期抗菌药物合理应用的目标性个性化管理、监测、督导、讲评等综合措施，提高围手术期抗菌药物合理应用率，能有效降低手术部位感染的发生率。对于临床围术期抗生素的合理应用，有一定的参考意义。

（薛绪潮）

氢化可的松对创伤失血性休克后小肠血管内皮糖萼的保护作用 [中华急诊医学杂志，2015，24(5)：481] 高顺良等以大鼠创伤失血性休克模型为基础，采用激光多普勒血流检测法观察小肠血流灌注，通过电镜直接观察及肠系膜上静脉内硫酸乙酰肝素和多配体聚糖-1质量浓度检测评估内皮糖萼的破坏程度，分别采用ELISA及Western blot法检测肠系膜上静脉TNF-α质量浓度及小肠内皮细胞NF-κB的表达，探讨可能参与的分子机制，同时以氢化可的松治疗作为对照，评估其对创伤休克后小肠微循环功能的保护作用。结果显示，大鼠在发生休克后早期(3 h)即已出现肠道血流灌注显著下降($P<0.05$)，小肠血管内皮糖萼的组成成分硫酸乙酰肝素和多配体聚糖-1在创伤休克早期发生大量降解($P<0.01$)，同时电镜亦发现小肠微血管内皮糖萼层发生破坏变薄，氢化可的松的干预不仅缓解了糖萼的破坏，同时改善了创伤休克后小肠血流的灌注。创伤失血性休克后肠系膜上静脉血中TNF-α质量浓度较外周血显著升高，同时小肠内皮细胞NF-κB亦出现高表达，而氢化可的松的干预明显遏制了小肠内皮NF-κB的表达及TNF-α的产生。结论：创伤失血性休克可能导致了糖萼的破坏以及由此造成的小肠微循环障碍，内皮细胞NF-κB/TNF-α系统可能参与了糖萼的破坏的机制。以糖萼作为治疗靶点，氢化可的松可能具有较好的疗效。

（罗天航）

述评·严重创伤性休克可引发小肠严重的微循环障碍及灌注下降，导致血管通透性增加和白细胞黏附、迁移和细胞毒性酶，继续损害或摧毁实质和内皮细胞，并形成恶性循环，最终导致组织不可逆的病理改变。近年来的研究表明，血管内皮糖萼的完整性对微循环功能具有重要的意义。该研究结果显示，糖萼的破坏可能参与了创伤失血性休克后小肠微循环障碍及屏障功能损伤的机制，内皮细胞NF-κB表达活化及TNF-α的大量合成可能参与了糖萼破坏的分子学机制。以内皮细胞糖萼作为治疗靶点，氢化可的松可能具有较好的疗效。

（薛绪潮）

汶川地震伤员的早期伤情评估指标与其在一线医院住院时间的相关性分析 [华西医学，2015，30(6)：1023]

赖绍林等回顾性收集 2008 年 5 月 12 日 14:28 至 19 日 14:30 汶川地震期间，3 576 例转运至 242 家一线医疗机构的北川地震伤员的临床信息，以探究汶川地震伤员早期伤情，评估指标与其在一线医院住院时间的相关性，为地震等灾难发生时，更高效利用一线医院的医疗资源、合理分流伤员提供了理论依据和借鉴。该研究基于文献查阅，筛选出可能与伤员住院时间有关，并且可在入院时能快速获取的 3 类 15 项指标：一般情况（性别、年龄、是否有心肺基础疾病）、受伤情况（受伤至接受救治的间隔时间、是否头部损伤、是否躯干损伤、是否开放伤、是否挤压伤、院前是否窒息）、入院时基本情况（体温、呼吸、心率、收缩压、舒张压）、格拉斯哥昏迷评分。将上述指标与住院时间进行多重逐步线性回归分析，得出可能与其住院时间相关的指标。结果：在回归分析中，进入回归方程的指标包括年龄、受伤到救治间隔时间、头部损伤、躯干损伤、挤压伤、心肺基础疾病史和格拉斯哥昏迷评分。结论：地震后一线医院医生可根据伤员的年龄、受伤到接收救治的间隔时间、头部损伤、躯干损伤、挤压伤、格拉斯哥昏迷评分和心肺基础疾病等情况，早期预估伤员的住院时间，合理分流其至后方医院，以保障一线医院住院床位资源供应。

（张　新）

述评·近年来我国地质灾害、短时间内大量人员受波及的工矿企业事故较前多发，灾难发生后，短时间内医疗需求大量增加，导致医疗资源在灾区范围内严重不足。因此，如何在短时间内合理调配有限的医疗资源成为一项有紧迫的现实意义的课题。该研究回顾性分析了汶川地震伤员早期伤情评估指标与其在一线医院住院时间的相关性，为地震等灾难发生时，能更高效利用一线医院的医疗资源、合理分流伤员提供理论依据和借鉴。但因该研究为回顾性研究，纳入变量相对简单，尚需进一步的研究来探讨。

（薛绪潮）

严重多发伤并发继发性血小板增多症的临床分析 ［中华急诊医学杂志，2015，24（5）：493］ 鲁力等回顾性分析重庆市急救医疗中心创伤数据库中 2010 年 3 月至 2013 年 3 月共 680 例存活超过 72 h 的严重多发伤患者临床资料。总结严重多发伤并发继发性血小板增多症（血小板计数 $>450\times10^9$/L）的发病率、时间特征及相关因素，分析其对严重多发伤患者总住院病死率、总住院时间及血栓栓塞事件（包括静脉血栓栓塞事件和动脉血栓栓塞事件）等预后指标的影响。结果表明，本组严重多发伤并发继发性血小板增多症的发病率为 14.56%，血小板计数中位数为 584×10^9/L；血小板增多均发生在病程 1 周以后，中位时间点为第 27 天，持续时间（18.62 ± 4.38）d。继发性血小板增多组的脾切除比例、使用血管活性药物超过 48 h、使用刺激骨髓造血药物及 7 d 后预防性抗凝治疗比例显著高于血小板正常组。血小板增多组患者血小板增多期间最高血浆 *D*-二聚体显著高于血小板正常组患者 1 周后的最高水平。两组的总住院病死率、总住院时间、总血栓栓塞事件及静脉血栓栓塞事件差异无统计学意义；血小板增多患者动脉血栓栓塞事件有增多趋势，但差异无统计学意义。结论：严重多发伤并发继发性血小板增多症的发生率较高。创伤后脾切除、较长时间使用血管活性药物及使用刺激骨髓造血药物等因素可能诱发继发性血小板增多。在没有充分抗凝治疗情况下，继发性血小板增多可能增加严重多发伤患者的血栓栓塞事件；对于存在动脉血栓风险患者可考虑联合抗血小板治疗。

（罗天航）

述评·血栓栓塞是影响严重多发伤患者远期预后的重要因素，严重多发伤患者存在的多种临床因素均可能导致继发性血小板增多，并增加严重多发伤患者血栓栓塞风险，目前关于继发性血小板增多症是否增加严重多发伤患者病死率及血栓栓塞事件的临床研究得出的结论并不一致，严重多发伤并发继发性血小板增多症的患者是否应该采取抗血小板治疗还不明确。该研究对于多发伤患者并发继发性血小板增多症的诊治有一定临床指导意义，但因该研究为回顾性研究，尚需设计良好的前瞻性研究，进一步证实继发性血小板增多对严重多发伤患者的预后影响及相关干预措施的临床获益。

（薛绪潮）

CD14 阳性单核细胞 HLA-DR 表达率对严重创伤患者预后的判断意义 ［中国急救医学，2015，35（9）：844］ 陈怿等回顾性分析 2010 年 6 月至 2012 年 12 月在广州军区广州总医院急危重症救治中心住院的严重创伤患者（AIS-ISS 评分≥16 分）共 79 例，分为生存组（$n=54$）和死亡组（$n=25$），分析两组患者伤后年龄、性别构成、AIS-ISS 评分、APACHEⅡ评分、GCS 评分、致伤因素、受伤部位、血清降钙素原（PCT）和 HLA-DR CD14$^+$%、接受损伤控制性手术例数和免疫调理等方面的差别，观察并分析患者伤后第 3、7 天的 APACHEⅡ评分和 HLA-DR CD14$^+$% 的变化以及二者的相关性，评估 HLA-DR CD14$^+$% 对严重创伤患者死亡的预判价值。结果：两组患者入院情况分析比较差异无统计学意义，所有患者 APACHEⅡ和 HLA－DR CD14$^+$%变化具有统计学意义。与对照组比较，死亡组 HLA－DR CD14$^+$%在第3天开始出现下降，而死亡组 APACHEⅡ在第7天才高于存活组。以第3天 HLA－DR CD14$^+$%值对于严重创伤患者死亡预判差异有统计学意义，其 ROC 曲线下总面积为0.894。多因素回归分析严重创伤患者第3天 HLA－DR CD14$^+$%值是预判死亡的危险因素。结论：HLA－DR CD14$^+$%是预判严重创伤患者预后的可靠指标，受伤后第3天 HLA－DR CD14$^+$%水平是预测严重创伤患者死亡的危险因素。

（罗天航）

述评・不少严重创伤的患者在后期治疗中并发感染进展成脓毒症或 MODS 而死亡，其原因主要是创伤后可诱发严重全身炎症反应。而机体内抗炎与抑炎失衡导致免疫功能受抑制，也增加了伤者获得性感染的风险，因此尽早对严重创伤患者的免疫功能进行评估并进行干预治疗是严重创伤救治的关键环节，但是目前缺乏相关的研究和公认可靠的评价标准。该研究表明，HLA－DR CD14$^+$%是预判严重创伤患者预后的可靠指标，受伤后第3天 HLA－DR CD14$^+$%水平是预测严重创伤患者死亡的危险因素，为该指标运用于临床对严重创伤患者病情判断及预后评估提供了有力的实验依据。

（薛绪潮）

重组人生长激素对高龄患者术后恢复作用的 Meta 分析 ［肠外与肠内营养，2015，22(3)：143］ 孟怡辰等应用计算机检索 Pubmed、Embase、中国生物医学文摘数据库（CBM）、维普中文期刊全文数据库中所有相关随机对照研究，评价高龄患者手术后应用重组人生长激素（rhGH）对术后恢复的影响。研究者采用 RevMan 5.2 软件进行统计和分析。结果：纳入10个随机对照研究，共计374例研究对象，其中术后应用 rhGH 的患者183例，对照组191例。分析结果表明，高龄患者术后应用 rhGH 能够促进血清蛋白质合成，促进清蛋白（ALB）水平恢复，促进转铁蛋白（TF）合成，促进前清蛋白（PA）合成，促进血清免疫球蛋白水平恢复，减轻术后疲劳症状。结论：高龄患者术后应用 rhGH 可促进血清蛋白质合成，提高免疫功能，减轻疲劳综合征的症状，有利于患者康复。

（张　新）

述评・目前我国逐渐进入老年社会，接受腹部外科手术或心脏外科手术的高龄患者有增多趋势，而手术应激、术后蛋白质合成障碍、免疫功能低下以及术后疲劳综合征均是导致高龄患者术后并发症和病死率增加，影响术后恢复的重要因素。该研究认为，在无禁忌证的高龄手术患者术后给予 GH 能改善患者的生活质量，促进患者康复。术后应用 GH 可促进血清蛋白质合成，提高术后免疫能力，减轻术后疲劳综合征的程度。但仍需开展大样本、多中心的随机对照临床研究来进一步论证其可行性。

（薛绪潮）

严重脓毒症患者炎症因子的动态变化及预后意义 ［中华急诊医学杂志，2015，24(7)：779］ 温前宽等收集2010年10月至2013年10月中日友好医院急诊科收治的严重脓毒症34例和脓毒性休克患者22例，检测不同病情分级的脓毒症患者血清炎症细胞因子的质量浓度变化，探讨细胞因子与病情及预后的关系。分别于患者入院时、入院后6、24、72和168 h共5个时间点采静脉血检测细胞因子 TNF－α、IL－6和 PAF 的质量浓度，另选51例健康成年人为对照组进行前瞻性研究。采用酶联免疫吸附法（ELISA）测定炎症细胞因子的质量浓度，组间比较采用方差分析；又根据患者28 d转归分为存活组和死亡组，比较组间不同时间点各细胞因子的变化，分析其与病情和预后的关系。组间比较采用 LSD－t 检验。结果表明，严重脓毒症组和脓毒性休克组的细胞因子在入院时明显高于对照组，TNF－α分别为(26.08 ± 7.36) pg/ml、(54.14 ± 13.56) pg/ml 和(19.52 ± 3.44) pg/ml；IL－6分别为(39.52 ± 9.52) pg/ml、(49.03 ± 10.31) pg/ml 和(20.46 ± 6.39) pg/ml；PAF 分别是(80.13 ± 20.43) pg/ml、(135.5 ± 23.45) pg/ml 和(57.32 ± 19.11) pg/ml，差异均有统计学意义，脓毒性休克组细胞因子质量浓度在不同时间点均高于严重脓毒症组，差异具有统计学意义。死亡组细胞因子浓度在不同时间点均高于存活组，差异均具有统计学意义。动态观察发现，各组 TNF－α和 IL－6的血清质量浓度峰值在入院后6 h，PAF 的血清质量浓度峰值在入院当时，随后呈动态下降趋势，各组动态变化曲线呈平行走势。结论：脓毒症患者病情越重，相关细胞因子质量浓度越高。不同病情分级和预后的患者细胞因子的动态变化趋势相同。检测脓毒症患者 TNF－α、IL－6和 PAF 质量浓度可为评估病情和判断预后提供参考。

（张　新）

述评・在脓毒症的病理生理过程中，促炎、抗炎反应的相互作用，凝血和纤溶反应的激活和抑制等形成一个复杂的网络系统，其中炎症细胞因子是促发、增强和放大脓毒症病理生理变化的核心之一。在众多的炎症细胞因子中，TNF－α、IL－6 和 PAF 是重要的促炎症因子。该研究表明，脓毒症患者的病情及预后与上述细胞因子的动态变化趋势相同，为在临床实践中通过检测患者 TNF－α、IL－6 和 PAF 质量浓度来评估病情和判断预后提供了理论依据。

（薛绪潮）

脓毒症心肌抑制对脓毒性休克患者血流动力学和器官功能及预后的影响 ［中华危重病急救医学，2015，27（3）：180］ 汪宗昱等选择 2013 年 6 月至 2014 年 6 月北京大学第三医院危重医学科收治的、发病时间 <24 h 的脓毒性休克患者 44 例，探讨脓毒症导致的心肌功能障碍对脓毒性休克患者血流动力学、器官功能及预后的影响。采用前瞻性队列研究方法，以入重症监护病房（ICU）时超声心动图（UCG）左室射血分数（LVEF）将患者分为脓毒症心肌抑制组（LVEF <0.50，11 例）和无心肌抑制组（LVEF ≥ 0.50，33 例）。分别于入 ICU 1、3、7 d 采用 UCG 和脉搏指示连续心排血量（PiCCO）监测技术进行心功能评价和血流动力学监测，并检测心肌损伤标志物血浆肌钙蛋白 T（TnT）和 N 末端 B 型尿钠肽前体（NT－proBNP）的水平，以及反映器官功能的指标，并记录患者 28 d 预后。结果显示，入 ICU 1 d 时，无心肌抑制组除中心静脉压（CVP）室舒张期末内径（LVEDD）明显低于心肌抑制组，血流动力学参数比较差异无统计学意义。入 ICU 3 d 时，两组各项心功能指标和血流动力学参数比较差异均无统计学意义。入 ICU 7 d 时，无心肌抑制组除心排血指数（CI）和肺血管通透性指数（PVPI）明显高于心肌抑制组外，其余指标比较差异均无统计学意义。两组患者各时间点血浆 TnT 和 NT－proBNP 水平变化差异均无统计学意义。两组患者入 ICU 时，无论是功能障碍的器官数，还是肺脏、肾脏、肝脏和凝血系统功能等单个器官功能障碍的程度差异均无统计学意义。心肌抑制组和无心肌抑制组患者 28 d 生存率比较差异无统计学意义。结论：脓毒症心肌抑制是一种可逆性器官功能损害，可以直接导致左室收缩功能降低和心室扩大，但不减少心排血量，不影响其他器官功能，也不导致患者病死率增加。

（张 新）

述评 · 脓毒症在 ICU 十分常见，由其引发的脓毒性休克仍然是 ICU 内患者的主要死因，由脓毒症引发的心肌功能抑制可造成心脏泵功能减低，以致不能满足组织代谢的需求，甚至引起心源性休克而危及各重要器官的血流灌注。该研究表明，脓毒症心肌抑制是脓毒症时常见的可逆性器官功能损害，它可以直接导致左室收缩功能的降低和心室扩大，但不减少 CO，不影响其他器官功能，也不导致患者病死率增加。但因该研究样本量小，仍需大样本前瞻性研究来进一步明确脓毒症心肌抑制对机体的影响。

（薛绪潮）

烧伤外科

本年度收集论文 136 篇，纳入一年回顾 45 篇，占 33.08%；纳入文选 7 篇，占 5.1%。

一年回顾

一、烧伤休克补液

李磊等[1]* 通过对 2011 年 12 月至 2014 年 9 月第二军医大学附属长海医院烧伤科 ICU 收治 38 例接受机械通气及脉搏轮廓心排血量监测、伤后 1 周内并发肺水肿的严重烧伤患者的临床资料进行回顾性分析。评价血管外肺水指数（EVLWI）、肺血管通透性指数（PVPI）、胸腔内血容量指数（ITBVI）对严重烧伤后患者肺水肿类型的影响，分析其对于患者各项指标的相关性。推断出肺损伤型组患者 EVLWI 与静水压型组相近；肺损伤型组患者 PVPI 明显高于静水压型组；肺损伤型组患者 ITBVI 低于静水压型组；EVLWI 与 PVPI、ITBVI 均呈明显正相关；氧合指数与 EVLWI、PVPI 均无明显相关性；EVLWI、ITBVI、PVPI 对肺水肿类型的鉴别有重要意义，有利于烧伤后肺水肿的早期诊断和准确治疗。在吸入性损伤的研究方面，宁方刚等[2] 对 443 例患者进行了回顾性临床调查，分析吸入组患者的性别、年龄、吸入性损伤严重程度、合并症及伤前疾病、不同程度吸入性损伤患者的烧伤总面积、Ⅲ度烧伤面积、伤后入院时间及喉烧伤情况，以及患者治疗和预后情况包括气管切开率、切开时间及并发症、病死率及死亡原因等。结果显示：吸入性损伤患者中，男性占绝大多数，青中年构成比最高。吸入性损伤严重程度与烧伤总面积、喉烧伤严重程度、气管切开率、病死率相关。利用喉烧伤诊断标准和气管切开指征，可有效避免喉梗阻风险；早期行预防性气管切开手术，有利于降低手术难度和风险。

休克期复苏方面，一共有四篇文献进行了相关报道。其中，施剑武等[3] 与黄文祥等[4] 以猪作为模型，对不同复苏的方案进行了对比。施剑武在《不同胶体复苏对猪重度烧伤休克期氧代谢的影响》一文中主要针对胶体复苏进行了讨论，以氧代谢情况作为衡量指标，比较了不同胶体的复苏作用，得到的结论为：猪重度烧伤休克期应用不同胶体复苏对其氧代谢的影响中，天然胶体（异体血浆）优于人工胶体，而人工胶体中的 60 g/L 羟乙基淀粉 130/0.4 优于琥珀酰明胶。黄文祥则是从血管通透性的角度，比较了不同复苏液体之间的区别。其将实验动物分为琥珀酰明胶组、羟乙基淀粉（130/0.4）组、Parkland（乳酸林格液）组、异体血浆组，比较晶、胶体复苏对于血管通透性的影响。结果发现，猪烧伤休克期采用晶胶体复苏方案的胶体，无论采用天然胶体还是人工胶体的羟乙基淀粉（130/0.4）或琥珀酰明胶，对血管通透性的影响无明显差别，并显著优于早期应用乳酸钠林格液的 Parkland 公式复苏方案，这也符合使用胶体复苏更有利于血管通透性恢复的共识。张东海等[5] 将烧冲复合伤与单纯烧伤的患者对比，分析其在休克期补液量的区别以及对疗效的影响。以比格犬作为模型，比较不同复苏补液量的条件下尿量、血红蛋白浓度（HB）、心排血量（CI）、胸腔内血容量（ITBV）、血管外肺水指数（ELWI）、氧供量（DO_2）、氧耗量（VO_2）等指标变化。得出的结论为：增加 20% 的补液量，可以更迅速地补充有效循环容量，减轻心排血量的降低，进而维持组织脏器的灌注水平，提高组织氧合功能，最终更好地改善组织缺氧状态。刘德贵等[6] 则使用了富氢盐水作为复苏液体，从一个新的角度分析了烧伤休克延迟复苏的治疗效果。其主要的着眼点为富氢盐水对大鼠肝脏的保护作用。主要的检测指标为肝组织病理学变化、肝组织中性粒细胞计数，血清 AST、ALT 水平，肝组织中 TNF－α、IL－1β、IL－6 以及 8－羟基脱氧鸟苷（8－OHdG）及丙二醛的含量。研究发现,富氢盐水能够显著减轻重度烫伤延迟复苏大鼠肝脏中性粒细胞浸润,降低肝脏炎症因子水平,有效减轻肝脏氧化应激反应,进而保护大鼠肝脏。

沈江涌等[7]针对血清降钙素原与烧伤脓毒症患者血细菌培养类别的关系进行了深入的调查分析。作为一个较新的反应感染的指标,血清降钙素原在临床被广泛应用,但是其特异性与敏感性一直在被研究与分析。本文根据血细菌培养结果及革兰染色法鉴别情况分为革兰阳性菌组 38 例和革兰阴性菌组 33 例。统计两组患者烧伤脓毒症确诊时体温、心率、呼吸频率、白细胞计数、血小板计数、血钠水平及免疫层析技术快速半定量法测定的 PCT 水平。研究发现,烧伤脓毒症患者血清 PCT < 0.5 ng/ml 时血革兰阳性菌感染的可能性大,PCT≥0.5 ng/ml 时血革兰阴性菌感染的可能性大。

二、烧伤感染

杨喜丽等[8]分析了烧伤患者中产 VIM-2 型金属 β-内酰胺酶(MBL)的鲍氏不动杆菌(AB)对碳氢酶烯类抗生素的耐药机制及同源性。采集烧伤住院患者痰液、尿液、血液、脓液、引流液中分离的 400 株 AB。采用全自动微生物鉴定及药敏分析系统测定菌株对复方磺胺甲噁唑、氨曲南等 15 种抗生素的耐药性。结果认为,*blaTEM-1*、*blaOXA-23* 和 *blaarmA* 基因仍是引起 AB 耐药的主要原因之一;与此同时,产 VIM-2 型 MBL 联合外膜蛋白 CarO 缺失或改变也是导致烧伤患者 AB 对碳氢酶烯类抗生素耐药的重要机制之一,其中 *Intl1* 基因也可能参与了 *blaVIM-2* 基因的传播。郭海娜等[9]认为鲍氏不动杆菌是综合性医院内引起院内感染的重要致病菌之一,易在侵入性医疗器材表面及导管腔内形成生物膜,造成迁延不愈的感染。细胞外聚合物(EPS)是生物膜的主要成分,形成生物膜的骨架。多聚 β-1-6-N-乙酰氨基葡萄糖胺(PNAG)是鲍氏不动杆菌中 EPS 的重要成分之一。通过细菌生物膜及其 EPS、鲍氏不动杆菌 PNAG 特性及其在生物膜形成中的作用、鲍氏不动杆菌 PNAG 形成对细菌耐药的影响、与鲍氏不动杆菌 PNAG 合成及调控相关的基因,以及针对 PNAG 的靶向治疗 5 个方面的回顾,认为生物膜是细菌致病及耐药的重要因素之一,PNAG 在细菌形成成熟生物膜的过程中必不可少。通过对鲍氏不动杆菌 PNAG 的深入研究,进一步探讨鲍氏不动杆菌生物膜形成中的分子调控机制及生物膜在鲍氏不动杆菌耐药中的作用,是日后控制生物膜源性感染的关键环节。张艳红等[10]分析了烧伤病房鲍氏不动杆菌的耐药性及耐药基因的携带情况,以及两者之间的关系。采集烧伤患者的创面分泌物、血液、静脉导管附着物、气道分泌物、痰液标本分离的鲍氏不动杆菌 30 株。采用全自动微生物鉴定与药敏分析系统测定菌株对 15 种 β-内酰胺类抗生素、3 类氨基糖苷类抗生素、2 种喹诺酮类抗生素、1 种磺胺类抗生素共计 21 种临床常用抗生素的耐药性。采用 PCR 法检测菌株中 21 种 β-内酰胺酶编码基因、12 种氨基糖苷类修饰酶编码基因、6 种喹诺酮类药物作用靶位编码基因、3 种 16S 核糖体 RNA 甲基化酶编码基因、1 种转座子遗传标记基因、3 种整合子、1 种消毒剂耐药基因、1 种磺胺耐药基因的表达。认为 30 株鲍氏不动杆菌同时携带 blaOXA-177 群、blaADC、armA 耐药基因,是其对 β-内酰胺类等抗生素呈现多药耐药的主要机制。陈宾等[11]分析 3 年间烧伤 ICU 鲍氏不动杆菌(AB)检出、耐药及感染情况。结果显示,共分离出病原菌 961 株,其中革兰阴性菌比例最高,其次为革兰阳性菌及真菌。AB 菌株数在各检出菌株总数中排第 2 位,其中痰液标本来源最多,其次依次为创面分泌物、深静脉导管附着物、血液标本,尿液及大便标本中未检出 AB。除对多黏菌素敏感及对米诺环素耐药率相对较低外,AB 对临床常用的另外 14 种抗菌药物耐药率在 2013 年均超过 80.0%。共从 69 例患者中检出 AB,病死率为 4.35%。认为 3 年间烧伤 ICU AB 检出率高、广泛耐药,在大面积烧伤患者中以定植为主,病死率低。许小敏等[12]研究烧伤患者分离耐药鲍氏不动杆菌 β-内酰胺酶和膜孔蛋白 CarO、oprD2 基因的存在状况,以探讨鲍氏不动杆菌耐药的分子水平依据。采集住院烧伤患者中分离的 20 株耐药鲍氏不动杆菌,采用 GNS-448 药敏卡及 K-B 法测定抗菌药物的敏感性,用聚合酶链反应(PCR)检测 34 种 β-内酰胺酶和膜孔蛋白 CarO、oprD2 基因。结果显示,20 株鲍氏不动杆菌对 12 种常用抗菌药物严重耐药,对头孢唑林、头孢噻肟及头孢西丁的耐药率高达 100.0%;20 株耐药鲍氏不动杆菌 β-内酰胺酶编码基因检出率,blaTEM-1 群为 10.0%,blaADC 群为 100.0%,blaOXA-2 群为 95.0%,blaOXA-24 群为 5.0%,blaOXA-23 群为 95.0%,blaOXA-56 群为 95.0%;耐药株与 SDF 株的 OprD2 蛋白分子立体结构存在 4 个氨基酸的变异。认为分离的 20 株耐药鲍氏不动杆菌存在 β-内酰胺酶基因 blaADC 变异型、blaOXA-23 和 blaOXA-66,与 SDF 株的 OprD2 蛋白分子立体结构存在明显差异。王公明等[13]研究严重烧伤患者铜绿假单胞菌感染的临床特征以及耐药性。采集 2009 年 3 月至 2014 年 4 月严重烧伤铜绿假单胞菌感染患者 465 例,对其感染部位进行统计,分离菌株进行体外耐药性监测,并统计多药耐药菌的耐药模式。结果显示,465 例严重烧伤铜绿假单胞菌感染患者以创面感染最为常见,其次是呼吸系统及泌尿系统感染;465 株铜绿假单胞菌对米诺环素的耐药性最高,其次是头孢噻肟、庆大霉素及妥布霉素;26 株多药耐药菌株中对头孢吡肟+哌拉西林-他唑巴坦耐药最为常见,其次是头孢吡肟+阿米卡星耐药。认为严重烧伤患者医院感染铜绿假单胞菌以创面感染为主,其次为呼吸系统及泌尿系统感染,应采取必要措施积极预防感染发生,一旦发生感染,可以阿米卡星或哌拉西林/他唑巴坦联合除头孢吡肟外的其他抗菌药物进行早期治疗。丁敬美等[14]研究临床常用的烧伤抑菌霜和纳米银抗菌凝胶对铜绿假单胞菌感染深Ⅱ度烧伤创面的效果。实验大鼠随机平均分为 A、B、C 3 组,分别采用烧伤抑菌霜、纳米银抗菌凝胶和空白无菌纱布进行换药。结果显示,换药前后 3 组 SD 大鼠创面的细菌定量差值差异明显,A 组抑菌率最高;烫伤后早期两组创面的收缩率差异无统计学意义,随着换药次数的增加,两组之间的差异逐渐增大,在创面愈合后期,创面收缩率之间的差异又逐渐缩小;在烫伤第 16 天依创面的上皮化率快慢依次为 B 组、A 组和 C 组,依创面愈合时间短长依次为 B 组、A 组和 C 组。认为两种新型银制剂在抗菌能力和促进创面愈合上均有较好的效果,但是效果各有差异,为较好地管理烧伤创面,可推荐联合使用。早期使用烧伤抑菌霜预防治疗创面感染可达到较好的抗菌效果,中后期为促进创面上皮化改用纳米银抗菌凝胶的效果更好。丁敬美等[15]研究酸性氧化电位水(EOW)用于冲洗铜绿假单胞菌感染的深Ⅱ度烧伤创面的临床效果。实验大鼠随机分为 A、B、C 3 组,分别采用醋酸氯己定、酸性氧化电位水、生理盐水冲洗擦干后,3 组创面均用斯丽凯纳米银抗菌凝胶进行换药。结果显示,换药前后 3 组创面的细菌定量的差值差异明显,B 组创面换药前后差值最大;烫伤后早期两组创面的收缩率无明显差异,随着换药次数的增加,两组之间的差异逐渐增大;在烫伤后第 16 天 B 组创面的上皮化率明显快于 A 组和 C 组;B 组创面愈合时间最短,C 组次之,A 组时间最长。认为 EOW 的杀菌能力和促进创面愈合能力明显优于醋酸氯己定溶液和生理盐水,是治疗深Ⅱ度烧伤创面的重要手段之一。

三、创面修复

温皇鼎等[16]*对 VSD 联合含氧液冲洗对下肢慢性静脉性溃疡(CVLU)患者创面肉芽组织生长及巨噬细胞活化的影响进行了临床实验评估。对 2010 年 12 月至 2014 年 7 月间 34 例 CVLU 患者进行了 VSD、VSD 联合生理盐水冲洗及 VSD 联合含氧生理盐水冲洗(氧流量 1 L/min)等三组治疗。结果显示,VSD 联合含氧生理盐水冲洗治疗后创面新生肉芽组织、创面肉芽组织覆盖率、新生毛细血管、Fb、新生胶原及 VEGF 表达都高于其他两组。另外,VSD 联合含氧生理盐水冲洗治疗后创面肉芽组织中Ⅰ型巨噬细胞计数下降,Ⅱ型巨噬细胞计数升高,且 VSD 联合含氧生理盐水冲洗治疗组的变化趋势较其他两组明显。说明 VSD 联合含氧液冲洗可促进创面肉芽组织中巨噬细胞从Ⅰ型为主转向Ⅱ型为主,利于肉芽组织生长,从而改善创面条件。王春华等[17]观察了 2008 年 2 月至 2014 年 6 月不同原因导致的下肢深度创面患者 50 例,共 57 个创面的组织瓣修复效果及功能康复情况。通过观察皮瓣成活情况、手术治疗前及康复治疗后关节活动度、治疗前后下肢关节功能评分等指标,得出结论为皮瓣成活率高达 94.7%,治疗后距小腿关节(踝关节)背曲跖曲活动度、足内收外展活动度、膝关节活动度明显高于治疗前,且感染、关节是否开放及年龄等因素对下肢关节功能康复效果影响不明显。认为下肢深度创面应用不同组织瓣修复临床效果可靠,功能恢复较佳。叶胜捷等[18]通过观察 2013 年 1 月至 12 月共 51 例严重烧伤患儿植皮术后供皮面积、每 1% TBSA 植皮所需时间、创面愈合时间、术后 7 d 皮片成活率、治疗费用及植皮区瘢痕增生情况,对比 Meek 植皮和邮票植皮术修复儿童严重烧伤创面的效果。结果显示,Meek 植皮组患儿供皮面积明显少于邮票植皮组;每 1% TBSA 植皮所需时间、创面愈合时间明显短于邮票植皮组;皮片成活率、治疗费用均明显高于邮票植皮组。术后随访 3~6 个月,Meek 植皮组与邮票植皮组比较,患儿植皮区瘢痕增生较轻,且无水疱或破溃,而创面瘢痕厚度两组基本均匀一致,关节活动度基本正常,患儿生活不受影响。认为严重烧伤患儿采用 Meek 植皮术可解决邮票皮移植术皮源不足的问题,缩短手术时间,加快创面愈合,提高皮片成活率,值得临床推广应用。宋国栋等[19]通过分析 2002 年 1 月至 2013 年 12 月共 31 例Ⅲ度烧伤面积 >70% 的患者入院时病情、死亡原因、削痂创面失血量、手术治疗过程及效果相关资料,阐述了削痂皮下组织创面植皮术(TESGSTW)治疗大面积Ⅲ度烧伤患者的效果。研究结果显示,烧伤面积是死亡的危险因素,脓毒症及多器官功能障碍综合征(MODS)是主要死亡原因。治愈 18 例患者共行 TESGSTW 41 次,根据创面情况行冷藏异体皮或新鲜猪皮移植过渡,在术后 5~7 d 揭起皮片,创面新鲜、渗血,异体(种)皮移植后揭除或排异、扩创自体皮更植时间(18.0 ± 4.8) d、成活率为(89.5 ± 9.5)%。随访 0.5~9.0 年,愈合创面丰满、收缩较轻、不易破溃,伸展性、感觉性好。认为 TESGSTW 治疗大面积Ⅲ度烧伤患者安全,近、远期效果较好。雷晋等[20]探讨了烧创伤毁损性创面在修复创面的同时早期功能重建及外形修复的方法。通过观察患者治疗后保留和重建局部功能、外观修复效果等指标,阐述了各种毁损性创面在注重早期清创及创面处理基础上,运用美容美学理念、整形外科原则和技术,周密设计手术方案,行皮瓣转移同期可行肌腱移植等深部组织修复,应用游离、带蒂皮(肌)瓣中的筋膜、肌肉组织进行缺损区韧带、肌肉修复并封闭创面,利用预构皮瓣及复合组织移植再造缺损区功能及外形,早期邻近软组织预扩张技术一期修复软组织缺损骨外露及器官再造,是毁损性创面早期功能重建及外形修复的理想方法。李龙珠等[21]探讨了 VSD 技术在四肢严重坏死性筋膜炎患者治疗中的应用。该研究收集 2011 年 1 月至 2013 年 8 月 8 例因创面迁延不愈并出现感染扩散至全身中毒症状而转入的四肢严重坏死性筋膜炎患者,根据创面清洁程度行反复性清除术,并更换 VSD 材料继续行 VSD 治疗,待创面新鲜后拉拢缝合或移植自体皮封闭。记录清创术次数、VSD 材料更换次数、创面愈合情况、本院治疗时间,另进行远期随访。李龙珠等认为 VSD 技术能持续有效地清除筋膜间隙坏死组织和渗液,促进肉芽组织增生,是临床治疗四肢严重坏死性筋膜炎的有效措施。陈郑礼等[22]*应用藻酸盐敷料及聚氨酯泡沫敷料封闭大面积烧伤患者头部供皮区创面,通过与传统凡士林油纱换药方法作对比,观察两组患者头部供皮区前 3 次取皮后换药次数、首次换药疼痛评分、供皮区创面分泌物细菌学培养情况、前 3 次取皮后供皮区愈合时间。结果显示,2 组患者头部供皮区创面分泌物细菌学培养结果均为阴性。与传统油纱换药相比较,应用藻酸盐敷料及聚氨酯泡沫敷料患者前 3 次取皮后创面换药次数、愈合时间、头部供皮区首次换药疼痛评分均明显降低。认为使用藻酸盐敷料及聚氨酯泡沫敷料封闭头部供皮区,可以减轻患者痛苦,缩短创面愈合时间,提高反复取植头皮的效率。伍国胜等[23]*将 VSD 技术应用于深Ⅱ度烧伤创面网状植皮术后,通过与传统加压包扎做对照,通过比较两组换药次数、创面分泌物细菌培养阳性情况、术后 14 d 创面愈合率、创面完全愈合时间及术后第 1 次换药疼痛视觉模拟评分法评分,证明了应用 VSD 技术可减少换药次数,缩短愈合时间。应用 VSD 技术患者在术后 14 d 创面愈合率中位数明显高于传统加压包扎组,且术后创面分泌物细菌培养阳性率低于传统加压包扎组。认为与传统方法比较,应用 VSD 技术处理网状植皮深Ⅱ度烧伤创面可以减轻患者痛苦,减少感染发生率,提高植皮存活率,并缩短创面愈合时间。

四、烧伤后瘢痕防治

为了观察贻贝黏蛋白治疗烧伤后创面愈合期和瘢痕增生期瘙痒的疗效,虞俊杰等[24]*将 40 例烧伤后创面愈合期和瘢痕增生期有瘙痒症状的患者随机分为试验组和对照组,每组 20 例,分别用贻贝黏蛋白和 0.9% 氯化钠溶液进行治疗。结果显示,试验组瘙痒平均评分在治疗后明显下降,差异有统计学意义;对照组瘙痒评分治疗前后无明显差异;试验组止痒的效率为 100%,优于对照组的 25%,差异有统计学意义;试验组平均止痒起效时间、持续时间较对照组差异均有统计学意义,且未出现不良反应。通过本项临床观察,可认为贻贝黏蛋白治疗烧伤后瘙痒安全有效,为临床提供一种可行的治疗方法。

为观察小指尺侧固有动脉皮瓣修复小指瘢痕挛缩屈曲畸形效果,金文虎等[25]回顾 8 例采用小指尺侧固有动脉皮瓣治疗的小指瘢痕挛缩屈曲畸形患者。术后皮瓣均顺利成活,随访 6~24 个月,皮瓣色泽和质地良好,外观正常。小指瘢痕挛缩屈曲畸形严重影响手部整体外观,并且限制手部整体协作功能。小指尺侧固有动脉皮瓣的血供恒定,成活率高;皮瓣质地与修复区接近,移植后外观及功能好,耐摩擦;血管蒂部长,可修复整个小指掌侧创面;选择小指非优势侧血管,并且不损伤尺动脉、掌浅弓,破坏性较小,不影响其他手指血供;不需要植皮,避免供皮区损坏及植皮后形成挛缩和瘢痕。此方法在小指瘢痕挛缩畸形松解后创面修复治疗上值得临床推广应用。

为探讨颈部烧伤后瘢痕挛缩畸形的手术策略,冯少清等[26]回顾了 65 例颈部烧伤后瘢痕挛缩患者。按颈部解剖学亚单位的不同要求,对颈部挛缩瘢痕进行相应松解,后行颈阔肌松解术,部分颏部发育短小患者行水平截骨颏成形术。依据就近的相似性原则,根据患者情况分别采用局部皮瓣、邻位皮瓣或游离皮瓣修复创面。术后所有皮片、皮瓣均成活,颈部活动良好,重建后的颏颈角角度为 90°~120°。随访 6~24 个月,6 例植皮患者出现一定程度的皮片挛缩,采用皮瓣修复者均未见挛缩现象。颈部瘢痕挛缩畸形的治疗以颏颈角重建为重点,依据亚单位原则松解挛缩瘢痕,依据相似性原则修复创面,优先皮瓣移植,次选植皮术,可取得较佳修复效果。

为研究超短波联合序贯压力治疗对手深度烧伤后患手功能恢复的疗效,石梦娜等[27]对 65 例单侧手部深度烧伤患者进行分组。35 例综合治疗组进行主动运动、超短波、序贯压力治疗以及佩戴压力手套;30 例常规治疗组仅行主动运动训练及佩戴压力手套。治疗 4 周后,综合治疗组 30 只患手外形较治疗前改善并接近正常对侧手外观,5 只患手出现掌指关节与指骨间关节挛缩畸形;常规治疗组 17 只患手外观较治疗前无明显变化,13 只患手出现掌指关节过伸、指骨间关节屈曲及拇指内收畸形;综合治疗组治疗前后患手拇指、示指、中指根部及掌横纹、腕横纹处周径差值以及手功能评分差值显著高于常规治疗组。手深度烧伤创面愈合后早期,行常规康复治疗的同时联合超短波及序贯压力治疗,可明显改善患手肿胀情况,为进行主动运动以及后期系统康复治疗提供有利条件。

为观察运动疗法联合自制简易矫形器治疗儿童手部烧伤后瘢痕挛缩的疗效,雷芳等[28]将 58 例手部烧伤患儿随机平均分为两组。自创面愈合后,简易矫形器组采取运动疗法配合手部游戏锻炼及佩戴自制简易矫形器(由分指蹼带、自黏弹力绷带、手部输液固定板等组成)治疗,常规康复组行运动疗法配合手部游戏锻炼及佩戴成品压力手套。治疗 16 周后,简易矫形器组瘢痕评分治疗前后改善分值与常规康复组相比差异不明显;总主动活动度评定优良比差异明显;简易矫形器组完成手功能测试时间治疗前后的改善时间为(1.2 ± 1.5) min,较常规组的(2.7 ± 2.7) min 差异明显;简易矫形器组日常生活活动能力评分治疗前后改善分值为(2.7 ± 1.7)分,较常规康复组的(1.7 ± 1.6)分差异明显。简易矫形器结合运动疗法,有利于烧伤患儿手部功能的恢复及防治手部挛缩畸形,值得推广应用。

为分析瘢痕疙瘩患者 TGF - β_1 基因-509C/T 位点的多态性,探讨其与瘢痕疙瘩发生的关系,宋玫等[29]* 将 169 例瘢痕疙瘩患者设为瘢痕疙瘩组,119 名健康献血员设为健康对照组,抽取静脉血进行检测。结果显示,两组 TGF - β_1 基因-509C/T 基因型中 CC、CT、TT 基因型分布相近;C、T 等位基因频率差异明显;等位基因频率相对风险分析显示 C 等位基因携带者患瘢痕疙瘩的风险是不携带者的 1.421 倍;瘢痕疙瘩组按性别、年龄和瘢痕疙瘩数量划分 TGF - β_1 基因-509C/T 基因型分布相近,有家族史与无家族史比较 CC、CT 基因型频率差异明显,TT 基因型频率相近;瘢痕疙瘩组 TGF - β_1 水平显著高于对照组;在瘢痕疙瘩组中,CC、CT 基因型 TGF - β_1 水平相近,均明显高于 TT 基因型患者。瘢痕疙瘩患者 TGF - β_1 基因-509C/T 位点存在多态性,该多态性影响患者血浆中 TGF - β_1 水平,携带 C 等位基因的个体可能通过促进 TGF - β_1 的高表达进而增加瘢痕疙瘩的发病风险。侯春胜等[30]回顾了 32 例手掌烧伤后瘢痕挛缩的患者,共 39 只手。将瘢痕保守松解植皮称为 A 方法;在挛缩手指中远节指骨与对应掌骨间呈 U 形留置克氏针牵引 2~7 周称为 B 方法;在第 2~5 掌骨、挛缩手指远端指骨留置克氏针形成牵引桩、牵引锚的基础上构建牵引架,用橡皮筋将手指向拉长、伸直位牵引 2~6 个月称为 C 方法。对传统需行瘢痕彻底松解植皮者改行 A 方法,对松解植皮后既往需行髓内克氏针固定者改行 B 方法,尚不能达到预期目标者加行 C 方法;对瘢痕松解可能导致血运障碍或肌腱及骨外露者,先行 C 方法再行 A 方法,不能达到预期目标者加行 C 方法;对不愿行植皮术者仅行 C 方法。治疗结束后手掌侧皮肤长度、6 个月瘢痕评分、TAM 评定优良比、完成手功能测试时间等指标均优于治疗前。掌骨指骨牵引单独应用或与瘢痕松解植皮联合矫治手掌侧烧伤后瘢痕挛缩,均可使挛缩组织蠕变延长,利于手功能及外形恢复。

五、烧伤临床救治

为探讨系统性康复治疗在儿童烧烫伤患者康复治疗中的作用,刘锐等[31]将哈尔滨市第五医院在 2014 年 1 月至 11 月收治的 96 例儿童烫伤患者随机分为治疗组 48 例和对照组 17 例,对照组给予传统康复治疗,外用瘢痕舒、佩带弹力套;治疗组除传统治疗外,同时在创面愈合后采用主动、被动肢体运动疗法,超声药物离子导入、蜡疗、音乐治疗等系统性康复治疗 8 周。结果治疗组瘢痕厚度、颜色、瘢痕疼痛程度、瘙痒程度均低于对照组;日常生活活动能力、畸形发生率明显优于对照组。认为系统性康复治疗可以明显减轻儿童烧烫伤患儿瘢痕增生程度、疼痛程度和瘙痒程度,日常生活能力明显改善,并降低畸形发生率。

为了解皮肤自体荧光(AF)法预测糖尿病足溃疡发生的临床意义,周水华等[32]回顾性分析了宁波市镇海区炼化医院 2013 年 1 月至 10 月收治的 296 例糖尿病患者。通过对 296 例患者的皮肤 AF 值与患者的年龄、糖尿病病程、是否吸烟、体重指数、尿酸、C 反应蛋白、三酰甘油、高密度脂蛋白、低密度脂蛋白、糖化血红蛋白、空腹血糖、左振动感知阈(LVPT)、右振动感知阈(RVPT)、左踝臂指数(LABI)、右踝臂指数(RABI)指标进行 Pearson 相关分析,对两组患者上述各检测指标与糖化血红蛋白、空腹血糖进行回归分析,结果显示两组患者在性别、年龄、糖尿病病程、有无高血压、LVPT、RVPT、LABI、RABI、皮肤 AF 值方面差异具有统计学意义。皮肤 AF 值与年龄、糖尿病病程、有无高血压、LVPT、RVPT、LABI、RABI 显著相关。单因素、多因素 Logistic 回归分析显示,皮肤 AF 值是糖尿病足溃疡发生的独立危险因素,可尝试推广应用于糖尿病足溃疡的筛查。

卢旭亚等[33]对糖尿病足湿性坏疽采用快速木乃伊化策

略,评价其临床疗效及安全性。回顾性分析了天津中医药大学第二附属医院于2012年7月至2013年7月采用快速木乃伊化治疗的19例糖尿病湿性坏疽患者的临床资料,以及2010年7月至2012年7月采用传统方法治疗的21例糖尿病湿性坏疽患者的临床资料。对比分析发现木乃伊化组和传统治疗组在治疗后第3天WBC差异无统计学意义,而在CRP差异有统计学意义;治疗后第6天,木乃伊化组患者WBC及CRP较传统治疗组改善明显。木乃伊化组相较于传统治疗组感染扩散发生率及截肢发生率均明显降低,而愈合率及病死率无差异。人为湿性坏疽组织快速脱水达到木乃伊化是一种有效控制感染的方法,可减少感染扩散并降低截肢发生率。

张建芬等[34]通过检测分析氢氟酸烧伤患者的尿氟浓度,探讨尿氟与氟中毒严重程度之间的关系。回顾性分析了浙江衢化医院收治的137例氢氟酸烧伤患者尿氟检测情况,显示伤后尿氟急剧升高,在伤后4 h内即可达到峰值,随后逐渐降低,在伤后5 d左右回到正常值范围内,提示相比于血氟检测,尿氟检测具有取样无创简便、氟离子经过肾脏浓缩后检测更为灵敏的优点。认为在氢氟酸烧伤后早期急性氟中毒的治疗过程中,除了动态检测血钙、镁等电解质,检测尿氟对判断氟中毒严重程度具有一定的参考意义。

黄娅娟等[35]通过探讨丙泊酚复合瑞芬太尼自控镇静镇痛(PCSA)在烧伤换药中应用的有效性和安全性。回顾性分析了2010年1月至2013年12月在湖北黄石市中心医院住院治疗的符合纳入标准的106例切痂植皮术后拟行首次换药的烧伤患者,采用随机数字表法分为丙泊酚+瑞芬太尼组和丙泊酚组,通过对心率、呼吸频率、收缩压、舒张压、脉搏血氧饱和度等生命体征,镇痛及镇静评分,不良反应,换药操作时间及药物总用量比较,认为丙泊酚复合瑞芬太尼PSCA用于烧伤换药可使患者生命体征平稳、镇静镇痛效果好,且不良反应少,可减少丙泊酚的给药量。

为探讨团体性心理辅导对烧伤患者康复期自信心水平和社会适应能力的作用,党瑞等[36]将西京医院2012年1月至2014年1月收治的64例符合入选标准的烧伤患者按照康复治疗的方法分为对照组和试验组,每组32例。对照组患者接受常规康复治疗;试验组患者在常规治疗的基础上结合团体心理辅导治疗8周。发现试验组患者治疗后自信心水平、心理功能、社会关系、一般健康状况、综合状况明显高于对照组,认为心理辅导结合常规烧伤康复治疗,可明显提高烧伤患者自信心水平及社会适应能力。

六、烧伤防治的基础研究

黄惠民等[37]观察了大鼠小面积浅Ⅱ度创面早期外用壳聚糖成膜(喷膜)+冷疗后,疼痛强度和血清β-内啡肽含量的变化,为小面积浅Ⅱ度创面的镇痛提供新的治疗策略。大鼠被随机分成假伤组、单纯烫伤组、喷膜组、冷疗组和喷膜冷疗组,给予相应致伤处理及治疗。发现单纯喷膜或冷疗以及联合使用喷膜和冷疗均能降低各时相点疼痛强度和血清β-内啡肽含量,其中喷膜冷疗组效果最好。认为大鼠小面积浅Ⅱ度烫伤创面早期外用壳聚糖成膜+冷疗后,伤后疼痛强度和血清β-内啡肽含量均显著降低,其镇痛效果最优。李毅等[38]将外源性硫化氢和硫化氢合成酶抑制剂(炔丙基甘氨酸)干预严重烧伤大鼠,探讨硫化氢对其肠道生物屏障的作用。104只大鼠被随机分成假伤组、烧伤对照组、硫氢化钠组、炔丙基甘氨酸组。发现各烧伤组大鼠盲肠中双歧杆菌、乳酸菌少于假伤组,肠球菌、肠杆菌、白色念珠菌多于假伤组。硫氢化钠组双歧杆菌和乳酸菌含量在伤后各时相点均增多,肠球菌、肠杆菌、白色念珠菌含量均减少,而炔丙基甘氨组恰好与之相反。认为对于严重烧伤大鼠补充外源性硫化氢可减少肠道致病菌,增加肠道益生菌,对肠道生物屏障有保护作用。章杰等[39]观察了二十二碳六烯酸(DHA)对严重烫伤大鼠血清TNF-α、IL-6、白三烯B_4(LTB_4)和肺组织NF-κB表达的影响。160只大鼠被随机平均分为假伤组、假伤+DHA组、烫伤组、烫伤+DHA组,给予相应致伤处理及药物注射。结果显示,在伤后各时相点血清TNF-α、IL-6、LTB_4含量及NF-κB P65蛋白表达量等指标中,假伤组和假伤+DHA组结果相近,明显高于烫伤组与烫伤+DHA组,而烫伤+DHA组明显低于烫伤组。各种指标均呈现先增高后降低的趋势,伤后12 h达峰值。认为对严重烫伤大鼠肠外补给DHA,可以降低其血清TNF-α、IL-6、LTB_4含量以及肺组织NF-κB表达量,从而减轻机体炎症反应。田甜等[40]观察了大鼠同种异体脂肪来源间充质干细胞(ADSC)对自体脂肪颗粒(AG)移植后早期微血管形成的影响。从大鼠腹股沟脂肪组织中培养纯化得到ADSC,30只大鼠被随机分为异体AG组、自体AG组、自体ADSC+自体AG组、异体ADSC+自体AG组,并根据分组进行移植。结果显示,自体ADSC+自体AG组脂肪移植物湿质量最大,自体ADSC+自体AG组和异体ADSC+自体AG组大鼠脂肪移植物脂肪细胞大小及形态基本一致,CD31阳性细胞数量更多;异体AG组大鼠脂肪移植物脂肪细胞较少,有较多纤维化;而自体AG组大鼠脂肪移植物脂肪细胞形态不均一。认为异体 ADSC 复合自体 AG 移植同自体 ADSC 复合自体 AG 移植一样，能够显著促进脂肪移植早期血管化。周波等[41]*观察了微动力负压护创敷料对兔Ⅱ度烧伤创面愈合的影响。采取自身对照，分别于背部创面左右两侧使用微动力负压护创敷料和凡士林纱布覆盖，烫伤后即刻和治疗后第 1、3、5、7 天共 5 个时间点分别采集创面皮肤组织标本，干湿重法测定创面组织含水量，测定创面微循环血流量，并观察创面愈合情况。结果显示，治疗后第 1、3、5、7 天，治疗组创面组织含水量显著低于对照组；治疗后第 3、5、7 天，创面微循环血流量治疗组明显高于对照组；治疗组第 14 天和第 20 天的创面愈合率均显著高于对照组；治疗组创面愈合时间明显短于对照组。认为微动力负压护创敷料可减轻创面水肿，增加兔Ⅱ度烧伤创面微循环血流量，缩短创面愈合时间。陈健霞等[42]以含不同浓度腐胺及不添加腐胺的完全培养基分别培养人正常肝细胞(LO2)12 h，再以 MTS、FCM 分别测定细胞的增殖活性与凋亡率，分析不同浓度腐胺对体外培养 LO2 增殖、凋亡的影响。结果显示，0.25、0.50、1.00、10.00、20.00 μg/ml 浓度腐胺组 LO2 细胞增殖较对照组升高而凋亡率降低，并且 1.00 μg/ml时增殖达到峰值，凋亡率达最低值；80.00 μg/ml 及以上浓度腐胺组 LO2 细胞增殖较对照组降低而凋亡率升高；40.00 μg/ml 腐胺组 LO2 细胞增殖及凋亡率与对照组比较无明显差异。各组浓度腐胺处理 LO2 细胞，其细胞增殖与凋亡率呈负线性相关关系。低浓度(0.25~20.00 μg/ml)腐胺对人正常肝 LO2 细胞增殖有促进作用，而较高浓度(80.00 μg/ml 及以上)的腐胺则出现明显的诱导凋亡作用，低浓度腐胺促进细胞增殖可能是通过抑制细胞凋亡而实现。陈健霞等[43]以含不同浓度腐胺及不添加腐胺的完全培养基分别培养人皮肤成纤维细胞(HSF)24 h，分别测定细胞增殖能力、迁移能力、凋亡率，分析不同浓度腐胺对三者的影响。结果显示，0.5、1、5、10 μg/ml 腐胺组 HSF 的增殖活性较对照组升高而凋亡率降低，且 1 μg/ml 时增殖活性达到峰值、凋亡率达最低值；500、1 000 μg/ml 腐胺组 HSF 增殖活性较对照组降低，100 μg/ml 及以上浓度腐胺组细胞凋亡率较对照组显著升高，且随着浓度增加凋亡率逐渐升高。1 μg/ml 腐胺组 HSF 穿过微孔膜的细胞数目较对照组显著增加，且达到峰值；≥50 μg/ml 腐胺组 HSF 穿过微孔膜的数目较对照组减少；其他浓度两组 HSF 穿过微孔膜的细胞数目无明显差异。结果发现，微量腐胺可维持细胞正常的迁移能力，显著提高 HSF 的细胞增殖能力，而较高浓度的腐胺能显著抑制 HSF 迁移与增殖，并诱导细胞发生凋亡。

李钢等[44]以新西兰白兔制成烧伤合并肺挫伤模型，实验组伤后即刻气道注入肺表面活性物质(PS)，对照组注入等体积生理盐水。分时段测定两组兔 PaO_2、$PaCO_2$ 以及血清、肺泡灌洗液中 TNF－α 和 IL－6 浓度，并行肺组织大体和病理学观察，以研究补充 PS 在烧伤合并肺挫伤兔早期复苏治疗中的作用。结果显示，伤后 4、12、24、48 h PS 组兔 PaO_2 均明显高于对照组，$PaCO_2$ 均明显低于对照组；伤后分时段 PS 组兔血清及肺泡灌洗液中 TNF－α 和 IL－6 浓度均明显低于对照组；伤后 48 h PS 组兔肺组织肿胀程度、渗血、渗液较对照组明显减轻；对照组兔肺泡结构破坏明显，大量中性粒细胞浸润，PS 组兔肺泡结构改善明显，少量中性粒细胞浸润。结果发现，PS 在烧伤合并肺挫伤兔休克期复苏过程中，对提高氧合及血氧分压，改善肺通、换气方面有积极意义，对肺组织有明显保护作用。李百玲等[45]以健康雄性 SD 大鼠随机分为假伤组、对照组、治疗组各 60 只，对照组和治疗组复制重度烧冲复合伤模型，治疗组给予外源性 PS，伤后分时段监测大鼠 PaO_2 及 $PaCO_2$，测定大鼠肺功能，肺组织行病理观察。结果显示，PaO_2：对照组 6、24、48、72 h 各时相点均显著低于假伤组及治疗组；治疗组 6 h 接近假伤组，对照组 6 h 时即降至 70 mmHg 左右并逐渐下降。$PaCO_2$：治疗组在 6、24、48 h 显著低于对照组；72 h 时治疗组与对照组均显著高于假伤组，而治疗组与对照组差异不明显。治疗组深吸气量、中心气道阻力、肺顺应性及组织弹性在 24 h 时显著优于对照组，与假伤组接近；治疗组肺泡结构破坏程度以及肺出血、水肿程度均较对照组轻。外源性 PS 可改善重度烧冲复合伤大鼠急性肺损伤氧合，减轻肺水肿及肺毛细血管膜的通透性。

(王光毅　朱世辉　孙　瑜)

·参·考·文·献·

[1]* 李磊，盛嘉隽，王光毅，等. 血管外肺水指数与肺血管通透性指数及胸腔内血容量指数对烧伤后肺水肿鉴别诊断的意义[J]. 中华烧伤杂志，2015，31(3)：186－191.

[2] 宁方刚，畅阳，邱宇轩，等. 443 例吸入性损伤患者的临床特点分析[J]. 中华烧伤杂志，2014，30(5)：400－404.

[3] 施剑武，黄文祥，施晓丽，等. 不同胶体复苏对猪重度烧伤休克期氧代谢的影响[J]. 中华烧伤杂志，2015，31(3)：211－215.

[4] 黄文祥，薛迪建，陈炯，等. 烧伤休克期不同液体复苏方案对猪血管通透性的影响[J]. 中华医学杂志，2015，95(12)：943－946.

[5] 张东海，柴家科，胡泉，等. 烧冲复合伤休克补液量对疗效的影响[J]. 中华医学杂志，

2015,95(19):1509-1512.

● [6] 刘德贵,王晓娟,杨勇,等.富氢盐水对重度烫伤延迟复苏大鼠肝脏的作用[J].中华烧伤杂志,2014,30(6):506-510.

● [7] 沈江涌,马强,杨智斌.血清降钙素原与烧伤脓毒症患者血细菌培养类别的关系[J].中华烧伤杂志,2015,31(4):304-306.

● [8] 杨喜丽,李悦,詹剑华,等.烧伤患者中产VIM-2型金属β内酰胺酶鲍氏不动杆菌耐药机制及同源性分析[J].中华烧伤杂志,2015,31(3):205-210.

● [9] 郭海娜,向军.多聚β-1-6-N-乙酰氨基葡萄糖胺对鲍氏不动杆菌生物膜形成及耐药的影响[J].中华烧伤杂志,2015,31(1):45-47.

● [10] 张艳红,付建荣,刘群,等.烧伤病房鲍氏不动杆菌耐药性及耐药基因分析[J].中华烧伤杂志,2015,31(1):42-44.

● [11] 陈宾,李孝建,张志,等.三年间烧伤重症监护病房鲍氏不动杆菌耐药性及感染情况[J].中华烧伤杂志,2015,31(1):21-24.

● [12] 许小敏,胡锡浩,糜祖煌,等.烧伤患者感染耐药鲍氏不动杆菌β-内酰胺酶与膜孔蛋白编码基因研究[J].中华医院感染学杂志,2015,25(15):3369-3371.

● [13] 王公明,蔺景双,郝兴亮.严重烧伤患者铜绿假单胞菌感染的临床分析与耐药性监测[J].中华医院感染学杂志,2015,25(15):3383-3385.

● [14] 丁敬美,李武平,钱皎月,等.两种银制剂对深Ⅱ度烧伤患者创面铜绿假单胞菌感染的效果比较[J].中华医院感染学杂志,2014,24(20):5107-5109.

● [15] 丁敬美,李武平,钱皎月,等.酸性氧化电位水对铜绿假单胞菌感染的深Ⅱ度烧伤创面的效果[J].中华医院感染学杂志,2014,24(20):5110-5112.

● [16] * 温皇鼎,李志清,张美光,等.负压封闭引流联合含氧液冲洗对下肢慢性静脉性溃疡患者创面的影响[J].中华烧伤杂志,2015,31(2):86-92.

● [17] 王春华,方林森,余又新,等.组织瓣修复下肢深度创面的效果及功能康复分析[J].中华烧伤杂志,2015,31(4):297-300.

● [18] 叶胜捷,张文振,陈如俊,等.Meek植皮术修复儿童严重烧伤创面的效果[J].中华烧伤杂志,2015,31(4):264-266.

● [19] 宋国栋,贾军,马印东,等.削痂皮下组织创面植皮术治疗大面积Ⅲ度烧伤患者的效果[J].中华医学杂志,2014,94(44):3492-3496.

● [20] 雷晋,侯春胜,郝振明,等.烧创伤毁损性创面早期功能重建及外形修复[J].中华损伤与修复杂志(电子版),2015,10(1):13-17.

● [21] 李龙珠,李大伟,申传安,等.负压封闭引流技术在四肢严重坏死性筋膜炎患者治疗中的应用[J].中华烧伤杂志,2015,31(2):98-101.

● [22] * 陈郑礼,伍国胜,朱世辉,等.藻酸盐敷料及聚氨酯泡沫敷料治疗大面积烧伤患者头部供皮区创面的疗效观察[J].中华烧伤杂志,2015,31(2):135-137.

● [23] * 伍国胜,陈郑礼,朱世辉,等.深Ⅱ度烧伤创面植皮术后应用负压封闭引流技术的效果[J].中华烧伤杂志,2015,31(2):102-104.

● [24] * 虞俊杰,吕国忠,谢龙炜,等.贻贝粘蛋白治疗烧伤后瘙痒的临床观察[J].中华损伤与修复杂志(电子版),2015,10(1):55-57.

● [25] 金文虎,孙广峰,魏在荣,等.小指尺侧固有动脉皮瓣修复小指瘢痕挛缩屈曲畸形八例[J].中华烧伤杂志,2015,31(4):306-307.

● [26] 冯少清,苏薇洁,喜雯婧,等.颈部烧伤后瘢痕挛缩畸形的手术策略[J].中华烧伤杂志,2015,31(4):280-284.

● [27] 石梦娜,李娜,王冰水,等.早期超短波联合序贯压力治疗对手深度烧伤后功能恢复的作用[J].中华烧伤杂志,2014,30(6):472-476.

● [28] 雷芳,唐有玲,陈佩,等.运动疗法联合自制简易矫形器治疗儿童手部烧伤瘢痕挛缩的疗效观察[J].中华烧伤杂志,2014,30(6):477-481.

● [29] * 宋玫,刘毅.瘢痕疙瘩患者转化生长因子B_1基因-509C/T位点多态性分析[J].中华烧伤杂志,2014,30(6):482-486.

● [30] 侯春胜,刘庆叶,郝红飞,等.掌骨指骨牵引矫治手掌侧烧伤后瘢痕挛缩效果回顾性分析[J].中华烧伤杂志,2015,31(3):172-176.

● [31] 刘锐,曹卫红,李宗瑜,等.系统综合康复治疗对烧烫伤患儿预后效果的比较研究[J].中华损伤与修复杂志(电子版),2015,10(1):51-54.

● [32] 周永华,韩春茂,胡信雷,等.皮肤自体荧光值预测糖尿病足溃疡发生的临床意义[J].中华烧伤杂志,2014,30(6):530-532.

● [33] 卢旭亚,李品川,张朝晖,等.快速木乃伊化策略治疗糖尿病足临床研究[J].中国实用外科杂志,2015,35(2):198-201.

● [34] 张建芬,王新刚,张元海,等.氢氟酸烧伤患者检测尿氟的临床意义[J].中华急诊医学杂志,2015,24(3):328-329.

● [35] 黄娅娟,高国燕,刘训华,等.丙泊酚复合瑞芬太尼自控镇静镇痛在烧伤换药中的应用观察[J].中华烧伤杂志,2014,30(6):525-529.

● [36] 党瑞,王易坤,李娜,等.团体心理辅导对烧伤患者自信心和社会适应能力的影响[J].中华烧伤杂志,2014,30(6):487-490.

● [37] 黄惠民,鲍同柱,卢丽艳,等.大鼠小面积浅Ⅱ度烫伤创面早期外用壳聚糖成膜后冷疗镇痛效果观察[J].中华烧伤杂志,2015,31(4):293-294.

● [38] 李毅,王洪瑾,吴晓伟,等.硫化氢对严重烧伤大鼠肠道生物屏障的影响[J].中华烧伤杂志,2015,31(1):37-41.

● [39] 章杰,夏正国,李兴照,等.二十二碳六烯酸对严重烫伤大鼠血液与肺组织炎症相关因子的影响[J].中华烧伤杂志,2015,31(1):16-20.

● [40] 田甜,贾赤宇,刘毅,等.大鼠同种异体脂肪来源间充质干细胞对移植脂肪早期微血管形成的影响[J].中华烧伤杂志,2014,30(6):512-517.

● [41] * 周波,陈旭林,程浩,等.微动力负压护创敷料对兔Ⅱ度烧伤创面愈合的影响[J].中华损伤与修复杂志(电子版),2015,10(2):6-9.

● [42] 陈健霞,荣新洲,陈沅然.不同浓度腐胺对人肝细胞增殖及凋亡的影响[J].中华损伤与修复杂志(电子版),2014,9(4):25-28.

● [43] 陈健霞,荣新洲,樊桂成,等.不同浓度腐胺对人皮肤成纤维细胞增殖、迁移和凋亡的影响[J].南方医科大学学报,2015,35(5):758-762.

● [44] 李钢,李小兵,刘子健,等.补充肺表面活性物质在烧伤合并肺挫伤兔复苏治疗中的作用[J].中华烧伤杂志,2015,31(4):270-273.

● [45] 李百玲,柴家科,胡泉,等.外源性肺泡表面活性物质对重度烧冲复合伤大鼠急性肺损伤的治疗作用[J].中华医学杂志,2015,95(2):133-138.

文选

血管外肺水指数与肺血管通透性指数及胸腔内血容量指数对烧伤后肺水肿鉴别诊断的意义 [中华烧伤杂志,2015,31(3):186] 李磊等着眼于烧伤病程过程中静水压型肺水肿与肺损伤型肺水肿难以鉴别的难题,借助于脉搏轮廓心排血量(PiCCO)监测技术计算出烧伤患者的EVLWI、PVPI、ITBVI,分析其鉴别诊断严重烧伤后肺损伤型肺水肿和静水压型肺水肿的能力。其收集并对比了临床确诊烧伤后静水压型肺损伤病例21例、肺损伤型肺水肿17例,比较其年龄、性别、体质量、烧伤面积等一般资料、PiCCO监测指标、氧合指数及肺损伤评分,并分析指标间相关性,绘制受试者工作曲线(ROC),评估各指标鉴别两种肺水肿能力。结果显示:年龄、性别、体质量和肺水肿类型无明显关系，肺损伤型肺水肿组烧伤面积尤其是Ⅲ度烧伤面积明显大于静水压型肺损伤组，提示肺损伤型肺水肿多伴随更严重的病情；与之类似，肺损伤型肺水肿组氧合指数明显低于静水压型组，肺损伤评分显著高于静水压型组，提示肺损伤型肺水肿病情更严重；PiCCO 的 3 个监测指标中，除 EVLWI 外，两组的 PVPI、ITBVI 均有显著性差异，进一步 ROC 分析显示 PVPI 和 ITBVI 均能良好区分烧伤后肺水肿不同亚型，两者相较而言，PVPI 的鉴别诊断能力更强（ROC 曲线下面积 0.987），ITBVI 的相对较弱（ROC 曲线下面积 0.940）；其中，PVPI = 1.9 是最佳阈值（敏感度为 94.2%，特异度为 95.2%），ITBVI = 1 077.5 ml/m^2 是最佳阈值（敏感度为 95.2%，特异度为 88.2%）。亚组（按肺水肿类型分亚组）分析显示：两亚组均存在 EVLWI 与 PVPI 的正相关关系，肺损伤型肺水肿组存在 EVLWI、PVPI 的负相关关系。实验结果表明：EVLWI、ITBVI、PVPI 对肺水肿亚型的鉴别有重要意义，同时有利于烧伤后肺水肿的早期诊断和准确治疗，以便于对烧伤患者病情严重程度的评估及预防性治疗措施的制订。

（罗鹏飞）

述评 · 严重烧伤后肺水肿可分为肺源性和非肺源性，两者临床处理不同。该文采用 PiCCO 技术收集的 EVLWI、PVPI、ITBVI 数据，不仅可以帮助判断严重烧伤后肺水肿的类型，而且也能指导临床治疗。研究结果显示，肺损伤型组 ITBVI、氧合指数明显低于静水压型组，PVPI、肺损伤评分明显高于静水压型组，两组 EVLWI 值无差异；肺损伤型组 EVLWI 与 ITBVI、PVPI 呈正相关，氧合指数与 EVLWI、PVPI 均呈负相关，静水压型组 EVLWI 与 PVPI 无相关性，与 ITBVI 呈正相关，氧合指数与 EVLWI、PVPI 均无明显相关性。因此，认为在 EVLWI≥10 ml/kg 的条件下，PVPI、ITBVI 有助于烧伤后肺水肿类型的鉴别诊断，并为治疗提供参考，值得临床借鉴。但小样本回顾性单中心研究、分组烧伤面积的差异以及临床混合型肺水肿（例如吸入性损伤合并补液过量）等问题，使得相关结论有待于进一步验证。

（朱　峰）

负压封闭引流联合含氧液冲洗对下肢慢性静脉性溃疡患者创面的影响 ［中华烧伤杂志，2015，31（2）：86］ 温皇鼎等针对慢性静脉性溃疡发病过程中存在的局部缺血、缺氧致病因素，在血管外科手术纠正慢性静脉性血管疾病后，以单纯负压吸引创面治疗联合清创、抗凝、抗生素使用等为基础治疗措施，比较了含氧液冲洗、生理盐水冲洗和不冲洗 3 种联合处理方式对下肢慢性静脉性溃疡创基准备的影响。拟通过改善创面局部的病态缺氧情况，从而优化创面局部的炎性调控环境，加速创面准备，以达到加速创面愈合的目的。结果显示，在类似基础病情和临床资料的下肢静脉性溃疡处理过程中，含氧液冲洗可以明显提升负压封闭治疗创面周围的局部氧分压，增加创面的肉芽组织覆盖，减少创面坏死组织和分泌物的产生，为后期治疗提供良好的创基；进一步 HE 和 Masson 病理染色显示含氧液冲洗组创面的新生血管丰富、成纤维细胞密集、新生胶原致密且排列规律、血管内皮生长因子高水平表达，从而进一步证实了含氧液冲洗组可明显改善创面愈合的质量；免疫组织化学染色显示含氧液冲洗组的具促炎症性质的Ⅰ型巨噬细胞［CD68（+）iNOS（+）］降低明显、促局部组织修复的Ⅱ型巨噬细胞［CD68（+）Arg－1（+）］数目增加；此外，创面愈合时间也是改善上述创面条件的重要因素。实验结果提示，充足的氧供可以通过调控创面炎症反应、促进Ⅰ型巨噬细胞向Ⅱ型巨噬细胞转化，增强局部血管生长因子表达，加速创面毛细血管的生成，并刺激成纤维细胞增殖，增加胶原合成和重排，从而在愈合速度和愈合质量等多个水平上改善创基条件、促进创面愈合，尤其有利于纠正慢性血管性疾病造成的缺血、缺氧性病态环境，为后期临床创面覆盖准备了更优的创基条件。

（罗鹏飞）

述评 · 下肢慢性静脉性溃疡临床常见，尽管血管外科等多科合作采取综合治疗，但治疗效果仍难满意。负压封闭引流技术已经在临床开展十多年，并在很多急、慢性创面得到广泛应用，也还有引流不畅等缺点。该文比较了在清创后负压封闭引流技术基础上，无冲洗、有生理盐水或含氧液冲洗这 3 种情况，观察了大体观、肉芽标本病理、氧分压、VEGF 表达等指标，观察到三组愈合的差异，结果提示负压封闭引流技术联合含氧液冲洗最有利于改善创基。论文病例数偏少，而且这类患者伤口基础情况、清创力度、手术时全身条件、清创手术前血管外科干预性治疗的差异等对实验分组的可比性有很大影响，结果仅供参考。

（贲道锋）

藻酸盐敷料及聚氨酯泡沫敷料治疗大面积烧伤患者头部供皮区创面的疗效观察 ［中华烧伤杂志，2015，31（2）：135］ 陈郑礼等利用藻酸盐敷料吸水性强、易于揭离和聚氨酯泡沫敷料可防止水分过度挥发、维持一定湿度的特点，将两种敷料联合应用于多次取皮的头部供皮区创面，观察供皮区创面分泌情况、换药次数、换药疼痛程度和创面愈合情况。试验结果显示：采用聚氨酯泡沫敷料-藻酸盐敷料-供皮区创面的供皮区覆盖方式处理平均年龄44~45岁的中年、烧伤面积约57% TBSA、Ⅲ度烧伤达36% TBSA的烧伤患者，对照组采用传统凡士林油纱覆盖头部供皮区处理具有相同病情基线的病患，两组相比，创面分泌物细菌学培养均未发现阳性结果；试验组患者前3次取皮后创面平均换药次数为0.5次，明显少于以凡士林油纱封闭头部的对照组（平均1.3次），且术后首次换药的疼痛程度也由对照组的平均3分减轻为试验组的1分。尽管取皮次数越多，供皮区愈合时间越长（对照组第一次取皮后供皮区愈合需6.7 d，第二次需7.8 d，第三次需9.1 d；试验组分别为3.9、5.1、5.9 d），但藻酸盐-聚氨酯泡沫敷料联合应用组头部供皮区三次愈合均可提前2~3 d完成；典型病例可实现3次头皮取皮共换药2次，3次供皮区愈合时间平均5.3 d，37 d内3次取皮完成47% TBSA（深Ⅱ度37%，Ⅲ度10%）烧伤面积的全部修复。试验结果表明：联合使用藻酸盐敷料和聚氨酯泡沫敷料封闭头部供皮区，既利用了藻酸盐敷料的强吸水性和低黏附性，从而可以减轻患者痛苦，提高舒适度和依从性，又利用聚氨酯泡沫敷料可维持一定湿度的性能，提供创面愈合的良好微环境，进而缩短供皮区愈合时间和反复取皮的间隔时间，提高反复取植头皮的效率，为大面积烧伤治疗争取到更多的取皮机会和相对充裕的皮源。

（罗鹏飞）

述评 · 头部供皮区创面采用单层凡士林纱布覆盖的方法，已有几十年历史，其明显优点是费用低廉、固定简便、止血效果好、不易感染，其缺点为凡士林纱布与创面黏附牢固，不易去除。采用凡士林纱布包扎的方法，供皮区一般均可在5~7 d内愈合，该结果在临床治疗中是令人满意的。藻酸盐复合聚氨酯泡沫敷料具有保湿和吸收渗液的作用，不与供皮区创面黏附，从理论上推测具有加速创面修复的作用。但在临床使用中，存在止血效果差、不易固定等缺点，其临床效果尚需进一步观察。实际应用中应综合考虑各种具体情况，如针对一个面颈部烧伤的大面积烧伤患者，采用该方法进行头部供皮区覆盖，不仅不容易固定，还容易导致头面颈部创面感染。

（王光毅）

深Ⅱ度烧伤创面植皮术后应用负压封闭引流技术的效果 ［中华烧伤杂志，2015，31（2）：102］ 伍国胜等针对网状植皮后渗出多、易感染、需多次换药、皮片易移位的缺点，将负压封闭引流技术应用于16例烧伤后网状植皮创面，以基础病情和临床资料类似的18例传统加压打包为对照，以创面愈合率为主要指标，辅以换药疼痛程度、换药次数、创面分泌情况作为次要观察指标，观察负压封闭引流技术应用于深Ⅱ度烧伤创面植皮术后的临床疗效，以明确植皮创面应用负压封闭引流技术可能存在的多种优势。结果显示：在平均年龄40~45岁的中青年、烧伤面积约5% TBSA、深Ⅱ度创面自体网状植皮后的临床观察中，负压封闭引流技术创面完全愈合时间平均为13.7 d，而传统对照组需17.0 d才能完全创面覆盖，即负压封闭引流技术可促进植皮创面提前3 d愈合；此外，负压封闭引流技术还可明显减轻植皮术后第一次换药的疼痛程度，疼痛程度可从常规的中重度疼痛（疼痛评分6分）减为轻度疼痛（评分3分）；并减少大约50%的换药次数，将换药频率由常规的2~3 d换药一次降为平均5~6 d换药一次；但并不能明显降低创面分泌物细菌培养阳性结果，即引流抗感染的优势未能在植皮后创面中体现出。实验结果表明：负压封闭引流技术可能可以凭借其良好的创面隔离技术、实时高效的创面引流技术和持续恒定的创面压力技术，不仅为创面准备提供了良好的愈合微环境，还可以克服传统技术中换药次数多、感染概率大和皮片易移位的多种缺点，加速了创基准备完成后的烧伤植皮愈合和创面覆盖，并减轻了患者痛苦，节约了医务人员劳力性医疗成本，为烧伤治疗提供了一种全程、安全、有效、舒适的治疗方案。

（罗鹏飞）

述评 · 负压创面治疗技术（NPWT）已经广泛用于烧伤植皮术中。其具有皮片固定牢靠、压力适中均匀，尤其适用于凸凹不平的创面和指蹼等特殊部位的创面植皮，操作简便，与加压包扎、打包固定等固定技术比较，能明显缩短手术时间，提高皮片固定的效果；对促进组织增生、促进皮片生长方面，也有明显的优势。但由于负压放置后需要至少5~7 d拆除，内层海绵难以避免细菌生长，因此负压技术的一个明显弱点是容易滋生细菌繁殖。不论该技术的初始研究还是后续的临床验证，均证实了这一点。但在实际工作中，其预防和抗感染作用常常被夸大。应当强调的是，NPWT是一种固定和促创面愈合的技术，而不是一种抗创面感染的技术。

（王光毅）

贻贝黏蛋白治疗烧伤后瘙痒的临床观察 ［中华损伤与修复杂志（电子版），2015，10（1）：55］ 虞俊杰等根据贻贝黏蛋白分子内存在可封闭表皮层神经末梢的 $L-3,4-$ 二羟基苯丙氨酸（即 L - Dopa）以及静电作用钝化神经末梢的可能机制，推导出贻贝黏蛋白可能发挥出止痒效果。尤其是创面愈合期时，常伴有创面渗出液的产生，从而增强了电位差，其通过静电作用钝化神经末梢达到神经末梢阻滞的效果将更为显著。虞俊杰等因此设计了外用贻贝黏蛋白治疗烧伤后创面愈合及瘢痕增生患者瘙痒的临床试验，排除感染和明显合并/并发症病例，将贻贝黏蛋白外用于伴有中重度瘙痒症状（主观评分 VAS）的创面愈合期（Ⅲ度烧伤创面植皮术后 1 周或深Ⅱ度烧伤后 2 周）或瘢痕增生期（1 年以内）的中青年（18～51 岁）病例瘙痒创面，以外用溶剂作为对照，采用随机区组设计（区组因素：创面愈合期/瘢痕增生期），监测了瘙痒程度、止痒有效率、止痒起效时间和安全性指标。试验结果显示：尽管溶剂对照组和试验时间均可在一定程度上部分缓解瘙痒症状，但贻贝黏蛋白可显著改善瘙痒程度，且其效应还有以下 4 个方面的特点：止痒起效快（12 min）、药效持续时间长（36 h），且止痒效果极其显著（瘙痒评分由 9 分降至 1 分，有效率达 100%），且未发现任何明显副作用和药物不良事件；与瘢痕增生期病患相比，创面愈合期的药效持续时间更长（增生期持续 2～12 h，愈合期持续 2～5 d）。上述实验结果表明：贻贝黏蛋白可起到良好止痒效能，其外用制剂控制烧伤后瘙痒症状起效快、持续时间长，尤其用于控制创面愈合期的瘙痒疗效显著，有望成为一种安全有效的外用抗瘙痒药物。

（罗鹏飞）

述评・烧伤治疗的康复期，瘢痕瘙痒的问题一直困扰着患者和医生，以往都没有得到很好的解决。近些年，随着生活水平的提高，人们越来越注重生活质量，瘢痕瘙痒的问题就变得尤为突出。以往外用药物治疗瘢痕瘙痒，具有副作用大、持续时间短等缺点。近些年采用的点阵激光治疗瘢痕瘙痒，虽疗效确切，但收费较高，需住院治疗，不能广泛使用。该文报道的贻贝黏蛋白安全无毒性，生物相容性好，对于瘢痕的止痒效果确切，持续时间长，且在创面愈合期和瘢痕增生期均可使用，为临床瘢痕瘙痒的治疗提供了一种新的选择。

（孙　瑜）

瘢痕疙瘩患者转化生长因子 $β_1$ 基因 - 509C/T 位点多态性分析　［中华烧伤杂志，2014，30(6)：482］　宋玫等通过以 119 例健康人群为对照、提取 169 例瘢痕疙瘩患者外周血基因组 DNA，采用限制性片段长度多态性（RFLP）法结合 DNA 测序法，检测了两组间转化生长因子 $β_1$（TGF - $β_1$）基因调控区单核苷酸多态位点 509C/T 的基因型分布情况，比较不同基因型的 TGF - $β_1$ 血浆水平，以初步探究瘢痕疙瘩在基因水平的发病机制和可能的瘢痕疙瘩发生、发展风险预测分子。结果显示：尽管瘢痕疙瘩组的血浆 TGF - $β_1$ 水平显著高于健康对照组，且两组均存在 CC、CT、TT 基因型，但两组基因型的分布无明显统计学差异，均符合 Hardy-Weinberg 遗传平衡定律，符合群体代表性。进一步以等位基因分布为指标的分析显示：瘢痕疙瘩组的 C 等位基因频率是健康对照组的 1.421 倍，即该位点等位基因若为 C，则发生瘢痕疙瘩的风险将增加 1.421 倍。将 169 例瘢痕疙瘩进一步亚组分析显示：有家族史的患者中 CC 基因型比例更高，是无家族史患者的 1.635 倍；CC 基因型患者的血浆 TGF - $β_1$ 水平亦明显高于 TT 基因型亚组，而与 CT 组无明显统计学差异；未发现性别、年龄、不同瘢痕疙瘩数量的家族史与 509C/T 基因型分布的相关性。实验结果表明：TGF - $β_1$ - 509C/T 位点无论在健康人群还是在瘢痕疙瘩患者中均存在类似多态性，且 C 等位基因提示更高的瘢痕发生风险和血浆 TGF - $β_1$ 水平，提示 TGF - $β_1$ 基因调控区单核苷酸多态位点 509C/T 的 C 等位基因可能是瘢痕疙瘩的遗传易感因素，可能可以通过促进 TGF - $β_1$ 的高表达，从而增加瘢痕发生风险。CC 基因型，尤其是有家族史（无论单发、多发）的 CC 基因型发生瘢痕疙瘩的概率风险最高，是瘢痕疙瘩早预防、早治疗的重点对象。

（罗鹏飞）

述评・瘢痕疙瘩是皮肤缺损后成纤维细胞过度增殖、细胞外基质成分异常积聚而导致的病理性疾病。尽管已有大量的研究表明，瘢痕疙瘩的形成具有异质性，即与个体家族遗传及种族特异性相关，但其具体发生机制并不清楚，目前尚缺乏特异性和敏感性均较高的风险预测标志物。该文观察了本单位瘢痕疙瘩患者转化生长因子 $β_1$ 基因 - 509C/T 位点多态性、TGF - $β_1$ 水平与瘢痕疙瘩发生的关系，显示 C 等位基因可能是瘢痕疙瘩的遗传易感基因，对瘢痕疙瘩形成的风险评估具有一定的指导意义。然而，瘢痕疙瘩形成的病因、大小、部位、病程长短及患者地域分布、样本量等均是影响研究结果可靠性的因素，其研究结论的普遍性还有待进一步论证。

（肖仕初）

微动力负压护创敷料对兔Ⅱ度烧伤创面愈合的影响　［中华损伤与修复杂志（电子版），2015，10(2)：6］　周波等采用目前创面治疗的一项新技术——微动力负压技术用于兔背部Ⅱ度烧伤创面观察其对创面愈合的疗效。该微动力负压技术由聚乙烯醇三层复合结构吸水倍率高、压缩产生“虹吸效应”实现，烧伤创面模型采用电子恒温恒压电烫仪90℃ ×12 秒制备Ⅱ度创面，采用自身左右对照设计，左侧创面采用微动力负压技术，右侧采用凡士林纱布覆盖、无菌纱布包扎，于烫伤即刻和治疗后 1、3、5、7 d 取材，分别采用湿干比、激光多普勒和数码面积计算法动态监测了创面组织含水量、创面微循环血流量和创面愈合情况 3 项指标。结果显示：伤后创面含水量先增加（伤后即刻至伤后第 3 天）、后降低（第 3 天至第 7 天），但总的变化幅度低（<4%）；创面组织微循环血量于伤后第 1 天陡降（160 PU 降至 45 PU），后逐渐缓慢回升；与对照组相比，微动力负压技术组自早期开始便可明显降低创面组织含水量、增加创面微循环血流量，且该效应一直持续至治疗 7 d 后；两种效应相比，微动力负压技术改善创面微循环血流的疗效（为对照组的 1.31 ~ 2.43 倍）优于其降低组织含水量的效果（1.02 ~ 1.03 倍）；微动力负压技术治疗后第 14 天创面愈合率实验组高出对照组 30% 以上（83.34% *vs.* 51.39%），即便是在创面愈合晚期（第 20 天）仍高出对照组约 10%（96.61% *vs.* 87.61%），明显缩短了创面愈合时间（20.9 *vs.* 23.0）。实验结果表明：通过聚乙烯醇三层复合结构虹吸和水库效应实现的微动力负压技术可达到快速吸收创面渗液、加速引流的作用，并形成相对稳定的负压环境，及时吸取创面渗血渗液，减轻创面水肿和感染风险；同时微负压环境还可借助于其微负压增加创面局部微循环血流量，在促进创面愈合的同时，还可避免创面加深，缩短创面愈合时间。

（罗鹏飞）

述评 · 微动力负压技术是创面治疗的新技术，目前仍在临床试验阶段。该文观察到微动力负压护创敷料可减轻兔Ⅱ度烧伤创面的水肿，增加创面微循环血流量，进而缩短创面愈合时间。动物实验的结果是临床实践的理论依据，更有利于微动力负压技术的推广和应用。从我们使用微动力负压技术的经验来看，该敷料确实有明显的促进上皮化的作用。尤其适用于儿童的难愈性创面和成人的残余创面，可明显减少换药次数，减轻换药痛苦，并且加快创面愈合，单独使用即可达到良好效果。但仍需临床多中心的随机对照研究进一步证实。作为负压技术的“改良版本”，微动力负压技术在创面治疗上具有良好的临床应用前景。

（孙　瑜）

整形外科

本年度收集论文426篇，纳入一年回顾142篇，占33.3%；收入文选15篇，占3.5%。

一年回顾

一、瘢痕研究

王伟等[1]运用扩张器治疗头皮大面积增生性瘢痕患者23例，二期行增生性瘢痕切除、扩张器取出和扩张皮瓣转移术。术后行放射性核素局部照射治疗，除3例复发外，其余20例自觉症状均明显缓解，效果满意。因此，认为扩张皮瓣是治疗头皮大面积增生性瘢痕较为理想的方法，但切口缝合张力大小是术后瘢痕是否复发的关键。杨艳清等[2]采用以颈横动脉锁骨上皮支为血管蒂的扩张锁骨上皮瓣修复面颈部瘢痕畸形患者，皮瓣均存活，皮瓣颜色和质地与受区周围正常皮肤一致，外观无臃肿、切口瘢痕增生不明显。余文林等[3]*对20例大面积面部瘢痕患者，Ⅰ期行胸三角区皮肤扩张术，行Ⅱ期手术，切除面部瘢痕，以胸廓内动脉第2或第3穿支皮瓣吻合受区面动、静脉，覆盖创面，皮瓣色泽和质地与受区皮肤匹配良好，皮瓣组织质地柔软有弹性，皮肤感觉恢复快。简麒超等[4]应用耳郭瘢痕皮瓣，共修复9例耳部巨大病理性瘢痕患者。术后9例瘢痕瓣均完全成活。随访3~12个月，皮瓣色泽、质地与对侧耳郭皮肤较匹配，修复效果满意。潘现坡等[5]采用瘢痕内楔形切除联合山莨菪碱等药物瘢痕内注射治疗耳郭瘢痕疙瘩。术前3周及切口愈合后2周进行局部瘢痕内山莨菪碱等药物浸润注射，并采取耳郭瘢痕内楔形切除整复耳郭局部瘢痕疙瘩畸形。共治疗耳郭瘢痕疙瘩69例，切口均Ⅰ期愈合，术后瘢痕疙瘩无复发。袁敬东等[6]共收治30侧耳郭瘢痕疙瘩患者，根据瘢痕疙瘩形状采用各种非直线切口，内剥法切除瘢痕疙瘩组织。术后20 d注射曲安奈德，效果满意，认为瘢痕内切除法是治疗耳郭瘢痕疙瘩的有效方法。唐志铭等[7]使用光动力疗法联合手术治疗病理性瘢痕。对患者先予以ALA－PDT治疗，使瘢痕缩小，再行手术切除；术后再行3次ALA－PDT治疗，疗效满意，复发率低。宋琳琳等[8]回顾分析287例接受1 320 nm&1 440 nm双波长非剥脱点阵激光治疗的瘢痕患者。治疗前后用Visia皮肤图像采集和分析系统对比治疗前后的照片，通过瘢痕消退程度和患者满意度综合评价疗效，总有效率为97.56%。因此，使用1 320 nm & 1 440 nm双波长非剥脱点阵激光治疗瘢痕，是一个很好的选择。肖洁平等[9]对30例中、重度面部凹陷性痤疮瘢痕患者，采用Er：YAG点阵激光治疗，观察首次治疗后第2、4、7个月时患者的疗效及不良反应发生率及持续时间，总有效率分别为73.3%、80.0%及86.7%，所有患者治疗后均会出现短期的疼痛及红斑，9例患者（30.0%）出现不同程度色素沉着。认为Er：YAG点阵激光治疗面部凹陷性痤疮瘢痕安全、有效，不良反应轻微。李燕红等[10]使用1540点阵激光治疗表浅凹陷性瘢痕的痤疮患者，术后分别使用用类人骨胶原敷料和无纺布纯净水面膜进行治疗，发现二者在有效率、保湿度、光滑度、满意度的评分差异有显著的统计学意义，因此认为1 540 nm点阵激光无创伤，术后辅以胶原蛋白敷料进行修复护理，无明显色素沉着及其他不良反应发生。孔祥明等[11]用临床患者的瘢痕疙瘩组织构建裸鼠的瘢痕疙瘩动物模型，对动物模型进行光动力试验治疗前对动物模型治疗前、后瘢痕组织的变化进行观察分析，发现光动力治疗后瘢痕组织变小，成纤维细胞减少，胶原纤维减少。于冬梅等[12]以普通瘢痕为对照，研究瘢痕疙瘩成纤维细胞中，发现瘢痕疙瘩成纤维细胞中，人端粒酶逆转录酶的mRNA和蛋白表达水平高于普通瘢痕（$P<0.01$），而活化Caspase－3的表达水平活性显著低于普通瘢痕，因此认为人

端粒酶逆转录酶和 Caspase－3 对瘢痕疙瘩形成过程中的成纤维细胞异常增殖和凋亡起着重要的作用。邹崎葩等[13]探讨地西他滨对瘢痕疙瘩成纤维细胞增殖及 TGF－β/Smad 信号通路相关蛋白表达的影响。发现地西他滨抑制瘢痕疙瘩成纤维细胞的增殖，使胶原蛋白合成受限，其机制可能与抑制 Smad2/3 的磷酸化及 p－Smad2/3－Smad4 蛋白复合体的形成有关。严笠等[14]采集耳部瘢痕疙瘩标本培养表皮细胞，以 TGF－β_1 诱导瘢痕疙瘩表皮细胞作为实验组，以未诱导的瘢痕疙瘩表皮细胞作为对照组，发现 TGF－β_1 通过诱导 Snail2 基因上调启动瘢痕疙瘩表皮细胞发生上皮-间质转化，此过程有 TGF－β_1/Smad3 信号通路参与。沈才齐等[15]构建 pGPU6/GFP/Neo－shRNA－CTGF 重组质粒，对结缔组织生长因子（CTGF）进行体内、体外干预，发现 shRNA－CTGF 重组质粒在体外及体内环境下均可成功沉默 CTGF 基因表达，沉默 CTGF 能显著降低瘢痕疙瘩中 COL－Ⅰ蛋白含量，提示 CTGF 基因是病理性瘢痕治疗的潜在靶点。王少华等[16]* 探讨手术联合 $^{90}Sr-^{90}Y$（以下简称 ^{90}Sr）照射或曲安奈德注射治疗增生性瘢痕的最佳方案及安全性，发现 ^{90}Sr 及曲安奈德可以抑制兔耳增生性瘢痕的增生，二者疗效差异无统计学意义，对增生性瘢痕早期进行 ^{90}Sr 干预可取得较好效果，但经 ^{90}Sr 照射易引起色素脱失。

二、创面缺损的修复

马显杰等[17]在鼻部、下睑区病损切除后创面的修复中，应用额部和面部联合扩张皮瓣，均成活良好，术后肤色佳，与面部匹配良好，无下睑外翻发生，取得了较满意的效果。周洁瑕等[18]采用美国 GE 64 排螺旋 CT 机对 11 例患者下肢进行 CT 血管造影，利用三维软件分别重建出局部组织与血管，并对血管进一步分割，构建出单支血管及其分支三维图像，为邻近皮瓣的临床个性化设计提供准确的血管解剖学基础，是一种很好的辅助方法。胡怀东等[19]将负压封闭引流技术（VAC）用于肺部术后胸部深部感染性创腔创面的治疗，取得治愈率 80%，平均愈合时间（18 ±3.2）d 的疗效，认为该方法治疗有效，能促进创腔的封闭、肉芽组织生长和伤口愈合。田佳等[20]使用圆形扩张器扩张颈部-耳后联合皮瓣进行全颊部瘢痕一次性美学修复，对 18 例烧伤后全颊部瘢痕的患者（23 侧颊部）进行美容性修复。全部皮瓣均成活良好。随访皮瓣回缩率较低，供区外观功能良好，附加切口隐蔽，效果稳定。认为本方法操作简便，是一种安全可行的颊部瘢痕修复方法。徐楠等[21]将脂肪间充质干细胞移植于兔耳静脉淤血皮瓣。治疗组皮瓣成活率以及微血管密度均显著高于对照组（$P<0.05$），治疗组 VEGF 的水平也高于对照组。认为脂肪间充质干细胞移植能够促进皮瓣内 VEGF 的分泌，促进新血管的形成，从而改善静脉淤血，提高皮瓣的成活率。陈福东等[22]探联合应用带小穿支皮瓣的背阔肌肌瓣移植与钛网修复巨大头皮、颅骨缺损 7 例。钛网恢复颅骨外形及强度，小的穿支皮瓣血供可靠，游离背阔肌肌瓣可提供大面积血供丰富的组织，为钛网提供良好的组织覆盖，减少植入物外露等并发症发生。二者联合应用，是修复巨大头皮、颅骨缺损较理想的方法。邱柏程等[23]应用颞浅动脉跨区供血的反流轴型耳后岛状皮瓣修复面部缺损患者 19 例，17 例全部存活，皮瓣的形态、色泽及功能良好。2 例皮瓣远端仅有小部分表皮坏死。该方法是面部缺损较理想的修复方式。刘昱星等[24]对比封闭负压引流术（VAC）与打包加压术对植皮皮片成活及瘢痕形成的影响。认为 VAC 组皮片成活率高于打包加压组（$P<0.05$），皮片单位面积内新生毛细血管数目多于打包加压组（$P<0.05$）。VAC 较打包加压术可有效促进皮片成活，减轻瘢痕组织形成。王俞明等[25]研究三维超声造影血管重建在穿支皮瓣术前评估中的有效性。在 10 例患者拟切取皮瓣的区域由超声探查到的 18 个穿支均在术中得到证实，与术前检测基本一致，皮瓣切取操作顺利，术后存活良好。认为三维超声造影血管重建在穿支皮瓣手术中发挥着重要作用。王偲等[26]应用腹壁下动脉穿支螺旋桨皮瓣修复 16 例患者腹部、腰部、大腿近端、胸腹部和会阴部缺损，共 17 个皮瓣。10 个为腹壁下动脉穿支为蒂，9 个全部成活，1 个尖端坏死；7 个为腹壁下动脉主干为蒂，其中 6 个全部成活，1 个由于严重感染部分坏死，经换药后缺损直接拉拢缝合。随访 1～7 年后瘢痕患者挛缩症状明显改善，肿瘤患者无复发。李宇飞等[27]将 Meek 技术应用于大面积皮肤软组织撕脱伤早期治疗。10 例患者早期清创后封闭负压吸引，创面条件改善后用 Meek 微型皮片移植治疗。术后随访 6～8 个月，植皮成活良好，植皮区瘢痕较轻，供区愈合良好。认为 Meek 技术植皮可节省皮源、缩短手术时间、加快创面愈合、缩短病程和减轻愈合后的瘢痕。赵振华等[28]对比研究 CTA、MRA、DSA 影像技术在股前外侧皮瓣移植中的应用效果。认为 CTA、MRA、DSA 影像技术在股前外侧皮瓣的术前评估、设计中均具有良好的可行性与可靠性，CTA 与 MRA 可替代 DSA 在股前外侧皮瓣移植中应用。余道江等[29]应用超长宽比例限制的网球拍状皮下筋膜蒂皮瓣修复乳腺癌术后放射性溃疡 9 例，全部成活，外形理想，随访 3 个月到 3 年，溃疡无复发。该方法是修复部分乳腺癌术后放射性溃疡较为理想的皮瓣。赵周婷等[30]探索人脂肪间充质干细胞（ADSCs）向表皮细胞表型

转化的方法。实验组 ADSCs 中 CK19、integrin－β 的 mRNA 表达量较对照组明显升高，且差别有统计学意义。认为转染 EGF 的 HaCat 细胞可诱导 ADSCs 向表皮细胞表型分化，从而为其成为组织工程理想的种子细胞提供了进一步的支持。王志国等[31]探讨人体不同部位正常皮肤成纤维细胞对机械张力反应的差异。结论认为，背部和上臂内侧皮肤成纤维细胞对机械张力的反应不同，提示人体皮肤成纤维细胞的力学特征存在部位差异，可能导致不同部位增生性瘢痕的发生率不同。程飏等[32]探讨δ型阿片受体活化对离体人表皮干细胞（hESCs）增殖与迁移的影响。认为δ型阿片受体活化后促进 hESCs 的分裂增殖和迁移活动，并可能参与皮肤损伤与修复过程。李健等[33]将封闭式负压引流技术（VSD）应用于各种软组织大面积缺损创面植皮术中。认为较之传统加压打包法，应用 VSD 技术于植皮术中能显著提高植皮成活率，降低植皮感染率，值得临床推广应用。郑建生等[34]探讨小切口阻断血管对反流轴型皮瓣转移前延迟效应的作用机制及对皮瓣成活的影响，认为在大鼠背部跨区轴型皮瓣实验模型中，小切口手术结扎阻断其一侧供血的血管，造成皮瓣内环境缺血、缺氧的改变，引起组织缺血、缺氧耐受，导致皮瓣血管管腔扩大，吻合血管数目增多，皮瓣成活率高，可以起到延迟转移的效果。林润等[35]利用双侧脂肪筋膜瓣结合负压引流治疗坐骨结节Ⅳ度压疮，11 例创面均一期完全愈合，经术后 11～36 个月随访，原手术部位无压疮复发，外观良好。认为该方法简单安全，疗效满意，值得推广。张勇等[36]应用带蒂肌瓣联合部分胸廓改形术治疗脓胸后胸腔内组织缺损共 35 例，其中胸大肌肌瓣联合背阔肌肌瓣和前锯肌肌瓣 21 例，胸大肌联合腹直肌肌瓣 8 例，背阔肌肌瓣联合垂直腹直肌肌瓣 6 例。1 例应用垂直腹直肌肌皮瓣患者出现皮瓣远端部分坏死。认为该方法可以有效治疗脓胸后遗留的难治性巨大创面。景丽峰等[37]通过研究 BALB/c 糖尿病小鼠创面愈合过程中 HIF－1α、VEGF、SDF－1α 和 CXCR4 在不同时间点的基因表达情况，从血管生成的调控方面探讨糖尿病创面难愈的机制。认为糖尿病组小鼠创面愈合过程中，HIF－1α、VEGF、SDF－1α 和 CXCR4 的基因表达水平降低，导致血管形成不足，可能是糖尿病创面愈合延迟的原因之一。许澍沿等[38]探讨穿支定位在腹壁瘢痕患者切取腹壁下动脉穿支皮瓣（DIEP）时的作用。术前用多排螺旋 CT 血管造影以确定有未被损伤及足够粗的腹壁下动脉皮瓣穿支，术中探查见术前最优穿支体表定位位置与术中吻合，皮瓣成活好，术后随访半年，再造乳房外形良好，总体修复效果优良。认为腹壁瘢痕并非 DIEP 皮瓣的绝对禁忌手术指征，术前穿支定位可作为原瘢痕区切取皮瓣的术前常规检查。

三、颅颌面外科

刘娜等[39]回顾性分析了 2014—2015 年采用螺旋 CT 检查的颌面部骨折患者 21 例的临床资料，将螺旋 CT 扫描容积数传输至 CT 工作站行多重面重建，最大密度投影和容积再现。联合应用螺旋 CT 的 3 种后处理重建方法可以全面立体地显示病变，对于整形修复术前制订完整的手术计划及术后评价手术效果提供了重要依据。杨仁凯等[40]通过对半侧颜面短小畸形患儿手术前、后头颅正位 X 线片及三重建图像进行测量，研究了下颌骨牵引治疗对上颌骨发育的影响。他们发现下颌骨牵引治疗可以促进患儿上颌骨的发育，生长的部分包括牙槽骨段及上颌窦。仲昱任等[41]选择了 21 例方脸求美者，经小切口用三步法完成手术，用注射器吸脂法作腮腺区皮下脂肪减薄，经口外小切口做直视下嚼肌高频热凝部分毁损术，在骨膜下做下颌角弧形切骨和外板部分切除术。结论认为，经口外微创切口做下颌角部脂肪、肌层和骨骼综合减容术，可获得理想改型效果。吕金陵等[42]对 67 例求美者在内镜辅助下进行发际线内小切口颧骨复合体缩小术，收到良好效果。王瑞晨等[43]*将 CT 数据导入软件，调整头颅三维模型在系统坐标系内的位置，使得眶耳平面与坐标系的水平面平行，中矢状面与坐标系的中矢状平面重叠。在三维模型上标记测量点并提取其三维坐标值，分别获取两侧对应测量点三维坐标相对于系统中矢状面的三维差值，以测量结果为指导分块截除多余病变骨，实施轮廓整复手术。三维 CT 测量分析可提高手术准确性和安全性，有利于恢复面部对称性，为术前规划和实施精确手术开辟了新思路。赵延峰等[44]对 2011 年 5 月至 2013 年 11 月 46 例患者采用自行设计的下颌角截骨定位器结合弧形定位及侧壁打孔技术进行下颌角的连续弧形截骨，能安全准确地完成口内入路下颌角弧形截骨术。孙宾等[45]选择采用血管化游离腓骨肌皮瓣修复颌骨缺损患者 16 例，得出游离腓骨肌皮瓣成活率高、修复下颌骨效果良好，可以满足各种类型下颌骨缺损修复的需要。

四、眼睑部手术

眼部是面部重要的美学单位，眼睑作为眼球的保护屏障，因涉及组织结构众多，可用组织量少，其修复重建一直是整形外科领域的棘手难题。方硕等[46]*采用上睑板结膜瓣联合单个或多个邻近局部皮瓣覆盖创面修复下睑广泛全层缺损,上下睑闭合好,瘢痕不明显,获得满意的功能与外观,结论认为,采用上睑板结膜瓣联合单个或多个局部皮瓣修复广泛下睑全层缺损,安全可靠,功能与美容效果均较满意。王晨超[47]等采用综合修复方法修复复合性眶周骨折,先根据患者骨折的解剖结构、症状、外形及创口特点进行松解复位,以钛板坚固内固定颅颌眶骨,辅以预成型钛网、羟基磷灰石修复骨缺损;再根据各类伤情具体情况联合多学科制定手术方案,考虑整体美学进行综合修复,能最大程度回复眼眶的功能及外观,取得满意的修复效果。李秀琪[48]等分别采用切除法、全厚皮片移植法、扩张皮瓣法或扩张皮瓣联合全厚皮片移植法治疗眼睑分裂痣,认为分次切除及全厚皮片移植是治疗眼睑分裂痣简单有效的方法,面积较大时采取扩张皮瓣或联合全厚皮片移植可以获得较好的治疗效果。祝为桥[49]等应用臂外侧皮瓣修复重度眶窝闭锁畸形14例,结果14例皮瓣完全成活,经局部整形手术后均成功佩戴义眼,经1~3年随访颞部塌陷改善,修复效果较满意且无并发症发生。结论认为,应用臂外侧皮瓣修复重度眶窝闭锁畸形,供区隐蔽,组织量恰当,血管匹配,并发症少,效果满意。王宇翀[50]等用交睑皮瓣修复上睑全层缺损,方法简单易行,效果可靠,修复后上睑轮廓自然,完全恢复上睑缺损睑结膜组织的功能,不影响眼睑的开启与闭合。总的来说,眼睑缺损的修复与重建应根据缺损的部位、原因、范围及周围组织是否能提供移植等情况来选择合适的皮瓣及修复方法。石春龙等[51]通过对地奥司明预防切开法重睑成形术后上睑肿胀的疗效观察证明,切开法重睑形成术后,在常规治疗的基础上给予口服地奥司明片,对术后消肿有良好的效果。葛春颖等[52]在行切开重睑成形术时采用保留血管网的微创重睑成形术式,既克服了切开重睑成形术创伤大的缺点,又保留了微创术损伤、恢复快的优点,术后效果好。田永静等[53]采用一种符合生理性重睑结构的重睑成形术,即不去除睑板前轮匝肌,将睑缘方向切口下的肌肉和睑板前及上睑提肌腱膜埋线固定,再连续缝合上睑皮肤切口的方法。经过临床比较,认为相比传统重睑成形术,此术式操作简单,更符合生理结构,效果更好,患者满意度更高。朱薛锋等[54]通过单切口微创重睑术的临床应用,认为此术式具有创伤小、恢复快、效果可靠、持久等优点,术后效果和满意度普遍较高。眼睛是面部重要的表情器官,眼睛的美容手术既要讲究外形的美观,也要符合生理要求。整形外科医生必须熟悉眼部的解剖,掌握各种手术方法的要点,严格选择手术适应证,才能重新塑造和增添眼部的美。随着年龄的增加,眼周最早会出现衰老征象。王艳波等[55]按照个性化特点,选择不同的手术切口治疗上睑皮肤松弛,认为对上睑皮肤松弛手术治疗者,应根据其个性化特点、上睑皮肤松弛程度及眉外形等情况选择不同的手术方式,效果满意。石杰等[56]为观察眉下切口眼轮匝肌提升固定技术在上睑年轻化中的临床疗效,回顾性分析自2011年6月至2015年6月收治的行眉下切口眼轮匝肌提升固定技术的患者94例,采用眉毛下缘切口,在局部麻醉下切除眉毛下方适量皮肤、眼轮匝肌组织,将切口下缘眼轮匝肌/眉脂肪垫以4-0可吸收缝线分两点悬吊固定于眶上缘骨膜。结果所有患者术后随访3个月至3年,术后眉眼形态满意,无主观不适感受,无明显瘢痕遗留。结论认为,采用眉下切口眼轮匝肌提升固定技术改善眉形,矫正上睑臃肿和皮肤松弛,取得了满意的眼部年轻化效果。申五一等[57]设计三种简便的上睑年轻化手术解决方法,包括眉上缘切口提眉或切眉术、眉下缘切口上睑整形术和重睑切口上睑整形术,并通过改进设计和手术操作技巧取得了更加理想的手术效果。赵竞伊等[58]采用眉下切口上睑松弛矫正术联合下睑袋切除术矫治眼周衰老,并发症少,手术效果良好。眼睑皮肤的下垂、松弛和臃肿可由多原因引起,老化速度具有明显的个体差异,针对中老年性眼部年轻化手术,了解病因与手术设计非常重要,应根据眼周皮肤松弛的具体情况来选择合适的手术方案。左兰等[59]*采用个性化手术治疗方式矫正先天性睑内翻,单纯的先天性睑内翻采用单纯切开缝合术;单纯下睑赘皮的睑内翻伴有内眦赘皮和下睑赘皮的睑内翻采用下睑赘皮去除术联合内眦Y-V成形术;睑内翻伴有下睑退缩采用睑内翻矫正术联合下睑缩肌后徙术,手术效果良好,治愈率高,避免了术后复发率及不良并发症。张元政等[60]采用睑板浅肥厚眼轮匝肌及皮肤切除术矫正先天性下睑内翻,能够达到治疗与美观的双重目的,且操作简单,效果稳定持久。程建霞等[61]采用SMAS筋膜悬吊术联合外眦固定术治疗麻痹性睑外翻,能避免传统手术创伤较大及对于部分面部肌肉僵硬、变性的面神经麻痹患者疗效欠佳的问题,又能有效矫正睑外翻而达到良好治疗效果。此术式创伤小,明显提高了患者的治愈率,复发率低,面部外观改善良好,患者满意度较高。张建卓等[62]应用锯齿线悬吊矫正瘢痕性下睑外翻植皮术后的早期复发,将锯齿线从外眦点外上方刺入,缝挂部分颞深筋膜后,在紧邻睑缘的眼轮匝肌下走行,并于内眦点内上方缝挂部分眶骨膜后穿出皮肤,手术效果良好,是一种安全有效的微创治疗方法。周栩等[63]应用眼眶内充填不同体积的膨体聚四氟乙烯材料,增加眼眶内容物的体积,同时加强眶壁对眶内容物的支撑治疗上睑凹陷。程建霞等[64]采用鼻内镜下眶减压联合上睑退缩矫正术治疗保守治疗无效的重度甲状腺相关眼病,可以缓解重度甲状腺相关眼病患者的眼球突出和眼睑退缩情况，并发症少，安全有效。刘庆阳等[65]应用眶隔脂肪瓣移位矫正上睑凹陷，利用上睑眶隔脂肪的中央脂肪垫与中央脂肪垫外侧延伸部相连的解剖学特点，将中央脂肪垫的外侧延伸部完全游离，形成以中间脂肪团为蒂的脂肪条，于眶隔内从中间至内侧形成隧道，将脂肪条通过隧道移位至内侧眶隔内，手术效果满意，可成为上睑成形术中重要的一个常规附加术式。

五、鼻、唇整形

彭喆等[66]使用交叉唇瓣对11例上唇缺损患者进行修复，并同期吻合上、下唇动脉，下唇供区直接拉拢缝合，术后5 d顺利完成断蒂术，可显著缩短断蒂时间及住院时间，减轻患者两期手术间的不适。陈强等[67]探讨自体脂肪颗粒移植在隆鼻术中的应用效果，对于鼻头形态自然、鼻根及鼻背上半部低平的患者，选取腰腹部或大腿作为脂肪供区，注射填充，是一种较好的隆鼻方法，值得临床应用推广。齐彦文等[68]对因肋软骨隆鼻术后软骨变形就诊的37例患者，采用肋软骨切断法矫正软骨形态。将变形的肋软骨切断成5、6个小块，使用可吸收缝线将其缝合固定，形成多个“关节”样结构，重新植入鼻背腔隙，修复后效果满意，适于在临床推广。李磊等[69]对32例单侧唇裂继发畸形患者进行唇鼻畸形矫正的同时，采用局部瘢痕组织瓣结合自体耳软骨游离移植，重建鼻槛，形态满意。洪春等[70]*对14例鼻翼内陷患者，利用自体肋软骨塑造鼻尖和鼻梁，再以肋软骨补片加长加厚鼻翼凹陷患侧鼻翼软骨，最后按设计采用鼻翼皮肤旋转皮瓣重建患侧鼻翼，切口隐蔽，获得满意临床效果。刘晓春等[71]利用眼轮匝肌与颞区之间的血运联系，设计以眼轮匝肌为蒂的颞部皮瓣，皮瓣经皮下隧道转移至受区，修复鼻部缺损，颞部供区瘢痕轻微，眼裂无明显变形，效果比较满意。李甜等[72]对10例鼻眶筛骨骨折后鼻根部及眉弓处塌陷患者，以自体腹部真皮脂肪瓣作为填充材料，沿2处眉上切口填充于凹陷处并固定。9例患者眉弓及鼻外形改善满意，1例过度充填致眉弓局部略凸出，切口均Ⅰ期愈合，痕迹不明显。周芳等[73]*观察并探讨单侧唇裂继发鼻畸形伴鼻中隔高位（筛骨垂直板）偏曲同期整复术的临床效果。采取跨鼻小柱鼻翼软骨边缘切口，充分游离移位的组织并将其复位，同时行鼻中隔偏曲矫正术。在传统切除鼻中隔软骨偏曲部分及矫正犁骨沟偏斜的基础上，凿除偏曲的筛骨垂直板部分，并利用所取鼻中隔软骨重建鼻尖支架，改善了鼻尖美学形态，是一种值得推广的手术方式。李营等[74]对16例鼻背低平的求美者，用注射器抽吸大腿内、外侧脂肪约20 ml，在鼻背皮下注射填充脂肪2.0~5.0 ml，其中14例求美者对效果满意，对于不能接受假体隆鼻的求美者是一种有益的选择。刘顺利等[75]利用双旗形皮瓣法对9例烧伤后上唇过短畸形患者进行修复，9例患者术后上唇中部加高4~6 mm，从根本上矫正了烧伤后上唇中部过短引发的上唇畸形，效果满意。术后切口均Ⅰ期愈合。双旗形皮瓣法对于矫正烧伤后上唇中部过短畸形是一种操作简单、效果良好的手术方法。黄婵等[76]在采用硅胶假体的鼻延长术中，取就医者鼻中隔软骨，将其一端插入硅胶假体鼻尖部缝合固定，另一端则缝合固定于保留的鼻中隔软骨垂直部。彻底松解双侧鼻翼软骨基底部，打断其与侧鼻软骨间的纤维连接，从而能有效对抗鼻延长术中产生的、原有软骨结构及皮肤软组织向头端的退缩力。

六、耳整形

吴荣薇等[77]通过病例回顾性研究探讨小耳畸形患者胸廓畸形的发生情况和特点。收集行外耳再造术的小耳畸形患者300例，术前常规行胸部CT扫描和三维重建，回顾性分析其肋骨及脊柱畸形的发病率，检验分析小耳畸形与肋骨和脊柱畸形的关系。结果表明，300例小耳患者中合并肋骨畸形78例，合并脊柱畸形26例，同时合并二者畸形17例。Ⅰ、Ⅱ、Ⅲ度小耳患者肋骨畸形的发病率分别为7.1%、26.7%和35.0%，脊柱畸形的发病率分别为3.6%、6.5%和25.0%。肋骨畸形和脊柱畸形在Ⅲ度小耳患者中的发病率均高于Ⅱ度患者，在Ⅱ度患者中二者畸形的发病率均高于Ⅰ度患者。研究认为，小耳畸形患者中肋骨和脊柱畸形的发病率较高，耳郭发育程度越差者伴发胸廓畸形的概率越大。程琳等[78]*探讨了应用扩张的上臂皮瓣行烧伤后全耳郭再造的方法及相关问题。手术分为6期：Ⅰ期于上臂内侧置入皮肤软组织扩张器，完成注水扩张过程；Ⅱ期取出上臂内侧扩张器，形成皮管，同时行头部扩张器置入；Ⅲ期皮管转移至耳郭位置；Ⅳ期断蒂，同时耳后置入扩张器，完成扩张；Ⅴ期取肋软骨行全耳再造；Ⅵ期取出头部扩张器，切除头部瘢痕。结果术后9个月，再造的耳郭外形轮廓良好，立体感强，耳郭无明显移位或吸收，患者满意。该方法再造的耳郭外形良好，对于烧伤后头颈部遗留明显瘢痕的患者，是切实可行的手术方法。刘迎迎等[79]探讨了对侧耳舟软骨游离移植联合耳后乳突皮瓣，修复重度耳轮缺损的方法和应用。14例耳轮缺损患者采用该方法修复。Ⅰ期耳舟软骨切取，耳轮形成；Ⅱ期皮瓣断蒂修复。所有患者随访3~12

个月,14 例皮瓣全部成活,无血运障碍、感染及坏死等并发症发生;再造的耳轮轮廓清晰,耳轮外形良好,厚度、色泽与周围皮肤较为接近,瘢痕不明显;再造耳与健侧基本对称。采用对侧耳舟软骨游离移植联合耳后乳突皮瓣修复长段耳轮缺损,具有外形好、瘢痕不明显、再造耳与健侧基本对称的优点,值得临床推广应用。刘嘉锋等[80]介绍了经残耳切口双平面埋置大容量扩张器行全耳再造术的经验。对 52 例小耳畸形患者,一期采用经残耳切口,于耳后无发区浅筋膜深面及有发区浅筋膜浅层双平面埋置大容量扩张器(150 ml),二期行自体肋软骨支架、无须植皮的全扩张法全耳再造术,同时与采用耳后乳突区浅筋膜表面埋置大容量扩张器的 32 例患者做对照。通过对 2 组患者二期再造前扩张器下移的距离、三期颅耳沟外形及并发症的发生率等的分析比较,评价该手术的效果。术后双平面组术后扩张器下移距离明显小于对照组,且差异有统计学意义;二期术后 6~12 个月,双平面组 5 例颅耳沟浅显,而对照组颅耳沟浅显 12 例,均经颅耳沟切开松解植皮后与对侧基本对称。董丽华等[81]在耳再造中应用反复快速扩张法,56 例小耳畸形患者(58 只耳)随机分为观察组(反复快速扩张法)和对照组(常规扩张法),用不同扩张方式扩张耳后乳突区皮肤,结果表明反复快速扩张法术后并发症发生率显著低于常规扩张法组,并且耳后扩张疼痛计分明显降低,平均扩张时间缩短。陆忠凯等[82]报道以筋膜瓣覆盖 Medpor 支架 Ⅰ 期修复部分耳郭缺损,根据缺损的大小采用带血管蒂的筋膜瓣覆盖 Medpor 支架,外用皮片移植,Ⅰ 期完成手术,共修复耳郭缺损 124 例。结果经 1~3 年随访,再造缺损耳郭形态、位置、大小与对侧基本对称,疗效满意,支架外露、皮瓣坏死、筋膜瓣坏死发生率较低。认为根据耳郭缺损的大小及患侧耳区和邻近部位的皮肤情况,灵活应用 Medpor 和皮瓣修复耳郭缺损畸形,是治疗部分耳郭缺损的理想方法。汤婷等[83]介绍了皮肤扩张结合自体肋软骨支架修复外伤性耳郭缺损的可行性和效果。根据外伤性耳郭缺损面积的大小选择 50~80 ml 扩张器置入缺损后乳突区筋膜下,注水扩张至 70~100 ml。Ⅱ 期手术时取出扩张器切取对侧第 7、8 或 7、8、9 肋软骨制作耳支架,用皮瓣包裹修复缺损,3 个月后进行支架与残耳衔接修整。除 1 例患者支架表面皮肤 0.5 cm × 0.5 cm 坏死换药后愈合外,其余病例创口 Ⅰ 期愈合无并发症,耳郭外形满意。皮肤扩张结合自体肋软骨支架修复外伤性耳郭缺损能取得较好的手术效果。吴立志等[84]报道了耳郭不规则块状离断再植九例经验,经显微外科再植治疗后全部成活,患者满意。郭文筠等[85]报道了耳郭外伤的急诊处理与美容修复效果分析。共收治 36 例耳郭外伤患者,行回顾性分析,所有患者均为严重耳郭外伤或耳郭继发畸形,临床根据患者实际伤情的不同采用不同的急诊处理方法和美容修复措施。36 例患者经急诊处理和美容修复后均疗效满意,创面均 Ⅰ 期愈合,外观恢复较好,无明显变形或瘢痕形态。耳郭外伤采用临床急诊处理,依据差异性原则对每位患者进行个体化治疗,准确掌握适应证,并及时采用美容修复手段,能够有效修复耳郭外观。张林等[86]报道乳突区皮瓣法在先天性中重度杯状耳三维重建中的临床应用,以探讨中重度杯状耳三维立体重建的有效方法及临床效果。采用乳突区皮瓣及自体肋软骨切取的 Ⅱ 期再造方法对中重度杯状耳进行三维重建。Ⅰ 期行外耳皮肤脱套、乳突区皮瓣分离;切取肋软骨与耳轮软骨桥接重建耳上极及乳突区皮瓣包盖。Ⅱ 期行再造耳上极掀起耳后筋膜瓣覆盖及植皮重建。18 例中重度杯状耳畸形患者,除 1 例桥接处糜烂、软骨部分坏死,其余均 Ⅰ 期成活,外形满意。周佳宇等[87]*通过动物实验探讨扩张器包膜对自体异位移植后兔肋软骨生物力学性能的影响。在 10 只 3 月龄新西兰大白兔背部脊柱两侧对称埋置 15 ml 扩张器各 4 枚,持续扩张 1 个月后,取出扩张器,一侧去除扩张器包膜为去包膜组,一侧保留扩张器包膜为带包膜组,同时取右侧第 7、8 肋软骨,去除肋软骨膜后一分为二,分别放置于背部对称扩张囊腔内,分别于术后 4、8 周取左右对称部位的肋软骨,进行组织学观察。根据试验机要求制成相应大小标准试件进行生物力学测试。8 周后,去包膜组的抗拉强度及压缩强度均高于带包膜组,差异均有统计学意义,表明去包膜组肋软骨各项生物力学性能优于带包膜组。结论认为,去除扩张器包膜对移植后肋软骨生物力学性能的保持优于保留扩张器包膜组。燕静杰等[88]探讨耳软骨管法矫正轻中度杯状耳畸形的临床效果。于耳郭后上部设计一梭形切口,脱套卷曲于耳轮处的皮肤,距耳轮 0.5 cm 处切开耳软骨,分离耳软骨瓣并向后折叠缝合固定形成软骨管,形成位置及形态正常的对耳轮及对耳轮上脚,纠正耳郭畸形。3 例患者共 20 只杯状耳畸形均得到矫正,术后效果满意。耳软骨管法是矫正轻中度杯状耳畸形的一种有效简便的手术方法。刘嘉锋等[89]探讨采用强脉冲光对扩张的带毛发的头皮进行脱毛的操作方法和相关参数,以及其在大容量扩张器全扩张法耳郭再造术中的应用效果。对 126 例采用大容量的扩张器(100 ml 或 150 ml)进行耳郭再造的患者,在扩张器埋置术后注水期及扩张静止期采用强脉冲光进行头皮部分的毛发脱除,记录脱毛参数、操作方法、时间间隔和脱毛的效果及其并发症。二期取自体肋软骨行全扩张法耳郭再造。结果显示,在扩张器注水期及静止期采用强脉冲光对扩张皮肤的毛发脱除，效果明显，并发症少，可为耳郭再造提供足够的无毛发区域再造耳外观明显改善。

七、乳房整形

张倩等[90]应用Body-jet水动力辅助吸脂系统对60例患者行腹部、腰部、大腿部的脂肪抽吸，并将自体脂肪均匀注射于乳房各层组织中，探讨其临床效果。单侧乳房一次注射剂量为150~300 ml。结果所有患者术后随访6~12个月，其乳房较丰满、圆润，形态自然，手感柔软，效果满意。减少了并发症的发生，同时降低了手术风险，提高了手术的效果，是目前较理想的自体脂肪移植隆乳的方法。李发成等[91]使用直径为3 mm的钝头三孔吸脂管连接20 ml注射器抽吸脂肪行隆乳术，以探讨自体脂肪颗粒注射隆乳术的效果和安全性。抽吸出的脂肪采用冷冻生理盐水冲洗，去除脂肪中混合的血液，然后用棉垫浓缩脂肪，分离其中的生理盐水、油以及破碎的脂肪细胞。乳房注射脂肪采用乳房下皱襞切口，切口长度约3 mm，注射管为直径14 G的单孔钝头管。脂肪注射入乳房后间隙至皮下层的多个层次，避免将脂肪注入腺体。结果305例患者术后均Ⅰ期愈合。每侧乳房注射脂肪量120~360 ml(平均226 ml)。126例获得随访6~72个月，平均随访18个月。术后患者乳房形态、大小明显改善，乳房外形自然，质地均匀，手感较好。王祎蓉等[92]*为探讨自体脂肪颗粒注射隆乳术后体积保持率的影响因素及原因，对2011年3月至2014年12月进行自体脂肪颗粒注射移植隆乳术的39例美容就医者(77侧乳房)行回顾性研究。对年龄、体重指数、是否使用Brava辅助技术、是否采用水动力脂肪抽吸技术、脂肪抽吸部位以及术前乳房体积等体积保护率影响因素分别进行单因素线性和多因素线性回归分析。结果表明，术后平均体积保持率为(34.1±12.2)%。单因素线性回归分析结果显示：年龄每增加5岁，体积保持率降低3.3%($P<0.05$)；使用Brava辅助技术，体积保持率提高8.4%(40.7% *vs.* 32.3%，$P<0.05$)；采用大腿部位脂肪与采用腰腹部位脂肪相比，体积保持率提高9.6%(39.1% *vs.* 29.5%，$P<0.05$)。从多因素线性回归分析结果可见，使用Brava辅助技术可提高体积保持率6.2%($P<0.05$)，采用大腿部位脂肪比采用腰腹部位脂肪的体积保持率提高6.0%($P<0.05$)。因此，认为应用Brava辅助技术，以大腿部为供区的脂肪有助于提高体积保持率；另外，脂肪移植后的体积保持率随着年龄增大而降低。李京等[93]全程运用内镜隆乳设备经腋下切口隆乳手术64例(128侧)，54例行胸大肌下分离腔隙植入假体，10例行乳腺下分离腔隙植入假体。结果：64例手术患者经复诊和随访至少6个月，未发现包膜挛缩变硬案例，2例术后短期出现乳房外侧皮肤麻木感，术后半年感觉恢复正常；1例慢性疼痛两周后恢复，其余伤口均Ⅰ期愈合，无二次手术，无血肿感染等并发症，双侧乳房外形对称圆润，手感柔软。因此，认为腋下切口全程内镜隆乳术切口瘢痕隐蔽，避免在术中盲视下操作，减少术中血管神经的误伤，便于分离、止血，通过技术改良能达到创伤更小、恢复更快，达到效果更满意的目的，值得推广应用。聂丽丽等[94]行内镜下双平面法假体隆乳术63例，随诊回访3~12个月，全部采取腋窝切口。结果63例(126只)乳房形态自然，无移位及双乳房现象，其中除有2例(3侧)出现BakerⅡ级，余未见明显肌肉移位而产生乳房畸形的现象，无血肿、感染及包膜挛缩等并发症发生，医患双方均较满意。因此，认为内镜下双平面隆乳术较传统的假体隆乳术，无论是乳房形态，还是手感方面，都有明显的改善；且有效地减少了并发症的发生，是目前假体隆乳术中值得推荐的术式。郝立君等[95]*为了总结内镜下经腋路双平面法假体隆乳术的关键流程和操作要点，以期获得医患满意的临床效果，最大限度地防止不良事件的发生。对128例小乳症患者进行采用内镜下经腋路双平面法假体隆乳术进行回顾，包括病例术前、术中、术后的治疗经过，收集乳房组织评估数据、双平面类型、假体型号、术后专项护理记录及医患满意度问卷调查等，并将以上信息归类分析。结果对于治疗效果，医患均满意126例，满意率为98.4%；医师不满意1例：单侧假体包膜挛缩Baker分级Ⅰ级；患者不满意1例：假体偏小。因此，认为良好的沟通、可量化的决策依据、丰富的临床经验、精细解剖操作、专业术后指导及最少的并发症，是获得理想隆乳效果的基本保证，忽略任何一个环节都可能给患者带来不良后果。李高峰等[96]在内镜技术经腋下进行双平面隆乳术时，于分离步骤中，对130例就医者采用3种不同的操作方式：第1种，由手术医师独自完成内镜下的显露及分离；第2种，在助手协助下完成内镜下的显露及分离；第3种，利用气腹机辅助显露完成内镜下层次的分离。结果发现，前2种方法切口愈合不良发生率较高；再次手术率、包膜挛缩、乳头乳晕感觉减退方面，第3种方法均好于其他2种方法。因此，认为经腋下内镜隆乳术中，利用气腹机辅助分离是可行并有效的。

李诗言等[97]以breast augmentation、capsular contracture、smooth implant、textured implant、隆乳、乳房假体等检索词在MEDLINE数据库、EMBASE数据库、Cochrane图书馆、中国生物医学文献数据库、维普生物数据库等检索，最大限度地收集毛面乳房假体和光面乳房假体隆乳的文献，提取其包膜挛缩和其他并发症的数据进行整合，以获得比值比（odds ratio，*OR*）合并值。各合并数据使用 RevMan 5.2 软件进行分析。对 11 项研究毛面乳房假体和光面乳房假体的临床对照试验进行 Meta 分析后得出结论，毛面乳房假体隆乳术后发生包膜挛缩风险低于光面乳房假体。陈育哲等[98]为探讨经乳晕内垂直切口双平面隆乳术治疗乳房过小和轻度、中度乳房下垂的可行性和临床效果，对 60 例美容就医者行隆乳术。均为哺乳后，采用经乳晕内环乳头垂直切口，斜形进入乳腺至胸大肌筋膜，在胸大肌肋骨起点处弧形切断胸大肌下缘，内侧至与胸大肌相交的胸骨缘，在胸大肌下间隙剥离“腔穴”至术前设计范围，根据术前乳房不同情况分别进行Ⅰ型、Ⅱ型、Ⅲ型双平面的剥离。植入乳房假体后，假体上半部分在胸大肌下间隙，下半部分在乳腺后。结果 60 例美容就医者中，20 例行Ⅱ型双平面隆乳，4 例行Ⅲ型双平面，其余行Ⅰ型双平面。术后除 1 例发生血肿，1 例出现包膜挛缩外，其余经 3 个月至 2 年随访，均达到满意效果。因此，认为经乳晕内环乳头垂直切口可以完成Ⅰ型、Ⅱ型、Ⅲ型双平面隆乳操作，同时可以矫正乳房轻度、中度下垂。龙笑等[99]*为探讨应用胸大肌后放置假体，并于胸大肌中央部位切开，形成假体表面胸肌-腺体-胸肌三平面覆盖的方法，矫正乳房萎缩伴下垂的效果，选择环乳晕切口，进行乳房上象限腺体表面分离及真皮帽折叠固定，再由乳腺外下象限边缘进入乳房后间隙，于新的乳头、乳晕水平将胸大肌横行及纵行部分离断，将假体植入胸大肌后。于术前及术后对乳房各解剖径线进行标准化测量。应用上述方法行乳房上提联合隆乳手术 14 例，患者术后乳房上极形态、乳房凸度及乳头、乳晕位置均得到了明显改善，且无严重并发症发生。术后随访 6~12 个月，乳房形态良好。因此，认为三平面法能够在不离断胸大肌起点及止点的情况下，保证假体在乳头、乳晕水平良好的凸度，避免了乳房下垂联合隆乳手术时易发生的双泡畸形或阶梯现象，且损伤较小。罗盛康等[100]探讨了针对不同程度乳房下垂伴小乳房综合修复治疗的有效手术方法。Ⅰ度下垂伴小乳房，应用胸大肌后间隙置入假体隆胸；Ⅱ度下垂伴小乳房，在Ⅰ度下垂治疗的基础上应用深层乳腺与胸大肌表面脱套剥离及乳腺组织悬吊固定；Ⅲ度下垂伴小乳房，在Ⅱ度下垂治疗的基础上结合双环法多余皮肤切除、深层乳腺与胸大肌表面脱套剥离及乳腺组织悬吊固定；Ⅳ度下垂伴小乳房，应用直线瘢痕法乳房悬吊结合假体隆乳。综合修复治疗乳房下垂伴小乳房 116 例，无血肿、无感染、无乳头、乳晕坏死等并发症发生。术后随访 6~31 个月，平均随访时间 13.3 个月，乳房丰满挺拔，乳房下垂得到矫正，乳头、乳晕感觉功能正常。亓发芝等[101]采用 Lejour 穹隆顶式手术设计，切除乳房下方多余的皮肤、腺体，将乳头和乳晕以内上方真皮、腺体组织蒂抬高到正常位置，术中保护乳腺中隔神经、血管蒂。采用不吸收缝线缝合乳房下极腺体，适度修薄乳房下部皮肤，以便于皮肤回缩，减轻瘢痕。结果共行手术 27 例，53 侧乳房，其中 1 例为单侧乳房缩小术，手术效果满意，乳房形态良好。术后 6 例 8 侧乳房切口部分裂开，均经换药后愈合，无一例发生乳头、乳晕坏死。认为保留乳腺横膈的内上蒂垂直切口瘢痕巨乳缩小术效果良好，提高了乳头、乳晕移位的安全性。黄罡等[102]探讨了乳房再造术后的后期修整方法，对中国医学科学院整形外科医院收治的 26 例接受乳房再造术的乳腺癌患者，术后随访并对出现形态不满意的进行调整，其中有 11 例患者同时需要两种畸形修复。调整方法包括皮瓣瘢痕修整、皮瓣“猫耳朵”修整、局部皮瓣抽吸、局部颗粒脂肪充填、假体植入、对侧乳房修整术等。结果 6 例患者对术后瘢痕不满意患者进行了瘢痕修复，术后增生瘢痕减小；7 例患者皮瓣“猫耳朵”畸形修复后局部皮肤平整，外观畸形消失；4 例患者对再造后的臃肿皮瓣进行吸脂修复，皮瓣体积缩小，两侧基本对称；对 16 例术后凹陷畸形的修复进行脂肪移植，基本恢复正常形态；对 4 例患者进行了对侧松垂乳房悬吊后两侧基本对称，以上病例随访 6~12 个月，患者均表示满意。认为皮瓣法乳房再造术后均有不同程度的形态欠佳，通过一次或多次的乳房再次手术进行后期修整，可以进一步改善外形。杨燕文等[103]对乳腺癌行保留乳头乳晕/保留皮肤的乳腺切除术后，即刻假体置入乳房再造，并同期放入自体游离真皮组织的 6 例患者行回顾性分析。术后随访 6~14 个月。结果 6 例患者移植真皮组织均存活良好，供区无并发症，移植区覆盖组织厚度明显增加，外观质地改善，无感染、血肿、血清肿等并发症产生。因此，认为对于乳腺癌行保留乳头乳晕/保留皮肤的乳腺切除术后放置假体再造乳房的患者，自体真皮游离移植能增加局部组织覆盖，改善局部外观和质地，减少假体外露的发生，且并无明显并发症发生。辛敏强等[104]提出一种改进的垂直切口乳房上提技术，借助胸肌筋膜罩的支撑，获得持久的手术效果。对 52 例患者（104 侧乳房）进行了改良的垂直切口乳房上提术，所有患者均进行了胸肌筋膜罩乳房内部支撑。评价指标为手术时间，并发症发生率。结果为平均手术时间为 2.1 h，并发症发生率为 1.61%。无血肿及血清肿发生，未见乳头、乳晕的部分或者全部坏死，无乳头、乳晕的感觉不良。张建卓等[105]为探索一种矫正重度先天性乳头内陷的手术方法，以降低术后复发率，达到稳定持久的效果。对 16 例双侧重度先天性乳头内陷者行手术治疗，以内陷的乳头为中心于3点、9点的位置设计2个方向的菱形皮肤切口线及乳晕侧深面的三角形真皮乳腺腺体复合组织瓣，将2个复合组织瓣于乳头下方相互交叉固定，从而支撑内陷乳头的基底。同时，松解并剪断乳头基底乳腺导管周围的纤维组织，并通过缝合菱形皮肤切口短对角线两端来缩紧乳头颈部以形成挺拔的外形。结果术后16例乳头均保持挺拔饱满的形态，无一例出现感染、血肿、坏死等并发症，术后6~24个月进行随访未出现复发。认为真皮乳腺腺体复合组织瓣法简单、安全，容易掌握，术后乳头无血运障碍，远期不易复发，是矫正重度先天性乳头内陷较好的方法之一，值得临床推广应用。牛兆河等[106]选择了青岛大学附属医院乳腺中心即刻假体乳房再造的乳腺癌患者44例，其中试验组22例，采用基于磁共振成像（MRI）的乳房体积及相关径线测量方法，指导选择合适的乳房假体；对照组22例，采用传统的阿基米德法及临床经验来选择乳房假体。选择3名未参与手术的乳腺外科及整形外科医师对两组患者术后乳房形态进行评价。结果44例患者术后恢复均顺利，无一例并发感染，切口均愈合良好。术后乳房形态评价，试验组优良21例（95.5%），差1例（4.5%）；对照组优良16例（72.7%），差6例（27.3%），两组比较差异有统计学意义（$P<0.05$）。因此，认为采用MRI的乳房体积及相关径线测量方法，对于即刻假体乳房再造术中假体的选择有着重要的指导作用。

八、会阴部整形

杨喆等[107]*利用整形外科原则分析先天性完全性膀胱外翻的腹壁组织缺损范围和程度，分别应用腹壁局部肌筋膜瓣、阔筋膜张肌皮瓣、阴股沟皮瓣及髂腹股沟皮瓣修复先天性完全性膀胱外翻腹壁缺损患者共18例，15例患者一期愈合，修复效果满意，3例出现皮瓣部分坏死或愈合不良，二期愈合。全部患者外翻的膀胱得到还纳，腹壁缺损得以修复，腹部外形和排尿功能恢复较为满意。认为针对不同年龄和腹壁缺损程度的患者，选择性使用整形外科皮瓣尽早闭合完全性膀胱外翻腹壁缺损，效果肯定，术后形态满意，在一定程度上恢复了患者自主排尿功能，提高了患者的生活质量。张毛毛等[108]对24例阴道松弛者施行阴道紧缩术。采用问卷调查的方式进行术前评估，通过紧缩阴道两侧肛提肌和会阴体重建，合并Ⅲ度以上陈旧性会阴裂者要重建肛门括约肌。术中发现肛提肌分离的程度与阴道松弛的程度呈正相关。18例患者随访均诉肛缩有力，阴道收缩能力增强，术后性生活质量有所提高，认为肛提肌缝合和会阴体重建可加强盆底支持，取得阴道紧缩的效果。梁向华等[109]对18例Ⅵ度阴道松弛者在阴道翻新术（VRR）中加用猪小肠黏膜下层（SIS）补片。术后随访18例外阴道横径、生殖道裂孔（gh）长度和会阴体（pb）长度改变差异有统计学意义（$P<0.01$）。认为解剖学修复损伤的盆底组织是VRR最有效的手术方法。加用SIS补片可以增加阴道强度，减少瘢痕形成，特别是减少复发。赵相宜[110]等采用不同术式治疗阴茎延长术后阴茎勃起角度异常的患者17例。认为根据患者阴茎延长术后勃起角度异常病史及相关检查，选择不同术式进行治疗，可获得较为满意的效果。周宇等[111]将既往“无用或多余”的“性敏感单元”应用在外生殖器整形重建术中。先天性小阴茎需行阴茎再造者8例，因阴道松弛导致性功能障碍者12例。20例患者术后性功能明显提升，无并发症发生。认为这一方法在获得理想外生殖器外观的同时获得性感觉，简单、安全、可靠，是改善其性功能的一种良好选择。杜丽平等[112]应用腹壁下动脉穿支皮瓣修复会阴肛周瘢痕挛缩23例。术后21例获随访，其中19例皮瓣无回缩，皮肤质地组织弹性良好，会阴外形恢复，外生殖器移位回复正常，肛门狭窄完全解除，基本恢复正常排便；2例会阴皮瓣边缘有条索状挛缩，经二期行Z成形松解后会阴形态恢复。认为腹壁下动脉穿支皮瓣血供可靠、设计灵活，与受区组织相似度好，用于修复会阴肛周瘢痕挛缩可获得满意疗效。赵烨德等[113]应用小阴唇皮肤黏膜组织瓣再造尿道，使异性病及两性畸形患者在性器官再造时尿道得到提升。36例阴唇皮肤黏膜组织瓣全部成活，提升尿道排尿顺畅，但有4例患者出现尿瘘并做二期修补。认为小阴唇皮肤黏膜组织瓣具有血运丰富、细薄柔嫩、无毛发等特点，是再造尿道时较为理想的组织材料。廖学琴[114]对比会阴部植皮术后应用聚氨酯型（PU）和聚乙烯醇型（PVA）负压闭式引流的临床效果差异。共38例纳入研究，PU型皮片成活率明显高于PVA型（$P<0.05$）。PU型1周内共1例，PVA型共7例因引流不畅及敷料干燥更换敷料（$P<0.05$）。认为PU型负压闭式引流来覆盖、固定会阴部游离皮片所取得效果明显优于采用PVA型负压闭式引流者。薛文勇等[115]应用改良的尿道板重建卷管尿道成形术（Koyanagi）结合睾丸鞘膜覆盖治疗重度尿道下裂49例，25例采用改良Koyanagi术结合睾丸鞘膜覆盖治疗，24例行Duplay + Duckett尿道成形术。2种手术方法的成功率比较，差异无统计学意义（$P>0.05$）。认为改良的Koyanagi术治疗重度尿道下裂，手术方法相对简单，结合睾丸鞘膜覆盖可进一步降低并发症的发生率。王永前等[116]研究尿道下裂术后尿道狭窄的尿流率特点，为尿道狭窄的诊断提供客观依据。采用 Dantec 尿动力学检验仪,对 10 例尿道下裂术后尿道狭窄的患者进行手术矫治前、后的尿流率测定,分析其尿流率特点。认为尿流率测定可以作为尿道下裂术后尿道狭窄的诊断依据。

九、四肢整形

魏立友等[117]使用腓神经和隐神经两种神经营养血管蒂逆行岛状皮瓣修复足踝部软组织缺损。19 例患者应用隐神经营养血管蒂逆行岛状皮瓣转移修复 9 例,应用腓肠神经营养血管蒂逆行岛状皮瓣转移修复 10 例,19 例患儿皮瓣全部成活,供区、受区伤口均 Ⅰ 期愈合,皮瓣质地与色泽良好。认为这两种神经营养血管蒂逆行岛状皮瓣是修复足踝部软组织缺损的理想方法。宋付芳等[118]应用足趾部分移植修复指尖缺损,选择踇趾或第 2 趾进行指尖再造共 28 例 41 指,其再造手指均成活。随访 6 ~ 28 个月,从功能活动度、再造指力量、感觉测定以及手指使用情况等方面进行评定,总体结果满意;所有再造指指腹饱满,皮色接近正常,同时对足趾供区功能无影响。认为足趾移植再造部分指尖缺损,是目前较好的修复方法。石斌斌等[119]应用游离腓浅动脉穿支皮瓣修复足部皮肤软组织缺损 20 例,均恢复良好。16 例获随访 3 个月至 2 年,供区无明显功能障碍,足部外形满意,恢复了一定的触觉及痛觉。该皮瓣可用来修复足部皮肤软组织缺损,供区功能无影响,受区外形恢复良好,可获得较为满意的临床效果。刘恒鑫等[120]应用断层皮片移植结合负压封闭引流技术(VSD)治疗手部感染创面。80 例患者 44 例于植皮后行 VSD 治疗(VSD 组),36 例植皮后行传统打包固定(打包组)。VSD 组在术后疼痛情况、皮片成活面积、植皮区感染例数、二次补充植皮率等方面明显优于打包组,其差异均有统计学意义($P<0.05$)。认为断层皮片移植结合 VSD,可有效治疗手部感染创面,并提高了植皮成活率,值得推广应用。夏成德等[121]应用游离肌皮瓣与健肢胫后血管桥接修复对侧下肢软组织缺损,共 10 例小腿下段及足部软组织缺损患者。游离皮瓣均成活,术后随访 3 个月至 2 年,患肢行走功能逐渐恢复,外观满意,健肢再次吻合的胫后动脉通畅,未出现其他并发症。该方法可降低截肢率,是一种安全有效的保肢修复方法。宋付芳等[122]采用带部分踇趾末节趾骨的踇甲瓣 + 第 2 趾近侧趾骨间关节组合移植修复拇指 Ⅱ~ Ⅲ度缺损 25 例。根据中华医学会手外科学会上肢部分功能评定试用标准,优 10 例,良 11 例,总优良率为 84% 。效果较差 4 例,其中 2 例移植骨关节坏死,2 例移植关节远端骨折面迁延不愈,均作去除死骨,取髂骨植骨处理。认为本手术方法均是拇指 Ⅱ~ Ⅲ度缺损较好的修复方法。刘焕龙等[123]将掌背穿支皮瓣滑移术应用于先天性并指畸形指蹼重建。术后 14 例 22 侧 26 个皮瓣获 10 ~ 22 个月随访,平均 14.5 个月,患者指蹼大小适中,外形正常,掌指关节活动良好;指蹼两点辨距觉 9 ~ 13 mm,平均 11 mm。根据 Swanson 手功能的评定标准进行评定:优 18 个,良 8 个,可 2 个,优良率达 92.6% 。认为该方法重建指蹼,具有手术简便安全、重建指蹼外形美观、功能好等优点,是先天性并指畸形指蹼重建的较好方法之一。毛海蛟等[124]应用逆行足内侧隐神经营养血管皮瓣修复足前部皮肤缺损 11 例,术后所有皮瓣均成活,随访 6 ~ 18 个月,平均 10 个月,皮瓣色泽、质地、外形良好,患足行走正常,皮瓣及供区无溃疡发生。该方法修复足前部皮肤缺损,血供可靠,操作简单,创伤小,是理想皮瓣供区。邓呈亮等[125]应用接力逆行穿支皮瓣修复手指远端及供瓣区皮肤软组织缺损患者 17 例共 17 指。采用带神经的指固有动脉穿支皮瓣逆行修复指端皮肤软组织缺损,掌背动脉穿支皮瓣逆行修复第 1 供瓣区,第 2 供瓣区给予拉拢缝合。结果术后 34 个皮瓣均顺利成活,随访时间 1 ~ 18 个月,平均 8 个月。皮瓣色泽、质地良好。第 1 供瓣区无凹陷、破溃,第 2 供瓣区残留线性瘢痕,不影响整体外观。认为该方法血供可靠,手术部位均在手部,能修复手指远端皮肤软组织缺损,同时改善第 1 供瓣区外形和功能。

十、注射美容,脂肪移植

王师平等[126]将年龄 27 ~ 65 岁且寻求改善眼周皱纹的门诊患者 60 例,随机平均分为 3 组,分别给予 A 型肉毒毒素注射,CO_2 点阵激光治疗,A 型肉毒毒素注射联合 CO_2 点阵激光治疗。发现 A 型肉毒毒素联合 CO_2 点阵激光治疗可同时改善眼周的动态皱纹和静态皱纹,并有明显的紧肤作用,且不良反应较轻,是进行眼周年轻化治疗的理想方法。梁志生[127]通过对 2014 年 9 ~ 12 月 10 例自愿行脂肪移植治疗的女性患者,常规行吸脂术获取脂肪;经离心、机械乳化过滤后留取滤过脂肪乳化液,采用 27 号针头行真皮深层注射,注射后,按疗程定期随访、拍照及接受后续治疗。证实纳米脂肪移植有助于面部皮肤年轻化。刘洋等[128]获取了不同年龄女性脂肪组织,分离出脂肪干细胞,观察细胞形态,比较细胞增殖能力;采用流式细胞术检测细胞的免疫表型,诱导分化检测成脂、成骨分化潜能。发现低年龄的脂肪干细胞可能具备更好的临床应用潜能。杨雪松等[129]采用普通注射器向瘢痕内注射曲安奈德治疗,低压无针注射仪向瘢痕内注射曲安奈德治疗，在低压无针注射仪基础上辅以硅胶膜敷料继续治疗至随访期结束。通过三组对比得出：低压无针注射联合硅胶膜治疗瘢痕疙瘩疗效好，复发率低。韩雪峰等[130]将抽取的脂肪静置后，倒入纱布上（下衬垫棉垫）静置。以18 G钝针将纯化法处理的脂肪颗粒移植入额颞部受区。分别于术后6、12个月，用医生、患者及第3方评判法行效果评价。采用棉垫纯化法处理脂肪颗粒，具有简便、省时、纯度高、成活率高等优点。张元文等[131]对自2010年3月至2013年3月收治的25例因透明质酸面部注射填充过度致局部不美观患者的临床资料、治疗方法和随访资料进行总结分析。发现采用透明质酸酶治疗透明质酸填充过度致皮下肿块或硬结，疗效满意，无严重的不良反应发生。卢子敬等[132]在兔背部左、右2个组织工程室模型加入脂肪组织提取物，观察大体形态、体积，行HE染色，CD31检测。认为脂肪组织提取物能促进组织工程室中脂肪和血管新生，同时减轻包膜挛缩对组织新生的抑制，诱导大体积脂肪组织再生。黄乐彬等[133]对11例血管瘤治疗后继发上唇畸形患者行1～2次自体脂肪移植术，以填充唇部缺损，并对其中4例患者红唇矫正不足的部分，采用联合局部组织瓣转移的方法进行修补。发现对于血管瘤治疗后继发上唇畸形的轻度患者，可以仅采用自体颗粒脂肪移植的方法进行修补；对中、重度患者，采用单纯脂肪颗粒移植而无法矫正的红唇部分，可采用联合局部黏膜组织瓣转移修复。高伟成等[134]*对141例面部局部凹陷的患者，63例采用富血小板血浆脂肪颗粒移植填充，78例采用富血小板纤维蛋白脂肪颗粒移植填充。自体脂肪颗粒联合富血小板血浆或富血小板纤维蛋白移植是治疗面部凹陷的有效方法。与富血小板血浆相比，富血小板纤维蛋白在临床应用更方便，并发症更少。袁强等[135]取腰腹部或大腿脂肪颗粒，处理后将脂肪颗粒移植于胸大肌、乳腺后及皮下进行隆乳，6个月内进行第二次移植。证实经过两次脂肪颗粒移植，所有患者无明显手术并发症，胸围平均增加4.2 cm，隆乳效果确实有效。

十一、体表肿瘤

婴幼儿血管瘤是儿童最常见的实体肿瘤之一。唐玉娟等[136]为探讨普萘洛尔凝胶对浅表型增殖期婴幼儿血管瘤患儿（IHs）血浆血管内皮生长因子（VEGF）、碱性成纤维生长因子（bFGF）和基质金属蛋白酶-9（MMP-9）的影响，选取采用普萘洛尔凝胶治疗的33例浅表型增殖期婴幼儿血管瘤患儿的临床资料，采用Achauer分级标准评估疗效，ELISA检测治疗前和治疗后1、3个月时血浆VEGF、bFGF和MMP-9含量，并与30例健康婴幼儿进行对照。健康婴幼儿和治疗前婴幼儿血管瘤患儿2组间计量资料，采用Mann-Whitney U-test检验，对婴幼儿血管瘤患儿治疗前及治疗后1、3个月，此3个时间点中任意2个时间点进行比较。结果IHs治疗1、3个月后的有效率分别为45.45%和81.82%。患儿治疗前血浆VEGF和MMP-9含量分别为（362.16±27.29）pg/ml和（1 376.41±42.15）pg/ml，均高于健康婴幼儿的（85.63±8.14）pg/ml和（687.27±44.15）pg/ml，$P<0.05$；bFGF在IHs和健康婴幼儿间无明显差异[（235.94±35.43）pg/ml和（176.03±13.60）pg/ml]，$P>0.05$。IHs治疗后1个月，VEGF和bFGF含量分别为（271.51±18.59）pg/ml和（135.85±12.66）pg/ml，较治疗前显著减少，$P<0.05$；治疗后3个月VEGF和bFGF含量分别为（240.80±19.89）pg/ml和（107.31±5.82）pg/ml，与治疗前比较，$P<0.05$。治疗后1、3个月，MMP-9含量分别为（1 321.18±48.74）pg/ml和（1 468.68±32.78）pg/ml，未见明显下降，$P>0.05$。认为普萘洛尔凝胶治疗浅表型增殖期婴幼儿血管瘤致血浆VEGF、bFGF含量减少，可能与其抑制婴幼儿血管瘤的增殖有关。章均等[137]通过对婴幼儿血管瘤所有3个时期肥大细胞的标志物类胰蛋白酶和VEGF-A的检测，研究肥大细胞在婴幼儿血管瘤形成及消退中的作用。他们选择了22例增殖期、20例消退期和23例消退后期婴幼儿血管瘤石蜡标本，分别通过免疫组织化学染色检测葡萄糖转运蛋白-1、类胰蛋白酶和血管内皮因子-A的表达；通过4′,6′-二脒基-2-苯基吲哚（DAPI）对细胞核进行染色；观察类胰蛋白酶和VEGF-A表达情况，计算婴幼儿血管瘤所有3个时期类胰蛋白酶阳性细胞数，类胰蛋白酶阳性的肥大细胞表达VEGF-A的比例。结果22例增殖期、20例消退期和23例消退后期婴幼儿血管瘤标本的Glut-1表达均为阳性，类胰蛋白酶表达阳性的肥大细胞位于血管内皮细胞组成的血管间隙组织。增殖期、消退期和消退后期血管瘤切片，每9个视野，类胰蛋白酶阳性细胞数分别为（27.26±4.10）个、（82.20±5.27）个和（44.59±3.07）个，不同时期比较，差异有统计学意义（$P<0.01$）。增殖期、消退期和消退后期中的类胰蛋白酶和VEGF-A表达均为阳性的细胞分别占100%、（22.00±1.41）%和（13.00±1.38）%，不同时期比较差异有统计学意义（$P<0.01$）。结果证实由肥大细胞分泌的VEGF-A在婴幼儿血管瘤增殖过程中起至关重要作用。乔军波等[138]回顾性分析了2013年7月至2014年7月收治的30例舌部静脉畸形的病例资料，从单侧病变到弥漫性广泛病变。其中23例接受了射频

消融术,选取直径为 0.5 mm 的工作尖端的射频消融电极针,功率调至 25 W,将工作尖端刺入距病变最底部即最深处约 1 mm 处,通电行消融工作 15~30 s,其后依次退出电极针 1 mm,直至距病变表面 1 mm 处,分别行多点消融。结果 15 例单侧病变一期手术彻底消融;8 例双侧均受累及病例,一期行一侧病变射频消融术,术后 3~6 个月再行二期射频消融手术,其中 5 例彻底消融。23 例术后随访 3 个月至 1 年半,手术消融 20 例,无复发,且舌两侧对称,无明显瘢痕,外观满意。另外 3 例仍有部分残余。因此,射频消融术弥补了传统手术的不足,治疗舌静脉畸形基本达到治愈,无明显并发症,且外观良好。胡显良[139]* 回顾性分析 2004 年 8 月至 2013 年 12 月收治的婴幼儿颌面部血管瘤(瘤体最小直径 >5 cm)患儿 62 例,采用供血动脉超选择性插管并以超液化碘油加平阳霉素行化疗栓塞,再以医用弹簧圈栓塞供血动脉主干减少瘤体血供。其中 47 例接受了 1 次化疗栓塞,14 例在 3 个月后接受了再次化疗栓塞治疗,1 例接受了 3 次化疗栓塞。所有患儿在术后均获得随访,随访时间 6~96 个月。在术后 6 及 12 个月随访时检查患儿并评价疗效。结果表明,动脉超选择性插管并化疗栓塞技术操作成功率为 100%(78/78);化疗栓塞后没有出现严重并发症,仅 17 例出现低热,经对症处理后 17 例均在 7 d 内降至正常。介入术后肿瘤瘤体明显缩小,术前平均病变最小直径 (8.5±0.5) cm 与术后 6 个月 (2.1±0.3) cm 比较,差异有统计学意义($P<0.05$)。结果证实,经病变供血动脉超选择性插管化疗栓塞治疗血管瘤安全性高、创伤小,并发症轻微、临床疗效显著,值得推广。朱吉等[140] 对 7 例头皮复发性 DFSP 患者行回顾性分析,肿瘤术中先行活检做冷冻切片病理检查,确认为阳性病例后行距肿瘤边缘≥3 cm 的扩大切除术,基底深部的颅骨组织如亦被侵及,一并做颅骨外板清除或全层颅骨切除、切除标本再次行术中冷冻切片病理检查,证实切缘和基底肿瘤阴性后,继发创面行皮瓣/筋膜组织瓣转移修复。肿瘤标本于术后行 HE 常规染色和免疫组织化学等病理检查。结果 7 例肿瘤标本术中冷冻切片病理检查和术后病理检查均证实为 DFSP 复发,均行≥3 cm 的扩大切除,同时做颅骨切除,其中 5 例行颅骨外板清除,另 2 例做颅骨全层切除。术中冷冻切片病理和术后病理报告均证实切缘干净,免疫组织化学病理诊断显示肿瘤组织 Ki-67 均为阳性,CD34 部分阳性。术后随访 15~41 个月,均未见肿瘤局部复发和远位转移。因此,扩大切除及彻底清除被肿瘤侵及的颅骨是头皮复发性 DFSP 有效的治疗方法,能减少术后复发。李克雷等[141] 对 15 例下面部静脉畸形硬化治疗后的外观凹陷患者进行轴型颏下动脉颈阔肌筋膜瓣转移修复,术前常规行彩色多普勒超声检查、定位,并标记颏下动脉,术中采用患侧颌下顺皮纹隐蔽切口游离下面部凹陷区和供区,切取轴型颏下动脉颈阔肌筋膜瓣修复畸形。术后随访 3 个月至 2 年,观察临床效果。结果 15 例筋膜瓣术后全部成活,填充的凹陷畸形区局部丰满,有弹性,双侧面颈部基本对称,供区无继发凹陷畸形。因此,认为轴型颏下动脉颈阔肌筋膜瓣修复下面部静脉畸形硬化治疗后的外观凹陷,具有手术操作简便、组织供应量大、成活率高、外形好、切口隐蔽的特点,可作为下面部静脉畸形硬化治疗后外观凹陷的首选治疗方法。顾子春等[142] 对 2008 年 5 月至 2014 年 3 月收治的 25 例肌性斜颈,通过患侧腋窝入路,应用头颈部内镜手术建腔器建立非气腔提吊手术通道,充分切断短缩纤维化的胸锁乳突肌的胸骨头、锁骨头及其周围挛缩的纤维条索。结果 25 例患者切口均一期愈合,无重要神经血管损伤。术后随访 6 个月,斜颈改善良好,瘢痕隐蔽,患者满意。因此,腋部入路提吊建腔内镜下斜颈整复术是治疗肌性斜颈的一种有效且兼顾外形的方法。

(陈江萍　毕宏达)

·参·考·文·献·

[1] 王伟,翟晓梅. 扩张皮瓣治疗头皮增生性瘢痕的临床效果[J]. 中华医学美容杂志,2015,21(2): 68-70.

[2] 杨艳清,任军,庞星原,等. 扩张的锁骨上皮瓣修复面颈部瘢痕[J]. 中华整形外科杂志,2015,31(1): 11-13.

[3]* 余文林,张斌,李勤,等. 扩张胸三角穿支皮瓣游离移植修复面部瘢痕的临床效果[J]. 中华医学美学美容杂志,2015,21(3): 136-138.

[4] 简麒超,毕桂芬,郭寿玲,等. 耳郭瘢痕皮瓣修复耳部巨大病理性瘢痕治疗体会[J]. 中国美容整形外科杂志,2014,25(12): 78-80.

[5] 潘现坡,吴永柏,于丽娜,等. 瘢痕内楔形切除联合山莨菪碱等药物注射治疗耳郭瘢痕疙瘩[J]. 中国美容医学,2015,24(11): 25-27.

[6] 袁敬东,易阳艳. 内切除法治疗耳郭瘢痕疙瘩[J]. 中国美容整形外科杂志,2015,26(3): 143-145.

[7] 唐志铭,翟晓翔,陈桂升,等. 光动力疗法联合手术治疗病理性瘢痕疗效观察[J]. 中国美容医学,2015,28(10): 48-50.

[8] 宋琳琳,陶凯,李森,等. 1 320& 1 440 nm 非剥脱点阵激光治疗瘢痕的临床观察[J]. 中国美容整形外科杂志,2015,26(3): 135-137.

[9] 肖洁平,万建勋,丁衍生,等. Er: YAG 点阵激光治疗面部凹陷性痤疮瘢痕 30 例疗效观察[J]. 中国美容医学,2015,17(12): 50-53.

[10] 李燕红,王玮蓁. 1 540 nm点阵激光辅以类人骨胶原敷料治疗痤疮后早期表浅凹陷性瘢痕的疗效观察[J]. 中国美容整形外科杂志,2014,9(11): 682-685.

[11] 孔祥明,张明莉,陈楠,等. 应用光动力治疗瘢痕疙瘩的实验研究[J]. 中国美容医学,2014,23(20): 1704-1707.

[12] 于冬梅,丁爽,尚勇,等. 瘢痕疙瘩中人端粒酶逆转录酶和 Caspase-3 基因的表达及意义[J]. 中国美容整形外科杂志,2015,26(3): 132-134.

[13] 邹崎葩,凌镜,刘朝东. 地西他滨抑制瘢

瘢疙瘩成纤维细胞增殖的实验研究[J]. 上海交通大学学报(医学版),2015,35(2):210-213.

[14] 严笠,曹蕊,潘博,等. TGF-β1 诱导瘢痕疙瘩表皮细胞发生上皮-间质转化的研究[J]. 中华整形外科杂志,2015,31(2):128-130.

[15] 沈才齐,金培生,李雪阳,等. shRNA-CTGF 重组质粒对瘢痕疙瘩Ⅰ型胶原蛋白表达的影响[J]. 中华医学美学美容杂志,2014,20(5):376-379.

[16]* 王少华,刘付存. 手术联合放射性核素^{90}Sr-^{90}Y 或曲安奈德治疗兔耳增生性瘢痕的疗效[J]. 中华医学美学美容杂志,2014,20(6):460-463.

[17] 马显杰,董立维,李杨,等. 额部和面部联合扩张修复鼻部及下睑区病损切除后创面[J]. 中华医学美学美容杂志,2015,21(4):205-207.

[18] 周洁瑕,谢晓明,龚建平,等. 三维重建技术在皮瓣移植中的应用[J]. 中华医学美学美容杂志,2015,21(4):202-205.

[19] 胡怀东,姜志斌. 负压封闭引流技术在胸部深部感染性创腔创面治疗中的应用[J]. 中国美容医学,2015,24(10):8-10.

[20] 田佳,范金财,刘立强,等. 圆形扩张器扩张颈部-耳后联合皮瓣进行全颊部美学修复[J]. 中国美容医学,2015,24(10):4-8.

[21] 徐楠,孙强,王晨超,等. 脂肪间充质干细胞移植治疗兔耳静脉淤血皮瓣的实验研究[J]. 中国美容整形外科杂志,2015,26(2):68-70.

[22] 陈福东,李林,吴敏,等. 携带小穿支皮瓣的背阔肌肌瓣移植与钛网联合应用修复巨大头皮、颅骨双重缺损[J]. 中国美容整形外科杂志,2015,26(1):37-39.

[23] 邱柏程,于海生. 应用颞浅动脉跨区供血的反流轴型耳后岛状皮瓣修复面部缺损[J]. 中国美容医学,2014,23(23):1959-1962.

[24] 刘昱星,陈振雨,冷向峰,等. 封闭负压引流与打包加压植皮成活效果的比较[J]. 青岛大学医学院学报,2015,51(1):41-43.

[25] 王俞明,耿峰,汪涛,等. 三维超声造影血管重建在穿支皮瓣术前评估中的应用[J]. 中国美容整形外科杂志,2015,26(5):287-290.

[26] 王偲,刘元波,臧梦青,等. 腹壁下动脉及其穿支螺旋桨皮瓣手术设计与临床应用[J]. 中国美容整形外科杂志,2015,26(5):293-296.

[27] 李宇飞,张瑛,张文俊,等. Meek 技术在大面积皮肤软组织撕脱伤中的早期应用[J]. 中国美容整形外科杂志,2014,25(11):654-657.

[28] 赵振华,杨建峰,王伯胤,等. MRA、CTA 与 DSA 在股前外侧皮瓣移植术前应用的对比研究[J]. 中华整形外科杂志,2015,31(3):172-175.

[29] 余道江,赵天兰,伍丽君,等. 应用健侧胸壁网球拍状皮下筋膜蒂皮瓣修复乳腺癌术后放射性溃疡[J]. 中华整形外科杂志,2015,31(3):176-178.

[30] 赵周婷,胡大海,陶克,等. 人脂肪间充质干细胞向表皮细胞表型转化的研究[J]. 中国美容医学,2014,23(22):1899-1903.

[31] 王志国,匡瑞霞,徐全臣,等. 人体不同部位正常皮肤成纤维细胞对机械张力反应的研究[J]. 中国修复重建外科杂志,2015,29(4):467-470.

[32] 程飚,项晓飞,邹吉平,等. δ 型阿片受体对离体培养人表皮干细胞生物学活性的影响[J]. 中华创伤杂志,2014,30(8):816-819.

[33] 李健,林茂辉,孟英堂,等. 封闭式负压引流技术在植皮术中的应用[J]. 中国美容医学,2014,23(21):1763-1765.

[34] 郑建生,霍鹏,郑庆亦. 小切口阻断血管延迟反流轴型皮瓣的研究[J]. 中华医学美学美容杂志,2014,20(4):296-298.

[35] 林润,侯春林,郑和平,等. 双侧脂肪筋膜瓣治疗坐骨结节Ⅳ度压疮[J]. 中华整形外科杂志,2014,30(6):421-423.

[36] 张勇,冯自豪,杨燕文,等. 带蒂肌瓣胸腔内转移填塞治疗脓胸创面[J]. 中华整形外科杂志,2014,30(6):428-431.

[37] 景丽峰,李勤,李爽. HIF-1α 及靶基因在糖尿病小鼠创面愈合过程中基因表达的研究及意义[J]. 中国美容整形外科杂志,2015,26(4):239-242.

[38] 许澍沿,朱洪章,刘祥厦,等. 穿支定位在原瘢痕区切取腹壁下动脉穿支皮瓣的意义:附一例报道[J]. 中华显微外科杂志,2015,38(2):127-129.

[39] 刘娜,何丹. CT 三维重建技术在颌面部骨折及整形外科治疗中的应用价值[J]. 中国美容整形外科杂志,2015,26(7):417-419.

[40] 杨仁凯,唐晓军,石蕾,等. 儿童半侧颜面短小畸形下颌牵引术后上颌骨发育的研究[J]. 中华整形外科杂志,2014,30(6):431-434.

[41] 仲昱任,李江,孙华昌,等. 经颌后小切口入路下颌角整形术[J]. 中国美容医学,2015,24(9):26-28.

[42] 吕金陵,西会会,罗文婷,等. 内镜辅助下发际线内切口颧骨复合体缩小术[J]. 中华整形外科杂志,2014,30(6):452-454.

[43]* 王瑞晨,柳春明,贾赤宇,等. 三维 CT 测量分析在颅面部骨纤维异样增殖症轮廓整复术的应用[J]. 中华整形外科杂志,2015,31(3):168-170.

[44] 赵延峰,李海霞,董宏华,等. 自体脂肪游离移植隆乳的临床经验报道[J]. 中国美容医学,2015,24(24):9-11.

[45] 孙宾,于子莹,邵海峰,等. 游离腓骨肌皮瓣修复下颌骨缺损的临床应用及其治疗效果评价[J]. 吉林大学学报,2014,40(6):1285-1288.

[46]* 方硕,邢新,杨超. 上睑板结膜瓣联合局部皮瓣重建下睑广泛全层缺损[J]. 中国美容整形外科杂志,2015,26(5):264-267.

[47] 王晨超,郭澍,王迪,等. 复合性眶周骨折的综合修复探讨[J]. 中国美容整形外科杂志,2014,25(10):618-620.

[48] 李秀琪,王太玲,李无言,等. 眼睑分裂痣的手术方法选择[J]. 中国美容整形外科杂志,2015,31(2):96-99.

[49] 祝为桥,李冬梅,刘静明,等. 臂外侧皮瓣修复重度眶窝闭锁畸形[J]. 中国美容整形外科杂志,2014,37(5):461-464.

[50] 王宇翀,戴海英,吕川,等. 交睑皮瓣在上睑全层缺损修复中的应用[J]. 中国美容整形外科杂志,2015,26(3):153-155.

[51] 石春龙,王昕,陈小平,等. 地奥司明预防切开法重睑成形术后上睑肿胀的疗效观察[J]. 中国美容整形外科杂志,2015,26(5):268-271.

[52] 葛春颖,刘志刚,陈亮,等. 保留血管网的微创重睑成形术[J]. 中国美容整形外科杂志,2015,26(5):260-263.

[53] 田永静,董洁,曹梅,等. 构建符合生理性重睑结构的重睑成形术研究[J]. 中国美容整形外科杂志,2015,26(4):209-212.

[54] 朱薛锋,邓景成,蒋朝华,等. 单切口微创重睑术临床应用探讨[J]. 中国美容整形外科杂志,2015,24(10):18-21.

[55] 王艳波,郑斌,仇树林. 上睑皮肤松弛矫正术方法选择研究[J]. 中国美容医学,2014,23(21):1782-1784.

[56] 石杰,刘凯,袁继龙,等. 眉下切口眼轮匝肌提升固定技术在上睑年轻化中的临床疗效观察[J]. 中国美容整形外科杂志,2015,26(9):544-546.

[57] 申五一,甘丽,俞凯莉. 上睑年轻化手术术式选择与设计操作技巧[J]. 中国美容医学,2014,23(19):1604-1607.

[58] 赵竟伊,靳小雷,祁佐良,等. 眉下皮肤切除术联合下睑袋切除术在眼周年轻化中的应用[J]. 中国美容医学,2015,24(10):21-23.

[59]* 左兰,程建霞,黄鑫宇,等. 先天性睑内翻的个性化术式治疗[J]. 中华医学美学美容杂志,2015,21(4):212-215.

[60] 张元政,杨超,邢新. 睑板前肥厚眼轮匝肌及皮肤切除术矫正先天性下睑内翻[J]. 中国美容整形外科杂志,2015,26(9):536-538.

[61] 程建霞,田蕊,杜园园. SMAS 筋膜悬吊联合外眦固定术治疗麻痹性睑外翻[J]. 中国美容医学,2015,24(3):16-18.

[62] 张建卓,于丽. 锯齿线悬吊治疗下睑外翻植皮术后早期复发的临床效果[J]. 中华医学美学美容杂志,2014,20(5):337-339.

[63] 周栩,韦敏,俞哲元,等. 眼眶内充填膨体聚四氟乙烯在上睑凹陷治疗中的应用[J]. 中华整形外科杂志,2015,31(4):284-286.

[64] 程建霞,左兰,田蕊,等. 联合术式治疗重度甲状腺相关眼病的研究[J]. 中国美容整形外科杂志,2015,26(9):553-555.

[65] 刘庆阳,潘舒亚,陈达,等. 眶隔脂肪瓣移位矫正上睑凹陷[J]. 中华整形外科杂志,2015,31(2):100-103.

[66] 彭喆,穆籣,刘岩,等. 同期吻合唇动脉的交叉唇瓣修复上唇缺损疗效观察[J]. 中国修复重建外科杂志,2015,29(1):54-57.

[67] 陈强,王淑杰,马继光. 自体脂肪颗粒注射隆鼻术[J]. 中国美容整形外科杂志,2015,26(2):76-79.

[68] 齐彦文,王静怡,陈波,等. 肋软骨隆鼻术后变形的处理[J]. 中国美容整形外科杂志,2015,26(2):85-88.

[69] 李磊,俞海燕,马腾霄,等. 瘢痕组织瓣并自体耳软骨移植在单侧唇裂术后继发畸形的鼻槛重建中的应用[J]. 中国美容医学,2015,24(4):21-23.

● [70] * 洪春，郑东学，鲁礼新. 鼻翼旋转皮瓣修复严重鼻翼内陷[J]. 中华整形外科杂志，2015，31(1)：19－21.

● [71] 刘晓春，彭海涛，彭旦生. 应用眼轮匝肌蒂颞部皮瓣修复鼻端缺损[J]. 中国美容医学，2015，24(13)：29－31.

● [72] 李甜，林泉，郭晶东，等. 应用自体真皮脂肪瓣修复陈旧性鼻眶筛骨骨折后凹陷畸形[J]. 中国美容医学，2014，23(22)：1871－1874.

● [73] * 周芳，黄立，曹玮，等. 单侧唇裂术后继发鼻畸形伴鼻中隔高位偏曲的同期整复[J]. 中国美容整形外科杂志，2014，25(10)：586－588.

● [74] 李营，陈福生，赵国录，等. 自体脂肪移植在隆鼻术中的临床应用[J]. 中国美容整形外科杂志，2014，25(10)：583－585.

● [75] 刘顺利，于仁义，陈铭锐，等. 双旗形皮瓣法修复烧伤后上唇中部过短畸形的临床效果[J]. 中华医学美学美容杂志，2015，21(2)：65－68.

● [76] 黄婵，黄予婷，濮哲铭. 切取鼻中隔软骨固定硅胶假体的鼻延长术[J]. 中国美容医学，2015，24(12)：30－33.

● [77] 吴荣薇，潘博，蒋海越，等. 小耳畸形患者胸廓畸形的临床初步研究[J]. 中华整形外科杂志，2015，31(4)：245－247.

● [78] * 程琳，胡金天，刘暾，等. 应用扩张的上臂皮瓣行烧伤后全耳郭再造[J]. 中华整形外科杂志，2015，26(4)：193－195.

● [79] 刘迎迎，吴小蔚. 对侧耳舟软骨游离移植联合耳后乳突皮瓣修复长段耳轮缺损的临床体会[J]. 中国美容整形外科杂志，2015，26(4)：200－203.

● [80] 刘嘉锋，李小丹，孙家明. 经残耳切口双平面埋置大容量扩张器行全耳再造术[J]. 中国美容整形外科杂志，2015，31(4)：251－253.

● [81] 董丽华，曹东升，谢娟，等. 反复快速扩张法在耳再造中的临床应用研究[J]. 安徽医科大学学报，2015，50(4)：552－554.

● [82] 陆忠凯，吴建明，刘伟，等. 筋膜瓣覆盖 Medpor 支架Ⅰ期修复部分耳郭缺损[J]. 中国美容整形外科杂志，2015，26(4)：196－199.

● [83] 汤婷，王继华，张景波，等. 皮肤扩张法修复外伤性耳郭缺损[J]. 中国美容医学，2014，23(24)：2054－2057.

● [84] 吴立志，林涧，顾仕林，等. 耳郭不规则块状离断再植九例[J]. 中华创伤杂志，2014，30(11)：1105－1108.

● [85] 郭文筠，汪国武，钟慧球，等. 耳郭外伤的急诊处理与美容修复效果分析[J]. 中国美容医学，2015，24(15)：22－24.

● [86] 张林，李小静，丁浩，等. 乳突区皮瓣法在先天性中重度杯状耳三维重建中的应用[J]. 中华医学美学美容杂志，2014，20(4)：245－248.

● [87] * 周佳宇，尚巧利，杨庆华，等. 扩张包膜对移植后肋软骨生物力学影响的实验研究[J]. 中华整形外科杂志，2015，31(3)：205－208.

● [88] 燕静杰，王剑，杨庆华. 耳软骨管法矫正轻中度杯状耳畸形[J]. 中国美容医学，2014，27(7)：19－22.

● [89] 刘嘉锋，李小丹，孙家明，等. 强脉冲光脱毛在大容量扩张器全扩张法耳郭再造术中的应用[J]. 中华整形外科杂志，2015，31(2)：92－94.

● [90] 张倩，时杰，李晓殿，等. Body-jet 水动力辅助吸脂系统行自体脂肪隆乳术的临床应用[J]. 中国美容整形外科杂志，2015，26(9)：547－549.

● [91] 李发成，程琳. 自体脂肪颗粒注射隆乳术 305 例临床分析[J]. 中国美容整形外科杂志，2015，26(8)：463－465.

● [92] * 王祎蓉，孙晶晶，吉恺，等. 自体脂肪颗粒注射隆乳术后体积保持率及其影响因素[J]. 中华医学美学美容杂志，2015，21(3)：139－142.

● [93] 李京，刘磊，黄新，等. 腋下切口全程内镜隆乳术的临床体会[J]. 中国美容医学，2014，23(24)：2042－2044.

● [94] 聂丽丽，秦宏智. 内镜下双平面法假体隆乳术的临床研究[J]. 中国美容整形外科杂志，2014，25(12)：718－720.

● [95] * 郝立君，徐海倩，祝仰东，等. 内镜下经腋路双平面法假体隆乳术 128 例分析：如何获得医患满意的临床效果[J]. 中国美容整形外科杂志，2014，25(12)：708－711.

● [96] 李高峰，柳超，张晨，等. 经腋窝内镜辅助下隆乳术不同操作方法的临床分析[J]. 中国美容整形外科杂志，2014，25(12)：712－715.

● [97] 李诗言，林樾，王卉丽，等. 毛面乳房假体和光面乳房假体隆乳术后包膜挛缩率的 Meta 分析[J]. 中华医学美学美容杂志，2014，20(4)：248－251.

● [98] 陈育哲，刘畅，陈迎霞，等. 乳晕内环乳头垂直切口双平面隆乳术的临床效果[J]. 中华医学美学美容杂志，2015，21(4)：193－195.

● [99] * 龙笑，王阳，白明，等. 三平面法隆乳术在乳房萎缩伴下垂矫正术中的应用[J]. 中华整形外科杂志，2015，31(1)：22－25.

● [100] 罗盛康，陈光平，汪海滨，等. 乳房下垂伴小乳房的综合修复术[J]. 中华医学美学美容杂志，2014，20(6)：401－404.

● [101] 亓发芝，张勇，冯自豪，等. 保留乳腺横膈内上蒂垂直切口瘢痕乳房缩小术[J]. 中华医学美学美容杂志，2014，20(6)：405－408.

● [102] 黄罡，栾杰，王晓军，等. 乳房再造术后的后期修整[J]. 中华损伤与修复杂志(电子版)，2014，9(4)：61－62.

● [103] 杨燕文，张勇，冯自豪，等. 自体真皮游离移植在乳房再造术中的应用[J]. 中国美容整形外科杂志，2015，26(8)：479－481.

● [104] 辛敏强，栾杰，穆大力，等. 胸肌筋膜罩支撑的改良垂直切口乳房上提术[J]. 中国美容医学，2015，24(9)：8－10.

● [105] 张建卓，于丽. 真皮乳腺腺体复合组织瓣矫正重度先天性乳头内陷[J]. 中华医学美学美容杂志，2014，20(4)：254－256.

● [106] 牛兆河，徐凤磊，王海波. 磁共振成像与阿基米德法测量乳房体积在即刻假体乳房再造中的效果比较[J]. 中华医学美学美容杂志，2015，21(3)：142－145.

● [107] * 杨喆，李养群，唐勇，等. 先天性膀胱外翻腹壁缺损的整形外科修复[J]. 中国美容医学，2015，24(8)：1－4.

● [108] 张毛毛，何伟，夏学颖，等. 加强盆底支持法的阴道紧缩术[J]. 中华医学美学美容杂志，2015，21(1)：26－29.

● [109] 梁向华，张丽丽. 阴道翻新术加用猪小肠黏膜下层补片的临床效果及安全性[J]. 中华医学美学美容杂志，2015，21(1)：29－32.

● [110] 赵相宜，吴小蔚，刘迎迎，等. 阴茎延长术后阴茎勃起角度异常的修复[J]. 中国美容整形外科杂志，2015，26(9)：527.

● [111] 周宇，周传德，唐勇，等. 性敏感单元及临床应用[J]. 中国美容整形外科杂志，2015，26(9)：523－526.

● [112] 杜丽平，游晓波，唐舰昫，等. 腹壁下动脉穿支皮瓣修复会阴肛周瘢痕挛缩的疗效观察[J]. 中国修复重建外科杂志，2015，29(8)：993－995.

● [113] 赵烨德，李旭东，张连杰，等. 小阴唇皮肤黏膜组织瓣再造尿道临床体会[J]. 中国美容医学，2014，23(22)：1859－1861.

● [114] 廖学琴. 会阴部植皮术后应用 PU 型与 PVA 型负压闭式引流疗效比较[J]. 四川医学，2014，35(9)：1204－1205.

● [115] 薛文勇，齐进春，杨彩云，等. 改良尿道板重建卷管尿道成形术结合睾丸鞘膜覆盖治疗重度尿道下裂[J]. 中华整形外科杂志，2014，30(6)：436－439.

● [116] 王永前，李森恺. 尿道下裂术后尿道狭窄的尿流率特点[J]. 中国美容整形外科杂志，2014，25(9)：530－533.

● [117] 魏立友，王国强，陈华，等. 两种皮神经营养血管蒂逆行岛状皮瓣修复足踝部软组织损伤的临床效果[J]. 中华医学美学美容杂志，2015，21(1)：23－26.

● [118] 宋付芳，王文刚，章庆国. 指尖缺损的美学再造临床应用研究[J]. 中国美容整形外科杂志，2015，26(1)：20－23.

● [119] 石斌斌，胡昭华，张伟，等. 应用腓浅动脉穿支游离皮瓣修复足部皮肤软组织缺损 20 例[J]. 中国美容整形外科杂志，2015，26(6)：342－345.

● [120] 刘恒鑫，宋保强，陈建武，等. 手部感染创面植皮后 VSD 治疗的临床疗效分析[J]. 中国美容整形外科杂志，2015，26(5)：297－300.

● [121] 夏成德，狄海萍，薛继东，等. 游离肌皮瓣桥接胫后血管修复对侧下肢软组织缺损[J]. 中华整形外科杂志，2015，31(3)：183－186.

● [122] 宋付芳，王文刚，章庆国. 带趾骨的(足母)甲瓣与第 2 趾近侧趾间关节移植修复拇指Ⅱ~Ⅲ度缺损[J]. 中华整形外科杂志，2015，31(3)：191－194.

● [123] 刘焕龙，王增涛，张文龙，等. 掌背穿支皮瓣滑移术在并指畸形指蹼重建中的应用[J]. 中华整形外科杂志，2015，31(3)：195－197.

● [124] 毛海蛟，史增元，尹维刚，等. 逆行足内侧隐神经营养血管皮瓣修复足前部皮肤缺损的解剖与临床应用[J]. 中华整形外科杂志，2015，31(1)：25－28.

● [125] 邓呈亮，魏在荣，孙广峰，等. 接力逆行穿支皮瓣修复手指远端及供瓣区皮肤软组织缺损[J]. 中华烧伤杂志,2015,31(2):107-109.

● [126] 王师平,樊星,夏炜. A型肉毒毒素联合CO_2点阵激光治疗眼周皱纹的临床疗效和安全性观察[J]. 中国美容整形外科杂志,2015,26(1):5-8.

● [127] 梁志生. Nanofat在面部非结构性移植中的临床观察[J]. 中国美容整形外科杂志,2015,26(5):279-281.

● [128] 刘洋,尚勇,李卓,等. 不同年龄女性脂肪干细胞生物学特性的比较[J]. 中国美容整形外科杂志,2015,26(6):372-375.

● [129] 杨雪松,付彧,王永俭,等. 低压无针注射联合硅胶膜治疗瘢痕疙瘩疗效观察[J]. 中国美容医学,2015,24(11):56-59.

● [130] 韩雪峰,胡金天,李发成. 棉垫纯化的脂肪颗粒在额颞部脂肪移植中的应用[J]. 中国美容整形外科杂志,2015,26(1):32-35.

● [131] 张元文,徐军,晏晓青,等. 透明质酸酶治疗透明质酸填充过度的疗效观察[J]. 中国美容整形外科杂志,2015,26(1):9-12.

● [132] 卢子敬,袁耀东,石岩,等. 脂肪组织提取物促进组织工程室内脂肪组织再生的实验研究[J]. 中华整形外科杂志,2015,31(3):209-212.

● [133] 黄乐彬,马桂娥,顾云鹏,等. 自体脂肪颗粒移植联合局部组织瓣在血管瘤治疗后继发上唇畸形修复中的临床应用[J]. 中国美容整形外科杂志,2014,25(12):724-727.

● [134]* 高伟成,陈小平,林金德,等. 自体PRP/PRF脂肪颗粒移植面部填充的回顾性临床分析[J]. 中国美容整形外科杂志,2015,26(3):149-152.

● [135] 袁强,谢芳,袁继龙,等. 自体富血小板血浆-脂肪颗粒隆乳术40例临床应用[J]. 中国美容医学,2015,26(12):718-720.

● [136] 唐玉娟,陈少全,张再重,等. 外涂普萘洛尔凝胶对浅表型增殖期婴幼儿血管瘤患者血浆VEGF、bFGF和MMP-9的影响[J]. 中华整形外科杂志,2015,31(4):268-270.

● [137] 章均,王珊,朱进,等. 肥大细胞在婴幼儿血管瘤增殖及消退中的作用[J]. 中华小儿外科杂志,2014,35(12):905-908.

● [138] 乔军波,李金,马玉春,等. 射频消融术治疗舌部静脉畸形[J]. 中华整形外科杂志,2015,31(4):274-276.

● [139]* 胡显良. 小儿颌面部巨大血管瘤的介入治疗[J]. 中华小儿外科杂志,2014,35(12):901-905.

● [140] 朱吉,邢新,毕宏达,等. 头皮复发性隆突性皮肤纤维肉瘤的外科治疗[J]. 中华医学美学美容杂志,2014,20(4):264-267.

● [141] 李克雷,张凤梅,郜茂众,等. 轴型颏下动脉颈阔肌筋膜瓣转移修复下面部静脉畸形硬化治疗后的凹陷[J]. 中华医学美学美容杂志,2014,20(6):429-432.

● [142] 顾子春,李华,胡莹,等. 腋下切口提吊建腔内镜辅助治疗肌性斜颈[J]. 中华整形外科杂志,2015,31(4):281-284.

文选

扩张胸三角穿支皮瓣游离移植修复面部瘢痕的临床效果 [中华医学美学美容杂志,2015,21(3):136] 余文林等对20例大面积面部瘢痕患者,Ⅰ期行胸三角区皮肤扩张术,4~6个月胸三角皮瓣扩张充分后行Ⅱ期手术,切除面部瘢痕,以胸廓内动脉第2或第3穿支皮瓣吻合受区面动、静脉,覆盖创面,24个扩张胸三角穿支皮瓣移植后全部成活。6个月至2年的随访显示,皮瓣色泽和质地与受区皮肤匹配良好,皮瓣组织质地柔软有弹性,局部无臃肿。采用扩张的胸三角穿支皮瓣游离移植修复面部大面积瘢痕,安全可行,避免了传统带蒂转移手术次数多、带蒂转移后固定时间长、扩张皮瓣浪费等诸多缺点,可获得理想的功能恢复和美学效果。

(戴海英)

述评 · 面部瘢痕因影响容貌外观及功能,因此患者要求修复的愿望非常强烈与迫切。大面积的面部瘢痕往往需要选用自体皮瓣修复,其中色泽、质地及外形与面部皮肤组织最接近的部位是前胸及三角肌区(胸三角皮瓣)。对于大面积瘢痕的修复,扩张后的胸三角皮瓣为首选。但是传统的带蒂转移手术尚存在不足:手术次数多,治疗周期长,带蒂转移后断蒂前需要头胸强迫体位固定,皮瓣利用率不高,供区往往不能拉拢缝合,需要植皮修复。该文设计成扩张皮瓣游离移植具有手术次数少、不需要头胸强迫体位固定、充分利用扩张皮瓣、皮瓣主要在前胸部切取、肩部不会遗留瘢痕、前胸供区可直接缝合等优点,临床效果满意。

(薛春雨)

手术联合放射性核素^{90}Sr-^{90}Y或曲安奈德治疗兔耳增生性瘢痕的疗效 [中华医学美学美容杂志,2014,20(6):460] 王少华等探讨手术联合^{90}Sr-^{90}Y(以下简称^{90}Sr)照射或曲安奈德注射治疗增生性瘢痕的最佳方案及安全性。将兔耳增生性瘢痕随机分为8组:A组直接行放射性核素^{90}Sr照射,B组手术修薄后2 d行^{90}Sr照射,C组手术修薄后1周行^{90}Sr照射,D组直接注射曲安奈德,E组手术修薄后1周注射曲安奈德,F组直接注射生理盐水,G组手术修薄后1周注射生理盐水,H组为空白对照。发现:① ^{90}Sr照射组(A、B、C组)与曲安奈德注射组(D、E组)成纤维细胞数、胶原纤维面密度值、微血管数、α平滑肌肌动蛋白(α-SMA)阳性颗粒吸光度值均明显低于生理盐水组(F、G组)和空白对照组(H组);② ^{90}Sr照射各组黑色素颗粒面密度值明显低于其他各组,差异有统计学意义($P<0.05$);③ ^{90}Sr照射各组未发现异型细胞。结论认为,^{90}Sr及曲安奈德可以抑制兔耳增生性瘢痕的增生,二者疗效差异无统计学意义;对增生性瘢痕早期进行^{90}Sr干预,可取得较好效果。

(戴海英)

述评 · 增生性瘢痕因其发病机制尚未完全明确,其治疗一直是整形外科的难题之一，手术、药物注射、放疗等一直运用于增生性瘢痕的治疗。该文利用兔耳增生性瘢痕作为模型，随机分成8个不同治疗组，对各组进行成纤维细胞数、胶原纤维面密度值、微血管数、α平滑肌肌动蛋白（α-SMA）阳性颗粒吸光度值及黑色素颗粒面密度值多个指标进行评价，得到结论：^{90}Sr及曲安奈德可以抑制兔耳增生性瘢痕的增生；对增生性瘢痕术后早期进行^{90}Sr干预，疗效优于晚期干预，而瘢痕经过^{90}Sr易引起色素脱失，但一般不会引起癌变。放射性核素敷贴的治疗在增生性瘢痕治疗中应用多年，该文从实验角度对^{90}Sr治疗的时机及疗效进行了分析，提供了新的思路，但在具体临床运用方面还需要提供进一步的实验依据。

（薛春雨）

三维CT测量分析在颅面部骨纤维异样增殖症轮廓整复术的应用 ［中华整形外科杂志，2015，31(3)：168］ 王瑞晨等将CT数据导入Mimics 10.0软件，调整头颅三维模型在系统坐标系内的位置，使得眶耳平面与坐标系的水平面平行，中矢状面与坐标系的中矢状平面重叠。在三维模型上标记测量点并提取其三维坐标值，分别获取两侧对应测量点三维坐标相对于系统中矢状面的三维差值，以测量结果为指导分块截除多余病变骨，实施轮廓整复手术。三维CT测量分析可以全面评估畸形程度，获得面部骨骼对称结构在三维方向上的差异，以测量结果为指导实施轮廓整复术14例，手术时间缩短，出血量减少，术后容貌明显改善。

（楼晓莉）

述评·颅面畸形患者的骨骼形态复杂多样，理想的手术效果需结合颅面形态特征做准确的个性化标记。基于三维坐标值的测量分析结果准确客观，可以在术前做好充分的手术设计，既方便手术团队交流，也利于医患间沟通。

（宋建星）

上睑板结膜瓣联合局部皮瓣重建下睑广泛全层缺损 ［中国美容整形外科杂志，2015，26(5)：264］ 方硕等对22例下睑广泛全层缺损患者采用上睑板结膜瓣修复，全部缺损长度均大于下睑全长1/2，随后设计一个或多个邻近的局部皮瓣覆盖残留皮肤创面。其中，13例联合单个局部皮瓣，9例联合2个局部皮瓣，共计31个局部皮瓣。术后4～6周，行Ⅱ期断蒂睑缘修整术。Ⅰ期术后，1个鼻旁皮瓣于第4天发生远端部分坏死，其余30个皮瓣（21例）均完全存活。18例患者断蒂后随访3～24个月，除1例有下睑外伤手术史的患者，下睑呈轻度退缩外，其余患者均获得满意的功能与外观。由此认为，采用上睑板结膜瓣联合单个或多个局部皮瓣修复广泛下睑全层缺损，安全可靠，功能与美容效果均较满意。

（杨　超）

述评·眼部是面部重要的美学单位，也是易受外伤和皮肤肿瘤侵犯的部位。眼睑作为眼球的保护屏障，其缺损对外观和功能的影响显而易见。下睑全层缺损因涉及众多的结构，可用组织量少，故修复重建一直是整形外科医师的棘手难题。目前针对下睑缺损的修复方法较多，主要取决于缺损位置的面积、残余组织量、皮肤松弛程度等因素。当缺损长度不超过全下睑的1/4，尤其是对老年皮肤较松弛者，缺损长度不超过全下睑1/3时，可采取两侧直接拉拢缝合的方法。当缺损长度在全眼睑的1/4～1/2时，可采用的方法有Tenzel术式、McGregor皮瓣、反向Culter-Bear术式等。然而，当缺损超过全眼睑的1/2或宽度大于8 mm时，这些方法均有局限性。该文将经典Hughes术式稍作改良，以单个或多个局部皮瓣转移替代原先的游离皮片移植，并联合上睑板结膜瓣修复下睑大面积全层缺损，虽然需要二期断蒂，但取得了较满意的修复效果，值得推广应用。

（郭恩覃）

先天性睑内翻的个性化术式治疗 ［中华医学美学美容，2015，21(4)：212］ 左兰等收集先天性睑内翻患者150例（285只眼），对单纯的先天性睑内翻采用单纯切开缝合术；单纯下睑赘皮的睑内翻采用睑内翻矫正术联合下睑赘皮去除术；伴有内眦赘皮和下睑赘皮的睑内翻采用下睑赘皮去除术联合内眦Y-V成形术；睑内翻伴有下睑退缩采用睑内翻矫正术联合下睑缩肌后徙术，评价术后恢复情况如治愈率、复率及术后并发症。术后随访6～12个月发现，患者术后恢复良好，无复发及并发症。术后总治愈率为98.6%（281/285），其中单纯切开缝合术治疗25只眼，好转2只眼，治愈23只眼（92.0%）；单纯下睑赘皮去除术治疗41只眼，治愈41只眼（100.0%）；下睑赘皮去除术联合内眦Y-V成形术治疗180只眼，好转1只眼，治愈179只眼（99.4%）；下睑缩肌后徙术治疗39只眼，治愈38只眼（97.4%）。由此认为，采用个性化手术治疗方式矫正先天性睑内翻，不但手术效果良好，治愈率高，而且避免了术后复发率及不良并发症。

（杨　超）

述评 · 睑内翻是指下睑缘向眼球方向卷曲的异常位置状态。先天性下睑内翻多发生于亚洲儿童，超过20%的1岁以下亚洲儿童会出现睑内翻现象，到12岁则降至2%。先天性睑内翻多发生在下睑，尤其常见于下睑内侧，为常染色体显性遗传病。既往临床上对于先天性睑内翻治疗思路多局限于处理下睑赘皮及下睑眼轮匝肌肥大问题，如下睑褥式缝线术、单纯眼轮匝肌切除术、眼轮匝肌肌腱下移固定术、眼轮匝肌缩短下移固定术等。但单一的术式并不能针对不同病理类型进行有效治疗。该文根据患者不同的病例类型采用个性化的术式进行先天性睑内翻的矫正，取得了较好的治疗效果，减少了术后复发率及不良并发症。这也充分体现了个性化治疗在整形外科临床工作中的重要性。

（邢　新）

鼻翼旋转皮瓣修复严重鼻翼内陷　［中华整形外科杂志，2015，31(1)：19］　洪春等利用鼻翼旋转皮瓣进行修复14例严重鼻翼内陷的患者，首先利用自体肋软骨塑造鼻尖和鼻梁，再以肋软骨补片加长加厚鼻翼凹陷患侧鼻翼软骨，最后按设计采用鼻翼皮肤旋转皮瓣重建患侧鼻翼。术后随访6~30个月，平均11个月，所有患者鼻翼内陷均有改善，皮瓣外观良好，切口愈合良好，瘢痕不明显，鼻翼大小无显著性变化，仅1例（单侧）瘢痕形成，其余患者对手术效果表示满意，切口隐蔽，符合鼻整形美学原则。

（戴海英）

述评 · 鼻翼内陷多因外伤或感染形成，而且多伴有不同程度的组织缺损，单、双侧均可发生，目前尚无较为理想和定型的手术方法。鼻翼内陷多属于鼻翼的部分缺损可采取邻近皮瓣转移（如鼻唇沟皮瓣）修复，但传统的转移皮瓣修复严重鼻翼边缘畸形，存在如术后瘢痕明显、手术恢复时间长、质地与鼻部不一致等问题。该文利用鼻翼外部皮肤形成旋转皮瓣，该皮瓣虽然属于随意皮瓣，但可以从周围的鼻背动脉或面动脉分支获得充足的血运，而且其足够的容积也可以有效地防止皮瓣转移后的组织挛缩，更符合同物相济的修复原则。术中要注意对鼻孔边缘的区域进行精细缝合，这样才能重建自然的鼻翼曲线。因此，用鼻翼旋转皮瓣技术修复鼻翼内陷，易于设计，具有理想的组织配型和良好的血液供应，损伤小，瘢痕不明显，外观满意。

（李军辉）

单侧唇裂术后继发鼻畸形伴鼻中隔高位偏曲的同期整复　［中国美容整形外科杂志，2014，25(10)：586］　周芳等观察并探讨单侧唇裂继发鼻畸形伴鼻中隔高位（筛骨垂直板）偏曲同期整复术的临床效果。采取跨鼻小柱鼻翼软骨边缘切口，充分游离移位的组织并将其复位，同时行鼻中隔偏曲矫正术。在传统切除鼻中隔软骨偏曲部分及矫正犁骨沟偏斜的基础上，凿除偏曲的筛骨垂直板部分，并利用所取鼻中隔软骨重建鼻尖支架，即通过矫正鼻中隔软骨与硬骨偏曲，从而较彻底地解决了鼻中隔偏曲的问题，又通过合理利用所取鼻中隔软骨重建鼻尖支架，改善了鼻尖美学形态，是一种值得推广的手术方式。

（戴海英）

述评 · 单侧唇裂患者由于患侧鼻翼软骨移位且发育不良以及前鼻棘移位而表现出以下特点：鼻尖的患侧向下前移位；鼻小柱的患侧较健侧短，鼻小柱歪斜；患侧的鼻孔扁平；患侧的鼻翼既向外侧伸展，又向下方塌陷，而鼻中隔偏曲又进一步加重了畸形程度。该文采用跨鼻小柱鼻翼软骨边缘切口鼻外入路，术中彻底矫正鼻中隔偏曲，包括鼻中隔软骨、梨骨及筛骨垂直板偏曲的矫正，同时利用所取鼻中隔软骨重建鼻尖支架，分别作为鼻小柱支撑移植物和鼻中隔延伸移植物，显著改善鼻部形态，获得满意的临床效果。

（薛春雨）

应用扩张的上臂皮瓣行烧伤后全耳郭再造　［中华整形外科杂志，2015，26(4)：193］　程琳等探讨了应用扩张的上臂皮瓣行烧伤后全耳郭再造的方法及相关问题。手术分为6期：Ⅰ期于上臂内侧置入皮肤软组织扩张器，完成注水扩张过程；Ⅱ期取出上臂内侧扩张器，形成皮管，同时行头部扩张器置入；Ⅲ期皮管转移至耳郭位置；Ⅳ期断蒂，同时耳后置入扩张器，完成扩张；Ⅴ期取肋软骨行全耳再造；Ⅵ期取出头部扩张器，切除头部瘢痕。结果术后9个月，再造的耳郭外形轮廓良好，立体感强，耳郭无明显移位或吸收，患者满意。该方法再造的耳郭外形良好。对于烧伤后头颈部遗留明显瘢痕的患者，是切实可行的手术方法。

（毕宏达）

述评 · 头面部严重烧伤患者往往伴有外耳缺损或缺失，再造外耳形态对该患者回归社会至关重要。烧伤后乳突区皮肤往往存在瘢痕，正常血运受到破坏，利用局部皮肤耳再造存在较高失败风险，若采用游离颞筋膜移植，包裹支架后于筋膜表面植皮可获得满意效果，但该方法技术要求较高，难于推广。该文采用上臂内侧皮瓣扩张后皮管移植，操作相对简单，技术方法成熟，而且供区隐蔽，术后效果尚佳，是一种值得基层医院借鉴的烧伤后耳再造方法，值得推广。

（陈江萍）

扩张包膜对移植后肋软骨生物力学影响的实验研究 ［中华整形外科杂志，2015，31(3)：205］ 周佳宇等通过动物实验探讨扩张器包膜对自体异位移植后兔肋软骨生物力学性能的影响。在10只3月龄新西兰大白兔背部脊柱两侧对称埋置15 ml扩张器各4枚，持续扩张1个月后，取出扩张器。一侧去除扩张器包膜为去包膜组，一侧保留扩张器包膜为带包膜组，同时取右侧第7、8肋软骨，去除肋软骨膜后一分为二，分别放置于背部对称扩张囊腔内，分别于术后4、8周取左右对称部位的肋软骨，进行组织学观察。根据试验机要求制成相应大小标准试件进行生物力学测试。8周后，去包膜组的抗拉强度及压缩强度均高于带包膜组，差异均有统计学意义，表明去包膜组肋软骨各项生物力学性能优于带包膜组。结论认为，去除扩张器包膜对移植后肋软骨生物力学性能的保持优于保留扩张器包膜组。

（毕宏达）

述评·扩张器法是临床常用的耳再造形式，但如何处理扩张后扩张囊纤维包膜一直存在争议：切除包囊可能破坏扩张瓣血运，造成支架外露；但另一方面其好处也显而易见——可进一步修薄皮瓣，术后再造耳形态更加逼真。该文从扩张囊对软骨形态长期维持角度展开动物实验研究，表明在实验动物模型上，切除纤维囊利于软骨支架形态长期维持。虽然导致软骨支架远期形态改变的因素很多，但该研究无疑提示，在确保皮瓣血运的前提下，精确操作、切除纤维囊，可有利于再造耳远期形态维持。

（陈江萍）

自体脂肪颗粒注射隆乳术后体积保持率及其影响因素 ［中华医学美学美容杂志，2015，21(3)：139］ 王祎蓉等为探讨自体脂肪颗粒注射隆乳术后体积保持率的影响因素及原因，对2011年3月至2014年12月进行自体脂肪颗粒注射移植隆乳术的39例美容就医者（77侧乳房）行回顾性研究。对年龄、体重指数、是否使用Brava辅助技术、是否采用水动力脂肪抽吸技术、脂肪抽吸部位以及术前乳房体积等体积保护率影响因素分别进行单因素线性和多因素线性回归分析。结果表明，术后平均体积保持率为（34.1 ± 12.2）%。单因素线性回归分析结果显示：年龄每增加5岁，体积保持率降低3.3%（$P < 0.05$）；使用Brava辅助技术，体积保持率提高8.4%（40.7% *vs.* 32.3%，$P < 0.05$）；采用大腿部位脂肪与采用腰腹部位脂肪相比，体积保持率提高9.6%（39.1% *vs.* 29.5%，$P < 0.05$）。从多因素线性回归分析结果可见，使用Brava辅助技术可提高体积保持率6.2%（$P < 0.05$）；采用大腿部位脂肪比采用腰腹部位脂肪的体积保持率提高6.0%（$P < 0.05$）。因此，认为应用Brava辅助技术，以大腿部为供区的脂肪有助于提高体积保持率；另外，脂肪移植后的体积保持率随着年龄增大而降低。

（朱 吉）

述评·自体脂肪作为一种游离移植方法必然存在移植后的存活问题，移植后的体积保持率众说纷纭，各报道之间差别很大，问题就在于缺乏统一的标准。在这背景下该文对年龄、体重指数、是否使用Brava辅助技术、是否采用水动力脂肪抽吸技术、脂肪抽吸部位以及术前乳房体积等体积保护率影响因素进行回顾性分析尤其有意义。结果表明，应用Brava辅助技术，以大腿部为供区的脂肪有助于提高体积保持率，并且脂肪移植后的体积保持率随着年龄增大而降低。

（宋建星）

内镜下经腋路双平面法假体隆乳术128例分析如何获得医患满意的临床效果 ［中国美容整形外科杂志，2014，25(12)：708］ 郝立君等为了总结内镜下经腋路双平面法假体隆乳术的关键流程和操作要点，以期获得医患满意的临床效果，最大限度地防止不良事件的发生，对128例小乳症患者进行采用内镜下经腋路双平面法假体隆乳术进行回顾，包括病例术前、术中、术后的治疗经过，收集乳房组织评估数据、双平面类型、假体型号、术后专项护理记录及医患满意度问卷调查等，并将以上信息归类分析。结果对于治疗效果，医患均满意126例，满意率为98.4%；医师不满意1例：单侧假体包膜挛缩Baker分级1级；患者不满意1例：假体偏小。因此，认为良好的沟通、可量化的决策依据、丰富的临床经验、精细解剖操作、专业术后指导及最少的并发症，是获得理想隆乳效果的基本保证；忽略任何一个环节都可能给患者带来不良后果。

（朱 吉）

述评·内镜下经腋路双平面法假体隆乳术是近年来假体隆乳术的趋势，因其显著的优点而逐渐在各大医院普及。该文及时对相关关键流程和操作要点加以总结，证实良好的沟通、可量化的决策依据、丰富的临床经验、精细解剖操作、专业术后指导及最少的并发症,是获得理想隆乳效果的基本保证;忽略任何一个环节都可能给患者带来不良后果。该结果对广大行内镜下假体隆乳术的医生具有积极的指导作用。

(陈江萍)

三平面法隆乳术在乳房萎缩伴下垂矫正术中的应用 [中华整形外科杂志,2015,31(1):22] 龙笑等为探讨应用胸大肌后放置假体,并于胸大肌中央部位切开,形成假体表面胸肌-腺体-胸肌三平面覆盖的方法,矫正乳房萎缩伴下垂的效果。选择环乳晕切口,进行乳房上象限腺体表面分离及真皮帽折叠固定,再由乳腺外下象限边缘进入乳房后间隙,于新的乳头、乳晕水平将胸大肌横行及纵行部分离断,将假体植入胸大肌后。于术前及术后对乳房各解剖径线进行标准化测量。应用上述方法行乳房上提联合隆乳手术14例,患者术后乳房上极形态、乳房凸度及乳头、乳晕位置均得到了明显改善,且无严重并发症发生。术后随访6~12个月,乳房形态良好。因此,认为三平面法能够在不离断胸大肌起点及止点的情况下,保证假体在乳头、乳晕水平良好的凸度,避免了乳房下垂联合隆乳手术时易发生的双泡畸形或阶梯现象,且损伤较小。

(朱 吉)

述评 · 双平面法隆乳的概念是2001年由美国医生John B. Tebbetts明确提出,即假体表面为胸大肌-腺体所覆盖,尤其适用于伴有轻中度乳房下垂的患者,是近年来国内比较热门的概念。三平面法隆乳术最早由Roberto在2011年提出,龙笑等在应用该方法联合环乳晕切口,同时结合腺体筋膜悬吊、真皮帽技术进行了乳房萎缩及下垂矫正,效果确实可靠,为患者又提供了一种选择。

(薛春雨)

先天性膀胱外翻腹壁缺损的整形外科修复 [中国美容医学,2015,24(8):1] 杨喆等利用整形外科原则分析先天性完全性膀胱外翻的腹壁组织缺损范围和程度,分别应用腹壁局部肌筋膜瓣、阔筋膜张肌皮瓣、阴股沟皮瓣及髂腹股沟皮瓣修复先天性完全性膀胱外翻腹壁缺损患者共18例,15例患者一期愈合,修复效果满意,3例出现皮瓣部分坏死或愈合不良,二期愈合。全部患者外翻的膀胱得到还纳,腹壁缺损得以修复,腹部外形和排尿功能恢复较为满意。认为针对不同年龄和腹壁缺损程度的患者,选择性使用整形外科皮瓣尽早闭合完全性膀胱外翻腹壁缺损,效果肯定,术后形态满意,在一定程度上恢复了患者自主排尿功能,提高了患者的生活质量。

(吕 川)

述评 · 膀胱外翻腹壁缺损常用的几种修复方法的各有优缺点。腹直肌前鞘-腹外斜肌腱膜瓣修复腹中线缺损属局部肌筋膜瓣转移,此方法血运可靠,成功率高,但适应证局限于腹中线缺损范围较小局部张力不大者。对于皮肤缺损,腹壁松弛者可形成“三叶草形”腹壁皮瓣修复;而皮肤缺损较少者可通过Z字改形闭合缺损。完全性膀胱外翻作为一种罕见复杂并且严重的泌尿生殖系统畸形,目前尚无理想的修复方法,各种修复方法均有其缺点,解剖学修复的理想和严峻的现实之间还有较大差距,需整形外科、泌尿外科及骨科医师的共同努力方可解决。

(邢 新)

自体PRP/PRF脂肪颗粒移植面部填充的回顾性临床分析 [中国美容整形外科杂志,2015,26(3):149] 高伟成等对141例面部局部凹陷的患者,其中63例采用富血小板血浆脂肪颗粒移植填充,78例采用富血小板纤维蛋白脂肪颗粒移植填充。术后随访3个月至3年,对术后是否行二次填充和满意度进行评价。结果141例患者均未出现感染、脂肪液化、血肿、纤维囊性化、色素沉着、感觉迟钝、局部凹凸不平等并发症。2例富血小板血浆脂肪颗粒移植患者注射1周后受区局部出现小片红斑,1周后好转;2例富血小板血浆脂肪颗粒移植患者和1例富血小板纤维蛋白脂肪颗粒移植患者术后受区局部出现小团块,经局部按摩或局部细针穿刺抽取后肿块消失。富血小板血浆脂肪颗粒移植患者二次填充率为26.9%,富血小板纤维蛋白脂肪颗粒移植患者二次填充率为10.2%。显示自体脂肪颗粒联合富血小板血浆或富血小板纤维蛋白移植是治疗面部凹陷的有效方法。与富血小板血浆相比,富血小板纤维蛋白在临床应用更方便,并发症更少,中、远期效果较好,值得推广。

(楼晓莉)

述评 · 脂肪颗粒移植面部填充在美容整形外科领域得到了较快的发展,如何降低脂肪颗粒移植后的吸收率是脂肪移植领域研究的关键课题之一。与PRP相比,PRF由于其提取简单,无须加入外源性凝血酶和激活剂,避免了免疫反应等并发症的发生。由于缓慢释放生长因子及蛋白胶原支架的作用机制,可以降低脂肪颗粒移植后的吸收率,值得推广应用。

(宋建星)

小儿颌面部巨大血管瘤的介入治疗 ［中华小儿外科杂志，2014，35(12)：901］ 胡显良回顾性分析2004年8月至2013年12月收治的婴幼儿颌面部血管瘤(瘤体最小直径 >5 cm)患儿62例，采用供血动脉超选择性插管，并以超液化碘油加平阳霉素行化疗栓塞，再以医用弹簧圈栓塞供血动脉主干减少瘤体血供。其中47例接受了1次化疗栓塞，14例在3个月后接受了再次化疗栓塞治疗，1例接受了3次化疗栓塞。所有患儿在术后均获得随访，随访时间6～96个月。在术后6及12个月随访时检查患儿并评价疗效。结果表明，动脉超选择性插管并化疗栓塞技术操作成功率为100%(78/78)；化疗栓塞后没有出现严重并发症，仅17例出现低热，经对症处理后17例均在7 d内降至正常。介入术后肿瘤瘤体明显缩小，术前平均病变最小直径[(8.5 ± 0.5)cm]与术后6个月[(2.1 ± 0.3)cm]比较，差异有统计学意义($P<0.05$)。结果证实，经病变供血动脉超选择性插管化疗栓塞治疗血管瘤安全性高、创伤小，并发症轻微、临床疗效显著，值得推广。

(朱　吉)

述评·颌面部血管瘤是婴幼儿颌面部常见的病变，生长快、破坏性强，生长迅速的巨大血管瘤有破裂出血的危险。手术切除创伤大、出血多、毁容，不易被患儿家属接受，已有报道的非手术方法均有一定的局限性。该文经肿瘤供血动脉超选择性插管化疗栓塞可促使病变血管内皮坏死、病变组织供血小动脉闭塞，致使病变组织缺血坏死、纤维化而明显缩小，以达到治疗目的，安全性高、创伤小、并发症轻微、临床疗效显著，是容易被患儿家长接受的微创技术方法。

(薛春雨)

肿瘤基础

本年度收集论文 437 篇，纳入一年回顾 148 篇，占 33.9%；收入文选 22 篇，占 5%。

一年回顾

一、肿瘤流行病学

史春颖等[1]采用 Logistic 回归分析年龄、初潮绝经年龄、生育史及哺乳情况等与乳腺癌发病风险的相关性。结果发现无生育史为乳腺癌发病的危险因素，而哺乳时间长、初潮年龄晚、生产数多则为乳腺癌的保护因素。乳腺癌组织中 ER、PR、C－erbB－2 的表达水平明显高于乳腺良性病变。结论认为，女性的月经、生育、哺乳情况与乳腺癌的患病风险有一定关系。通过 ER、PR、C－erbB－2 表达水平可以对癌组织的生物学行为和预后进行评估，并为内分泌治疗提供依据。真德智等[2]应用 Stata 11.0 软件合并计算 A/A 纯合子和携带 A 等位基因（T/A＋A/A）杂合子与野生型 T/T 纯合子肺癌发生的比值比（*OR*）及 95% 置信区间（*CI*），并按照亚裔与非亚裔人群进行亚组分析，评价 IL－8－251T/A（rs4073）不同基因亚型与肺癌发生的相关性及与不同种族肺癌发生的相关性。结果共有 6 篇文献符合纳入标准。合并计算所有纳入文献中的 IL－8－251T/A（rs4073）A/A 纯合子和携带 A 等位基因（T/A＋A/A）杂合子与野生型 T/T 纯合子肺癌发生的 *OR* 值，肺癌组（3 265 例）*OR*＝1.03，对照组（3 607 例）*OR*＝1.07，IL－8－251T/A（rs4073）基因多态性与肺癌发生无相关性。当按亚裔与非亚裔人群进行亚组分析后，发现亚裔人群中携带 A 等位基因（T/A＋A/A）杂合子和 A/A 纯合子与 T/T 纯合子肺癌发生风险有着显著的相关性。结论认为，IL8－251T/A（rs4073）基因多态性在全部人群中与肺癌发生风险无相关性，但是在亚裔人群中 A 等位基因的存在与肺癌发生显著相关。孙丽娜等[3]通过计算机检索 PubMed、EMBASE、中国生物医学文献数据库（CBM）、中文科技期刊数据库（CSTJ）、中文期刊全文数据库（CJFD），追查纳入文献的参考文献，收集有关 MTHFR C677T 基因多态性与胃癌易感性关系的病例对照研究。利用 StataSE12 软件对纳入研究进行统计分析和异质性检验。结论认为，MTHFR C677T 变异基因型（CT＋TT）可能是亚洲人群胃癌的危险因素。赵君慧等[4]*采用病例对照研究，选择青海地区藏族 PHC 患者及同期藏族健康体检者各 102 例，用 PCR、变性高效液相色谱技术进行基因分型检测，以非条件 Logistic 逐步回归模型进行 PHC 危险因素的多变量分析，比较不同基因型与 PHC 患病风险的关系。结论认为，吸烟、饮酒、肉食、HBV 感染、直系亲属 HBV 感染、直系亲属患肝癌等是青海藏族人群罹患 PHC 的主要环境危险因素；*XPD751C* 突变等位基因型、GSTM1 空白基因型是青海藏族人群 PHC 的易感因素；携带 *XPD751C* 突变和 GSTM1 空白联合基因型的个体，比单个基因型患病风险显著增加；青海藏族人群携带 *XPD751C* 突变等位基因型的个体可分别与 HBV 感染、饮酒、家族直系亲属肝癌 3 种环境危险因素共同诱导 PHC 的发生。

二、肿瘤相关基因及蛋白的分子生物学

朱玉芬等[5]采用无血清培养液 PCM－2 及成纤维细胞上清液对乳腺癌细胞及 MCF－7 细胞进行原代培养。观察乳腺癌细胞微球体形成状况，用 MTT 比色法检测乳腺癌细胞的增殖能力，用免疫细胞化学方法检测乳腺癌干细胞标记物及上皮间质标记物的表达，并通过 RT－PCR 进行验证。结论认为，在乳腺癌原代细胞和 MCF－7 细胞中可以采用无血清悬浮培养方法富集乳腺癌干细胞（BCSCs）样微球

体,成纤维细胞上清液能够促进 BCSCs 样微球体的增殖与分化,提示乳腺肿瘤微环境在乳腺癌细胞的生长增殖过程中发挥了至关重要的作用。余明杰等[6]利用 RNA 干扰技术靶向沉默 *A20* 基因,对 MCF－7 细胞株增殖、凋亡和迁移的影响进行研究。结果靶向沉默 *A20* 基因表达能够有效抑制 MCF－7 细胞的增殖和迁移,促进细胞凋亡的发生。结论认为,*A20* 基因在 MCF－7 细胞的增殖、凋亡和迁移过程中起重要作用,*A20* 基因可能是针对乳腺癌抗肿瘤靶向治疗的潜在靶点。张琰等[7]采用焦磷酸测序法定量检测乳腺癌及正常乳腺组织标本中 *ID4* 基因启动子区甲基化水平,用免疫组织化学 SP 法检测组织标本中 *ID4* 的表达。结果显示,乳腺癌组 *ID4* 启动子区甲基化水平高于正常组;雌激素受体(ER)阳性乳腺肿瘤组织中 *ID4* 甲基化水平高于 ER 阴性组织;在乳腺癌组织和正常组织中,*ID4* 的蛋白表达水平与其启动子甲基化水平呈负相关。结论认为,*ID4* 基因在乳腺癌中呈高甲基化状态(特别在 ER 阳性的乳腺癌中),*ID4* 基因启动子区甲基化可能是乳腺癌的发病机制之一。韩璐等[8]选用 41 例 EBV 相关胃癌(EBVaGC)组织、62 例 EBV 阴性胃癌(EBVnGC)组织以及 64 例健康人群血标本作为研究对象,采用 PCR 结合限制性长度多态性分析技术检测 TLR3c. 1377 和 TLR4 Asp299Gly 基因多态性,并对试验结果进行统计分析。结果发现,TLR3c. 1377 基因多态性与胃癌易感性有关,T 等位基因为胃癌的危险因子,而 C 等位基因为保护基因;TLR3c. 1377 基因多态性与 EBVaGC 易感性无明显相关。陈宁等[9]运用免疫共沉淀方法验证外源性 Ajuba 与 Twist 蛋白之间是否存在相互作用,用荧光素酶活性检测 Ajuba 对于 Twist 下游靶基因 N-cadherin 启动子的转录活性,构建结直肠癌 SW1116－shAjuba 稳转细胞株,并观察细胞迁移能力变化。结果显示,Ajuba 与 Twsit 之间存在相互作用,并且 Ajuba 能通过 Twist 促进 N-cadherin 的表达调控。在结直肠癌细胞 SW1116－shAjuba 稳转细胞中可发现,Ajuba 基因表达水平降低,蛋白表达下降,能抑制细胞迁移能力。结论表明,Ajuba 是转录因子 Twist 的共活化因子,能够促进 N-cadherin 表达,增强结直肠癌细胞的迁移能力。杨妙玲等[10]*采用免疫组化和定量逆转录聚合酶链反应(qRT－PCR)检测 Hes1 在结肠癌组织中的表达,并分析其表达与结肠癌分化程度的关系。建立 Hes1 过表达的结肠癌 SW620 细胞株,分别检测 Hes1 在 mRNA 水平和蛋白水平的表达,并在裸鼠体内检测 Hes1 对 SW620 细胞皮下成瘤能力的影响。结果显示,Hes1 在结肠癌组织中的表达显著高于癌旁正常结肠组织;在结肠癌 SW620 细胞株中稳定转染 Hes1 后,Hes1 被成功过表达,Hes1 过表达的 SW620 细胞成瘤能力增强。结论认为,Hes1 在结肠癌组织中的表达显著高于癌旁组织,并且随结肠癌组织分化程度降低而表达量上调;Hes1 在体内有促进结肠癌 SW620 细胞的成瘤能力。王凤等[11]采用甲基化特异性 PCR 法,检测 162 例大肠癌患者外周血来源 DNA 样本中 ADAMTS9 基因启动子甲基化水平,并应用酶联免疫吸附试验法检测 162 例大肠癌患者和 150 例健康体检者血浆 ADAMTS9 蛋白水平。结论认为,在大肠癌中,由 DNA 启动子甲基化引起的 ADAMTS9 蛋白表达下调可能参与大肠癌的发病、侵袭转移,并促进病程进展。叶柳等[12]采用免疫组织化学法检测 97 例结肠癌组织标本及其对应正常结肠组织标本中 Lgr5、E-cadherin、N-cadherin 的表达情况。结果表明,Lgr5 在肿瘤组织中表达阳性率(55.7%)高于正常组织(5.2%);E-cadherin 在肿瘤组织中表达阳性率为 51.5%,低于正常组织的表达(87.6%);N-cadherin 在肿瘤组织中表达阳性率(66%)高于正常组织(15.5%)。Lgr5 的表达和 E-cadherin 的表达呈负相关,和 N-cadherin 的表达呈正相关。结论认为,Lgr5 表达水平的改变能够影响结肠癌细胞的侵袭转移能力,Lgr5 可能促进结肠肿瘤细胞 EMT 的发生,参与了结肠癌的侵袭转移。马家驰等[13]采用 RT－PCR 及 Western blot 检测 IL－1α、HGF 和其受体 c－Met 在结肠癌细胞株和基质细胞中的表达,用 ELISA 实验检测 IL－1α、HGF 及 IL－1α 之间的生物学关系。构建癌细胞-基质细胞共同培养系统,用细胞增殖、侵袭及新生血管实验检测 HGF 对结肠癌转移能力的影响,同时检测 IL－1α 的作用。结论认为,自分泌的 IL－1α 和旁分泌的 HGF 相互作用共同调控结肠癌的转移,而 IL－1α 通过阻断 IL－1α 和 HGF 信号途径抑制结肠癌的转移。高远等[14]将 SMMC7721 和 MHCC97－H 细胞分别转染空白对照病毒和干扰 Tg737 表达的慢病毒后,用 CCK－8 法绘制肝癌细胞生长曲线检测其增殖能力变化。通过流式细胞仪检测肝癌细胞周期变化,并进一步检测细胞周期调控蛋白的表达变化,推断其可能的分子机制。结论认为,在肝癌细胞 SMMC7721 和 MHCC97－H 下调 Tg737 表达可能通过上调 cylinD1 的表达促进肝癌细胞周期由 G_1 期向 S 期转化,进而促进肝癌细胞的增殖。郭学军等[15]收集了 19 例肝细胞癌及对应癌旁组织,运用 qRT－PCR 技术检测 miR－128a 在肝细胞癌和对应癌旁组织及肝癌细胞株中的表达;应用 miR－128a mimics 或 inhibitor 转染人肝癌细胞,用 MTT 检测转染后细胞增殖活力变化;应用软件预测 miR－128a 的潜在靶点 RND3,并用双荧光素酶报告实验证实 miR－128a 与 RND3 3′UTR 结合,qRT－PCR 和 Western blot 检测 miR－128a 潜在靶点 RND3 的表达变化;应用 Western blot 检测细胞周期蛋白变化。结果表明,miR-128a在肝细胞癌中表达上调,并通过靶向调控RND3促进肝癌细胞增殖。胡宽等[16]*运用qRT-PCR检测miR-342-5p和Merlin mRNA在HCC组织与癌旁组织,以及正常肝细胞系与各种不同HCC细胞系中的表达。用重组慢病毒包装质粒pGCSIL-GFP-miR-342-5p或空载体(阴性对照)转染HCCLM3细胞,以无处理的HCCLM3细胞作为空白对照,用划痕愈合及Transwell实验观察细胞侵袭运动能力,以Western blot法检测细胞中Merlin蛋白的表达。采用双荧光素酶基因报告系统,将含野生型或突变型*Merlin*基因3′UTR质粒(psiCHECK-Merlin)分别与pGCSIL-GFP-miR-342-5p、空载体(阴性对照)共转染或单独转染(空白对照)HCCLM3细胞后,检测各组细胞荧光素酶活性。结论认为,*Merlin*是miR-342-5p的靶基因,miR-342-5p可能通过调控*Merlin* mRNA的表达促进肝细胞癌侵袭转移。刘飞等[17]应用Western blot法检测到EZH2蛋白在人正常近端肾小管上皮细胞株HK-2和肾细胞癌株786-0和ACHN中的表达。采用脂质体法介导化学合成EZH2 siRNA转染ACHN细胞株,用Western blot法检测转染后ACHN细胞EZH2蛋白的表达情况,以CCK-8法检测转染后ACHN细胞增殖率,流式细胞术检测转染后ACHN细胞周期分布和凋亡情况。结果发现,沉默*EZH2*基因表达可靶向控制肾癌ACHN细胞周期中G_1/S限制点而阻滞细胞周期进展,同时可有效抑制肾癌细胞增殖和促进细胞凋亡。孟亮等[18]收集临床组织标本,培养获得正常星形胶质细胞、低级别星形细胞瘤和高级别星形细胞瘤细胞,用荧光定量PCR法检测细胞中*AQP4*基因相对表达量,免疫印迹法检测*AQP4*蛋白水平,Transwell法检测细胞迁移能力。结果发现,星形胶质细胞瘤中水通道蛋白4的表达随恶性程度的增高而增高,随*AQP4*表达的上升,星形胶质细胞瘤的迁移能力也增强。王兵等[19]*采用慢病毒RNA干扰技术敲低胶质母细胞瘤细胞株U-87中*Syntenin*基因表达水平。以qPCR检测Syntenin mRNA表达水平,筛选最佳干扰序列;以Transwell小室实验检测细胞的侵袭和迁移能力变化;以黏附实验检测细胞的黏附能力变化;以Western Blot检测Syntenin、AKT、p-AKT和MMP-9的表达水平。结论认为,在胶质瘤中,Syntenin可能通过上调AKT的磷酸化水平,经过相应的信号转导通路上调MMP-9表达水平,从而促进胶质瘤细胞的侵袭和迁移。豆玉超等[20]采用脂质体法将4个含有靶向FOXP3的shRNA序列(shRNA1~4)和1个含有shRNA无意义随机阴性对照序列(neg-shRNA)的质粒转染入人胶质瘤U87细胞和LN229细胞;应用Western blot检测转染后FOXP3蛋白的表达情况筛选出最有效的一个shRNA干扰质粒;应用流式细胞术、CCK-8法检测转染后U87细胞和LN229细胞的凋亡和增殖活性的变化。结论认为,靶向*FOXP3*基因的shRNA能够有效抑制该基因表达,抑制胶质瘤细胞的凋亡,促进细胞增殖。

三、肿瘤标志物血清学和体液的检测

赵民学等[21]采用RT-PCR检测46例甲状腺乳头状癌(PTC)患者肿瘤组织和血清中miR-21表达情况,并与35例结节性甲状腺肿患者和18例正常人进行对比分析。结果表明,miR-21在PTC患者肿瘤组织和血清中的表达明显升高,且其表达水平与PTC临床病理特征相关,可能是新的PTC早期检测指标。临床上对于PTC肿瘤组织和血清中miR-21的检测可能用于PTC早期临床诊断。周爱清等[22]采用西门子化学发光仪检测84例可手术乳腺癌患者血清HER-2/neu ECD水平,并采用同期的58例乳腺良性病变患者及56例健康体检女性作为对照;同时对84例可手术乳腺癌患者进行组织HER-2表达的检测。结论认为,化学发光法检测可手术乳腺癌患者血清HER-2/neu浓度与组织HER-2表达水平有很好的一致性。因此,乳腺癌患者在系统治疗期间,可通过化学发光法动态监测患者血清HER-2/neu ECD水平,可弥补组织HER-2检测的不足,在乳腺癌随访、疗效监测尤其是用Herceptin治疗后的疗效监测中发挥其独到作用。任丽等[23]收集了180例乳腺癌患者,按是否发生骨转移分为乳腺癌骨转移组90例、乳腺癌无骨转移组90例。健康对照组为20名健康体检者。抽取外周血标本,应用酶联免疫法定量检测白细胞介素IL-11的表达情况。同时采用组织芯片技术,检测肿瘤组织中IL-11的表达情况。应用RT-PCR分析不同乳腺组织IL-11mRNA表达,筛选出影响患者术后生存的独立预后指标。结果表明,IL-11的表达与乳腺癌骨转移的发生相关,高表达IL-11的乳腺癌可能更易发生骨转移。尹迎春等[24]收集肺癌患者268例的胸腔积液标本,患者年龄53.6(31~76)岁,其中男165例、女103例。采用免疫组织化学对患者胸腔积液进行分析,确诊为NSCLC 76例,其中腺癌39例,鳞癌37例。检测76例NSCLC的细胞蜡块及肺肿瘤穿刺标本中*EGFR*、*K-ras*基因突变及*EML4-ALK*融合基因。结论认为,采用NSCLC胸腔积液细胞学标本进行*EGFR*、*K-ras*及*EML4-ALK*基因检测,方法可行,尤其适用于无法获得组织学标本的NSCLC患者。张艳姣等[25]选取30例食管鳞癌患者癌组织及癌旁组织,应用Western blot法检测CK15在两组中的表达。采集食管鳞癌患者组及体检的正常对照组受检者血清，应用ELISA法检测两组血清中CK15、增殖细胞核抗原(PCNA)的表达，应用化学发光法检测两组血清中细胞角蛋白19片段抗原(CYFRA21－1)的表达。结论认为，CK15在食管鳞癌患者组织与血清中的表达下调可能与食管鳞癌的发生、发展有关。联合检测CK15、CYFRA21－1对食管鳞癌的诊断有重要价值。乔亚光等[26]测定了30例食管鳞状细胞癌(ESCC)患者组和30例正常对照组血清中CK15、BMP2、细胞角蛋白19片段(CYFRA21－1)、鳞状上皮细胞癌抗原(SCC)、增殖细胞核抗原(PCNA)、癌胚抗原(CEA)水平。结果显示患者中血清CK15水平低于正常对照，SCC、CEA、CYFRA21－1水平高于正常对照，BMP2和PCNA的血清水平与正常对照相比无显著差异。结论认为，血清CK15的变化可能与ESCC的发生有关；联合检测CK15和SCC、CEA、CYFRA21－1对ESCC具有较大诊断价值；血清BMP2和PCNA对ESCC无诊断价值。张学松等[27]采用甲基化特异性PCR法(MSP)和ELISA法检测各组患者血浆中RNF180甲基化状态和RNF180蛋白表达情况，并分别将其与各临床病理指标进行统计学分析。结论认为，胃癌患者血浆中*RNF180*基因表达存在高甲基化率，而RNF180蛋白表达明显下降，提示血浆*RNF180*基因甲基化可作为一种微创的检测方法，在临床胃癌诊断中有潜在的应用价值。张恩等[28]选取52例胃肠道肿瘤患者为观察组，35例健康体检人员为对照组，采用PCR技术对其外周血Survivin－ΔEX3 mRNA表达进行检测。结果显示，观察组外周血组织中Survivin－ΔEX3 mRNA相对表达量明显高于对照组，低分化者的阳性率及相对表达指数均高于中高分化者；Ⅰ＋Ⅱ期与Ⅲ＋Ⅳ期比较，其阳性率及相对表达指数后者明显比前者升高；淋巴结无转移者与有转移者的阳性率及相对表达指数比较，后者明显高于前者。结论认为，Survivin－ΔEX3 mRNA阳性表达与胃肠道肿瘤有关，其表达的高低在分化程度、临床病理分期和淋巴结转移方面均有意义。蒋敦科等[29]把60例大肠癌患者根据局部有无淋巴结转移情况分为淋巴结远处转移组和无淋巴结转移组，每组各30例。另选正常大肠黏膜40例为健康对照组，采用ELISA和免疫组学法分别检测血清中sICAM－1水平和组织中CEACAM1的表达。结果显示大肠癌中CEACAM1的表达与肿瘤分期、淋巴结转移情况相关；大肠癌患者血清中sICAM－1的水平明显高于健康对照组，比较结果差距显著，大肠癌中有淋巴结远处转移的患者中sICAM－1的水平明显高于无转移者。结论认为，CEACAM1是防治大肠癌及其浸润转移的有效靶点，与大肠癌淋巴结转移显著相关，检测血清sICAM－1的水平能够有效预测肿瘤的转移情况。刘洁等[30]运用qRT－PCR检测结肠癌患者与健康对照组血浆中miR－21的表达情况，以及与临床病理参数的关系；另外检测结肠癌患者手术前1周、手术后1周和术后1个月血浆中miR－21的表达水平变化。结论认为，结肠癌患者血浆中miR－21的表达情况可作为结肠癌潜在的生物标志物，有望成为一种新的有效辅助诊断结肠癌及判断预后的方法。钟武等[31]收集356例结直肠癌患者的临床病理资料，分析血清CEA、CA19－9与临床病理特征及生存率的关系。通过单因素分析结果显示，血清CEA浓度升高与肿瘤浸润深度、淋巴结转移、病理类型、肝转移、周围脏器受累有关；血清CA19－9浓度升高与肿瘤浸润深度、腹膜转移、肝转移有关。结论提示，血清CEA、CA19－9浓度同时升高可能是结直肠癌的晚期事件，提示患者预后不良。王敏等[32]收集78例结直肠癌患者手术前的血浆标本和48例健康志愿者的血浆标本，应用ELISA检测双肾上腺素样激酶1(DCLK1)和CEA的表达水平，对比分析DCLK1、CEA及二者联合检测诊断结直肠癌的敏感度、特异度和准确性，并分析血浆中DCLK1和CEA的表达水平与结直肠癌患者临床病理特征之间的关系。结果显示，血浆中DCLK1的含量与结直肠癌患者的TNM分期、分化程度、有无淋巴结转移及有无脉管癌栓等相关。结论提示，血浆DCLK1有望成为诊断结直肠癌的一种新型肿瘤标志物，且与结直肠癌患者的恶性程度密切相关。李宝华等[33]以326例大肠炎性息肉患者为对照组，回顾性分析489例结直肠癌患者血清中CA72－4、CEA检测资料。结论认为，CEA、CA72－4对结直肠癌的早期诊断、恶性程度的评价以及预后的评估均有重要的临床应用价值，两者联合检测可增强结直肠癌诊断的临床价值。康倩等[34]*按照肠镜检查结果分为结直肠癌组(80例)与未见异常的对照组(52例)，采用单盲法应用荧光定量PCR方法进行外周血游离DNA中*Septin9*基因甲基化状态检测，并通过胶体金免疫化学法进行粪隐血检测，对比*Septin9*甲基化与粪隐血检测在筛查结直肠癌中的优越性。结果*Septin9*基因甲基化筛查结直肠癌的敏感度优于粪隐血检测筛查。结论认为，检测血浆中*Septin9*基因甲基化状态可作为一种新的无创性早期筛查结直肠癌的方法。安松林等[35]回顾性分析251例肝细胞癌患者的临床病理资料，根据术前血清AFP水平分成0～20 ng/ml、20～400 ng/ml、>400 ng/ml三组，进行生存分析、建立Cox风险回归模型。结果术前血清AFP水平与性别、凝血酶原时间、肿瘤直径、脉管瘤栓、被膜受侵、组织学分级以及巴塞罗那肝癌临床分期有相关性。结论认为，术前血清AFP是影响肝癌预后的重要因素,400 ng/ml 可作为预测无复发生存的截点值,20 ng/ml可作为预测总生存的截点值。程黎[36]选取 76 例行手术治疗的肝癌患者(肝癌组)和 45 例正常健康体检者(对照组),比较两组间血清 TSGF 水平,并观察血清 TSGF 水平与肝癌患者的临床病理特征和预后之间的关系。结论表明,TSGF 在肝癌患者血清中高表达,与有无癌栓、TNM 分期、组织分化程度、有无肝硬化有关,且其表达高者预后差,有助于肝癌的诊断和预后评价。马天加等[37]采用 RT-PCR 检测 38 例膀胱癌组织和 12 例癌旁组织蛋白磷酸酶 2A 的癌性抑制因子(CIP2A)mRNA 的表达,并加以免疫组化检测;以 ELISA 法检测 38 例膀胱癌及 40 名健康对照者外周血中 CIP2A 蛋白的含量。结果显示,38 例膀胱癌有 76.32% 检测到 CIP2A mRNA 的表达,癌旁组织中未有表达;63.64% 癌组织表达 CIP2A 蛋白,而癌旁组织中未有表达;CIP2A 在膀胱癌患者外周血中的含量明显高于健康人群。结论认为,CIP2A 在膀胱癌患者的组织及血清中高表达,CIP2A 可以作为反映膀胱癌生物学行为的有效指标。谢冲等[38]* 收集前列腺癌 140 例,BPH 患者 104 例。ELISA 法检测所有受试者的血清 PSA 水平以及 X 抗原家族成员 1b(XAGE-1b)、滑膜肉瘤 X 断裂点基因 2(SSX2)、α 甲基酰基辅酶 A 消旋酶(AMACR)、蛋白激酶 A 锚定蛋白 4(AKAP4)等 4 种肿瘤标志物的表达水平。计算各肿瘤标志物在前列腺癌患者血清中的阳性表达率、敏感性和特异性。结论认为,与单一 PSA 检测相比,XAGE-1b、SSX2、AMACR、AKAP4 等 4 种肿瘤标志物联合 PSA 检测可以较大地提高前列腺癌诊断的敏感性和特异性。在 PSA 4~10 μg/L 时,联合检测具有很高的诊断价值。杨帅等[39]* 选取诊断为脑胶质细胞瘤并行手术治疗的成年病例 68 例为胶质瘤组,20 例健康体检患者作为对照组,根据术后病理学分级,低度恶性Ⅰ级 2 例、Ⅱ级 17 例,高度恶性Ⅲ级 15 例、Ⅳ级 34 例。观察生存时间及复发时间。术前均抽取静脉血,采用 ELISA 测定血清 YKL-40 水平。结论认为,血清 YKL-40 水平与胶质瘤的病理学分级及预后密切相关,可作为恶性程度及预后的判断指标。

四、肿瘤相关基因和蛋白的表达及其临床意义

(一) 甲状腺和乳腺肿瘤

杨香山等[40]* 应用免疫组化学检测 60 例甲状腺乳头状癌(PTC)患者癌组织及相应癌旁正常组织中 Snail 和 N-cadherin 蛋白表达,分析二者蛋白阳性表达与 PTC 患者临床病理特征的关系,并用 Western blot 检测 PTC 癌组织与 TPC-1 细胞株中二者的蛋白表达及诱导情况。结论认为,Snail 和 N-cadherin 在 PTC 癌组织和 TPC-1 细胞株中可诱导性表达,且与淋巴结转移密切相关,提示 Snail 和 N-cadherin 可能参与 PTC 发生及转移的过程,对临床诊断与预后具有重要价值。张明等[41]运用 PCR 技术将 PTC 组织扩增后行基因测序,观察 50 例 PTC 组织中是否存在 *BRAF V600E* 基因突变,运用免疫组化观察是否存在 VEGF-C 表达及其表达程度,分析 *BRAF V600E* 基因突变及 VEGF-C 表达情况与 PTC 临床病理特征及其中央区淋巴结转移的关系。结论认为,*BRAF V600E* 基因突变与中央区淋巴结转移无关,而其突变与 VEGF-C 的高表达相关;VEGF-C 在 PTC 中的高表达预示更高的中央区淋巴结转移率;肿瘤侵及甲状腺被膜特别是侵及周围组织,与中央区淋巴结转移相关。章培等[42]利用免疫组化检测在乳腺癌 REG_γ 蛋白酶复合体和 P16 蛋白水平的表达,分析在乳腺癌中二者表达的相关性。结果 77 例乳腺癌组织中,49 例 REG_γ 阳性表达为 63%,51 例呈 P16 阳性表达;23 例癌旁正常组织中,3 例呈 REG_γ 表达,15 例呈 P16 阳性表达。结论认为,REG_γ 在人类乳腺癌组织中高表达,P16 在乳腺癌旁正常组织中高表达,两者之间存在相关性,REG_γ 可能通过下调 P16 这一途径在乳腺癌的发生、发展中发挥其功能。苏洳鋗等[43]应用免疫组化 SP 法将 100 例乳腺癌标本分为 Luminal 型、HER2(+)型、BLs 型和 NBLs 型,检测巨噬细胞移动抑制因子(MIF)表达差异。比较不同年龄、月经状况、肿瘤大小、腋淋巴结转移状态、肿瘤组织学类型、组织学分级和术后临床分期患者中 MIF 阳性表达率;比较 MIF 阳性患者和阴性患者的微血管密度(MVD)数值差别及 5 年总生存率。结论提示,MIF 阳性的乳腺癌患者多为 HER2(+)型,易发生腋淋巴结转移,肿瘤新生血管明显,预后不良。徐五琴等[44]应用免疫组化检测 100 例乳腺癌及 30 例癌旁乳腺组织中 Notchl、FSCN1、雌激素受体(ER)、孕激素受体(PR)、CerbB-2 及 ki-67 的蛋白表达;采用 RT-PCR 检测 60 例新鲜乳腺癌组织及其癌旁组织中 Notchl 和 FSCN1 的 mRNA 表达。结论认为,Notehl 和 FSCN1 在乳腺癌中均呈高表达,可能协同促进乳腺癌的发生和发展,且可能在乳腺癌的浸润、转移及预后中发挥了重要作用。赵海宁等[45]应用 qRT-PCR 检测 60 例乳腺癌及癌旁乳腺组织中细胞表面黏附分子拼接变异体-6(CD44v6)和趋化因子受体 4(CXCR4)mRNA 的表达,分析两者表达、相关性及其与临床病理学特征的关系。结果显示,乳腺癌 CD44v6 和 CXCR4 的 mRNA 阳性表达率均

明显高于癌旁组织,且两者表达具有正相关性;表达也与乳腺癌的临床 TNM 分期及淋巴结转移有关,与患者的年龄、肿瘤大小及病理类型无关。结论认为,CD44v6 和 CXCR 与乳腺癌发展和转移有关,可能作为乳腺癌的重要分子标志物和治疗靶点。

(二) 呼吸系统肿瘤

高鹏等[46]* 收集 IB 期非小细胞肺癌(NSCLC)40 例,根据术后 3 年内有无复发转移分为复发/转移组和对照组。应用免疫组化方法检测 Runx2 与 Ezrin 的表达,并应用 Kaplan-Meier 法分析其表达与 IB 期 NSCLC 患者无病生存率之间的关系。结论提示,Runx2 及 Ezrin 表达与 IB 期 NSCLC 术后复发/转移密切相关,可以作为评估 IB 期 NSCLC 患者预后的指标。彭国庆等[47] 收集 54 例 NSCLC 患者,34 例转移组为 NSCLC 并肺门纵隔淋巴结转移,非转移组($n=20$)为 NSCLC 无肺门纵隔淋巴结转移患者,另选取同期胸部良性病变行手术患者 21 例为对照组。采用 FQ - PCR、蛋白印记法和免疫组织化法检测 54 例 NSCLC 癌组织、癌旁组织及淋巴结中 LunX 基因及蛋白的表达。结论提示,LunX 在 NSCLC 患者癌组织、癌旁组织及淋巴结中均有表达,其表达的上调可能参与 NSCLC 患者肿瘤微转移的发生、发展过程。谢玲玲等[48] 应用免疫组化、Western blot 和免疫荧光的方法检测 NSCLC 中 hSNF2H 的蛋白表达情况及其与 Rsf - 1 的共定位情况。结果显示,54.05% 的病例存在 hSNF2H 蛋白的过表达,其过表达与肺癌患者的年龄、性别及淋巴结转移无关,而与肺癌的 TNM 分期以及分化成正相关。结论认为,肺癌中存在 hSNF2H 蛋白的高表达,并与 TNM 分期和分化相关。

(三) 消化系统肿瘤

王豪杰等[49] 运用快捷免疫组化方法对食管 ESCC 癌组织及相应的癌旁组织 59 例进行检测,测定 RhoE 与 EGFR 的表达情况,运用统计学方法结合患者其他指标进行分析。结论显示,EGFR 基因的表达水平在 ESCC 中是增高的,而 RhoE 则是降低的;并且二者呈负相关,与肿瘤的分化程度、有无浸润、淋巴的转移以及临床分期等密切相关,这提示着 EGFR 的高表达或许参与了食管癌肿瘤的发生与发展,对二者的表达情况进行检测有助于我们了解食管癌的生物学行为以及评估预后。王晓龙等[50] 采用 SYBR Green qRT - PCR 方法检测 54 例 ESCC 新鲜癌组织及对应癌旁组织中 miR - 155 的表达情况,并分析其与临床病理特征的关系。结果 miR - 155 在 ESCC 组织中的表达显著低于癌旁组织;ESCC 中 miR - 155 的相对表达水平与淋巴结转移显著相关,但与吸烟、饮酒、年龄、性别、浸润程度、分化程度及 pTNM 分期等均无显著相关性。结论显示,食管鳞癌中 miR - 155 的相对表达下降,可能导致机体炎症、免疫反应及相关抑癌机制的失调,进而可能促进了食管鳞癌的发生和发展。余海等[51]* 采用免疫组化检测 F 框/WD - 40 域蛋白 7(FBXW7)蛋白在 90 例食管鳞癌和 20 例相应的癌旁组织及 40 例食管上皮内瘤变组织中的表达情况,采用 Western blot 法及 RT - PCR 检测 40 例食管鳞癌组织和癌旁正常组织中 FBXW7 蛋白和 mRNA 表达水平。结论认为,FBXW7 mRNA 及其蛋白在食管鳞癌组织和食管高级别上皮内瘤变组织中的表达显著减低,且其低表达与食管鳞癌患者的不良预后密切相关。作为一种肿瘤抑制基因,FBXW7 可能对食管鳞癌的发生、发展和转移起重要作用,有可能成为反映食管鳞癌患者病情严重程度及判断其预后的重要分子生物学标志物。杨小冬等[52] 利用组织微阵列技术制作组织芯片,采用免疫组化分析 197 例 ESCC 和相应癌旁组织中趋化因子 CCL26 的表达水平,并对食管鳞癌中趋化因子 CCL26 的表达与患者年龄、性别、临床分期、淋巴结转移及 5 年生存率等临床病理指标的相关性进行分析。结论提示,趋化因子 CCL26 高表达可能与 ESCC 的发生、发展相关,导致 5 年生存率下降,检测趋化因子 CCL26 可能为 ESCC 预后判断提供依据。吴梦婕等[53] 采用免疫组化检测 HSP90α 和 HSP90β 在胃癌组织及癌旁组织的表达,采用 RT - PCR 法检测两者的 mRNA。结论表明,HSP90α 和 HSP90β 蛋白在胃癌组织中的阳性表达以及其与胃癌生物学行为的关系,提示二者可能作为判断胃癌恶性程度的重要指标。HSP90α 和 HSP90βmRNA 的高表达,且两者均与胃癌的发生、发展关系密切,可能与胃癌组织中的转录调控相关。李延森等[54] 采用免疫组化学检测 119 例胃癌组织和癌旁正常胃组织中胃癌相关候选抑癌基因(*VEZT*)的表达,分析其与患者临床病理特征及预后的关系。用 RT - PCR 方法从 293 肾上皮细胞扩增出 *VEZT* 基因片段,利用 DNA 重组技术将目的基因连接于 pEGFP - N1 真核表达载体上,构建重组质粒载体及 DNA 测序、对比分析对重组质粒载体进行鉴定。结论提示,VEZT 蛋白与胃癌的组织分化类型、TNM 分期、浸润深度和淋巴结转移相关,VEZT 高表达胃癌患者的 5 年生存率也较高。岳晓林等[55] 应用免疫组化检测 80 例胃癌组织及癌旁组织中基质细胞衍生因子- 1(SDF - 1)及其受体 CXCR4 的表达。结果显示,胃癌组织中 SDF - 1 和 CXCR4 的阳性表达率高于癌旁组织。SDF - 1 与 CXCR4 的表达呈正相关,SDF - 1 和 CXCR4 的表达水平与胃癌患者的病理分期、淋巴结转移、组织学分级相关。结论认为，胃癌组织中 SDF-1、CXCR 的表达水平与病理分期、淋巴结转移、组织学分级密切相关，可作为胃癌诊断和预后的免疫病理学指标，有望成为药物治疗胃癌的靶点。翟薇等[56]应用组织芯片和免疫组织化学技术，检测磷脂酰肌醇-3 激酶催化亚基 B（PIK3CB）蛋白在138 例胃腺癌组织中的表达，并对 PIK3CB 表达与胃癌患者的临床病理特点和预后进行分析。结果显示 PIK3CB 在胃癌组织中阳性表达率高于癌旁组织；PIK3CB 高表达与胃癌大小、胃癌浸润深度和临床分期相关；高表达和低表达 PIK3CB 的胃癌患者术后 5 年累积生存率分别为 15.9% 和 70.3%。结论提示，PIK3CB 表达上调与胃癌的浸润程度和患者的生存时间相关，可看成是评估胃癌预后的一个独立影响因素。张善信等[57]采用实时定量 PCR 方法检测 172 例结直肠癌组织及癌旁组织中 miR-100 的表达水平，并分析其与临床病理特征及预后的关系。构建 miR-100 高表达结直肠癌 HCT-8-miR-100 细胞及对照 HCT-8-NC 细胞，采用四甲基偶氮唑蓝法检测细胞增殖，采用流式细胞仪检测细胞周期和凋亡情况，采用划痕实验和 Transwell 实验检测细胞迁移和侵袭。结论提示，miR-100 表达与结直肠癌淋巴结转移、肿瘤分化程度和 TNM 分期有关，miR-100 有可能作为提示结直肠癌淋巴结转移及恶性进展的潜在标志物。李锟等[58]应用免疫组化检测 AbI 相互作用蛋白 1（ABI1）在 218 例结直肠腺癌组织中的表达，分析 ABI1 表达与结直肠腺癌临床病理特点的相关性。结论表明，在结直肠腺癌组织中表达的显著上调提示 ABI1 具有潜在的促癌作用；ABI1 表达上调与结直肠腺癌的浸润程度、组织分化程度和患者生存时间相关。赵风辉等[59]采用免疫组化法检测 48 例结直肠癌患者肠道癌组织及癌旁组织（对照组）中 Fox O1/3a 表达情况，并分析其与临床病理因素的关系。结果显示，Fox O1/3a 在结直肠癌组织中阳性表达率明显低于对照组，在结直肠癌组织中阳性表达与患者年龄、肿瘤 Dukes 分期、淋巴结是否转移无关，与肿瘤分化程度相关。结果表明，结直肠癌组织中存在 Fox O1/3a 转录因子失表达，而且与肿瘤分化程度密切相关。Fox O1/3a 转录因子失表达可能是导致结直肠癌发病的机制之一。孙晶璐等[60]收集结直肠癌 70 例，距癌灶边缘 5 cm 以上切缘的正常黏膜作为对照。运用原位分子杂交技术检测结直肠癌组织及癌旁组织中 miR-200a 的表达水平，分析其与结直肠癌临床病理参数的关系。结果显示，结直肠癌组织中 miR-200a 的阳性表达率明显高于癌旁正常黏膜。miR-200a 表达与肿瘤分化程度呈正相关性，低分化中的表达低于高中分化的表达，但与患者年龄、性别、肿块大小、浸润深度、淋巴结转移及 TNM 分期等无显著相关性。结论表明了 miR-200a 在结直肠癌组织中表达的重要作用。杨红等[61]法采用半定量 PCR 方法检测 PAGE5 在 32 例肝癌组织样本及其癌旁组织以及 12 株人肝癌细胞株中的表达，分析 48 例肝癌组织样本中 *PAGE5* 与 *AFP* 基因表达，同时观察干扰 *PAGE5* 表达后肝癌细胞增殖及转移能力的改变。结果表明，在 34.4% 的肝癌组织样本中 *PAGE5* 基因表达上调；*PAGE5* 基因表达与 *AFP* 表达水平呈正相关；利用 RNA 干扰技术沉默 *PAGE5* 基因表达后，PLC/PRF/5 及 Focus 转移能力明显下降。结论提示，*PAGE5* 基因在肝癌发生及维持肝癌细胞恶性表型中可能起到重要作用。李金淼等[62]采用免疫组化检测 152 例 AFP 阴性肝癌患者术后肝癌组织中 MTDH 蛋白表达，分析 MTDH 蛋白表达与 AFP 阴性肝癌患者临床病理特征的关系。结果显示，MTDH 在 AFP 阴性肝癌组织中高表达率为 60.53%。MTDH 蛋白高表达与肿瘤直径、Edmondson 分级、微血管浸润及肿瘤复发及较差的生存率有关。结论提示，MTDH 蛋白在 AFP 阴性肝癌组织中存在高表达，MTDH 蛋白高表达是影响 AFP 阴性肝癌患者根治术后生存较差的预后因素之一。龙满美等[63]收集来自黄曲霉毒素 B1（AFB1）高暴露区 TNM 分期为 Ⅰ-Ⅱ 的原发性肝癌（HCC），通过 TaqMan-PCR 技术检测肿瘤组织中 miR-24 的表达情况，通过风险比例回归模型及逻辑回归模型分析 miR-24 表达与 HCC 预后及临床病理学特征的关系。结论表明，miR-24 表达影响 AFB1 相关性 HCC 的预后，并可调节 HCC 的临床病理特征。史炯等[64]分析 147 例肝癌及癌旁组织浸润淋巴细胞表型（T 细胞或 B 细胞表面标志物：CD3、CD8、CD4、CD20、CD19、Foxp3）、表型与临床病理特征及预后的关系，检测 26 例肝癌外周血 CD3、CD8、$CD4^+$ T 细胞数量及其比例变化。结论表明，肝癌肿瘤浸润细胞在癌巢内明显少于癌周组织，肿瘤及癌周浸润细胞以 $CD8^+$ 细胞毒性 T 细胞为主。肿瘤组织内 $CD8^+$ T 细胞浸润数量与预后相关，而癌周浸润淋巴细胞数量与患者转移及复发无显著关系。牛垒等[65]用 Western blot 法检测 4 份不同肝内胆管细胞癌（ICC）组织样本及 3 种 ICC 细胞株（HUCCT1、REB、QBC939）中 ROS 蛋白的表达；选择 ROS 阳性 ICC 细胞，用一系列表达不同序列 ROS-shRNA 与 FIG-shRNA 的质粒分别转染该细胞后，用 Western blot 检测 ROS 和 FIG 蛋白表达；选择对 ROS 和 FIG 表达抑制作用最强的 ROS-shRNA 与 FIG-shRNA 序列分别或联合转染上述细胞后，观察细胞增殖、细胞周期、凋亡及集落形成情况。结论显示，部分 ICC 存在 FIG-ROS 融合基因表达，提示对两种基因的联合抑制可能是靶向治疗该类 ICC 的有效途径。冯颖等[66]采用免疫组化检测 70 例胆囊腺癌、20 例高级别腺上皮内瘤变、30 例低级别腺上皮内瘤变和 20 例胆囊炎症组织中 E2F1、ID1 和 Bax 蛋白的表达。结果提示，E2F1、ID1 和 Bax 蛋白表达与胆囊腺癌的发生相关；联合检测 E2F1、ID1 和 Bax 蛋白的表达对胆囊腺癌辅助诊断及临床分期有重要的指导意义。冯颖等[67]采用免疫组化对 4 组病变进行 Bax、COX2 和 ID1 蛋白检测。结果显示，胆囊腺癌的 Bax 表达分别低于高级别上皮内瘤变、低级别上皮内瘤变、炎症组织；而胆囊腺癌的 COX2 和 ID1 表达分别高于低级别上皮内瘤变、炎症组织；高级别上皮内瘤变分别与低级别上皮内瘤变、炎症组织比较，不同分化和不同分期的胆囊腺癌中 Bax 和 COX2 及 ID1 阳性率患者生存率差异均有统计学意义。结论认为，联合检测 Bax、COX2、ID1 对胆囊腺癌判断预后有重要的指导意义。付京东等[68]采用免疫组织化学法检测 42 例胰腺癌及癌旁组织中 CIP2A、p－Akt、N-cadherin 和 MMP－9 的表达情况，分析其与临床病理因素的关系。结论认为，CIP2A 参与了胰腺癌恶性进展，可能通过 PI3K/Akt 信号通路诱导上皮间质转化，促进胰腺癌增殖、侵袭和转移。CIP2A 有望成为治疗胰腺癌的一个靶向治疗基因。蔡重阳等[69]采用免疫组化法分别检测过氧化物还原酶 1（Prxl）、E－钙黏素（E-cadherin）、波形蛋白（Vimentin）在 66 例胰腺癌组织和 11 例正常胰腺组织中的表达，并分析三者之间的关系及与临床病理因素间的关系。结论表明，Prxl 与 EMT 相关蛋白在胰腺癌组织中的表达呈显著相关性，并与其侵袭转移能力相关，提示 Prxl 的高表达可能为预测胰腺癌患者预后不良的辅助指标之一。

（四）泌尿系统肿瘤

邱忠凯等[70]选取原发性肾透明细胞癌组织及其癌旁组织 48 例，男 26 例，女 22 例，平均 60 岁。Fuhrman 分级Ⅰ级 6 例，Ⅱ级 6 例，Ⅲ级 27 例，Ⅳ级 9 例。2010 年 AJCC 肾癌分期Ⅰ~Ⅱ期 20 例，Ⅲ~Ⅳ期 28 例。采用免疫组化技术检测标本中神经轴突导向分子 Netrin－1 蛋白的表达，结合临床病理资料进行分析。所有病例随访 5 年。结论表明，Netrin－1 蛋白在肾透明细胞癌发生和发展过程中起重要作用，可作为肾透明细胞癌的新型特异性肿瘤标志物，并有望成为肾透明细胞癌治疗的靶标。马天加[71]*等采用 RT－PCR 检测 38 例膀胱癌和 12 例癌旁膀胱组织中癌性抑制因子（CIP2A）mRNA、骨桥蛋白（OPN）mRNA 的表达，并加以免疫组化染色法检测。结论提示，CIP2A、OPN 在膀胱癌组织中高表达，CIP2A、OPN 可以作为反映膀胱癌生物学行为的有效指标，提示了两者作为诊断标志物联合应用的潜在价值。李沐寒等[72]等应用半定量免疫组化检测短期复发组和较长期首次复发组膀胱尿路上皮癌（UC）中 IMP3 和 CD44 蛋白表达情况。结果显示，3 年以上较长期首次 UC 复发为 29 例，仅有 1 例低级别 UC 表达 IMP3，在短期复发组中 IMP3 阳性率明显高于较长期首次复发组。IMP3 表达与 UC 复发患者的肿瘤分期、分级呈正相关，而 CD44 表达与肿瘤的分级呈负相关。结论认为，IMP3 可作为新的指标，并联合肿瘤病理分期、分级等因素对膀胱 UC 患者经尿道肿瘤电切术后短期复发的高危性进行预测。李珍玲等[73]等选取 63 例前列腺癌（PCa）、46 例前列腺上皮内瘤（PIN）及 58 例癌旁良性前列腺增生（BPH）标本，采用免疫组化上皮特异性黏附分子（EpCAM）在上述组织的上皮细胞及间质细胞中的表达情况。结果显示，EpCAM 在 PCa 和癌旁 PIN 的上皮细胞和间质细胞中的阳性表达率均高于癌旁 BPH，EpCAM 在有骨转移组织的间质细胞阳性表达率明显高于无骨转移组织。结论提示，EpCAM 在 PCa 的间质细胞中的表达与前列腺癌的发生、发展及骨转移有关，有望成为 PCa 的早期诊断标准及 PCa 骨转移的预测指标。

（五）神经系统肿瘤

王占福等[74]收集了垂体腺瘤标本 58 例，根据术前 MRI 检查和术中发现分为纤维化垂体腺瘤（19 例）和非纤维化垂体腺瘤（39 例）。采用 RT－PCR 检测转化生长因子 β_1（TGF－β_1）和结缔组织生长因子（CTGF）mRNA 表达水平。结果与非纤维化垂体腺瘤相比，纤维化垂体腺瘤 TGF－β_1 和 CTGF mRNA 表达水平均显著增高。结论提示，TGF－β_1 和 CTGF 高表达可能垂体腺瘤纤维化有关。熊一峰等[75]采用免疫组化 Twist、E-cadherin 在 52 例神经胶质瘤及其相应复发灶、10 例非肿瘤脑组织中的表达。结论认为，人脑神经胶质瘤的发生及演进过程可能与 Twist 表达上调及 E-cadherin 表达下调有关；Twist 的表达水平与 E-cadherin 的表达水平呈负相关，提示 Twist 可能通过上皮向间质转化参与胶质瘤的演进。高玉平等[76]*采用免疫组织化学方法检测 28 例原发性中枢神经系统生殖细胞肿瘤（CNSGCTs）组织中 $p27^{kip1}$ 和 Ki－67 的表达，计算 Ki－67 增殖指数（Ki－67 LI）。结论认为，$p27^{kip1}$ 在恶性程度较高的原发性 CNSGCTs 中呈现低表达，提示其可能通过下调细胞周期 $G_1 \rightarrow S$ 的调控点而参与生殖细胞肿瘤的发生和发展。

（六）骨肿瘤

林金銮等[77]*运用 Q－PCR 法检测 63 例骨肉瘤组织及邻近部位正常骨组织中 *miR－17－92* 基因簇的表达水平，并

分析 *miR-17-92* 基因簇表达与患者临床病理特征及预后的关系。结论提示，*miR-17-92* 基因簇在骨肉瘤组织和邻近正常骨组织中表达存在差异性，可能在骨肉瘤发生、发展过程中起重要作用，有望成为骨肉瘤患者预后一种新的指标。

（七）其他肿瘤

李福生等[78]采用免疫组化与荧光原位杂交技术检测HER2蛋白在恶性黑色素瘤、色素痣中的表达及基因扩增。结果HER2蛋白在恶性黑色素瘤、色素痣中的表达阳性率分别为76.9%、25.0%，扩增阳性率分别为75.0%、30.0%；在恶性黑色素瘤中HER2蛋白表达、基因扩增阳性率与浸润深度及淋巴结转移有关。结论认为，HER2与恶性黑色素瘤的发生、发展有关，可以将其作为判断恶性黑色素瘤生物学行为的重要参考指标。梁艳等[79]采用免疫组化检测66例皮肤恶性黑色素瘤（CMM）、30例交界痣和20例正常皮肤组织中的WW结构域氧化还原酶基因（WWOX）、P73蛋白表达水平。结论提示，WWOX与P73共同参与调控CMM的发生与发展，对其进行联合检测，有助于CMM的早期诊断，为临床治疗提供参考指标，同时也为CMM的基因治疗提供一个新思路。

五、肿瘤的临床病理学分析

（一）甲状腺和乳腺肿瘤

冯红芳等[80]*通过回顾性分析近五年1 585例甲状腺癌的临床病理资料。结果甲状腺癌发病率由14.94%上升至18.10%，其中甲状腺乳头状癌所占比例上升了近5个百分点；微小乳头状癌比例上升了10个百分点以上；确诊甲状腺乳头状癌患者1 416例，男女比例为1∶3.75；颈部淋巴结阳性检出率在性别、年龄方面相比均有显著性差异。结论认为，甲状腺乳头状癌的发病呈增长趋势，男性、年龄<45岁、肿瘤直径>1 cm、多病灶肿瘤、单纯PTC更易并发颈部淋巴结转移。杨猛等[81]回顾分析甲状腺手术305例患者的临床资料。结果显示，甲状腺微小乳头状癌以女性多见，平均年龄在45岁以下，恶性病变单灶，位于单侧甲状腺腺叶，肿瘤直径<5 mm，颈部淋巴结转移少见，肿瘤临床分期较早，免疫组织化学及B-raf V600E基因突变检测可协助诊断，初次甲状腺次全切除有效，腔镜下手术可行，不必行二次手术或放射性核素治疗。张军强等[82]选取了99例青年乳腺癌患者作为研究对象，另选取同期中老年乳腺癌患者（年龄>35岁）50例作为对照研究，回顾性分析青年乳腺癌患者的临床病理特征、分子分型及预后情况。结论认为，青年乳腺癌患者的临床病理特征较为复杂，预后较差，临床应及早确诊、及早治疗，以改善患者的预后。刘新丽等[83]*收集135例的男性乳腺癌患者和377例同期诊断为非特殊型浸润性导管癌女性患者临床病理资料，比较两组预后差异，对患者年龄、肿瘤大小、淋巴结转移、分期、免疫组织化学指标等因素与预后的关系进行统计学分析。结论认为，男性乳腺癌较女性乳腺癌预后差，分子亚型以Luminal A和Luminal B1型为主，其所占比例高于女性乳腺癌，表明两者可能具有不同的生物学行为，早期诊断、早期治疗是改善其预后的关键。黄凯等[84]回顾性分析有完整临床病理资料的508例乳腺癌患者，患者分为三阴性乳腺癌（TNBC）组（105例）与非TNBC组（403例），对TNBC的临床病理特征与预后影响因素进行分析。结论认为，TNBC是一种特殊类型的乳腺癌亚型，具有发病年龄小、有家族史、有淋巴结转移等特点，其较早发生局部复发和远处转移，肿瘤直径、淋巴结状态是影响预后的独立危险因素。梁艳等[85]回顾性分析20例乳腺梭形细胞癌患者的临床资料，应用Kaplan-Meier法计算生存率，并绘制生存曲线。结果显示，肿瘤平均最大直径3.8 cm；术前钼靶、超声和空芯针活检误诊率高；雌激素受体、孕激素受体和人类表皮生长因子受体2阳性表达率低，Ki-67表达率为68.8%，表皮生长因子受体（EGFR）阳性率为63.6%；3年生存率和3年无病生存率分别为80.6%和57.2%。结论认为，乳腺梭形细胞癌较罕见，预后较差；激素受体阳性率低，Ki-67呈高表达，EGFR表达率较高；乳腺梭形细胞癌侵袭性强，以根治性手术为主的综合治疗是其最佳治疗方式。肖盟等[86]回顾性分析乳腺化生性癌（MBC）患者的临床病理特征、复发及生存情况。MBC患者根据淋巴结是否转移分为淋巴结阳性组（13例）及淋巴结阴性组（39例）；根据术后是否接受化疗、放疗及内分泌治疗分组。并且每例MBC患者与3例同期年龄及临床TNM分期情况基本类似，与均接受手术治疗的TNBC患者170例匹配。结论认为，MBC是一种侵袭性强的罕见的乳腺癌特殊类型，预后较TNBC差，化疗使其5年OS及DFS获益，且以铂类为基础的化疗方案可使患者获益更大，对淋巴结阳性患者应行术后放疗。

（二）呼吸系统肿瘤

李娜等[87]*收集2 056例原发性肺腺癌病例资料，根据新分类进行分型，并分析其临床病理特征。结果显示，肺腺癌女性高发；发病年龄低于男性；肿瘤平均直径2.6 cm；发生于右肺多于左肺,上叶多于下叶;组织学亚型以腺泡为主型和乳头为主型浸润性腺癌多见;微乳头为主型和实性为主型浸润性腺癌更易发生胸膜侵犯和淋巴结转移。结论认为,IASLC/ATS/ERS 国际多学科分类可以更好地反映肺腺癌的临床病理特征,有利于促进早期肺腺癌外科手术策略的改变及更新。马克威等[88]回顾性分析 59 例肺腺鳞癌患者的临床资料。选择肿瘤亚型、生物学行为、病理分期等因素,应用统计学分析影响患者预后的因素。结果 59 例患者 1、3、5 年生存率分别为 59.9%、36.4% 及 31.2%。EGFR 突变阳性率为 21.2%,2 例患者 KRAS 突变阳性,病理亚型、胸膜侵及情况、肿瘤分期及辅助放化疗与预后相关,为影响患者预后的独立影响因素。结论认为,肺腺鳞癌患者预后差、生存率低。段楚骁等[89]回顾性分析 23 例肺多形性癌患者的临床及病理资料。结论提示,肺多形性癌预后差,该类型癌好发于中老年男性吸烟患者,免疫组织化学检查有助于明确诊断,外科手术为主要治疗方法。

(三) 消化系统肿瘤

赵金朋等[90]回顾性分析 2 338 例胃癌患者的临床资料。患者分为年龄≤40 岁(A 组)、41~65 岁(B 组)和 >65 岁(C 组)3 组,比较肿瘤部位、病理类型和临床分期。结果显示,胃癌高发年龄 41~65 岁,男性比例高于女性;肿瘤多见于贲门胃底部;以 Bormann Ⅱ 型多见,病理类型以腺癌为主,以低分化为主;浸润深度以 T_3 期为主;淋巴结转移以 N_0、N_1 期为主;TNM 分期以Ⅲ期为主。结论认为,胃癌高发于 41~65 岁男性,低分化腺癌最常见。确诊患者多为胃癌中晚期。燕速等[91]将 580 例青年型胃癌患者临床病理资料进行回顾性分析,按时间先后顺序分为近 5 年组与远 5 年组,按照发病年龄设立青年型胃癌组(580 例)和中老年胃癌组(1 799 例)进行病例对照研究。结论认为,远端胃(胃下 1/3)是河湟谷地青年型胃癌的好发部位,近端胃癌以男性居多;青年型胃癌 HER2 检测阳性率高于中老年型胃癌,且 HP 感染率高;青年型胃癌以低分化、中低分化为主,Lauren 型以弥漫型为主。蒋楠等[92]*回顾性分析 91 例家族性胃癌患者的临床资料,选取同期 293 例散发性胃癌患者的临床资料进行对比分析。结论认为,与散发性胃癌比较,家族性胃癌患者具有肿瘤分化差和预后不佳的特点。蒋松松等[93]回顾性分析 30 例多灶性胃癌患者的临床资料,并随机选取同一时期收治的 100 例单灶性胃癌患者作为对照。比较两组患者临床病理特征及预后。结果显示,与单灶性胃癌组相似,多灶性胃癌患者的预后与肿瘤大小、神经侵犯、脉管浸润、肿瘤浸润深度、淋巴结转移及 TNM 分期有关;两组患者不同临床病理因素情况下的 5 年生存率差异均无统计学意义。结论认为,多灶性胃癌患者肿瘤分期较早,总体预后优于单灶性胃癌。袁政等[94]回顾性分析行胃癌根治术的胃癌患者 168 例的临床资料,将患者根据肿瘤部位分为胃上部癌(42 例)、胃中部癌(57 例)、胃下部癌(69 例),并对其临床病理特点、预后进行比较。结论认为,胃上部癌与中、下部癌临床病理特征不明显,且其预后较差,结合肿瘤生长部位并据此选择合理的术式,有助于改善患者的预后,提高生存率。刘凯等[95]回顾性分析 125 例行胃癌切除术患者的病例资料。术前行碳-14 尿素呼气试验检测,根据检测的碳-14 放射性核素每分钟衰变数(DPM 值)分为 Hp 阳性组和 Hp 阴性组,对比分析两组胃癌患者的临床病理特点。结论认为,幽门螺杆菌与胃癌的发病部位和 Her-2 表达有一定的相关性,但其对胃癌分期及预后的影响需要进一步研究。魏建明等[96]对 40 例胃神经内分泌癌(G-NEC)患者的临床病理资料进行回顾性分析。依照 2010 年 WHO 消化系统肿瘤分类标准和 2006 年欧洲神经内分泌肿瘤协会胃肠胰神经内分泌肿瘤的分级建议,对肿瘤进行命名、分级、分期。结论认为,G-NEC 的临床表现无特异性,其确诊依赖于病理学及免疫组织化学检查,Syn 和 CgA 是诊断 G-NEC 的重要标志物。男性 G-NEC 预后较女性差,Ki-67 计数高和淋巴结转移率高的患者预后差。高晓东等[97]回顾性分析经内镜下切除的 418 例小胃肠道间质瘤(GIST)患者的临床病理资料。利用 NIH 危险度分级和 AFIP 分级来评价小 GIST 的生物学行为;根据肿瘤大小和部位进行分组,比较不同因素的核分裂象和核异型;通过随访资料分析内镜切除的有效性。结论认为,直径小于或等于 0.4 cm 的小 GIST 多属良性,可长期随访;直径大于或等于 0.5 cm,特别是大于或等于 1.5 cm 的小 GIST 以及直肠小 GIST 的生物学行为较差,存在高危险度或恶性的可能,应进行手术切除。内镜治疗小 GIST 是有效的。田野等[98]收集 180 例野生型 GIST 患者的临床病理资料,分析野生型 GIST 患者的临床病理特征,并与同时期的临床病理资料较完整的 513 例突变型 GIST 患者进行比较。结论显示,野生型与突变型 GIST 在发病年龄、发病部位、肿瘤大小及 CD117、DOG-1 表达率方面存在明显差异,提示野生型 GIST 可能作为一个独立的亚型,在临床治疗中需特别关注。耿振宏等[99]收集 157 例 GIST 病例,观察 CD117、CD34、SMA 免疫组织化学标记的表达,以及并发胃肠道癌病例的临床病理特点,重点观察肿瘤异型性、核分裂活性、细胞增殖活性标记物 Ki-67 的表达特点,与未并发胃肠道癌的病例进行比较。结论显示 15.3% GIST 是并发癌。并发的 GIST 多数没有特殊临床症状,因癌手术后标本大体检查时发现,其增殖活性显著低于未并发癌的胃肠间质瘤,可能属于发生早期的肿瘤。黎磊[100]回顾性分析了360例结直肠癌患者的相关资料,比较青年(观察组)50例及中老年(对照组)310例结直肠癌患者的病史、临床症状、病理特征、治疗预后等方面的差异。结论显示,青年人结直肠癌患者具有女性比例高、病程滞后、误诊率高、恶性程度高、预后差的特点,应做好肠癌知识宣传,重视肛门指诊及结肠镜检查进行综合判断,以提高早期诊断率,实施个体化综合治疗,改善患者预后。陈洪盛[101]回顾性分析了126例MPCC患者的临床资料。结果126例MPCC患者占3年所有收治的大肠癌患者的17.02%(126/739),同时性MPCC(SCC)患者69例。结论认为,SCC患者应重视乙状结肠镜、腹部MRI及钡灌肠检查相结合;MCC患者应加强术后随访,争取早期行根治性切除术。黄国定[102]选取结肠癌患者共160例,按照是否贫血分为贫血组和非贫血组,对比两组患者的肿瘤直径、大体分型、临床病理分期等一般情况;同时对比不同大体分型以及临床病理分期的血常规及铁代谢指标。结论认为,结直肠癌患者贫血与肿瘤大体分型及临床病理分期有一定相关性。谈利等[103]为探讨结直肠癌术后复发转移类型与临床病理因素的关系,对113例结直肠癌术后复发转移患者的临床病理资料进行回顾性分析。单因素分析结果显示,结直肠癌术后复发转移类型与原发肿瘤部位、有无区域淋巴结转移有关。结论表明,结直肠癌术后以远处转移为主要的复发转移方式,直肠癌患者术后局部复发更多见,结肠癌和有区域淋巴结转移的患者以远处转移为主要的复发转移类型。庞业滨等[104]*从943例肝细胞癌患者中选取35例合并胆管癌栓的病例,分析这些病例的临床病理特点。从同期入院治疗的不合并胆管癌栓肝癌患者中分层选取35例作为对照。采用免疫组织化学技术检测肝癌合并胆管癌栓病例原发灶中干细胞标志物的表达情况。结论显示,合并胆管癌栓的肝癌患者预后不良,肝癌病理分化较低,并且肝干细胞标志物高表达,提示合并胆管癌栓的肝细胞癌可能起源于肝干细胞。邓敏等[105]回顾分析28例胆管细胞性肝癌(CoCC)及66例肝内胆管癌(ICC)病例资料。通过术后病理鉴别ICC及CoCC,从病史及病理资料方面分析两种类型胆管癌的临床特点。结论认为,CoCC的临床、病理特点以及早期复发与ICC有所不同,有必要深入探讨其内在的病理机制,制订更加具有针对性的诊疗策略。董茂盛等[106]光镜下观察52例肝门部胆管癌患者的484张组织病理切片,分析肿瘤神经浸润的发生率、方式与规律;使用关联分析统计学方法分析神经浸润与淋巴结转移、血清CA19-9水平、血清CEA水平、血清总胆红素水平和肿瘤侵犯胆管壁程度的关系。结论认为,肝门部胆管癌具有神经亲嗜性,神经浸润发生率高;肝门胆管癌神经浸润有多种浸润方式,浸润方式与肿瘤分化程度有关;肿瘤是否浸润神经与淋巴结转移、肿瘤分化程度无关,而与侵犯胆管壁程度有关。王天科等[107]回顾33例青年胰腺恶性肿瘤(包括实性假乳头状瘤10例,导管腺癌8例,内分泌肿瘤7例,黏液性囊腺癌4例,导管内乳头状黏液癌3例,淋巴瘤1例)的临床病理资料,结合文献综合分析。结论认为,青年胰腺恶性肿瘤早期多无特殊症状,且预后不良,应重视对青年胰腺恶性肿瘤的早期诊治。欧阳柳等[108]回顾性分析17例胰腺腺泡细胞癌(PACC)病例,分析其临床病理特征及治疗方法。结论提示,胰腺腺泡细胞癌是胰腺少见肿瘤,临床表现无特异性,肿瘤α1-ACT阳性表达率高达100%。局部PACC的治疗以手术切除为主,化疗主要采用紫杉醇、5-氟尿嘧啶。PACC总体预后较差。

(四)泌尿系统肿瘤

黄毅等[109]回顾性分析128例青年肾细胞癌患者的临床资料。结果显示,肿瘤病理类型以肾透明细胞癌(64.8%)为主,分级以高分化癌(94.5%)为主。术后1年、5年肿瘤特异性生存率分别为100%和96%。Fuhrman细胞核分级、肿瘤病理类型及临床分期与预后密切相关。结论认为,青年肾细胞癌病理类型以高分化、透明细胞癌为主,手术治疗效果及总体预后良好。Fuhrman细胞核分级、肿瘤病理类型及临床分期是影响青年肾细胞癌患者预后的独立危险因素。杨恺惟等[110]*回顾性分析1 276名肾肿瘤患者,记录肿瘤大小、病理亚型、Fuhrman分级(G1-G4)、TNM分期及肿瘤是否存在脉管侵犯、肉瘤样分化、是否具有多灶性,并分组进行比较。结论显示,小肾癌中直径>2.0 cm者的肿瘤分级、分期与≤2.0 cm者相比有明显差异,且更易发生转移,提示对于直径>2.0 cm且影像学显示肾恶性肿瘤者,不宜选取非手术干预的治疗策略。黄吉炜等[111]回顾性分析11例肾脏黏液性管状和梭形细胞癌(MTSCC)患者的临床病理资料,女7例,男4例,平均年龄51.6岁。结论显示,MTSCC是一种罕见的低度恶性的肾脏上皮肿瘤,预后良好。CT检查对于术前诊断有提示作用,对治疗选择有一定的指导意义。保留肾单位的手术是其推荐的治疗术式,尤其是对于肿瘤体积较小的患者。王艳青等[112]回顾性分析12例肾集合管癌的临床、病理及预后资料,男8例,女4例,平均58.1(33~77)岁,血尿3例,腰痛3例,血尿伴腰痛2例,CT增强检测呈少血供特征。结论认为,肾集合管癌是一种罕见的肾细胞癌,就诊时多有症状,影像学仅起提示作用,病理是唯一确诊手段;手术切除是治疗肾集合管癌的主要方法,靶向治疗可能是术后辅助治疗转移性肾集合管癌的有效方案;肿瘤恶性程度高,进展迅速,转移早,总体预后不良。瞿元元等[113]回顾性分析近5年收治的37例Xp11.2易位/TFE3基因融合相关性肾癌患者的资料,男17例,女20例,年龄3~73岁。临床表现为无痛肉眼血尿和(或)腰部酸痛18例,3例确诊时已有远处转移。37例均行手术治疗。10例术后接受甲苯磺酸索拉非尼或舒尼替尼靶向治疗。结论认为,Xp11.2易位/TFE3基因融合相关性肾癌好发于年轻患者。结合年龄、组织学特点及免疫组化检测TFE3阳性表达等有助于临床诊断。对于转移性Xp11.2易位/TFE3基因融合相关性肾癌,靶向治疗有一定疗效。张坤[114]对嫌色性肾细胞癌进行大体、组织形态学、免疫组化染色及Hale胶体铁染色观察,并结合相关文献对其临床表现、病理形态特点及鉴别诊断进行探讨。结论认为,嫌色性肾细胞癌是一种少见的肾肿瘤,恶性程度相对较低,预后良好。掌握该肿瘤独特的病理学特征,对鉴别其他肾上皮性肿瘤有重要帮助。黄海鹏等[115]结合文献复习7例肾孤立性纤维瘤患者的临床资料、影像学特征、病理结果进行回顾性分析。结论认为,肾孤立性纤维瘤临床罕见,预后好,确诊依靠病理组织学及免疫组化检查。根治性肾切除术和术后长期随访是防止复发和转移的关键。柯琦等[116]收集2例后肾腺瘤,采用病理学及免疫组化对其临床病理学特征进行分析,并结合相关文献进行讨论。结果2例均为女性患者,年龄分别为61岁和41岁。病理学特点为肿瘤由均匀一致的小细胞构成,排列成密集腺泡状结构,灶区呈乳头状及肾小球样结构。肿瘤细胞无异型性,细胞质少,核呈圆形/椭圆形,未见核仁,核分裂未见。肿瘤间质多少不一,伴透明变性及小灶区钙化。结论认为,后肾腺瘤是一种罕见的肾原发性上皮性良性肿瘤,术前影像学检查不易与肾细胞癌等恶性肿瘤鉴别。李刚等[117]回顾性分析7例尿路上皮癌伴透明细胞变异患者的临床及病理资料。男6例,女1例,年龄46~75岁,平均61岁。临床表现为肉眼血尿5例,腰疼伴血尿2例。肿瘤直径2.0~6.0 cm,平均3.5 cm。7例中多发肿瘤1例,单发6例。原发于输尿管2例,均行肾输尿管全切;原发于膀胱5例。结论认为,尿路上皮癌伴透明细胞变异临床罕见,多为高级别、高分期肿瘤,预后差,根治性全切是主要的治疗方法。

(五)神经系统肿瘤

张楠等[118]*回顾性分析8例经手术和病理证实的垂体节细胞瘤患者的临床、病理资料及术后随访结果。结论认为,绝大多数垂体节细胞瘤与垂体腺瘤合并存在。临床多表现为内分泌紊乱症状,以肢端肥大症常见。诊断主要依靠病理组织学、免疫组化标记,GH及生长激素释放激素(GHRH)阳性为其重要特征。经蝶窦手术切除是首选治疗方法,若有残留可行伽马刀治疗,预后良好。夏作云等[119]回顾性分析9例微囊性脑膜瘤(MM)患者的临床资料及病理形态学特征,并复习相关文献。结果9例患者病变均位于大脑半球,临床表现以头痛、头晕为主。镜下见拉长的细胞质突起形成多个囊腔,均未见经典型脑膜瘤的漩涡状结构,未见高级别脑膜瘤形态。结论认为,MM是一种少见的独特脑膜瘤亚型,具有特殊的组织学特点,容易误诊,大多预后良好,极少数病例可复发或恶性转化。齐雪岭等[120]回顾性分析采用致痫灶手术切除加热灼治疗的19例脑面血管瘤病(SWS)患者的临床资料。结果显示,大体上为单脑叶型、单侧多脑叶型、半球型和双侧型;镜下改变可见病变区蛛网膜增厚,蛛网膜下隙呈海绵状血管瘤结构;血管管壁增厚、玻璃样变性及不规则钙化;皮质神经元减少,胶质细胞、微血管增生,以皮质的外颗粒层、外椎体层钙化最为显著;相邻皮质神经元排列紊乱,发育不良。结论显示,SWS是少见的先天性疾病,药物作用有限,建议在运动功能受损出现之前手术。邹飞等[121]分析了167例平均年龄49.5岁的椎管内髓外硬膜下肿瘤患者的一般情况、影像学资料和病理诊断,进行回顾性的统计分析。结论认为,椎管内髓外硬膜下肿瘤主要以神经鞘瘤和脊膜瘤为主。脊膜瘤的平均发病年龄比神经鞘瘤大;神经鞘瘤好发于胸腰段,脊膜瘤好发于胸段;神经鞘瘤的症状以根性疼痛为主,脊膜瘤的症状以感觉和运动障碍为主。

六、肿瘤治疗的生物学基础

王洪鹏等[122]将携带靶向*BRAF V600E*基因的短发夹RNA(shRNA)的质粒载体(命名为BRAF V600E-shRNA)转染甲状腺乳头状癌CGTHW3细胞株,然后采用半定量RT-PCR和蛋白质印迹法检测BRAF V600E-shRNA转染对*BRAF V600E*突变基因表达的抑制作用,以及丝裂原细胞外激酶/细胞外信号调节激酶(MEK/ERK)信号通路相关蛋白表达水平的变化;采用MTT法检测*BRAF V600E*突变基因沉默后甲状腺乳头状癌细胞体外增殖能力的变化;采用FCM法检测细胞周期分布的变化。结论认为,*BRAF V600E*突变基因沉默可能通过阻断MEK/ERK信号通路,有效抑制甲状腺乳头状癌细胞的体外增殖。张志影等[123]应用免疫荧光、免疫细胞化学及NANOG与Hoeehst33342荧光染料双染色方法检测乳腺癌干细胞(BCSCs)和非 BCSCs 中干细胞核心基因(NANOG)的表达及其定位。结论认为,NANOG 在 BCSCs 中主要表达在细胞核,而在非 BCSCs 中主要表达在细胞质,而 BCSCs 主要分布在囊性微球体的内侧壁,这可为 BCSCs 的进一步研究和乳腺癌的临床靶向治疗提供实验依据。陈武桂等[124]实时荧光定量 PCR 和蛋白质印迹法检测信号素 Sema 4D 在不同转移潜能的乳腺癌细胞株 MDA-MB-231 和 MCF-7 中的表达水平。采用短发夹 RNA(shRNA)慢病毒感染法,建立 Sema 4D 稳定低表达的 MDA-MB-231 细胞系,然后采用 CCK-8 法、FCM 法、划痕愈合实验及 Transwell 迁移实验检测细胞增殖、周期分布及迁移能力的变化。结论显示,Sema 4D 在高转移潜能的乳腺癌 MDA-MB-231 细胞中高表达,shRNA 干扰 Sema 4D 表达可抑制该细胞的增殖和迁移,并阻滞细胞周期于 G_1 期。钟小红等[125]采用 CCK8 法观察血管紧张素Ⅱ(AngⅡ)对 MCF-7 细胞增殖的影响、氯沙坦(AT1R 抑制剂)及 PD98059(MAPK 抑制剂)对 AngⅡ介导 MCF-7 细胞增殖变化的影响;利用蛋白质印迹法检测不同浓度 AngⅡ处理 MCF-7 细胞后 ERK 及 P-ERK1/2 蛋白的表达变化。结论显示,AngⅡ通过激活 AT1R/ERK 信号通路增强乳腺癌细胞 MCF-7 的增殖能力,使用 AT1R 抑制剂或 MAPK 抑制剂均能抑制 AngⅡ的作用。因此,靶向 AngⅡ/AT1R/MAPK 可能为乳腺癌治疗提供新的途径。刘佳等[126]通过体外培养 MCF-7 细胞,分为对照组(未加入 Acrp30)、加药组(25、50、100、200 ng/ml Acrp30),四亚基偶氮唑盐(MTY)比色法检测各组细胞增殖情况。选取 100 ng/ml Acrp30 浓度组(Acrp 组)作用 MCF-7 细胞,进行培养,观察细胞形态、贴壁情况。用划痕抑制试验了解细胞迁移能力,Western blot 法评价细胞自噬水平,流式细胞仪检测 Acrp 组及 3-甲基腺嘌呤(3-MA)预处理组不同时间细胞的总凋亡率。结论显示,Acrp30 可抑制 MCF-7 细胞的增殖和迁移,诱导细胞的自噬和凋亡;抑制细胞自噬可促进 Acrp30 对 MCF-7 细胞凋亡的诱导。王燕等[127]通过化学合成 CacyBP/SIP 基因序列特异性 siRNA(CacyBP/SIPsiRNA),采用脂质体法转染 siRNA 至 MDA-MB-231 细胞(CacyBP/SIPsiRNA 组),MTT 比色法检测细胞增殖,流式细胞仪检测细胞凋亡率,Realtime PCR 和 Western blot 检测 MDA-MB-231 细胞内 BCL-2、Bax、Caspase-3 mRNA 及蛋白的表达。结论显示,靶向沉默乳腺癌 MDA-MB-231 细胞中 CacyBP/SIP 基因表达后,可以抑制乳腺癌细胞增殖并诱导凋亡,其作用可能通过下调 BCL-2 表达,上调 Caspase-3 和 Bax 表达发挥诱导细胞凋亡的作用。何峰等[128]* 采用 PCR 克隆 *p53* 基因,构建 pAd. RGD-p53 和 pAd. RGD-ING4-p53 同源重组腺病毒质粒,用QBI-293A细胞进行包装扩增和检测效价。将 Ad. RGD、Ad. RGD-ING4、Ad. RGD-p53、Ad. RGD-ING4-p53 分别感染 A549 细胞后,以流式细胞仪检测各组重组腺病毒对 A549 细胞的感染效率,Western blot 检测 A549 和 PC-9细胞中 ING4 和(或)P53 蛋白的表达,MTT 法检测 A549 细胞生长,流式细胞仪检测各组 A549 和 PC-9 细胞的凋亡率,RT-PCR 检测 A549 细胞内凋亡相关基因 Caspase-3、BAX 及 BCL-2mRNA 的表达水平。结果成功构建了 Ad. RGD-P53 和 Ad. RGD-ING4-P53 重组腺病毒。各重组腺病毒目的基因表达均能明显抑制人肺腺癌细胞的生长,诱导细胞凋亡,且双基因组较单基因组效果更优,其分子机制可能与细胞内凋亡相关基因 Caspase-3、BAX 表达上调及 BCL-2 表达下调有关。刘春晓等[129]将针对 TRIM29 的 siRNA 导入 NCI-H520 细胞,用 RT-PCR 和 Western blot 法分析 TRIM29 基因及蛋白表达情况,以 MTT 法和 Transwell 小室法检测其增生、迁移能力。结果 NCI-H520 细胞转染 48 h 后,与空白组及对照组相比,TRIM29siRNA 转染组 TRIM29mRNA 和蛋白表达均明显下调,细胞生长明显减慢,细胞迁移能力下降。结论认为,siRNA 干扰下调 TRIM29 基因表达能抑制肺癌细胞 NCI-H520 的增生和迁移能力。万一元等[130]通过化学合成两对针对 *CXCR4* 基因的干扰序列(实验序列、对照序列),构建表达小发夹 RNA(shRNA)的质粒,以壳聚糖为基因载体转染人食管癌 EC109 细胞。应用荧光显微镜观测转染效率,Western blot 法分析转染前后 CXCR4 蛋白的变化,集落形成实验检测细胞增殖能力,transwell 侵袭小室检测细胞侵袭能力,ELISA 法检测转染前后 EC109 细胞上清液血管内皮细胞生长因子(VEGF)水平的变化。结论认为,*CXCR4* 基因在食管癌细胞生长、侵袭方面发挥重要作用,沉默其表达可降低食管癌细胞增殖,抑制肿瘤细胞集落形成和侵袭能力,抑制细胞分泌 VEGF 能力。*CXCR4* 基因有可能成为食管癌治疗新的、有效靶点。檀碧波等[131]采用 QRT-PCR 及蛋白印迹技术检测 Vav3 在胃癌、癌旁组织及人胃癌细胞株 GC7901、胃上皮细胞 GES-1 中的表达,合成针对 Vav3 的 siRNA,并转染 SGC7901。以 MTT 法检测氟尿嘧啶(5-FU)、奥沙利铂(L OHP)对转染前后胃癌细胞的抑制率,荧光定量 RT-PCR 和蛋白质印迹法检测转染前后凋亡抑制蛋白家族成员 xIAP、Survivin、Livin 表达,并检测 Caspase-3、Caspase-8 表达及活性。结论认为,Vav3 可通过调控胃癌细胞凋亡抑制途径参与胃癌多药耐药,抑制 Vav3 表达可能有助于逆转胃癌细胞的化疗耐药。王久香等[132]通过原代分离培养和鉴定人 UCMSCs，利用重组构建的 IL－12 和绿色荧光蛋白（GFP）融合表达的慢病毒载体（LV－IL－12－GFP）感染 UCMSCs，以酶联免疫法（ELISA）检测细胞中 IL－12 的表达。用转染了 LV－IL－12－GFP 的 UCMSCs 与胃腺癌细胞 SGC－7901 共培养，以 Transwell 双室培养体系检测胃腺癌细胞 SGC－7901 的侵袭能力，原位细胞凋亡方法检测胃腺癌细胞 SGC－7901 的凋亡情况，Cylinder 方法检测 48 h后转染了 LV－IL－12－GFP 的 UCMSCs 向胃腺癌细胞 SGC－7901 的迁移能力。结论认为，UCMSCs 可作为 IL－12 基因载体靶向追踪胃腺癌细胞，发挥肿瘤治疗作用。景晓乾等[133]采用 RT－PCR 和 Western 印迹法检测人肝癌细胞株和正常人肝星状细胞 LO2 中 TET2 表达情况。siRNA 转染人 Bel－7404 和 SMMC－7721 肝癌细胞内，并设置阴性对照组（NC 组）靶向沉默 *TET2* 基因后，以 CCK－8 法检测肝癌细胞增殖能力，以 FITC AnnexinⅤ－Apoptosis Deteetion Kit Ⅰ检测肝癌细胞的凋亡，Western 印迹法检测下游信号通路中 Caspase－3 和 Caspase－8 蛋白表达。结论认为，siRNA 靶向沉默 *TET2* 基因可通过促进肝癌细胞凋亡的发生抑制其增殖。王寿华等[134]通过 YAPsiRNA（h）转染肝癌细胞 MHCC97H 及 MHCC97L 沉默 YAP 表达，通过实时 PCR、蛋白印迹检测实验组与对照组肝癌细胞 EMT 标志物 E-cadherin、N-eadherin 表达变化，应用 Transwell 侵袭实验检测细胞侵袭能力的变化。结论认为，YAP 蛋白表达与肝癌细胞上皮间质转化（EMT）存在相关性，抑制 YAP 蛋白的表达能够显著降低肝癌细胞的侵袭能力。王海燕等[135]采用脂质体法将 PcDGF－shRNA 表达载体瞬时转染人肝细胞癌细胞 HepG2，以 RT－PCR 和免疫蛋白印迹检测转染后细胞 PCDGF mRNA 和蛋白的表达，MTT 比色法检测转染后 HepG2 细胞体外增殖能力，体外侵袭实验检测转染后 HepG2 细胞侵袭能力。结论认为，RNA 干扰 *PCDGF* 基因可抑制肝细胞癌细胞的体外增殖及侵袭能力，*PCDGF* 基因可能成为肿瘤基因治疗的新靶点。张弓等[136]运用 EphA7 小干扰 RNA（siRNA）重组质粒采用脂质体介导法转染肝癌细胞 SMMC－7721，同时设空载体转染组、未转染组和对照组。对照组不注射细胞，仅注入磷酸盐缓冲液（PBS）作对照。裸鼠移植瘤模型采用左上肢皮下注射的方法建立。应用实时 PCR、免疫组化和蛋白印迹方法检测移植瘤组织中 *EphA7* 基因和蛋白的表达情况，同时比较成瘤时间、肿瘤体积和重量等。结论认为，利用 siRNA 抑制 EphA7 的表达可减缓肝癌细胞 SMMC－7721 在活体动物体内的生长，有望成为肝癌基因治疗的靶点。肖丹等[137]构建 4 个 miR－TLR4 质粒和一个阴性对照质粒，选择干扰效果最明显的质粒进行慢病毒包装。建立人乙肝病毒相关肝细胞癌裸鼠移植瘤模型，随机分成实验组、阴性对照组和空白对照组。隔天 1 次向各组动物肿瘤内分别注射 miR－TLR4 慢病毒颗粒、携带无相关序列的慢病毒颗粒或 0.2 ml 0.9% 氯化钠溶液，共 5 次，测量各组肿瘤体积的大小，绘制肿瘤生长曲线；11 d 后处死裸鼠，应用半定量反转录-聚合酶链反应（RT－PCR）和 Western blot 技术检测移植瘤中 *TLR4* 基因的表达。结论显示，*TLR4* miRNA 慢病毒载体瘤内注射可抑制人乙肝病毒相关肝细胞癌裸鼠移植瘤的生长。滕凤猛等[138]运用浓度梯度诱导法建立肝癌奥沙利铂耐药细胞株，以流式细胞术检测不同耐药亚系细胞内活性氧的含量及细胞凋亡情况，用 RT－PCR 及 Western blot 检测 HIF－1α 及耐药相关基因 *MDR1*、*MRP1*、*BCRP* 的 mRNA 及蛋白表达。结论认为，肝癌细胞的微环境缺氧是诱导肝癌细胞对奥沙利铂产生耐药的重要原因之一。缺氧可以通过 HIF－1α 调控肝癌细胞内多耐药相关 *MDR1*、*MRP1*、*BCRP* 基因的表达，也可以通过抑制凋亡而出现获得性耐药，从而使肝癌细胞对奥沙利铂产生获得性耐药。汪炳瑞等[139]采用 CCK8 法检测胰腺癌细胞经铜绿假单胞菌作用后细胞增殖率变化，并应用透射电镜观察药物处理后细胞超微结构的改变。通过 AnnexinⅤ/PI 流式细胞术检测细胞经不同浓度铜绿假单胞菌处理后细胞凋亡的变化，分析胰腺癌细胞周期改变。以 Western 印迹检测胰腺癌细胞表皮生长因子受体（EGFR）信号通路相关蛋白质的表达。结论表明，铜绿假单胞菌可诱导胰腺癌细胞凋亡，抑制肿瘤生长，阻滞细胞周期。EGFR 通路抑制是铜绿假单胞菌诱导胰腺癌细胞凋亡的重要机制之一。朱世凯等[140]利用脂质体转染法将含有 YAP1 特异性 siRNA 的真核表达质粒稳定转染至人胰腺癌 PANC－1 细胞株，以 RT－PCR 和 Western blot 法检测 PANC－1 细胞中 *YAP1* 基因的表达情况，CCK－8 法、流式细胞及 Transwells 侵袭实验分别检测调控 *YAP1* 的表达对体外胰腺癌细胞增殖、凋亡和侵袭作用的影响。结论显示，特异性 siRNA 沉默 *YAP1* 基因表达能显著抑制胰腺癌细胞的增殖和促进凋亡，同时明显抑制胰腺癌细胞的体外侵袭能力。陆峥等[141]运用肿瘤组织芯片（TMA）技术评估 RUNX3 在前列腺癌发生过程中的作用。分别用 RUNX3 的真核表达载体 pFlag－RUNX3 和对照载体 pFlag-control 转染人前列腺癌细胞系 PC3 和 DU145 细胞，采用细胞迁移实验、细胞侵袭实验和微血管形成实验分别检测 *RUNX3* 基因高表达对 2 种前列腺癌细胞迁移、侵袭和促血管生成能力的影响；检测 *RUNX3* 基因表达后对 2 种前列腺癌细胞中基质金属蛋白酶抑制因子－2（TIMP－2）和基质金属蛋白酶－2（MMP－2）mRNA 和蛋白表达的影响；以及

RUNX3 基因表达后对 2 种前列腺癌细胞分泌活性 MMP－2 和血管内皮生长因子（VEGF）的影响。结论显示，RUNX3 通过 TIMP－2 和 VEGF 通路对前列腺癌产生抑制作用。武震东等[142]应用脂质体将 miR－34c 导入胶质瘤细胞株 U251 和 U87 后，应用定量 PCR 验证转染效果，应用 CCK－8 法检测细胞增殖变化，以流式细胞仪检测细胞凋亡和细胞周期的改变。结论显示，转染上调 miR－34c 在胶质瘤中的表达能够抑制其增殖，导致细胞周期在 S 期及 G_2/M 期的停滞，诱导胶质瘤细胞的凋亡，为脑胶质瘤靶向治疗提供可靠的依据。但 miR－34c－3p 与 miR34c－5p 在不同细胞系中，影响细胞增殖能力、细胞周期变化及诱导细胞凋亡的效果有所不同，推测它们可能是通过不同靶点或机制起作用。刘晓智等[143]运用流式细胞术分离大鼠 C6 胶质母细胞瘤侧群细胞，采用 RNA 干扰（RNAi）技术沉默 C6 侧群细胞非典型蛋白激酶 C（aPKC）表达，以 MTT 和锥虫蓝实验检测单纯疱疹病毒-胸苷激酶（HSV－tk）/更昔洛韦（GCV）对 c6 侧群细胞的杀伤效果。建立裸鼠皮下胶质瘤模型，测量肿瘤体积，将肿瘤组织块称重，以原位凋亡法检测细胞凋亡。结论显示，通过诱导 *aPKC* 基因沉默，可进一步增加胶质瘤干细胞对化疗药物 HSV－tk/GCV 的敏感性，为胶质瘤干细胞的基因治疗提供了新的方法选择。尚超等[144]通过 qRT－PCR 检测 6 例非肿瘤脑组织、6 例胶质瘤组织中 miR－487b 的表达。体外培养人胶质瘤细胞 LN229 将其分为两组：对照组（转染无义序列作为对照）和实验组（转染人工合成 miR－487b 模拟体），以 qRT－PCR 检测转染后细胞中 miR－487b 的表达水平，采用 MTT 检测 LN229 细胞增殖情况，以流式细胞术检测 LN229 细胞周期及凋亡。结论显示，miR－487b 可有效抑制胶质瘤细胞增殖并促进其凋亡，可成为胶质瘤诊断和治疗的候选靶点。张晋等[145]从 U87 胶质瘤细胞株中提取 GSCs 细胞并进行免疫荧光鉴定，将 GSCs 在水凝胶上低氧诱导分化，并对分化后的内皮细胞进行免疫荧光鉴定。收集并提取细胞总 RNA，用基因芯片检测分化前、后的细胞差异表达基因，进而分析差异基因的显著靶向性功能和差异基因参与的信号转导通路，从而筛选出关键调控信号通路和基因。结论显示，从 U87 细胞中提取的 GSCs 可经体外低氧诱导分化为内皮细胞，TGF－β 信号通路、FASN 及 P4HAI 可能成为胶质母细胞瘤具有前景的治疗靶点。许刚柱等[146]设计并化学合成针对癌胚抗原相关细胞黏附分子 1（CEACAM1）的 3 对 siRNA，以脂质体法瞬时转染 SHG44 细胞，Western blot 检测转染后细胞中 CEACAM1、β－catenin 和 Cyclin D1 蛋白表达水平变化，CCK－8 法检测转染后的细胞增殖情况，流式细胞仪检测转染后细胞周期的变化。通过 Transwell 小室迁移和侵袭实验，观察下调 CEACAM1 对 SHG44 细胞体外迁移和侵袭能力的影响。结论显示，CEACAM1－siRNA 能有效抑制人胶质瘤 SHG44 细胞 CEACAM1 蛋白的表达，并抑制细胞增殖，降低细胞的体外迁移及侵袭能力。公方和等[147]收集常规培养的 SVGp12 及 U251、U87、SHG－44 以及用 14－3－3β 特异性 siRNA（14－3－3β－siRNA）沉默的 U251 细胞等各胶质瘤细胞株，应用 RT－PCR 和 Western blot 检测各胶质瘤细胞中 *14－3－3β* 基因及蛋白表达情况。结论显示，选择性沉默 *14－3－3β* 基因可有效抑制 U251 细胞的增殖及侵袭能力，促进其凋亡，这一过程主要是通过 14－3－3β 基因调控 *p53* 基因及其下游调控因子来实现的，表明 14－3－3β 基因可作为神经胶质瘤治疗药物研发的潜在靶点。迭小红等[148]* 为探究沉默分化抑制因子 1（Id1）表达对小鼠骨肉瘤（K7M2－WT）增殖、迁移及凋亡的影响及可能的分子机制。将实验分 3 组：空白对照组、siRNA 组重组腺病毒组（AdsiRNA 组）和 simId1 重组腺病毒组（AdsimId1 组）。特异性针对小鼠 *Id1* 基因的小干扰 RNA 重组腺病毒感染细胞。按分组分别处理 KTM2－WT，用 RT－PCR、Western bolt 检测 *Id1* 的 mRNA 水平及蛋白水平表达，MTT 法检测细胞增殖，划痕试验、Transwell 检测细胞迁移能力，DAPI 染色检测凋亡。结论认为，沉默 *Id1* 基因使骨肉瘤细胞增殖和迁移能力减弱，增强骨肉瘤细胞的凋亡，为骨肉瘤治疗提供新的靶点。

（郑唯强　项珍珍）

参考文献

[1] 史春颖，刘源，李睿，等. 乳腺导管原位癌的发病危险因素及生物学指标 ER、PR、C－erbB－2 表达的研究[J]. 哈尔滨医科大学学报，2015，49(1)：52－54.

[2] 真德智，王晓彬，李云松，等. 白细胞介素-8－251T/A 基因多态性和肺癌易感性的 Meta 分析[J]. 首都医科大学学报，2014，35(6)：711－716.

[3] 孙丽娜，梁富翔，元博，等. 亚甲基四氢叶酸还原酶 C677T 基因多态性与胃癌易感性的 Meta 分析[J]. 肿瘤防治研究，2014，41(11)：1227－1232.

[4]* 赵君慧，李华，迪吉. 青海地区藏族人群着色性干皮病基因 D、谷胱甘肽－S－转移酶 M1 基因多态性与肝癌易感性的关系[J]. 中华肝脏病杂志，2014，22(11)：831－836.

[5] 朱玉芬，任美敬，谷峰，等. 肿瘤微环境对乳腺癌干细胞样微球体培养鉴定的影响[J]. 中国肿瘤临床，2014，41(22)：1417－1421.

[6] 余明杰，徐元宏，王萍，等. RNA 干扰 *A20* 基因的表达对人乳腺癌细胞 MCF－7 增殖、凋亡和迁移的影响[J]. 安徽医科大学学报，2015，50(9)：1215－1218.

[7] 张琰，陈宝安，冯继锋，等. 乳腺癌中 *ID4*

基因启动子区甲基化状态及其表达[J]. 江苏医药,2014,40(20):2419-2422.

[8] 韩璐,赵真真,王笑峰,等. TLR3 和 TLR4 基因多态性与 EBV 相关胃癌易感性的关系[J]. 肿瘤防治研究,2015,42(1):14-18.

[9] 陈宁,宋立伟,袁晓圆,等. Ajuba 与 Twist 相互作用调控 N-cadherin 表达对结直肠癌细胞迁移的影响[J]. 上海交通大学学报(医学版),2015,35(4):465-469.

[10]* 杨妙玲,高飞. Hes1 在结肠癌组织中的表达及对 SW620 细胞成瘤能力的影响[J]. 中国癌症杂志,2014,24(9):646-650.

[11] 王凤,王睿,王衍晶. DNA 启动子甲基化致 ADAMTS9 蛋白下调促进大肠癌病程进展[J]. 中国癌症杂志,2015,25(6):446-451.

[12] 叶柳,刘韦成,钱群,等. G 蛋白耦联受体 5 通过上皮-间充质转化促进结肠肿瘤侵袭转移的临床研究[J]. 临床外科杂志,2015,23(7):530-532.

[13] 马家驰,陈泉,詹渭鹏,等. 白细胞介素 1 受体拮抗因子通过抑制肝细胞生长因子的分泌影响结肠癌的新生血管形成[J]. 中华普通外科杂志,2015,30(6):471-475.

[14] 高远,阮柏,张卓超,等. 抑癌基因 *Tg737* 下调对肝癌细胞增殖的影响及其机制[J]. 中华肝胆外科杂志,2014,20(12):848-851.

[15] 郭学军,曹传辉,孙景苑,等. miR-128a 在肝细胞癌中表达上调并通过靶向调控 RND3 促进肝癌细胞增殖[J]. 南方医科大学学报,2014,34(10):1408-1412.

[16]* 胡宽,陶一明,黄云,等. miR-342-5p 调控靶基因 *Merlin* 表达促进肝细胞癌侵袭转移的实验研究[J]. 中国普通外科杂志,2014,23(9):1200-1206.

[17] 刘飞,肖瑞海,洪正东,等. 沉默 *EZH2* 基因表达对肾癌细胞生物学行为的影响[J]. 肿瘤防治研究,2015,42(8):751-755.

[18] 孟亮,余小祥,刘智明,等. 水通道蛋白 4 与人星形胶质细胞瘤迁移的相关性[J]. 肿瘤防治研究,2015,42(8):756-759.

[19]* 王兵,钟东,汤为学,等. *Syntenin* 基因促进胶质瘤侵袭和迁移的分子机制[J]. 中国神经精神疾病杂志,2015,41(5):293-297.

[20] 豆玉超,张飚,王雷波,等. 靶向 *FOXP3* 基因的短发夹 RNA 对人胶质瘤细胞增殖和凋亡的影响[J]. 中华神经外科杂志,2015,31(3):289-293.

[21] 赵民学,李柏文,朱琳,等. 甲状腺乳头状癌患者肿瘤组织和血清中 miR-21 表达水平检测及其意义[J]. 吉林大学学报(医学版),2014,40(6):1237-1240.

[22] 周爱清,陈志军,孙正魁,等. 乳腺癌患者血清 HER-2/neu 浓度与组织 HER-2 表达水平的相关性[J]. 实用癌症杂志,2015,30(4):479-481.

[23] 任丽,于洋,王霞,等. 乳腺癌骨转移患者血清和癌组织白细胞介素 11 的表达水平与临床意义研究[J]. 中华医学杂志,2014,94(34):2656-2660.

[24] 尹迎春,王新美,李良,等. 非小细胞肺癌胸腔积液细胞蜡块检测 *EGFR* 与 *K-ras* 基因突变和 *EML4-ALK* 融合基因及其临床病理特征[J]. 中国胸心外科临床杂志,2015,22(9):870-874.

[25] 张艳姣,许翠萍,乔亚光,等. CK15 在食管鳞癌患者组织及血清中的表达与意义[J]. 山西医科大学学报,2015,46(8):793-795.

[26] 乔亚光,许翠萍,张艳姣,等. 多种肿瘤标志物检测对食管鳞癌的诊断及意义[J]. 山西医科大学学报,2015,46(8):796-799.

[27] 张学松,张谢,孙蓓蕾,等. 血浆 RNF180 启动子甲基化及其蛋白表达在胃癌诊断中的价值[J]. 中国肿瘤临床,2014,41(22):1432-1435.

[28] 张恩,程冲,霍斌亮,等. 胃肠道肿瘤患者外周血 Survivin-ΔEX3 mRNA 的表达变化及其意义[J]. 中国普通外科杂志,2014,23(10):1423-1425.

[29] 蒋敦科,刘莹. 癌胚抗原相关细胞黏附分子 1 对大肠癌转移的影响[J]. 实用癌症杂志,2015,30(3):352-354.

[30] 刘洁,彭微,吴稚晖,等. 结肠癌患者手术前后血浆 miR-21 表达水平变化及其临床意义[J]. 肿瘤防治研究,2015,42(8):794-796.

[31] 钟武,张磊昌,钟世彪,等. 结直肠癌患者术前 CEA、CA19-9 浓度与临床病理特征及预后的关系[J]. 中国普通外科杂志,2015,24(4):499-503.

[32] 王敏,徐伶玲,蒋玉良,等. 结直肠癌患者血浆中 DCLK1 的表达及意义[J]. 肿瘤,2015,35(5):572-578.

[33] 李宝华,吴晓光,冯军,等. 结直肠癌血清肿瘤标志 CEA 与 CA724 检测的临床意义[J]. 中国普通外科杂志,2015,24(7):1053-1055.

[34]* 康倩,金鹏,杨浪,等. 外周血游离 DNA 中 *Septin9* 基因甲基化在结直肠癌筛查中的意义[J]. 中华医学杂志,2014,94(48):3839-3841.

[35] 安松林,王黎明,荣维淇,等. 原发性肝细胞癌术前血清 AFP 的预后价值及与临床病理因素相关性分析[J]. 中华普通外科杂志,2015,30(3):189-193.

[36] 程黎. 肝癌患者血清中肿瘤特异性生长因子水平与临床病理特征及预后的关系[J]. 中国普外基础与临床杂志,2015,22(8):995-997.

[37] 马天加,张磊,萧畔,等. CIP2A 在膀胱癌患者肿瘤组织及血清中的表达及其临床意义[J]. 中华医学杂志,2014,94(34):2681-2683.

[38]* 谢冲,黄其伟,王国民,等. 多种肿瘤标志物联合前列腺特异性抗原检测在前列腺癌诊断中的价值[J]. 中华泌尿外科杂志,2015,36(3):204-208.

[39]* 杨帅,王伟民,张小鹏,等. 血清 YKL-40 水平与胶质瘤病理分级及预后的相关性研究[J]. 中国微侵袭神经外科杂志,2014,19(10):437-439.

[40]* 杨香山,程绍梅,肖瑞雪,等. Snail、N-cadherin 在甲状腺乳头状癌中表达上调及其临床意义[J]. 中国普外基础与临床杂志,2015,22(2):181-185.

[41] 张明,朱精强,魏涛,等. BRAF、VEGF-C 及相关临床病理特征在甲状腺乳头状癌中央区淋巴结转移规律中的研究[J]. 中国普外基础临床杂志,2015,22(7):788-794.

[42] 章培,涂媛,李钒,等. REGγ 和 p16 在乳腺癌中的表达及意义[J]. 四川医学,2015,36(7):941-943.

[43] 苏泇鋗,蒋依娜,邓元,等. MIF 在不同分子分型乳腺癌中的表达和意义[J]. 西安交通大学学报(医学版),2015,36(3):378-382.

[44] 徐五琴,武世伍,马莉,等. Notch1 和 FSCN1 在乳腺癌中的表达及其临床意义[J]. 上海交通大学学报(医学版),2014,34(9):1365-1370.

[45] 赵海宁,马德寿,才旦多杰,等. 乳腺癌中 CD44v6 与 CXCR4 mRNA 表达及临床意义[J]. 中国普通外科杂志,2015,24(5):749-752.

[46]* 高鹏,沈方臻,肖文静,等. IB 期非小细胞肺癌 Runx2、Ezrin 表达与术后转移的相关性[J]. 山东大学学报(医学版),2015,53(1):63-66.

[47] 彭国庆,刘文洲,冼磊,等. 肺组织特异性 X 蛋白在非小细胞肺癌中的表达及与肺癌微转移生物作用的关系[J]. 广东医学,2015,36(12):1866-1868.

[48] 谢玲玲,金素芬,贺佳妮,等. hSNF2H 在非小细胞肺癌中存在过表达[J]. 中国医科大学学报,2015,44(9):833-836.

[49] 王豪杰,施巩宁,赵辉,等. RhoE 与 EGFR 在食管鳞癌中表达的研究[J]. 临床外科杂志,2014,22(12):939-941.

[50] 王晓龙,陈新涛,曲戈,等. miR-155 在食管鳞癌中的表达及临床意义[J]. 中国胸心血管外科临床杂志,2015,22(1):61-64.

[51]* 余海,凌亭生,施瑞华,等. F 框/WD-40 域蛋白 7 在食管鳞状细胞癌中的表达及临床意义[J]. 中华肿瘤杂志,2015,37(5):347-351.

[52] 杨小冬,乔俊静,秦艳茹,等. 食管鳞状细胞癌组织中 CCL26 的表达及其临床意义[J]. 中国癌症杂志,2015,25(1):13-18.

[53] 吴梦婕,张红,姚元春,等. HSP90α、HSP90β 在人胃癌组织中的表达[J]. 安徽医科大学学报,2014,49(12):1754-1758.

[54] 李延森,郭晓波,靖昌庆,等. VEZT 在胃癌组织中的表达研究及其载体的构建[J]. 中华普通外科杂志,2014,29(10):767-770.

[55] 岳晓林,杨映弘,邱体红,等. 胃癌组织中基质细胞因子-1 及其受体的表达及临床意义[J]. 中国肿瘤临床与康复,2015,22(8):903-905.

[56] 翟薇,李玫,董建强,等. 磷脂酰肌醇-3 激酶催化亚基 β 在胃癌组织中的表达及其临床意义[J]. 中华普通外科杂志,2014,29(12):934-936.

[57] 张善信,袁伟,唐万燕,等. 微小 RNA-100 表达与结直肠癌患者临床病理特征和预后的相关性[J]. 中华肿瘤杂志,2015,37(8):603-608.

[58] 李锟,李玫,刘玉兰,等. ABI1 表达上调与结直肠腺癌临床病理及预后的相关性分析[J]. 中华普通外科杂志,2015,30(8):643-646.

[59] 赵凤辉,蔡玮,梁小芹,等. Fox O1/3a 在结直肠癌组织中的表达及其临床意义[J]. 中国

肛肠病杂志,2015,35(2):10-12.

[60] 孙晶璐,李昊,尹玉,等. miR-200a 在结直肠癌组织中的表达及其临床意义[J]. 安徽医科大学学报,2015,50(6):797-799.

[61] 杨红,翟杨杨,胡涛涛,等. *PAGE5* 基因在肝细胞癌中的表达及对增殖与转移的影响[J]. 兰州大学学报(医学版),2015,41(1):23-28.

[62] 李金淼,黄智民,周桂台. Metadherin 在甲胎蛋白阴性肝癌组织中的表达及临床意义[J]. 中国普外基础与临床杂志,2015,22(5):597-600.

[63] 龙满美,黄小英,姚金光,等. microRNA-24 表达与黄曲霉毒素 B_1 相关性肝细胞癌预后的关联性研究[J]. 上海交通大学学报(医学版),2014,34(12):1743-1748.

[64] 史炯,董琼珠,钦伦秀,等. 肝细胞性肝癌组织浸润淋巴细胞表型与分布研究[J]. 中国肿瘤临床,2015,42(11):559-563.

[65] 朱垒,黄飞舟,聂晚频,等. *FIG-ROS* 融合基因在肝内胆管细胞癌中表达及其意义[J]. 中国普通外科杂志,2015,24(2):199-204.

[66] 冯颖,朱骏,唐发兵. E2F1、ID1 和 Bax 蛋白在胆囊腺癌中的表达及其临床意义[J]. 中国普外基础与临床杂志,2015,22(4):455-458.

[67] 冯颖,唐发兵,朱骏,等. Bax、环氧合酶 2 和 DNA 结合抑制因子 1 在胆囊腺癌中的表达及意义[J]. 临床肝胆病杂志,2015,31(8):1299-1302.

[68] 付京东,薛栋,常刚,等. 胰腺癌中 CIP2A 与 p-Akt、N-cadherin、MMP-9 的表达及其临床意义[J]. 中国现代普通外科进展,2014,17(10):779-782.

[69] 蔡重阳,汤志刚,黄强,等. Peroxiredoxin 1 与 EMT 相关蛋白在胰腺癌组织中的表达及其临床意义[J]. 安徽医科大学学报,2015,50(3):368-372.

[70] 邱忠凯,孔垂泽,张哲,等. Netrin-1 蛋白在肾透明细胞癌中的表达和临床意义[J]. 中华泌尿外科杂志,2014,35(8):571-574.

[71] * 马天加,萧畔,徐洋,等. CIP2A 和 OPN 在膀胱癌中的表达及其意义[J]. 中华医学杂志,2014,94(38):3005-3007.

[72] 李沐寒,邢添瑛,贺慧颖. 复发性膀胱尿路上皮癌中 IMP3 和 CD44 蛋白表达[J]. 中国肿瘤临床,2015,42(8):416-420.

[73] 李珍玲,金仁顺. 上皮特异性黏附分子在前列腺癌中的表达及意义[J]. 中华男科学杂志,2015,21(4):320-324.

[74] 王占福,邢德广,陈爱国,等. 垂体腺瘤 TGF-β_1 和 CTGF 的表达及意义[J]. 中国临床神经外科杂志,2015,20(3):155-157.

[75] 熊一峰,艾云志,徐姗,等. Twist 和 E-cadherin 在人脑神经胶质瘤及其复发灶中的表达及意义[J]. 广东医学,2014,35(24):3840-3842.

[76] * 高玉平,江基尧,刘强,等. p27^{kip1} 和 Ki-67 在原发性中枢神经系统生殖细胞肿瘤中表达的临床病理学意义[J]. 上海交通大学学报(医学版),2014,34(12):1767-1770.

[77] * 林金銮,王发圣,叶君健,等. *miR-17-92* 基因簇在骨肉瘤中的表达及其临床意义[J]. 中国肿瘤临床,2014,41(23):1532-1535.

[78] 李福生,肖明明,徐绍年,等. HER-2 在恶性黑色素瘤中的蛋白表达、基因扩增及其临床意义[J]. 中国美容整形外科杂志,2014,25(11):700-702.

[79] 梁艳,牛扶幼,范海霞,等. WWOX 及 P73 蛋白在皮肤恶性黑色素瘤中的表达及意义[J]. 中国美容医学,2015,24(11):47-51.

[80] * 冯红芳,陈创,孙圣荣,等. 1 585 例甲状腺癌的临床病理特点及总结分析[J]. 中国肿瘤临床,2015,42(2):77-80.

[81] 杨猛,鲁瑶,李忻,等. 术后意外甲状腺微小乳头状癌的临床病理特点与治疗[J]. 中华内分泌外科杂志,2015,9(1):23-25.

[82] 张军强,孙智国,王登强,等. 青年乳腺癌患者的临床病理特征、分子分型及预后情况分析[J]. 实用癌症杂志,2015,30(4):527-530.

[83] * 刘新丽,刘芳芳,郑屹,等. 男性乳腺癌临床病理特征及预后分析[J]. 中国肿瘤临床,2014,41(23):1521-1525.

[84] 黄凯,黄凯,陈夏,等. 三阴性乳腺癌的临床病理特征和预后影响因素分析[J]. 中国普通外科杂志,2014,23(11):1578-1580.

[85] 梁艳,张丽娜,杨艳芳,等. 20 例乳腺梭形细胞癌患者的临床病理特征及预后[J]. 中华肿瘤杂志,2015,37(1):37-40.

[86] 肖盟,赵洪猛,杨正军,等. 乳腺化生性癌的临床病理特征及预后影响因素[J]. 中国肿瘤临床,2015,42(12):614-618.

[87] * 李娜,赵珩,张杰,等. 2 056 例手术切除肺腺癌的临床病理分析[J]. 中华胸心血管外科杂志,2014,30(12):715-718.

[88] 马克威,贾琳,郭晔,等. 59 例肺腺鳞癌患者的病理特征对其外科手术后生存的影响[J]. 中华胸心血管外科杂志,2014,30(11):641-644.

[89] 段楚骁,付圣灵,付向宁,等. 肺多形性癌 23 例临床及病理分析[J]. 临床外科杂志,2015,23(6):451-453.

[90] 赵金朋,冯锦,谢海彬,等. 胃癌手术患者 2 338 例临床病理特征分析[J]. 江苏医药,2015,41(1):41-44.

[91] 燕速,李斌,马旭祥,等. 河湟谷地青年型胃癌临床病理特征分析[J]. 肿瘤防治研究,2015,42(5):502-505.

[92] * 蒋楠,梁寒,邓靖宇,等. 91 例家族性胃癌的临床特点及预后分析[J]. 中华胃肠外科杂志,2014,17(10):997-1000.

[93] 蒋松松,戈伟,郑黎明,等. 多灶性胃癌 30 例临床病理特征及预后分析[J]. 中华胃肠外科杂志,2015,18(2):135-138.

[94] 袁政,唐伟,沈韧斌,等. 不同部位胃癌患者根治术的临床病理分析及预后比较[J]. 临床外科杂志,2014,22(10):726-728.

[95] 刘凯,张维汉,杨昆,等. 幽门螺杆菌感染与胃癌临床病理特点相关性研究(附 125 例分析)[J]. 中国实用外科杂志,2014,34(10):974-977.

[96] 魏建明,沈艳莹,沈丹平,等. 胃神经内分泌癌的临床病理特征及预后分析[J]. 中华普通外科杂志,2014,29(10):740-744.

[97] 高晓东,薛安慰,方勇,等. 小胃肠间质瘤的临床病理特征[J]. 中华胃肠外科杂志,2015,18(4):338-341.

[98] 田野,高静,李健,等. 180 例野生型胃肠间质瘤患者的临床病理特征分析[J]. 中华胃肠外科杂志,2015,18(4):342-345.

[99] 耿振宏,孙希印,魏超,等. 24 例与癌并发的胃肠间质瘤临床病理分析[J]. 中国肿瘤临床,2014,41(21):1368-1373.

[100] 黎磊. 青年结直肠癌临床及病理特征分析(附 50 例报告)[J]. 结直肠肛门外科,2014,20(3):204-206.

[101] 陈洪盛. 多原发大肠癌者的临床病理特征和预后分析[J]. 实用癌症杂志,2014,29(12):1628-1634.

[102] 黄国定. 结肠癌患者贫血与肿瘤大体分型及临床病理分期的关系[J]. 实用癌症杂志,2015,30(8):1206-1208.

[103] 谈利,颜登国. 结直肠癌术后复发转移类型与临床病理因素的关系分析[J]. 中国肛肠病杂志,2015,35(4):15-17.

[104] * 庞业滨,欧超,郭哲,等. 肝细胞癌合并胆管癌栓 35 例患者临床与病理特征[J]. 中华肝胆外科杂志,2015,21(2):96-100.

[105] 邓敏,仇毓东,陈骏,等. 胆管细胞性肝癌与肝内胆管癌的临床及病理特征研究[J]. 肝胆外科杂志,2015,23(3):165-168.

[106] 董茂盛,李振凯,许小亚,等. 肝门部胆管癌神经浸润的病理学分析及临床意义探讨[J]. 中国普外基础与临床杂志,2015,22(2):212-215.

[107] 王天科,潘庆,马周鹏,等. 青年胰腺恶性肿瘤 33 例临床病理分析[J]. 肝胆胰外科杂志,2014,26(6):475-477.

[108] 欧阳柳,刘安安,郝骏,等. 胰腺腺泡细胞癌的病理特点及治疗方法临床分析[J]. 中华胰腺病杂志,2014,14(6):361-365.

[109] 黄毅,阴雷,黄海,等. 128 例 20~40 岁肾细胞癌患者的临床病理特征及预后分析[J]. 中华泌尿外科杂志,2014,35(10):731-733.

[110] * 杨恺惟,张崔建,李学松,等. 小肾癌的临床病理特征:单中心 1 276 例经验总结[J]. 北京大学学报(医学版),2014,46(5):790-793.

[111] 黄吉炜,董柏君,张进,等. 肾脏黏液性管状和梭形细胞癌的临床病理特征及预后[J]. 中华肿瘤杂志,2014,36(9):693-695.

[112] 王艳青,黄吉炜,潘家骅,等. 12 例肾集合管癌临床病理分析[J]. 临床泌尿外科杂志,2014,29(10):867-870.

[113] 瞿元元,张海梁,叶定伟,等. Xp11.2 易位/TFE3 基因融合相关性肾癌的临床病理特征分析[J]. 中华泌尿外科杂志,2014,35(9):641-644.

[114] 张坤. 嫌色性肾细胞癌临床病理学分析[J]. 齐齐哈尔医学院学报,2015,36(20):2997-2998.

[115] 黄海鹏,付伟金,刘德云,等. 肾孤立性纤维瘤临床病理特征及诊断[J]. 临床泌尿外科

杂志,2015,30(6):489-491.

● [116] 柯琦,谢刚,杨永红,等.后肾腺瘤临床及病理特征分析[J].四川医学,2015,36(7):931-934.

● [117] 李刚,宋华林,杨宇明,等.尿路上皮癌伴透明细胞变异的临床病理分析[J].中华泌尿外科杂志,2015,36(8):628-631.

● [118]* 张楠,刘正言,陈宏,等.垂体节细胞瘤的临床病理特征及外科治疗[J].中华神经外科杂志,2015,31(3):228-232.

● [119] 夏作云,边芳,张智弘,等.9 例微囊型脑膜瘤临床病理特征分析[J].江苏医药,2015,41(12):1446-1447.

● [120] 齐雪岭,周健,姚坤,等.脑面血管瘤病 19 例临床病理分析[J].中国微侵袭神经外科杂志,2014,19(9):405-408.

● [121] 邹飞,管韵致,王洪立,等.椎管内髓外硬膜下肿瘤的临床特点及病理学构成——167 例病例分析[J].中国脊柱脊髓杂志,2014,24(11):991-994.

● [122] 王洪鹏,周晓红,李真华,等. *BRAF*^{V600E} 突变基因沉默可抑制甲状腺乳头状癌细胞增殖[J].肿瘤,2015,35(3):276-282.

● [123] 张志影,徐亮,徐迎春,等.干细胞核心基因 *NANOG* 在乳腺癌干细胞及非干细胞中的表达与定位[J].上海交通大学学报(医学版),2015,35(7):927-932.

● [124] 陈武桂,沈伟伟,胡旭,等.RNA 干扰 Semaphorin 4D 表达对乳腺癌细胞增殖、周期及迁移的影响[J].肿瘤,2015,35(3):283-290.

● [125] 钟小红,吴晓安,胡冰.血管紧张素Ⅱ通过 AT1R/ERK/MAPK 信号通路影响乳腺癌细胞 MCF-7 的增殖能力[J].中国癌症杂志,2014,24(9):652-656.

● [126] 刘佳,王佑民,胡红琳,等.自噬与脂联素诱导的人乳腺癌 MCF-7 细胞凋亡的关系[J].安徽医科大学学报,2015,50(9):1223-1227.

● [127] 王燕,廉斌,吕叶,等. *CacyBP/SIP* 基因沉默对人乳腺癌 MDA-MB-231 细胞凋亡的影响[J].上海交通大学学报(医学版),2014,34(11):1581-1585.

● [128]* 何峰,李帅,朱霞霞,等.腺病毒介导 *ING4* 或/和 *P53* 基因表达对人肺腺癌细胞的生长抑制作用[J].上海交通大学学报(医学版),2015,35(7):953-960.

● [129] 刘春晓,李辉,侯生才,等.siRNA 干扰 *TRIM29* 基因对人肺癌 NCI-H520 细胞株增生及迁移能力的影响[J].首都医科大学学报,2014,35(6):717-720.

● [130] 万一元,万莉,惠红霞,等.壳聚糖介导 RNA 干扰沉默 CXCR4 基因对食管癌细胞增殖、侵袭力的影响[J].徐州医学院学报,2015,35(1):6-11.

● [131] 檀碧波,李勇,范立侨,等.抑制 *Vav3* 基因表达对胃癌细胞凋亡抑制蛋白及肿瘤多药耐药性的影响[J].第二军医大学学报,2015,36(2):136-141.

● [132] 王久香,康柏会,司宁宁,等.转染白细胞介素-12 基因的脐带间充质干细胞对胃腺癌细胞的影响[J].广东医学,2015,36(13):1987-1990.

● [133] 景晓乾,杨卫平,刘心玉,等.siRNA 靶向沉默 *TET2* 基因对人肝癌细胞增殖和凋亡的影响[J].外科理论与实践,2015,20(4):338-342.

● [134] 王寿华,李华,张彤,等.Yes 相关蛋白在肝癌上皮间质转化中的作用[J].中华肝胆外科杂志,2014,20(11):805-809.

● [135] 王海燕,黄爱民,晋雯,等.RNA 干扰畸胎瘤细胞源性生长因子基因对人肝细胞癌 HepG2 增殖和侵袭的影响[J].河北医科大学学报,2014,35(11):1291-1294.

● [136] 张弓,李捷,翟文龙,等. *EphA7* 基因沉默对人肝癌细胞 SMMC-7721 裸鼠移植瘤生长的影响[J].中华肝胆外科杂志,2014,20(8):599-603.

● [137] 肖丹,刘安文.慢病毒介导的 RNAi 沉默 *TLR4* 基因对人乙肝病毒相关肝细胞癌裸鼠移植瘤生长的影响[J].肿瘤防治研究,2014,41(11):1171-1175.

● [138] 滕凤猛,吴穷,陈昌杰,等.缺氧诱导因子-1α 调控肝癌细胞对奥沙利铂耐药的机制[J].肿瘤防治研究,2014,41(11):1176-1180.

● [139] 汪炳瑞,程兮,杨卫平,等.铜绿假单胞菌对胰腺癌细胞的抑癌效应及分子机制研究[J].外科理论与实践,2015,20(4):327-332.

● [140] 朱世凯,周玉,汪旭东,等.特异性 siRNA 沉默 YAP1 基因表达对胰腺癌细胞恶性生物学行为的影响[J].中华普通外科杂志,2014,29(9):719-722.

● [141] 陆峥,陈菲菲,王猛,等.RUNX3 参与抑制人前列腺癌迁移和血管发生[J].徐州医学院学报,2014,34(10):647-654.

● [142] 武震东,任洪波,孙志强,等.miR-34c 对胶质瘤细胞增殖、凋亡和细胞周期影响的实验性研究[J].河北医科大学学报,2015,36(8):946-950.

● [143] 刘晓智,于士柱,姜忠敏,等.诱导非典型蛋白激酶 C 基因沉默增加胶质瘤干细胞化疗药物敏感性的研究[J].中华神经外科杂志,2015,31(7):722-726.

● [144] 尚超,王琼,张飚,等.微小 RNA-487b 对胶质瘤增殖和凋亡的影响[J].中华神经外科杂志,2015,31(3):309-312.

● [145] 张晋,金贵善,米蕊芳,等.神经胶质瘤干细胞向内皮细胞分化的差异基因表达谱的分析[J].中华神经外科杂志,2015,31(3):299-302.

● [146] 许刚柱,张鹏,李文,等.siRNA 沉默 *CEACAM1* 基因对人胶质瘤 SHG44 细胞生物学行为的作用[J].山西医科大学学报,2014,45(10):920-924.

● [147] 公方和,叶景,李天栋,等.RNA 干预沉默 *14-3-3β* 基因对胶质瘤细胞生物学行为的影响及其机制[J].中华神经医学杂志,2014,13(9):876-880.

● [148]* 迭小红,罗庆,毕杨,等.siRNA 沉默 *Id1* 基因对小鼠骨肉瘤细胞增殖、迁移及凋亡的影响[J].中华小儿外科杂志,2015,36(3):220-224.

文 选

青海地区藏族人群着色性干皮病基因 D、谷胱甘肽-S-转移酶 M1 基因多态性与肝癌易感性的关系 [中华肝脏病杂志,2014,22(11):831] 赵君慧等为探讨青海地区藏族人群着色性干皮病基因 D(XPD)、谷胱甘肽-S-转移酶(GST)M1 基因多态性与原发性肝癌(PHC)易感性的关系。采用病例对照研究,选择青海地区藏族 PHC 患者及同期藏族健康体检者各 102 例,用 PCR、变性高效液相色谱技术进行基因分型检测,以非条件 Logistic 逐步回归模型进行 PHC 危险因素的多变量分析,比较不同基因型与 PHC 患病风险的关系。计数资料采用 X^2 检验,以比值比(*OR*)及其 95% 置信区间(*CI*)表示相对危险度。结果显示,吸烟、肉食、饮酒、HBV 感染、直系亲属 HBV 感染、直系亲属肝癌等均进入 Logistic 回归模型。*XPD751C* 突变基因型在病例组和对照组的分布频率分别为 21.6% 和 10.8%,组间差异有统计学意义,罹患 PHC 的风险 *OR* 为 2.275(95% *CI* = 1.04 ~ 4.98)。*GSTM1* 空白基因型在病例组和对照组的分布频率分别为 60.8% 和 44.1%,组间差异有统计学意义;携带 GSTM1 空白基因型者患病风险是携带 GSTM1 非空白基因型者的1.963倍(95% CI = 1.124~3.428)。将*XPD751C*基因突变和GSTM1空白联合基因型作为暴露因素,罹患肝癌的风险OR为3.030(95% CI = 1.165~7.881);*XPD751C*突变基因型与HBV感染、饮酒、家族直系亲属肝癌等因素有交互作用。结论认为,吸烟、饮酒、肉食、HBV感染、直系亲属HBV感染、直系亲属患肝癌等是青海藏族人群罹患PHC的主要环境危险因素;*XPD751C*突变等位基因型、*GSTMI*空白基因型是青海藏族人群PHC的易感因素;携带*XPD751C*突变和*GSTMI*空白联合基因型的个体,比单个基因型患病风险显著增加;青海藏族人群携带*XPD751C*突变等位基因型的个体可分别与HBV感染、饮酒、家族直系亲属肝癌3种环境危险因素共同诱导PHC的发生。

(项珍珍)

述评·人群PHC发生存在不均衡性,在我国不同地区PHC的发病率及主要影响因素也存在较大差异。肝癌的发生是一个多基因、遗传和环境因素等综合影响的复杂过程,在注重基因多态性识别同时,更加需要深入探讨可能存在的与环境因素之间的交互作用。*XPD751*基因与恶性肿瘤危险性有关,且这个多态位点的基因型分布存在种族和地区差异。肝癌多病因之间存在协同作用,携带某种基因者暴露于环境危险因素后发生肝癌的危险性明显增加,但本研究与同类研究结果并不完全一致,这可能是由于所选人群、地域及使用的检测方法不同,也提示不同人群和地域间存在明显的遗传差异;明确基因-环境的交互作用,对揭示PHC的发病机制和制订有效的预防措施有重要的意义。

(郑唯强)

Hes1在结肠癌组织中的表达及对SW620细胞成瘤能力的影响 [中国癌症杂志,2014,24(9):646] 杨妙玲等为探讨Hes1在结肠癌组织中的表达及其对结肠癌SW620细胞株成瘤能力的影响。采用免疫组化和qRT-PCR检测Hes1在结肠癌组织中的表达,并分析其表达与结肠癌分化程度的关系;建立Hes1表达的结肠癌SW620细胞株,qRT-PCR和蛋白质印迹法分别检测Hes1在mRNA水平和蛋白水平的表达,并在裸鼠体内检测Hes1对SW620细胞皮下成瘤能力的影响。结果发现,Hcs1在结肠癌组织的表达明显高于癌旁正常结肠组织,Hes1在结肠癌组织中的mRNA表达明显高于癌旁正常结肠组织;免疫组化显示Hes1在正常结肠组织中少许表达,表达多位于结肠腺管的底部。然而Hes1在结肠癌组织中的表达显著高于癌旁正常结肠组织,且Hes1的表达水平与细胞分化程度呈负相关;把LV-Hes1用瑞士包装系统包装病毒后感染结肠癌SW620细胞,在结肠癌SW620细胞株中稳定转染Hes1后,Hes1被成功过表达,约380倍;用1×10^5个Hes1过表达的SW620细胞及对照细胞株分别注射至裸鼠皮下,结果Hes1过表达的SW620细胞成瘤能力增强,瘤体较对照组大,生长速度较对照组快。皮下成瘤实验结果显示,两组裸鼠的肿瘤形态均为圆形或椭圆形,边界较清楚,有纤维包膜包裹,符合裸鼠皮下成瘤的特点。但LV-Hes1组肿瘤体积较LV-con组大,且LV-Hes1组肿瘤生长较快。结论认为,Hes1在结肠癌组织中的表达显著高于癌旁正常结肠组织,并且随结肠癌组织分化程度降低而表达量上调;Hes1在体内有促进结肠癌SW620细胞的成瘤能力。

(项珍珍)

述评·结肠癌起病隐匿,患病初期症状不明显,且进展迅速,大多数患者就诊时已是中晚期,因此寻找理想的肿瘤标志物用于诊断、治疗、预后评估将有较高的临床价值。在结肠癌的发生、发展过程中,常涉及多种蛋白质表达的改变,然而哪些可作为结肠癌发生、发展及预后的肿瘤标志物成为当今研究之难点。该研究结果显示,Hes1过表达,可促进肿瘤发生和生长;并且发现过表达Hes1的瘤体形态大,充血明显,推测可促使肿瘤细胞进入血液循环,增加肿瘤复发及转移的机会,此部分将会进行进一步的实验验证。另外,Hes1促进肿瘤细胞的体内成瘤能力,且有报道表明其与干细胞的维持相关,推测Hes1与肿瘤干细胞的干性维持亦相关,但仍需进一步证实。

(郑唯强)

miR-342-5p调控靶基因*Merlin*表达促进肝细胞癌侵袭转移的实验研究 [中国普通外科杂志,2014,23(9):1200] 胡宽等为探讨miR-342-5p及其可疑靶基因*Merlin*在肝细胞癌(HCC)中表达及意义。采用qRT-PCR检测miR-342-5p和*Merlin* mRNA在HCC组织与癌旁组织,以及正常肝细胞系与各种不同HCC细胞系中的表达;用重组慢病毒包装质粒pGCSIL-GFP-miR-342-5p或空载体(阴性对照)转染HCCLM3细胞,以无处理的HCCLM3细胞作为空白对照,划痕愈合及Transwell实验观察细胞侵袭运动能力;以Western blot法检测细胞中Merlin蛋白的表达。采用双荧光素酶基因报告系统,将含野生型或突变型*Merlin*基因3′UTR质粒(psiCHECK-Merlin)分别与pGCSIL-GFP-miR-342-5p、空载体(阴性对照)共转染或单独转染(空白对照)HCCLM3细胞后,检测各组细胞荧光素酶活性。结果显示,与癌旁组织比较,HCC 组织中 miR-342-5p 表达明显上调,*Merlin* mRNA 表达明显下调;在 HCC 组织中,血管侵犯组较无血管侵犯组 miR-342-5p 表达明显上调,*Merlin* mRNA 表达明显下调,且 miR-342-5p 与 *Merlin* mRNA 表达呈负相关。各 HCC 细胞系中 miR-342-5p 表达均明显高于正常肝细胞系,且 miR-342-5p 的表达随 HCC 细胞系的侵袭性增高而上调,而 *Merlin* mRNA 表达则呈相反趋势。与空白对照组及阴性对照组比较,HCCLM3 细胞转染 pGCSIL-GFP-miR-342-5p 质粒后,细胞侵袭运动能力明显下降,而 Merlin 蛋白表达明显上调。psiCHECK-Merlin 野生型与 pGCSIL-GFP-miR-342-5p质粒共转染 HCCLM3 细胞后,细胞的荧光素酶活性较其阴性对照组或空白对照组明显降低,而 psiCHECK-Merlin 突变型与 pGCSIL-GFP-miR-342-5p 质粒共转染 HCCLM3 细胞后,细胞的荧光素酶活性与其空白对照组或阴性对照组无统计学差异。结论认为,*Merlin* 是 miR-342-5p 的靶基因,miR-342-5p 可能通过调控 *Merlin* mRNA 的表达促进肝细胞癌侵袭转移。

(项珍珍)

述评 · *miRNA* 是哺乳动物基因组中最为丰富的调节基因之一。其通过与靶基因 *mRNA* 的 3′-UTR 完全或非完全结合,使之降解或者抑制其翻译,从而在转录后水平降低相关靶基因蛋白质的表达。*miRNA* 调控众多的癌基因和抑癌基因,在 HCC 发生和转移复发中起关键的作用。在 HCC 中,miR-342-5p 可能通过负反馈方式调控抑癌基因 *Merlin* 的表达,发挥促进 HCC 细胞侵袭转移能力的作用。该研究通过荧光定量 PCR 方法检测了 miR-342-5p 在 HCC 组织和癌旁肝脏组织中的表达,结果显示 miR-342-5p 表达与 *Merlin* 基因表达水平呈负相关性。推测 miR-342-5p 与 *Merlin* 之间可能存在调控关系,从而影响 HCC 的生物学特性,结果揭示了 miR-342-5p 表达调控 HCC 侵袭运动的新作用机制,有望为 HCC 的临床研究提供潜在可行的靶点。

(郑唯强)

***Syntenin* 基因促进胶质瘤侵袭和迁移的分子机制** [中国神经精神疾病杂志,2015,41(5):293] 王兵等为探讨多配体聚糖结合蛋白(*Syntenin*)基因表达水平对胶质瘤细胞侵袭和迁移能力的影响以及可能的分子机制。采用慢病毒 RNA 干扰技术敲低胶质母细胞瘤细胞株 U-87 中 *Syntenin* 基因表达水平;以 qPCR 检测 *Syntenin* mRNA 表达水平,筛选最佳干扰序列;以 Transwell 小室实验检测细胞的侵袭和迁移能力变化;以黏附实验检测细胞的黏附能力变化;以 Western blot 检测 *Syntenin*、AKT、p-AKT 和 MMP-9 的表达水平。qPCR 结果显示,干扰组 *Syntenin* mRNA 表达水平显著低于空载组,空载组与对照组相比无明显差异。*Syntenin* mRNA 最低表达水平相对应的 shRNA 序列为最佳干扰序列。Transwell 小室检测侵袭和迁移实验结果显示,侵袭实验穿出细胞计数,干扰组低于空载组和对照组;迁移实验穿出细胞计数,也是干扰组最低。多重比较显示,在两个实验中,干扰组穿出细胞计数均低于空载组,细胞的侵袭和迁移能力显著低于空载组,而空载组与对照组相比无明显差异。通过 MTT 法检测细胞同种及异种黏附率的变化实验结果显示,在各时间点,干扰组细胞的同种黏附率明显高于空载组,差异均有统计学意义;而异种黏附率均明显低于空载组,差异也均有统计学意义。Western blot 结果并通过单因素方差分析显示,干扰组 *Syntenin*、p-AKT 和 MMP-9 的表达水平显著低于空载组,差异均有统计学意义,空载组与对照组相比无明显差异;AKT 表达水平在各组之间均无显著差异。结论认为,在胶质瘤中,*Syntenin* 可能通过上调 AKT 的磷酸化水平,经过相应的信号转导通路上调 MMP-9 表达水平,从而促进胶质瘤细胞的侵袭和迁移。

(项珍珍)

述评 · 该研究发现,敲低 *Syntenin* 基因表达水平后,肿瘤细胞的同种黏附(干扰组、空载组细胞分别与对照组细胞黏附)能力显著增强,异种黏附(干扰组、空载组分别与 HUVEC 细胞黏附)能力显著降低。结果提示,*Syntenin* 能够促进胶质瘤细胞的解离,增强肿瘤细胞与内皮细胞的黏附能力。因此,*Syntenin* 在胶质瘤细胞发生脑外转移的过程中也发挥重要作用。在无纤维连接蛋白(FN)诱导的条件下,敲低 *Syntenin* 基因表达水平,伴随 AKT(S^{473})磷酸化水平降低,细胞的侵袭和迁移能力显著降低,提示在胶质瘤细胞中,*Syntenin* 可能通过依赖整合素以外的信号通路,上调 AKT(S^{473})磷酸化水平,从而促进细胞的侵袭和迁移。

(郑唯强)

外周血游离 DNA 中 *Septin9* 基因甲基化在结直肠癌筛查中的意义 [中华医学杂志,2014,94(48):3839] 康倩等为探讨血浆游离 DNA 中 *Septin9* 基因甲基化状态在中国人群结直肠癌筛查中的作用。收集了接受结肠镜检查的患者,按照肠镜检查与病理诊断结果分为结直肠癌组(80 例)与未见异常的对照组(52 例),采用单盲法应用荧光定量 PCR 方法进行外周血游离 DNA 中 *Septin9* 基因甲基化状态检测,并通过胶体金免疫化学法进行粪隐血检测,对比 *Septin9* 甲基化与粪隐血检测在筛查结直肠癌中的优越性。结果*132* 例接受结肠镜检查的患者中,确诊结直肠癌*80* 例,其中男 36 例,女 44 例,平均年龄 61.2 岁;未见异常者 52 例,其中男 18 例,女 34 例,平均 52.4 岁。52 例未见异常者中仅 1 例 *Septin9* 基因甲基化阳性,而 80 例结直肠癌患者中 60 例阳性。*Septin9* 基因甲基化检测各期结直肠癌患者阳性率分别为:Ⅰ期 12/25,Ⅱ期 19/23,Ⅲ期 27/29,Ⅳ期 2/3。粪隐血试验检测各期结直肠癌患者阳性率分别为:Ⅰ期 4/10,Ⅱ期 9/15,Ⅲ期 6/12,Ⅳ期 2/2。不同年龄、性别结直肠癌患者 *Septin9* 基因甲基化阳性率差异无统计学意义。右半结肠(脾区近端的结肠、盲肠)和左半结肠(脾区以远的结、直肠)*Septin9* 基因甲基化阳性率分别为 65.4% 和 79.6%,差异无统计学意义;粪隐血试验阳性率分别为左侧 61.5%,右侧 38.5%,差异也无统计学意义。*Septin9* 基因甲基化筛查结直肠癌的敏感度为 75.0% (95% *CI* = 64.7%~83.6%),特异度为 98.1% (95% *CI* = 90.9%~99.9%);优于粪隐血检测筛查结直肠癌(敏感度:79.5% *vs.* 53.8%)。结论显示,检测血浆中 *Septin9* 基因甲基化状态可作为一种新的无创性早期筛查结直肠癌的方法。

(项珍珍)

述评 · 该研究结果中 *Septin9* 基因的甲基化对结直肠癌检测的敏感度为 75.0%,且随临床分期进展检出率呈上升趋势,但是对Ⅳ期癌检出率下降到 66.7%,可能原因为纳入病例数少导致。早期(Ⅰ~Ⅱ期)结直肠癌的检出率略低于晚期(Ⅲ~Ⅳ期)的检出率。该粪隐血检测采用的是胶体金免疫化学法,检测结果与以往大人群研究数据免疫法粪隐血检测结直肠癌的敏感度和特异度一致,同组人群 *Septin9* 的敏感度高于粪隐血敏感度,说明 *Septin9* 基因甲基化检测结直肠癌优于免疫法粪隐血试验。但是该研究中仍存在不足,首先是Ⅳ期癌症患者病例数少,其次没有做全组人群的粪隐血对照试验,另外未能加入 CEA 检测数据做对照也是一处不足,但国外有较多的报道 CEA 是晚期结直肠癌的诊断指标,而 *Septin9* 更侧重于早期诊断。

(郑唯强)

多种肿瘤标志物联合前列腺特异性抗原检测在前列腺癌诊断中的价值 [中华泌尿外科杂志,2015,36(3):204]

谢冲等为探讨多种肿瘤标志物联合 PSA 检测在前列腺癌诊断中的价值,收集前列腺癌患者 140 例,年龄 48~82 岁,平均 68 岁;良性前列腺增生(BPH)患者 104 例,年龄 52~87 岁,平均 70 岁;健康男性 162 例,年龄 23~49 岁,平均 38 岁。ELISA 法检测所有受试者的血清 PSA 水平以及 X 抗原家族成员 1b(XAGE-1b)、滑膜肉瘤 X 断裂点基因 2(SSX2)、α 甲基酰基辅酶 A 消旋酶(AMACR)、蛋白激酶 A 锚定蛋白 4(AKAP4)等 4 种肿瘤标志物的表达水平。计算各肿瘤标志物在前列腺癌患者血清中的阳性表达率、敏感性和特异性。随机选择 XAGE-1b、SSX2、AMACR、AKAP4 阳性表达血清各 1 例,用蛋白质印迹法进行验证。用 Luminex 液相芯片法联合 PSA 与 XAGE-1b、SSX2、AMACR、AKAP4 对所有血清标本进行检测,根据检测结果绘制 ROC 曲线并计算曲线下面积。结果 406 例受试者的血清 PSA 水平为:<4 μg/L 266 例,4~10 μg/L 86 例,>10 μg/L 54 例。XAGE-1b、SSX2、AMACR、AKAP4 等肿瘤标志物在 140 例前列腺癌患者血清中表达阳性例数分别为 75 例(53.6%)、48 例(34.3%)、39 例(27.9%)、62 例(44.3%)。406 例血清标本的 ROC 曲线中,XAGE-1b、SSX2、AMACR、AKAP4 和 PSA 的曲线下面积分别为 0.666、0.615、0.551、0.768、0.675;4 种标志物联合 PSA 检测的曲线下面积为 0.887;单一 PSA 检测的敏感性和特异性分别为 60.0% 和 46.2%,联合检测的敏感性和特异性分别为 80.0% 和 82.2%。在 PSA 4~10 μg/L 人群中,单一 PSA 检测的曲线下面积为 0.505,敏感性和特异性分别为 43.2% 和 31.8%;联合检测的曲线下面积为 0.803,敏感性和特异性分别为 83.7% 和 73.2%。结论认为,与单一 PSA 检测相比,XAGE-1b、SSX2、AMACR、AKAP4 等 4 种肿瘤标志物联合 PSA 检测可以较大地提高前列腺癌诊断的敏感性和特异性。在 PSA 4~10 μg/L时,联合检测具有很高的诊断价值。

(项珍珍)

述评 · 目前单一的血清 PSA 检测方法仍难以满足正确诊断前列腺癌的临床需要。PCAA 是目前前列腺癌研究的热点之一,通过 PSA 联合多种 PCAA 检测来弥补 PSA 或单一 PCAA 检测的不足,可减少假阳性和假阴性的发生。当然,肿瘤标志物联合检测虽然提高了诊断的敏感性和特异性,但是分别检测每种标志物会大大延长诊断的时间,增加诊断的成本。该研究采用 Luminex 液相芯片检测技术,可以同时对一个样本中的多种不同目的分子进行检测,并且在短时间内检测上百个不同样本,可能在临床上予以推广。然而,该研究受样本数量的限制,各种标志物正常值的定义还存在局限性,对多种标志物的进一步优化组合也还需要进行更深入的研究。

(郑唯强)

血清 YKL－40 水平与胶质瘤病理分级及预后的相关性研究 ［中国微侵袭神经外科杂志，2014，19（10）：437］

杨帅等为探讨血清 YKL－40 水平与胶质瘤病理分级及预后的相关性。选取诊断为脑胶质细胞瘤并行手术治疗的成年病例 68 例为胶质瘤组，20 例健康体检患者作为对照组，根据术后病理学分级。低度恶性Ⅰ级 2 例、Ⅱ级 17 例，高度恶性Ⅲ级 15 例、Ⅳ级 34 例。观察生存时间及复发时间，生存时间＜12 个月 15 例，12～24 个月 15 例，＞24 个月 38 例。复发前死亡 10 例，复发时间＜12 个月 14 例，12～24 个月 15 例，＞24 个月未复发 29 例。术前均抽取静脉血，采用酶联免疫吸附试验（ELISA）测定血清 YKL－40 水平。结果显示，低级别（Ⅰ级、Ⅱ级）胶质瘤患者血清 YKL－40 水平与对照组无显著差异，Ⅳ级患者血清 YKL－40 水平显著高于其他组。不同生存期胶质瘤患者血清 YKL－40 水平显示，在 68 例患者中，15 例患者于发病后 12 个月内死亡，15 例患者于 12～24 个月死亡，38 例患者观察 24 个月仍存活。生存时间＜12 个月和 12～24 个月的病例血清 YKL－40 水平显著高于生存时间＞24 个月者。生存时间＜12 个月和生存时间 12～24 个月患者的血清 YKL－40 水平无显著差异。在 68 例患者中，10 例患者复发前死亡，余 58 例患者中 14 例患者于 12 个月内复发。15 例患者于 12～24 个月复发，29 例患者观察 24 个月暂未发现复发。复发病例血清 YKL－40 水平显著高于未复发者，12 个月内复发组病例血清 YKL－40 水平显著高于 12～24 个月复发病例。结论认为，血清 YKL－40 水平与胶质瘤的病理学分级及预后密切相关，可作为恶性程度及预后的判断指标。

（项珍珍）

述评 · 肿瘤组织 YKL－40 表达与预后密切相关，增加 YKL－40 参数的生存预测模型，可显著提高预测的准确性。脑胶质瘤的复发与多种因素相关，包括肿瘤体积大小、恶性程度、手术切除范围、术后放化疗等辅助治疗方案的有效性等。本研究提示，术前血清 YKL－40 水平可反映肿瘤恶性程度，从一定程度上提示复发风险。本研究中 24 个月内发生复发的患者血清 YKL－40 水平显著高于未复发病例，12 个月内复发病例血清 YKL－40 水平显著高于 12～24 个月病例。但将血清 YKL－40 水平运用于辅助临床诊断的标准，仍需进一步深入研究。已有报道设计上能更好地控制其他影响因素，实施过程中能动态地观察 YKL－40 水平变化趋势，可更好地说明他们之间的相关性。

（郑唯强）

Snail、N-cadherin 在甲状腺乳头状癌中表达上调及其临床意义 ［中国普外基础与临床杂志，2015，22（2）：181］

杨香山等为研究 Snail 和 N-cadherin 在甲状腺乳头状癌（PTC）组织和细胞中的表达情况，探讨 Snail 和 N-cadherin 表达的临床意义。应用免疫组织化学方法检测 60 例 PTC 患者癌组织及相应癌旁正常组织中 Snail 和 N-cadherin 蛋白表达，分析 Snail 和 N-cadherin 蛋白阳性表达与 PTC 患者临床病理特征的关系；以 Western blot 法检测 PTC 癌组织与 TPC－1 细胞株中二者的蛋白表达及诱导情况。结果显示，60 例 PTC 患者的癌组织中 Snail 和 N-cadherin 蛋白表达阳性率分别为 85.0%（51/60）和 78.3%（47/60），二者在 PTC 癌组织中的表达阳性率明显高于其在相应癌旁正常组织中的表达阳性率，60 例 PTC 癌旁正常组织中 Snail 和 N-cadherin 表达均为阴性。定量结果显示，Snail 和 N-cadherin 蛋白在 PTC 癌组织中的蛋白表达水平均高于相应癌旁正常组织，在 PTC 有淋巴结转移癌组织中蛋白表达水平均明显高于无淋巴结转移组织中蛋白表达水平。PTC 细胞株 TPC－1 在无血清培养基 DMEM 中正常表达 Snail 与 N-cadherin 蛋白。然而，在 TFG－β1 诱导后 TPC－1 中的 Snail 与 N-cadherin 蛋白表达量相对于无血清对照组分别升高 2.6 倍、2.1 倍。Snail 和 N-cadherin 在 PTC 癌组织中的表达与患者的性别、年龄及肿瘤大小均无关，但二者在有淋巴结转移的 PTC 癌组织中的表达阳性率均明显高于无淋巴结转移者，差异有统计学意义。经 Spearman 相关性分析发现，在 PTC 癌组织中 Snail 和 N-cadherin 蛋白表达呈正相关性。Western blot 法进一步证实，Snail 和 N-cadherin 在 PTC 癌组织与 TPC－1 细胞中均表达，且在转化生长因子 β_1 的诱导下均显著上调。结论认为，Snail 和 N-cadherin 在 PTC 癌组织和 TPC－1 细胞株中可诱导性表达，且与淋巴结转移密切相关，提示 Snail 和 N-cadherin 可能参与 PTC 发生及转移的过程，对临床诊断与预后具有重要价值。

（项珍珍）

述评 · Snail 可通过直接抑制 E-cadherin 的转录进而减弱癌细胞黏附特性，从而导致肿瘤的浸润转移，Snail 分子的锌指结构域与 E-cadherin 基因中的 CANTG 序列直接结合，继而阻止 E-cadherin 的转录，同时 Snail 亦调节了 N-cadherin 的转录。该研究从细胞蛋白水平验证 Snail 与 N-cadherin 可在 PTC 组织与细胞 TPC－1 中表达且与淋巴结转移相关，同时在细胞株 TPC－1 中，Snail 与 N-cadherin 可被 TGF－β_1 诱导上调。这些研究结果提示，Snail 与 N-cadherin 在上皮间质化中起重要作用，在肿瘤发生与转移中的有重要意义，也说明了在 PTC 的发生、发展中，Snail 和 N-cadherin 表达上调促进了 PTC 浸润和转移，二者的结合对于诊断 PTC 的早期转移及开发更具特异性的治疗可能具有重要意义。

（郑唯强）

ⅠB 期非小细胞肺癌 Runx2、Ezrin 表达与术后转移的相关性 ［山东大学学报（医学版），2015，53（1）：63］ 高鹏等为探讨ⅠB 期非小细胞肺癌（NSCLC）组织中 runt 相关转录因子 2（Runx2）与埃兹蛋白（Ezrin）表达与临床生物学行为及术后复发转移的关系。收集ⅠB 期 NSCLC 手术切除石蜡标本 40 例，根据术后 3 年内有无复发转移分为复发/转移组和对照组，每组 20 例。应用免疫组化方法检测石蜡组织中 Runx2 与 Ezrin 的表达，并应用 Kaplan-Meier 法分析其表达与ⅠB 期 NSCLC 患者无病生存率之间的关系。结果显示，在 40 例ⅠB 期 NSCLC 组织标本中，Runx2、Ezrin 蛋白阳性表达率分别为 57.5%、55.0%。Runx2 和 Ezrin 蛋白阳性表达率在低分化组织中较中、高分化组织中高，显示 Runx2 和 Ezrin 蛋白表达与 NSCLC 组织分化程度有关，但与性别、年龄、吸烟史、肿瘤大小、病理类型、脏层胸膜浸润等临床病理参数无关。复发/转移组中两种蛋白的阳性表达率明显高于对照组，可见二者表达与术后复发/转移有关。Runx2 阳性表达患者和阴性表达患者术后 3 年无病生存率分别为 30.4%、76.5%，差异有统计学意义。Ezrin 阳性表达患者和阴性表达患者术后 3 年无病生存率分别为 31.8%、72.2%，差异有统计学意义。结论认为，Runx2 及 Ezrin 表达与ⅠB 期 NSCLC 术后复发/转移密切相关，可以作为评估ⅠB 期 NSCLC 患者预后的指标。

（项珍珍）

述评 · Runx2 蛋白、Ezrin 蛋白不同程度地调节 EMT，参与早期肿瘤浸润、转移过程。Runx2 蛋白是一种成骨转录因子，在骨肉瘤、乳腺癌、前列腺癌、肺癌等多种恶性肿瘤中高表达。Runx2 不仅能通过调节其下游因子的表达在肿瘤浸润、转移中发挥作用，而且与肿瘤细胞转移能力的早期形成有密切联系。Ezrin 是细胞表面结构的组成部分，它参与细胞间及细胞外基质的黏附及细胞间相互作用，可能在 NSCLC 细胞和组织的浸润转移过程中发挥作用。该研究结果表明，Ezrin 及 Runx2 在ⅠB 期非小细胞肺癌组织中高表达与患者的术后复发转移密切相关，联合检测二者表达情况有助于提高对ⅠB 期 NSCLC 患者预后判断的准确性，对临床治疗具有指导意义。

（郑唯强）

F 框/WD-40 域蛋白 7 在食管鳞状细胞癌中的表达及临床意义 ［中华肿瘤杂志，2015，37（5）：347］ 余海等为检测 F 框/WD-40 域蛋白 7（FBXW7）在食管鳞状细胞癌（简称食管鳞癌）组织中的表达及临床意义，初步探讨其与患者临床病理特征和预后的关系。采用免疫组织化学方法检测 FBXW7 蛋白在 90 例食管鳞癌和 20 例相应的癌旁正常组织及 40 例食管上皮内瘤变组织中的表达情况，采用 Western blot 法及半定量逆转录聚合酶链反应（RT-PCR）检测 40 例食管鳞癌组织和癌旁正常组织中 FBXW7 蛋白和 mRNA 表达水平，分析 FBXW7 表达与食管鳞癌患者临床病理特征及预后的关系。结果在食管鳞癌组织、癌旁正常组织、食管低级别上皮内瘤变组织和高级别上皮内瘤变组织中，FBXW7 蛋白的阳性表达率分别为 40.0%、85.0%、77.3% 和 33.3%，差异有统计学意义。40 例食管鳞癌组织和癌旁正常组织中，FBXW7 蛋白表达平均水平分别为 0.283 和 0.657，差异有统计学意义。40 例食管鳞癌组织和癌旁正常组织中，FBXW7 mRNA 相对表达水平分别为 0.863 和 1.813，差异有统计学意义。单因素分析显示，FBXW7 蛋白表达与肿瘤 TNM 分期、分化程度、浸润深度和淋巴结转移有关。Cox 多因素分析显示，仅淋巴结转移为食管鳞癌患者的独立预后因素。90 例患者中，FBXW7 蛋白阳性表达和阴性表达患者的 5 年生存率分别为 67.6% 和 39.3%，差异有统计学意义。结论认为，FBXW7 mRNA 及其蛋白在食管鳞癌组织和食管高级别上皮内瘤变组织中的表达显著减低，且其低表达与食管鳞癌患者的不良预后密切相关。作为一种肿瘤抑制基因，FBXW7 可能对食管鳞癌的发生、发展和转移起重要作用，有可能成为反映食管鳞癌患者病情严重程度及判断其预后的重要分子生物学标志物。

（项珍珍）

述评 · 该研究结果中，FBXW7 蛋白在食管高级别上皮内瘤变和食管鳞癌组织中均低表达，而在食管低级别上皮内瘤变及癌旁正常组织中高表达，显示 FBXW7 蛋白有可能成为食管鳞癌早期诊断的指标。另外，食管鳞癌组织中 FBXW7 蛋白的表达水平与食管鳞癌 TNM 分期、分化程度、浸润深度和淋巴结转移密切相关，当肿瘤发生淋巴结转移、浸润深或 TNM 分期较差时，FBXW7 蛋白的表达水平明显减低，这与国外在直肠癌和胃癌中的研究结果基本一致，表明 FBXW7 可能作为肿瘤抑制基因在食管鳞癌发生、发展过程中起重要作用。但该研究关于 FBXW7 蛋白表达与食管鳞癌患者临床病理特征的关系的结论与国外的研究结果不尽一致，这可能与研究对象、研究方法、结果判定标准等有关。

（郑唯强）

CIP2A 和 OPN 在膀胱癌中的表达及其意义 ［中华医学杂志，2014，94（38）：3005］ 马天加等为探讨蛋白磷酸酶 2A 的癌性抑制因子（CIP2A）、骨桥蛋白（OPN）在膀胱癌中的表达及其在膀胱癌发生发展中的作用。收集膀胱癌患者，采用反转录 PCR（RT－PCR）检测 38 例患者肿瘤组织和 12 例患者癌旁正常膀胱组织中 CIP2A mRNA、OPN mRNA 的表达；以免疫组化染色法检测 99 例患者肿瘤组织和 12 例患者癌旁正常膀胱组织中 CIP2A、OPN 蛋白的表达。结果显示，CIP2A、OPN mRNA 在膀胱肿瘤组织中的表达明显高于正常膀胱组织（76.32% *vs.* 0，92.11% *vs.* 0）；CIP2A、OPN mRNA 在不同分级（Ⅰ～Ⅳ级）的肿瘤组织中的阳性率差异均无统计学意义（CIP2A：5/6、6/8、15/20、3/4；OPN：5/6、6/8、18/20、4/4）；CIP2A、OPN 蛋白在肿瘤组织中的表达高于正常膀胱组织。阳性表达样本中，CIP2A、OPN 蛋白在癌细胞中表达清晰，而大部分基质细胞中呈阴性；CIP2A、OPN 均主要定位在细胞质中，虽然大部分样本细胞核也有表达，但胞质染色信号更强。不同分级（Ⅰ～Ⅳ级）的肿瘤组织中 CIP2A 蛋白和 OPN 蛋白的表达差异无统计学意义。99 例膀胱癌患者中，CIP2A 蛋白与 OPN 蛋白表达两者均阳性的 58 例（58.59%），两者均阴性的 13 例，CIP2A 阳性而 OPN 阴性 8 例，CIP2A 阴性而 OPN 阳性 20 例，CIP2A 和 OPN 表达呈正相关。结论认为，CIP2A、OPN 在膀胱癌组织中高表达，CIP2A、OPN 可以作为反映膀胱癌生物学行为的有效指标，提示了两者作为诊断标志物联合应用的潜在价值。

（项珍珍）

述评·OPN 是一种具有多种功能的分泌性磷酸化糖蛋白，可促进细胞的黏附和迁移，被认为是恶性转化的分泌性蛋白，分布广泛。其在恶性肿瘤患者的肿瘤组织和血液中的表达水平，与肿瘤患者筛选、病情预测和预后有着重要的联系。结果显示，在分子和蛋白水平，膀胱癌组织 OPN 的表达均高于癌旁正常组织，表明 OPN 在膀胱癌发生、发展中可以作为一个分子标志物。而 CIP2A 与 OPN 在膀胱癌中表达呈明显的正相关，且两者组织中的表达位置和表达强度上具有一致性。这提示 CIP2A、OPN 具有许多类似的生物学效应。因此，联合应用二者作为诊断标志物具有更广阔的应用前景。

（郑唯强）

$p27^{kip1}$ 和 Ki－67 在原发性中枢神经系统生殖细胞肿瘤中表达的临床病理学意义 ［上海交通大学学报（医学版），2014，34（12）：1767］ 高玉平等为探讨抑癌基因 $p27^{kip1}$ 和细胞周期蛋白 Ki－67 在原发性中枢神经系统生殖细胞肿瘤（CNSGCTs）中的表达及其临床病理学意义。采用免疫组织化学方法检测 28 例原发性 CNSGCTs 组织中 $p27^{kip1}$ 和 Ki－67 的表达，计算 Ki－67 增殖指数（Ki－67 LI）。结果显示，28 例原发性 CNSGCTs 中，$p27^{kip1}$ 高表达 17 例（60.7%），其中 5 例为成熟性畸胎瘤，10 例为生殖细胞瘤，胚胎性癌和混合性生殖细胞瘤各 1 例；$p27^{kip1}$ 低表达 11 例（39.3%），其中 8 例生殖细胞瘤，未成熟性畸胎瘤、混合性生殖细胞瘤和绒毛膜癌各 1 例。$p27^{kip1}$ 在良性 CNSGCTs（成熟性畸胎瘤）中均呈高表达（100%），在恶性 CNSGCTs 组织中 $p27^{kip1}$ 表达下降，仅 52.2% 呈高表达，具有统计学差异意义。28 例原发性 CNSGCTs 均有强弱不等的 Ki－67 表达。Ki－67 LI ＞50% 者 13 例，其中生殖细胞瘤 9 例，混合性生殖细胞瘤 2 例，胚胎性癌和未成熟性畸胎瘤各 1 例；Ki－67 LI ＜25% 者 6 例，其中成熟性畸胎瘤 5 例，生殖细胞瘤 1 例。Ki－67 LI 在恶性 CNSGCTs 中表达增加，56.5% ＞50%。在良性 CNSGCTs（成熟性畸胎瘤）中 Ki－67LI 均＜25%（100%），呈低水平，差异有统计学意义。在原发性 CNSGCTs 中，$p27^{kip1}$ 的表达和 Ki－67 LI 与肿瘤的组织学类型，即肿瘤的良恶性有关。此外，在生殖细胞瘤这一组织学类型中，$p27^{kip1}$ 的表达与 Ki－67 LI 有呈负相关的倾向，即部分患者 Ki－67 高表达时，$p27^{kip1}$ 多以低表达为主。Ki－67 LI 与肿瘤的组织学类型有关，$p27^{kip1}$ 表达水平与患者性别、年龄，肿瘤大小、部位，预后和复发以及 Ki－67 LI 均无相关性。结论认为，$p27^{kip1}$ 在恶性程度较高的原发性 CNSGCTs 中呈现低表达，提示其可能通过下调细胞周期 $G_1 \rightarrow S$ 的调控点而参与生殖细胞肿瘤的发生和发展。

（项珍珍）

述评·原发性 CNSGCTs 的组织学类型包括生殖细胞瘤（对应睾丸和纵隔的精原细胞瘤，卵巢的无性细胞瘤）、畸胎瘤（成熟性、未成熟性和恶性）、胚胎性癌、卵黄囊瘤、绒毛膜癌和混合性肿瘤（含 2 种或 2 种以上成分）。组织学类型的多样性是因为起源于不同发育阶段的原始生殖细胞，向胚外分化形成卵黄囊瘤和绒毛膜癌，向胚胎分化形成畸胎瘤，保持未分化状态则形成生殖细胞瘤。预后也呈严格的等级制度，优劣依次为成熟性畸胎瘤、生殖细胞瘤、未成熟性和恶性畸胎瘤、胚胎性癌、卵黄囊瘤和绒毛膜癌。该研究结果显示，除成熟性畸胎瘤外，原发性 CNSGCTs 中 $p27^{kip1}$

表达下降与 Ki－67 LI 呈负相关倾向，推测 $p27^{kip1}$ 低表达通过对细胞周期 $G_1 \rightarrow S$ 的调控点下调，促进细胞增殖，其在原发性 CNSGCTs 的发生和发展中可能具有一定的作用。

（郑唯强）

miR－17－92 基因簇在骨肉瘤中的表达及其临床意义 ［中国肿瘤临床，2014，41（23）：1532］ 林金銮等为探讨人骨肉瘤组织和邻近正常骨组织中 *miR－17－92* 基因簇的表达情况及其临床意义。运用 Q－PCR 法检测 63 例骨肉瘤组织及邻近部位正常骨组织中 *miR－17－92* 基因簇的表达水平，并分析 *miR－17－92* 基因簇表达与患者临床病理特征及预后的关系。Q－PCR 结果表明 63 例骨肉瘤组织 *miR－17－92* 基因簇表达相对值的平均值为 8.36，其邻近正常骨组织 *miR－17－92* 基因表达簇相对值的平均值为 6.24，且在 63 例骨肉瘤组织中有 51 例 *miR－17－92* 基因簇的表达高于相邻正常骨组织的表达，提示 *miR－17－92* 基因簇在骨肉瘤组织中表达可能与骨肉瘤的发生发展有关。根据 *miR－17－92* 基因簇表达的平均值，63 例骨肉瘤患者分为低表达组 25 例，高表达组 38 例，统计分析后发现 *miR－17－92* 基因簇的高表达与肿瘤进展及预后相关，而与患者的性别、肿瘤部位、年龄、病理类型、肿瘤大小、Enneking 分期等因素无关。25 例 *miR－17－92* 基因簇低表达组骨肉瘤患者中有 8 例死亡，平均生存时间为 8.12 个月，5 年生存率为 68.0%，38 例 *miR－17－92* 基因簇高表达组骨肉瘤患者中有 23 例死亡，平均生存时间 7.04 个月，5 年生存率为 39.5%。*miR－17－92* 基因簇高表达组骨肉瘤患者 5 年生存率及平均生存时间均低于低表达组，差异有统计学意义。对所有临床病理指标进行单因素 Cox 回归分析，取 $P < 0.05$ 的因素再进行多因素回归分析，单因素分析结果显示骨肉瘤患者的 *miR－17－92* 基因簇高表达及进展对患者预后均有影响，进一步行 Cox 多因素分析结果显示 *miR－17－92* 基因簇高表达是影响骨肉瘤患者预后的独立因素。结论认为，*miR－17－92* 基因簇在骨肉瘤组织和邻近正常骨组织中表达存在差异性，可能在骨肉瘤发生、发展过程中起重要作用，有望成为骨肉瘤患者预后一种新的指标。

（项珍珍）

述评·*miR－17－92* 基因簇作为一个重要的转录后调控因子，广泛地参与调控多种肿瘤生物学行为相关的基因，同时也表明 *miR－17－92* 基因簇的异常表达与肿瘤的发生、发展密切。该实验研究结果显示，*miR－17－92* 基因簇子在骨肉瘤组织中的表达水平明显高于邻近正常骨组织中的表达。高表达 *miR－17－92* 基因簇的骨肉瘤患者有着更差的预后，经 Cox 多因素生存分析也证明 *miR－17－92* 基因簇表达是影响骨肉瘤患者预后的独立因素之一。但因该研究的例数有限、随访临床资料不全等因素，未能更详尽分析其表达变化与术后复发、转移等临床因素，尤其是 *miR－17－92* 作用于哪些下游靶基因，均需要进行进一步研究。

（郑唯强）

1 585 例甲状腺癌的临床病理特点及总结分析 ［中国肿瘤临床，2015，42（2）：77］ 冯红芳等为研究甲状腺乳头状癌（PTC）的发病趋势及临床病理特点，回顾性分析了 1 585 例甲状腺癌的临床病理资料。结果显示，PTC 占总例数的 85.33%，5 年内上升至 90.89%，男女比例为 1∶3.5，中位发病年龄为 44 岁。发表年龄主要集中在 31～60 岁，>30 岁 PTC 上升趋势明显，>60 岁下降较快，而 <20 岁以及 >70 岁的 PTC 发病率较低。其中男性发病高峰年龄段为 31～40 岁，女性 41～50 岁，两者年龄大于 60 岁发病均明显下降。年龄大于等于 45 岁者占 45.00%，其中对 PTC 行颈部淋巴结清扫阳性者占 57.86%；年龄小于 45 岁者占 54.24%，其中行颈部淋巴结清扫阳性者占 74.54%。男性行颈部淋巴结清扫阳性者 79.02%，女性占 64.40%。单侧病灶占 76.55%，其中行颈部淋巴结清扫阳性者 64.14%；多病灶占 18.43%，行颈部淋巴结清扫阳性者占 77.94%。微小乳头状癌（PTMC）共 272 例，比例由 9.26% 上升至 22.83%；行颈部淋巴结清扫阳性者占 44.78%，颈部淋巴结阳性检出率在性别、年龄方面相比均有显著性差异。单纯 PTC 占 58.62%，PTC 合并桥本甲状腺炎占 16.17%，PTC 合并结节性甲状腺肿占 18.79%。3 组中，PTMC 所占病理分别为 10.12%、19.65% 和 39.85%，淋巴结转移比例分别为 72.29%、62.50% 和 58.28%，显示单纯甲状腺乳头状癌患者的颈部淋巴结阳性检出率与合并结节性甲状腺肿者及合并桥本甲状腺炎者相比有显著性差异，而 PTC 合并结节性甲状腺肿与 PTC 合并桥本甲状腺炎的颈部淋巴结阳性率相比无显著性差异。结论认为，甲状腺乳头状癌的发病呈增长趋势，男性、年龄 <45 岁、肿瘤直径 >1 cm、多病灶肿瘤、单纯 PTC 更易并发颈部淋巴结转移。

（项珍珍）

述评·有研究者认为 PTC 发病率的升高尤其是女性发病率的上升是因为普查率的升高和过度诊断所致。该研究显示的甲状腺癌及 PTC 的发病率均明显升高，可能与体检频次增高、就诊基数明显增多有一定关系。多病灶、肿瘤直径大小并非 PTC 合并颈部淋巴结转移的独立危险因素，而当多病灶与直径 >1 cm 并存时，PTC 合并颈部淋巴结转移概率显著增加。桥本甲状腺炎为甲状腺的一种癌前病变，具体原因及作用机制不明，可能由于长期甲状腺自身免疫炎症导致高促甲状腺激素，从而进一步促进 PTC 的发生。该研究中 PTC 合并 HT 及 PTC 合并 NG 组较单纯 PTC 组更易合并微小癌，而单纯 PTC 组更易出现颈部淋巴结转移。

（郑唯强）

男性乳腺癌临床病理特征及预后分析 ［中国肿瘤临床，2014，41(23)：1521］ 刘新丽等为探讨男性乳腺癌临床病理特征、分子亚型特征及预后的特点。收集天津医科大学肿瘤医院 135 例的男性乳腺癌患者和 3 774 例同期诊断为非特殊型浸润性导管癌女性患者临床病理资料，比较两组预后差异，对患者年龄、肿瘤大小、淋巴结转移、分期、免疫组织化学指标等因素与预后的关系进行统计学分析。结果显示，135 例男性乳腺癌患者中 128 例(94.8%)均因发现乳腺肿物就诊，7 例(5.2%)因乳头溢液就诊。从发现乳腺肿物至就诊的时间为 0.1～480.0 个月，平均 21.8 个月。肿瘤多位于乳晕区(占 54.8%)，最大直径为 0.4～6.0 cm，平均 2.6 cm。135 例男性乳腺癌患者中非特殊型浸润性导管癌 119 例，其他病理类型包括浸润性乳头状癌 6 例、黏液腺癌 4 例、腺样囊性癌 2 例、分泌型癌 2 例、鳞状细胞癌伴乳头佩吉特病 1 例、髓样癌 1 例。男性乳腺癌和女性乳腺癌患者的平均发病年龄分别为 59.50 岁和 57.21 岁。男性乳腺癌患者与女性患者临床病理特征进行比较，结果显示男性乳腺癌好发于乳晕区，且具有较高的 ER、PR 阳性表达率；男性乳腺癌以 Luminal A 和 Luminal B_1 型多见，两分子亚型所占比例均高于女性乳腺癌。男性乳腺癌 5 和 10 年总生存率为 81.3% 和 68.1%，无病生存率为 72.3% 和 50.5%，显著低于同期诊断的女性乳腺癌 5、10 年总生存率(91.8%、79.2%)和无病生存率(82.6%、60.9%)。单因素生存分析显示肿瘤大小、淋巴结转移、病理学分期、HER-2 状态、分子分型是影响男性乳腺癌患者总生存和无病生存预后的因素，Cox 多因素分析显示肿瘤大小和淋巴结转移与男性乳腺癌患者预后有关。结论认为，男性乳腺癌较女性乳腺癌预后差，分子亚型以 Luminal A 和 Luminal B_1 型为主，其所占比例高于女性乳腺癌，表明两者可能具有不同的生物学行为，早期诊断、早期治疗是改善其预后的关键。

（项珍珍）

述评· 男性乳腺癌具有与女性乳腺癌相似的临床病理特征，非特殊型浸润性导管癌是其最常见的组织学类型。与女性乳腺癌不同，男性乳腺组织缺乏小叶结构，乳腺小叶癌在男性乳腺癌中少见，男性乳腺癌好发于乳晕区。该研究结果显示，男性乳腺癌的 ER、PR 阳性率均明显高于女性乳腺癌。与女性乳腺癌相比，男性乳腺癌具有较高的 ER、PR 阳性表达率，这可能与男性雌激素水平较低有关，使雌激素与受体能够充分结合。男性乳腺癌不同分子亚型是否与其预后相关尚无明确的临床研究证据，该研究对 Luminal A 型和 Luminal B_1 型两分子亚型进行生存率分析发现，二者总生存率和无病生存率均无显著性差异。因此，有待于更全面、更大样本的研究来进一步阐述不同分子亚型对于男性乳腺癌预后的意义。

（郑唯强）

2 056 例手术切除肺腺癌的临床病理分析 ［中华胸心血管外科杂志，2014，30(12)：715］ 李娜等为探讨肺腺癌 IASLC/ATS/ERS 国际多学科分类中各组织学亚型的临床病理特征，旨在进一步认识肺腺癌新分类及其临床病理特征在临床诊疗中的应用价值。收集了经手术切除的 2 056 例原发性肺腺癌病例资料，根据新分类进行分型并分析其临床病理特征。结果显示，各组织学亚型中除实性为主的腺癌以男性多见(男女比 2.3∶1)外，其他各亚型均以女性患者多见，原位腺癌为 1∶2.4，微浸润性腺癌为 1∶3.4，贴壁为主型为 1∶1.4，腺泡为主型为 1∶1.4，乳头为主型为 1∶1.4，微乳头为主型为 1∶0.8，浸润性黏液腺癌为 1∶1.2。原位腺癌、微浸润性腺癌患者平均年龄分别为 53、56 岁，较之贴壁为主型(60 岁)、腺泡为主型(60 岁)、乳头为主型(60 岁)、微乳头为主型(62 岁)、实性为主型(60 岁)、浸润性黏液腺癌(60 岁)的平均年龄小，但差异无统计学意义。肿瘤最大径：原位腺癌、微浸润性腺癌肿瘤平均直径分别为 0.9、1.1 cm，小于浸润性腺癌的平均直径。实性为主型(3.8 cm)与微乳头为主型(3.6 cm)肿瘤平均直径大于浸润性腺癌其他组织学亚型(贴壁为主型 1.9 cm、腺泡为主型 2.7 cm、乳头为主型 2.7 cm、浸润性黏液腺癌 3.2 cm)，但差异无统计学意义。胸膜发生肿瘤侵犯的总阳性率为 26.90%，其总体淋巴结转移率为 24.30%，贴壁为主型浸润性腺癌未观察到区域淋巴结转移。该组肺腺癌病例中，多数患者位于Ⅰ期(71.70%)，其中以Ⅰa 期为主(53.10%)，Ⅰb 期 382 例(18.60%)。Ⅱa 期 124 例(6.00%)，Ⅱb 期 55 例(2.70%)，Ⅲa 期 367 例(17.90%)，Ⅲb 期 16 例(0.80%)，Ⅳ期 20 例(1.00%)。浸润性腺癌中，贴壁为主型全部处于Ⅰ期(Ⅰa期73例,Ⅰb期7例)。浸润性腺癌各组织学亚型之间TNM分期差异存有统计学意义,实性为主型及微乳头为主型相对其他各组织学亚型分期更高。结论认为,肺腺癌IASLC/ATS/ERS国际多学科分类可以更好地反映肺腺癌的临床病理特征,有利于促进早期肺腺癌外科手术策略的改变及更新。

（项珍珍）

述评 · 新分类最重要的变化是摒弃了细支气管肺泡癌(BAC)这一诊断术语,提出了原位腺癌(AIS)和微浸润性腺癌(MIA)的概念。该组病例中,AIS和MIA共计289例,均未发现淋巴结转移、胸膜侵犯,说明其预后良好。目前,外科手术治疗仍是肺癌治疗的主要和首选方式,肺叶切除加纵隔淋巴结清扫是肺癌手术的"金标准"。随着新技术的发展,肺癌更易在早期发现,因此手术切除病例中Ⅰ期患者明显增加。早期肺癌患者比例的增加使亚肺叶切除受到重视,胸腔镜手术的普及也促进早期肺腺癌患者的外科治疗策略的改变和发展。在综合考虑患者的肿瘤大小、病理类型、影像学表现、病变位置和年龄等因素基础上,对于直径≤2 cm的Ⅰa期周围型肺腺癌患者进行肺段切除是安全可行的,可能取得与肺叶切除相仿的肿瘤治疗效果。

（郑唯强）

91例家族性胃癌的临床特点及预后分析 [中华胃肠外科杂志,2014,17(10):997] 蒋楠等为探讨家族性胃癌的临床病理特征及预后,为制订合理的治疗方案提供临床依据。回顾性分析了91例家族性胃癌患者的临床资料,选取同期293例散发性胃癌患者的临床资料进行对比分析。结果384例胃癌患者纳入该研究,其中男性254例,女性130例,年龄26~80(中位数60)岁。其中按照下列诊断标准:第1和(或)2级亲属有2名或2名以上成员患任何组织类型的胃癌,其中1名成员发病年龄不超过50岁;第1和(或)2级亲属有3名或3名以上成员患有胃癌,没有年龄限制;排除遗传性非息肉病性结直肠癌(HNPCC)、家族性腺瘤病(FAP)、李-佛美尼综合征(LFS)、多发性错构瘤综合征和黑斑息肉综合征(P-J综合征);其余患者纳入散发性胃癌组。其中家族性胃癌组91例,散发性胃癌组293例。家族性胃癌和散发性胃癌患者术后5年生存率分别为25.6%和38.9%,差异具有统计学意义。单因素分析结果显示,影响家族性胃癌预后相关因素有肿瘤大小、肿瘤部位、手术方式、病理类型、浸润深度和淋巴结转移;影响散发性胃癌患者预后的因素为肿瘤大小、病理类型、浸润深度和淋巴结转移。多因素分析结果显示,肿瘤大小、病理类型、淋巴结转移和浸润深度是影响家族性胃癌预后的独立因素;淋巴结转移和浸润深度是影响散发性胃癌预后的独立因素。家族性胃癌组和散发性胃癌组不同T分期患者预后之间进行比较后发现,两组间T_1、T_2和T_3期术后5年生存率差异无统计学意义,而T_4期术后5年生存率家族性胃癌组和散发性胃癌组分别为14.5%和30.5%,差异具有统计学意义。不同N分期比较后发现,两组间N_0、N_1和N_2期术后5年生存率差异无统计学意义;但N_3期术后5年生存率分别为10.4%和17.3%,差异也有统计学意义。结论认为,与散发性胃癌比较,家族性胃癌患者具有肿瘤分化差和预后不佳的特点。

（项珍珍）

述评 · 该研究结果显示,在肿瘤部位、淋巴结转移和浸润深度等方面,两组差异均无统计学意义;而在病理类型方面,家族性胃癌组低分化比例明显高于散发性胃癌组,说明家族性胃癌的恶性程度更高;在肿瘤大小方面,家族性胃癌组肿瘤大于5 cm比例明显小于散发性胃癌组,可能由于家族性胃癌肿瘤生长速度较散发性胃癌快,生物学行为差,容易浸出浆膜发生远处转移,这证明了家族性胃癌既具有普通胃癌的特点,也拥有其独立的特性。与散发性胃癌相比,家族性胃癌具有年轻化趋势、肿瘤分化差、生物学行为较差、进展速度较快、侵袭性也更强的特点。淋巴结转移和浸润深度共同为家族性胃癌与散发性胃癌患者预后的独立危险因素。而淋巴结转移早已被证实是影响散发性胃癌患者预后的独立危险因素。因此,不论是散发性胃癌还是家族性胃癌,淋巴结清扫是手术的关键。

（郑唯强）

肝细胞癌合并胆管癌栓35例患者临床与病理特征 [中华肝胆外科杂志,2015,21(2):96] 庞业滨等为探讨合并胆管癌栓肝癌患者的临床病理特征及其与CD133、CD90、EpCAM等6种肝干细胞标志物表达的关系,从943例肝细胞癌(HCC)患者中选取35例合并胆管癌栓的病例,分析这些病例的临床病理特点。从同期入院治疗的不合并胆管癌栓肝癌患者中分层选取35例作为对照,采用免疫组织化学技术检测肝癌合并胆管癌栓病例原发灶中干细胞标志物的表达情况。结果得到了接受手术治疗的943例肝细胞癌患者资料,35例经手术或术后病理证实为HCC合并BDTT病例。其中男性30例,女性5例,平均年龄50.1岁。在同期入院治疗的不合并胆管癌栓的肝癌患者中按年龄和性别分层选出35例作为对照。其中男性28例,女性7例,平均年龄49.8岁。治疗上合并BDTT患者手术方式包括肝癌原发灶所在半肝或肝叶切除8例,肝癌原发灶单纯切除12例,肝癌原发灶切除加胆管取栓、T管引流3例,胆道取栓11例和肝移植1例。对照组35例行原发灶所在半肝或肝叶切除13例,原发灶单纯切除22例。手术切肝量根据肿瘤大小、剩余肝量、肝功能以及患者术前一般情况决定。实验组35例患者中,有19例原发肿瘤直径小于5 cm。与对照组比较,合并胆管癌栓的原发肿瘤大多为中低分化,包膜不完整,并且有微血管侵犯。所有病例肉眼或显微镜下均未见原发肿瘤侵犯胆管壁现象。合并胆管癌栓组与对照组CD90、EpCAM、CK19、VEGF、CD133和C-kit阳性表达率分别为82.9%、77.1%、71.4%、85.7%、80.0%、80.0%和57.1%、54.3%、34.3%、65.7%、54.3%、51.4%。生存分析显示,合并胆管癌栓肝癌患者的预后比不合并胆管癌栓的肝癌患者差。结论认为,合并胆管癌栓的肝癌患者预后不良,肝癌病理分化较低,并且肝干细胞标志物高表达,提示合并胆管癌栓的肝细胞癌可能起源于肝干细胞。

(项珍珍)

述评 · 目前,胆管癌栓的分型国内外尚无统一标准,临床上运用较多的是Ueda等根据癌栓位置提出的分型。因BDTT发生率低,且缺乏特异性临床表现,故术前误诊率相对较高。患者若以胆绞痛伴寒战、发热起病,易误诊为胆管结石并急性胆管炎。对于本病的治疗,目前主流的观点认为胆管癌栓导致梗阻性黄疸并不是原发性肝癌的晚期表现,积极外科治疗可以获得较为满意的疗效。该研究中发现CD133、CD90、EpCAM、CK-19、C-kit、VEGF等肝干细胞标志物在35例HCC合并BDTT原发癌灶组织中高表达,并且CD133、CD90、EpCAM、CK-19的表达水平与肿瘤的分化程度呈负相关。这一结果进一步表明了这类肝癌的干细胞特性,提示了HCC合并BDTT起源于肝干细胞的可能。

(郑唯强)

小肾癌的临床病理特征:单中心1 276例经验总结 [北京大学学报(医学版),2014,46(5):790] 杨恺惟等为研究小肾癌(≤4.0 cm)的临床病理特点,回顾性分析肾肿瘤患者,记录肿瘤大小、病理亚型、Fuhrman分级(G_1~G_4)、TNM分期及肿瘤是否存在脉管侵犯、肉瘤样分化、是否具有多灶性,并分组进行比较。结果共有1 276名患者纳入分析,患者平均年龄54.4岁,所有患者均接受肾根治性切除术或肾部分切除术。肿瘤直径≤2.0、2.0~3.0及>3.0 cm的患者分别有306例(24.0%)、526例(41.2%)和444例(34.8%),其肿瘤直径平均分别为1.63、2.65和3.60 cm。按病理亚型进行统计,包括透明细胞癌1158例、乳头状细胞癌49例、嫌色细胞癌32例、多房囊性肾细胞癌33例及其他4例,各病理亚型间差异无统计学意义。随肿瘤增大,其Fuhrman分级明显上升,$G_{3/4}$者在3组中分别为15例、47例和52例。肿瘤病理T_{3a+}者亦随肿瘤增大而明显增多,3组分别为1例、16例、19例,其中≤2.0 cm与2.0~3.0 cm组间差异有统计学意义。该组共有6例病理诊断为淋巴结阳性,共6例出现同时性转移;≤2.0 cm组中未见淋巴结阳性及同时性转移。6例同时性转移者病理亚型均为透明细胞癌,且均有骨转移;Fuhrman分级4例G_3级,2例G_2级;5例同时性转移者可见颗粒细胞,3例伴肉瘤样分化。肿瘤直径≤2.0 cm组与2.0~3.0 cm组间的Fuhrman分级和肿瘤病理分期差异均有统计学意义。存在同时性远处转移者共6例,均出现在>2.0 cm组,且存在肉瘤样分化、脉管癌栓及多灶性的肿瘤也多见于>2.0 cm组,但两组间差异无统计学意义。结论认为,小肾癌中直径>2.0 cm者的肿瘤分级、分期与≤2.0 cm者相比有明显差异,且更易发生转移,提示对于直径>2.0 cm且影像学显示肾恶性肿瘤者不宜选取非手术干预的治疗策略。

(项珍珍)

述评 · 目前针对小肾癌多选用保留肾单位的手术治疗或积极观察。该研究发现,肿瘤直径>2.0 cm与≤2.0 cm的小肾癌相比,其肿瘤分级和分期存在明显差异,前者更易发生转移,表明对于直径>2.0 cm且影像学提示肾恶性肿瘤的患者不宜选取非手术干预的治疗策略。该研究的不足之处在于没能取得所有患者的长期随访资料,对异时性转移的肿瘤特点不能进行全面评价,同时对于影像学检查提示病理分期为T_1期的肾肿瘤,常规上不必行骨扫描和胸部CT检查,因此不能除外存在没有及时诊断出转移癌的患者。关于肿瘤分级及分期的研究间存在差别的原因可能与样本量有关,亦可能是中国人群与西方人群本身的肿瘤特点不同造成的。

(郑唯强)

垂体节细胞瘤的临床病理特征及外科治疗 [中华神经外科杂志,2015,31(3):228] 张楠等为总结垂体节细胞瘤的临床病理特征及治疗方法。回顾性分析8例经手术和病理证实的垂体节细胞瘤患者的临床、病理资料及术后随访结果。结果有5例全切除,3例次全切除。病理显示节细胞瘤与垂体腺瘤细胞合并存在是其典型特征，其中4例为垂体生长激素（GH）腺瘤伴节细胞瘤，2例为垂体多激素腺瘤伴节细胞瘤，1例为垂体无激素型腺瘤伴节细胞瘤，1例为垂体节细胞瘤。7例混合性肿瘤由2种不同成分组成：呈巢状分布的小圆核腺瘤细胞及呈片状分布的神经节样瘤细胞。腺瘤细胞大小形态较一致，核圆形或卵圆形，胞质丰富，嗜酸性或淡染，间质血窦丰富；节细胞体积大，可见圆形的尼氏小体，核大，核仁突出，可见双核。所有患者均获得随访，平均随访4.7年，所有患者症状均缓解；3例次全切除患者中2例术后行伽马刀治疗（1例复发患者，肿瘤侵犯海绵窦部分未能切除；1例侵犯到海绵窦内未能手术切除的肿瘤体积较大），1例定期随访（残留肿瘤体积较小，且复查时肢端肥大、视力减退症状明显改善，患者能够保持定期随访）。所有患者症状在术后均消失或缓解，表现为头痛消失、视力明显改善、肢端肥大和（或）泌乳症状改善、月经恢复正常，有1例患者术后月经恢复正常，但在行伽马刀治疗后再度出现闭经。影像学检查示7例肿瘤消失，1例残留肿瘤无变化。结论认为，绝大多数垂体节细胞瘤与垂体腺瘤合并存在。临床多表现为内分泌紊乱症状，以肢端肥大症常见。诊断主要依靠病理组织学、免疫组化标记，GH及生长激素释放激素（GHRH）阳性为其重要特征。经蝶窦手术切除是首选治疗方法，若有残留可行伽马刀治疗，预后良好。

（项珍珍）

述评·与垂体瘤相比，垂体节细胞瘤的影像学表现无特异性，其最终确诊依赖病理学检查。病理表现以垂体瘤小圆细胞聚集伴神经节样瘤细胞聚集为特征，目前尚未见两种细胞成分比例的报道。该组研究显示，节细胞瘤成分在混合性肿瘤中所占比例20%~67%。在混合性肿瘤中，垂体腺瘤细胞GH染色阳性是该种类型肿瘤极其重要的特征。治疗上经蝶窦显微手术切除为首选治疗方法，若肿瘤呈侵袭性生长，多难以全切，术后需辅以放射外科治疗，但需注意放射外科治疗后可能出现的垂体功能低下。垂体节细胞瘤为良性肿瘤，预后良好，因此全切后无须其他辅助治疗；若无法全切，可在术后行放射外科治疗，或因该类肿瘤生长极慢，可密切随诊。

（郑唯强）

腺病毒介导*ING4*和（或）*P53*基因表达对人肺腺癌细胞的生长抑制作用　［上海交通大学学报（医学版），2015，35(7)：953］　何峰等在本室已构建成Ad. RGD空载体和Ad. RGD－ING4腺病毒基础上，再构建Ad. RGD－P53和Ad. RGD－ING4－P53单双基因重组腺病毒，研究其对人肺腺癌细胞的生长抑制作用。运用PCR克隆*P53*基因，构建pAd. RGD－P53和Ad. RGD－ING4－P53同源重组腺病毒质粒，用QBI－293A细胞进行包装扩增和检测效价。将Ad. RGD、Ad. RGD－ING4、Ad. RGD－P53、Ad. RGD－ING4－P53分别感染A549细胞后，用流式细胞仪检测各组重组腺病毒对A549细胞的感染效率。以Western blot检测A549和PC－9细胞中*ING4*和（或）*P53*蛋白的表达，MTT法检测A549细胞生长，流式细胞仪检测各组A549和PC－9细胞的凋亡率，real－time PCR检测A549细胞内凋亡相关基因Caspase－3、BAX及BCL－2 mRNA的表达水平。结果显示，PCR和酶切鉴定结果表明：成功构建了pAd. RGD－P53和Ad. RGD－ING4－P53同源重组腺病毒质粒，包装扩增后经效价检测可达1×10^{9}~1×10^{10} pfu/ml；各组重组腺病毒感染A549细胞后，感染效率可达90%~95%。Western blot检测结果表明*ING4*和（或）*P53*蛋白可在A549和PC－9细胞中成功表达。MTT法检测发现*ING4*和（或）*P53*单双基因重组腺病毒均能明显抑制A549细胞生长；流式细胞仪检测表明，*ING4*和（或）*P53*基因表达均可诱导A549和PC－9细胞凋亡，且Ad. RGD－ING4－P53双基因重组腺病毒组较Ad. RGD－ING4和Ad. RGD－P53单基因组更为明显。Real－time PCR检测表明腺病毒介导的*ING4*和（或）*P53*基因表达能够上调A549细胞内Caspase－3、BAX mRNA表达，下调BCL－2 mRNA的表达，且双基因组较单基因组更为明显。结论表明成功构建了Ad. RGD－P53和Ad. RGD－ING4－P53重组腺病毒。各重组腺病毒目的基因表达均能明显抑制人肺腺癌细胞的生长，诱导细胞凋亡，且双基因组较单基因组效果更优，其分子机制可能与细胞内凋亡相关基因Caspase－3、BAX表达上调及BCL－2表达下调有关。

（项珍珍）

述评·目前关于*ING4*和*P53*双基因共表达对人肺腺癌细胞抑制作用的研究在国内外尚属空白。该研究采用双启动子成果构建了*ING4*和（或）*P53*单双基因重组腺病毒，研究数据表明*ING4*和（或）*P53*基因表达均能抑制人肺腺癌细胞的生长，诱导细胞凋亡，且双基因组的抑制作用优于单基因组。而腺病毒介导的*ING4*和*P53*双基因共表达能够明显抑制人肺腺癌生长，诱导细胞凋亡的作用可能说明高危型人乳头状瘤病毒中的致癌蛋白E6（HPV16 E6）可通过阻碍*ING4*与*P53*的结合抑制*P53*的乙酰化，进而抑制肿瘤细胞的癌性进程。另外，腺病毒介导*ING4*和（或）*P53*基因表达可能通过上调细胞内Caspase－3、BAX和下调BCL－

2 表达水平，促进人肺腺癌细胞凋亡进程，且*ING4* 和 *P53* 双基因共表达对细胞凋亡具有增效作用。该研究为今后研发肿瘤基因治疗新药提供了药效依据。

（郑唯强）

siRNA 沉默 *Id1* 基因对小鼠骨肉瘤细胞增殖、迁移及凋亡的影响 ［中华小儿外科杂志，2015，36(3)：220］ 迭小红等为探究沉默分化抑制因子 1(*Id1*) 表达对小鼠骨肉瘤(K7M2－WT)增殖、迁移及凋亡的影响及可能的分子机制，为骨肉瘤的治疗提供新的靶点。方法实验分 3 组，空白对照组(Control 组)，细胞未做任何处理；siRNA 重组腺病毒组(AdsiRNA 组)，用带表达红色荧光蛋白基因的空载体腺病毒感染细胞；simId1 重组腺病毒组(AdsimId1 组)，特异性针对小鼠 *Id1* 基因的小干扰 RNA 重组腺病毒感染细胞。按分组分别处理 KTM2－WT，用 RT－PCR、Western bolt 检测 Id1 的 mRNA 水平及蛋白水平表达，MTT 法检测细胞增殖，划痕试验、Transwell 检测细胞迁移能力，DAPI 染色检测凋亡。结果显示，AdsimId1 加入 HEK293 24 h 后，大约有 10% 细胞可见 RFP 表达，4～5 d 细胞漂浮 60%～80%，细胞经反复冻融后收集病毒上清，反复感染 3 次，最终获得高滴度重组腺病毒。将 AdsimRNA、AdsimId1 分别感染 KTM2 － WT 后 24 h，1、2、4 μl 组均出现了不同程度的 RFP 阳性表达，观察 3 d 后，根据细胞形态及荧光表达情况，1 μl 组 AdsiRNA、AdsimId1 能够有效感染 K7M2－WT，且细胞状态较好，为最佳感染浓度。K7M2－WT 细胞中 *Id1* 蛋白的基础表达较高，AdsimId1 组较 AdsiRNA 组及对照组 *Id1* 蛋白表达明显降低。MTT 法检测显示对照组、AdsiRNA 组和 AdsimId1 组 *OD* 值分别为 0.520 ± 0.032、0.490 ± 0.010、0.220 ± 0.006。沉默 *Id1* 基因抑制 K7M2－WT 细胞的增殖，相比对照组及 AdsiRNA 组抑制率分别为 58% 和 55%。证实 *Id1* 基因沉默后，K7M2－WT 细胞增殖被抑制。细胞划痕实验结果提示 AdsimId1 组细胞的迁移较对照组、AdsiRNA 组减慢。Transwell 实验结果：AdsimId1 组的穿膜细胞数为(44.7 ± 3.7)个，显著少于对照组(100.3 ± 3.8)个及 AdsiRNA 组(103.8 ± 4.4)个。AdsimId1 组细胞凋亡较对照组、AdsiRNA 组明显。表明 AdsimId1 沉默 *Id1* 基因的表达后能抑制 K7M2－WT 细胞的迁移能力。结论认为，沉默 *Id1* 基因使骨肉瘤细胞增殖和迁移能力减弱，增强骨肉瘤细胞的凋亡，为骨肉瘤治疗提供新的靶点。

（项珍珍）

述评 · 骨肉瘤是常见的原发性恶性骨肿瘤，占儿童和青少年原发性骨恶性肿瘤之首，主要发生在长骨干骺端，尤其是股骨远端和胫骨近端。目前对骨肉瘤的治疗以手术及联合术前术后新辅助化疗为主，但患儿 5 年生存率仍然只有 60%～70%。该实验数据表明，在内源性 *Id1* 基因沉默组，小鼠骨肉瘤细胞的增殖、迁移能力明显受到抑制，沉默 *Id1* 基因后促进了 K7M2－WT 细胞凋亡。证实 *Id1* 基因是骨肉瘤细胞增殖、迁移和凋亡调节因子之一，在骨肉瘤的生物学行为发挥重要的作用。由此推测，在骨肉瘤的形成及发展中存在 *Id1* 基因的紊乱调节，可能激活相关癌基因或抑制抑癌基因，或打破正常信号通路的调节通路，导致骨肉瘤的发生。但 *Id1* 基因是否干扰了干细胞成骨分化过程，导致分化中断、异常，继而形成肿瘤需要进一步研究。

（郑唯强）

器官移植

本年度收集论文 138 篇，纳入一年回顾 45 篇，占 32.6%；收入文选 10 篇，占 7.2%。

一年回顾

一、肾移植

（一）临床研究

张洪宪等[1]* 回顾 2011 年 1 月至 2013 年 9 月行同种异体肾移植术后发生抗体介导的急性排斥反应 5 例患者的临床资料，探讨血浆置换治疗肾移植术后抗体介导的急性排斥反应的效果。结果发现，4 例原发病为慢性肾小球肾炎的患者，术后 2 周内分别经 7 次血浆置换治疗后排斥反应得到逆转，肾功能恢复良好；1 例原发病为抗肾小球基底膜肾病患者，术后 35 d 开始血浆置换，治疗后排斥反应未得到纠正，移植肾功能未恢复。得出结论，2 周内应用血浆置换能有效地逆转患者肾移植术后抗体介导的急性排斥反应。袁建林等[2] 回顾了 2013 年 9 月至 2014 年 1 月对 12 例亲属活体肾移植供者行机器人辅助腹腔镜下供肾切取术的临床资料，总结机器人辅助腹腔镜下亲属活体供肾切取术的经验，探讨该术式对供者及受者的安全性和有效性。结果 12 例均无中转开放手术，2 例供肾取出时发生脾脏损伤，行脾修补术，未切除脾脏。所有供者术后 5 d 出院。受者术后随访均未出现移植肾功能延迟恢复。得出结论，机器人辅助腹腔镜下亲属供肾切取术具有安全、可靠、创伤小、恢复快、不影响供肾功能等优势，但在供肾取出时应注意保护脾脏。黄洪锋等[3] 分析 2008 年 6 月至 2011 年 6 月浙江大学医学院附属第一医院共 112 例肾移植术后早期（3～6 个月）肾功能稳定的患者，其中 57 例使用西罗莫司（SRL）替代钙调神经素免疫抑制剂（CNI）治疗作为试验组，另外 55 例继续使用 CNI 药物作为对照组，观察 SRL 替代 CNI 作为肾移植术后早期肾功能稳定的患者抗排斥治疗方案的可行性和安全性。得出结论，在肾移植术后早期对肾功能稳定的患者进行 SRL 替代 CNI 能进一步显著改善肾功能，随访期间急性排斥反应无增加，切换后血脂升高明显但容易控制，余未见其他明显毒副作用。张志宏等[4] 回顾了实施移植肾切除手术的 76 例慢性移植肾失功患者临床资料，分析总结因慢性移植肾失功而行移植肾切除手术患者的临床治疗经过，探讨这类手术的安全性和适应证。得出结论，慢性移植肾失功后的移植肾切除手术为高风险手术，应积极做好术前准备，同时加强围手术期护理，以降低手术并发症的发生率；积极适时地切除已经完全失功了的移植肾，有助于改善患者身体素质，避免免疫抑制的不良反应，同时也有利于减轻患者本人及社会的经济负担。

（二）肾移植术后并发症

梁磊等[5]* 回顾分析北京友谊医院于 1974 年 1 月至 2011 年 10 月肾移植术后并发与移植肾同侧的自体肾盂输尿管肿瘤 48 例次患者的临床资料，分为开放手术组（开放组）、腹腔镜加下腹斜切口组（腹切组）、改良 Plunk 法腹腔镜组（Plunk 法组），对比分析三组的手术时间、术中出血量、输血量、术后肠道功能恢复时间、术后引流管留置时间、切口拆线时间、住院总费用、住院时间及并发症发生率等指标，得出结论，腹腔镜加下腹部斜切口手术治疗肾移植术后并发自体肾盂输尿管肿瘤，手术安全性高，创伤小，治疗效果满意，尤其适用于位于移植肾同侧的肿瘤。张强等[6] 应用随机数字表选取首都医科大学附属北京朝阳医院 2014 年 2～5 月于肾移植门诊随访的移植肾功能正常患者 263 例，应用超声骨密度仪测定跟骨密度，同时收集患者人口学信息及临床资料,依照 WHO 骨质疏松的判断标准,肾移植受者中骨质疏松 62 例、骨密度正常 63 例,对可能影响骨质疏松发生的因素进行单因素分析,再利用 Logistic 回归分析模型进行相关因素分析,对比服用骨化三醇患者与未服用患者骨密度异常的发生情况。结果提示,肾移植受者年龄大于 50 岁、父母髋骨骨折史、应用大剂量激素是肾移植受者发生骨质疏松的危险因素,预防的关键是骨化三醇补充以及减少激素用量。王锁刚等[7]回顾性分析 6 例移植肾动脉狭窄(TRAS)患者临床资料,以期探明 TRAS 的早期诊断、治疗策略和预后,评价综合治疗 TRAS 的临床效果及安全性。分析结果显示,TRAS 以顽固性高血压、肾功能异常、尿少和移植肾区血管杂音为主要临床特点;TRAS 的早期诊断主要依据彩色多普勒血流显像(CDFI)和双源 CT 三维血管成像(DSCTA)。TRAS 主要治疗方法包括药物保守治疗、外科手术治疗以及经皮肾血管成形术(PTRA)。结果提示,早期诊断 TRAS,并选择合理的综合治疗方案,对逆转 TRAS 导致的顽固性高血压和移植肾功能损害,提高移植人/肾的生存率有重要意义。刘磊等[8]回顾性分析北京大学第三医院泌尿外科 2001 年 1 月至 2013 年 12 月 1 293 例肾移植患者中 17 例移植肾输尿管狭窄病例相关数据,评估肾移植术后移植肾输尿管狭窄的发生率及其危险因素,以及各种手术治疗的效果。结果发现,移植肾输尿管狭窄的总体发生率较低,其危险因素与供肾动脉的数量、移植物功能延迟恢复、供者的年龄显著相关,获取和修肾时要采取保留输尿管血供的方法。手术治疗包括开放手术和内镜微创手术等多种术式,不同方法有各自的优、缺点,移植肾输尿管膀胱再吻合术的治愈率最高,移植肾肾盂原输尿管再吻合的手术结果不理想。

(三)实验研究

朱兰等[9]回顾性总结了 175 例初次肾移植受者的临床资料,探讨临床肾移植术后新生 HLA - DQ 抗体的产生规律及临床意义。所有病例在入组时收集血清,采用流式 PRA 或 Luminex 方法进行 HLA 抗体初筛,抗体阳性者进一步行 Luminex 单抗原包被的微球法检测,结果表明 HLA - DQ 抗体往往先于其他位点的抗体出现。在临床移植肾功能尚稳定时,早期发现 HLA - DQ 抗体对预警免疫系统的特异性激活及后者所致的慢性移植肾功能减退或失功能具有重要意义。得出结论,监测 HLA - DQ 抗体将为早期干预治疗和去除免疫危险因素提供第一时机。赵杰等[10]*研究术前 C1q 结合的供者特异性抗体($C1q^+$ DSA)预测高致敏肾移植受者术后早期抗体介导排斥反应(AMR)的可行性。选择了 30 例肾移植术前高致敏状态的受者,采用单抗原磁珠法检测受者术前的供者特异性抗体(DSA)和 $C1q^+$ DSA。结果显示,术前 DSA 阳性者 22 例,其中 12 例为 $C1q^+$ DSA,10 例发生 AMR(包括 3 例超急性排斥反应),结论认为,$C1q^+$ DSA 可以预测术后早期 AMR 的发生,术前区分补体结合的 DSA 和非补体结合的 DSA,避开 C1q 阳性的抗 HLA 抗体能增加高致敏患者的移植机会,减少 AMR 的发生风险。蒋一航等[11]评价了中性粒细胞明胶酶相关载脂蛋白(NGAL)和胱抑素 c(Cys c)移植肾功能预测的诊断效能。将 114 例尸体肾移植受者分为 DGF 组和早期恢复组两组,分别测定两组受者术前及术后 4、12、24、72 和 168 h 血清及尿液中的 NGAL、Cys c、sCr 浓度,通过受试者工作特征(ROC)曲线评价后结果显示,sNGAL 和 sCys c 可预测肾移植术后移植物恢复情况,将二者联合应用,将显著提高 DGF 诊断的特异性和敏感性。而 uNGAL 浓度由于受到滤过、分泌和重吸收等影响,个体差异较大。同时由于受者术前和出现 DGF 后无尿,获取标本困难,将制约其在临床工作中的应用。蒋一航等[12]根据 39 例肾移植术后稳定期受者麦考酚酸(MPA)血浆浓度绘制血浆浓度-时间曲线进行多元线性回归分析,最终纳入影响吗替麦考酚酯(MMF)暴露量的变量包括血糖、白细胞计数、年龄、天冬氨酸转氨酶、尿蛋白。而分析发生的不良反应与 C_0、$C_{0.5}$、C_2 剂量、$AUC_{0\sim12}$、$AUC_{0\sim12}$/剂量等变量无统计学意义,故而认为相对于 $30\sim60\ mg\cdot h\cdot L^{-1}$ 的推荐范围,稳定期受者 MPA $AUC_{0\sim12}$ 较高,其主要影响因素包括血糖增高及出现蛋白尿。不良反应发生率较低,且与 MMF 暴露量之间无明显相关性。王长安等[13]探讨了目前使用的 4 种肾小球滤过率(eGFR)评估方程在评价移植肾功能中的差异。选取 213 例肾移植术后稳定期 2~15 年的受者、分析临床资料,MDRD、eGFRcr、eGFRcys 和 eGFRcr-cys 评估移植肾功能不全的发生率分别为 49.3%、43.7%、49.8% 和 52.1%;血清胱抑素 C 与血清肌酐、MDRD、eGFRcys、eGFRcr-cys 具有明显的相关性。结论认为,相比较其他 3 种方程,基于血清胱抑素 C 与血清肌酐两种指标的 eGFRcr-cys 方程在估算肾移植受者的 GFR 及评估移植肾功能丧失风险时最精确。

(四)DCD 供肾肾移植

昌盛等[14]*对 183 例 DCD 捐献者的资料进行分析,供者年龄为 2 d 至 68 岁,其中中国一类(国际标准化脑死亡器官捐献)供者 102 例,中国二类(国际标准化心死亡器官捐献)供者 22 例,中国三类(中国过渡时期脑-心双死亡标准器官捐献)供者 59 例。最终捐献 247 个肾脏用于移植,实施肾移植 242 例，其中单肾移植 237 例，双肾移植 5 例。婴幼儿及儿童供肾移植总体结果良好，移植肾体积在术后 3 个月之内生长至接近成人肾脏大小。老年供肾弃用率高于总弃用率（$P<0.05$），但总体移植效果良好。得到结论，对于 DCD 供肾移植，严格筛选供者、加强供者濒死期器官维护、综合评估器官质量是提高受者长期存活、降低术后发生并发症的关键。未成年供者供肾移植是解决供肾短缺的一条可行途径，无论是双肾移植还是单肾移植，均可获得优良的远期效果。而年龄 >60 岁供者供肾尽管弃用率较高，但只要肾脏质量评估得当，并不影响短期疗效。杨顺良等[15]回顾性分析 5 例儿童心脏死亡器官捐赠的实施流程与供肾移植资料。儿童捐赠者的年龄为 4～9 岁，原发病分别为心肺复苏后缺氧性脑损伤 1 例，重型颅脑外伤 2 例，脑恶性肿瘤 2 例。捐赠者中，中国三类 4 例，中国二类 1 例。原位灌注、肝肾联合切取获得肾脏 10 个。结论认为，儿童是公民逝世后器官捐赠的重要潜在捐赠者，但需严格把握脑损伤程度的判断。大于 7 cm 的儿童供肾可行单个肾移植，良好的手术技巧与完善的术后管理等是确保移植成功的关键。王远涛等[16]回顾性分析 2011 年 8 月至 2014 年 6 月间成功完成的 146 例 DCD 供肾移植的相关资料，其中 104 例供肾采用肾脏灌注运输器（LifePort）灌注保存，取得初步临床经验。目前，移植器官的严重短缺已成为制约器官移植事业发展的最突出的难题。我国现逐步开展的公民逝世后供者器官捐赠（DCD）工作是缓解供者器官短缺的重大举措之一，也是引领我国器官移植事业健康、规范发展并与国际接轨的必由之路。供肾的缺血再灌注损伤导致的移植肾功能恢复延迟（DGF）、移植肾无功能及排斥反应严重影响了移植肾的长期存活及受者的生存质量。因此，国外许多移植中心都在使用低温持续灌注的方法来保存 DCD 供肾。研究表明，与传统的低温静态冷藏保存法相比，低温持续灌注的方法更能减轻供肾的缺血再灌注损伤，改善供肾质量，降低术后移植肾 DGF 的发生率，但此法在国内仍处于探索阶段。结论认为，应用 LifePort 对 DCD 供肾进行灌注保存是安全有效的，有利于降低 DGF 的发生率，缩短移植肾功能恢复时间。

二、肝移植

（一）DBCD 及 DCD 供体研究

俞军等[17]通过收集浙江大学医学院附属第一医院 2010 年 10 月至 2013 年 10 月施行的 109 例 DCD 肝移植手术的临床资料，发现该部分患者术后共发生 24 例胆道并发症，发生率为 22.0%。单因素分析显示胆道并发症组与对照组间的热缺血时间（$P<0.001$）及 ICU 住院天数（$P=0.013$）差异均有统计学意义；ABO 血型是否相容差异无统计学意义（$P>0.05$）；使用升压药及患者脂肪肝有增加术后胆道并发症的趋势。多因素分析显示热缺血时间（$P=0.001$，$OR=1.328$，95% $CI=1.124$～1.526）和 ICU 住院天数（$P=0.012$，$OR=0.840$，95% $CI=0.732$～0.963）是术后胆道并发症的独立危险因素。认为胆道并发症仍然是 DCD 肝移植术后的主要难题，热缺血时间和 ICU 治疗是受者术后胆道并发症的独立危险因素。在供肝紧缺的情况下，使用 ABO 血型不相容的供肝不失为拯救生命的有效方法。毕方方等[18]回顾性分析广东省佛山市第一人民医院自 2011 年 11 月至 2014 年 10 月期间实施 DBCD 供肝 30 例的供、受者资料。认为 DBCD 供肝的临床选择应综合参考供者年龄、肝功能、血清 Na^+、供肝热缺血时间、冷缺血时间、脂肪变性情况，以及供、受者乙型肝炎血清学检查结果和血型配型情况。对 DBCD 供肝的临床情况进行早期评估，谨慎地扩大供肝临床选择的标准，可有效扩大器官来源，保障移植效果。郭文治等[19]回顾性分析 2010 年 10 月至 2014 年 12 月郑州大学第一附属医院 94 例 DCD 供者和受者的临床资料。发现该部分患者中，高钠血症供者 26 例，血清钠为 155～160 mmol/L 和 160～180 mmol/L 者分别有 15 例和 11 例，其术后早期移植肝功能不全发生率分别为 20.0% 和 18.2%，与正常血清钠供者相应受者（移植肝功能不全发生率为 22.1%）相比较，发生率的差异无统计学意义（$P=0.861$，$P=0.772$）。脂肪肝供肝 15 例（轻度 14 例，中度 1 例），术后早期移植肝功能不全发生率为 26.7%，与无脂肪肝供肝（术后早期移植肝功能不全发生率为 20.3%）相比较，发生率的差异无统计学意义（$P=0.832$）。6 例儿童供肝成人受者，术后血管并发症与胆道并发症发生率分别为 16.7% 和 16.7%，与成人供肝术后（血管并发症和胆道并发症发生率分别为 4.8% 和 19.3%）相比较，发生率的差异无统计学意义（$P=0.301$，$P=1.000$）。供肝冷缺血时间 >10 h 的相应受者术后早期移植肝功能不全发生率为 25.0%，供肝冷缺血时间≤10 h 的相应受者术后早期移植肝功能不全发生率为 20.2%，差异无统计学意义差异（$P=0.880$）。认为综合评估供者、受者整体情况，谨慎地拓宽 DCD 在高钠血症供者、脂肪肝供肝、儿童供肝成人受者、冷缺血时间等方面的标准，对受者早期预后未见明显不良影响。毕方方等[20]*回顾佛山市第一人民医院 2011 年 11 月至 2014 年 7 月实施的 38 例器官捐献成人肝移植临床资料，其中 DBCD

28 例、DBD 10 例。发现两组术后均未出现原发性移植肝无功能。DBCD 组术后发生早期移植肝功能不全 9 例,胆管狭窄 4 例,胆瘘 2 例,肝动脉夹层动脉瘤 1 例;DBD 组术后发生早期移植肝功能不全 2 例,胆管狭窄 3 例。两组术后并发症发生率差异无统计学意义。DBCD 组有 1 例因术中、术后严重凝血功能障碍出现弥散性血管内凝血(DIC)、多脏器功能衰竭而死亡。术后 1 年 DBCD 组移植物及受者生存率(95.7%)与 DBD 组(100%)比较差异无统计学意义($P>0.05$)。认为 DBCD 供肝移植疗效良好,可取得与 DBD 供肝移植类似的效果。

(二)跨血型肝移植

金磊等[21]分析 1996 年 5 月至 2014 年 3 月实施1 246 例同种异体原位肝移植中 38 例再次肝移植患者的诊治情况。再移植的术后并发症主要是感染(44.7%)、急性排斥反应(26.3%)、胆道并发症(18.4%)、腹腔内出血(10.5%)、肝动脉栓塞(5.3%)和慢性排斥反应(5.3%)。围术期并发症主要是腹腔内出血和急性排斥反应。认为再次肝移植能有效挽救首次肝移植术后移植肝功能衰竭患者的生命。沈中阳等[22]* 总结 1999 年 9 月至 2013 年 12 月 4 136例肝移植受者的临床资料,根据供、受者 ABO 血型相容情况分为 3 组: ABO 血型相同组(相同组)3 892 例,ABO 血型相容但不相同(相容组)170 例,ABO 血型不相容组(不相容组)74 例。结果相同组、相容组和不相容组受者术后感染发生率分别为 20.5%、22.4% 和 39.2%,不相容组显著高于其他两组($P<0.05$);术后胆道并发症发生率分别为 7.3%、8.8% 和 8.1%,3 组间差异均无统计学意义($P>0.05$);术后血管并发症的发生率分别为 3.1%、2.9% 和 5.4%,3 组间差异均无统计学意义($P>0.05$);术后排斥反应发生率分别为 5.6%、9.4% 和 18.9%,3 组间差异亦均无统计学意义($P>0.05$)。认为手术技术的成熟和免疫抑制剂的合理使用,可以有效控制术后排斥反应的发生,但由于术后感染发生率较高,采用 ABO 血型不相容供肝时仍需谨慎。

(三)肝癌肝移植

赖彦华等[23]回顾性分析 2003 年 6 月至 2010 年 10 月解放军总医院肝胆外科医院收治的 18 例接受肝移植治疗的不可切除的进展期肝门部胆管癌患者的临床资料。采用 Kaplan - Meier 法进行单因素分析,采用 Log-rank 检验进行生存率比较,发现 18 例患者均接受肝移植联合淋巴结清扫术。单因素分析结果显示,淋巴结阳性患者和阴性患者 1、3、5 年的生存率分别为 6/7、1/7、0 和 10/11、7/11、1/11(P 均<0.05)。认为肝移植治疗不可切除的进展期肝门部胆管癌 1 年、3 年存活率可获满意效果,尤其是淋巴结阴性患者。肝移植术前应严格选择病例,淋巴结阳性者不首选肝移植,建议行术前放化疗后再进行肝移植评估。史瑞等[24]回顾性分析 2000 年 6 月至 2013 年 3 月 172 例肝部分切除术后肝癌复发行肝移植的受者临床资料: 其中符合米兰标准 47 例,符合加州大学旧金山分校(UCSF)标准 62 例,符合 up to seven 标准 70 例,符合复旦标准 61 例,符合杭州标准 139 例。各标准两组受者间存活率的差异均有统计学意义($P<0.05$)。92 例超米兰标准但符合杭州标准受者术后 1、3 和 5 年存活率分别为 84.7%、63% 和 53.9%,与符合米兰标准受者比较,差异无统计学意义($P=0.122$)。认为现有肝癌肝移植标准用于肝切除后肝癌复发肝移植的适应证是可行的;在米兰标准基础上其他标准均有效地扩大了患者范围,尤以杭州标准最优,但仍需更大样本量的研究。

(四)活体肝移植

张崇等[25]通过检索 Medline - PubMed、EMBASE、Scielo - LILACS 数据库相关文献,使用 Cochrane Databases 进行数据处理,计算其在 95% 置信区间时的并发症例数,从而比较胆管空肠 R - Y 吻合术(R - Y HJ)与胆管端端吻合术(D - D HC)在成人活体肝移植中的并发症发生率。对两种方法总体并发症率、胆道狭窄率和胆瘘发生率三项指标进行分析比较,显示总体并发症率和胆道狭窄率,R - Y HJ 组均低于 D - D HC 组的治疗模式。胆瘘发生率 R - Y HJ 组与 D - D HC 组差异无统计学意义。认为 R - Y 吻合术是成人活体肝移植中胆管重建的可行、有效的方法。赖彦华等[26]* 收集 2006 年 6 月至 2013 年 12 月在解放军总医院肝胆外科医院行活体肝移植的 89 名供者的临床资料。回归分析结果提示,两种评估方法与术后切除标本质量之间 R^2 值分别为 0.674 和 0.792。术前门静脉、肝静脉、肝动脉、胆管评估准确率分别为 100%、100%、97.8%、95.5%,术前手术方案与术后实际方案符合率为 95.5%。供者并发症发生率为 7.4%。所有供者均恢复良好出院。16 名保留胆囊的右半肝切除供者肝功能良好,胆囊功能良好。认为精准肝脏外科技术运用于活体肝移植,通过精确的术前评估、精密的手术规划、精细的手术操作、精良的术后管理,能有效地保障供者安全。

(五)儿童肝移植

李姗霓等[27]回顾性分析 2006 年 9 月至 2014 年 12 月间

210 例儿童活体肝移植和劈离式肝移植的临床资料，根据肝移植手术方式的不同，将 210 例受者分为活体组和劈离组。活体组和劈离组受者术后随访时间中位数分别为 15.2 个月和 26.1 个月，活体组术后 1 个月、6 个月、1 年和 2 年的存活率分别为 99.5%、96.7%、92.6% 和 74.1%，劈离组分别为 97.8%、96.2%、77.8% 和 74.0%，两组间比较差异均有统计学意义（$P=0.001$）。随访期间，劈离组死亡 8 例（29.6%），其中 5 例死于感染及败血症，3 例死于多器官功能衰竭；活体组死亡 10 例（5.5%），其中 6 例死于感染和败血症，4 例死于多器官功能衰竭。认为在严格选择供者的情况下，儿童劈离式肝移植可以获得良好效果；但劈离式肝移植术后并发症发生率较活体肝移植高，尤其是胆道并发症的发病率，应积极防范及处理。刘敏等[28]回顾性分析 2011 年 7 月至 2014 年 4 月重庆医科大学附属儿童医院完成的 17 例儿童 DCD 供肝肝移植临床资料。17 例受者中胆道闭锁伴胆汁性肝硬化 14 例，原发性肝硬化失代偿 1 例，糖原累积症 2 例。术中 14 例供肝为全肝，1 例供肝为左半肝，2 例供肝为劈离肝，均无重要血管及胆道损伤。其中 2 例分别于术后 21 d 及 7 d 死于严重肺部肺炎克雷白杆菌感染，1 例术后 7 d 死于肝动脉血栓形成，1 例术后 5 d 死于严重毛细血管渗漏综合征，1 例术后 23 d 死于肠瘘后感染性休克，1 例术后 1 d 死于因凝血功能严重障碍所致的失血性休克，其余 11 例顺利出院，健康生活至今。认为儿童 DCD 供肝肝移植术后肝动脉血栓发生率较高，有效地选择肝动脉支进行吻合及良好的动脉吻合技术可以降低肝动脉血栓发生率，对肝动脉栓塞的可疑患儿行剖腹探查、肝动脉介入造影检查及溶栓治疗，可有效诊断和治疗肝动脉血栓。曾志贵等[29]回顾性分析 2013 年 6 月至 2015 年 2 月 122 例儿童肝移植的临床资料，分别观察儿童心脏死亡器官捐献（DCD）供肝移植和活体供肝移植术后早期发生肝动脉血栓形成（HAT）的诊断、治疗及转归情况。术后早期采用彩色多普勒超声监测肝动脉血流，怀疑 HAT 时行超声造影或腹部 CT 检查，确诊者予介入治疗、手术治疗或保守治疗。认为儿童 DCD 供肝移植受者术后 HAT 的发生率明显高于活体肝移植受者，发生 HAT 后相关并发症和死亡率均较高。刘丹丹等[30]回顾性分析 86 例胆汁淤积性肝硬化而进行肝移植的胆道闭锁患儿临床资料，将其分为 Kasai 组和非 Kasai 组。两组患儿在肝移植年龄和肝移植手术时间方面差异有统计学意义（$P<0.05$）；不同 Kasai 年龄组肝移植手术时间差异显著，其中 31~60 d 年龄组黄疸清除率高，胆管炎发生次数少，1 年内进行肝移植的患儿最少，肝移植年龄最晚。Kasai 组 AST、TBIL、DBIL 及 IBIL 明显低于非 Kasai 组，差异有统计学意义（$P<0.05$）。两组患儿均进行 TORCH 相关病毒检测，Kasai 组各病毒感染阳性率均低于非 Kasai 组，而静脉血中细菌感染率较高；两组患儿肝脏纤维化程度均较重，Kasai 组肝内胆管增生较重，而非 Kasai 组胆管增生相对较轻，肝内淤胆较重。认为 Kasai 手术可以改善胆道闭锁患儿临床症状，缓解肝脏进行性损伤，减少肝移植手术时间，降低肝移植手术风险，为肝移植手术成功实施起到了保护作用。

（六）终末期肝病肝移植

潘宜鹏等[31]回顾性分析 17 例接受肝移植手术的终末期肝病合并肝性脊髓病（HM）患者的临床资料。发现肝移植术后 8 周内，所有患者的血常规、生化指标等均基本恢复正常。术后 4 周内血氨均恢复正常，平均值为 44.1 μmol/L。截至随访期末，17 例患者的双下肢肌力均有改善，其中 15 例肌力恢复正常，2 例肌力恢复也超过 2 个级别。术前 9 例无法站立的患者中，术后 1 例能恢复自主行走，7 例恢复到辅助行走，1 例仍无法站立，但肌力由Ⅰ级恢复到Ⅲ级；术前 2 例可站立的患者术后均恢复到辅助行走；术前 3 例辅助行走的患者术后均恢复到自主行走；3 例自主行走肌力也完全恢复正常。认为终末期肝病合并 HM 患者在肝移植术后远期，HM 症状得到明显改善。HM 的预后与其术前本身的进展程度有关，在出现下肢活动异常前接受肝移植治疗的患者，其 HM 预后较好。邢同海等[32]回顾性分析 2001 年 1 月到 2009 年 12 月 133 例因慢加急性肝功能衰竭（ACLF）接受肝移植的受者，其中 30 例受者伴肾功能不全，12 例因终末期肾病（ESRD）接受肝肾联合移植，其他 18 例伴肝肾综合征 1 型（HRS1）仅接受肝移植。发现所有受者术前平均终末期肝病模型评分为 28，均接受尸体供肝移植，12 例肝肾联合移植受者的供肾与供肝来自同一供者。受者院内死亡率为 21.8%。不伴肾功能不全和伴肾功能不全受者术后 5 年存活率分别为 72.8% 和 70%。伴 ESRD 接受肝肾联合移植受者的治疗效果优于不伴肾功能不全或伴 HRS1 单纯接受肝移植的受者。认为肝移植能改善大多数 ACLF 伴 HRS1 患者的肾功能。肝肾联合移植是治疗 ACLF 伴 ESRD 患者的最佳方案，对因肝疾病影响肾功能的患者提供移植肾保护。

（七）肝移植术后并发症

施景等[33]回顾性分析 117 例肝移植受者的临床资料，根据术后机械通气时间是否大于 24 h，将受者分为机械通气时间延长（PMV）组和对照组。发现 42 例受者术后发生

PMV,发生率为35.9%(42/117)。对照组重症监护时间为(1.60±1.17)d,明显短于PMV组的(9.35±10.61)d($P<0.05$)。共对两组受者间66项指标进行了单因素Logistic回归分析,其中49项指标的差异有统计学意义($P<0.2$);多因素逐步Logistic回归分析结果显示,术前血糖、终末期肝病模型评分(MELD)、术中失血量、术后24 h内的天冬氨酸转氨酶等指标有统计学意义。认为术前高血糖、高MELD评分、术中大量失血、术后高天冬氨酸转氨酶水平是导致术后出现PMV的独立危险因素。黄晓春等[34]回顾性分析中山大学附属第一医院器官移植外科2007年1月至2012年12月收治的398例原位肝移植患者中发生LAR(肝移植术后6个月后发生的急性排斥反应)的48例患者(LAR发生率为12.1%)的临床资料。发现术后发生LAR的中位时间为23.6个月,以术后1~3年最为多见(26/48,52.4%)。按Banff病理分级标准,轻、中、重度急性排斥反应分别为35、11、2例。调整免疫抑制方案后,总痊愈率达81.3%。耐激素治疗患者的LAR发生率为11.8%(4/34)。多因素分析结果显示,免疫抑制不足($P=0.008$)和激素冲击无效($P=0.003$)是影响患者预后的独立危险因素。认为LAR是肝移植术后少见并发症,免疫抑制不足及激素冲击无效是影响LAR预后的危险因素,改善患者依从性和加强血药浓度监测可提高其生存率。王建星等[35]回顾性分析82例肝移植围手术期应用持续肾替代治疗(CRRT)患者的肾功能情况,发现与治疗前比较,治疗后患者丙氨酸氨基转移酶(ALT)、总胆红素(TBil)、血尿素氮(BUN)、肌酐(Cr)、肌酸磷酸激酶(CPK)、C反应蛋白(CPR)、肌酐下降,差异均有统计学意义($P<0.05$)。与治疗前比较,CRRT治疗后患者血K^+、Na、Cl^-、HCO_3^-、中心静脉压(CVP)显著好转,差异亦具有统计学意义($P<0.05$)。其他生化指标与治疗前比较变化不大,差异无统计学意义($P>0.05$)。对开始血滤治疗的时机进行研究显示,在急性肾损伤RIFLE分级Ⅰ级开始血滤治疗的患者肾功能恢复的比例明显高于在F级开始血滤治疗的患者($P<0.05$)。认为CRRT治疗能明显改善肝移植术后急性肾损伤患者的预后。章拔翠等[36]回顾性分析5例肝移植术后难治性腹水患者的临床资料,发现2例为结核性腹膜炎,经抗结核治疗,1例治愈,另1例好转;1例为肝小静脉闭塞症,经皮质激素+经颈静脉肝内门体静脉分流术(TIPS)治疗,治愈;1例为流出道梗阻,行TIPS后治愈;1例为淋巴瘘,患者因肾功能衰竭,发生剥脱性皮炎,死于多器官功能衰竭。认为肝移植术后难治性腹水临床症状不典型,辅助检查诊断阳性率不高,病因确定困难,需结合临床症状及辅助检查结果,全面分析、仔细甄别,必要时给予诊断性抗结核治疗方能明确诊断。邹卫龙等[37]回顾性分析2004年1月至2013年12月在武警总医院收治的全部1 385例肝硬化肝移植患者,其中有318例(23.0%)为术前脾脏增大且脾动脉(SA)口径肝总动脉(CHA)口径比值≥1.5的脾动脉盗血综合征(SASS)高风险患者。发现干预组患者预防性脾动脉环阻后CHA血流量立即改善,阻力指数(*RI*)全部恢复到正常水平(0.5~0.8),无SASS发生,也未观察到其他动脉或胆道相关并发症。对照组发现SASS 17例(8.9%):5例急诊实施脾动脉栓塞CHA血流立即改善;12例患者(含11例继发肝动脉血栓形成)分别HTA(4例)、SAL(3例)、SPT(5例);其中3例接受再次肝移植;2例因肝功能衰竭死亡。认为SASS是肝移植术后严重并发症,高风险患者预防性脾动脉环阻具有可靠的疗效和安全性,及时诊断移植物早期SASS并实施脾动脉栓塞是有效的补救措施。孙晓叶等[38]*回顾性分析2003年9月前首次肝移植存活至2013年9月、未行肾移植、术后长期单一服用他克莫司(Tac)的129例成人患者的临床资料,总结Tac血药浓度维持情况,统计该浓度水平下排斥反应、术后新发代谢性并发症和新发肾功能不全的发生情况。认为随着肝移植术后时间的延长,Tac血药浓度的维持应更加慎重。肝移植术后1年内应警惕排斥反应的发生。术后3个月以及从术后第5年开始临床应严密监测患者代谢性并发症和肾功能不全的发生情况,并予及时治疗。康永振等[39]回顾性分析天津市第一中心医院肝移植科2003年1月至2013年9月送检的肝移植患者术后胆汁标本中56例113份真菌阳性菌株的胆汁培养结果和药敏结果。发现56例患者有39例(69.6%)诊断为肝移植术后胆道真菌感染。主要病原菌白色念珠菌和热带念珠菌的总耐药率为3.87%,对临床常用抗真菌药物敏感性在90%以上;胆道真菌感染患者病死率为23.1%,并发胆道外其他器官感染和感染性休克显著增加肝移植术后胆道真菌感染患者的病死率。认为肝移植术后1个月内是真菌感染高发期,对于怀疑胆道真菌感染的患者要及时用药。

三、其他器官移植

赵阳等[40]*总结了133例原位心脏移植的供心获取及其保护经验并做回顾分析,其中非停搏供心103例,停搏供心30例,分别采用不同的低温灌注和保存方法,两类不同供心移植后在供心复跳、冷热缺血时间、术后主动脉球囊反搏(IABP)和术后3周左室射血分数(LVEF)方面均取得理想效果且效果相当。认为对两类供心采用不同获取及保护方法均确切有效,扩大了边缘供心的使用范围,提高了手术疗效。李慧星等[41]回顾性分析了49例接受肺移植治疗的男性特发性肺间质纤维化(IPF)患者的临床资料,探讨影响IPF患者肺移植术后早期(<90 d)存活率的危险因素。认为术前合并肺动脉高压、双肺移植手术方式是特发性肺纤维化患者移植术后早期存活率的危险因素,而年龄、供肺经过减容、术中体外膜肺氧合(ECMO)支持并非影响移植术后早期存活率的危险因素。术前需评估患者肺动脉压力,提高双肺移植术的患者选择标准,以及术中对大小不匹配供肺进行合适的减容修饰,可帮助提高肺移植手术效果。郑建明等[42]回顾性分析了单中心70例胰肾联合移植患者的临床资料,对受者术后因并发症而行外科治疗的原因及结果进行分析。两组比较,胰肾联合移植后因并发症再手术者与未手术者存活率无统计学差异,但移植肾、移植胰腺1年存活率显著降低。得出结论,胰肾联合移植为糖尿病合并终末期肾病提供了成功、有效的临床治疗手段,术后出现并发症而需外科治疗会显著降低胰肾联合移植术后移植物的短期存活。

四、基础研究

王汝霖等[43]成功分离培养表面高表达CD29、CD44,低表达CD34的大鼠骨髓间充质干细胞(BM－MSC),并采用大鼠肾缺血再灌注损伤模型回输MSC及其分泌的外泌体。结果发现与IR组相比,IR＋MSC组、IR＋MSC－ex组血肌酐、尿素氮均显著降低,病理损伤明显减轻,凋亡细胞数减少,IL－1β、TNF－α等炎症因子表达降低,促凋亡蛋白Caspase－3表达减少。研究表明,BM－MSC来源的外泌体对大鼠肾缺血再灌注损伤具有保护作用,可以降低炎症和凋亡水平。赵英鹏等[44]*利用大鼠脂肪肝供体肝移植模型研究发现,干扰LXRα mRNA表达能够改善脂肪肝供肝大鼠肝移植术后肝功能。与NC－LV对照组相比,LXRα－RNAi－LV实验组术后24 h肝细胞凋亡减轻,肝酶ALT、AST的分泌量明显降低,移植肝肝细胞内脂肪酸蓄积明显受到抑制,二者差异均有统计学意义($P<0.05$)。同时发现LXRα－RNAi－LV抑制细胞因子IL－1β、TNF－α的分泌($P<0.05$)。Western blot提示实验组肝组织内LXRα、SREBP－1c、CD36蛋白表达明显低于对照组,且肝移植受体大鼠生存期明显延长。研究表明,LXRα－RNAi－LV基因治疗能够减轻脂肪肝供肝大鼠肝移植术后I/R损伤,提高移植肝功能,延长受体大鼠存活时间,为临床脂肪肝供肝的使用提供了实验基础。盛明薇等[45]利用大鼠肝脏冷缺血再灌注损伤模型研究小檗碱预处理对肝脏IR损伤的影响机制。结果发现,与假手术组比较,IR组和DMSO组肝细胞出现肿胀、坏死,肝脏氧化应激水平升高,细胞凋亡明显增加,Akt和mTOR磷酸化显著上调;小檗碱组肝细胞肿胀、水肿减轻,肝脏组织中MDA水平升高、SOD活性降低,细胞凋亡显著降低,BCL－2/Bax比值及Caspase－3的表达水平显著升高,同时Akt磷酸化水平也显著上调,而mTOR磷酸化水平相对降低。研究表明,小檗碱可通过抑制肝脏氧化应激反应等途径缓解大鼠肝脏细胞IR后肝细胞凋亡,改善大鼠肝功能,其机制与PI3K/Akt/mTOR信号通路的激活有关。

(丁国善　倪之嘉　韩　澍)

·参·考·文·献·

[1]*张洪宪,赵磊,侯小飞,等.血浆置换治疗肾移植术后抗体介导的急性排斥反应的疗效观察[J].中华泌尿外科杂志,2015,36(1):20－23.

[2]袁建林,张更,杨晓剑,等.机器人辅助腹腔镜下亲属供肾切取术12例报告[J].中华泌尿外科杂志,2014,35(11):803－806.

[3]黄洪锋,谢文卿,吴建永,等.西罗莫司在肾移植术后早期计划性切换的前瞻性对照研究[J].中华医学杂志,2014,94(42):3293－3297.

[4]张志宏,管德林,张凯,等.慢性移植肾失功后的移植肾切除手术分析[J].临床泌尿外科杂志,2015,30(2):156－159.

[5]*梁磊,郭宇文,田野,等.治疗与移植肾同侧的自体肾盂输尿管肿瘤术式的对比分析[J].中华器官移植杂志,2014,35(12):715－718.

[6]张强,曹凯,胡小鹏,等.肾移植受者骨密度异常调查及相关因素分析[J].中华医学杂志,2015,95(26):2062－2065.

[7]王锁刚,陈铸,骈林萍,等.移植肾动脉狭窄的早期诊治策略及疗效评价[J].肾脏病与透析肾移植杂志,2015,24(1):16－20.

[8]刘磊,马潞林,赵磊,等.肾移植术后移植肾输尿管狭窄的危险因素分析及手术治疗[J].北京大学学报(医学版),2014,46(4):548－551.

[9]朱兰,陈刚,谢林,等.肾移植术后新生HLA－DQ抗体的临床意义[J].中华医学杂志,2014,94(42):3284－3288.

[10]*赵杰,宋文利,莫春柏,等.C1q结合的供者特异性抗体预测高致敏患者肾移植后抗体介导的排斥反应[J].中华器官移植杂志,2014,35(11):668－671.

[11]蒋一航,王玮,胡小鹏,等.NGAL与Cys c对于肾移植术后早期肾功能恢复的预测作用[J].中华医学杂志,2015,95(2):112－116.

[12]蒋一航,王玮,胡小鹏,等.稳定期肾移植受者吗替麦考酚酯暴露量研究的药代学和药效学试验[J].中华器官移植杂志,2015,36(4):217－224.

[13]王长安,刘金瑞,张靖华.基于血清胱抑素C的肾小球滤过率评估方程在评价移植肾功能中的应用[J].中华器官移植杂志,2015,36(6):339－342.

[14]*昌盛,徐晶,蒋继贫,等.公民逝世后器官捐献肾移植242例临床分析[J].中华器官移植杂志,2015,36(6):325－329.

[15]杨顺良,谭建明,吴志贤,等.儿童心脏死亡器官捐赠供肾获取与移植[J].中华器官移植杂志,2014,35(10):594－598.

[16]王远涛,王钢,李红芹,等.肾脏灌注运输器在公民逝世后供者器官捐赠供肾移植中的应用[J].中华器官移植杂志,2015,36(2):78－81.

[17]俞军,谢尚奋,夏伟良,等.心脏死亡供者肝移植受者胆道并发症风险因素分析[J].浙江

大学学报(医学版),2014,43(6):664-669.

[18] 毕方方,计勇,甄作均,等.脑-心双死亡标准器官捐献供肝评估的经验总结及临床选择标准的探讨[J].中华器官移植杂志,2015,36(3):151-155.

[19] 郭文治,温培豪,张嘉凯,等.公民逝世后器官捐献肝移植94例的单中心临床分析[J].中华器官移植杂志,2015,36(6):346-350.

[20]* 毕方方,甄作均,陈焕伟,等.脑-心双死亡与脑死亡供肝移植的疗效比较[J].中华肝胆外科杂志,2015,21(4):223-227.

[21] 金磊,殷浩,傅宏,等.再次肝移植38例经验[J].中华普通外科杂志,2015,30(7):532-534.

[22]* 沈中阳,邓永林,郑虹,等.ABO血型不相容肝移植的疗效分析及综合评价[J].中华器官移植杂志,2014,35(12):728-731.

[23] 赖彦华,董家鸿,段伟东,等.肝移植治疗不可切除肝门部胆管癌临床分析[J].中华外科杂志,2014,52(11):839-844.

[24] 史瑞,张海明,宋卓伦,等.肝部分切除后肝癌复发行肝移植的适应证选择[J].中华器官移植杂志,2015,36(3):147-150.

[25] 张崇,张佳林,张成硕,等.成人活体肝移植R-Y吻合术与D-D吻合术对术后胆道并发症影响的Meta分析[J].中华肝胆外科杂志,2015,21(3):181-184.

[26]* 赖彦华,董家鸿,段伟东,等.精准肝脏外科技术在活体肝移植供肝切取中的应用[J].中华外科杂志,2015,53(5):328-334.

[27] 李姗霓,马楠,孙超,等.儿童活体肝移植和劈离式肝移植的单中心经验[J].中华器官移植杂志,2015,36(5):280-284.

[28] 刘敏,罗庆,迭小红,等.儿童心脏死亡器官捐献供肝肝移植术后肝动脉并发症的诊治体会[J].中华小儿外科杂志,2015,36(4):282-285.

[29] 曾志贵,朱志军,孙丽莹,等.儿童肝移植术后早期肝动脉血栓形成的诊断与治疗[J].中华器官移植杂志,2015,36(4):197-200.

[30] 刘丹丹,詹江华,高伟,等.Kasai术对胆道闭锁肝移植的影响[J].中华小儿外科杂志,2014,35(11):831-835.

[31] 潘宜鹏,范宁,臧运金,等.肝移植改善肝性脊髓病症状的远期评价[J].中华器官移植杂志,2015,36(4):213-216.

[32] 邢同海,彭志海,钟林,等.慢加急性肝功能衰竭伴肾功能不全选择肝移植或肝肾联合移植治疗的经验[J].中华器官移植杂志,2014,35(10):599-602.

[33] 施景,左祥荣,曹权,等.肝移植术后机械通气时间延长的危险因素分析[J].中华器官移植杂志,2014,35(11):681-684.

[34] 黄晓春,陈颖华,马毅,等.原位肝移植术后迟发性急性排斥反应的诊断和治疗[J].中华外科杂志,2015,53(3):179-184.

[35] 王建星,刘亚玲,狄长安,等.持续肾替代治疗在肝移植术后急性肾损伤的应用[J].中华肝胆外科杂志,2015,21(1):39-43.

[36] 章拔翠,陈虹,沈中阳,等.肝移植术后难治性腹水的诊断与治疗五例[J].中华器官移植杂志,2015,36(1):24-26.

[37] 邹卫龙,张薇,任秀昀,等.肝移植术后脾动脉盗血综合征的诊断和防治[J].中华肝胆外科杂志,2015,21(6):382-387.

[38]* 孙晓叶,沈中阳,郑卫萍,等.肝移植术后存活十年以上患者他克莫司治疗随访报告[J].中华肝胆外科杂志,2015,21(7):445-448.

[39] 康永振,孙晓叶,刘懿禾,等.肝移植术后胆道真菌感染病原菌特性及预后分析[J].中华肝胆外科杂志,2014,20(10):710-714.

[40]* 赵阳,董念国,刘金平,等.133例心脏移植供心保护回顾分析[J].中国体外循环杂志,2014,12(4):219-221.

[41] 李慧星,谢于峰,陈静瑜,等.影响特发性肺间质纤维化患者肺移植术后早期存活率的危险因素分析[J].中华器官移植杂志,2014,35(11):658-661.

[42] 郑建明,宋文利,涂金鹏,等.胰肾联合移植后并发症外科治疗的临床分析[J].中华器官移植杂志,2014,35(12):724-727.

[43] 王汝霖,林淼,黎力平,等.骨髓间充质干细胞来源exosome对大鼠肾缺血再灌注损伤的保护作用[J].中华医学杂志,2014,94(42):3298-3303.

[44]* 赵英鹏,李立,马菁璠,等.重组慢病毒介导LXRα RNA干扰改善大鼠脂肪肝供肝移植术后的功能[J].南方医科大学学报,2014,34(7):1005-1010.

[45] 盛明薇,周园,喻文立,等.小檗碱预处理激活PI3K/Akt/mTOR信号通路减轻大鼠肝脏冷缺血再灌注损伤[J].中华器官移植杂志,2015,36(1):34-39.

述 评

血浆置换治疗肾移植术后抗体介导的急性排斥反应的疗效观察 [中华泌尿外科杂志,2015,36(1):20] 张洪宪等回顾2011年1月至2013年9月行同种异体肾移植术后发生抗体介导的急性排斥反应患者5例临床资料,男2例,女3例,年龄41~52岁,平均46岁。术前诊断均为慢性肾功能不全尿毒症期,行规律血液透析。术后采用环孢素[5 mg/(kg·d)]或他克莫司[0.1 mg/(kg·d)],以及吗替麦考酚酯(1.5 g/d)和糖皮质激素行免疫抑制治疗。术后2周内均经移植肾穿刺病理检查及血清供者特异性抗体测定诊断为抗体介导的急性排斥反应。予甲泼尼龙(1 000 mg/d)和抗淋巴细胞球蛋白(250 mg/d)治疗无效,在环孢素[5 mg/(kg·d)]或他克莫司[0.1 mg/(kg·d)],以及吗替麦考酚酯(1.5 g/d)和糖皮质激素免疫抑制治疗的基础上,5例患者均分别行血浆置换7次。4例原发病为慢性肾小球肾炎,术前血清肌酐为(784±154) μmol/L,术后2周内开始进行血浆置换;1例原发病为抗肾小球基底膜肾病,术前血清肌酐水平为935 μmol/L,术后35 d开始进行血浆置换。结果发现,4例原发病为慢性肾小球肾炎患者分别经7次血浆置换治疗后排斥反应得到逆转,肾功能恢复良好,随访3个月时血清肌酐水平为(113±12) μmol/L。原发病为抗肾小球基底膜肾病患者,血浆置换后排斥反应未得到纠正,移植肾功能未恢复,随访3个月时血清肌酐水平为524 μmol/L。继续血液透析治疗,随访12个月时血清肌酐水平758 μmol/L,超声检查示移植肾萎缩,予口服他克莫司0.5 mg/d治疗。得出结论,肾移植术后监测血清DSA非常重要,早期通过移植肾穿刺活检进行确诊,并且早期应用血浆置换能有效逆转AMR,有助于改善移植肾长期存活。

(祝藩原)

述评 · 近年来,抗体介导的排斥反应逐渐被认识并受到关注，其治疗难度大、逆转率低，已成为导致移植肾失功的重要原因。该文通过回顾性分析2011年1月至2013年9月234例肾移植患者，其中发生抗体介导的急性排斥反应的5例患者的临床资料，总结了血浆置换治疗肾移植术后抗体介导的急性排斥反应的治疗经验，对类似病例的治疗有一定的指导价值，为临床上治疗抗体介导的体液性排斥反应提供了新的借鉴，具有一定的先进性和实用性。但此结论仅为单个移植中心的报道，由于各个中心患者构成比不同，缺乏统计学的广泛性。因此，更加科学的结论需在多中心、大样本的研究中实现。

（韩　澍）

治疗与移植肾同侧的自体肾盂输尿管肿瘤术式的对比分析 ［中华器官移植杂志，2014，35（12）：715］ 梁磊等回顾分析北京友谊医院于1974年1月至2011年10月肾移植术后并发泌尿系统恶性肿瘤107例，其中包括48例次并发与移植肾同侧的自体肾盂输尿管肿瘤患者的临床资料，48例患者中开放手术组（开放组）14例，腹腔镜加下腹斜切口组（腹切组）22例次，改良Plunk法腹腔镜组（Plunk法组）12例次，对比分析三组的手术时间、术中出血量、输血量、术后肠道功能恢复时间、术后引流管留置时间、切口拆线时间、住院总费用、住院时间及并发症发生率等指标，分析治疗肾移植术后并发与移植肾同侧的自体肾盂输尿管肿瘤的3种手术方式的优缺点，并探讨最适合的手术方式。结果发现，开放组手术时间为（143 ± 38）min，短于腹切组的（221 ±57）min和Plunk法组的（188 ± 114）min。Plunk法组术后肠道功能恢复时间和切口拆线时间少于其他两组（$P<0.05$），但出血量和并发症发生率要高于腹切组（$P<0.05$）；而腹切组与其他两组比较，术中出血量最少（$P<0.01$），并发症发生率也最低，为4.5%（1/22），但与另两组相比较，差异无统计学意义（$P>0.05$）。对于肾移植术后肾盂输尿管肿瘤标准治疗术式依然是肾输尿管全长切除 + 膀胱袖状切除术。早期多采用开放手术，技术成熟、手术时间短、安全性好，但切口大、创伤大、出血多，术后并发症较多。Plunk法优势在于单一切口完成手术，术中无须改变体位及增加手术切口，不进腹腔；不足之处在于需要盲操作，因空间、视野受限很难使用器械电凝止血，处理下段输尿管困难。腹腔镜加下腹部斜切口手术融合开放手术和腹腔镜技术，具有以下优势：无须腰部切口，相对开放手术组织创伤更小；视野暴露满意，不受移植肾遮挡；尽可能保持尿路完整性，避免术中肿瘤脱落种植于后腹腔；最大优势是可直视下处理输尿管末段。得出结论：腹腔镜加下腹部斜切口手术治疗肾移植术后并发自体肾盂输尿管肿瘤，手术安全性高，创伤小，治疗效果满意，尤其适用于位于移植肾同侧的肿瘤。

（祝藩原）

述评・近年来，肾移植术后并发尿路上皮癌的发生率较前明显升高，治疗首选根治术，而当原上尿路肿瘤位于移植肾同侧，术中如何处理输尿管末段为手术难点。该文通过对本中心37年间肾移植术后并发与移植肾同侧的自体肾盂输尿管肿瘤48例患者的临床资料，将其分为开放组、腹切组、Plunk法组，对比分析三组的术中出血量及并发症发生率等指标，发现腹腔镜加下腹斜切口手术治疗肾移植术后并发自体肾盂输尿管肿瘤，特别是位于移植肾同侧的肿瘤，安全性高、创伤小，治疗效果满意。该文具有一定的先进性和实用性，结合了腹腔镜手术和开放性手术的优点；但该技术仍有较多问题亟待解决，只有通过全面深入的临床研究、积累更多病例，方能使该项技术更加规范、完善，将为更多的患者和他们的家庭带来福音。

（韩　澍）

C1q结合的供者特异性抗体预测高致敏患者肾移植后抗体介导的排斥反应 ［中华器官移植杂志，2014，35（11）：668］ 赵杰等回顾性分析了天津市第一中心医院2012年1月至2014年1月30例肾移植术前高致敏状态的受者的临床资料。30例受者中，男性13例，女性17例。研究分析术前C1q结合的供者特异性抗体（$C1q^+$ DSA）预测高致敏肾移植受者术后早期抗体介导排斥反应（AMR）的可行性。选择了采用单抗原磁珠法检测受者术前的供者特异性抗体（DSA）和$C1q^+$ DSA。结果显示，术前DSA阳性者22例，其中12例为$C1q^+$ DSA，其中单纯抗HLA Ⅰ类抗体阳性者6例，Ⅱ类抗体阳性者4例，Ⅰ类和Ⅱ类抗体均为阳性者2例。46个DSA阳性抗体中有21个抗体为$C1q^+$ DSA。10例发生AMR（包括3例超急性排斥反应），6例受者的血肌酐恢复正常水平，1例受者的血肌酐水平维持在300 μmol/L左右。其余20例受者中，2例因术后发生移植肾周感染而切除移植肾，1例于术后9个月时死于严重的肺部感染。术前DSA预测术后发生AMR的敏感性为100%，特异性为40%，阳性预测值为45.5%，阴性预测值为100%；$C1q^+$ DSA预测AMR的敏感性为100%，特异性为90%，阳性预测值为83.3%，阴性预测值100%。与DSA预测AMR相比，$C1q^+$ DSA的特异性和阳性预测值均显著升高（$P<0.01$，$P<0.05$）。目前大多数移植中心通过检测受者PRA及淋巴细胞毒性试验（CDC）来判断受者体内的致敏状况，

这两种方法的敏感性及特异性差。而补体依赖的 C1q 是第一补体成分 C1 的一个亚基，是补体经典途径激活的始动因素。抗体激活补体是移植肾损伤重要的始动因素，因此抗体结合补体 C1q 的能力是目前研究热点，认为 C1q⁺DSA 可以预测术后早期 AMR 的发生，术前区分补体结合的 DSA 和非补体结合的 DSA，避开 C1q 阳性的抗 HLA 抗体能增加高致敏患者的移植机会，减少 AMR 的发生风险。

（周梅生）

述评 · 高致敏患者接受肾移植目前仍是肾移植领域的一个难题，致敏原因包括输血、多次妊娠和移植、长期透析等原因，既往存在 DSA 的患者成功接受移植的报道，大多数通过血浆置换、输注丙种球蛋白、B 细胞清除等方法减少受者体内的预存抗体，同时应用免疫球蛋白等抑制免疫力，减少加速性、急性排斥的发生率，但是研究表明受者长期存活仍与有无供者特异性抗体有关，因此有必要对抗 HLA 抗体进行危险分层分析，增加高敏患者接受肾移植的机会。本研究以第一补体成分 C1 的一个亚基 C1q 为切入点，分析其与肾移植术后发生 AMR 的相关性。结果提示与 DSA 相比 C1q⁺DSA 具有较高的阳性预测价值核特异性，但本研究为小样本、回顾性研究，存在局限性，希望通过更多病例资料收集和随访，联合多中心研究，进一步完善相关内容。

（王立明）

公民逝世后器官捐献肾移植 242 例临床分析 ［中华器官移植杂志，2015，36（6）：325］ 昌盛等分析了单中心公民逝世后器官捐献（DCD）供肾移植的短期临床效果。对 2010 年 11 月至 2014 年 12 月 31 日实施的 242 例 DCD 供肾移植的临床资料进行回顾性研究，统计术后 1 年受者和移植肾存活率，计算术后各类并发症发生率，并观察婴幼儿或儿童以及老年（年龄 >60 岁）供者供肾移植的临床特点。结果发现共计 183 例 DCD 捐献者，供者年龄为 2 d 至 68 岁，其中中国一类（国际标准化脑死亡器官捐献）供者 102 例，中国二类（国际标准化心死亡器官捐献）供者 22 例，中国三类（中国过渡时期脑-心双死亡标准器官捐献）供者 59 例。最终捐献 247 个肾脏用于移植，实施肾移植 242 例，其中单肾移植 237 例，双肾移植 5 例。受者年龄为（43.3 ± 21.8）岁（12～64 岁）。术后 1 年受者总体存活率为 93.8%（227/242），低于既往传统尸体肾移植 95.4% 的存活率，但差异无统计学意义（$P>0.05$）。术后 1 年移植肾总体存活率为 90.5%（219/242），低于既往传统尸体肾移植 94.3% 的存活率（$P<0.05$）。术后 DGF 的发生率为 33.1%（80/242），高于既往传统尸体肾移植 23.6% 的发生率（$P<0.05$）。而术后 1 年急性排斥反应发生率、间质性肺炎发生率以及尿瘘、输尿管梗阻、心脑血管意外等并发症发生率与既往传统尸体肾移植相比较，差异无统计学意义（$P>0.05$）。婴幼儿及儿童供肾移植总体结果良好，移植肾体积在术后 3 个月之内生长至接近成人肾脏大小。老年供肾弃用率高于总弃用率（$P<0.05$），但总体移植效果良好。

（周梅生）

述评 · 对于 DCD 供肾移植，严格筛选供者、加强供者濒死期器官维护、综合评估器官质量是提高受者长期存活、降低术后并发症发生率的关键。未成年供者供肾移植是解决供肾短缺的一条可行途径，无论是双肾移植还是单肾移植，均可获得优良的远期效果。而年龄 >60 岁供者供肾尽管弃用率较高，但只要肾脏质量评估得当，并不影响短期疗效。高度严格筛选供者器官、加强捐献者濒死期维护、综合对器官材料评估是提高受者长期存活、降低术后原发性无功能以及延迟恢复的关键，此为我们器官移植工作者的奋斗目标。

（王立明）

脑-心双死亡与脑死亡供肝移植的疗效比较 ［中华肝胆外科杂志，2015，21（4）：223］毕方方等回顾佛山市第一人民医院 2011 年 11 月至 2014 年 7 月实施的 38 例器官捐献成人肝移植临床资料，其中 DBCD 28 例、DBD 10 例。分析 DBCD、DBD 两组受者供肝移植术中、术后情况。主要观察终点是两组术后原发性移植肝无功能、早期移植肝功能不全、胆道或肝血管早期并发症（<30 d）的发生以及术后 1 年移植物和受者生存情况。结果：① 两组受者的年龄、MELD 评分无统计学差异，供者体重质量指数（BMI）以及捐献前 AST、ALT、尿素氮、血清钠无统计学差异，DBCD 组供体捐献前总胆红素较 DBD 组高，肌酐水平较低，差异有统计学意义。② 两组冷缺血时间、术中出血量、输血量、无肝期及手术时间无统计学差异。两组术后均未出现原发性移植肝无功能。DBCD 组术后发生早期移植肝功能不全 9 例，胆管狭窄 4 例，胆瘘 2 例，肝动脉夹层动脉瘤 1 例；DBD 组术后发生早期移植肝功能不全 2 例，胆管狭窄 3 例。两组术后并发症发生率差异无统计学意义。③ 两组随访 2～34 个月，中位随访时间 15 个月，DBCD 组有 1 例因术中、术后严重凝血功能障碍出现弥散性血管内凝血（DIC）、多脏器功能衰竭而死亡。术后 1 年 DBCD 组移植物及受者生存率（95.7%）与 DBD 组（100%）比较差异无统计学意义（$P>$

0.05)。结论：DBCD供肝移植疗效良好，可取得与DBD供肝移植类似的效果。随着我国公民逝世后捐献工作的大力开展及临床经验的总结，DBCD模式将会大力推动我国器官移植事业的发展。

（张　磊）

述评·随着近2年来公民逝世后捐献的推动，肝移植手术的例数逐渐增加，因停用死囚供体造成的影响在逐步消除。国外目前通行的逝世后捐献是DBD供体捐献，该种供体因不存在热缺血损伤，被认为是最佳器官捐献模式。而在我国，因脑死亡尚未得到法律的认可及保障，DBCD是我国现阶段肝移植供体的主要来源，其移植效果与DBD是否有差距，决定了DBCD供体获取工作在我国的前景。该文通过对比两种供体肝移植术后的疗效，认为DBCD供肝移植可取得与DBD供肝移植类似的效果。对于DBCD在我国的进一步发展提供了理论参考，有必要进一步增加样本量，深入研究。

（丁国善）

ABO血型不相容肝移植的疗效分析及综合评价　［中华器官移植杂志，2014，35(12)：728］　沈中阳等总结了1999年9月至2013年12月4 136例肝移植受者的临床资料，根据供、受者ABO血型相容情况分为3组：ABO血型相同组(相同组)3 892例，ABO血型相容但不相同(相容组)170例，ABO血型不相容组(不相容组)74例。回顾性分析比较各组间术后并发症、排斥反应发生率及存活率等的差异。结果：相同组受者术后3个月、6个月、1年、3年、5年存活率分别为90.9%、88.1%、82.1%、71.6%和68.3%，相容组分别为88.3%、84.5%、79.1%、67.6%和64.3%，不相容组分别为77.8%、72.4%、66.0%、53.1%和48.3%，相容组与相同组间上述各时段累积存活率的差异均无统计学意义($\alpha^2=1.723$，df=1，$P=0.118\,9$)，而不相容组上述各时段受者累积存活率均显著低于其他两组($\alpha^2=4.582$，df=1，$P=0.032$)。相同组，相容组和不相容组受者术后感染发生率分别为20.5%、22.4%和39.2%，不相容组显著高于其他两组($P<0.05$)；术后胆道并发症发生率分别为7.3%、8.8%和8.1%，3组间差异均无统计学意义($P>0.05$)；术后血管并发症的发生率分别为3.1%、2.9%和5.4%，3组间差异均无统计学意义($P>0.05$)；术后排斥反应发生率分别为5.6%、9.4%和18.9%，3组间差异亦均无统计学意义($P>0.05$)。结论认为，虽然ABO血型不相容肝移植仍存在术后感染率高、围手术期死亡率高等问题，但由于现阶段我国供肝短缺，为更好地使用供肝并提高急性肝功能衰竭患者的救治率，可以根据患者术前的一般情况和MELD评分选择性实施ABO血型不相容肝移植手术。通过手术技术的成熟和免疫抑制剂的合理使用，可以有效控制术后排斥反应的发生。

（张　磊）

述评·我国每年大约有30万等待肝移植治疗的终末期肝病患者，尽管近年来DBCD、DCD、DBD等供体获取工作在我国取得了长足的进步，但肝移植供体紧缺的情况并未得到根本性的缓解，部分血型供体的紧缺尤为突出。因此，ABO血型不相容的肝移植，可能是解决上述问题的一条途径。关于此种肝移植，临床上仍旧存在不少争议。如能进一步深入研究，对于与受体ABO血型不相容的供肝在急诊肝移植中的应用有较大意义。该文的研究结论提示我们，在患者病情危重、供肝紧缺的情况下，跨血型肝移植不失为拯救生命的有效办法之一。

（丁国善）

精准肝脏外科技术在活体肝移植供肝切取中的应用　［中华外科杂志，2015，53(5)：328］　赖彦华等收集2006年6月至2013年12月在解放军总医院肝胆外科医院行活体肝移植的89名供者的临床资料，年龄19~57岁。术前联合影像学检查和肝脏储备功能检查进行肝脏功能评估、肝脏体积评估和血管、胆管评估，制订个体化手术方案。根据术后结果分析术前评估的准确性及术后肝功能、并发症发生情况。术前根据二维和三维方法计算的预切除肝体积与术后切取肝实际质量之间的比较采用方差分析，相关性分析采用Pearson检验，并进行线性回归分析。结果：89名供者中，切取左外叶5名、左半肝10名、右半肝74名，59名切取肝中静脉、30名不切取肝中静脉。术前依靠二维和三维方法计算肝脏体积的平均误差率分别为7.9%和5.3%，术前CT计算肝脏体积与术后切除标本体积差异无统计学意义($P>0.05$)，两种评估方法与实测肝质量呈正相关(r值分别为0.821、0.890，$P<0.01$)。回归分析结果提示，两种评估方法与术后切除标本质量之间R^2值分别为0.674和0.792。术前门静脉、肝静脉、肝动脉、胆管评估准确率分别为100%、100%、97.8%、95.5%。术前手术方案与术后实际方案符合率为95.5%。供者并发症发生率为7.4%。所有供者均恢复良好出院。16名保留胆囊的右半肝切除供者肝功能良好，胆囊功能良好。结论认为，精准肝脏外科技术运用于活体肝移植，通过精确的术前评估、精密的手术规

划、精细的手术操作、精良的术后管理,能有效地保障供者安全。积极推广"精准肝脏外科"的理念和技术具有重要的临床意义。

(张　磊)

述评 · 活体肝移植手术的成功取决于在保证供体绝对安全的情况下,获得足够于受体使用的供肝。由于肝脏解剖结构的复杂性和血管变异,术前精确评估和制订供肝切取手术方案十分重要。该文通过将精准肝脏外科技术用于活体供肝的评估与切取,实现了"确定性、预见性、可控性、集成化、规范化和个体化",将"目标切取、肝脏保护和损伤控制"完美结合,证实了相关技术应用于活体肝移植的有效性和安全性。该文结论对于"精准肝脏外科"理念和技术的推广有重要的参考意义。同时,可以将经验在肝脏部分切除手术及劈离式肝移植手术中进一步推广。

(丁国善)

肝移植术后存活十年以上患者他克莫司治疗随访报告 [中华肝胆外科杂志,2015,21(7):445] 孙晓叶等为了解肝移植术后十年异常患者他克莫司血药浓度维持情况以及排斥反应、代谢性疾病和肾功能不全发生情况,为临床提供参考,回顾性分析2003年9月前首次肝移植存活至2013年9月、未行肾移植、术后长期单一服用他克莫司(Tac)的129例成人患者的临床资料,总结Tac血药浓度维持情况,统计该浓度水平下排斥反应、术后新发代谢性并发症和新发肾功能不全的发生情况。发现患者资料分析显示移植术后前4年Tac血药浓度处于快速下降期,由最初3个月的(7.3 ± 3.1) ng/ml降至术后第4年的(4.0 ± 2.1) ng/ml;术后第5年至7年进入第1个平台期。期间Tac血药浓度维持在(4.1 ± 2.1) ng/ml;术后第8年至11年进入第2个平台期,此期间Tac血药浓度维持在(3.4 ± 1.5) ng/ml。随访期间,共17例患者发生排斥反应,排斥反应发生率为13.2%。术后1年内为排斥反应高发期,共发生13例次(72.2%)。肝移植术后代谢紊乱肾功能不全经历术后3个月内及术后第5年至第10年两个发病高峰。代谢紊乱以新发糖尿病(57例,44.2%)为主,其余依次为新发高血压39例(30.2%)、新发高脂血症31例(24.0%)、新发肾功能不全20例(15.5%)。结论认为,按照目前的免疫抑制剂应用策略和移植受者管理办法,排斥反应及其他并发症无法完全避免,Tac作为目前肝脏移植术后抗排异治疗的一线用药,其长期应用的不良反应应予重视。而随着肝移植术后时间的延长,Tac血药浓度的维持应更加慎重。肝移植术后1年内应警惕排斥反应的发生。术后3个月以及从术后第5年开始临床应严密监测患者代谢性并发症和肾功能不全的发生情况,并予及时治疗。

(张　磊)

述评 · 随着临床肝移植的不断进步,长期存活的肝移植患者快速增加,肝移植术后长期并发症也逐步显现。尤其是与免疫抑制剂相关的并发症,其中以Tac为代表的钙调磷酸酶抑制剂相关的肾功能损伤、高血压、糖尿病以及新发肿瘤等,已经成为近年来研究的热点。该文通过回顾性分析129例术后10年以上患者的临床随访资料,总结了患者Tac血药浓度的变化规律,以及与Tac相关并发症的发病特点,认为随着肝移植术后时间的延长,Tac血药浓度的维持应更加慎重。结论对于防治肝移植术后长期并发症有较好的参考意义。

(丁国善)

133例心脏移植供心保护回顾分析 [中国体外循环杂志,2014,12(4):219] 赵阳等总结了武汉协和医院心脏外科2008年9月至2014年5月共133例原位心脏移植(男性受体123例,女性受体10例)的供心获取及其保护经验并做回顾性分析,其中非停搏供心103例,停搏供心30例。两类供心采用不同的低温灌注及保存方法:非停搏供心经主动脉根部滚压泵灌注4℃改良St. Thomas液1 000 ml,灌注压维持于50~70 mmHg,供心快速停搏,取下供心再灌注8℃康斯特保护液(HTK液)1 000~2 000 ml,并置于HTK液中低温浸泡保存;停搏供心经主动脉根部滚压泵灌注8℃ HTK液1 000 ml,灌注压同样维持于50~70 mmHg,取下供心后再灌注HTK液1 000~2 000 ml,并置于HTK液中低温浸泡保存。两组在供心修剪时均经主动脉根部再次灌注HTK液1 000 ml。结果在非停搏供心组,92例供心自动复跳,11例电除颤复跳;热缺血时间(3.25 ± 2.25) min,冷缺血时间(253.22 ± 136.73) min,术后主动脉内球囊反搏(IABP)使用率为9.5%,术后三周左室射血分数(LVEF)值为(65.52 ± 6.72)%,术后一年生存率为92.55%。停搏供心组,23例供心自动复跳,7例电除颤复跳;热缺血时间(5.78 ± 2.82) min,冷缺血时间(179.12 ± 52.43) min,术后IABP使用率为10.1%,术后三周LVEF值为(65.78 ± 7.22)%,术后一年生存率为91.07%。结论认为,不同种类供心采用不同的灌注和保存方法主要是依据两种心肌保护液的成分不同:St. Thomas液具有高钾特点,且水溶性分布性好,能使心脏快速停搏,最快、最大限度减少心脏机械活动，快速使心肌停搏在舒张期，降低心肌能量消耗；HTK液具有低钾、低钠、微钙的特点，能有效地减轻心肌细胞水肿，防止酸中毒和氧自由基损伤，并能提供高能磷酸化合物维持心肌能量消耗。同时总结了供心获取经验，要求专人专职，团队协作，尽可能缩短供心缺血时间，确切保证供心获取和长距离转运全程恒低温保护。

（郑鳕洋）

述评·供移植器官的良好获取和保存是确保移植效果的先决条件。心脏是对缺血、缺氧时间要求最高的大器官，其停搏和非停搏状态对器官获取和保存提出了不同的要求。该文通过区分停搏和非停搏供心，采取不同的冷灌注和低温保存措施，达到心脏快速停搏、降低心肌耗氧量和保证心肌能量代谢的不同需求，移植后均取得了较好的效果，具有很好的临床使用价值。但全体系的供器官获取流程的优化，包括供者和供器官的质量评估、供器官的获取和保存、供受者匹配、尽可能缩短热缺血和冷缺血时间、减少手术及缺血再灌注损伤等，才能让移植器官发挥最大效能，获得良好的近期和远期效果。结合我国器官移植现状，公民逝世后器官捐献为移植工作提供了广泛的来源，也带来了新的挑战。今后在器官评估、获取、保存体系方面的研究必将受到重视和广泛关注。

（王立明）

重组慢病毒介导LXRα RNA干扰改善大鼠脂肪肝供肝移植术后的功能 ［南方医科大学学报，2014，34（7）：1005］ 赵英鹏等采用与临床类似的大鼠脂肪肝供体肝移植模型研究LXRα在脂肪肝中的作用机制，探讨如何提高脂肪肝供肝肝移植大鼠移植后肝功能。给予50只SD大鼠高脂饲料和56%的酒精喂养，诱导成平均脂变程度大于60%的脂肪肝作为肝移植供体。随机分组，各组移植前72 h自门静脉分别注射LXRα－RNAi慢病毒混悬液（LXRα－RNAi－LV组）和阴性对照慢病毒（NC－LV组），受体大鼠均接受原位肝移植术。术后采用病理组织学、Tunel染色、ELISA、Western blot、RT－PCR等方法，检测血清中肝酶、肝组织病理、细胞凋亡、细胞因子IL－1β、TNF－α及LXRα、SREBP－1c、CD36蛋白表达情况。结果发现，与NC－LV相比，LXRα－RNAi－LV组术后24 h血清中肝酶ALT、AST的分泌量明显降低。病理组织切片显示大鼠肝移植72 h后，两组肝小叶均有炎性细胞浸润；LXRα－RNAi－LV组肝组织脂肪变性程度明显减轻，以肝小叶中心部分肝细胞更明显，NC－LV组组织坏死明显；Suzuki评分显示LXRα－RNAi－LV组9.67±1.51，NC－LV组3.33±0.82，两组差异具有统计学意义（$P<0.05$）；TUNEL染色显示移植术后LXRα－RNAi－LV组肝细胞凋亡率为26.4%，NC－LV组为68.3%，LXRα－RNAi－LV组肝细胞凋亡明显减轻；LXRα－RNAi－LV组与NC－LV组外周血血脂含量无差异，但LXRα－RNAi－LV组移植肝肝细胞内三酰甘油的含量明显低于对照组。同时ELISA检测发现LXRα－RNAi－LV抑制细胞因子IL－1β、TNF－α的分泌；Western blot显示LXRα－RNAi－LV可有效地降低肝组织内LXRα蛋白的表达，且肝组织内SREBP－1c、CD36蛋白表达亦明显低于对照组。LXRα－RNAi－LV组肝移植受体大鼠生存期明显延长。研究显示，LXRα－RNAi－LV基因治疗能够减轻脂肪肝供肝大鼠肝移植术后I/R损伤，提高移植肝功能，延长受体大鼠存活时间，为临床脂肪肝供肝的使用提供了实验基础。

（刘　芳）

述评·肝移植是治疗终末期肝病的最有效的方法，但目前器官移植面临的主要问题是供体短缺。供体短缺使得临床上对边缘供体的使用越来越多，如脂肪肝供体。脂肪肝供体移植术后较容易致原发性移植物无功能，其发生机制尚不清楚。该研究通过干扰下调与肝内脂肪代谢密切正相关的LXRα基因表达，发现LXRα－RNAi－LV基因治疗能够减轻脂肪肝供肝大鼠肝移植术后I/R损伤，提高移植肝功能，延长受体大鼠存活时间。研究结果说明该治疗手段可以提高脂肪变性边缘供肝在大鼠中的使用率和成功率，可为进一步探索临床脂肪肝供肝的使用提供实验基础。

（傅志仁）

麻　醉

2015 年入选文献 495 篇，纳入回顾 151 篇，占 30.5%；文选 25 篇，占 5.1%。

一年回顾

一、麻醉药物与方法

（一）静脉麻醉药

1. 右美托咪定　随着右美托咪定在临床中应用范围的扩大，对其的研究是今年静脉麻醉药中研究的热点。付红光等[1]观察了右美托咪定对大鼠脑缺血-再灌注时 c－Jun 氨基末端激酶（JNK）活性的影响。结果发现，右美托咪定通过降低 JNK 活性抑制细胞凋亡，减轻大鼠脑缺血-再灌注损伤。张满和等[2]研究了右美托咪定对创伤性脑损伤大鼠海马神经元自噬的影响。结果表明，右美托咪定减轻了大鼠创伤性脑损伤，其机制可能与抑制海马神经元自噬有关。钱宝民等[3]*观察了右美托咪定对创伤性脑损伤（TBI）大鼠认知功能的影响。结果表明，右美托咪定可以减轻海马 CA1 区的氧化应激损伤，在一定程度上改善 TBI 大鼠的空间学习和记忆能力，促进神经功能障碍的恢复。杨娇娇等[4]观察了右美托咪定对创伤后应激障碍（PTSD）大鼠焦虑状态和认知功能的影响。结果表明，右美托咪定可明显降低 PTSD 大鼠的恐惧记忆和自主活动，并改善焦虑状态，增强 PTSD 大鼠的空间学习记忆能力。徐颖臻等[5]*研究了 p38 丝裂原激活的蛋白激酶（p38MAPK）-热休克蛋白 27（HSP27）（p38MAPK－HSP27）通路在右美托咪定减轻小鼠内毒素性急性肺损伤中的作用。结果表明，右美托咪定可能通过抑制 p38MAPK－HSP27 通路减轻小鼠内毒素性急性肺损伤。李惠等[6]观察了低温联合右美托咪定对兔心肌单相动作电位的影响。结果发现，低温联合右美托咪定可延长兔心肌复极时程，且右美托咪定对低温导致的兔心肌单相动作电位改变无影响。

2. 丙泊酚　王亚芳等[7]观察了丙泊酚对大鼠脑缺血-再灌注时神经元线粒体 DNA 缺失的影响。结果发现，丙泊酚可减轻大鼠脑缺血-再灌注的损伤，其机制与减少神经元线粒体 DNA 缺失有关。支琳琳等[8]观察了丙泊酚对内毒素诱导大鼠肾小球血管内皮细胞血管内皮生长因子（VEGF）受体 2 表达的影响。结果表明，丙泊酚可能通过下调 VEGF 受体 2 的表达，抑制内毒素诱导的大鼠肾小球血管内皮细胞通透性升高。

3. 阿片类药物　朱冰青等[9]*研究了内质网应激与糖尿病因素影响大鼠瑞芬太尼后处理心肌保护作用的关系。结果表明，糖尿病因素取消大鼠瑞芬太尼后处理心肌保护作用与内质网应激水平增强有关。孙晓峰等[10]观察了舒芬太尼预处理对大鼠肢体缺血-再灌注肺损伤的影响。结果发现，舒芬太尼预处理能减轻肢体缺血-再灌注大鼠的肺损伤，其机制可能与抑制 NF－κB 激活，从而减少中性粒细胞化学趋化因子-1（CINC－1）介导的中性粒细胞聚集有关。

（二）吸入麻醉药

1. 七氟烷　黄腾等[11]*等研究了 TREK－1 在七氟烷预处理减轻小鼠脑缺血-再灌注损伤中的作用。结果表明，七氟烷预处理通过激活 TREK－1，抑制神经元凋亡，从而减轻小鼠脑缺血-再灌注损伤。孙文波等[12]*研究缺氧诱导因子-1α（HIF－1α）在七氟烷预处理减轻大鼠皮质神经元凋亡中的作用。结果表明，HIF－1α 介导了七氟烷预处理减轻大鼠神经元凋亡的过程，其机制与下调 Bid、Bim 和 Puma 表达有关。徐桂萍等[13]观察了七氟烷麻醉对幼鼠海马神经元生长相关蛋白-43（GAP－43）和神经细胞黏附分子

(NCAM)表达的影响。结果发现,七氟烷麻醉降低幼鼠认知功能的机制可能与其下调海马神经元 GAP-43 表达有关,与 NCAM 表达无关。郝景茹等[14]观察了七氟烷对 Aβ 来源的扩散性配体(ADDLs)神经毒性的影响,研究七氟烷对阿尔茨海默病损伤神经元的保护作用及其机制。结果表明,七氟烷通过提高 Y1472 磷酸化水平,使得突触上含 GluN2B 亚基的 NMDA 受体的数目增加,从而降低 ADDLs 的神经毒性,发挥脑保护作用。吴裕超等[15]*等研究了葡萄糖调节蛋白 78(GRP78)在七氟烷预处理抑制大鼠心肌细胞凋亡中的作用。结果发现,GRP78 参与了七氟烷预处理抑制大鼠心肌细胞凋亡的作用,机制与维持细胞内 Ca^{2+} 稳态,抑制线粒体膜通透性转运控(mPTP)开放有关。徐杜萍等[16]观察了七氟烷预处理联合后处理对大鼠肺缺血-再灌注时 NF-κB 活性的影响。结果发现,肺缺血-再灌注时,肺组织核蛋白 NF-κB p65 表达和 TNF-α 含量升高;给予七氟烷预处理联合后处理后,肺组织核蛋白 NF-κB p65 表达和 TNF-α 含量降低,肺缺血-再灌注损伤减轻。提示七氟烷预处理联合后处理可通过抑制肺组织 NF-κB 活性,抑制 TNF-α 的合成和释放,减轻炎性反应,从而减轻大鼠肺缺血-再灌注损伤。

2. **异氟烷** 林函等[17]研究了海马神经元腺苷 A1 受体在异氟烷麻醉诱发老龄小鼠认知功能障碍中的作用。结果提示,海马神经元腺苷 A1 受体介导异氟烷麻醉诱发老龄小鼠认知功能障碍,其机制与促进海马组织 β 淀粉样蛋白沉积、tau 蛋白磷酸化及抑制含 2B 亚基的 NMDA 受体活性有关。陈欣等[18]观察了 Neuroprotectin D1 对异氟烷所致胎鼠海马神经元凋亡和炎症反应的影响。结果发现,Neuroprotectin D1 通过缓解促炎因子 IL 18 和 TNF-α 产生,调节 BCL-2 和 Bax 表达,进而抑制异氟烷所致的胎鼠海马神经元凋亡。

(三)神经肌肉阻滞药

徐振东等[19]分析并筛选了琥珀胆碱导致术后肌痛发生的危险因素。结果显示,琥珀胆碱剂量 <1.5 mg/kg 和未预先注射利多卡因是琥珀胆碱导致患者术后肌痛发生的独立危险因素。王锦等[20]观察了不同年龄患者在经皮肾镜手术中体温的变化及体温对顺式阿曲库铵恢复时间的影响。结果发现,经皮肾镜手术容易发生术中低体温,保温有助于顺式阿曲库铵肌肉松弛作用的恢复,高龄患者尤其应注意保温,避免肌松药残留引起术后并发症。陈鹏等[21]观察了不同剂量维库溴铵用于麻醉诱导对甲状腺手术患者术中喉返神经监测的影响。结果显示,1 倍 ED_{95} 维库溴铵用于甲状腺手术患者麻醉诱导,不仅有助于提供满意的气管插管条件,而且对术中喉返神经监测无明显影响,可作为该类手术麻醉诱导的适宜剂量。

(四)区域麻醉

1. **椎管内麻醉** 胡明权等[22]观察了右美托咪定对椎管内麻醉手术患者应激反应的影响。结果表明,右美托咪定作为椎管内麻醉辅助用药,不仅具有良好的镇静、抗焦虑作用,而且对手术患者的应激反应中的心血管反应以及皮质醇有一定的抑制作用。樊友凌等[23]观察了静脉预注右美托咪定对罗哌卡因蛛网膜下隙阻滞效应的影响。结果显示,静脉预注右美托咪定 1 μg/kg 能延长 0.5% 罗哌卡因蛛网膜下隙阻滞感觉及运动阻滞时间,同时具有良好的镇静作用,能较好维持循环稳定,但大剂量应用时仍要注意心率的变化。崔晓丽等[24]观察了低浓度左旋布比卡因复合舒芬太尼用于改良骶管阻滞的效果。与单纯低浓度左旋布比卡因比较,低浓度左旋布比卡因复合舒芬太尼用于改良骶管阻滞时,能缩短感觉阻滞起效时间,延长感觉阻滞维持时间,改善术后 24 h 内镇痛效果,减少术后镇痛药的使用。

2. **神经阻滞麻醉** 随着可视化技术在临床麻醉中的不断推广,超声引导下各种神经阻滞技术是今年研究的热点。杨永刚等[25]比较了超声引导下胸锁乳突肌间隙行颈浅丛神经阻滞麻醉与传统皮下阻滞麻醉的临床麻醉效果。结果显示,超声引导下胸锁乳突肌间隙颈浅丛阻滞麻醉用于锁骨手术的麻醉效果较超声引导下皮下颈浅丛阻滞麻醉更为完善、确切。李鹏等[26]比较了超声联合神经刺激仪引导喙突入路与锁骨中点下入路在锁骨下臂丛阻滞的临床效果。结果表明,喙突入路或锁骨中点下入路锁骨下臂丛阻滞均可安全地用于区域阻滞,而锁骨中点下入路更容易定位到目标神经,麻醉阻滞效果更好。金耀君等[27]*观察了罗哌卡因复合右美托咪定对超声引导下腋路臂丛阻滞麻醉的影响。结果显示,超声引导下行腋路臂丛阻滞时,罗哌卡因局部复合 50 μg 右美托咪定可以缩短感觉和运动阻滞起效时间,并延长运动阻滞时间和镇痛持续时间,且对血压和 HR 的影响小。辜晓岚等[28]观察了超声引导胸椎旁神经阻滞对食管癌手术患者循环及应激反应的影响。结果表明,超声引导胸椎旁神经阻滞复合全麻用于食管癌手术安全有效,较单纯全麻能更好地抑制应激反应,减少全麻药物的使用。陈明兵等[29]比较了患者仰卧位时超声引导下前入路与侧入路坐骨神经阻滞的临床效果。结果显示前入路进针有利于超声更快识别坐骨神经,侧入路进针能更快地到达坐骨神经。两种入路进针的麻醉效果无差别。在临床实践中应根据具体情况灵活选择超声探头位置和进针入路。田文华等[30]观察了右美托咪定复合罗哌卡因在超声引导下行腰丛阻滞的麻醉效果。结果发现，右美托咪定复合罗哌卡因在超声引导下行腰丛阻滞，可明显缩短感觉神经阻滞起效时间，延长感觉、运动神经阻滞持续时间，有利于保持患者术中镇静，维持血流动力学的稳定。杨丽等[31]比较了不同方式给予右美托咪定对腰丛联合坐骨神经阻滞下老年患者下肢手术中镇静和血流动力学的影响。结果表明，对于腰丛联合坐骨神经阻滞下行下肢手术的老年患者，给予一定诱导剂量后持续输注右美托咪定，可使患者较快达到镇静状态，且血流动力学平稳。

（五）全身麻醉

1. **麻醉诱导**　蔡晗等[32]观察了芬太尼伍用地佐辛对全身麻醉诱导时依托咪酯致肌阵挛的影响。结果显示，地佐辛单独使用时有抑制呛咳反应和肌阵挛反应的双重作用，芬太尼复合依托咪酯麻醉诱导时使用地佐辛可减少肌阵挛的发生，且同时起到了抑制呛咳反应的作用。谢珏等[33]观察了快速序贯诱导（RSI）前预注右美托咪定对插管条件及血流动力学的影响。结果发现，RSI 前预注右美托咪定 0.6 μg/kg 可以在不影响机体氧储备的前提下，减少插管时的血流动力学波动和插管时间。

2. **气管插管**　严峰等[34]比较了 McGrath－5 型视频喉镜与 Macintosh 直接喉镜用于颈椎手术患者全麻气管插管的效果。结果表明，McGrath－5 型视频喉镜用于颈椎患者气管插管，较 Macintosh 直接喉镜暴露好，颈椎屈曲度变化小，插管视野好，一次插管成功率高，能安全用于颈椎手术患者气管插管。王俊安等[35]比较了超声引导与普通喉镜下气管插管的临床效果。结果显示，超声引导和普通喉镜下气管插管成功率无明显差异，但超声引导下气管插管可减少患者血流动力学波动和气管插管并发症。孙兆楚等[36]比较了瑞芬太尼复合丙泊酚或不同剂量右美托咪定在清醒气管插管中的应用效果。结果表明，瑞芬太尼复合右美托咪定可安全地用于清醒气管插管，在维持血压稳定及减少不良反应方面优于复合丙泊酚。瑞芬太尼复合小剂量右美托咪定对呼吸抑制轻微，安全性较高。

3. **麻醉维持**　张怡等[37]观察了喉罩通气时潮气量对动脉血二氧化碳分压和动脉血呼气末二氧化碳分压差值的影响。结果发现，喉罩行 9 ml/kg 与 6 ml/kg 潮气量通气相比，动脉血呼气末二氧化碳分压差无明显变化，但两组患者动脉血呼气末二氧化碳分压差变化范围较大，呼气末二氧化碳分压并不能完全准确地反映动脉血二氧化碳分压的变化。陈华永等[38]观察了脑电双频指数监测下右美托咪定（Dex）对患者的镇静效应及血流动力学的影响。结果显示，静脉注射 Dex 可使清醒患者产生明显的镇静效应，加深麻醉手术患者的麻醉深度，引起 HR 减慢。钱淑雯等[39]通过构建丙泊酚对有创血压影响的药效学模型，确定其对血压影响的量效关系，研究了瑞芬太尼和其他因素对丙泊酚药效学模型的影响，并分析了建立的模型对临床用药的提示。结果表明，瑞芬太尼以剂量依赖性方式协同丙泊酚降压。年龄对丙泊酚-瑞芬太尼相互作用时的降压幅度具有显著影响，年龄越大，降血压效应越明显。瑞芬太尼增加了丙泊酚降低血压的敏感性。钟涛等[40]观察了瑞芬太尼对丙泊酚靶控输注患者意识消失及诱发脑电爆发抑制时的半数有效浓度的影响。结果发现，复合 TCI 瑞芬太尼可降低丙泊酚 TCI 意识消失时的效应室 EC_{50}，但对出现脑电爆发抑制时的丙泊酚效应室浓度无明显影响。倪红伟等[41]*观察了术前应用右美托咪定对老年患者全身麻醉手术血流动力学和苏醒期拔除气管导管的影响。结果表明，老年患者在行髋部手术前静脉输注 0.5 μg/kg 右美托咪定能使其围术期血流动力学更加平稳，且对术后苏醒和拔除气管导管无影响。

4. **麻醉苏醒**　王瑜等[42]观察了右美托咪定联合帕瑞昔布钠用于预防瑞芬太尼麻醉后痛觉过敏的效果。结果显示，麻醉诱导后以 0.6 μg/(kg・min) 静脉恒速泵注右美托咪定至手术结束前 30 min 并注射帕瑞昔布钠 40 mg，能够减少瑞芬太尼停药后导致的痛觉过敏，并减少术后躁动和寒战的发生率。张联义等[43]观察了盐酸羟考酮注射液用于全凭静脉麻醉患者苏醒期的效果。结果发现，手术结束前 15 min 静脉注射盐酸羟考酮注射液 10 mg 可减轻全凭静脉麻醉患者苏醒期躁动，镇痛效果强，不良反应较小。钟桥生等[44]研究了输注 18－氨基酸治疗术后低体温寒战的最佳剂量。结果显示，静脉输注 18－氨基酸 2～8 ml/(kg・h) 能剂量依赖性改善低体温，提高热舒适度，但治疗 3 级寒战患者的效果并不理想。方开云等[45]比较了异氟烷或七氟烷复合瑞芬太尼麻醉对腹部手术老年患者血 β 淀粉样蛋白的影响。结果对照组、异氟烷复合瑞芬太尼麻醉组和七氟烷复合瑞芬太尼麻醉组术后认知功能障碍的发生率分别为 5%、56% 和 22%，3 组间比较差异有统计学意义。3 组术后血清 β 淀粉样蛋白 40（Aβ40）和血清 β 淀粉样蛋白 42（Aβ42）的浓度比较差异无统计学意义。表明七氟烷或异氟烷复合瑞芬太尼麻醉可导致腹部手术老年患者术后认知功能障碍，其机制与血 Aβ40 和 Aβ42 水平无关。陈易等[46]研究了术后恢复质量评估（PORS）量表新认知评价体系对术后认知功能评估的影响。结果显示，PQRS量表新认知评价体系下术后早期认知功能障碍（POCD）发生率显著下降，但年龄、苏醒期躁动以及较长的麻醉时间仍是POCD的重要危险因素。

二、各科手术麻醉

（一）心脏手术麻醉

周泓旭等[47]观察了右美托咪定用于非体外循环冠状动脉移植术患者的效果和安全性。结果表明，右美托咪定用于非体外循环冠状动脉移植术，具有良好镇静催眠作用，血流动力学维持稳定，轻度降低心输出量，可减少麻醉药用量，但麻醉维持期间为维持一定的血压水平，可能会增加血管收缩药用量，对麻醉维持期间中心静脉压、液体输入量、尿量无显著影响。王振红等[48]观察了右美托咪定对心肺转流（CPB）下行冠状动脉旁路移植术（CABG）患者心脏同步化运动的影响。结果发现，CPB下CABG患者，右美托咪定负荷剂量0.5 μg/kg后以0.5 μg/（kg·h）维持能够延长PR间期，影响房室间同步化运动，但对左右心室间电机械同步化运动无明显影响。袁素等[49]观察了右美托咪定对全麻低温CPB下CABG围术期的心肌保护作用。结果显示，右美托咪定应用于全麻低温CPB下CABG，能减轻应激反应，降低患者围术期心肌缺血的发生，保证围术期心脏等脏器的供需氧平衡，具有一定的心肌保护作用。张颖等[50]观察了右美托咪定对CPB下心脏瓣膜置换术患者肠黏膜损伤的影响。结果与对照组比较，右美托咪定组血浆TNF-α、IL-6、IL-10、肠型脂肪酸结合蛋白和内毒素的浓度降低，术后机械通气时间和ICU停留时间缩短。表明常规麻醉诱导前静脉输注右美托咪定1 μg/kg负荷量，随后以0.3 μg/（kg·h）速率输注至术毕，可减轻CPB下心脏瓣膜置换术患者肠黏膜损伤。曹芳芳等[51]研究了右美托咪定在CABG围术期中的作用效果。结果显示，CABG围术期应用右美托咪定治疗可明显减少机械通气时间及室性快速性心律失常、谵妄的发生，且不增加并发症的发生率，可改善患者预后。刘扬等[52]*研究了静脉输注利多卡因联合七氟烷对非体外循环冠状动脉旁路移植术（OPCABC）患者的心肌保护作用。结果表明，静脉输注利多卡因（气管插管后静脉注射1.5 mg/kg，随后以2 mg/min速率输注）联合七氟烷（呼气末浓度2.2%~2.5%）对OPCABG患者的心肌保护作用强于二者单独应用。杨玲等[53]研究了延迟远隔缺血预处理对CPB下心脏瓣膜置换术患者心肌损伤的影响。结果延迟远隔缺血预处理组主动脉开放后6 h时血浆cTn I浓度降低，CPB结束时心肌组织Caspase-3表达下调，凋亡指数降低。表明延迟远隔缺血预处理可减轻CPB下心脏瓣膜置换术患者心肌损伤，其机制与抑制细胞凋亡有关。贾在申等[54]观察了成人中度低温停循环手术中不同选择性脑灌注流量对脑氧饱和度（rSO_2）的影响。结果发现成人中度低温停循环选择性脑灌注时，在一定时间内，5 ml/（kg·min）和10 ml/（kg·min）灌注流量时rSO_2均在可接受的范围内，两种大脑灌注流量均可以满足临床需要。张海瑛等[55]研究了混合静脉血氧饱和度联合混合静脉-动脉二氧化碳分压差（$Pv-aCO_2$）在评估心肺转流心脏术后患者预后中的价值。结果显示，满足混合静脉血氧饱和度≥65%且$Pv-aCO_2<6$ mmHg的患者机械通气时间及ICU住院时间短，并发症发生率低，术后7、28 d死亡率低，术后病情及预后更好。葛亚力等[56]*观察了CABG术后认知功能障碍（POCD）的发生率并分析了危险因素。结果表明，CABG患者术后7 d和3个月的POCD发生率分别为37.6%和20.8%，体外循环下CABG组与OPCABG组术后7 d和3个月的POCD发生率无明显区别。老龄、术中血红蛋白浓度的下降率和SIRS评分是冠状动脉搭桥术患者POCD的独立危险因素。

（二）胸科手术麻醉

喻红彪等[57]观察了右美托咪定对肺叶切除术患者单肺通气时中性粒细胞NF-κB活性的影响。结果发现，右美托咪定可能通过抑制中性粒细胞内Toll样受体4的合成，从而抑制NF-κB信号通路的激活，降低TNF-α和IL-6的水平，减轻全身炎性反应。张勇等[58]观察了超声引导下连续椎旁神经阻滞（PVNB）复合全身麻醉对胸腔镜肺大泡切除术应激反应的影响。结果显示，超声引导下连续PVNB或连续硬膜外阻滞复合全身麻醉均能有效减轻胸腔镜肺大泡切除术患者的应激反应，术中血流动力学平稳，术后镇痛效果好。于晖等[59]研究了针药复合麻醉下不同时程经皮穴位电刺激对胸腔镜肺叶切除术中患者阿片类药物的节俭作用。结果表明，手术全程经皮穴位电刺激和麻醉诱导前经皮穴位电刺激30 min心俞、肺俞、内关、合谷穴对胸腔镜肺叶切除术中患者阿片类药物有明显节俭作用，而手术全程经皮穴位电刺激的效果更明显。张倩等[60]分析了胸科手术患者术中低体温的危险因素。结果显示，有94例患者术中发生低体温，低体温发生率为78.3%，体温最低为33.6℃。2组患者年龄、麻醉时间、液体总入量和入室体温比较有差异。Logistic回归分析显示，液体总入量>2 000 ml和入室体温较低是胸科手术患者术中低体温的独立危险因素。万利芹等[61]观察了右美托咪定复合亚麻醉剂量氯胺酮对开胸术患者麻醉恢复期躁动的影响。结果发现,右美托咪定复合亚麻醉剂量氯胺酮可预防开胸术患者麻醉恢复期躁动,且效果优于两者单独应用。李晶等[62]观察了右美托咪定联合盐酸羟考酮对食管癌手术患者麻醉苏醒期躁动的影响。右美托咪定联合盐酸羟考酮用于开胸食管癌术后镇痛可使患者苏醒期安静合作,明显减少麻醉苏醒期躁动和不良反应发生率。张怀奇等[63]*观察了帕瑞昔布钠对单肺通气(OLV)患者术后早期认知功能的影响。结果发现,帕瑞昔布钠可降低OLV患者术后早期认知功能障碍的发生率,其机制可能与降低围术期血乳酸含量、抑制机体炎性反应有关。黎阳等[64]观察分析了胸外科手术后患者麻醉后监护室(PACU)滞留时间延长的影响因素。结果显示,胸外科手术患者PACU滞留时间延长的相关因素有年龄>60岁、尿量≤20 ml/h、术中使用血管活性药物、ASA分级增加。

(三) 颅脑手术麻醉

刘海洋等[65]研究了神经外科患者非肌松情况下使用瑞芬太尼抑制气管插管体动反应的有效效应室浓度。结果表明,神经外科患者不使用肌松药时丙泊酚输注维持适当镇静深度,瑞芬太尼抑制气管插管刺激引起体动反应的EC_{50}和EC_{95}分别为3.74 ng/ml和4.31 ng/ml。孟馥芬等[66]研究了右美托咪定在颅脑肿瘤手术中的应用。在颅脑肿瘤手术中,右美托咪定在稳定血流动力学、控制颅内压及术后复苏方面显著优化了常用的丙泊酚复合芬太尼全麻方案,同时减少了阿片药物及吸入麻醉药物用量。陈晓梅等[67]观察了右美托咪定对颅内肿瘤手术患者血流动力学的影响及脑保护作用。结果右美托咪定可较好维持颅内肿瘤患者术中血流动力学的稳定,并有效地预防患者血清S100β和NSE水平的升高,提示右美托咪定能有效预防神经胶质细胞和神经元的损害,保护患者脑组织。张韫辉等[68]研究了右美托咪定对颅脑损伤患者全麻下开颅术时的脑保护作用。结果表明,常规麻醉诱导前静脉输注右美托咪定1 μg/kg,随后以0.5 μg/(kg·h)输注至术毕对颅脑损伤患者全麻下开颅术时产生一定的脑保护作用。高鹏等[69]观察了右美托咪定对全麻下脑语言功能区手术术中唤醒的影响。结果显示,右美托咪定用于全麻下脑语言功能区手术的术中唤醒具有易调控、易唤醒、患者易配合,以及对循环、呼吸干扰轻微的优势。胡微澜等[70]*观察了右美托咪定对丙泊酚联合瑞芬太尼全麻下脑功能区肿瘤切除术患者唤醒试验中应激反应的影响。结果发现,右美托咪定对丙泊酚联合瑞芬太尼全麻下脑功能区肿瘤切除术唤醒试验中应激反应有较好的抑制作用,能够降低血浆NE和E浓度,对血流动力学影响较小,不良反应发生率降低。沈娟等[71]观察了右美托咪定对丙泊酚合并瑞芬太尼麻醉下脑功能区手术术中唤醒效果的影响。结果显示,右美托咪定有助于脑功能区手术患者全麻诱导及术中唤醒时血流动力学的稳定,并不延长唤醒时间,能减轻患者应激反应,提高唤醒质量,减少了不良事件的发生。庞德春等[72]观察了全麻复合头部周围神经阻滞对颅脑手术患者应激反应的影响。结果表明,头部周围神经阻滞联合全麻可维持颅脑手术期间血流动力学稳定,降低神经内分泌的应激反应,并减少全身麻醉性镇痛药物用量。

(四) 骨科手术麻醉

刘延军等[73]观察了右美托咪定对后路截骨矫形术患者术中唤醒试验质量的影响。结果发现,右美托咪定可提高后路截骨矫形术患者术中唤醒试验唤醒的质量,不延长唤醒时间,血流动力学稳定,不良反应少。胡礼宏等[74]研究了依托咪酯复合麻醉下脊柱侧弯矫形术患者术中唤醒试验的质量。结果依托咪酯组和丙泊酚组2组患者唤醒试验质量评级、唤醒时间、各时间点血流动力学变化及皮质醇浓度无差异,且均在正常范围内。表明依托咪酯复合麻醉下脊柱侧弯矫形术患者术中唤醒试验的质量与丙泊酚复合麻醉相似。张俊杰等[75]观察了术中行控制性低中心静脉压(CLCVP)对脊柱手术患者血管外肺水(EVLW)和失血量的影响。结果发现,脊柱外科手术中应用CLCVP在减少术中失血量和输血量的同时,对患者的血流动力学和EVLW无不良影响。毕聪杰等[76]比较了Wilson框架固定的俯卧位脊柱手术患者压力控制通气和容量控制通气的效果。结果显示,与容量控制通气比较,压力控制通气可改善Wilson框架固定的俯卧位脊柱手术患者通气效果,减轻俯卧位对呼吸动力学的影响。倪丽亚等[77]观察了腰椎手术中体位变化对不同体重指数患者CVP的影响。结果显示,俯卧位与仰卧位相比较,超重组CVP变化更明显,其中Jackson手术床组俯卧位下CVP降低,超重组下降更明显,普通手术床加腰桥组俯卧位下CVP增高,超重组升高更明显。赵达强等[78]*研究了超声引导下腰骶丛阻滞复合小剂量右美托咪定镇静用于老年患者髋部骨折手术的效果。结果表明,在超声引导下实施腰丛、骶丛阻滞复合小剂量右美托咪定镇静可以安全、有效地应用于老年患者髋部骨折手术,可以保持血流动力学稳定,并提供良好的术后镇痛和减少麻醉后的不良反应发生。

（五）老年患者手术麻醉

对老年患者术后认知功能障碍的研究是本年度研究热点之一。胡湘等[79]观察了术前预先静脉持续注射右美托咪定对老年患者围术期心肌肌钙蛋白Ⅰ(cTnⅠ)表达的影响。结果显示,老年患者术前预先静脉输注右美托咪定有助于维持血流动力学稳定,减轻气管插管等手术刺激时的心血管反应,也可能在一定程度上减少老年患者围术期的心肌损害。邹晓东等[80]观察了限制性输液复合小剂量去甲肾上腺素对胃肠道手术老年患者脑氧代谢的影响。结果常规输液组和限制性输液复合小剂量去甲肾上腺素组2组各时点动脉血氧含量、颈静脉球血氧含量、动脉 颈静脉球血氧含量差、脑氧摄取率和脑血流/脑氧代谢率比值比较差异无统计学意义。表明限制性输液复合小剂量去甲肾上腺素对胃肠道手术老年患者脑氧代谢无影响。苏文杰等[81]观察了术中保温对老年患者全麻BIS恢复时间及苏醒期丙泊酚效应室浓度(Ce)的影响。结果发现,低体温会延长老年患者BIS恢复时间,影响丙泊酚Ce的降低,术中保温有利于防止此类现象发生。杨瑜汀等[82]比较了在行腹部手术的老年患者术中喉罩通气与气管插管对术后肺部并发症和患者病死率的影响。结果显示,与气管插管通气比较,喉罩通气并不能减少老年患者腹部手术后肺部并发症和死亡的发生。葛亚丽等[83]观察了右美托咪定对颈动脉内膜剥脱术老年患者术后认知功能的影响。结果发现,右美托咪定有助于改善颈动脉内膜剥脱术老年患者术后早期认知功能,促进术后认知功能恢复,可能与其增强机体内源性脑源性神经营养因子的生成有关。丁玲玲等[84]*研究了右美托咪定对老年患者在机器人辅助腹腔镜前列腺癌根治术麻醉苏醒期及术后认知功能的影响。结果表明,右美托咪定对老年患者在机器人辅助腹腔镜前列腺癌根治术麻醉苏醒期及术后有神经保护作用,其作用机制可能与右美托咪定能减轻炎症反应有关。汪文琴等[85]比较了右美托咪定与咪达唑仑对老年患者术后血清S100β蛋白水平的影响。结果显示,与咪达唑仑比较,右美托咪定可抑制非神经、非心脏手术老年患者术后S100β蛋白水平升高,但对于由MMSE量表评价的POCD发生率无明显影响。张锦华等[86]研究了右美托咪定对老年食管癌术中单肺通气(OLV)患者于术后早期认知功能障碍的影响。结果表明,食管癌全身麻醉围术期持续泵注右美托咪定可降低OLV患者术后POCD的发生率,其机制可能与降低术中脑氧代谢和缓减S100β蛋白升高有关。谢海辉等[87]观察了依达拉奉对老年患者人工髋关节置换术后血清脂联素(ADP)、S100β蛋白及术后认知功能的影响。结果发现,依达拉奉减轻老年患者人工髋关节置换术后早期认知功能损害及降低术后血清S100β蛋白浓度可能与上调血清ADP水平有关。叶繁等[88]分析了60例老年患者术前血管性危险因素与胃癌根治术后早期POCD的相关性。结果发现,POCD的发生率为38.3%。高血压、糖尿病和高胆固醇血症是术后早期POCD的独立危险因素。苏仙等[89]对老年患者术后谵妄的危险因素进行了分析。结果表明,对于非心脏手术后进入ICU的老年患者,术前体重指数(BMI)<20 kg/m^2与增加术后谵妄发生率显著相关,而肥胖与术后谵妄发生率无明显相关性。其他术后谵妄的独立危险因素包括高龄和术后带气管导管时间。

（六）小儿患者手术麻醉

董春山等[90]比较了七氟烷、丙泊酚和氯胺酮麻醉诱导用于小儿支气管镜检异物取出术的效果。结果显示,七氟烷吸入诱导、丙泊酚静脉诱导和氯胺酮肌内注射均可用于小儿支气管镜检异物取出术的麻醉,而高浓度七氟烷吸入诱导起效快、麻醉效能强,并且呼吸抑制轻微。王寿平等[91]研究了压力支持通气(PSV)用于七氟烷麻醉下婴儿腹腔镜疝修补术的效果。结果表明,PSV用于七氟烷麻醉下婴儿腹腔镜疝修补术时,可保证有效通气,麻醉恢复迅速,且拔除气管导管时无心血管反应。李新宇等[92]研究了右美托咪定混合罗哌卡因骶管阻滞用于小儿围术期镇痛管理的效果。结果显示,2 μg/kg右美托咪定混合罗哌卡因用于骶管阻滞,不仅显著延长了镇痛时间,还产生良好的镇静效应而消除了患儿恐惧、焦虑等精神不良反应,且未发生运动阻滞。唐震等[93]*研究了星形胶质细胞标志物S100B蛋白浓度变化与七氟烷麻醉躁动中的相关性。结果表明,S100B蛋白浓度在麻醉恢复期患儿躁动发生时明显下降,星形胶质细胞并未在躁动过程中表达增强,S100B蛋白浓度的变化与躁动的严重程度无相关性。王俊霞等[94]比较了右美托咪定和咪达唑仑预防短小手术患儿七氟烷复合麻醉恢复期躁动的效果。结果与咪达唑仑组比较,右美托咪定组拔除气管导管期间心率和血压降低,自主呼吸恢复时间无差异,麻醉恢复期Riker镇静躁动评分、FLACC评分和躁动发生率降低。表明右美托咪定预防短小手术患儿七氟烷麻醉恢复期躁动的效果优于咪达唑仑。

（七）其他

高燕凤等[95]观察了地佐辛术前给药对腹腔镜结肠癌根治术患者苏醒期躁动和应激反应的影响。结果发现,与芬太尼比较,地佐辛降低全麻术后围拔管期躁动和应激反应的疗效更好，不良反应少，且术前应用较术后应用效果更佳，其机制可能与超前镇痛有关。唐晨程等[96]观察了腹腔镜手术术中气管导管移位的特点，并研究了气腹及不同体位对气管导管移位的影响。结果显示，气腹可导致气管导管向隆突方向移位，严重时可进入一侧支气管，但体位变化未引起气管导管显著移位；气管导管移位受套囊的阻挡，有致气管导管扭曲打折可能。吕帅国等[97]*研究了复合七氟烷时地佐辛用于上腹部手术患者麻醉的适宜剂量。结果显示，复合七氟烷时地佐辛用于上腹部手术患者麻醉的适宜剂量为0.2 mg/kg。朱毅等[98]研究了不同剂量乌司他丁预防肝部分切除术患者胰岛素抵抗的效果。结果表明，麻醉诱导前及手术开始时静脉注射2 500 U/kg乌司他丁可有效预防患者肝部分切除术中胰岛素抵抗。宋志冰等[99]观察了不同剂量乌司他丁对原位肝移植手术患者血浆心肌肌钙蛋白Ⅰ(cTnⅠ)浓度的影响。结果发现，乌司他丁可降低原位肝移植手术患者血浆cTnⅠ浓度，其降低程度与剂量相关。陈莹莹等[100]比较了羟考酮或氢吗啡酮复合丙泊酚麻醉用于结肠镜诊疗术的效果。结果芬太尼复合丙泊酚组(F组)、羟考酮复合丙泊酚组(O组)和氢吗啡酮复合丙泊酚组(H组)3组麻醉诱导时间、诊疗操作时间、苏醒时间、恢复时间、心血管不良事件及丙泊酚用量比较无差异。与F组比较，H组和O组恶心呕吐和呼吸抑制的发生率降低，程度减轻。O组和H组恶心呕吐和呼吸抑制的发生率和程度比较无差异。表明羟考酮或氢吗啡酮复合丙泊酚麻醉可安全有效地用于结肠镜诊疗术，其效果优于芬太尼复合丙泊酚麻醉。

三、重症监测与治疗

(一) 缺血-再灌注

郭培培等[101]观察了右美托咪定对大鼠全脑缺血-再灌注时氧化应激反应的影响。结果显示，大鼠全脑缺血-再灌注时定丙二醛(MDA)含量增加，超氧化物歧化酶(SOD)和过氧化氢酶(CAT)的水平降低；给予右美托咪定处理后可逆转这种变化，提示右美托咪定可增强抗氧化酶活性，抑制机体的氧化应激反应，减轻大鼠全脑缺血-再灌注损伤。张萌等[102]*研究了外源性硫化氢(H_2S)对大鼠局灶性脑缺血时线粒体功能的影响。结果显示，外源性H_2S减轻大鼠局灶性脑缺血损伤的机制与提高线粒体抗氧化能力，减轻线粒体损伤有关。李达等[103]观察了氢液对大鼠脑缺血-再灌注时磷酸化p38丝裂原激活蛋白激酶(p-p38MAPK)表达的影响。结果脑缺血-再灌注大鼠给予富氢液后p38MAPK及p-p38MAPK表达下调，且脑梗死体积减小，细胞凋亡指数降低。表明富氢液可通过下调p38MAPK表达，激活p38MAPK信号通路，减少脑细胞凋亡，从而减轻大鼠脑缺血-再灌注损伤。岳乐等[104]*研究了饱和氢盐水对心肌缺血-再灌注损伤大鼠心肌细胞Akt/GSK3β信号通路和心功能的影响。结果显示，饱和氢盐水可减轻心肌再灌注损伤，从而改善心功能，其机制可能与抑制Akt/GSK3β信号通路有关。

(二) ALI/ARDS

沈江等[105]观察了外源性硫化氢对大鼠失血性休克/复苏时急性肺损伤的影响。结果外源性硫化氢可使支气管肺泡灌洗液蛋白、IL-6和TNF-α的浓度、肺损伤评分、W/D比值、MPO活性、细胞凋亡计数降低，肺组织Caspase-3、Caspase-8、Bax和BH3结构域凋亡诱导蛋白抗原表达下调，肺组织BCL-2表达上调。表明外源性硫化氢可减轻大鼠失血性休克/复苏时急性肺损伤，其机制与抑制肺组织炎性反应和细胞凋亡有关。高雪松等[106]*研究了p38丝裂原活化蛋白激酶(p38MAPK)信号通路在电针减轻内毒素休克诱发兔急性肺损伤中的作用及其与核因子E2相关因子2(Nrf2)的关系。结果显示，p38MAPK信号通路介导了电针减轻内毒素休克诱发兔急性肺损伤，其机制与其上调Nrf2表达有关。吴晓静等[107]观察了盐酸戊乙奎醚对胸部撞击-失血性休克/复苏致大鼠急性肺损伤的影响。结果发现，盐酸戊乙奎醚可减轻胸部撞击-失血性休克/复苏致大鼠急性肺损伤，其机制可能与抑制TLR4/p38MAPK信号通路的激活，减轻炎性反应有关。

(三) 机械通气

傅小云等[108]观察了咪达唑仑复合丙泊酚镇静对ICU机械通气患者谵妄的影响。结果咪达唑仑镇静组(M组)和咪达唑仑+丙泊酚镇静组(MP组)2组谵妄发生率和持续时间比较无差异。与M组比较，MP组兴奋型谵妄发生率降低，抑制型和混合型谵妄的发生率、不同类型谵妄持续时间无差异。表明咪达唑仑复合丙泊酚可降低ICU机械通气患者兴奋型谵妄的发生，但不能缩短谵妄持续时间。陈婷等[109]观察了术中机械通气对小鼠海马CA1区突触可塑性的影响。结果与对照组比较，机械通气组术后2 h和1 d时僵直时间百分比降低，不同时间间隔优先指数降低，海马CA1区突触数量减少，顶树突棘密度和基树突棘密度降低。表明术中机械通气可改变小鼠海马CA1区突触可塑性。

（四）容量治疗

邵芹等[110]比较了不同浓度和时间应用羟乙基淀粉130/0.4（HES 130/0.4）对人肾小管上皮细胞损伤的影响。结果发现，高浓度长时间应用 HES 130/0.4 可导致人肾小管上皮细胞损伤，而高浓度及低浓度短时间应用对其无影响。赵国良等[111]研究了目标导向液体治疗对胃肠道肿瘤手术老年患者术后康复的影响。结果与常规液体治疗组比较，目标导向液体治疗组术中晶体液用量、胶体液用量、总输液量和尿量减少，血管活性药物使用率升高，术后住院时间、总住院时间和首次排气时间缩短，总医疗费用降低，术后手术相关并发症、肺部并发症及心血管并发症的发生率降低。表明基于 FloTrac/Vigileo 监测系统的目标导向液体治疗可显著促进胃肠道手术老年患者术后康复，降低术后并发症。王树影等[112]*研究了不同液体容量复苏对内毒素血症大鼠肺毛细血管内皮细胞水通道蛋白1（AQP－1）表达的影响。结果显示，氯化钠溶液、6%羟乙基淀粉130/0.4溶液和高渗氯化钠羟乙基淀粉40溶液容量复苏可有效减轻内毒素血症大鼠急性肺损伤，且高渗氯化钠羟乙基淀粉40的效果更显著，其机制与上调肺毛细血管内皮细胞的AQP－1表达有关。崔波等[113]比较了输注自体血与库存血对患者术后炎症反应的影响。结果发现，自体血的质量明显优于库存血，输注自体血的患者术后C反应蛋白、红细胞沉降率明显低于输注库存血的患者，提示输注自体血的炎症反应发生率较库存血低。覃兆军等[114]观察了自体血回收-回输术对脊柱手术患者肺功能的影响。结果输注异体血或自体血后24 h内患者氧合指数、呼吸指数均在正常范围内波动，血清肺泡表面活性物质相关蛋白－A水平也未见显著升高，术后72 h内无明显呼吸系统并发症发生。表明自体血回收-回输术对脊柱手术患者围术期肺功能无明显影响。孙玲玲等[115]*观察了围术期输注不同比例血浆和红细胞（RBC）对大量输血患者预后的影响。结果显示，对于大量输血患者，按FFP：RBC＝1：2～1：1输注，将有利于预防大量输血患者发生凝血功能障碍，减少患者住院期间血浆输注总量，对预后无影响。

（五）麻醉监测

李雪等[116]比较了俯卧位下 FloTrac/Vigileo 法及 Picco-plus 法测定的每搏量变异度（SVV）评估脊柱手术患者血容量状态的准确性。结果发现俯卧位下 FloTrac/Vigileo 系统及 Picco-plus 系统测定的 SVV 均不能准确评估脊柱手术患者的血容量状态。吴跃等[117]研究了灌注变异指数（PVI）对手术患者全麻诱导后低血压的预测作用。结果显示，麻醉前头高30°位 PVI 在一定程度上对诱导后低血压有预测作用，有助于确定容易发生诱导后低血压的高危患者。张钰等[118]通过部分CO_2重复吸入法（RBCO）的实时连续监测，观察了腹腔镜气腹期间呼吸参数对心输出量（CO）的影响。结果通过 RBCO 监测，可以发现腹腔镜气腹期间呼吸参数对 CO 的影响，其中 CO 随$P_{ET}CO_2$或二氧化碳清除率的增大而增大，随 MAP 或吸呼比的增大而减小。魏滨等[119]研究了镇痛/伤害性刺激指数（ANI）在全麻期间在不同强度伤害性刺激下的变化及其相关性。结果显示，在全麻腰椎后路手术中，ANI 能够较为准确可靠地反映伤害性刺激强度的变化，且与伤害性刺激强度具备很好的相关性。王丽薇等[120]*观察了七氟烷在不同呼气末浓度下对脊髓手术中躯体感觉诱发电位（SSEPs）监测的影响。结果表明，七氟烷可以使 SSEPs 波幅下降，潜伏期延长，并呈剂量依赖性；SSEPs 信号有显著的个体差异；在对需行 SSEPs 监测手术的麻醉用药进行选择时，应该在测定基础状态 SSEPs 波幅之后决定是否可以使用七氟烷。汪露等[121]比较了地氟烷和七氟烷对术中运动诱发电位（MEPs）监测的影响。结果显示，地氟烷和七氟烷对 MEPs 均有抑制作用，随着药物浓度的增加，抑制作用逐渐增强，且在同一 MAC 条件下，似乎地氟烷的抑制作用强于七氟烷。崔红岩等[122]观察了丙泊酚浓度变化对体感诱发电位（SEP）和运动诱发电位（MEP）的影响。结果发现，丙泊酚剂量升高可造成 SEP 和 MEP 幅值的快速下降，剂量降低可使其峰值增加；MEP 较 SEP 对丙泊酚剂量变化更为敏感。

四、疼痛机制与治疗

（一）疼痛机制

对于神经病理性疼痛机制的研究仍然是目前基础研究的热点。杨雪等[123]*观察了腹腔注射水溶性脂聚体（WSLP）/含2B亚基的N－甲基－*D*－天冬氨酸受体（NR2B）siRNA 复合物对大鼠神经病理性痛的影响。结果显示，腹腔注射 WSLP/NR2B siRNA 复合物可有效减轻大鼠神经病理性痛。周俊等[124]观察了鞘内注射 TRESK 基因重组腺病毒对神经病理性痛大鼠脊髓 p38 丝裂原活化蛋白激酶（p38MAPK）和细胞外信号调节蛋白激酶（ERK）活性的影响。结果表明，鞘内注射 TRESK 基因重组腺病毒减轻大鼠神经病理性痛的机制与可能与抑制脊髓 p38MAPK 和 ERK 的活性有关。史小婷等[125]*观察了黄素对2型糖尿病神经痛大鼠脊髓背角和背根神经节晚期糖基化终末产物受体(RAGE)表达的影响。结果说明姜黄素减轻大鼠2型糖尿病神经痛的机制可能与抑制脊髓背角和背根神经节RAGE表达上调有关。陈思等[126]研究了巴喷丁治疗双侧坐骨神经结扎(bCCI)诱发大鼠神经病理性痛的效果。结果发现,加巴喷丁可缓解bCCI诱发神经病理性痛大鼠机械痛觉过敏和热痛觉过敏,而对冷痛觉过敏无影响。潘喻飞等[127]研究了鞘内注射人前脑啡肽基因(hPPE)修饰人胚胎肾(HEK293)细胞在脑脊液释放亮氨酸脑啡肽(L-EK)情况及L-EK对骨癌痛的镇痛效果。结果表明,经慢病毒转染hPPE修饰的HEK293细胞株在大鼠鞘内能够持续分泌L-EK,并对癌症引发的癌性痛有较为持久的镇痛作用。赵菲等[128]观察了臭氧(O_3)对腰椎间盘突出症患者髓核NO和IL-6水平的影响。结果20和40 μg/ml O_3不仅能降低iNOS mRNA和IL-6 mRNA的表达,还能减少NO和IL-6的生成。表明O_3治疗腰椎间盘突出症患者腰腿痛的机制与其减少椎间盘NO合成和降低局部炎性反应有关。

(二)手术后急性疼痛治疗

赵林林等[129]观察了麻醉诱导前预注射右美托咪定对乳腺癌术后舒芬太尼静脉自控镇痛的影响。结果显示,麻醉诱导前预注射右美托咪定可缓解乳腺癌术后疼痛程度,减少镇痛药物的使用次数和用量,并降低术后恶心呕吐、眩晕、寒战等不良反应发生率。郭珊娜等[130]比较了舒芬太尼配伍曲马多用于女性腹腔镜胆囊切除术和妇科腹腔镜手术术后自控静脉镇痛效果。结果发现舒芬太尼配伍曲马多用于两种手术自控静脉镇痛时,腹腔镜胆囊切除术术后镇痛药物需要量更高,妇科腹腔镜手术术后眩晕的发生率更高。李青等[131]观察了右美托咪定复合帕瑞昔布钠对腹腔镜胆囊切除术后疼痛的影响。结果表明,术前30 min静脉注射帕瑞昔布钠20 mg复合0.5 μg/kg右美托咪定减轻腹腔镜胆囊切除术后急性疼痛,效果优于单用帕瑞昔布钠。李冰冰等[132]观察了不同剂量地佐辛用于腹部腔镜手术患者的术后镇痛效果。结果显示,地佐辛(100~200 μg/kg)单次静脉注射能有效缓解全麻患者术后疼痛,降低术后氟比洛芬酯用量,而且地佐辛(200 μg/kg)能缓解患者运动状态下疼痛,有利于患者早期康复。高燕凤等[133]观察了地佐辛联合氟比洛芬酯术后多模式镇痛对胃癌根治术患者的镇痛效果及对免疫功能的影响。结果发现,与芬太尼比较,地佐辛联合氟比洛芬酯术后镇痛效果满意且不良反应少,可减轻胃癌患者围术期T淋巴细胞亚群和NK细胞水平下降的程度,减轻术后细胞免疫功能的抑制。鲁应军等[134]观察了地佐辛超前镇痛对髋关节置换术患者血清IL-6和IL-10水平的影响以及术后镇痛效果。结果表明,在髋关节置换术中使用地佐辛超前镇痛,不仅镇痛效果好,而且能有效抑制患者术后血清IL-6和IL-10水平的升高,具有良好的控制应激反应的作用。吴耀华等[135]采用Meta分析方法比较了地佐辛与舒芬太尼用于术后患者硬膜外自控镇痛的效果及安全性。结果使用局麻药配伍地佐辛或舒芬太尼,均能有效减轻术后疼痛,在术后各时点VAS评分及Ramsay镇静评分无差别,提示两药术后镇痛作用相似。在不良反应方面,应用地佐辛患者术后恶心呕吐、皮肤瘙痒、尿潴留和嗜睡发生率明显低于应用舒芬太尼的患者,提示使用地佐辛在安全性上有优势。鲁义等[136]比较了静脉与硬膜外自控镇痛对老年髋关节置换术患者术后镇静、舒适度及并发症的影响。结果表明,在疼痛VAS评分≤2分时,硬膜外自控镇痛可提供更好的舒适度及镇静效果,但增加术后低血压、导尿管停留时间延长等并发症发生率。程伟等[137]研究了右美托咪定复合罗哌卡因应用于超声引导腹横肌平面(TAP)阻滞对下腹部手术患者的镇痛效果。结果显示,右美托咪定复合罗哌卡因TAP阻滞对下腹部手术患者镇痛效果好,且右美托咪定能延长罗哌卡因镇痛时间。陆捷等[138]观察了超声引导下腹横肌平面阻滞(TAPB)应用于腹腔镜下全腹膜外补片疝修补术(TEP)术中和术后的镇痛效果。结果发现,TEP术前实施超声引导下TAPB能明显减少患者围术期芬太尼用量,并明显缓解术后静息和咳嗽时的疼痛,且患者满意度高。孙可等[139]研究了右美托咪定混合罗哌卡因髂筋膜间隙阻滞用于股骨近端骨折患者镇痛的效果。结果表明,1 μg/kg右美托咪定混合4%罗哌卡因30 ml髂筋膜间隙阻滞可有效缓解股骨近端骨折患者被动活动时疼痛,且无明显不良反应。王宁等[140]比较了超声引导髂筋膜间隙阻滞两种穿刺方式对全髋关节置换术后镇痛效果的影响。结果显示,探头垂直于腹股沟韧带平面内进针比探头平行于腹股沟韧带进针对股外侧皮神经能产生更好的阻滞效果,可降低术后舒芬太尼用量,可能更适用于全髋关节置换术后镇痛。马宁等[141]*研究了连续股神经阻滞联合浸润麻醉用于全膝关节置换术患者术后镇痛的效果。结果表明,连续股神经阻滞联合浸润麻醉可为全膝关节置换术患者提供更加充分的术后镇痛效果,且不影响感觉和运动功能恢复,安全性较好。吴丹冬等[142]比较了持续股神经阻滞(CFNB)与患者自控静脉镇痛对人工全膝关节置换(TKA)术后镇痛、康复效果、满意度等方面的影响。结果发现,超声引导的CFNB用于TKA术后早期镇痛,可有效控制疼痛,促进康复训练和功能恢复,降低不良反应发生率,提高患者满意度。张高峰等[143]比较了不同镇痛方式对全膝关节置换术后镇痛效果及炎性反应的影响。结果显示,与静脉镇痛比较,神经刺激仪引导下连续股神经阻滞镇痛效果良好,不良反应发生率低,可减轻 TKA 术后患者炎性反应,是 TKA 术后较为理想的镇痛方法。程华春等[144]*研究了不同剂量舒芬太尼用于皮下自控镇痛(PCSA)的疗效和安全性。结果表明,不同剂量的舒芬太尼 PCSA 后均能取得良好的镇痛效果,从安全性方面考虑,以舒芬太尼剂量为 0.06、0.04 μg/(kg·h)较适宜;对于老年患者,以舒芬太尼剂量为 0.06 μg/(kg·h)为宜,既用较小的背景剂量,又不至于频繁使用 PCA,且 24 h 舒芬太尼总量和每千克体重用量较少。陈毅斯等[145]观察了右美托咪定复合罗哌卡因胸椎旁神经阻滞(TPVB)应用于单侧开胸手术的安全性及术后镇痛效果。结果发现右美托咪定 0.75 μg/kg 复合 0.5% 罗哌卡因 15 ml 诱导前行 TPVB,术后右美托咪定 0.1 μg/(kg·h)及 0.5% 罗哌卡因 2 ml/h 持续 TPVB,可安全用于单侧开胸手术和术后镇痛,较单用 0.5% 罗哌卡因 TPVB 具有明显的优势。刘芳芳等[146]比较了开胸手术后伤口持续输注局麻药和 PCIA 的镇痛效果。结果显示伤口持续输注局麻药镇痛和 PCIA 具有同样的镇痛效果,但伤口持续输注局麻药镇痛不良反应发生率低。张高峰等[147]*比较了不同镇痛方式在胸腔镜肺叶切除术患者术后镇痛的效果。结果表明胸腔镜肺叶切除后患者自控椎旁神经阻滞镇痛效果完善,有利于术后肺功能恢复,且不良反应发生率低,安全有效。柏刚等[148]观察了羟考酮对肱骨骨折术后镇痛的影响。结果发现,吗啡、羟考酮均可有效减轻术后疼痛。与吗啡抑制 IL-2 分泌相反,羟考酮可明显增加肱骨内固定手术患者术后 IL-2 的分泌。高业刚等[149]观察了单次不同剂量地塞米松对股骨颈骨折空心钉内固定术后镇痛的影响。结果表明,麻醉诱导前静脉注射 10 mg 地塞米松能改善股骨颈骨折空心钉内固定术后疼痛,并能减少术后吗啡用量,不增加不良反应。

(三) 慢性疼痛治疗

曲丕盛等[150]比较了上腹部癌性痛患者三种腹腔神经丛毁损术的效果。结果显示,对于腹部癌性痛患者,膈肌脚后间隙连续腹腔神经丛毁损术的毁损效果较完善,且不良反应较少,效果优于单侧膈肌脚后间隙毁损术和双侧膈肌脚后间隙毁损术。张先红等[151]研究了鞘内泵入吗啡联合地塞米松治疗癌性骨痛(CIBP)的效果。结果表明,鞘内泵入吗啡联合地塞米松与鞘内泵入吗啡相比,可减少 CIBP 的爆发痛次数,改善患者的生活质量;并可升高血浆胃动素水平,降低脑脊液中前列腺素 E_2、P 物质和降钙素基因相关肽的水平,减轻吗啡耐受,增强镇痛效果。

(范晓华　邓小明)

·参·考·文·献·

[1] 付红光,董铁立. 右美托咪定对大鼠脑缺血-再灌注时 c-Jun 氨基末端激酶活性的影响[J]. 中华麻醉学杂志,2015,35(3):307-310.

[2] 张满和,周秀敏,邢彦杰,等. 右美托咪定对创伤性脑损伤大鼠海马神经元自噬的影响[J]. 中华麻醉学杂志,2015,35(3):373-376.

[3]*钱宝民,高清丽,房立峰,等. 右美托咪定对创伤性脑损伤大鼠认知功能和海马 CA1 区氧化应激的影响[J]. 临床麻醉学杂志,2015,31(8):801-805.

[4] 杨娇娇,孙晓茹,张慧,等. 右美托咪定对创伤后应激障碍大鼠焦虑状态和认知功能的影响[J]. 临床麻醉学杂志,2015,31(8):797-800.

[5]*徐颖臻,张秀丽,张如意,等. p38MAPK-HSP27 通路在右美托咪定减轻小鼠内毒素性急性肺损伤中的作用[J]. 中华麻醉学杂志,2015,35(3):366-369.

[6] 李惠,高鸿,赵艳,等. 低温联合右美托咪定对兔心肌单相动作电位的影响[J]. 中华麻醉学杂志,2015,35(4):419-422.

[7] 王亚芳,张睿,刘莹,等. 异丙酚对大鼠脑缺血-再灌注时神经元线粒体 DNA 缺失的影响[J]. 中华麻醉学杂志,2015,35(4):493-495.

[8] 支琳琳,袁治国. 异丙酚对内毒素诱导大鼠肾小球血管内皮细胞 VEGF 受体 2 表达的影响[J]. 中华麻醉学杂志,2015,35(4):499-502.

[9]*朱冰青,陈立建,章雨雯,等. 内质网应激与糖尿病因素影响大鼠瑞芬太尼后处理心肌保护作用的关系[J]. 中华麻醉学杂志,2015,35(3):347-352.

[10] 孙晓峰,赵宏. 舒芬太尼预处理对大鼠肢体缺血-再灌注肺损伤的影响[J]. 临床麻醉学杂志,2015,31(1):63-66.

[11]*黄腾,黄振兴,杨承祥,等. TREK-1 在七氟醚预处理减轻小鼠脑缺血-再灌注损伤中的作用[J]. 中华麻醉学杂志,2015,35(4):506-509.

[12] 孙文波,张立民,康立娜,等. HIF-1α 在七氟醚预处理减轻大鼠皮质神经元凋亡中的作用:与 Bid、Bim 和 Puma 的关系[J]. 中华麻醉学杂志,2015,35(4):430-434.

[13] 徐桂萍,瞿莉,马雪萍,等. 七氟醚麻醉对幼鼠海马神经元 GAP-43 和 NCAM 表达的影响[J]. 中华麻醉学杂志,2015,35(3):300-302.

[14] 郝景茹,胡蕊,胡秋梅,等. 七氟烷通过激活 GluN2B-ERK1/2 信号通路抑制 ADDLs 神经毒性[J]. 徐州医学院学报,2015,35(8):491-496.

[15]*吴裕超,孙志鹏,钟良,等. GRP78 在七氟醚预处理抑制大鼠心肌细胞凋亡中的作用[J]. 中华麻醉学杂志,2015,35(3):361-364.

[16] 徐桂萍,刘备,杜宁,等. 七氟醚预处理联合后处理对大鼠肺缺血-再灌注时 NF-κB 活性的影响[J]. 中华麻醉学杂志,2014,34(10):1241-1243.

[17] 林函,王春满,左春龙,等. 海马神经元腺苷 A1 受体在异氟醚麻醉诱发老龄小鼠认知功能障碍中的作用[J]. 中华麻醉学杂志,2015,35(6):690-693.

[18] 陈欣,王伟,张建芳,等. Neuroprotectin D1 对异氟烷所致胎鼠海马神经元凋亡和炎症反应的保护作用[J]. 华中科技大学学报(医学版),2015,44(4):371-376.

[19] 徐振东,高蕾,李名伟,等. 琥珀胆碱导致术后肌痛发生的危险因素[J]. 中华麻醉学杂志,2015,35(6):660-662.

[20] 王锦,张宗泽,柯剑娟,等. 经皮肾镜手术中体温对不同年龄患者顺式阿曲库铵恢复时间的影响[J]. 临床外科杂志,2015,23(4):

314-316.
[21] 陈鹏,梁枫,李龙云,等.不同剂量维库溴铵用于麻醉诱导对甲状腺手术患者术中喉返神经监测的影响[J].中华麻醉学杂志,2014,34(10):1198-1200.
[22] 胡明权,缪冬梅,刘睿,等.右美托咪定对椎管内麻醉手术患者应激反应的影响[J].临床麻醉学杂志,2015,31(1):12-14.
[23] 樊友凌,徐世元,彭惠华,等.静脉预注右美托咪定对罗哌卡因蛛网膜下隙阻滞效应的影响[J].临床麻醉学杂志,2014,30(11):1081-1083.
[24] 崔晓丽,周宛建,薛海霞,等.低浓度左旋布比卡因复合舒芬太尼用于改良骶管阻滞的效果[J].临床麻醉学杂志,2015,31(6):562-564.
[25] 杨永刚,葛东明.超声引导下胸锁乳突肌间隙颈浅丛神经阻滞麻醉用于锁骨手术的临床效果[J].上海医学,2014,37(10):831-834.
[26] 李鹏,蔡兵,李美婷.超声联合神经刺激仪引导两种臂丛神经组织定位方法的比较[J].临床麻醉学杂志,2015,31(7):644-646.
[27]* 金耀君,赵璇.罗哌卡因复合右美托咪定对超声引导下腋路臂丛神经阻滞麻醉的影响[J].上海医学,2015,38(2):110-114.
[28] 辜晓岚,何建华,顾连兵.超声引导胸椎旁神经阻滞对食管癌手术患者应激反应的影响[J].临床麻醉学杂志,2015,31(1):18-22.
[29] 陈明兵,李新华,梅伟,等.仰卧位超声引导前入路与侧入路坐骨神经阻滞的临床效果比较[J].临床外科杂志,2015,23(6):457-460.
[30] 田文华,高嵩,杨帆,等.右美托咪定联合胸椎旁神经阻滞在乳腺手术中的临床应用[J].山西医科大学学报,2015,46(7):695-698.
[31] 杨丽,董文理,张郃,等.不同方式给予右美托咪定对腰丛联合坐骨神经阻滞下老年患者单侧下肢手术中镇静和血流动力学的影响[J].临床外科杂志,2014,22(12):952-954.
[32] 蔡晗,李璐,韩雪萍.芬太尼伍用地佐辛对全身麻醉诱导时依托咪酯致肌阵挛的影响[J].上海医学,2015,38(2):103-105.
[33] 谢珏,夏江燕,祝龙,等.预注右美托咪定对快速序贯诱导时插管条件的影响[J].临床麻醉学杂志,2014,30(12):1193-1195.
[34] 严峰,王浩杰.McGrath-5型视频喉镜和直接喉镜在颈椎手术患者气管插管中的比较[J].浙江医学,2015,37(14):1231-1234,1237.
[35] 王俊安,汪春英.超声引导与普通喉镜下气管插管的临床应用[J].临床麻醉学杂志,2015,31(6):573-575.
[36] 孙兆楚,邱晓晓,唐晓阳,等.瑞芬太尼复合丙泊酚或不同剂量右美托咪定在清醒气管插管中的应用[J].临床麻醉学杂志,2015,31(6):555-558.
[37] 张怡,姚俊岩,王慧娟,等.喉罩通气时潮气量对动脉血二氧化碳分压和动脉血呼气末二氧化碳分压差值的影响[J].上海医学,2014,37(8):666-668.
[38] 陈华永,李丽,张敬.右旋美托咪啶对患者镇静效应和血流动力学的影响[J].中华神经医学杂志,2015,14(5):516-519.
[39] 钱淑雯,郭旋,张马忠.瑞芬太尼协同性影响丙泊酚的降压效应[J].上海医学,2015,38(4):294-298.
[40] 钟涛,杨勇,朱茂恩,等.瑞芬太尼对丙泊酚靶控输注患者意识消失及诱发脑电爆发抑制时的半数有效浓度的影响[J].临床麻醉学杂志,2014,30(12):1165-1168.
[41]* 倪红伟,张瑛,鲍杨,等.右美托咪定对老年患者全身麻醉手术血流动力学和苏醒期拔除气管导管的影响[J].上海医学,2015,38(2):115-118.
[42] 王瑜,蒋蓉,邓佳,等.右美托咪定联合帕瑞昔布钠预防瑞芬太尼麻醉后痛觉过敏[J].临床麻醉学杂志,2014,30(12):1152-1156.
[43] 张联义,程伟,郭继龙,等.盐酸羟考酮注射液在全凭静脉麻醉苏醒期的应用[J].徐州医学院学报,2014,34(12):851-854.
[44] 钟桥生,王蓓,付树英,等.输注氨基酸治疗术后低体温寒战的随机双盲对照临床研究[J].复旦学报(医学版),2015,42(3):313-318.
[45] 方开云,何祥,朱焱,等.异氟醚或七氟醚复合瑞芬太尼麻醉对腹部手术老年患者血β淀粉样蛋白的影响[J].中华麻醉学杂志,2014,34(10):1178-1180.
[46] 陈易,屈伸,李永菊,等.术后恢复质量评估量表评价术后认知功能的研究[J].临床麻醉学杂志,2015,31(2):145-147.
[47] 周泓旭,虞建刚,方波,等.右美托咪定用于非体外循环冠状动脉移植术患者的临床观察[J].中国医科大学学报,2015,44(4):332-335.
[48] 王振红,史宏伟,魏海燕,等.右美托咪定对心肺转流下冠状动脉旁路移植术后心脏同步化运动的影响[J].临床麻醉学杂志,2015,31(6):525-529.
[49] 袁素,石佳,王古岩,等.右美托咪定对全麻低温心肺转流下冠状动脉旁路移植术围术期的心肌保护作用[J].临床麻醉学杂志,2015,31(5):432-435.
[50] 张颖,赵其宏,顾尔伟,等.右美托咪定对CPB下心脏瓣膜置换术患者肠黏膜损伤的影响[J].中华麻醉学杂志,2015,35(2):154-157.
[51] 曹芳芳,张海涛,冯雪.右美托咪定在冠状动脉旁路移植围术期中作用效果的荟萃分析[J].解放军医学杂志,2014,39(12):981-986.
[52]* 刘扬,吴安石,吴迪,等.静脉输注利多卡因联合七氟醚对非体外循环冠状动脉旁路移植术患者的心肌保护作用[J].中华麻醉学杂志,2015,35(2):149-152.
[53] 杨玲,曹定睿,杨春艳,等.延迟远隔缺血预处理对CPB下心脏瓣膜置换术患者心肌损伤的影响[J].中华麻醉学杂志,2015,35(2):158-160.
[54] 贾在申,孙志全,谢海秀,等.成人中度低温停循环手术中不同选择性脑灌注流量对脑氧饱和度的影响[J].临床麻醉学杂志,2015,31(1):5-8.
[55] 张海瑛,潘传亮,刘剑萍.混合静脉血氧饱和度联合混合静脉-动脉二氧化碳分压差在评估心肺转流心脏术后患者预后中的价值[J].临床麻醉学杂志,2015,31(7):678-682.
[56]* 葛亚力,马正良,史宏伟,等.冠状动脉搭桥术后认知功能障碍的发生率及危险因素分析[J].中南大学学报(医学版),2014,39(10):1049-1055.
[57] 喻红彪,李刚,杨毅,等.右美托咪定对肺叶切除术患者单肺通气时中性粒细胞NF-κB活性的影响[J].中华麻醉学杂志,2014,34(11):1293-1296.
[58] 张勇,陈肖,曹苏,等.超声引导下连续椎旁神经阻滞对胸腔镜肺大泡切除术应激反应的影响[J].江苏医学,2015,41(8):918-921.
[59] 于晖,何苗,阎学梅,等.不同时程经皮穴位电刺激对胸腔镜肺叶切除术中患者阿片类药物的节俭作用[J].中华麻醉学杂志,2015,35(5):571-573.
[60] 张倩,易杰,黄宇光.胸科手术患者术中低体温的危险因素[J].中华麻醉学杂志,2015,35(4):397-400.
[61] 万利芹,陈宇,周巧林,等.右美托咪定复合亚麻醉剂量氯胺酮对开胸术患者麻醉恢复期躁动的影响[J].中华麻醉学杂志,2015,35(2):161-164.
[62] 李晶,范钦,卢飞飞,等.右美托咪定联合盐酸羟考酮对食管癌手术患者麻醉苏醒期躁动的影响[J].徐州医学院学报,2015,35(5):294-297.
[63]* 张怀奇,王焱林,陈凯,等.帕瑞昔布钠对单肺通气患者术后早期认知功能的影响[J].临床外科杂志,2015,23(6):460-464.
[64] 黎阳,陈肖东,彭丹晖,等.胸外科手术患者PACU滞留时间延长的多因素分析[J].临床麻醉学杂志,2014,30(10):977-980.
[65] 刘海洋,金星,韩如泉.神经外科患者抑制气管插管体动反应的瑞芬太尼有效浓度[J].临床麻醉学杂志,2015,31(7):634-637.
[66] 孟馥芬,维拉,宣斐,等.右美托咪定在颅脑肿瘤手术中的应用[J].临床麻醉学杂志,2014,30(11):1104-1106.
[67] 陈晓梅,陈广福.右美托咪定对颅内肿瘤手术患者血流动力学的影响及脑保护作用[J].临床麻醉学杂志,2015,31(1):15-17.
[68] 张韫辉,高金贵,张山,等.右美托咪定对颅脑损伤患者全麻下开颅术时的脑保护作用[J].中华麻醉学杂志,2015,35(1):30-32.
[69] 高鹏,古妙宁,蔡铁良,等.右美托咪定对全麻下脑语言功能区手术术中唤醒的影响[J].临床麻醉学杂志,2015,31(1):60-62.
[70]* 胡微澜,韩威利,叶建新.右美托咪定对全麻下脑功能区肿瘤切除术唤醒试验中应激反应的影响[J].临床麻醉学杂志,2015,31(5):445-448.
[71] 沈娟,刘义鑫.右美托咪定对丙泊酚合并瑞芬太尼麻醉下脑功能区手术术中唤醒效果的影响[J].中华神经外科疾病研究杂志,2014,13(5):450-452.
[72] 庞德春,廖振南,梁琛,等.全麻复合头部周围神经阻滞对颅脑手术应激反应的影响[J].临床麻醉学杂志,2014,30(9):889-892.
[73] 刘延军,马正良,顾小萍,等.右美托咪定对后路截骨矫形术患者术中唤醒试验质量的影

响[J]. 中华麻醉学杂志,2015,35(1):72-74.

[74] 胡礼宏,谢道奋,徐霞,等. 依托咪酯复合麻醉下脊柱侧弯矫形术患者术中唤醒试验的质量[J]. 中华麻醉学杂志,2015,35(5):574-576.

[75] 张俊杰,刘心瑶,张成梁,等. 控制性低中心静脉压对脊柱手术患者血管外肺水和失血量的影响[J]. 临床麻醉学杂志,2015,31(5):427-430.

[76] 毕聪杰,谢丹,于东海,等. Wilson 框架固定俯卧位脊柱手术患者压力控制通气与容量控制通气效果的比较[J]. 中华麻醉学杂志,2014,34(11):1354-1356.

[77] 倪丽亚,常永青,马宇. 腰椎手术中体位变化对不同体重指数患者中心静脉压的影响[J]. 临床外科杂志,2015,23(8):616-618.

[78]* 赵达强,朱晓岚,许涛,等. 超声引导下腰骶丛神经阻滞复合小剂量右美托咪定镇静用于老年患者髋部骨折手术的效果[J]. 上海医学,2014,37(8):657-661.

[79] 胡湘,沈亮,陆志俊. 术前预先静脉输注右美托咪定对老年患者围术期心肌肌钙蛋白Ⅰ的影响[J]. 上海医学,2014,37(10):843-846.

[80] 邱晓东,居斌华,叶卉,等. 限制性输液复合小剂量去甲肾上腺素对胃肠道手术老年患者脑氧代谢的影响[J]. 中华麻醉学杂志,2015,35(6):656-659.

[81] 苏文杰,牟玲,兰志勋. 术中保温对老年患者全麻 BIS 恢复时间及苏醒期丙泊酚效应室浓度的影响[J]. 临床麻醉学杂志,2015,31(8):770-772.

[82] 杨瑜汀,朱辉,於章杰,等. 喉罩通气应用于老年患者腹部手术麻醉对术后肺部并发症的影响[J]. 上海医学,2015,38(4):290-293.

[83] 葛亚丽,龙丰云,郭芳,等. 右美托咪定对颈动脉内膜剥脱术老年患者术后认知功能的影响[J]. 中华麻醉学杂志,2014,34(11):1303-1305.

[84]* 丁玲玲,张宏,米卫东,等. 右美托咪定对老年患者在机器人辅助腹腔镜手术麻醉苏醒期及术后认知功能的影响[J]. 中南大学学报(医学版),2015,40(2):129-135.

[85] 汪文琴,赵为禄,罗佛全,等. 右美托咪定与咪达唑仑对老年患者术后血清 S100β 蛋白水平的影响[J]. 临床麻醉学杂志,2014,30(10):946-948.

[86] 张锦华,仲吉英,杨承祥. 右美托咪定对老年食管癌术中单肺通气患者手术后早期认知功能障碍的影响[J]. 广东医学,2015,36(11):1750-1753.

[87] 谢海辉,张曙,黄德辉,等. 依达拉奉对老年患者人工髋关节置换术后血清脂联素及术后认知功能的影响[J]. 临床麻醉学杂志,2015,31(4):346-348.

[88] 叶繁,姚尚龙,武庆平. 术前血管性危险因素与老年患者胃癌术后早期认知功能障碍的相关性[J]. 临床麻醉学杂志,2015,31(1):33-35.

[89] 苏仙,王东信,孟昭婷. 老年患者低体重指数增加术后谵妄风险:前瞻性队列研究[J]. 临床麻醉学杂志,2015,31(5):421-426.

[90] 董春山,卢强,张军,等. 不同麻醉药物诱导用于小儿气管镜检异物取出术的比较[J]. 临床麻醉学杂志,2014,30(12):1181-1183.

[91] 王寿平,陈晓彤,詹鸿,等. PSV 用于七氟醚麻醉下婴儿腹腔镜疝修补术的效果[J]. 中华麻醉学杂志,2015,35(5):580-584.

[92] 李新宇,张莉,崔云凤,等. 右美托咪定混合罗哌卡因骶管阻滞用于小儿围术期镇痛管理的评价[J]. 中华麻醉学杂志,2015,35(2):194-196.

[93] 唐晨,岳建英,李天佐. S100B 蛋白与小儿七氟烷麻醉躁动的相关性研究[J]. 北京医学,2015,37(6):530-532.

[94] 王俊霞,石磊,赵海涛,等. 右美托咪定和咪达唑仑预防短小手术患儿七氟醚复合麻醉恢复期躁动效果的比较[J]. 中华麻醉学杂志,2014,34(10):1171-1173.

[95] 高燕凤,袁伟,霍雄伟,等. 地佐辛术前给药对腹腔镜结肠癌根治术患者苏醒期躁动和应激反应的影响[J]. 临床麻醉学杂志,2014,30(9):863-866.

[96] 唐晨程,张晓庆. 腹腔镜手术中气管导管移位的临床观察[J]. 临床麻醉学杂志,2014,30(12):1184-1186.

[97]* 吕帅国,杨现会,吕森森,等. 复合七氟醚时地佐辛用于上腹部手术患者麻醉的适宜剂量[J]. 中华麻醉学杂志,2014,34(12):1446-1448.

[98] 朱毅,于冬男,赵国栋. 不同剂量乌司他丁预防肝部分切除术患者胰岛素抵抗的效果[J]. 中华麻醉学杂志,2015,35(1):27-29.

[99] 宋志冰,赵林林,王韬甫,等. 乌司他丁对原位肝移植手术患者血浆心肌肌钙蛋白Ⅰ的影响[J]. 临床麻醉学杂志,2015,31(1):29-32.

[100] 陈莹莹,张宗泽,刘汉兴,等. 羟考酮或氢吗啡酮复合异丙酚麻醉用于结肠镜诊疗术的效果[J]. 中华麻醉学杂志,2015,35(6):724-726.

[101] 郭培培,吴会生,严虹,等. 右美托咪定对大鼠全脑缺血-再灌注时氧化应激反应的影响[J]. 中华麻醉学杂志,2015,35(3):377-379.

[102]* 张萌,李国风,骆海坤,等. 外源性硫化氢对大鼠局灶性脑缺血时线粒体功能的影响[J]. 中华麻醉学杂志,2014,34(10):1259-1262.

[103] 李达,艾艳秋,金峰,等. 富氢液对大鼠脑缺血-再灌注时磷酸化 p38MAPK 表达的影响[J]. 中华麻醉学杂志,2015,35(3):370-372.

[104]* 岳乐,黎辉,赵悦,等. 饱和氢盐水对心肌缺血-再灌注损伤大鼠心肌细胞 Akt/GSK3β 信号通路和心功能的影响[J]. 中华医学杂志,2015,95(19):1483-1487.

[105] 沈江,杨璐,范圣登,等. 外源性硫化氢对大鼠失血性休克/复苏时急性肺损伤的影响[J]. 中华麻醉学杂志,2014,34(10):1244-1247.

[106]* 高雪松,宫丽荣,余剑波,等. p38MAPK 信号通路在电针减轻内毒素休克诱发兔急性肺损伤中的作用:与 Nrf2 的关系[J]. 中华麻醉学杂志,2015,35(4):481-485.

[107] 吴晓静,冷燕,赵博,等. 盐酸戊乙奎醚对胸部撞击-失血性休克/复苏致大鼠急性肺损伤的影响[J]. 中华麻醉学杂志,2014,34(9):1112-1115.

[108] 傅小云,胡杰,苏德,等. 咪达唑仑复合异丙酚镇静对 ICU 机械通气患者谵妄的影响[J]. 中华麻醉学杂志,2015,35(3):344-346.

[109] 陈婷,张宗泽,陈畅,等. 术中机械通气对小鼠海马 CA1 区突触可塑性的影响[J]. 中华麻醉学杂志,2015,35(2):168-170.

[110] 邵芹,段满林,李仁奇,等. 不同浓度和时间应用羟乙基淀粉 130/0.4 对人肾小管上皮细胞损伤的影响[J]. 中华麻醉学杂志,2015,35(4):503-505.

[111] 赵国良,周银燕,彭沛华,等. 目标导向液体治疗对胃肠道肿瘤手术老年患者术后康复的影响[J]. 中华麻醉学杂志,2015,35(4):453-456.

[112]* 王树影,陈娜,裴凌. 不同液体容量复苏对内毒素血症大鼠肺毛细血管内皮细胞水通道蛋白 1 表达的影响[J]. 中华麻醉学杂志,2014,34(9):1108-1111.

[113] 崔波,赵平,王超. 输注自体血与库存血对患者术后炎症反应的影响[J]. 临床麻醉学杂志,2015,31(3):247-249.

[114] 覃兆军,占乐云,黄陈红,等. 术中自体血回收-回输术对脊柱手术患者围术期肺功能的影响[J]. 中华麻醉学杂志,2014,34(10):1220-1222.

[115]* 孙玲玲,方卫平,汪萍,等. 围术期血浆与红细胞不同输注比例对大量输血患者预后的影响[J]. 中华创伤杂志,2015,31(6):553-556.

[116] 李雪,胡晓,朱赛楠. 俯卧位下每搏量变异度评估脊柱手术患者血容量状态的准确性:FloTrac/Vigileo 法与 Picco-plus 法[J]. 中华麻醉学杂志,2015,35(2):185-190.

[117] 吴跃,张冯江,孙凯,等. 灌注变异指数对手术患者全麻诱导后低血压预测作用的评估[J]. 中华医学杂志,2014,94(40):3167-3170.

[118] 张钰,王谊生,李剑,等. 腹腔镜气腹期间呼吸参数对部分 CO_2 重复吸入法监测的心输出量影响[J]. 临床麻醉学杂志,2014,30(9):877-879.

[119] 魏滨,易端,郭向阳,等. 全麻期间不同强度伤害性刺激下镇痛/伤害性刺激指数的变化及其相关性分析[J]. 临床麻醉学杂志,2015,31(7):631-633.

[120]* 王丽薇,孟秀丽,郭向阳,等. 不同浓度七氟醚对脊髓手术中躯体感觉诱发电位的影响[J]. 中华医学杂志,2015,95(10):753-756.

[121] 汪露,角述兰,杨娟,等. 地氟醚和七氟醚对术中运动诱发电位监测的影响[J]. 临床麻醉学杂志,2015,31(3):253-256.

[122] 崔红岩,王亚舟,胡勇. 异丙酚浓度变化对术中体感和运动诱发电位监测的影响[J]. 中国脊柱脊髓杂志,2015,25(7):613-617.

[123]* 杨雪,吴昊澎,彭捷,等. 腹腔注射 WSLP/NR2B siRNA 复合物对大鼠神经病理性痛的影响[J]. 中华麻醉学杂志,2014,34(9):1082-1088.

● [124] 周俊,王汉兵,仲吉英,等. 鞘内注射TRESK基因重组腺病毒对神经病理性痛大鼠脊髓p38MAPK和ERK活性的影响[J]. 中华麻醉学杂志,2015,35(4):470-473.

● [125] * 史小婷,徐霞,曹红,等. 姜黄素对2型糖尿病神经痛大鼠脊髓背角和背根神经节RAGE表达的影响[J]. 中华麻醉学杂志,2014,34(10):1207-1210.

● [126] 陈思,申乐,李昊,等. 加巴喷丁治疗双侧坐骨神经结扎诱发大鼠神经病理性痛的效应[J]. 中华麻醉学杂志,2014,34(10):1215-1218.

● [127] 潘喻飞,杨保仲,薛朝霞,等. 鞘内注射人前脑啡肽基因修饰HEK293细胞在脑脊液释放L-EK情况及L-EK对骨癌痛的镇痛效果[J]. 中华麻醉学杂志,2014,34(8):976-978.

● [128] 赵菲,赵学军,林小雯,等. 臭氧对腰椎间盘突出症患者髓核NO和IL-6水平的影响:离体实验[J]. 中华麻醉学杂志,2015,35(2):178-180.

● [129] 赵林林,刘鹤,刘功俭,等. 右美托咪定预注射对乳腺癌术后舒芬太尼静脉自控镇痛的影响[J]. 徐州医学院学报,2014,34(10):635-637.

● [130] 郭珊娜,段光友,王金韬,等. 舒芬太尼配伍曲马多用于女性腹腔镜胆囊切除术和妇科腹腔镜手术术后自控静脉镇痛效果的比较[J]. 中华外科杂志,2015,53(2):150-154.

● [131] 李青,付群,茆庆洪,等. 右美托咪定复合帕瑞昔布钠对腹腔镜胆囊切除术后疼痛的影响[J]. 临床麻醉学杂志,2014,30(10):1015-1017.

● [132] 李冰冰,朱巍,陶佳,等. 不同剂量地佐辛用于腹部手术患者术后镇痛效果的比较[J]. 南京医科大学学报(自然科学版),2014,30(10):1404-1407.

● [133] 高燕凤,袁伟,丁晓英,等. 地佐辛联合氟比洛芬酯术后多模式镇痛对胃癌根治术患者细胞免疫功能的影响[J]. 西安交通大学学报(医学版),2014,35(5):669-673,713.

● [134] 鲁应军,陈章玲,朱涛,等. 地佐辛超前镇痛对髋关节置换术患者白介素-6和白介素-10的影响[J]. 上海医学,2014,37(10):839-842.

● [135] 吴耀华,胡亮,郝泉水,等. 地佐辛与舒芬太尼用于术后患者硬膜外自控镇痛效果及安全性的比较:Meta分析[J]. 中华麻醉学杂志,2015,35(6):714-717.

● [136] 鲁义,屠伟峰,卿朝晖,等. 静脉与硬膜外自控镇痛对老年髋关节置换术患者术后镇静、舒适度及并发症影响的比较[J]. 临床麻醉学杂志,2015,31(2):109-112.

● [137] 程伟,殷琴,张世坤,等. 超声引导腹横肌平面右美托咪定复合罗哌卡因阻滞对下腹部手术患者镇痛效果的临床观察[J]. 徐州医学院学报,2014,34(10):631-634.

● [138] 陆捷,张晓丽,倪雪珺,等. 超声引导下腹横肌平面阻滞用于腹腔镜下全腹膜外补片疝修补术的镇痛效果[J]. 上海医学,2014,37(8):644-647.

● [139] 孙可,金梅,胡焱,等. 右美托咪定混合罗哌卡因髂筋膜间隙阻滞用于股骨近端骨折患者镇痛的效果[J]. 中华麻醉学杂志,2014,34(11):1330-1332.

● [140] 王宁,李民,魏越,等. 超声引导髂筋膜间隙阻滞两种穿刺方式对全髋关节置换术后镇痛效果影响的随机对照研究[J]. 中华医学杂志,2015,95(28):2277-2281.

● [141] * 马宁,李露,杨庆国,等. 连续股神经阻滞联合浸润麻醉用于全膝关节置换术患者术后镇痛的效果[J]. 中华麻醉学杂志,2015,35(5):555-558.

● [142] 吴丹冬,陈虹,黄伟,等. 持续股神经阻滞与患者自控静脉镇痛对人工全膝关节置换术后康复的影响[J]. 中华创伤杂志,2015,31(5):435-438.

● [143] 张高峰,陈斐,孙立新,等. 不同镇痛方式对全膝关节置换术后镇痛效果及炎性反应的影响[J]. 临床麻醉学杂志,2015,31(3):234-237.

● [144] * 程华春,吴红,刘永飞,等. 不同剂量舒芬太尼用于下肢骨折患者术后皮下镇痛的疗效[J]. 上海医学,2014,37(8):662-665.

● [145] 陈毅斯,刘奕,李法印,等. 右美托咪定复合罗哌卡因胸椎旁神经阻滞在单侧开胸手术后的镇痛效果[J]. 临床麻醉学杂志,2015,31(8):783-785.

● [146] 刘芳芳,刘向六,陈爽,等. 开胸手术后伤口持续输注局麻药和PCIA的镇痛效果[J]. 临床麻醉学杂志,2014,30(10):955-957.

● [147] * 张高峰,孙立新,陈怀龙,等. 不同镇痛方式在胸腔镜肺叶切除术患者术后镇痛效果的比较[J]. 临床麻醉学杂志,2014,30(10):984-988.

● [148] 柏刚,郭绍明,李锋. 羟考酮对肱骨骨折术后镇痛的影响[J]. 临床麻醉学杂志,2015,31(5):469-471.

● [149] 高业刚,何永凤,郭锡恩. 单次不同剂量地塞米松对股骨颈骨折空心钉内固定术后镇痛的影响[J]. 临床麻醉学杂志,2015,31(7):655-657.

● [150] 曲丕盛,付霜,张铁山,等. 上腹部癌性痛患者三种腹腔神经丛毁损术效果的比较[J]. 中华麻醉学杂志,2015,35(1):60-63.

● [151] 张先红,黄东,杨金凤,等. 鞘内泵入吗啡和倍他米松治疗CIBP的机制研究[J]. 肿瘤,2015,35(4):439-445.

文　选

右美托咪定对创伤性脑损伤大鼠认知功能和海马CA1区氧化应激的影响 [临床麻醉学杂志,2015,31(8):801]

钱宝民等观察了右美托咪定对创伤性脑损伤(TBI)大鼠认知功能的影响,并研究了其对大鼠海马CA1区氧化应激损伤的作用。将90只SPF级雄性SD大鼠随机分为3组($n=30$):假手术组(Sham组)、TBI模型组(TBI组)和右美托咪定治疗组(Dex组)。采用Marmarou法建立TBI模型,Dex组大鼠于建模成功后1 h给予尾静脉注射右美托咪定15 μg/kg。通过Morris水迷宫检测治疗后1、8和10 d大鼠空间学习及记忆能力;采用分光光度法及酶学法检测治疗3、6、12和24 h大鼠海马CA1区活性氧簇(ROS)的生成、丙二醛(MDA)的含量,以及谷胱甘肽过氧化物酶(GSH-Px)、超氧化物歧化酶(SOD)的活性;应用免疫组化法及Western blot法检测治疗3、6、12和24 h还原型烟酰胺腺嘌呤二核苷酸磷(NADPH)氧化酶p47亚单位(p47PHOX)的表达。结果与Sham组比较,治疗后1、8和10 d TBI组逃避潜伏期明显延长、穿越平台的次数明显减少($P<0.05$);与TBI组比较,Dex组大鼠逃避潜伏期明缩短、穿越平台的次数明显增加($P<0.05$);与Sham组比较,治疗后各时点TBI组和Dex组大鼠p47PHOX蛋白表达明显升高($P<0.05$);与TBI组比较,治疗后各时点Dex组大鼠p47PHOX蛋白表达明显降低($P<0.05$);与Sham组比较,TBI组治疗6、12和24 h大鼠海马CA1区MDA含量明显升高,治疗后各时点SOD和GSH-Px活性明显降低($P<0.05$);与TBI组比较,Dex组治疗后6、12和24 h大鼠MDA

含量明显降低,治疗后各时点SOD和GSH-Px活性明显升高($P<0.05$)。表明右美托咪定可以减轻海马CA1区的氧化应激损伤,在一定程度上改善TBI大鼠的空间学习和记忆能力,促进神经功能障碍的恢复。

(范晓华)

述评 · 右美托咪定作为一种新型的静脉麻醉药物,具有镇静镇痛作用,其可能还具有一定的神经保护作用。该研究表明,右美托咪定可通过减少氧自由基生成,抑制脂质过氧化反应,上调内源性抗氧化物酶活性,进而减轻海马CA1区的氧化应激损伤,改善TBI大鼠的空间学习和记忆能力,促进大鼠的认知功能障碍的恢复,具有一定的神经保护作用。该研究为右美托咪定的神经保护作用提供了一定的理论依据,但在剂量方面尚需进一步研究。

(刘 毅)

p38MAPK-HSP27通路在右美托咪定减轻小鼠内毒素性急性肺损伤中的作用 [中华麻醉学杂志,2015,35(3):366] 徐颖臻等研究了p38丝裂原激活的蛋白激酶(p38MAPK)-热休克蛋白27(HSP27)(p38MAPK-HSP27)通路在右美托咪定减轻小鼠内毒素性急性肺损伤中的作用。将健康昆明种雄性小鼠40只,体重20~25 g,2月龄,采用随机数字表法,将其分为4组:正常对照组(C组)、脂多糖(LPS)组、低剂量右美托咪定+LPS组(D1组)和高剂量右美托咪定+LPS组(D2组)。D1组和D2组分别腹腔注射右美托咪定25、50 μg/kg,1 h后腹腔注射LPS 5 mg/kg。注射LPS后6 h,进行左肺支气管肺泡灌洗,收集支气管肺泡灌洗液(BALF),测定蛋白、肿瘤坏死因子-α(TNF-α)和白介素-1β(IL-1β)的浓度;取右肺,光镜下观察病理学结果,计算肺组织湿重/干重(W/D)比值,检测肺组织磷酸化p38MAPK(p-p38MAPK)、p38MAPK、磷酸化丝裂原激活蛋白激酶激活的蛋白激酶-2(p-MAPKAPK-2)、MAPKAPK-2、磷酸化HSP27(p-HSP27)和HSP27表达,并计算p-p38MAPK与p38MAPK表达的比值(p-p38MAPK/p38MAPK)、p-MAPKAPK-2与MAPKAPK-2表达的比值(p-MAPKAPK-2/MAPKAPK-2)和p-HSP27与HSP27表达的比值(p-HSP27/HSP27)。结果与C组比较,LPS组肺W/D比值、BALF中蛋白、TNF-α和IL-1β的浓度升高,肺组织p-p38MAPK/p38MAPK、p-MAPKAPK-2/MAPKAPK-2及p-HSP27/HSP27升高($P<0.05$);与LPS组比较,D1组和D2组肺W/D比值、BALF中蛋白、TNF-α和IL-1β的浓度降低,肺组织p-p38MAPK/p38MAPK、p-MAPKAPK-2/MAPKAPK-2及P-HSP27/HSP27降低($P<0.05$);D1组和D2组肺组织病理学损伤明显轻于LPS组。表明右美托咪定可能通过抑制p38MAPK-HSP27通路减轻小鼠内毒素性急性肺损伤。

(范晓华)

述评 · 右美托咪定随着临床应用范围的扩大一直是研究的热点。p38MAPK信号转导途径是MAPK家族中重要的组成部分,主要参与应激反应和炎性反应的调控,还参与细胞增殖、分化和凋亡的调控。该研究表明,右美托咪定可减轻小鼠内毒素性ALI,其机制可能与抑制p38MAPK-HSP27通路有关,而对于其抑制p38MAPK激活的机制尚待深入研究。

(刘 毅)

内质网应激与糖尿病因素影响大鼠瑞芬太尼后处理心肌保护作用的关系 [中华麻醉学杂志,2015,35(3):347] 朱冰青等研究了内质网应激与糖尿病因素影响大鼠瑞芬太尼后处理心肌保护作用的关系。将健康成年雄性SD大鼠,体重250~300 g,采用腹腔注射链脲佐菌素50 mg/kg的方法制备1型糖尿病模型。取糖尿病模型制备成功的大鼠36只,采用随机数字表法,将其分为3组($n=12$):假手术组(DM-S组)、心肌缺血-再灌注组(DM-IR组)和瑞芬太尼后处理组(DM-R组)。另取正常大鼠36只,腹腔注射枸橼酸钠缓冲液50 mg/kg作为对照。2周后,采用随机数字表法分为3组($n=12$):假手术组(NDM-S组)、心肌缺血-再灌注组(NDM-IR组)和瑞芬太尼后处理组(NDM-R组)。采用结扎左冠状动脉前降支30 min,再灌注120 min的方法建立大鼠心肌缺血-再灌注损伤模型。NDM-R组和DM-R组于再灌注前5 min经股静脉输注瑞芬太尼10 μg/(kg·min)持续10 min。于缺血前、缺血30 min和再灌注120 min时记录MAP、SP和HR,计算心率收缩压乘积(RPP)。于再灌注120 min时取颈动脉血样,测定血浆cTnⅠ浓度,处死大鼠后取心脏,计算心肌梗死体积;取心尖部组织,采用Western blot法检测内质网应激相关分子葡萄糖调节蛋白78(GRP78)、C/EBP环磷酸腺苷反应元件结合转录因子同源蛋白(CHOP)和Caspase-12的表达水平。结果非糖尿病与糖尿病大鼠心肌缺血-再灌注时MAP和RPP降低,血浆cTnⅠ浓度升高,心肌发生梗死样改变,心肌组织GRP78、CHOP和Caspase-12表达上调。瑞芬太尼后处理可抑制非糖尿病大鼠心肌缺血-再灌注时心肌组织GRP78、CHOP和Caspase-12的表达,升高MAP和RPP,降低血浆

cTnⅠ浓度，减小心肌梗死体积，但对糖尿病大鼠无此作用。瑞芬太尼后处理后糖尿病大鼠心肌缺血-再灌注时心肌组织 GRP78、CHOP 和 Caspase－12 的表达水平高于非糖尿病大鼠。表明糖尿病因素取消大鼠瑞芬太尼后处理心肌保护作用与内质网应激水平增强有关。

（范晓华）

述评·糖尿病是心血管疾病的独立危险因素，而内质网应激参与了胰岛素抵抗和糖尿病的病理生理过程。该研究表明糖尿病因素能够取消瑞芬太尼后处理对大鼠缺血-再灌注心肌的保护作用，其机制与内质网应激水平增强有关。该研究为瑞芬太尼心肌保护作用及影响因素提供了一定的基础依据，但对于瑞芬太尼的剂量尚需进一步的对照研究。

（刘　毅）

TREK－1 在七氟醚预处理减轻小鼠脑缺血-再灌注损伤中的作用 ［中华麻醉学杂志，2015，35（4）：506］ 黄腾等研究了 TREK－1 在七氟烷预处理减轻小鼠脑缺血-再灌注损伤中的作用。将雄性昆明小鼠 60 只，8 周龄，体重 21～29 g，采用随机数字表法分为 5 组（$n=12$）：假手术组（S 组）、脑缺血-再灌注组（I/R 组）、七氟烷预处理组（SP 组）、TREK－1 短发夹 RNA（shRNA）慢病毒＋七氟烷预处理组（TSP 组）和阴性对照 shRNA（NC shRNA）慢病毒＋七氟烷预处理组（NSP 组）。S 组、I/R 组和 SP 组以 1 μl/min 的速率侧脑室注射生理盐水 15 μl，TSP 组和 NSP 组以 1 μl/min 的速率分别侧脑室注射 TREK－1 shRNA 慢病毒和 NC shRNA 慢病毒 15 μl；14 d 后 S 组和 I/R 组吸入 100% 纯氧 60 min，SP 组、TSP 组和 NSP 组吸入 2.4% 七氟烷 60 min，纯氧洗脱 15 min，然后采用结扎右颈内动脉的方法制备脑缺血-再灌注损伤模型，缺血 2 h 后恢复灌注。再灌注 24 h 时进行神经功能缺陷评分；神经功能缺陷评分完成后，处死小鼠，取脑组织，测定脑梗死体积、海马组织 Caspase－3 表达和细胞凋亡指数。结果与 S 组比较，I/R 组、SP 组、TSP 组和 NSP 组神经功能缺陷评分、脑梗死体积百分比和细胞凋亡指数升高，海马组织 Caspase－3 表达上调（$P<0.05$）；与 I/R 组比较，SP 组、TSP 组和 NSP 组神经功能缺陷评分、脑梗死体积百分比和细胞凋亡指数降低，海马组织 Caspase－3 表达下调（$P<0.05$）；与 SP 组比较，TSP 组神经功能缺陷评分、脑梗死体积百分比和细胞凋亡指数升高，海马组织 Caspase－3 表达上调（$P<0.05$），NSP 组神经功能缺陷评分、脑梗死体积百分比、海马组织 Caspase－3 表达和细胞凋亡指数差异无统计学意义（$P>0.05$）。表明七氟烷预处理通过激活 TREK－1，抑制神经元凋亡，从而减轻小鼠脑缺血-再灌注损伤。

（范晓华）

述评·七氟烷是目前临床最常用的吸入麻醉药，多项研究表明其具有器官保护作用。该研究通过基因干扰技术，七氟烷预处理可激活海马神经元 TREK－1，在神经细胞膜上产生背景电流，使细胞膜电位降低，钙离子内流减少，抑制神经元凋亡，从而减轻小鼠脑缺血-再灌注损伤。该研究为七氟烷减轻脑缺血-再灌注损伤提供了一定的理论依据。

（刘　毅）

GRP78 在七氟醚预处理抑制大鼠心肌细胞凋亡中的作用 ［中华麻醉学杂志，2015，35（3）：361］ 吴裕超等研究了葡萄糖调节蛋白 78（GRP78）在七氟烷预处理抑制大鼠心肌细胞凋亡中的作用。采用随机数字表法将培养的大鼠心肌细胞分 5 组（$n=30$），正常对照组（C 组）：细胞不经任何处理；缺氧复氧组（H/R 组）：细胞在 95% N_2－5% CO_2 混合气体中缺氧 2 h 后放回 95% 空气－5% CO_2，37℃ 培养箱内复氧 1 h；七氟烷预处理组（S 组）：细胞经 2.5% 七氟烷孵育 20 min，洗脱 10 min 后进行缺氧复氧；siRNA－GRP78 组：采用 siRNA－GRP78 100 nmol/L 转染心肌细胞，24 h 后进行七氟烷预处理及缺氧复氧处理；siRNA 对照组（siRNA 组）：采用随机序列核酸 siRNA 转染心肌细胞，其他处理同 siRNA－GRP78 组。各组处理结束后，采用 Western blot 法测定心肌细胞 GRP78、胞质和线粒体细胞色素 C 的表达；采用 ELISA 法测定培养液 LDH 和 CK 的活性；采用流式细胞仪测定细胞凋亡率；采用 Fura－2/AM 钙离子荧光探针法测定细胞内游离 Ca^{2+} 浓度（$[Ca^{2+}]_i$）；采用荧光分光光度法测定线粒体膜通透性转运孔（mPTP）开放程度。结果与 C 组比较，H/R 组心肌细胞 GRP78 和胞质细胞色素 C 表达上调，培养液 LDH 和 CK 活性、细胞凋亡率、$[Ca^{2+}]_i$ 升高，线粒体细胞色素 C 表达下调（$P<0.01$）；与 H/R 组比较，S 组心肌细胞 GRP78 和线粒体细胞色素 C 表达上调，培养液 LDH 和 CK 活性、细胞凋亡率、$[Ca^{2+}]_i$ 和 mPTP 开放程度降低，胞质细胞色素 C 表达下调（$P<0.01$），siRNA 组上述指标差异无统计学意义（$P>0.05$）；与 S 组比较，siRNA－GRP78 组心肌细胞 GRP78 和线粒体细胞色素 C 表达下调，培养液 LDH 和 CK 活性、细胞凋亡率、$[Ca^{2+}]_i$ 和 mPTP 开放程度升高，胞质细胞色素 C 表达上调（$P<0.01$）。表明 GRP78 参与了七

氟烷预处理抑制大鼠心肌细胞凋亡的作用,机制与维持细胞内 Ca^{2+} 稳态,抑制 mPTP 开放有关。

(范晓华)

述评 · 细胞内钙超载是缺血-再灌注损伤的重要机制之一,防止细胞内钙超载是防治心肌缺血-再灌注损伤的关键环节。该研究表明 GRP78 参与了七氟烷预处理抑制大鼠心肌细胞凋亡的作用,其机制可能是 GRP78 通过维持细胞内 Ca^{2+} 稳态,抑制了 mPTP 开放介导七氟烷预处理的心肌保护效应。但 GRP78 抑制 mPTP 开放的具体机制还有待进一步研究。

(刘 毅)

罗哌卡因复合右美托咪定对超声引导下腋路臂丛神经阻滞麻醉的影响 [上海医学,2015,38(2):110] 金耀君等研究了罗哌卡因复合右美托咪定应用于超声引导下腋路臂丛阻滞麻醉的有效性和安全性。择期行前臂或手部手术的患者 120 例被随机分为 4 组。在超声引导下行腋路臂丛(正中神经、尺神经、桡神经、肌皮神经)阻滞麻醉,罗哌卡因组和罗哌卡因 + 右美托咪定 50 静脉组患者 4 支神经各注射 0.5% 罗哌卡因 7 ml,罗哌卡因 + 右美托咪定 50 局部组患者 4 支神经各注射 0.5% 罗哌卡因和 50 μg 右美托咪定混合液 7 ml,罗哌卡因 + 右美托咪定 100 局部组患者 4 支神经各注射 0.5% 罗哌卡因和 100 μg 右美托咪定混合液7 ml。罗哌卡因组、罗哌卡因 + 右美托咪定 50 局部组、罗哌卡因 + 右美托咪定 100 局部组患者在手术开始后静脉输注 0.9% 氯化钠溶液 40 ml/h,罗哌卡因 + 右美托咪定 50 静脉组患者在手术开始后静脉输注右美托咪定 30 μg(稀释至 20 ml,40 ml/h)。在麻醉前(T_0)和麻醉后 15 min(T_1)、30 min(T_2)、45 min(T_3)、60 min(T_4)各时间点,记录患者的心率(HR)、平均动脉压(MAP)和镇静评分,以及 4 组患者的感觉和运动阻滞起效时间、运动阻滞时间、镇痛持续时间。结果罗哌卡因 + 右美托咪定 50 局部组和罗哌卡因 + 右美托咪定 100 局部组的感觉和运动阻滞起效时间均显著短于罗哌卡因组(P 值均 <0.05),运动阻滞时间和镇痛持续时间均显著长于罗哌卡因组(P 值均 <0.05);罗哌卡因 + 右美托咪定 50 静脉组与罗哌卡因组间差异均无统计学意义(P 值均 >0.05)。罗哌卡因 + 右美托咪定 100 局部组在 T_2、T_3、T_4时间点的 HR 和 MAP 分别显著低于罗哌卡因 + 右美托咪定 50 局部组和罗哌卡因组同时间点(P 值均 <0.05),罗哌卡因 + 右美托咪定 50 静脉组在 T_3和 T_4时间点的 HR 和 MAP 分别显著低于罗哌卡因 + 右美托咪定 50 局部组和罗哌卡因组同时间点(P 值均 <0.05)。表明超声引导下行腋路臂丛阻滞时,罗哌卡因局部复合 50 μg 右美托咪定可以缩短感觉和运动阻滞起效时间,并延长运动阻滞时间和镇痛持续时间,且对血压和 HR 的影响小。

(范晓华)

述评 · 超声引导下神经阻滞技术能够明显改善神经阻滞效果,延长阻滞时间,减少神经阻滞并发症。而在局麻药中合并使用其他药物延长阻滞效果也是近几年研究的热点。该研究表明罗哌卡因局部复合 50 μg 右美托咪定可以缩短感觉和运动阻滞起效时间,并延长运动阻滞时间和镇痛持续时间,且对血压和 HR 的影响小。右美托咪定主要通过外周受体起作用,而不是通过静脉吸收至全身起作用。对于临床中局麻药合并其他用药有一定的指导意义。

(刘 毅)

右美托咪定对老年患者全身麻醉手术血流动力学和苏醒期拔除气管导管的影响 [上海医学,2015,38(2):115] 倪红伟等研究了术前应用右美托咪定对老年患者全身麻醉手术血流动力学和苏醒期拔除气管导管的影响。选择全身麻醉下择期行髋部骨折手术的患者 60 例,年龄 60~85 岁,体重 50~85 kg,美国麻醉医师协会(ASA)分级Ⅱ或Ⅲ级。随机分入右美托咪定组和对照组,每组 30 例。右美托咪定组患者经静脉输液泵注射右美托咪定 0.5 μg/kg,注射时间为 15 min,对照组患者经静脉输液泵注射等容量的 0.9% 氯化钠溶液。分别于给药前(T_0)、经静脉输液泵注射药物 10 min(T_1)、经静脉输液泵注药物结束(T_2)、气管插管后即刻(T_3)、手术切皮(T_4)、手术进行 30 min(T_5)、手术结束(T_6)、拔除气管导管后 5 min(T_7)、拔除气管导管后30 min(T_8)各时间点监测患者的平均动脉压(MAP)和心率(HR),记录患者自主呼吸恢复、按指令睁眼、拔除气管导管的时间和脑电双频指数(BIS)值。结果右美托咪定组在 T_4、T_5、T_6时间点的 MAP 和 HR 均显著低于同组 T_0时间点(P 均 <0.05);对照组在 T_3时间点的 MAP 和 HR 均显著高于同组 T_0时间点(P 均 <0.05),T_4、T_5、T_6时间点的 MAP 和 HR 均显著低于同组 T_0时间点(P 均 <0.05)。对照组在 T_3和 T_7时间点的 MAP 和 HR,以及 T_4时间点的 HR 均显著高于右美托咪定组同时间点(P 均 <0.05)。右美托咪定组自主呼吸恢复时的 BIS 值显著高于对照组($P<0.05$),两组间自主呼吸恢复时间、按指令睁眼时间和 BIS 值、拔除气管导管时间和 BIS 值的差异均无统计学意义(P 均 >0.05)。右美托咪定组术中丙泊酚和芬太尼用量均显著低于对照组(P

均<0.05)。两组间心动过缓和低血压发生率的差异均无统计学意义(P 均>0.05)。表明老年患者在行髋部手术前静脉输注0.5 μg/kg右美托咪定能使其围术期血流动力学更加平稳,且对术后苏醒和拔除气管导管无影响。

(范晓华)

述评 · 右美托咪定是一种新型的α_2肾上腺素能受体激动剂,近年来已被应用于临床围术期的各个阶段。该研究发现在老年患者手术麻醉诱导前单次给予右美托咪定能保证其在气管插管期、手术期和拔除气管导管期均发挥作用。右美托咪定不影响患者的苏醒时间,术后患者能较早地恢复认知功能,并可及早恢复意识和运动等功能。该结果能够为临床应用右美托咪定提供一定的指导意义。

(刘　毅)

静脉输注利多卡因联合七氟醚对非体外循环冠状动脉旁路移植术患者的心肌保护作用 [中华麻醉学杂志,2015,35(2):149] 刘扬等研究了静脉输注利多卡因联合七氟烷对非体外循环冠状动脉旁路移植术(OPCABG)患者的心肌保护作用。择期行OPCABG患者100例,性别不限,年龄45~70岁,体重63~82 kg,NYHA分级Ⅰ或Ⅱ级,ASA分级Ⅱ或Ⅲ级,采用随机数字表法,将其分为4组($n=25$):对照组(C组)、利多卡因组(L组)、七氟烷组(S组)和七氟烷联合利多卡因组(SL组)。麻醉诱导气管插管后行机械通气,麻醉维持:4组静脉输注丙泊酚3~8 mg/(kg·h),维持脑电双频谱指数值45~55,间断静脉注射舒芬太尼0.5~1.0 μg/kg和哌库溴铵0.02~0.04 mg/kg。L组和SL组于气管插管后静脉注射利多卡因1.5 mg/kg,随后静脉输注利多卡因2 mg/min至术毕;S组和SL组于气管插管后吸入七氟烷(呼气末浓度2.2%~2.5%)至术毕。分别于麻醉诱导后手术前、切皮、离断乳内动脉后即刻、冠状动脉近端血管吻合完毕、术毕、术后24 h时采集静脉血样,检测血浆肌酸激酶(CK)、肌酸激酶同工酶(CK-MB)和心肌肌钙蛋白Ⅰ(cTnⅠ)的水平。记录术中以及术后24 h内心律失常、心动过缓或心脏停搏等利多卡因有关不良反应的发生情况。结果与C组比较,其他3组血浆CK、CK-MB和cTnⅠ的水平降低($P<0.05$或0.01);与L组比较,SL组血浆CK-MB和cTnⅠ的水平降低($P<0.05$或0.01);与S组比较,SL组血浆CK、CK-MB和cTnⅠ的水平降低($P<0.05$)。L组和SL组无患者发生利多卡因有关的不良事件。表明静脉输注利多卡因(气管插管后静脉注射1.5 mg/kg,随后以2 mg/min速率输注)联合七氟烷(呼气末浓度2.2%~2.5%)对OPCABG患者的心肌保护作用强于二者单独应用。

(范晓华)

述评 · 非体外循环冠状动脉旁路移植术具有失血少、炎性反应轻、术后并发症少等优势,但手术操作可能导致心肌缺血-再灌注损伤。七氟烷与利多卡因均有心肌保护作用,但两者机制不同。该研究表明七氟烷与利多卡因联合应用能更好地发挥心肌保护作用,为临床应用提供了一定的理论依据。但该研究没有选择梯度浓度的利多卡因进一步分组,尚需研究利多卡因心肌保护的适宜剂量。

(侯　炯)

冠状动脉搭桥术后认知功能障碍的发生率及危险因素 [中南大学学报,2014,39(10):1049] 葛亚力等观察了CABG术后POCD的发生率并分析了危险因素。选择2013年1月至7月在南京医科大学附属南京医院择期行CABG的患者147例为研究对象。在术前、术后第7天和3个月分别应用精神神经测试量表评估认知功能判定患者是否发生POCD。为计算认知功能评估过程中的学习效应,同时征集30名志愿者(患者的家属)完成3次认知功能评估。按照调查表记录患者围术期的年龄、性别、体质量指数、受教育程度、合并症、吸烟饮酒史、美国麻醉师协会(ASA)分级、左室射血分数、手术类别、手术时间、术中脑氧饱和度、术中最低血红蛋白浓度及血红蛋白浓度的下降率、气管导管带管时间、术后疼痛视觉模拟评分(VAS评分)和炎性反应综合征评分(SIRS评分)等,根据是否发生POCD分为POCD组和非POCD组。结果显示共有101例患者完成所有3次认知功能测验。术后7 d和3个月分别有38例和21例发生POCD,发生率分别为37.6%和20.8%,其中CABG组患者和OPCABG组患者在术后7 d及3个月的POCD发生率差异无统计学意义($P>0.05$)。多因素Logistic逐步回归分析结果表明:高龄($OR=1.177$,95% $CI=1.071\sim1.292$,$P<0.05$)、术中血红蛋白浓度的下降率($OR=1.334$,95% $CI=1.152\sim1.545$,$P<0.05$)、SIRS评分($OR=2.815$,95% $CI=1.014\sim7.818$,$P=0.047$)将增加CABG发生POCD的风险。表明CABG患者术后7 d和3个月的POCD发生率分别为37.6%和20.8%,体外循环下CABG组与OPCABG组术后7 d和3个月的POCD发生率无明显区别。老龄、术中血红蛋白浓度的下降率和SIRS评分是冠状动脉搭桥术患者POCD的独立危险因素。

(范晓华)

述评 · POCD是术后常见的一种并发症,表现为以记忆力和精神集中力损害为主要特征的认知功能损害。在老年患者和心血管手术中发生率更高,该并发症严重影响了患者的康复和术后生活质量。目前对POCD发生机制、影响因素、诊断及治疗都是研究的热点。该研究对POCD发生率及危险因素进行了分析研究,为临床预防和减少POCD的发生提供了一定的参考依据。尚需多中心、大样本量的临床对照试验进一步研究其发生机制及相应的预防、诊断、治疗方法。

(侯 炯)

帕瑞昔布钠对单肺通气患者术后早期认知功能的影响 [临床外科杂志,2015,23(6):460] 张怀奇等观察了帕瑞昔布钠对单肺通气(OLV)患者术后早期认知功能的影响。选择择期全麻下行OLV肺叶切除术患者60例,并将60例随机分为对照组(C组)和帕瑞昔布钠组(P组),每组30例。全麻诱导前30 min P组患者静脉给予帕瑞昔布钠40 mg,C组患者给予等体积的生理盐水。采集麻醉诱导前30 min(T_0)、OLV即刻(T_1)、OLV 30 min(T_2)、OLV 60 min(T_3)、膨肺后30 min(T_4)、术后120 min(T_5)6个时间点桡动脉和颈内静脉球部血行血气分析,并计算脑氧摄取率($CERO_2$),记录乳酸含量。酶联免疫吸附(ELISA法)检测血浆肿瘤坏死因子-α(TNF-α)、白介素-6(IL-6)含量,于术前1 d、术后1 d、术后3 d及术后7 d采用简易智能量表(MMSE)行认知功能评分。结果与T_0时点比较,两组患者血乳酸含量T_2、T_3、T_4时点明显升高($P<0.05$或0.01)。P组患者血乳酸含量在T_3、T_4时点分别为(1.79±0.47)mmol/L和(1.64±0.49)mmol/L,与C组比较明显下降($P<0.05$);TNF-α水平在T_1、T_2、T_3、T_4时和T_5时点分别为(9.53±2.17)pg/ml、(10.21±1.73)pg/ml、(12.58±2.32)pg/ml、(10.54±1.86)pg/ml和(7.39±1.25)pg/ml,与C组比较明显下降($P<0.05$),IL-6水平T_1、T_2、T_3、T_4时和T_5时点分别为(39.46±10.54)pg/ml、(37.87±15.05)pg/ml、(53.57±15.56)pg/ml、(47.74±13.53)pg/ml和(38.68±11.41)pg/ml,与C组比较明显下降($P<0.05$)。与T_0时点比较,两组患者血乳酸含量T_2、T_3时点明显升高($P<0.05$)。术后7 d,P组患者认知功能障碍发生率为15.0%,C组为26.0%,两组比较差异有统计学意义($P<0.05$)。表明帕瑞昔布钠可降低OLV患者术后早期认知功能障碍的发生率,其机制可能与降低围术期血乳酸含量、抑制机体炎性反应有关。

(范晓华)

述评 · 手术及麻醉给患者带来的应激和创伤所引起的炎症反应是POCD的影响因素之一。帕瑞昔布钠是非类固醇抗炎药,是伐地昔布的水溶性非活性前体药物,静脉注射后可迅速被肝脏羧酸酯酶水解成伐地昔布,通过特异性抑制COX-2阻断花生四烯酸合成前列腺素,减少炎症因子的表达。该研究显示炎性反应可能参与了POCD的发生。给予帕瑞昔布钠能显著减少炎性因子的产生,说明帕瑞昔布钠能在一定程度上抑制炎症反应,从而降低POCD发生率。但该研究样本量较少,尚需大样本量临床试验支持。

(侯 炯)

右美托咪定对全麻下脑功能区肿瘤切除术唤醒试验中应激反应的影响 [临床麻醉学杂志,2015,31(5):445] 胡微澜等观察了右美托咪定对丙泊酚联合瑞芬太尼全麻下脑功能区肿瘤切除术患者唤醒试验中应激反应的影响。将拟行术中唤醒试验的脑功能区肿瘤切除术患者48例,随机均分为右美托咪定组和对照组,右美托咪定组麻醉诱导前10 min将负荷量0.8 μg/kg右美托咪定进行静脉输注,继以0.4 μg/(kg·h)进行维持;对照组采用等量生理盐水进行静脉输注。丙泊酚和瑞芬太尼靶控输注进行麻醉诱导与维持,于唤醒试验前30 min停用丙泊酚和肌松药,调整瑞芬太尼血浆浓度为1 ng/ml,右美托咪定组输注速率0.1 μg/(kg·h)。记录两组患者唤醒前麻醉时间、麻醉药用量和唤醒时间,分别于唤醒前30 min(T_1)、唤醒时(T_2)、唤醒后5 min(T_3)和研究结束后加深麻醉10 min(T_4)时,记录两组患者MAP、HR和BIS值,以及血浆中去甲肾上腺素(NE)和肾上腺素(E)浓度,记录两组患者唤醒期间不良反应发生情况。结果两组患者唤醒时间、唤醒前麻醉时间和顺阿曲库铵用量差异无统计学意义。与对照组比较,右美托咪定组患者唤醒前丙泊酚和瑞芬太尼用量明显减少($P<0.05$);与T_1时比较,T_2和T_3时两组患者MAP和BIS均明显升高、HR明显增快($P<0.05$);与对照组比较,T_2和T_3时右美托咪定组MAP明显降低($P<0.05$),T_1~T_4时HR明显减慢($P<0.05$),T_1~T_4时右美托咪定组患者NE和E浓度明显降低($P<0.05$),右美托咪定组患者躁动、心动过速、呛咳和高血压发生率均明显降低($P<0.05$)。各时点两组BIS值差异无统计学意义。表明右美托咪定对丙泊酚联合瑞芬太尼全麻下脑功能区肿瘤切除术唤醒试验中应激反应有较好的抑制作用,能够降低血浆NE和E浓度,对血流动力学影响较小,不良反应发生率降低。

(范晓华)

述评 · 脑功能区肿瘤由于位置特殊，手术切除过程中很容易对感觉、运动、语言等功能造成损伤，因此，为避免对功能区造成损害，手术中需进行唤醒试验，以准确对患者大脑皮质进行解剖功能定位。右美托咪定是一种α_2受体激动药，具有高选择性，其在麻醉过程中清醒镇静作用与自然睡眠类似，能够被唤醒，不存在呼吸抑制现象，且对神经功能监测不产生影响。该研究表明右美托咪定能对该类手术术中唤醒应激反应有较好的抑制作用，并且对血流动力学影响较小，不良反应发生率降低，为右美托咪定在临床中的应用提供了一定的指导依据。

（侯　炯）

超声引导下腰骶丛神经阻滞复合小剂量右美托咪定镇静用于老年患者髋部骨折手术的效果 ［上海医学，2014，37(8)：657］ 赵达强等研究了超声引导下腰骶丛阻滞复合小剂量右美托咪定镇静用于老年患者髋部骨折手术的效果。择期行髋部骨折手术的患者 40 例，性别不限，年龄 71～95 岁，体重 44～76 kg，美国麻醉医师学会分级Ⅰ至Ⅲ级，随机分入对照组和研究组，每组 20 例。对照组患者行常规气管插管静吸复合全身麻醉，研究组患者在超声引导下实施腰丛、骶丛阻滞后给予小剂量右美托咪定镇静。两组患者术后均应用患者静脉自控镇痛（PCIA）方式进行镇痛。记录两组手术中血管活性药物的使用次数和剂量。在术前(T_0)、气管插管或输注右美托咪定即刻(T_1)、手术切皮即刻(T_2)，以及手术开始后 10 min(T_3)、20 min(T_4)、40 min(T_5)、60 min(T_6)各时间点，记录患者的心率（HR）、平均动脉压（MAP）和脉搏血氧饱和度(SpO_2)。记录术后 6、8 和 24 h 的疼痛视觉模拟评分（VAS 评分）。记录 48 h PCIA 的用药总量、有效按压次数，以及术后恶心呕吐（PONV）和咽喉疼痛的发生情况。记录两组的麻醉费用。随访术后 3 个月病死率。结果对照组在 T_1 至 T_5 时间点的 HR 均显著快于研究组同时间点（P 值均 <0.01），MAP 均显著高于研究组同时间点（P 值均 <0.01）。两组间各时间点 SpO_2 的差异均无统计学意义（P 值均 >0.05）。对照组术中佩尔地平、麻黄碱的使用次数和剂量，术后 48 h PCIA 的用药总量和有效按压次数均显著多于研究组（P 值均 <0.01）。对照组术后各时间点的疼痛 VAS 评分均显著高于研究组同时间点（P 值均 <0.01）。对照组的 PONV 和咽喉疼痛发生率、麻醉费用和术后 3 个月病死率均显著高于研究组（P 值均 <0.01）。说明在超声引导下实施腰丛、骶丛神经阻滞复合小剂量右美托咪定镇静可以安全、有效地应用于老年患者髋部骨折手术，可以保持血流动力学稳定，并提供良好的术后镇痛和减少麻醉后的不良反应发生。

（范晓华）

述评 · 神经阻滞在术中止痛和术后镇痛方面都有其独特的优势，且对全身影响小；复合小剂量右美托咪定镇静可以最大限度减少应激，保持血流动力学稳定。超声引导技术运用于神经阻滞具有定位准确、局部麻醉药用量少和并发症少等优点。该研究评价了超声引导下腰骶丛神经阻滞复合小剂量右美托咪定镇静应用于老年患者髋部骨折手术的安全性和有效性。超声引导下腰骶丛阻滞复合小剂量右美托咪定镇静技术在老年患者下肢骨折手术中的应用提供了一定的理论依据。但该研究样本量较少，尚需进一步深入研究。

（侯　炯）

右美托咪定对老年患者在机器人辅助腹腔镜手术麻醉苏醒期及术后认知功能的影响 ［中南大学学报（医学版），2015，40(2)：129］ 丁玲玲等观察了右美托咪定对老年患者在机器人辅助腹腔镜前列腺癌根治术麻醉苏醒期及术后认知功能的影响。将择期行机器人腹腔镜下前列腺癌根治术的患者 100 例，年龄 65～80 岁，ASA 分级Ⅰ～Ⅲ级，随机双盲分为对照组和右美托咪定组，每组 50 例。右美托咪定组将右美托咪定以 0.8 μg/(kg · h)静脉泵注 10 min，再以 0.3 μg/(kg · h)恒速维持至手术结束前 30 min；对照组给予生理盐水。气腹建立后，所有患者采用 40° Trendelenberg 体位。观察记录患者手术结束时(T_0)、苏醒时(T_1)、拔管即刻(T_2)、拔管 10 min(T_3)四个时间点的平均动脉压、心率、脑电双频指数（BIS）数值；对患者进行 Ramsay 镇静评分、术毕舒适度评分、术后谵妄分级量表评分和 VAS 评分；在术前 1 d，术后第 1 天，术后第 5 天通过 6 个认知量表评估患者记忆、注意、神经运动反应速度多领域的认知功能测试及术后认知功能障碍（POCD）判断；患者于术前 1 d，术后 1 d，术后 5 d 采血以检查其神经元特异性烯醇化酶（NSE）、血清肿瘤坏死因子-α（TNF-α）、超氧化物歧化酶（SOD）和白介素-6（IL-6）的含量。结果右美托咪定组患者在 T_1 和 T_2 时刻平均动脉压、心率比对照组患者降低（$P<0.05$）；与对照组比较，右美托咪定组患者术后谵妄分级量表评分降低（$P<0.05$）、Ramsay 镇静评分升高（$P<0.05$）；术后 1 d 对照组 17 人，右美托咪定组 11 人，术后 5 d 对照组 12 人，右美托咪定组 9 人发生 POCD；在术后 1 d 和术后 5 d 右美托咪定组血清 TNF-α、NSE、IL-6 较对照组明显降低（$P<0.05$），右美托咪定组血清 SOD 较对照组明显升高（$P<$

0.05)。表明右美托咪定对老年患者在机器人辅助腹腔镜前列腺癌根治术麻醉苏醒期及术后有神经保护作用，其作用机制可能与右美托咪定能减轻炎症反应有关。

（范晓华）

述评 · 机器人腹腔镜下前列腺癌根治手术为临床新开展的微创手术，较一般腹腔镜手术苏醒时间长，也容易发生POCD。应用一些药物来预防POCD的发生成为近年来研究的热点。右美托咪定是一种高选择性的α_2肾上腺素能激动剂，在大脑及神经保护方面有一定的作用。该研究表明右美托咪定可降低POCD的发生，具有神经保护作用，其作用机制可能与右美托咪定能减轻炎症反应有关，为POCD的发生及预防提供了一定的临床研究依据。尚需对炎症反应如何引起POCD进行深入研究。

（侯 炯）

复合七氟醚时地佐辛用于上腹部手术患者麻醉的适宜剂量 ［中华麻醉学杂志，2014，34（12）：1446］ 吕帅国等研究了复合七氟烷时地佐辛用于上腹部手术患者麻醉的适宜剂量。择期行上腹部手术患者，性别不限，年龄29～64岁，体重45～75 kg，ASA分级Ⅰ或Ⅱ级，采用随机数字表法，将其分为4组：对照组（C组）和不同剂量地佐辛组（D_1组、D_2组和D_3组）。麻醉诱导前即刻C组、D_1组、D_2组和D_3组分别静脉注射生理盐水5 ml，地佐辛0.1、0.2和0.3 mg/kg（用生理盐水稀释到5 ml）。吸入8%七氟烷麻醉诱导，待患者意识消失后静脉注射琥珀酰胆碱1.5 mg/kg，气管插管后行机械通气。C组、D_1组、D_2组和D_3组第1例患者七氟烷呼气末浓度分别设定为3.0%、3.0%、2.5%和2.0%，当七氟烷呼气末浓度达到预定水平并维持15 min以上且神经肌肉功能恢复后开始切皮。采用序贯法确定下一例患者的七氟烷的呼气末浓度，若上一例患者切皮时发生体动反应，则下一例患者增加一个浓度梯度，否则降低一个浓度梯度，相邻浓度比值为0.2，直至出现6个或以上交叉点，取6个交叉点患者七氟烷呼气末浓度的平均值作为七氟烷抑制50%患者切皮诱发体动反应的最低肺泡有效浓度（MAC），并计算95%置信区间。记录低血压和心动过缓的发生情况。结果C组、D_1组、D_2组和D_3组七氟烷MAC（95%置信区间）分别为2.4%（2.2%～2.6%）、1.8%（1.5%～2.1%）、1.4%（1.2%～1.6%）、1.2%（0.9%～1.5%）。与C组比较，D_1组、D_2组和D_3组七氟烷MAC降低（$P<0.05$）；与D_1组比较，D_2组和D_3组七氟烷MAC降低（$P<0.05$）；D_2组和D_3组七氟烷MAC比较差异无统计学意义（$P>0.05$）。4组间心动过缓和低血压发生率比较差异无统计学意义（$P>0.05$）。表明复合七氟烷时地佐辛用于上腹部手术患者麻醉的适宜剂量为0.2 mg/kg。

（范晓华）

述评 · 适宜的麻醉深度应满足患者对手术刺激无明显的应激反应。阿片类药物复合吸入麻醉药是临床上常用的麻醉方法，两者复合应用时抑制应激反应的效应增强。七氟烷是临床常用的吸入麻醉药，而地佐辛是人工合成的强效混合型阿片受体激动-拮抗剂，主要激动κ阿片受体产生镇痛作用，目前在临床逐渐广泛应用。该研究采用序贯法测定七氟烷MAC值，明确了地佐辛复合七氟烷麻醉的适宜剂量。但其用于儿童或老年、肝肾功能异常等患者麻醉的适宜剂量尚需进一步研究。

（侯 炯）

外源性硫化氢对大鼠局灶性脑缺血时线粒体功能的影响 ［中华麻醉学杂志，2014，34（10）：1259］ 张萌等研究了外源性硫化氢（H_2S）对大鼠局灶性脑缺血时线粒体功能的影响。将健康雄性SD大鼠80只，体重250～300 g，采用随机数字表法分为5组（$n=16$）：假手术组（S组）、脑缺血组（CI组）和NaHS高、中、低剂量组（$NaHS_1$组、$NaHS_2$组和$NaHS_3$组）。采用大脑中动脉栓塞法建立大鼠局灶性脑缺血模型。于模型制备后3 h，S组和CI组腹腔注射1 ml/kg生理盐水。$NaHS_1$组、$NaHS_2$组和$NaHS_3$组分别腹腔注射NaHS 2.8、1.4和0.7 mg/kg。于模型制备后24 h时测定脑缺血体积，取缺血侧脑组织，测定H_2S含量、3-巯基丙酮酸转硫酶（3MST）活性，并提取脑组织线粒体，测定线粒体活性、线粒体膜肿胀度、线粒体总ATP酶、超氧化物歧化酶（SOD）、谷胱甘肽过氧化物酶（GSH-Px）活性和丙二醛（MDA）含量。结果与S组比较，CI组、$NaHS_1$组、$NaHS_2$组和$NaHS_3$组脑缺血体积增大，CI组、$NaHS_2$组和$NaHS_3$组脑组织H_2S含量和线粒体3MST活性降低，CI组和$NaHS_3$组线粒体活性、SOD活性和GSH-Px活性降低，线粒体膜肿胀度增加，MDA含量升高，CI组总ATP酶活性降低，$NaHS_1$组和$NaHS_2$组SOD活性降低（$P<0.05$）；与CI组比较，$NaHS_1$组和$NaHS_2$组脑缺血体积减小，脑组织H_2S含量和线粒体3MST活性升高，线粒体活性、总ATP酶活性、SOD活性和GSH-Px活性升高，线粒体膜肿胀度减轻，MDA含量降低（$P<0.05$）；与$NaHS_1$组比较，$NaHS_3$组线粒体3MST活性降低，线粒体膜肿胀度增加，SOD活性和GSH-Px活性降低（$P<0.05$）。表明外源性H_2S减轻大鼠局灶性脑缺血损伤

的机制与提高线粒体抗氧化能力、减轻线粒体损伤有关。

（范晓华）

述评 · 缺血性脑损伤是以局部血管栓塞造成的脑循环血流量减少为特征的中枢神经系统疾病，其致残、致死率较高。H_2S 是继一氧化氮和一氧化碳之后的第三种气体信号分子，其具有减轻脑缺血损伤的作用。该实验结果显示外源性 H_2S 可增强大鼠脑缺血时线粒体总 ATP 酶、SOD、GSH－Px 活性，降低线粒体脂质过氧化产物 MDA 水平，改善脑缺血后线粒体膜肿胀程度及线粒体活性，提示外源性 H_2S 减轻大鼠脑缺血时线粒体损伤的机制与提高其抗氧化能力有关。该实验为阐明和治疗脑缺血损伤提供了一定的理论依据。

（卞金俊）

饱和氢盐水对心肌缺血-再灌注损伤大鼠心肌细胞 Akt/GSK3β 信号通路和心功能的影响 ［中华医学杂志，2015，95(19)：1483］ 岳乐等研究了饱和氢盐水对心肌缺血-再灌注损伤大鼠心肌细胞 Akt/GSK3β 信号通路和心功能的影响。选取健康成年清洁级雄性 SD 大鼠 150 只，采用随机数字表法将其分为 5 组（$n=30$）：空白对照组（Ⅰ组）、假手术组（Ⅱ组）、缺血-再灌注组（Ⅲ组）、饱和氢盐水治疗组（Ⅳ组）、生理盐水治疗组（Ⅴ组）。Ⅰ组不做任何处理；Ⅱ组大鼠仅穿线不结扎；Ⅲ组制备大鼠心肌缺血-再灌注损伤模型；Ⅳ组于再灌注前 5 min 给予 1 ml/100 g 腹腔注射饱和氢生理盐水；Ⅴ组于再灌注前 5 min 给予 1 ml/100 g 腹腔注射等量生理盐水。采用 BL－420 型生物机能实验系统记录大鼠缺血前（T_0）、缺血 30 min（T_1）、再灌后 60 min（T_2）、再灌后 120 min（T_3），4 个时间点的正负左室内压最大变化速率（±dp/dt max），左室舒张末期压（LVDP）及左室收缩末期压（LVSP）数据。于再灌注 60、120 min 后取左室心肌组织 HE 染色观察心肌病理学变化。采用蛋白质印迹法检测心肌细胞蛋白激酶 B（Akt）和糖原合成酶激酶－3β（GSK3β）的表达。结果与Ⅰ组、Ⅱ组比较，Ⅲ组、Ⅳ组和Ⅴ组大鼠缺血 30 min，再灌注 60、120 min 时＋dp/dt max（$F=24.61$、26.55、25.21）、－dp/dt max（$F=20.27$、18.57、19.35）、LVDP（$F=23.53$、21.79、19.47）及 LVSP（$F=21.72$、17.75、18.22）显著降低，心肌细胞 Akt（$F=18.62$、17.41）和 GSK3β（$F=15.27$、15.58）表达水平升高。与Ⅲ组、Ⅴ组比较，Ⅳ组大鼠＋dp/dt max（$F=24.52$ 和 26.95）、－dp/dt max（$F=22.71$ 和 23.18）、LVDP（$F=28.56$ 和 26.42）及 LVSP（$F=23.18$ 和 25.39）显著升高，心肌细胞 Akt（$F=17.89$ 和 17.43）和 GSK3β（$F=14.85$ 和 14.29）表达水平降低。与 T_0 比较，Ⅲ组、Ⅳ组和Ⅴ组 T_{1-3} ＋dp/dt max（$F=20.15$、22.49、23.12）、－dp/dt max（$F=20.37$、21.83、23.59）、LVDP（$F=22.38$、21.86、22.75）及 LVSP（$F=25.01$、24.21、25.76）显著下降。与 T_1 比较，Ⅳ组 T_{2-3} ＋dp/dt max（$F=27.15$）、－dp/dt max（$F=22.87$）、LVDP（$F=16.81$）及 LVSP（$F=26.14$）显著上升。与 T_2 比较，Ⅳ组 T_3 心肌细胞 Akt（$F=14.97$）和 GSK3β（$F=15.76$）表达水平降低。表明饱和氢盐水可减轻心肌再灌注损伤从而改善心功能，其机制可能与抑制 Akt/GSK3β 信号通路有关。

（范晓华）

述评 · 心肌缺血-再灌注能够加重心肌的损伤，从而影响病情恢复及疾病治疗效果。含氢的生理盐水饱和溶液即饱和氢盐水在炎性反应、神经退行性变、代谢疾病等动物实验和临床研究中有保护作用，机制可能是抗氧化损伤、抗炎性反应损伤和减少细胞凋亡有关。该研究结果表明，与缺血-再灌注组相比，饱和氢盐水治疗组心肌细胞 Akt 和 GSK3β 蛋白表达下调，±dp/dt max、LVDP 和 LVSP 升高，提示饱和氢盐水可通过抑制 Akt/GSK3β 信号通路减轻心肌缺血-再灌注损伤，从而改善心功能，但饱和氢盐水是否通过其他信号通路改善心功能还需进一步研究。

（卞金俊）

p38MAPK 信号通路在电针减轻内毒素休克诱发兔急性肺损伤中的作用：与 Nrf2 的关系 ［中华麻醉学杂志，2015，35(4)：481］ 高雪松等研究了 p38 丝裂原活化蛋白激酶（p38MAPK）信号通路在电针减轻内毒素休克诱发兔急性肺损伤中的作用及其与核因子 E2 相关因子 2（Nrf2）的关系。将健康雄性新西兰大白兔 70 只，2 月龄，体重 1.5～2.5 kg，采用随机数字表法分为 7 组（$n=10$）：对照组（C 组）、内毒素休克诱发急性肺损伤模型组（A 组）、p38MAPK 抑制剂组（SB 组）、模型＋p38MAPK 抑制剂组（A－SB 组）、模型＋电针组（A－EA 组）、模型＋电针非穴位组（A－NEA 组）和模型＋电针穴位 p38MAPK 抑制剂组（A－EA－SB 组）。模型制备前 1～4 d 及模型制备过程中，A－EA 组和 A－EA－SB 组电针刺激穴位，采用疏密波 2/100 Hz，强度以出现轻微肌颤为宜，30 min/次，1 次/d，A－NEA 组采用同样的频率以及强度电针刺激穴位旁开 0.5 cm 处，A 组、A－SB 组、A－EA 组、A－NEA 组和 A－EA－SB 组静脉注射内毒素 5 mg/kg，C 组和 SB 组给予等容量生理盐水。模型制备成功后 SB 组、A－SB 组和 A－EA－SB 组静脉注射 p38MAPK 抑制剂 5 μmol/kg,C 组给予等容量生理盐水,其余各组给予等容量无水乙醇。静脉注射内毒素或生理盐水后 6 h,取颈动脉血样行血气分析后放血处死动物,取肺组织行病理学观察并进行肺损伤评分,计算肺湿重/干重(W/D)比值,测定肺组织 MDA 含量及 SOD 活性,检测磷酸化 p38MAPK(p-p38MAPK)及 Nrf2 表达水平。结果与 C 组比较,A 组、A-SB 组、A-EA 组、A-NEA 组和 A-EA-SB 组肺损伤评分、W/D 比值、肺组织 MDA 含量、p-p38MAPK 及 Nrf2 表达水平升高,SOD 活性降低($P<0.05$);与 A 组比较,A-EA 组和 A-EA-SB 组肺损伤评分、W/D 比值、肺组织 MDA 含量降低,SOD 活性、p-p38MAPK 及 Nrf2 表达水平升高($P<0.05$);与 A-EA 组比较,A-EA-SB 组肺损伤评分、W/D 比值、肺组织 MDA 含量升高,SOD 活性、p-p38MAPK 及 Nrf 2 表达水平降低($P<0.05$)。表明 p38MAPK 信号通路介导了电针减轻内毒素休克诱发兔急性肺损伤,其机制与其上调 Nrf2 表达有关。

(范晓华)

述评·内毒素休克是由内毒素入血引起的小血管舒缩功能紊乱进而导致的微循环障碍,易诱发急性肺损伤。电针是在中国传统医学针灸基础上发展起来的,当施针刺入相关穴位后,给予一定电流刺激,并且通过改变电流刺激的强度、频率以及间隔时间等参数,从而产生行针治疗的效果。该实验对 p38MAPK 信号通路在电针减轻内毒素休克诱发兔急性肺损伤中的作用及其与 Nrf2 的关系进行了研究,为明确电针在急性肺损伤的作用提供了参考。但人体的穴位和经络系统非常复杂,在具体机制方面尚需大量的实验研究。

(卞金俊)

不同液体容量复苏对内毒素血症大鼠肺毛细血管内皮细胞水通道蛋白 1 表达的影响 [中华麻醉学杂志,2014,34(9):1108] 王树影等研究了不同液体容量复苏对内毒素血症大鼠肺毛细血管内皮细胞水通道蛋白 1(AQP-1)表达的影响。健康清洁级雄性 SD 大鼠 50 只,体重 250~300 g,6~8 周龄。采用随机数字表法,将其分为 5 组($n=10$):对照组(C 组)、内毒素血症组(LPS 组)、氯化钠溶液容量复苏组(NS 组)、6% 羟乙基淀粉 130/0.4 溶液容量复苏组(HES 组)和高渗氯化钠羟乙基淀粉 40 溶液容量复苏组(HSH 组)。经股静脉注入 LPS 5 mg/kg 制备内毒素血症模型。于造模 10 min 后,经股静脉注入各组所对应的液体,以 15 ml/kg 恒速输注 6 h。于造模后即刻、3 h、6 h 时采集股动脉血样,用 ELISA 法测定血清 TNF-α 浓度,并行血气分析,记录 PaO_2 和乳酸(Lac)浓度,计算氧合指数。造模6 h时处死取肺组织,用免疫组化法测定肺毛细血管内皮细胞 AQP-1 表达,测定肺湿干重(W/D)比值,HE 染色观察肺组织病理学结果,行肺损伤评分。结果与 C 组比较,LPS 组、NS 组、HES 组和 HSH 组 W/D 比值、血清 TNF-α、Lac 浓度、肺损伤评分升高,AQP-1 表达下调,PaO_2 和氧合指数降低($P<0.05$)。与 LPS 组比较,NS 组、HES 组和 HSH 组 W/D 比值、血清 TNF-α、Lac 浓度、肺损伤评分降低,AQP-1 表达上调,PaO_2 和氧合指数升高($P<0.05$)。与 NS 组比较,HES 组和 HSH 组 W/D 比值、血清 TNF-α、Lac 浓度、肺损伤评分降低,AQP-1 表达上调,PaO_2 和氧合指数升高($P<0.05$)。与 HES 组比较,HSH 组血 Lac 浓度降低($P<0.05$),其余指标差异无统计学意义($P>0.05$)。表明氯化钠溶液、6% 羟乙基淀粉 130/0.4 溶液和高渗氯化钠羟乙基淀粉 40 溶液容量复苏可有效减轻内毒素血症大鼠急性肺损伤,且高渗氯化钠羟乙基淀粉 40 的效果更显著,其机制与上调肺毛细血管内皮细胞的 AQP-1 表达有关。

(范晓华)

述评·容量治疗目前仍存在一定的争议,特别是不同类型患者容量治疗时液体的选择尚未达成共识。由内毒素血症引起的急性肺损伤和感染性休克是导致危重患者死亡的重要原因之一。早期晶体、胶体及高渗液体容量复苏可保证有效循环血量和组织灌注压,改善预后并降低死亡率。肺内 AQP-1 的主要作用是通过渗透梯度使水快速通过毛细血管屏障和上皮细胞,实现水快速的跨膜转运。该实验通过对不同液体容量复苏对内毒素血症大鼠肺毛细血管内皮细胞 AQP-1 表达的影响,为晶体、胶体及高渗液体容量复苏潜在的机制提供了一定依据。

(卞金俊)

围术期血浆与红细胞不同输注比例对大量输血患者预后的影响 [中华创伤杂志,2015,31(6):553] 孙玲玲等观察了围术期输注不同比例血浆和红细胞(RBC)对大量输血患者预后的影响。选择输注 RBC≥10 U 手术患者 139 例,根据围术期输注新鲜冰冻血浆(FFP)与 RBC 的比例,将患者分为三组:高比例组(FFP:RBC>1:1)19 例、中比例组(FFP:RBC=1:2~1:1)43 例、低比例组(FFP:RBC<1:2)77 例。比较三组住院期间血制品输注情况以及大量输血前后血常规指标、凝血功能指标、电解质指标、住院时间、住 ICU 时间、治愈率及病死率的差异。结果:① FFP 输

注量高比例组最多为(2 600 ± 1 582)ml,中比例组较多为(1 390 ± 1 043)ml,低比例组最少为(318 ± 342)ml($P < 0.05$);血小板(PLT)输注量高比例组(0~1.4 U)和中比例组(0~1.0 U)均较低比例组多($P < 0.05$);三组在 RBC 和冷沉淀输注量上差异均无统计学意义。② 输血前,中比例组凝血酶原时间(PT)、活化部分凝血活酶时间(APTT)[(20.2 ± 10.7)s、(57.2 ± 45.8)s]较高比例组和低比例组均明显延长[(14.3 ± 4.4)s、(35.3 ± 10.0)s 和(12.5 ± 1.7)s、(31.5 ± 5.9)s]($P < 0.05$),三组血红蛋白(Hb)、PLT、国际标准化比值(INR)、K^+ 及 Ca^{2+} 浓度差异均无统计学意义;输血后,低比例组 Hb 为(106.8 ± 31.7)g/L,较中比例组和高比例组高[(82.5 ± 32.2)g/L、(91.3 ± 19.1)g/L]($P < 0.05$),低比例组 Ca^{2+} 浓度为(1.99 ± 0.24)mmol/L,较中比例组和高比例组高[(1.76 ± 0.38)mmol/L、(1.96 ± 0.25)mmol/L]($P < 0.05$),三组 PLT、PT、INR、APTT 及 K^+ 浓度差异均无统计学意义。③ 三组住院时间、住 ICU 时间、治愈率及病死率差异均无统计学意义。表明对于大量输血患者,按 FFP∶RBC = 1∶2~1∶1 输注,将有利于预防大量输血患者发生凝血功能障碍,减少患者住院期间血浆输注总量,对预后无影响。

(范晓华)

述评 · 严重创伤或大手术常引起大量失血,需要在短时间内大量快速输血,但大量输入红细胞会导致凝血功能障碍,而凝血功能障碍是大量输血导致患者死亡的主要原因之一。对于需要大量输血的患者,成分输血可能会产生诸多不良反应。目前各种大量输血方案中对 FFP 与 RBC 的输注比有一定要求,但 FFP 与 RBC 的最佳输注比如何,尚无定论。该研究为临床在选择输注 FFP 和 RBC 配比提供了一定的依据,但尚需前瞻性、随机、多中心对照研究进一步证实。

(卞金俊)

不同浓度七氟醚对脊髓手术中躯体感觉诱发电位的影响 [中华医学杂志,2015,95(10):753] 王丽薇等观察了七氟烷在不同呼气末浓度下对脊髓手术中躯体感觉诱发电位(SSEPs)监测的影响。选择年龄 18~65 岁,ASA Ⅰ~Ⅱ级,需择期行脊髓肿瘤切除手术患者 32 例。常规麻醉诱导后,对七氟烷呼气末浓度分别为 0.0%、0.5%、1.0%、1.5% 时的 SSEPs 波幅和潜伏期进行测量和比较。全麻期间瑞芬太尼的输注速度维持在 0.2 μg/(kg · min),适当调整丙泊酚泵注速度,维持脑电双频指数(BIS)在 30~50 范围内。结果七氟烷呈剂量依赖性抑制 SSEPs,随着呼气末吸入浓度的增大,双侧 SSEPs 波幅显著降低,其中左侧各组波幅分别为 2.36(0.42~9.87)、2.14(0.52~9.44)、1.94(0.47~9.4)、1.64(0.36~7.46)μV,差异有统计学意义($F = 21.66$,$P < 0.01$),右侧各组波幅分别为 2.71(0.43~7.1)、2.73(0.43~7.1)、2.34(0.44~6.6)、1.64(0.39~6.15)μV,差异有统计学意义($F = 33.94$,$P < 0.01$);双侧 SSEPs 潜伏期显著延长,左侧各组潜伏期分别为(41.48 ± 3.45)、(42.45 ± 3.60)、(43.20 ± 3.42)、(44.38 ± 3.78)ms,差异有统计学意义($F = 68.07$,$P < 0.01$),右侧各组潜伏期分别为(40.65 ± 4.91)、(41.53 ± 4.76)、(42.31 ± 4.93)、(43.39 ± 4.79)ms,差异有统计学意义($F = 56.52$,$P < 0.01$)。作为术中动态观察监测,32 例患者全部可以在七氟烷吸入麻醉下完成监测。表明七氟烷可以使 SSEPs 波幅下降,潜伏期延长,并呈剂量依赖性;SSEPs 信号有显著的个体差异;在对需行 SSEPs 监测手术的麻醉用药进行选择时,应该在测定基础状态 SSEPs 波幅之后决定是否可以使用七氟烷。

(范晓华)

述评 · SSEPs 是术中脊髓电生理监测的最早形式,它对脊髓后束感觉神经传导通路监测有特异性。既往的研究认为,吸入麻醉药物对 SSEPs 监测有抑制作用,但术中脊髓监测的效果与术中手术医师、电生理监测医师以及麻醉医师的协作密切相关。如果麻醉深度平稳,突然出现的波幅和潜伏期变化提示手术操作对 SSEPs 的影响。现在新型吸入麻醉药物例如七氟烷等在临床应用范围不断扩大,该研究为七氟烷在此类手术应用的可行性提供了一定依据。

(卞金俊)

腹腔注射 WSLP/NR2B siRNA 复合物对大鼠神经病理性痛的影响 [中华麻醉学杂志,2014,34(9):1082] 杨雪等观察了腹腔注射水溶性脂聚体(WSLP)/含 2B 亚基的 N-甲基-*D*-天冬氨酸受体(NR2B)siRNA 复合物对大鼠神经病理性痛的影响。将健康雄性 SD 大鼠 84 只,6 周龄,体重 180~200 g,采用随机数字表法分为 7 组($n = 12$):空白对照组(C 组)、假手术组(S 组)、神经病理性痛组(NP 组)、WSLP/NR2B siRNA 组(siWSLP 组)、WSLP/阴性对照 siRNA 组(ncWSLP 组)、PEI/NR2B siRNA 组(PEI 组)和 WSLP 组。C 组不给予任何处理,S 组仅暴露 L_5 脊神经但不结扎,NP 组、siWSLP 组、ncWSLP 组、PEI 组及 WSLP 组采用结扎 L_5 脊神经的方法制备大鼠神经病理性痛模型,于模型制备后第 10 天分别单次腹腔注射 WSLP/NR2B siRNA、

WSLP/阴性对照 siRNA、PEI/NR2B siRNA 及 WSLP 复合物 2 ml。于术前 1 d、术后 7 d 及腹腔给药后 3、7、14 及 21 d 时随机取 6 只大鼠测定机械缩足反应阈(MWT)和热缩足反应潜伏期(TWL);于腹腔注射后 3 d 余 6 只大鼠处死后取脊髓,采用 PCR 法检测脊髓 NR2B mRNA 表达水平,采用 Western blot 法检测脊髓 NR2B 蛋白的表达水平。结果与 C 组比较,其余组术后 7 d 及腹腔给药后 3、7 和 21 d 时 MWT 降低,TWL 缩短,腹腔给药后 3 d 时脊髓 NR2B mRNA 及其蛋白的表达上调($P<0.01$);与 NP 组比较,siWSLP 组腹腔给药后 3 和 7 d 时 MWT 升高,TWL 延长,腹腔给药后 3 d 时脊髓 NR2B mRNA 及其蛋白的表达下调($P<0.01$),PEI 组、ncWSLP 组、WSLP 组及 S 组各指标差异无统计学意义($P>0.05$)。表明腹腔注射 WSLP/NR2B siRNA 复合物可有效减轻大鼠神经病理性痛。

(范晓华)

述评 · 通过非病毒载体运载小干扰 RNA(siRNA)可有效减轻慢性神经病理性疼痛,一般采用鞘内注射进行给药。鞘内注射可避免血液中多种酶对 siRNA 的降解,从而达到治疗效果;但鞘内注射途径操作复杂,可能导致神经损伤,必须由专业人员操作才能完成。而腹腔注射途径给药方式操作简便,副作用小,但药物通过血液吸收后可被多种酶降解。由低分子量聚乙烯亚胺(PEI)和胆固醇组成的水溶性脂聚体(WSLP)是一种无毒转染效率高的载体,该研究结果为寻找治疗神经病理性疼痛简单有效的给药途径的研究提供了一定参考依据。

(许 华)

姜黄素对 2 型糖尿病神经痛大鼠脊髓背角和背根神经节 RAGE 表达的影响 [中华麻醉学杂志,2014,34(10):1207] 史小婷等观察了黄素对 2 型糖尿病神经痛大鼠脊髓背角和背根神经节晚期糖基化终末产物受体(RAGE)表达的影响。成年雄性 SD 大鼠,体重 160~180 g,高脂高糖饲料喂养 8 周诱导胰岛素抵抗,然后腹腔注射链脲佐菌素(STZ)35 mg/kg,3 d 后血糖浓度≥16.7 mmol/L 为 2 型糖尿病大鼠;14 d 后测定机械缩足反应阈(MWT)和热缩足反应潜伏期(TWL),低于基础值 80% 的大鼠为 2 型糖尿病神经痛大鼠。取 2 型糖尿病神经痛大鼠 81 只,采用随机数字表法分为 3 组($n=27$):糖尿病神经痛组(DNP 组)、糖尿病神经痛+姜黄素组(DCur 组)和糖尿病神经痛+溶剂组(DSC 组)。DCur 组和 DSC 组于 STZ 注射后 14 d 分别腹腔注射姜黄素 100 mg/(kg·d)和玉米油 4 ml/(kg·d),连续 14 d。另取 27 只正常大鼠作为对照组(C 组)。分别于 STZ 注射前、注射后 14 d 及给予姜黄素 3、7 和 14 d 时时测定 MWT 和 TWL。给予姜黄素 3、7 和 14 d 测定痛阈后采用免疫组化法测定脊髓背角和背根神经节 RAGE 阳性细胞率,采用免疫印迹法测定脊髓背角和背根神经节 RAGE 表达。结果与 C 组比较,DNP 组 STZ 注射后 14 d 和给予姜黄素各时点 MWT 降低,TWL 缩短,给予姜黄素各时点脊髓背角和背根神经节 RAGE 阳性细胞率升高,给予姜黄素各时点脊髓背角、给予姜黄素 7 和 14 d 时背根神经节 RAGE 表达上调($P<0.05$)。与 DNP 组比较,DCur 组给予姜黄素各时点 MWT 升高,TWL 延长,给予姜黄素 7 和 14 d 时脊髓背角和背根神经节 RAGE 阳性细胞率降低,给予姜黄素各时点脊髓背角、给予姜黄素 7 和 14 d 时背根神经节 RAGE 表达下调($P<0.05$),DSC 组上述各指标差异无统计学意义($P>0.05$)。说明姜黄素减轻大鼠 2 型糖尿病神经痛的机制可能与抑制脊髓背角和背根神经节 RAGE 表达上调有关。

(范晓华)

述评 · 糖尿病神经痛是糖尿病的严重并发症之一,在糖尿病患者中发病率约为 20%。姜黄素是从姜黄中提取的酚性色素,具有抗炎、抗氧化、抗肿瘤等作用。糖基化终末产物是一种糖的醛基与蛋白质的氨基端在非酶催化的化学反应下生成的物质。在糖尿病患者的神经束膜基膜层、神经轴索、神经膜细胞及神经内膜、神经外膜、神经束膜的微血管,AGEs 在细胞内外广泛积累。AGEs 与其特异性受体 RAGE 相互作用,触发细胞内多条信号通路,加重糖尿病并发症的发生和发展。该研究对姜黄素减轻大鼠 2 型糖尿病神经痛的机制进行了探讨,尚需进一步对其他可能的信号通路进行研究。

(许 华)

连续股神经阻滞联合浸润麻醉用于全膝关节置换术患者术后镇痛的效果 [中华麻醉学杂志,2015,35(5):555] 马宁等研究了连续股神经阻滞联合浸润麻醉用于全膝关节置换术患者术后镇痛的效果。将择期拟行单侧全膝关节置换术患者 90 例,ASA 分级 Ⅰ~Ⅲ级,年龄 50~80 岁,体重 45~90 kg。采用随机数字表法,将患者分为 3 组($n=30$):连续股神经阻滞+浸润麻醉组(A 组)、连续股神经阻滞组(B 组)、连续股神经阻滞+单次坐骨神经阻滞组(C 组)。3 组麻醉诱导前均放置股神经阻滞导管,之后 C 组行单次坐骨神经阻滞。A 组上假体之前,在关节囊后部注射混合药物 20 ml,上完假体缝合之前,左右侧副韧带及切口处注射混合药物 20 ml。混合药物为罗哌卡因 2.5 mg/ml、芬太尼 2.5 μg/ml、甲泼尼龙琥珀酸钠 1 mg/ml。B 组依照上述方法注射生理盐水 40 ml。术后行 PCA，镇痛药物为 0.2% 罗哌卡因 250 ml，背景输注速率 5 ml/h，PCA 剂量 5 ml，锁定时间 30 min，持续镇痛 48 h。采用口服曲马多进行补救镇痛，维持 VAS 评分≤5 分。于术后 4、8、12、24、48 h 时记录静态 VAS 评分，于术后 8、12、24、48 h 时记录动态 VAS 评分。记录术后 48 h 内曲马多用量。于术后 12、24、48 h 时评价患肢运动功能，拔除股神经阻滞导管后 72 h 时评价患肢感觉和运动功能。记录置管处渗血/液情况和不良反应的发生情况。结果与 B 组或 C 组比较，A 组术后 4~24 h 时静态 VAS 评分、术后 8~24 h 动态 VAS 评分降低，曲马多用量降低（$P<0.05$）；与 B 组比较，A 组术后各时点患肢运动阻滞评分差异无统计学意义（$P>0.05$）；与 C 组比较，A 组和 B 组术后 12 h 时患肢运动阻滞评分降低（$P<0.05$）。3 组患者置管处渗血/液、恶心呕吐发生率比较差异无统计意义（$P>0.05$）。表明连续股神经阻滞联合浸润麻醉可为全膝关节置换术患者提供更加充分的术后镇痛效果，且不影响感觉和运动功能恢复，安全性较好。

（范晓华）

述评 · 全膝关节置换术后疼痛直接影响膝关节功能锻炼和康复，目前有多种术后镇痛方法。由于膝关节周围的神经支配主要有股神经、坐骨神经、闭孔神经，单纯的连续股神经阻滞并不能完全阻滞膝关节周围神经。该研究使用罗哌卡因、芬太尼和甲泼尼龙琥珀酸钠的混合药物进行浸润麻醉并复合连续股神经阻滞，能够为全膝置换手术提供完善的术后镇痛，为该类手术患者选择适宜的术后镇痛方法提供了参考依据。

（许　华）

不同剂量舒芬太尼用于下肢骨折患者术后皮下镇痛的疗效 ［上海医学，2014，37(8)：662］ 程华春等研究了不同剂量舒芬太尼用于皮下自控镇痛（PCSA）的疗效和安全性。选择 60 例行下肢骨折内固定手术的患者，ASA 分级 Ⅰ~Ⅲ级，年龄 26~88 岁。根据舒芬太尼的剂量，将患者随机分入舒芬太尼 0.08 组、舒芬太尼 0.06 组、舒芬太尼 0.04 组，每组 20 例。3 组舒芬太尼的背景剂量分别为 0.08、0.06 和 0.04 μg/(kg·h)，患者自控镇痛（PCA）单次剂量均为 0.04 μg/kg，锁定时间 15 min。3 组患者分别于镇痛后 3、6、12、24 h 时进行 VAS 评分和自诉分级疼痛评分（OVRS 评分）、Ramesay 镇静评分，监测脉搏血氧饱和度（SpO_2），计算 24 h 内舒芬太尼背景剂量、PCA 舒芬太尼用量、舒芬太尼总量、每千克体重的用量，以及 PCA 按压次数；并观察患者有无恶心呕吐等不良反应发生。结果舒芬太尼 0.04 组镇痛后 6 h 的疼痛 VAS 评分显著高于舒芬太尼 0.08 组同时间点（$P<0.05$），舒芬太尼 0.06 组镇痛后 6 h 和舒芬太尼 0.04 组镇痛后 6、24 h 的 Ramesay 镇静评分均显著低于舒芬太尼 0.08 组同时间点（P 值均 <0.05）；舒芬太尼 0.04 组镇痛后 6、12、24 h 的 SpO_2 均显著高于舒芬太尼 0.08 组同时间点（P 值均 <0.05），且镇痛后 6、12 h 的 SpO_2 均显著高于舒芬太尼 0.06 组同时间点（P 值均 <0.05）。3 组各时间点间的 OVRS 评分的差异均无统计学意义（P 值均 >0.05）。舒芬太尼 0.04 组镇痛 24 h 内的 PCA 按压次数和镇痛 24 h 舒芬太尼 PCA 用量均显著多于舒芬太尼 0.08 组和舒芬太尼 0.06 组（P 值均 <0.05），而 24 h 舒芬太尼背景剂量、24 h 舒芬太尼总量和每千克体重舒芬太尼用量均显著少于舒芬太尼 0.08 组（P 值均 <0.05）；舒芬太尼 0.06 组的 24 h 舒芬太尼背景剂量亦显著少于舒芬太尼 0.08 组（$P<0.05$）。舒芬太尼 0.08 组和舒芬太尼 0.04 组各有 1 例患者发生恶心呕吐，舒芬太尼 0.06 组无一例患者发生不良反应。表明 3 组患者经不同剂量的舒芬太尼 PCSA 后均能取得良好的镇痛效果，从安全性方面考虑，以舒芬太尼剂量为 0.06、0.04 μg/(kg·h) 较适宜；对于老年患者，以舒芬太尼剂量为 0.06 μg/(kg·h) 为宜，既用较小的背景剂量，又不至于频繁使用 PCA，且 24 h 舒芬太尼总量和每千克体重用量较少。

（范晓华）

述评 · 下肢骨折患者术后镇痛可采用静脉或硬膜外自控镇痛方法，也可采用连续下肢神经阻滞进行镇痛。皮下自控镇痛疗效确切并且安全，操作相对简便，但在临床应用尚不普及。该研究观察了不同剂量舒芬太尼用于皮下镇痛的效果，分析了镇痛期间自控给药的频次和剂量，为该类手术患者术后镇痛更安全、有效提供了依据。但该研究未进行年龄层次划分，对于不同年龄阶段的患者设置合理、安全有效的镇痛参数尚需进一步研究。

（许　华）

不同镇痛方式在胸腔镜肺叶切除术患者术后镇痛效果的比较 ［临床麻醉学杂志，2014，30(10)：984］ 张高峰等比较了不同镇痛方式在胸腔镜肺叶切除术患者术后镇痛的效果。将择期行单侧胸腔镜肺叶切除术患者 60 例，ASA Ⅰ或Ⅱ级，随机均分为 3 组：自控椎旁神经镇痛组（PVB

组)、自控硬膜外镇痛组(PCEA 组)和自控静脉镇痛组(PCIA 组)。PVB 组在神经刺激仪引导下行术侧 $T_{4\sim5}$ 椎旁间隙穿刺插管,PCEA 组行 $T_{4\sim5}$ 硬膜外穿刺插管。手术结束前 30 min 停用瑞芬太尼;PVB 组经椎旁间隙导管注射 0.2%罗哌卡因 15 ml 负荷量;PCEA 组硬膜外注射 0.125%罗哌卡因 5 ml,PCIA 组静脉注射舒芬太尼 0.1 μg/kg。之后连接镇痛泵 PVB 组 0.2%罗哌卡因,5 ml/h,PCA 量 5 ml,锁定时间 15 min;PCEA 组 0.125%罗哌卡因,5 ml/h,PCA 量 5 ml,锁定时间 15 min;PCIA 组舒芬太尼 1.0 μg/ml,2 ml/h,PCA 量 2 ml,锁定时间 15 min。记录入室后(T_0)、拔出气管导管 30 min(T_1)、术后 24 h(T_2)、48 h(T_3)、72 h(T_4)HR、MAP、PaO_2、$PaCO_2$,以及 T_1~T_4 时静息和咳嗽时 VAS 评分。测定 T_0、T_2~T_4 时用力肺活量占预计值的百分比(FVC%)、用力 1 秒呼气量占预计值的百分比(FEV_1%),并计算 FEV_1/FVC;记录镇痛期间不良反应的发生情况。结果与 T_0 时比较,T_1 时 PVB 组和 PCEA 组 MAP 明显降低,PCIA 组 MAP 明显升高,PCEA 组 HR 明显减慢,而 T_2 时三组 HR 明显增快($P<0.05$)。与 PCIA 组比较,T_1 时 PVB 组、PCEA 组和 T_2 时 PCEA 组 MAP 明显降低,T_1 时 PCEA 组 HR 明显减慢($P<0.05$)。与 PCEA 组比较,T_1、T_2 时 PVB 组 MAP 明显升高,T_1 时 PVB 组 HR 明显增快($P<0.05$)。与 T_0 时比较,T_1 时三组患者 PaO_2 和 T_1、T_2 时 PCIA 组 $PaCO_2$ 明显升高($P<0.05$)。与 PCIA 组比较,T_1、T_2 时 PVB 组和 PCEA 组 $PaCO_2$ 明显降低($P<0.05$)。与 T_0 时比较,T_2~T_4 时三组 FVC%、FEV_1%明显降低($P<0.05$)。与 PCIA 组比较,T_2~T_4 时 PVB 和 PCEA 组 FVC%和 FEV_1%明显升高($P<0.05$)。三组 FEV_1/FVC 组间组内差异无统计学意义。与 PCIA 组比较,T_1~T_4 时 PVB 组和 PCEA 组咳嗽时 VAS 评分明显降低($P<0.05$)。PVB 组和 PCEA 组患者无一例发生嗜睡,明显低于 PCIA 组 14 例($P<0.01$)。表明胸腔镜肺叶切除后患者自控椎旁神经阻滞镇痛效果完善,有利于术后肺功能恢复,且不良反应发生率低,安全有效。

(范晓华)

述评 · 胸腔镜下肺叶切除手术后有效的镇痛有助于患者术后深呼吸和排痰,可降低肺不张、肺炎、缺氧和二氧化碳蓄积等并发症的发生。临床常用的镇痛方法包括自控硬膜外镇痛和自控静脉镇痛方法。近期新开展的自控椎旁神经阻滞镇痛具有生理干扰轻微、血流动力学稳定等优点,复合全身麻醉时还可以减少麻醉药物用量,减少苏醒期躁动。该研究比较了 3 种不同镇痛方式的镇痛效果及不良反应,表明自控椎旁神经阻滞镇痛效果完善,有利于术后肺功能恢复,且不良反应发生率低,安全有效,为该技术在临床中的应用开展提供了一定依据。

(许 华)

甲状腺、甲状旁腺

本年度收集论文192篇，纳入一年回顾65篇，占34%；收入文选10篇，占5%。

一年回顾

一、甲状腺

（一）甲状腺癌

1. **基础研究** 有关甲状腺癌的基因研究仍然是热点，鼠类肉瘤滤过性毒菌致癌同源体B1（*BRAF*）基因突变与甲状腺乳头状癌的关系继续受到关注。石臣磊等[1]*研究了*BRAF*基因*V600E*（*BRAF V600E*）基因突变与甲状腺乳头状癌（PTC）中央区淋巴结转移的关系。对2011年10月至2013年10月间哈尔滨医科大学附属第二医院手术的126例甲状腺乳头状癌患者，提取其石蜡切片中的DNA样本，用荧光PCR法检测*BRAF V600E*的突变情况，结果发现126例PTC患者*BRAF V600E*突变的发生率为69.0%。进一步分析*BRAF V600E*突变与PTC患者临床病理因素的关系，单因素分析显示，*BRAF V600E*突变与肿瘤大小和淋巴结转移有关（$P<0.05$），与性别、年龄、多发病灶、腺外浸润、桥本甲状腺炎和肿瘤分期无关；多因素分析显示只有淋巴结转移与*BRAF V600E*突变有关。中央区淋巴结转移与肿瘤大小、肿瘤分期和*BRAF V600E*突变有关，且肿瘤直径>10 mm时，*BRAF V600E*突变患者的中央区淋巴结转移率高于突变阴性患者（$P<0.05$）；而肿瘤直径≤10 mm时，*BRAF V600E*突变与中央区淋巴结转移无关（$P>0.05$）。当*BRAF V600E*突变阴性患者肿瘤直径≤5 mm时，无中央区淋巴结转移。结论认为，*BRAF V600E*突变是PTC中央区淋巴结转移风险的独立预测因子，对于术前检测*BRAF V600E*突变阳性患者，肿瘤直径越大，越应该重视中央区淋巴结清扫；但当*BRAF V600E*基因突变阴性患者的肿瘤直径≤5 mm时，应该重新审视中央区淋巴结清扫的必要性。于波洋等[2]回顾性分析了2011年9月至2013年9月期间四川大学华西医院甲状腺外科进行手术治疗、同时有*BRAF*基因检测结果的275例甲状腺乳头状癌患者的临床资料，其中66.5%的患者BRAF基因突变阳性，62.2%患者腺外侵犯，49.8%淋巴结转移阳性。依据肿瘤大小分为直径≤1 cm组、1 cm<直径≤2 cm组和直径>2 cm组，比较三组*BRAF*基因突变比例无显著差异。单因素分析显示，PTC的肿瘤大小与患者年龄、性别及*BRAF*基因突变率均无关（$P>0.05$），而与甲状腺外侵犯和淋巴结转移有关（$P<0.05$）；*BRAF*基因突变率与甲状腺外侵犯和淋巴结转移有关（$P<0.05$）。多因素分析显示，肿瘤大小与甲状腺外侵犯（$P=0.009$）及淋巴结转移（$P=0.000$）密切相关。结论认为，PTC的侵袭性随着肿瘤大小增大而增加，*BRAF*基因的突变虽然与PTC的肿瘤大小无关，但会增加PTC甲状腺外侵犯和淋巴结转移风险，因此*BRAF*基因突变阳性的微小乳头状癌仍需积极的临床干预。胡传祥等[3]*研究甲状腺乳头状癌碘摄入水平与*BRAF V600E*突变及与PTC临床生物学特性的关系。收集天津地区PTC患者共159例，同地区甲状腺正常人群200例作为正常对照，检测患者的尿碘水平和患者*BRAF V600E*基因突变情况。PTC患者尿碘中位数（MUI）为336 μg/L，正常对照组MUI为196 μg/L，两组间尿碘值差异有统计学意义（$P=0.004$）。159例PTC患者中，101例为*BRAF V600E*突变型，58例为野生型，总体突变率为63.5%。*BRAF V600E*基因型在不同的尿碘分组间差异有统计学意义（$P=0.006$），随着尿碘值增加，*BRAF V600E*突变率增加。*BRAF V600E*基因型分布与性别、年龄、肿瘤大小、腺外侵犯、是否合并结节性甲状腺肿等临床病理学参数无关（*P*>

0.05),而与颈部淋巴结转移($P=0.008$)、合并桥本病($P=0.037$)有关。研究结果表明,高碘摄入可能是PTC发病的危险因素;在PTC患者中,高碘摄入可能是*BRAF V600E*突变的危险因素;在颈部淋巴结转移阳性、不合并桥本甲状腺炎的患者中,*BRAF V600E*突变率增加。

陈国等[4]研究了甲状腺乳头状癌组织中微管相关肿瘤抑制基因1(*MTUS1*)mRNA表达情况,采用实时荧光定量聚合酶链式反应(RT-PCR)检测68例甲状腺乳头状癌组织及其对应癌旁正常组织中*MTUS1* mRNA表达。结果发现,抑癌基因*MTUS1*在甲状腺乳头状癌组织中低表达,癌旁正常组织中*MTSU1* mRNA平均灰度值为0.65±0.12,显著高于甲状腺乳头状癌组织中*MTSU1* mRNA平均灰度值为0.31±0.09,两组比较差异有统计学意义($t=2.39$,$P<0.05$)。在甲状腺乳头状癌组织中,*MTUS1*基因mRNA的表达与患者的病理分级及有无淋巴结转移呈明显负相关,与患者性别、年龄、分化程度、肿瘤大小及TNM分期均无明显关系。因此,*MTUS1*基因的异常表达能反映甲状腺乳头状癌的恶性程度,在肿瘤的发生、发展中可能起着重要的作用。闫红印[5]采用免疫组织化学SP法,分别检测25例甲状腺腺瘤、20例癌旁正常甲状腺组织及58例甲状腺乳头状癌中核干因子(NS)的表达。58例甲状腺乳头状癌组织中,NS蛋白表达阳性率为58.6%;伴淋巴结转移的30例中阳性率为76.7%;无淋巴结转移的28例表达阳性率为46.4%。25例良性甲状腺瘤组织中NS表达阳性率为16.0%。NS基因蛋白在甲状腺乳头状癌中的表达率明显高于良性腺瘤组织和癌旁正常组织,癌旁正常组织和良性腺瘤组织无显著差异性。NS阳性表达率与甲状腺乳头状癌患者的年龄、性别无关,与浸润程度、病理分期、淋巴结转移有关($P<0.05$)。闫红印推断,NS参与了甲状腺乳头状癌的发生、发展过程。高表达的NS基因可能促进甲状腺乳头状癌的发生、发展,并可能是其进展环节中的一个标志性基因。张亘等[6]研究了磷酸化P53[p-P53(Ser 6)]与雌激素受体(ER)α在乳头状甲状腺癌中的表达及其相关性,应用免疫组织化学法检测p-P53(Ser6)、突变P53(mut-p53)、ERα在34例生育期女性乳头状甲状腺癌组织石蜡切片中的表达。结果发现,生育期女性的PTC组织中均有p-P53(Ser6)的表达,阳性率为100%,表现为细胞核或细胞核/质阳性染色,其表达与mut-P53的检测结果有明显不同。生育期女性PTC组织中p-P53(Ser6)的表达水平与ERα呈显著正相关($r=0.334$,$P=0.053$),而mut-P53的表达水平与ERα表达无相关性($r=-0.078$,$P=0.661$)。这一结果提示P53磷酸化可能参与促进了生育期女性PTC的发生、发展。孙勤暖等[7]研究发现炎性因子参与甲状腺乳头状癌浸润和转移。选取穿刺确诊为甲状腺乳头状癌的74例患者作为实验组,另选同期26名体检健康者作为正常对照组。两组受试者均空腹抽取静脉血,实验组患者于术后留取癌组织、癌旁正常组织(距癌组织2 cm)及术后7 d再次空腹抽取静脉血。采用酶联免疫法检测血清、癌旁正常组织及癌组织中白介素1α(IL-1α)、白介素1β(IL-1β)和环氧合酶-2(COX-2)蛋白的表达水平;采用实时荧光定量法和免疫组织化学方法检测甲状腺乳头状癌组织及癌旁正常组织中IL-1α、IL-1β和COX-2的mRNA和蛋白阳性表达强度;分析IL-1α、IL-1β和COX-2表达与甲状腺乳头状癌的临床分期、病理类型及有无淋巴结转移的关系。结果显示,手术前后实验组患者血清中IL-1α、IL-1β和COX-2的蛋白表达水平均高于正常对照组,差异有统计学意义;甲状腺乳头状癌患者癌组织中IL-1α、IL-1β和COX-2的蛋白表达水平、蛋白阳性表达强度及mRNA表达水平明显高于癌旁正常组织($P<0.01$)。甲状腺乳头状癌组织中IL-1α与IL-1β、IL-1α与COX-2、IL-1β与COX-2均呈正相关关系。IL-1α、IL-1β和COX-2的蛋白表达率与甲状腺乳头状癌临床分期、病理类型和有无淋巴结转移均有明显关联,随着病变的加重,IL-1α、IL-1β和COX-2 mRNA的表达水平增多。这表明炎症因子IL-1α、IL-1β和COX-2蛋白的表达可能在甲状腺乳头状癌的发生发展、浸润转移及预后中起重要作用。

李建业等[8]研究了乙酰肝素酶(Hpa)、尿激酶纤溶酶原激活剂(uPA)在甲状腺癌组织中的表达与淋巴结转移的关系。采用免疫组化SP法检测113例甲状腺癌及134例良性甲状腺结节组织中Hpa、uPA蛋白的表达情况。结果显示,Hpa、uPA在甲状腺癌及良性甲状腺结节组织中表达阳性率分别为82.30%、89.38%和16.42%、11.19%,甲状腺癌组织中Hpa、uPA的表达高于良性甲状腺结节($P<0.001$)。在甲状腺癌有、无淋巴结转移组Hpa、uPA蛋白表达阳性率分别93.94%、100%和65.96%、74.47%,甲状腺癌组织中有周围淋巴结转移组Hpa、uPA的表达高于无周围淋巴结转移组($P<0.001$)。Hpa、uPA在甲状腺癌组织中的表达成正相关性($r=0.437$,$P=0.021$)。这一结果提示Hpa、uPA检测有助于甲状腺良恶性肿瘤鉴别诊断及淋巴结转移的诊断。刘勤江等[9]检测了甲状腺癌患者外周血细胞角蛋白19(CK19)和多态性上皮黏蛋白1(MUC1)的表达,采用流式细胞术,检测491例甲状腺癌患者以及376例结节性甲状腺肿患者外周血中CK19和MUC1阳性表达的细胞。结果显示,甲状腺癌患者和结节性甲状腺肿患者的外周血CK19阳性

表达率分别为 35.4% 和 7.7%，差异有统计学意义（P = 0.000）；外周血 MUC1 阳性表达率分别为 32.8% 和 3.5%，差异也有统计学意义（P = 0.000）。单因素分析结果显示，肿瘤大小、包膜侵犯、淋巴结分期和远处转移均与甲状腺癌外周血 CK19 或 MUC1 阳性表达以及外周血 CK19 和 MUC1 均为阳性表达显著相关（P < 0.05），多因素分析结果显示，甲状腺癌包膜侵犯、淋巴结分期和远处转移均是甲状腺癌外周血 CK19 阳性表达、MUC1 阳性表达以及 CK19 和 MUC1 均为阳性表达的独立影响因素（P < 0.05）。CK19 阳性表达与 MUC1 阳性表达之间呈显著正相关（r = 0.628，P = 0.000）。结论认为，外周血 CK19 和 MUC1 检测有助于甲状腺癌血行微转移的预测及预后评估。胡耀杰等[10]探讨 MUC1、黏蛋白 15（MUC15）在老年甲状腺乳头状癌患者中的表达水平及其在发病过程中的作用。应用免疫组织化学法检测 10 例腺瘤旁正常甲状腺组织、57 例甲状腺乳头状癌、14 例甲状腺乳头状癌颈部淋巴结转移组织标本中 MUC1、MUC15 蛋白的表达水平。结果显示，MUC1、MUC15 在甲状腺正常组织、乳头状癌组织、淋巴结转移癌组织中阳性表达率分别为 40.0%、75.4%、64.3% 和 0、73.7%、71.4%，乳头状癌组织中 MUC1 阳性表达率明显高于正常甲状腺组（P = 0.02）。与正常甲状腺组织比较，MUC15 在乳头状癌组、淋巴结转移癌组阳性表达率均显著升高（P 均 < 0.05）。MUC15 在微小癌（肿瘤直径 ≤1 cm）中表达明显高于其在非微小癌（肿瘤直径 >1 cm）中的表达（90.9% *vs.* 62.9%，P = 0.02）；MUC15 在无淋巴结转移的癌组织中的表达明显高于伴淋巴结转移的癌组织中的表达（83.8% *vs.* 55.0%，P = 0.02）。在甲状腺乳头状癌组织中 MUC1 的表达与 MUC15 的表达呈正相关性（r = 0.35，P = 0.01）。这一研究结果表明，MUC1、MUC15 可能在甲状腺乳头状癌的发生中起一定的促进作用，并存在协同作用；MUC15 在甲状腺癌发生早期阶段起调控作用，而在进展期失去该作用，或可作为甲状腺微小癌筛查的辅助指标之一。金臻等[11]应用 RT－PCR 法检测 52 例甲状腺乳头状癌、32 例结节性甲状腺肿患者血浆和组织中 miR－155 的表达水平，同时检测 30 例同期于本院行体检健康者血浆 miR－155 表达水平作为对照。应用受试者工作曲线（ROC）分析血浆 miR－155 的诊断价值，并分析其在 PTC 血浆与癌组织中表达的相关性。结果 miR－155 在 PTC 与结节性甲状腺肿组织中的相对表达量分别为 8.43 ± 6.14 和 1.14 ± 0.41，PTC 组高于结节性甲状腺肿组，差异有统计学意义（P < 0.01）。PTC 组、结节性甲状腺肿组、对照组血浆 miR－155 表达量分别为 3.35 ± 1.85、1.30 ± 0.30 和 1.41 ± 0.24，PTC 组高于结节性甲状腺肿组及对照组，差异有统计学意义（P < 0.01）。PTC 组与对照组区分的 ROC 曲线下面积（AUC）为 0.932（95% CI = 0.851 ~ 0.970，P < 0.001），PTC 组与结节性甲状腺肿组区分的 AUC 为 0.887（95% CI = 0.811 ~ 0.961，P < 0.001）。miR－155 在 PTC 组织表达与血浆中的表达呈正相关（r = 0.589，P < 0.000 1），其表达量与患者年龄、性别、癌灶数量、淋巴结转移及 TNM 分期等临床病理参数无相关性（P > 0.05）。结论认为，PTC 患者血浆中 miR－155 表达量升高，提示 miR－155 可作为一种新的血液学标志物用于甲状腺乳头状癌的筛查诊断。

2. **诊断** 超声检查仍然是甲状腺结节良恶性诊断首选的影像学检查。随着高分辨率高频超声探头及超声造影、弹性成像等新技术的应用，超声诊断甲状腺疾病的准确率逐步提高，在甲状腺癌的诊断中起到越来越重要的作用。王晓庆等[12]*回顾性分析 1 838 例经穿刺或手术证实病理结果的甲状腺结节的超声特征，应用 TI－RADS 分级诊断标准对甲状腺结节进行分级，分析不同分级者的恶性率和准确率。1 838 例甲状腺结节患者中，恶性 1 160 例，良性 678 例。超声诊断的敏感度、特异度、阳性预测值、阴性预测值和正确率分别为 99.7%、41.0%、74.3%、98.6% 和 78.2%。研究发现，不同 TI－RADS 分级的恶性率和准确率之间的差异有统计学意义。其中 TI－RADS4 级患者中良恶性容易出现重叠，根据恶性征象的数目又进一步细化分为 4a、4b、4c 三个等级，其恶性率分别为 45.2%、68.6%、91.4%。此外，超声检查还显示，良恶性甲状腺结节的形状、边界、回声、钙化和血流方面的差异有统计学意义（P < 0.001），其中纵横比 ≥1、边界不清、低回声及极低回声、微小钙化和结节内部血流丰富（Ⅲ型）与恶性甲状腺结节有关，而卵圆形、边界清晰、中高回声、无或者粗大钙化、结节内部无丰富血供（Ⅰ型或Ⅱ型）与良性甲状腺结节有关。王晓庆等[13]还回顾性分析了 2006 年 6 月至 2013 年 12 月间天津医科大学肿瘤医院超声显示为甲状腺部分囊性结节（PCTN）265 例，将其超声特征与穿刺或手术证实的病理结果对照分析。发现超声诊断灵敏度、特异度、阳性预测值、阴性预测值和准确率分别为 96.2%、98.1%、92.7%、99.0% 和 97.7%。研究发现，超声下 PCTN 结节内部结构、形状、边缘与良恶性有关（P 均 < 0.001），其中纵横比 ≥1、边缘毛刺状或微小分叶与恶性 PCTN 有关，而边缘光滑、海绵状结构与良性 PCTN 有关。对于 PCTN 内部实性部分，其结构、游离缘、回声和钙化情况与 PCTN 良恶性有关（P 均 < 0.001），其中实性部分偏心结构及锐性夹角、游离缘不光滑、低回声及极低回声、微小钙化者提示恶性，而实性部分呈同心结构、游离缘光滑、等回

声及高回声、大钙化者提示良性。Logistic 回归分析显示，结节内部实性部分回声、实性部分游离缘、实性部分的结构及钙化为预测恶性 PCTN 的重要因素（P 均 <0.05），其中低回声、极低回声、偏心结构及锐性夹角、游离缘不光滑、微小钙化为预测恶性 PCTN 的不良因素。侯春杰等[14]* 收集 662 个经手术证实病理的甲状腺囊实性结节的超声、检验及临床信息，随机抽取其中 400 个结节进行 Logistic 回归分析，建立风险预估模型，并应用该模型对剩余 262 个结节组成的验证组进行预测，ROC 曲线评价模型预测的诊断效能。最终进入模型的自变量为：结节内部偏心锐角结构 ×2，微钙化 ×3，囊实交界面 ×4，实性部分回声 ×9，促甲状腺激素 ×10，性别 ×12，建立的模型为：$Z=-3.60+1.40\times2+2.47\times3+1.05\times4+0.57\times9+0.07\times10+1.02\times12$；$M=e^{Z}/1+e^{Z}$（M 为结节恶性概率，e 为自然常数 2.72）。以 M 值≥0.5 预测结节为恶性，M 值 <0.5 为良性。据建立的模型计算验证组 262 个甲状腺囊实性结节的良恶性，并与病理结果做比较，模型预测准确率为 96.95%，敏感度为 100%，漏诊率为 0，特异度为 96.68%，误诊率为 3.32%，阳性似然比为 30.12，阴性似然比为 0。该预测模型的 ROC 曲线下面积为 0.88，高于各入选变量 ×2、×3、×4、×9、×10、×12 的曲线下面积 0.74、0.81、0.65、0.60、0.59、0.61，提示其具有更高的诊断效能。

王惠等[15]对 63 个甲状腺结节行常规超声检查，并采用超声弹性成像技术对病灶组织进行弹性成像分级，采用声辐射力脉冲的声触诊组织定量（VTQ）技术检测病灶组织的剪切波速度（SWV）。以术后病理学检查结果作为金标准，采用受试者工作特征曲线（ROC 曲线）评估常规超声、弹性成像及 VTQ 技术诊断甲状腺结节性质的最佳诊断界点及诊断价值。结果 63 个甲状腺结节中有良性结节 45 个，恶性结节 18 个。常规超声检查、EI 及 VTQ 技术的受试者工作特征（ROC）曲线下面积分别为 0.837（95% $CI=0.712\sim0.962$）、0.863（95% $CI=0.751\sim0.974$）及 0.900（95% $CI=0.810\sim0.990$），与 0.5 比较差异均有统计学意义（$P=0.001$），但三者间曲线下面积比较差异无统计学意义（$P>0.05$）。常规超声检查的最佳诊断界点为≥3 项恶性表现，相应的灵敏度、特异度及准确率分别为 83.3%、86.7% 及 85.7%。恶性结节的弹性成像分级较良性结节高（$P=0.001$），最佳诊断界点为≥Ⅳ级，相应的灵敏度、特异度及准确率分别为 94.1%、82.6% 及 87.3%。恶性结节的 SWV 值高于良性结节，差异有统计学意义（$P=0.001$），SWV≥3.39 m/s 为 VTQ 技术的最佳诊断界点，相应的灵敏度、特异度及准确率分别为 88.9%、91.1% 及 90.5%。何玉霜等[16]对 2014 年 1~6 月期间在四川大学华西医院行超声检查并进行手术的 209 例患者共 222 个甲状腺结节采用甲状腺影像报告和数据系统（TI－RADS）分级结合超声弹性成像进行评估。以病理学结果作为金标准，在 222 个甲状腺结节中，TI－RDAS 分级结合超声弹性成像诊断为恶性 178 个，良性 44 个。进一步将甲状腺结节按照大小分为 >1 cm 和≤1 cm 两个亚组进行分析发现，TI－RADS 分级结合超声弹性成像对 >1 cm 甲状腺结节其诊断效能更好。对于 >1 cm 的甲状腺结节，TI－RADS 分级联合超声弹性成像的灵敏度为 98.3%，特异度为 68.6%，准确率为 87.4%，阳性预测值为 84.3%，阴性预测值为 96.0%，约登指数为 66.9%；对于≤1 cm的甲状腺结节，TI－RADS 分级联合超声弹性成像的灵敏度为 98.5%，特异度为 30.5%，准确率为 66.9%，阳性预测值为 62.0%，阴性预测值为 94.7%，约登指数为 29.0%。对于 >1 cm 的甲状腺结节，形态不规则（$OR=6.376$）、存在微钙化灶（$OR=21.525$）及有被膜浸润（$OR=3.852$）者的恶性风险高（$P<0.05$）；对于≤1 cm 的甲状腺结节，纵横比≥1（$OR=3.406$）和存在被膜浸润（$OR=3.922$）者的恶性风险高（$P<0.05$），且弹性评分越高，恶性风险越大（$OR=1.606$，$P=0.045$）。王霞等[17]对 164 例患者共 328 个病灶结节，采用常规超声检查、超声造影以及彩色多普勒血流成像检查，观察并详细记录所发现的甲状腺病灶的内部与周边血流、内部回声特征、直径、钙化程度及位置等信息。以手术病理结果为金标准，对比分析常规超声、超声造影、弹性成像对良、恶性甲状腺结节诊断的准确性。结果发现超声造影、弹性成像及超声造影和弹性成像二者联用对良恶性甲状腺结节的诊断符合率分别为 92.7%、90.2%、90.2%，均明显高于常规超声的 63.4%（$P<0.05$）。超声造影、弹性成像及二者联用阳性预测值、阴性预测值、敏感度及特异度均明显优于常规超声诊断结果（$P<0.05$）；而超声造影、弹性成像比较，差异无统计学意义（$P>0.05$）。超声造影联合弹性成像对良恶性甲状腺结节诊断灵敏度可达 97.1%，明显高于超声造影、超声弹性成像（$P<0.05$）。结论认为，超声造影和弹性成像二者联用具有较高的诊断价值。郇婕等[18]对 45 例甲状腺结节患者行常规超声、超声造影及剪切波弹性成像超声检查，以病理结果为诊断良恶性的金标准，绘制受试者工作曲线，分析 3 种不同超声检查方法单独或联合应用对甲状腺结节良恶性的诊断价值。结果显示，单独应用时，剪切波弹性成像超声的诊断效能最高，最大曲线下面积（AUC）=0.850，敏感性为 90.0%，特异性为 80.0%，准确性 =82.2%。常规超声次之，AUC =0.721，敏感性为 70.0%，特异性为 74.3%，准确

性为73.3%。超声造影的诊断效能最低，AUC = 0.708，敏感性为66.7%，特异性为75.0%，准确性为73.2%。常规超声联合剪切波弹性成像、超声造影联合剪切波弹性成像都可以将敏感性提升至100%，其中以"常规超声联合剪切波弹性成像"诊断的特异性最高，达85.7%。

对于超声无法判定或高度怀疑甲状腺小结节，越来越多的研究表明超声引导下细针穿刺（FNA）活检是种安全准确的确诊方法。谭石等[19]对38例毗邻周围重要脏器的39枚甲状腺小结节行超声引导下FNA检查，结节直径0.6～1.2 cm，平均0.8 cm。穿刺过程中及穿刺后均未发生出血、毗邻脏器及神经损伤等并发症。手术病理证实甲状腺癌33枚，包括术前FNA诊断恶性结节28枚，无法判断病理类型2枚，取材过少无法诊断3枚；良性结节6枚，包括FNA诊断良性结节2枚，无法判断病理类型1枚，取材过少无法诊断3枚。FNA取材过少无法进行病理诊断6枚，取材不足率15.4%。FNA诊断敏感性、准确性分别为93.3%和93.9%；与手术病理的一致性 Kappa = 0.718，McNemar χ^2 检验表明FNA病理结果与手术病理结果无明显差异（P = 0.500）。周乐等[20]*自2012年5月至2014年10月间对7 000例患者共计7 382个甲状腺结节以超声引导下行细针穿刺活检，穿刺过程中发生局部小血肿94例，无严重并发症。穿刺结果按Bethesda报告系统分类标准，分为6类。其中Ⅰ类标本无法诊断或不满意165个，占2.2%；Ⅱ类良性3 202个，占43.4%；Ⅲ类意义不明的细胞非典型性病变或滤泡性疾病621个，占8.4%；Ⅳ类滤泡性肿瘤或可疑滤泡性肿瘤无；Ⅴ类可疑恶性肿瘤734个，占9.9%；Ⅵ类恶性肿瘤2 660个，占36%。经手术后病理学检查对照2 536个，穿刺活检诊断敏感度为91.4%，特异度为82.7%，假阳性率为1.2%。按时间先后每6个月计1组行分组统计，敏感度分别为83.0%、78.0%、89.1%、93.1%、96.3%，特异度分别为59.0%、100.0%、84.6%、91.7%、97.2%。这一结果表明对穿刺诊断过程中病例筛查、穿刺取材、结果判读等环节进行质量控制，有利于穿刺活检诊断敏感度和特异度的不断提高。

赵菁[21]研究了CT对甲状腺癌的诊断价值，回顾性分析了55例甲状腺病变的CT表现，发现甲状腺癌、甲状腺腺瘤及结节性甲状腺肿均单侧叶、单发多见，三者间差异无统计学意义（$P > 0.05$）。100%甲状腺癌呈稍低密度及75%伴钙化，分别高于甲状腺腺瘤64%、23%及结节性甲状腺肿47%、40%，差异有统计学意义（$P < 0.05$）；而甲状腺腺瘤及结节性甲状腺肿间比较无显著差异。91%甲状腺腺瘤边界清晰，与甲状腺癌35%及结节性甲状腺肿60%差异有统计学意义（$P < 0.05$）。80%甲状腺癌呈轻度不均匀强化，64%甲状腺腺瘤呈显著不均匀强化，两者间差异有统计学意义（$P < 0.05$）。3种疾病皆可引起邻近结构受压及移位改变，35%甲状腺癌侵犯邻近结构，70%甲状腺癌有颈部淋巴结转移，因此甲状腺CT对于判定病变性质和显示甲状腺癌与周围组织结构关系上均具有重要的诊断价值。

3. 分化型甲状腺癌 青少年甲状腺乳头状癌患者预后较好，手术治疗是公认的首选的治疗方式。邓维叶等[22]对1996年12月至2005年10月中山大学肿瘤防治中心收治的69例青少年甲状腺乳头状癌患者进行回顾性研究。69例患者中，男26例，女43例。中位年龄24岁，平均23.1岁。中位随访时间113个月（73～174个月）。所有患者术后均予甲状腺素治疗。20.3%的患者在随访期间出现复发，1.4%的患者（1/69）死亡。原发灶包膜外侵犯的患者与无包膜外侵犯的患者10年无病生存率分别为29.6%和80.1%（$P < 0.01$）。单因素分析提示原发灶包膜外侵犯影响青少年甲状腺乳头状癌患者的预后，年龄、性别、原发灶大小、T分期、淋巴结转移、手术方式及远处转移对预后无影响（$P > 0.05$）。Cox多因素回归分析表明原发灶包膜外侵犯的青少年甲状腺乳头状癌患者预后较差，原发灶包膜外侵犯是影响青少年PTC复发的独立因素（$P = 0.004$）。

目前越来越多的研究支持对甲状腺乳头状癌包括微小癌行预防性中央区淋巴结清扫，但对甲状腺乳头状微小癌是否行侧颈淋巴结清扫及清扫范围仍无定论。许远等[23]回顾性分析温州医科大学附属第二医院2001年1月至2011年6月间手术病理证实的126例多灶性甲状腺乳头状微小癌（PTMC）患者的临床资料，采用Logistic多因素回归分析，对可能影响多灶性PTMC术后复发的临床病理因素进行分析。结果显示，多灶性PTMC累及双侧腺叶者22.2%，术后残叶复发者占44.4%，首次行甲状腺全/近全切除组术后复发率明显低于非甲状腺全/近全切除组；多灶性PTMC中央区淋巴结转移率为54%，术后复发率为14.3%，总的生存率为98.4%。多因素分析显示，肿瘤侵犯甲状腺包膜、淋巴结转移、非甲状腺全/近全切除为影响多灶性PTMC术后复发的独立性危险因素。许远等根据研究结果指出，对多灶性PTMC行甲状腺全/近全切除术是必要的，术前未发现颈部淋巴结转移的患者也应常规行中央区淋巴结清扫。卞雪艳等[24]*探讨了甲状腺微小乳头状癌颈淋巴结转移的危险因素。回顾性分析2013年1月至2013年11月天津医科大学肿瘤医院共1 037例甲状腺微小乳头状癌患者的临床病理资料发现，患者中央区淋巴结转移率为32.02%，侧颈淋巴结转移率为6.85%。男性、年龄≤45岁、肿瘤直径＞5 mm、多灶性、双发性、侵犯包膜和甲状腺外局部侵犯者中央区淋巴结转移率较高（$P<0.05$）。男性、中央区淋巴结转移、B超诊断阳性者侧颈淋巴结转移率较高，并且随着中央区淋巴结转移数目的增多，侧颈转移率也随之增高（$P<0.05$）。因此，对中央区淋巴结转移高危因素的人群应行预防性中央区淋巴结清扫术，对侧颈淋巴结转移高危因素的人群应行患侧侧颈淋巴结清扫术。高分辨率B超对侧颈淋巴结转移的灵敏度、特异度分别为92.96%、81.48%，对于预测甲状腺微小乳头状癌患者颈淋巴结转移具有重要的诊断意义。王萍萍等[25]收集天津医科大学肿瘤医院甲状腺颈部肿瘤科2013年1月至2013年6月首治的400例cN_0期PTMC患者的临床病理资料，单因素分析显示：PTMC中央区淋巴结转移率为28.0%。患者性别、年龄、腺外侵犯、肿瘤直径、原发病灶数均与中央区淋巴结转移相关，<45岁者中央区淋巴结转移率为32.5%，男性患者中央区淋巴结转移率为42.6%，腺外侵犯型PTMC中央区淋巴结转移率为44.1%，肿瘤直径>5 mm中央区淋巴结转移率为33.3%，多灶患者中央区淋巴结转移率为37.4%。多因素Logistic回归分析显示：当患者为男性，年龄<45岁，肿瘤有腺外侵犯，多病灶者，淋巴结转移发生率明显增加（$P<0.05$）。结论认为，对于cN_0期PTMC，可综合考虑患者性别、年龄、原发病灶数及肿瘤腺外侵犯等因素，细化中央区淋巴结清扫术处理原则，行原发灶手术的同时，应同期行预防性中央区淋巴结清扫术。郭凯等[26]研究了中央区淋巴结转移率（cLNR）与侧颈淋巴结转移关系。回顾性分析复旦大学附属肿瘤医院头颈外科2006年1月至2013年12月初治的859例甲状腺乳头状微小癌患者临床资料，其中临床发现侧颈淋巴结转移者115例，术后病理证实中央区淋巴结转移率为75.7%，侧颈淋巴结转移率为81.7%，其中19.1%无中央区淋巴结转移而直接发生侧颈淋巴结转移。中央区淋巴结转移与否和侧颈淋巴结转移有相关性（$P<0.01$），cLNR和中央区淋巴结转移阳性数≥3个侧颈淋巴结转移风险明显升高；临床未发现侧颈淋巴结转移者744例，中央区淋巴结转移率为53.5%，侧颈淋巴结转移率为2.6%，cLNR的高低与侧颈淋巴结无相关性。但中央区转移淋巴结>3个时，侧颈淋巴结复发危险度增加3.9倍。结论认为，对临床影像学未发现侧颈淋巴结转移的患者仅行中央区淋巴结清扫，其侧颈复发率低，可不行侧颈淋巴结清扫，但对于中央区淋巴结转移个数>3个的患者，其侧颈淋巴结复发概率较高，应密切随访及时干预。

邵堂雷等[27]对甲状腺乳头状癌中央区淋巴结清扫术后淋巴结复发进行临床研究，回顾性分析2011年1月至2013年12月间在上海交通大学医学院附属瑞金医院普外科手术治疗的38例患者临床资料。38例再清扫的淋巴结病理检查均证实有乳头状癌转移。其中34例位于原右侧中央区清扫区域，发生率为89.5%，4例（10.5%）位于原左侧中央区清扫区域。右侧复发者淋巴结位于右颈总动脉深面的气管右侧、右喉返神经内侧和右肺尖上方所构成的三角内，左侧复发者淋巴结位于锁骨深面的气管左侧和左颈总动脉之间。术后暂时性声音嘶哑发生率为18.4%，永久性喉返神经损伤发生率为2.6%，暂时性低钙血症发生率为15.8%。结论认为，由于再次清扫中央区淋巴结风险大，因此首次清扫务必彻底和规范。应特别注意清扫斜行的右颈总动脉深面、气管右侧、右喉返神经内侧和右肺尖上方的这一区域，避免遗漏。吕承洲等[28]研究了甲状腺乳头状癌颈Ⅱ区淋巴结转移的相关因素，回顾性分析83例甲状腺单叶乳头状癌且仅伴同侧颈侧区淋巴结转移的患者的临床资料后发现，颈部各区的淋巴结转移率分别为Ⅱ区51.8%、Ⅲ区78.3%、Ⅳ区71.7%、Ⅴ区4.8%、Ⅵ区79.5%。患者性别、年龄、是否为微小癌、包膜是否完整、外侵与否与Ⅱ区淋巴结转移均无关（$P>0.05$），腺体上极受累与颈Ⅱ区淋巴结转移有关（$P<0.05$）。结论认为，对于甲状腺乳头状癌患者，当腺体上极受累时，颈侧区的择区性淋巴结清扫范围应包含Ⅱ区。

董鸿等[29]研究了术前血清促甲状腺激素（TSH）水平对甲状腺乳头状癌侧方淋巴结转移的影响。回顾性收集2011年1月至2014年5月间最终病理结果证实为甲状腺乳头状癌且行颈侧区淋巴结清扫的病例157例，阈值效应分析、多元Logistic回归分析等方法分析术前血清TSH对颈侧区淋巴结转移的影响。157例患者术前平均TSH为（2.48±1.91）μU/ml。研究发现术前血清TSH与侧方淋巴结转移存在相关性，且术前血清TSH对侧方淋巴结的影响呈分段效应，不同浓度范围对侧方淋巴结转移的影响不同。通过阈值效应分析发现，血清TSH浓度1.475 μU/ml是明显的折点。在TSH浓度<1.475 μU/ml时，随着浓度的升高，颈侧区淋巴结转移风险也随之升高，具有统计学意义。多因素Logistic回归显示，该段TSH对颈侧区淋巴结转移具有独立作用。血清TSH浓度>1.475 μU/ml时，随着浓度的升高，颈侧区淋巴结转移风险似乎有所下降，但无统计学意义。董帅等[30]*研究了甲状腺过氧化物酶抗体（TPOAb）在桥本甲状腺炎（HT）合并甲状腺乳头状癌（PTC）患者手术方式选择中的作用。收集2010年1月至2013年6月间浙江大学医学院附属第一医院甲状腺疾病诊治中心收治的HT及HT合并PTC患者共238例，对比分析术后常规病理结果与术前患者资料及实验室检查结果发现，TPOAb 指标在 HT 合并单发和多灶性 PTC 患者之间差异有统计学意义（$P<0.01$）。在 TPOAb >1 300 U/ml 的 82 例 HT 合并 PTC 患者中 79 例为多灶性，占 96.3%。这一结果表明，TPOAb >1 300 U/ml是 HT 合并多灶性 PTC 的高危因素。对术中冷冻病理报告为 HT 合并 PTC，且术前检测 TPOAb >1 300 U/ml 的患者应行双侧甲状腺全切除术。

王朝晖等[31]* 探讨了累及喉、气管的分化型甲状腺癌的外科处理，对 29 例伴有喉、气管受累的分化型甲状腺癌患者行一期肿瘤切除。所有患者均行甲状腺全切除术，喉、气管受侵者 9 例行肿瘤气管壁削除术（Ⅰ、Ⅱ型），15 例分别行气管窗状切除胸锁乳突肌肌骨膜瓣修复术、气管袖状切除端端吻合术、气管窗状切除造瘘术，3 例行全喉切除术，2 例行部分喉切除术，4 例胸大肌肌皮瓣修复皮肤软组织缺损。术后随访 1~8 年，就诊时伴有肺转移的 3 例术后均行内照射，肺转移灶控制 2 例，进展 1 例，带瘤生存；3 例复发，2 例气管壁复发再手术，1 例颈部淋巴结复发放弃治疗术后 40 个月死亡。随访满 3 年 25 例，生存 25 例；随访满 5 年 14 例，生存 13 例。结论认为，分化型甲状腺癌侵犯喉、气管时，应争取手术切除肿瘤组织，切勿放弃手术。应尽可能切除受累器官，不仅可消除或缓解由出血及梗阻引起的窒息，且使患者有治疗的机会，同时通过皮瓣修复、气管端端吻合等技术重建喉、气管功能，以提高患者的生存质量。术后行规范的内分泌治疗、核医学治疗，可改善患者预后。

付守智等[32] 观察应用枫香脂联合左旋甲状腺素对分化型甲状腺癌患者术后促甲状腺激素、总体甲状腺激素水平及游离甲状腺素水平的影响。将分化型甲状腺癌患者采用简单随机化方法分成两组，单纯用药组 55 例，口服左旋甲状腺素片；联合用药组 57 例，口服枫香脂联合左旋甲状腺素片，比较用药前后两组患者血清中促甲状腺素（TSH）、总甲状腺素（T_4、T_3）和游离甲状腺素（FT_3、FT_4）的变化。结果：用药后联合用药组与单纯用药组 T_4、T_3、FT_4 水平均没有明显差异；TSH 水平两组均降低，联合用药组（0.44 ± 0.10）μU/ml，明显低于单纯用药组（0.94 ± 0.25）μU/ml；FT_3 均升高，联合用药组 FT_3 升高程度（1.08 ± 0.39）pmol/ml，明显高于单纯用药组（0.66 ± 0.36）pmol/ml，差异具有统计学意义（$P<0.05$）。因此，枫香脂联合左旋甲状腺素可以在不增加左旋甲状腺素剂量的情况下，提高分化型甲状腺癌患者血清中游离甲状腺素 FT_3 的水平，增强 TSH 抑制治疗效果。

4. 甲状腺髓样癌 刘溦薇等[33] 探讨了不同手术方式治疗散发性甲状腺髓样癌的效果和预后。共回顾性分析上海交通大学附属第六人民医院 2000 年 1 月至 2013 年 3 月期间收治的 26 例甲状腺髓样癌患者的临床资料，按手术方式分为规范化手术组（即双侧甲状腺全切除 + 淋巴结清扫术）7 例和非规范化手术组 19 例。分析两组患者的术后治愈、喉返神经和甲状旁腺损伤情况。以患者术后血清中降钙素在正常范围，影像学提示无肿瘤残余、复发或转移为"术后生化治愈"，若出现术后血清中降钙素水平持续升高，影像学检查出现阳性结果则考虑复发。非规范化手术组和规范化手术组患者的 1 年生化治愈率比较，差异无统计学意义（84.21% *vs.* 100%，$P>0.05$），1 年复发率分别为 15.79% 和 0；规范化手术组的 5 年生化治愈率明显高于非规范化手术组，差异有统计学意义（100% *vs.* 16.67%，$P<0.05$），5 年复发率分别为 0 和 83.33%。两组术后喉返神经损伤率及甲状旁腺功能低下发生率比较差异均无统计学意义（P 均 >0.05）。因此得出结论，散发性甲状腺髓样癌行规范化手术可提高 5 年生化治愈率，减少复发，且并未增加术后喉返神经和甲状旁腺的损伤率。高云飞等[34] 回顾性分析中山大学肿瘤防治中心 2000 年 1 月至 2014 年 11 月间收治的 118 例甲状腺髓样癌（MTC）的临床资料并进行随访，采用单因素、多因素分析统计影响其预后的相关因素。118 例 MTC 患者无疾病存活率（DFS）为 73%。1 年、3 年、5 年、10 年的总存活率（OS）分别是 97%、95%、94%、89%；单因素分析显示原发灶大小、顽固性腹泻、包膜外侵犯（ETE）、上纵隔淋巴结转移、远处转移及复发影响预后；多因素分析显示顽固性腹泻、上纵隔淋巴结转移及远处转移是影响患者生存的独立预后因素。此外，虽然血清降钙素（ct）值在单、多因素分析均无统计学意义，但其动态变化有预测复发的趋势，因此术前行血清 ct 值测量和术后长期随访血清 ct 值动态变化对 MTC 预后的评估有一定的价值。

5. 甲状腺未分化癌 闫红印[35] 收集甲状腺未分化癌患者 21 例，平均 63.5 岁，病史 26 d 至 25 年。行单纯手术切除 3 例，单纯手术切除 + 放疗 5 例，单纯手术切除 + 淋巴结清扫 3 例，单纯手术切除 + 淋巴结清扫 + 放疗 4 例，姑息治疗 3 例，姑息治疗 + 放疗 3 例。治疗后 1、2、3、5、10 年生存率分别为 71.4%、47.6%、33.3%、23.8%、4.7%。研究还发现原发肿瘤大小与预后有关，肿瘤大小≥5 cm 的患者治疗后 1、2、3、5、10 年生存率分别为 33.3%、25.0%、16.7%、8.3%、0%，明显低于肿瘤 <5 cm 患者的 88.9%、66.7%、55.6%、22.2%、11.1%。结论认为，甲状腺未分化癌预后差，预后与原发灶大小及治疗方法的选择有关，应早诊断早治疗，采用以手术根治为主联合放化疗的综合治疗提高患者生存率。

（二）其他甲状腺疾病

1. **胸骨后甲状腺肿**　李胜龙等[36]总结了胸骨后甲状腺肿外科手术治疗经验，从1989—2013年间共手术治疗胸骨后甲状腺肿102例，手术方式包括：① 颈低领式切口手术切除74例；② 较大、更低的低领式切口，肩部垫枕约高20°使颈部过伸，此法手术切除12例；③ 横断一侧或双侧舌骨下肌群手术切除8例；④ 颈低领式切口加胸部正中纵切口，胸骨体在2、3肋间横向锯断，显露上纵隔血管及病变，直视下完整切除甲状腺癌或巨大甲状腺肿8例。所有患者手术均获成功。术后声嘶7例，4例1个月后发声恢复正常，3例因癌侵犯喉返神经，声嘶无改善。9例甲状旁腺损伤致低钙抽搐，2~3个月均恢复。所有患者随访1~3年均无复发。结论认为，胸骨后甲状腺肿多提倡常规经颈部切口低领式切口入路，但若甲状腺向下坠入位置较低达胸骨后第3肋水平，则不能经颈分离，可加行胸骨劈开，或钝性分离胸骨后甲状腺时肿块粘连明显难以分离或分离时严重出血，也应当机立断劈开胸骨，充分暴露纵隔结构，直视下止血，切除病灶。术前CT扫描、胸片对手术方式的选择具有指导意义。

2. **急性化脓性甲状腺炎**　郑丽娟等[37]总结了2007年5月至2012年7月间共收治25例急性化脓性甲状腺炎，其中7例行手术切开引流清除化脓灶（切开组），18例行超声引导下穿刺置管引流脓液（穿刺组）。两组患者均行脓液细菌培养即药敏试验，术后均根据药敏结果给予有效抗生素及术后理疗加速恢复。术后随访3月至5年，切开组无复发，穿刺组1例于术后1个月复发，经再次穿刺引流后治愈。比较两组临床表现及颈部脓肿特征基本相似，术后体温及白细胞降至正常时间、平均住院时间均无显著差异，均无严重并发症发生。结论认为，两种方法治疗急性化脓性甲状腺炎的疗效及安全性上无显著差异，穿刺引流法具有操作简单、安全、费用少、美容效果好等优点，但有时因引流不充分，病灶清除不彻底易出现复发，对于复发患者可以行反复穿刺引流治疗。

3. **异位甲状腺**　黄盛等[38]回顾性分析2000年1月至2011年10月南京军区福州总医院收治的6例异位甲状腺患者临床资料，其中异位甲状腺位于颈部3例，舌根部2例，胆囊1例。其中迷走甲状腺2例，因影像学检查提示颈部甲状腺区域未见甲状腺组织，未发生误诊，1例无症状者未予治疗，1例主诉咽部异物感者口服甲状腺素片后肿块缩小，症状缓解；副甲状腺4例，术前均被误诊而行手术切除，术后未出现甲状腺功能减退。黄盛等结合国内外文献报道分析指出，异位甲状腺好发部位为颈中线或舌盲孔至胸骨切迹沿线周围，以舌根部和颈前部多见，其中舌异位甲状腺约占90%，颈部异位甲状腺和其他部位异位甲状腺占10%。由于异位甲状腺少见，缺乏特异性临床表现，特别是副甲状腺误诊率较高，因此异位甲状腺好发部位出现的肿物，应考虑到该病的可能，对可疑病变进行必要辅助检查。根据临床特征、具体类型及甲状腺功能状况及有无恶变等，决定是否采取治疗及选择保守还是手术治疗。另外，异位甲状腺疾病治疗后应密切随访复查甲状腺功能，出现甲状腺功能减退时及时予以替代治疗。

4. **甲状腺恶性淋巴瘤**　杨栋等[39]回顾性分析我院2009年至2012年收治的22例原发性甲状腺恶性淋巴瘤患者的临床和病理资料。22例患者均接受手术治疗，其中行甲状腺全切1例，双侧次全切除15例，单侧腺叶切除6例，3例同期行中央区淋巴结清扫术。6例患者因术前有气道狭窄，在手术同期行气管切开术。22例患者术后病理证实为甲状腺恶性淋巴瘤。实验室检查均有甲状腺球蛋白抗体和（或）微粒体抗体升高。病理类型为弥漫性大B细胞淋巴瘤（DLBCL型）和黏膜相关淋巴组织淋巴瘤（MALT型）。术后化疗效果良好。最长随访时间61个月。结论认为，原发性甲状腺恶性淋巴瘤诊断较难，术后病理检查是明确诊断的有效方法。对于迅速增大并伴有压迫症状及抗体增高的甲状腺肿物，术前应考虑该病的可能性，并予以积极处理。甲状腺抗体检查在协助诊断上有一定意义。联合放化疗是临床上治疗的主要方法。两种病理类型淋巴瘤的患者在预后上未见明显差异。张秉栋等[40]回顾1993年6月至2013年6月解放军总医院收治的原发性甲状腺淋巴瘤20例，按疾病分期及是否接受手术分组，分析不同病理类型患者的生存情况。20例中，1例入院当天因窒息死亡未做治疗，5例通过超声引导穿刺活检明确诊断后接受化疗或化疗＋放疗，14例接受单纯手术、手术＋化疗或手术＋化疗＋放疗。中位随访期为41（0~131）个月，随访仍未到达终点。3例黏膜相关淋巴组织淋巴瘤（MALT）患者均为ⅠE期，长期存活；13例弥漫大B细胞淋巴瘤（DLBCL）ⅠE期2年、5年生存率均为100%，ⅡE期2年、5年生存率分别为72.9%和58.3%，ⅠE期DLBCL患者预后优于ⅡE期患者（$P=0.048$）。DLBCL中接受手术患者2年、5年生存率均为74.1%，未接受手术患者2年、5年生存率分别为100%和75.0%。是否接受手术对DLBCL患者预后无显著影响（$P=0.804$）。结论认为，对原发性甲状腺淋巴瘤患者，明确诊断后应根据病理类型选择相应的治疗方案，DLBCL由于其具有侵袭性的病程特点，其治疗模式是多种手段联合，通常采用化疗＋放疗。MALT 淋巴瘤适合单一方式治疗模式，可采用包括手术、放疗或二者联合，也可性短疗程化疗。手术对 DLBCL 患者预后无显著影响，外科手术的干预应慎重选择。

（三）甲状腺手术

1. 微创手术　梁伟新等[41]采用前瞻性非随机比较 2012 年 6 月至 2013 年 10 月 11 例腔镜经胸乳入路行腔镜甲状腺手术（腔镜胸乳入路组）和 21 例腔镜辅助颈部小切口甲状腺切除术（腔镜辅助颈部小切口组），分别测定术前 2 h 和术后 24 h 的血超敏 C 反应蛋白（Hs－CRP）、铜蓝蛋白（CER）和白介素 6（IL－6），比较 3 个应激指标手术前后的变化。结果显示，两组手术时间、术中出血量、术后 48 h 引流量、术后住院时间均无显著性差异（$P>0.05$）。腔镜胸乳入路组术后 24 h 血 Hs－CRP、IL－6 水平较术前明显升高，CER 术前后无显著性差异。腔镜辅助小切口组术后 24 h 血 Hs－CRP、IL－6 水平显著高于术前，血 CER 术前后变化无显著性差异。腔镜胸乳入路组与腔镜辅助小切口组 3 个指标术前后差值 ΔHs－CRP、ΔCER 和 ΔIL－6 差异无统计学意义。这一结果表明两种术式均可引起明显的应激和创伤反应，且两种术式对机体造成的应激和炎症反应程度无显著性差异。李永平等[42]回顾性分析开放甲状腺手术 59 例（开放组）、胸乳入路腔镜甲状腺手术 76 例（胸乳组）、全乳晕入路腔镜甲状腺手术 122 例（全乳晕组），比较各组手术时间、术中出血量、术后第 1 天引流量、术后住院时间、并发症发生率、疼痛视觉模拟评分、术后满意率和美容效果评定。结果各组术中出血量及术后住院时间差异无统计学意义。腔镜手术时间胸乳组［（103.5±26.2）min *vs.* 全乳晕组（108.1±23.9 min）］、术后第 1 天引流量胸乳组［（106.5±31.0）ml *vs.* 全乳晕组（117.4±38.8 ml）］，均显著高于开放手术组［（65.3±22.4）min 及（50.5±23.8 ml）］（P 均<0.05）。术后分析显示各组并发症发生率无统计学意义。术后第 1 天腔镜手术两组患者疼痛视觉模拟评分［（2.8±0.4）*vs.*（2.9±0.4）］显著低于开放组（3.8±0.6）（P 均<0.05），术后第 2、3 天各组疼痛视觉模拟评分无统计学意义。术后各时间点腔镜手术患者满意率及美容效果评定均显著高于开放组（P 均<0.05）。进一步分析显示，术后 90 d 全乳晕入路患者满意率（96.7%）及美容效果评定（8.8±0.9）均显著高于胸乳入路患者［92.1% 及（7.3±0.7）］（P 均<0.05）。因此，腔镜下甲状腺手术是安全可行的。经全乳晕入路腔镜甲状腺手术远期满意率高，美容效果好，是甲状腺手术的理想术式。徐军伟等[43]对比分析了经腋窝入路与胸乳入路腔镜单侧甲状腺叶切除术的临床效果。回顾分析 21 例经腋窝入路腔镜甲状腺叶切除、25 例经胸乳入路腔镜甲状腺叶切除患者的临床资料，发现经腋窝入路手术时间（129.0±17.91）min，明显短于胸乳入路（142.0±22.75）min；术后引流量腋窝入路为（61.0±43.84）ml，少于胸乳入路（94.0±59.46）ml；术后患者对切口满意度腋窝入路较胸乳入路高，差异均有统计学意义（$P<0.05$）。两组术中出血量、术后住院时间、并发症发生率差异无统计学意义。因此认为，经腋窝入路处理单侧甲状腺叶疾病优于胸乳入路。丁波泥等[44] 2013 年 10 月至 2014 年 9 月，对 6 例甲状腺良性病变患者采用经口腔前庭入路行腔镜甲状腺手术，6 例患者均成功实施经口腔前庭腔镜甲状腺 NOTES 手术，平均手术时间 122（100～150）min，平均术中出血 30（10～40）ml。其中甲状腺部分切除 5 例，单侧甲状腺大部分切除 1 例，无 1 例中转开放手术。病理诊断甲状腺腺瘤 1 例，结节性甲状腺肿 5 例。术后无神经或甲状旁腺损伤等严重并发症，平均住院时间 8.2（8～10）d，随访 3～13 个月无局部复发。因此，经口腔前庭腔镜 NOTES 手术治疗甲状腺良性疾病是可行的，且切口隐蔽，美容效果满意。

李进义等[45]回顾性分析 2002 年 3 月至 2014 年 6 月胸乳入路完全腔镜甲状腺手术 3 812 例资料，共发生出血量＞300 ml 的大出血 9 例（0.2%），出血量 300～800 ml，平均 416.7 ml。术中出血 5 例，其中 2 例存在“高气压后暂时不出血现象”；术后出血 4 例，发生于术后 3 h 至 9 d，其中 2 例为术后 72 h 后的迟发性出血。出血部位为胸壁皮下隧道 3 例，颈前静脉 1 例，甲状腺血管 3 例，甲状腺腺体断面 2 例。9 例均手术止血成功，2 例开放手术，7 例腔镜下止血，使用超声刀凝固、结扎缝扎套扎血管、切除渗血腺体、加压包扎等方法止血。无严重并发症及死亡。李进义等总结腔镜甲状腺手术大出血的出血规律：总体发生率不高，且因腔镜手术皮下空间较大，出血时血液进入颈前上胸皮下空间，对气管压迫较轻，发生窒息少，易于发现。但其术后迟发性出血应引起充分重视。其原因多为术后喉部剧烈活动导致的创面摩擦撕裂或血管断端焦痂脱落或术中高 CO_2 气压导致破裂静脉塌陷不出血，术后排气后静脉压力升高所致的再出血，即“高气压后暂时不出血现象”。李海鹏等[46]研究发现神经监测技术在完全腔镜甲状腺手术中应用可帮助显露和保护喉返神经，提高手术效率。总结了 74 例完全腔镜甲状腺手术患者的临床资料，其中 39 例术中应用神经监测仪为观察组，35 例未使用神经监测仪为对照组，对两组患者对比分析发现，两组患者平均年龄、性别组成、肿瘤大小、良恶性比例、术中出血、术后疼痛评分 VAS、术后 3 d 反流症状指数量表评分(RSI)、术后引流量与住院时间、术后3个月随访噪声障碍指数(VHI)等差异均无统计学意义($P>0.05$);观察组手术时间短于对照组[(98.6±37.9)min *vs.* (136.7±45.3)min,$P<0.05$]。对照组出现2例暂时性声音嘶哑,无永久性声音嘶哑。

张海等[47]回顾性分析90例全腔镜下治疗cN_0甲状腺乳头状癌的临床资料,发现胸乳入路行腔镜甲状腺癌治疗是安全可行的。90例患者手术平均时间97 min,术中平均出血量10 ml,术后平均引流量65 ml,平均住院日4.5 d,清扫中央区淋巴结数目平均5.3个。术后无明显皮肤瘀斑、积液或感染,无低钙抽搐。术后暂时性声音嘶哑3例,于术后1~2个月恢复正常。所有患者术后均获得随访,中位随访时间41个月,B超等复查均未提示肿瘤复发及中央区淋巴结肿大。患者均对美容效果满意。

三维腔镜技术由于能够还原手术野立体结构,提供更精确的空间定位,有利于更确切的手术操作,目前已经逐渐应用于临床。邹兆伟等[48]收集2013年9月至2013年12月南方医科大学珠江医院普外科行2D腔镜甲状腺次全切除术30例,与同期行3D腔镜甲状腺次全切除术的30例患者的临床资料进行对照研究,发现3D组手术时间(62.77±10.73)min,显著短于2D组(45.67±8.22)min($t=6.928$,$P<0.05$),术中出血量、术后引流量、术后住院时间及总住院费用等无明显差异。王勇等[49]回顾性分析2013年12月至2014年5月32例因单侧甲状腺癌应用三维腔镜系统行单侧甲状腺切除加中央区淋巴结清扫的病例,并随机抽取同期应用普通腔镜行相同手术的45例女性患者作为对照组进行比较。结果显示,三维组平均手术时间(91.7±11.4)min,术后平均住院时间(3.2±0.5)d,1例出现术后一过性声音嘶哑,无出血、感染、手足抽搐等并发症。甲状腺腺叶切除时间三维组(23.2±5.1)min,与对照组(28.0±5.0)min比较明显缩短($t=4.156$,$P=0.000$);手术总时间、空间建立时间和中央区淋巴结清扫时间两组无明显差异。

2. 甲状腺手术并发症及预防

(1) 喉返神经:甲状腺手术中喉返神经的显露和精细解剖已被证明是保护喉返神经的最好方法,但尽管显露和保护技术已经日趋成熟,喉返神经损伤仍可能存在。邵堂雷等[50]*研究了我国甲状腺术中喉返神经入喉处的变异情况。回顾性分析2007年1月至2013年12月上海交通大学医学院附属瑞金医院施行的2 404例显露颈段喉返神经的甲状腺手术,共解剖喉返神经3 275根,左侧1 576根,右侧1 699根。结果发现有647根喉返神经存在入喉处变异,占19.8%。变异分为3类:① 入喉处扇形膨大变异234根,占7.2%;② 入喉处分支变异376根,占11.5%;③ 入喉处远离环甲关节变异37根,占1.1%。第一类变异右侧发生率高于左侧,后两类变异左侧发生率高于右侧,差异均有统计学意义。入喉处膨大的喉返神经术后未出现麻痹。入喉处分支的喉返神经术后麻痹的发生率为1.6%,入喉处远离环甲关节的喉返神经术后麻痹的发生率为10.8%,均高于同期手术的正常神经术后0.46%的麻痹发生率,差异有统计学意义。刘澂薇等[51]研究了电刀能量的改变对喉返神经的影响和使用电刀的安全能量范围。选择实验用猪12只,设定电刀头与神经的距离为1 mm,作用时间为3 s,按照电刀的功率45、90、135 W分成3组,均在第2、3气管软骨环间平面进行损伤,与损伤前进行自身对照研究。分别用喉返神经监测仪测量实验前后喉肌电图的数值进行统计分析,并同时取神经组织制作病理切片,观察损伤前后的组织学变化。结果显示,3个实验组损伤后喉肌电图振幅下降程度比较差异有统计学意义($P<0.05$);实验组1损伤后振幅与对照组比较差异无统计学意义。实验组2、3损伤后喉肌电图振幅明显下降,与对照组比较差异均有统计学意义($P<0.05$),且电刀能量越大,肌电信号影响越明显。组织学检查显示,实验组1、2损伤前后比较均无明显变化,实验组3出现神经束水肿、神经鞘解离、神经纤维的细胞核坏死消失等明显变化。结果指出,电刀头与神经的距离为1 mm,作用时间为3 s时,电刀功率小于45 W是安全参数,达到135 W即引起组织损伤;而电刀功率为90 W时,电生理层面已出现了损伤变化,但在组织学上并未表现,因此在电生理层面,喉返神经周围使用电刀时功率应小于90 W。

邵堂雷等[52]回顾分析上海交通大学医学院附属瑞金医院2009年1月至2013年12月收治的163例甲状腺术后再手术患者临床资料,根据疾病良恶性及首次手术方式分为A、B和C三组:A组为甲状腺良性疾病首次行大部或次全切除者;B组为甲状腺癌首次仅行大部或次全切除术者;C组为甲状腺乳头状癌首次未行中央区淋巴结清扫术或中央区淋巴结清扫不彻底复发须再手术者。研究发现A、B、C组术后喉返神经暂时性和永久性麻痹发生率分别为8.22%、11.11%、14.81%和2.74%、0、3.70%。这一结果表明再次手术寻找喉返神经存在一定困难和风险,因此主张一侧腺叶初次手术时,应尽量采取腺叶全和(或)近全切除术,摒弃次全和(或)大部切除术。崔东旭[53]等将中国医科大学附属盛京医院2011年6月至2013年6月收治的288例甲状腺癌,据是否采用术中神经监测(IONM)分为观察组(140例)和对照组(148例),评估两组的喉返神经损伤的发生率。结果发现,观察组的喉返神经损伤率(0.67%)低于对照组(3.57%),有明显降低趋势,且手术时间较后者短($P<0.001$),两组的手术出血量及平均住院时间比较差异无统计学意义($P>0.05$)。这说明 IONM 全程显露喉返神经有利于缩短手术操作时间及减少喉返神经损伤的发生率。赵诣深等[54]*通过对 130 例高 RLN 损伤风险甲状腺手术中的 214 条 RLN 行 IONM,按术中肌电信号强弱分为 10 组,并与每组术后喉镜检查结果进行对比发现,7 例术后声带运动异常病例,其对应的术中 RLN 的肌电信号振幅下降在 0~50%。无永久性 RLN 损伤病例。手术结束前,监测的 RLN 肌电信号振幅下降 50% 可导致术后声带运动异常;下降 70%,术后声带运动异常可能性较高。结论认为,振幅下降 50% 可作为术中实时监测 RLN 功能的“警戒值”,有助于预测术后 RLN 功能。

冯云等[55]研究发现对甲状腺癌侵及单侧喉返神经患者,在根治甲状腺癌的同时施行喉返神经修复术,能有效恢复患者的发音功能,提高患者的生活质量。冯云等对 10 例甲状腺癌侵及单侧喉返神经的患者行甲状腺癌根治术的同时行喉返神经修复术,手术方法为喉返神经松解术 1 例,喉返神经直接吻合术 1 例,颈襻神经喉返神经吻合术 7 例,颈襻神经喉返神经吻合术合并对侧颈襻神经肌肉蒂环杓侧肌移植术 1 例。以喉镜、最大发音时间(MPT)、发音效能指数(PEI)、嗓音评估来评价手术效果。10 例甲状腺癌侵及单侧喉返神经患者术后无肿瘤复发,无甲状旁腺功能低下等并发症。所有患者术后声音嘶哑症状改善,患者嗓音恢复正常或近似正常。喉镜检查显示,术后声门闭合良好,患者声带恢复了正常的肌张力及体积,声带振动及黏膜波对称。手术前后的 MPT 分别为(4.52 ± 0.89)s 和(11.91 ± 1.87)s,差异有统计学意义($P<0.01$);手术前后的 PEI 分别为(1.37 ± 0.43) s/L 和(4.02 ± 1.33) s/L,差异有统计学意义($P<0.05$)。

(2) 甲状旁腺:甲状旁腺功能减退是甲状腺手术后常见并发症,如何采取有效措施预防甲状旁腺损伤是临床研究的重要课题。胡刚等[56]研究了不同淋巴结清除术式对甲状腺乳头状癌患者术后 PTH 及血清钙的影响。146 例甲状腺乳头状癌患者随机分为中央区清除组($n=73$)和同侧改良清除组($n=73$),中央区清除组患者行甲状腺一侧叶、峡部全切,同时行中央区淋巴结清除术;同侧改良清除组患者行甲状腺一侧叶、峡部全切,同时行同侧颈部淋巴结改良清除术。分别于术前(T0),术后 1 d(T1)、3 d(T2)、7 d(T3)、14 d(T4)对两组患者甲状旁腺素和血清钙水平进行检测,比较两组患者甲状旁腺功能减退及低血清钙发生情况。中央区清除组患者术后各时相点 PTH 和血清钙水平平均高于同侧改良清除组,差异均具有统计学意义($P<0.05$),与术前相比,两组患者 T1~T4 时相点 PTH 浓度均降低($P<0.05$),中央区清除组患者 T1~T2 时相点血清钙浓度均降低($P<0.05$),同侧改良清除组患者 T1~T4 时点血清钙浓度均降低($P<0.05$);中央区清除组患者甲状旁腺功能减退和低血清钙发生率分别为 12.3% 和 9.6%,均低于同侧改良清除组,差异均具有统计学意义($P<0.05$)。故中央区淋巴结清除术对甲状旁腺的影响较小,在减少低血清钙的发生上优于同侧颈部淋巴结改良颈清除术。王丹凤等[57]选取 2012 年 1 月至 2014 年 1 月间行甲状腺全切除手术的患者 452 例,其中 213 例按照传统手术方案(不常规暴露甲状旁腺)进行手术(A 组),239 例采取甲状旁腺原位保护技术(B 组),即切除甲状腺时“精细化被膜解剖”,仅结扎甲状腺上、下动脉分支,注意保留主干,沿甲状腺真被膜进行“脱被”处理,注意保留甲状旁腺黏附侧微血管。每组根据肿瘤性质分为良性组(A1、B1)、恶性组(A2、B2)。分析各组患者术后第 1 天甲状旁腺功能减退(甲旁减)、低钙血症及症状性低钙血症的发生情况。结果显示,A、B 两组患者术后血钙及 PTH 与术前比较均明显下降;A 组患者术后第 1 天血甲状旁腺素(PTH)及血钙下降均值差明显高于 B 组;A 组、A1 组术后第 1 天不良反应发生率(低钙血症、甲旁减、症状性低钙血症)分别高于 B 组、B1 组,A2 组术后第 1 天甲旁减发生率明显高于 B2 组,差异均有统计学意义($P<0.05$)。A2 和 B2 组术后第 1 天低钙血症和症状性低钙血症发生率比较无显著差异($P>0.05$)。这一结果表明甲状腺切除术中注重甲状旁腺的精细被膜解剖,保护其动静脉血供,能降低术后暂时性甲旁减、低钙血症和症状性低钙血症的发生率。龙森云等[58]将中山大学孙逸仙纪念医院甲状腺外科 2012 年 1 月至 2013 年 6 月进行手术的术前细胞穿刺确诊为 T1 期甲状腺乳头状非微小癌的患者,按手术顺序的单双号分 2 组:单号为实验组,双号组为对照组。实验组在患侧甲状腺注射活性纳米碳,观察两组术后淋巴转移、甲状旁腺功能及喉返神经损伤性声嘶的发生率。实验组切除的淋巴结总数量为 327 枚,对照组为 238 枚;实验组及对照组阳性的淋巴结分别为 120(36.7%)及 56(23.5%)枚,实验组明显高于对照组,差异有统计学意义($P=0.000\ 85$);实验组及对照组发生淋巴转移的患者数及百分率分别为 42(56%)及 30(40%),$P=0.049\ 9$,实验组及对照组平均每个患者阳性淋巴数量分别为(2.86 ± 0.13)及(1.87 ± 0.09)个,$P=0.009$,差异均有统计学意义;实验组及对照组术后暂时性甲状旁腺功能低下发生率分别为 34.7% 及 60%,实验组明显低于对照组,差异有统计学意义($P=0.002$)。实验组及对照组术后声嘶发生率分别为 2.7% 及 4%，差异无统计学意义($P=1.000$)。由此可见，活性纳米碳可在 T1 期甲状腺乳头状非微小癌的预防性淋巴结清扫术中起重要作用，不仅有助于阳性淋巴结的清扫，还能避免甲状旁腺的误切，对术中喉返神经损伤的发生率没有影响。

周斌等[59]回顾性分析东南大学医学院附属江阴医院甲乳外科行甲状腺全切除联合患侧中央区淋巴结清扫手术的单侧 PTC 患者 43 例，据术中是否使用纳米碳混悬液，分为纳米碳组和对照组。对比分析发现两组手术时间差异无统计学意义。纳米碳组术后住院时间比对照组短($P<0.05$)。纳米碳组术后第 1 天的血清钙(2.31 ± 0.13)mmol/L、甲状旁腺激素(33.45 + 14.37)pg/ml 均高于对照组($P<0.05$)，低血钙发生率(15%)、暂时性甲状旁腺功能减退发生率(10%)及甲状旁腺激素的下降幅度(47.3% ± 14.31%)均低于对照组($P<0.05$)；纳米碳组清扫的中央区淋巴结个数(9.45 ± 2.33)枚/例多于对照组，其中右侧喉返神经后的淋巴结个数(3.12 ± 0.65)枚/例也明显多于对照组($P<0.05$)，两组淋巴结的转移率相比较差异无统计学意义($P>0.05$)；纳米碳组的术后并发症发生率明显低于对照组($P<0.05$)。因此，甲状腺全切除联合中央区淋巴结清扫中使用纳米碳，有助于识别和保护甲状旁腺及其血供，提高中央区淋巴结清扫的彻底性，同时降低了术后并发症的发生率。于洋等[60]收集天津医科大学肿瘤医院行全甲状腺切除术患者的手术标本，包括甲状旁腺、淋巴结、脂肪组织以及甲状腺组织，应用光学相干层析术(OCT)采集 OCT 图像，与常规病理检查结果进行比较。结果显示，患者的甲状旁腺、淋巴结、脂肪组织、甲状腺组织均获得清晰的高分辨率 OCT 图像，不同组织之间及淋巴结转移灶和正常结构之间可明确区分，从样品准备到成像结束，OCT 平均用时约 1 min，冷冻检查为 25 min。这一结果证明 OCT 成像与常规组织学图像相契合，不同组织间易于区分，且用时短，对组织无损伤，甲状腺手术中应用 OCT 技术对于甲状旁腺的识别与淋巴结转移的判定具有一定的可行性。

二、甲状旁腺

1. 甲状旁腺功能亢进 吴兆书等[61]通过连续检测 29 例甲状旁腺功能亢进症行手术治疗的患者，研究甲状旁腺功能亢进症手术切除病变组织后 PTH 的代谢规律。分别于麻醉后切皮前、切除病变组织后 1、3、5、10、15、30 min 和 1、24 h 取外周血，送检测定全段甲状旁腺素(iPTH)。结果显示，切除病变组织后 PTH 迅速下降，切除后 10 min，82.1% 的患者 PTH 降至正常高值以下；术后 10 min 至 1 h，$PTH/PTH_0 \leq 0.5$ 的百分比保持在 96% 左右。术后 24 h，96.6% 的患者 PTH 降至正常。经术后 1～24 个月不等随访，PTH 均在正常范围或正常值高界，血钙均正常。因此，病变腺体切除后 10 min，PTH 降至基础值的 50% 以下可以作为肿瘤完全切除的指标。曲军等[62]对北京大学人民医院胃肠外科 2010 年 8 月至 2013 年 1 月收治的 24 例甲状旁腺功能亢进患者手术中及围手术期各项临床参数进行分析，发现专业医师进行 B 超检查确定病变甲状旁腺数量的检出率为 97.56%，高于其他检查方法。全部 24 例甲状旁腺功能亢进患者在切除病变甲状旁腺或全部甲状旁腺后术中甲状旁腺素值在 15 min 内迅速下降，平均降至手术开始时的 11% 以下。在随后的 72 h 内，继发性甲状旁腺功能亢进患者 PTH 水平持续降低，而原发性甲状旁腺功能亢进患者 PTH 在术后 24 h 开始回升，在 72 h 时可以接近或达到正常人的水平。随着 PTH 降低，继发性甲状旁腺功能亢进患者术后血磷水平在术后 6 h 左右降至正常，原发性甲状旁腺功能亢进患者术后血钙水平约在术后 6 h 可降至正常。由此可见，实施术中甲状旁腺素测定是术中判断手术切除效果的重要手段。

邹宏雷等[63]回顾性分析 2005 年 2 月至 2012 年 9 月期间 57 例行甲状旁腺全切除加甲状旁腺自体移植术(tPTX + AT)和 19 例甲状旁腺次全切除术(sPTX)的尿毒症后继发性甲状旁腺功能亢进患者的临床资料，比较两种术式的疗效。所有 76 例患者手术成功 68 例(89.5%)，切除不足 8 例(10.5%)。76 例患者术后骨痛均缓解，皮肤瘙痒症状改善 14 例(26.9%)。tPTX + AT 组术后 1 d、7 d 及 6 个月的血钙水平及术后 6 个月的 iPTH 水平均较 sPTX 组低($P<0.05$)。两组患者的手术时间、术中出血量、住院时间及住院费用比较差异均有统计学意义，tPTX + AT 组均较长或较高($P<0.05$)。术后 76 例患者均获访，随访时间为 6～18 个月，中位数为 8.7 个月。tPTX + AT 组死亡 2 例，复发 2 例；sPTX 组死亡 1 例，复发 7 例。术后 1 年内复发率 sPTX 组 50%，明显高于 tPTX + AT 组 3.6%($P<0.05$)。结论指出，尿毒症后继发性甲状旁腺功能亢进行 tPTX + AT 术后 1 年内复发率较低，但手术时间、术中出血量、住院时间及住院费用更多，两种术式各有优劣，术式选择时需根据情况综合判定。

2. 甲状旁腺囊肿 赵广章等[64]回顾性分析 6 例非功能性甲状旁腺囊肿临床资料，总结非功能性甲状旁腺囊肿的临床特点和诊治经验。6 例患者 5 例以颈部肿块就诊，1 例为健康体检 B 超发现结节，其中 3 例伴颈部压迫症状。

肿块大小直径3~8 cm，平均4.7 cm，术前血钙、磷、甲状旁腺素及甲状腺功能指标均正常。6例患者均行手术治疗，完整切除囊肿，术后病理确诊为非功能性甲状旁腺囊肿，术后均获得随访，随访时间6个月至5年，平均42个月，无复发。结论指出，非功能性甲状旁腺囊肿发病率低，临床症状及检查无特异性，术前诊断困难，易误诊，确诊依靠病理检查。手术切除为主要治疗手段，一般行囊肿切除术，因囊壁较薄，术中应注意防止囊肿破裂，尤其是囊壁残留，以免术后复发。

3. **甲状旁腺癌** 胡琳等[65]回顾性分析笔者所在医院1993年1月至2014年4月期间收治的7例甲状旁腺癌患者的临床资料。7例均表现有甲状旁腺功能亢进症状，4例可触及颈部肿块。术前血钙水平2.35~4.98 mmol/L，平均值为3.07 mmol/L；甲状旁腺激素（PTH）水平78.4~2 061.7 pg/ml，平均值为1 181.5 pg/ml，较正常高值高17倍。1例行甲状旁腺肿瘤切除术，5例行甲状旁腺肿瘤切除+同侧腺叶全切或部分切除术，其中1例加行中央区淋巴结清扫术。有3例术后肿瘤复发均行再手术，其中1例复发3次；2例死亡；其余5例生存至今，其中已生存5年者3例。结论指出，综合临床表现、血钙和PTH水平、B超、$^{99}Tc^{m}$-甲氧基异丁基异腈（$^{99}Tc^{m}$-MIBI）甲状旁腺双时像扫描、术中异常发现以及病理学检查结果有助于正确诊断甲状旁腺癌。手术必须完整切除肿瘤，复发者可再手术治疗，需行长期随访。

（李 莉）

·参·考·文·献·

[1]* 石臣磊，泰华东，丁超，等. 鼠类肉瘤滤过性毒菌致癌同源体B1 *V600E*基因突变与甲状腺乳头状癌中央区淋巴结转移的关系[J]. 中华肿瘤杂志，2015，37(2)：123-127.

[2] 于波洋，杨盼，马步云，等. 甲状腺乳头状癌*BRAF*基因表达及侵袭性研究[J]. 中国普外基础与临床杂志，2015，22(7)：795-798.

[3]* 胡传祥，赵静，于洋，等. 甲状腺乳头状癌碘摄入与*BRAF V600E*突变的相关性研究[J]. 中华普通外科杂志，2015，30(9)：687-691.

[4] 陈国，韩鹏黎，吴迪，等. 线粒体肿瘤抑制基因1在甲状腺乳头状癌中的表达及临床意义[J]. 中华内分泌外科杂志，2015，9(4)：272-274.

[5] 闫红印. 核干因子在甲状腺乳头状癌中的表达和意义[J]. 中国现代普通外科进展，2015，18(7)：577-579.

[6] 张亘，黄燕红，李静. 磷酸化P53与ERα在乳头状甲状腺癌中的相关性研究[J]. 中国医科大学学报，2015，44(1)：51-54.

[7] 孙勤暖，李冬梅，于慧玲，等. 甲状腺乳头状癌组织中炎性因子的表达及其临床意义[J]. 吉林大学学报(医学版)，2014，40(6)：1261-1265.

[8] 李建业，鲁凯，姚壮凯，等. Hpa、uPA在分化型甲状腺癌组织中表达的临床意义[J]. 中华内分泌外科杂志，2015，9(3)：235-237.

[9] 刘勤江，董峰，马世红，等. 甲状腺癌外周血细胞角蛋白19和多态性上皮黏蛋白联合检测的临床意义[J]. 肿瘤，2014，34(10)：929-934.

[10] 胡耀杰，罗晓燕，杨岳，等. 多态性上皮黏蛋白1和15在老年甲状腺乳头状癌患者中的表达及意义[J]. 中华老年医学杂志，2015，34(5)：534-538.

[11] 金臻，斯岩，陆婉，等. miR-155在甲状腺乳头状癌组织及血浆中的表达[J]. 南京医科大学学报(自然科学版)，2015，35(7)：999-1003.

[12]* 王晓庆，魏玺，徐勇，等. 良恶性甲状腺结节的超声征象及甲状腺影像报告和数据系统分级对甲状腺结节的诊断价值[J]. 中华肿瘤杂志，2015，37(2)：138-142.

[13] 王晓庆，魏玺，徐勇，等. 甲状腺部分囊性结节的超声特征及其与良恶性鉴别诊断的关系[J]. 中华肿瘤杂志，2014，36(8)：617-620.

[14]* 侯春杰，蔡秀军，汤靖岚，等. 甲状腺囊实性结节恶性概率的多因素回归分析[J]. 中华内分泌外科杂志，2015，9(2)：147-151.

[15] 王惠，南彩玲，马苏美，等. 声辐射力脉冲弹性成像对甲状腺良恶性结节的鉴别诊断价值[J]. 中国普外基础与临床杂志，2014，21(9)：1087-1091.

[16] 何玉霜，金亚，马步云，等. 甲状腺影像报告和数据系统分级结合超声弹性成像对甲状腺结节的诊断效能[J]. 中国普外基础与临床杂志，2014，21(9)：1081-1086.

[17] 王霞，张建刚，李君，等. 超声造影与弹性成像诊断良恶性甲状腺结节的对比分析[J]. 中国肿瘤临床与康复，2015，22(5)：599-602.

[18] 郇婕，苏磊，刘保娴，等. 超声新技术在甲状腺良恶性结节诊断中的价值[J]. 中山大学学报(医学科学版)，2014，35(6)：889-896.

[19] 谭石，姚宏伟，贾建文，等. 超声引导下细针穿刺在甲状腺小结节诊断中的应用[J]. 中国微创外科杂志，2014，14(12)：1065-1067.

[20]* 周乐，张广，张大奇，等. 超声引导下甲状腺结节细针穿刺活检临床应用及质量控制研究[J]. 中国实用外科杂志，2015，35(6)：650-652.

[21] 赵菁. 甲状腺癌、甲状腺腺瘤及结节性甲状腺肿CT诊断[J]. 中华内分泌外科杂志，2014，8(4)：286-289.

[22] 邓维叶，陈艳峰，李浩，等. 青少年甲状腺癌患者预后因素分析[J]. 中华普通外科杂志，2015，30(2)：115-118.

[23] 许远，王兆洪，叶兵. 多灶性甲状腺乳头状微小癌术后复发及相关因素分析[J]. 中华内分泌外科杂志，2015，9(1)：20-22.

[24]* 卞雪艳，孙姗姗，郭文宇，等. 甲状腺微小乳头状癌颈淋巴结转移的危险因素分析[J]. 中国肿瘤临床，2015，42(13)：658-662.

[25] 王萍萍，曹慧，韩晓婷，等. 临床cN_0期甲状腺微小乳头状癌中央区淋巴结转移危险因素分析及手术方式探讨[J]. 中华内分泌外科杂志，2015，9(1)：6-8.

[26] 郭凯，官青，李端树，等. 甲状腺乳头状微小癌中央区淋巴结转移率与侧颈淋巴结转移关系研究[J]. 中国实用外科杂志，2015，35(1)：110-112.

[27] 邵堂雷，周伟，詹维伟，等. 甲状腺乳头状癌中央区淋巴结清扫术后复发临床研究[J]. 中国实用外科杂志，2015，35(1)：114-116.

[28] 吕承洲，董文武，贺亮，等. 甲状腺乳头状癌颈Ⅱ区淋巴结转移的临床分析[J]. 中国普外基础与临床杂志，2015，22(2)：177-180.

[29] 董鸿，李兴睿，刘谨文，等. 术前血清促甲状腺激素对甲状腺乳头状癌颈侧区淋巴结转移的影响[J]. 临床外科杂志，2014，22(12)：899-902.

[30]* 董帅，邬一军，李甫强，等. 过氧化物酶抗体检测在桥本甲状腺炎合并甲状腺乳头状癌患者手术方式选择中的作用[J]. 中华普通外科杂志，2015，30(2)：155-156.

[31]* 王朝晖，蔡永聪，李春华，等. 侵犯喉、气管的分化型甲状腺癌的外科治疗[J]. 中华内分泌外科杂志，2014，8(4)：278-281.

[32] 付守智，钟朝辉，杨燊，等. 枫香脂联合左旋甲状腺素片对分化型甲状腺癌患者术后促甲状腺素抑制治疗的疗效观察[J]. 中华普通外科杂志，2014，29(10)：787-790.

[33] 刘微薇，邓先兆，樊友本，等. 散发性甲状腺髓样癌规范与非规范手术的效果观察[J]. 中国普外基础与临床杂志，2014，21(11)：1408-1412.

[34] 高云飞，邓维叶，陈艳峰，等. 甲状腺髓样癌预后相关因素分析(附118例报告)[J]. 中国实用外科杂志，2015，35(9)：996-1000.

[35] 闫红印. 甲状腺未分化癌21例的治疗及预后分析[J]. 中国现代普通外科进展，2015，18

(6): 486 - 487.

[36] 李胜龙,张好刚,佟柏峰,等. 胸骨后甲状腺肿切除术 102 例[J]. 中华普通外科杂志, 2015,30(9): 692 - 694.

[37] 郑丽娟,王培松,薛帅,等. 超声引导下穿刺置管引流术治疗急性化脓性甲状腺炎[J]. 中华内分泌外科杂志,2015,9(1): 65 - 67.

[38] 黄盛,张再重,郝晓鹏,等. 异位甲状腺诊断和治疗[J]. 中华内分泌外科杂志,2014,8(4): 309 - 311.

[39] 杨栋,王磊,汪颖厚,等. 原发性甲状腺恶性淋巴瘤 22 例临床分析[J]. 临床外科杂志, 2014,22(12): 903 - 906.

[40] 张秉栋,薛勇敢,刘洪一,等. 20 例原发性甲状腺淋巴瘤的临床分析[J]. 解放军医学院学报,2015,36(5): 419 - 424.

[41] 梁伟新,赖勇强,黄尚书,等. 腔镜经胸乳入路与腔镜辅助颈部小切口甲状腺切除术炎性反应的对比研究[J]. 中国微创外科杂志,2014, 14(8): 707 - 710.

[42] 李永平,凌瑞,易军,等. 两种不同切口腔镜甲状腺手术与开放甲状腺手术的临床对照研究[J]. 中华内分泌外科杂志,2014,8(4): 312 - 315.

[43] 徐军伟,刘卫国,张建立. 经腋窝入路与经胸乳入路腔镜单侧甲状腺叶切除的对比研究[J]. 腹腔镜外科杂志,2014,19(12): 881 - 883.

[44] 丁波泥,李小荣,官笑梅,等. 经口腔前庭腔镜 NOTES 手术治疗甲状腺良性病变: 附 6 例报告[J]. 中国普通外科杂志, 2015, 24(5): 648 - 652.

[45] 李进义,王存川,胡友主,等. 完全腔镜甲状腺手术大出血的处理及防治[J]. 中国微创外科杂志,2015,15(7): 645 - 648.

[46] 李海鹏,刘新洪,魏福国,等. 术中喉返神经监测技术在完全腔镜甲状腺手术中的应用研究[J]. 腹腔镜外科杂志,2015,20(4): 266 - 268.

[47] 张海,陈高翔. 全腔镜治疗 cN_0 甲状腺乳头状癌 90 例[J]. 中华普通外科杂志,2015,30(9): 676 - 679.

[48] 邹兆伟,黄宗海,李强,等. 3D 腹腔镜在经胸乳入路甲状腺次全切除术中的临床效果[J]. 南方医科大学学报,2014,34(8): 1233 - 1235.

[49] 王勇,赵群仔,燕海潮,等. 三维腔镜胸前入路甲状腺癌手术 32 例临床分析[J]. 中华外科杂志,2015,53(3): 176 - 178.

[50]* 邵堂雷,蒋晓,王振乾,等. 甲状腺术中喉返神经入喉处变异临床研究(附 2 404 例报告)[J]. 中国实用外科杂志, 2014, 34(9): 880 - 882.

[51] 刘澂薇,樊友本,郑起,等. 电刀能量在甲状腺术中对喉返神经的影响[J]. 临床外科杂志, 2015,23(2): 125 - 127.

[52] 邵堂雷,王振乾,蒋晓,等. 甲状腺再次手术中喉返神经保护研究(附 163 例分析)[J]. 中国实用外科杂志,2015,35(6): 656 - 658.

[53] 崔东旭,杨传家,许维雪. 甲状腺癌术中神经监测对预防喉返神经损伤的评估[J]. 中华内分泌外科杂志,2015,9(4): 280 - 282.

[54]* 赵诣深,刘晓莉,王铁,等. 甲状腺手术中喉返神经功能与术后声带运动的相关性研究[J]. 中国普外基础与临床杂志,2015,22(7): 784 - 787.

[55] 冯云,杨大章,刘丹丹,等. 即时喉返神经修复术在治疗甲状腺癌侵及喉返神经中的应用[J]. 中华肿瘤杂志,2014,36(8): 621 - 625.

[56] 胡刚,湛汇. 不同淋巴结清除术式对甲状腺乳头状癌患者术后 PTH 及血清钙的影响[J]. 中国现代普通外科进展,2015,18(2): 156 - 158.

[57] 王丹凤,马毅,邹贤,等. 甲状旁腺原位保护技术在甲状腺全切除术中的应用[J]. 中国现代普通外科进展,2015,18(2): 118 - 122.

[58] 龙淼云,龙宏阳,黄明清,等. 活性纳米碳在 T1 期甲状腺乳头状非微小癌预防性中央区淋巴结清扫术中的应用[J]. 中华内分泌外科杂志, 2014,8(5): 422 - 424.

[59] 周斌,单海琳,苏瑛,等. 纳米炭在甲状腺全切除联合中央区淋巴结清扫中的应用价值[J]. 中华内分泌外科杂志,2015,9(4): 298 - 301.

[60] 于洋,梁艳梅,单灏,等. 光学相干层析术在甲状腺手术中的初步应用[J]. 中华内分泌外科杂志,2014,8(4): 306 - 308.

[61] 吴兆书,斯岩,金臻,等. 甲状旁腺功能亢进症术后 PTH 变化规律及其临床意义[J]. 南京医科大学学报(自然科学版),2015,35(6): 849 - 853.

[62] 曲军,梁斌,张辉,等. 原发性和继发性甲状旁腺功能亢进症的外科处理问题[J]. 中华普通外科杂志,2015,30(3): 223 - 226.

[63] 邹宏雷,杨淑芬,赵甜甜. 甲状旁腺次全切除术和甲状旁腺全切除加甲状旁腺自体移植术治疗尿毒症后继发性甲状旁腺功能亢进的疗效[J]. 中国普外基础与临床杂志,2014,21(6): 731 - 735.

[64] 赵广章,刘海英,刘启龙,等. 非功能性甲状旁腺囊肿 6 例临床分析[J]. 中国普外基础与临床杂志,2014,21(10): 1295 - 1296.

[65] 胡琳,崔爱民,柏楠,等. 甲状旁腺癌的诊断和治疗(附 7 例报告)[J]. 中国普外基础与临床杂志,2015,22(1): 76 - 80.

文 选

鼠类肉瘤滤过性毒菌致癌同源体 B1 *BRAF V600E* 基因突变与甲状腺乳头状癌中央区淋巴结转移的关系 [中华肿瘤杂志,2015,37(2): 123] 石臣磊等研究了鼠类肉瘤滤过性毒菌致癌同源体 B1(*BRAF V600E*)基因突变与甲状腺乳头状癌(PTC)中央区淋巴结转移的关系。对 2011 年 10 月至 2013 年 10 月间哈尔滨医科大学附属第二医院手术的 126 例甲状腺乳头状癌患者,提取其石蜡切片中的 DNA 样本,用荧光定量 PCR 法检测 *BRAF* 基因 *V600E* 的突变情况,结果发现 126 例 PTC 患者 *BRAF V600E* 突变的发生率为 69.0%。进一步分析 *BRAF V600E* 突变与 PTC 患者临床病理因素的关系,单因素分析显示,*BRAF V600E* 突变与肿瘤大小和淋巴结转移有关($P < 0.05$),与性别、年龄、多发病灶、腺外侵及、桥本甲状腺炎和肿瘤分期无关;多因素分析显示只有淋巴结转移与 *BRAF V600E* 突变有关。中央区淋巴结转移与肿瘤大小、肿瘤分期和 *BRAF V600E* 突变有关,且肿瘤直径 > 10 mm 时,*BRAF V600E* 突变患者的中央区淋巴结转移率显著高于突变阴性患者,差异有统计学意义($P < 0.05$),而肿瘤直径 ≤10 mm 时,*BRAF V600E* 突变与中央区淋巴结转移无关($P > 0.05$)。当 *BRAF V600E* 突变阴性患者肿瘤直径 ≤5 mm 时,无中央区淋巴结转移。结论认为,*BRAF V600E* 基因突变与肿瘤的侵袭行为关系密切,是 PTC 中央区淋巴结转移风险的独立预测因子,对于术前检测 *BRAF V600E* 突变阳性患者,肿瘤直径越大,越应该重视中央区淋巴结清扫,且应常规清扫该区域淋巴结。但当 *BRAF V600E* 基因突变阴性患者的肿瘤直径 ≤5 mm 时,应该重新审视中央区淋巴结清扫的必要性。

(吴凯男)

述评 · 近年来，甲状腺癌遗传学研究越来越多，*BRAF* 基因突变是甲状腺癌中最常见的遗传学事件，且在甲状腺乳头状癌中发生率最高，达 29%~88%。*BRAF* 基因突变与肿瘤的侵袭行为关系密切，*BRAF* 基因突变型甲状腺癌侵袭性强，容易浸润甲状腺周围组织，临床分期晚，预后较差。本研究探讨了 *BRAF V600E* 基因突变与甲状腺乳头状癌中央区淋巴结转移的关系，将 *BRAF V600E* 基因突变检测作为预测中央区淋巴结转移的一项方法，并以此指导淋巴结清扫范围，为临床甲状腺癌手术范围的判定提供了新思路。

（李　莉）

述评 · 目前已有大量研究证实，碘摄入过量可能是甲状腺癌发生的危险因素。但高碘导致甲状腺癌发生的具体机制尚不明确。有学者研究发现，高碘地区甲状腺乳头状癌患者 *BRAF V600E* 基因突变率明显高于适碘地区。本文作者研究了甲状腺乳头状癌患者的碘摄入水平和患者 *BRAF V600E* 基因突变的相关性，也发现随着碘摄入值的增加 *BRAF V600E* 突变率增加，并据此分析提出了高碘诱导甲状腺乳头状癌发生的可能的分子机制，这一理论有待于进一步研究证实。

（李　莉）

甲状腺乳头状癌碘摄入与 *BRAF V600E* 突变的相关性研究 ［中华普通外科杂志，2015，30(9)：687］ 胡传祥等研究甲状腺乳头状癌（PTC）碘摄入水平与 *BRAF V600E* 突变及与 PTC 临床生物学特性的关系。收集天津地区 PTC 患者共 159 例，同地区甲状腺正常人群 200 例作为正常对照，所有患者检测患者的尿碘水平和患者 *BRAF V600E* 基因突变情况。PTC 患者尿碘中位数（MUI）为 336 μg/L，正常对照组 MUI 为 196 μg/L，两组间尿碘值差异有统计学意义（$P=0.004$）。从频数分布上看，52.8% PTC 患者尿碘值处于 >300 μg/L 的碘过量状态，而对照组尿碘值 <300 μg/L 者占 83.7%，差异显著。159 例 PTC 患者中，101 例为 *BRAF V600E* 突变型，58 例为野生型，总体突变率为 63.5%。*BRAF V600E* 基因型在不同的尿碘分组间差异有统计学意义（$P=0.006$），随着尿碘值增加，*BRAF V600E* 突变率增加，其在碘缺乏组（尿碘值 <100 μg/L）、碘足量组（尿碘值 100~200 μg/L）、碘超量组（尿碘值 200~300 μg/L）及碘过量组（尿碘值 >300 μg/L）分别为 22.2%、50%、62.5% 和 71.4%。*BRAF V600E* 基因型分布与性别、年龄、肿瘤大小、腺外侵犯、是否合并结节性甲状腺肿等临床病理学参数无关（$P>0.05$），而与颈部淋巴结转移（$P=0.008$）、合并桥本病（$P=0.037$）有关。分析结果指出，高碘摄入可能是 PTC 发病的危险因素。其可能的分子机制为：一方面长期高碘摄入通过诱发自体免疫反应和细胞凋亡导致甲状腺细胞过度死亡，导致甲状腺功能受损，另一方面通过刺激甲状腺滤泡上皮细胞发生 *BRAF V600E* 突变，进而降低甲状腺过氧化酶和钠碘转运体的表达翻译及其蛋白在甲状腺细胞膜上的定位，导致甲状腺滤泡上皮细胞摄取碘功能受损。二者共同作用反馈性引起促甲状腺激素水平升高，从而导致甲状腺滤泡上皮细胞增生，同时 *BRAF V600E* 突变通过某种机制诱导滤泡上皮细胞向乳头状癌转化，最终导致甲状腺癌的发生。

（吴凯男）

良恶性甲状腺结节的超声征象及甲状腺影像报告和数据系统分级对甲状腺结节的诊断价值 ［中华肿瘤杂志，2015，37(2)：138］ 王晓庆等为探讨良恶性甲状腺结节的超声征象及甲状腺影像报告和数据系统（TI－RADS）分级对甲状腺结节的诊断价值，回顾性分析 1 838 例经穿刺或手术证实病理结果的甲状腺结节的超声特征，应用改良的 TI－RADS 分级诊断标准对甲状腺结节进行分级，共分为 7 级。0 级：临床疑似病例超声无异常，需要其他检查。1 级：正常甲状腺或囊性结节，无须进一步随访。2 级：良性结节，未见恶性征象，恶性风险为 0，必要时随访。3 级：可能良性，恶性风险≤5%，具有 1 项恶性特征，短期随访 6 个月或必要时细针穿刺活检。4 级：可以恶性，需要手术或术前细针穿刺活检，其中 4a：2~3 项恶性特征，恶性可能比例 6%~45%；4b：4 项恶性特征，恶性可能比例 46%~75%；4c：5~6 项恶性特征，恶性可能比例 76%~95%。5 级：考虑恶性，有明确颈部转移性淋巴结，恶性的可能比例 >95%，需要手术治疗。6 级：恶性，经过活检病理证实。分析不同分级者的恶性率和准确率，1 838 例甲状腺结节患者中，恶性 1 160 例，良性 678 例。超声诊断的敏感度、特异度、阳性预测值、阴性预测值和正确率分别为 99.7%、41.0%、74.3%、98.6% 和 78.2%。良恶性甲状腺结节的形状、边界、回声、钙化和血流方面的差异有统计学意义（$P<0.001$），其中纵横比≥1、边界不清、低回声及极低回声、微小钙化和结节内部血流丰富（Ⅲ型）与恶性甲状腺结节有关，而卵圆形、边界清晰、中高回声、无或者粗大钙化、结节内部无丰富血供（Ⅰ型或Ⅱ型）与良性甲状腺结节有关。不同 TI－RADS 分级的恶性率和准确率之间的差异有统计学意义。其中 TI－RADS 4a、4b、4c 恶性率分别为 45.2%、68.6%、91.4%。结论指出，TI－RADS 4 级患者中良恶性容易出现重叠，发生误诊漏诊的可能性较大，尤其是 4a 级，诊断准确率低，假阳性率较高，建议应结合针吸活检或

手术治疗。

（吴凯男）

述评 · 甲状腺超声检查是目前评估甲状腺结节的最有效的诊断技术。在正常甲状腺背景对比下高频超声可清楚显示最小 2 mm 的结节。一些超声声像特征，如微小钙化、纵横比≥1 等已被很多研究证实可作为甲状腺恶性结节的潜在预测因子。但同时超声检查准确度又受到超声医师主观性的影响，不同医师对图像的认识和描述不同影响了甲状腺结节的判断与诊治，因此建立一个客观稳定的统一的分级诊断标准至关重要。该文对 TI－RADS 分级诊断标准进行改良，并经验证其具有较高的诊断价值，对临床提高超声检查准确度具有一定的参考作用。

（李　莉）

甲状腺囊实性结节恶性概率的多因素回归分析 ［中华内分泌外科杂志，2015，9（2）：147］　侯春杰等为预测甲状腺囊实性结节的恶性率，收集 662 个经手术证实病理的甲状腺囊实性结节的超声、检验及临床信息，随机抽取其中 400 个结节进行 Logistic 回归分析，建立风险预估模型，并应用该模型对剩余 262 个结节组成的验证组进行预测，用 ROC 曲线评价模型预测的诊断效能。通过超声检查、抽血化验和临床病史询问等方式采集 14 个特征作为待筛选变量，以囊实性结节的病理诊断良恶性作为应变量进行赋值后分析研究，最终进入模型的自变量为：结节内部偏心锐角结构 ×2，微钙化 ×3，囊实交界面 ×4，实性部分回声 ×9，促甲状腺激素 ×10，性别 ×12，建立的模型为：$Z = -3.60 + 1.40 \times 2 + 2.47 \times 3 + 1.05 \times 4 + 0.57 \times 9 + 0.07 \times 10 + 1.02 \times 12$；$M = e^Z/1 + e^Z$（M 为结节恶性概率，e 为自然常数 2.72）。以 M 值≥0.5 预测结节为恶性，M 值＜0.5 为良性。据建立的模型计算验证组 262 个甲状腺囊实性结节的良恶性，并与病理结果做比较，模型预测准确率为 96.95%，敏感度为 100%，漏诊率为 0%，特异度为 96.68%，误诊率为 3.32%，阳性似然比为 30.12，阴性似然比为 0。该预测模型的 ROC 曲线下面积为 0.88，高于各入选变量 ×2、×3、×4、×9、×10、×12 的曲线下面积 0.74、0.81、0.65、0.60、0.59、0.61，提示其具有更高的诊断效能。结论认为，采用该模型预测甲状腺结节恶性概率，当 M 值＜0.5 时不必进行穿刺活检，可减少不必要的甲状腺穿刺检查，从而减轻患者痛苦，降低并发症的发生。

（吴凯男）

述评 · 甲状腺囊实性结节在人群中检出率较高，既往超声诊断结节内部囊实性回声被定性为良性征象，但近年来有研究显示甲状腺癌也可以出现囊性改变，甲状腺囊实性结节恶性率为 5.2%。本研究综合考虑了多种因素对疾病状态的影响，将超声、检验和临床等多项学科变量联合应用建立回归模型，相较于单一学科的预测更为客观，具有临床应用价值，其诊断准确性有待在临床上进一步验证。

（李　莉）

超声引导下甲状腺结节细针穿刺活检临床应用及质量控制研究 ［中国实用外科杂志，2015，35（6）：650］　周乐等为探讨提高超声引导下甲状腺结节细针穿刺诊断水平的策略，回顾性分析了吉林大学中日联谊医院甲状腺外科自 2012 年 5 月至 2014 年 10 月间以超声引导下细针穿刺活检技术诊断甲状腺结节的临床资料，按时间先后分段进行分析、对比研究。共穿刺 7 000 例患者共计 7 382 个甲状腺结节，穿刺过程中发生局部小血肿 94 例，无严重并发症。穿刺结果按 Bethesda 报告系统分类标准，分为 6 类。其中 Ⅰ 类标本无法诊断或不满意 165 个，占 2.2%；Ⅱ 类良性 3 202 个，占 43.4%；Ⅲ 类意义不明的细胞非典型性病变或滤泡性疾病 621 个，占 8.4%；Ⅳ 类滤泡性肿瘤或可疑滤泡性肿瘤无；Ⅴ 类可疑恶性肿瘤 734 个，占 9.9%；Ⅵ 类恶性肿瘤 2 660 个，占 36%。经手术后病理学检查对照 2 536 个，穿刺活检诊断敏感度为 91.4%，特异度为 82.7%，假阳性率 1.2%。按时间先后每 6 个月计 1 组行分组统计，敏感度分别为 83.0%、78.0%、89.1%、93.1%、96.3%，特异度分别为 59.0%、100.0%、84.6%、91.7%、97.2%。穿刺活检诊断敏感度和特异度随时间发展不断提高与针对穿刺诊断过程中各环节逐渐引入质量控制措施有关。超声引导下甲状腺结节细针穿刺是一项系统工程，包涵疾病筛查、标本取材、结果判读等环节，涉及甲状腺外科、超声科、病理科多科室协作，各个环节都对穿刺技术的诊断准确率产生影响，因此针对上述各个环节的质量控制是该技术成熟发展的关键。具体质量控制措施包括：根据指南严格把握穿刺适应证；超声筛查时对穿刺困难的结节取材成功率进行预判；采用无负压细针穿刺取材法并灵活运用穿刺技巧，如超声监测下对结节多角度、多位点穿刺，减少穿刺针在组织内长时间停留，减少血液成分影响等；穿刺中采用迪夫快速细胞染色法迅速评估穿刺标本质量；病理科医师与临床医师加强沟通，共同判读穿刺结果，临床与病理对照，不断提高细胞学诊断经验等。

（吴凯男）

述评·随着超声诊断技术的提高，越来越多的隐匿性甲状腺结节被筛查出来，随之发展起来的超声引导下细针穿刺细胞学技术（FNAC）因其快速、准确、并发症少，被国内外甲状腺疾病诊治指南强烈推荐成为公认的初诊甲状腺结节评估手段中的金标准。FNAC 结果作为决定对结节进行何种处理的主要依据，可以减少不必要的甲状腺手术，提高甲状腺癌的手术率。FNAC 诊断准确率受多种因素影响，而如何进一步提高 FNAC 诊断准确率是临床医生努力的方向。本研究在疾病筛查、标本取材、结果判读等环节对穿刺诊断过程进行质量控制，取得了良好的效果，值得借鉴。

（李　莉）

甲状腺微小乳头状癌颈淋巴结转移的危险因素分析 ［中国肿瘤临床，2015，42（13）：658］　卞雪艳等为探讨甲状腺微小乳头状癌（PTMC）颈淋巴结转移的危险因素，对 2013 年 1 月至 2013 年 11 月天津医科大学肿瘤医院共 1 037 例甲状腺微小乳头状癌患者的临床病理资料进行了回顾性分析。所有患者均为初治，经术后病理确诊为 PTMC，手术方式为腺叶 + 中央区淋巴结清扫术或侧颈区淋巴结清扫术。结果发现，1 037 例患者中央区淋巴结转移率为 32.02%（332/1 037），侧颈淋巴结转移率为 6.85%（71/1 037）。年龄≤45 岁患者中央区淋巴结转移率为 35.05%，年龄 >45 岁患者中央区淋巴结转移率为 29.16%，两者差异显著（$P = 0.041$）。肿瘤直径 >5 mm 中央区淋巴结转移率（48.33%）明显高于肿瘤直径≤5 mm 患者（25.25%）。此外，男性、多灶性及双发性、侵犯包膜和甲状腺外局部侵犯者中央区淋巴结转移率也显著增高（$P < 0.05$），而伴发桥本甲状腺炎对中央区淋巴结转移无影响（$P = 0.824$）。多因素分析表明，年龄、性别、肿瘤大小、侵犯包膜是 PTMC 中央区淋巴结转移的独立危险因素。进一步分析 98 例行颈侧区淋巴结清扫术的 PTMC 患者，其侧颈区淋巴结转移率为 72.45%（71/98），单因素分析提示男性、中央区淋巴结转移、术前侧颈淋巴结转移率较高，并且随着中央区淋巴结转移数目的增多，侧颈转移率也随之增高（$P < 0.05$）。多因素分析表明，B 超诊断是侧颈区转移的独立预测因素（$P = 0.003$）。高分辨率 B 超对侧颈淋巴结转移的灵敏度、特异度、假阴性率和假阳性率分别为 92.96%、81.48%、7.04%、18.52%。因此推荐 B 超作为甲状腺癌颈部淋巴结转移诊断的重要评估手段，对中央区淋巴结转移高危因素的人群（年龄≤45 岁，男性，肿瘤直径 >5 mm，侵犯包膜）应行预防性中央区淋巴结清扫术，对于男性、术前 B 超诊断侧颈区淋巴结阳性或术中发现中央区淋巴结转移数目超过 3 枚的患者，应行预防性侧颈淋巴结清扫术。

（吴凯男）

述评·颈部淋巴结转移是甲状腺癌患者复发率增高和存活率降低的重要危险因素，甲状腺切除及彻底合理的淋巴结清扫是公认的治疗甲状腺癌的最佳选择。但对于分化型甲状腺癌的颈部淋巴结清扫策略，尤其是颈侧区淋巴结清扫时机和范围，在国内外各个医疗中心的临床实践中有不同的观点和争论。该文通过较大样本的回顾性研究，提出了一个量化的淋巴结清扫的风险评估标准。而随着大量循证医学证据的不断积累，将分化型甲状腺癌风险因素评价系统逐渐量化，通过综合分析个体风险因素来决定是否行预防性中央区或颈侧区淋巴结清扫的个体化治疗模式，有望成为今后甲状腺癌治疗的发展趋势。

（李　莉）

过氧化物酶抗体检测在桥本甲状腺炎合并甲状腺乳头状癌患者手术方式选择中的作用 ［中华普通外科杂志，2015，30（2）：155］　董帅等研究了甲状腺过氧化物酶抗体（TPOAb）在桥本甲状腺炎（HT）合并甲状腺乳头状癌（PTC）患者手术方式选择中的作用。收集 2010 年 1 月至 2013 年 6 月间浙江大学医学院附属第一医院甲状腺疾病诊治中心收治的 HT 及 HT 合并 PTC 患者共 238 例，所有患者均术前行甲状腺功能测定、TPOAb 检测、术前超声检查、术中冷冻病理切片及术后常规病理检查，将术后常规病理结果与术前患者资料及化验结果进行对比分析。结果发现，TPOAb 指标在 HT 合并单发和多灶性 PTC 患者之间差异有统计学意义（$P < 0.01$）。在 TPOAb >1300 U/ml 的 82 例 HT 合并 PTC 患者中 79 例为多灶性，占 96.3%。在 HT 合并多灶性 PTC 患者中，颈部中央区淋巴结转移阳性率 TPOAb >1 300 U/ml 者为 79.75%，TPOAb <1 300 U/ml 者为 78.57%，差异无统计学意义（$P > 0.05$），但均高于 TPOAb <1 300 U/ml 的 HT 单发癌患者 67.8% 的中央区淋巴结转移阳性率。分析研究结果指出，TPOAb >1 300 U/ml 是 HT 合并多灶性 PTC 的高危因素。对术中冷冻病理报告为 HT 合并 PTC，且术前检测 TPOAb >1 300 U/ml 的患者，应行双侧甲状腺全切除术。HT 合并多灶性 PTC 中 TPOAb 指标的高低对颈中央区淋巴结转移阳性率无影响，但无论 HT 多灶癌或单发癌淋巴结转移阳性率都很高，故 HT 合并 PTC 患者无论 TPOAb 指标高低都建议行中央区淋巴结清扫。

（吴凯男）

述评·桥本甲状腺炎是一种以自身甲状腺组织为抗原的慢性自身免疫性疾病，近年来发病率迅速增加，同时桥本甲状腺炎合并甲状腺癌的发病率也呈上升趋势。由于桥本甲状腺炎合并甲状腺癌超声特点无特异性，临床诊断困难，且手术方式和切除范围的选择仍有争议，故近年来一直是研究的热点。该文研究了甲状腺过氧化物酶抗体检测值与桥本甲状腺炎合并甲状腺癌多发病灶及淋巴结转移间的关系，为临床手术范围的选择提供了参考。

（李 莉）

侵犯喉、气管的分化型甲状腺癌的外科治疗 ［中华内分泌外科杂志，2014，8（4）：278］ 王朝晖等探讨了累及喉、气管的分化型甲状腺癌的外科处理，对29例伴有喉、气管受累的分化型甲状腺癌患者行一期肿瘤切除。根据侵犯气管程度分为4型：Ⅰ型为肿瘤侵犯甲状腺包膜或气管外膜，Ⅱ型为肿瘤侵蚀气管软骨或软骨环间侵犯，Ⅲ型为肿瘤越过气管软骨内面或侵及黏膜固有层，Ⅳ型为肿瘤侵犯气管壁全层或出现溃疡或结肿。29例患者Ⅰ型5例、Ⅱ型4例、Ⅲ型9例、Ⅳ型11例。所有患者均行甲状腺全切除术，喉、气管受侵者9例行肿瘤气管壁削除术（Ⅰ、Ⅱ型），15例分别行气管窗状切除胸锁乳突肌肌骨膜瓣修复术、气管袖状切除端端吻合术、气管窗状切除造瘘术；3例行全喉切除术，2例部分喉切除术；4例胸大肌肌皮瓣修复皮肤软组织缺损。术后随访1～8年，就诊时伴有肺转移的3例术后均行内照射，肺转移灶控制2例，进展1例，带瘤生存；3例复发，2例气管壁复发再手术，1例颈部淋巴结复发放弃治疗术后40个月死亡。随访满3年25例，生存25例；随访满5年14例，生存13例。研究结果表明，分化型甲状腺癌一旦肿瘤外侵，尤其是侵犯喉、气管时，易出现梗阻、出血、呼吸困难等严重并发症，生存率明显下降。甲状腺连同受累器官的广泛根治切除可提高患者生存率及改善生活质量，故应争取手术切除肿瘤组织，切勿放弃手术。对于局限性无喉、气管腔内侵犯的患者，多采用将肿瘤从喉、气管壁削除，但要注意掌握削除深度，力求达到切净。对于有喉、气管软骨内或腔内侵犯的患者，必须根治性手术切除肿瘤及受侵的气管环或喉。总之，累及喉、气管的分化型甲状腺癌治疗原则在于肿瘤及受侵组织应完整切除，尤其是有肺转移的患者，原发灶的根治性切除为转移灶提供了治疗的机会。同时手术应尽量保护重要的功能结构，手术范围应平衡肿瘤控制与功能保存，通过皮瓣修复、气管端端吻合等技术重建喉、气管功能，以提高患者的生存质量。术后行规范的内分泌治疗、核医学治疗可改善患者预后。

（吴凯男）

述评·分化型甲状腺癌总体恶性程度较低，生长及远处转移较缓慢，临床预后较好。但肿瘤一旦外侵，生存率明显下降。临床上气管和喉是最常见受侵部位，其发生率为13%～37%，各家报道不等。手术是这类患者的首选治疗方式，但因手术难度大，创伤大，根治性手术后生活质量差，因此其手术切除范围和功能保留一直存在争议。有学者研究发现保守和根治性手术在存活率上无明显差异，主张牺牲生活质量的根治性手术不作为初次治疗的选择。而该文则主张对累及喉、气管的分化型甲状腺癌行根治性手术切除，并以此原则治疗患者取得了一定疗效，为临床上对晚期分化型甲状腺癌根治性手术治疗提供了理论支持。

（李 莉）

甲状腺术中喉返神经入喉处变异临床研究（附2 404例报告） ［中国实用外科杂志，2014，34（9）：880］ 邵堂雷等研究了我国甲状腺术中喉返神经入喉处的变异情况。回顾性分析2007年1月至2013年12月上海交通大学医学院附属瑞金医院施行的2 404例显露颈段喉返神经的甲状腺手术，共解剖喉返神经3 275根，左侧1 576根，右侧1 699根。结果发现有647根喉返神经存在入喉处变异，占19.8%（647/3 275）。变异分为3类：① 入喉处扇形膨大变异234根，占7.2%（234/3 275）。右侧发生率高于左侧，分别为右侧10.2%（173/1 699）*vs.* 左侧3.9%（61/1576），差异有统计学意义（$P<0.000\ 1$）。② 入喉处分支变异376根，占11.5%（376/3 275）。左侧发生率显著高于右侧，分别为左侧13.01%（205/1 576）*vs.* 右侧10.1%（171/1 699），差异有统计学意义（$P=0.021\ 6$）。又可分为二分支分别入喉变异（右侧146根，左侧177根）、二分支合并入喉变异（右侧23根，左侧17根）、三分支入喉变异（右侧2根，左侧8根）和四分支入喉变异（右侧0根，左侧3根）。③ 入喉处远离环甲关节变异，即喉返神经入喉处距离环甲关节后方距离>5 mm，共37根，占1.1%（37/3 275）。左侧发生率高于右侧，分别为左侧1.6%（25/1 576）*vs.* 右侧0.7%（12/1 699），差异均有统计学意义（$P=0.028\ 6$）。进一步分析入喉处变异的喉返神经术后出现神经麻痹的发生率发现，分支变异的喉返神经麻痹发生率为1.6%，远离环甲关节变异的喉返神经麻痹发生率为10.8%，均高于同期手术的正常神经术后0.46%的麻痹发生率，差异有统计学意义。而膨大变异的喉返神经术后未出现麻痹。结果指出,喉返神经入喉处存在的喉返神经分支变异和远离环甲关节变异易出现因误伤所致术后喉返神经麻痹,需要引起高度重视。为避免误伤,最可靠的方法是术中进行喉返神经显露。

(吴凯男)

述评 · 喉返神经损伤是甲状腺手术的严重并发症,尤其随着国内外甲状腺手术方式的改变,更多的甲状腺全切或近全切除及中央区淋巴结清扫术的开展,使喉返神经损伤的风险较前增高。喉返神经入喉处是喉返神经损伤高发部位,除了该处喉返神经位置表浅与甲状腺距离最近之外,神经解剖变异也是该处神经易受损伤的重要原因。该研究通过大样本的神经解剖研究,总结喉返神经入喉处神经变异的类型和特点,为临床上甲状腺手术安全性的提高提供了有力的帮助。

(李　莉)

甲状腺手术中喉返神经功能与术后声带运动的相关性研究 ［中国普外基础与临床杂志,2015,22(7):784］ 赵诣深等为探讨术中神经监测(IONM)喉返神经肌电信号强弱与术后声带运动情况的关系,对中日联谊医院甲状腺外科 2013 年 4~10 月期间完成的 130 例高喉返神经(RLN)损伤风险。甲状腺手术中的 214 条 RLN 行 IONM,记录甲状腺手术过程中所捕获的最大肌电信号振幅,与术后喉镜检查结果进行对比研究。赵诣深等分别于 RLN 解剖过程中和手术结束前,于甲状腺下极下方(Rp 点)和 RLN 入喉处(Rd 点)监测振幅变化。Rp 点初次测得振幅值为 R1,手术结束前 Rd 点测得振幅为 Rd,Rp 点测得振幅为 Rp。214 条 RLN 中 210 条符合 90% < R1/Rd < 110%,证明初始 R1 振幅可评价该 RLN 的肌电信号振幅,且神经肌电信号振幅未因手术时间延长受到影响,最终纳入研究。以 Rp/Rd 为术中显露 RLN 过程造成神经肌电信号振幅降低的量化指标,根据其振幅改变的程度,最终将 210 条 RLN 分为 10 组。130 例患者中 7 例术后第 1 天喉镜检查单侧声带运动异常,RLN 暂时性损伤率为 3.3%(7/210),术后 6 个月复查喉镜恢复正常,永久性损伤率为 0。术后 7 例声带运动减弱的患者对应的术中 RLN 的肌电信号振幅下降在 0~50%,其中 Rp/Rd 在 40%~50% 范围内的 4 条神经仅 1 条导致了患者术后声带运动减弱,而 Rp/Rd 在 0~30% 范围内的 7 条神经有 6 条导致了患者术后声带运动减弱。因此,推测术中神经肌电信号振幅下降程度越大,其所支配的同侧声带运动功能下降的可能性越大。手术结束前,监测的 RLN 肌电信号振幅下降 50% 可导致术后声带运动异常;下降 70%,术后声带运动异常可能性较高。故振幅下降 50% 可作为术中实时监测 RLN 功能的"警戒值",有助于预测术后 RLN 功能。

(吴凯男)

述评 · 甲状腺手术中常规可视化显露喉返神经被认为是减少喉返神经损伤的有效方法,尽管显露和保护技术已经日趋成熟,但喉返神经的解剖变异、术中过度牵拉或操作不当、术后组织水肿、炎症粘连、电刀所致的热损伤等因素,使喉返神经损伤仍可能存在。近 10 年来逐渐发展的术中神经监测技术,可用于辨认、保护喉返神经及判断神经功能,目前已作为甲状腺术中喉返神经识别的重要辅助手段而被广为接受。该研究借助术中神经监测技术中的量化指标,提出实时监测喉返神经功能的预警值,对临床有效避免喉返神经损伤具有参考价值。

(李　莉)

乳　腺

本年度收集论文269篇,纳入一年回顾86篇,占31.97%;收入文选14篇,占5.20%。

一年回顾

一、乳腺疾病诊断方法

1. **实验室检查**　乳腺癌的生物学诊断(即特异生物学标志物),因操作简便,测定时间短,灵敏度高,有利于临床即时检测。这些突出优点使其成为近年来应用较多的一种研究手段。钼是一种过渡元素,是黄嘌呤氧化酶、脱氢酶、醛氧化酶和亚硫酸盐氧化酶的组成成分,一些含钼的化合物被认为具有抗肿瘤作用。人体内的钼主要通过尿液排泄,且与摄入量成正比。张铮铮等[1]探讨了尿钼水平与乳腺癌发生风险的关联。2009年10月至2010年7月,张铮铮等对中山大学两家附属医院新诊断的240名女性乳腺癌患者及246名年龄匹配的健康女性对照进行问卷调查和尿样收集。应用秩和检验和多变量统计等方法分析尿钼与乳腺癌的关联。结果发现,尿钼值(中位数)在健康女性中为72.68 μg/g,在乳腺癌女性中为85.20 μg/g,两者比较差异有统计学意义($P=0.03$)。与最低尿钼分位比,中尿钼水平有减低乳腺癌风险趋势,高尿钼水平则有增加乳腺癌风险趋势,但其差异均未达统计学意义。在绝经女性中,最高三分位与最低三分位尿钼水平比较,乳腺癌风险显著增加($OR=2.35$,95% $CI=1.13\sim4.92$)。结论认为,适量水平的钼可能具有抑制乳腺癌作用,而高水平钼则可能具有潜在的致乳腺癌作用(特别对于绝经女性)。任圣男等[2]通过对130例初次诊断的乳腺癌患者在术前1 d基础代谢状态下行甲状腺功能测定。乳腺癌组(BC组)和乳腺良性疾病组(BBD组)平均TT_3、TT_4和TSH水平在正常范围。将BC组按不同临床病理特征分组后,计算各组平均值,进行配对t检验后发现TT_3升高多见于与肿瘤体积较大、淋巴结转移阳性及临床分期相对较晚的患者(P值分别为0.008、0.032、0.007)。对于绝经后的女性,甲状腺素水平升高可能是引起乳腺癌发生的部分因素。通过本文的研究发现,乳腺癌患者血清甲状腺素水平高于良性乳腺疾病患者,支持甲状腺素促进乳腺癌发生、发展的研究结论。张海鹏等[3]采用壳层隔绝纳米粒子增强拉曼光谱(SHINERS)技术检测乳腺浸润性导管癌(IDC)组织和正常乳腺组织,探讨乳腺IDC的光谱学特点、生物学特征和鉴别方法。张海鹏等收集了行乳腺外科手术患者的乳腺组织冷冻切片,共24例。冷冻切片解冻后先行普通拉曼光谱检测,加壳层隔绝纳米粒子(SHINs)后再次检测。结果:正常乳腺组织特征峰出现在1 090、1 157、1 262、1 300、1 442、1 658、1 745和1 874 cm^{-1};在加入SHINs后,少数特征峰的峰位出现2~3 cm^{-1}位移。乳腺IDC组织普通拉曼光谱检测可见多个核酸特征峰(包括878、1 086和1 157 cm^{-1});加入SHINs后,明显看到1 004、1 157、1 526和1 658 cm^{-1}相对强度增加,脂类的特征峰1 745和1 442 cm^{-1}为C=O和CH_2伸缩振动,IDC组织相对于正常组织表现出2~3 cm^{-1}的蓝移;类胡萝卜素的特征峰出现在1 527 cm^{-1}。核酸的特征峰1 090 cm^{-1}蓝移至1 086 cm^{-1}。结论:拉曼光谱能够发现乳腺IDC组织DNA、蛋白质及类胡萝卜素与正常乳腺组织的差异。SHINERS对不同类型的乳腺组织最大增强的特征峰不同,可以用来区分乳腺IDC组织和正常乳腺组织。

2. **影像学检查**　随着磁共振成像(MRI)检查技术的不断发展,不仅能够发现其他影像学手段无法发现的传统意义上的隐匿性病变,在乳腺癌早期诊断中具有举足轻重的地位,而且可以帮助确定手术方式,评估患者对以往治疗的效果。董海波等[4]探讨了小视野扩散加权成像(rFOV

DWI)序列在乳腺癌中的应用价值。他们通过对25例乳腺癌患者分别行单次激发平面回波扩散加权成像(SS－EPI DWI)和rFOV DWI检查,比较两种序列的图像质量分级、表观扩散系数(ADC)值。结果在其他技术参数相同的条件下,25例rFOV DWI图像质量平均评级为4.96,SS－EPI DWI为4.04,差异有显著统计学意义($Z=-4.413$,$P<0.01$)。25例乳腺癌rFOV DWI平均ADC值$1.084\times10^{-3}mm^2/s$,SS－EPI DWI平均ADC值$1.211\times10^{-3}mm^2/s$,差异有显著统计学意义($t=4.856$,$P<0.01$)。他们认为rFOV DWI具有图像分辨率高、变形小的优势,可以在乳腺癌诊断中发挥重要作用。胡芸等[5]对55例局部进展期乳腺癌患者分别于新辅助化疗前及全程化疗后手术前行乳腺磁共振动态增强扫描,观察化疗前肿瘤的磁共振强化方式和化疗后肿瘤退缩模式,分析两者之间的相关性。发现55例患者中54例为单乳病变,1例为双乳病变,共56处病灶。肿块样强化为24处(43%),多灶肿块样强化为13处(23%),肿块伴周边非肿块样强化为8处(14%),非肿块样强化为11处(20%)。该研究认为,新辅助化疗后肿瘤的退缩模式是保乳手术选择的关键因素之一,根据乳腺癌在新辅助化疗前的磁共振动态增强强化方式,可在一定程度上预测其在化疗后的退缩模式,进而预测患者保乳手术的可行性,为临床医生选择个体化的后续治疗方案提高患者生存质量提供参考。

王宇峰等[6]评价了$^{99}Tc^m$－MDP(锝标记的亚锡亚甲基二磷酸盐)SPECT/CT显像对$^{99}Tc^m$－MDP全身骨显像难以确诊乳腺癌脊椎病灶的鉴别诊断价值。他们对$^{99}Tc^m$－MDP全身骨显像难以确诊的97例乳腺癌患者的184个脊椎病灶行局部SPECT/CT显像。结果:① $^{99}Tc^m$－MDP SPECT/CT显像对$^{99}Tc^m$－MDP全身骨显像难以确诊的184个脊椎病灶的诊断符合率为90.8%(167/184),对乳腺癌脊椎骨转移的诊断灵敏度为88.9%,特异度为92.2%。② $^{99}Tc^m$－MDP SPECT/CT显像对不同年龄组的脊柱病变诊断符合率不一致,青年组最高,其诊断符合率为96.4%(54/56),其次为中年组,为93.3%(56/60),最低为老年组,为83.8%(57/68),其差异有统计学意义($P=0.01$)。结论认为,$^{99}Tc^m$－MDP SPECT/CT显像能够对90.8%的$^{99}Tc^m$－MDP全身骨显像难以确诊的脊椎病灶进行准确诊断,明显地提高了诊断准确性。$^{99}Tc^m$－MDP SPECT/CT显像在青年及中年组的乳腺癌脊椎病灶中的诊断符合率最高,老年组较低。

3. **穿刺等活检手段** 乳腺的穿刺活检有多种形式。细针穿刺作为乳腺癌的术前诊断方法之一,其安全及有效性存在争议。王瑞娟等[7]*通过对226例乳腺肿瘤患者进行细针穿刺,进行ER、PR、HER2的免疫组化检测,与术后活检组织对照分析,旨在评估原发性乳腺癌细针穿刺标本病理及相应的生物学指标可否代表瘤体本身。结论:226例细针穿刺未出现穿刺部位渗血、感染等并发症。全组行改良根治术133例,保乳根治术20例,乳腺肿瘤单纯切除术73例,术后均痊愈出院。47例FNAC与手术大体标本均确诊恶性肿瘤病例,进行细针蜡块ER、PR及HER2免疫组化检测与术后病理组织蜡块检测,结果比较差异无统计学意义($P>0.05$)。结论认为,FNAC微创诊断方法简单、快速、经济、准确,不仅可为乳腺肿瘤进行定性诊断,可准确反映整个肿瘤的组织学状态,值得临床推广。王昕等[8]通过收集30例MRI引导下穿刺定位或活检的乳腺微小病变患者的临床病理资料,分析MRI引导下穿刺定位或活检的情况及病理和随访结果。30例患者中,病理诊断为浸润性癌6例(20.0%),导管内癌9例(30.0%),良性病变15例(50.0%)。22例患者经超声和钼靶等影像学检查未能发现明确病灶,行MRI引导穿刺定位或活检后,病理报告为浸润性癌或导管内癌11例(50.0%)。全组患者均未出现血肿、感染等穿刺后并发症。全组患者的中位随访时间为7.5个月,1例患者因乳腺癌转移死亡,1例因影像学检查提示复发再次行手术治疗,1例失访,其余患者定期复查结果均未见异常。该研究认为,在超声及钼靶不能发现明确病灶时,可采用MRI引导下穿刺定位或活检明确诊断,以提高乳腺癌早诊早治水平。任重阳等[9]研究中国人群乳腺癌患者发生真空辅助旋切系统活检(VABB)针道种植转移的概率及新辅助化疗对其产生的影响。他们将通过VABB诊断为乳腺癌的患者分为两组,一组直接手术组,一组为新辅助化疗组。分析两组患者发生针道种植转移的概率,以及两组患者的无病生存(DFS)和总生存(OS)。结果共有214名患者入组,其中直接手术组94名,新辅助化疗组120名,中位随访时间为29.2个月,两组发生针道转移的概率分别为3.2%和0.8%,两者相比无显著性差异($P=0.206$,卡方检验);DFS和OS亦无显著差异(DFS $P=0.221$,OS $P=0.531$,Log-Rank检验)。结论:经VABB后组乳腺癌患者的针道种植转移率低,新辅助化疗不会导致VABB后的针道种植转移率的增加。

二、乳腺癌手术治疗

1. **乳腺癌常规手术** 乳腺癌改良根治仍是我国乳腺癌手术治疗的重要方式,但也存在术后腋窝积液、上肢淋巴水肿及术后胸壁复发等问题。李刚等[10]探讨了局部应用注射用A群链球菌(沙培林)治疗乳腺癌根治术后腋窝积液的疗效及安全性。他们选取了579例乳腺癌患者,均接受了乳腺癌根治术或改良根治术。随机分为治疗组(312例)和对照组(287例),治疗组患者术中给予沙培林局部浸泡15 min后,应用沙培林对淋巴结清扫区进行多点注射,并将沙培林药液浸泡过的少量可吸收止血海绵填塞于腋窝局部。对照组患者术中不使用沙培林,单纯生理盐水冲洗术野。比较两组患者术后的伤口疼痛平均持续时间、疼痛程度、腋窝引流量和引流管留置时间等。结果与对照组相比,治疗组的平均腋窝引流总量及术后引流管中位留置时间均明显低于对照组,差异有统计学意义($P<0.05$)。而两组患者的术后伤口疼痛平均持续时间、疼痛程度以及术后发热发生率比较,差异无统计学意义($P>0.05$)。结论:乳腺癌患者术中局部应用沙培林能有效预防和治疗腋窝积液,缩短术后恢复时间。张保宁[11]阐述了乳腺癌术后上肢淋巴水肿预防措施及治疗原则。前瞻性研究显示乳腺癌术后上肢淋巴水肿的发生率为21.4%,且其全球发生率存在地域差异。乳腺癌患者预防淋巴水肿的理念应贯穿始终。预防措施包括规范化手术与放疗、功能锻炼及日常注意事项。淋巴水肿可采取保守治疗、药物及手术治疗。术式可包括降低淋巴系统负荷如病变组织切除术、负压抽吸术等,促进淋巴引流如筋膜条引流、网膜引流及带蒂皮瓣引流术等,重建淋巴通道如淋巴-静脉系统吻合术、淋巴管移植术、静脉代替淋巴管移植术、淋巴结移植术等。上述治疗虽取得一定疗效,但未能从根本上解决问题,疗效难以持久,且个体差异较大。治疗原则强调早期、长期、综合、个体化。陶庆松等[12]探讨了乳腺癌腋淋巴清扫术(ALND)中腋逆行淋巴显影(ARM)联合细针穿刺活检(FNAC)预防术后上肢淋巴水肿的作用。方法:选取72例乳腺癌患者,随机分为对照组与选择组,均行ARM与FNAC。对照组切除ARM淋巴结;选择组ARM淋巴结如为阳性、可疑或无法确定则予以切除,阴性则予以保留。结果:术后2周内上肢淋巴水肿发生率对照组为88.6%(31/35)、选择组中切除者为84.6%(11/13)、选择组中保留者为12.5%(3/24);完成6个月随访后水肿发生率对照组为31.4%(11/35)、选择组中切除者为30.8%(4/13),选择组中保留者未发现上肢淋巴水肿。结论:ARM联合FNAC可安全有效地鉴别上肢淋巴引流,可用于预防ALND后上肢淋巴水肿的发生。侍朋举等[13]*介绍了一种改良静脉淋巴管吻合技术,评价其在治疗乳腺癌术后上肢淋巴水肿中的价值。方法:采用改良静脉淋巴管吻合技术治疗11例乳腺癌术后继发患侧上肢淋巴水肿女性患者。患者均顺利完成改良静脉淋巴管吻合术。术后1例前臂切口延迟愈合,其余患者切口均Ⅰ期愈合。11例患者均获随访,随访时间36~40个月,平均38.4个月。患者均自觉患肢疼痛及肿胀程度减轻,无丹毒发作,水肿得到控制。术后6、36个月患侧上臂及前臂周径均较术前显著缩小,比较差异有统计学意义($P<0.05$);术后6、36个月间比较,差异无统计学意义($P>0.05$)。术后36个月按照Campisi评价标准评价疗效,获优良3例,良好6例,改善2例。结论:采用改良静脉淋巴管吻合技术可有效治疗乳腺癌术后上肢淋巴水肿。李文博等[14]探讨乳腺癌术后胸壁复发的临床特征、治疗方法、预后情况。他们收集了113例乳腺癌术后胸壁复发患者的临床资料,分析各项因素与患者生存期的关系。患者胸壁复发后生存期5~102个月,中位生存期41个月;1、2、5年生存率分别为100.0%、85.0%、38.0%。单因素分析显示,肿瘤大小、淋巴结转移状况、TNM分期、激素受体表达、HER2受体表达、术后放疗、靶向治疗、内分泌治疗、胸壁复发前无病生存时间、复发灶的手术切除和放疗与乳腺癌胸壁单纯复发患者的生存期有关($P<0.05$);多因素分析显示,TNM分期、激素受体表达、HER2受体表达、靶向治疗、胸壁复发前无病生存时间是胸壁复发后生存期的独立预后因素。结论认为,乳腺癌术后胸壁复发的预后相对较好,综合治疗可能有助于提高治愈率。

刘颖新等[15]*分析了乳腺肿块切除术中组织液充填法的临床应用。创腔处理:传统组以3-0可吸收线缝合乳腺切缘,闭合空腔;创新组不缝合乳腺腺体及脂肪组织,利用创腔内组织液渗出充填。切口处采用生理盐水进行冲洗,以5-0可吸收缝线直接皮内缝合切口。为避免术后乳房外形改变,不放置引流,不予加压包扎。该研究中创新组创腔内采用电凝止血,不缝合乳腺腺体及脂肪组织,不用丝线结扎,组织损伤小、异物反应轻。创腔内利用组织渗出液自然充填,渗出液主要成分由纤维素、球蛋白及免疫细胞组成,免疫细胞可以抑制细菌生长。结果显示,创新组乳头偏位、乳房塌陷及切口感染的发生率较传统组明显减少。郭黎[16]探讨了腺体瓣成型法手术切除乳腺良性肿块的临床效果。郭黎选取2010年7月至2012年8月收治的乳腺良性肿块患者90例,分别采用传统手术切除($n=42$)和腺体瓣成型术($n=48$)治疗,观察两组患者手术时间、术中出血量、术后并发症;术后3个月调查患者乳房外观优良率。结果显示,腺体瓣成型组与传统手术组相比较,手术时间、术中出血量及术后并发症均无明显差别($P>0.05$)。手术3个月后随访评价患者乳房外形,腺体瓣成型组优35例(72.9%),良12例(25%),一般1例(2.1%);传统手术组乳房外形优23例(54.8%),良14例(33.3%),一般4例

(9.5%),差 1 例(2.4%),差异具有统计学意义($P<0.05$)。结论认为,腺体瓣成型法乳腺肿块切除术能够更好地保持术后乳腺外形,提高患者对手术的满意度。

2. **前哨淋巴结活检** 相较乳腺癌改良根治术,前哨淋巴结活检术明显减少了手术创伤,使一部分患者免于行进一步的腋窝清扫,实现了"保腋窝"的设想,能减少术后上肢水肿及功能障碍的发生。ACOSOG Z0011 试验的结果改变了乳腺癌前哨淋巴结(SLN)阳性患者的传统治疗模式。刘森等[17]探讨了 ACOSOG ZOO11 试验标准用于中国前哨淋巴结阳性乳腺癌患者以避免腋淋巴结清扫(ALND)的可行性。通过连续收集 194 例 SLN 阳性的乳腺癌患者,分为只做前哨淋巴结活检(SLNB)组和仍需做 ALND 组。将 SLNB 组患者的临床病理学特征与 Z0011 试验标准的原始入组人群进行比较,再将 SLNB 组与 ALND 组患者的临床病理学特征进行比较。他们发现,194 例患者中有 77 例可以只做 SLNB,117 例患者不符合 ZOO11 标准,需要做 ALND;SLNB 组患者与 Z0011 标准原始入组人群比较,T_1 期肿瘤、ER 阳性肿瘤、淋巴结转移数目少的肿瘤、非前哨淋巴结(NSLN)阴性的肿瘤都显著多于 ZOO11 标准原始人群($P<0.05$)。ALND 组腋淋巴结转移数目多的患者比例要明显多于 SLNB 组,NSLN 阳性患者比例也高于 SLNB 组,差异均有统计学意义($P<0.05$)。结论:将 Z0011 试验标准用于 SLN 阳性乳腺癌患者,能够筛选出较 ZOO11 标准研究中预后更好、更为低危的患者,使得该部分患者可以更为安全地只接受 SLNB。孙晓等[18]评估了临床腋淋巴结阳性乳腺癌患者行内乳区前哨淋巴结活检术(IM-SLNB)的临床意义。方法:对 64 例临床腋淋巴结阳性的原发性乳腺癌患者行前瞻性单臂入组研究,采取腋淋巴结清扫术,同时均应用新的核素注射技术进行 IM-SLNB。结果:64 例患者中内乳区前哨淋巴结(IM-SLN)显像为 38 例,显像率为 59.4%(38/64)。38 例 IM-SLN 显像患者中 IM-SLNB 成功率为 100%(38/38),并发症发生率为 7.9%(3/38),IM-SLN 转移率为 21.1%(8/38)。肿瘤位于内上象限和腋淋巴结转移数目较多的患者,其 IM-SLN 转移率较高($P<0.001$ 和 $P=0.017$)。患者临床获益率为 59.4%(38/64),其中 12.5%(8/64)另接受了内乳区放疗、46.9%(30/64)避免了不必要的内乳区放疗。结论:临床腋淋巴结阳性的乳腺癌应进行 IM-SLNB,尤其对于肿瘤位于内上象限及怀疑存在较多腋淋巴结转移数目的患者,以获得内乳区淋巴结的转移状态,指导乳腺癌患者内乳区放疗。丛斌斌等[19]对乳腺癌内乳前哨淋巴结活检(IM-SLNB)中新型示踪技术的准确性进行了研究。他们用新型示踪技术注射核素示踪剂,将荧光示踪剂注射于瘤周腺体内。术前淋巴闪烁显像和 γ 探测仪检测放射性活性的内乳前哨淋巴结(IM-SLN),术中对其进行前哨淋巴结活检(SLNB),荧光示踪剂的显像情况由荧光显像系统来确定。结果:自 2013 年 9 月至 2014 年 12 月共计 162 例入组,其中 110 例成功行 IM-SLN,94 例确定核素示踪剂和荧光示踪剂定位于同一 IM-SLN,两种示踪剂的相关性和吻合度有统计学意义(Case-base,$r_s=0.808$,$P<0.001$;Kappa $=0.79$,$P<0.001$)。结论:注射于乳腺腺体内不同部位的示踪剂能引流至同一 IM-SLN,证实了新型示踪技术及乳腺癌 IM-SLN 假说的准确性,即 IM-SLN 不仅接受来自原发肿瘤区域的淋巴引流,而且接受来自整个乳腺腺体的淋巴引流。钱立宇等[20]研究了染料法腋反向淋巴作图(ARM)结合前哨淋巴结活检(SLNB)在乳腺癌术中的应用。钱立宇等回顾性分析了 2011 年 6 月至 2013 年 6 月蚌埠医学院第一附属医院肿瘤外三科收治的共 363 例均行乳腺癌腋淋巴结清扫术(ALND)的乳腺癌患者资料,其中联合行 ARM+SLNB 者 78 例(ARM+SLNB 组),单纯行 ALND 者 285 例(ALND 组),比较两组术后疗效。结果显示,ALND 组患者术后带管时间为(12.3±1.5)d,而 ARM+SLNB 组为(9.6±1.9)d,二者差异有统计学意义($t=11.74$,$P<0.05$)。ARM+SLNB 组术后第 1~7 天的引流量均较 ALND 组明显减少,差异有统计学意义($P<0.05$)。随访 12 个月,两组均未发现Ⅲ级水肿,第 12 个月 ALND 组与 ARM+SLNB 组水肿发生率差异有统计学意义($P<0.05$)。结论:ARM 可保护患侧上肢淋巴通道,减少术后上肢水肿的发生。

3. **示踪剂在前哨淋巴结活检中的运用** 在乳腺癌 SLNB 领域,应用最广的示踪剂包括染料、核素以及两者的联合。郭文斌等[21]评价吲哚菁绿(ICG)荧光技术应用于乳腺癌前哨淋巴结活检(SLNB)的可行性。方法:选择 2010 年 11 月至 2012 年 2 月期间 68 例乳腺癌患者,其中 36 例以 ICG 荧光导航技术进行 SLNB(ICG 组),32 例应用亚甲蓝为示踪剂行 SLNB(染料组)。所有患者 SLNB 结束后行Ⅰ、Ⅱ水平腋淋巴清扫。结果:两组基本临床资料差异无统计学意义(P 均 >0.05),具有可比性。ICG 组前哨淋巴结(SLN)检出率为 97.2%(35/36),染料组为 81.3%(26/32),前者明显高于后者($P<0.05$)。假阴性率与每例患者平均检测 SLN 数量两组间差异无统计学意义(P 均 >0.05)。结论:用 ICG 荧光导航技术行乳腺癌 SLNB,其检出率高于染料法,且同时具备核素、染料示踪剂的替代选择。李传书[22]通过对比吲哚菁绿(ICG)与亚甲蓝两种染色剂在前哨淋巴结活检(SLNB)中的应用,来证实 ICG 荧光示踪法在 SL-NB 中的优势。选取辽宁省大连市中心医院从 2010 年到 2012

年68位行SLNB的乳腺癌患者，随机分成两组，一组采用ICG荧光导航SL－NB，共36例，另一组采用亚甲蓝染料法SLNB，共32例，SLNB结束后行腋淋巴结清扫（ALND），计算两组的前哨淋巴结（SLN）检出成功率，敏感度、假阴性率。结果显示，前者的SLN检出成功率高于后者（97.2 *vs.* 81.3，$P<0.05$），二者的敏感度、假阴性率大致相似（敏感度94.7 *vs.* 93.3%，假阴性率5.3 *vs.* 6.6）。因此，ICG荧光导航在SLNB中成功率高于亚甲蓝染色法。任敏等[23]探讨吲哚菁绿联合纳米碳作为淋巴示踪剂在乳腺癌前哨淋巴结活检手术中的应用价值。方法将112例临床腋淋巴结阴性的乳腺癌患者随机分为2组，56例接受吲哚菁绿联合纳米碳示踪，56例接受单药吲哚菁绿示踪。2组均进行前哨淋巴结活检手术，手术切除的前哨淋巴结送术中冷冻及常规石蜡和免疫组织化学病理检查。结果显示，联合示踪组体外淋巴管显影率为94.6%（53/56），单药示踪组体外淋巴管显影率为96.4%（54/56）。均成功检出前哨淋巴结，检出率为100%（56/56）；单药示踪组检出率为92.9%（52/56）（$P>0.050$）。联合示踪组共检出前哨淋巴结205枚，平均（3.7±1.5）枚；单药示踪组共检出前哨淋巴结130枚，平均（2.5±1.4）枚（$P=0.001$）。结论认为，联合应用吲哚菁绿和纳米碳进行乳腺癌前哨淋巴结活检，可实现优势互补，以增加前哨淋巴结检出率和检出数，降低漏诊率和假阴性率。

4. 乳腺癌术后乳房重建 随着乳腺癌患者生存期限延长和对生活质量要求的提高，乳腺癌改良术后乳腺重建日益得到重视，一期乳房再造也逐步被患者接受。陈颖等[24]探讨了我国乳腺癌患者全乳切除术后乳房重建的现况。他们针对乳房重建术开展的相关细节设计了调查问卷，共回收有效调查问卷36份。调查的538名外科医师中仅有123名外科医师具备整形手术资质。32家医院在2012年行乳房重建术1 120例，重建比例为4.5%。32家（88.9%）医院行单独植入物乳房重建术1 843例，23家（63.9%）医院行背阔肌肌皮瓣联合假体乳房重建术965例，32家（88.9%）医院行单纯背阔肌肌皮瓣乳房重建术738例，28家（77.8%）医院行带蒂横型腹直肌肌皮瓣乳房重建术366例，9家（25.0%）医院行游离腹部皮瓣乳房重建术155例。32家医院4 084例乳房重建术的并发症发生率为18.2%。结论为术后放疗对重建乳房的美观度有一定的影响，推荐自体组织乳房重建术，但重建时机的选择尚未达成一致。化疗对重建乳房无影响或仅轻度影响。大多数医师和患者对重建乳房的美观度表示满意，但中国乳腺癌术后重建比例仍较低。任玉萍等[25]回顾性分析了153例女性Ⅰ、Ⅱ期乳腺癌患者的临床资料，探讨Ⅰ、Ⅱ期乳腺癌的个性化手术方案。在患者保留乳房外形的要求下，行肿瘤切除或全乳切除＋即刻乳房重建手术。结果153例患者中，行保乳术＋即刻乳房重建86例；保留皮肤的乳腺切除术＋即刻乳房重建67例，包括带蒂远端腹直肌肌皮瓣乳房重建21例、带蒂背阔肌肌皮瓣及硅凝胶假体乳房重建43例、扩张器或假体乳房重建术3例。术后乳房形态优良率达93.5%。随访6～60个月，无局部复发及皮瓣坏死等严重并发症；5例发生脂肪液化，6例发生皮下血清肿，经换药引流后治愈；6例出现腹部隆起但无消化道症状；1例因脑转移死亡。结论：即刻乳房重建是Ⅰ、Ⅱ期乳腺癌患者安全理想的选择，个性化的手术方案及带蒂皮瓣技术适合推广。黄胜等[26]评估了Coupler静脉吻合器用于乳腺癌游离腹部皮瓣乳房重建的安全性及时效性。他们将45例游离腹部皮瓣乳房重建病例，分为两组：手工吻合组（28例）和Coupler组（17例），他们比较了两组重建手术总时间、皮瓣缺血时间、血管吻合时间，以及因皮瓣循环危象需要手术解救的例数和皮瓣存活率。在即刻重建患者中，Coupler组手术总时间较手工吻合组短[（7.1±0.3）h *vs.*（8.6±0.2）h，$P<0.05$]；所有患者中，Coupler组皮瓣缺血时间明显缩短[（69.3±3.4）min *vs.*（81.5±3.7）min，$P<0.05$]；Coupler组血管吻合时间（包括动、静脉吻合时间）也显著缩短[（47.9±3.3）min *vs.*（68.5±3.8）min，$P<0.05$]。皮瓣循环危象发生率手工吻合组为10.7%（3/28），Coupler组为5.9%（1/17），差异无统计学意义（$P>0.05$）；两组各出现1例部分皮瓣坏死。结论：在游离皮瓣乳房重建手术中，与传统吻合技术比较，运用Coupler吻合器进行静脉吻合能够显著缩短手术时间，该技术易于掌握且安全可靠。杜稼苓等[27]探讨了保留乳头乳晕复合体（NAC）的一期硅胶假体乳房再造在乳腺良恶性肿瘤乳房切除术后乳房缺损中应用的可行性。他们选取2008年1月至2012年11月乳腺良、恶性肿瘤患者各15例，行乳房切除术后一期胸大肌包裹硅胶假体乳房再造，术中保留NAC；术后随访13～48个月，观察患者乳房美容效果、并发症及临床疗效。结果：30例患者中28例对术后乳房外形满意，术后1.5、2年出现假体包膜挛缩、假体渗漏各1例，无与保留NAC相关的肿瘤残留、复发或转移。结论：保留NAC的乳腺肿瘤乳房切除术后一期硅胶乳房假体再造能在治愈患者乳腺肿瘤的同时又满足患者乳房外形美观的要求，且不增加并发症。胡小戊等[28]评价了18例皮肤软组织扩张术修复重建乳腺癌术后缺损的效果。方法：回顾性分析采用皮肤软组织扩张技术完成的18例乳腺癌重建、修复手术患者的临床资料，其中重建组10例乳腺癌术后即时植入皮肤软组织扩张器持续扩张皮瓣，延期植入假体进行乳房重建;皮瓣修复组 8 例化疗 2 周期后植入皮肤软组织扩张器扩张邻近皮瓣,术后即时进行皮瓣修复,分析皮肤软组织扩张技术应用的手术方法、并发症以及效果。结果重建组 1 例皮瓣出现 2 cm×1 cm 坏死,2 例假体位置稍高于对侧,优良率为90%,患者主观评价满意度为100%;皮瓣修复组 1 例 1 个扩张器出现 2 cm×3 cm 区域皮瓣感染、坏死,伤口裂开,患者主观评价满意度为 88%。术后随访 9~48 个月,重建组手术效果满意,无一例复发转移;皮瓣修复组 1 例出现局部复发,2 例出现骨转移,1 例出现肺转移,1 例出现肝转移。结论:采用皮肤软组织扩张术修复重建乳腺癌术后缺损可获得满意的修复重建效果。罗云峰等[29]探讨应用腔镜技术行腋淋巴结清扫及带蒂大网膜重建乳房的临床效果。方法:分析 35 例行微创根治+微创乳房重建的Ⅰ、Ⅱ期乳腺癌患者资料,患者先行腔镜腋淋巴结清扫术+腔镜辅助肿瘤所在象限腺体切除,然后采用腹腔镜获取的带蒂大网膜经皮下隧道即时重建乳房。结果:手术平均总时间为318 min,其中腔镜腋淋巴结清扫平均时间为41 min,腹腔镜大网膜获取平均时间为 59 min,术中平均出血量为 75 ml。1 例患者术中损伤胃网膜动脉后改为仅用 1 条大网膜动脉作为蒂部血管作为供血,术后出现大网膜部分坏死;1 例患者出现切口脂肪液化;余患者大网膜成活,无腹部并发症,腋窝形态及上肢功能良好。乳房美学评价,28 例优,6 例良,1 例一般。结论:腔镜腋淋巴结清扫联合腹腔镜带蒂大网膜获取进行一期重建乳房安全可行,手术达到较好的微创效果与美观要求。宋张骏等[30]*探讨了乳腺癌改良根治术后Ⅰ期假体植入乳房重建临床相关问题。2007 年 6 月至 2011 年 12 月,他们对陕西省肿瘤医院乳腺中心收治的 30 例乳腺癌行保留皮肤的乳腺癌改良根治术,同期于胸大、小肌间植入硅胶假体重建乳房,其中 15 例保留乳头乳晕复合体,术后进行常规治疗。30 例客观评价效果优良达 90.0%,主观评价效果优良达 93.3%。2 例出现皮瓣下积液,予以穿刺抽吸;1 例出现轻度包膜挛缩;1 例出现乳头乳晕区皮瓣坏死,换药后愈合;1 例出现假体移位;1 例因对侧乳房下垂致外观不对称。随访 12~54 个月,1 例发生肝转移、骨转移,余 29 例无局部复发或远处转移。结论:乳腺癌改良根治术后Ⅰ期假体植入乳房重建,美容效果满意,不增加局部复发风险,改进手术细节可降低并发症发生,安全可行。苏瑛等[31]探讨了乳腺癌改良根治术后使用背阔肌皮瓣联合假体一期乳房重建的方法及疗效。方法:自 2010 年 5 月至 2013 年 12 月,20 例乳腺癌(TNM 分期 0 期 3 例,Ⅰ期 12 例,Ⅱ期 5 例;乳腺导管内癌 3 例,乳腺浸润性导管癌 17 例)行改良根治术,同时采取一期背阔肌皮瓣联合假体乳房重建术。结果:20 例乳房一期重建均获成功,无积液、感染、坏死等并发症,重建乳房外形美观。随访 16(6~38)个月,无复发和转移。结论:乳腺癌改良根治术后一期乳房重建安全性高,操作简单易行,外形良好,提高了乳腺癌患者术后的生活质量,是理想的乳房重建方式。张海林等[32]探讨了乳腺癌术后乳房延迟即刻重建术的安全性和有效性。方法:回顾性分析 2010 年 10 月至 2013 年 10 月间 100 例乳腺癌改良根治术后行乳房延迟即刻重建术患者资料。其中,背阔肌肌皮瓣转移皮肤扩张器植入法(LD+扩张器)39 例,胸大肌联合异体真皮下植入皮肤扩张器法(ADM+扩张器)6 例,直接植入胸部皮瓣下的扩张器法 55 例。结果:全组术后主、客观满意率均为 92.0%。术后主、客观满意度优良率 LD+扩张器法患者为 84.6%、89.7%,扩张器直接植入患者为 60%、65.5%,ADM+假体扩张器法患者均为 100.0%。LD+扩张器法患者的主观、客观满意度均高于扩张器直接植入法(P 均<0.05)。结论:乳腺癌术后乳房延迟即刻重建术采用 LD+扩张器法的患者满意度高,且成本低于 ADM+假体扩张器,建议首选。林农[33]探讨了改良根治术全乳切除联合一期扩大背阔肌肌皮瓣乳房再造术治疗乳腺癌的临床疗效。方法:回顾性分析 150 例行乳腺全切乳腺癌患者的临床资料,所有手术患者均行扩大背阔肌肌皮瓣乳房再造术。结果:手术成功 149 例,失败 1 例。再造乳房外观评价"优良"率达 91.27%(136/149)。术后发生乳头部分坏死 4 例,发生胸部皮肤挫伤、表皮脱落 3 例;出现背部血肿 8 例;切缘皮肤局部坏死 2 例,背部供区部分坏死 2 例;移植物缺血坏死 1 例,给予切除处理。随访 8~73 个月(失访 18 例,失访前均无瘤生存),骨转移 2 例,肺转移 1 例,锁骨上淋巴结转移 1 例,无局部复发患者。结论:乳腺癌改良根治术乳腺全切除联合Ⅰ期扩大背阔肌肌皮瓣乳房再造术,安全有效,尤其适用于中小体积乳房的患者。陈颖等[34]*分析游离腹部皮瓣乳房重建术后皮瓣血管危象发生的相关因素。他们收集了 2006 年 11 月至 2015 年 2 月在复旦大学附属肿瘤医院乳腺外科 147 例接受游离腹部皮瓣乳房重建的患者资料,分析血管危象的发生和解救情况,并通过统计分析寻找血管危象的相关因素。在 147 例乳房重建中,术后共有 12 例(8.2%)发生血管危象,其中 11 例为静脉危象,1 例为静脉危象合并动脉危象。最终 7 例(583%)解救成功,2 例发生部分坏死,3 例全部坏死,总皮瓣成功率为 98.0%。手术时间与血管危象的相关度较高(OR=5.696)。结论:血管危象的发生受诸多因素的影响,手术时间与其紧密相关,术者经验的积累、血管吻合器的应用等均有助于手术时间的缩短。

三、乳腺癌综合治疗

1. 放疗 放疗是乳腺癌重要的局部治疗措施之一。刘恒超等[35]观察了放射性核素氯化锶($^{89}SrCl_2$)联合锝-99-亚甲基二磷酸盐(^{99}Tc-MDP)治疗乳腺癌骨转移的临床效果。方法：将80例乳腺癌骨转移患者随机分为$^{89}SrCl_2$治疗组30例、^{99}Tc-MDP治疗组22例、$^{89}SrCl_2$与^{99}Tc-MDP联合治疗组28例3组，观察各组骨痛缓解、骨转移病灶好转和生活质量评分提高情况。结果：骨痛缓解总有效率、生活质量评分提高率在联合治疗组为92.9%(26/28)、78.6%(22/28)，均明显高于$^{89}SrCl_2$治疗组的73.3%(22/30)、53.3%(16/30)和^{99}Tc-MDP治疗组的63.6%(14/22)、45.5%(10/22)，差异具有统计学意义($P<0.05$)。骨转移病灶好转有效率在联合治疗组为46.4%(13/28)，明显优于^{99}Tc-MDP治疗组的18.2%(4/22)，差异具有统计学意义($P<0.05$)；但与$^{89}SrCl_2$治疗组的33.3%(10/30)比较差异无统计学意义($P>0.05$)。结论：$^{89}SrCl_2$联合^{99}Tc-MDP治疗可显著提高乳腺癌骨转移骨痛疗效，且无明显不良反应。张顺康等[36]分析了乳腺癌改良根治术后放疗胸壁放射性皮炎的危险因素。他们对786例Ⅱ-Ⅲ期女性乳腺癌改良根治术后患者进行前瞻性队列分析，自放疗开始每周对患者胸壁皮肤情况进行观察评估。第一观察终点为放疗开始后90 d，第二观察终点为CTCAE v4.03中定义的1~3级RD症状。从放疗开始后90 d内RD累积发生率为30.2%($n=237$)，其中184例患者的RD发生在放疗期间，53例发生在放疗结束后。结论：糖尿病史、肥胖与皮肤补偿膜的使用均为乳腺癌改良根治术后放疗胸壁RD的相关危险因素，尤其是糖尿病史与皮肤补偿膜的使用，与2~3级RD的发生有显著相关性。在确定放疗方案前对相关风险因素进行评估并认真考虑补偿膜的使用指征，有助于降低乳腺癌改良根治术后胸壁放疗患者发生RD的风险。朱相露等[37]探讨了早期乳腺癌保乳术后图像引导放射(IGRT)治疗的临床价值。他们选取早期乳腺癌并接受保乳术的患者60例。按照随机数字表法将60例患者分为调强放疗(IMRT)组和IGRT组，每组30例。评价两组靶区及正常组织所受照射剂量、急性毒性反应及乳房美容效果方面的差异。结果IGRT组的适形指数(CI)和均匀指数(HI)均优于IMRT组，差异均有统计学意义(P均<0.05)。IGRT组正常组织所受照射剂量均低于IMRT组，差异有统计学意义($P<0.05$)。两组皮肤毒性反应比较，差异无统计学意义($P>0.05$)，无Ⅱ~Ⅲ度急性皮肤毒性反应。放射治疗6个月后，两组患者乳房美容效果优良率均为100%。结论：IMRT和IGRT对早期乳腺癌保乳术后法放射治疗效果均较好，但IGRT具有更高的放射治疗精准度，能更好地减少正常组织的照射剂量，具有较高的临床应用价值。

2. 生物治疗 生物治疗包括靶向治疗和免疫治疗等，是新兴的乳腺癌治疗手段。刘卫国[38]在总结国内外临床研究的基础上，探讨自体免疫细胞联合化疗方案对乳腺癌术后免疫功能和生存的影响。将97例乳腺癌患者，随机分为对照组和观察组。对照组采用常规化疗方案，观察组采用DC-CIK细胞联合化疗方案进行治疗。临床结果显示，$CD4^+$、$CD4^+/CD8^+$、$CD16^+$、$CD56^+$细胞水平明显高于治疗前和对照组，$CD8^+$细胞比例显著低于治疗前和对照组；治疗后观察组患者躯体功能评分显著高于对照组，症状评分显著低于对照组；观察组的1、2、3年累计生存明显高于对照组。结论：免疫治疗联合常规化疗方案能够显著改善乳腺癌患者术后机体免疫功能，并提高生存率和生活质量。时伟锋等[39]*认为人表皮生长因子受体2(HER2)多肽负载自体树突状细胞对乳腺癌患者免疫耐受性、免疫应答水平存在影响。他们选取HLA-A201阳性和HER2阳性乳腺癌患者246例，其中观察组164例，对照组82例，观察组给予树突状细胞(DC)免疫治疗，对照组未给予DC免疫治疗。于免疫治疗前后监测患者外周血中IL-2、IL-10、IL-12、TNF-α和IFN-γ水平，肿瘤特异性$CD8^+$、IFN-γ^+和T淋巴细胞比例和迟发型超敏反应(DTH)试验。随访2年后统计患者疾病进展时间(TTP)和无进展生存率(PFS)。Ⅰ~Ⅲ期患者DC免疫治疗1个疗程后IL-2和IFN-γ总体水平均较治疗前显著升高($P<0.05$)；而Ⅳ期患者3个疗程后外周血中特异性$CD8^+$、IFN-γ^+和T细胞得到明显扩增。DTH阳性率与免疫次数亦呈正相关关系($r=0.997$)，并且Ⅰ~Ⅱ期患者DTH平均阳性率明显高于Ⅲ~Ⅳ期患者($P<0.05$)。Ⅰ~Ⅱ期患者2年随访期内病情均较稳定，生存率为100%；Ⅲ-Ⅳ期患者平均TTP为689 d和667 d，而对照组分别为614 d和573 d($P<0.05$)。观察组Ⅲ~Ⅳ期患者平均PFS为75.9%，而同期对照组仅为54.6%($P<0.05$)。任莉莉等[40]探讨了细胞免疫治疗对不同分期的乳腺癌患者体内$CD4^+$ $CD25^+$ $CD127^{-low/-}$Treg表达水平的影响，评估细胞免疫疗法对乳腺癌患者体内免疫环境的影响趋势及程度。他们选择病理确诊的乳腺癌患者30例，检测患者外周血、肿瘤组织及癌旁组织的Treg的表达水平。进行细胞因子诱导杀伤性淋巴细胞免疫治疗一疗程后，比较不同分期的患者回输1、7、14 d时Treg细胞表达水平的变化。结论：乳腺癌患者体内Treg细胞随病情发展持续升高，与病理分

期有明确的相关性。在细胞免疫治疗中期,可以观测到Treg 细胞表达水平的短暂升高,行细胞免疫治疗没有改善患者体内免疫抑制的状况。郭昭泽等[41]探讨白介素-6(IL-6)是否通过诱导 $CD44^{+}$ $CD24^{-/low}$细胞的产生,从而促进乳腺癌 MCF7 细胞的辐射抵抗。方法:用含 50 ng/ml IL-6 的培养基培养 MCF7 细胞,流式细胞术检测 $CD44^{+}$ $CD24^{-/low}$乳腺癌干细胞标记的变化,实时定量聚合酶链反应(Real-time PCR)及 Western blot 检测 EMT 标记分子的表达水平,进一步利用流式细胞术从诱导组中分选出 $CD44^{+}$ $CD24^{-/low}$细胞,克隆形成实验检测分选后细胞的辐射抵抗能力。结果 IL-6 能诱导 MCF7 细胞发生间充质样转化,诱导 5 d 后 $CD44^{+}$ $CD24^{-/low}$细胞显著富集,诱导形成的 $CD44^{+}$ $CD24^{-/low}$细胞的辐射抵抗能力显著提高。结论认为,IL-6 诱导了 $CD44^{+}$ $CD24^{-/low}$乳腺癌干细胞的产生,从而促进 MCF7 细胞的辐射抵抗。

四、乳腺癌临床与基础研究

1. 蛋白组学　李英华等[42]评估乳腺癌患者 Glil 表达的临床应用价值。方法:免疫化学法检测乳腺癌、癌旁组织、转移淋巴结组织中 Glil 蛋白表达。结果:① Glil 蛋白在复发转移性乳腺癌组织表达显著增加,在发生复发转移的患者乳腺癌组织中,93.3% 为 Glil 高表达,没有发生转移的癌组织标本中 81.2% 高表达;同时发现复发转移组原发癌间质 Glil 过表达率为 89.3%,而非复发转移组间质 Glil 过表达率仅为 13.4%,差异有统计学意义($P<0.001$)。② 乳腺癌组织 Glil 蛋白的表达与乳腺癌的早期复发转移密切相关,Glil 核过表达与无复发生存(RFS)呈明显相关($P=0.046$)。在癌组织 Glil 核高表达组乳腺癌复发率为17.8%,而 Glil 低表达组乳腺癌复发率仅为 6.2%($P=0.046$)。癌间质 Glil 高表达组乳腺癌复发率为 31.2%,而 Glil 低表达组乳腺癌复发率为 11.1%($P<0.001$)。结论:Glil 在乳腺癌原发癌、转移癌组织及癌间质中高表达与乳腺癌复发转移相关。张凯丽等[43]研究热休克蛋白 27(HSP27)在三阴性乳腺癌(TNBC)中的表达与乳腺癌临床、病理指标之间的关系,探讨 HSP27 与细胞凋亡系统脂肪酸合成酶/脂肪酸合成酶配体(FAS/FASL)之间的相关性及其在 TNBC 侵袭转移中的作用。方法:检测 100 例 TNBC、100 例非 TNBC 及 50 例癌旁组织中 HSP27 及 FAS/FASL 表达。结果:HSP27 在 TNBC 中表达显著高于非 TNBC 及癌旁组织($P<0.05$),FAS/FASL 在 TNBC 与非 TNBC 及癌旁组织中的表达差异具有统计学意义($P<0.05$)。HSP27 与 FAS 的表达呈负相关($P<0.05$),HSP27 与 FASL 的表达呈正相关($P<0.05$),FAS 与 FASL 的表达呈负相关($P<0.05$)。HSP27 在 TNBC 中表达与不同年龄、分期、肿瘤直径无相关性($P>0.05$),与有淋巴结转移、淋巴结转移枚数、P53、Ki-67 的表达相关($P<0.05$)。结论:HSP27 过表达与 FAS/FASL 系统表达失调可能促进 TNBC 细胞增殖侵袭及转移,导致不良预后。何敢等[44]探讨了乳腺癌组织中新型微管结合蛋白 NuSAP 的表达及临床意义。方法:选取乳腺癌组织 50 例,与相应癌旁正常乳腺组织 37 例(距癌灶 5 cm 以上)以及乳腺良性病变组织 20 例,分别用免疫组化与实时荧光定量 PCR 方法检测 NuSAP 蛋白与 mRNA 的表达,分析 NuSAP 表达与乳腺癌患者临床病理特征的关系。结果:NuSAP 蛋白与 mRNA 在乳腺癌组织中的表达水平明显高于癌旁正常组织和乳腺良性病变组织(P 均 <0.05);NuSAP 蛋白与 mRNA 的表达均在有腋淋巴结转移、HER2 表达阳性的乳腺癌组织中明显升高(P 均 <0.05),而与绝经状态、年龄以及 ER、PR、Ki-67 的表达无关(P 均 >0.05)。结论:NuSAP 在乳腺癌组织中的表达升高,且可能与乳腺癌的发生、发展及侵袭密切相关。李祥等[45]系统评价 P53 在三阴性乳腺癌中的表达情况以及其阳性表达对三阴性乳腺癌患者的预后因素的影响。方法:通过 PubMed、Medline、CNKI、WanFang data、VIP 数据库检索国内外已公开发表的相关文献资料。由 2 位研究者按照纳入与排除标准独立筛选文献、提取资料和质量评价后,采用 RevMan 5.0 软件进行 Meta 分析。结果:纳入文献 13 篇,其中中文文献 11 篇,英文文献 2 篇。Meta 分析结果显示:P53 蛋白在三阴性乳腺癌患者中的表达较高,具有显著的统计学意义($OR=2.02$, 95% $CI=1.28\sim3.19$)。三阴性乳腺癌中 P53 阳性表达组的淋巴结转移率和复发率高于阴性组,无病生存率和总生存率低于阴性组,且结果均有统计学意义。结论:P53 在三阴性乳腺癌中高表达,且具有一定的临床预后指导意义,其可以作为评估三阴性乳腺癌预后的一个独立因素,且在以后的研究中,有可能可作为指导三阴性乳腺癌靶向治疗的一个靶点。李慧兰等[46]探讨聚腺苷酸二磷酸核糖转移酶(PARP1)及其活性产物聚腺苷酸二磷酸核糖(PAR)在三阴性乳腺癌(TNBC)及非 TNBC 中的表达及其意义。方法:应用免疫组织化学染色方法检测 PARP1 及 PAR 在 107 例 TNBC 及 116 例非 TNBC 中表达差异,将患者分为 TNBC 组和非 TNBC 组。结果:PARP1 与 PAR 均在细胞质和(或)细胞核呈现着色表达,TNBC 组细胞核 PARP1 表达($\chi^2=9.258$, $P=0.002$)及细胞质 PARP1 表达($\chi^2=3.879$, $P=0.049$)均高于非 TNBC 组;TNBC 组细胞核 PAR 表达低于非

TNBC 组($\chi^2 = 6.163, P = 0.013$),而细胞质 PAR 阳性表达明显高于非 TNBC 组($\chi^2 = 7.454, P = 0.006$)。比较细胞核/细胞质 PARP1 及 PAR 表达,均未发现 PARP1 与 PAR 表达存在明显的相关性。结论:在 TNBC 组细胞核/细胞质中 PARP1 均高表达,并较易表现为细胞质 PAR 阳性表达及细胞核 PAR 低表达,且 PARP1 与 PAR 表达无明显相关性。冯硕等[47]探讨穿膜蛋白 PETA-3/CD151 在基底细胞样型乳腺癌中的表达及其与临床病理特征的关系。方法:选取齐齐哈尔医学院收集的 76 例基底细胞样型乳腺癌和 76 例癌旁正常乳腺组织标本后,采用免疫组化法(EnVision 二步法)检测 CD151 蛋白的表达,并分析其与基底细胞样型乳腺癌临床病理特征之间的相关性。结果:基底细胞样型乳腺癌和癌旁正常乳腺组织中 CD151 的阳性表达率分别为 52.63% 和 0.00%,差异有统计学意义($P < 0.01$)。基底细胞样型乳腺癌患者的不同年龄组和肿块不同大小组 CD151 的表达无统计学意义($P > 0.05$),与肿瘤的不同分级组和淋巴结是否转移组 CD151 的表达有统计学意义($P < 0.05$)。结论:CD151 的表达上调与基底细胞样型乳腺癌的发生和发展有关。钱晓龙等[48]探讨了多配体聚糖结合蛋白在乳腺癌及其他恶性肿瘤中作用的研究进展。多配体聚糖结合蛋白(SDCBP)是一种将多配体聚糖介导的信号与细胞骨架联系起来的分子,与多种恶性肿瘤的进展密切相关。乳腺癌是一种包含多种亚型的异质性疾病,具有不同的分子表型、临床特征以及对治疗的不同反应。为对那些缺乏有效个体化治疗手段的乳腺癌特别是三阴性乳腺癌和内分泌治疗耐药的乳腺癌,及其他恶性肿瘤的靶向性治疗提供新的思路。徐月梅等[49]探讨滑膜素在乳腺癌组织中的表达情况及其对乳腺癌细胞 MCF-7 增殖和迁移能力的影响。方法:通过 Western blot、免疫组织化学染色及免疫组织芯片技术检测乳腺癌组织中滑膜素的表达水平;在乳腺癌细胞 MCF-7 中利用腺病毒过表达滑膜素,并以划痕实验、Transwell 迁移实验、CCK-8 细胞增殖试剂盒等检测其对于乳腺癌细胞 MCF-7 迁移和增殖能力的影响。结果:滑膜素在乳腺癌组织中的表达水平明显低于相应癌旁组织;过表达滑膜素能抑制乳腺癌细胞 MCF-7 的增殖和迁移能力;过表达滑膜素能抑制乳腺癌细胞 MCF-7 发生上皮-间质转化。结论:滑膜素在乳腺癌组织中低表达,可能与抑制乳腺癌细胞的迁移和增殖能力密切相关。李航等[50]探讨了抗乳腺癌多形上皮黏蛋白 1 单克隆抗体的制备及初步应用。方法:用合成的 MUC1 重复序列短肽与钥孔血蓝蛋白(KLH)及牛血清白蛋白(BSA)偶联后作为抗原免疫 Balb/c 小鼠,杂交瘤技术筛选出稳定分泌单克隆抗体的细胞株。制备单克隆抗体,以 ELISA、Western blot、流式细胞术、免疫荧光法对抗体进行特异性鉴定及亚类分析;将抗体应用于人乳腺癌组织、纤维腺瘤、囊性增生症及正常乳腺组织的临床鉴别,采用免疫组化方法进行检测。结果:获得 4 株稳定分泌抗 MUC1 的杂交瘤细胞株,第 1 株反应性最强,效价 1:10 以上。抗体亚型 3 株为 IgG1,1 株为 IgM,轻链均为 K 型。经 Western blot、流式细胞术、免疫荧光、免疫组化检测证实抗体与乳腺癌细胞株 MCF-7 特异性结合,单抗检测 MUC1 在乳腺癌组织与纤维腺瘤、囊性增生症及正常乳腺组织之间表达差异明显(P 均< 0.01)。宁殿宾等[51]检测乳腺癌患者原发灶、复发灶中 VEGF、组织蛋白酶 D(Cath-D)蛋白的表达。方法:采用免疫组化 SP 法检测 38 例乳腺癌患者(有淋巴结转移者 25 例)和 22 例乳腺癌胸壁复发患者(有淋巴结转移者 5 例)原发灶、复发灶及有、无淋巴结转移组织中 VEGF、Cath-D 蛋白的表达。结果:正常乳腺组织,乳腺癌原发灶、复发灶中 VEGF、Cath-D 蛋白的表达差异有统计学意义($\chi^2 = 50.029$ 和 $24.461, P < 0.05$),且乳腺癌原发灶、复发灶中 VEGF、Cath-D 蛋白的表达均高于正常乳腺组织,但二组间差异无统计学意义。乳腺癌患者有淋巴结转移组 VEGF、Cath-D 蛋白的表达高于无淋巴结转移组($\chi^2 = 9.017$ 和 $5.963, P < 0.05$)。乳腺癌组织中 VEGF 和 Cath-D 蛋白的表达呈正关联($r_p = 0.411, P < 0.001$)。结论:乳腺癌原发灶、复发灶及有淋巴结转移的乳腺癌组织中 VEGF 与 Cath-D 蛋白高表达,二者可能在乳腺癌复发和淋巴结转移中起协同作用。于海明等[52]探讨早期乳腺癌原发灶增殖诱导配体(APRIL)表达分布与预后的关系。方法:回顾性分析 130 例Ⅰ~Ⅲ期乳腺癌患者的临床资料及石蜡切片,用免疫组织化学法检测乳腺癌原发灶 APRIL 表达分布情况,并分析其与 CD8、CD4 阳性淋巴细胞浸润强度的关系。结果:在大部分病例均可观察到肿瘤细胞的细胞质、间质细胞及部分基质为 APRIL 染色阳性。APRIL 肿瘤细胞质强度与 APRIL 阳性间质细胞密度呈正相关($P = 0.009$),与 Ki67 百分比呈正相关($P = 0.003$)。APRIL 阳性间质细胞密度与 CD4 及 CD8 间质细胞密度均呈正相关。在激素受体阴性患者,APRIL 阳性间质细胞密度升高与较好的预后相关,是 DFS 的独立保护性预后因素。结论:乳腺癌间质免疫细胞广泛表达 APRIL,乳腺癌细胞 APRIL 染色强度与肿瘤细胞的增殖呈正相关,提示免疫细胞可能通过分泌 APRIL 促进乳腺癌细胞增殖。在激素受体阴性患者,乳腺癌间质 APRIL 阳性细胞较多的患者预后较好。周佳丽等[53]研究全反式维甲酸(ATRA)及其衍生物 4-氨基-2-三氟甲基苯基维甲酸酯(ATPR)对人乳腺癌细胞 MDA-MB-231 体外凋亡的影响。

方法：以不同浓度 ATRA 及其衍生物 ATPR 分别处理 MDA-MB-231 细胞 48 h 后，Hoechst 染色及流式细胞术检测细胞凋亡的变化，RT-PCR 检测凋亡蛋白 Caspase-3 mRNA水平的变化，Western blot 法检测相关凋亡蛋白表达水平的变化。结果：与 ATRA 相比，相同浓度的 ATPR 能明显促进 MDA-MB-231 细胞的凋亡，随着浓度的增加，凋亡作用越加显著（$P<0.05$）。RT-PCR 显示 ATPR 作用后 Caspase-3 mRNA 水平显著上调（$P<0.05$）。Western blot 法显示 ATPR 能下调抗凋亡蛋白 BCL-2、NF-KB、survivin 的表达（$P<0.05$），上调促凋亡蛋白 Bax、Grim-19、Caspase-3 的表达（$P<0.05$）。结论认为，ATPR 比 ATRA 更明显地促进人乳腺癌细胞 MDA-MB-231 的凋亡。

2. 基因组学　夏青等[54]研究 CDK1 抑制剂 R03306 联合 PARP1 抑制剂 AZD2281 对 BRCA 野生型（BRCA1WT）乳腺癌是否具有协同抑制作用及其机制。方法：选取乳腺癌细胞株 MCF-7、SKBR3、MDA-MB-231 和 HCC-1937，应用 MTT 实验检测 PARP1 抑制剂 AZD2281、CDK1 抑制剂 R03306、联合应用 AZD2281 与 R03306 对乳腺癌细胞的生长抑制作用。通过基因转染、流式细胞分析、免疫蛋白印迹等，进一步了解 AZD2281、RO3306 抗肿瘤作用机制。结果：联合应用 CDK1 和 PARP1 抑制剂显著抑制了 BRCA1 野生型乳腺癌细胞 MDA-MB-231 细胞生长，导致细胞发生持续 DNA 损伤、细胞凋亡。结论：RO3306 与 AZD2281 联合对 BRCA1 野生型乳腺癌细胞有效，两药联合具有协同抑制作用。马榕等[55]*探讨了多基因检测对于乳腺癌的预后判断和治疗方案选择的重要参考意义，特别是对雌激素受体阳性患者。近年来，一些多基因诊断模型被美国临床肿瘤学会（ASCO）、圣加伦标准、美国国家综合癌症网络（NCCN）等多个权威乳腺癌诊疗指南所采用，并开展了临床应用。IHC4 评分、MammaPrint PAM50、Oncotype DX、Genomic grade index、Breast Cancer Index、EndoPredict 和同源重组缺陷评分为 7 个代表性的乳腺癌多基因检测方法，不但可以用于转移复发生存风险的预测，还可以对治疗有指导意义。目前，随着高通量检测技术的发展，乳腺癌的多基因检测已由传统的基因表达检测方法如免疫组化、RT-PCR、表达谱芯片进一步扩展到 RNA 测序、microRNA 表达谱、游离 DNA 分析等多层次、高通量基因检测方法。这些方法的加入将进一步提高乳腺癌多基因检测模型的预测水平和范围。符德元等[56]旨在通过检测乳腺癌组织及其相应的血浆循环 DNA 中 *Sox17* 基因的甲基化状况，探讨其在乳腺癌早期诊断和预后判断方面的应用价值。方法：采用甲基化特异性聚合酶链反应（MSP）法，对 86 例乳腺癌组织、36 例乳腺良性肿瘤的癌旁正常组织及其配对的血浆循环 DNA 中 *Sox17* 基因启动子甲基化进行检测。结果：86 例乳腺癌组织中 *Sox17* 基因启动子的甲基化率为 77.9%（67/86），与其相应血浆循环 DNA 中 *Sox17* 基因启动子的甲基化率为 61.6%（53/86），36 例癌旁正常乳腺组织及血浆中均未检测到 *Sox17* 基因异常甲基化。患者血浆循环 DNA 中 *Sox17* 基因启动子的甲基化与肿瘤组织中该基因的甲基化显著相关（$r=0.502$，$P=0.000$）。在乳腺癌组织标本及血浆标本中 *Sox17* 基因甲基化率与患者肿瘤分期、淋巴结转移显著相关。结论：*Sox17* 基因启动子甲基化在乳腺癌的发生、发展中起着重要作用，可能与乳腺癌的预后相关。符德元等[57]*通过对乳腺癌中组织标本中 *BRCA1*、*GSTP1* 和 *MGMT* 3 种与 DNA 修复功能有关基因的甲基化状态进行检测，探讨其临床应用价值。方法：在 106 例配对的乳腺癌及癌旁组织中，运用甲基化特异性 PCR 法，对 *BRCA1*、*GSTP1* 和 *MGMT* 基因的甲基化状况进行检测。结果：在乳腺癌组织标本中，*BRCA1*、*GSTP1* 和 *MGMT* 的甲基化频率分别为 24.5%（26/106）、29.2%（31/106）和 18.9%（20/106），明显高于对应癌旁组织的甲基化频率（$P<0.01$）。在肿瘤组织和癌旁组织中，至少有 1 种基因发生甲基化的分别为 50.9%（54/106）和 19.8%（21/106），每个标本的平均甲基化数分别为 0.73 和 10.24，差异有统计学意义（$P<0.0001$）。*BRCA1* 基因甲基化与患者的年龄及 ER（-）呈显著正相关（$P=0.007$ 和 0.020）；*MGMT* 基因甲基化与乳腺癌分期、组织学分级和淋巴结转移呈显著正相关（$P=0.016$、0.025 和 0.030）；*GSTP1* 基因甲基化与淋巴结转移、肿瘤大小呈显著正相关（$P=0.028$ 和 0.033）。张萍等[58]探讨微小 RNA（miRNA）基因序列的单核苷酸多态（SNP）位点与乳腺癌患病风险之间的关系。方法：选取经病理证实的乳腺癌患者（病例组）384 例，正常健康对照（对照组）192 例。选择已知汉族人群中全部 miRNA 最小等位基因频率 >0.05 的 SNP 位点，最终入选 22 条 miRNA 基因的 23 个位点。采用高通量的 MassARRAY 时间飞行质谱生物芯片系统分析候选位点的基因型。结果：病例组和对照组伴有乳腺癌或卵巢癌家族史者所占比例分别为 9.1% 和 1.6%，初潮年龄≤14 岁所占比例分别为 53.1% 和 37.5%，未绝经者所占比例分别为 61.2% 和 50.0%，差异均有统计学意义（P 均 <0.05）。病例组 miRNA 基因 SNP 位点各基因型的分布频率与对照组比较，差异无统计学意义（$P>0.05$）。结论：存在于 miRNA 基因序列的 SNP 与汉族、女性乳腺癌患病风险无明显相关性。刘晓丹等[59]研究新疆多民族地区三阴性乳腺癌（TNBC）*BRCA1* 基因的突变情况及突变者与未突变者临床、病理组织特征的差异。方法：以新疆多民族地区130例TNBC患者为研究对象，从静脉血提取基因组DNA，采用PCR联合直接测序法检测*BRCA1*基因突变情况。结果：130例TNBC患者*BRCA1*突变率为17.7%(23/130)，其中汉族与少数民族TNBC患者*BRCA1*突变率分别为20.5%(17/83)、12.8%(6/47)，差异无统计学意义($\chi^2 = 1.856, P = 0.869$)。早发性TNBC组*BRCA1*突变率(28.3%，13/46)高于晚发性TNBC组(11.9%，10/84)，差异有统计学意义($\chi^2 = 5.460, P < 0.05$)。*BRCA1*基因突变组与*BRCA1*基因未突变组相比，发病年龄早，腋淋巴结转移率高，TNM分期晚，差异均有统计学意义($P < 0.05$)。结论：新疆多民族地区TNBC患者*BRCA1*基因突变率高；突变者与未突变者相比，存在临床病理组织差异。

3. **信号通路机制** 胡小波等[60]探讨MEK/ERK信号通路在乳腺癌干细胞增殖和凋亡中的作用。方法：体外培养乳腺癌干细胞，采用MEK抑制剂PD98059抑制MEK/ERK信号通路表达，Western blot检测PD98059对P-ERK1/2表达的影响，进一步应用MTr法测定PD98059对乳腺癌干细胞增殖的抑制作用，流式细胞术检测细胞周期变化；同时，以TUNEL荧光染色分析、Histone/DNA ELISA和流式细胞术检测评价细胞凋亡。结果：PD98059可有效下调P-ERK1/2表达，抑制乳腺癌干细胞生长，诱导G_0/G_1期抑制；TUNEL荧光染色、Histone/DNA ELISA检测和流式细胞术检测分析显示PD98059可有效诱导乳腺癌干细胞凋亡。结论：MEK/ERK信号通路在乳腺癌干细胞增殖和凋亡中发挥重要作用。焦明文等[61]*探讨PI3K/Akt信号通路抑制剂MK-2206对人乳腺癌细胞耐药的逆转作用及机制。方法：用CCK-8法检测阿霉素(亦称多柔比星)与MK-2206对MCF-7细胞(阿霉素敏感)与MCF-7/ADR(阿霉素耐药)细胞生长的抑制情况，并计算各自IC_{50}值。根据IC_{50}结果，选择低毒浓度阿霉素单独或联合不同浓度MK-2206处理MCF-7细胞和MCF-7/ADR细胞后，分别用CCK-8法和流式细胞术检测MK-2206对阿霉素耐药与阿霉素诱导细胞凋亡的影响，以及对MCF-7/ADR细胞内阿霉素蓄积的影响。用MK-2206单独作用MCF-7细胞与MCF-7/ADR细胞后，采用Western blot法检测PI3K/Akt信号通路相关蛋白的表达。结论：MK-2206可以通过抑制PI3K/Akt信号通路来部分逆转人乳腺癌细胞的耐药性，且乳腺癌细胞耐药可能主要与该通路的PRAS40蛋白活化有关。刘民锋等[62]研究信号转导通路mTOR体外对乳腺癌MCF-7细胞生长的抑制作用，及对抑癌基因PTEN的负反馈调节的影响。方法：用pcDNA3.1-mTOR真核表达质粒及空载质粒转染MCF-7；Western blot检测转染后mTOR蛋白的表达；流式细胞技术检测细胞周期和细胞凋亡情况；检测转染后PTEN蛋白的表达。结果：转染组细胞的生长速度明显增快，而未转染组和转染空载体质粒组无明显变化。转染mTOR基因后，PTEN蛋白的表达明显下降。结论：mTOR可能通过PI3K/AKT/PTEN与mTOR信号转导通路负反馈调节PTEN的表达。mTOR的增高可促进乳腺癌细胞的生长，为mTOR的特异性抑制剂的运用提供了理论证据。樊晓东等[63]研究生存素(survivin)抑制剂YM155对三阴性乳腺细胞株MDA-MB-231的凋亡效应及其可能的作用机制。方法：采用CCK-8法实验检测不同浓度YM155对MDA-MB-231细胞增殖的影响，计算其24及48 h半数抑制浓度(IC_{50})；流式细胞术检测细胞凋亡情况；RT-PCR法检测加药与对照组细胞的survivin和BCL-2的mRNA的表达量；蛋白质印迹法检测survivin、BCL-2、Caspase-3、PARP蛋白表达变化情况。结果：YM155对MDA-MB-231具有明显的生长抑制效应，且呈剂量和时间依赖性。流式细胞仪检测显示YM155在0.5、1.0及1.5 ng/ml浓度对细胞的凋亡率分别是(10.93±0.94)%、(31.10±1.51)%及(46.83±2.92)%，与对照组(6.44±1.2)%相比差异具有统计学意义($P < 0.01$)。YM155可显著下调survivin的mRNA和蛋白表达，同时降低BCL-2和提高Caspase-3、PARP的蛋白表达。结论：YM155能有效诱导乳腺癌细胞MDA-MB-231凋亡，其诱导凋亡机制是通过下调survivin蛋白，激活Caspase凋亡通路，切割DNA而引发凋亡；BCL-2家族基因可能参与此过程。王健等[64]探讨雌激素作用下G蛋白偶联雌激素受体(GPER)信号通路的活化对ER阴性乳腺癌细胞中白介素6(IL-6)表达的影响。方法：药物处理SKBR-3与MDA-MB-453细胞后，实时定量荧光PCR法检测细胞中IL-6 mRNA的变化，ELISA法检测细胞培养上清中IL-6的分泌量，Western blot法检测细胞中p-ERK与p-AKT的蛋白表达水平。结论：雌激素可促进ER阴性乳腺癌细胞中IL-6的mRNA表达及细胞上清液中IL-6的分泌量，其机制可能与GPER/ERK信号通路的上调有关，由GPER介导的炎症微环境可能在ER阴性乳腺癌进展中发挥重要作用。刘艳等[65]观察抑制PI3K/Akt/mTOR信号通路中mTOR表达对曲妥珠单抗耐药的乳腺癌干细胞(BCSCs)的作用及对靶向治疗药物敏感性的影响。方法：利用人乳腺癌细胞系MCF-7、MDA-MB-231、BT474的BCSCs亚群，并对其进行克隆培养。通过MTT检测细胞增殖、软琼脂克隆实验细胞克隆形成能力。建立乳腺癌干细胞裸鼠移植瘤模型，记录小鼠体重及移植瘤大小，以了解药物对BCSCs的体内作用影响；利用SP免疫组化方法检测不

同药物作用下移植瘤中 Ki67、CD31、AKT1、phospho - Akt(Thr308)的表达水平改变。结果：在体外，依维莫司对 BCSCs 存在一定抑制作用，抑制 50% 的原代 BCSCs 所需依维莫司浓度是 MCF-7 中未分选细胞(NSC)的 23 倍。相较于各自 NSC 的 IC_{50}，MCF-7、MDA-MB-231、BT474 干细胞对依维莫司的 IC_{50} 分别是其 NSC 的 42、38 和 29 倍。可诱导 BCSCs G_0~G_1 期的周期阻滞，发生早期凋亡，减少 BCSCs 体外克隆形成能力。在体内，依维莫司可有效抑制 BCSCs 移植瘤增长。

4. **乳腺癌耐药机制** 目前关于乳腺癌耐药机制仍不十分清楚。魏昌晟等[66]探索苦参碱对乳腺癌耐药株 MCF-7/ADR 多药耐药的逆转作用及其机制。方法：采用 MTr 法检测不同浓度苦参碱和 MK2206 作用 MCF-7/ADR 细胞 24 h 后的生长抑制率；用荧光 RT-PCR、Western blot 法检测不同浓度苦参碱作用 MCF-7/ADR 细胞 24 h 后 MDR1、MRP1、PTEN、AKT 基因 mRNA 和蛋白的表达。结果：与空白对照组相比，随着苦参碱浓度的提高，耐药基因 MDR1、MRP1 的表达量逐渐降低；PI3K/AKT 信号通路中的 PTEN 基因表达量逐渐增高，而 AKT 基因的表达量逐渐降低。Western blot 检测结果显示，随着苦参碱浓度的提高，耐药蛋白 p-gp、MRP1 表达量逐渐降低，PI3K/AKT 信号通路中的 P-AKT 蛋白表达量逐渐降低，PTEN 蛋白表达量逐渐增高。结论：苦参碱具有逆转乳腺癌多药耐药的作用，其机制可能是通过抑制 PI3K/AKT 通道发挥作用。袁杰等[67]观察乳腺癌细胞 MCF-7 发生他莫昔芬耐受后细胞形态的变化及上皮-间质转化(EMT)现象。方法：免疫荧光染色观察乳腺癌细胞 MCF-7 及其他莫昔芬耐药株 MCF-7R 细胞的形态；qRT-PCR、Western blot 检测两种细胞 EMT 相关标志蛋白的表达；Transwell 法检测两种细胞的迁移能力；分别抑制 PDK-Akt 及 MAPK/Erk 信号通路，检测 MCF-7R 细胞的迁移能力及 EMT 表型的变化。结果：MCF-7 细胞间的联系紧密，发生他莫昔芬耐受后，细胞间隙明显增大；MCF-7 细胞发生他莫昔芬耐受后迁移能力明显增强，并发现 E-钙黏素(E-cadherin)分布从细胞膜向细胞质转移，波形蛋白及纤维粘连蛋白表达水平明显升高($P<0.05$)；在耐药细胞中 PI3K-Akt 及 MAPK/Erk 信号通路均处于异常活化状态，抑制 PI3K-Akt 信号通路能明显抑制细胞的迁移能力，同时能使波形蛋白和纤维粘连蛋白表达水平降低($P<0.05$)。

5. **其他基础研究** 徐卫燕等[68]探讨 Wnt2 在乳腺癌患者中的表达及其对乳腺癌细胞侵袭力的影响。他们采用 ELISA 法检测健康志愿者和乳腺癌患者血清中 Wnt2 的含量，免疫组织化学法检测乳腺癌组织及其相应癌旁组织中 Wnt2 的表达。分别取 Wnt2 高表达和 Wnt2 低表达的乳腺癌组织进行原代细胞培养，应用 Transwell 小室法和细胞黏附实验检测 2 种乳腺癌细胞的侵袭能力和黏附能力。结果：乳腺癌患者血清中 Wnt2 的含量明显高于健康志愿者($P<0.05$)，乳腺癌组织中 Wnt2 的阳性表达率明显高于其相应的癌旁组织($P<0.01$)。Wnt2 高表达的乳腺癌细胞的侵袭能力和黏附率均高于 Wnt2 低表达的乳腺癌细胞(P 均 <0.05)。吴志懂等[69]探讨乳腺癌患者 $CD4^+$ $CD25^+$ $Foxp3^+$ 调节性 T 细胞(简称 $Foxp3^+$ Treg)的变化及意义。他们选择 40 例乳腺癌患者和 32 例乳腺良性肿瘤患者，采用流式细胞术检测外周血 $Foxp3^+$ Treg、$CD8^+$ $CD28^+$ T 细胞、NK 细胞水平；用 Western blot 和 RT-PCR 检测病变乳腺组织 Foxp3 蛋白与 mRNA 表达。结果：乳腺癌患者外周血中 $Foxp3^+$ Treg 比例较乳腺良性肿瘤患者明显升高，而 $CD8^+$ $CD28^+$ T 细胞、NK 细胞比例明显降低(P 均 <0.05)，且乳腺癌患者外周血 $Foxp3^+$ Treg 水平与 $CD8^+$ $CD28^+$ T 细胞和 NK 细胞水平呈负相关($r=-0.631$，$r=-0.578$，P 均 <0.05)；乳腺癌患者术后外周血 $Foxp3^+$ Treg 水平较术前明显降低($P<0.05$)；乳腺癌组织中 Foxp3 蛋白与 mRNA 的表达均较乳腺良性肿瘤组织明显升高(P 均 <0.05)。结论：$Foxp3^+$ Treg 和其标记分子 Foxp3 在乳腺癌患者中的表达增加，且可能通过抑制 $CD8^+$ $CD28^+$ T 细胞和 NK 细胞而产生肿瘤免疫抑制。拉宗等[70]通过检测乳腺浸润性导管癌微环境中 CD4 及 CD8 阳性 T 淋巴细胞的表达，探讨其与乳腺癌间质微血管密度(MVD)的关系。该研究应用 SP 法检测 37 例乳腺浸润性导管癌组织及 10 例癌旁组织中 CD4、CD8 及 CD34 的表达，并对其在癌及癌旁组织中的表达差异进行分析。结果：CD4 在乳腺浸润性导管癌组织中的阳性表达率为(22.63 ± 11.53)，低于癌旁组织($P<0.05$)，随着乳腺癌组织学级别的升高，CD4 阳性表达率逐渐降低($P<0.05$)。随着乳腺癌组织学级别的升高，CD8 阳性表达率逐渐升高($P<0.01$)。随着乳腺癌组织学级别的升高，CD4/CD8 比值降低($P<0.01$)。乳腺浸润性导管癌组织中的 MVD 值明显高于癌旁组织($P<0.05$)，并且随乳腺癌组织学级别的升高，MVD 值呈递增趋势。结论：乳腺浸润性导管癌间质 CD4 阳性 T 淋巴细胞减少，CD8 阳性 T 淋巴细胞增多，CD4/CD8 比值下降，提示在乳腺癌微环境中 T 细胞处于免疫抑制状态。胡飞翔等[71]*通过建立人乳腺癌 MCF-7 裸鼠移植瘤模型，研究肿瘤化疗中组织氧分压(PO_2)值的变化，并初步分析其形成的原因。该研究将人乳腺癌 MCF-7 细胞接种于 BALB/c-nu/nu 裸小鼠建立移植瘤模型，同时将 Lipc 探针植入肿瘤组织，通过电子顺磁共振(EPR)技术检测肿

瘤生长时肿瘤组织中PO_2的水平。于监测的第4周开始腹腔注射多柔比星(ADM),通过EPR持续监测化疗期间肿瘤组织中PO_2的变化规律;并于化疗后的第4天时采用分光光度法检测各组小鼠肿瘤组织中线粒体酶的活性;利用激光多普勒血流探测仪检测肿瘤组织在化疗前后肿瘤局部血流量(RBF)的变化情况。结论:EPR氧测定技术实现了对实体瘤化疗时组织微环境PO_2的持续监测,ADM对肿瘤组织中线粒体活性和RBF的改变可能是影响PO_2变化的主要作用机制。杨浚沨等[72]寻找可作为乳腺癌敏感生物标志物的循环miRNA。首先用qRT-PCR方法测定80例乳腺癌患者与80例健康对照者循环中6个候选miRNA(miR-9、miR-335、miR-205、miR-10b、miR-125b、miR-34a)中表达水平,筛选出改变显著的miRNA;然后再次收集80例乳腺癌患者和80例健康对照者,进一步验证筛选出的miRNA,并通过受试者工作特征(ROC)曲线的曲线下面积(AUC)分析这些miRNA诊断乳腺癌的准确度,并与CA153比较。结果:筛选与验证均显示,与健康对照者比较,乳腺癌患者循环miR-9水平明显升高,而miR-335与miR-205明显降低(P均<0.05);miR-9、miR-335、miR-205的诊断乳腺癌的AUC分别为0.859(95% $CI=0.814\sim0.911$)、0.920(95% $CI=0.885\sim0.959$)、0.899(95% $CI=0.861\sim0.939$),且miR-9、miR-335和miR-205联合检测的AUC值(0.924,95% $CI=0.895\sim0.953$)明显高于CA153的AUC值(0.874,95% $CI=0.834\sim0.914$)($P<0.05$)。徐旭东等[73]探讨了三氧化二砷(As_2O_3)体外对炎性乳腺癌细胞增殖的影响及其作用机制。他们将炎性乳腺癌SUM190细胞分为两组,对照组加入生理盐水,实验组加入不同浓度的As_2O_3培养液,应用MTT法检测不同时点As_2O_3对炎性乳腺癌SUM190细胞的抑制作用,检测不同时点细胞凋亡指数、细胞周期动力学,以及SUM190细胞端粒酶活性的变化。结果:人炎性乳腺癌SUM190细胞的生长均能被不同浓度的As_2O_3抑制,且抑制作用在一定浓度范围内具有时间—剂量依赖性。实验组不同浓度的As_2O_3作用于炎性乳腺癌SUM190细胞72、96 h,与对照组比较,细胞凋亡指数明显增大($P<0.05$),G/S期细胞比例明显升高($P<0.05$),G_2/M期细胞比例明显下降($P<0.05$),而SUM190细胞端粒酶活性均较对照组显著降低($P<0.05$)。结论:As_2O_3体外具有一定的抗炎性乳腺癌作用,其作用机制可能与As_2O_3降低SUM190细胞端粒酶活性、改变细胞周期并促进细胞凋亡有关。高德宗等[74]探讨了肾上腺素受体在乳腺癌细胞中的表达以及将其阻断后对乳腺癌细胞增殖的变化。采用免疫细胞化学方法分别检测乳腺癌MCF-7(ER阳性)和MDA-MB-231(ER阴性)细胞中α_1、α_2、β_1、β_2肾上腺素受体的表达;MTT法分别检测去甲肾上腺素、卡维地洛或两种联合作用后两种乳腺癌细胞的增殖情况。结果:MCF-7和MDA-MB-231细胞均有α与β肾上腺素受体表达,但受体亚型表达水平不同,MCF-7细胞α_1、β_1受体表达相对较强,α_2、β_2受体表达相对较弱,MDA-MB-231细胞则与MCF-7相反;卡维地洛能明显抑制两株乳腺癌细胞增殖,并呈一定的时间与浓度依赖趋势,部分差异有统计学意义(P均<0.05);去甲肾上腺素能明显促进两种乳腺癌细胞的增殖,但与卡维地洛共同作用后,其促细胞增殖作用被明显拮抗,并呈浓度依赖性,差异均有统计学意义(P均<0.05)。陈琪枫等[75]探讨了体外模拟CO_2气腔对MDA-MB-231细胞基质金属蛋白酶-2(MMP-2)和黏附分子血管细胞间黏附分子-1(VCAM-1)、细胞间黏附分子-1(ICAM-1)表达的影响。通过体外建立人工气腔,ELISA测定MDA-MB-231细胞培养液中MMP-2浓度。流式细胞术测定VCAM-1、ICAM-1表达。缺氧组选用0 mmHg的氮气(1 h),对照组为常规培养条件。结果:1、2及4 h的CO_2组处理后0 h时MMP-2的表达明显高于对照组($F=15.045, P<0.05$);2 h的CO_2组处理后24 h时MMP-2的表达也明显高于对照组和1、4 h的CO_2组($F=5.976, P<0.05$)。1、2及4 h的CO_2组处理后0、24 h时VCAM-1的表达显著高于对照组($F_1=18.321, F_2=20.443, P<0.05$);缺氧组和1、2及4 h的$CO_2$组处理后0 h时ICAM-1的表达显著高于对照组。结论:模拟7 mmHg的CO_2气腔可使MDA-MB-231细胞MMP-2、VCAM-1、ICAM-1的表达增高,乳腔镜CO_2气腔可能对乳腺癌细胞的转移具有一定影响力。

张燕娜等[76]*探讨雌激素受体β表达与不同分期及分型浸润性乳腺癌的关系。他们回顾性分析446例浸润性乳腺癌患者的临床病理资料,分析其与雌激素受体β的相关性。结果:328例ERβ表达阳性(73.5%)。在ERα+组及ERα-组,ERβ的阳性表达率分别为77.9%(240/308)和63.8%(88/138)。ERβ的表达与ERα($P<0.01$)表达呈正相关,与PR、组织学分级、HER2及Ki-67表达无明确相关性(P均>0.05)。ERβ表达在不同年龄、肿瘤最大径及淋巴结转移组中的差异无统计学意义(P均>0.05)。418例乳腺癌进入分期及NPI评分分析,不同分期及NPI评分在ERβ+及ERβ-两组之间分布差异无统计学意义。在不同分型乳腺癌中,Luminal型(LA、LB1及LB2)与非Luminal型(HER2及TN)之间,ERβ的表达差异有统计学意义($P=0.007$)。结论:ERI3表达与肿瘤分期、NPI评分不相关,而与肿瘤 Luminal 分型相关。

五、乳腺疾病各论

1. **乳腺炎症** 乳腺导管扩张症(MDE)临床表现复杂，所以在不同阶段常常与其他乳腺疾病相混淆。目前该病主要分为隐匿型、肿块型、脓肿型及瘘管或窦道型4型，这4种类型概述了该病的发生、发展顺序。由于该病发病率逐年攀升，治疗所需时间长，且经久不愈，在临床上是比较棘手的问题，许多患者在反复手术之后甚至选择乳房全切术以达到根治的目的。李洁清等[77]探讨了特发性小叶性肉芽肿性乳腺炎(IGLM)的临床特点、治疗方案及预后。他们回顾性分析了22例IGLM患者的临床资料。22例患者均为女性，年龄(35.48±11.99)岁；72.7%(16/22)的患者处于育龄期，全部病例均已育；95.5%(21/22)的患者曾采用母乳喂养，其中19例患者为断乳后发病。以乳房肿块(19/22)和皮肤红肿(13/22)为最常见首发症状；全部病灶均位于单侧乳房；18例为单发病灶，3例为多发病灶，1例未扪及包块；16个病灶位于乳腺周围区域。20例患者经乳腺超声及乳腺钼靶X线摄影检查，10例(50.0%)诊断考虑为炎性病变。术前行抗生素治疗12例，有效3例，无效9例。行手术治疗17例：乳房肿块切除15例，乳腺脓肿切开引流术1例，乳房单纯切除术1例。随访1~3个月无复发。结论：临床表现提示IGLM可能与自身免疫反应相关。育龄非哺乳期女性如出现乳房肿物伴表面红肿，临床上应考虑IGLM可能。本病确诊依赖空心针活检及术后组织病理学检查。手术治疗可以彻底清除病灶，从而治愈本病。高博等[78]探讨了超声、钼靶、磁共振成像在浆细胞性乳腺炎(PCM)术前诊断中的价值。他们收集经手术病理确诊的53例PCM的多种影像检查结果及临床诊疗资料，回顾性分析并比较3种影像学资料对病情的评估，结合术后病理比较这3种影像检查的诊断效能和对诊断及手术治疗的指导价值。全组53例经病理证实均为PCM。术前钼靶X线诊断PCM正确率16.67%(3/18)，术前超声诊断正确率为28.30%(15/53)，术前MRI诊断正确率为53.12%(17/32)，三者的诊断正确率比较存在统计学差异($\chi^2=16.68, P<0.05$)。综合临床及3种检查手段，术前确诊为PCM正确率为66.04%(35/53)，诊断正确率明显提高。结论：PCM初期仅依靠临床症状及体征确诊较困难，术前多种影像交叉检查可提高PCM初期诊断的准确率，有助于降低其复发率。陈帆帆等[79]*对132例非哺乳期乳腺炎患者血清T细胞亚群、Ig及补体水平变化进行检测，分析非哺乳期乳腺炎患者外周血免疫功能及其临床意义。研究设置浆细胞性乳腺炎组、导管扩张症组、肉芽肿性乳腺炎组与炎细胞浸润组比较，CD8细胞百分比显著升高，CD4/CD8比值显著降低($P<0.05$)；肉芽肿性乳腺炎组与炎细胞浸润组比较，NK细胞百分比显著降低($P<0.05$)；肉芽肿性乳腺炎组与浆细胞性乳腺炎组比较，补体C3水平升高($P<0.05$)。该研究显示乳腺炎性肿块面积≥2个象限的患者补体C3、C4水平升高。BMI≥24(超重)的患者补体C3水平升高。该研究病理结果为炎细胞浸润、导管扩张、浆细胞性乳腺炎及肉芽肿性乳腺炎，各组间免疫状态的差异可能与CD8及补体C3活化后的片段对于组织中巨噬细胞等的募集、分化、激活有关。林宝行等[80]探讨了难治性非哺乳期乳腺炎临床特点及抗分枝杆菌药物治疗的效果。回顾性分析2012年3月至2014年3月广东省深圳市龙岗中心医院甲乳科收治的22例经病理证实的导管周围乳腺炎或肉芽肿性乳腺炎患者的临床资料。主要临床表现为肿块18例(81.8%)、脓肿20例(90.9%)、窦道15例(68.2%)，三者均有者9例(40.9%)。曾行脓肿切开引流6例，肿物切除2例，8例术后均复发。所有患者均抗分枝杆菌治疗，疗程3~16个月，11例(50.0%)患者治愈，随访至今无复发；7例(31.8%)病情明显好转，继续药物治疗，随访中；2例(9.0%)肿块缩小至2 cm，准备手术切除；2例(9.0%)失访。结论：抗分枝杆菌治疗难治性非哺乳期乳腺炎效果好，治疗时间相对较长，可避免行乳房全切除术。於恩桥等[81]总结了特发性肉芽肿性乳腺炎的临床特点、诊断及治疗经验。他们回顾性分析了33例特发性肉芽肿性乳腺炎的病例资料。病理检查28例(85%)为典型肉芽肿，5例(15%)为不成熟肉芽肿，均在排除其他病因后确诊。药物治疗29例，其中单纯口服泼尼松治愈21例，泼尼松联合氨甲蝶呤治愈6例，2例无效，停药后有13例复发。手术治疗有脓肿破溃者4例，术后有2例复发。15例复发患者均口服泼尼松加氨甲蝶呤，除1例因肝功能损害而停药及1例不完全缓解外，其余13例再次治愈。结论：特发性肉芽肿性乳腺炎的临床表现无特异性，确诊主要依赖于病理检查，该病早期给予糖皮质激素或联合免疫抑制剂治疗效果良好，一旦破溃或迁延不愈，需尽早考虑手术治疗。

2. **良性肿瘤** 殷虹等[82]*探索了口径为2.5 cm旋切槽的麦默通旋切系统(MMT)，通过十字交叉法结合平移法旋切切除直径3~6 cm较大良性乳腺病灶的可行性。试验组160例，乳腺肿物直径3~6 cm，麦默通结合高频超声引导，采用十字交叉平移法旋切术。对照组160例，病灶直径<2.5 cm，接受麦默通常规手术治疗。两组治疗疗效及并发症进行比较。结果：手术成功率100%。在术中出血、皮肤

瘀斑、术后血肿的发生率方面行卡方检验,2组差异均无统计学意义($\chi^2=0.2518$,$P=0.616$;$\chi^2=0.3282$,$P=0.567$;$\chi^2=0.1463$,$P=0.702$),手术瘢痕外观及并发症方面,两组差异无统计学意义。结论:麦默通十字交叉平移法旋切术切除3~6 cm较大良性乳腺肿块可行,具有安全、微创、美容、并发症少等优点,有一定的应用价值。程立华等[83]探讨小切口联合超声引导下旋切减体术治疗乳腺纤维腺瘤的体会。2013年3月至2015年1月,他们对16例19个乳腺肿块行小切口联合超声引导下旋切减体术治疗。术前均行超声检查,将BI-RADS分级为2~3级、直径>2.0 cm的病灶作为研究对象,整个手术过程均由超声引导,术后患者超声定期随访1~3个月,以观察治疗效果和有无并发症。19个病灶病理诊断均为乳腺纤维腺瘤,所有病例无皮下瘀斑、皮肤损伤、气胸、大出血等并发症。结论:小切口联合超声引导下旋切减体术治疗乳腺纤维腺瘤,治疗瘢痕小、隐蔽美容。超声可术前病灶筛选、术中定位引导、术后复查,且在超声引导下手术,不需要腔镜隧道式探查,避免肿瘤残留、血肿等并发症,减少了患者负担,在解决较大纤维腺瘤方面确实是一种巧妙的方法。

3. **男性乳腺癌** 马家芳等[84]分析了男性乳腺癌患者的临床病理特征和诊治经验。他们收集了43例男性乳腺癌患者资料,分析其流行病学特点、临床表现、病理特征以及治疗方法。结果:本组患者42例(97.6%)以乳腺肿块起病,Ⅰ期和Ⅱ期患者为32例(74.5%),Ⅲ期和Ⅳ期患者为11例(25.5%)。40例(93.0%)患者雌激素受体阳性,3例(6.9%)患者人表皮生长因子受体2(HER2)过表达。以年龄70岁分层,大于70岁和小于70岁患者临床病理特征无差异,但3例HER2过表达患者均小于70岁。手术治疗患者占38例(88.4%),其中雌激素受体阳性接受他莫昔芬辅助内分泌治疗患者32例(74.4%)。随访时间6.1~55.4个月,中位随访时间31个月,7例(16.3%)患者出现复发转移。结论:男性乳腺癌确诊时分期较晚,预后较差。大多数患者雌激素受体阳性,内分泌治疗具有重要作用。严峻锋等[85]通过Meta分析系统评价了缺氧诱导因子1α(HIF-1α)的表达检测在男性乳腺肿瘤患者中的诊断价值。检索国内外数据库,收集关于HIF-1α与男性乳腺肿瘤关系的病例对照研究,检索时间为2006年2月至2014年6月。用RevMan 5.1软件对均符合条件的研究结果进行Meta分析。共纳入6个病例对照研究,包括病例组475例男性患者和对照组256例女性患者。Meta结果显示,男性乳腺肿瘤患者HIF-1α阳性率明显高于女性乳腺肿瘤患者;异质性检验显示各研究间无明显统计学异质性($\chi^2=7.61$,$P=0.18$,$I^2=34\%$);合并效应结果显示差异无统计学意义($Z=1.54$,$P>0.05$);发表偏倚分析显示Meta分析结果可靠。结论:HIF-1α表达水平检测对早期男性乳腺肿瘤中具有一定的诊断价值,可作为参考指标之一;由于纳入研究质量与例数有限,上述结论尚需更多高质量、大样本的研究验证。

4. **特殊类型乳腺癌** 连镇等[86]报道了乳腺富糖原透明细胞癌的临床特征及预后。他们回顾性分析了天津市肿瘤医院1999年3月至2012年1月收治的22例乳腺富糖原透明细胞癌患者的临床特征、病理特点、治疗及预后。结果:22例乳腺富糖原透明细胞癌患者均为女性,21例因乳腺肿块就诊,1例因乳头溢液就诊。免疫组织化染色结果:雌激素受体(ER)阳性率为40.9%(9/22),孕激素受体(PR)阳性率为45.5%(10/22),人类表皮生长因子受体2(HER2)阳性率为13.6%(3/22),P53阳性率为45.5%(10/22)。随访时间11~137个月。22例患者中11例确诊时发现淋巴结转移,其中2例患者因多发转移死亡,1例出现锁骨上淋巴结转移及复发,1例出现胸壁复发,1例出现骨转移,皆带瘤生存,其余17例患者皆无瘤生存。结论:乳腺富糖原透明细胞癌是一种少见的特殊类型乳腺癌,其诊断主要依靠病理学和免疫组化标记,容易发生淋巴结转移。

(胡 薇)

·参·考·文·献·

[1] 张铮铮,唐录英,林颖,等.尿钼与乳腺癌风险的关联研究[J].肿瘤防治研究,2014,41(11):1205-1208.

[2] 任圣男,陈学博,张研,等.乳腺癌患者甲状腺功能测定130例临床分析[J].中国实用外科杂志,2014,34(10):981-982.

[3] 张海鹏,吴迪,张堤,等.壳层隔绝纳米粒子增强拉曼光谱检测乳腺浸润性导管癌组织的生物学特点及其临床意义[J].吉林大学学报(医学版),2014,40(5):1064-1068.

[4] 董海波,俞伉,李亚迪,等.小视野DWI在乳腺癌中的应用研究[J].临床放射学杂志,2015,34(3):360-363.

[5] 胡芸,金朝林,王翔,等.乳腺癌的磁共振强化方式与新辅助化疗后退缩模式间的相关性及其临床意义[J].中国肿瘤临床,2014,41(22):1446-1449.

[6] 王宇峰,何苗,刘海娜,等.$^{99}Tc^m$-MDP SPECT/CT显像对乳腺癌脊椎病变的诊断价值研究[J].徐州医学院学报,2015,35(2):122-125.

[7]* 王瑞娟,游振辉,林强.细针穿刺在乳腺肿瘤诊断及治疗中的价值[J].中华内分泌外科杂志,2014,8(5):393-394.

[8] 王昕,王文彦,王杰,等.磁共振成像引导下乳腺微小病变穿刺的临床应用初探[J].中华肿瘤杂志,2015,37(9):682-685.

[9] 任重阳,廖宁,张国淳,等.乳腺真空辅助旋切系统活检后乳腺癌患者针道转移的概率[J].南方医科大学学报,2014,34(7):1016-1019.

[10] 李刚,李峻,毛丽烨,等.沙培林治疗乳腺

癌根治术后腋窝积液的疗效观察[J]. 中国肿瘤临床与康复,2014,21(11):1365-1367.
● [11] 张保宁. 乳腺癌术后上肢淋巴水肿预防措施及治疗措施[J]. 中国实用外科杂志,2015,35(7):723-727.
● [12] 陶庆松,张亚男,杲圣,等. 腋窝逆行淋巴显影联合术中细针穿刺活检预防腋窝淋巴清扫术后上肢淋巴水肿[J]. 南京医科大学学报(自然科学版),2015,35(2):211-213.
● [13]* 侍朋举,张文龙,赵刚,等. 改良静脉淋巴管吻合技术治疗乳腺癌术后上肢淋巴水肿[J]. 中国修复重建外科杂志,2015,29(3):339-342.
● [14] 李文博,孟涛,成芳. 乳腺瘤术后胸壁复发的临床分析[J]. 中国普通外科杂志,2014,23(11):1482-1486.
● [15]* 刘颖新,赵艳梅,赵晶,等. 乳腺肿块切除术中组织液充填法的临床引用[J]. 齐齐哈尔医学院学报,2015,36(22):3304.
● [16] 郭黎. 腺体瓣成型法治疗良性乳腺疾病的手术效果[J]. 中国现代手术学杂志,2015,19(1):31-33.
● [17] 刘森,王殊,彭媛,等. ACOSOG Z0011 试验标准用于中国前哨淋巴结阳性乳腺癌患者以避免腋窝淋巴结清扫的可行性研究[J]. 中国癌症杂志,2015,25(2):135-140.
● [18] 孙晓,丛斌斌,邱鹏飞,等. 临床腋窝淋巴结阳性乳腺癌患者内乳区前哨淋巴结活检术研究[J]. 中国肿瘤临床,2015,42(6):341-344.
● [19] 丛斌斌,邱鹏飞,杨国仁,等. 乳腺癌内乳前哨淋巴结活检新型示踪技术验证研究[J]. 中华内分泌外科杂志,2015,9(2):109-113.
● [20] 钱立宇,钱军,李德群,等. 染料法腋窝反向淋巴作图与前哨淋巴结活检在乳腺癌术中应用研究[J]. 中国实用外科杂志,2015,35(2):208-210.
● [21] 郭文斌,高伟,刘金涛,等. 吲哚菁绿荧光导航技术在乳腺癌前哨淋巴结活检中的应用[J]. 中国普通外科杂志,2015,24(5):658-662.
● [22]* 李传书. 吲哚菁绿与亚甲蓝在乳腺癌前哨淋巴结活检术中应用的对比研究[J]. 医学与哲学,2015,36(1B):31-32.
● [23] 任敏,王本忠,陈樱,等. 吲哚菁绿-纳米碳联合示踪在乳腺癌前哨淋巴结活检中的应用[J]. 中华内分泌外科杂志,2015,9(2):97-100.
● [24] 陈颖,黄乃思,曹阿勇,等. 游离腹部皮瓣乳房重建术后皮瓣血管危象相关因素分析[J]. 中国实用外科杂志,2015,35(7):744-748.
● [25] 任玉萍,吴乐昊,余晶,等. Ⅰ、Ⅱ期乳腺癌即刻乳房重建 153 例临床分析[J]. 中国实用外科杂志,2015,35(5):534-537.
● [26] 黄胜,陈颖,李琳,等. Coupler 静脉吻合器用于乳腺癌游离腹部皮瓣乳房重建疗效分析[J]. 中国实用外科杂志,2014,34(11):1083-1085,1089.
● [27] 杜稼苓,李瑞青,张凤霞,等. 保留乳头乳晕复合体的一期硅胶假体乳房再造在乳腺肿瘤手术中的应用[J]. 中国普通外科杂志,2014,23(11):1472-1476.
● [28] 胡小戊,夏婷,曹腾飞,等. 皮肤软组织扩张术在乳腺癌术后缺损修复重建中的应用[J]. 广东医学,2015,36(9):1389-1392.
● [29] 罗云峰,张普生,黄宗海,等. 腔镜技术在腋窝淋巴结清扫及带蒂大网膜一期重建乳房的应用[J]. 中国普通外科杂志,2014,23(11):1460-1466.
● [30]* 宋张骏,王虎霞,韩丕华,等. 乳腺癌改良根治术后Ⅰ期假体植入临床分析[J]. 中华内分泌外科杂志,2014,8(5):375-377.
● [31] 苏瑛,邵清,单海琳,等. 乳腺癌改良根治术后背阔肌皮瓣联合假体一期乳房重建(附 20 例报告)[J]. 外科理论与实践,2014,19(5):422-426.
● [32] 张海林,茅枫,王学晶,等. 乳腺癌术后乳房延迟即刻重建临床效果分析:附 100 例报告[J]. 中国普通外科杂志,2015,24(5):653-657.
● [33] 林农. 乳腺癌全乳切除术后扩大背阔肌肌皮瓣乳房重建:附 150 例报告[J]. 中国普通外科杂志,2014,23(11):1477-1481.
● [34]* 陈颖,陈嘉健,陈嘉莹,等. 中国乳腺癌术后乳房重建现况调查报告[J]. 中华肿瘤杂志,2014,36(11):851-856.
● [35] 刘恒超,李卫鹏,申勇,等. $^{89}SrCl_2$ 联合 ^{99}Tc-MDP 对乳腺癌骨转移骨痛治疗疗效[J]. 中国肿瘤临床,2015,42(5):297-301.
● [36] 张顺康,陈刚. 乳腺癌改良根治术后放疗胸壁放射性皮炎的危险因素分析[J]. 上海交通大学学报(医学版),2015,35(7):1034-1039.
● [37] 朱相露,木克代斯·拜克提亚尔,艾秀清,等. 早期乳腺癌保乳术后图像引导放射治疗的临床价值[J]. 中国肿瘤临床与康复,2014,21(11):1368-1370.
● [38] 刘卫国. 免疫治疗对乳腺癌患者术后免疫功能和生存状况的影响[J]. 中国现代普通外科进展,2015,18(3):189-191,195.
● [39]* 时伟锋,史央,时宏珍. 人表皮生长因子受体 2 多肽负载自体树突状细胞治疗乳腺癌的疗效分析[J]. 中国肿瘤临床与康复,2014,21(11):1281-1285.
● [40] 任莉莉,邓春艳,蒋锦杏,等. 细胞免疫治疗对乳腺癌患者 Treg 细胞表达的影响[J]. 山西医科大学学报,2015,46(7):672-674.
● [41] 郭昭泽,刘民锋,詹军芳,等. 白细胞介素-6 诱导 $CD44^+CD24^{-/low}$ 肿瘤干细胞生成促进乳腺癌 MCF7 细胞辐射抵抗的研究[J]. 临床外科杂志,2015,23(6):431-434.
● [42] 李英华,戴朝霞,陈骏,等. Gli1 在乳腺癌中表达与临床预后的相关性研究[J]. 中华内分泌外科杂志,2014,8(5):369-374.
● [43] 张凯丽,冀宏,王影,等. HSP27 与 FAS/FASL 在三阴性乳腺癌侵袭转移中的作用[J]. 中国肿瘤临床,2015,42(3):147-151.
● [44] 何敢,喻嫦娥,吴海滨,等. NuSAP 在乳腺癌中的表达及临床意义[J]. 中国普通外科杂志,2015,24(5):707-711.
● [45] 李祥,孙圣荣. P53 蛋白表达与三阴性乳腺癌及其预后相关性的 Meta 分析[J]. 临床外科杂志,2015,23(4):293-296.
● [46] 李慧兰,李帅,翟丽丽,等. PARP1 及其活性产物 PAR 在三阴性乳腺癌中的表达及意义[J]. 中国肿瘤临床,2014,41(24):1564-1567.
● [47] 冯硕,常鸿杰,鲍禹杭,等. PETA-3/CD151 在基底细胞样乳腺癌中的表达及其临床意义[J]. 齐齐哈尔医学院学报,2014,35(23):3433-3434.
● [48] 钱晓龙,郭晓静. 多配体聚糖结合蛋白在乳腺癌及其他恶性肿瘤中作用的研究进展[J]. 中国肿瘤临床,2015,42(11):576-578.
● [49] 徐月梅,帅玄钰,李红妍,等. 滑膜素对乳腺癌细胞迁移和增殖的影响[J]. 南京医科大学学报,2015,35(4):496-502.
● [50] 李航,袁时芳,凌瑞,等. 抗乳腺癌多形上皮黏蛋白 1 单克隆抗体的制备及初步应用[J]. 中华普通外科杂志,2015,30(6):480-484.
● [51] 宁殿宾,陈英敏,暴雷. 乳腺癌患者原发灶、复发灶中 VEGF 与 Cath-D 蛋白的表达[J]. 郑州大学学报(医学版),2014,49(4):563-565.
● [52] 于海明,杨俊兰,焦顺昌,等. 增殖诱导配体在乳腺癌原发灶表达及与预后的关系[J]. 南方医科大学学报,2015,35(2):185-190.
● [53] 周佳丽,颜蕴文,江巧玲,等. 全反式维甲酸及其衍生物对乳腺癌细胞株 MDA-MB-231 凋亡的影响[J]. 安徽医科大学学报,2015,50(2):154-157.
● [54] 夏青,史艳侠,姜文奇,等. RO3306 与 AZD2281 对 BRCA1WT 乳腺癌协同抑制作用的体外研究[J]. 中国医科大学学报,2014,43(11):973-977.
● [55]* 马榕,王建丽. 乳腺癌多基因检测及其临床意义[J]. 中国实用外科杂志,2015,35(7):701-703.
● [56] 符德元,任传利,谭好升,等. 乳腺癌患者血浆循环 DNA 中 *Sox17* 基因甲基化检测的临床意义[J]. 中国癌症杂志,2014,24(11):808-813.
● [57]* 符德元,魏金丽,祝玉祥,等. 乳腺癌中 *BRCA1*、*GSTP1* 和 *MGMT* 基因甲基化检测的临床意义[J]. 中国癌症杂志,2014,24(7):487-492.
● [58] 张萍,马飞,徐兵河. 微小 RNA 基因多态与乳腺癌易感性的关系[J]. 中华肿瘤杂志,2015,37(7):501-507.
● [59] 刘晓丹,吴涛,杜露,等. 新疆多民族地区三阴性乳腺癌 *BRCA1* 基因突变分析[J]. 安徽医科大学学报,2015,50(3):376-379.
● [60] 胡小波,唐利立. MEK/ERK 信号通路活性表达与乳腺癌干细胞增殖和凋亡的关系[J]. 徐州医学院学报,2014,34(10):655-660.
● [61]* 焦明文,袁凯,王玉龙,等. MK-2206 逆转人乳腺癌细胞耐药的作用及机制研究[J]. 中国普通外科杂志,2014,23(11):1494-1500.
● [62] 刘民锋,郭昭泽,董建宇,等. pcDNA3.1-mTOR 质粒体外转染对乳腺癌细胞生长的影响[J]. 南方医科大学学报,2015,35(2):292-294.
● [63] 樊晓东,丁亦含,邓之奎,等. YM155 对乳腺癌细胞 MDA-MB-231 凋亡影响的机制探讨[J]. 中华内分泌外科杂志,2015,9(2):120-124.
● [64] 王健,徐杰,安雪青,等. 雌激素促进 ER 阴性乳腺癌细胞中 IL-6 的表达[J]. 南京医科大学学报(自然科学版),2015,35(3):309-314.
● [65] 刘艳,张霄蓓,刘鹏,等. 乳腺癌干细胞对

mTOR 抑制剂的药物敏感性观察[J]. 中华医学杂志,2015,95(24):1910-1914.
● [66] 魏昌晟,沈义军,张智,等. 苦参碱逆转乳腺癌耐药株 MCF-7/ADR 多药耐药与 PI3K/AKT 通道的关系[J]. 第三军医大学学报,2014,36(22):2254-2258.
● [67] 袁杰,杨丽,陈茂山,等. 人乳腺癌 MCF-7 他莫昔芬耐受细胞株 EMT 表型的鉴定及其机制的初步研究[J]. 第三军医大学学报,2014,36(22):2272-2276.
● [68] 徐卫燕,侯意枫,蒋晓飞,等. Wnt2 在乳腺癌患者中的表达及其对乳腺癌细胞侵袭力的影响[J]. 肿瘤,2015,35:683-687.
● [69] 吴志懂,覃俊仕,罗汉传,等. 乳腺癌患者 CD4+CD25+Foxp3+ 调节性 T 细胞的变化及意义[J]. 中国普通外科杂志,2015,24(5):701-706.
● [70] 拉宗,王建霞,崔倪,等. 乳腺浸润性导管癌微环境中 CD4 和 CD8 阳性 T 细胞表达与血管新生的关联性分析[J]. 吉林大学学报(医学版),2014,40(5):1069-1072.
● [71] * 胡飞翔,李袁静,蔡明,等. 基于 EPR 实现对乳腺癌在化疗中氧分压变化的监测及其机制的探讨[J]. 肿瘤,2014,34(10):902-907.
● [72] 杨浚沨,王龙强,李海,等. 乳腺癌循环 miRNA 生物标志物的筛选及验证[J]. 中国普通外科杂志,2015,24(5):696-700.
● [73] 徐旭东,张万义,罗智勇,等. 三氧化二砷对炎性乳腺癌 SUM190 细胞增殖的影响[J]. 广东医学,2015,36(7):1010-1012.
● [74] 高德宗,刘兴莉,马忠兵,等. 肾上腺素受体在乳腺癌细胞中的表达及其对细胞增殖的影响[J]. 中国普通外科杂志,2014,23(11):1501-1505.
● [75] 陈琪枫,蔡清萍,方晓明,等. 体外模拟 CO_2 气腔对乳腺癌细胞 MMP-2 和黏附分子 VCAM-1、ICAM-1 表达的影响[J]. 中华内分泌外科杂志,2015,9(2):125-128.
● [76] * 张燕娜,孙强,周易冬,等. 雌激素受体 β 在不同分期及分型乳腺癌中的表达[J]. 中华普通外科杂志,2014,29(12):945-949.
● [77] 李洁清,张琳. 22 例特发性小叶性肉芽肿性乳腺炎诊治分析[J]. 中国普外基础与临床杂志,2015,22(7):858-862.
● [78] 高博,姜燕,张晓华,等. 不同影响学技术在浆细胞性乳腺炎诊断中的临床应用[J]. 中华内分泌外科杂志,2014,8(5):413-418.
● [79] * 陈帆帆,冯佳梅,高倩倩,等. 非哺乳期乳腺炎患者外周血免疫功能检测及其临床意义[J]. 外科理论与实践,2015,20(3):252-254.
● [80] 林宝行,霍红军,段君英,等. 抗分枝杆菌药物治疗难治性非哺乳期乳腺炎体会[J]. 中华内分泌外科杂志,2015,9(2):129-131.
● [81] 於恩桥,赵柳华,唐祖雄,等. 特发性肉芽肿性乳腺炎的诊断与治疗[J]. 中国普外基础与临床杂志,2015,22(8):985-988.
● [82] * 殷虹,王凤良,杲圣,等. 麦默通十字交叉法结合平移法旋切较大良性乳腺肿块的可行性研究[J]. 中华内分泌外科杂志,2014,8(5):406-408.
● [83] 程立华,朱玉兰,许凌云,等. 小切口联合旋切减体术治疗乳腺纤维腺瘤[J]. 齐齐哈尔医学院学报,2015,36(21):3170-3172.
● [84] 马家芳,乔昱,丁丽,等. 男性乳腺癌患者临床病理特征及诊治分析[J]. 中华老年医学杂志,2015,34(7):790-792.
● [85] 严峻锋,沈海鹏,张韵,等. 缺氧诱导因子 12 对男性乳腺肿瘤诊断价值的 Meta 分析[J]. 中国普通外科杂志,2015,24(5):692-695.
● [86] 连镇,林秋生,赵晶,等. 乳腺富糖原透明细胞癌 22 例临床分析[J]. 中华普通外科杂志,2015,30(7):544-547.

文 选

细针穿刺在乳腺肿瘤诊断及治疗中的价值 [中华内分泌外科杂志,2014,8(5):393] 王瑞娟等通过对 226 例乳腺肿瘤患者进行细针穿刺,除常规涂片外,将细胞制成细胞蜡块,切片后进行 ER、PR、HER2 的免疫组化检测,与术后活检组织对照分析,旨在评估原发性乳腺癌细针穿刺标本病理及相应的生物学指标可否代表瘤体本身。空心针是最早发展起来的微创活检技术,可对乳腺疾病进行准确的病理诊断,其准确率可达 93.33%。其取材充分,3~6 条组织适于行组织学及免疫组化检查,是既往国内医院活检的重要及常用手段,但其存在相对细针穿刺操作复杂、创伤大的缺点。对于临床不可触及但影像检查能发现的乳腺病变,影像引导的乳腺麦默通活检可提供微创、准确、安全的组织学诊断,但其相对细针穿刺并发症多、价格昂贵,非各级医院均能承担此辅助检查。细针穿刺细胞学检查(FNAC)作为乳腺肿瘤术前或新辅助化疗前定性诊断的重要手段之一,具有与空心针活检、病理检查相类似的作用,其诊断价值已经得到普遍的承认。半个多世纪以来,随着细胞学诊断技术的提高,该项检查已经扩展到分子生物学、免疫组化检查、DNA 定量测定、端粒酶检测、性激素受体检测及 HER2 的测定等。随后的问题是细针穿刺标本的免疫组化是否能准确反映整个肿瘤的组织学状态。本组将细针穿刺吸取的细胞制成细胞蜡块,其最大特点是可连续切片,用于多种抗体染色以满足诊断需要。细胞蜡块作为细胞学诊断中重要的辅助手段,在国外已作为常规技术操作。其基本原理是将液体中样本通过高速离心,将细胞高度浓缩压紧,保留和形成了一定组织学结构,如团巢状或管状结构。由于细针吸取,细胞呈粉末状,比较幼嫩,在固定时间 5 min 内完成,细胞新鲜,抗原保留完整。由上可见,FNAC 微创诊断方法简单、快速、经济、准确,不仅可为乳腺肿瘤进行定性诊断,其诊断符合率高,而且通过制作细胞蜡块使得细胞学免疫组化变得简单、实际,可准确反映整个肿瘤的组织学状态,值得临床推广。

(姚志伟)

述评 · FNAC 快速、方便,临床常规用于肿瘤的初筛、淋巴结转移的判断。常规的 FNAC 缺乏组织结构方面的辅助判断,通常病理科医师无法给予确定性的诊断。该文介绍了一种新的穿刺收集细胞的后处理方法,即将细胞制成细胞蜡块,切片后进行 ER、PR、HER2 的免疫组化检测。该研究通过 226 例乳腺癌患者的研究,初步认为原发性乳腺癌细针穿刺标本病理及相应的生物学指标可代表瘤体本身,为乳腺肿瘤进行定性诊断,其诊断符合率高,而且通过制作细胞蜡块,使得细胞学免疫组化变得简单、实际,可准确反映整个肿瘤的组织学状态。但该研究一方面病例数尚有限,同时对病理科细胞制片及诊断人员的水平均有一定要求,是否能成为金标准而广泛推广仍值得探讨。

(胡　薇)

改良静脉淋巴管吻合技术治疗乳腺癌术后上肢淋巴水肿 [中国修复重建外科杂志,2015,29(3):339] 侍朋举等介绍一种改良静脉淋巴管吻合技术,评价其在治疗乳腺癌术后上肢淋巴水肿中的价值。对保守治疗无效的顽固性外周肢体淋巴水肿,静脉淋巴管吻合是一种有效的治疗方法,具有侵袭性小、效率高的特点。它是通过将上肢淤滞的淋巴液导入静脉系统达到缓解水肿的目的。2010 年 5 月至 2011 年 5 月,侍朋举等采用改良静脉淋巴管吻合技术治疗 11 例乳腺癌术后继发患侧上肢淋巴水肿的女性患者。年龄 38~55 岁,平均 49.5 岁。乳腺癌术后 7~30 个月发生上肢淋巴水肿,平均 18.3 个月。淋巴水肿病程 10~38 个月,平均 25.5 个月。左侧上肢 5 例,右侧上肢 6 例。按照健、患侧上肢差值界定临床分型标准:中度 5 例,重度 6 例。患者均顺利完成改良静脉淋巴管吻合术。术后 1 例前臂切口延迟愈合,其余患者切口均Ⅰ期愈合。11 例患者均获随访,随访时间 36~40 个月,平均 38.4 个月。患者均自觉患肢疼痛及肿胀程度减轻,无丹毒发作,水肿得到控制。术前及术后 6、36 个月患侧上臂周径分别为(33.9 ± 3.7)、(31.0 ± 3.5)、(30.9 ± 3.5) cm,前臂周径分别为(30.1 ± 3.6)、(27.8 ± 3.4)、(27.7 ± 3.3) cm。术后 6、36 个月患侧上臂及前臂周径均较术前显著缩小,比较差异有统计学意义($P < 0.05$);术后 6、36 个月间比较,差异无统计学意义($P > 0.05$)。术后 36 个月按照 Campisi 评价标准评价疗效,获优良 3 例,良好 6 例,改善 2 例。结论:采用改良静脉淋巴管吻合技术可有效治疗乳腺癌术后上肢淋巴水肿。它是通过将上肢淤滞的淋巴液导入静脉系统达到缓解水肿的目的。

(姚志伟)

述评 · 上肢淋巴水肿是乳腺癌根治术后的一种常见并发症,症状较轻者水肿可随着侧支循环的建立得到缓解,但严重者水肿不能自行缓解,会出现上肢外观臃肿、无力、活动受限、反复感染和丹毒发作,严重影响患者生存质量。对保守治疗无效的顽固性外周肢体淋巴水肿,静脉淋巴管吻合是一种有效的治疗方法,具有侵袭性小、有效率高的特点。该研究将传统手术改良为改良静脉淋巴管吻合技术,可以有效转移淋巴液进入静脉循环,通过多切口吻合,促进了淋巴液回流,明显缓解肢体水肿程度,且手术操作简便,为肢体淋巴水肿治疗提供了一新的手术方法。但静脉淋巴管吻合技术通常是在直径 0.5 mm 甚至更小的静脉淋巴管上操作,对术者显微手术技术要求高,且远期疗效欠佳,因此该技术在临床应用仍较局限。

(胡　薇)

乳腺肿块切除术中组织液充填法的临床应用 [齐齐哈尔医学院学报,2015,36(22):3304] 刘颖新等探讨了乳腺肿块切除术中组织液充填法的临床应用。目前,开放手术仍是治疗乳腺良性肿瘤的重要方法之一。人们生活质量的提高使得人们对于体态美的要求越来越严格,女性对于乳房的外观美越来越重视。以往的乳腺肿瘤切除手术主要关注乳房的功能和肿瘤的切除,术后大切口会引起难看的瘢痕,大大影响了乳房美观,手术遗留的瘢痕和变形对乳房的自然美均存在破坏,严重损害了患者的自信心和生活质量。创腔处理:传统组以 3－0 可吸收线缝合乳腺切缘,闭合空腔;创新组不缝合乳腺腺体及脂肪组织,利用创腔内组织液渗出充填。切口处采用生理盐水进行冲洗,以 5－0 可吸收缝线直接皮内缝合切口。为避免术后乳房外形改变,不放置引流,不予加压包扎。传统观念认为切口内聚积渗出液容易引发感染,缝合时禁忌有死腔残留,肿块切除后对腺体组织及皮肤逐层缝合。但传统缝合易引起乳头偏位、乳房表面皮肤内陷,容易造成双侧乳房不对称,严重影乳房美观。有时缝合处形成硬结,对以后的诊治增加难度。本研究中创新组创腔内采用电凝止血,不缝合乳腺腺体及脂肪组织,不用丝线结扎,组织损伤小、异物反应轻。创腔内利用组织渗出液自然充填,渗出液主要成分由纤维素、球蛋白及免疫细胞组成,免疫细胞可以抑制细菌生长。结果显示:创新组乳头偏位、乳房塌陷及切口感染的发生率较传统组明显减少。

(姚志伟)

述评 · 传统观念认为切口内聚积渗出液容易引发感染,缝合时禁忌有死腔残留,肿块切除后对腺体组织及皮肤逐层缝合。但传统缝合易引起乳头偏位、乳房表面皮肤内陷,容易造成双侧乳房不对称,严重影乳房美观。有时缝合处形成硬结,对以后的诊治增加难度。该研究中创新组创腔内采用电凝止血,不缝合乳腺腺体及脂肪组织,不用丝线结扎,组织损伤小、异物反应轻。创腔内利用组织渗出液自然充填,渗出液主要成分由纤维素、球蛋白及免疫细胞组成,免疫细胞可以抑制细菌生长。采用新型缝合方法术后乳房外形恢复较好,既能够成功切除病灶,又满足患者对于术后乳房美观的要求,有助于缓解患者承受的心理压力,改善患者生活质量。但创腔内渗出液的量也应有个相对限制,张力过大将影响切口愈合,会在切口处寻找薄弱点自然溃破。

（胡 薇）

吲哚菁绿与亚甲蓝在乳腺癌前哨淋巴结活检术中应用的对比研究 ［医学与哲学,2015,361B(51)：31］ 李传书通过吲哚菁绿(ICG)荧光导航法与亚甲蓝染色法的临床应用对比,来验证ICG荧光导航法能否克服亚甲蓝染色法的不足目前。前哨淋巴结活检(SLNB)已经替代腋淋巴结清扫(ALND)成为腋淋巴结阴性的早期乳腺癌患者标准治疗方式。前哨淋巴结(SLN)示踪定位方法目前可分为染料法、核素法、染料核素结合法。尽管这3种方法都能获得较高的SLN检出率,但哪种方法更优,仍存在争议。荧光法前哨淋巴结手术导航系统(PDE)能清楚直观地显示淋巴引流途径,并能在手术时实时显示SLN的准确位置,成为目前乳腺癌SLNB导航最适用的技术。本研究通过对比ICG与亚甲蓝两种染色剂在SLNB中的应用,来证实ICG荧光示踪法在SLNB中的优势。选取2010年11月至2012年9月68名乳腺癌患者,均于大连市中心医院乳腺外科行SLNB。入组条件：临床分期$T_{1\sim2}N_0M_0$的浸润性乳腺癌患者,年龄区间30~81岁,手术前均未使用抗肿瘤药物及放疗;均无腋窝手术史,均无造影剂过敏史。入组者被随机分为两组：第一组36位患者,在术中运用ICG荧光显影法;另一组32位患者,术中运用亚甲蓝染色法导航SLNB。SLNB结束后行ALND,计算两组的SLN检出成功率、敏感度、假阴性率。结果显示,前者的SLN检出成功率高于后者(97.2% *vs.* 81.3%,$P<0.05$),二者的敏感度、假阴性率大致相似(敏感度94.7% *vs.* 93.3%,假阴性率5.3% *vs.* 6.6%)。因此,ICG荧光导航在SLNB中成功率高于亚甲蓝染色法。

（姚志伟）

述评・SLN示踪定位方法目前可分为染料法、核素法、染料核素结合法。尽管这些方法都能获得较高的SLN检出率,但哪种方法更优,仍存在争议。该文针对此问题,通过对比ICG与亚甲蓝两种染色剂在SLNB中的应用,证实了ICG荧光示踪法在SLNB中的优势。此外,该文还说明ICG好处之一是手术者能实时观察到由乳腺至腋窝的淋巴流向,通过荧光导航,SLN切取变得更加快速、简单,理论上可以缩短学习周期。荧光导航实时、迅速,且无放射性损伤,有一定优势。

（胡 薇）

乳腺癌改良根治术后Ⅰ期假体植入临床分析 ［中华内分泌外科杂志,2014,8(5)：375］ 宋张骏等探讨乳腺癌改良根治术后Ⅰ期假体植入乳房重建临床相关问题。2007年6月至2011年12月,对陕西省肿瘤医院乳腺中心收治的30例乳腺癌行保留皮肤的乳腺癌改良根治术,同期于胸大、小肌间植入硅胶假体重建乳房,其中15例保留乳头乳晕复合体,术后进行常规治疗。结果30例客观评价效果优良达90.0%,主观评价效果优良达93.3%。2例出现皮瓣下积液,予以穿刺抽吸;1例出现轻度包膜挛缩;1例出现乳头乳晕区皮瓣坏死,换药后愈合;1例出现假体移位;1例因对侧乳房下垂致外观不对称。随访12~54个月,1例发生肝转移、骨转移,余29例无局部复发或远处转移。文献报道,选择适当患者保留乳头乳晕复合体是安全的,并不增加肿瘤局部复发风险。对临床Ⅰ~Ⅱ期乳腺癌、肿瘤边缘距乳晕≥2.0 cm、无肉眼及钼靶X线可见癌侵犯乳头乳晕现象,且有乳房重建愿望的患者,手术时可保留乳头乳晕,但需术中冷冻病理切片检查确保切缘阴性。结论：乳腺癌改良根治术后Ⅰ期假体植入乳房重建,美容效果满意,不增加局部复发风险,改进手术细节可降低并发症发生,安全可行。

（姚志伟）

述评・近年来,我国乳腺癌发病率不断上升,越来越多患者希望得到一种既能治愈疾病又不破坏形体的治疗方法,对部分不适合保乳手术或拒绝保乳手术后放疗的患者,乳腺癌改良根治术后Ⅰ期假体植入乳房重建成为一种重要术式。文献显示肿瘤大小、病理分期、距乳晕边缘距离是乳头乳晕恶性受累的重要预测因子,肿瘤越大,离乳晕越近,乳头乳晕受侵犯可能性越大。部分学者认为肿瘤生物学特性是重要的影响因素,而与肿瘤大小无关。同时,大量研究认为保留乳头乳晕并不增加复发及远处转移的风险。该组15例随访均未见复发及转移。该文探讨了乳腺癌改良根治术后Ⅰ期假体植入的适应证、手术细节改进、安全性及并发症防治等相关问题,可供临床参考。

（胡 薇）

中国乳腺癌术后乳房重建现况调查报告 ［中华肿瘤杂志,2014,36(11)：851］ 陈颖等探讨了我国乳腺癌患者全乳切除术后乳房重建的现况。他们针对乳房重建术开展的相关细节设计了调查问卷，问卷内容包括手术医师及其所在医院的基本情况、2012 年乳腺癌手术的开展情况、重建术开展至今各类重建方式的开展情况、乳房重建与放化疗的相互关系及时序选择等，数据收集截止时间为 2012 年 12 月 31 日。问卷通过电子邮件或纸质邮件等形式在中国抗癌协会乳腺癌专业委员会委员中发放，累计发放调查问卷 52 份。至 2013 年 7 月 31 日前共回收调查问卷 41 份，其中 5 份因尚未开展乳房重建而排除。36 位调查对象所在医院覆盖全国 22 个省、自治区、直辖市，共有 538 名外科医师在相应科室开展乳腺癌的诊治活动，其中 123 名(22.9%)具备整形手术资质。除 4 份数据缺失外，32 家医院在 2012 年共开展乳腺癌乳房切除术 24 763 例，其中行乳房重建术 1 120例，重建比例为 4.5%。自开展重建术至今，32 家(88.9%)医院行单独植入物乳房重建术 1 843 例，4 家(11.1%)医院行植入物联合脱细胞真皮基质乳房重建术 17 例，23 家(63.9%)医院行背阔肌肌皮瓣联合假体乳房重建术 965 例，32 家(88.9%)医院行单纯背阔肌肌皮瓣乳房重建术 738 例，28 家(77.8%)医院行带蒂横型腹直肌肌皮瓣乳房重建术 366 例，9 家(25.0%)医院行游离腹部皮瓣乳房重建术 155 例。32 家医院 4 084 例乳房重建术的并发症发生率为 18.2%。术后放疗对重建乳房的美观度有一定的影响，推荐自体组织乳房重建术，但重建时机的选择尚未达成一致。化疗对重建乳房无影响或仅轻度影响。大多数医师和患者对重建乳房的美观度表示满意。结论：乳房重建的需求伴随着对乳腺癌患者术后生活质量关注度的提高而增长，但中国乳腺癌术后重建比例仍较低。为改善这一现状，需要多方共同努力，包括医院内多学科构架的完善以及加强医师培训和患者教育工作等。

(姚志伟)

述评 · 乳腺癌的外科治疗均可造成患者乳房的缺失、外形的毁损，使其丧失女性的基本特征，同时可能引发患者自信心下降、焦虑和抑郁等精神疾患，其对患者身心健康的影响不容忽视。乳房重建术的开展，为乳腺癌患者术后身体外形及心理健康的改善带来了福音。但作为一项新兴技术，其在中国各地开展的程度、形式以及开展过程中遇到的问题，均有所不同。该调研是国内首次就乳房重建的相关问题而展开的大规模问卷调查，但发放对象局限在中国抗癌协会乳腺癌专业委员会成员，并未覆盖基层医院，可能高估了乳房重建比例。此外，该问卷未覆盖整形外科医师，故对乳房重建的评估有一定片面性，而且调查对象的回忆偏倚也会影响数据的精确性。但这也是乳腺癌术后整形重建逐步受到重视的一个表现。

(胡　薇)

人表皮生长因子受体 2 多肽负载自体树突状细胞治疗乳腺癌的疗效分析 [中国肿瘤临床与康复，2014，21(11)：1281]　时伟锋等探讨人表皮生长因子受体 2(HER2)多肽负载自体树突状细胞对乳腺癌患者免疫耐受性、免疫应答水平的影响和临床疗效。选取 HLA－A201 阳性和 HER2 阳性乳腺癌患者 246 例，其中观察组 164 例，对照组 82 例，两组患者均给予化疗或内分泌治疗。其中观察组患者给予树突状细胞(DC)免疫治疗每周 1 次，4 次为 1 个疗程，连续 3 个疗程，疗程间隔时间为 1 个月；对照组未给予 DC 免疫治疗。于免疫治疗前后监测患者外周血中 IL－2、IL－10、IL－12、TNF－α 和 IFN－γ 水平，肿瘤特异性 $CD8^+$、$IFN-\gamma^+$ 和 T 淋巴细胞比例和迟发型超敏反应(DTH)试验。末次免疫后每 3 个月随访 1 次，随访 2 年后统计患者疾病进展时间(TTP)和无进展生存率(PFS)。结果观察组患者对 DC 疫苗均耐受良好，未发现Ⅱ级以上不良反应发生。Ⅰ～Ⅲ期患者 DC 免疫治疗 1 个疗程后 IL－2 和 IFN－γ 总体水平均较治疗前(基线)显著升高($P<0.05$)，并维持较长时间的高水平状态；而Ⅳ期患者 3 个疗程完成后细胞因子水平仍无明显提高。3 个疗程后外周血中特异性 $CD8^+$、$IFN-\gamma^+$ 和 T 细胞得到明显扩增。DTH 阳性率与免疫次数亦呈正相关关系($r=0.997$)，并且Ⅰ～Ⅱ期患者 DTH 平均阳性率明显高于Ⅲ～Ⅳ期患者($P<0.05$)。Ⅰ～Ⅱ期患者 2 年随访期内病情均较稳定，生存率为 100%；Ⅲ～Ⅳ期患者平均 TTP 为 689 d 和 667 d，而对照组分别为 614 d 和 573 d，分别延长了 75 d 和 94 d，差异有统计学意义($P<0.05$)。观察组Ⅲ～Ⅳ期患者平均 PFS 为 75.9%，而同期对照组仅为 54.6%，差异有统计学意义($P<0.05$)。DTH 阳性患者(70 例)平均 PFS 为 78.6%，而 DTH 阴性患者(94 例)平均 PFSR 为 67.0%，差异有统计学意义($P<0.05$)。结论：负载 HER2 多肽的自体 DC 可有效诱导早、中期 HER2 阳性乳腺癌患者产生 TH1 型免疫应答反应，分泌可持续高水平的 Th1 型抗瘤因子，多疗程后可激发明显的肿瘤抗原特异性 CTL 反应，并可抑制晚期患者疾病进展，提高无进展生存率与生存质量，可作为 HER2 阳性患者安全、有效的辅助治疗手段。

(姚志伟)

述评 · HER2 的表达是乳腺癌独立预后指标和选择治疗的重要标准。针对 HER2 的单克隆抗体曲妥珠单抗(赫赛汀)已被用于HER2阳性乳腺癌患者的治疗,单药有效率为20%,但反复使用易产生耐药,且价格昂贵,限制了其应用范围。该文认为在中国,HER2阳性乳腺癌患者为25%~30%,探索针对HER2阳性乳腺癌的新型治疗方法尤其必要。HER2多肽负载自体DC治疗将为HER2阳性的临床预后较差的乳腺癌患者提供一种安全有效的治疗方法,其可明显提高患者Th1型细胞因子水平,激发特异性免疫应答反应。对HER2阳性曲妥珠单抗耐药的乳腺癌患者免疫治疗不失为一个可施行的方法。

(胡 薇)

乳腺癌多基因检测及其临床意义 [中国实用外科杂志,2015,35(7):701] 马榕等探讨了多基因检测对于乳腺癌的预后判断和治疗方案选择具有重要的参考意义,特别是对雌激素受体阳性患者。近年来,一些多基因诊断模型被美国临床肿瘤学会(ASCO)、圣加伦标准、美国国家综合癌症网络(NCCN)等多个权威乳腺癌诊疗指南所采用,并开展了临床应用。IHC4评分、MammaPrint、PAM50复发风险评估、Oncotype DX、基因等级指数(GGI)、乳腺癌指数(BCI)、EndoPredict和同源重组缺陷评分为7个代表性的乳腺癌多基因检测方法,不但可以用于转移复发生存风险的预测,还可以对治疗有指导意义。乳腺癌根治术后的预后判断和治疗方案选择,除了要考虑多种临床和病理因素,如肿瘤大小、淋巴结转移、脉管浸润、分化程度等,基因检测的结果也常常作为重要的参考和依据。最常用的基因检测手段为应用免疫组化方法对乳腺癌组织的雌激素受体(ER)、孕激素受体(PR)、人类表皮生长因子受体2(HER2)和Ki-67表达水平进行定性分析,通过分析这些基因的检测结果,可以将乳腺癌分为不同预后及治疗敏感性的亚群,为后续的治疗提供参考。除了以上常规的检测指标,近年来随着乳腺癌基因表达谱研究的深入,开发了一系列新的以多基因检测(MGT)为基础的乳腺癌预测模型,可以进一步提高传统临床病理指标和免疫组化指标的预测价值。这些模型不但要考虑每个基因的表达水平,还要赋予每个指标权重,将表达量和权重引入模型后,每个病例会得到一个风险得分,然后再将病例按分数高低分为不同的组别,如高风险和低风险,或高、中、低风险组。目前多个乳腺癌多基因检测模型已经被美国临床肿瘤学会(ASCO)、圣加伦标准、美国国家综合癌症网络(NCCN)等多个权威乳腺癌诊疗指南所采用,并在国际上开展了广泛的临床应用,在乳腺癌特别是ER阳性乳腺癌的辅助治疗方案选择和预后判断方面具有重要的应用价值。

(姚志伟)

述评 · 该文介绍了IHC4评分、MammaPrint、PAM50复发风险评估、Oncotype DX、基因等级指数、乳腺癌指数、EndoPredict和同源重组缺陷评分为7个代表性的乳腺癌多基因检测方法,不但可以用于转移复发生存风险的预测,还可以对治疗有指导意义。目前,随着高通量检测技术的发展,乳腺癌的多基因检测已由传统的基因表达检测方法如免疫组化、RT-PCR、表达谱芯片进一步扩展到RNA测序、microRNA表达谱、游离DNA分析等多层次、高通量基因检测方法。可以预计,这些方法的加入将进一步提高乳腺癌多基因检测模型的预测水平和范围。乳腺癌多基因检测及其临床应用领域的进展值得继续关注。

(胡 薇)

乳腺癌中*BRCA1*、*GSTP1*和*MGMT*基因甲基化检测的临床意义 [中国癌症杂志,2014,24(7):487] 符德元等认为DNA甲基化是一种调节基因表达的重要机制,在肿瘤发生、发展中起重要作用。研究表明,在肿瘤诊断、预后及疗效判断方面,DNA甲基化是一种有潜在应用价值的肿瘤标志物。该研究通过对乳腺癌中组织标本中*BRCA1*、*GSTP1*和*MGMT* 3种与DNA修复功能有关基因的甲基化状态进行检测,探讨其临床应用价值。方法:在106例配对的乳腺癌及癌旁组织中,运用甲基化特异性PCR法,对*BRCA1*、*GSTP1*及*MGMT*基因的甲基化状况进行检测,统计分析它们与乳腺癌主要临床病理特征之间的关系。结果:在乳腺癌组织标本中,*BRCA1*、*GSTP1*和*MGMT*的甲基化频率分别为24.5%(26/106)、29.2%(31/106)和18.9%(20/106),明显高于对应癌旁组织7.5%(8/106)、11.3%(12/106)和4.7%(5/106)的甲基化频率,差异有统计学意义($P<0.01$)。在肿瘤组织和癌旁组织中,至少有一种基因发生甲基化的分别为50.9%(54/106)和19.8%(21/106),每个标本的平均甲基化数分别为0.73,10.24,差异有统计学意义($P<0.000\ 1$)。*BRCA1*基因甲基化与患者的年龄及ER(-)呈显著正相关($P=0.007$和0.020);*MGMT*基因甲基化与乳腺癌分期、组织学分级和淋巴结转移呈显著正相关($P=0.016$、0.025和0.030);*GSTP1*基因甲基化与淋巴结转移、肿瘤大小呈显著正相关($P=0.028$和0.033);同时有超过1种基因甲基化与乳腺癌较晚的病理分期及淋巴转移正相关($P=0.028$和0.007)。结论:*BRCA1*、*GSTP1*和*MGMT*基因甲基化状况与乳腺癌临床病理特征显著相关,同时存在多个基因甲基化预示着乳腺癌具有侵袭性表型,联合检测三者的甲基化状况,可能对乳腺癌预后预测具有重要价值。

(姚志伟)

述评 · 临床上,进一步探索研究相关基因功能改变与乳腺癌发生、发展及其恶性特征的关系,有助于我们对乳腺癌演进的认识和理解,同时对探寻有价值的诊断及预后标志物具有重要意义。该研究重点探讨3种与DNA修复功能有关的基因: *BRCA1*、*GSTP1* 和 *MGMT* 在乳腺癌中甲基化情况,分析这些基因甲基化状态与乳腺癌主要临床病理特征之间的关系,探讨这3种基因DNA异常甲基化在乳腺癌发生、发展中的潜在作用。*BRCA1*、*GSTP1* 和 *MGMT* 基因甲基化状况与乳腺癌临床病理特征显著相关,同时存在多个基因甲基化预示着乳腺癌具有侵袭性表型,联合检测3者的甲基化状况可能对乳腺癌预后预测具有价值。

(胡　薇)

MK－2206逆转人乳腺癌细胞耐药的作用及机制研究 [中国普通外科杂志,2014,23(11):1494] 焦明文等探讨PI3K/Akt信号通路抑制剂MK－2206对人乳腺癌细胞耐药的逆转作用及机制。用CCK－8法检测阿霉素与MK－2206对MCF－7细胞(阿霉素敏感)与MCF－7/ADR(阿霉素耐药)细胞生长的抑制情况并计算各自IC_{50}值。根据IC_{50}结果,选择低毒浓度阿霉素单独或联合不同浓度MK－2206处理MCF－7细胞和MCF－7/ADR细胞后,分别用CCK－8法和流式细胞术检测MK－2206对阿霉素耐药与阿霉素诱导细胞凋亡的影响,以及对MCF－7/ADR细胞内阿霉素蓄积的影响。用MK－2206单独作用MCF－7细胞与MCF－7/ADR细胞后,采用Western blot法检测PI3K/Akt信号通路相关蛋白的表达。结果:阿霉素与MK－2206作用后,两种细胞的增殖均受到明显抑制,阿霉素对MCF－7/ADR的IC50值明显高于MCF－7的IC_{50}值($P<0.05$),而MK－2206对两种细胞的IC_{50}差异无统计学意义($P>0.05$)。联合MK－2206可明显降低阿霉素对两种细胞的IC_{50}值,但MCF－7/ADR细胞的降低程度明显大于MCF－7细胞($P<0.05$);MK－2206对阿霉素诱导的MCF－7细胞凋亡影响不明显,但能明显增加MCF－7/ADR细胞的凋亡率($P<0.05$)。不同浓度MK－2206对MCF－7/ADR细胞内阿霉素的蓄积差异无统计学意义($P>0.05$)。单独MK－2206处理后,MCF－7细胞P－(Thr308)Akt蛋白表达明显下调($P<0.01$),但P－(Thr246)PRAS40蛋白表达无明显改变($P>0.05$);MCF－7/ADR细胞以上两种蛋白的表达均明显下调(P均<0.05)。结论:MK－2206可以通过抑制PI3K/Akt信号通路来部分逆转人乳腺癌细胞的耐药性,且乳腺癌细胞耐药可能主要与该通路的PRAS40蛋白活化有关。

(姚志伟)

述评 · 化疗是乳腺癌综合治疗的重要步骤之一,但化疗可以使乳腺癌细胞产生多重耐药,从而使乳腺癌细胞逃避化疗药物的杀伤作用。而有研究认为PI3K/Akt信号通路的激活参与了乳腺癌的多重耐药机制。该文利用MK－2206对MCF－7细胞(阿霉素敏感)与MCF－7/ADR(阿霉素耐药)细胞生长的抑制情况并计算各自IC_{50}值。探讨了PI3K/Akt信号通路抑制剂MK－2206对人乳腺癌细胞耐药的逆转作用及机制;并认为MK－2206作为PI3K/Akt信号传导通路抑制剂,具有广泛的临床应用前景。而以细胞信号传导通路为靶点进行研究或许是抗癌药物发展的新途径。

(胡　薇)

基于EPR实现对乳腺癌在化疗中氧分压变化的监测及其机制的探讨 [肿瘤,2014,34(10):902] 胡飞翔等通过建立人乳腺癌MCF－7裸鼠移植瘤模型,研究肿瘤化疗中组织氧分压(PO_2)值的变化,并初步分析其形成的原因。方法:将人乳腺癌MCF－7细胞接种于BALB/c－nu/nu裸小鼠建立移植瘤模型,同时将Lipc探针植入肿瘤组织,通过电子顺磁共振(EPR)技术检测肿瘤生长时肿瘤组织中PO_2的水平。于监测的第4周开始腹腔注射多柔比星(ADM),通过EPR持续监测化疗期间肿瘤组织中PO_2的变化规律;并于化疗后的第4天采用分光光度法检测各组小鼠肿瘤组织中线粒体酶(还原型烟酰胺腺嘌呤二核苷酸脱氢酶、细胞色素C氧化酶和琥珀酸-细胞色素C还原酶)的活性;利用激光多普勒血流探测仪检测肿瘤组织在化疗前后肿瘤局部血流量(RBF)的变化情况。结果:EPR对肿瘤中PO_2的持续监测发现,肿瘤在生长过程中,其组织中的PO_2逐步升高,至第4周时PO_2形成峰值,随后逐步下降。化疗后肿瘤组织中的PO_2至给药后第4天达峰值水平,随后PO_2逐步降低。对移植瘤组织中线粒体活性的检测结果提示,化疗后肿瘤组织中还原型烟酰胺腺嘌呤二核苷酸脱氢酶、细胞色素C氧化酶和琥珀酸-细胞色素C还原酶的活性均较化疗前显著下降。肿瘤RBF监测结果提示,化疗后初期的肿瘤RBF较化疗前无明显变化,但化疗中后期的RBF较化疗前显著减少。结论:EPR氧测定技术实现了对实体瘤化疗时组织微环境PO_2的持续监测,ADM对肿瘤组织中线粒体活性和RBF的改变可能是影响PO_2变化的主要作用机制。

(姚志伟)

述评 · 肿瘤细胞对化疗不敏感甚至出现耐药的问题是导致肿瘤治疗失败的常见因素和关键性难题。低氧是实体瘤微环境的基本特征之一，肿瘤微环境低氧不仅使肿瘤自身更具侵袭性，易发生远处转移，而且使肿瘤对化疗的抗拒性增加，从而降低其疗效。因此，有关实体瘤微环境中低氧对肿瘤耐药影响的研究近年来受到广泛关注。研究显示，许多化疗药物的抗肿瘤效应依赖于肿瘤微环境 PO_2 水平的状态。该研究为肿瘤治疗中化疗敏感性的监测及疗效的评价提供一种更安全、更简便及更有效的方法提供实验依据，进而为临床个体化化疗提供新的策略和思路。

（胡　薇）

雌激素受体 β 在不同分期及分型乳腺癌中的表达 ［中华普通外科杂志，2014，29（12）：945］ 张燕娜等探讨了雌激素受体β表达与不同分期及分型浸润性乳腺癌的关系。目前各项乳腺癌治疗指南中内分泌治疗的指征为雌激素α（ERα）和（或）孕激素（PR）表达阳性。1996 年 Kuiper 等发现乳腺癌细胞的雌激素受体存在另一亚型——雌激素受体β（ERβ），在经过长达 15 年的研究之后，ERβ 的确切作用并无定论。现有的研究显示，ERβ 在乳腺癌的发生、发展过程中可能具有双面性。张燕娜等回顾了 446 例乳腺癌中 ERα、ERβ、PR、人类表皮生长因子受体 2（HER2）及 Ki-67 的免疫组化检测结果，并分析其与不同分期及分型乳腺癌的相关性。结果：在 446 例浸润性乳腺癌中，328 例 ERβ 表达阳性（73.5%）。在 ERα+组及 ERα-组，ERβ 的阳性表达率分别为 77.9%（240/308）和 63.8%（88/138）。ERβ 的表达与 ERα（$P<0.01$）表达呈正相关；与 PR、组织学分级、HER2 及 Ki-67 表达无明确相关性（P 均 >0.05）。ERβ 表达在不同年龄、肿瘤最大径及淋巴结转移组中的差异无统计学意义（P 均 >0.05）。418 例乳腺癌进入分期及 NPI 评分分析，不同分期及 NPI 评分在 ERβ+及 ERβ-两组之间分布差异无统计学意义（分期：$P=0.743$；NPI：$P=0.644$）。Luminal A 亚型、Luminal B1 亚型、Luminal B2 亚型、HER2 亚型及 TN 亚型中 ERβ 阳性率分别为 75.6%（88/118）、75.9%（110/145）、85.2%（46/54）、68.4%（39/57）及 62.5%（45/72）。在不同分型乳腺癌中，Luminal 型（LA、LB1 及 LB2）与非 Luminal 型（HER2 及 TN）之间，ERβ 的表达差异有统计学意义（$P=0.007$）。结论：ERβ 表达与肿瘤分期、NPI 评分不相关，而与肿瘤 Luminal 分型相关。

（姚志伟）

述评 · 在乳腺癌的各项治疗中，内分泌治疗一直占据着重要地位，但是临床试验的数据显示约 30% ERα 阳性的乳腺癌对内分泌治疗耐药，而 5%～15% ERα 阴性的乳腺癌内分泌治疗有效。现有的众多研究证实 ERα 在雌激素介导的乳腺癌发生、发展中起重要作用，ERβ 作为雌激素受体的另一亚型也可能在乳腺癌的发生、发展中起着重要作用。该研究显示 ERβ 表达与肿瘤分期、NPI 评分不相关，与肿瘤分型相关。在 ERα-组，ERβ 的表达可能与肿瘤增殖、侵袭相关。不管 ERα 是否表达，ERβ 表达阳性的患者均可能从内分泌治疗中获益。该研究对 ERα+ERβ+、ERα+ERβ-及 ERα-ERβ+ 3 组患者均进行内分泌治疗，最长随访时间仅 2 年余，尚不足以进行生存分析。

（胡　薇）

非哺乳期乳腺炎患者外周血免疫功能检测及其临床意义 ［外科理论与实践，2015，20（3）：253］ 陈帆帆等探讨了非哺乳期乳腺炎患者外周血免疫功能检测及其临床意义。浆细胞性乳腺炎是一种以非周期性乳房疼痛、乳头溢液、乳头凹陷、乳晕区肿块、非哺乳期乳房脓肿、乳头部瘘管为主要临床表现的良性乳腺疾病。其发病机制尚不明确，有报道认为其组织学变化与肉芽肿性甲状腺炎等自身免疫性疾病相似，推测本病与自身免疫紊乱有关。近年来，本病与免疫紊乱的关系受到越来越多学者的关注。Javadzadeh 等在穿刺病理标本中发现呈 CD68 阳性的巨噬细胞浸润，认为发病可能与自身免疫反应有关。Lacambra 等认为肉芽肿性病变是非特异性炎症反应，由细胞免疫系统（T 细胞和巨噬细胞）激活引起。另有病理学研究证实病灶局部有大量浆细胞、淋巴细胞、吞噬脂肪的泡沫细胞等浸润，提示机体自身免疫应答在该病的进展中发挥重要作用。为观察非哺乳期乳腺炎患者机体免疫功能状态，该研究对 132 例非哺乳期乳腺炎患者血清 T 细胞亚群、Ig 及补体水平变化进行检测，分析非哺乳期乳腺炎患者外周血免疫功能及其临床意义。浆细胞性乳腺炎组、导管扩张症组、肉芽肿性乳腺炎组与炎细胞浸润组比较，CD8 细胞百分比显著升高，CD4/CD8 比值显著降低（$P<0.05$）；肉芽肿性乳腺炎组与炎细胞浸润组比较，NK 细胞百分比显著降低（$P<0.05$）；肉芽肿性乳腺炎组与浆细胞性乳腺炎组比较，补体 C3 水平升高（$P<0.05$）。该研究显示乳房肿块面积≥2 个象限的患者补体 C3、C4 水平升高，这可能与补体系统对于感染和非感染性炎症疾病的病理生理影响有关，补体 C3、C4 在活化过程中产生 C3a、C3b、C4b 等，C3a 是具有炎症介质作用的片段，C3b 和 C4b 能通过与吞噬细胞表面相应补体受体结合促进吞噬细胞吞噬。

（姚志伟）

述评 · 非哺乳期乳腺炎的诊断与治疗一直是困扰广大乳腺外科工作者的棘手问题。该文从自身免疫反应的角度入手，对132例非哺乳期乳腺炎患者血清T细胞亚群、Ig及补体水平变化进行检测，分析非哺乳期乳腺炎患者外周血免疫功能及其临床意义，并通过病理结果证实：炎细胞浸润、导管扩张、浆细胞性乳腺炎及肉芽肿性乳腺炎各组间免疫状态的差异，可能与CD8及补体C3活化后的片段对于组织中巨噬细胞等的募集、分化、激活有关。该文对今后从免疫调节角度进行治疗，做出了有益探索。

（胡　薇）

麦默通十字交叉法结合平移法旋切较大良性乳腺肿块的可行性研究 ［中华内分泌外科杂志，2014，8(5)：406］ 殷虹等采用高频超声引导下十字交叉法结合平移法对160例直径3~6 cm的较大乳腺良性肿块行微创旋切，探讨了较大良性乳腺肿块微创旋切的可行性。女性乳腺肿块临床发病率较高，传统治疗方法为开放式手术切除，但手术切口瘢痕影响美观，给女性带来一定的心理创伤。麦默通微创旋切系统（MMT）可在超声定位和引导下操作，相对于开放手术活检更为美观，不会致乳腺形态的改变及严重的手术瘢痕。直径2.5 cm以下乳腺病灶是其手术常规应用范围，麦默通手术对直径3 cm以上较大肿块的完全切除则相对困难。该研究探索口径为2.5 cm旋切槽的麦默通旋切系统，通过十字交叉法结合平移法旋切切除直径3~6 cm较大良性乳腺病灶的可行性。试验组160例，乳腺肿物直径3~6 cm，麦默通结合高频超声引导，采用十字交叉平移法旋切术。把大的肿块分割成不同的8 mm断层切面，每个切面的病灶利用“十字交叉法”完全切除，再平行移动旋切槽的方向，就可间接地扩大切除组织的横向范围，如病灶长径大于刀槽最长径，可先切除远端病灶，再关闭刀槽回抽后，再次切除近端病灶，在纵向上把肿块分割成不同的2.5 cm刀槽长度，因此在前后和左右两个平面相对延长刀槽的长度和扩展其宽度，如此反复，直至切除整个病灶。对照组160例，病灶直径 <2.5 cm，接受麦默通常规手术治疗。对两组治疗疗效及并发症进行比较。手术成功率100%。在术中出血、皮肤瘀斑、术后血肿的发生率方面行卡方检验，2组差异均无统计学意义（$\chi^2=0.2518$，$P=0.616$；$\chi^2=0.3282$，$P=0.567$；$\chi^2=0.1463$，$P=0.702$），在手术瘢痕外观及并发症方面，两组差异无统计学意义。结论：麦默通十字交叉平移法旋切术切除3~6 cm较大良性乳腺肿块可行，具有安全、微创、美容、并发症少等优点，有一定的应用价值。

（姚志伟）

述评 · 该研究比较了接受麦默通常规手术治疗与十字交叉法结合平移法治疗较大肿块的差异。结果显示，较大乳腺良性肿物利用麦默通十字交叉结合平移法旋切术，与麦默通常规微创旋切的切口均为3 mm，愈合时间均为3 d；术中出血、皮肤瘀斑、术后血肿的发生率差异均无统计学意义，无切口感染。经过专业训练，利用麦默通十字交叉结合平移法旋切术，切除较大良性乳腺肿物是安全可行的。本研究拓展了麦默通常规性能以外的功能，在麦默通微创技术的应用范围、手术操作技巧、术后并发症等多个方面阐述了临床实用性。但该适应证扩大的前提是娴熟的技艺，需要有相当长一个学习曲线。

（胡　薇）

腹壁、腹膜

本年度收集论文198篇，纳入一年回顾62篇，占31.3%；收入文选11篇，占5.6%。

一年回顾

一、腹壁

（一）腹外疝

近年来腹膜前间隙修补术治疗腹股沟疝的方法运用越来越广泛。刘子文等[1]回顾性分析249例腹股沟疝患者的临床资料。比较开放式腹膜前间隙修补术和Lichtenstein无张力修补术治疗腹股沟疝的安全性和有效性。腹膜前组83例，男性76例，女性7例，平均年龄(70±10)岁；对照组173例，男性162例，女性1例，平均年龄(60±16)岁。比较两组围术期结果、术后并发症发生率及复发率。手术时间腹膜前组为(60±11)min，对照组为(63±8)min；术后下地活动时间腹膜前组为(6.2±1.8)h，对照组为(15.0±2.8)h；术后24 h视觉模拟评分法疼痛评分腹膜前组为4.0±0.9，对照组为4.6±1.4。差异均有统计学意义($t=-2.16$、-13.2、-4.11，$P=0.032$、0.000、0.000)。两组患者的手术费用、总住院费用无明显差异($P>0.05$)。两组患者随访6~36个月，均无一例复发。腹膜前组出现1例切口感染(1.2%)，对照组出现4例切口脂肪液化(2.3%)和1例补片排斥(0.6%)。并发症发生率两组无明显差异($P>0.05$)。认为开放式腹膜前间隙修补术在修补的有效性和安全性方面均与传统lichtenstein修补法无明显差异，并可以用于复发性和股疝的修补。陈庆永等[2]*回顾性分析2011年7月至2014年4月58例成人急性绞窄性腹股沟疝合并肠坏死患者的临床资料，但除外合并肠穿孔、腹膜炎、炎性疝、嵌顿的内容物为结肠并需要做结肠部分切除术等患者。探讨急诊一期行肠切除术及无张力疝修补术治疗急性绞窄性腹股沟疝合并肠坏死的疗效。手术时间80~120 min，平均手术时间(92±2)min；住院时间6~21 d，平均住院时间(8.6±2.5)d。术后3例患者出现并发症(5.2%)：1例切口血肿，1例伤口感染，1例阴囊积液，经过伤口敞开换药、取出补片、负压封闭引流、持续切口灌洗、加强抗感染治疗及穿刺抽液等措施均治愈。术后随访6~32个月，平均随访(12±6)个月，均无术后复发。认为急诊条件下一期行肠切除术及无张力疝修补术治疗急性绞窄性腹股沟疝合并肠坏死是安全的，并非是外科手术禁忌。孙士锦等[3]回顾性分析7例巨大计划性腹疝患者的临床资料，探讨改良腹直肌推徙术治疗腹腔扩容术后巨大计划性腹疝的效果。其中男4例，女3例，平均年龄43.4岁。合并造口4例，胰瘘1例，肠瘘1例，胆囊炎1例。所有患者均接受改良腹直肌推徙术治疗，行确定性腹壁重建，计划性腹疝至确定性重建的平均时间为6.4个月。7例均救治成功，平均手术时间180 min，术中平均失血量150 ml。术后发生皮下血清肿1例，皮缘坏死1例，均经引流治愈，无严重感染并发症。无复发性腹腔间隙综合征发生，无脏器功能障碍等发生。腹直肌功能恢复良好，无其他不适症状。随访1~21个月，平均12.3个月，轻度复发1例，暂时观察中。认为改良腹直肌推徙术治疗巨大计划性腹疝，效果良好，为腹腔扩容术后巨大计划性腹疝患者临床治疗提供了新的可供选择的手术方法。潘丽杰等[4]统计分析胃肠手术腹壁切口疝合成补片修补感染的危险因素，观察相关干预对策的临床效果。选取68例腹壁切口疝合成补片修补术的患者作为对照组，采用常规干预；选择2012年9月至2013年4月66例腹壁切口疝合成补片修补术的患者作为观察组，采用感染干预措施。患者感染率对照组为41.2%、观察组为24.2%，两组比较差异有统计学意义($P<0.05$);腹壁切口疝合成补片修补术患者术后发生感染的危险因素包括年龄、体质量指数(BMI)、基础疾病、手术方式、手术时间以及切口疝的大小等;其中年龄>50 岁、BMI>25 kg/m^2、有基础疾病、行开放式手术、手术时间>120 min、大切口疝及巨大切口疝患者感染率分别为 52.6%、60.0%、52.2%、50.0%、59.4%、71.4% 及 75.0%;患者的术后感染发生率从 41.2% 下降至 24.2%。认为采取有针对性的干预对策严格选择合适的手术方式、控制手术时间,并且做好各种预防措施,及时给予患者相应的抗感染治疗,能有效降低患者手术术后的感染率。王建锋等[5]* 探讨腹股沟疝无张力修补术后感染的病原菌分布及耐药性,为临床该类感染的早期治疗提供参考依据。选取腹股沟疝无张力修补术患者 10 447 例,采集发生感染患者切口部位脓性分泌物进行细菌培养和耐药性分析,数据采用 SPSS17.0 软件进行统计分析。10 447 例患者共发生术后感染 87 例,感染率为 83%,共获得病原菌 97 株,以革兰阳性菌为主,共 63 株(占 64.95%);金黄色葡萄球菌、肺炎链球菌和表皮葡萄球菌为代表的革兰阳性菌普遍对青霉素和磺胺甲恶唑/甲氧苄啶表现出了较高的耐药性,均>70.00%;对万古霉素耐药均为 0。认为引起腹股沟疝无张力修补术后感染的病原菌多样,部分患者还存在着多重感染,这些病原菌中以革兰阳性菌为主,而不同的病原菌对不同的抗菌药物表现出了不同的耐药性,在早期经验治疗时最好给予联合用药,在随后根据药物敏感试验结果对抗菌药物进行调整,达到良好的治疗效果。高德康等[6] 回顾性分析行腹腔镜疝修补术的 7 例滑动疝患者的临床资料。总结分析腹腔镜疝修补术治疗滑动疝的临床疗效。7 例滑动疝中,阑尾及盲肠滑动疝 2 例[包括 1 例阑尾滑动疝(Amyand 疝)],乙状结肠滑动疝 2 例,膀胱滑动疝 2 例,女性附件滑动疝 1 例。行腹腔镜经腹腹膜前疝修补术(TAPP)5 例、完全腹膜前疝修补术(TEP)2 例,平均手术时间分别为(85.2±12.4)min、(71.5±9.3)min,其中 1 例患者为接受腹腔镜阑尾切除术后行 TAPP。TAPP 术中误伤膀胱 1 例,及时修复;术后 1 周见 1 例腹膜前血清肿形成,经皮穿刺抽吸,3 个月后完全消失;术后 6 个月,1 例出现腹股沟区牵扯不适。随访 48.0(12~60)个月,无疝复发。认为腹腔镜疝修补术治疗滑动疝有效可行,而术中明确滑动疝的存在、避免疝出脏器的损伤、正确处理术中并发症是手术成功的关键。李英儒等[7] 对腹股沟直疝和斜疝进入阴囊的患者进行解剖学观察,探讨直疝进入阴囊的机制。选取 48 例腹股沟疝进入阴囊的患者,其中直疝 3 例、斜疝 45 例,分析精索与提睾肌、外环口的关系,比较直疝与斜疝疝囊的解剖学差异。48 例腹股沟疝无张力修补术均顺利完成。解剖学观察发现,直疝疝囊位于精索内下方,与精索容易分离,并经精索外筋膜与提睾肌之间进入阴囊,疝囊外面仅包绕薄弱的腹横筋膜。斜疝疝囊位于精索上方,与精索紧密粘连,经腹股沟管进入阴囊,外面包绕着精索内筋膜(腹横筋膜)及提睾肌。认为直疝疝囊长期对外环口进行冲击,导致外环口扩大,疝囊经精索外筋膜与提睾肌之间穿出外环口,精索位于疝囊的外上方。

赵建新等[8] 探讨慢性肾功能不全合并腹外疝患者不改变腹膜透析情况下接受无张力疝修补手术治疗的临床疗效。回顾性分析 21 例慢性肾功能不全合并腹外疝患者的临床资料,均在腹膜透析下接受无张力疝修补术治疗,术后随访观察疗效。21 倒患者共施行了 22 例次疝修补术,无手术并发症发生,术后随访时间为 40.3(16~79)个月,均获得随访,无疝复发病例。1 例患者术后 1 年因腹膜粘连改为血液透析,并于疝修补术后 2 年死于肺部感染。另 1 例术后 2 年因腹膜粘连改为血液透析。认为对持续性非卧床腹膜透析合并腹外疝患者,不改变腹膜透析情况下实施无张力疝修补安全可行,未见疝复发。刘昶等[9] 回顾性分析 8 例女性股疝患者的临床资料,均行腹腔镜经腹腹膜前修补术(TAPP),并行子宫圆韧带重建。探讨女性股疝患者行 TAPP 并对子宫圆韧带进行重建的疗效。8 例患者术后均顺利出院,住院时间为 3~9(5.2±1.7)d,手术时间 28~51(37.9± 4.8)min,术后下地活动时间为 4~6 h。术后患者疼痛较轻微,子宫圆韧带重建对女性生理功能影响较小,术后无切口感染、腹股沟区血清肿等并发症。随访 6~36 个月,8 例子宫圆韧带重建患者无性生活不适感,所有患者均无慢性疼痛及股疝复发。认为腹腔镜 TAPP 治疗女性股疝疗效确切,同期行子宫圆韧带重建对女性生理功能影响较小。高威等[10] 回顾性分析 229 例腹股沟疝患者行无张力疝修补术的临床资料。探讨影响无张力疝修补术后慢性疼痛的临床相关因素及预防措施。229 例患者术后 1 年慢性疼痛发生率为 8.7%。术后慢性疼痛与术后切口感染($\chi^2=3.915$, $P=0.048$)、轻质补片应用($\chi^2=11.223$, $P=0.001$)及术前腹股沟区疼痛($\chi^2=9.181$, $P=0.002$)有关。多因素分析显示,术前术区疼痛是术后慢性疼痛发生的独立危险因素。认为术前腹股沟区疼痛和术后切口感染是术后慢性疼痛的危险因素,术中使用轻质补片可以减少术后慢性疼痛的发生。陆景锋等[11] 回顾性分析 1 437 例行 TEP 患者(1 783侧疝)的临床资料,随访 10~60 个月(中位时间 47 个月)。总结腹股沟疝腹腔镜全腹膜外修补术(TEP)的手术操作体会及临床疗效。手术时间为(30.0±12.0)min,单侧

(26.2±9.6)min,双侧(42.5±10.7)min。无患者术后须应用镇痛剂,术后第1天疼痛分数为(2.4±1.2)分。术后住院时间为(1.5±1.2)d。2周和4周内恢复非限制性活动患者比例为99.2%和99.9%。共7例(0.4%)复发,复发时间1 d至84个月(中位时间36个月)。仅发生1例严重并发症,为肠管损伤,其他并发症为血清肿76例(4.3%)、尿潴留2例(1.2%)、暂时性神经感觉异常9例(0.5%)、麻痹性肠梗阻1例(0.06%)。认为TEP是一种安全有效的手术,患者疼痛轻、恢复快,术后复发率低,在合理选择适应证的前提下,适宜临床广泛推广应用。张捷等[12]回顾性分析63例单侧原发性腹股沟斜疝患者的临床资料,其中有17例因其他疾病长期口服阿司匹林抗凝治疗(阿司匹林组),有11例因其他疾病长期口服华法林抗凝治疗(华法林组),阿司匹林组和华法林组术前7 d给予低分子肝素替代治疗,其余35例未口服抗凝药物(对照组)。探讨对腹股沟疝患者在围术期应用低分子肝素代替抗凝药物的安全性。3组患者性别、年龄、体质量指数、术前国际标准化比值比较差异无统计学意义($P>0.05$)。术后患者均获随访,随访时间为12~18个月。3组患者的阴囊或皮下血肿、手术时间、术后住院时间、术后24 h VAS疼痛评分比较,差异均无统计学意义($P>0.05$)。3组均无复发患者。认为对于长期应用抗凝药物的腹股沟疝患者,围术期使用低分肝素替代抗凝药物,并不增加出血风险,还可以预防血栓形成。胡明高等[13]回顾性分析148例成人腹股沟疝或股疝的临床资料,根据手术方式的不同分为2组,74例行开放式TEP术(开放式EP组),74例行腹腔镜TEP术(腹腔镜TEP组)。2组患者均顺利完成手术。开放式TEP组手术时间为(50.65±30.98)min,术中出血量为(14.97±6.70)ml,术后排气时间为(19.73±3.64)h,住院时间为(6.34~3.80)d,住院费用为(6 361±1 330)元;腹腔镜TEP组手术时间为(70.51±30.07)min,术中出血量为(17.39+4.84)ml,术后排气时间为(19.19±3.65)h,住院时间为(5.35+2.49)d,住院费用为(8 532+77)元。与腹腔镜TEP组相比,开放式TEP组手术时间短,术中出血量少,住院费用低,差异均有统计学意义($P<0.05$);而术后排气时间和住院时间两组间比较差异无统计学意义($P>0.05$)。开放式TEP组和腹腔镜TEP组术后并发症发生率(8.11% *vs.* 4.05%)比较差异无统计学意义($P>0.05$)。两组患者随访3~19个月,均无复发病例。认为开放式TEP与腹腔镜TEP的复发率相当,开放式TEP操作相对容易,手术时间短,术中出血量少,且无须腹腔镜设备,住院费用低,适合在基层医院开展。曾玉剑等[14]回顾性分析1 020例行腹腔镜TEP患者的临床资料。记录患者的进食时间、下床活动时间、手术时间、术后住院时间、总住院时间、住院费用、并发症出现的时间、疼痛评分等指标;统计分析不同疝分型并发症的发生率;总结腹腔镜全腹膜外疝修补术的经验、教训。1 020例患者中腹股沟斜疝(单侧、双侧)810例,腹股沟直疝118例,股疝24例,复发疝68例。全部均基本顺利完成手术,其中有12例复发疝中转行腹腔镜经腹腹膜前疝修补术(TAPP)。术后当天进食,术后第1天可下床活动。手术时间单侧为(48±9.8)min,双侧为(65±8.6)min;术后住院时间0.5~2.0 d,总住院时间为(3.48±2.40)d;住院费用约为(8 958±1 685)元。本组患者前5位并发症依次为:血清肿61例(5.98%)、暂时性神经感觉异常48例(4.70%)、尿潴留23例(2.78%)、慢性疼痛9例(0.8%)及腹壁下动脉损伤5例(0.49%),无切口感染、内脏损伤、小肠梗阻等严重并发症发生。随访1年内无复发。对不同疝分型并发症总发生率进行比较,Ⅳ型疝并发症总发生率最高,从Ⅲ型、Ⅱ型、Ⅰ型依次降低($P<0.001$)。认为腹腔镜TEP是一种安全、技术合理的无张力疝修补手术,切口小,无腹腔干扰,疼痛轻,恢复正常活动早,但其缺点是技术难度大、费用较高。屈坤鹏等[15]将94例腹股沟直疝患者,按随机表数字法随机均分为医用胶组和钉合组两组,分别采用医用胶和疝钉合器固定直疝假性疝囊,术后随访2年,分别观察两组患者的手术时间、住院时间、术后第1天和第7天的疼痛评分、术后并发症(血清肿、伤口感染、伤口出血)、住院费用以及1年和2年内疝的复发率。比较医用胶和钉合固定在腹腔镜经腹腹膜前修补术固定直疝假性疝囊预防直疝修补术后血清肿的效果。医用胶组与钉合组比较,其手术时间短[(35±5.1)min *vs.* (41±7.5)min]、住院时间短[(4±0.51)d *vs.* (5±0.83)d]、术后疼痛评分低[第1天(5±0.52)分 *vs.* (6±0.3)分;第7天(3±0.67)分 *vs.* (4±0.53)分]以及住院费用低[(5 731~560.50)元 *vs.* (8 715~534.3)元],其差异均有统计学意义($P<0.05$);而两组术后血清肿及其他并发症发生率和术后1年及2年疝复发率的差异均无统计学意义($P>0.05$)。认为采用医用胶固定直疝假性疝囊预防疝修补术后血清肿疗效确切,手术时间短,费用低,宜于在各级医院推广。龚艳萍等[16]前瞻性收集100例单侧腹股沟疝患者,随机分成两组:住院手术组50例和日间手术组50例,比较两组患者疗效和医疗费用的差异。两组患者的手术时间、术中出血量、尿潴留发生率、阴囊积液水肿发生率、切口异物感发生率、总并发症发生率、术后下床活动时间和术后恢复上班时间比较差异均无统计学意义($P>0.05$),但日间手术组的住院时间短于住院手术组($P<0.05$)。日间手术组

的住院总费用低于住院手术组($P<0.05$),其中两组患者的术前总费用和术中总费用比较差异均无统计学意义($P>0.05$),但日间手术组患者的术后总费用低于住院手术组($P<0.05$)。在术中费用方面,两组患者的术中监护费、麻醉及材料费和术中药品费比较差异均无统计学意义($P>0.05$);在术后费用方面,日间手术组的术后药品费、护理费、床位费及陪护费均低于住院手术组($P<0.05$)。认为在对腹股沟疝行无张力修补术时,开展日间手术和住院手术的效果相似,但日间手术的总费用更低,周转率快,提高了医疗资源的利用率,减轻了患者的经济负担,也减轻了国家的医疗负担。周力等[17]对162例使用无张力修补的切口疝患者的临床资料进行回顾性分析,分析患者的性别、年龄、身体质量指数(BMI)、疝环大小、疝缺损部位、前合并症、修补手术方式、手术时间及切口愈合因素,筛选影响切口疝无张力修补术后复发的危因素,并对高危危险因素进行单因素及多因素 Logistic 回归分析。162例切口疝无张力修补术后均获得随访,随访时间为7~70个月,平均34.5个月,共有15例复发,复发率为9.26%。单因素分析结果提示,患者年龄、BMI、疝环大小、修补手术方式及切口愈合5个因素对切口疝无张力修补术后复发有影响($P<0.05$),而患者的性别、疝缺损部位、术前有无合并症及术时间对其无影响($P>0.05$)。经进一步 Logistic 多因素分析结果提示,除年龄因素以外,其余4个因素均是影响切口疝无张力修补术后发的独立危险因素。15例复发疝均给予再次修补手术,随访至今(平均随访23个月)再无疝复发。认为肥胖、疝环大小、不恰当的手术方式以及切口愈合情况是引起切口疝无张力修补术后复发的高危因素,针对复发的高危因素采取相应合适对策是预防切口疝无张力修补术后复发的关键。王大川等[18]回顾分析162例双侧腹股沟斜疝男性患者的临床资料,分别行 TEP(腔镜组)与 Lichtenstein 无张力疝修补术(开放组)。对比两组患者手术时间、住院时间、恢复正常活动时间、术后并发症等。探讨腹腔镜全腹膜外疝修补术(TEP)治疗男性双侧腹股沟斜疝的临床疗效。与开放组相比,腔镜组患者年龄、BMI、术前 ASA 分级、疝分型及随访时间差异均无统计学意义($P>0.05$),但手术时间较长[(54.0 ± 6.4) min *vs.* (45.0 ± 4.2) min, $P<0.001$],术后恢复正常活动时间显著缩短[(10.0 ± 1.6) d *vs.* (12.2 ± 2.0) d, $P=0.001$],并发症发生率显著降低(7.1% *vs.* 18.9%, $P=0.046$),术后住院时间两组差异无统计学意义[(4.4 ± 1.3) d *vs.* (4.94 ± 1.5) d, $P=0.311$]。认为与开放手术相比,TEP 治疗男性双侧腹股沟斜疝具有术后康复快、并发症发生率低的优点,值得推广。刘耀刚等[19]回顾分析106例(132侧)腹股沟斜疝(内环口直径>1.5 cm)患儿,其中男92例,女14例,均采用自主设计的儿童腹股沟疝修补针行腹腔镜内环口缝合及疝囊高位结扎术。评价分析腹腔镜内环口缝合及疝囊高位结扎术(立体编织法)治疗儿童腹股沟斜疝(内环口直径>1.5 cm)的临床价值与疗效。手术过程顺利,26例发现对侧隐性鞘状突未闭,手术时间单侧15~20 min,平均(17 ± 6) min,双侧25~40 min,平均(28 ± 8) min;术中出血量1~5 ml,术后恢复平稳,均于第2天出院,无一例出现精索、输精管损伤及术后阴囊水肿,106例患者术后随访11~56个月,平均(36 ± 17)个月,无一例复发。认为采用自主设计的儿童腹股沟疝修补针行腹腔镜内环口缝合并疝囊高位结扎术治疗儿童腹股沟斜疝(内环口直径>1.5 cm)具有创伤小、康复快、疗效确切、无明显手术瘢痕的优点,术中可发现并同时治疗对侧隐匿性斜疝,值得临床推广。曾玉剑等[20]回顾分析14例行腹腔镜耻骨上区切口疝修补术患者的临床资料,疝缺损下缘距耻骨联合均不超过5 cm,观察其临床疗效及并发症情况。总结腹腔镜修补耻骨上区切口疝的手术方法及效果。14例均成功完成腹腔镜切口疝修补术。手术时间63~125 min,平均(96.0 ± 18.75) min。术后出现补片浅面血清肿2例,修补区域腹壁疼痛1例,无补片排异反应及肠梗阻、肠粘连等并发症发生。13例患者获得随访,随访19~26个月,平均(2.0 ± 2.54)个月,无一例复发。认为腹腔镜耻骨上切口疝修补术是安全、有效的,与其他部位切口疝相比,耻骨上区切口疝只要处置得当,腹腔镜修补术较开放手术更具优势。吕红权等[21]回顾分析130例腹股沟疝患者的临床资料,其中斜疝92例,直疝38例;单侧疝110例,双侧疝20例;复发疝12例。均行腹腔镜辅助下腹正中小切口完全腹膜外腹股沟疝修补术。探讨腔镜辅助下腹正中小切口完全腹膜外腹股沟疝修补术的临床应用价值。130例手术均获成功。手术时间平均(33.4 ± 14.2) min,单侧疝手术时间平均(31.4 ± 10.2) min,双侧疝平均(36.4 ± 9.2) min;术后6 h下床活动;术后平均住院(3.96 ± 1.14) d;无切口感染、髂腹股沟神经生,术后切口轻微疼痛,2~3 d消失;3例术后发生切口下积液,经局部穿刺抽取积液后治愈。术后随访0.5~2.0年,均无复发及异物感。认为腔镜辅助下腹正中小切口完全腹膜外腹股沟疝修补术操作简单、学习曲线短、费用低、安全性高、术后复发率低、并发症发生率低,效果良好,尤其适合双侧疝、复发疝及基层医院。陈子民等[22]回顾分析1 284例儿童腹股沟嵌顿疝的临床资料,按<6个月、6~12个月、≥12个月分为3组,并发症为肠坏死、睾丸坏死、卵巢坏死,分析并发症年龄段的差异性。选取1 023例1岁

及以下行腹腔镜腹股沟斜疝疝囊高位结扎术的患儿，分为<6个月、6~12个月、1岁3组，对比3组手术时间、住院时间、出血量、切口感染、医源性隐睾、线结反应、复发等情况。探讨小婴儿腹股沟斜疝手术的必要性，以及腹腔镜腹股沟斜疝修补术的可行性。<6个月组，腹股沟嵌顿疝患儿501例(39.02%)，发生严重并发症28例，与其余两组相比差异有统计学意义($P<0.05$)。腹腔镜手术方面，<6个月组患儿的手术时间、住院时间较其余两组长($P<0.05$)，3组间术中出血量、切口感染、医源性隐睾、线结反应、复发情况差异均无统计学意义($P>0.05$)。认为儿童腹股沟斜疝6个月内出现严重并发症的概率更高，应尽早手术；腹腔镜手术治疗6个月内儿童腹股沟斜疝疗效确切、安全可靠。蒋会勇等[23]探讨腹腔镜全腹膜外疝修补术(TEP)中采用逆向穿刺法建立腹膜前间隙的方法。选取110例腹腔镜TEP，术中采用逆向穿刺法建立腹膜前间隙。术后1例因穿刺过程中腹膜破损造成气腹改行经腹腹膜前疝修补术，109例建立腹膜前间隙成功。建立腹膜前间隙时间平均(6.0±2.4)min，无血管损伤。术后平均住院(3.04±0.4)d。术后发生局部血肿32例，局部短期内(2周以内)疼痛8例，无长期疼痛病例。认为腹腔镜全腹膜外疝修补术中采用逆向穿刺法建立腹膜前间隙无须借助特殊器械，操作迅速、安全、可靠，在TEP术中值得应用。殷奇等[24]回顾分析41例造口旁疝患者的临床资料，将患者随机分为腹腔镜组($n=18$)与开放组($n=23$)，对比分析两组患者手术时间、术后并发症、术中出血量、术后疼痛时间、住院时间及术后复发率。对比分析腹腔镜与开放式修补术治疗造口旁疝的临床疗效。两组患者手术时间及术后并发症差异无统计学意义($P>0.05$)，但腹腔镜组术中出血量、术后疼痛时间、术后住院时间明显优于开放组($P<0.05$)。术后随访5~17个月，平均(8.0±6.5)个月，两组均无复发病例。认为与开放手术相比，腹腔镜手术治疗造口旁疝同样安全、有效，且具有患者创伤小、康复快、住院时间短等优点，值得临床推广应用。党晨珀等[25]*回顾分析110例单侧腹股沟疝男性患者，将其随机分为3D组与平片组行TAPP。对比TAPP中应用免钉合的3D补片与普通平片对手术效果的影响。103例患者获得随访，两组手术时间、术后住院时间及术后便秘、尿潴留发生情况差异无统计学意义。在术后疼痛情况、生活质量方面，3D组较平片组占优，且住院费用及术后血清肿发生率较低。认为TAPP术中使用3D补片较普通平片能有效提升患者术后生活质量，减轻术后疼痛，降低术后血清肿发生率，且花费较少。屈兵等[26]回顾分析100例TEP患者术中应用超声刀及电外科器械，其中应用超声刀57例(Ⅰ组)、电外科器械43例(Ⅱ组)。对比研究在腹腔镜下腹股沟疝全腹膜外网片修补术(TEP)中使用超声刀(UHS)及电外科器械的优、缺点，总结TEP术中应用超声刀的临床体会。100例患者(133侧)TEP手术均顺利完成，无一例中转采用其他术式。Ⅰ组住院费用0.6万~1.4万元，平均1.0万元，单侧手术用时13.6~2.4 min，平均18 min，双侧手术用时27.2~32.8 min，平均30 min；Ⅱ组住院费用0.6万~1.2万元，平均0.9万元，单侧手术用时23.3~36.7 min，平均30 min，双侧手术用时50.7~59.3 min，平均5 min。Ⅰ组无腹膜破裂，无术后阴囊血清肿及术后血肿；Ⅱ组腹膜破裂4例，术后阴囊血清肿3例，术后血肿1例。通过电话随访1~24个月，两组均无复发。认为TEP术中应用超声刀优点突出，可缩短手术时间，减少术中、术后并发症。宋斌等[27]回顾性分析13例应用腹腔镜技术行腹股沟嵌顿疝松解、采用生物补片一期行无张力疝修补术患者的临床资料。评价应用腹腔镜技术行腹股沟嵌顿疝松解、采用生物补片一期行无张力疝修补术的效果。2例患者在全身麻醉后嵌顿疝自动复位，1例患者在腹腔镜下行松解、复位；均行经腹腹膜前补片植入术，术后患者均恢复良好，随访2~12个月，平均随访5.7个月，无复发及严重并发症。认为腹腔镜下行腹股沟嵌顿疝松解、采用生物补片一期行无张力疝修补术安全有效。瞿紫微等[28]回顾、总结24例巨大难复性疝的患者运用前入路Stoppa手术修补的临床资料。本组24例均为巨大难复性疝患者，全部为男性病例，年龄47~75岁，平均62.3岁；左侧腹股沟疝8例，右侧16例。从发现腹股沟区包块到手术治疗为15~60个月，均无下腹开放性手术病史。所有病例术后中均证实为斜疝，其中Ⅱ型3例，Ⅲ型21例。本组无手术死亡病例，手术时间为45~85 min。24例患者无切口感染，10例患者术后发生阴囊血清肿，经反复穿刺抽液后痊愈。术后疼痛轻、恢复快，随访23例，随访时间3~48个月，平均31.5个月，无复发病例。认为前入路StoPPa手术治疗巨大难复性疝具有操作可行、并发症少、复发率低的优点，是针对巨大难复性疝较好的治疗方法。陈鑫等[29]*回顾性分析TAPP治疗的245例(262侧)复发性腹股沟疝患者的临床资料。262侧复发疝分为4种类型：缝合修补术后复发疝78侧(29.8%)，平片修补43侧(16.4%)，网栓平片修补107侧(40.8%)，腹膜前修补34侧(13.0%)。探讨TAPP在复发性腹股沟疝治疗中的临床应用。缝合和平片修补术后复发疝均通过TAPP完成治疗，无中转；网栓平片修补术后复发疝中有2侧TAPP中转为腹腔内补片植入术(IPOM)(1.9%)，腹膜前修补术后复发疝中有12侧中转为IPOM(35.3%)。平均手术时间为(38.7±13.7)min(含对

侧初发疝修补时间)，术后无患者应用镇痛剂，术后第1天平均疼痛分数为2.5±0.9，术后平均住院(1.6±1.2)d，2周内全部恢复非限制性活动。1例于术后6个月复发(0.4%)。术后累计并发症发生27例(11.0%)，依次为血清肿17例(7.0%)、尿潴留6例(2.4%)、暂时性神经感觉异常3例(1.2%)、麻痹性肠梗阻1例(0.4%)。认为TAPP是治疗复发性腹股沟疝的有效术式，具体操作可根据前次手术方式，对肌耻骨孔或腹壁缺损进行修补。对于腹膜前修补术后复发疝，术前需做好行IPOM的准备。宋应寒等[30]观察帕瑞昔布超前镇痛用于腹股沟疝无张力修补术的效果。分析120例择期行疝修补术患者随机分为A、B两组，每组60例。A组于术前45 min静脉注射帕瑞昔布钠40 mg，B组术前45 min静脉注射等量生理盐水。两组患者均于利多卡因局部麻醉下行无张力腹股沟疝修补术。评估术后2、4、8、12 h的视觉模拟评分(VAS)和最高VAS评分；比较两组使用补救性镇痛药物曲马多的例数、不良反应、术后住院时间及对术后镇痛的满意度。术前及术后24 h检测外周血前列腺素 E_2(PGE_2)水平。A组患者术后2、4、8、12 h的VAS评分及术后最高VAS评分均低于B组，差异有统计学意义($P<0.05$)，术后24 hVAS评分两组差异无统计学意义($P>0.05$)；术后A组和B组分别有3例和11例患者使用曲马多，差异有统计学意义($\chi^2=5.175, P=0.023$)；A组和B组分别有2例和8例患者发生不良反应，差异有统计学意义($\chi^2=3.927, P=0.048$)。A组术后住院时间短于B组，对镇痛的满意度高于B组，差异均有统计学意义($P<0.05$)。两组患者术前、术后 PGE_2 水平差异无统计学意义($P>0.05$)。认为帕瑞昔布超前镇痛用于腹股沟疝无张力修补术镇痛效果确切，不良反应少，患者满意度高，有利于患者早日康复。

(二) 腹壁疾病

白庆阳等[31]*回顾性分析术后腹壁窦道患者40例的临床资料。分析术后腹壁窦道形成的原因，总结术后腹壁窦道的诊断、治疗经验及预防方法。其中急性化脓性阑尾炎术后1例，开腹胆道术后8例，腹腔镜胆囊切除术后6例，胃部术后2例，腹部外伤术后4例，无张力疝修补术后3例，结肠术后4例，小肠肿瘤术后2例。40例患者中18例患者，窦道形成时间15 d至3个月，其中单一窦道的15例，复杂窦道的3例，采取保守治疗。2例患者窦道形成时间超过3个月，其中单一窦道的10例，复杂窦道12例，其中5例窦道与腹腔相通，采取手术治疗。40例患者中有18例患者经保守治疗治愈出院，治疗时间7 d至3个月；2例施行手术治疗，其中术后一期愈合20例，术后9~10 d伤口愈合；二次手术者1例，复发原因为复杂窦道一次未切干净导致，二次手术后12 d伤口愈合出院；三次手术者1例，复发原因为窦道与腹腔内相通，三次手术切除腹腔内与之相通的感染灶后10 d愈合出院。所有病例随访2年均未见复发。认为积极术前准备、术中避免污染切口、避免不当操作、术后密切观察伤口情况、出现问题及早处理是避免术后切口窦道形成的关键。陈桂珍等[32]研究感染预防日监控表对腹腔镜手术患者切口感染的预防效果，降低患者术后切口感染率。选择行腹腔镜手术的400例患者，按照随机数表法将患者随机分为研究组和对照组各20例，研究组患者采用感染预防日监控表由巡回护士按照表格内容实施动态监控，对照组患者未采用感染预防日监控表，对两组患者的切口感染率进行统计分析。研究组患者术后有3例发生切口感染，感染率为1.50%，对照组患者中有16例发生感染，感染率为8.00%，两组患者的术后感染率比较差异有统计学意义($P<0.05$)；研究组患者的并发症发生率为12.00%，明显低于对照组患的16.50%；研究组患者的治疗满意度为90.62%，对照组患者的治疗满意度为76.62%，研究组患者的治疗满意度明显高于对照组患者，差异有统计学意义($P<0.05$)。认为感染预防日监控表能够明显降低腹腔镜手术患者的术后感染率，提高患者的治疗满意度，降低患者术后并发症发生率，具有较高的临床应用价值。刘念等[33]对61例腹壁切口疝患者的高危诱因、治疗和随访进行回顾性分析，探讨腹壁切口疝的防治方法。所有患者均为开腹手术，其中结肠癌根治术17例，行胃癌根治术6例，肠梗阻手术9例，行阑尾切除术7例，行胆道手术14例，腹腔良性肿、瘤手5例，妇科手术3例。61例切口疝，腹部纵行切口52例，切口感染37例，合并糖尿病15例，慢性支气管炎16例，营养不良15例；切口疝发生在6个月以内者33例。61例患者均采用肌鞘前修补方法(Onlay法)进行手术修补，并发症发生率为16.4%，其中血清肿7例，切口感染2例，复发1例。认为壁纵行切口、切口感染、糖尿病、腹内压增高及营养状况等因素是腹壁切口疝的危险因素，术后半年内是腹切口疝发生的高峰期，Onlay术式安全有效，复发率低。李鸣等[34]回顾性分析3例腹壁感染创面患者应用负压封闭引流(VSD)的治疗方法。探讨VSD在腹壁感染创面的应用及疗效。其中男2例，女1例，年龄分别为52岁、54岁、64岁，平均年龄56.7岁。腹壁感染时间分别为20 d、35 d、45 d，腹壁感染创面面积为15 cm×10 cm、20 cm×12.5 cm、30 cm×15 cm，并有不同程度的坏死、感染，创面分泌物反复多次、多处取材培养以提高阳性检出率，结果发现阳性细菌

(包括大肠埃希菌、弗氏柠檬酸杆菌、鲍曼不动杆菌、金黄色葡萄球菌等)。接受VSD治疗的3例患者中,感染均得以控制,经过3~4周期VSD治疗后创面均完全愈合。其中1例男性患者出现创周张力性水疱,其余2例患者治疗过程中未出现并发症。认为负压引流技术应用于腹壁感染创面治疗,操作简单,能有效吸除渗液、脓液,封闭死腔,并能有效地促进肉芽生长,疗效显著。张贤坤等[35]回顾分析78例腹壁切口疝患者行腹腔镜切口疝修补术的临床资料,观察其治疗效果。其中男27例,女51例;年龄26~71岁,平均(53.5±49.8)岁。其中,初发切口疝71例,复发疝7例;合并糖尿病14例,慢性支气管炎24例,原发性高血压18例,肥胖2例,慢性便秘16例,前列腺增生症16例;小型切口疝16例,中型切口疝39例,大型切口疝13例,巨大切口疝10例。78例均顺利完成腹腔镜切口疝修补术,手术时间45~205 min,平均(108.0±28.4)min,术中出血量15~55 ml,平均(30.0±6.8)ml,术后住院4~15 d,平均(6.54±2.1)d。发生血清肿2例(2.6%),经加压包扎及穿刺抽液后好转;肠梗阻1例(1.3%),经保守治疗后好转;膨出1例(1.3%),发生于术后3个月,腹部不适症状明显,腹带加压包扎仍无明显好转,再次行腹腔镜修补术,术后随访1年未发生并发症;腹壁钉合区域疼痛9例(1.5%),6例3~4周后基本缓解,3例疼痛持续1个月以上。术后随访3~24个月,平均(16.04±3.4)个月。认为腹腔镜技术应用于切口疝修补术是安全、可行的,具有患者创伤小、康复快、并发症少、复发率低等优点。邓磊等[36]分析腹壁切口疝的外科治疗方法和效果。回顾25例腹壁切口疝的临床资料,男14例,女11例。中位年龄为69(56~79)岁。上腹正中切口疝3例,下腹正中切口疝11例,经腹直肌切口疝6例,麦氏切口疝5例。腹直肌鞘前和腱膜前网片修补术16例,腹膜前肌鞘后网片修补术7例,腹腔内网片修补术2例。手术方式均用网片植入修补,按切口疝大小作椭圆形切口切开皮肤、皮下组织,切除原切口瘢痕组织及多余皮肤分离皮下组织与疝囊粘连至疝环外侧5 cm,必要时切开疝囊,分离腹腔内肠粘连,剪除多余疝囊。再逐层分离疝环组织,均植入网片修补。术后4例皮下积液经及时穿刺抽液后治愈,本研究25例均一期愈合。经1~3年随访无复发。认为对腹壁切口疝采用网片修补,效果良好。邓巍等[37]回顾性分析收治的8例腹壁巨大切口疝术后并发腹腔间隔室综合征(ACS)患者的诊治方法。提高腹壁巨大切口疝术后并发ACS的治疗水平。行开放腹壁切口疝修补5例,腹腔镜切口疝修补3例。8例患者在术后72 h内出现腹痛及腹胀、呼吸急促、少尿等症状;经测量IPA,8例均>20 mmHg(1 mmHg=0.133 kPa),其中5例还伴有SPO_2<90%。均符合ACS的诊断标准。均转入ICU治疗,严禁饮食,持续胃肠减压;积极体液复苏,给予高渗晶体和胶体补液,纠正水、电解质及酸碱紊乱;根据血培养及药敏结果,使用敏感抗生素,使用生长抑素来抑制胃肠道的分泌。对于有腹腔积液的病例,在B超引导下行经皮放置腹腔引流管引流减压;对于出现肾功能不全、呼吸衰竭以及多器官功能衰竭时,给予床边肾脏血液透析、机械通气支持治疗。8例ACS中治愈7例,治愈率为87.5%,1例ACS因合并慢性肺心病,引起急性呼吸窘迫综合征(ARDS)导致严重肺部感染而治愈无效死亡,死亡率为12.5%。7例治愈患者,出院后随访间期为3个月和6个月,未出现疝复发及机体器官功能不全的表现。认为ACS是腹壁巨大切口疝术后的严重并发症,治疗困难,死亡率较高,早期诊断和综合性治疗是降低其死亡率的关键。张贤坤等[38]*回顾性分析46例腹壁复发切口疝患者的临床资料。探讨腹壁复发切口疝的腹腔镜治疗的临床效果。其中男21例,女25例;年龄31~74岁,平均(52.3±4.6)岁。所有病例手术切口均在腹正中。距前次实施修补术的时间为7~25个月,平均(10.3+3.6)个月。前次手术方式:传统单纯缝合修补法9例,Inlay法12例,Onlay法11例,Sublay法7例,经腹腔镜腹腔内补片置入(IPOM)法3例,开腹POM法4例。疝环最大直径3~14 cm,平均(7.1±2.4)cm。46例患者均顺利完成手术,手术时间65~175 min,平均(88±10.6)min;术中出血量35~95 ml,平均(55±6.3)ml;术后住院时5~17 d,平均(7.5±2.1)d。术后发生血清肿3例(6.5%),发生腹壁修区域疼痛2例(4.3%),无切口感染、肠瘘等情况发生。术后随访(18±4.5)个月(6~26个月)未见复发。认为在恰当选择病例、根据术中情况决定具体手术方式的情况下,腹腔镜下行腹壁复发切口疝修补术是安全、可行的,可取得较好的治疗效果。

二、腹膜

宋禾等[39]检索并筛选出国内正式发表的LMPM的临床研究文献38篇,获得病例65例,合并收治的3例,共计68例,对其临床资料进行回顾性总结分析。总结局限型恶性腹膜间皮瘤(LMPM)的诊治经验。68例患者中,男性30例,女性38例,男女比例为1∶1.27,平均年龄57.6岁。主要临床表现为上腹部疼痛或腹胀不适(76.9%)和上腹肿块(58.5%)。有石棉接触史患者占41.7%。48例(92.3%)患者行CT检查,其中腹腔积液16例,肝脏转移11例。术后病理所见肿瘤类型以上皮型多见(76.7%),肿瘤平均直径为12.2 cm。治疗方式以细胞减瘤手术加腹腔热灌注化疗为主。认为LMPM是一种少见的恶性肿瘤,好发于老年人,男女比例接近。临床表现及影像学特点不典型,联合实验室检查方法有助于提示本病。诊断依靠病理学检查,开展细胞减瘤术加腹腔热灌注化疗可有效延长患者的生存期。梁伟兵等[40]回顾分析72例急性弥漫性腹膜炎患者的临床资料,将患者随机分为两组,36例患者行腹腔镜手术(腔镜组),36例患者行开放手术(开腹组),两组患者年龄、性别、病程及病情等方面差异均无统计学意义($P>0.05$),具有可比性。患者均完成基本术前准备:血常规、凝血功能、电解质、肝肾功能、心电图、胸腹部平片等基本检查,评估患者一般情况,如有电解质酸碱平衡紊乱予以纠正。对比两组诊断与治疗的效果,两组患者均于术中明确诊断,确诊率均达100%。腔镜组术中出血量、术后胃肠功能恢复(肛门排气)时间、住院时间、术后切口感染率、肠梗阻发生率均优于开腹组,差异有统计学意义($P<0.05$)。认为腹腔镜手术治疗急性弥漫性腹膜炎术中可明确诊断,患者创伤小,术后康复快,在急性弥漫性腹膜炎的诊断与治疗中具有较好的临床应用价值。曾艳等[41]*收集26例恶性腹膜间皮瘤患者的临床资料,回顾性分析预后影响因素。探讨恶性腹膜间皮瘤的临床特点及影响该病预后的相关因素。26例患者平均年龄57岁,3例男性患者有石棉接触史,主要临床表现为腹胀、腹痛、腹水及腹部肿块。CT显示腹膜或大网膜增厚/占位性肿块。组织分型:上皮型20例,肉瘤型/双相型6例。TMN分期:Ⅰ~Ⅱ期12例,Ⅲ~Ⅳ期14例。8例手术及腹腔热灌注化疗,14例手术及全身化疗,4例仅手术治疗。全部患者中位生存期为20个月,6个月、12个月、18个月及24个月的生存率分别为96.15%、80.27%、52.90%及26.45%。单因素分析显示,年龄($P<0.001$)、组织分型($P<0.001$)、TMN分期($P=0.016$)及治疗方法($P=0.019$)是预后的影响因素,而性别、大体分型与预后关系不大。多因素分析显示,组织分型($P=0.02$)及TMN分期($P=0.021$)是独立的预后影响因素。认为病理分型为上皮型,TMN分期为Ⅰ~Ⅱ期时预后较好,早期诊断及综合治疗对提高恶性腹膜间皮瘤患者的生存率有重要意义。鲍俊涛等[42]对15例胎粪性腹膜炎患儿行小肠内置管排列术的临床资料进行回顾性分析。观察小肠内置管排列术治疗新生儿胎粪性腹膜炎的效果。入选标准:腹部高度膨隆,腹部正位片见肠道积气、腹腔有大小不等的气液平面,或部分肠襻固定等征象。确定有明确手术指征的病例进行手术。手术证实腹腔内广泛粘连,腹腔内有不规则点状或条索状钙化斑。所有入组病例均符合肠梗阻型胎粪性腹膜炎诊断标准。15例患儿均行肠粘连松解术+肠置管排列术,其中6例患儿加行肠切肠吻合术,术中切除部分小肠。术后2~3周分次拔出内置管,拔管前观察肠管通畅程度,拔管前1 d注入管腔石蜡油20 ml。15例患儿均顺利完成手术。术后死亡3例,切口裂开1例,术后出现不全性肠梗阻3例,营养发育不良1例,余7例生存状况良好。认为小肠内置管排列术可作为治疗新生儿胎粪性腹膜炎的一种有效可靠技术。

三、网膜与系膜

张昭等[43]*探讨损伤控制外科在急性肠系膜动脉闭塞性疾病(ASMO)中的应用和治疗价值。回顾性总结手术治疗的ASMO 17例患者的临床资料,17例患者均经CT和(或)血管造影(DSA)诊断为ASMO;将17例分为两组,A组7例为损伤控制组,主要治疗为早期介入治疗、手术中尽量减少手术时间、肠管外置、补片暂时性关腹等;B组10例为常规手术治疗组。对比两组患者的治疗效果、手术时间、肠管切除长度、手术并发症及死亡率。术后在门诊随访6个月至5年。17例患者死亡5例,发生手术并发症8例。A组和B组平均手术时间分别是(97±42)min和(236±137)min($t=4.72$, $P<0.01$);肠管切除平均长度分别是(114±94)cm和(229±93)cm($t=-2.49$, $P=0.03$);发生并发症分别为1例、7例(Fisher精确检验$P=0.05$);死亡分别为1例、4例(Fisher精确检验$P=0.345$)。认为损伤控制未能明显降低急性肠系膜动脉闭塞性疾病死亡率,但合理使用损伤控制可以有效缩短手术时间,降低手术并发症的发生。顾全凯等[44]回顾分析21例肠系膜上动脉血栓患者的诊断及临床治疗过程,观察肠系膜上动脉血栓手术的实施过程以及介入治疗效果。所有患者均经增强CT及动脉造影诊断为肠系膜上动脉血栓形成。其中,男性15例,女性6例,年龄60~75岁,平均(67.8±6.8)岁,发病时间1~10 d,平均(2±1)d。合并心房颤动12例,动脉粥样硬化4例,冠心病心导管介入术后3例,高血压10例,糖尿病5例,结缔组织疾病2例。所有患者均因不明原因突发腹部剧烈疼痛,查体未发现明显阳性特征。血、尿等常规生化检查和心电图以及腹部超声检查也未发现引起腹痛的原因。21例患者中有19例有明显的易感因素,早期症状与体征不相符。21例患者经动脉造影术显示肠系膜上动脉主干血栓17例,回肠动脉血栓2例,肠系膜下动脉血栓2例。所有患者手术均进行顺利,住院10~14 d,平均11 d。经介入手术治疗后,腹

痛症状得到明显缓解。术后随访 12～36 个月，未有复发情况出现。认为肠系膜动脉血栓确诊困难，需早期诊断并及时进行介入治疗。刘文徽等[45]回顾性分析 96 例急性肠系膜上静脉血栓（ASMVT）患者的临床资料、死亡相关危险因素，以及不同治疗方式和不同部位血栓对患者结局的影响。探讨 ASMVT 的临床特点。96 例患者中男 72 例，女 24 例，年龄（46.9 ± 15.5）岁；生存 83 例，死亡 13 例，死亡发生率为 13.5%；孤立性肠系膜上静脉血栓（SMVT）39 例，联合 SMVT57 例。死亡组合并重症胰腺炎及孤立 SMVT 的比例高于生存组（$P<0.01$）。依不同治疗方式分为开腹手术组（$n=23$）、介入溶栓组（$n=62$）和保守治疗组（$n=11$）。开腹手术组患者自发病至接受治疗的时间最短，孤立 SMVT 发生率最高，死亡发生率也高于介入溶栓组及保守治疗组。保守治疗组中无死亡病例。孤立 SMVT 组出现腹膜刺激征、行开腹手术及发生肠坏死的例数均高于联合 SMVT 组（$P<0.01$ 或 $P<0.05$），发生于脾切除术后的患者比例低于联合 SMVT 组（$P=0.002$）。认为孤立 SMVT 因更易出现腹膜刺激征、更易发生肠坏死而需行开腹手术；联合 SMVT 易发生在脾切除术后；在重症胰腺炎的基础上发病是 ASMVT 患者死亡的相关危险因素。马超等[46]对 11 例肠系膜上动脉综合征（SMAS）患者行回顾性分析。探讨 SMAS 的诊疗方法，旨在提高对本病的认识，以降低误诊率。11 例均以上腹部饱胀不适作为首发症状就诊，其中伴恶心、呕吐 6 例（54.5%，6/11），嗳气、返酸 3 例；11 例患者中体型消瘦 7 例（63.6%，7/11），严重水、电解质平衡紊乱 2 例（主要为低钾血症），伴有腹泻和便秘者各 1 例；有体质量明显下降者 7 例（>5 kg），在上腹部可扪及明显包块者 2 例，腹部振水音阳性 2 例。本组患者中 7 例行静脉营养支持等保守治疗，4 例保守治疗失败给予手术治疗。其中行十二指肠空肠 Roux-en-Y 形吻合 + 十二指肠空肠悬韧带（Treitz 韧带）切断术 2 例，行 Treitz 韧带松解术 1 例，行十二指肠血管前移位术 1 例。本组 11 例中 3 例经过内科保守治疗后症状好转出院；1 例在 4 年内症状反复发作，住院 3 次，最终保守治疗痊愈；3 例在本院明确诊断，回当地医院保守治疗后症状缓解；手术者中 3 例术后恢复良好出院，行 Treitz 韧带切断松解术 1 例，术后出现反复腹胀、呕吐，给予禁食、肠外营养未见好转，介入治疗未成功，遂行粘连松解术解除粘连带后症状消失，逐渐恢复出院。保守治疗患者中 3 例失访，其余均获随访，术后随访 6～102 个月，均无复发及其他并发症。认为 SMAS 临床上相对少见，易于误诊，应加强对本病的认识，熟悉其诊断与治疗方法。禹峰等[47]回顾性分析经手术及 CT/CTA 确诊的 11 例 ASMVT 的临床治疗。探讨 ASMVT 的临床特点与诊治经验。11 例患者均有不同程度的腹痛表现。2 例经手术证实，术后肝素抗凝、尿激酶溶栓治疗；9 例经 CT/CTA 证实，其中 5 例经 CT/CTA 明确后手术治疗成功，4 例保守治疗（经外周静脉给予肝素抗凝、尿激酶溶栓处理）。所有 11 例患者均成功治愈。术后随访 6 个月至 3 年，11 例患者均无复发。认为 ASMVT 虽然发病率较低，但是风险较大，后果严重，误诊率较高，在临床工作中对于症状体征不相符的患者应高度怀疑，CT/CTA 可早期确诊 ASMVT，根据患者的具体情况选择适合的治疗方案，如抗凝、溶栓或合适的手术治疗（术前、术后辅以抗凝溶栓），可显著降低患者的死亡率。

四、腹腔

刘学民等[48]回顾性分析 4 例腹部巨大肿瘤合并下腔静脉侵犯患者，行肿瘤及所侵犯的肝下下腔静脉切除术，病例 1 和 2 左肾静脉回流不受影响，术后下腔静脉未予重建，病例 3 肝左静脉受侵部分也被切除，肝左静脉断端通过人工血管与右心房吻合。病例 4 行肝右三叶切除，肝后下腔静脉切除并远端关闭，肝左静脉与肝上下腔静脉断端吻合。探讨巨大肿瘤侵犯下腔静脉时，单纯切除和结扎下腔静脉的安全性和可行性。4 例患者巨大肿瘤及受侵犯的下腔静脉顺利切除并结扎，术中无大出血及死亡，术后发生水肿 1 例，胆瘘 1 例，均治愈。Ewin 肉瘤患者 1 年后死于肿瘤复发，未出现肾功不良及其他腔静脉并发症。韧带纤维瘤患者术后下肢长期回流不畅、水肿，2 年后第 4 次行复发肿瘤切除。认为当腹部巨大肿瘤侵犯下腔静脉需行联合切除时，若周围侧支循环充分建立且在术中没有被广泛破坏，而肝脏、肾脏等重要脏器的回流又能得到充分保证的前提下，可以将病变的下腔静脉予以切除、结扎，而不再重建下腔静脉。高文涛等[49]回顾性分析 199 例急腹症急诊手术。分析在腹腔镜下完成复杂急腹症手术的疗效。其中实施开放手术 51 例，腹腔镜手术 148 例。腹腔镜下完成确定性手术 145 例，中转开腹 3 例。按病因分类，开放、腹腔镜手术各包括：急性胆囊炎 0、31 例，急性胆管炎 1、17 例，嵌顿膈疝 0、3 例，腹壁疝 7、4 例，阑尾炎 5、67 例，消化道穿孔 7、11 例，小肠梗阻 8、7 例，结肠梗阻 10、3 例；按手术级别分类，开放、腹腔镜的Ⅳ、Ⅲ、Ⅱ、Ⅰ级手术分别为 3、0 例，2、55 例，21、26 例，5、67 例。腹腔镜Ⅰ～Ⅲ级手术均多于开放手术，包括全腹腔镜下右半结肠、左半结肠切除、胆总管探查、膈疝修补、斜疝修补等。依时间划分，腹腔镜总手术比例、Ⅲ级手术比例均在 2013 年度显著增加，分别达到 82% 和 84%。另外，开放、腹腔镜手术因并发症2次手术率、死亡率相比差异无统计学意义。开放手术平均术后住院时间、住院费用均高于腹腔镜手术。认为腹腔镜能完成大多数包括Ⅲ级急腹症手术，中转开腹率低，不增加并发症死亡率，患者住院时间、费用下降。急腹症中对胆道疾病、膈疝、消化道穿孔、阑尾炎应优先选择腹腔镜；对结肠梗阻、小肠梗阻、嵌顿疝腹腔镜手术可行，而对实质脏器外伤、消化道出血、肠系膜动脉栓塞则应优先选择开放手术。王昊等[50]回顾性分析102例腹部手术后并发念珠菌血行感染（CBSI）患者的临床资料，探讨其病原学特征和易患危险因素，并使用多因素Logistic回归分析筛选死亡危险因素。探讨其临床特征和预后危险因素。患者30 d病死率达25.5%。致病菌前3位分别为白色念珠菌、热带念珠菌和近平滑念珠菌，菌株对氟康唑耐药率为17.6%。47例（46.1%）患者接受预防性、经验性抗真菌治疗。与存活组相比，死亡组中：高龄者及合并实体肿瘤和肝脏病史者多见；白色念珠菌发生率明显增加，接受预防性、经验性抗真菌治疗者明显减少；急性生理与既往健康（APACHE）Ⅱ评分及多种病原菌血行感染、腹腔感染的发生率明显升高（P均<0.05）。多因素回归分析显示，预防性、经验性抗真菌治疗是CBSI患者死亡的唯一保护因素。高龄、肝脏病史和白色念珠菌血行感染是患者死亡的独立危险因素。认为腹部手术后并发CBSI的患者病死率高，应结合危险因素早期识别高危患者，并尽早实施预防性、经验性抗真菌治疗。樊跃平等[51]*前瞻性收集拟行肠瘘确定性手术的191例患者的临床资料，分析手术部位感染（SSI）发生的危险因素。结果191例患者中有51例（26.7%）发生SSI。单因素分析发现，危险因素指数分级（RIC）大于或等于2、腹部手术切口长度大于15 cm以及腹腔引流管术后拔除时间超过10 d者发生SSI的危险性显著增高（P<0.05）。多因素分析显示，RIC及腹腔引流管拔出时间是发生SSI的独立影响因素（分别为P=0.02和P=0.01）。认为RIC大于或等于2以及腹腔引流管除时间超过10 d为肠瘘患者行确定性手术后发生SSI的危险因素。田锋等[52]探讨腹腔感染后肠道潘氏细胞功能的改变及鱼油的干预作用。将50只C57BL/6J小鼠随机分为5组，每组10只。腹腔感染组施行盲肠结扎穿孔手术；鱼油组在盲肠结扎穿孔术后给予鱼油灌胃；长链脂肪乳组在盲肠结扎穿孔术后给予大豆油脂肪乳；假手术组只进行腹腔麻醉和外科操作，不施行盲肠结扎穿孔：正常对照组不作任何处理。术后4 d处死小鼠，观察体质量变化，采用免疫组织化学染色进行病理学观察，采用qRT-PCR检测小鼠末端回肠的溶菌酶、隐窝素4和分泌型磷脂酶A2 mRNA表达，Westernblot法检测溶菌酶的蛋白表达水平。与正常对照组比较，腹腔感染组小鼠体质量明显减轻（P<0.01），酶、隐窝素4和分泌型磷脂酶A2 mRNA表达水平明显降低（0.78±0.34 *vs.* 1.83±0.11；0.99±0.44 *vs.* 2.02±0.33；0.92±0.25 *vs.* 1.50±0.27；P均<0.05），溶菌酶的白表达水平也明显降低（0.31±0.06 *vs.* 0.45±0.05；P<0.05），小肠绒毛倒伏、断裂明显。与腹腔感染组和长链脂肪乳组比，鱼油组的溶菌酶mRNA和蛋白表达水平明显升高（1.23±0.27 *vs.* 0.78±0.34和0.62±0.23；0.38±0.07 *vs.* 0.31±0.06和0.32±0.06；P均<0.05），小肠绒毛倒伏和断裂现象减轻。认为腹腔感染状态下，肠道潘氏细胞功能明显受损，鱼油能改善这一损伤。丁志兰等[53]回顾性分析205例开腹手术术后检出病原菌阳性患者的资料，分析发生感染的多种多药耐药菌（MDROs）临床特点及病原学分布。分析开腹手术患者术后多药耐药菌感染的临床特点及病原学，为合理使用抗菌药物、预防控制医院感染提供参考。在送检的标本中共培养出205株病原菌，主要以革兰阴性菌为主139株占67.80%，其次为革兰阳性菌和真菌，分别占18.54%和13.66%；革兰阴性菌主要为产超广谱β-内酰胺酶大肠埃希菌、多药耐鲍氏不动杆菌及多药耐药铜绿假单胞菌，检出革兰阳性菌主要为耐甲氧西林金黄色葡萄球菌（MRSA），真菌主要为白色假丝酵母菌；MDROs革兰阴性菌对亚胺培南、环丙沙星、左氧氟沙星的耐药率普遍较低，革兰阳性菌MRSA和耐万古霉素肠球菌对多种抗菌药物普遍耐药。认为开腹手术术后MDROs感染临床特点及病原学分析对临床合理使用抗菌药物具有重要的指导意义。虞立平等[54]对650例腹腔镜胆道手术患者分别采用弧形针或自制双孔钩针完成腹腔镜穿刺孔的缝合。探讨腹腔镜穿刺孔的缝合改进方法。缝合方法：① 弧形针缝合法。对体型较瘦或穿刺孔相对较大的患者，采用弧形针直接缝合。可用静脉拉钩牵开皮肤，用小血管钳提起肌鞘，用3-0或2-0带线弧形针缝入并穿过穿刺孔对此肌鞘，作单针、双针或8字缝合。如果直视下分辨困难，也可降低气压，用30度内镜照射腹腔穿刺内孔后缝合结扎，然后间断缝合皮下组织和皮肤。② 自制双孔钩针缝合法：自制双孔钩针宽1.8 mm、厚1.5 mm，远针尖段的孔为闭合形，作为进针带线用，近针尖段的孔有细槽向外开放，出针时钩出腹腔内缝线，其侧面的倒钩加工成弧形或钝面，使钩针退出腹壁时流畅。缝合时，由器械护师从自制钩针远针尖段的孔内穿入2-0或3-0可吸收缝线。线长15~20 cm。患者仍取头高足低、右半身抬高体位，维持腹腔内气压12 mmHg。穿刺鞘稍退出接近穿刺孔内口，利于缝合操作。在穿刺鞘旁开5 mm处皮下层

进针，通过肌鞘穿刺进入腹腔。线的一端(长段)留在腹壁外，小血管钳钳夹防止滑入腹腔，腹腔内用分离钳夹住缝线较短的一端。从腹腔退出钩针至皮肤外，线的一端留在腹腔内。助手松开固定缝线的小血管钳，顺势从钩针孔脱出缝线，再用钩针从穿刺鞘的对侧皮下进针，穿刺进入腹腔。在分离钳的协助下，使留在腹腔的一段缝线滑入钩针的侧孔，退出钩针的同时，松开分离钳，使缝线钩出腹壁外，完成单针缝合操作。弧形针缝合穿刺孔 200 例，自制钩针缝合 450 例，均缝合顺利，术后愈合良好。仅 1 例发生剑突下穿刺孔皮下积液，引流后迅速好转，未发生穿刺孔出血、感染和穿刺孔疝。认为采用弧形针和自制双孔钩针缝合腹腔镜穿刺孔操作简单且效果良好，明显减少了腹腔镜穿刺孔的并发症。袁幸等[55]观察腹腔内灌注重组人血管内皮抑素联合 5-氟尿嘧啶治疗恶性腹腔积液的临床疗效，检测治疗前后腹腔积液中内皮细胞数量的变化，探讨内皮细胞在恶性腹腔积液治疗中的应用价值。39 例恶性腹腔积液患者接受腹腔内重组人血管内皮抑素联合 5-氟尿嘧啶灌注治疗 2 个周期，观察临床疗效、生活质量的改善情况以及不良反应。应用流式细胞术检测治疗前后腹腔积液中内皮细胞百分率的变化。39 例患者的客观有效率为 43.6%(17/39)，生活质量改善率为 53.8%(21/39)。3~4 级不良反应较少，包括白细胞减少(5.1%，2/39)、血小板减少(2.6%，1/39)、贫血(5.1%，2/39)、恶心(10.3%，4/39)和腹泻(2.6%，1/39)。临床治疗有效患者治疗前恶性腹腔积液中的内皮细胞百分率[(0.22 ± 0.06)%]明显高于治疗后[(0.12 ±0.08)%]，差异有统计学意义($P = 0.005$)；生活质量改善患者治疗前恶性腹腔积液中的内皮细胞百分率[(0.19 ±0.08)%]也明显高于治疗后[(0.13 ±0.08)%]，差异有统计学意义($P = 0.032$)。临床治疗无效者和生活质量无改善患者治疗前后恶性腹腔积液中的内皮细胞百分率差异均无统计学意义($P = 0.114$，$P = 0.359$)。认为腹腔内灌注重组人血管内皮抑素联合 5-氟尿嘧啶可以有效地控制恶性腹腔积液，并且改善患者的生活质量。恶性腹腔积液中游离的内皮细胞可能成为一种较好的疗效预测指标。余东海等[56]回顾性分析采用 3D 腹腔镜系统完成的 56 例手术资料，男 32 例，女 24 例，年龄 6 个月至 14 岁，平均 4 岁 8 个月，其中门静脉高压合并脾功能亢进 1 例，先天性巨结肠及同源病 12 例，肠重复畸形 1 例，先天性胆管扩张症 8 例，食道裂孔疝 1 例，慢性胆囊炎 1 例，急性阑尾炎 8 例，腹股沟斜疝单侧 12 例、双侧 5 例，单侧隐睾 3 例，双侧隐睾 4 例。就通道建立方法、手术经过、手术时间、围术期并发症及医生反馈进行分析，并与既往常规腹腔镜进行比较。总结 3D 腹腔镜在小儿外科应用的经验和教训。门静脉高压并脾功能亢进患儿中转开放，食道裂孔疝患儿术中食管穿孔，行 3D 腹腔镜下食道修补术，后期恢复顺利，所有先天性胆管扩张症患儿手术经过顺利。胆囊炎和第一例阑尾周围脓肿增加 1 枚 trocar 完成手术。其余患儿均采用单纯经脐 3D 腹腔镜完成手术。术后随访 3~13 个月，无围术期并发症，高难度手术 3D 腹腔镜下较常规腹腔镜手术用时减少，差异有统计学意义，而中低难度手术时间差异无统计学意义。认为 3D 腹腔镜可以在小儿外科顺利开展，适于精细操作，能降低腔镜下手术难度，尤其是利于吻合，可以缩短学习曲线，但是还需要减小直径，改良舒适度，以更加适合小儿外科的需要。吴吟等[57]*评价血清钠浓度对肠瘘合并腹腔感染患者死亡情况的预测价值。选择 162 例肠瘘合并腹腔感染患者作为推导队列，根据 28 d 死亡情况将患者分为生存组(19 例)和死亡组(43 例)。监测患者入院当天及入院第 3、7 天的各项生化指标[血清钠浓度($[Na^+]$)、血清降钙素原(PCT)]。以$[Na^+]$为例：$[Na^+]_0$、$[Na^+]_3$、$[Na^+]_7$分别为入院当天和入院后第 3、7 天的$[Na^+]$；$\Delta[Na^+]_3 = [Na^+]_3 - [Na^+]_0$；$\Delta[Na^+]_7 = [Na^+]_7 - [Na^+]_0$；$\Delta[Na^+]_{7-3} = [Na^+]_7 - [Na^+]_3$。其余指标以此类推。使用 ROC 曲线分析各指标对预后的影响。同时，选择 116 例相关患者作为验证队列，对各指标的预测价值进行验证。ROC 曲线分析表明，$[Na^+]_7 > 147.5$ mmol/L 和 $\Delta[Na^+]_7 > 5.2$ mmol/L 可准确地预测患者的死亡情况。$[Na^+]_7$：敏感度 81.2%，特异度 87.7%，AUC = 0.872 ($P < 0.001$)；$\Delta[Na^+]_7$：敏感度 81.3%，特异度 83.6%，AUC = 0.836($P < 0.001$)。联合多个指标预测的准确度最高；$[Na^+]_7 > 147.5$ mmol/L + $\Delta[Na^+]_7 > 5.2$ mmol/L + $\Delta PCT_7 < 5.3$ ng/ml(AUC = 0.899，$P < 0.001$)。认为动态监测血清钠浓度可预测肠瘘合并腹腔感染患者的 28 d 死亡情况，高钠血症和血钠波动幅度过大是敏感的预警指标，应该在危重症患者的临床监护中加以重视。李吴寒等[58]回顾性分析 45 例肠瘘导致严重腹腔感染行腹腔开放治疗患者的临床资料。比较采用负压辅助关腹 VAC 和聚丙烯补片 PPM 关腹的治疗效果。一般性治疗根据治疗指南予以抗感染治疗抗休克治疗；静脉持续泵入生长抑素 0.1 μg/(kg·min)；结合临床体征和腹部 CT 检查结果放置双套管行腹腔冲洗引流；评估患者后行腹腔开放手术：对于腹壁组织严重感染坏死、切口裂开者，直接拆除切口缝线行腹腔开放；对腹腔压力≥2.793 kPa 者行腹腔开放；对于严重腹腔或腹膜后感染手术清创引流后可能须再次手术或关闭腹腔后可能造成腹

腔内高压影响脏器功能的患者，行腹腔开放治疗。腹腔开放后随机采用VAC临时关腹或PPM临时关腹。研究腹腔开放合并肠空气瘘时应用负压辅助关腹(VAC)技术的可行性和对腹腔开放预后的影响。腹腔开放合并肠空气瘘时应用VAC技术可以明显缩短从腹腔开放到创面植皮的时间、ICU治疗时间和总住院时间，提高远期筋膜关腹率。认为VAC技术是腹腔开放合并肠空气瘘的有效处理方式。

五、腹膜后间隙

崔慧鹏等[59]回顾性分析109例原发性腹膜后神经鞘瘤患者临床资料。探讨原发性腹膜后神经鞘瘤的手术治疗效果、预后及复发的影响因素。原发性腹膜后良性神经鞘瘤患者，1、3、5年总生存率均为100%。统计结果证明，肿瘤直径、手术根治度与复发相关。原发性腹膜后恶性神经鞘瘤患者，1、3、5年总生存率分别为89.6%、62.1%、41.4%，复发率分别为41.4%、65.5%、72.4%。肿瘤直径、手术根治度、肿瘤级别与预后相关，其中肿瘤级别与复发相关，也是预后的独立影响因素。认为根治性手术是原发性腹膜后神经鞘瘤的主要治疗方式，良性神经鞘瘤患者预后较好，肿瘤直径、手术根治度与复发相关。恶性神经鞘瘤患者预后与肿瘤直径、手术根治度、肿瘤级别相关，其中肿瘤级别与复发相关，也是预后的独立影响因素。孙成博等[60]*回顾性分析38例腹膜后恶性纤维组织细胞瘤患者的临床和预后资料。分析腹膜后恶性纤维组织细胞瘤(MFH)的临床特点及预后影响因素。全部患者中23例为首次发病，15例为复发性；20例患者接受了根治性手术切除，18例部分切除。在获得根治切除的20例患者中19例(95%)复发。全部患者中位生存时间24(1～157)个月，总体1、3、5年生存率分别为62.9%、35.2%和4.4%。在对患者术后生存期有影响的各因素中，log-rank检验显示：手术方式($\chi^2=18.476$，$P<0.01$)和肿瘤分级($\chi^2=10.667$，$P<0.01$)与患者术后生存时间相关；而性别($\chi^2=3.329$，$P=0.068$)、年龄($\chi^2=0.426$，$P=0.514$)、是否联合脏器切除($\chi^2=3.725$，$P=0.054$)、术中是否输血($\chi^2=0.044$，$P=0.833$)、肿瘤大小($\chi^2=1.647$，$P=0.199$)、是否转移($\chi^2=0.345$，$P=0.557$)、术后是否接受辅助治疗($\chi^2=0.345$，$P=0.158$)、是否复发性($\chi^2=0.163$，$P=0.640$)对患者的预后生存无影响。多因素分析显示，手术方式和肿瘤分级是腹膜后MFH预后独立影响指标($RR=4.88$，$P=0.01$；$RR=4.436$，$P=0.06$)。认为恶性纤维组织细胞瘤恶性程度高，治疗难度大，预后不佳。手术根治性切除是目前最主的治疗方法。为达到根治切除的目的，常需要联合周围脏器切除。非根治性切除、高级别肿瘤(3级)患者的术后生存期较短。周海涛等[61]收集53例腹膜后神经鞘瘤患者的临床资料，回顾性分析其临床特点、治疗方式及预后。腹膜后神经鞘瘤患者常无特异性临床表现，体检时发现24例(45.3%)，间断腹痛12(2.6%)，腹部不适感9例(17.0%)，因腹部包块就诊6例(11.3%)。腹膜后神经鞘瘤术前确诊率低，CT、超声和核磁共振检查可有一些特征性表现，但并不特异。本组仅有9例(17.0%)患者，术前诊断为神经鞘瘤，21例(39.6%)患者诊断为神经源性肿瘤。免疫组化S.100染色强阳性对腹膜后神经鞘瘤病理诊断有重要意义。良性腹膜后神经鞘瘤经手术完整切除后预后良好，肿瘤特异性5年生存率可达100%。恶性腹膜后神经鞘瘤预后较差，5年生存率为50.0%。认为恶性腹膜后神经鞘瘤预后较差，5年生存率为50.0%。结论认为腹膜后神经鞘瘤临床少见，多为良性，术完整切除是其治愈的有效手段。苏昭杰等[62]回顾性分析医院收治的15例腹膜后肿瘤患者的临床资料，应用三维可视化技将患者术前二维CT图像进行三维可视化重建，通过观察肿瘤与腹腔脏器、腹部大血管之间的关系及测量肿瘤体积、手术模拟进行术前评估。对实施手术的患者，比较重建结果与实际手术的区别，对模拟切除肿瘤体积与实际切除肿瘤体积进行相关性分析。15例患者三维可视化重建后图像清晰立体地显示肿瘤组织、腹腔实质脏器、腹腔大血管的解剖结构及毗邻关系，12例评估后行腹膜后肿瘤切除术，三维重建肿瘤的解剖关系与术中大致相符。12例手术患者术前模拟切除肿瘤体积(117.50 ± 690.35)ml，实际切除肿瘤体积(189.92 ± 737.74)ml，两者比较差异无统计学意义($t=0.25$，$P>0.05$)，具有相关性($t=0.81$，$P<0.05$)。认为三维可视化技术能够对腹膜后肿瘤术前进精准评估，具有一定的临床应用价值。

(魏　国　韩　廷)

·参·考·文·献·

[1] 刘子文，孙蒙清，张立阳，等. 开放式腹膜前间隙修补术与Lichtenstein无张力修补术治疗腹股沟疝的比较研究[J]. 中华外科杂志，2014，52(9)：682-685.

[2]* 陈庆永，陈立波. 一期行肠切除术及无张力疝修补术治疗急性绞窄性腹股沟疝合并肠坏

死58例[J]. 中华普通外科杂志,2015,30(8):620-622.

[3] 孙士锦,杨越涛,吴文元,等. 改良腹直肌推徙术治疗腹腔扩容术后巨大计划性腹疝[J]. 中华创伤杂志,2014,30(9):873-876.

[4] 潘丽杰,高春江,周文莉. 切口疝补片修补感染的危险因素分析[J]. 中华医院感染学杂志,2015,25(6):1367-1368.

[5] *王建锋,王耿泽,厉冰,等. 腹股沟疝修补术后医院感染的病原菌分析与耐药性监测[J]. 中华医院感染学杂志,2015,25(15):3437-3439.

[6] 高德康,危少华,李伟,等. 腹腔镜下修补滑动疝7例临床分析[J]. 中国实用外科杂志,2014,34(11):1075-1077.

[7] 李英儒,杨斌,江志鹏,等. 疝入阴囊腹股沟直疝解剖学观察[J]. 中国实用外科杂志,2014,34(11):1072-1074.

[8] 赵建新,高国璇,刘荫华. 无张力疝修补术治疗慢性肾功能不全合并腹外疝21例报告[J]. 中国实用外科杂志,2014,34(11):1078-1079.

[9] 刘昶,杨凯,纪艳超,等. 腹腔镜经腹腹膜前修补股疝并子宫圆韧带重建8例疗效分析[J]. 中国实用外科杂志,2015,35(2):195-197.

[10] 高威,董明,周建平,等. 无张力疝修补术后慢性疼痛临床相关因素分析[J]. 中国实用外科杂志,2015,35(7):770-772.

[11] 陆景锋,李华青,李健文,等. 腹腔镜全腹膜外修补术治疗腹股沟疝1 437例操作体会[J]. 中国实用外科杂志,2015,35(8):870-872.

[12] 张捷,刘骅,沈志勇,等. 围术期低分子肝素代替抗凝药物对腹股沟疝患者的安全性评估[J]. 中国普外基础与临床杂志,2014,21(11):1417-1420.

[13] 胡明高,李向国,郭彪,等. 开放式与腹腔镜全腹膜外疝修补术的对照研究[J]. 中国普外基础与临床杂志,2014,21(11):1431-1435.

[14] 曾玉剑,孙亮,张同,等. 连续1 020例腹腔镜完全腹膜外腹股沟疝修补术的临床体会[J]. 中国普外基础与临床杂志,2015,22(2):190-194.

[15] 屈坤鹏,司若湟,杨晓军,等. 医用胶和钉合固定直疝假性疝囊预防直疝术后血清肿的比较[J]. 中国普外基础与临床杂志,2015,22(4):443-446.

[16] 龚艳萍,雷文章,宋应寒,等. 日间手术和住院手术在腹股沟疝无张力修补术应用中的卫生经济学评价[J]. 中国普外基础与临床杂志,2015,22(6):688-691.

[17] 周力,王晓辉,李小军,等. 切口疝无张力修补术后复发的多因素分析[J]. 中国普外基础与临床杂志,2015,22(8):972-976.

[18] 王大川,赵平武,鲍峰. 腹腔镜全腹膜外疝修补术治疗男性双侧腹股沟斜疝的临床研究[J]. 腹腔镜外科杂志,2015,20(2):95-98.

[19] 刘耀刚,张建军,崔明哲,等. 腹腔镜自制疝修补针立体编织法治疗儿童腹股沟斜疝106例报告[J]. 腹腔镜外科杂志,2015,20(2):103-106.

[20] 曾玉剑,孙亮,李奎,等. 耻骨上区切口疝的腹腔镜修补体会[J]. 腹腔镜外科杂志,2015,20(2):81-84.

[21] 吕红权,宋磊,于治凡,等. 腔镜辅助下腹正中小切口完全腹膜外腹股沟疝修补术临床应用研究[J]. 腹腔镜外科杂志,2015,20(3):226-228.

[22] 陈子民,王斌,叶明,等. 小婴儿腹股沟斜疝腹腔镜手术的必要性与可行性研究[J]. 腹腔镜外科杂志,2015,20(4):300-304.

[23] 蒋会勇,马锐,郭一君,等. 逆向穿刺法建立腹膜前间隙在腹腔镜全腹膜外疝修补术中的应用[J]. 腹腔镜外科杂志,2015,20(6):455-457.

[24] 殷奇,戚鹏,罗金波,等. 腹腔镜和开放式修补法治疗造口旁疝的对比研究[J]. 腹腔镜外科杂志,2015,20(6):461-463.

[25] *党晨珀,江道振,刘晟,等. 比较经腹腹膜前腹股沟疝修补术中应用3D免钉合补片与普通平片的临床随机对照试验[J]. 腹腔镜外科杂志,2015,20(7):543-546.

[26] 屈兵,彭英,姚磊,等. 腹腔镜下腹股沟疝全腹膜外网片修补术中应用超声刀的临床体会[J]. 临床外科杂志,2015,23(4):300-302.

[27] 宋斌,都庆国,刘栋,等. 腹腔镜生物补片无张力疝修补术治疗腹股沟嵌顿疝13例临床分析[J]. 临床外科杂志,2015,23(7):554-555.

[28] 瞿紫微,张家衡,孟庆彬,等. 前入路Stoppa手术治疗巨大难复性疝的临床应用[J]. 腹部外科,2015,28(3):193-195.

[29] *陈鑫,王文瑞,李健文,等. 腹腔镜经腹腹膜前修补术在复发性腹股沟疝治疗中的临床应用[J]. 外科理论与实践,2015,20(1):57-60.

[30] 宋应寒,马东扬,陆安清,等. 帕瑞昔布超前镇痛在腹股沟疝修补术中的应用[J]. 华西医学,2015,30(5):873-876.

[31] *白庆阳,俞丽鸿. 术后腹壁窦道40例的治疗经验总结[J]. 中华损伤与修复杂志(电子版),2015,10(1):58-59.

[32] 陈桂珍,刘玉莲,葛绿玲,等. 感染预防日监控表对腹腔镜手术患者切口感染的效果[J]. 中华医院感染学杂志,2015,25(13):3045-3047.

[33] 刘念,余阳,张应天. 无张力网片覆盖(Onlay)术式治疗腹壁切口疝[J]. 腹部外科,2014,27(5):381-384.

[34] 李鸣,叶祥柏,于燕,等. 负压封闭引流治疗腹壁感染创面的临床观察[J]. 中国现代手术学杂志,2015,19(2):145-149.

[35] 张贤坤,刘宏斌,韩晓鹏,等. 腹腔镜下腹壁切口疝的治疗体会[J]. 腹腔镜外科杂志,2015,20(6):458-460.

[36] 邓磊,林擎天,金立,等. 腹壁切口疝的外科治疗[J]. 外科理论与实践,2015,20(1):61-63.

[37] 邓巍,闵凯,彭枫. 腹壁巨大切口疝术后并发腹腔间隔室综合征的诊治[J]. 临床外科杂志,2015,23(6):470-471.

[38] *张贤坤,刘宏斌,韩晓鹏,等. 腹壁复发切口疝的微创治疗体会[J]. 中国普外科基础与临床杂志,2015,22(8):998-1000.

[39] 宋禾,董明,曲必成,等. 局限型恶性腹膜间皮瘤的临床分析(附68例报告)[J]. 中国医科大学学报,2015,44(8):682-684.

[40] 梁伟兵,周美芳,杨崧,等. 腹腔镜与开腹手术诊治急性弥漫性腹膜炎的对比分析[J]. 腹腔镜外科杂志,2015,20(4):308-310.

[41] *曾艳,童瑞,王翔耀,等. 恶性腹膜间皮瘤26例临床特点及预后影响因素分析[J]. 解放军医学院学报,2015,36(6):559-562.

[42] 鲍俊涛,秦璐莹,张书峰,等. 肠内置管排列术治疗新生儿胎粪性腹膜炎的效果[J]. 广东医学,2014,35(20):3212-3213.

[43] *张昭,李国逊,王西墨,等. 急性肠系膜缺血性疾病42例临床分析[J]. 中华普通外科杂志,2014,29(9):712-714.

[44] 顾全凯,张卫涛,周宁,等. 肠系膜上动脉血栓手术实施及介入治疗[J]. 中华老年医学杂志,2015,34(1):70-72.

[45] 刘文徽,吴健,李军,等. 急性肠系膜上静脉血栓96例临床特点分析[J]. 解放军医学杂志,2015,40(5):400-403.

[46] 马超,孔凡民. 肠系膜上动脉综合征的诊治:附11例报告[J]. 中国普通外科杂志,2014,23(12):1672-1675.

[47] 禹峰,夏磊洲,张拥军,等. 急性肠系膜上静脉血栓形成的临床诊治分析[J]. 中国现代普通外科进展,2014,17(10):829-831.

[48] 刘学民,张安澎,缪骥,等. 腹部巨大肿瘤侵犯下腔静脉切除后不再重建的抉择[J]. 中华普通外科杂志,2014,29(11):817-820.

[49] 高文涛,吴峻立,蒋奎荣,等. 复杂急腹症的腹腔镜手术经验[J]. 中华普通外科杂志,2014,29(12):930-933.

[50] 王昊,吴大玮,尹梅,等. 腹部手术后并发念珠菌血行感染患者临床特征和死亡危险因素分析[J]. 中华普通外科杂志,2015,30(1):50-53.

[51] *樊跃平,任建安,吴秀文,等. 肠瘘确定性手术后手术部位感染的危险因素分析[J]. 中华胃肠外科杂志,2015,18(7):646-650.

[52] 田锋,王新颖,高学金,等. 鱼油对腹腔感染小鼠肠道潘氏细胞功能的影响[J]. 中华胃肠外科杂志,2015,18(7):702-706.

[53] 丁志兰,刘波,张黎. 开腹手术患者术后多药耐药菌感染的病原学分析[J]. 中华医院感染学杂志,2015,25(14):3176-3178.

[54] 虞立平,段建春,戴国芳,等. 腹腔镜穿刺孔缝合方法的改进[J]. 中华肝胆外科杂志,2014,20(10):726-728.

[55] 袁幸,彭登付,李庆,等. 恶性腹腔积液中内皮细胞的检测及其与临床疗效相关性的初步研究[J]. 肿瘤,2015,35(2):176-182.

[56] 余东海,朱天琪,魏明发,等. 3D腹腔镜在小儿外科中的初步应用探讨[J]. 中华小儿外科杂志,2014,35(11):836-839.

[57] *吴吟,任建安,李冠炜,等. 血清钠浓度评估肠瘘合并腹腔感染患者预后研究[J]. 中国实用外科杂志,2015,35(2):178-182.

[58] 李吴寒,赵允召,赵日升,等. 负压辅助临时关腹技术用于腹腔开放合并肠空气瘘临床价值研究(附45例报告)[J]. 中国实用外科杂志,2015,35(7):760-762.

[59] 崔慧鹏,李沛雨,卢灿荣,等. 原发性腹膜

后神经鞘瘤 109 例临床诊治分析[J]. 中华医学杂志,2015,95(22):1755-1758.

[60] *孙成博,李沛雨,张楠,等. 腹膜后恶性纤维组织细胞瘤诊治临床分析[J]. 中华医学杂志,2015,95(26):2090-2092.

[61] 周海涛,周志祥,梁建伟,等. 53 例腹膜后神经鞘瘤的临床诊治分析[J]. 中华肿瘤杂志,2014,36(11):867-870.

[62] 苏昭杰,李文岗,陈福真,等. 三维可视化技术在腹膜后肿瘤术前评估中应用价值(附 15 例报告)[J]. 中国实用外科杂志,2015,35(1):117-120.

文 选

一期行肠切除术及无张力疝修补术治疗急性绞窄性腹股沟疝合并肠坏死 58 例 [中华普通外科杂志,2015,30(8):620] 陈庆永等探讨急诊一期行肠切除术及无张力疝修补术治疗急性绞窄性腹股沟疝合并肠坏死的疗效。回顾性分析该院 2011 年 7 月至 2014 年 4 月 58 例成人急性绞窄性腹股沟疝合并肠坏死患者的临床资料,但除外合并肠穿孔、腹膜炎、炎性疝、嵌顿的内容物为结肠并需要做结肠部分切除术等患者。所有患者发病时均有程度不等的机械性肠梗阻症状:恶心、呕吐、腹痛等。所有患者均在术前行腹部 CT 平扫及腹股沟彩超等检查确诊,修补材料均采用美国巴德(Bard)公司的聚丙烯平片(15 cm×10 cm)进行修补。手术方式均在长切除吻合后一期行 Lichtenstein 无张力疝修补术。所有患者修补技术成功率为 98.3%(57/58),手术时间 80~120 min,平均手术时间(92±22)min;住院时间 6~21 d,平均住院时间(8.6±2.5)d;均疗效好,术后并发症少,术后仅有 3 例患者出现并发症(5.2%):1 例切口血肿,1 例伤口感染化脓,1 例阴囊积液,经过伤口敞开换药、取出感染的补片、负压封闭引流(VSD)并持续切口灌洗、加强抗感染治疗及阴囊穿刺抽液等措施均治愈。随访 6~32 个月,平均随访(12±6)个月,无一例患者术后复发。结论认为,急诊条件下一期行肠切除术及无张力疝修补术治疗急性绞窄性腹股沟疝合并肠坏死是安全的,并非外科手术禁忌。

(韩 延)

述评 · 嵌顿性疝占所有疝手术的 5%~15%,而择期腹股沟疝手术应用补片的安全性目前已得到公认,无张力疝修补术由于其低复发率而成为首选。该文 58 例急性绞窄性腹股沟疝合并肠坏死患者均在急诊条件下行一期行肠切除术及无张力疝修补术,均疗效好,术后并发症少,术后随访无一例患者术后复发。总之,对于急诊入院的成人急性绞窄性腹股沟疝合并肠坏死的患者,除了合并有肠穿孔、炎性疝、腹膜炎、结肠嵌顿坏死的患者等极少见严重感染情况之外,急诊一期行肠切除术及无张力疝修补术是安全的、可行的,术后效果好,术后并发症少。但是修补前一定要评估伤口局部感染状况,严重感染者禁忌做修补手术。

(魏 国)

腹股沟疝修补术后医院感染的病原菌分析与耐药性监测 [中华医院感染学杂志,2015,25(15):3437] 王建锋等探讨腹股沟疝无张力修补术后感染的病原菌分布及耐药性,为临床该类感染的早期治疗提供参考依据。选取腹股沟疝无张力修补术患者 10 447 例,以患者出现尿路刺激症状或者有肾区叩痛,行尿液检查发现每高倍视野下白细胞计数≥5 个(男)或者≥10 个(女)为发生了泌尿系统感染。以咳嗽、咳痰,肺部有湿啰音,患者体温升高,行实验室检查发现白细胞计数以及中性粒细胞比例升高,行影像学检查发现肺部炎症浸润为呼吸系统感染;以切口局部皮肤有红、肿、热、痛等症状,或者穿刺、引流得到脓液为发生了切口感染。根据感染部位不同,取患者尿液、痰液或者切口脓液进行细菌培养和耐药性分析,对结果进行记录。数据采用 SPSS17.0 软件进行统计分析。10 447 例患者共发生术后感染 87 例,感染率为 0.83,共获得病原菌 97 株,以革兰阳性菌为主,共 63 株占 64.95;金黄色葡萄球菌、肺炎链球菌和表皮葡萄球菌为代表的革兰阳性菌普遍对青霉素和磺胺甲恶唑/甲氧苄啶表现出了较高的耐药性,均>70.00;对万古霉素耐药均为 0。认为引起腹股沟疝无张力修补术后感染的病原菌多样,部分患者还存在着多重感染,这些病原菌中以革兰阳性菌为主,而不同的病原菌对不同的抗菌药物表现出了不同的耐药性,在早期经验治疗时最好给予联合用药,在随后根据药物敏感试验结果对抗菌药物进行调整,达到良好的治疗效果。

(韩 延)

述评 · 腹股沟疝是临床常见疾病,大多需要通过手术治疗,随着人们对腹壁、腹股沟解剖结构的深入了解,以及腹股沟疝修补术在临床的广泛开展,无张力疝修补术越来越被人们所接受,超普疝装置在临床的应用进一步提高了手术效果,降低了复发率,但是仍然不可避免的有发生术后感染的可能。该研究回顾分析了87例腹股沟疝无张力修补术后感染患者的临床资料，并对病原菌分布以及耐药性进行了统计。可见超普疝修补装置为轻量型部分可吸收疝修补装置，可以对腹横筋膜前、后壁同时进行修补，显著降低了无张力疝修补术后的并发症。但是仍然不可完全避免伤口感染的发生，而且手术留置导尿以及卧床等也有可能导致泌尿系统和呼吸系统感染。因此，一旦发现患者出现了术后感染，应立即给予早期治疗，而无论是进行细菌培养还是药敏试验均需要一定的时间，根据经验选择敏感抗菌药物有着重要意义。

（魏　国）

比较经腹腹膜前腹股沟疝修补术中应用3D免钉合补片与普通平片的临床随机对照试验　［腹腔镜外科杂志，2015，20（7）：543］　党晨珀等收集2013年7月至2014年9月110例单侧腹股沟疝男性患者110例，将其随机分为3D免钉合补片组与平片组行腹腔镜经腹腹膜前腹股沟疝修补术（TAPP）。对比两种补片对手术效果的影响。3D补片：单丝聚丙烯纤维制成的有曲度、预成型网片，10.8 cm×16.0 cm大，商品名：巴德3D Max补片（Bard 3DMax Mesh）。普通平片：单丝聚丙烯纤维制成的网片，10.0 cm×15.0 cm，商品名：疝气补片（DynaMesh－PP）。手术均由同一医师（主刀TAPP 50例以上）施术。两组患者均顺利完成手术，在后续随访过程中，3D组失访4人，平片组失访3人，在随访期间未观察到严重并发症（补片感染、复发、患者死亡等）。在手术时间、术后住院时间、便秘、急性尿潴留等方面，两组差异无统计学意义。在术后疼痛情况、生活质量等方面，3D组较平片组占优，其住院费用及术后血清肿发生率较低，两组差异有统计学意义。认为TAPP术中使用3D补片较普通平片能有效提升患者术后生活质量，减轻术后疼痛，降低术后血清肿发生率，且花费较少。

（韩　廷）

述评·TAPP由于镜下解剖结构清楚，手术标志容易辨认，手术操作比较开阔，已成为目前腹腔镜疝修补术的主要术式之一。作为无张力疝修补术的核心，补片的重要作用不言而喻，使用不同的补片可能会导致不同的手术效果，补片固定方式与补片外形的改进也可降低患者术后慢性疼痛的发生。该文研究通过系统对比TAPP术中应用免钉合的3D补片与普通平片对手术效果的影响，发现使用免钉合3D补片在术后血清肿发生率、住院费用、术后急、慢性疼痛发生率、生活质量改善方面均优于平片组，且不增加术后复发率。固定方式的改变及符合腹股沟区解剖结构的外形可能是提升患者术后生活质量、减少术后并发症的重要原因。

（魏　国）

腹腔镜经腹腹膜前修补术在复发性腹股沟疝治疗中的临床应用　［外科理论与实践，2015，20（1）：57］　陈鑫等探讨TAPP在复发性腹股沟疝治疗中的临床应用。对该院2001年1月至2013年12月采用TAPP治疗的245例（262侧）复发性腹股沟疝患者的临床资料262侧复发疝分为4种类型：缝合修补术后复发疝78侧（29.8%）。平片修补43侧（16.4%），网栓平片修补107侧（40.8%），腹膜前修补34侧（13.0%）。缝合和平片修补术后复发疝均通过TAPP完成治疗，无中转；网栓平片修补术后复发疝中有2侧TAPP中转为腹腔内补片植入术（IPOM）（1.9%）；腹膜前修补术后复发疝中有12侧中转为IPOM（35.3%）。平均手术时间为（38.7±13.7）min（含对侧初发疝修补时间），术后无患者应用镇痛剂，术后第1天平均疼痛分数为2.5±0.9，术后平均住院（1.6+1.2）d，2周内全部恢复非限制性活动。1例于术后6个月复发（0.4%）。术后累计并发症发生27例（11.0%），依次为血清17例（7.0%）、尿潴留6例（2.4%）、暂时性神经感觉异常3例（1.2%）、麻痹性肠梗阻1例（0.4%）。认为TAPP是治疗复发性腹股沟疝的有效术式。具体操作可根据前次手术方式，对肌耻骨孔或腹壁缺损进行修补。对于腹膜前修补术后复发疝，术前需做好行IPOM的准备。

（韩　廷）

述评·复发性腹股沟疝有多种术式可供选择，微创手术是其中之一。TAPP是腹腔镜腹股沟疝修补术（LIHR）常用方法之一。国内、外对于IIHR治疗初发疝均有明确的规范化操作指南，但对复发疝尚未形成统一意见。该研究对采用TAPP治疗的245例（262侧）复发疝患者进行回顾性分析，以分析TAPP在复发性腹股沟疝治疗中的临床应用和操作特点。TAPP和完全腹膜外（TEP）修补是LIHR的金标准术式，IPOM是IIHR的补充术式，在复发疝的治疗中有一定的地位。IPOM并不是简单的腹腔内修补，而是先用TAPP的方法，切开腹膜，分离腹膜前间隙，尽可能地将补片插入腹膜前间隙尤其是耻骨膀胱间隙，然后再部分关闭腹膜，这种腹膜前和腹腔内相结合的方法在国内已有报道，被称为改良IPOM或改良TAPP，在国外被称为TAPE（经腹部分腹膜外）修补术。

（魏　国）

术后腹壁窦道40例的治疗经验总结 [中华损伤与修复杂志(电子版),2015,10(1):58] 白庆阳等回顾性包头医学院第一附属医院2009年5月至2014年5月收治的术后腹壁窦道患者40例的临床资料。分析术后腹壁窦道形成的原因,总结术后腹壁窦道的诊断、治疗经验及预防方法。其中急性化脓性阑尾炎术后1例,开腹胆道术后8例,腹腔镜胆囊切除术后6例,胃部术后2例,腹部外伤术后4例,无张力疝修补术后3例,结肠术后4例,小肠肿瘤术后2例。其中30例为该院术后患者,10例系外院术后发生腹壁窦道后转入。12例为无分支的单一窦道,28例为2个或2个以上窦道或分支的复杂窦道。40例患者中合并有糖尿病的5例,低蛋白血症的2例,贫血1例。40例患者中18例患者,窦道形成时间15 d至3个月,其中单一窦道的15例,复杂窦道的3例,采取保守治疗。22例患者窦道形成时间超过3个月,其中单一窦道的10例,复杂窦道12例,其中5例窦道与腹腔相通,采取手术治疗。40例患者中有18例患者经保守治疗治愈出院,治疗时间7 d至3个月;2例施行手术治疗,其中术后一期愈合20例,术后9~10 d伤口愈合,二次手术1例,复发原因为复杂窦道一次未切除干净导致,二次手术后12 d伤口愈合出院;三次手术者1例,复发原因为窦道与腹腔内相通,三次手术切除腹腔内与之相通的感染灶后10 d愈合出院。所有病例随访2年均未见复发。认为积极术前准备、术中避免污染切口、避免不当操作、术后密切观察伤口情况、出现问题及早处理是避免术后切口窦道形成的关键。

(韩 廷)

述评 · 腹部窦道系体表深达组织深部的盲性管道,多由术后腹部切口感染、脂肪液化致腹壁慢性感染而形成,病理上管壁为不健康的肉芽组织和纤维瘢痕组织,患者反复发作,迁延不愈,给患者身体和心理造成极大的痛苦。该文病例有12例为简单窦道,28例为复杂窦道,简单窦道通过保守的治疗方法就可愈和,但复杂窦道大多需采用手术治疗。主张能用保守治疗的方法治愈的患者,尽量不采用手术治疗,盲目的、未诊断清是否为复杂窦道的就行二次手术治疗,往往会导致术后再发,造成患者的痛苦和医疗纠纷。对于窦道形成时间长的、窦道细而深或者与腹腔相通的患者,不要存在侥幸心理,与患者沟通手术情况后果断手术。需要把握好手术时机,窦道形成时间必须大于3个月才可进行,因为窦道形成3个月后窦道周围组织急性炎症消退,窦道纤维瘢痕组织形成完整、稳定,此时手术可以避免复发。

(魏 国)

腹壁复发切口疝的微创治疗体会 [中国普外基础与临床杂志,2015,22(8):998] 张贤坤等回顾性分析2010年7月至2014年6月期间收治的46例腹壁复发切口疝患者的临床资料。探讨腹壁复发切口疝的腹腔镜治疗的临床效果。所有病例手术切口均在腹正中。距前次实施修补术的时间为7~25个月,平均(10.3±3.6)个月。前次手术方式:传统单纯缝合修补法9例,Inlay法12例,Onlay法11例,Sublay法7例,经腹腔镜IPOM法3例,开腹IPOM法4例。疝环最大直径3~14 cm,平均(7.1±2.4)cm。46例患者均顺利完成腹腔镜切口疝修补术。原修补方法为传统单纯缝合修补法、Inlay、Onlay或Sublay方法者,均置入新补片行修补术;原修补方法为IPOM法者,其中2例以原补片重新修补,2例置入新补片后行新、原补片重叠修补,3例在除去旧补片后置入新补片行修补。手术时间65~175 min,平均(88±10.6)min;术中出血量35~95 ml,平均(55±6.3)ml;术后住院时间5~17 d,平均(7.5+2.1)d。术后发生血清肿3例(6.5%),其中1例经加压包扎及穿刺抽液后好转,2例小血清肿经加压包扎后好转;发生腹壁修补区域疼痛2例(4.3%),3周后基本缓解。无切口感染、肠瘘等并发症。术后随访6~26个月,平均(18±4.5)个月,未见复发。认为在恰当选择病例、根据术中情况决定具体手术方式的情况下,腹腔镜下行腹壁复发切口疝修补术是安全、可行的,可取得较好的治疗效果。

(韩 廷)

述评 · 腹壁复发切口疝在治疗上非常棘手,若处理不当可能会再次复发甚至出现严重并发症。虽然补片的使用使切口疝的复发率明显下降,但仍达2%~10%,且随着我国切口疝发病例数的逐渐增加。目前,在复发切口疝的手术治疗上尚无统一标准,该文将腹腔镜技术应用于复发切口疝的治疗并取得了良好的治疗效果。该研究中行腹腔镜切口疝修补术后出现血清肿3例(6.5%),其中1例经加压包扎及穿刺抽液后好转,2例小血清肿经加压包、扎后好转,未出现补片感染、切口感染,使切口相关并发症发生率明显降低;亦无肠梗阻、肠瘘等并发症,治疗效果良好。

(魏 国)

恶性腹膜间皮瘤26例临床特点及预后影响因素分析 [解放军医学院学报,2015,36(6):559] 曾艳等收集医院2005—2013年收治的26例恶性腹膜间皮瘤患者的临床资料,回顾性分析预后影响因素。探讨恶性腹膜间皮瘤(MPM)的临床特点及影响该病预后的相关因素。其中男性

14 例，女性 12 例，年龄 32～76 岁，中位年龄 57 岁，男女比例为 1.17∶1。有石棉接触史 3 例，均为男性，接触时间分别为 41 年、33 年、20 年。所有患者均经病理确诊。临床主要表现为非特异性的消化系统症状，其中腹胀 17 例（65.4%）、腹痛 16 例（61.5%）、腹水 24 例（92.3%）、腹部肿块 5 例（19.2%），其他伴随症状有消瘦、肠梗阻、发热等。腹水为中至大量腹水，放腹水后易再生，腹水性质为渗出液，呈洗肉水样或淡黄色，以洗肉水样多见。CT 示腹膜或大网膜增厚/占位性肿块。组织分型：皮型 20 例，肉瘤型/双相型 6 例。TMN 分期：Ⅰ～Ⅱ期 12 例，Ⅲ～Ⅳ期 14 例。8 例手术及腹腔热灌注化疗，14 例手术及全身化疗，4 例仅手术治疗。全部患者中位生存期为 20 个月，6 个月、12 个月、18 个月及 24 个月的生存率分别为 96.15%、80.27%、52.90% 及 26.45%。单因素分析显示，年龄（$P<0.001$）、组织分型（$P<0.001$）、TMN 分期（$P=0.006$）及治疗方法（$P=0.009$）是预后的影响因素，而性别、大体分型与预后关系不大。多因素分析显示，组织分型（$P=0.002$）及 TMN 分期（$P=0.021$）是独立的预后影响因素。认为病理分型为上皮型，TMN 分期为Ⅰ～Ⅱ期时预后较好，早期诊断及综合治疗对提高恶性腹膜间皮瘤患者的生存率有重要意义。

（韩　廷）

述评 · 恶性腹膜间皮瘤是一种少见疾病，起源于腹膜间皮细胞，发病率为 1～2/1 000 000。该病起病隐匿，临床表现不典型，极易误诊为结核性腹膜炎、肠道及卵巢肿瘤等疾病。预后极差，平均生存期为 5～12 个月。目前病因不清。该研究显示，年龄、组织类型、临床分期及治疗与预后有关，而组织类型和临床分期是独立的预后影响因素，但该研究患者例数相对较少，后续还需大样本进一步研究。

（魏　国）

损伤控制外科在急性肠系膜动脉闭塞性疾病中的应用

［中华普通外科杂志，2014，29（9）：712］　张昭等回顾性总结医院 2008 年 6 月至 2012 年 5 月间手术治疗的急性肠系膜动闭塞性疾病（ASMO）17 例患者的临床资料。探讨损伤控制外科在急性肠系膜动脉闭塞性疾病中的应用和治疗价值。17 例患者均经 CT 和（或）血管造影诊断为 ASMO。将 17 例分为两组，A 组 7 例为损伤控制组，主要治疗为早期介入治疗、手术中尽量减少手时间、肠管外置、补片暂时性关腹等；B 组 10 例为常规手术治疗组。对比两组患者的治疗效果、手术时间、肠管切除长度、手术并发症及死亡率。术后在门诊随访 6 个月至 5 年。17 例患者死亡 5 例，发生手术并发症 8 例。A 组和 B 组平均手术时间分别是（97±42）min 和（236±37）min（$t=-4.72, P<0.01$）；肠管切除平均长度分别是（114±94）cm 和（229±93）cm（$t=-2.49, P=0.03$）；发生并发症分别为 1 例、7 例（Fisher 精确检验 $P=0.05$）；死亡分别为 1 例、4 例（Fisher 精确检验 $P=0.345$）。认为损伤控制未能明显降低急性肠系膜动脉闭塞性疾病死亡率，但合理使用损伤控制可以有效缩短手术时间，降低手术并发症的发生。

（韩　廷）

述评 · ASMO 是凶险的腹部急症，临床以症状、体征分离的绞窄性肠梗阻为主要特征，其病理生理的终点为肠坏死，导致脓毒血症，预后极差。早期诊断与合理的治疗策略能够改善 ASMO 的临床预后。损伤控制外科最早应用于严重创伤患者的抢救，目前已经应用到外科的各个领域。该研究中 A 组术后出现并发症较少，1 例虽然保留可疑肠管，并使其存活，但终因肠管坏死范围太大，术后仍出现了短肠综合征，此例患者通过肠内营养好转出院。同时应该合理应用损伤控制理论，损伤控制理论的应用初步证明了损伤控制外科在 ASMO 治疗中有积极意义。我们期待新的理念和方法，以期对 ASMO 有更深入的认识。

（魏　国）

肠瘘确定性手术后手术部位感染的危险因素分析

［中华胃肠外科杂志，2015，18（7）：646］　樊跃平等探讨肠瘘确定性手术后发生手术部位感染（SSI）的危险因素。前瞻性收集南京军区南京总医院 2011 年 1 月至 2013 年 1 月拟行肠瘘确定性手术的 191 例患者的临床资料，分析 SSI 发生的危险因素。其中 1 例因临床资料不完整而予以排除，最终共有 191 例患者纳入研究。其中男性 139 例，女性 52 例，平均年龄为 45.4 岁。原发病中，腹部外伤术后 51 例，结肠癌 37 例，胃癌 23 例，直肠癌 10 例，克罗恩病 8 例，放射性肠道损伤 2 例。191 例行确定手术肠瘘患者术后共有 51 例（26.7%）发生了 SSI，其中 36 例为浅表切口型 SSI，8 例为深层组织切口型 SSI，7 例为器官或腔隙型 SSI。单因素分析发现，危险因素指数分级（RIC）大于或等于 2、腹部手术切口长度大于 15 cm 以及腹腔引流管术后拔除时间超过 10 d 者，发生 SSI 的危险性显著增高（$P<0.05$）。多因素分析显示，RIC 及腹腔引流管拔出时间是发生 SSI 的独立影响因素（分别为 $P=0.02$ 和 $P=0.01$）。认为 RIC 大于或等于 2 以

及腹腔引流管拔除时间超过 10 d 为肠瘘患者行确定性手术后发生 SSI 的危险因素。

（韩 廷）

述评 · SSI 占院内感染的 14%~16%，是外科住院患者中最多见的医院获得性感。尽管各种旨在降低 SSI 发生率的措施不断出现，但是 SSI 发生率尤其是腹部手术后手术部位感染的发生率并未得到明显的改观。而这当中，肠瘘患者行确定性手术后 SSI 发生率较高。但目前尚无有关肠瘘确定性手术后发生 SSI 相关危险因素的研究。该研究发现，腹腔引流管拔除时间、腹部切口长度及 RIC 与 SSI 发生有关。该研究存在一些不足之处。一是研究例数偏少，导致一些可能的其他 SSI 影响因素并未获得证实；二是在分析 SSI 的相关危险因素时，没有将 SSI 分类进行分析。这些不足在进一步的研究中需逐步完善。

（魏 国）

血清钠浓度评估肠瘘合并腹腔感染患者预后研究 ［中国实用外科杂志，2015，35（2）：178］ 吴吟等选择 2012 年 1 月至 2013 年 1 月医院普通外科收治的选择 162 例肠瘘合并腹腔感染患者作为推导队列，根据 28 d 死亡情况将患者分为生存组（19 例）和死亡组（43 例）。监测患者入院当天及入院第 3、7 天的各项生化指标［血清钠浓度（$[Na^+]$）、血清降钙素原（PCT）］。以 $[Na^+]$ 为例：$[Na^+]_0$、$[Na^+]_3$、$[Na^+]_7$ 分别为入院当天和入院后第 3、7 天 $[Na^+]$；$\Delta[Na^+]_3 = [Na^+]_3 - [Na^+]_0$；$\Delta[Na^+]_7 = [Na^+]_7 - [Na^+]_0$；$\Delta[Na^+]_{7-3} = [Na^+]_7 - [Na^+]_3$。其余指标以此类推。使用 ROC 曲线分析各指标对预后的影响。同时，选择 116 例相关患者作为验证队列，对各指标的预测价值进行验证。评价血清钠浓度对肠瘘合并腹腔感染患者死亡情况的预测价值。ROC 曲线分析表明，$[Na^+]_7 >$ 147.5 mmol/L 和 $\Delta[Na^+]_7 >$ 5.2 mmol/L 可准确地预测患者的死亡情况。$[Na^+]_7$：敏感度为 81.2%，特异度为 87.7%，AUC = 0.872（$P < 0.001$）；$\Delta[Na^+]_7$：敏感度为 81.3%，特异度为 83.6%，AUC = 0.836（$P < 0.001$）。联合多个指标预测的准确度最高：$[Na^+]_7 >$ 147.5 mmol/L + $\Delta[Na^+]_7 >$ 5.2 mmol/L + $\Delta PCT_7 <$ 5.3 ng/ml（AUC = 0.899，$P < 0.001$）。认为动态监测血清钠浓度可预测肠瘘合并腹腔感染患者的 28 d 死亡情况，高钠血症和血钠波动幅度过大是敏感的预警指标，应该在危重症患者的临床监护中加以重视。

（韩 廷）

述评 · 近年来，有文献报道危重症患者的高钠血症［血清钠离子浓度（$[Na^+]$）> 145 mmol/L］与病死率密切相关，其发生率为 25%~45%。Na^+ 作为一种主要的细胞外阳离子，参与维持血液渗透压，即使 $[Na^+]$ 发生微小变化，也可能引起血液渗透压发生明显的改变，导致患者预后不良。肠瘘合并腹腔感染患者是发生高钠血症的高危人群，故该研究监测此类患者的各项生化指标，尤其是 $[Na^+]$，分析其预测价值，并与传统的生物标记物 CRP 和 PCT 对比，首次在肠瘘患者中证实了血钠浓度与预后的关系。与存活组患者相比，脓毒症患者入院第 7 天的 $[Na^+]$ 显著增高。已有研究表明，随着 $[Na^+]$ 的升高，病死率也相应增高。

（魏 国）

腹膜后恶性纤维组织细胞瘤诊治临床分析 ［中华医学杂志，2015，95（26）：2090］ 孙成博等回顾性分析 2000 年 3 月至 2013 年 8 月收治的 38 例腹膜后恶性纤维组织细胞瘤患者的临床和预后资料。分析腹膜后恶性纤维组织细胞瘤（MFH）的临床特点及预后影响因素。全部患者中 23 例为首次发病，15 例为复发性；20 例患者接受了根治性手术切除，18 例部分切除。在获得根治切除的 20 例患者中 19 例（95%）复发。全部患者中位生存时间 24（1~157）个月，总体 1、3、5 年生存率分别为 62.9%、35.2% 和 4.4%。在对患者术后生存期有影响的各因素中，log-rank 检验显示：手术方式（$\chi^2 = 18.476$，$P < 0.01$）和肿瘤分级（$\chi^2 = 10.667$，$P < 0.01$）与患者术后生存时间相关；而性别（$\chi^2 = 3.329$，$P = 0.068$）、年龄（$\chi^2 = 0.426$，$P = 0.514$）、是否联合脏器切除（$\chi^2 = 3.725$，$P = 0.054$）、术中是否输血（$\chi^2 = 0.044$，$P = 0.833$）、肿瘤大小（$\chi^2 = 1.647$，$P = 0.199$）、（$\chi^2 = 0.345$，$P = 0.557$）、术后是否接受辅助治疗（$\chi^2 = 0.345$，$P = 0.158$）、是否复发性（$\chi^2 = 0.163$，$P = 0.640$）对患者的预后生存无影响。多因素分析显示，手术方式和肿瘤分级是腹膜后 MFH 预后独立影响指标（$RR = 4.88$，$P = 0.01$；$RR = 4.436$，$P = 0.06$）。认为恶性纤维组织细胞瘤恶性程度高，治疗难度大，预后不佳。手术根治性切除是目前最主要的治疗方法。为达到根治切除的目的，常需要联合周围脏器切除。非根治性切除、高级别肿瘤（3 级）患者的术后生存期较短。

（韩 廷）

述评 · MFH 是一种起源于成纤维细胞或间叶组织（未分化）细胞，首先由 O'Briea 和 Stoat 报道。根据 2002 年世界卫生组织（WHO）对软组织肿瘤的重新分类，MFH 被认为代

表一小组未分化的，不能确定分化方向的多形性肉瘤（UPS），重新定义后的 MFH/UPS 包括 3 种组织学亚型：多形性 MFH，又称高级别 UPS（MFH/UPS 高级别）；巨细胞性 MFH，又称 UPS 伴巨细胞（MFH/UPS 伴巨细胞）；炎性 MFH，又称 UPS 伴明显炎症（MFH/UPS 伴明显炎症）。该研究病例经病理医生复审，最终 38 例患者符合新标准下的 MFH/UPS。该研究结果显示，手术根治性切除是提高 MFH 患者术后生存时间期的有效方法，而是否联合脏器切除对患者术后生存期无影响。为达到根治性切除的目的，可以根据术中情况联合周围脏器切除。肿瘤分级可以作为软组织肉瘤预后的独立判断指标。

（魏　国）

肝脏外科

本年度收集论文 328 篇，纳入一年回顾 93 篇，占 28.4%；收入文选 14 篇，占 4.3%。

一年回顾

一、肝脏基础研究

（一）肝脏的病理生理学

近年来，在肝脏缺血-再灌注、肝再生、自噬对肝干细胞的影响等基础研究方面取得了一定进展。有研究者证实了内质网应激在缺血-再灌注中的作用。何宗全等[1]探讨牛磺熊去氧胆酸（TUDCA）抗大鼠肝脏缺血-再灌注（HIRI）损伤的作用及机制。实验分为假手术、TUDCA＋假手术、HIRI造模、TUDCA＋HIRI 造模组。TUDCA（250 mg/kg）于术前1 h灌胃，HIRI 造模采用 Pringle 法（缺血 60 min，再灌注12 h）。在灌注12 h后处死各组大鼠取材，观察肝组织病理学改变，检测血清谷丙转氨酶（ALT）水平，TUNEL 法检测肝细胞凋亡，Western blot 技术检测肝组织内质网应激分子糖调节蛋白 78（GRP78）、p－真核细胞翻译起始因子 2α（p－e IF2α）和 C－EBP 同源蛋白（CHOP）的表达。结果显示，除假手术组与 TUDCA 组外，HIRI 组与 TUDCA＋HIRI 组大鼠肝组织均出现明显肝损伤病理改变，但 TUDCA＋HIRI 组的损伤程度明显轻于 HIRI 组。与假手术组比较，HIRI 组与 TUDCA＋HIRI 组大鼠血清 ALT 水平明显升高，肝细胞凋亡和内质网应激分子 GRP78、p－e IF2a 和 CHOP 蛋白水平均明显升高，但 TUDCA＋HIRI 组各项指标升高幅度均明显低于 HIRI 组。结论提示，TUDCA 有抗大鼠肝脏缺血-再灌注损伤的作用，其机制可能与抑制内质网应激反应有关。肝再生的机制探讨以及促进肝再生的药物研究近年来一直备受关注。张江等[2]研究了白藜芦醇对小鼠 70% 肝切除后残余肝的再生是否有促进作用。研究人员通过肝大部分切除术建立肝再生模型。术前连续 5 d 分别给予小鼠腹腔内注射白藜芦醇 12 g/kg（实验组）和生理盐水（对照组），第 5 天注射完白藜芦醇和生理盐水，2 h 后给两组小鼠分别进行70% 的肝切除手术（pH）。用肝重/体重比、实时定量聚合酶链式反应及免疫组化等方法来评估白藜芦醇对小鼠肝再生的促进作用。结论提示，白藜芦醇能明显促进小鼠部分肝切除后的肝再生。肝卵圆细胞是一种具有多向分化潜能的干细胞，能分化为成熟的肝细胞、胆管细胞等。段文彪等[3]观察了自噬对肝卵圆细胞在缺血、缺氧微环境中增殖能力的影响。研究人员在体外培养肝卵圆细胞，并建立缺血缺氧模型，检测了缺血缺氧 0、2、4、8 和 24 h 的自噬情况，每个时间点设置单纯缺血缺氧组、缺血缺氧＋氯喹组、正常对照组。以 CCK－8 法检测各组肝卵圆细胞增殖能力的变化，Hoechst 33258 染色观察细胞凋亡，应用丹（磺）酰戊二胺（MDC）染色荧光定位法、免疫荧光细胞化学染色法观察各组细胞的自噬，免疫印迹法检测各组细胞 LC3－Ⅱ/Ⅰ蛋白表达情况。结果发现，缺血缺氧对肝卵圆细胞的增殖有抑制作用，且缺血缺氧时间越长抑制越明显。与对照组相比，随着缺血缺氧的时间的延长，MDC 染色阳性细胞数、细胞免疫荧光强度和自噬特异标记分子 LC3－Ⅱ水平及 LC3－Ⅱ与LC3－Ⅰ的比值显著增加。加入自噬抑制剂 CQ 后肝卵圆细胞在缺血缺氧微环境中的存活率与未加 CQ 比较显著下降。结论提示，缺血缺氧可以抑制肝卵圆细胞增殖，并且可诱导肝卵圆细胞自噬；自噬有利于肝卵圆细胞在缺血缺氧微环境中稳定细胞内环境，维持细胞的存活。

（二）肝癌的诊断、预测

肝癌的早期诊断及筛查预后不良危险因素对于提高肝

癌患者生存率具有关键意义。肖作汉等[4]研究联合检测腹腔积液细胞DNA倍体与miRNA-21表达诊断肝细胞癌的效能。将临床表现伴有腹腔积液的患者纳入研究，HCC患者分入试验组，非HCC患者分入对照组。比较两组患者相关危险因素指标的差异性，采用Logistic回归分析进一步提取独立敏感指标，绘制相应指标的ROC曲线，计算曲线下面积（AUC）及约登指数（Y1）。结果显示，腹水细胞DNA异倍体与miRNA-21是诊断HCC的独立危险因素，单项指标检测即具有良好的诊断价值，将其联用能够显著增大HCC的诊断价值，对于该病的早期诊断具有重要临床意义，是当前HCC诊断体系的良好补充。近年来，许多可能预测肝恶性肿瘤复发或转移的标记物也不断被发现认识。赵鸣等[5]研究四跨膜蛋白在人肝内胆管细胞癌中的表达及其临床意义。通过应用蛋白印迹与实时PCR检测20例患者肝内胆管癌组织、相应癌旁组织及肝内胆管细胞癌细胞系HCCC-9810中CO-029的表达水平；应用组织芯片检测40例肝内胆管细胞癌病理标本中CO-029的表达，并分析其与肿瘤的临床病理特征及预后的关系。结果发现，蛋白印迹与实时PCR检测显示CO-029在20例肝内胆管癌患者组织中高表达，且表达水平明显高于相应癌旁组织；在HCCC-9810细胞系中亦显著高表达。组织芯片检测显示CO-029阳性表达率为65%。按复发时间（TTR）分组，术后早期复发组CO-029的表达明显高于未复发组，且CO-029表达与肿瘤包膜、肝门淋巴结转移、TNM分期及预后密切相关。该结果表明，CO-029在胆管细胞癌组织中的差异表达与肿瘤复发转移密切相关。徐永富等[6]探讨人类白细胞抗原F（HLA-F）在肝细胞肝癌组织中的表达特点及其与肝癌患者临床病理因素和预后的关系。方法是采用免疫组织化学方法检测115例肝癌组织及其邻近正常肝癌组织中HLA-F的表达情况，并分析HLA-F表达与各临床病理因素以及患者预后的相关性。结果表明HLA-F表达是肝癌患者的独立预后影响因素。预测肝癌预后的分子标记、分子分期也为目前研究的热点。逄锦忠等[7]*探讨了染色体杂合性缺失在TNMⅠ期肝细胞癌分子分期预后评估中的价值研究。方法是对1999年1月至2000年3月131例行根治术的TNMⅠ期HCC石蜡标本应用微切割技术，获取纯净肿瘤DNA进行LOH检测。选取1p、8p、17p、4q、13q及16q这6条染色体上24个具有高度多态性的微卫星标记。分析LOH与TNMⅠ期HCC患者根治术后5年总体生存（OS）、无瘤生存（DFS）的关系。结果发现，LOH在检测的染色体位点上发生明显，D8S298位点、D1S199位点LOH频率分别为31.5%、33.7%。在单因素分析中，D8S298位点LOH的患者根治术后5年OS、DFS率皆明显低于无LOH的患者。同样，在D1S199基因位点，LOH患者术后5年OS、DFS率亦显著低于无LOH者。在多因素分析中，Cox比例风险模型显示D8S298位点LOH是TNMⅠ期HCC患者根治术后DFS较差的独立因素，而D1S199位点LOH是TNMⅠ期HCC患者根治术后OS较差的独立因素。该研究提示，D8S298、D1S199位点LOH可以作为TNMⅠ期HCC根治术后新型的预后预测分子标记，对TNMI期HCC的分子分期具有重要价值。准确评价肝功能储备对手术范围的制定、术后并发症预防具有重要意义。董健等[8]*研究了肝癌解剖性肝切除术后并发症的独立危险因素，评价联合应用剩余肝体积的Child-Pugh/FLVR评分指标对预测术后并发症的价值。回顾性分析了247例肝癌肝切除患者临床资料、术后并发症，对术后并发症进行单因素分析，对有统计学差异的单因素进行有序Logistic回归分析，使用受试者工作特征（ROC）曲线评估Child-Pugh/FLVR评分预测性能和最佳诊断界值。结果天冬氨酸转氨酶、血小板计数、国际标准化比值、术中红细胞数输入和Child-Pugh/FLVR是术后总体并发症发生的独立危险因素；ROC曲线分析Child-Pugh/FLVR评分（Child-Pugh/FLVR）临界值是7.68，Child-Pugh评分、FLVR和Child-Pugh/FLVR评分曲线下面积分别为0.620、0.648和0.712。结论提示，Child-Pugh/FLVR评分是肝切除术后并发症的独立危险因素，Child-Pugh/FLVR对于术后并发症具有良好的预测性。

（三）肝癌治疗

肝癌靶向疗法一直受到研究者们的关注，靶向调节肝癌侵袭转移信号通路的药物为治疗提供新的可能。吴建锋等[9]总结肝癌相关的分子信号通路及治疗靶标。包括表皮生长因子信号通路、Ras/Raf/Mek/Erk通路、PI3K/PTEN/Akt/mTOR通路、VEGFR通路、IGFR通路等信号通路的异常活化参与肝癌的发生、发展，导致细胞增殖、血管形成侵袭和转移及对凋亡耐受的发生。研究人员总结了肝癌发生、发展期重要作用的信号通路，这些通路可能成为治疗肝癌及其他恶性肿瘤的前景药物靶点。由于肝癌术后复发率高，因此肝癌疫苗的研究具有积极的意义。刘扬等[10]研究甲胎蛋白（AFP）特异性 $CD8^+$ T淋巴细胞肝癌疫苗的抗肿瘤免疫活性，并探讨肝癌疫苗作用的分子机制。采用经过AFP抗原决定簇肽（AFP542-550）刺激或转染AFP慢病毒刺激的树突状细胞（AFP542-550/Lenti-AFP-DC），体外活化AFP特异性 $CD8^+$ T细胞，并应用抗人CD134单克隆抗体体外封闭AFP-$CD8^+$-CTL。通过观察AFP-$CD8^+$-

CTL 体外杀伤 HepG2 细胞后 IFN－γ、IL－2、穿孔素、颗粒酶 B 等细胞因子的释放，间接推测穿孔素-颗粒酶 B 机制的作用。结果发现，抗人 CD134 单克隆抗体封闭 AFP－CD8⁺－CTL 后，AFP－CD8⁺－CTL 体外杀伤 HepG2 细胞产生的 IFN－γ、IL－2、穿孔素、颗粒酶 B 等细胞因子明显减少。该研究证实，AFP 特异性 CD8⁺ T 淋巴细胞肝癌疫苗杀伤 HepG2 可通过穿孔素-颗粒酶 B 分子机制发挥作用。

（四）肝癌的复发、转移

近年来的研究结果显示，肝癌复发或转移与某些基因表达的变化相关。丁文周等[11]检测 miR－497/IGF－1R 在肝癌中的表达，并探讨其在肝癌侵袭与转移中的作用。研究人员使用定量 PCR 检测肝癌及癌旁组织中 miR－497 的表达，同时检测肝癌细胞系及正常人肝细胞中 miR－497/IGF－1RmRNA 的表达水平，免疫组织化学及 Western blot 检测肝癌与肝癌细胞系中 IGF－1R 蛋白表达。通过过表达或干扰肝癌细胞系中 miR－497 的表达，分析其对肝癌细胞侵袭与转移的作用。结果显示，肝癌组织中 miR－497 表达水平低于癌旁组织。与无脉管转移组相比，有脉管转移组降低更为明显。同时在肝癌细胞系也有相似的结果，高侵袭性肝癌细胞系 MHCC－97H 中降低最为明显。IGF－1R 在肝癌组织及肝癌细胞系中表达增加。过表达 miR－497 能降低 MHCC－97H 中 IGF－1R 的表达，抑制其侵袭和转移；干扰 miR－497 表达能增加 IGF－1R 表达，促进 SMMC－7721 细胞的侵袭和转移。研究提示，miR－497 在肝癌组织中表达降低，过表达 miR－497 能下调 IGF－1R，抑制肝癌的侵袭与转移，miR－497 可能为治疗肝细胞肝癌提供新的靶点。颜艳等[12]研究微小 RNA（miR）－211 对肝癌细胞恶性表型的影响，鉴定其下游直接靶基因，探讨 miR－211 调控肝癌细胞的分子机制。方法是用实时荧光定量 RT－PCR 技术检测 20 对肝癌及癌旁组织中 miR－211 的表达水平；用 Transwell 侵袭实验检测 miR－211 对肝癌细胞 QGY－7703 及 HepG2 侵袭能力的影响；通过生物信息学方法，筛选 miR－211 可能的靶基因，并利用荧光报告载体实验结合 Real－time RT－PCR 和 Westem blot 技术验证 miR－211 对其靶基因的直接调控作用；用 Transwell 侵袭实验研究靶基因的具体功能。结果发现，miR－211 在肝癌组织中表达明显上调，miR－211 增强肝癌细胞的侵袭能力。该结果筛选并证实了 miR－211 发挥作用的直接靶基因——雌激素受体 α，且敲降雌激素受体 α 可促进肝癌细胞的侵袭。有研究者针对肝癌增殖和转移的可能途径及其调控机制进行了靶向干预。李科等[13]研究成纤维细胞生长因子受体 3（FGFR3）对肝癌细胞株 Huh7 增殖和迁移能力的影响。以靶向沉默 FGFR3 的 shRNA 慢病毒表达载体、delta8.9 和 VSVG 三质粒共转染 293T 细胞来包装慢病毒颗粒；选择 Huh7 细胞转导慢病毒载体；通过细胞增殖实验和 transwell 实验，分别评估沉默 FGFR3 对 Huh7 肝癌细胞增殖和迁移能力的影响；裸鼠分别皮下注射 pSilencer－FGFR3－shRNA1#组和 pSilencer－NC 组 Huh7 细胞后，监测肿瘤生长；Western 检测下游信号蛋白 p－AKT 和 p－ERK。结果与 NC 组比较，RNAi 组的细胞增殖能力显著下降，裸鼠皮下移植瘤体积较小，迁移能力亦显著下降，RNAi 组 p－ERK 和 p－AKT的蛋白质表达水平显著下降。结论提示，沉默 FGFR3 可能通过抑制 ERK 和 AKT 通路，显著降低肝癌细胞的增殖和迁移能力。孙孝国等[14]探讨了肝细胞癌术后复发的分子机制，预测可能抑制术后复发的治疗药物。研究人员利用35 例复发与41 例未复发患者的基因表达谱数据，寻找术后复发相关差异表达基因，并进行基因本体与生物学通路富集分析，寻找相关的生物学功能与通路；同时利用 Connectivity M 印数据库区去预测可抑制 HCC 术后复发的潜在药物分子。结果发现，HCC 术后复发相关基因显著富集到了“黏着斑信号通路”“MAPK 信号通路”等相关通路中；同时发现了 2 个可能的潜在治疗药物“班布特罗”和“洛伐他汀”。该结果证实，HCC 术后复发相关基因涉及“黏着斑信号通路”“MAPK 信号通路”等通路，且“班布特罗”以及“洛伐他汀”可能作为抑制 HCC 术后复发的潜在药物。

（五）肝干细胞的应用前景

干细胞在分化上的研究为肝脏再生医学提供了可能。周春光等[15]探讨了肝星状细胞对脂肪间充质干细胞向内皮细胞分化的影响。方法是采用过大鼠肝星状细胞（HSCs）与大鼠脂肪间充质干细胞（rADSCs）在内皮细胞分化诱导培养基中的共培养。实验设置分四组：阳性对照组、实验组、阴性对照组和空白对照组。诱导培养 2 周后，观察检测各组 rADSCs 向 ECs 的分化情况。结果显示：HSCs 与 rADSCs 的间接共培养可以促进大鼠血管内皮细胞生长因子（rVEGF）介导的 rADSCs 向 ECs 的分化，并增强分化后 ECs 的功能。该实验提示，利用共培养体系对多种细胞共培养时进行生长分化现象的观察及其相互影响机制的研究，可以为组织工程功能性血管化组织器官及其生物模拟物的设计和创造提供更加可靠的理论指导和更加广阔的研究策略。此外，干细胞在肝移植中的应用也为治疗肝硬化等各种终末期肝病提供了良好的可能。禹亚彬等[16]*研究脐带间充质干细胞（HuMSCs）体外诱导分化为肝样细胞后移植入肝硬化大鼠体内，观察其对大鼠肝功能的影响。研究人员采用四氯化碳法制备肝硬化大鼠模型。实验组经门静脉注射1 ml诱导分化来的肝样细胞（1×10^7个），间充质干细胞（MSC）组注射1 ml相同细胞量的HuMSCs，模型组注射等体积的生理盐水（NS）。以未造模的大鼠作为对照组。细胞移植后，取大鼠内眦静脉血及肝组织进行检测。结果显示，细胞移植后1周，与模型组比较，实验组血清ALT、AST及TBil均明显下降，血清Alb明显上升；与MSC组比较，实验组Alb较高，差别亦具有统计学意义，但ALT、AST及TBil差别无统计学意义。细胞移植后4周，与模型组比较，实验组ALT、AST及TBil仍明显下降，Alb明显上升；与MSC组比较，实验组Alb、ALT、AST及TBil差别均具有统计学意义。RT－PCR结果显示，移植MSC或肝样细胞后，MSC组及实验组4种肝脏相关基因表达较模型组均显著增高。实验组基因的表达较MSC组显著增高。结论提示，HuMSCs诱导分化后能在一定程度上改善肝硬化大鼠的肝功能，其效果优于单纯移植MSC。该研究为临床应用细胞移植治疗肝硬化提供实验依据，但是相关机制还有待进一步阐明。

（卫立辛 高 璐）

二、肝脏肿瘤的影像学与诊断

肝脏良恶性肿瘤的鉴别对于患者的诊断、治疗、预后判断都极为重要。影像学科技的发展为术前肝脏肿瘤的诊断提供了可靠的依据。张原青等[17]探讨乙型肝炎肝硬化患者发生肝细胞癌（HCC）的危险因素。收集来自上海及周边地区的汉族乙型肝炎肝硬化患者资料，将其分为肝硬化组和HCC组，收集患者病史、血清学、影像学及病理检查资料，比较两组间的一般情况及临床检测数据，用SPSS 19.0统计软件进行包括采用χ^2检验的单因素分析和Logistic多因素回归分析的统计学分析。结果715例患者，其中肝硬化组281例，HCC组434例。单因素分析结果显示男性、年龄≥50岁，有肝癌家族史、饮酒史、脂肪肝，可检出HBV DNA，未得到有效的抗病毒治疗，与乙型肝炎肝硬化患者发生HCC显著相关。多因素回归分析结果显示年龄≥50岁、饮酒史、肝癌家族史、脂肪肝、未得到有效的抗病毒治疗是乙型肝炎肝硬化患者发生HCC的危险因素，达到持续病毒学抑制的乙型肝炎肝硬化患者仍可能发生HCC。结论提示，乙型肝炎肝硬化患者并发HCC的独立危险因素包括年龄≥50岁、饮酒史、肝癌家族史、脂肪肝和未得到有效的抗病毒治疗；HBV感染家族史、肝癌家族史和脂肪肝是达到SVS的乙型肝炎肝硬化患者发生HCC的危险因素。张瑞丽等[18]*探讨新疆维吾尔族HCC患者的临床特征和预后。回顾性分析301例维吾尔族HCC患者的临床资料，分为非乙型非丙型肝癌组和病毒相关肝癌组。采用Kaplan-Meier法计算生存率，采用Log-rank检验对影响患者预后的因素进行单因素分析，采用Cox多因素对影响患者预后的因素进行多因素分析。结果显示，两组患者的性别、城乡地区、糖尿病史、体质指数、肝硬化史、临床分期、Child-pugh分级、总胆红素和甲胎蛋白水平，差异均有统计学意义；两组患者的1、2、3、5年生存率差异无统计学意义。多因素分析结果显示，年龄、临床分期、门静脉癌栓、Child-pugh分级、肝动脉化疗栓塞（TACE）联合放疗或射频消融（RFA）均为影响HCC患者预后的独立因素。结论提示，维吾尔族肝癌患者的临床特征不尽相同，具有一定的区域特点。年龄、临床分期、PVTT、Child-pugh分级、TACE联合放疗或RFA为影响HCC患者预后的独立因素。党晓卫等[19]探讨巴德-吉亚利综合征（B－CS）合并HCC患者的危险因素。回顾性分析30例B－CS合并HCC患者的资料（HCC组），并随机选取同期收治的106例B－CS未合并HCC患者作为对照（非HCC组），分析两组患者的性别、年龄、病史、B－CS类型、血红蛋白、ALT、AST、血清清蛋白、Child-Pugh分级、门静脉主干内径、HBV感染及饮酒史。结果单因素分析显示，HCC组与非HCC组患者在性别、年龄、病史、B－CS类型、ALT、Child-Pugh分级、HBV感染及饮酒史方面的差异均无统计学意义，HCC组患者的血红蛋白、血清清蛋白水平低于非HCC组，AST、门静脉主干内径高于非HCC组，差异均有统计学意义。非条件Logistic回归模型分析结果显示，血红蛋白、AST、门静脉主干内径是B－CS合并HCC的独立危险因素。ROC曲线分析结果显示，预测价值依次为AST、门静脉主干内径、血红蛋白。结论提示，血红蛋白、AST、门静脉主干内径是B－CS合并HCC的独立危险因素。

三、肝癌的外科治疗

（一）手术方法

王伟等[20]应用Meta分析，系统评价精准肝切除对治疗原发性肝癌的临床效果。检索关于精准肝切除与常规肝切除治疗原发性肝癌的随机对照试验（RCT）及临床对照试验（CCT），运用RevMan 5.3软件对两组在术中、术后及预后疗效指标进行Meta分析。结果显示，共纳入4个RCT和5个CCT，共774例患者。精准肝切除与常规肝切除相比，显著缩短了住院时间,减少了术中出血量,明显降低了切缘残余率,降低了1年复发率,提高了1年存活率。显著减少了总并发症发生率,而肝衰竭、感染及消化道出血发生率差异无统计学意义。结论提示,精准肝切除对于原发性肝癌的治疗较常规肝切除具有良好临床的效果,具有创伤小、恢复快、安全有效等优点,但是由于试验样本数量偏少,期待更多高质量试验的证据。陈晓亮等[21]研究术前双源CT下肝血管造影三维重建成像联合术中区域血流阻断亚甲蓝持久染色在精准肝切除术中的应用价值。37例行肝癌患者术前均行双源CT下肝血管造影成像三维重建,术中先解剖第一肝门,显露预切肝叶/段Glisson鞘各管,从预切肝叶/段门静脉属支(门静脉有癌栓者从胆管)注入亚甲蓝染色,阻断拟切除肝血流,按染色的界限行肝叶/段切除。将该37例患者(观察组)与同期32例行传统肝切除手术肝癌患者(对照组)作比较。结果显示,观察组37例行精准肝切除患者术前肝血管造影成像和术中肝脏染色相一致,与对照组比较,观察组手术时间延长,切肝出血量减少,肝功能指标变化小、恢复快,并发症发生率降低,住院时间缩短。结论提示,双源CT下肝血管造影成像三维重建联合区域血流阻断亚甲蓝持久染色应用于精准肝切除手术,能减少出血,减少肝功能损害和手术并发症。方驰华等[22]探讨三维可视化技术辅助的肝切除术治疗原发性肝癌的疗效。前瞻性非随机地将108例原发性肝癌患者分为三维可视化技术辅助的肝切除组(3D组,55例)和常规肝切除组(常规组,53例),记录两组患者的手术时间、失血量、输血量及术后第1、3、5天肝功能生化指标变化和术后并发症发生情况,计数资料采用χ^2检验或Fisher确切概率检验。结果显示,3D组和常规组患者术中输血量分别为300 ml和400 ml,3D组术后第1、3、5天ALT、AST、总胆红素水平均低于常规组,3D组术后第3、5天血清清蛋白水平高于常规组,3D组和常规组术后总体并发症发生率分别为10.9%和30.1%,术后住院天数分别为(12.6 ±3.6)d和(14.4±3.5)d,肿瘤标本切缘阳性率分别为0和9.4%,术后1年肿瘤复发率分别为22.2%和37.5%,术后1年生存率分别为82.2%和77.5%。结论提示,三维可视化技术辅助的肝切除术治疗原发性肝癌可减少手术损伤、降低术后并发症发生率,提高手术的有效性和安全性。杜振双等[23]*探讨三维手术模拟系统在极量肝切除中的应用价值。采用三维手术模拟系统行手术前评估,运用计算机模拟切除的肝脏体积、剩余肝脏体积和手术切缘,将其与手术后实际切除肝脏体积和实际手术切缘进行对比,最后采取软件虚拟肝切除功能将手术方案进行优化。结果显示,在三维手术模拟系统的指导下,35例肝癌患者顺利完成极量肝切除,术后第2天超声显示发生腹水和中等量胸腔积液各1例,出现肝衰1例,无胆瘘及围手术期死亡发生。所有并发症经积极处理均好转,术后平均住院22 d(6~85 d)。结论提示,三维手术模拟系统可有效、准确评估和模拟肝脏手术情况,对极量肝切除手术的开展具有较好的指导及帮助作用。张贯启等[24]比较大肝癌手术切除术中3种不同的入肝血流阻断法的临床效果。回顾性分析218例大肝癌(>5 cm)手术患者的临床资料,术中88例采用Pringle法间断阻断全肝血流(肝门阻断组),51例行选择性的半肝血流阻断(半肝阻断组),79例行肝下下腔静脉阻断联合Pringle法阻断入肝血流(联合阻断组)。比较3组患者的术中与术后的相关指标。结果显示,3组患者的术前情况、手术时间、入肝血流阻断时间及肝切除量的差异均无统计学意义;半肝阻断组与联合阻断组的术中出血量、输血量、输血率均明显低于肝门阻断组,且联合阻断组的输血量、输血率明显低于半肝阻断组;3组患者术后第1天肝功能指标差异无统计学意义,但半肝阻断组与联合阻断组第3、7天的转氨酶和总胆红素水平均明显低于肝门阻断组;3组术后并发症的发生率差异无统计学意义。结论提示,大肝癌切除术术中采用肝下下腔静脉阻断联合Pringle法阻断入肝血流不仅能够有效减少术中失血量,而且有利于术后肝功能的恢复。冯莉等[25]初步比较区域血流预阻断法(RIP)与区域血流阻断法(HHV)应用于肝细胞癌切除术的疗效。将行开腹手术的54例肝右叶肝细胞癌患者分为RIP组(15例)和HHV组(39例)。RIP组患者切肝前预先阻断右肝动脉及门静脉右支5 min,继之恢复血流5 min,再一次性持续阻断右侧入肝血流后切肝,保留健侧血供。HHV组仅缺少预先阻断5 min和恢复血流5 min步骤。比较两组患者的临床疗效。结果显示,RIP组患者的中位术中出血量为300 ml,明显少于HHV组;两组术后30 d内均无死亡病例,两组患者术后住院时间、术后肝功能不全、术后大量腹水、术后感染、胸腔积液、心肺并发症、术后肠道通气时间的差异均无统计学意义。术后第3天和第5天,RIP组患者的凝血酶原时间活动度均高于HHV组,但两组患者术后丙氨酸氨基转移酶、天冬氨酸氨基转移酶、总胆红素、清蛋白、前清蛋白的差异均无统计学意义。结论提示,RIP在控制肝癌术中出血、减少术后输血及加快肝功能早期恢复方面较HHV可能更优。王鹏飞等[26]评价右半肝阻断技术结合陈氏绕肝双悬吊法在右后叶肝肿瘤切除术中的应用价值。37例右后叶肝肿瘤行右后叶切除时,采取持续右半肝阻断技术并结合陈氏绕肝双悬吊法经下腔静脉右侧放置2根提肝带,离断肝实质的过程中通过牵拉提肝带辅助肝切除。结果显示,全组术中均成功分离出右半肝肝蒂和右后叶肝蒂,游离右肝后均成功放置绕肝提拉带,断肝时行右半肝持续肝门阻断。术中无胆管损伤、肝短静脉、肝右静脉撕裂和大出血等相关操作并发症,肝实质离断时间 17~28 min,阻断时间 20~30 min,术中出血量 60~330 ml;术后生化指标均在 1 周内恢复正常,无围手术期死亡。结论提示,该方法有助于减少右后叶肝切除术中出血量以及改善手术野,缩短肝实质离断时间,减轻肝脏缺血-再灌注损伤。金浩等[27]探讨射频凝血器在肝切除术中临床疗效和应用价值。回顾性分析 108 例患者的临床资料,其中 41 例行射频凝血器断肝(观察组),67 例应用传统钳夹法断肝(对照组),比较两组的临床效果。结果显示,与对照组比较,观察组手术时间、术中出血量、输血患者比例及肝门阻断比例均少于对照组;术后转氨酶和胆红素上升数值、腹腔引流量及住院时间均低于对照组,差异均有统计学意义。两组间术后并发症发生率及总住院费用差异无统计学意义。结论提示,应用射频凝血器可有效减少出血,降低对肝脏损害,缩短住院时间,在肝切除中有应用价值。秦红波等[28]比较 LigaSure 与钳夹法在单发肝癌切除术中的应用价值。回顾性分析 60 例单发肝癌患者资料,30 例应用 LigaSure,30 例应用钳夹法,比较 2 组手术时间、断肝时间、肝断面处理时间、术中出血量,术前和术后第 1、3、5 天血清丙氨酸氨基转移酶(ALT)、总胆红素(TBIL)的变化,术后并发症发生情况。结果显示,与钳夹组相比,LigaSure 组手术时间长、断肝时间长,但肝断面处理时间短、术中失血量少,差异均有统计学意义;2 组术前和术后第 1、3、5 天 ALT 和 TBIL 及术后并发症发生率无明显差异。结论提示,与钳夹法比较,LigaSure 行肝癌切除术肝断面处理时间短,术中出血量少,更具有优势。张璠等[29]比较射频辅助肝切除术和单纯性肝切除术治疗肝细胞性肝癌的围手术期疗效。将 92 例肝癌患者随机性分配到两个治疗组中,其中射频辅助肝切除术组(RF + LR)46 例,单纯性肝切除术组(LR)46 例,观察的主要疗效指标是各组患者术中的出血量和肝门阻断时间,次要疗效指标是术后肝功能、并发症发生率、死亡率和住院时间。结果显示,平均失血量在 RF + LR 组低于单纯性 LR 组;肝门阻断的时间在 RF + LR 组明显降低。术后肝功能和总体的并发症发生率两组间无统计学差异,住院时间 RF + LR 组明显缩短。结论提示,射频辅助肝切除术在肝细胞性肝癌的治疗中能够有效地减少术中出血量、肝门阻断时间和住院时间,但是对于肝硬化重的患者应慎用。王志明等[30]*探讨绕肝提拉法(LHM)在联合肝脏离断和门静脉切断二步肝切除术(ALPPS)中的应用效果。回顾性分析 4 例原发性肝细胞癌行 ALPPS 术患者临床资料,其中肝右叶肿瘤 3 例,肝尾状叶肿瘤 1 例,均采用 LHM 法导引的一期左、右肝脏原位劈离,右门静脉切断;二期行肿瘤完整切除。结果显示,4 例均预先游离肝脏,成功安置弹力带,顺利实施二期肝切除术;一期手术时间 195~273(232.2 ± 35.3)min,术中失血 420~1 210(735 ±344.3)ml,并发胆瘘 1 例;二期手术时间 98~186(139.5 ± 36.6)min,术中失血 100~320(197.5 ± 95.3)ml;无手术死亡;术后随访 3 个月,3 例情况良好,1 例术后 2 个月复发死亡。结论提示,LHM 法对于下腔静脉的保护、充分显露左右肝动脉、肝静脉、肝内胆管有较好的效果,可常规适用于肝肿瘤 ALPPS 二步肝切除术。李成鹏等[31]探讨 ALPPS 治疗进展期肝脏恶性肿瘤的可行性及安全性。回顾性分析行 ALPPS 的 2 例患者的临床资料,通过围手术期指标和随访资料评价疗效。结果 2 例患者第 1 步手术时间分别 360、300 min,术中出血分别 500、400 ml;第 2 步手术时间分别为 270、330 min,术中出血分别为 600、400 ml,无围手术期死亡及术后严重并发症发生。第 1 步手术后第 28 天剩余肝脏体积分别较术前增大 67.7% 及 66.7%。结论提示,ALPPS 为剩余肝脏体积不足的进展期肝脏恶性肿瘤提供了新的治疗选择。洪德飞等[32]亦报告了 1 例 ALPPS 手术。第 1 步术前剩余肝脏体积(左肝外叶)460.8 ml,第 2 步术前增大至 760.2 ml,增加 65.0%。第 1 步术后并发胆瘘和少量腹水、右上肺小动脉部分栓塞;第 2 步术后无并发症,术后 10 d 出院。结论提示,ALPPS 为剩余肝体积不足的合并肝硬化的肝细胞性肝癌提供了新的治疗选择。

(二)微创手术技巧

随着手助式腹腔镜以及机器人手术系统应用于肝脏外科领域,一些高难度的肝切除术也开始在微创入路下顺利完成。佟庆等[33]系统评价腹腔镜肝切除术(LLR)与开腹肝切除术(OLR)治疗肝癌的近、远期疗效和安全性。收集比较 LLR 与 OLR 治疗肝癌疗效的病例-对照研究。按 MOOSE 规范对纳入研究进行分析,提取数据并用 RevMan5.3 软件对数据进行 Meta 分析。结果显示,最终共纳入 15 篇病例-对照研究,共 1 246 例患者,LLR 组 499 例,OLR 组 747 例。Meta 分析结果显示,LLR 组与 OLR 组的手术时间,1、3、5 年生存率,1、3、5 年无瘤生存率,3 年肿瘤复发率组间差异均无统计学意义;LLR 与 OLR 相比术中出血量少、术后并发症发生率低、围手术期死亡率低、术后住院天数少。结论提示,LLR 可以达到与 OLR 同样的根治效果,两者近、远期疗效无明显差异。肖乐等[34]探讨腹腔镜肝切除术治疗后上段肿瘤的安全性、可行性。回顾分析肝脏后上段肿瘤161例，其中LLR组58例，OLR组103例。结果显示，两组间年龄、性别、病灶大小、Child-Pugh分级、病种分类、病灶位置、手术方式均无统计学差异。LLR组中转开腹率为8.62%，两组手术时间无统计学差异，LLR组术中失血量、住院时间、并发症总体发生率少于OLR组，LLR组与OLR组1年生存率分别为94.44%、88.16%，3年生存率分别为83.33%、69.74%，均无统计学差异。结论提示，腹腔镜肝切除治疗后上段肿瘤安全、有效，具有术中出血、术后并发症少的优势。汤晓东等[35]探讨腹腔镜肝切除术治疗肝脏肿瘤的可行性及临床应用价值。回顾性分析40例腹腔镜肝切除术患者的临床资料，包括HCC、直肠癌肝转移、肝囊腺瘤等，病灶直径3.0~10.0 cm。结果所有患者均顺利完成手术，无中转开腹及围手术期死亡病例，手术时间为75~265 min，平均(166±109)min，术中出血80~750 ml，平均(480±233)ml。术后平均住院(7±14)d。结论提示，在充分掌握适应证和手术技巧的情况下，腹腔镜肝切除术治疗肝脏肿瘤安全可行。张宇等[36]探讨全腹腔镜下前入路经肝后隧道绕肝带结扎和门静脉结扎分期肝切除术（ALTPS）在乙肝肝硬化肝癌患者治疗中的应用价值。1例合并肝硬化的右肝原发性肝癌患者，采用全腹腔镜前入路ALTPS方案：一期手术行腹腔镜下门静脉右支结扎，前入路肝后间隙放置绕肝带结扎肝正中裂，不离断肝实质，一期手术10 d后再行全腹腔镜下右半肝切除术。结果显示，术前评估行右半肝切除术后剩余肝脏体积为29.1%，占体质量的0.49%。一期手术后第8天FLR占标准肝脏体积的49.3%，占体质量的0.84%。术后第10天，二期行全腹腔镜右半肝切除术，术后恢复良好，术后7 d出院。结论提示，前入路全腹腔镜下ALTPS也能使残肝在短期内快速增生，手术安全可行。原春辉等[37]*探讨完全腹腔镜右后叶肝切除术的解剖及技术要点。对17例肝脏肿瘤采用完全腹腔镜右后叶肝切除术。游离肝十二指肠韧带后缘及肝胃韧带，预置第一肝门阻断带。游离右肝韧带，精细解剖右肾上腺及肝短静脉，游离右肝直至暴露右肝静脉韧带和下腔静脉右侧壁。术中超声对右后叶肿瘤进行定位，标记预切断线。利用超声刀配合吸引器、双极电凝进行切肝，确认无出血胆瘘后放置引流管。手术后常规测量肝右后叶断面各重要脉管的解剖定位并记录分析。结果显示，17例患者手术过程顺利，平均手术时间(284±38)min，平均术中出血量(412±75)ml。无中转开腹，无术后严重并发症。结论提示，把握好适应证，掌握完全腹腔镜右后叶肝切除术的解剖和技术要点，是完成该手术的关键。林建泉等[38]探讨双极四针射频消融设备HabibTM 4X在腹腔镜下肝切除中的应用体会。回顾分析50例患者的临床资料，术中均采用HabibTM4X按预先标志的肝切除线凝闭肝组织，分离肝实质、结扎主要管道后切除病灶。48例成功完全腹腔镜手术，2例中转开腹，其中30例行不规则肝切除术；手术时间85~330 min，平均(165±65)min；术中出血量30~850 ml，平均(165±180)ml。无肝断面出血、肝功能衰竭等严重并发症发生。术后住院7~21 d，平均(10±3)d，结论提示，双极四针射频消融设备HabibTM4X(腹腔镜型)应用于腹腔镜肝切除术，是安全、可行、有效、理想的。何晓军等[39]*探讨微波消融辅助下腹腔镜肝切除术的安全性和临床应用价值。回顾性分析微波辅助下腹腔镜肝切除的29例患者临床资料，术中先行超声引导下微波消融，肝组织固化止血后行肿瘤局部切除，观察记录临床数据。结果显示，全组均顺利完成不规则性切除，无中转开腹及围手术期死亡病例。手术时间150(125~210)min，术中出血量120(30~250)ml，术后住院时间7(5~10)d，术后无腹腔出血、胆瘘等并发症。22例肝恶性肿瘤随访3~36个月，无肿瘤复发及转移。结论提示，微波消融可有效地控制肝断面的出血，能提高腹腔镜下肝切除的安全性。赵超尘等[40]亦探讨微波止血分离器在腹腔镜肝切除术中的应用价值。结果显示，28例手术均顺利完成，无手术中转、手术死亡发生，手术时间平均(124±45)min，术中出血量平均(140±110)ml。全组患者无术后出血、胆瘘、肝功能衰竭等严重并发症。术后平均住院(6.9±2.7)d。结论提示，应用微波止血分离器行腹腔镜肝切除术止血可靠，是一种安全可行的切肝方法。兰天等[41]探讨通过系统评价，比较机器人辅助与传统腹腔镜肝切除术治疗肝脏肿瘤的效果。收集手术机器人与腹腔镜行肝脏切除术的随机或非随机对照研究，采用RevMan5.3软件进行Meta分析。结果显示，最终纳入11个非随机对照研究，共890例患者。分析结果显示：机器人辅助组较传统腹腔镜组手术时间更长，术中出血量更多，但两组患者的平均住院日、中转开腹率、并发症发生率、3个月生存率及3年生存率差异均无统计学意义。结论提示，机器人系统在肝脏手术中是安全可行的。

（三）肝癌的外科治疗

董满库等[42]探讨中央型肝癌行解剖性肝中叶切除的近期疗效及安全性。从中央型肝癌患者中随机选择85例进行研究，随机分为两组，分别给予解剖性肝中叶切除治疗和非解剖性肝中叶切除治疗。观察记录两组的近期疗效及治疗安全性，并进行比较。结果发现，在手术时间和住院天数以及住院总费用方面，两组差异显著；但两组术中出血量、术中输血量、ALT、TBil 比较差异无统计学意义。观察组的并发症发生率显著低于对照组。术后随访 3~12 个月,观察组的复发转移率显著低于对照组。结论提示,中央型肝癌行解剖性肝中叶切除可以获得良好的近期疗效,且安全性高。贾长库等[43]探讨解剖性右肝三段切除治疗右肝巨大或多发性肝癌的疗效。12 例右肝巨大或多发性肝癌患者术前 CT 肝脏体积测定显示,若行右半肝切除则预留肝脏体积百分率(%FLRV)不足,故行保留Ⅴ段或Ⅷ段的右肝三段切除术,术中通过选择性入肝血流阻断的方法确定出Ⅴ段或Ⅷ段的位置,在切割横断肝实质时根据不同的切除平面采取右半肝入肝血流阻断或全肝血流阻断的方法。结果显示,全部患者顺利完成解剖性右肝三段切除术,平均手术时间 285 min,平均失血量为 720 ml。肿瘤均完整切除,术后Ⅴ段或Ⅷ段的出入肝血流均完整保留,无围手术期死亡。术后全组 12 例患者至今 10 例仍存活,1 例发现肝左内叶复发、2 例发现肺部转移患者经综合治疗带瘤生存,其他患者无肿瘤复发、转移等情况。结论提示,解剖性右肝三段切除术能最大限度地保留无瘤肝组织,可作为Ⅴ段或Ⅷ段未受累的右肝巨大或多发性肝癌一种常规手术方法,从而提高肝癌的整体切除率。黄锦龙等[44]比较探讨解剖性肝切除术与非解剖性肝切除术对肝癌患者预后的影响。原发性肝癌患者 721 例,其中 317 例行解剖性肝切除术,404 例行非解剖性肝切除术。用 Kaplan-Meier 曲线和 Log-rank 检验比较两组间的预后情况,Cox 比例风险回归模型分析预后的影响因素,采用倾向性得分匹配法(PSM)消除组间偏倚。结果显示,解剖性肝切除术组的 1、3、5 年生存率为 93.1%、74.5% 和 62.5%,1、3、5 年无瘤生存率为 69.3%、41.3% 和 34.9%;非解剖性肝切除术组的 1、3、5 年生存率为 80.2%、56.8% 和 42.9%,1、3、5 年无瘤生存率为 51.4%、38.3% 和 18.7%,差异均有统计学意义。多因素分析结果表明,肿瘤大小、肿瘤数目、包膜、肝硬化、微血管侵犯、手术方式是影响总体生存的独立危险因素,输血、肿瘤大小、肿瘤数目、包膜、肝硬化、微血管侵犯、手术方式是影响肿瘤无瘤生存的独立危险因素。肝硬化肝癌患者中,解剖性肝切除和非解剖性肝切除两组的生存率和无瘤生存率差异均无统计学意义;非肝硬化肝癌患者中,解剖性肝切除与非解剖性肝切除相比可获得较好的预后和无瘤生存率。结论提示,对于肝癌患者来说,解剖性肝切除术较非解剖性肝切除可获得较好的预后,对于肝硬化肝癌患者建议采用非解剖性肝切除术。肝癌常合并门静脉癌栓,手术疗效欠佳。唐振宇等[45]*比较原发性肝癌(HCC)合并门静脉癌栓(PVTT)不同治疗方法的疗效,探讨影响患者术后的预后因素。回顾性分析 539 例 HCC 合并 PVTT 患者的临床资料,根据治疗方案的不同,将患者分为 4 组:保守治疗组(A 组,47 例)、单纯化疗组(B 组,84 例)、单纯手术组(C 组,119 例)、综合治疗组(D 组,289 例)。结果显示,四组基线临床资料包括肿瘤的数目、大小、门静脉癌栓分布等无明显差异,手术治疗及化疗均可提高患者的生存率,综合治疗有明显的优势。单因素、多因素分析提示肿瘤大小、肿瘤数目、门静脉癌栓分布及术后化疗次数是影响手术切除后疗效的危险因素。结论提示,对于 HCC 合并 PVTT 患者,积极手术治疗是有效的方法,术后联合化疗可提高患者的生存率。高胜等[46]探讨肝细胞癌(HCC)伴门脉癌栓(PVTT)两种手术方式的疗效及预后因素。回顾性分析 143 例 HCC 伴Ⅰ或Ⅱ型癌栓患者的临床资料,A 组 115 例采用肝癌联合门脉癌栓切除,B 组 28 例采用肝癌切除联合门脉切开取栓或肝创面取栓。结果 A 组患者中位生存时间为 18.0 个月,1、2、3 年生存率分别为 60.6%、41.0%、25.6%;B 组患者的中位生存时间为 7.0 个月,1、2、3 年生存率分别为 35.1%、13.6%、9.1%,差异有统计学意义。单因素分析显示肿瘤个数、癌栓类型、术后预防性肝动脉化疗栓塞(TACE)、癌栓处理方式为患者预后的影响因素。多因素分析表明术后预防性 TACE、癌栓处理方式为影响患者预后的独立因素。结论提示,肝癌联合门脉癌栓切除患者的长期生存时间优于肝癌切除联合门脉切开取栓或肝创面取栓,术后辅以预防性 TACE 治疗,可以进一步改善 HCC 伴 PVTT 患者的预后。王志明等[47]亦探讨合并 PVTT 的肝癌手术治疗的指征与价值。273 例行手术治疗,包括规则性或非规则性肝切除术(HR)+PVTT 清除术(HR 组),62 例采用 TACE 治疗(TACE 组)。结果显示,HR 组及 TACE 组中位生存期分别为 4.46 个月和 5.65 个月;6、12 个月生存率分别为 30.7%、38.7% 与 12.1%、19.2%。结论提示,肝癌合并 PVTT 不是手术禁忌证,实施 HR 安全可行,但预后改善不明显。俞礽爱等[48]分析 68 例 HCC 合并 PVTT 患者临床资料,其中 50 例行手术(规则半肝+癌栓及受累门静脉切除术或不规则肝切除+门脉癌栓取出术)+TACE 治疗(联合治疗组),18 例患者单纯口服索拉非尼治疗(索拉非尼治疗组)。统计学分析显示,联合治疗组无论是 PVTT 侵犯门静脉二级及以上分支或侵犯门静脉一级分支患者中位 OS 及中位 TTP 均明显长于索拉非尼治疗组。结论提示,对于合并门静脉一级及以上分支癌栓的晚期 HCC 患者,可行外科手术联合术后 TACE 治疗,且疗效优于单纯索拉非尼治疗。严茂林等[49]*探讨肝细胞癌伴下腔静脉癌栓(HCIVCTT)的分型方法,并根据分型选择合理的外科治疗方式。回顾性分析 8 例接受手术治疗的 HCIVCTT 患者,结合术前影像和术中食管超声判定癌栓位置，将 HCIVCTT 分为 3 型：Ⅰ型（膈下型）2 例，癌栓位于膈肌水平之下，肾静脉之上，行肝切除、膈下全肝血流阻断、下腔静脉（IVC）切开取栓；Ⅱ型（膈上型）5 例，癌栓位于膈肌与右心房入口之间，行肝切除、膈上全肝血流阻断、经腹切开膈肌显露膈上 IVC 并阻断、切开 IVC 取栓；Ⅲ型（心内型）1 例，癌栓已进入右心房，经胸腹联合切口，肝切除、静脉转流、右心房及 IVC 切开取栓。结果提示，全组病例手术均获得成功，无一例术中死亡，术中全肝血流阻断时间为 6～10 min，术后中位生存时间 8.4 个月。结论提示，结合术前影像和术中食管超声检查，根据癌栓位置所提出的分型方式，对于外科治疗 HCIVCTT 具有一定的指导价值。陈浩等[50]探讨原发性肝癌合并膈肌侵犯的手术治疗可行性及远期疗效。回顾性分析 2008 年 1 月至 2014 年 1 月间安徽省立医院 37 例肝癌侵犯膈肌患者的临床资料，选择同期行肝癌根治术患者 54 例作为对照组。结果显示，术后 2 组患者肺部感染、胸腔积液、切口感染、死亡率及住院时间各方面差异无统计学意义，两组的无瘤生存率和总生存率差异均无统计学意义。结论提示，肝癌合并膈肌侵犯依然是肝切除的适应证，连同部分膈肌一同切除是安全、有效的。孙鹏等[51]探讨影响原发性肝癌肝切除术后并发症严重程度的危险因素。回顾性分析肝癌肝切除术后出现并发症的 84 例患者临床资料。根据 Strasberg 提出的外科并发症严重程度分级方法，将发生并发症患者分为轻度和重度并发症组，分析导致重度并发症发生的危险因素。结果单因素分析显示，肝功能 Child-Pugh B 级、术中出血≥500 ml、术中输血是术后发生重度并发症的危险因素；多因素分析结果显示，功能 Child-Pugh B 级是肝切除术后重度并发症发生的独立危险因素。结论提示，肝功能 Child-Pugh B 级原发性肝癌患者术后易发生重度并发症。倪俊等[52]分析抗病毒治疗在乙肝相关性 HCC 术后肝内复发患者中的应用价值。65 例术后肝内复发且具有抗病毒治疗适应证的 HCC 患者，研究分为抗病毒组（$n=42$）和对照组（$n=23$），对两组患者复发后累积生存时间、复发时间以及复发后 6 个月 Child-Pugh 分级、乙肝病毒基因（HBV－DNA）、乙肝病毒 e 抗原（HBeAg）、甲胎蛋白（AFP）等数据进行对比分析，并对复发后 2 年生存率进行了多因素分析。结果显示，与对照组比较，抗病毒治疗组全组及其 TACE 亚组病例具有更长的累积生存时间，RFA 治疗亚组有无抗病毒治疗患者累积生存时间差异无统计学意义。多因素分析表明，复发肿瘤大小、原发肿瘤分级、复发后是否抗病毒治疗、有无肝硬化与复发后 2 年生存率具有显著相关性。李成军等[53]探讨再次手术切除辅以门静脉化疗治疗肝癌术后复发患者的临床疗效及生存情况观察。肝癌术后复发的患者 80 例，均行再次手术切除治疗，根据术后是否辅以门静脉化疗治疗设为 PVC 组（$n=48$）和对照组（$n=32$），观察并比较两组患者治疗后疗效。结果显示，化疗 1 个疗程结束后 21 d，患者血清 AFP、CEA、CA19－9、TPS 水平均明显下降，且 PVC 组患者明显低于对照组患者；PVC 组患者术后 1、2、3 年内复发率均明显低于对照组患者，生存率明显高于对照组患者；术后 <2 年复发者再次手术切除治疗后累计生存率低于术后 >2 年复发者。结论提示，再次手术切除辅以门静脉化疗，可提高患者术后生存率。复发间隔越短，再手术切除治疗预后越差。王言焱等[54]评价糖尿病（DM）对 HCC 患者根治性切除术后预后的影响。回顾性分析 417 例 HCC 根治性切除术后患者，其中 HCC 合并 DM 组 108 例，HCC 不合并 DM 组 309 例。利用倾向评分匹配（PSM）的方法均衡组间协变量后，比较两组患者的总生存率、无瘤生存率、术后并发症发生率和围手术期死亡率。结果显示，两组共有 89 对匹配成功，且组间协变量达到均衡。DM 组与非 DM 组的术后并发症发生率、术后 30 d 和 90 d 死亡率的差异均无统计学意义。匹配后，DM 组和非 DM 组的 1、3、5 年总生存率分别为 82.0%、59.9%、33.4% 和 90.7%、79.1%、69.3%，无瘤生存率分别为 53.2%、28.0%、8.0% 和 60.6%、26.6%、14.2%。Cox 回归分析显示 DM 是影响 HCC 患者术后总生存率的独立危险因素，但不是影响 HCC 患者术后无瘤生存率的独立危险因素。王黎明等[55]探讨在控制手术相关危险因素后 HCC 患者术后复发的临床病理因素。回顾性分析在肝区域血流选择性阻断下 R0 切除、失血量 <800 ml、无围手术期输血的 288 例 HCC 患者的临床资料。结果全组复发 123 例，单因素分析显示，血清丙氨酸转氨酶、甲胎蛋白水平、肿瘤直径、多发病灶、卫星结节、分化程度、脉管瘤栓、包膜侵犯、术后肝功能不全、术前介入治疗、术后介入治疗与 HCC 患者的术后复发有关。多因素分析显示，肿瘤直径、卫星结节、脉管瘤栓、分化程度和术后肝功能不全为影响 HCC 患者术后复发的独立因素。结论提示，控制手术相关危险因素后，肿瘤特征是 HCC 患者术后无复发生存时间的主要影响因素，术前、术后介入治疗不能使完整切除肿瘤的患者获益。朱耿隆等[56]探讨术前脾肝体积比对肝癌切除术后复发的预测价值。回顾性分析 75 例肝癌肝切除患者的临床资料，根据患者术前脾肝体积比的大小分为低指数组（脾肝体积比 <0.8）和高指数组（脾肝体积比≥0.8）。单因素分析显示，术前肿瘤最大直径 >5 cm、肿瘤数目 >3 个、甲胎蛋白异质体 L3≥10%、脾肝体积比≥0.8、血管侵犯及肝静脉或门静脉癌栓、切缘阳性是影响肝癌肝切除术后无瘤生存的危险因素，Cox 回归分析则提示术前甲胎蛋白异质体 L3≥10%、脾肝体积比≥0.8、肿瘤最大径>5 cm、肝静脉或门静脉癌栓是肝癌术后复发的独立危险因素。结论提示，术前脾肝体积比≥0.8 是影响肝癌肝切除患者术后复发的独立危险因素，可用于初步预测肝癌肝切除患者的预后。周琰等[57]*回顾性分 HCC 患者切除术前血清 α-L-岩藻糖苷酶（AFU）对术后 HCC 复发的预测价值。回顾性分析 116 例接受根治性切除术的 HCC 患者的术前血清 AFU 以及其他临床资料，将此 116 例患者作为测试组。使用 X-tile 软件计算术前 AFU 评估预后的最佳决定值。前瞻性入组接受根治性切除的 HCC 患者 68 例，测定术前 AFU，Log-rank 检验评估术前血清 AFU 在全部患者人群以及多种低危风险组中的价值。结果术前 AFU 的最佳预后评估截断值为 25.00 U/L，术前高 AFU 的 HCC 人群无瘤生存时间显著低于术前低 AFU 患者。多因素 Cox 回归模型分析显示术前高 AFU 是预测术后肿瘤复发的独立危险因子，术前高 AFU 患者倾向于具有较大的肿瘤直径并且更容易形成微血管癌栓。结论提示，术前血清 AFU 可以作为 HCC 患者根治性切除术后肿瘤早期复发的有效预测标志物。刘扬等[58]探讨血液肝癌细胞相关甲胎蛋白（AFP）mRNA 阳性与肝癌患者术后肿瘤复发或转移的关系。应用巢式 RT-PCR 检测 62 例原发性肝癌患者术前 1 天周围静脉血液中 AFPmRNA，术后随访 3 年。结果显示，24 例术前血液检测 AFPmRNA 阳性，38 例患者术前 AFPmRNA 呈阴性。术前血 AFPmRNA 阳性的患者术后 1、2、3 年肿瘤复发率分别为 58.3%、75.0%、100.0%；而术前血 AFPmRNA 阴性的患者术后 1、2、3 年肿瘤复发率则分别为 23.6%、42.1%、68.4%，差异具有统计学意义。结论提示，术前血液 AFPmRNA 阳性的肝癌患者较 AFPmRNA 阴性的肝癌患者术后更容易产生复发或远处转移。

四、肝癌的内科治疗

（一）介入治疗

肝动脉化疗栓塞术是目前不能手术肝癌患者的首选治疗方法，经过治疗的患者生存时间得到延长。杨浩洁等[59]探讨巴塞罗那分期（BCLC）A 期肝癌患者经肝动脉化疗栓塞（TACE）治疗预后的影响因素。回顾性分析 274 例经 TACE 治疗的 BCLC A 期肝癌患者的临床资料。结果显示，BCLC A 期肝癌患者术后 1、3、5 年生存率分别为 51.6%、21.2%、11.8%，单因素分析表明术前清蛋白≤35 g/L、天冬氨酸转氨酶≥70 U/L、肿瘤直径≥5 cm、AFP≥400 ng/ml 影响 BCLC A 期肝癌患者术后累积生存率。多因素分析表明术前清蛋白≤35 g/L、肿瘤直径≥5 cm、AFP≥400 ng/ml 是影响上述患者预后的独立危险因素。结论提示，术前清蛋白≤35 g/L、肿瘤直径≥5 cm、AFP≥400 ng/ml 是影响 BCLC A 期肝癌患者预后的独立危险因素，对于满足清蛋白>35 g/L、肿瘤直径<5 cm、AFP<400 ng/ml 的 BCLC A 期肝癌患者，TACE 是一种安全、有效的治疗手段。贾中芝等[60]探讨肝总动脉（CHA）闭塞后 TACE 治疗原发性肝癌（PLC）的可行性及效果。1 782 例 PLC 患者，共行 4 771 次 TACE 治疗，平均 2.7 次/人。其中 9 例患者出现 CHA 脉闭塞，发生率为 0.5%（按人数计算）、0.19%（按 TACE 次数计算）。9 例发生 CHA 闭塞的患者平均行 TACE 3.7 次/人，明显高于总体的 2.7 次/人。CHA 闭塞与术中使用 5F 导管、CHA 迂曲及 TACE 次数有关，9 例患者均经侧支循环行 TACE 治疗，术后 4~6 周复查 CT 均提示碘油沉积良好。结论提示，对于 CHA 闭塞的 PLC 患者，经侧支循环行 TACE 治疗是安全、可行的，具有与 CHA 途径行 TACE 治疗同样的疗效。章万勇等[61]讨论 TACE 联合部分脾动脉栓塞术（PSE）对肝癌患者免疫功能的影响及意义。将 20 例肝癌患者分为 2 组，即单纯 TACE 组（10 例）和 TACE 联合 PSE 组（10 例），分别于术前和术后 1 个月两个时间点采集外周血，采用流式细胞仪检测外周血中 CD4、CD8 及 CD4/CD8。结果两组患者术前外周血 CD4、CD8 及 CD4/CD8 水平无差异性。术后 1 个月 TACE 联合 PSE 组 CD4、CD4/CD8 高于单纯 TACE 组，而 TACE 联合 PSE 组 CD8 低于单纯 TACE 组。结论提示，TACE 术对肝癌患者免疫功能无明显影响，TACE 联合 PSE 较单纯 TACE 能更好地改善机体抗肿瘤免疫功能。荣维淇等[62]探讨术前行介入治疗的 HCC 患者手术风险、围手术期转归及应对措施。采用回顾性病例配对研究的方法，比较术前介入治疗组与未行介入治疗的配对对照组患者的围手术期转归特点及应对措施。共纳入手术患者 105 例，按 1∶2 配对，介入治疗组患者 35 例，配对对照组患者 70 例。结果介入治疗组患者术前 γ-谷氨酰转肽酶水平为（119.52±98.83）U/L，明显高于配对对照组。介入治疗组患者的手术时间为（232.60±95.43）min，较配对对照组延长，但差异并无统计学意义；介入治疗组患者术后肝功能的恢复情况与配对对照组患者的差异无统计学意义。介入治疗组和配对对照组患者均无大出血、胆瘘和 30 d 内死亡病例。结论提示，术前介入治疗对 HCC 患者的肝功能有一定的不利影响。刘小瑜等[63]研究辅助性 TACE 对原发性肝癌切除术后患者预后的影响。回顾性分析 311 例原发性肝

癌患者的临床资料，利用 Cox 回归模型逐步分析，Kaplan-Meier 法分析辅助性 TACE 对肿瘤直径≤5 cm 高危组(76 例)、低危组(91 例)以及肿瘤直径>5 cm 高危组(65 例)、低危组(78 例)患者预后的影响；低危组定义为肿瘤单发且无血管侵犯，高危组定义为肿瘤多发和(或)血管侵犯。结果显示，在肿瘤直径>5 cm 高危组，术后行辅助性 TACE 者总生存期高于术后未行辅助性 TACE 者，其他亚组术后是否行辅助性 TACE 对总生存期无明显影响。结论提示，辅助性 TACE 对于肿瘤直径>5 cm 的高危组肝癌术后患者是有受益的。邱广平等[64]分析 HCC 患者根治切除术后联合应用 TACE 和药物化疗的生存情况。HCC 术后患者 143 例，按术后治疗方法不同分为介入组(术后予以 TACE)、化疗组(术后予以 FOLPOX4 化疗方案)及综合组(术后予以 TACE + FOLPOX4 化疗方案)。采用多因素 Cox 回归模型分析 HCC 患者术后预后的影响因素，并绘制各组生存曲线，计算 1、2、3 年累积生存率，采用 Kaplan-Meier 方法进行比较。结果：术后甲胎蛋白水平与患者生存时间呈负相关，为独立危险因素；术后进一步治疗能提高 HCC 术后患者的生存时间，介入组的权重比高于化疗组。术后 1、2、3 年累计生存率综合组分别为 78.35%、69.16%、24.43%，介入组分别为 76.87%、62.48%、24.72%，化疗组分别为 62.23%、43.22%、19.54%。结论提示，术后甲胎蛋白水平与 HCC 患者术后生存质量存在负相关，TACE 运用于 HCC 术后能有效降低患者病死率，联合药物化疗能有效延长 HCC 患者术后生存时间。杨聚鹏等[65]探讨奥沙利铂在老年肝癌 TACE 中的使用剂量与患者术后反应及总生存期的关系。回顾性分析 58 例老年原发性肝癌患者资料，依据奥沙利铂使用量分组，对术后结果行单因素分析和生存分析。结果显示，小剂量奥沙利铂在老年进展期肝癌患者 TACE 术中具有很好的效果，化疗不良反应轻，疗效确切，同时不影响其生存期。何津等[66]探讨 TACE 联合超声引导下射频消融(RFA)治疗原发性肝癌的疗效。对行 TACE 联合 RFA 治疗的 81 例中晚期原发性肝癌患者资料进行回顾性分析，并与同期单独行 TACE 的 99 例中晚期原发性肝癌患者进行疗效比较。结果 TACE 联合 RFA 治疗的中晚期原发性肝癌患者疗效明显好于单纯行 TACE 组患者，TACE 联合 RFA 组在肿瘤的疾病控制率(93.8%)、完全缓解率(13.6%)及部分缓解率(44.4%)均优于单纯行 TACE 组；AFP 下降水平也优于单纯行 TACE 组。结论提示，TACE 联合 RFA 治疗中晚期原发性肝癌疗效好，可做临床推广。常鹏等[67]分析 TACE 联合微波治疗与单纯 TACE 治疗大肝癌的近期疗效及远期生存率。选取不可切除原发性大肝癌(>5 cm)患者 67 例，依据治疗方法分为 TACE 联合微波治疗组 33 例及单纯 TACE 组 34 例，术后 1 个月复查腹部增强 CT 或 MRI、肝功能及 AFP，共随访 3~36 个月，比较近期疗效、AFP 水平及远期生存率。结果显示，联合治疗组和单纯 TACE 组的完全消融率分别为 54.5% 和 20.6%，有效率分别为 97.0% 和 64.7%，差异均具有统计学意义；联合治疗组患者术后 AFP 显著下降；两组患者均有不同程度的肝功能损伤，未发生出血、胃瘘、结肠瘘、胆道损伤、针道转移等重度并发症及相关死亡；联合治疗组 1、2、3 年生存率分别为 63.6%、15.2%、4.5%，单纯 TACE 治疗组 1、2、3 年生存率分别为 28.4%、5.9%、0，差异具有统计学意义。高飞等[68]系统评价 TACE 联合索拉非尼与单一 TACE 治疗中国人群中晚期肝癌的疗效与安全性。检索 Pub Med、Embas 等数据库，查找比较 TACE 联合索拉非尼与单一 TACE 治疗中国人群中晚期肝癌的随机对照试验(RCT)，对纳入的文献进行资料提取和质量评价，采用 Rev Man 5.1 软件进行 Meta 分析。结果最终纳入 6 项研究共 498 例患者。Meta 分析结果显示，在中国人群中，相比单一 TACE 治疗，TACE 联合索拉非尼治疗能提高中晚期肝癌患者的客观有效率，能有效提高患者的 1 年生存率及 2 年生存率，同时对不良反应具有良好的耐受性及安全性。结论提示，在中国人群中，对于不可手术切除的中晚期肝癌患者，TACE 联合索拉非尼治疗可以有效提高客观有效率、疾病控制率，提高患者生存率。

（二）肝癌的微创治疗

微创治疗在肝癌的治疗策略中发挥越来越重要的作用，使更多的肝癌患者受益。高君等[69]探讨射频消融(RFA)作为首选方案治疗直径≤3 cm 单发 HCC 的远期疗效及其影响因素。回顾性总结 184 例≤3 cm 单发 HCC 的临床资料，按照 Livraghi 标准分为可手术切除组(84 例)和不宜手术切除组(100 例)。结果显示，184 例均顺利完成 RFA 治疗，10.3% 出现 RFA 相关并发症，但均较轻微。完全消融率为 97.8%，随访期间肝内再发率为 37.5%；可手术切除组和不宜手术切除组的局部复发率和肝外转移率无统计学差异，肝内再发率差异有统计学意义。184 例患者 1 年、3 年和 5 年生存率分别为 99.5%、81.0% 和 62.5%。多元分析结果显示，Child-Pugh 分级、有无门静脉高压症是影响远期生存的因素。结论提示，RFA 治疗直径≤3.0 cm 的单发 HCC 安全、有效，可以作为首选治疗方案。李林静等[70]探讨射频消融对比经皮无水乙醇注射治疗早期肝癌的效果和安全性。检索 Cochrane library、PubMed 等数据库(截至 2014 年 7 月)，进行统计学分析。共纳入 7 个随机对照试验,射频消融组 545 例患者,无水乙醇注射组 539 例患者,Meta 分析结果提示:与经皮无水乙醇注射治疗早期肝癌相比,射频消融在总生存率、总复发率显示出更多的优势,且不增加主要并发症的发生率。武晓勇等[71]探讨射频消融联合脾切除术治疗小肝癌伴脾功能亢进的效果。回顾分析 100 例小肝癌伴脾功能亢进患者资料。患者均接受了脾切除,其中观察组 53 例,行肝癌射频消融术;对照组 47 例,行肝癌切除术。结果显示,观察组热缺血时间、手术时间、术中失血量、住院时间、输血量等均显著少于对照组患者。观察组术后并发症发生率(7.6%)显著低于对照组(44.7%),两组术后 1、3、5 年生存率及无瘤生存率差异无统计学意义。结论提示,采用肝癌射频消融联合脾切除术治疗小肝癌伴脾功能亢进患者,不但可达到与手术切除相同的疗效,且可显著减少并发症。胡丙洋等[72]探讨腹腔镜超声探头引导下射频消融术治疗原发性肝癌的临床应用价值。回顾分析 19 例腔镜超声探头引导下肝癌射频消融术和 17 例 B 超引导下肝癌射频消融术的临床资料。结果腹腔镜组 19 例均消融完全,无肿瘤残留,术后出现肝区胀痛 1 例,胸腔积液 2 例,随访均无肿瘤复发。B 超组 17 例中 15 例消融完全,术后出现肝区胀痛 11 例,胸腔积液 10 例,随访有 4 例肿瘤复发。结论提示,腹腔镜超声探头引导下射频消融术,尤其对位于肝实质内邻近膈顶和胃肠道的肿瘤射频消融治疗有明显优势。龚昭等[73]回顾分析 IQQA(R)- Liver 系统在超声引导腹腔镜辅助下肝肿瘤射频消融术中的应用体会。回顾性分析 59 例超声引导腹腔镜辅助下肝肿瘤射频消融术患者的临床资料,术前均经 IQQA(R)- Liver 影像解读分析系统进行三维定量分析,根据每个瘤体进行模拟 RFA 穿刺点、进针角度、进针路径以及进针深度,同时模拟消融热场范围,计算全肝体积、预估毁损体积和残余功能肝体积并进行对比,综合评价 IQQA(R)- Liver 系统在 RFA 术前治疗方案规划及并发症预防中的指导作用。结果显示,59 例患者经 IQQA(R)- Liver 影像解读分析系统重建,得到了清晰的肝脏、肿瘤和肝内脉管系统的三维图像,并按模拟设计方案完成 RFA 术。术后均未出现大出血、胆瘘、穿孔、膈肌损伤等并发症。术后第 3 天 CDFI 及 CEUS 评估所有瘤体首次完全消融率达到 89.04%。结论提示,IQQA(R)- Liver 系统对肝脏肿瘤患者进行有效、精确、个体化的术前评估,对所有治疗方案的制订具有良好的指导意义。许赟等[74]探讨超声引导下经皮微波热消融治疗极早期肝癌的临床疗效及预后相关因素。回顾性分析 139 例极早期肝癌行超声引导下经皮热消融治疗患者资料,计算肿瘤完全消融率、总体生存率、无瘤生存率并分析预后相关影响因素。结果全组肿瘤完全消融率为 97.84%,平均生存时间(70.10 ± 28.87)个月,1、3、5 年总体生存率分别为 94.90%、87.70%、73.10%。单因素分析和多因素分析显示,年龄≥60 岁、治疗后无瘤生存时间 2 年和肝外转移是影响总体生存时间的独立危险因素,患有丙型肝炎和术前高 AFP 水平是无瘤生存时间的不良影响因素。结论提示,超声引导下经皮热消融治疗是极早期肝癌安全、有效的治疗方式,但高龄、术后早期复发、肝外转移、丙型肝炎和术前高 AFP 患者预后不良。刘洪亮等[75]总结经皮微波固化联合腹腔镜断流术治疗肝脏深部微小肝癌合并门静脉高压的临床经验。对 46 例(治疗组)资料进行回顾性分析,并与同期 53 例(对照组)行肝部分切除联合断流术的病例进行对照研究。结果显示,两组均无围手术期死亡,治疗组术中出血量、术后近期并发症发生率低于对照组,两组术后 1、3、5 年再出血率、存活率差异无统计学意义。结论提示,经皮微波固化联合腹腔镜断流术后近期并发症少,且可以获得与肝部分切除联合断流术相似的远期再出血率和生存率。张立洪等[76]比较经腹微波消融与再手术切除治疗复发性小肝癌的疗效。回顾性分析 75 例复发性小肝癌患者的临床资料,其中 34 例患者行经腹微波消融(微波组),41 例行肿瘤再手术切除(手术切除组),比较两组患者手术情况、AFP 值变化、并发症发生率、住院时间及总生存率和无瘤生存率。结果两组肿瘤均完全清除,AFP 均于 3 个月内恢复正常,微波组平均手术时间短于手术组,微波组术中出血量少于手术组,微波组平均住院时间短于手术组,微波组和手术切除组并发症发生率差异有统计学意义,微波组和手术切除组 1、3 和 5 年总生存率分别为 88.1%、68.8%、46.1% 和 86.1%、71.5%、50.2%。结论提示,微波消融治疗复发性小肝癌与再次手术治疗具有相同的生存率,且创伤小。扈彩霞等[77]探讨原发性肝癌患者微波消融术后早期复发的相关危险因素。回顾性分析 80 例原发性肝癌患者的临床资料,选择可能对早期复发有影响的因素,采用 Logistic 法进行单因素分析,筛选肝癌消融术后早期肝内复发的危险因素。结果患者中共有 30 例在术后 6 个月时出现复发,复发率为 37.5%。单因素分析显示,患者年龄、性别、病灶位置、肿瘤大小、肝癌家族史、饮酒史、肝癌手术切除史、术前甲胎蛋白水平、肝功能 Child-Pugh 分级、MELD 评分、肝癌相关病因等差异无统计学意义;肿瘤数目(≥2 个)差异有统计学意义。结论提示,肿瘤数目是肝癌消融术后早期复发的独立危险因素。李京华等[78]探讨肝癌患者局部麻醉下 CT 引导肝癌微波消融(MWA)术中,肿瘤位置与患者疼痛程度的关系。35 例肝癌患者 42 个肿瘤病灶 TACE 治疗后实施 CT 引导经皮 MWA 治疗,邻近肝包膜组16例患者、19个病灶,病灶邻近肝包膜和(或)肝段以上门静脉分支≤5 mm;远离肝包膜组19例患者、23个病灶。结果消融治疗时邻近肝包膜组患者的疼痛比远离肝包膜组患者更明显,邻近肝包膜组患者的哌替啶用量亦高于远离肝包膜组患者,差异有统计学意义。结论提示,邻近肝包膜及门静脉分支的肝癌病灶行MWA治疗时,患者疼痛更明显,追加用哌替啶剂量后,可完成MWA治疗。

(三)化疗

唐启彬等[79]*研究原发性肝癌术后超声引导下经皮经肝门静脉穿刺化疗安全性。总结524例原发性肝癌患者术后下经皮经肝门静脉穿刺化疗,实施1 865例次,共发生穿刺操作相关性并发症149例次,包括术后穿刺点疼痛、肝包膜下出血、腹腔出血、气胸等。化疗相关并发症587例次,其中包括胃肠道不良反应、白细胞减少等。所有并发症经保守治疗后均痊愈。结论提示,肝癌术后超声引导下经皮经肝门静脉穿刺化疗操作简单、安全,术后并发症发生率在可接受范围。殷晓煜等[80]探讨FOLFOX4方案系统性化疗治疗进展期HCC的疗效。回顾性分析22例进展期HCC患者的临床资料,结果22例患者共接受85个疗程的治疗,平均(3.7±2.0)个疗程。无治愈,5例为部分有效,5例为疾病静止,12例为疾病恶化,客观缓解率为22.7%(5/22),疾病控制率为45.4%(10/22),无严重不良反应发生。1年存活率为12.1%,中位生存期为5.8个月。结论提示,FOLFOX4方案系统性化疗对部分进展期HCC患者有效,是可选择的一种治疗手段。

五、转移性肝癌

王青兵等[81]*探讨比较射频消融与手术切除治疗结直肠癌肝转移的效果,探讨影响预后的相关因素。回顾性分析120例结直肠癌肝转移患者临床病理资料和随访资料,对患者术后的相关参数进行统计学对比分析。结果显示,RFA治疗62例,手术治疗58例,RFA术后并发症较手术组低。转移癌直径<4.0 cm者两组复发率及1、3、5年生存率差异无统计学意义。单因素分析结果显示,原发灶分化程度、原发灶N分期、转移癌直径、转移癌类型、肝外转移及癌胚抗原(CEA)水平与结直肠癌肝转移的预后相关;多因素分析结果显示,转移癌类型、转移癌直径、肝外转移及高CEA水平是影响结直肠癌肝转移总生存时间的独立危险因素。结论提示,RFA适合结直肠癌肝转移的治疗,临床病例选择应严格。张志泉[82]探讨结直肠癌肝转移患者行肝根治性切除手术预后的影响因素及临床意义。回顾性分析182例行根治性切除的结直肠癌肝转移患者,分析临床病理因素与疗效的关系,单因素分析采用Log-rank法,多因素分析采用Cox比例风险模型。结果患者1、3、5年生存率分别为82.96%、59.73%、40.11%,单因素分析显示,转移瘤的大小、分布、数目、术前血清癌胚抗原(CEA)水平、有无并发症、术后有无辅助性治疗等是影响预后的影响因素。多因素分析显示,转移瘤的数目、术前CEA水平、术后有无并发症是影响患者预后的独立危险因素。结论提示,根据危险因素扩大手术切除的适应证,术后对患者积极进行辅助治疗,可以有效改善患者的预后。刘铭等[83]探讨肝炎对结直肠癌肝转移(CRLM)患者外科治疗及预后的影响。回顾性分析175例CRLM患者的临床资料,分为合并肝炎组(16例)和未合并肝炎组(159例),比较两组患者围手术期肝功能、手术方式及预后。结果显示,除血小板水平合并肝炎组明显低于未合并肝炎组外,其他肝功能指标两组差异均无统计学意义。手术时间、术中出血量、术后胆瘘发生率及术后引流量等围手术期指标两组差异亦无统计学意义,两组患者术后中位总生存时间分别为46个月和33个月,中位无瘤生存时间分别为8个月和10个月,差异均无统计学意义。结论提示,合并肝炎的CRLM患者肝储备功能良好,可以安全地进行大范围肝切除,不会影响生存。闫晓峦等[84]*探讨影响CRLM外科手术治疗预后的风险因素,验证现有风险评分的临床使用价值。回顾性分析303例CRLM患者的临床资料及术后随访情况,采用单因素和Cox比例风险回归模型等分析影响CRLM患者生存的相关因素,验证目前广泛应用的5种临床风险评分体系对患者生存预测的准确性。结果显示,全组患者1、3、5年总生存率分别为89.2%、50.8%、38.6%,中位生存期为37个月;原发灶N分期和肝切除术前CEA水平是影响预后的独立危险因素,MSKCC评分对患者术后总生存的预测效果最优。结论提示,CRLM患者术后生存受多种风险因素影响,现有的5种预后评分体系中MSKCC评分预测效果最优。

六、肝良性肿瘤和肝外伤

董健等[85]探讨肝血管瘤的手术适应证。回顾分析128例肝血管瘤患者资料,根据肿瘤直径将患者分为大血管瘤(直径5~10 cm,A组)与巨大血管瘤(直径≥10 cm,B组)两组,比较两组围手术期临床因素,研究与肝血管瘤切除术后并发症及输血相关的因素。结果B组手术时间[(232±116)min]、ICU住院天数[(2.63±1.10)d]、手术出血量[(1261 ±1520)ml]及输血量[(3.93±5.19)U]与A组的手术时间[(172±63.8)min]、ICU住院天数[(2.12±0.95)d]、手术出血量[(405±365)ml]及输血量[(1.36±2.05)U]比较,差异有统计学意义。单因素分析表明,肿瘤直径是手术输血的危险因素,但不是独立危险因素。结论提示,巨大血管瘤外科手术风险与大血管瘤相比无明显增加,肿瘤直径不是肝血管瘤手术术中输血和术后并发症的独立危险因素。肖年军等[86]分析不同术式治疗巨大肝血管瘤(直径≥10 cm)的术中情况及结局,总结手术治疗巨大肝血管瘤的经验。巨大肝血管瘤患者的病例资料,按照术式不同分为血管瘤剥除术组及肝切除术组,对比分析两组患者的临床表现、术中情况以及术后结局。结果患者145例,其中剥除术组81例,肝切除术组64例。血管瘤剥除术组与肝切除术组在肿瘤直径、手术时长、行肝门阻断的比率方面差异有统计学意义;在术中出血量、术后并发症发生率方面差异无统计学意义。结论提示,血管瘤剥除术与肝切除术都是治疗肝血管瘤的安全术式,应根据血管瘤位置、大小个体化选择术式。刘斌等[87]探讨三维可视化系统在复杂肝血管瘤精准肝切除中的应用价值。回顾性分析12例因复杂肝血管瘤需行手术治疗的患者的临床资料,术前均行肝脏三维重建,全方位立体显示肝内瘤体与脉管系统的解剖关系。结果12例患者均成功完成肝血管瘤包膜外剥脱术,三维可视化系统可立体显示肝内瘤体及肝内脉管结构,术前预切除肝脏体积与术后实际切除肝脏质量分别为(612±182)ml和(80±22)ml,模拟值与实际值比较差异有统计学意义。所有患者术后恢复良好,术后无肝功能衰竭发生。结论提示,三维可视化系统可立体显示肝脏脉管结构,可避免肝内重要脉管结构的损伤,在复杂肝血管瘤切除术中具有一定的临床应用价值。吴珍宝等[88]研究腹腔镜下微波消融治疗有临床症状的、直径<10 cm肝血管瘤的临床疗效。收集145例肝血管瘤患者资料,其中腹腔镜下微波消融58例(腔镜消融组)、手术切除87例(手术切除组),分析两组手术及随访结果,评估治疗效果。结果腔镜消融组在手术时间、术中出血量、输血例数、术后并发症、术后住院时间等方面有明显优势,症状消失情况与手术切除组相当。结论提示,对有症状、直径<10 cm的肝血管瘤采用腹腔镜下微波消融可以获得肯定效果。张瀚之等[89]回顾性分析探讨肝包虫病手术治疗的方式。402例患者中271例行外科治疗,包括肝囊型包虫病195例,肝泡型包虫病76例。肝囊型包虫病患者中行内囊摘除术或附加外囊次全切除术80例,行外囊完整剥除术或肝脏切除术109例,行姑息性治疗6例。肝泡型包虫病患者中行姑息性切除术7例,行肝脏切除术54例,行同种异体肝移植术12例,行自体肝移植术3例。结果显示,肝囊型包虫病患者中,行内囊摘除术或附加外囊次全切除术的血浆引流管时间、术后并发症发生率及术后复发率均明显高于行外囊完整剥除术或肝脏切除术者。肝泡型包虫病患者中,行肝脏切除术的血浆引流管时间及术后复发率均明显低于姑息性切除术者。肝移植术后12例完全康复、3例早期死亡。结论提示,对于肝囊型包虫病患者,外囊完整剥除术或肝脏切除术应该作为首选;对于肝泡型包虫病患者,肝脏切除术应该作为手术治疗的首选术式。马尔旦·马合木提等[90]评价和比较经腹腔镜与开腹根治性手术治疗肝脏囊型包虫病的临床疗效。回顾性分析153例患者的临床资料,其中41例行经腹腔镜手术(腹腔镜组),112例行传统开腹手术(开腹组)。腹腔镜组5例患者行中转开腹手术,2组术中出血量比较差异无统计学意义,平均术后住院时间、并发症发生率差异有统计学意义。结论提示,腹腔镜肝包虫根治性手术治疗,在严格选择患者的条件下是安全和可行的。郭强等[91]探讨终末期肝泡型包虫病合并梗阻性黄疸的治疗方法及效果。回顾性分析55例终末期肝泡型包虫病合并梗阻性黄疸患者的临床资料,根据治疗方法的不同将患者分为两组:A组(姑息性手术组)38例,采用姑息性病灶切除加胆道减压术;B组(介入组)17例,采用经皮经肝胆道引流术(PTCD)。分析比较两组患者一般资料、肝功能变化、胆道并发症、病死率、累积生存率等指标。结果A组患者手术时间、术中出血量、平均住院天数显著高于B组,术后总胆红素、天冬氨酸氨基转移酶、丙氨酸氨基转移酶显著高于B组,术后血清蛋白水平低于B组。两组胆道并发症发生率、病死率、累积生存率差异无统计学意义。结论提示,介入治疗是终末期肝泡型包虫病合并梗阻性黄疸患者的有效方法,可以代替传统的姑息性手术治疗。刘竞等[92]回顾性总结腹腔镜微创手术在治疗肝外伤中的应用经验。回顾性分析应用腹腔镜手术治疗肝外伤32例的临床资料。闭合性损伤23例,开放性损伤9例,复合性肝外伤7例。结果显示,根据Moore分级标准:Ⅰ级2例,Ⅱ级7例,Ⅲ级19例,Ⅳ级4例;采用肝缝合修补术、清创性部分肝切除术等,如伴有其他脏器损伤,术中同时在腹腔镜下完成,无死亡病例。结论提示,正确地选择适应证,腹腔镜微创手术是治疗肝外伤安全有效的方法。徐斌勇等[93]探讨腹腔镜下肝破裂手术的可行性及临床疗效。对62例外伤性肝破裂腹腔镜下采用电凝止血,止血纱布填塞,破裂口缝合止血,结扎肝动脉,清创性肝切除等。结果56例顺利完成腹腔镜下手术,6例中转开腹,其中肝损伤Ⅰ、Ⅱ级患者均腹腔镜下完成手术;Ⅲ级患者1例发生胆瘘;Ⅳ级患者1

例发生胆瘘、1 例发生梗阻性黄疸；Ⅴ级患者 1 例发生全身多器官功能障碍致死亡、1 例发生胆道出血。所有患者术后随访 3 个月，恢复良好。结论提示，对于Ⅰ~Ⅲ级肝破裂腹腔镜下手术是安全可行的，对于Ⅳ、Ⅴ级肝损伤，建议首选开腹手术。

（葛瑞良　薛　峰）

·参·考·文·献·

● [1] 何宗全，章安庆，叶显道，等. 牛磺熊去氧胆酸对大鼠肝脏缺血-再灌注损伤的保护作用[J]. 中国普通外科杂志，2015，24(7)：990－995.

● [2] 张江，翟秀宇，吴宁，等. 白藜芦醇促进肝部分切除术后肝再生的实验研究[J]. 肝脏，2015，20(6)：450－452.

● [3] 段文彪，高胜强，周春光，等. 自噬对肝卵圆细胞在缺血缺氧微环境中增殖的影响[J]. 肝胆胰外科杂志，2015，27(1)：37－41.

● [4] 肖作汉，孟冈，王立志，等. 腹腔积液细胞 DNA 倍体及 miRNA－21 联合检测对肝细胞癌诊断的临床价值[J]. 临床肝胆病杂志，2015，31(1)：93－98.

● [5] 赵鸣，李灼日，周开伦，等. 四跨膜蛋白 CO－029 在肝内胆管细胞癌中的表达及临床意义[J]. 中华肝胆外科杂志，2015，21(8)：523－527.

● [6] 徐永富，章文龙，胡鹏，等. HLA－F 在肝细胞癌中的表达及预后意义[J]. 中华普通外科杂志，2014，29(8)：630－633.

● [7]* 逄锦忠，焦学飞，王光军，等. 染色体杂合性缺失在 TNM Ⅰ期肝细胞癌分子分期预后评估中的价值[J]. 中华肝胆外科杂志，2015，21(7)：458－461.

● [8]* 董健，朱迎，张谞丰，等. 联合应用剩余肝体积与肝功能评分系统预测肝切除术后并发症[J]. 中华普通外科杂志，2014，29(11)：824－827.

● [9] 吴建锋，赵腾，曹广文，等. 肝癌相关的分子信号通路及治疗靶标[J]. 第二军医大学学报，2015，36(4)：373－377.

● [10] 刘扬，王跃如，丁光辉，等. 甲胎蛋白特异性 CD8＋T 淋巴细胞肝癌疫苗杀伤肝细胞癌的分子机制[J]. 中华肝胆外科杂志，2015，21(2)：101－104.

● [11] 丁文周，卢叶挺，谭龙威，等. miR－497 抑制肝癌细胞的侵袭与转移[J]. 南京医科大学学报(自然科学版)，2015，35(7)：955－961.

● [12] 颜艳，王琴，李巍，等. 微小 RNA－211 靶定雌激素受体 α 促进肝癌细胞侵袭的研究[J]. 中华肝脏病杂志，2015，23(7)：527－532.

● [13] 李科，杨卫平，付志平，等. ShRNA 靶向沉默 FGFR3 基因对人肝癌细胞 Huh7 增殖和迁移的影响[J]. 外科理论与实践，2014，19(4)：342－348.

● [14] 孙孝国，李力，王金华. 肝细胞癌术后复发相关机制研究以及潜在治疗药物预测[J]. 中国普外基础与临床杂志，2014，21(10)：1245－1249.

● [15] 周春光，段文彪，赵延荣，等. 肝星状细胞对 VEGF 介导的脂肪间充质干细胞向内皮细胞分化的影响[J]. 肝胆胰外科杂志，2015，27(2)：125－132.

● [16]* 禹亚彬，卞建民，顾殿华. 人脐带间充质干细胞分化为肝样细胞及对肝硬化大鼠肝功能的改善[J]. 中华肝胆外科杂志，2014，20(10)：729－733.

● [17] 张原青，彭利军，曹忆嵘，等. 慢性乙型肝炎肝硬化患者发生肝细胞癌的危险因素分析[J]. 中华肝脏病杂志，2015，23(7)：512－516.

● [18]* 张瑞丽，周莎莎，肖蕾，等. 新疆维吾尔族非乙非丙型及病毒相关性肝癌的临床特征及预后[J]. 中华肿瘤杂志，2015，37(7)：540－544.

● [19] 党晓卫，李路豪，李素新，等. 巴德-吉亚利综合征合并肝细胞癌的危险因素分析[J]. 中华外科杂志，2015，53(7)：492－495.

● [20] 王伟，丁伟，王伯庆，等. 精准肝切除治疗原发性肝癌临床效果的 Meta 分析[J]. 中国现代普通外科进展，2015，18(4)：273－278.

● [21] 陈晓亮，王川红，宋志，等. 肝血管成像三维重建联合区域血流阻断亚甲蓝持久染色在精准肝切除手术中的应用[J]. 中国普通外科杂志，2015，24(7)：1001－1006.

● [22] 方驰华，陈青山，方程，等. 三维可视化技术辅助的肝切除术治疗原发性肝癌的疗效分析[J]. 中华外科杂志，2015，53(8)：574－579.

● [23]* 杜振双，何谦，林建泉，等. 三维手术模拟系统在肝癌患者极量肝切除术中的应用：35 例报告[J]. 中华肝胆外科杂志，2015，21(3)：152－155.

● [24] 张贯启，张志伟，项帅，等. 大肝癌手术切除术中不同肝血流阻断方法的临床研究[J]. 中国普通外科杂志，2015，24(1)：18－22.

● [25] 冯莉，王黎明，荣维淇，等. 肝细胞癌切除术中区域血流预阻断与区域血流阻断的疗效对比初探[J]. 中华肿瘤杂志，2015，37(3)：186－189.

● [26] 王鹏飞，刘志伟，蔡守旺，等. 陈氏绕肝双悬吊法联合右半肝血流阻断行右后叶肝肿瘤切除术[J]. 腹部外科，2015，28(2)：82－84.

● [27] 金浩，刘会春，李宗狂，等. 射频凝血器在肝切除术中的应用价值[J]. 中国普通外科杂志，2015，24(1)：80－83.

● [28] 秦红波，石洁，郭卫星，等. LigaSure 与钳夹法在单发肝癌切除术中的比较[J]. 中国微创外科杂志，2015，15(9)：786－788.

● [29] 张璠，闫军，冯晓斌，等. 射频辅助肝切除术与单纯性肝切除术治疗肝细胞性肝癌的前瞻性随机对照研究[J]. 第三军医大学学报，2015，37(10)：1022－1025.

● [30]* 王志明，胡宽，苌群刚，等. 绕肝提拉法在联合肝脏离断和门静脉切断二步肝切除术中的应用[J]. 中国普通外科杂志，2015，24(1)：12－17.

● [31] 李成鹏，钱红纲，张霁，等. 联合肝脏离断和门静脉结扎二步肝切除术临床应用研究(附 2 例报告)[J]. 中国实用外科杂志，2014，34(8)：744－748.

● [32] 洪德飞，刘合春，彭淑牖，等. 联合肝脏离断和门静脉结扎二步肝切除术治疗肝硬化肝癌疗效分析(附 1 例报告)[J]. 中国实用外科杂志，2014，34(8)：739－743.

● [33] 佟庆，丁伟，晏冬，等. 腹腔镜与开腹肝切除术治疗肝癌疗效的 Meta 分析[J]. 中国普通外科杂志，2015，24(1)：27－33.

● [34] 肖乐，李建伟，陈健，等. 腹腔镜与开腹肝切除术治疗肝脏后上段肿瘤的病例对照研究[J]. 第三军医大学学报，2014，36(24)：2471－2475.

● [35] 汤晓东，刘双海，赵振国，等. 腹腔镜肝脏肿瘤切除术 40 例[J]. 中华普通外科杂志，2014，29(10)：753－755.

● [36] 张宇，陈云飞，路涛，等. 全腹腔镜前入路经肝后隧道绕肝带结扎并门静脉结扎的分期肝切除术治疗肝硬化肝癌[J]. 中国普外基础与临床杂志，2015，22(1)：70－75.

● [37]* 原春辉，修典荣，马朝来，等. 腹腔镜解剖性左半肝切除治疗肝肿瘤[J]. 中华肝胆外科杂志，2014，20(12)：845－847.

● [38] 林建泉，陈琼梅，杜振双，等. 腹腔镜下双极四针射频消融肝切除 50 例应用体会[J]. 中国现代普通外科进展，2015，18(2)：138－140.

● [39]* 何晓军，肖梅，张辉，等. 微波消融辅助腹腔镜肝切除 29 例[J]. 中华普通外科杂志，2015，30(6)：451－453.

● [40] 赵超尘，岑钧华，王晓明，等. 微波止血分离器在腹腔镜肝切除术中的应用[J]. 中国普通外科杂志，2015，24(1)：84－87.

● [41] 兰天，马魏杰，喻满成，等. 机器人辅助与传统腹腔镜行肝切除术效果比较的 Meta 分析[J]. 腹部外科，2015，28(2)：93－97.

● [42] 董满库，李晓鸥，孙宏伟，等. 中央型肝癌行解剖性肝中叶切除的近期疗效及安全性评价[J]. 肝脏，2015，20(6)：464－466.

● [43] 贾长库，王石坚，陈有科，等. 解剖性右肝三段切除治疗右肝巨大或多发性肝癌[J]. 中国普通外科杂志，2015，24(7)：939－944.

● [44] 黄锦龙，王清，于勇，等. 解剖性肝切除对肝细胞癌的预后影响[J]. 第二军医大学学报，2015，36(5)：492－498.

● [45]* 唐振宇，王伟，杜刚，等. 原发性肝癌合并门静脉癌栓不同治疗方法的疗效分析[J]. 中华肝胆外科杂志，2015，21(1)：18－22.

● [46] 高胜，刘剑勇，张志明，等. 肝细胞癌伴门脉癌栓两种手术方式的疗效及预后因素[J]. 中华肝胆外科杂志，2014，20(10)：700－704.

● [47] 王志明，胡宽，陶一明. 伴门静脉癌栓的原发性肝癌外科治疗：附 335 例报告[J]. 中国普通外科杂志，2015，24(7)：928－932.

[48] 俞初爱,刘佳,乐弈,等.外科手术联合 TACE 治疗晚期肝癌合并门静脉癌栓的疗效分析[J].中国普通外科杂志,2015,24(7):933-938.
[49]* 严茂林,洪嘉明,吴嘉艺,等.肝癌伴下腔静脉癌栓的分型及外科治疗[J].中国普通外科杂志,2015,30(9):701-703.
[50] 陈浩,荚卫东,许戈良,等.原发性肝癌合并膈肌侵犯的手术治疗[J].中华普通外科杂志,2015,30(5):374-377.
[51] 孙鹏,吴力群,王祖森,等.原发性肝癌肝切除术后并发症严重程度影响因素分析(附 84 例报告)[J].中国实用外科杂志,2015,35(5):528-530.
[52] 倪俊,袁文斌,岑峰,等.抗病毒治疗在乙肝相关性肝癌术后肝内复发中的作用[J].中华肝胆外科杂志,2015,21(2):91-95.
[53] 李成军,鲁守堂.再次手术切除辅以门静脉化疗治疗肝癌术后复发[J].中国普通外科杂志,2015,24(1):136-139.
[54] 王言焱,黄山,钟鉴宏,等.糖尿病对肝细胞癌切除术后患者预后的影响[J].中华普通外科杂志,2014,29(9):688-692.
[55] 王黎明,吴凡,吴健雄,等.控制手术相关危险因素后肝癌术后复发危险因素分析[J].中华肿瘤杂志,2014,36(8):629-634.
[56] 朱耿隆,蔡潮农,林志东,等.术前脾肝体积比可预测肝癌切除术后复发的危险性[J].中华普通外科杂志,2015,30(3):181-184.
[57]* 周琰,马晓路,吴炯,等.术前血清 α-*L*-岩藻糖苷酶对肝细胞癌根治性切除术后早期复发的预测价值[J].中华医学杂志,2014,94(46):3623-3628.
[58] 刘扬,王跃如,王龙,等.血液甲胎蛋白 mRNA 对肝癌术后复发转移的影响:3 年回顾性研究[J].中华肝胆外科杂志,2014,20(10):697-699.
[59] 杨浩洁,郭哲,姜经航,等.274 例巴塞罗那 A 期肝癌经肝动脉化疗栓塞治疗的预后分析[J].中华普通外科杂志,2015,30(3):185-188.
[60] 贾中芝,王庆庆,黄渊全,等.肝总动脉闭塞后经侧支循环行 TACE 治疗肝癌[J].中华肝胆外科杂志,2014,20(12):852-854.
[61] 章万勇,查云飞.TACE 联合部分脾栓塞术对肝癌患者免疫功能影响研究[J].临床放射学杂志,2015,34(3):451-454.
[62] 荣维淇,余微波,吴凡,等.术前介入治疗对肝细胞癌患者围手术期转归的影响[J].中华肿瘤杂志,2015,37(9):671-675.
[63] 刘小瑜,苏子剑,王聪仁,等.辅助性肝动脉化疗栓塞术对原发性肝癌切除手术预后的影响[J].中华肝胆外科杂志,2015,21(1):23-28.
[64] 邱广平,刘杰,范华.肿瘤根治术后行肝动脉化疗栓塞术联合药物化疗的原发性肝癌患者远期生存分析[J].浙江大学学报(医学版),2014,43(6):683-687.
[65] 杨聚鹏,刘敬禹,杨继金,等.低剂量奥沙利铂在老年原发性肝癌肝动脉化疗栓塞术中的应用[J].中华肝胆外科杂志,2015,21(6):401-404.
[66] 何津,张大为,张海光,等.肝动脉化疗栓塞术加或不加射频消融治疗中晚期原发性肝癌的临床研究[J].腹部外科,2015,28(1):57-59.
[67] 常鹏,张洪义,肖梅.单纯经肝动脉化疗栓塞术及其联合微波消融治疗原发性大肝癌的疗效对比分析[J].临床肝胆病杂志,2015,31(6):880-885.
[68] 高飞,韩斌,庞志刚,等.肝动脉化疗栓塞联合索拉非尼治疗中国人群中晚期肝细胞癌的 metaeta 分析[J].中国普外基础与临床杂志,2015,22(8):962-966.
[69] 高君,王劭宏,丁雪梅,等.射频消融治疗 3 cm及以下单发肝细胞癌远期疗效及预后因素[J].中华肝胆外科杂志,2014,20(11):776-780.
[70] 李林静,叶佳,刘玮玮,等.射频消融对比经皮无水乙醇注射治疗早期肝癌的 Meta 分析[J].中国医科大学学报,2014,43(11):1008-1014.
[71] 武晓勇,张燕忠,张彧.射频消融联合脾切除治疗小肝癌伴脾功能亢进 53 例临床研究[J].中华肝胆外科杂志,2015,21(2):109-112.
[72] 胡丙洋,万涛,张文智.腹腔镜超声探头引导下射频消融术治疗原发性肝癌的临床应用分析[J].中国现代普通外科进展,2015,18(5):368-372.
[73] 龚昭,夏辉,周程,等.IQQA(R)-Liver 系统在超声引导腹腔镜辅助下肝肿瘤射频消融术中的应用[J].腹部外科,2015,28(2):98-102.
[74] 许赟,王能,沈强,等.经皮热消融治疗极早期肝癌的疗效及预后因素分析[J].中国普通外科杂志,2015,24(7):945-950.
[75] 刘洪亮,吴晓龙,蔡广臻,等.微创治疗肝脏深部微小肝癌合并门静脉高压 46 例分析[J].中国现代普通外科进展,2015,18(3):238-240.
[76] 张立洪,张传永,戴新征,等.术后复发性小肝癌微波消融与再次手术切除的疗效比较[J].中华普通外科杂志,2015,30(8):631-634.
[77] 扈彩霞,郑加生,林伟,等.原发性肝癌微波消融术后早期复发危险因素分析[J].临床肝脏病杂志,2015,31(2):228-231.
[78] 李京华,崔石昌,孙健,等.原发性肝癌患者 CT 引导下经皮微波消融术中肿瘤位置与疼痛程度的关系[J].临床肝脏病杂志,2015,31(6):903-906.
[79]* 唐启彬,王捷.原发性肝癌术后超声引导下经皮经肝门静脉穿刺化疗安全性分析[J].腹部外科,2015,28(2):90-92.
[80] 殷晓煜,陈洁,彭建新,等.FOLFOX4 方案系统性化疗治疗进展期肝细胞癌 22 例疗效分析[J].中国实用外科杂志,2014,34(8):762-764.
[81]* 王青兵,蒋家云,谭运华,等.结直肠癌肝转移治疗 10 年随访:单中心 120 例分析[J].中华肝胆外科杂志,2015,21(7):449-453.
[82] 张志泉.结直肠癌肝转移患者行肝根治性切除术的预后影响因素分析[J].临床肝胆病杂志,2015,31(9):1455-1457.
[83] 刘铭,王崑,孙谊,等.肝炎对结直肠癌肝转移外科治疗及预后的影响[J].中华胃肠外科杂志,2015,18(7):680-683.
[84]* 闫晓峦,王崑,包全,等.结直肠癌肝转移患者临床风险评分体系的预后评价[J].中华肝胆外科杂志,2015,21(6):388-392.
[85] 董健,朱迎,王万里,等.肝血管瘤 128 例外科治疗分析[J].中华肝胆外科杂志,2014,20(8):595-598.
[86] 肖年军,余强,段伟东,等.巨大肝血管瘤的切除治疗 145 例[J].中华普通外科杂志,2015,30(6):436-439.
[87] 刘斌,黄军利,陈福真,等.三维可视化重建在复杂肝血管瘤精准肝切除中的应用[J].中华普通外科杂志,2015,30(2):130-133.
[88] 吴珍宝,王苏丹,汪长青,等.腹腔镜下微波消融治疗肝血管瘤的临床研究[J].中国普通外科杂志,2015,24(7):996-1000.
[89] 张瀚之,陈哲宇,严律南,等.肝包虫病外科治疗的单中心经验[J].中国普外基础与临床杂志,2015,22(2):144-148.
[90] 马尔旦·马合木提,郃沁文,吐尔干艾力·阿吉,等.肝脏囊型包虫病腹腔镜与开腹根治性手术治疗的疗效比较[J].中华普通外科杂志,2014,29(12):941-944.
[91] 郭强,邵英梅,温浩,等.终末期肝泡型包虫病合并梗阻性黄疸 55 例治疗分析[J].中华肝胆外科杂志,2014,20(9):634-638.
[92] 刘竞,张志明,许邦文,等.腹腔镜微创手术在肝外伤临床处理中应用[J].中华医学杂志,2015,95(28):2294-2296.
[93] 徐斌勇,蒋扬,方兴保.肝破裂腹腔镜手术 62 例报告[J].中国微创外科杂志,2015,15(4):321-323.

文 选

染色体杂合性缺失在 TNM Ⅰ 期肝细胞癌分子分期预后评估中的价值 [中华肝胆外科杂志,2015,21(7):458] 逄锦忠等研究探讨染色体杂合性缺失(LOH)与 HCC 患者根治术后 5 年总体生存(OS)、无瘤生存(DFS)率的关系,分析 LOH 在 TNM Ⅰ期 HCC 分子分期预后评估中的价值。对 131 例行根治术的 TNM Ⅰ期 HCC 石蜡标本应用微切割技术，获取纯净肿瘤 DNA 进行 LOH 检测。选取 1p、8p、17p、4q、13q 及 16q 这 6 条染色体上 24 个具有高度多态性的微卫星标记。分析 LOH 与 TNM Ⅰ期 HCC 患者根治术后 5 年总体生存(OS)、无瘤生存(DFS)的关系。结果发现 LOH 在检测的染色体位点上发生明显，D8S298 位点、D1S199 位点 LOH 频率分别为 31.5%、33.7%。在单因素分析中，D8S298 位点 LOH 的患者根治术后 5 年 OS、DFS 率皆明显低于无 LOH 的患者。同样，在 D1S199 基因位点，LOH 患者术后 5 年 OS、DFS 率亦显著低于无 LOH 者。在多因素分析中，Cox 比例风险模型显示 D8S298 位点 LOH 是 TNM Ⅰ期 HCC 患者根治术后 DFS 较差的独立因素，而 D1S199 位点 LOH 是 TNM Ⅰ期 HCC 患者根治术后 OS 较差的独立因素。研究提示，D8S298、D1S199 位点 LOH 可以作为 TNM Ⅰ期 HCC 根治术后新型的预后预测分子标记，对 TNMⅠ期 HCC 的分子分期具有重要价值。

（赖佛宝）

述评 · 传统的肿瘤Ⅰ临床分期（如 TNM 分期）及病理学指标对预后、转移复发评估具有巨大价值，并深刻影响癌症治疗决策。本研究发现 D8S298、D1S199 位点 LOH 可以作为 TNM Ⅰ期 HCC 根治术后新型的预后预测分子标记，对 TNM Ⅰ期 HCC 的分子分期具有重要价值。TNM 分期与 LOH 分子标记结合，使 TNM Ⅰ期的 HCC 患者具有了分子分期的属性，有利于对个体肿瘤预后做出更加精确的预测。但是 D8S298、D1S199 位点 LOH 在 TNM Ⅰ期肝细胞癌预后评估中的作用需进一步临床实验论证。

（卫立辛）

联合应用剩余肝体积与肝功能评分系统预测肝切除术后并发症 ［中华普通外科杂志，2014，29(11)：824］ 董健等研究肝癌解剖性肝切除术后并发症独立危险因素，评价联合应用剩余肝体积的 Child-Pugh/FLVR 评分指标对预测术后并发症的价值。回顾性分析 247 例肝癌肝切除患者临床资料、术后并发症，对术后并发症进行单因素分析，对有统计学差异的单因素进行有序 Logistic 回归分析，使用受试者工作特征(ROC)曲线评估 Child-Pugh/FLVR 评分预测性能和最佳诊断界值。结果显示，天冬氨酸转氨酶、血小板计数、国际标准化比值、术中红细胞数输入和 Child-Pugh/FLVR 是术后总体并发症发生的独立危险因素；ROC 曲线分析 Child-Pugh/LVR 评分(Child-Pugh/FLVR)临界值是 7.68，Child-Pugh 评分、FLVR 和 Child-Pugh/FLVR 评分曲线下面积分别为 0.620、0.648 和 0.712。结论提示，Child-Pugh/FLVR 评分是肝切除术后并发症的独立危险因素，Child-Pugh/FLVR 对于术后并发症具有良好预测性。

（梁 磊）

述评 · 准确评价肝功能储备对肝脏疾病治疗方案的制定、术后并发症的预防及预后的判断具有十分重要的意义。该文应用 Child-Pugh 分级评价肝功能，应用术后剩余肝脏体积占肝脏总体积比例评价剩余肝脏体积，结合两项指标来预测肝切除术后并发症。Child-Pugh/FLVR 评分结合了剩余肝脏质地的好坏和剩余肝脏体积的大小两方面的因素，对并发症的预测价值优于 Child-Pugh 评分和 RLVR 评分。但在实际临床中，每个患者各肝段体积与标准体积相比有差异；各肝段肝硬化程度也可能不同，其体积发生萎缩也不成比例，故针对 Child-Pugh/FLVR 评分较高的患者仍需要进一步进行肝功能评估。

（卫立辛）

人脐带间充质干细胞分化为肝样细胞及对肝硬化大鼠肝功能的改善 ［中华肝胆外科杂志，2014，20(10)：729］ 禹亚彬等研究脐带间充质干细胞(HuMSCs)体外诱导分化为肝样细胞后移植入肝硬化大鼠体内，观察其对大鼠肝功能的影响。采用四氯化碳法制备肝硬化大鼠模型。实验组经门静脉注射 1 ml 诱导分化来的肝样细胞(1×10^7个)，间充质干细胞(MS)组注射 1 ml 相同细胞量的 HuMSCs，模型组注射等体积的生理盐水(NS)。以未造模的大鼠作为对照组。细胞移植后，取大鼠内眦静脉血及肝组织进行检测。结果细胞移植后 1 周，与模型组比较，实验组血清 ALT、AST 及 TBil 均明显下降，血清 Alb 明显上升($P<0.05$)；与 MSC 组比较，实验组 Alb 较高，差别亦具有统计学意义，但 ALT、AST 及 TBil 差别无统计学意义($P>0.05$)。细胞移植后 4 周，与模型组比较，实验组 ALT、AST 及 TBil 仍明显下降($P<0.05$)，Alb 明显上升($P<0.05$)；与 MSC 组比较，实验组 Alb、ALT、AST 及 TBil 差别均具有统计学意义($P<0.05$)。RT-PCR 结果显示，移植 MSC 或肝样细胞后，MSC 组及实验组 4 种肝脏相关基因表达较模型组均显著增高($P<0.05$)。实验组基因的表达较 MSC 组显著增高($P<0.05$)。结论提示，HuMSCs 诱导分化后能在一定程度上改善肝硬化大鼠的肝功能，其效果优于单纯移植 MSC。

（李小勇）

评述 · 近年来，干细胞研究的飞速发展使其成为治疗肝硬化的新手段。研究证实，在体外合适的诱导条件下，脐带间充质干细胞可以向肝细胞分化。有研究报道,MSC 可溶性成分可以促进早期肝脏再生。该实验通过体外诱导人脐带间充质干细胞分化为肝细胞后移植入肝硬化大鼠,由此来观察人脐带间充质干细胞在肝硬化大鼠中的作用及可能机制。发现 HuMSCs 诱导分化后能在一定程度上改善肝硬化大鼠的肝功能,其效果优于单纯移植 MSC。该研究为临床应用细胞移植治疗肝硬化提供实验依据,但是相关机制还有待进一步阐明。此外,细胞移植治疗后的安全性也还需评估。

(卫立辛)

新疆维吾尔族非乙非丙型及病毒相关性肝癌的临床特征及预后 [中华肿瘤杂志,2015,37(7):540] 张瑞丽等探讨新疆维吾尔族肝细胞癌(HCC)患者的临床特征和预后。回顾性分析 301 例维吾尔族 HCC 患者的临床资料,分为非乙型非丙型肝癌组(NBC－HCC 组)和病毒相关肝癌组(viral－HCC 组)。采用 Kaplan-Meier 法计算生存率,采用 Log-rank 检验对影响患者预后的因素进行单因素分析,采用 Cox 多因素对影响患者预后的因素进行多因素分析。结果 NBC－HCC 组患者的性别、城乡地区、糖尿病史、体质指数、肝硬化史、临床分期、Child-Pugh 分级、总胆红素和甲胎蛋白水平与 viral－HCC 组比较,差异均有统计学意义。全组 HCC 患者的 1、2、3、5 年生存率分别为 35.6%、20.3%、12.6% 和 4.5%;NBC－HCC 组患者的 1、2、3、5 年生存率分别为 32.2%、18.5%、14.7% 和 5.2%,viral－HCC 组患者的 1、2、3、5 年生存率分别为 38.0%、21.1%、13.5% 和 4.1%,差异无统计学意义。多因素分析结果显示,年龄、临床分期、门静脉癌栓(PVTT)、Child-Pugh 分级、TACE 联合放疗或 RFA 均为影响 HCC 患者预后的独立因素。结论提示,NBC－HCC 组和 viral－HCC 组肝癌患者的临床特征不尽相同,具有一定的区域特点。年龄、临床分期、PVTT、Child-Pugh 分级、TACE 联合放疗或 RFA 为影响 HCC 患者预后的独立因素。

(薛　峰)

述评·肝炎病毒感染为我国肝癌最常见的危险因素,但 NBC－HCC 的发病率呈逐年上升趋势,其病因尚不明确。本研究提示,NBC－HCC 与 viral－HCC 的临床特点及伴随疾病不尽相同,具有一定的区域特点,但其生存率无明显差异。应加大对农村人口的健康教育和体检,没有肝炎病毒的损害,对 NBC－HCC 行综合治疗可能进一步延长患者生存时间。

(葛瑞良)

三维手术模拟系统在肝癌患者极量肝切除术中的应用:35 例报告 [中华肝胆外科杂志,2015,21(3):152] 杜振双等探讨三维手术模拟系统在极量肝切除中的应用价值。对 35 例患者采用三维手术模拟系统行手术前评估,运用计算机模拟切除的肝脏体积、剩余肝脏体积和手术切缘,将其与手术后实际切除肝脏体积和实际手术切缘进行对比,最后采取软件虚拟肝切除功能将手术方案进行优化。结果显示,在三维手术模拟系统的指导下,本组 35 例肝癌患者顺利完成极量肝切除,术后第 2 天超声显示发生腹水和中等量胸腔积液各 1 例,出现肝衰 1 例,无胆瘘及围手术期死亡发生,所有并发症经积极处理均好转。术后平均住院 22 d(范围 6～85 d),术后观察 1 个月无一复发。结论提示,三维手术模拟系统可有效、准确评估和模拟肝脏手术情况,对极量肝切除手术的开展具有较好的指导及帮助作用。

(薛　峰)

述评·肝叶肿瘤巨大时,通常所涉及血管较多,切除后肝创面大,术后并发症较多。传统的术前评估依靠二维 CT 或 MRI,需丰富的临床和阅片经验。通过术前三维成像,可以精确了解肿瘤与脉管的关系,在完整切除肿瘤的基础上,最大限度的保留正常肝组织。在具体实施过程中,由于肿瘤的位置及不同肝功能状态,手术技术和安全保障条件是不同治疗者必须考虑的问题。所以临床上针对具体病例,仍需根据各术者不同的技术经验,以及不同的病变解剖状况才能确定合适的治疗方法。

(葛瑞良)

绕肝提拉法在联合肝脏离断和门静脉离断二步肝切除术中的应用 [中国普通外科杂志,2015,24(1):12] 王志明等报道探讨绕肝提拉法(LHM)在联合肝脏离断和门静脉切断二步肝切除术(ALPPS)中的应用效果。回顾性分析 4 例原发性肝细胞癌行 ALPPS 术患者临床资料,其中肝右叶肿瘤 3 例,肝尾状叶肿瘤 1 例,均采用 LHM 法导引的一期左、右肝脏原位劈离,右门静脉切断;二期行肿瘤完整切除。结果显示,4 例均预先游离肝脏,成功安置弹力带,顺利实施二期肝切除术;一期手术时间 195～273(232.2 ± 35.3)min,术中失血 420～1 210(735 ± 344.3)ml,并发胆瘘 1 例;二期手术时间 98～186(139.5 ± 36.6)min,术中失血 100～320(197.5 ± 95.3)ml;无手术死亡;术后随访 3 个月,3 例情况良好,1 例术后 2 个月肝癌复发死亡。结论提示,LHM 法可保护下腔静脉,亦对充分显露左右肝动脉、肝静脉、肝内胆管有较好的效果,可常规适用于肝肿瘤 ALPPS 二步肝切除术。

（薛　峰）

述评·当肝肿瘤巨大、术后残肝不足时，可以采用ALPPS作为桥接手段，诱使健侧肝脏增生迅速，但肝内管道的结构特点使得ALPPS一期手术较为困难，目前其作为标准术式的循证医学证据级别较低。该文将绕肝提拉技术应用于ALPPS一期手术，取得良好临床效果，并提出具体的操作经验。此术式操作难度较大，发生大出血和并发症的概率较高。术式完成需要丰富的肝外科经验积累，病例的选择应尤其慎重。

（葛瑞良）

腹腔镜解剖性左半肝切除治疗肝肿瘤　[中华肝胆外科杂志，2014，20（12）：845]　原春辉等探讨腹腔镜解剖性左半肝切除术在治疗肝脏肿瘤中的价值。回顾性分析2006年3月至2012年1月21例因肝脏肿瘤而行腹腔镜解剖性左半肝切除术21例患者的临床资料，观察指标包括手术时间、术中失血量、术后并发症等，断肝方式为超声刀+LigaSure联合分离法，结合腔镜下切割缝合器。结果显示，术后病理证实原发性肝癌13例，肝血管瘤8例，平均手术耗时335（220～425）min，术中出血量约650（180～1 220）ml。4例术后发生胆瘘，经充分引流1～4周治愈；术后平均住院时间为8.2（5～12）d。肝脏恶性肿瘤患者术后随访31（13～72）个月，肿瘤复发5例，其中4例因肿瘤复发转移死亡。结论提示，腹腔镜下解剖性左半肝切除术是一种安全、有效、微创的手术，也适用于恶性肿瘤，能达到根治要求。

（薛　峰）

述评·随着手助式腹腔镜应用于肝脏外科领域，一些高难度的肝切除术也开始在微创操作下顺利完成，近年来国内也有腹腔镜肝切除术的较多报道。该研究中，术者应用半肝血流阻断技术，特别是左肝静脉的处理有借鉴性，增加了手术安全系数，但操作难度较大，应根据术前影像学和术中探查情况个体化处理。期待在微创肝脏手术领域进行更多积极的探索及验证。

（葛瑞良）

微波消融辅助腹腔镜肝切除29例　[中华普通外科杂志，2015，30（6）：451]　何晓军等探讨微波消融辅助下腹腔镜肝切除术的安全性和临床应用价值。回顾性分析行微波辅助下腹腔镜肝切除的29例患者临床资料，术中先行超声引导下微波消融，肝组织固化止血后行肿瘤局部切除，观察记录术中出血量、手术时间、术后住院时间、术后并发症等。结果显示，全组均顺利完成腹腔镜下肝切除，为不规则性切除，无中转开腹及围手术期死亡病例，术后病理证实肝细胞性肝癌18例，肝胆管细胞2例，直肠转移性腺癌2例，海绵状血管瘤5例，肝局灶性增生结节1例，肝囊腺瘤1例。3例放置腹腔引流，腹腔引流管5～7 d拔除，手术时间150（125～210）min，术中出血量120（30～250）ml，术后住院时间7（5～10）d，术后无腹腔出血、胆瘘等并发症；22例肝恶性肿瘤切缘均为阴性，随访3～36个月，无肿瘤复发及转移。结论提示，微波消融可有效地控制肝断面的出血，能提高腹腔镜下肝切除的安全性，拓展了腹腔镜肝切除适应证。

（葛瑞良）

述评·腹腔镜肝切除术关键问题是出血的控制，多数中转开腹均由肝断面出血难以控制导致。肝门阻断或区域性血流阻断均有其弊端，受时间或技术难度所限制。微波固化切缘线肝组织后，再以超声刀离断，很好地解决了肝创面出血问题；同时，微波凝固也阻止了术中的肿瘤扩散，消灭瘤周卫星灶，随之带来的免疫效应，均有效降低了肿瘤复发。微波固化的适应证相对严格，对肿瘤位置及直径要求相对较高，肿瘤较大或毗邻大血管应慎重。

（葛瑞良）

原发性肝癌合并门静脉癌栓不同治疗方法的疗效分析　[中华肝胆外科杂志，2015，21（1）：18]　唐振宇等探讨原发性肝癌（HCC）合并门静脉癌栓（PVTT）不同治疗方法的疗效，探讨影响患者术后的预后因素。回顾性分析539例HCC合并PVTT患者的临床资料，根据治疗方案的不同，将患者分为4组：保守治疗组（A组，47例）、单纯化疗组（B组，84例）、单纯手术组（C组，119例）、综合治疗组（D组，289例）。结果显示，四组基线临床资料，包括肿瘤的数目、大小、门静脉癌栓分布等无明显差异。手术治疗及化疗均可提高患者的生存率，综合治疗有明显的优势。单因素、多因素分析提示肿瘤大小、肿瘤数目、门静脉癌栓分布及术后化疗次数是影响手术切除后疗效的危险因素。结论提示，对于HCC合并PVTT患者，积极手术治疗是有效的方法，术后联合化疗可提高患者的生存率，如患者病情可耐受，可行多次化疗栓塞。

（葛瑞良）

述评·目前，临床对原发性肝癌伴门静脉癌栓常用的治疗手段中，手术切除肿瘤和癌栓＋术后 TACE 术后生存期相对较长，手术应争取肿瘤和癌栓一并切除；该研究进一步证实肝部分切除＋门静脉切开取栓术对于 PVTT 的患者取得了较为满意的远期疗效。对于 PVTT 累及门静脉主干的患者，切除手术疗效欠佳。建议针对个体，采取手术结合 TACE、放疗等综合治疗方式。

（葛瑞良）

肝癌伴下腔静脉癌栓的分型及外科治疗 ［中国普通外科杂志，2015，30（9）：701］ 严茂林等探讨肝细胞癌伴下腔静脉癌栓（HCIVCTT）的分型方法，并根据分型选择合理的外科治疗方式。回顾性分析 8 例接受手术治疗的 HCIVCTT 患者，其中男 7 例，女 1 例，平均年龄 44 岁。结合术前影像和术中食管超声判定癌栓位置，将 HCIVCTT 分为 3 型：Ⅰ型（膈下型）2 例，癌栓位于膈肌水平之下，肾静脉之上，行肝切除、膈下全肝血流阻断、下腔静脉（IVC）切开取栓；Ⅱ型（膈上型）5 例，癌栓位于膈肌与右心房入口之间，行肝切除、膈上全肝血流阻断、经腹切开膈肌显露膈上 IVC 并阻断、切开 IVC 取栓；Ⅲ型（心内型）1 例，癌栓已进入右心房，经胸腹联合切口，肝切除、静脉转流、右心房及 IVC 切开取栓。结果显示，全组病例手术均获得成功，无一例术中死亡，术中全肝血流阻断时间为 6～10 min，术后中位生存时间 8.4 个月。结论提示，结合术前影像和术中食管超声检查，根据癌栓位置所提出的分型方式，对于外科治疗 HCIVCTT 具有一定的指导价值。

（葛瑞良）

述评 · 肝癌伴下腔静脉癌栓通常被认为是晚期肿瘤，不适合手术治疗。现在有研究认为手术不仅能去除肝内原发灶，而且能通畅下腔静脉血流，避免癌栓脱落带来的生命危险。该文根据癌栓位置分型，采取不同的手术方式，同时去除肝脏肿瘤及癌栓，提高了患者的生活质量，延长了生存期。但该手术风险极大，尤应注意术中可能出现的大出血、癌栓脱落等风险。建议针对个体，采取不同的治疗方式。

（葛瑞良）

术前血清 α-*L*-岩藻糖苷酶对肝细胞癌根治性切除术后早期复发的预测价值 ［中华医学杂志，2014，94（46）：3623］ 周琰等探讨探讨 HCC 患者切除术前血清 α-*L*-岩藻糖苷酶（AFU）对术后 HCC 复发的预测价值。回顾性分析 2012 年 1 至 7 月 116 例接受根治性切除术的 HCC 患者的术前血清 AFU 以及其他临床资料，将此 116 例患者作为测试组，使用 X-tile 软件计算术前 AFU 评估预后的最佳决定值。2012 年 8 至 12 月前瞻性入组接受根治性切除的 HCC 患者 68 例，并测定术前 AFU，收集临床资料，作为验证组。应用 Kaplan-Meier 法绘制生存曲线，Log-rank 检验评估术前血清 AFU 在全部患者人群以及多种低危风险组中的价值，单因素 Cox 回归模型分析术前各临床参数对于术后复发的影响，有统计学意义的术前单因素进入 Cox 回归模型进行多因素分析。结果显示，术前 AFU 的最佳预后评估截断值为 25.00 U/L。根据此截断值可将入组人群分为高术前 AFU（>25.00 U/L）和低术前 AFU（≤25.00 U/L）2 组人群，术前高 AFU 的 HCC 人群无瘤生存时间显著低于术前低 AFU 患者（$P<0.01$），在巴塞罗那分期（BCLC）早期（0＋A）患者与 AFP 阴性患者中也得到类似结果，多因素 Cox 回归模型分析显示术前高 AFU 是预测术后肿瘤复发的独立危险因子；在验证组中，无论在全部人群还是在早期肝癌人群中，术前高 AFU 患者的无瘤生存期显著缩短。多因素分析也证实，术前高 AFU 是肿瘤复发的独立危险因子，术前高 AFU 患者倾向于具有较大的肿瘤直径并且更容易形成微血管癌栓。结论提示，术前血清 AFU 可以作为 HCC 患者根治性切除术后肿瘤早期复发的有效预测标志，25.00 U/L 是适合于复旦大学附属中山医院 HCC 人群的早期复发预测决定值。

（葛瑞良）

述评 · AFU 是一种参与含有岩藻糖基的大分子分解的代谢酶，它作为 HCC 的血清学标志物，其诊断价值已被广泛报道。该研究进一步研究 AFU 在肝癌术后复发中的价值，提出了预测值，并且其早期复发预测价值被一组独立收集的验证组人群所验证，增加了可信度。具体到临床应用中，对于 AFP 阴性的 HCC 患者，AFU 应该是有益的补充。鉴于国内 HCC 多发生于乙肝基础上，AFU 的价值可能需多背景 HCC 的进一步验证。

（葛瑞良）

原发性肝癌术后超声引导下经皮经肝门静脉穿刺化疗安全性分析 ［腹部外科，2015，28（2）：90］ 唐启彬等研究原发性肝癌术后超声引导下经皮经肝门静脉穿刺化疗安全性。总结 2004 年 1～10 月实施的原发性肝癌术后行超声引导下经皮经肝门静脉穿刺化疗病例，分析其术后常见并发症及其预防及处理措施。结果显示，共有 524 例原发性肝癌患者在肝切除手术后接受了超声引导下经皮经肝门静脉穿刺化疗，累计实施 1 865 例次。共发生穿刺操作相关性并发症 149 例次，并发症发生率为 79.89‰（149/1 865），其中包括术后穿刺点疼痛 118 例次(63.27‰),肝包膜下出血 3 例次(1.61‰),腹腔出血 2 例次(1.07‰),胆瘘 6 例次(2.54‰),门静脉血栓形成 8 例次(4.29‰),导管相关性感染 4 例次(2.14‰),气胸 3 例次(1.61‰),导管脱落 5 例次(2.68‰)。化疗相关并发症 587 例次(31.47%),其中包括胃肠道不良反应 385 例次(20.64%),白细胞减少 121 例次(20.64%),转氨酶升高 62 例次(3.32%),皮疹 11 例次(5.90%),其他 8 例次(4.29%)。所有并发症经保守治疗后均痊愈,未有致死性并发症。结论提示,肝癌术后超声引导下经皮经肝门静脉穿刺化疗操作简单、安全,术后并发症发生率在可接受范围。

(葛瑞良)

述评 · 肝癌术后临床预防复发多应用 TACE 治疗,经肝动脉行区域性化疗。而门静脉系统是肝癌转移的主要途径,亦是肝癌早期的营养血管。有研究表明,HCC 术后联合 TACE 和门静脉化疗有助于降低复发率。既往的术中门静脉置管埋泵,因易堵塞、易渗漏现已弃用。该研究中验证了术后经皮门静脉穿刺化疗的安全性,但未统计患者的生存获益情况。如能进一步前瞻性研究证实门脉化疗的有效性,可以给临床更多指导。

(葛瑞良)

结直肠癌肝转移治疗 10 年随访: 单中心 120 例分析

[中华肝胆外科杂志,2015,21(7):449] 王青兵等比较射频消融(RFA)与手术切除治疗结直肠癌肝转移的效果,探讨影响预后的相关因素。回顾性分析 2004 年 1 月至 2009 年 5 月第三军医大学西南医院全军肝胆外科研究所收治的 120 例结直肠癌肝转移患者临床病理资料和随访资料,对患者术后的相关参数进行统计学对比分析。结果显示,120 例肝转移患者 RFA 治疗 62 例,手术治疗 58 例。两组均无围手术期死亡,RFA 术后并发症较手术组低,差异有统计学意义($P<0.05$),转移癌直径 <4.0 cm 者两组复发率及 1、3、5 年生存率差异无统计学意义($P>0.05$);转移癌直径 ≥4.0 cm者复发率及 1、3、5 年生存率之间差异均有统计学意义($P<0.05$)。108 例患者获得为期 7~81 个月的随访,总体中位生存时间 37 个月,单因素分析结果显示原发灶分化程度、原发灶 N 分期、转移癌直径、转移癌类型、肝外转移及癌胚抗原水平与结直肠癌肝转移的预后相关;多因素分析结果显示转移癌类型、转移癌直径、肝外转移及高 CEA 水平是影响结直肠癌肝转移总生存时间的独立危险因素($P<0.05$)。结论提示,RFA 适合结直肠癌肝转移的治疗,临床病例选择应严格,转移癌类型、转移癌直径、肝外转移、高 CEA 水平是影响结直肠癌肝转移总体生存率的独立危险因素。

(葛瑞良)

述评 · 尽管 RFA 治疗肝转移瘤是安全的,但目前对其临床疗效报道不一。欧洲大型随机临床研究结果表明,对于 <3 cm 的肝转移灶,RFA 治疗能达到与手术切除相近的效果,国内有报道 RFA 治疗肝转移瘤效果欠佳。该文在基线一致的情况下比较了手术与 RFA 治疗及生存情况,提示 RFA 适合病灶较小或病灶较少的结直肠癌肝转移患者。对于手术后的肿瘤复发进行重复治疗,亦是 RFA 的优势所在。如能进一步纳入化疗、生物治疗因素,可能会对临床的治疗提供更多参考。

(葛瑞良)

结直肠癌肝转移患者临床风险评分体系的预后评价

[中华肝胆外科杂志,2015,21(6):388] 闫晓峦等探讨影响结直肠癌肝转移外科手术治疗预后的风险因素,验证现有风险评分的临床使用价值。回顾性分析北京肿瘤医院 2000 年 1 月至 2014 年 8 月行肝切除手术治疗的 303 例结直肠癌肝转移患者的临床资料及术后随访情况,进行生存状况分析。采用单因素和 Cox 比例风险回归模型,分析影响结直肠癌肝转移患者生存的相关因素,验证目前广泛应用的 5 种临床风险评分体系对患者生存预测的准确性。结果显示,全组患者 1、3、5 年总生存率分别为 89.2%、50.8%、38.6%,中位生存期 37 个月,原发灶 N 分期和肝切除术前癌胚抗原(CEA)水平是影响预后的独立危险因素。MSKCC 评分对患者术后总生存的预测效果最优(C-index: 0.903)。结论提示,结直肠癌肝转移患者术后生存受多种风险因素影响,现有的 5 种预后评分体系中 MSKCC 评分预测效果最优。

(葛瑞良)

述评 · 结直肠癌患者 50% 以上最终将出现肝转移,肝切除术是此类患者获得长期生存的有效手段。多种临床、病理因素对患者远期生存及肿瘤复发转移可能存在潜在影响,临床对新辅助化疗、术后化疗的应用亦存在争论。现国际上常用的预后评分体系各有侧重,该文对临床应用广泛的 5 种评分系统进行了分析比较,结论提示 MSKCC 评分对患者术后总生存的预测效果最优。随着肿瘤分子生物学的发展,选择合适的分子标志物纳入现有的风险评分,可能会更加有效地进行分层治疗。

(葛瑞良)

胆道外科

本年度收集论文 516 篇，纳入一年回顾 134 篇，占 26.0%；收入文选 24 篇，占 4.7%。

一年回顾

一、胆道系统炎症、感染和先天性疾病

（一）胆石症

胆固醇结石的成石机制。钱昌林等[1]对 25 例胆固醇结石胆囊和 9 例肝移植供体正常胆囊进行组织运甲状腺素蛋白（TTR）表达检测，结石组 TTR mRNA 和蛋白表达水平高于对照（$P<0.05$）；构建 Small 和综合模拟胆汁体系，分别加入 TTR 或清蛋白，检测成核时间和活性，TTR 组成核时间均比清蛋白短（$P<0.01$），提示 TTR 可能参与胆固醇结石形成。汪四七等[2]*研究胆囊胆固醇结石患者，以胆色素结石、无结石、非结石急性胆囊炎、白胆汁患者作为对照，采集胆囊胆汁、胆总管胆汁和血清，单向免疫扩散法检测 3 种 Ig 含量。胆固醇结石组胆囊胆汁 IgG、IgM 浓度高于其他组，胆总管胆汁 3 种 Ig 均高于其他组，血清 IgA 低于其他组（$P<0.05$）。分离纯化胆固醇结石组胆汁 Ig（终浓度 500 μg/ml），分别加入模拟胆汁（Kibe 法配置）作用 7 d，IgG 和 IgM 明显促进单层胆固醇-磷脂泡直径增大、增加多层泡数量。胆固醇结石组胆汁 Ig 增高，可能通过影响胆固醇-磷脂泡促进结石形成。

胃癌术后胆石症发病的相关因素。周徽等[3]对胃癌术后发生胆石症的风险因素进行 Meta 分析。收集 1990—2014 年发表的中英文文献，纳入 24 篇（RCT3 篇、队列 13 篇、病例对照 8 篇，病例数 32～893 例），胆石症风险因素为：消化道非生理性重建、全胃切除、淋巴结 D2 清除、不保留迷走神经。不保留幽门、保留幽门组间无统计学差异。

胆系结石成分与 MRI 信号。刘广宇等[4]研究胆系结石金属成分与 MRI 信号的相关性、结石信号表现的成因。回顾分析 30 例（胆色素石 16 例、胆固醇石 14 例）胆囊或胆管结石（>8 mm）患者术前 MRI，并观察分析离体干燥结石、新鲜结石、浸水结石信号特征，测定干燥结石金属物含量。在三维脂肪抑制快速扰相梯度回波 T_1WI 图像上，胆色素石为高信号，强度率高于胆固醇石（2.02 ± 0.53 *vs.* 0.51 ± 0.24，$P<0.01$），三种离体胆色素石的信号强度率依次增加。胆色素石钙含量高于胆固醇石（中位数 28.2 mg/g *vs.* 2.3 mg/g，$P<0.01$），结石钙含量与 MRI 该序列信号强度率正相关。胆色素石含有较多水分和金属离子，钙可能是该序列高信号的主要原因。

（二）胆囊结石和炎症

1. 胆囊切除手术

（1）急性胆囊炎行腹腔镜胆囊切除术（LC）前的 MRI 评价：汪建初等[5]分析 159 例急性胆囊炎术前 MRI 表现和手术时间的关系。61.6% 手术时间 >90 min。MR 表现为胆囊≥4 cm、胆囊黏膜断裂、胆囊周围积液者，胆囊三角暴露、解剖、胆囊床剥离时间均较长；胆囊壁厚≥5 mm 者，三角解剖、胆囊床剥离时间较长；胆囊管与肝总管角度 <60°者，三角解剖时间较长。

（2）合并胆源性胰腺炎的 LC：王召华等[6]对 48 例单纯胆囊结石伴轻型胰腺炎先行保守治疗、再行胆囊切除，研究治疗时间与 LC 成功率。治疗 8 d 至 3 周，LC 7 例、中转或直接开腹胆囊切除 5 例；3 周后 LC 35 例，中转开腹 1 例。3 周后 LC 成功率高。

（3）LC 后迟发性胆瘘：范育林等[7]回顾分析 LC 后迟发性胆瘘 19 例的临床特征和处理。术后 5～8 d 出现症状

18 例,术后 54 d 腹痛 1 例。1 例通畅引流保守治愈;18 例再手术(腹腔镜 6 例、开腹手术 12 例)探查证实胆囊管残端瘘 4 例、胆囊管侧壁瘘 3 例、胆总管前壁瘘 2 例、肝总管侧壁瘘 3 例、右肝管侧壁瘘 1 例、胆囊床浅表胆管瘘 5 例。

(4) 门脉高压症患者的胆囊切除: 李克清等[8]回顾性分析合并肝硬化胆囊结石的 LC 治疗 82 例。选择单纯胆囊结石、无急性发作、无中重度脾大、无大量腹水和消化道出血史的乙肝后肝硬化患者,Child A 级 69 例,B 级 13 例(均术前纠正至 A 级)。完成全胆囊切除 59 例,次全切除 18 例,胆总管损伤并中转开腹行胆囊切除、胆总管修补 5 例。手术时间(55.3 ± 17.6) min,出血量(35.5 ± 16.8) ml,住院时间(7.5 ±3.2) d,无严重并发症。孙源[9]回顾性分析手术治疗胆道疾病合并肝硬化门脉高压老年患者 37 例。按手术方式分为: A 组,脾切除 + 贲门周围血管离断 + 胆囊切除 11 例;B 组,门腔端侧分流 + 胆囊切除 14 例;C 组,远端脾肾分流 12 例。术后并发症各组间有差异,C 组最高(83.3%);手术效果根据疼痛视觉模拟评分评价,总有效定义 0~3 分。总有效率存在组间差异,A 组最高(90.9%)。

2. 具有争议的保胆取石

(1) 保胆取石手术的适应证和疗效: 吴先麟等[10]* 对 2004—2014 年的选择性保胆取石 625 例,与 1997—2007 年的非选择性保胆取石 483 例对比分析。选择性保胆标准: 青少年、胆囊 1~3 枚结石或胆囊收缩功能正常。方法: 开腹胆囊底切开,胆道镜取石,黏膜连续、浆肌层间断缝闭。选择性与非选择性保胆取石结石复发率: 5 年 5.2% (28/536) *vs.* 15.6% (38/243), 10 年 10.1% (59/587) *vs.* 25.3% (89/351), $P < 0.05$。曹其彬等[11]回顾分析 2008—2013 年腹腔镜 + 胆道镜保胆取石 360 例。方法: 胆囊体颈交界切开,取石后全层缝合。手术时间 36~176 min,术后无残余结石、出血、胆瘘等。5 年随访率为 65.6%,结石复发率为 5.1%。周联明等[12]对比分析 2011—2013 年腹腔镜保胆取石(底部切开)与腹腔镜 + 胆道镜(腹壁小切口拖出胆囊,底部切开取石)手术各 93 例。腹腔镜 + 胆道镜组手术时间、出血量、术后排气时间、术后住院天较少,并发症率低(2.2% *vs.* 10.8%, $P < 0.05$)。

(2) 保胆取石后结石复发与胆囊功能: 李帅等[13]* 回顾分析 2009—2012 年腹腔镜 + 胆道镜保胆取石的结石复发情况。纳入标准: 单纯胆囊结石、胆囊壁厚 < 4 mm、无胃肠术史、取净结石且无胆囊畸形、术后口服熊去氧胆酸 3 个月;排除标准: 术后不能按时早餐、3 个月内发现结石、资料不全、失访。符合标准 641 例,随访时间不详,复发率为 4.5%。Logistic 多元回归风险因素: 胆囊炎急性发作史、结石数≥3。鲁家贤等[14]观察 85 例腹腔镜 + 胆道镜保胆取石后的胆囊功能与结石复发。术前胆囊壁厚度正常组(< 3 mm) 40 例,炎症组(≥3 mm) 45 例,脂肪餐后胆囊收缩率≥50% 为收缩功能良好,反之为差。随访 1~8 年,正常组 95% 收缩功能良好,结石复发 2.5%;炎症组 75.6% 收缩功能良好,结石复发 22.2%;总体复发率 5 年为 4.7%, 8 年为 12.9%。

3. 胆囊结石并发症的治疗

(1) Mirizzi 综合征的诊断与治疗: 曾娟等[15]回顾分析 Mirizzi 综合征手术治疗 24 例(均含胆囊切除)。Csendes Ⅰ型 12 例: 胆囊切除 7 例(LC 4 例)、开腹胆道探查 T 管引流 1 例;Ⅱ型 8 例: LC 2 例,胆道探查 T 管引流 6 例(2 例腹腔镜、4 例开腹);Ⅲ型 2 例: 均开腹,胆道探查 + 胆总管修补 1 例,胆肠 Roux-en-Y 吻合 1 例;Ⅳ型 2 例: 腹腔镜肝总管修补 + T 管引流 1 例,开腹胆肠吻合 1 例。随访 70.4%, 12~101 个月,术后早期少量胆瘘 2 例,术后胆管狭窄 1 例、胆总管结石 2 例。奚春华等[16]回顾分析腹腔镜治疗 48 例。Ⅰ型 35 例: 均行 LC;Ⅱ型 12 例、Ⅲ型 1 例,均行 LC + 胆道探查 + 胆总管缺损胆囊壁修补,其中放置 T 管 8 例。术后胆瘘 1 例,随访 6~54 个月,无胆管狭窄。

(2) 胆囊肠道瘘的腹腔镜治疗: 江州华等[17]回顾分析腹腔镜治疗胆囊结石合并肠道瘘 17 例。均切除胆囊和瘘管,瘘口单纯修补为主,仅 1 例十二指肠瘘口 T 管引流。十二指肠瘘 13 例(合并 CBD 结石 5 例)、十二指肠瘘 + 横结肠瘘 2 例(CBD 结石 1 例)、胃瘘 1 例、横结肠瘘 1 例。CBD 结石行胆道镜取石,CBD 一期缝合或 T 管引流。随访 7~12 个月,无肠瘘、胆瘘。

(三) 肝外胆管结石

1. 肝外胆管结石的治疗 (病例系列)

(1) 腹腔镜、胆道镜联合治疗: 杨东晓等[18]回顾性分析腹腔镜 + 胆道镜治疗胆囊结石合并胆总管结石 46 例。均行腹腔镜胆囊切除 + 胆道镜取石,无中转开腹。胆总管 T 管引流 41 例,胆总管Ⅰ期缝合 3 例,经胆囊管胆道镜取石 2 例。手术时间(100 ± 20) min,出血(77 ± 21) ml,住院(7.0 ±1.4) d,术后无胆瘘、残余结石。胡炎军等[19]回顾性分析腹腔镜 + 胆道镜 + 液电碎石治疗胆囊结石且胆总管结石(部分合并肝内胆管结石) 173 例。术前影像学无肝内胆管狭窄。治疗方法: 先行 LC,再行胆总管胆道镜探查,直视下胆总管及肝胆管液电碎石、取石篮取石。85% 术中胆道结石一次性完全清除,剩余 26 例术后经 T 管窦道反复取石。无胆道损伤、胆瘘,随访 93.6%, 3~30 个月,B 超或

MRCP 未见结石复发、残留、胆道狭窄。

（2）ERCP 取石：陆晔等[20]回顾性分析 ERCP + EST 治疗胆总管结石 172 例的远期并发症（EST 后 > 30 d）。通过电话随访、问卷调查方式，172 例年龄（64 ± 15）岁，随访 27～71 个月，ERCP 取石后腹痛 30.8%、黄疸 6.4%、寒战 6.4%、发热 11.6%、胆总管结石复发 25.0%、急性胆管炎 8.1%。ERCP 前十二指肠憩室、胆囊切除史的结石复发率无偏高，三个年龄组间结石复发率、胆管炎发生率无统计差异。

2. 肝外胆管结石的治疗比较（队列研究）

（1）单纯胆总管结石

1）ERCP 取石与开腹胆总管取石：邹瑞等[21]回顾性分析比较胆总管结石 ERCP 取石与开腹胆道镜取石的围手术期指标。内镜组 56 例，结石大小 0.5～2.0 cm；开腹组 78 例，结石大小 0.3～2.8 cm。内镜组手术时间、解除梗阻时间、术中出血量、感染率、住院时间较短；高淀粉酶血症发生率、住院费用较高；取石成功率、胰腺炎发生率、结石复发率无统计差异。

2）ERCP 取石与腹腔镜胆总管取石：张智勇等[22]回顾性分析比较胆总管结石 ERCP 取石与腹腔镜胆道镜取石的围手术期指标。ERCP 组 94 例，EST 取石，选择性 ENBD；腹腔镜组 116 例，胆道镜取石，放置 T 管或一期缝合胆总管。腹腔镜组一期治愈率较高（97.4% *vs.* 90.4%，$P = 0.04$），术后总并发症（6.9% *vs.* 23.4%）、急性胰腺炎（0 *vs.* 22.3%）发生率较低（$P < 0.01$）；取石成功率、残余结石率、平均住院天、住院费无统计差异。

（2）胆总管结石合并胆囊结石

1）LC + 腹腔镜胆总管取石与分期 ERCP + LC：肖旭等[23]回顾性分析比较 LC + 腹腔镜胆道镜取石 + 自脱落 J 形管引流 + 胆管一期缝合 28 例与 ERCP + EST 取石 + LC（2～3 d 后）26 例的围手术期指标。腹腔镜胆道镜组手术时间较长，术后胆管炎发生率（3.6% *vs.* 19.2%）、结石复发率较低（0 *vs.* 7.7%）（$P < 0.05$）。两组出血量、排气时间、住院天、近期并发症率无统计差异。潘步建等[24]回顾性分析比较 LC + 腹腔镜胆道镜取石 + T 管引流 72 例与 ERCP + EST 取石 + LC（1～5 d 后）64 例的围手术期指标。腹腔镜胆道镜组手术时间、住院天、手术费用较少，近期胰腺炎（0 *vs.* 6.2%，$P < 0.05$）、远期胆管炎（随访 1～3 年，4.3% *vs.* 19.7%，$P < 0.01$）较少。排气时间、手术成功率、结石残留率无统计差别。

2）同期与分期 ERCP + LC：张国强等[25]前瞻性对比 LC + 术中 EST 取石、LC + 术前 EST 取石各 50 例围手术期指标，非随机化分组，剔除造影或取石失败者。两组患者年龄、性别、结石大小、数量、胆管直径无统计差异。LC 术中 EST 组结石残留率（0 *vs.* 8%）、高淀粉酶血症（4% *vs.* 18%）、急性胰腺炎（0 *vs.* 8%）、术后住院天[（5.1 ± 1.0）d *vs.*（7.9 ± 2.2）d]更低/少（$P < 0.05$）。EST 操作时间、总手术时间、单次 EST 结石取净率、住院费无统计差异。

3）ERCP 后早期 LC 与晚期 LC：俞巍等[26]回顾性分析比较 ERCP 取石后 1～3 d LC 21 例与 ERCP 取石后 1～3 个月 LC 25 例的围手术期指标。早期 LC 组术前 DB、ALT、sAmy 较高，术后无统计差异。两组手术时间、出血量、腹腔引流量、中转开腹率、胆囊部分切除率无统计差异。郑香云等[27]*回顾性分析比较 ERCP 取石后 2～4 d LC 与 ERCP 取石后 5～14 d LC 各 28 例的围手术期指标。早期 LC 组住院天、住院费较低，两组 LC 前 sAmy、手术时间、排气时间、术后并发症率、术后住院时间无统计差异。

3. 胆道探查引流方法与并发症预测处理

（1）腹腔镜经胆囊管切开胆道探查：汪斌等[28]回顾性分析拟经胆囊管切开胆道探查术 897 例临床指标。成功完成 841 例（93.8%），余改为腹腔镜胆总管切开探查、T 管引流术。经胆囊管胆道探查术手术时间（98.1 ± 38.1）min，术后住院天（3.5 ± 1.9）d，胆瘘 4 例（0.5%）。随访 95.8%，3～36 个月，胆总管结石伴阻黄 16 例（1.9%），无胆道狭窄。

（2）胆总管探查术的胆道引流管：曹玉军等[29]回顾性分析比较胆道内支架 + 胆总管一期缝合（内支架组）与开腹胆道探查 + T 管引流（T 管组）的围手术期指标。内支架为聚氨酯猪尾导管，非环形端切开 1 cm、可吸收线管内缝合形成双侧外突“双肩征”，腹腔镜 12 例、开腹 36 例，放置内支架；T 管组 40 例，为同期病例。支架术后 10～18 d 随粪排出。内支架组术后住院天较短，术后并发症无统计差异。

（3）肝硬化胆道手术风险的预测：吴贤等[30]回顾性分析胆石症合并肝硬化的胆道手术术中出血、术后并发症的风险因素。手术 57 例包括：LC 20 例、开腹胆囊切除 15 例（8 例中转）、胆总管取石 T 管引流 22 例。无手术死亡，并发症 28.1%。单因素分析，术前 MELD ≥ 14 比 < 14 患者失血量（$P = 0.04$）、并发症（$P = 0.01$）更多。Child A 与 B 级无统计差异。

（4）术后胆总管残余结石的治疗：刘斌等[31]*回顾性分析术后胆总管残余结石的经 T 管乳头球囊扩张治疗 13 例。均为胆总管切开取石 T 管引流术后，T 管造影证实胆总管残余结石。经 T 管乳头 8 mm 球囊扩张，≥ 2 cm 结石先碎石，小结石球囊推入十二指肠。其中 2 例扩张 ≥ 2 次。手术时间（42 ± 15）min，胆道感染、出血各 1 例，术后 2 年结石复发 2 例、胆管炎 1 例。

（四）肝内胆管结石

1. 肝胆管结石的联合内镜治疗

（1）输尿管镜 + 钬激光碎石取石：朱小朝等[32]回顾性分析开腹胆总管输尿管（硬镜）+ 钬激光碎石取石 32 例。单纯左/右肝管结石 8 例，胆管Ⅱ级分支及以上结石 24 例（左 7 例、右 9 例、双侧 8 例）均伴胆总管结石。无肝胆管狭窄。术中输尿管镜可达Ⅲ级分支取石，残石者术后胆道镜/输尿管镜取石，联合左外叶切除 1 例。一次结石取净率 84%，随访 3~18 个月，无结石残留复发。

（2）胆道镜 + 液电碎石取石：毕保洪等[33]回顾性分析开腹术中、术后胆道镜 + 液电碎石取石 38 例。肝内胆石分布：左 15 例、右 10 例、双侧 7 例，单纯胆总管结石 6 例。术中取石 27 例、术后经 T 管窦道取石 11 例。结石取净率为 94.7%，应用液电碎石 63 次，胆道镜 81 次，无并发症，随访 6~36 个月无结石复发。

（3）胆道镜 + 钬激光碎石取石：李幼林等[34]回顾性分析术后胆道镜难以取出的肝内外胆石的联合钬激光碎石取石 42 例。结石分布：双侧肝胆管结石 40 例、胆总管嵌顿结石 2 例。经 T 管窦道 37 例、空肠造瘘管 2 例、PTCS 1 例、T 管 2 例。39 例胆胰镜钬激光碎石 2~6 次，取净率为 92.3%。王永等[35]前瞻性比较胆总管及Ⅱ级胆管结石患者择期开腹胆道镜取石（对照组）与联合钬激光碎石取石（实验组）的术后血清和胆汁降钙素原水平等指标。随机化分组，实验组 29 例，胆囊及胆总管结石 23 例、合并Ⅱ级胆管结石 6 例；对照组 26 例，胆囊及胆总管结石 21 例、合并Ⅱ级胆管结石 5 例。实验组术后 1、3、5 d 血清及胆汁降钙素原、手术时间、住院天、术后 SIRS 发生率、结石残留率较低（$P < 0.05$）。

2. 复杂肝胆管结石治疗

（1）第二肝门附近肝实质切开取石：李恩亮等[36]* 回顾性分析主要位于Ⅱ、Ⅳ、Ⅷ段复杂结石的肝实质切开取石治疗 13 例。结石分布：S2 + 8 2 例、S2 + 4 + 6 3 例、S2 + 4 + 8 3 例、S2 + 3 + 4 + 8 2 例、S4 + 7 2 例、S1 + 4 + 8 1 例。合并胆汁性肝硬化 4 例。术中行第二肝门附近肝实质切开胆道镜取石 + 胆总管 T 管引流 7 例，联合不规则肝切除 6 例。取石后肝内胆管、肝实质缝合。术后并发症发生率为 38.5%，1 例死于术后急性重型肝炎及胆道感染。失访 1 例，结石 1 例残留、2 例复发。

（2）腹腔镜规则性肝切除 + 胆道镜：孙强等[37]回顾性分析比较腹腔镜与开腹规则性肝切除 + 胆道镜取石的围手术期指标。腹腔镜组 38 例，结石分布：左 10 例、左 + 胆总管 22 例、左 + 右Ⅰ/Ⅱ级胆管 3 例、右 3 例。中转开腹 1 例，施行左外叶切除 17 例、左半肝 17 例、右半肝 3 例；开腹组 40 例，结石：左 12 例、左 + 胆总管 19 例、左 + 右Ⅰ/Ⅱ级胆管 5 例、右 4 例。施行左外叶切除 20 例，左半肝 16 例、右半肝 4 例。无手术死亡，腹腔镜组手术时间较长、下床活动早；腔镜、开腹两组出血量、术后住院天、并发症率无统计差异。随访 2~86 个月，结石复发率分别为 10.8% 和 15.0%。

（3）3D 可视化技术辅助诊断和手术应用：祝文等[38]回顾性分析应用 3D 可视化系统辅助诊断、结石分型、手术设计模拟演练、指导手术联合胆道镜治疗肝胆管结石 40 例。中华医学会胆道外科学组分型：Ⅰ型 10 例，Ⅱa 型 18 例，Ⅱb 型 8 例，Ⅱc 型 4 例（经皮肝胆道镜取石）。行经皮肝胆道硬镜取石 10 例，腹腔镜 + 胆道镜取石 13 例，开腹 + 胆道镜震波碎石取石 4 例，3D 腹腔镜 + 胆道镜取石 6 例，肝切除 + 胆道镜取石 5 例，胆道镜 + 肝门胆管狭窄整形 2 例。3 例多次取石，总体并发症 5%，随访 4~24 个月，无结石残留复发。黄军利等[39]回顾性分析术前 3D 可视化技术辅助开腹手术规划、联合胆道镜治疗肝胆管结石 66 例。结石分布：左 35 例、右 16 例、双侧 15 例，合并胆总管结石 22 例、局部肝萎缩 54 例、胆道狭窄 51 例。术前预切除肝与实际切除体积呈正相关，实际切除（350 ± 191）ml（术式不详），手术时间（221 ± 65）min，出血（267 ± 78）ml，术后并发症 12%，随访 6~30 个月，结石残留 8%、复发 3%。

（4）胆道引流方式的选择：陈志恒等[40]回顾性分析比较胆肠内引流组和 T 管外引流组（根据肝胰壶腹括约肌功能分组）的围手术期指标、远期效果。括约肌功能障碍标准：术中胆道镜顺利进入十二指肠，括约肌鱼口或不规则形，或胆总管内见肠液或食物反流。功能障碍归入内引流组 52 例，行胆肠 Roux-en-Y 吻合；内镜无法进入、括约肌原点或放射状为功能正常组 94 例，行 T 管外引流。两组术前肝功能、结石分布无统计差异；内引流组手术时间较长（$P < 0.01$）；联合肝切除率、出血量、输血率、肝门阻断时间和次数、胆汁培养阳性率、住院天、术后生活状态优良率、结石残留、复发、癌变率、死亡率无统计差异。

（五）胆道狭窄和瘘

1. 胆道闭锁的致病机制、诊断和治疗

（1）胆道闭锁模型小鼠 miR-222 与肝纤维化：沈文俊等[41]研究胆道闭锁模型小鼠腹腔内注射 antagomir 对 miR-222 表达和肝纤维化的影响。Bal/C 小鼠新生 24 h 内腹腔轮状病毒注射建模，随机分组。实验组出生后第 1、2、3、8 d 腹腔注射 miR-222 的 antagomir 5 μg/g，对照组注射生理盐水。成模阳性并存活至2周小鼠取肝组织进行qRT-PCR、切片镜检评价纤维化。两组小鼠成模率、死亡率无统计差异；实验组miR-222相对表达（1.49±0.25 *vs.* 1.86±0.43，$P=0.04$）、汇管区纤维化评分（1.50±0.55 *vs.* 2.50±0.93，$P=0.04$）较低。平均纤维化评分无统计差异。

（2）胆道闭锁的相关基因表达：周辉等[42]研究胆道闭锁患儿转移相关基因3（MTA3）、锌指转录因子Snail1、E-cadherin的表达、相关性及作用。获取胆道闭锁、胆管囊肿、肝破裂患儿肝组织，以免疫组化S-P法、qRT-PCR检测三个基因的蛋白和mRNA表达。在胆道闭锁肝组织Snail1高表达，MTA3和E-cadherin低表达。Snail1分别与MTA3或E-cadherin表达呈负相关，后二者表达正相关。闭锁患儿肝组织MTA3减少，可能减弱抑制Snail1，进而抑制E-cadherin表达，促进EMT，导致胆道闭锁。

（3）胆道闭锁伴发的肝外畸形：詹江华等[43]多中心回顾性分析胆道闭锁合并其他先天畸形的情况。5家医院手术证实患儿胆道闭锁851例（男52.4%），65例（7.6%）合并其他畸形。心脏畸形占4.5%：房缺29例、动脉导管未闭4例、肺动脉狭窄1例、其他4例。腹腔内畸形占1.4%：脾畸形4例、内脏转位2例、肠旋转不良3例、肠闭锁2例、无肛1例。泌尿系畸形占0.5%：肾盂扩张/肾积水3例、尿道下裂1例。合并一个以上畸形13例（1.5%）。

（4）胆道闭锁与肝内胆汁淤积的鉴别：郭静等[44]回顾性比较分析持续黄疸患儿胆道闭锁22例与肝内胆汁淤积111例的临床资料。闭锁组陶土便、肝脾增大伴质硬更多，TBil、DBil、GGT、ALT、AST水平更高，诊断胆道闭锁ROC曲线AUC值最高者DBil（界值135.5）和GGT（界值356.5）均为0.839。TBil、DBil、GGT平行实验敏感度、阴性预测值为100%，特异度为98.0%，阳性预测值为88.9%。闭锁组彩超肝门包块、胆囊收缩不良、MRCP阳性更高，三者系列实验特异度、阳性预测值为100%。

（5）Kasai手术及预后：李艳阳等[45]回顾性分析资料齐全Kasai手术治疗胆道闭锁患儿99例的预后。女性占54.5%，Gross Ⅰ、Ⅱ、Ⅲ型分别为8%、3%、89%。手术日龄均值72.4 d，分布<2、2~3、3~4、>4个月分别：18.2%、40.4%、22.2%、19.2%。随访（30.0±9.8）个月，术后黄疸消退率、肝功恢复良好率随分型、日龄分组增加而变差，术后2年内胆管炎组比非炎组此两指标差；总体2年、4年生存率为79%、47%，肝功能恢复良好、稍差、差组间生存曲线比较有统计差异。吴东阳等[46]研究Kasai术中肝脏游离出腹腔22例对Ⅲ型闭锁围手术期的影响。随机分为游离组14例、非游离组8例。游离方法：离断肝周韧带，将肝游离至切口外，游离后血压下降有统计差异。游离组体温下降更多，术后日均腹腔引流量较多，术后1周清蛋白水平较低；两组肝门解剖、肝门空肠吻合时间、术前后TBil水平无统计差异。冯强等[47]对Kasai术后应用激素的疗效和安全性进行系统综述。系统检索国内外数据库，收集2014年8月前对照研究。纳入研究7项（414例），包括RCT 2项（211例），病例对照5项。6个月黄疸清除率、术后胆管炎发生率在激素组、非激素组间，以及高剂量与中剂量激素组间无统计差异。激素组、非激素组间1年移植率、6个月生存率和自体肝存活率、2年自体肝存活率均无差异。但激素组术后30 d首次并发症率更高（$P<0.01$）。颜培宏等[48]回顾性分析比较Kasai术后接受肝移植病肝胆汁湖组8例与无胆汁湖组8例病理学表现和预后。从胆汁湖部位、左右肝、肝门取材进行检查。胆汁湖组移植年龄较小[513（216~1 095）d *vs.* 1 009（302~2 130）d，$P<0.05$]。胆汁湖右肝多见，靠近肝门部。多角形5例：直径0.5~3.0 cm，内可见结石，其中4例Kasai术后反复胆管炎、于1岁内行移植。类圆形3例：直径1.3~5.0 cm，结石少见。

2. 胆管良性狭窄的治疗

（1）胆肠吻合后狭窄的治疗：周桂华等[49]回顾性分析胆肠吻合口狭窄再手术41例。选取良性非肝移植胆肠吻合口狭窄，前次吻合术后5~28个月。原发病：胆总管囊肿为主，部分医源性损伤术后。手术方法：狭窄切除、胆管扩大成形、再吻合40例，1例探查（可通过24号探子）。术后无死亡，随访97.5%，0.5~6年，再狭窄率为12.5%。张诚等[50]*回顾性分析胆肠吻合口狭窄的二期胆道镜高频电切+支架扩张治疗13例。胆肠吻合后8个月至6年，原发病：医源性胆道损伤、肝内外胆管结石、壶腹癌。经皮穿刺或开腹进入吻合空肠襻放置引流管，二期胆道镜电切、球囊扩张、部分患者取石、多根塑料管/可回收金属支架/扩张球囊置入。无明显并发症，支架支撑5~10个月，随访1~4年，再狭窄率为23.1%。闫勇等[51]回顾性分析PTC途径球囊扩张治疗胆肠吻合后肝门胆管狭窄12例。胆肠吻合后1~9年，原发疾病：肝胆管结石、胆管损伤、先天性胆管囊肿。先行PTBD，置入12~16F引流管，1周后扩张至18F并置入胆道镜8 mm球囊扩张5 min、压力6~8 kPa，16F管引流3个月。全部一次扩张成功。随访3个月，再狭窄率为8.3%。

（2）LC后胆道损伤的防治：张家耀等[52]回顾性分析LC后胆道损伤转入再手术16例、本院LC 2 200例。LC损伤16例，均肝总管损伤，56.3%有急性胆囊炎或颈部结石嵌顿，5例损伤至肝管汇合部。再手术时间术后5~11 d，肝总管空肠 Roux-en-Y 吻合 11 例、左右肝管整形胆肠吻合 5 例,均 Y 形管支撑 6~9 个月。随访 2 个月至 4 年,胆管炎 6.3%;2 200 例 LC,显露确认肝总管,中转开腹 7 例。无胆道损伤,胆瘘 1 例。

3. **胆汁瘤与胆漏** 自发性肝内胆管破裂的诊治。邵惠江等[53]回顾性分析自发性肝内胆管破裂致胆汁性腹膜炎 6 例。原发病:胆囊、胆总管结石 5 例(AOSC 3 例、胆源性胰腺炎 1 例)、胆道蛔虫症 1 例。5 例感染性休克,4 例诊断性腹穿见胆汁。积极抗休克治疗后,剖腹探查,见肝表面胆管破溃,均行胆总管切开取石/蛔虫,T 管引流。左肝破口修补 5 例、左外叶切除 1 例。无手术死亡,无术后胆瘘,随访 66.7%,1~4 年,无结石复发。

4. **胆道消化道内瘘** 外科治疗。刘勇峰等[54]回顾性分析胆道内瘘 21 例的诊断与治疗。原发病:胆囊及胆管结石。内镜影像诊断 10 例,余手术确诊。胆囊瘘:十二指肠 9 例、横结肠 3 例、胃 1 例;胆管瘘:十二指肠 5 例、横结肠 2 例、门静脉 1 例(术中损伤予修补)。均行消化道瘘口修补。胆管瘘口修补 7 例(圆韧带 5 例、带蒂胃浆肌层瓣 2 例)、胆管空肠 Roux-en-Y 吻合 1 例。

(六)胆道感染和寄生虫病

胆道结石胆道感染的病原学。吴懿等[55]*回顾性分析胆道结石并感染的胆石/胆汁的病原学 116 例。共检出病原菌 132 株:Gram 阴性 81.2%、Gram 阳性 16.7%、真菌 1.5%;幽门螺杆菌最多,占 61.4%、大肠埃希占 14.4%、金黄色葡萄球菌占 12.9%。幽门螺杆菌对药物的敏感率为:呋喃唑酮 65.4%、阿莫西林 55.6%、四环素 54.3%、克拉霉素 51.9%;耐药性为:呋喃唑酮 0.0%、阿莫西林 3.7%、四环素 6.2%、克拉霉素 9.9%。常奇蒙等[56]*回顾性分析胆总管结石患者 ERCP + ENBD 胆汁的病原学和药敏 112 例。123 次胆汁培养阳性率为 42.3%,菌种:细菌 10 种、真菌 3 种。共检出 58 株:Gram 阴性 72.4%(6 种)、Gram 阳性 19.0%、真菌 8.6%;Gram 阴性菌高度敏感:碳青霉烯类(亚胺培南、厄他培南)、氨基苷类(阿米卡星、庆大霉素);中度敏感:三代头孢(头孢曲松、头孢他啶)、左氧氟沙星、哌拉西林/三唑巴坦;较不敏感:环丙沙星、氨苄西林/舒巴坦;不敏感:头孢唑林。Gram 阳性菌高度敏感:喹努普汀/达福普汀、利奈唑胺、替加环素;中度敏感:万古霉素;较不敏感:苯唑西林、克林霉素、红霉素。

家兔胆道肠襻套叠瓣的组织学和细菌学。吴学东等[57]研究家兔胆总管结扎后胆囊空肠 Roux-en-Y 吻合肠襻套叠瓣的抗反流效果。随机分两组各 10 只,实验组术中加行肠襻套叠瓣,术后 3 月进行肠襻组织学、肠液细菌学比较。菌落计数实验组套叠瓣胆侧肠液低于肠侧(2.7 ± 0.4 *vs.* 3.9 ± 1.3 10^4/ml),也低于对照组胆侧肠液(2.7 ± 0.4 *vs.* 3.8 ± 0.71$10^4$/ml)($P < 0.05$)。套叠瓣形态良好、稍有纤维化和炎细胞浸润,两组肠襻均有一定的炎症反应。

抗菌药物胆汁药代动力学实验和杀菌效果。郑惊雷等[58]*研究家兔胆总管造瘘术后 6 种药物的胆汁浓度,选取 6 种需氧菌、7 种厌氧菌,以杀菌指数 C_{max}/MIC(MIC,最低抑菌浓度)、$T_{>max}$评价杀菌效果。随机分 6 组,每组 6 只。哌拉西林/他唑巴坦、头孢哌酮/舒巴坦的杀菌指数最大(均值 62.1~993.8、164.8~659.3),$T_{>max}$最长(均值 6.0~8.0 h、6.3~9.0 h)。两指标头孢曲松和美罗培南居中,左氧氟沙星最小。甲硝唑对厌氧菌的此两指标:7.4~294.9、1.9~5.0 h。

经皮胆囊穿刺引流。何天时等[59]回顾性分析急性重症胆管炎的经皮胆囊穿刺引流效果 31 例。选取 CT/MRCP 证实胆总管下段梗阻(结石 29 例、占位 2 例)、无胆囊结石嵌顿,除外急性胰腺炎病例。超声引导下经皮穿刺胆囊底,置入引流管头端卷曲于胆囊内。均成功,1 例因多脏衰死亡,余症状缓解,后二期手术治愈。

ERCP 引流。刘文斌等[60]回顾性分析中重度急性胆道感染的治疗(胆囊炎 20 例、胆管炎 28 例)。胆囊炎均行经皮经肝胆囊穿刺引流,二期胆囊切除 19 例;胆管炎行 EST 取石 + ENBD 6 例、ENBD 21 例、ERBD 1 例,二期手术 24 例。引流后患者症状控制,无并发症、死亡。

经皮经肝胆囊穿刺引流 + 二期腹腔镜胆道镜。丁建龙等[61]回顾性分析经皮肝胆囊穿刺引流 + 腹腔镜胆道镜治疗急性梗阻化脓性胆管炎 22 例。均为胆石症病例,入院 12 h 内行胆囊引流,二期行 LC + 胆道镜取石 + 胆总管一期缝合/T 管引流。引流后 72 h,患者 90.9%症状缓解,术后死亡 2 例(9.1%),分别因多脏衰、心源性猝死。术后无胆瘘,随访 1~10 个月,无结石复发、胆管狭窄。

腹腔镜胆道镜 + 同期 ENBD。胡邓迪等[62]回顾性分析腹腔镜胆道镜探查(LCBDE)一期缝合 + 同期 ENBD 治疗重症胆管炎 67 例。病例均为胆总管和(或)肝管结石,选择胆总管直径≥1 cm,结石 1~5 枚,无胆道术史、ERCP 取石史,无肝内胆管结石。LCBDE 后行 ENBD,再行胆管一期缝合。术后胆瘘 3 例、应激性溃疡 2 例、急性胰腺炎 1 例,随访 6~12 个月,无结石残留、胆管狭窄。

ERCP + 二期腹腔镜胆道镜。李明武等[63]回顾性分析老年急性重症胆管炎的内镜联合治疗 24 例。原发病:胆总管结石 18 例(合并胆结石 16 例)、肝内外胆石 4 例、壶腹肿瘤 2 例。均行 EST，取石 2 例、ENBD 22 例、ERBD 2 例。二期腹腔镜胆道镜探查 20 例，部分钬激光碎石取石，胆管一期缝合 /T 管引流。无严重并发症。胆管炎临床治愈 95.8%，1 例死于肿瘤晚期多脏衰。

ERCP 与 PTCD。宋勇等[64]回顾性分析比较老年急性梗阻化脓胆管炎的 EST + ENBD 42 例与 PTCD 51 例。PTCD 组比 ERCP 组的麻醉时间、手术时间、术后恢复时间更短。ERCP 组并发症、结石取出率较高，二期手术率低。两组术后 1 d、3 d 的白细胞计数、中性粒比例、TBil 无统计差异。

（七）先天性胆管囊状扩张

经脐单切口腹腔镜小儿手术。唐应明等[65]回顾性分析单切口腹腔镜手术治疗小儿先天性胆总管囊肿 5 例。年龄 11 个月至 7 岁，女患儿 4 例，Todani Ⅰ型。中转开腹 1 例，平均手术 210（150～240）min，出血 5～20 ml，无并发症。

双 Y 型吻合手术。席红卫等[66]回顾性分析先天性胆管囊肿伴右侧迷走胆管的双 Y 型吻合 3 例。均女性，2～6 岁，术前 MRCP 为 Todani Ⅰ型，均未发现迷走胆管。首次术中发现 2 例、术后胆瘘再手术探查发现 1 例，均在胆管主吻合口外行迷走胆管空肠吻合。Y 型吻合术后无并发症，随访 3 个月至 2 年，无胆道梗阻、感染。

经脐单切口与传统腹腔镜小儿手术。刁美等[67]*回顾性分析比较经脐单切口（100 例）与四孔腹腔镜手术（100 例）治疗Ⅰ或Ⅳ型胆管囊肿患儿。年龄[（2.9 ± 2.7）岁 *vs.*（3.3 ± 3.0）岁]、分型（Ⅳ型 28% *vs.* 29%）无统计差异。单切口腔镜方法：纵行脐切口置入 5 mm 镜头套管，两侧 3 mm 套管，气腹压 6～12 mmHg，经腹壁胆囊底浆肌层、肝总管近端、囊肿前壁中部吊线牵引，切断或缝扎囊肿远端，经脐拖出肠肠吻合，结肠后端侧胆肠吻合，5－0/6－0 PDS 连续缝合。吻合口直径新生儿为 0.5～1 cm，年长儿为 1～2 cm。两组术后住院天、恢复饮食时间无统计差异，中位随访 20、42 个月，早期单切口组胆瘘 1 例，无其他并发症。

机器人与开腹成人手术。刘斐等[68]*回顾性分析比较机器人辅助（4 例）与开腹手术（12 例）治疗成人Ⅰ型胆管囊肿。机器人系统安装：左肋弓下穿刺建立气腹，脐周 Trocar 置入镜头，5 孔法置入其他 Trocar。距离囊肿上端 1 cm 离断囊肿，下端游离至狭窄处离断，行胆肠 Roux－en－Y 吻合。机器人组手术时间[（127.5 ± 35.0）min *vs.*（195.0 ± 33.9）min]、出血量[（25.0 ± 28.9）ml *vs.*（179.2 ± 91.6）ml]较少（$P < 0.05$）。术后住院天、并发症无统计差异，随访 5～31 个月，无特殊。

二、胆道系统新生物

（一）良性肿瘤和假瘤

胆囊息肉的血清结合胆汁酸含量分析。黄鹏等[69]*回顾性分析比较胆囊胆固醇性息肉（18 例）与腺瘤性息肉（9 例）患者 8 种血清结合胆汁酸浓度差异，寻找鉴别诊断标志物。均为病理确诊病例，以胆囊结石（20 例）患者空腹静脉血清作为对照组，采用高效液相色谱－紫外检测法。腺瘤性息肉组血清甘氨胆酸、甘氨鹅脱氧胆酸、牛磺鹅脱氧胆酸浓度高于胆固醇息肉组、对照组，有望作为标志物。

胆囊息肉手术病例的临床病理分析。钱能等[70]*回顾性分析胆囊息肉的临床病理特征。超声确诊并手术的胆囊息肉样病变 748 例，病理：非肿瘤息肉 88.1%、腺瘤 9.1%、癌 2.0%、无息肉 0.8%。非肿瘤息肉比肿瘤性息肉的直径、年龄、单发息肉比例更小。胆囊腺瘤比胆囊癌息肉的直径[（13.3 ± 4.2）mm *vs.*（20.1 ± 8.2）mm]、年龄[（45.8 ± 11.7）岁 *vs.*（54.1 ± 15.8）岁]更小（$P < 0.05$）。66.7% 的胆囊癌息肉病理可见胆囊腺瘤或异型细胞。

腹腔镜保胆取息肉手术方法。于晓鹏等[71]回顾性分析两孔腹腔镜 + 胆囊镜保胆息肉摘除术 40 例。息肉直径 0.6～2.4 cm，22.5% 为单发，术前胆囊收缩功能正常。trocar 位置：脐纵切口 10 mm、5 mm 各 1 枚，右肋缘下 5 mm 1 枚。胆囊底切开 1 cm，电凝钩/活检钳离断息肉根部。病理：胆固醇息肉 26 例、管状腺瘤 10 例（高级别上皮内瘤变 2 例）、增生性息肉 2 例、炎性息肉 1 例、腺肌病 1 例。无明显并发症，随访 2～6 个月，胆囊收缩功能良好。

胆囊腺肌病的诊断和治疗。高鹏骥等[72]回顾性分析胆囊腺肌病 205 例诊断和治疗，占同期胆囊切除的 3.2%。95.1% 合并慢性胆囊炎，73.2% 合并胆囊结石。B 超、CT、MRI 诊断率为 16.2%、26.5%、43.8%。局限型占 80.0%、弥漫型占 7.8%、节段型占 12.2%。胆囊全切除 202 例（LC 86.8%，开腹 11.7%），部分切除 3 例（1.5%，腔镜，随访 1 年无腺肌病残留复发）。

胆管息肉及肿瘤的胆道镜下微波治疗。马利林等[73]回顾性分析胆管息肉及胆管壁肿瘤的胆道镜下微波切除治疗 61 例。性质：息肉 54 例、肝细胞癌胆管癌栓 1 例、管状/乳头状腺瘤 6 例。部位：肝门及肝外胆管 44 例、肝内胆管 17 例。胆道镜时机：术后 59 例、术中 1 例，术中 + 术后 1 例。方法：胆道镜病变活检、插入微波探头消融。治疗后病变消失或基本消失。随访 70.5%，14～132 个月。胆管下段多发乳头状瘤治疗后复发 1 例，再次微波治疗，后再手术。胆管癌栓 1 例术中取栓，并微波烧灼，随访 72 个月无复发。

肝内胆管囊腺瘤的诊治。尹昌生等[74]回顾性分析肝内胆管黏液性囊腺瘤的 PTC 表现 10 例。10 例均病理确诊，女性 9 例，MRI 或 CT 见肝内部分胆管或胆总管扩张，未见囊壁结节。PTC 6 例见肝内囊腔、扩张肝内胆管显影，胆总管不显影或显影不全，抽出胶冻状物后胆总管显影。陈紫千等[75]回顾性分析肝内胆管囊腺瘤的诊治 7 例。均为女性，切除后病理确诊，影像学提示肝内囊性占位，左肝 5 例、右肝 2 例，单房 2 例、多房分隔状 5 例，直径 3~17 cm。行右肝不规则切除 1 例、右半肝切除 1 例、左外叶切除 3 例、左肝切除 2 例。随访 12 个月以上，未见复发。王科伟等[76]回顾性分析 12 例的诊治。女性 10 例，左肝 7 例、右肝 4 例、尾叶 1 例，直径 2~24 cm。CT 提示肿瘤包膜完整、内有分隔 11 例，增强囊壁及部分分隔强化 9 例。行左外叶切除 5 例、左半肝 2 例、右肝部分切除 4 例、囊肿切除 1 例。随访 9~142 个月，腺瘤并癌变 1 例，术后 2 年复发，再手术，存活已 37 个月；余无癌变者无复发。

胆管内乳头状黏液性肿瘤（IPMN）的诊断和治疗。应世红等[77]回顾性分析病理证实的 18 例影像特征，并分型。典型型 9 例：沿胆管壁肿瘤，上下游胆管均明显广泛扩张；囊性型 5 例：局限性或动脉瘤样胆管扩张，单发或多发，有扩张胆管内瘤灶；无肿块型 2 例：胆管广泛扩张，无明确瘤灶；侵袭型 2 例：节段性胆管扩张，病灶突入胆管腔内锯齿或乳头状，有侵犯周围肝实质表现。CT 肿瘤密度低于肝实质、高于胆汁和黏液；MR T_2WI 肿瘤信号高于结石、低于胆汁和黏液，DWI 为高信号。增强肿瘤轻中度强化，三期增强扫描肿瘤密度/信号均低于肝实质。王幸等[78]回顾性分析比较胆管内（BT-IPMN，11 例）、胰腺导管内乳头状黏液性肿瘤（P-IPMN，50 例）临床病理资料和手术预后。BT-IPMN 占同期胆道肿瘤手术的 6%，年龄平均 57.3 岁，男性 73%。影像表现：均有胆管扩张，胆管腔内肿块 55%，位于肝内及肝门部 82%，常用手术为左肝切除 64%。BT-IPMN 组比 P-IPMN 组的平均肿瘤直径小（1.7 cm *vs.* 4.1 cm，$P<0.05$）。两组的平均年龄、性别、腹痛症状、CA19-9、CEA 偏高比例、癌变率（55% *vs.* 44%）、中位生存期（57 个月 *vs.* 63 个月）无统计差异。

（二）胆道系统恶性肿瘤

1. 胆管癌的发病风险因素

（1）病毒性肝炎与肝外胆管癌发病的系统综述：陈廷昊等[79]对此专题进行系统综述。检索 Cochrane、Medline、Embase 等国内外文献库，纳入文献 9 篇，其中 HBV 相关 8 篇、HCV 相关 6 篇。Meta 分析显示：HBV 感染是肝外胆管癌的危险因素（$OR=1.69$，95% $CI=1.32\sim2.17$，$P<0.01$）；在美国，HCV 感染是风险因素（$OR=5.53$，95% $CI=2.21\sim13.82$，$P<0.01$），在中国，HCV 感染无统计意义。

（2）先天性胆总管囊肿癌变的危险因素：林间等[80]回顾性分析癌变病例 11 例。手术和病理确诊癌变的病例占同期收治先天性胆总管囊肿（133 例）的 8.3%，年龄 30~64 岁，Todani Ⅰ型 7 例、Ⅳa 型 4 例，男性 5 例，原发癌变 9 例、内引流术后癌变 3 例。癌变组比未癌变组，年龄［（52.2 ± 10.1）岁 *vs.*（30.8 ± 16.3）岁］、体重减轻、术前 TBil［（45.3 ± 33.1）μmol/L *vs.*（19.3 ± 16.1）μmol/L］、CA19-9 水平［（128.7 ± 122.7）kU/L *vs.*（28.4 ± 23.2）kU/L］更大/高（$P<0.05$）。根治切除率为 81.8%，中位生存 14（2~40）个月。单因素分析，预后风险因素：手术方式、周围脏器侵犯、淋巴结（LN）转移、术后免疫治疗。

2. 胆管癌的相关分子机制

（1）肝内胆管结石相关胆管癌与 HMGB1/NF-κB 通路：柏杨等[81]研究高迁移率族蛋白 1（HMGB1）和 NF-κB 在肝内胆管结石相关胆管癌组织中的表达和意义。肿瘤组 40 例，炎症组 40 例（单纯肝胆管结石炎症胆管），正常组 30 例（正常胆管），免疫组化法检测二者的表达。表达强度均肿瘤组 > 炎症组 > 正常组，HMGB1 与 NF-κB 在胆管癌组织中表达呈正相关，HMGB1 与肿瘤分化程度、浸润程度、LN 转移有关，HMGB1 阳性者生存率较低（$P<0.05$）。肿瘤组中位 OS、1 年、3 年、5 年生存率为 18 个月、55%、27.5%、5%。

（2）肝外胆管癌围手术期代谢组学研究：崔龙久等[82]研究肝外胆管癌根治切除前后胆汁代谢组学差异，筛选预后分子标记物。选取肝门胆管癌 19 例、远端胆管癌 8 例，收集术前，术后 1 d、7 d 胆汁，气相色谱质谱仪检测。与术前相比，术后 1 d 胆汁 5 种代谢物升高，术后 7 d 3 种升高。共同升高物质：苯甲酸、甲基丙二酸。术后 7 d 胆汁苯甲酸升高≥2 倍患者术后 1 年内复发率较低（0 *vs.* 75%，$P<0.05$），此指标与 CA19-9、年龄、TNM 分期不相关。

3. **胆管癌的化疗药物涂层支架研究** 顺铂复合材料的胆管癌杀伤效应的细胞学实验。李茂岚等[83]*研究荷载顺铂（DDP）的聚乳酸碳纳米管复合材料（PLLA-CNTs）对人胆管癌细胞系（QBC939）的体外杀伤效应。超声乳化法荷载 DDP，电镜观察形态结构，紫外可见光光度仪测定载药量、释放量，CCK8 法检测增殖抑制，流式细胞术检测凋亡。DDP 体外释放：24 h 29.8%，13 d 49.8%，30 d 76.8%。荷载材料可抑制细胞系增殖，增加凋亡（材料处理 48 h *vs.* 未处理对照，凋亡率为 81.4% ±4.6% *vs.* 15.4% ±1.8%，$P<0.01$）。

4. 胆管癌的影像学诊断

（1）MRI 与肝门和肝外胆管癌的诊断和分型：印隆林等[84]回顾性分析比较手术病理证实的肝门及肝外大胆管癌 152 例的三种大体病理类型的 MRI 表现。管周浸润型（PDCC）56.6% 例、结节型（NCC）36.2%、管内生长型（IDCC）7.2%。IDCC 组比 NCC 组，肿瘤多形性、肿瘤肝段胆管扩张、上游 + 下游胆管扩张、平衡期低信号、快出或最小强化类型更常见，瘤旁胆管增厚、邻近器官侵犯更少见（$P<0.05$）。

（2）N-CTCP 与 MRCP 诊断阻塞性黄疸：李国惠等[85]回顾性分析比较 N-CTCP（阴性法 CT 胆胰管成像）与 MRCP 对胆道梗阻部位、性质、范围的诊断 96 例。96 例均手术病理确诊，梗阻性质：恶性肿瘤 81 例、神经纤维瘤 1 例、结石 14 例。N-CTCP 恶性肿瘤定性诊断准确率较高（95.0% *vs.* 83.9%，$P<0.05$），两组梗阻定位诊断准确率均为 100%，梗阻黄疸定性诊断无统计差异。

5. 胆管癌的术前处理　恶性梗阻中度黄疸的术前减黄前瞻性队列。兰忠民等[86]*研究中度梗阻性黄疸（TBil 171~342 μmol/L）术前减黄的临床价值。恶性中度阻黄 105 例，非随机分组，减黄组 58 例（ENBD 或 PTBD，2~4 周后手术），未减黄组 47 例，均接受根治性传统/保留幽门的胰十二指肠切除术等。减黄组 TB 下降有统计差异；减黄组与未减黄组相比，手术时间、出血量、总住院天、死亡率（0 *vs.* 4.3%）、并发症率（27.6% *vs.* 29.8%）、单一并发症率无统计差异。

6. 恶性胆道梗阻的姑息性治疗

（1）PTBD 金属支架：王华等[87]回顾性分析晚期恶性梗阻性黄疸 PTBD 放置自膨式镍钛合金支架 156 例的并发症。高位梗阻 60.3%，包括胆管癌、胰头癌、壶腹癌等。先行 PTBD，放置 6~8F 猪尾导管，1~3 d 后再放支架。单支架 53.2%、双支架 35.6%、三支架 39.7%。经左肝管 39.7%、右肝管 35.3%、双侧 25%。一次操作成功 75%。并发症（胆道感染、出血、肝肾衰等）率为 37.8%，死亡率为 1.9%。

（2）ERBD、EMBE 与 EMBE + ENBD：刘华等[88]回顾性分析比较 ERBD（48 例）、EMBE（内镜金属胆道支架，30 例）、EMBE + ENBD（37 例）治疗恶性胆管梗阻的引流效果。已剔除 3 个月内死亡病例。术后 1 周 TBil 和 DBil 水平，EMBE + ENBD 组低于其他组；与 ERBD 组相比，EMBE + ENBD 组术后早期并发症率更低，EMBE 组和 EMBE + ENBD 组术后 3 个月再堵塞率更低。

（3）ERCP 全覆膜可回收金属支架：张诚等[89]*回顾性分析 ERCP 放置全覆膜自膨式可回收金属支架治疗恶性梗阻性黄疸 45 例。均一次操作成功，黄疸消退有效率为 91.1%，早期并发症率为 42.2%（化脓性胆管炎/胆囊炎、高淀粉酶血症、轻型胰腺炎、急性胆囊炎、胆道出血），死亡（死于肝衰）率为 8.9%；中晚期并发症率为 29.3%（阻黄、化脓性胆囊炎、胆管炎、肝脓肿等）。

（4）PTBD 金属支架、EMBE 与胆肠内引流：余立权等[90]回顾性分析比较 PTBD 镍钛合金支架（18 例）、EMBE（24 例）、胆肠内引流（16 例）的引流效果。引流后 1 周，三组胆红素水平均明显下降，下降幅度组间无统计差异。胆肠内引流组术后胃肠功能恢复时间长于其他组，EMBE 组并发症率低于 PTBD 支架或胆肠内引流组（8.3% *vs.* 27.8%/37.5%，$P<0.05$）。

（5）ERBD、EMBE 与手术引流：梁君蓉等[91]回顾性分析比较 ERBD（28 例）、EMBE（32 例）、手术引流（胆肠吻合等，32 例）的引流效果。手术组与 ERBD/EMBE 组相比，住院天数更长、术后 1 周肝功指标更差、并发症率更高（43.8% *vs.* 14.3%/15.6%，$P<0.05$）。EMBE 组比 ERBD 胆道通畅时间长。三组生存时间无显著差异。

（6）PTBD 支架 + 3D 适形放疗：李小兵等[92]回顾性分析 PTBD 金属支架 + 内外引流管联合 3D 适形放疗治疗恶性阻黄 50 例。PTBD 引流后 2~4 周行放疗，1.8~2.0 Gy/d，5 d/周，总剂量 50.4 或 50 Gy。治疗后胆红素水平减退，实体瘤 CR + PR 90%。随访 18（6~31）个月，再梗阻率为 4%，中位生存 13 个月，1、2 年累计生存率为 60.0%、11.8%。

（7）PTBD 支架与联合 3D 适形放疗：疏云等[93]回顾性分析比较单纯 PTBD 支架（支架种类不详，18 例）、联合适形放疗（总剂量 50~60 Gy，22 例）的疗效。联合组黄疸缓解率、不良反应率（68.2% *vs.* 22.2%）、骨转移 CR + PR 率（77.3% *vs.* 0）、平均生存期[（11.8 ±0.7）个月 *vs.*（5.9 ±0.4）个月]较高/长（$P<0.05$）。

（8）ERCP 金属支架 + 碘-125 粒子放疗：赵亚军等[94]回顾性分析 ERCP 镍钛合金支架 + 碘-125 粒子条治疗恶性阻黄 13 例的疗效。患者均有细胞学或术中冷冻病理证实，原发病胰头癌或胆管癌。ERCP 支架置入后 8~12 d 行穿刺针粒子置入，CT 引导下 4 例、小切口开腹 9 例，一次置入 38~60 颗，均无明显并发症。术后 1 周 TBil 下降。粒子置入 30 d，CR + PR 30.8%。随访 9 个月，生存率为 84.6%。

（9）PTBD 金属支架与联合碘-125 粒子放疗：姚红响等[95]研究单纯 PTBD 镍钛合金支架、联合碘-125 粒子条（各 31 例）治疗恶性阻黄的疗效。患者满足 PTBD 后 TBil

下降≥20%、预计生存>3个月等条件62例,随机分组。联合组在置入金属支架后,置入粒子条于胆管狭窄段,支架内放置引流管,3~5 d后拔除。联合组治疗后1周CD4亚群比例、CD4/CD8均高于治疗前。随访2~26个月,联合治疗组,术后1、3个月TBil、胆道再梗阻率(3.2% *vs.* 38.7%)较低,中位生存期(10.9 *vs.* 7.1月)较长($P<0.05$)。

(三) 胆囊癌

1. 胆囊癌侵袭转移机制

(1) 趋化因子受体CCR4与胆囊癌:孙登群等[96]研究CCR4在胆囊癌组织的表达、与临床病理因素、预后的关系。手术切除病理证实胆囊癌144例,T_3~T_4 31.9%,N_1~N_2 25.7%,G_3~G_4 31.9%。对照组50例:胆囊结石炎症不明显胆囊壁,免疫组化法检测CCR4。胆囊癌组织细胞质、细胞膜显色。癌组织表达阳性率高于对照(80.6% *vs.* 8.0%),阳性表达与组织学分级、LN转移相关($P<0.05$)。随访2个月至3年,生存的多因素分析:唯一独立风险因素CCR4($OR=8.7$,95% $CI=1.6\sim48.4$,$P<0.05$)。

(2) miR-29c-5p与胆囊癌:束翌俊等[97]研究miR-29c-5p在胆囊癌组织中的表达、与临床病理因素、预后的关系。手术病理确诊胆囊癌40例,TNM Ⅲ~Ⅳ期72.5%,N_1~N_2 47.5%,G_3~G_4 27.5%。采用qRT-PCR检测胆囊癌组织、对照癌旁5 cm正常组织的相对表达量。癌组织的miR-29c-5p表达低于对照($P<0.01$),LN转移组表达更低($P<0.05$)。按表达与LN转移ROC曲线取>0.032设为高表达,其低表达与LN转移相关,与其他临床病理因素无关。低表达、高表达组中位生存7.2个月、20.2个月。单因素分析,生存风险因素:肿瘤大小(≥3 cm)、LN转移、miR低表达。多因素分析无独立风险因素。

2. 胆囊癌的流行病学

(1) 陕西2009—2013年临床流行病学调查:慎浩鑫等[98]回顾性分析陕西10地市12家三甲医院2009—2013年收治胆囊癌1 627例。胆囊癌占同期胆道疾病的2.54%,占普外疾病0.87%,绝对例数逐年上升趋势。发病年龄(64.3±11.1)岁,男女比例1∶2.3。59.3%合并胆囊结石,关中平原发病高于陕南、陕北,农民高于其他职业。病理中低分化腺癌为主,58.3%为TNM Ⅳ期,手术切除率为42.6%。

(2) 胆囊癌的发病风险因素:徐建庆等[99]回顾性分析胆囊癌患者802例,同期非胆囊癌患者(除外明显性别、年龄等偏倚)815例作为对照病例,分析发病风险因素。Logistic多因素分析,风险因素:年龄50~70岁、职业农民、BMI≥27、生育≥3次、绝经年龄>50岁、血型A型、慢性胆囊炎及胆结石史。

3. 胆囊癌的外科治疗 扩大根治术在肝外器官侵犯的作用。吴伟顶等[100]*回顾性分析胆囊癌合并肝外器官侵犯手术治疗21例。行姑息性手术5例,联合受侵脏器切除的扩大根治术16例,包括肝胰十二指肠切除(HPD)4例、联合部分横结肠切除3例、肝外胆管切除5例、远端胃切除2例、右肝动脉切除1例、门脉左支切除重建1例。全组无手术死亡,并发症率为28.6%。扩大根治组:LN阳性93.8%,腹主动脉旁LN阳性12.5%;中位生存21.5个月,1、2、3年生存率为62.5%、37.5%、12.5%。

4. 胆囊癌的预后因素

(1) 外周血CEA水平与预后:刘洪[101]回顾性分析性HPD的胆囊癌76例的血CEA水平与预后的关系。胆囊癌76例,均Nevin Ⅳ期。TNM分期、术后死亡率、并发症率、随访不详。按术前CEA水平中位值(8.95 μg/L)分为A组(>中位值,38例)、B组。A组生存时间短[(20.6±12.1)个月 *vs.* (48.0±28.0)个月]、复发率高(55.3% *vs.* 18.4%)($P<0.05$)。

(2) 胆囊癌预后因素分析:吴敏等[102]回顾性分析胆囊癌手术治疗54例的预后因素。Nevin Ⅲ~Ⅴ期68.5%,T_3~T_4 66.7%,N_1~N_2 18.5%,G_3~G_4 14.8%,R_0切除46.3%。随访时间不详,术后1、3、5年生存率36%、30%、26%。Cox模型多因素分析,独立预后因素:Nevin分期($OR=1.6$,95% $CI=1.2\sim2.1$,$P<0.01$)、手术方式($OR=1.8$,95% $CI=1.1\sim2.8$,$P<0.05$)。

5. 意外胆囊癌的治疗和预后

(1) LC术中或术后意外胆囊癌的手术与预后:柴长鹏等[103]回顾性分析LC中/后病理确诊的胆囊癌34例的外科治疗。术中冷冻确诊29例(85.3%),行腔镜下胆囊切除或根治/扩大根治术20例,中转开腹根治/扩大根治术9例;术后病理确诊5例,再行腔镜下根治/扩大根治。腔镜手术25例,TNM Ⅲ期7例,余为Ⅰ/Ⅱ期。随访不详,1、3年生存率为82.4%、64.7%。田远虎等[104]*回顾性分析LC意外胆囊癌83例手术及预后。术中冷冻确诊35例(42.2%),分期T_{1a}、T_{1b}、T_2、T_3分别23、20、20、20例,AJCC(第七版)Ⅰ、Ⅱ、ⅢA、ⅢB、ⅣB期分别43、15、14、9、2例。最终LC 47例、中转开腹根治18例、二期根治16例、二期探查活检2例,随访3~145个月,对应累积5年生存率:89.4%、38.9%、87.5%、0。按T分期对应5年生存率:95.7%、90.0%、75.0%、40.0%(P均<0.05)。全组中位OS 26个月、DFS 21个月,Cox多因素分析预后因素:T分期、LN转移、术中

胆囊破裂。王志炎等[105]回顾性分析 LC 意外胆囊癌 64 例手术及预后。术中冷冻确诊 29 例(45.3%),分期 T_{is}/T_{1a}、T_{1b}、T_2、T_3分别6、10、28、20 例,NM 不详。最终 LC 28 例、一期或二期根治 36 例,随访 2~132 个月,对应中位生存期:35 个月 vs. 46 个月,$P<0.05$。按 T 分期比较 LC vs. 根治术的生存情况,除 T_{is}/T_{1a}外,其他 T 分期的根治术生存优于 LC($P<0.05$)。全组 OS、DFS 不详,无预后多因素分析因素。

(2)意外胆囊癌的预后因素:姚春和等[106]回顾性分析 LC 或开腹胆囊切除术中后意外胆囊 77 例手术及预后。LC 意外胆囊癌 53 例(68.8%),术中冷冻确诊 26 例(33.8%),AJCC 7th 0、Ⅰ、Ⅱ、ⅢA、ⅢB、ⅣA、ⅣB 期分别 2、4、11、33、9、13、5 例。最终行胆囊切除、胆囊癌根治术、姑息手术或胆道引流术。随访 1~5 年,术中发现、术后 14 d 内二次手术的术后生存无统计学差异。全组 OS (20.7±3.8)个月,无 DFS、预后多因素分析。

6. 胆囊癌少见病理类型的特征、治疗与预后

(1)胆囊腺鳞癌 4 例:张同方等[107]回顾性分析胆囊腺鳞癌 4 例的手术及预后。占同期收治胆囊癌的 4.8%,女性 3 例,年龄 65~84 岁,Nevin Ⅳ期 1 例、Ⅴ期 3 例,免疫组化 CK8/18 且 CK5/6 阳性。R_0、R_1、R_2切除分别 1、2、1 例。4 例均于术后 1 年内死于肿瘤复发或转移,生存期 6(2.5~9.7)个月。R_0切除 1 例为Ⅳ期,行胆囊、肝楔形切除、韧带淋巴结骨骼化清扫,生存 9.7 个月。

(2)胆囊神经内分泌癌 10 例:陈晨等[108]回顾性分析比较胆囊神经内分泌癌(NEC)10 例、腺癌 377 例临床病理特征及预后。NEC 占同期胆囊癌的 2.2%,均为低分化小细胞癌,合并腺癌 4 例,免疫组化 CgA、NSE、Syn、EMA 阳性率均>85%。AJCC 7th Ⅱ、ⅣA、ⅣB 期分别 1、2、7 例,N2 转移高于腺癌组(70% vs. 34%,$P<0.05$)。均手术治疗,根治切除 2 例。中位生存 3.1 个月,1、2、3 年生存率为 20%、10%、0。

(3)胆囊癌肉瘤 86 例文献分析:张立洪等[109]分析 2014 年 10 月前中英文文献胆囊癌肉瘤 86 例的临床病理特征及预后。男∶女为 1∶2.58,年龄(64.1±11.5)岁,54.5%伴有胆囊结石,TNM Ⅱ、Ⅲ、Ⅳ期、不详分别为 24、12、22、28 例。病理构成,癌成分:腺癌 80.1%、腺癌鳞癌混合 10.9%、鳞癌 9.0%;间叶成分:梭形细胞 46.2%、其他(软骨样组织、血管肉瘤、混合组织、骨样细胞等)53.8%。生存期(9.4±13.4)个月,1、3、5 年生存率为 23.4%、17.9%、11.9%。Log-rank 检验生存期Ⅱ期长于Ⅲ/Ⅳ期,国外病例长于国内报道。

(四)肝内胆管癌(ICC)

1. 肝内胆管癌侵袭转移机制

(1)表皮生长因子受体 ErbB4 与肝内胆管癌:谭永辉等[110]研究 ErbB4 在人肝内胆管癌组织的表达及意义。免疫组化检测癌组织(ICC 组,24 例),癌旁 1 cm 组织(癌旁组)、肝内胆管结石胆管组织(结石组,16 例)的 ErbB4 表达,分析其意义。TNM Ⅰ~Ⅱ、Ⅲ~Ⅳ期分别 8 例、16 例,G2、G3 分别 8 例、16 例,LN 及远处转移 8 例。强阳性表达率 ICC 组高于癌旁组/结石组(75.0% vs. 45.8%/37.5%,P均<0.05),胞核阳性表达率 ICC 组高于癌旁组(66.7% vs. 37.5%,$P<0.05$)、结石组(66.7% vs. 12.5%,$P<0.01$)。ErbB4 阳性表达与 TNM 分期、LN 转移有关($P<0.05$)。

(2)肿瘤抑制因子 WWOX 与肝内胆管癌:方雯等[111]研究包含 WW 域的氧化还原酶(WWOX)在 ICC 组织及细胞的表达,与临床特征的关系,其对细胞迁移、侵袭能力的影响。WWOX 在癌组织、细胞中表达下调,下调与转移相关。过表达 WWOX 可抑制细胞迁移、侵袭,引起 pERK1/2 水平升高(总 ERK1/2 水平无变化)、MMP-9 水平降低。

2. 肝内胆管癌的流行病学

(1)肝内胆管癌的发病风险因素:李前春等[112]回顾性分析病理确诊 ICC 79 例的发病风险因素,配比同期健康体检者 158 为对照。Logistic 单因素分析,风险因素:肝内胆管结石、酒精性肝硬化、乙型肝炎相关肝硬化、其他原因肝硬化、胆总管结石、血清 HBsAg 阳性及肝血吸虫病。多因素分析,风险因素:除肝血吸虫病外,前述其他因素($P<0.05$)。

(2)肝内胆管结石癌变的风险因素:胡刚等[113]回顾性分析病理确诊 ICC 29 例的发病风险因素,同期单纯肝内胆管结石患者 95 为对照。单因素分析,风险因素:家族肿瘤病史、胆肠吻合术史、低早期取石率、CA19-9>100 U/ml、CEA >5 ng/ml。无多因素分析。

3. 肝内胆管癌的临床病理特征　肝内胆管癌与肝细胞癌。杭轶等[114]回顾性分析比较病理证实 ICC 42 例、肝细胞癌(HCC)80 例的临床病理特征。与 HCC 组相比,ICC 组男性比例低、既往/现有胆石症高、HBsAg 与 AFP 阳性率低、CA19-9 与 γ-GT 异常率高;影像学:ICC 组腹腔 LN 肿大、胆管结石、肿瘤周围胆管扩张、肝包膜凹陷/肝叶萎缩更多见,诊断准确率更低;病理学:ICC 组 LN 转移、中低分化更常见($P<0.05$)。

4. 肝内胆管癌的治疗　根治性手术+辅助性静脉化疗与联合辅助性 TACE。唐啸[115]回顾性分析比较 ICC 患者根治性手术+辅助性静脉化疗(对照组,35 例)与添加 1 个月

内 TACE(观察组,45 例)的预后。所有患者手术病理确诊,均为单发肿瘤、直径 <8.5 cm,TNM 分期不详。对照组根治术后 1 个月行吉西他滨 + 顺铂静脉化疗,周期 28 d、疗程不详。观察组添加 1 个月内 TACE,肝动脉注入 5 - FU 500 mg/m^2、洛铂 40 mg/m^2、碘油 10 ml。术后 6 个月,观察组的 CA19 - 9(47.4 ± 13.8 *vs.* 83.5 ± 24.2 μg/L)、AFP(309.5 ± 125.6 *vs.* 375.9 ± 136.8 ng/ml)、CEA(20.9 ± 10.4 *vs.* 34.2 ± 8.6 μg/L)、ALT 较低($P<0.05$)。观察组平均生存期(23.4 ± 12.4 *vs.* 15.6 ± 7.9 月)、1 年(91.1% *vs.* 62.9%)、3 年生存率(15.6% *vs.* 2.9%)较好($P<0.05$)。单因素分析,风险因素:肿瘤≥5 cm、低分化、肝门 LN 转移。

5. **肝内胆管癌的预后因素** 预后因素分析。周恺乾等[116]* 回顾性分析行根治性手术的 ICC 103 例的 OS、DFS 的风险因素。肿瘤最大直径 2 ~ 15 cm,TNM 分期不详。随访长度不详,中位 OS、1 年、3 年生存率分别为 30.7 个月、77.7%、45.8%;中位 DFS、1 年、3 年无瘤生存率分别为 26.5 个月、67.7%、40.8%。Cox 模型多因素分析,OS 风险因素:脉管侵犯($HR=4.32$,95% $CI=2.19 \sim 8.54$)、LN 转移($HR=3.89$,95% $CI=1.58 \sim 9.58$)、术前 CEA 偏高($HR=4.16$,95% $CI=2.19 \sim 7.90$);DFS 风险因素:肿瘤≥6 cm($HR=2.28$,95% $CI=1.26 \sim 4.13$)、神经束侵犯($HR=6.68$,95% $CI=1.73 \sim 25.74$)、脉管侵犯($HR=3.07$,95% $CI=1.60 \sim 5.90$)、术前 CEA 偏高($HR=3.33$,95% $CI=1.77 \sim 6.26$)。王庆亮等[117] 回顾性分析收治的 ICC 77 例的预后因素。均病理确诊,手术治疗 54 例,包括根治手术(R_0)45 例、姑息手术 5 例、探查活检 4 例。穿刺活检 23 例。TNM Ⅰ、Ⅱ、Ⅲ、Ⅳ期分别 16.9%、44.2%、11.7%、27.3%。病理高或高中分化、中分化、中低分化、低分化、无法分级分别 11.7%、32.5%、22.1%、19.5%、14.3%。伴有神经浸润 6.5%,LN 转移 24.7%。随访率为 90.9%,随访长度不详,全组中位 OS、1 年、3 年、5 年生存率分别为 10 个月、44.4%、27.6%、23.6%;R_0 切除中位 OS、1 年、3 年、5 年生存率分别为 25 个月、69.4%、50.0%、42.5%。Cox 模型多因素分析,OS 风险因素:手术方式非根治($OR=36.09$,95% $CI=0.243 \sim 0.497$)、肿瘤数目多发($OR=9.50$,95% $CI=1.482 \sim 5.857$)。

6. **肝内胆管囊腺癌的特征、治疗与预后**

(1)诊治分析 7 例:姚俊超等[118] 回顾性分析肝内胆管囊腺癌 7 例的诊断治疗。均病理确诊,女性 5 例,年龄 34 ~ 68 岁,病程 0 ~ 108 个月,CA125 且 CA19 - 9 偏高 5 例,CEA 偏高 2 例。多房 6 例,囊内壁均有乳头状瘤结节,浸润型 3 例。随访 33.2(7 ~ 60)个月,生存期 7 ~ 60 个月。左半肝或左外叶切除 4 例,健在,已存活 16 ~ 60 个月。

(2)囊腺癌与囊腺瘤:徐明月等[119]* 回顾性分析肝内胆管囊腺癌 46 例临床病理特征及预后,比较与同期囊腺瘤 58 例的差异。囊腺癌患者女性 67.4%,病史 38.9 ± 92.9 个月,21.7% 有反复胆管炎表现,54.3% 肝功异常。影像学 95.7% 为单发肿瘤,囊壁厚薄不均匀 86.9%,内见分隔 84.8%,壁乳头状结构 86.9%,囊壁或乳头状结构强化 89.1%。TNM 分期不详。与囊腺瘤相比,囊腺癌男性比例(32.6% *vs.* 13.8%)、年龄(57.0 ± 10.7 *vs.* 44.3 ± 15.3 岁)、壁结节(87.0% *vs.* 62.1%)更高/常见。肿瘤完整切除 78.3%。无手术死亡,并发症率 23.9%。随访 93.5%,44.6 ± 32.7 个月,中位 OS、1 年、3 年、5 年生存率分别为 56 个月、85.9%、65.2%、47.7%。单因素分析,OS 风险因素:性别男性、非完整切除、浸润性生长、远处转移。

(五) 肝门胆管癌

1. **肝门胆管癌的影像学诊断与手术辅助**

(1)氟代脱氧葡萄糖 PET/CT 的诊断价值:王越琦等[120]* 回顾性分析该种 PET/CT 对肝门胆管癌的术前评估价值 30 例。术中诊断为胆囊癌侵犯肝门 4 例(13.3%),全组根治性切除 46.7%,余行姑息手术或 PTBD。PET/CT 诊断的敏感度和特异度:肝门区原发肿瘤定性 100% 和 0,LN 转移 62.5% 和 90.0%,远处转移 66.7% 和 85.0%。不同 TNM 分期 SUVmax 值无统计差异。

(2)计算机辅助规划系统在肝门胆管癌手术的应用:李会星等[121]* 回顾性分析比较部分肝切除的肝门胆管癌术前计算机辅助规划组(29 例)、无辅助组(18 例)的围手术期指标。全部患者 Bismuth Ⅲa、Ⅲb、Ⅳ型分别 14、27、6 例。应用 EDDA 公司的 IQQA - LⅣER CT 系统进行 3D 重建手术规划。与无辅助组比较,辅助规划组的手术时间(6.5 ± 1.3 *vs.* 7.9 ± 2.9 h)、出血量(672 ± 214 *vs.* 870 ± 330 ml)更少,术中首次送检阴性率更高($P<0.05$)。两组并发症率无统计差异。

2. **肝门胆管癌术后并发症** 术后并发症的特征和治疗。胡骁等[122] 回顾性分析根治切除的肝门胆管癌 60 例的术后并发症情况。年龄 41 ~ 80 岁,Bismuth Ⅰ、Ⅱ、Ⅲa、Ⅲb、Ⅳ型分别 20、19、11、8、2 例,均 R_0 切除,联合肝切除:左半 7 例、右半 1 例、中肝部分 2 例、尾状叶 4 例。术后并发症率 33.3%,胆瘘 6 例,腹腔、肺部感染各 4 例、腹腔出血、胃排空障碍各 2 例。鲁敏等[123]* 回顾性分析肝门胆管癌 89 例的术后并发症情况。Bismuth Ⅰ、Ⅱ、Ⅲa、Ⅲb、Ⅳ型分别 9、13、25、37、5 例。手术方法:胆道内/外引流 25 例,姑息切除 17

例,根治切除47例。根治术:韧带骨骼化18例,门静脉切除重建6例,联合部分肝切除29例(方叶3例、右半肝7例、左半肝17例、左三叶1例、左半肝+胰十二指肠切除1例)。死亡率1.1%,死于MODS。并发症93例次,胆道并发症24.7%(胆瘘、胆道感染、吻合口狭窄),其他:切口感染、肺部感染、腹腔出血、肝脓肿、淋巴瘘、上消化道出血、胆肠吻合盲端肠瘘、肝衰竭。

3. 肝门胆管癌的预后风险因素

(1) 血管切除重建与预后:王鹤令等[124]回顾性分析联合血管切除重建(50例)治疗进展期肝门胆管癌的预后,以健康体检者为对照(55例)研究发病相关因素。Bismuth Ⅲa、Ⅲb、Ⅳ型分别22、19、9例。联合切除受侵血管,只重建门静脉(例数不详),R_0切除不详。全组OS不详。1年、3年、5年生存率,Ⅲ型97.6%、82.9%、70.7%,Ⅳ型88.9%、55.6%、33.3%。Logistic多元回归分析,发病风险因素:胆总管结石、肝胆管结石、胆囊结石、胆囊切除、胆道蛔虫症、肝血吸虫病。

(2) 不同分期方法与预后:周良晶等[125]回顾性分析154例的预后,比较Bismuth、AJCC 7th、MSKCC分期与手术切除率、预后的关系。非手术治疗59例;手术95例,根治切除79例、姑息切除(R_1/R_2)18例、胆道引流3例、腹腔探查13例。全组中位OS、1年、3年、5年生存率分别为21.5个月、72%、26%、21%。单因素分析,OS风险因素:分化程度、切缘阳性、LN转移、远处转移、TNM分期、MSKCC分期。Bismuth Ⅰ~Ⅳ型间、TNM Ⅰ~Ⅲ期间手术切除率无统计差异,MSKCC T_1、T_2、T_3期切除率为68.6%、44.8%、19.2%,$P<0.01$。

(3) R_0/R_1切除患者的预后风险因素:朱倩等[126]回顾性分析根治性切除的肝门胆管癌168例的预后因素,评价CA19-9预测价值。Bismuth Ⅰ、Ⅱ、Ⅲa、Ⅲb、Ⅳ型分别10.7%、10.7%、7.1%、17.9%、53.6%。AJCC 6th ⅠA、ⅠB、ⅡA、ⅡB、Ⅲ期分别5.4%、23.2%、41.1%、26.8%、3.6%。联合肝固有动脉切除4例,门静脉切除+重建10例。全组1年、3年、5年生存率为89.3%、53.6%、28.6%。多因素分析,OS风险因素:低分化、LN转移、肝动脉侵犯、切缘R_1、术前CA19-9>150 kU/L。

(4) 手术患者的预后风险因素:王辉等[127]回顾性分析手术治疗90例的预后因素。Bismuth Ⅰ、Ⅱ、Ⅲa、Ⅲb、Ⅳ型分别28.9%、13.3%、21.1%、10.0%、26.7%。AJCC 7th Ⅰ、Ⅱ、Ⅲ、Ⅳ期分别7.8%、14.4%、18.9%、58.9%。行根治/扩大根治36例、肝移植3例、姑息切除15例、胆道引流29例、腹腔探查7例。R_0切除30例。全组中位OS、1年、3年生存率分别为10个月、42.6%、22.5%。Cox多因素分析,OS风险因素:手术方式(探查/引流/切除,$OR=0.465$)、LN转移($OR=2.421$)。杨军等[128]回顾性分析手术治疗233例的预后因素。Bismuth Ⅱ、Ⅲa、Ⅲb、Ⅳ型分别33.0%、35.2%、24.1%、7.7%。AJCC分期不详。行R_0切除82例、R_1切除102例、R_2切除33例、肿瘤活检16例。全组中位OS、1年、3年生存率分别为20个月、74.3%、14.6%。Cox多因素分析,OS风险因素:手术方式、Bismuth分型、LN转移、门静脉浸润。

4. 肝门胆管癌的非手术治疗

(1) 碘-125粒子放疗7例。邹雷等[129]回顾性分析"胆管内外碘-125粒子可更换持续照射系统"治疗肝门胆管癌7例的疗效。患者均男性,均有LN转移或肝转移。Bismuth Ⅰ、Ⅱ、Ⅲ、Ⅳ型分别2例、1例、1例、3例。粒子放置方法:开腹手术明确不可切除,粒子条用儿童尿管制作,长度6~8 cm超过肿瘤最大长度,T管穿出固定。至随访截止时间均存活,中位OS 7.8个月,最长12月。

(2) 肝门部恶性胆道梗阻的单侧与双侧引流的荟萃分析:李明武等[130]对肝门部恶性胆道梗阻的引流有效性、安全性进行Meta分析。检索国内外数据库,收集1975年至2013年8月单侧或双侧引流的对照研究。纳入研究894例,包括RCT 3项,观察性研究7项。双侧引流通畅率较高($RR=12.03$, 95% $CI=1.16\sim3.56$, $P=0.01$),单、双侧引流的有效性、生存率、技术成功率、30 d死亡率、早期并发症、晚期并发症均无统计学差异。

(六) 远段胆管癌

1. 远段胆管癌的外科治疗

(1) 下段胆管癌与肝门胆管癌手术及预后:王煜等[131]回顾性分析比较手术治疗的下段胆管癌29例、肝门胆管癌58例的预后。肝门胆管癌Bismuth Ⅰ、Ⅱ、Ⅲa、Ⅲb、Ⅳ型分别29.3%、12.1%、24.1%、25.9%、8.6%。下段胆管癌、肝门胆管癌根治性切除率分别为79.3%、56.9%。余患者术中行姑息性减黄或未治疗。下段胆管癌,根治术后1年、3年生存率分别为91.6%、37.5%。Cox多因素分析,OS、DFS风险因素均为AJCC分期。肝门胆管癌,根治术后1年、3年生存率分别为62.2%、27.0%。OS风险因素:AJCC分期、LN转移,DFS风险因素:AJCC分期、LN转移、肝侵犯。两疾病组间,全组OS、根治术后OS及DFS、非手术患者OS无统计差异。

(2) 下段胆管癌与中段胆管癌手术及预后:刘玲等[132]回顾性分析比较手术治疗的下段胆管癌33例、中段胆管癌

28 例的手术及预后。AJCC 分期不详。下段胆管癌死亡率为 4%。下段、中段胆管癌的手术切除率（75.8% *vs.* 64.3%）、并发症率（36.0% *vs.* 14.3%）、LN 转移（36% *vs.* 44.4%）无统计差异。下段胆管癌，根治术后 1 年、3 年、5 年生存率分别为 72.0%、40.0%、24.0%。中段胆管癌，根治术后 1 年、3 年、5 年生存率分别为 88.9%、61.1%、38.9%。两疾病组间，根治术后生存无统计差异。

2. 低位胆道恶性梗阻的介入引流

（1）PTBD 金属支架与 ERCP 金属支架：高永忠等[133]回顾性分析比较对无法根治手术的患者行 PTBD 或 ERCP 放置金属支架各 35 例的安全有效性、花费。均自膨式镍钛合金支架，PTBD 组 8 mm，ERCP 组 8～10 mm，支架放置上端超过狭窄段 2 cm、下段露出乳头外 1 cm。PTBD 组成功率（100% *vs.* 88.6%）更高、器材费用（10 020 *vs.* 13 000 元）更低（$P < 0.05$）；两组并发症率、引流后肝功指标改善无统计差异。

（2）术前壶腹周围癌并胆管炎的 PTBD：何津等[134]回顾性分析该病合并急性重症胆管炎 21 例的 PTBD，比较 PTBD 后胰十二指肠切除（17 例）、无胆管炎直接切除（110 例）的围手术期指标。21 例 PTBD 占同期收治壶腹周围癌的 14.4%。PTBD 均成功于右肋部置管，引流 3～4 周后，行胰十二指肠切除 17 例，病理：乳头癌 9 例、壶腹癌 5 例、胰头癌 3 例。行胆肠内引流 4 例，均胰头癌。与直接切除组比较，引流组的住院天（38.6 ± 6.8 *vs.* 19.6 ± 6.1 d）较长，手术时间、出血量、并发症率（17.6% *vs.* 14.5%）无统计差异。

（孙经建　易　滨）

·参·考·文·献·

[1] 钱昌林，刘骅，沈志勇，等. 运甲状腺素蛋白在胆固醇结石胆囊组织中的表达及其促成核作用研究[J]. 中国普外基础与临床杂志，2014，21(6)：716－720.

[2]* 汪四七，蔡端，查锡良，等. 胆固醇结石患者胆汁免疫球蛋白含量增高及其对胆固醇-磷脂泡的影响[J]. 外科理论与实践，2015，20(2)：126－130.

[3] 周徽，彭健. 胃癌术后胆石症发病相关因素的 Meta 分析[J]. 中华肝胆外科杂志，2015，21(2)：117－121.

[4] 刘广宇，孙浩然，白人驹. 胆系结石金属成分与 MRI 信号的相关性研究[J]. 中华放射学杂志，2015，49(2)：107－112.

[5] 汪建初，浦润，宋斌，等. MRI 及 MRCP 在急性胆囊炎腹腔镜胆囊切除术前评估中的应用[J]. 中华普通外科杂志，2015，30(3)：198－200.

[6] 王召华，项和平. 胆囊结石并发胆源性胰腺炎行腹腔镜胆囊切除术的临床疗效分析[J]. 肝胆外科杂志，2014，22(6)：417－419.

[7] 范育林，唐为志，盛华嵩，等. 腹腔镜胆囊切除术后迟发性胆漏的原因分析及处理对策[J]. 肝胆胰外科杂志，2015，27(4)：331－333.

[8] 李克清，刘斌，沈忱，等. 腹腔镜胆囊切除术治疗胆囊结石合并肝硬化的临床分析[J]. 徐州医学院学报，2015，35(4)：249－251.

[9] 孙源. 老年胆道疾病合并肝硬化门脉高压症手术治疗适应证分析[J]. 肝胆外科杂志，2015，23(4)：270－272.

[10]* 吴先麟，张光全，廖忠，等. 选择适应证保胆取石临床效果分析[J]. 四川医学，2015，36(6)：809－811.

[11] 曹其彬，刘智，张艳苗，等. 腹腔镜联合胆道镜保胆取石术 5 年回顾分析（附 360 例报告）[J]. 腹腔镜外科杂志，2014，19(10)：757－759.

[12] 周联明，单远洲，汤卫忠，等. 腹腔镜胆道镜联合保胆取石术的临床应用[J]. 中国现代普通外科进展，2014，17(10)：814－815.

[13]* 李帅，张东，侯元凯，等. 腹腔镜联合胆道镜微创保胆取石术后胆囊结石复发相关因素分析[J]. 腹腔镜外科杂志，2015，20(7)：535－538.

[14] 鲁家贤，孙伟军，孙玲国，等. 内镜微创保胆取石术后胆囊功能的中长期随访报告[J]. 中国微创外科杂志，2014，14(9)：799－801.

[15] 曾娟，吕超，吴硕东. Mirizzi 综合征诊断与治疗 10 年回顾[J]. 中国普通外科杂志，2015，24(2)：247－253.

[16] 奚春华，孙跃明，傅赞，等. Mirizzi 综合征的腹腔镜治疗（附 48 例报告）[J]. 中国现代普通外科进展，2015，18(7)：572－574.

[17] 江州华，周新华，陈佰文，等. 腹腔镜手术治疗胆囊结石致胆囊肠道内瘘 17 例报告[J]. 中国微创外科杂志，2014，14(10)：913－916.

[18] 杨东晓，杨明稳，张勇，等. 腹腔镜联合胆道镜治疗胆囊结石合并胆总管结石在基层医院的应用体会[J]. 临床肝胆病杂志，2014，30(11)：1132－1134.

[19] 胡炎军，李盛，朱求实，等. 腹腔镜、胆道镜联合液电碎石在胆总管结石中的应用[J]. 腹部外科，2014，27(6)：446－448.

[20] 陆晔，刘皓慈，陈胜，等. ERCP 联合 EST 治疗胆总管结石的术后远期并发症[J]. 外科理论与实践，2015，20(2)：116－120.

[21] 邹瑞，杨玉龙，祁春春，等. 内镜逆行胰胆管造影取石术与开腹手术治疗胆总管结石的疗效对比研究[J]. 中华普通外科杂志，2014，29(11)：857－859.

[22] 张智勇，杜立学，郑伟，等. 腹腔镜胆总管探查术与内镜下十二指肠乳头括约肌切开术治疗胆总管结石的临床对照研究[J]. 中国普通外科杂志，2015，24(8)：1088－1092.

[23] 肖旭，卢潮德，金燕，等. 胆囊结石合并胆总管结石两种微创治疗方法的对比分析[J]. 腹腔镜外科杂志，2015，20(6)：451－454.

[24] 潘步建，徐迈宇，陈峰，等. 腹腔镜联合胆道镜或十二指肠镜治疗胆总管结石合并胆囊结石的对比研究[J]. 中国微创外科杂志，2014，14(10)：906－909.

[25] 张国强，冯雪峰，金燕平，等. 腹腔镜胆囊切除联合术中与术前内镜十二指肠乳头括约肌切开治疗胆石症[J]. 中华肝胆外科杂志，2015，21(4)：248－252.

[26] 俞巍，袁辉生，郑建伟，等. 内镜逆行胰胆管造影联合近期腹腔镜胆囊切除治疗胆系结石的可行性分析与体会[J]. 中华损伤与修复杂志（电子版），2014，9(4)：39－42.

[27]* 郑香云，蒋平，车汉洋，等. ERCP 术后 LC 的手术时机探讨[J]. 肝胆胰外科杂志，2014，26(6)：451－453.

[28] 汪斌，丁佑铭，张爱民，等. 腹腔镜经胆囊管胆道探查术手术技巧的探讨[J]. 腹部外科，2014，27(5)：343－346.

[29] 曹玉军，孙象军，何强，等. 自行脱落双肩猪尾巴内支架管在胆总管探查术中的应用[J]. 中华肝胆外科杂志，2014，20(10)：723－725.

[30] 吴贤，施仲义，林昌永，等. MELD 评分对肝硬化患者胆道手术风险的预测价值[J]. 肝胆胰外科杂志，2015，27(1)：71－73.

[31]* 刘斌，耿建利，李玉亮，等. 经 T 管十二指肠乳头肌扩张术治疗外科术后胆总管残余结石[J]. 中华医学杂志，2015，95(11)：853－856.

[32] 朱小朝，何继龙，杨小冬，等. 开腹输尿管镜联合钬激光经胆总管治疗肝内外胆管结石 32 例[J]. 中国微创外科杂志，2015，15(3)：278－279.

[33] 毕保洪，李华，李伟，等. 胆道镜联合液电碎石治疗难取性肝内外胆管结石[J]. 中国微创外科杂志，2015，15(3)：242－244.

[34] 李幼林，潘江华，窦巩昊，等. 胆胰镜下钬激光碎石术治疗术后难取性胆管结石[J]. 肝胆胰外科杂志，2015，27(3)：184－186.

● [35] 王永,赵新潮,王崇高,等.难取性胆道结石钬激光碎石术后患者血清及胆汁炎性介质水平的临床研究[J].肝胆胰外科杂志,2015,27(1):76-78.

● [36]* 李恩亮,邬林泉,殷香保,等.第二肝门附近肝实质切开取石术治疗复杂性肝胆管结石13例疗效分析[J].中国实用外科杂志,2015,35(6):664-667.

● [37] 孙强,常晓健,胡泽民,等.腹腔镜下规则性肝切除术联合胆道镜治疗肝内外胆管结石[J].肝胆胰外科杂志,2014,26(6):447-450.

● [38] 祝文,方驰华,方兆山,等.三维可视化技术在肝胆管结石诊断和手术规划中的应用研究[J].腹部外科,2014,27(5):325-329.

● [39] 黄军利,耿小平,李文岗,等.精准肝切除联合电子胆道镜在肝胆管结石治疗中的应用[J].中华普通外科杂志,2015,30(6):428-431.

● [40] 陈志恒,刘付宝,王国斌,等.肝内胆管结石外科治疗中胆道引流方式的选择[J].中国普外基础与临床杂志,2014,21(11):1401-1407.

● [41] 沈文俊,董瑞,陈功,等.抑制胆道闭锁小鼠模型 miR-222 活性改善肝纤维化的初步探索[J].中华小儿外科杂志,2015,36(4):292-296.

● [42] 周辉,徐伟立,方燕彬,等.转移相关基因3、锌指转录因子 Snail1、E-钙黏素在胆道闭锁患儿肝脏中的表达及相互关系[J].中华肝胆外科杂志,2015,21(7):462-465.

● [43] 詹江华,冯杰雄,陈亚军,等.胆道闭锁伴发畸形多中心分析[J].中华小儿外科杂志,2015,36(4):265-268.

● [44] 郭静,许玲芬,孙梅.小儿胆道闭锁与肝内胆汁淤积症的鉴别诊断[J].临床肝胆病杂志,2015,31(8):1252-1256.

● [45] 李艳阳,杨合英,王家祥,等.99 例胆道闭锁 Kasai 术后疗效及相关因素分析[J].中华小儿外科杂志,2015,36(4):249-253.

● [46] 吴东阳,陈亚军,张廷冲,等.Kasai 术时将肝脏游离出腹腔对患儿围手术期影响的研究[J].中华小儿外科杂志,2015,36(4):254-258.

● [47] 冯强,杨合英,王家祥,等.胆道闭锁术后激素应用的疗效和安全性的系统评价[J].中华小儿外科杂志,2015,36(4):259-264.

● [48] 颜培宏,刘丹丹,詹江华,等.胆道闭锁胆汁湖形成与预后关系研究[J].中华小儿外科杂志,2015,36(6):439-443.

● [49] 周桂华,史宪杰.胆肠吻合口狭窄再手术41 例经验[J].中华肝胆外科杂志,2015,21(9):612-615.

● [50]* 张诚,杨玉龙,史力军,等.胆道镜下高频电切治疗胆肠吻合术后吻合口狭窄[J].中华普通外科杂志,2015,30(7):529-531.

● [51] 闫勇,张炳印,刘丹青,等.经 PTC 途径球囊扩张治疗胆肠吻合术后胆管狭窄[J].第三军医大学学报,2014,36(21):2236-2237.

● [52] 张家耀,廖康恕.腹腔镜胆囊切除术高位胆管损伤的预防及处理[J].腹部外科,2014,27(5):355-358.

● [53] 邵惠江,任培土,孙学征.自发性肝内胆管破裂致胆汁性腹膜炎的急诊诊治[J].肝胆胰外科杂志,2015,27(4):320-322.

● [54] 刘勇峰,张磊,李小宝,等.胆内瘘 21 例诊断体会[J].中国现代普通外科进展,2015,18(3):243-244.

● [55]* 吴懿,单毓强,金慧成,等.胆道结石患者胆道感染的病原学分析及临床诊治[J].中华医院感染学杂志,2014,24(16):4059-4060.

● [56]* 常奇蒙,张紫平,潘高峰,等.鼻胆管胆汁细菌培养及抗生素敏感性分析[J].外科理论与实践,2014,19(6):535-538.

● [57] 吴学东,鞠春慧,忽胜和,等.套叠瓣在重建胆道中抗反流作用的组织学和细菌学评价[J].中华小儿外科杂志,2015,36(4):297-300.

● [58]* 郑惊雷,梁力建,王在国,等.抗菌药物在胆汁中药物代谢动力学特点的实验研究及杀菌效力评价[J].中华外科杂志,2014,52(10):775-780.

● [59] 何天时,李旭宏,薛浩,等.超声引导下经皮胆囊穿刺引流术治疗急性重症胆管炎 31 例临床分析[J].临床外科杂志,2015,23(6):437-439.

● [60] 刘文斌,许戈良,黄强,等.源头控制用于中重度急性胆道感染治疗[J].腹部外科,2014,27(5):330-333.

● [61] 丁建龙,刘晓晨,豆发福,等.经皮经肝胆囊穿刺联合内镜治疗急性梗阻性化脓性胆管炎[J].肝胆外科杂志,2015,23(3):213-215.

● [62] 胡邓迪,蒋能孟,汪熊铁.急诊腹腔镜胆总管探查一期缝合结合鼻胆管引流在急性重症胆管炎中的应用[J].肝胆胰外科杂志,2015,27(1):69-71.

● [63] 李明武,陈小保,陈宁,等.三镜联合在老年急性重症胆管炎治疗中的应用[J].肝胆胰外科杂志,2015,27(2):138-140.

● [64] 宋勇,黄亚川,秦高平.个体化治疗老年急性梗阻性化脓性胆管炎患者的临床研究[J].首都医科大学学报,2015,36(3):449-453.

● [65] 唐应明,何国庆,罗森,等.经脐单切口腹腔镜治疗小儿先天性胆总管囊肿的体会[J].中华小儿外科杂志,2015,36(4):301-303.

● [66] 席红卫,赵正,段文强,等.双 Y 型吻合方式治疗先天性胆管扩张症并迷走胆管畸形[J].中华小儿外科杂志,2015,36(9):690-693.

● [67]* 刁美,叶茂,李龙,等.经脐单一切口和传统腹腔镜治疗小儿胆总管囊肿的对比研究[J].中华小儿外科杂志,2014,35(12):929-932.

● [68]* 刘斐,彭承宏,吴志翀,等.成人型胆总管囊肿的机器人手术疗效分析[J].外科理论与实践,2015,20(3):202-205.

● [69]* 黄鹏,赵梅芬,孟凡斌,等.胆囊息肉样变患者血清中八种结合胆汁酸含量的分析[J].中华医学杂志,2014,94(40):3154-3158.

● [70]* 钱能,陈文超,陈海华,等.胆囊息肉样病变 748 例分析[J].中华肝胆外科杂志,2014,20(9):655-658.

● [71] 于晓鹏,吴硕东,于宏,等.腹腔镜联合胆囊镜两孔法保胆息肉摘除术 40 例[J].中国现代普通外科进展,2015,18(1):26-29.

● [72] 高鹏骥,张龙辉,王东,等.胆囊腺肌症的诊治:附 205 例报告[J].中国普通外科杂志,2015,24(8):1155-1158.

● [73] 马利林,王伟,朱建伟,等.胆管息肉与胆管壁肿瘤的胆道镜下微波切除[J].中华普通外科杂志,2015,30(7):525-528.

● [74] 尹昌生,陈本文,张志伟,等.胆道造影在胆管黏液性囊腺瘤诊断中的作用[J].山西医科大学学报,2014,45(12):1220-1222.

● [75] 陈紫千,虞磊,季沉,等.肝内胆管囊腺瘤的诊断与治疗(附 7 例报告)[J].中华肝胆外科杂志,2015,21(4):269-270.

● [76] 王科伟,董明,孔凡民,等.肝内胆管囊腺瘤诊治分析(附 12 例报道)[J].中国普外基础与临床杂志,2015,22(1):88-90.

● [77] 应世红,赵艺蕾,滕晓东,等.胆管导管内乳头状黏液性肿瘤的影像表现和形态分型[J].中华放射学杂志,2015,49(1):42-46.

● [78] 王幸,陈拥华,蔡云强,等.胆管内与胰腺导管内乳头状黏液性肿瘤的比较[J].中华肝胆外科杂志,2015,21(9):620-624.

● [79] 陈廷昊,何承峻.病毒性肝炎与肝外胆管癌发病关系的系统评价[J].中国普外基础与临床杂志,2014,21(6):721-726.

● [80] 林间,张翔,曾永毅.先天性胆总管囊肿癌变的临床研究[J].腹部外科,2014,27(5):334-338.

● [81] 柏杨,余锋,赵海滨,等.HMGB1 和 NF-κB 在肝内胆管结石相关胆管癌中的表达及意义[J].中国普通外科杂志,2015,24(7):983-989.

● [82] 崔龙久,李之帅,谭蔚锋,等.肝外胆管癌围手术期胆汁代谢组学变化与预后分析[J].第二军医大学学报,2015,36(4):383-390.

● [83]* 李茂岚,陆巍,张飞,等.载顺铂聚乳酸碳纳米管复合材料对胆管癌细胞株的体外杀伤效应[J].中华医学杂志,2014,94(40):3163-3166.

● [84] 印隆林,宋彬,管英,等.MRI 联合序列检查在肝门及肝外大胆管癌诊断和亚型鉴别中的价值探讨[J].四川大学学报(医学版),2014,45(5):854-858.

● [85] 李国惠,张家敏,俞世安,等.N-CTCP 与 MRCP 对阻塞性黄疸诊断价值的对比分析[J].肝胆胰外科杂志,2015,27(2):108-110.

● [86]* 兰忠民,汤小龙,张建伟,等.中度黄疸患者行术前减黄的前瞻性非随机对照研究[J].中华医学杂志,2015,95(2):93-95.

● [87] 王华,汪涛,汤礼军,等.PTCD 联合胆管支架置入术治疗晚期恶性胆管梗阻的并发症分析及处理[J].中国普外基础与临床杂志,2014,21(11):1421-1424.

● [88] 刘华,周莹群,徐选福,等.经内镜放置胆管金属支架联合鼻胆管引流治疗恶性胆管梗阻[J].胃肠病学和肝病学杂志,2015,24(1):64-67.

● [89]* 张诚,杨玉龙,吴萍,等.全覆膜自膨式可回收金属支架治疗恶性梗阻性黄疸的并发症及防治策略[J].中华医学杂志,2015,95(6):416-420.

● [90] 余立权,张道权,姜波,等.晚期恶性梗阻性黄疸的姑息性治疗[J].外科理论与实践,2015,20(2):121-125.

● [91] 梁君蓉,石德红,张冲,等.ERCP 胆管支架置入与传统手术方法解除恶性胆道梗阻的临床疗效及安全性比较[J]. 实用癌症杂志,2015,30(2):311-313.

● [92] 李小兵,邹瑜斌,杨灵. 胆道支架置入术联合三维适形放疗治疗恶性阻塞性黄疸的临床研究[J]. 实用癌症杂志,2014,29(10):1341-1343.

● [93] 疏云,王洪云,陶黎明,等. 胆道支架置入联合三维适形放疗治疗恶性胆道梗阻的临床观察[J]. 实用癌症杂志,2014,29(12):1708-1710.

● [94] 赵亚军,赵旭辉,王成,等. 经 ERCP 胆道支架置入术联合碘 125 粒子植入治疗恶性梗阻性黄疸的临床应用[J]. 肝胆外科杂志,2015,23(4):289-291.

● [95] 姚红响,陈根生,叶冠雄,等. 单纯胆道支架与^{125}I 粒子支架腔内照射治疗恶性梗阻性黄疸[J]. 中华肝胆外科杂志,2014,20(12):869-872.

● [96] 孙登群,龚仁华,孙艳军,等. 趋化因子受体 CCR4 在胆囊癌组织中的表达及意义[J]. 中华肝胆外科杂志,2015,21(4):253-256.

● [97] 束翌俊,江林,包润发,等. MiR-29c-5p 在胆囊癌组织中的表达及临床意义[J]. 中华普通外科杂志,2015,30(9):715-718.

● [98] 慎浩鑫,宋虎伟,陈晨,等. 陕西省 2009—2013 年胆囊癌临床流行病学调查报告[J]. 中华肝胆外科杂志,2015,21(1):5-8.

● [99] 徐建庆,陈晨,宋虎伟,等. 胆囊癌发病相关危险因素分析[J]. 中国普通外科杂志,2015,24(2):190-194.

● [100]* 吴伟顶,胡智明,张成武,等. 扩大根治术在肝外器官侵犯的胆囊癌中的作用[J]. 肝胆胰外科杂志,2015,26(6):444-446.

● [101] 刘洪. 外周血癌胚抗原水平与胆囊癌预后的相关性研究[J]. 中国肿瘤临床与康复,2014,21(11):1328-1329.

● [102] 吴敏,查天洲. 原发性胆囊癌患者术后生存率的影响因素分析[J]. 江苏医药,2014,40(21):2587-2589.

● [103] 柴长鹏,徐广甍,宋晓伟,等. 腹腔镜胆囊切除术中意外胆囊癌的诊治[J]. 中华肝胆外科杂志,2014,20(9):659-661.

● [104]* 田远虎,杨广运,刘博,等. 腹腔镜胆囊切除术术中或术后发现意外胆囊癌的外科治疗[J]. 中华外科杂志,2015,53(2):135-139.

● [105] 王志炎,梁霄,何石林,等. 腹腔镜胆囊切除术意外胆囊癌的治疗[J]. 中华医学杂志,2014,94(40):3159-3162.

● [106] 姚春和,张荣,王林,等. 意外胆囊癌 77 例临床及预后影响因素[J]. 中华肝胆外科杂志,2015,21(1):35-38.

● [107] 张同方,徐皓,方心安,等. 胆囊腺鳞癌 4 例临床分析[J]. 中国普通外科杂志,2015,24(2):195-198.

● [108] 陈晨,王林,刘希,等. 胆囊神经内分泌癌 10 例单中心临床分析[J]. 中华肝胆外科杂志,2015,21(3):177-180.

● [109] 张立洪,张传永,郝保兵,等. 86 例手术治疗的胆囊癌肉瘤患者的临床特征及预后因素分析[J]. 肝胆外科杂志,2015,23(3):169-172.

● [110] 谭永辉,吕品,聂盛丹,等. 肝内胆管癌中 ErbB4 的表达及临床意义[J]. 中国普通外科杂志,2015,24(2):180-184.

● [111] 方雯,徐三荣,李相成,等. WWOX 对肝内胆管细胞癌转移的影响[J]. 南京医科大学学报(自然科学版),2014,34(11):1491-1497.

● [112] 李前春,钟立明. 肝内胆管细胞癌的危险因素分析[J]. 肝脏,2015,20(3):235-237.

● [113] 胡刚,湛汇,胡如进. 肝内胆管结石合并肝内胆管癌发病危险因素及预测指标分析[J]. 胃肠病学和肝病学杂志,2015,24(6):742-744.

● [114] 杭铁,杨小勇,李文美,等. 肝内胆管癌与肝细胞癌临床特征的比较研究[J]. 中国普通外科杂志,2015,24(2):175-179.

● [115] 唐啸. 根治性切除术辅助肝动脉化疗栓塞治疗肝内胆管细胞癌的疗效和预后分析[J]. 临床肝胆病杂志,2015,31(2):236-239.

● [116]* 周恺乾,刘维峰,樊嘉,等. 影响肝内胆管细胞癌预后高危因素的临床回顾分析[J]. 腹部外科,2015,28(2):74-77.

● [117] 王庆亮,叶小鸣,胡昆鹏,等. 肝内胆管细胞癌预后及其影响因素分析[J]. 中国实用外科杂志,2014,34(8):768-770.

● [118] 姚俊超,郭大伟,姜堃,等. 肝内胆管囊腺癌 7 例诊治分析[J]. 中国普外基础与临床杂志,2015,22(3):343-345.

● [119]* 徐明月,史宪杰,万涛,等. 肝内胆管囊腺癌临床病理特征及预后因素分析[J]. 南方医科大学学报,2015,35(8):1097-1102.

● [120]* 王越琦,王吉文,张德祥,等. 氟代脱氧葡萄糖 PET/CT 在肝门部胆管癌术前评估中的价值[J]. 中华肝胆外科杂志,2015,21(3):173-176.

● [121]* 李会星,史宪杰,梁雨荣,等. 计算机辅助规划系统在肝门部胆管癌手术规划中的应用价值[J]. 中华医学杂志,2015,95(6):412-415.

● [122] 胡骁,胡维昱,孙传东,等. 肝门部胆管癌根治性切除术后并发症的诊断和治疗[J]. 中国现代普通外科进展,2015,18(4):328-330.

● [123]* 鲁敏,秦兴雷,蔡建平,等. 89 例肝门部胆管癌术后并发症分析[J]. 中华普通外科杂志,2015,30(7):535-537.

● [124] 王鹤令,周品一,刘鹏,等. 联合血管切除及重建在进展期肝门部胆管癌切除中的危险因素及生存分析[J]. 中国现代普通外科进展,2014,17(9):700-703.

● [125] 周良晶,丁国平,曹利平,等. 肝门部胆管癌不同分期方法的比较[J]. 中华普通外科杂志,2015,30(3):177-180.

● [126] 朱倩,乔国梁,晏建军,等. 可切除肝门部胆管癌预后影响因素分析[J]. 中华肝胆外科杂志,2014,20(9):662-666.

● [127] 王辉,王坚,王昊陆. 影响肝门部胆管癌术后生存率的多因素分析[J]. 外科理论与实践,2014,19(5):444-448.

● [128] 杨军,李向农,侍阳. 肝门部胆管癌术后生存情况的影响因素分析[J]. 胃肠病学和肝病学杂志,2014,23(12):1464-1467.

● [129] 邹雷,金焰,乔鸥,等. ^{125}I 粒子可更换持续照射系统治疗不可切除肝门部胆管癌[J]. 中华肝胆外科杂志,2015,21(6):418-420.

● [130] 李明武,武文彬,殷占新,等. 肝门部恶性胆道梗阻单、双侧引流的荟萃分析[J]. 中华肝脏病杂志,2015,23(2):118-123.

● [131] 王煜,王炜,章志翔. 肝外胆管癌 87 例临床治疗分析[J]. 中国普通外科杂志,2015,24(2):170-174.

● [132] 刘玲,顾殿华,张建淮,等. 肝外胆管癌的手术治疗效果分析[J]. 肝胆外科杂志,2014,22(5):336-341.

● [133] 高永忠,金唐林,饶雷平,等. PTCD 途径胆道金属支架置入术治疗低位恶性梗阻性黄疸的疗效对比分析[J]. 肝胆胰外科杂志,2015,27(1):53-55.

● [134] 何津,李强. 经皮肝穿刺胆道置管引流术治疗壶腹周围癌并发重症急性胆管炎的疗效[J]. 中华肿瘤杂志,2014,36(10):794-795.

述 评

胆固醇结石患者胆汁免疫球蛋白含量增高及其对胆固醇-磷脂泡的影响 [外科理论与实践,2015,20(2):126] 汪四七等通过 ConA 亲和层析与 Sephadex G-200 分子筛凝胶两次过滤方法,从胆囊胆固醇结石患者及胆囊胆色素结石患者、无结石对照患者、非结石急性胆囊炎患者以及白胆汁患者的胆囊胆汁、胆总管胆汁、血清中分离提纯 IgA、IgG、IgM;应用单向免疫扩散法检测 3 种 Ig 含量;应用电子显微镜观察 Ig 在模拟胆汁体系对胆固醇-磷脂泡的影响。结果:发现胆固醇结石组胆囊胆汁含有较高浓度的 IgG 和 IgM,胆总管胆汁的 3 种 Ig 含量均增高;而胆色素胆结石组的胆总管胆汁 IgA、IgM 含量与对照组无差异。胆固醇结石组胆囊胆汁 IgG 和 IgM 分别作用于模拟胆汁 7 d,明显促使单层泡直径增大,且增加多层泡数量;而 IgA 仅轻微增加单层泡直径,不影响多层泡数量。结论:胆固醇结石的胆汁 Ig 增高,可能通过影响胆固醇-磷脂泡变化,促进胆固醇结石形成。

(于 勇)

述评 · 胆囊结石发病率逐渐增高,主要归因于不良生活和饮食习惯导致的是胆汁成分和胆汁流力学改变。胆汁中含有胆固醇、磷脂、胆汁酸盐、胆色素及蛋白等,该文通过对胆汁中蛋白的纯化提取,检测出了胆囊胆汁、胆总管胆汁中的 IgG、IgM、IgA。并通过对多组患者的对比分析统计,发现了胆固醇结石患者胆汁中的蛋白异常。结合其他研究发现,胆汁中 Ig 异常与多种原因有关,可能正是这些多种原因,导致了 Ig 的异常,进而引起胆固醇结石形成。

(易 滨)

抗菌药物在胆汁中药物代谢动力学特点的实验研究及杀菌效力评价 [中华外科杂志,2014,52(10):775] 郑惊雷等采用家兔动物实验,探讨了静脉注射头孢曲松、头孢哌酮舒巴坦钠、哌拉西林他唑巴坦、美罗培南、左氧氟沙星、甲硝唑 6 种抗菌药物在胆汁中的代谢动力学特点,并评估其杀菌效力。在家兔行胆总管造瘘术后,分别静脉注射抗生素,不同时间收集其胆汁标本,测定药物浓度,计算药代动力学参数,并结合各药物的最低抑菌浓度评估其在胆汁中的杀菌效力。结果:6 种抗菌药物均可在胆汁中达到有效杀菌浓度,其中哌拉西林/他唑巴坦和头孢哌酮/舒巴坦钠杀菌效力最强,头孢曲松和美罗培南居中,左氧氟沙星的杀菌效力较差;甲硝唑对厌氧菌有较强的杀菌力。

(于 勇)

述评 · 临床上药物代谢动力学依据多以在血清中的代谢变化作为指导,但一些特殊组织和部位却因循环屏障问题,药物浓度在其中无法达到血清中的浓度,掌握抗菌药物在胆汁中的药物代谢动力学变化规律是指导治疗胆道感染的重要基础。治疗胆道感染应选用胆汁中浓度高且致病菌敏感的抗菌药物,才能达到较好的疗效。所以在临床工作中,治疗胆道感染要兼顾致病菌的药物敏感性和药物浓度,由此选用合适的抗菌药和合理的应用剂量。该实验结果为临床胆道感染的治疗提供很好的参考依据和理论指导。

(易 滨)

胆道结石患者胆道感染的病因学分析及临床诊治 [中华医院感染学杂志,2014,24(16):4059] 吴懿等回顾性分析了杭州市第一人民医院 2011 年 3 月至 2013 年 4 月收治的胆道结石合并感染患者 116 例,所有患者均有结石或胆汁标本,送检手术患者的结石标本和保守治疗患者的胆汁,进行细菌培养。发现 116 例标本中检出 132 株病原菌,革兰阴性菌 108 株(占 81.82%),革兰阳性菌 22 株(占 16.67%),真菌 2 株(占 1.51%);其中幽门螺旋杆菌检出最多共 81 株(占 61.36%),其次为大肠埃希菌 19 株。还对 81 株幽门螺旋杆菌进行了药物敏感性检测,发现呋喃唑酮、阿莫西林、四环素和克拉霉素的敏感性较高,建议在临床工作中将其作为经验治疗药物。

(于 勇)

述评 · 胆道结石患者往往合并有不同程度的胆道感染,由于胆道与肠道的解剖邻近原因,胆道感染的致病菌多数为肠道菌。前期临床经验和既往报道发现多数为肠道杆菌,尤其以大肠埃希菌为最多。该文研究对象为胆道结石合并胆道感染的患者 114 例,其所在地区为东南沿海,通过对手术取结石或抽取胆汁的细菌培养,得出的结果为幽门螺旋杆菌占主要菌株,报道少见。可能误差原因是多方面的:对胆道感染的入组标准不明确;胆囊结石与胆管结石不同;标本取得过程中是否经消化道有干扰。该文中提到对于胆道感染建议作为经验性治疗的药物,应该进一步检测这些药物在胆汁中的浓度和代谢变化,以保证胆汁中可以维持足够的杀菌浓度。

(易 滨)

选择适应证保胆取石临床效果分析 [四川医学,2015,36(6):809] 吴先麟等探讨了选择适应证的保胆取石术的疗效,通过对 2004 年 8 月至 2014 年 12 月 625 例青少年、胆囊内 1~3 枚结石、胆囊收缩功能正常患者作为保胆取石适应证,以回顾性 1997—2007 年本院 483 例无选择性保胆取石术患者资料作为对照,统计对比了其 1、5、10 年的结石复发率,发现实验组复发率分别为 2.3%、5.2%、10.1%;对照组复发率为 9.7%、15.6%、25.3%。结论:经过选择适应证的保胆取石术能有效降低术后结石复发率。

(于 勇)

述评 · 保胆取石术在近 10 年来临床争议较大,主要是针对其适应证选择问题,还在于保留后的胆囊是否继续存在致病基础：胆囊壁的炎性组织学变化，胆囊结石的成因，胆囊功能的评估规范，胆囊颈管结石的漏检，胆囊息肉的病理性质。如果致病基础仍然存在，那么胆囊结石、息肉、癌变仍然会是患者的潜在危险。而对于尚未达到胆囊切除指证的患者，行保胆取石，手术是否有必要，也是有待于讨论的。该文的结论，在其规定的适应证内，保胆取石术后结石复发率明显降低，这也说明了规范保胆取石适应证的重要性。

（易 滨）

腹腔镜联合胆道镜微创保胆取石术后胆囊结石复发相关因素分析 ［腹腔镜外科杂志，2015，20(7)：535］ 李帅等分析了腹腔镜联合胆道镜保胆取石术后胆囊结石复发的相关因素。通过随访 2009 年 2 月至 2012 年 2 月 704 例胆囊结石患者行腹腔镜联合胆道镜保胆取石术的临床资料，发现术后 3~6 年累计胆囊结石复发率为 4.5%，胆囊炎急性发作病史、胆囊结石数量与保胆取石术后胆囊结石复发相关；回归分析显示，有胆囊炎发作史、胆囊结石 >3 枚是保胆取石术后胆囊结石复发的危险因素。

（于 勇）

述评·胆取石术的争议主要是针对其适应证选择，如何判定胆囊结石致病基础仍然存在，难以达成共识，包括对胆囊收缩功能的测定方式也存在不同的认识。该文中研究对象入组标准比较规范严格，对于回顾性病例来说，入组率还是很高的，说明该文作者所在单位对保胆取石术的手术适应证把握得比较严格。统计结果有参考意义，胆囊炎急性发作病史、胆囊结石大于 3 枚，是术后结石复发的危险因素。缺点是，对于入组标准中提到的其他可能会影响结石复发的因素没有进行研究统计。

（易 滨）

影响肝内胆管细胞癌预后高危因素的临床回顾分析 ［腹部外科，2015，28(2)：74］ 周恺乾等研究了影响肝内胆管细胞癌手术预后的可能影响因素。通过对 2009 年 1 月至 2011 年 12 月期间复旦大学附属中山医院的 103 例 ICC 根治性手术切除患者资料的研究，统计了生存率、无瘤生存率与临床病理特征的关系。结果得出：性别、肿瘤数目、肿瘤大小、脉管侵犯、淋巴结转移、术前 CEA 影响患者的无瘤生存率及总生存率；其中脉管侵犯、淋巴结转移、术前 CEA 是影响患者生存的独立危险因素；肿瘤大小、神经束侵犯、脉管侵犯、术前 CEA 是影响患者无瘤生存的独立危险因素。值得注意的是，对于是否淋巴结清扫、是否术后辅助治疗，研究结论未发现其对生存期的影响。

（于 勇）

述评·肝内胆管细胞癌不同于肝细胞肝癌，其肿瘤生物学特性、预后、手术方式等方面均有很大的不同。AJCC 第七版将肝内胆管细胞癌从肝癌中分离出，归于胆管癌系列，由此可以看出对于肝内胆管细胞癌的治疗推荐倾向于胆管癌治疗策略。关于淋巴结清扫的必要性，临床上存在不同的观点，有不少研究显示淋巴清扫不能改变胆管细胞癌的预后生存期。但是胆管细胞癌存在淋巴转移这一生物学特性，决定了淋巴清扫术的意义。正如该文所提到，如何规范 ICC 的治疗，包括术前评估和术中手术方式、术后辅助方案等，都需要一个严格的规范。

（易 滨）

肝内胆管囊腺癌临床病理特征及预后因素分析 ［南方医科大学学报，2015，35(8)：1097］ 徐明月等分析了肝内胆管囊腺癌的临床病理特点及治疗与预后的关系。针对 2000 年 1 月至 2014 年 4 月在解放军总医院手术病理证实为肝内胆管囊腺癌的患者，并与 58 例囊腺瘤的患者进行比较，探讨影响患者预后的相关因素。结果发现，完整切除肿瘤是取得良好预后的关键，且其预后明显好于报道的肝内胆管细胞癌预后；在肝内胆管囊腺癌患者中男性患者所占比例较囊腺瘤患者明显上升。

（于 勇）

述评·囊腺癌属于少见肿瘤，发生于肝脏的更少，一般认为其恶性程度不高，其长期生存率远高于实体瘤。该文重点讨论了肝内胆管囊腺癌的临床病理特征表现，指出病理学类型与预后可能存在较大关系，根据统计结果得出结论手术完整切除可以获得较好的预后。

（易 滨）

腹腔镜胆囊切除术术后或术后发现意外胆囊癌的外科治疗 ［中华外科杂志，2015，53(2)：135］ 田远虎等回顾性分析了解放军总医院 2002 年 1 月至 2013 年 12 月 LC 术中和术后发现的意外胆囊癌患者的临床病理特征、外科治疗方式及预后，比较了不同 T 分期、手术方式与患者生存期的关系。结果发现，病理 T 分期、有无淋巴转移、术后中胆囊破裂是影响意外胆囊癌患者预后的独立危险因素。提出术中注意无瘤操作、仔细剖检胆囊标本、早期发现诊断是提高意外胆囊癌外科治疗效果的关键。

（于　勇）

述评·腹腔镜胆囊切除已经作为单纯胆囊切除的首选术式，随着胆囊癌发病率的快速升高，意外胆囊癌也越来越多，如何提高这部分患者的外科治疗效果，值得我们重视。该文回顾了10余年来所在单位的意外胆囊癌患者资料，重点统计了胆囊癌T分期与预后的关系；其手术方式还是按照目前胆囊癌外科手术推荐指导实行。正如该文所指出，无瘤操作和术中及时发现诊断是提高意外胆囊癌外科疗效的关键；还有值得重视的就是，如何提高术前诊断率或者说尽可能降低意外发现率，才是提高整体患者治疗效果的关键。

（易　滨）

扩大根治术在肝外器官侵犯的胆囊癌中的作用　［肝胆胰外科杂志，2014，26（6）：444］　吴伟顶等总结了浙江省人民医院2009年12月至2013年12月21例行手术治疗的胆囊癌合并肝外器官侵犯患者的资料，16例行联合侵犯脏器切除的胆囊癌扩大根治术；5例仅行剖腹探查、姑息性胆囊切除或T管外引流术。结果显示全组无手术死亡，并发症发生率为28.6%，扩大根治组1、2、3年生存率分别为62.5%、37.5%、12.5%，中位生存期21.5个月，均优于姑息手术组。结论认为，对于肝外器官侵犯的胆囊癌患者，实行联合侵犯器官切除的扩大根治术，能提高手术切除率和生存率，只要仔细选择病例，扩大根治术可以安全实行。

（于　勇）

述评·进展期胆囊癌患者行扩大根治术在临床上存在不同观点，这取决于外科疗效和手术风险的评估。胆囊癌生长迅速，以直接侵犯和淋巴转移为主，晚期出现血行转移；对于直接侵犯为主的胆囊癌患者，联合侵犯脏器切除的扩大根治术，有报道可使患者受益。该文重点介绍了联合切除器官和淋巴清扫的经验，提出了根治性R_0切除的意义，在统计结果中也证实了手术的价值和效果，为进展期胆囊癌的外科治疗效果提供了很好的参考意义。

（易　滨）

成人型胆总管囊肿的机器人手术疗效分析　［外科理论与实践，2015，20（3）：202］　刘斐等回顾分析了上海交通大学附属瑞金医院普外科2010—2014年间机器人手术系统治疗的成人型胆总管囊肿4例，与同期开展的12例开腹手术治疗资料进行对比分析。发现机器人手术组手术时间及术中出血量均少于开腹手术组，无并发症和特殊症状。认为应用机器人手术系统行胆总管囊肿切除加Roux-en-Y胆肠吻合术安全、可行。

（于　勇）

述评·机器人手术系统在外科的发展和应用非常迅速，随着系统的技术进步，近年来在腹部外科的应用也开始逐步活跃起来。机器人系统与腹腔镜比较，有很多优势，操作更加方便和精准。目前主要存在设备和治疗费用的问题，还无法广泛开展，相信随着应用成本的降低，机器人手术系统的应用会更加广泛和普及。该文回顾了作者所在单位机器人系统开展Ⅰ型胆总管囊肿的病例资料，结果显示其外科治疗效果安全可行。

（易　滨）

经脐单一切口和传统腹腔镜治疗小儿胆总管囊肿的对比研究　［中华小儿外科杂志，2014，35（12）：929］　刁美等回顾性分析了首都儿科研究所外科2011年4月至2012年8月接受经脐单一切口腹腔镜肝管空肠吻合术（SILH）治疗的胆总管囊肿患儿与2009年1月至2011年4月接受传统腹腔镜肝管空肠吻合术（CLH）的胆总管囊肿患儿，对比术后住院时间、进食时间、术后并发症及手术前后肝功能指标。结果提示，所有统计观察指标均无差异，两组患儿术后均未发生吻合口狭窄、胆管炎、胰瘘、肠梗阻、Roux胆支向肝内反流等并发症；SILH和CLH一样安全有效，但SILH的外科创伤更小。

（于　勇）

述评·腹腔镜微创手术在小儿外科发展较流行，因小儿腹腔自身空间限制，开腹手术并不比腹腔镜方便，反而视野不如腔镜下。该文作者所在单位在小儿胆总管囊肿的微创外科治疗上积累了较多的经验。文章重点回顾了单孔腹腔镜手术与传统腔镜手术的疗效对比，发现并未增加并发症和术后恢复的难度，认为单孔腹腔镜一样安全有效。

（易　滨）

89例肝门部胆管癌术后并发症分析　［中华普通外科杂志，2015，30（7）：535］　鲁敏等回顾性分析了89例肝门部胆管癌的临床特点、诊断、手术方式、并发症和随访结果。47例根治性切除，其中18例行肝十二指肠韧带骨骼化切除；29例联合部分肝切除，其中联合肝方叶切除3例、右半肝切除 7 例、左半肝切除 17 例、左三叶切除 1 例、左半肝 + 胰十二指肠切除 1 例;行姑息性切除 17 例;行内引流或外引流术 25 例;行门静脉部分切除重建术 6 例。结果提示:89 例患者术后并发症 93 例次。胆道并发症 22 例次(24.7%,22/89),其中胆瘘 13 例次(14.6%),胆道感染 7 例次,吻合口狭窄 2 例次。其他并发症:切口感染 19 例次,肺部感染 4 例次,腹腔积液 30 例次,胸腔积液 10 例次,腹腔出血 2 例次,肝脓肿、术后上消化道出血、胆肠吻合盲端肠瘘、肝功能衰竭、多器官功能衰竭(MODS)各 1 例次。死亡 1 例,死亡原因为多器官功能衰竭,病死率为 1.1%。研究认为:肝门部胆管癌联合肝切除和血管切除重建术后并发症发生率较高,其中胆瘘是肝门胆管癌术后最常见的并发症,合理引流是治疗胆瘘的最佳方法。

(张向化)

述评 · 肝门部胆管癌首选手术切除,术中常联合肝切除和血管切除重建,手术创伤大,术后并发症多。胆瘘是肝门部胆管癌术后最常见的并发症,该研究显示其发生率为 17.6%,与文献报道相近。术前改善患者的营养状况,术中做到吻合口对合好、吻合口血运良好、吻合口无张力等均有利于防止术后胆瘘的发生。合理引流是治疗胆瘘的最佳方法。

(孙经建)

第二肝门附近肝实质切开取石术治疗复杂性肝胆管结石 13 例疗效分析 [中国实用外科杂志,2015,35(6):664] 李恩亮等回顾性分析了南昌大学第二附属医院 2009 年 1 月至 2013 年 12 月收治的 13 例复杂性肝胆管结石患者的病例资料。手术方法为术中超声定位下第二肝门附近肝实质切开取石术,部分患者联合肝部分切除术。结石主要位于肝脏Ⅱ、Ⅳ、Ⅷ段。结果提示,住院期间患者死亡 1 例,其他患者均康复出院。11 例患者随访至今,1 例结石残留,2 例复发,其他病例应用 B 超或 CT 检查未见胆管炎及结石复发迹象。研究认为,对于结石主要位于肝脏Ⅱ、Ⅳ、Ⅷ段,伴有病变周边部位肝脏代偿性肥大,无法耐受多肝段切除的患者,第二肝门附近肝实质切开取石术具有较好的疗效。

(张向化)

述评 · 复杂肝内胆管结石病治疗难度大,术后并发症多,是临床医生面临的一个难题。对于结石位于特殊部位的患者,该文采用第二肝门附近肝实质切开取石术治疗该疾病,既避免了过度切肝导致术后肝功能衰竭,又避开了第一肝门重要结构,减少了损伤的机会。术中采用超声精准定位,结合胆道镜取石,有效防止了术后结石残留。虽存在一定的局限性,但该手术方法疗效确切,值得临床进一步推广应用。

(孙经建)

ERCP 术后 LC 的手术时机探讨 [肝胆胰外科杂志,2014,26(6):451] 郑香云等回顾性分析了该院自 2010 年 1 月至 2014 年 4 月 56 例胆囊结石合并胆总管结石患者的病例资料,均顺利完成 ERCP + LC 的序贯治疗。ERCP 术后,其中 28 例 2~4 d 后行 LC(A 组),28 例 5~14 d 后行 LC(B 组)。对两组患者的 LC 术前血淀粉酶水平、LC 手术时间、术后肛门排气时间、术后并发症、总住院时间及总住院费用进行比较分析。结果提示,A 组总住院时间和总住院费用均低于 B 组($t=-5.970$, $P<0.05$; $t=-4.304$, $P<0.05$);LC 术前血淀粉酶水平、手术时间、术后肛门排气时间、术后并发症和住院时间在两组之间比较均无明显差异($P>0.05$);ERCP 与 LC 的最佳时间间隔可能是 2~4 d。

(张向化)

述评 · 对于合并胆总管结石的胆囊结石患者,"双镜"微创治疗安全有效,使患者免于开腹手术。目前大多数学者主张先行 ERCP,再行 LC。但 ERCP 术后何时行 LC,两次手术时间的间隔尚存争议,主因 ERCP 术后部分患者易出现胰腺炎等并发症。该研究表明,ERCP 术后密切观察 2~4 d 可做到及时处理、排除严重并发症,行 LC 安全、有效,并有利于避免胆囊结石再次进入胆总管,同时缩短患者住院时间,降低治疗费用,可以为临床医生借鉴。

(孙经建)

经 T 管十二指肠乳头肌扩张术治疗外科术后胆总管残余结石 [中华医学杂志,2015,95(11):853] 刘斌等回顾性分析了 2010 年 6 月至 2012 年 4 月山东大学第二医院 13 例接受过胆总管切开取石 + T 管引流术的患者,术后发现胆总管残余结石,实施经 T 管十二指肠乳头肌球囊扩张术。检测术前、术后 1 周及 1 个月 CA19-9、胆红素、清蛋白等指标,观察术后 1 周内出血、穿孔、胰腺炎、胆管炎等近期并发症,随访 2 年,观察结石复发及反流性胆管炎等远期并发症。分析讨论各项指标术前术后变化及各指标间相关性分析。结果提示,13 例患者均顺利完成手术治疗。11 例接受了 1 次手术,2 例接受了 2 次或以上手术。术前 CA19-9 (235±18)U/ml(正常<37 U/ml),术后 1 周及 1 个月分别

降至(85±23)、(34±13)U/ml(P均<0.01)。平均手术时间(42±15)min;围手术期胆系感染1例,胆道出血1例,无胰腺炎、胃肠道穿孔、胆道穿孔等严重并发症。术后2年结石复发2例,反流性胆管炎发生1例。研究显示,经T管十二指肠乳头肌扩张术是一种安全、有效的治疗手段,适用于胆总管切开取石+T管引流术后胆总管结石残余的患者,可有效降低医患纠纷的发生率。术后出血、胰腺炎等近期并发症较少,保留了十二指肠乳头括约肌功能,有效减少反流性胆管炎的发生及结石复发,并且对各种原因所致的内镜难以操作的病例,提供了一种新的治疗途径。

(张向化)

述评 · 结石残留是胆道术后较为常见的并发症之一。该研究经T管十二指肠乳头肌扩张术治疗外科术后胆总管残余结石安全有效,避免了胆系感染、胆道出血、胰腺炎、胃肠道穿孔等近期并发症。由于保留了十二指肠乳头括约肌的功能,结石复发、反流性胆管炎等远期并发症亦大大降低。该方法为临床治疗该类疾病提供了一种新的治疗途径。目前临床上对于外科术后胆总管残余结石的处理,在T管保留在位的情况下,多以经T管窦道胆道镜取石治疗,方法简便,安全有效。该文的治疗例数较少,有待更多病例的观察和经验积累。

(孙经建)

胆道镜下高频电切治疗胆肠吻合术后吻合口狭窄 [中华普通外科杂志,2015,30(7):529] 张诚等回顾性分析了2011年12月至2013年12月大连大学附属中山医院胆道微创外科采用胆道镜下高频电切治疗13例胆肠吻合术后吻合口狭窄患者的临床资料。术中胆道镜直视下观察及镜下造影证实患者胆肠吻合口狭窄,从胆道镜器械孔插入高频针状电切刀,电切刀头进入吻合口内将吻合口处组织切开。结果提示,4例患者直接实施胆道镜下高频电切术,6例患者因结石堵塞肝门部胆管致球囊扩张导管置管失败而行电切术,3例患者因球囊扩张后膜状狭窄未解除而行电切术;电切术平均操作时间为13.5(5~25)min,切开过程中发生吻合口渗血3例,采取针状刀高频电凝成功止血。未发生肠瘘、再出血等并发症;电切术后6例患者因存在胆肠吻合口相对狭窄,再行球囊扩张术;所有患者均取净肝内外胆管结石并放置支撑管。随访13例,时间14年,术后吻合口狭窄复发3例,采取经皮肝穿刺后持续性球囊扩张6个月后解除。研究认为,胆道镜下高频电切术是治疗胆肠吻合口狭窄的一种简单、安全、有效的方法,尤其适用于球囊导管扩张失败患者。

(张向化)

述评 · 吻合口狭窄是胆肠吻合术后较为常见的并发症之一,既往二次手术是主要的治疗方案。随着近年来内镜技术的发展,内镜下微创治疗亦是有效的可选方案。对于部分病例,胆道镜下高频电切治疗该类疾病简单、安全、有效。但对于狭窄吻合口切开深度的把握,以及防止吻合口二次狭窄等方面,需在临床实践中进一步总结提高。

(孙经建)

鼻胆管胆汁细菌培养及抗生素敏感性分析 [外科理论与实践,2014,19(6):535] 常奇蒙等对2012年1月至2013年8月的112例患者ERCP后临床无感染征象时行鼻胆管胆汁细菌培养和抗生素敏感试验。结果提示,在123次鼻胆管胆汁微生物培养中52次检测结果阳性,阳性率为42.3%,其中细菌10种,真菌3种。所有胆汁培养共检出细菌58株。其中革兰阴性菌6种42株,革兰阳性菌4种11株,真菌3种5株。胆汁革兰阴性菌对碳青霉烯类抗生素(亚胺培南、厄他培南)和氨基糖苷类抗生素(阿米卡星、庆大霉素)的敏感性最高,对头孢曲松、头孢他啶等第三代头孢菌素和左氧氟沙星、哌拉西林,三唑巴坦中度敏感,对环丙沙星、氨苄西林/舒巴坦等抗生素较不敏感。对头孢唑林均不敏感。革兰阳性菌对万古霉素仍较敏感,对喹努普汀/达福普汀、利奈唑胺、替加环素高度敏感,但对苯唑西林等青霉素和克林霉素、红霉素等敏感性不高。研究认为,临床无感染症状患者的鼻胆管胆汁具有较高的细菌感染率。对于ERCP后胆道感染复发患者早期使用抗生素,控制病情进展提供了参考。

(张向化)

述评 · ERCP术后复发性胆道感染是临床上较为常见的并发症之一。在解除胆道梗阻,通畅引流胆汁后,结合患者全身情况,合理选用针对性抗生素可有效预防感染发生。该研究的细菌培养及药敏结果,对治疗早期经验性用药具有一定参考意义。

(孙经建)

胆囊息肉样病变748例分析 [中华肝胆外科杂志,2014,20(9):655] 钱能等回顾性分析了1998年1月至2012年12月在浙江大学医学院附属第二医院因腹部超声发现胆囊息肉样病变(PLG)并行胆囊切除术的748例患者的临床病理资料。结果提示，748 例患者中，340 例患者具有腹部症状。病理报告提示 659 例为非肿瘤性息肉，68 例为胆囊腺瘤，15 例为胆囊癌，6 例术后胆囊标本及病理均未发现息肉。非肿瘤性病变组病变平均直径为（9.38 ± 3.44）mm，肿瘤性息肉组为（14.55 ± 5.71）mm（$P<0.01$）。两组患者平均年龄分别为（4.14 ± 11.42）岁和（47.39 ± 12.82）岁（$P<0.05$），单发息肉比例分别为 41.4%（253/611）和 59.59%（47/79）（$P<0.01$）。胆囊腺瘤、胆囊癌患者息肉大小[（13.34 ± 4.18）mm *vs.*（20.07 ± 8.19）mm，$P<0.05$]、平均年龄[（45.78 ± 11.66）岁 *vs.*（54.13 ± 15.82）岁，$P<0.05$]，差异具有统计学意义，且 66.7%（10/15）胆囊癌患者病理标本可见胆囊腺瘤或者异型增生细胞。研究认为，有腹部症状，息肉直径大于 10 mm，年龄大于 50 岁，息肉为单发的 PLG 患者需要手术治疗。胆囊腺瘤可能发展为胆囊癌，大约需要 10 年。

（张向化）

述评 · 胆囊息肉样病变是临床常见疾病，预测该病良恶性的危险因素包括息肉直径、年龄大于 50 岁、单发性息肉，以及是否合并胆囊结石等，医生在处理过程中，应有足够的重视。定期、细致的影像学检查，对于病情的判断十分必要和关键。符合手术条件的患者应积极手术。而部分患者随访过程中，一旦发现病情变化，即应考虑手术治疗。胆囊腺瘤有癌变可能，部分患者可早期行手术治疗。

（孙经建）

胆囊息肉样变患者血清中八种结合胆汁酸含量的分析 [中华医学杂志，2014，94（40）：3154] 黄鹏等采集了中国医科大学附属第一医院 2013 年 3 至 11 月行胆囊切除的患者，根据病理结果分为胆固醇性息肉组（18 例）、腺瘤性息肉组（9 例），胆囊结石患者为对照组（20 例）。取 3 组患者的空腹静脉血清，利用高效液相色谱-紫外检测法分析血清中 8 种结合性胆汁酸的含量。结果提示，8 种结合胆汁酸在 10 min 内分离完全，各胆汁酸标准曲线在 3.91～500.00 mg/L 浓度范围内线性良好，P 值为 0.995～0.999，最低检测限为 3.91～7.81 mg/L。腺瘤性息肉组血清中甘氨胆酸（GCA）浓度为（3.48 ± 1.66）mg/L，显著高于胆固醇性息肉组[（2.16 ± 0.71）mg/L，$q=5.182$，$P=0.001$]和对照组[（2.15 ± 0.45）mg/L，$q=5.313$，$P=0.001$]。腺瘤性息肉组血清中甘氨鹅脱氧胆酸（GCDCA）浓度为（12.67 ± 1.74）mg/L，显著高于胆固醇性息肉组[（10.53 ± 3.04）mg/L，$q=3.253$，$P=0.026$]和对照组[（10.72 ± 1.58）mg/L，$q=3.015$，$P=0.038$]。腺瘤性息肉组血清中牛磺鹅脱氧胆酸（TCDCA）浓度为（6.79 ± 2.90）mg/L，显著高于胆固醇性息肉组[（4.47 ± 2.35）mg/L，$q=3.412$，$P=0.020$]和对照组[（4.72 ± 2.11）mg/L，$q=3.091$，$P=0.034$]。GCA、GCDCA 和 TCDCA 在腺瘤性息肉患者血清中的浓度显著高于胆固醇性息肉患者，有望成为胆囊息肉样病变患者的代谢性鉴别诊断标志物。

（张向化）

述评 · 胆囊胆固醇性息肉与腺瘤性息肉均表现为胆囊黏膜隆起性病变，传统检查方法鉴别困难，但治疗方案不同，寻求敏感的鉴别诊断方法有重要临床意义。该研究对胆囊息肉样病变术前鉴别诊断提供了一种新的方法。但该研究纳入样本数较少，采集样本时排除了一些含有混杂因素的样本，降低了诊断指标的应用范围。在进一步的研究中，应增大样本量，提高诊断的灵敏度及特异度，降低纳入标准，扩大应用范围，更为准确地分析检测指标及完善鉴别诊断标志物的筛选。

（孙经建）

全覆膜自膨式可回收金属支架治疗恶性梗阻性黄疸的并发症及防治策略 [中华医学杂志，2015，95（6）：416] 张诚等回顾性分析了 2012 年 5 月至 2014 年 3 月在大连大学附属中山医院接受内镜下胆道全覆膜自膨式可回收金属支架（FCSERMS）置入治疗的 45 例恶性梗阻性黄疸患者临床资料。结果显示，45 例患者均一次性操作成功；肝功能明显改善，黄疸消退有效率为 91.1%（41/45），其中死亡 4 例。早期并发症 19 例，其中高淀粉酶血症 8 例、急性轻型胰腺炎 4 例、急性胆囊炎 2 例、胆道出血 1 例，经保守治疗后痊愈；发生急性化脓性胆管炎 2 例，急性化脓性胆囊炎 2 例，采取经皮肝穿刺胆道引流术（PTCD）及经皮经肝胆囊穿刺引流术（PTGBD）治疗后缓解。中晚期并发症 12 例，其中梗阻性黄疸 3 例、急性化脓性胆囊炎 4 例、急性胆管炎 2 例、肝脓肿 2 例、急性胰腺炎 1 例，采取经内镜逆行胰胆管造影（ERCP）、PTCD 及 PTGBD 治疗后缓解。研究提示，FCSERMS 置入术后存在多种并发症，积极有效的预防及正确处理，可降低各种并发症的发生率。

（张向化）

述评 · 内镜下胆道金属支架引流术已被广泛用于胆道恶性梗阻疾病的治疗，可有效解除胆道梗阻，是姑息性治疗恶性梗阻性黄疸的重要手段。FCSERMS 相对于普通金属支架有较多的优点，但也会引起相关的并发症。了解相关并发症及防治策略，可降低并发症的发生。

（孙经建）

氟代脱氧葡萄糖 PET/CT 在肝门部胆管癌术前评估中的价值 ［中华肝胆外科杂志，2015，21（3）：173］ 王越琦等回顾性分析了复旦大学附属中山医院30例术前氟代脱氧葡萄糖（^{18}F－FDG）正电子发射计算机断层显像（PET/CT）诊断为肝门部胆管癌患者的临床资料。统计分析 PET/CT 对肝门部胆管癌肿瘤定性、淋巴结转移和远处转移的诊断价值，以及不同肿瘤分期之间最大标准摄取值（SUV_{max}）的差异。结果显示，30例患者中14例（46.7%）行根治性切除术，16例（53.3%）行姑息性手术或经皮经肝胆汁引流（PTBD）术。4例（13.3%）经手术诊断为胆囊管癌侵犯肝门部。PET/CT 对肝门部胆管癌原发肿瘤定性诊断的敏感度和特异度为100%和0，诊断淋巴结转移的敏感度和特异度为62.5%和90.0%，诊断远处转移的敏感度和特异度为66.7%和85.0%。不同 TNM 分期肿瘤组织 SUV_{max} 值差异无统计学意义（$P>0.05$）。研究认为，^{18}F－FDGPET/CT 对术前评估肝门部胆管癌是否发生淋巴结转移和远处转移具有重要临床价值，可以使部分患者避免不必要的手术探查；不同分期的肿瘤 SUV_{max} 值差异无统计学意义。

（张向化）

述评 · 肝门部胆管癌患者预后较差，根治切除率低，精确的术前评估非常重要。^{18}F－FDGPET/CT 作为一项无创的检查手段，其诊断的敏感度和特异度较高，对于术前评估肝门部胆管癌的淋巴结转移和远处转移具有重要的临床价值，可以使得部分患者避免进行不必要的手术探查，可以作为传统检查方式的有力补充。该研究样本量较少，结果且受多种因素影响，因此该种检查手段在胆道恶性肿瘤术前评估和术后随访中的临床价值还需要联合多中心，扩大病例数量开展进一步研究。

（孙经建）

计算机辅助规划系统在肝门部胆管癌手术规划中的应用价值 ［中华医学杂志，2015，95（6）：412］ 李会星等回顾性分析了2013年1至12月期间解放军总医院实施的47例联合部分肝脏切除的肝门部胆管癌根治术患者的病例资料，根据其术前是否进行计算机辅助手术规划，将47例患者分为两组，即经计算机辅助手术规划组（CASP）和未经计算机辅助手术规划组（WCASP），统计两组患者的术前相关检查、术前预案、实际手术情况及术后并发症发生情况，并比较两组患者间的差异是否具有统计学意义。结果提示，CASP 组的平均手术时间为（6.5±1.3）h，术中平均出血量为（672.0±214.3）ml；WCASP 组的平均手术时间为（7.9±2.9）h，术中平均出血量为（870.0±330.1）ml。经统计学分析，两组间平均手术时间的差异有统计学意义（$P=0.028$）；两组间术中平均出血量的差异亦有统计学意义（$P=0.016$）。CASP 组患者术中的首次送检阴性率高于 WCASP 组，且两组间的差异有统计学意义（$P=0.043$）。两组患者术后并发症发生率差异无统计学意义（$P=0.419$）。研究表明，计算机辅助手术规划系统可辅助设计最优化的手术方案，在肝门部胆管癌的术前手术规划中具有较好的应用价值。

（张向化）

述评 · 计算机辅助手术规划系统可全方位、直观地显示病变的大小、位置、病变与周围组织的关系及肝内外胆管和血管的走形、变异等情况，同时可进行剩余肝脏体积计算及预切除成像显示，对于术前规划及手术安全性评估具有重要的指导意义。使用该系统可明显缩短手术时间及减少术中出血量，有利于患者术后的恢复。其在肝门部胆管癌的术前手术规划中具有较好的应用价值，在精准肝脏外科领域有着广泛的应用前景。

（孙经建）

载顺铂聚乳酸碳纳米管复合材料对胆管癌细胞株的体外杀伤效应 ［中华医学杂志，2014，94（40）：3163］ 李茂岚等以聚乳酸碳纳米管复合材料（PLLA－CNTs）为原料，采用超声乳化法荷载顺铂（DDP）；通过电子显微镜观察 DDP－PLLA－CNTs 形态和结构；用紫外可见光光度仪测定载药量、体外释放量；用 CCK8 法检测不同浓度的 DDP－PLLA－CNTs 对 QBC939 的增殖抑制作用，流式细胞术检测 DDP－PLLA－CNTs 作用前后细胞凋亡的变化。结果提示，体外释放试验表明 DDP－PLLA 具有良好的控释特性，DDP－PLLA－CNTs 在24 h 内有突释行为，释放了29.8%，13 d 时释放了49.8%，随后至30 d 的体外累积释放率呈缓慢上升趋势，在30 d 累积释放率达76.8%。DDP－PLLA－CNTs 可明显抑制 QBC939 的增殖活性，并增加胆管癌细胞的凋亡（DDP－PLLA－CNTs 组凋亡率为81.4%±4.55%，而对照组细胞凋亡率分别为15.4%±1.75%，组间两两比较 $P<0.01$，差异有统计学意义）。研究表明，DDP－PLLA－CNTs 具有药物缓释效应，并对胆管癌细胞株有明显的杀伤和抑

制增殖的作用。

（张向化）

述评 · 胆管内支架置入术是治疗胆管癌引起的恶性梗阻性黄疸的重要方法，药物涂层支架能将药物直接输送到病变部位，具有靶向治疗特点，提高了药效，降低了副作用。该研究结果为顺铂药物涂层支架的开发和应用提供了一定的实验基础，也为胆道恶性梗阻的治疗提供了新的思路，对于改善患者的预后有重要意义。

（孙经建）

中度黄疸患者行术前减黄的前瞻性非随机对照研究

［中华医学杂志，2015，95（2）：93］ 兰忠民等采用前瞻性非随机对照的方法，对 2012 年 9 月至 2014 年 9 月中国医学科学院肿瘤医院胰胃外科收治的 273 例恶性梗阻性黄疸患者中度梗阻性黄疸 105 例患者，分为减黄组和未减黄组，通过对比两组患者的术中、术后各项临床指标，进行统计分析。结果显示，共入组患者 105 例，包括术前减黄组 58 例，未减黄组 47 例；减黄组术前总胆红素水平为（264 ± 76）mmol/L，减黄后总胆红素下降为（183 ± 44）mmol/L，减黄前后的差异有统计学意义（$P < 0.001$）。减黄组与未减黄组在手术时间、术中出血量、总住院时间、术后住院时间等指标上的差异无统计学意义（$P > 0.05$）。减黄组无围手术期死亡，未减黄组围手术期死亡 2 例，两组围手术期死亡率差异无统计学意义（$P = 0.423$）。减黄组并发症共发生 16 例（27.59%），与未减黄组 14 例（29.79%）相比略低，但差异无统计学意义（$P = 0.471$）。分层分析显示，减黄组和未减黄组在单一并发症（伤口感染、出血、胰瘘、胆瘘、胃排空障碍、腹腔感染、肺部感染、心血管并发症等）的发生上均无显著性差异（$P > 0.05$）。研究认为，术前减黄对于中度梗阻性黄疸患者的价值有限，患者术前可不行减黄治疗，明确诊断后应尽早手术。

（张向化）

述评 · 中度梗阻性黄疸患者术前是否应减黄治疗，目前尚无比较一致的意见。该研究做了很有意义的比较分析，结果提示术前减黄对于降低围手术期并发症的价值有限，患者术前可不行减黄治疗，明确诊断后应尽早手术，值得临床医生借鉴。

（孙经建）

胰腺外科

本年度收集论文 324 篇，纳入一年回顾 97 篇，占 29.9%；收入文选 16 篇，占 4.9%。

一年回顾

一、急性胰腺炎

急性胰腺炎（AP）是临床常见急症，发病率逐年增高，尤其重度 AP 起病凶险、病死率高。AP 的救治是一个需要多学科参与的综合治疗过程，需要体现多学科协作（MDT）的理念，掌握多学科的知识，建立 MDT 的会诊制度，成立 MDT 救治团队，才能提高救治成功率，这也是国内外倡导的 MDT 模式。基础研究方面，主要集中在坏死性胰腺炎对脏器损伤的机制研究。张启杰等[1]* 通过观察低分子肝素对急性坏死性胰腺炎（ANP）大鼠并发的肺损伤的影响，探讨其作用机制。结果显示，LH 组胰腺及肺组织病理评分均较 ANP 组显著下降，且肺脏与胰腺组织损伤呈正相关；LH 组的 TLR4、VEGF、IL－6、TNF－α 表达量均较 ANP 组显著下调，而 IL－10 表达量显著上调。该研究提示低分子肝素可改善 ANP 并发的肺损伤，其机制可能与抑制 TLR4、VEGF、IL－6、TNF－α 表达，上调 IL－10 表达有关。欧阳军等[2]研究了 PI3K/Akt/mTOR 信号通路在 SAP 致肝脏损伤中的作用。结果显示，与假手术组相比，其余 3 组肝功能指标明显升高，p－Akt/Akt、P－mTOR/mTOR 蛋白表达水平也明显升高；但与 SAP 组相比，LY294002 组和 rapamycin 组肝功能指标值均明显降低，LY294002 组 p－Akt/Akt、P－mTOR/mTOR 蛋白水平明显降低，rapamycin 组 P－mTOR/mTOR 蛋白水平明显下降。该研究提示，PI3K/Akt/mTOR 信号通路的激活可能是 SAP 致肝脏损伤发生的原因之一，抑制该信号通路有可能成为控制 SAP 发展并减轻肝脏损伤的新途径。朱海宏等[3]研究观察了不同海拔高度与 ANP 大鼠胰腺及肝功能损害程度的关系。结果显示，在同一海拔高度时，ANP 组各时间点大鼠的血清淀粉酶活性、胰腺及肝脏病理评分均显著高于假手术组，ANP 12、24 h 组大鼠的血清淀粉酶活性、胰腺及肝脏病理评分均显著高于 ANP 6 h 组，差异均有统计学意义（P 均 <0.05）。海拔 3 300、4 300 m 高度的 ANP 各时间点组大鼠的胰腺及肝脏病理评分均显著高于海拔 1 500 m 高度的同时间点组大鼠，差异均有统计学意义（P 均 <0.05），但血清淀粉酶活性的差异无统计学意义。该研究提示随着海拔高度的增加，ANP 大鼠的胰腺及肝脏的病理损害呈持续性加重。急性胰腺炎的救治过程长，疾病严重程度评估显得尤为重要。2012 年 AP 亚特兰大诊断标准的更新引起了广泛关注。杨磊等[4]* 通过回顾分析 243 例 AP 患者的临床资料验证修订版亚特兰大分类在 AP 严重程度判断中的准确性。依据修订版亚特兰大分类，分别计算轻型、中度重症、重症 AP 患者的全胃肠外营养时间（TPN）、ICU 停留时间、住院时间、手术率及死亡率。结果 243 例资料完整的患者根据修订版亚特兰大分类，分别有 49.4%（120/243）、46.9%（114/243）及 3.7%（9/243）患者属于轻型、中度重症、重症 AP。与轻型及中度重症 AP 相比，重症 AP 患者 TPN 使用时间、ICU 停留时间、手术率及住院死亡率均显著升高。该研究证实修订版亚特兰大分类能准确地反映 AP 患者的严重程度，区分各型 AP 患者预后。张嘉等[5]研究比较了 BISAP、APACHE Ⅱ、Ranson 三种评分系统对发病早期 AP 患者的严重程度及预后的评估价值。比较内容主要是各评分系统预测 AP 患者器官功能衰竭、胰腺坏死、死亡的受试工作者特征曲线（ROC）的曲线下面积（AUC）及其灵敏度和特异度。其研究结论认为三种评分系统在预测 AP 患者胰腺坏死程度与死亡方面价值相似，BISAP 在预测 AP 器官功能衰竭方面不如 Ranson 与

APACHE Ⅱ,但其评分简单,能够快速评估和动态监测,有利于临床使用,值得推广。李懋等[6]通过监测 SAP 患者血清降钙素原(PCT)水平的变化及术后相关并发症的发生率,探讨 PCT 在 SAP 手术时机选择及术后并发症评估中的应用。选取因 SAP 合并不同程度胰腺坏死及感染行手术治疗的患者 93 例,根据术前 1 d 血清 PCT 值,分为低水平组、中水平组和高水平组 3 组,同时记录术后患者发生的相关并发症。结果显示,术前 PCT 水平越高,术后发生并发症以及死亡的风险越高。通过动态监测术前血清 PCT 值的变化,可用于指导 SAP 手术时机的选择及术后肠瘘、肺部感染和死亡风险的评估,对于改善 SAP 患者的预后具有重要作用。任丽楠等[7]对有完整病例资料的 52 例 SAP 患者进行回顾性分析,重点观察入院时、入院后 24、48、72、96、120 和 144 h 血清中 CRP 浓度的变化,发现病情逐渐改善的患者其血清中 CRP 的质量浓度也逐渐减低;而发生最终死亡的患者,其血清中 CRP 质量浓度无明显下降,一直持续高值;病情先加重后转危为安的患者血清中 CRP 的质量浓度也有同样呈现出先升高后回落的变化趋势。这一结果表明,SAP 患者血清 CRP 质量浓度显著增高,且与其病情转归呈正相关;CRP 的含量会随着病情的变化而发生相应的变化,其含量可以作为评估 SAP 病情和判断疾病转归的重要参考指标。柯路等[8]对 47 例符合根据决定因素的 AP 分类(DBC)中的危重型急性胰腺炎(CAP)诊断标准的患者在入院 24 h 内行 APACHE Ⅱ评分,并测量腹腔压力(IAP),记录器官功能衰竭发生情况、中转手术引流例数、入住 ICU 时间、总住院时间。应用受试者工作特征曲线下面积分析 IAP、APACHE Ⅱ评分预测患者预后和中转手术的价值,及其与入住 ICU 时间、总住院时间的相关性。结果显示,IAP 水平预测患者病死的敏感性高于 APACHE Ⅱ评分,两者预测中转手术的敏感性均较低,与患者入住 ICU 时间、总住院时间均无相关性。因此,早期监测 IAP 可以有效预测预后较差的 CAP 患者。许宏敏等[9]应用超高效液相色谱与高分辨质谱联用(UPLC - HRMS)分析平台对 38 例轻症急性胰腺炎(MAP)患者、26 例胆石症患者及 36 例健康志愿者的血清进行分析,构建主成分分析(PCA)及正交偏最小二乘(OPLS - DA)模型,并进行模型验证,筛选差异代谢物,并应用支持向量机(SVM)分类模型及受试者工作特征曲线下面积判断差异代谢物对 MAP 的诊断价值。结果筛选出鞘氨醇、辛酰胆碱、甘氨胆酸、十四烷酸、癸酰基胆碱、十二烷醇、2 - 十四酮、*L* - 甲状腺原氨酸 8 个差异代谢物,对 MAP 具有潜在诊断价值的代谢物,其中鞘氨酸、*L* - 甲状腺原氨酸、甘氨胆酸及 2 - 十四酮 4 个可用于病程监测。关于急性胰腺炎的综合治疗,目前国内大的胰腺中心已有大样本的诊治经验报告,也有针对不同病因胰腺炎的治疗经验总结。黄顺伟等[10]报道了一个大样本的急性胰腺炎临床特征的单中心研究,共收集了 1996—2012 年该中心收治的 4 800 例 AP 患者,分析性别、年龄、病因学及预后等临床特征及变化趋势。其结论为,AP 发病年龄随时间无明显变化,51 ~ 60 岁为 AP 最多发年龄段;胆源性(69.0%)、高脂血症性(7.4%)及酒精性(2.3%)是前三位原因,高脂血症性 AP 增加最显著;总体死亡率为 4.7%,呈现下降趋势(1996—2000 年 5.3%,2001—2006 年 4.8%,2007—2012 年 4.2%);平均住院时间为(25.0 ± 34.5)d,住院费用为(75 750 ± 18 000)元(2012 年可比价格计算),两者均呈下降趋势。杨明等[11]报道了该中心坏死性胰腺炎外科治疗体会的 10 年经验总结。共收治 AP 患者 5 538 例,其中 CT 影像确诊的坏死性胰腺炎患者2 415例,筛选出首次外科干预即在外科进行的坏死性胰腺炎患者 732 例纳入研究。结果微创清创引流的治愈率为 16.6%(48/289),需要进一步行开放坏死组织清除术 241 例。行开放手术的 684 例患者中,感染性坏死 523 例(76.5%),发病至首次开放手术的中位时间为 46(19 ~ 205)d。因坏死组织残余再次开放手术率为 16.8%(115/684),开放手术的 684 例患者人均开放手术的次数为 1.26 次,开放手术主要并发症发生率为 28.5%(195/684)。732 例坏死性胰腺炎患者中,术后死亡 49 例,病死率为 6.7%(49/732)。结论认为合理选择手术指征及手术时机是改善坏死性胰腺炎手术疗效的关键,开放坏死组织清除术依然是坏死性胰腺炎的有效手术方式。

林泽伟等[12]通过回顾性分析 178 例急性胆源性胰腺炎(ABP)患者的临床资料,探讨了 ABP 的手术时机与治疗方法。在制订治疗方案前明确胆管下端有无梗阻对治疗的实施非常重要,胆道下端无梗阻,采用非手术治疗多能治愈;胆道下端有梗阻的患者,应尽早解除梗阻,保持胆管、胰管引流通畅。外科干预手段包括内镜下 EST、ENBD 及腹腔镜或开腹胆道引流术等多种方式。总体来说,ABP 的治疗应遵循分型而治、个体化治疗的原则。梗阻型术前应尽早解除胆道梗阻,轻症患者当次入院期间行 LC,重症患者 4 周后行胰腺坏死组织清除术与局部并发症引流术。白雪巍等[13]总结报道了胰腺外伤后并发的创伤性胰腺炎(TP)的临床特点,阐述了专科化治疗体会。该组病例共 73 例,胰腺损伤以 2、3、4 级为主,胰头部损伤占 31.5%(23/73),胰颈体尾部损伤占 68.5%(50/73);伤后 4 ~ 7 d 是发生 TP 的高峰期,胰瘘及难以控制的腹腔感染是 TP 的治疗难点;经皮穿刺置管引流、放置胰管支架和内镜下脓肿清除是 TP 有效的微创化治疗方法;42 例 TP 患者需要再次手术治疗,其中 19 例经历 2 次以上手术。认为 TP 病情复杂多变、治疗棘手,早期明确诊断、制订正确的外科干预策略是治疗的关键;专业化的胰腺团队在判断病情、选择和实施外科干预时更有优势。王刚等[14]* 总结了 21 例自身免疫性胰腺炎(AIP)的临床特点及诊治体会。该组病例 AIP 主要临床表现为不同程度梗阻性黄疸和上腹痛;血清 IgG 多有升高(76.2%),CA19-9 少有升高(28.5%);CT 结果显示胰腺弥漫性肿大 9 例,胰头局灶性肿大 3 例,胰腺局灶性占位 9 例。根据胰外病变表现、影像学、血清学及组织穿刺活检结果确诊 11 例(52.4%),糖皮质激素诊断性治疗确诊 3 例(14.3%),手术探查确诊 7 例(33.3%)。除 1 例无症状的患者外,所有诊断明确的患者均接受正规的糖皮质激素治疗(口服泼尼松)后痊愈。随访时间 3~93 个月,4 例(19.0%)复发,经大剂量糖皮质激素治疗后症状缓解。由于 AIP 缺乏特异性的临床症状,早期诊断困难,误诊率高。临床医师应综合临床表现、影像学、血清学及组织病理学检查结果等进行确诊,以避免不必要的手术治疗。内科治疗在急性胰腺炎的治疗中仍是最重要的环节。郭华等[15]* 为探讨奥曲肽联合乌司他丁治疗急性重症胰腺炎临床疗效及安全性进行了前瞻性研究。将 120 例急性重症胰腺炎患者,随机将其分成对照组和乌司他丁治疗组,每组各 60 例患者,对照组患者给予奥曲肽注射治疗,乌司他丁治疗组患者给予奥曲肽联合乌司他丁治疗。结果乌司他丁治疗组患者治疗总有效率(83.3%)明显高于对照组患者(65.0%);乌司他丁治疗组患者腹痛缓解时间、胃肠减压时间、中转手术率、住院时间以及病死率均明显低于对照组;乌司他丁治疗组患者并发症 ARDS、急性肾衰竭、休克发生率也明显低于对照组患者。可见奥曲肽联合乌司他丁治疗急性重症胰腺炎疗效显著,能够明显改善患者的血清及临床指标,减少并发症的发生率,值得临床推广应用。张远超等[16] 通过回顾性分析比较了持续性静脉-静脉血液滤过治疗(CVVH)与反复间断静脉-静脉血液滤过治疗(RIVVH)对 SAP 的治疗效果。结果该研究两组患者治疗后临床症状均有所缓解,其 APACHE Ⅱ评分、MODS 评分、血淀粉酶、脂肪酶、血浆炎症因子水平均下降($P < 0.05$),但 CVVH 治疗组患者 APACHE Ⅱ评分、MODS 评分、血淀粉酶、血浆炎症因子水平在相同时间点均明显低于 RIVVH 组($P < 0.05$);CVVH 组转归明显优于 RIVVH 组($P < 0.05$),因此研究者认为 CVVH 治疗能更有效改善 SAP 患者临床症状、提高生存率,有望成为其重要的辅助治疗措施。余佳等[17] 采用 Meta 分析的方法对国内低分子肝素治疗 AP 的临床疗效进行了评价。最终纳入 13 篇 RCT,有 960 例患者符合纳入标准。Meta 分析结果显示,低分子肝素治疗组的治愈时间($Z = 2.79$, $MD = -1.69$, 95% $CI = -2.88 \sim -0.50$, $P = 0.005$)、重症化例数($Z = 4.19$, $OR = 0.35$, 95% $CI = 0.21 \sim 0.57$, $P < 0.0001$)、手术例数($Z = 2.24$, $OR = 0.54$, 95% $CI = 0.31 \sim 0.93$, $P = 0.03$)、并发症($Z = 4.28$, $OR = 0.28$, 95% $CI = 0.16 \sim 0.51$, $P < 0.0001$)、死亡率($Z = 2.37$, $OR = 0.40$, 95% $CI = 0.21 \sim 0.77$, $P = 0.006$),均明显优于对照组。因此,在综合治疗基础上,低分子肝素对 AP 疗效确切,其可缩短 AP 的治愈时间,减少重症化及手术治疗例数,降低并发症及死亡率的发生。郑蕊等[18] 通过 Meta 分析的方法系统评价了血必净注射液治疗 SAP 的临床有效性及安全性。Meta 分析显示:与常规治疗比较,常规治疗基础上联合血必净注射液可明显降低 SAP 患者的病死率($OR = 0.37$, 95% $CI = 0.17 \sim 0.77$, $P = 0.008$)和并发症发生率($OR = 0.26$, 95% $CI = 0.14 \sim 0.45$, $P < 0.00001$),明显提高治疗有效率($RR = 0.85$, 95% $CI = 0.80 \sim 0.91$, $P < 0.00001$),且住院时间明显缩短($MD = -5.28$, 95% $CI = -6.69 \sim -3.86$. $P < 0.00001$)。该研究结论认为,在常规治疗基础上联用血必净注射液治疗 SAP 患者具有明显的优势。但由于纳入评价的文献质量较低,尚需要大规模、高质量的 RCT 提供更可靠的依据。孟凡水等[19] 通过回顾性分析探讨了羟乙基淀粉治疗 SAP 合并腹腔高压(IAH)患者对早期腹腔压力(IAP)及炎症因子水平的影响。根据液体复苏方式的异同将患者分为研究组(24 例)和对照组(31 例)。研究组患者使用乳酸林格溶液联合 6% 羟乙基淀粉 130/0.4 氯化钠注射液行容量复苏;对照组患者仅使用乳酸林格溶液容量复苏。分析两组患者入院后 1~8 d 的 IAP、APACHE Ⅱ评分以及血清炎症因子水平的变化。结果提示,早期使用羟乙基淀粉 130/0.4 氯化钠注射液联合乳酸林格溶液进行液体复苏,有助于改善 SAP 合并 IAH 患者的 IAP 及 APACHE Ⅱ评分,并下调 IL-1、IL-8 及 TNF-α 水平。近年来,急性胰腺炎的外科干预手段越来越倾向于微创化,更多选择腹膜后入路。陈涛等[20] 报道了超声引导下经皮置管引流(PCD)治疗 SAP 合并感染性坏死相关影响因素以及联合胆道镜清创的疗效的研究。回顾性分析了以超声引导 PCD 为初始治疗手段的 65 例 SAP 合并感染性坏死患者临床资料,38 例(58.5%)仅通过 PCD 引流治愈,27 例(41.5%)需要进一步处理的患者中,4 例(6.2%)直接转为开腹手术;23 例(35.4%)采取胆道镜引导的腹膜后清创,其中 2 例因相关并发症转为开腹手术。将单独行 PCD 治愈的患者与行 PCD 及后续治疗的患者的资料比较,结果显示,两组的人口学资料、严重度评分、白细

胞计数、C 反应蛋白及凝血酶原消耗试验等指标差异均无统计学意义，首次 PCD 治疗时间、穿刺引流管管径上差异也均无统计学意义，但前者引流管数量多于后者、引流时间长于后者、穿刺相关并发症低于后者，差异具有统计学意义。该研究提示引流管数量、引流时间、穿刺相关并发症是 PCD 的影响因素，对于合并感染性坏死的 SAP，联合胆道镜清创是安全有效的微创治疗方法。许赉等[21]评价了 PCD 前行腹腔穿刺引流（APD）治疗 AP 的安全性及疗效，以期进一步完善 AP 的升阶梯疗法。将 102 例连续中重症急性胰腺炎（MSAP）及 SAP 患者分为两组，其中 53 例在 PCD 前行 APD（APD + PCD 组），49 例仅行 PCD（单独 PCD 组），比较两组的相关临床指标。结果显示，两组患者的基线资料具有可比性，APD + PCD 组病死率明显低于单独 PCD 组；两组 PCD 前 2 d 的临床指标比较显示，APD + PCD 组各炎症因子水平、各种严重度评分均低于单独 PCD 组，两组的感染发生率无统计学差异。该研究证实，以 APD 作为 AP 患者保守治疗和 PCD 之间的过渡治疗安全、有效，且不增加感染发生率；APD 通过有效减少液体积聚，降低炎症因子水平和脓毒症的发生，从而改善患者预后。辛宪磊等[22]*报道了经皮肾镜微创治疗 SAP 开腹术后残余感染灶的方法及疗效。回顾性分析采用经皮肾镜微创坏死组织清除术治疗 15 例 SAP 开腹治疗术后残余感染患者的资料。全组患者均采用先行 CT 引导下经皮穿刺置管引流，再行经皮肾镜坏死组织清除术，术后持续腹腔内冲洗的治疗方法。15 例患者中，11 例接受肾镜治疗 1 次，2 例 2 次，1 例 3 次，1 例 4 次；术后 4 例出现并发症，3 例患者发生死亡，死因均为多器官功能衰竭。该研究表明经皮肾镜胰周坏死组织清除术创伤小，避免再次开腹分离粘连、寻找坏死灶所带来的并发症，可能是治疗 SAP 术后残余感染的理想方法。曹锋等[23]报道了视频辅助腹膜后清创（VARD）治疗 SAP 继发感染的技术。该研究回顾性分析 32 例次 VARD 患者的临床资料，采用配对样本 t 检验比较治疗前后患者心率、平均动脉压、体温及炎症反应指标（白细胞、C 反应蛋白及降钙素原）的变化。经 VARD 治疗，患者心率、平均动脉压及体温状况较前均有好转（P 均 <0.05），血白细胞计数、C 反应蛋白及降钙素原亦明显下降，差异均有统计学意义（P 均 <0.05），该研究认为，VARD 治疗能显著减轻 SAP 继发感染患者的全身炎症反应，改善患者一般状况。冯健等[24]进行了腹膜后入路肾镜微创治疗外伤性胰腺炎的临床可行性的研究。先后对 6 例外伤性胰腺炎患者行经皮肾镜腹膜后入路胰周坏死组织清除术，结果无手术死亡，除 1 例患者术后 11 d 出现腹腔出血外，无其他手术并发症发生。研究者认为，经皮肾镜治疗手术创伤小，疗效好，避免再次开腹手术，是外伤性胰腺炎的一种比较理想的治疗方法。

营养支持治疗一直是 SAP 治疗的重要环节，近年来在一些理念上有所更新。关于肠内营养治疗时机，姚红兵等[25]做了相关研究。选择 64 例 SAP 患者，随机分为观察组和对照组，每组 32 例。在综合治疗基础上，观察组入院后 24 h 内给予 EN 支持，而对照组入院后 48 h 后给予 EN 支持，治疗后 2 周比较两组患者血清 C 反应蛋白（CRP）、总蛋白（TP）、清蛋白（ALB）、血/尿淀粉酶恢复时间、APACHE Ⅱ评分及住院时间。2 周后，观察组患者 CRP 水平较对照组明显降低，TP、ALB 水平较对照组明显升高，血/尿淀粉酶恢复时间及住院时间较对照组明显缩短；两组 APACHE Ⅱ评分均较治疗前明显降低，但观察组降低程度明显大于对照组。该研究充分说明早期 EN 支持有助于保护 SAP 患者肠黏膜屏障功能，改善患者营养状况，从而促进患者恢复。王艳等[26]*针对 DSA 引导下经鼻肠营养管超早期肠内营养在 SAP 治疗中的有效性和安全性进行了研究。一组病例入院 24 h 之内给予 DSA 引导下经鼻肠营养管植入（超早期肠内营养组），另外一组禁食期间未行任何方式的肠内营养支持治疗（完全胃肠外营养组）。结果显示，超早期肠内营养组总住院时间明显短于完全胃肠外营养组；住院费用也明显少于完全胃肠外营养组；腹腔感染率、院内感染率均显著低于完全胃肠外营养组；两组患者治疗后血、尿淀粉酶、血清前清蛋白、血清清蛋白和 C 反应蛋白降幅有统计学差异，但治疗后 APACHE Ⅱ评分、Ranson 评分无统计学差异。可见，与完全胃肠外营养组相比，超早期肠内营养在 SAP 治疗中安全、有效，无严重并发症，同时具有营养丰富、费用低等优点。包玉华等[27]研究观察了整蛋白型肠内营养液治疗 SAP 的疗效。按随机数字表法将患者分为整蛋白组和要素组。两组患者均按照常规 SAP 的治疗方案治疗，采用胃镜辅助置入鼻肠管后行肠内营养支持。整蛋白组肠内营养采用整蛋白型制剂，要素组采用要素型制剂。结果显示，两组患者胃肠道耐受性（VAS 评分）、腹泻发生率、继发感染率、28 d 病死率及住院天数的差异均无统计学意义；入院时和入院后 1 周的前清蛋白、清蛋白、ALT 以及 C 反应蛋白水平的差异亦均无统计学意义。研究者认为，与要素配方肠内营养液相比，整蛋白型肠内营养液价格适中、配置方便，且具有良好的肠道耐受性，适合在 SAP 早期肠内营养中使用。吴鸣宇等[28]对比研究早期肠内生态免疫营养（EIN）与常规早期肠内营养（EN）支持对 SAP 患者的临床效果。设立观察组和对照组，每组 32 例，两组早期给予 EN；观察组在此基础上应用谷氨酰胺颗粒及三联活菌制剂。结果显示，与EN前比较，EN支持9 d后，两组血清清蛋白、前清蛋白、转铁蛋白变化绝对值均升高；白介素2、白介素6、肿瘤坏死因子均降低；全血细菌DNA阳性率、血浆*D*-乳酸、血浆DAO、血浆内毒素和尿L/M比值均降低，但观察组以上各项指标的变化幅度均明显大于对照组（P均<0.05）。该研究证实早期合理的EIN有利于改善SAP患者营养状况，抑制炎症反应，维护肠黏膜屏障功能，值得临床应用。感染和肠瘘两大并发症一直是急性重症胰腺炎的主要死亡原因。刘路培等[29]通过回顾性研究分析了SAP患者感染的易感因素及感染类型。结果显示，在241例SAP患者中死亡39例，病死率为16.18%；其中感染组56例患者中死亡22例，病死率为39.29%；非感染组185例患者死亡17例，病死率为9.19%；感染组者与非感染组患者的治疗时间、APACHE Ⅱ评分、CT评分、氧分压、肠功能恢复时间等指标差异有统计学意义，是SAP合并感染的易感因素；56例SAP合并感染患者中，40例确诊有细菌感染，细菌感染率为71.43%；54例有真菌感染，真菌感染率为96.43%；其中38例为细菌与真菌混合感染。该研究提示，SAP合并感染患者病死率高，通过对其易感因素及感染类型的分析，积极做好预防措施以及临床合理治疗，对提高SAP合并感染患者的生存率有重要意义。杨科等[30]回顾性分析79例SAP患者的临床资料，探讨SAP患者并发腹腔感染的临床诊断方法，统计常见病原菌及抗菌药物敏感性，为临床诊治SAP提供参考。79例患者共检出病原菌84株，以革兰阴性菌最多，检出65株，占77.38%，以大肠埃希菌和肺炎克雷伯菌检出率最高，分别占39.29%和17.86%；革兰阳性菌检出16株，占19.05%，其中葡萄球菌属占10.71%；真菌检出率最低，占3.57%。革兰阴性菌对亚胺培南、头孢哌酮/舒巴坦、哌拉西林/舒巴坦最为敏感，敏感率分别为100.00%、89.23%和80.00%；革兰阳性菌对万古霉素、利奈唑胺表现出了高度的敏感，敏感率达100.00%。其结论为，SAP并发感染者多有典型的临床表现，在确诊之后应及时给予抗菌药物经验性治疗，并及时进行病原菌培养和药敏试验，待结果报告后及时调整用药。梁新文等[31]报道了SAP继发胰腺感染的危险因素。将102例患者根据是否继发胰腺感染将其分为感染组（38例）、未感染组（64例）。分析显示胰腺感染率为37.25%。感染组共培养出69株病原菌，其中革兰阴性菌占73.91%；革兰阳性菌占26.09%；两组血钙（Ca^{2+}）浓度、APACHE Ⅱ评分、糖尿病、低氧血症、胰腺坏死分期、多器官功能障碍综合征（MODS）、胃肠功能障碍、机械通气时间、肠外营养时间比较差异有统计学意义（$P<0.05$）；logistic回归分析显示，低血钙、合并糖尿病、MODS、Ⅲ期胰腺坏死、胃肠功能障碍≥7 d是SAP继发胰腺感染的独立危险因素。因此，针对合并糖尿病、MODS、胰腺坏死患者应采取积极预防措施，降低胰腺感染风险。沈骁等[32]对AP后期（发病2周后）发生感染性胰腺坏死（IPN）的影响因素进行了回顾性研究。根据患者是否出现IPN分为非感染组（123例）和感染组（30例）。观察指标主要包括急性生理与慢性健康系统（APACHE Ⅱ）评分、血小板计数、C反应蛋白、淋巴细胞计数、淋巴细胞比例、中性粒细胞与淋巴细胞计数比值、清蛋白、单核细胞人类白细胞抗原DR等。多因素回归分析结果显示，APACHE Ⅱ评分和淋巴细胞计数是AP后期发生IPN的独立影响因素。淋巴细胞计数预测IPN的临界值为0.7×10^9/L，敏感度为83.7%，特异度为66.2%。因此，早期监测淋巴细胞计数可能成为预测AP患者后期发生IPN的有效方法。潘柏宏等[33]回顾性分析33例IPN患者临床资料，其中10例合并肠瘘，探讨感染性胰腺坏死（IPN）及其合并肠瘘的临床特点、诊治与转归。全组患者均按急性胰腺炎诊治指南行规范化治疗，肠瘘患者根据具体情况行肠瘘修补、肠瘘切除吻合术及腹腔引流。临床资料显示，全组IPN患者的病死率为39.4%（13/33），2012版急性胰腺炎严重程度分级与IPN患者死亡密切相关（$P<0.05$）；IPN合并肠瘘患者的病死率为40.0%（4/10），肠瘘对IPN总体病死率无明显影响（$P>0.05$），但明显延长患者的住院时间（$P<0.05$）。罕见部位肠瘘患者的病死率（75.0%，3/4）高于常见部位肠瘘患者（16.7%，1/6）（$P<0.05$）。可见IPN虽有较高的病死率，但肠瘘发生不明显增加IPN患者的总体病死率，却明显影响患者恢复。李鹏等[34]总结了SAP术后并发结肠瘘的原因和诊治经验。125例经手术治疗的SAP患者共11例发生结肠瘘（8.8%），6例经应用抗生素、全肠外营养、充分确切引流等非手术治疗后治愈，4例经手术治愈，1例因并发多器官功能障碍综合征（MODS）死亡。认为SAP术后并发结肠瘘与合并感染、术中操作、引流不当、全身情况等多因素有关，通过积极的非手术治疗措施多可治愈，少数病例需采取手术方式解决。王海涛等[35]通过回顾性分析对SAP并发肠瘘的原因和诊治方法进行了总结。11例SAP合并肠瘘患者中发生十二指肠瘘4例（36.4%）、小肠瘘2例（18.2%）、结肠瘘5例（45.4%）。肠瘘均发生在SAP后2~10周，均经引流管或消化道造影获得影像学证据而确诊。治愈10例（90.9%），其中非手术治疗6例，手术治疗4例；1例患者因感染严重，并发多器官功能衰竭而死亡。同大多研究观点一致，SAP并发肠瘘与局部组织的坏死侵袭、合并感染、手术操作、引

流管放置等多种因素有关。肠瘘部位的诊断对治疗方式的选择至关重要。经充分引流、控制感染、营养支持和维持内环境稳定等处理后,多数肠瘘可自行愈合,少数长期不愈合者可考虑行手术治疗。

二、胰腺癌

(一)基础研究

朱中飞等[36]研究检测 BCL-2、Cyclin D1、Ki-67、Muc-2 在 IPMN、胰腺导管腺癌(PDAC)和慢性胰腺炎(CP)中的表达,探讨它们对上述 3 类疾病的鉴别诊断及区分不同病理类型 IPMN 的价值。研究结果表明,BCL-2、Cyclin D1、Ki-67 和 Muc-2 在 IPMN、PDAC 和 CP 间确实存在明显差异,因此这 4 项免疫组化指标可能在 IPMN 诊断和鉴别诊断中有重要价值。魏莉等[37]探讨 *BCL-2* 基因对人胰腺癌 SW1990 细胞增殖及凋亡的影响。研究结果表明,敲除 *BCL-2* 基因可抑制胰腺癌 SW1990 细胞的生长,降低细胞克隆形成能力,使细胞阻滞在 G_1 期,并显著增加细胞凋亡率。陈志宇等[38]为明确非受体酪氨酸激酶 Fyn 在胰腺癌侵袭转移中的作用,探究 Fyn 是否参与 *bcl-X* 基因的选择性剪切的调控,并阐明其分子机制。研究结果表明,抑制 Fyn 的激酶活性,可以下调胰腺癌细胞的侵袭转移能力,而这种作用是通过影响 *BCL-X* 基因选择性剪切方式改变,进而影响胰腺癌细胞凋亡实现的。窦春鹏等[39]观察经 K-ras(12-Val)突变多肽负载的树突状细胞(DC)与细胞因子诱导的杀伤细胞(CIK)共培养以后对胰腺癌 PANC-1 细胞的杀伤作用。研究结果表明,K-ras-DC-CIK 的增殖能力明显强于单纯 CIK($P<0.05$);K-ras-DC 的成熟表面分子 CD1a、CD80、CD83、HLA-DR 的表达明显高于单纯 DC,而 K-ras-DC-CIK 细胞群的 $CD3^+CD8^+$、$CD3^+CD56^+$ 表达率明显高于单纯 CIK 细胞群(P 均 <0.05);上清液中 IFN-γ、IL-12 的水平以及对 PANC-1 细胞的杀伤力由高到低均依次为 K-ras-DC-CIK、DC-CIK、单纯 CIK(P 均 <0.05)。石刚等[40]探讨 Tspan 1 及 Integrin α6 在胰腺导管腺癌(PDAC)及胰腺癌细胞中的表达与临床病理学参数的关系,结论为 Tspan 1 及 Integrin α6 表达对于 PDAC 的转移及浸润有促进作用,可作为判断 PDAC 预后的独立因素。黄佳等[41]探讨胰腺癌组织中 X 染色体连锁的凋亡抑制蛋白的相关因子 1(XAF1)蛋白的表达及其与肿瘤临床病理参数、患者预后的关系。结论为 XAF1 可能参与胰腺癌的发生和发展,并与胰腺癌患者的预后相关。田宏等[42]*研究厄洛替尼联合卡培他滨方案一线治疗局部晚期或伴转移的胰腺癌的疗效和安全性。认为厄洛替尼联合卡培他滨一线治疗局部晚期或伴转移的胰腺癌疗效优于吉西他滨单药治疗组,患者总体临床耐受性良好。李金海等[43]研究格拉斯哥预后评分对胰腺癌患者术后生存及预后评估,认为术前行 GPS 评分对可切除的胰腺癌患者术后生存及预后评估来说是一项简单有效的指标,有着重要的临床价值。郭欣等[44]研究趋化因子配体 18(CCL18)在胰腺癌组织中的表达及其与患者预后的关系。结果表明,CCL18 在胰腺癌肿瘤组织的表达显著高于癌旁非癌组织($P<0.05$),且其在胰腺癌组织的表达水平随着临床分期的增加而升高,CCL18 可作为胰腺癌的标志物之一,其表达水平对于胰腺癌的治疗和预后有重要意义。吴永杰等[45]探讨术前外周血中性粒细胞与淋巴细胞比值(NLR)对胰腺癌预后的影响。回顾性分析 65 例胰腺癌根治性手术患者的临床病理资料,按照术前 NLR 值将 NLR≥2.4 和 NLR<2.4 定义为高低两组,采用 Kaplan-Meier 法分析胰腺癌术后 1 年生存率,单因素分析及 Cox 比例风险回归模型分析两组病例的临床病理情况及 NLR 与术后 1 年生存率的关系。高 NLR 组和低 NLR 组术后 1 年生存率分别为 64.5% 和 73.5%,差异有统计学意义。认为术前 NLR 对胰腺癌预后的预测有临床意义。王晓刚等[46]研究血清 miR-155 对胰腺癌诊断和预后评估的价值。前瞻性募集了 2009 年 1 月至 2013 年 8 月到合肥市第一人民医院就诊的首诊胰腺癌患者 110 例、慢性胰腺癌患者 70 例、健康个体 58 例,采用实时 PCR 检测了其血清 miR-155 丰度,采用受试者工作特征曲线分析 miR-155 对胰腺癌的诊断价值,并分析 miR-155 与患者 TNM 分期、CA19-9 的关系。以 Kaplan-Meier 法和 Cox 风险比例模型评价 miR-155 对胰腺癌的预后评估价值。结果胰腺癌患者血清 miR-155 水平较慢性胰腺炎患者和健康个体明显增高(P 均 <0.05),认为血清 miR-155 是对胰腺癌诊断和预后评估有价值的标志物。孟泽武等[47]分析影响胰腺癌术后肝转移的危险因素。回顾性分析 2006 年 1 月至 2012 年 1 月经手术切除原发灶、病理证实和完成随访的 124 例胰腺癌患者的临床病理资料。采用 Logistic 多因素分析影响胰腺癌术后肝转移的危险因素。认为术后胰腺癌患者的 BMI、发病确诊时间差、组织学分级和脉管癌栓与肝转移有关,术前合并脂肪肝的胰腺癌患者术后不易发生肝转移。孟凡斌等[48]目的探究胰腺导管腺癌(PDAC)中 SOX9 的表达水平及临床病理学意义。对正常胰腺、胰腺导管内乳头状黏液瘤(IPMN)、胰腺上皮内瘤样病变(PanIN)及 PDAC 标本进行

免疫组织化学染色，观察 SOX9 在不同胰腺组织中的表达情况，并将 62 例手术切除的 PDAC 组织标本的染色结果同临床病理及预后资料进行对比分析。认为在 PDAC 中 SOX9 表达上调，与肿瘤进展及不良的预后相关，SOX9 可能作为评估 PDAC 患者预后的指标。梁兴等[49]* 筛查及分析胰腺导管腺癌中长链非编码 RNA（lncRNA）及 mRNA 的差异表达谱，以及这些特异性 lncRNAs 的潜在通路、互作分子。通过对 5 对胰腺导管腺癌/癌旁组织的芯片筛选及生物信息分析，构建共表达网络，结合国内外文献及多个数据库进行分析，预测 lncRNA 的潜在靶点、通路及互作关系。认为 lncRNAs 与胰腺导管腺癌的发生、发展密切相关，深入相关研究对胰腺导管腺癌的诊断、治疗及预后判断具有重要意义。杨建宇等[50] 检测胰腺导管腺癌（PDAC）患者癌组织、配对癌旁组织和胰液 microRNA（miRNA），评价胰液 miRNA 诊断 PDAC 的能力。收集 30 例 PDAC 病人癌组织、配对癌旁组织和其中 20 例患者的胰液标本，10 例慢性胰腺炎（CP）患者胰液标本、抽提组织和胰液 miRNA，应用定量 PCR 法检测各组样本 miR－21、miR－155、miR－196a、miR－216 和 miR－217 的表达量。应用受试者工作曲线及其曲线下面积评估胰液 miRNA 对 PDAC 的诊断价值。认为胰液 miRNA 的抽提和检测具有可重复性。胰液中 miR－21、miR－155 和 miR－216 可区分 PDAC 和 CP。俞富祥等[51] 探讨改良大鼠胰腺星状细胞（PSCs）的分离提取，同时探讨脂肪间质干细胞（ADSCs）对活化态 PSCs 增殖、活化、凋亡的影响。采用不灌注，直接提取胰腺剪碎消化，Optiprep 密度梯度离心法分离大鼠 PSCs，建立 PSCs 与 ADSCs 的双层培养体系。以 CCK－8 比色法检测 ADSCs 对 PSCs 增殖的影响，Western blot 检测 PSCs α－肌动蛋白（αt－SMA）的表达，流式细胞仪检测 ADSCs 对 PSCs 凋亡的影响，检测培养液中细胞因子的含量，探讨可能的作用机制。认为大鼠 ADSCs 具有分泌细胞因子抑制 PSCs 活化增殖，促进凋亡的潜能。付志平等[52] 研究自噬在吉西他滨（Gem）诱导胰腺癌细胞 SW1990 凋亡中的作用，并以氯喹特异性抑制自噬，以探讨其可能机制。采用 CCK8 法检测 Gem 对胰腺癌细胞增殖的影响，并用实时定量 PCR 检测自噬相关基因 LC3 的表达，以 p62 免疫荧光染色检测细胞内自噬泡，通过 Western 印迹法检测自噬相关蛋白 LC3、Becclin 1 的表达，并用 Anncxin V/PI 流式细胞方法检测 Gem 诱导后细胞凋亡的变化。进一步通过氯喹抑制自噬，检测自噬抑制前后细胞增殖、自噬及凋亡的变化。认为自噬在 Gem 诱导胰腺癌细胞凋亡的过程中可能起到保护作用，氯喹抑制自噬后可增强 Gem 的促凋亡作用。

（二）围手术期处理

徐军辉等[53] 将 46 例接受胰十二指肠切除术患者随机分为研究组（术前接受营养支持）和对照组（术前不接受营养支持），发现研究组的手术时间及术中出血量均较对照组显著减少，术后并发症发生率显著低于对照组。此外，研究组较对照组住院时间更短、住院总费用更少，表明术前行营养支持治疗能显著降低患者术后并发症的发生，缩短住院时间，减少住院费用。李民等[54]* 回顾性分析 281 例胰十二指肠切除术临床资料，根据治疗策略不同将患者分为加速康复外科（ERAS）组和传统组，结果显示，ERAS 组患者术后排气时间、排便时间、静脉补液时间、总住院时间及术后住院时间均缩短，术后进食时间和腹腔引流管拔管时间明显提前。

（三）手术治疗

陈灵华等[55] 回顾性分析 110 例腹腔镜胰体尾切除术的临床资料，认为对于具有开腹胰体尾切除手术基础的术者，腹腔镜胰体尾切除术可达到与开腹手术一致的肿瘤根治要求，安全可行，微创优势明显。陈应泰等[56] 分别采用计数死亡率和发病率的生理学和手术严重性评分系统及其改进公式版对 432 例壶腹周围肿瘤患者的临床资料进行评分，根据公式计算患者预期术后并发症和死亡的发生情况。结果表明二者对壶腹周围肿瘤行十二指肠切除术患者死亡的预测效能较好，而计数死亡率和发病率的生理学和手术严重性评分系统对并发症的预测效能较差，可通过修改评分的参数和权重，建立适合胰十二指肠切除术的评分系统，以利于更好地预测手术风险，降低术后并发症和死亡率。李杰等[57]* 回顾性分析 122 例胰十二指肠切除术且临床随访资料完整的胰头癌患者资料，采用 Kaplan－Meier 法和 Cox 比例风险模型分析淋巴结转移数目、淋巴结转移率、淋巴结转移分站、淋巴结转移数目与预后的关系。结果：肿瘤最大径＞2 cm、淋巴结转移分站＞1、淋巴结转移数目＞2、淋巴结转移率＞20% 是影响胰头癌淋巴结转移患者预后的独立危险因素，表明胰腺癌的淋巴结转移数目、淋巴结转移率和淋巴结转移分站对术后生存均有预测价值，可以作为淋巴结分期标准的重要补充。彭淑牖等[58]* 回顾性分析 133 例接受腹膜后淋巴脂肪板层根治性切除术（RRRLLL）的胰头癌患者的手术方式和临床资料，结果表明 RRRLLL 明确了胰头癌根治性胰十二指肠切除术的三围清扫范围，易于安全操作。

（四）术式及技巧

田伯乐等[59]观察了空肠袋-残胃吻合在32例胰十二指肠切除术中的应用效果，初步表明空肠袋-残胃吻合能显著降低碱性反流性胃炎以及可能因此出现的症状。邢国圣等[60]回顾性分析96例胰十二指肠切除术的临床资料，比较胰肠吻合口支撑管的内引出与外引出在手术时间、术后住院时间、病死率及胰瘘等相关并发症发生情况。结果：内引出组胰瘘发生率（25.9%）明显高于外引出组（9.5%），表明在预防胰瘘上胰管支撑管外引出优于内引出。梅永等[61]将52例胰十二指肠切除术患者根据胰肠吻合口处引流方式，分为胰管内置管内引流组和胰管内置管外引流组，比较两组临床资料。结果表明两种方式均有效、安全、可行，但内引流术后护理更简便，能避免长期置管导致的一系列问题。朱峰等[62]对171例胰十二指肠切除术依据术前CT和术中探查判断胰腺质地，对硬质胰腺和软质胰腺分别采用改良胰腺和胰胃吻合，并采取胆汁胰腺分流的消化道重建方式。结果表明根据胰腺质地采用胰肠和胰胃吻合，并采用胆胰分流的消化道重建方式对降低胰十二指肠术后严重并发症具有积极意义。杨峰等[63]回顾性分析64例行胰十二指肠切除术的胰腺质地柔软患者的临床资料，采用单层胰空肠吻合胰管外流，观察术中情况及术后临床疗效，表明单层胰空肠吻合胰管外引流可减少胰十二指肠切除术后有意义的胰瘘发生，尤其适用于胰腺质地柔软患者。吴文广等[64]对35例施行胰体尾联合脾切除的胰体尾癌根治术的病历资料、术中情况、术后并发症、清扫淋巴结数量进行分析，认为在胰体尾癌根治术中，顺行胰体尾联合脾切除有利于胰后切面的确定，并且安全可行。张铃福等[65]前瞻性收集35例胰十二指肠切除端端套入式胰肠吻合术临床资料，分析术后胰管流出道狭窄情况及危险因素，发现胰十二指肠切除端端套入式胰肠吻合术后胰管流出道狭窄发生率并不低，术前胰管直径是胰管直径差的独立危险因素。张宇等[66]*采用前瞻、对照设计，将124例胰十二指肠切除术患者随机分为3组——套入式吻合组、黏膜端侧吻合组、袖套式缝合组，并比较胰瘘发生率及其他手术相关指标。结果：袖套式缝合组的胰肠吻合时间明显短于另外两组，袖套式缝合组胰瘘发生率明显低于另外两组，在胰管直径 <3 mm或软胰腺质地时，袖套式缝合组的胰瘘发生较另外两组更低，表明袖套式单层连续缝合方法安全简便，能降低胰十二指肠切除术后的胰瘘发生率。王双佳等[67]*为探讨胰腺系膜全切除在十二指肠切除术中应用的安全性和策略，收集70例胰头癌根治性胰十二指肠切除术，均应用动脉入路-钩突优先技术实施全胰系膜切除，切除标本后胰腺系膜切缘送病理检查。结果：全胰系膜-胰十二指肠切除术行 R_0 切除率为75.7%，表明应用动脉入路-钩突优先技术实施全胰系膜切除安全可行，可提高胰头癌 R_0 切除率。周尊强等[68]根据术中切割闭合器的操作方法不同将60例远端胰腺切除术分为两组：常规切割闭合器组和缓慢实质闭合技术组，统计分析两组术中及术后情况，结果显示缓慢实质闭合组较常规切割闭合器组胰瘘发生率降低。蒋康怡等[69]探讨保留或不保留幽门的胰十二指肠切除术与保留十二指肠的胰头切除术治疗胰头肿块型胰腺炎的安全性和有效性，发现后者在减少术后并发症、缩短住院时间、体重恢复等方面优于前者，有利于提高该类患者的生活质量。

（五）术后并发症

李修成等[70]通过Meta分析评价不同胰肠吻合术式对胰十二指肠切除术后胰瘘发生率的影响，结果表明胰十二指肠切除术捆绑式胰肠吻合与常规胰肠吻合、胰管对黏膜侧端吻合与套入式胰肠吻合对术后胰瘘发生率、再手术率及围手术期死亡率的影响无差异。刘其雨等[71]回顾性分析196例胰十二指肠切除术患者的临床资料，分析影响胃排空延迟发生的相关因素，表明胃排空延迟主要与术后并发症有关。姜脉涛等[72]回顾性分析518例胰腺手术患者资料，观察针对胰腺术后出血术中及术后采取特定的预防及治疗措施的效果，总结早期胰腺术后出血原因多为技术层面，应及时手术治疗，预后好；晚期出血原因复杂，病情重，病死率高，需多学科联合治疗。徐新建等[73]取82例术中胰腺组织学标本，研究胰腺周围组织、胰腺小叶间隙、胰腺断面胰腺组织和胰管组织的组织结构特点，分析术后胰瘘组织学原因。结果显示质柔组的胰瘘发生率明显高于质硬组，同时发现胰腺腺体周围均为疏松结缔组织，无被膜结构，以及胰腺断面可见主胰管和次胰管均可能是胰瘘发生的组织学潜在风险。陈永亮等[74]回顾分析223例接受远端胰腺切除患者的临床资料，分析其术后并发症以及死亡的危险因素，多元统计分析表明手术时间过长是远端胰腺切除术后并发症的独立危险因素。胡丙洋等[75]利用单因素分析和Logistic回归分析511例胰十二指肠切除术患者的发生胰瘘的可能影响因素，单因素分析显示男性、体质量指数 >25、双层胰腺吻合、血糖 ≤ 6.0 mmol/L、胰腺质软是发生胰瘘的危险因素；Logistic回顾多因素分析显示男性、体质量指数 >25、胰腺质软是发生胰瘘的独立危险因素。王宏伟等[76]回顾性分析139例接受胰十二指肠切除胰胃吻合患者临床病理资料及胰瘘发生情况，Logistic回归多因素分析提示术前减黄、超重、胰管直径<5 mm与术后胰瘘发生密切相关，并认为根据回归分析建立的术前风险评分系统能够比较有效地预测胰十二指肠切除术胰胃吻合术后胰瘘的发生。杨骥等[77]*回顾性分析269例胰十二指肠切除术患者的临床资料，按照日本国立癌症中心医院建立的胰十二指肠切除术术前胰瘘风险预测系统（简称NCCH预测系统）的5项指标（性别、胰腺癌、主胰管指数、腹腔脂肪厚度、门静脉侵犯）进行评分，结果显示性别、门静脉侵犯、胰腺质地、主胰管直径和胰肠吻合方式是影响术后胰瘘发生的独立危险因素；ROC曲线分析显示NCCH预测系统预测胰十二指肠切除术后胰瘘的灵敏度为87.9%，特异度为94.1%，表明NCCH预测系统可以在术前预测胰瘘发生。周坦洋等[78]回顾性研究23例胰十二指肠术后出血行DSA检查及动脉栓塞治疗患者的临床及影像资料，分析总结其DSA表现及动脉栓塞治疗效果，明确DSA检查对胰十二指肠切除术后出血具有微创和确诊价值，选择性动脉栓塞止血安全有效。

（六）放疗与化疗

吕少诚等[79]将223例晚期胰腺癌患者分为粒子组、射频组、放疗组和对照组，并对不同外科治疗手段的并发症及随访情况进行统计分析，Log-rank检验结果提示粒子组患者的生存率和平均生存时间均高于对照组，表明放射性粒子植入术能有效延长患者的生存时间，但也增加了术后并发症的发生率。

三、慢性胰腺炎

赵法之等[80]回顾性分析慢性胰腺炎手术患者229例，探讨慢性胰腺炎手术治疗方案的选择。依据不同病变类型分别行引流术或切除术两类手术。57例行纵向胰管切开胰肠吻合术，118例行胰头部分切除胰肠吻合术（Frey法105例，Berne法6例，Beger法7例），7例行胰十二指肠切除术，21例行胰体尾切除术，26例行其他手术。认为慢性胰腺炎的不同术式有其特定适应证，应根据其病变类型选择手术方式以保证手术疗效。赵红川等[81]回顾性分析46例胰管结石患者，探讨外科手术在胰管结石治疗中的价值。其中33例患者行胰管切开取石+胰管空肠侧侧吻合术，8例行胰十二指肠切除术，5例行胰体尾联合脾脏切除术。作者认为外科手术是治疗胰管结石的重要方式；根据患者胰管结石的具体情况采用个体化手术治疗是取得良好疗效的关键。汪超等[82]对治疗胰头肿块型胰腺炎的保留十二指肠的胰头切除与保留幽门的胰十二指肠切除作Meta分析。纳入的7篇文献共226例患者。DPPHR组与PPPD组比较，认为DPPHR在减少术中用血、缩短手术时间、胃排空延迟、工作恢复、体重恢复及身体功能等方面优于PPPD，有利于提高胰头肿块型慢性胰腺炎患者的生活质量。

四、胰腺少见肿瘤

白韬等[83]探讨胰腺导管内乳头状黏液性肿瘤（IPMN）的诊断和治疗策略。结论认为IPMN手术指征应根据专家共识和患者实际情况确定。IPMN的诊治应在胰腺外科中心实施。陈旭晓等[84]探讨恶性无功能性胰腺神经内分泌肿瘤（pNETs）的临床病理特点、外科手术方式以及预后相关因素。结论认为对于有胰周侵犯和肝转移的进展期恶性无功能性PNETs，积极的扩大根治手术是可行和合理的治疗方式。肝转移和Ki67是影响预后的独立危险因素。徐明月等[85]探讨合并转移或复发的胰腺实性假乳头状瘤（SPN）的治疗方法、预后及其预后影响因素。结论认为，对于合并转移或复发的胰腺实性假乳头状瘤，如能完整性切除，患者仍可获得较好的预后。年龄、肿瘤大小、是否肝外转移和完整切除肿瘤可能是影响患者预后的因素。王大丽等[86]分析CT和MRI等影像学检查在预测胰腺导管内乳头状黏液性肿瘤（IPMN）相关性浸润癌中的临床应用价值。结论认为，影像学征象有助于预测IPMN相关性浸润性癌，对于指导治疗、制订手术方案和预测患者的预后有重要的临床价值。涂华华等[87]研究分析胰腺浆液性囊腺肿瘤的临床诊断和治疗方法，以提高诊断率和治疗水平。结论认为，胰腺浆液性囊腺瘤好发于中老年女性，无特异性临床表现。B超检查适用于初步诊断和筛查，CT诊断准确率较高，有重要临床诊断价值。肿瘤多发于胰体尾部，胰体尾切除术为主要手术方式。术后主要并发症为胰瘘。经手术治疗后，患者症状得到改善，远期预后较好。秦懿等[88]*探讨胰腺囊腺瘤和囊腺癌的临床病理特点及其诊治方法。结论认为，在鉴别诊治胰腺囊腺瘤和囊腺癌患者中，结合患者术前影像学检查结果和免疫学肿瘤指标检测结果，有助于提高术前预判的准确性。由于CA19-9在良性疾病中也有升高现象，所以CA125检测有助于减少这种假阳性的结果。手术切除是胰腺囊腺瘤和囊腺癌的主要治疗手段。胡俊等[89]探讨胰腺囊性肿瘤的诊治方法。结论认为，外科切除是治疗胰腺囊性肿瘤最有效的手段，即使是对于无任何症状的患者也应行积极的手术治疗。王君等[90]探讨胰腺囊性肿瘤患者不同诊治方案的风险和获益。结论认为，胰腺囊性肿瘤的诊治极具复杂性，无症状的良性肿瘤患者可随访观察，手术治疗特别是肿物局部切除应严格掌握指征，恶性肿瘤应选择肿瘤根治术，晚期患者可尝试联合脏器切除。王克等[91]探讨胰腺囊性肿瘤临床特点、诊断方式以及治疗结局，为临床诊治提供参考。结论认为，胰腺囊性肿瘤多数患者无明显临床症状，单发胰体尾部胰腺肿瘤占多数，影像学诊断准确率较高，良性胰腺囊性肿瘤预后好，恶性胰腺囊性肿瘤应积极实施根治手术。孙金山等[92]分析胰腺黏液性囊性肿瘤(MCN)的临床特征，提高对该疾病的认识。结论认为，MCN主要发生在中年女性，多位于胰腺体尾部，腹痛为主要症状，术前诊断较为困难，治疗以手术为主，非浸润性 MCN 可治愈。宋彬等[93]*探讨胰腺腺鳞癌的病例特点及诊治方法。结论认为，胰腺腺鳞癌是一种较少见的胰腺恶性肿瘤，患者大部分伴周围神经侵犯。该病预后差，目前主要治疗手段为手术治疗及放化疗。

五、胰腺外伤

胡以则等[94]研究胆胰肠结合部损伤的手术方式。认为胆胰肠结合部穿孔延期诊断后的处理十分困难而复杂。虽然目前有生长抑素减少消化液的分泌，有静脉营养、空肠内营养和强有力的抗生素等治疗，但常因腹膜后感染间隙大且引流不畅，消化液腐蚀性强而导致感染难以控制。上述手术方式也不是一步到位，应避免不适当治疗方案，有时需多次手术。所需医疗费用高，而且死亡率高。应根据患者具体情况果断采用有效手术方式。高志清等[95]研究胆胰肠结合部损伤的诊断和治疗。认为胆胰肠结合部损伤是严重并发症，一旦损伤，处理棘手，特别是未及时发现，未尽早处理或处理不当，将会造成极为严重的后果，因此预防胆胰肠结合部损伤极为重要，要引起重视。廖彩仙等[96]研究胆胰肠结合部损伤延期诊断后的处理原则。认为对于延期诊断的胆胰肠结合部损伤患者，一般不宜实施胰十二指肠切除术，即便原发疾病有胰十二指肠切除术的指征，但在腐蚀性消化液漏出致腹腔内、腹膜后组织坏死和严重感染的情况下，实施胰十二指肠切除术的风险极大。但若胆胰肠结合部损伤在术中或术后早期被发现，且损伤严重，此时实施胰十二指肠切除术可以考虑。韩瑞等[97]探讨胰腺损伤治疗经验。认为正确掌握手术时机，合理选择手术方式以及完善的支持治疗是成功治疗胰腺损伤的关键。

（宋　彬　刘文宇　郑楷炼　金　钢）

·参·考·文·献·

[1]* 张启杰，唐丙喜，李新立. 低分子肝素对大鼠急性坏死性胰腺炎并发肺损伤时 TLR4 及 VEGF 表达的影响[J]. 中华胰腺病杂志，2015，15(4)：256－260.

[2] 欧阳军，周跃鲜，李玺，等. PI3K／Akt／mTOR 信号通路在重症急性胰腺炎致肝脏损伤中的作用[J]. 中国普外基础与临床杂志，2015，22(5)：555－559.

[3] 朱海宏，袁冬林，吴新民，等. 高原低氧环境下急性坏死性胰腺炎大鼠胰腺及肝脏损害的研究[J]. 中华胰腺病杂志，2015，15(2)：101－105.

[4]* 杨磊，曹锋，李非. 修订版亚特兰大分类在急性胰腺炎严重程度判断中的应用[J]. 临床外科杂志，2015，23(8)：591－593.

[5] 张嘉，赵涛，曹荣格，等. BISAP、APACHE Ⅱ和 Ranson 评分在预测急性胰腺炎严重程度的比较[J]. 中国普通外科杂志，2014，23(9)：1176－1181.

[6] 李懋，胡伟明，陈阳，等. PCT 在重症急性胰腺炎的临床应用初探[J]. 中国普外基础与临床杂志，2015，22(1)：28－32.

[7] 任丽楠，郭晓钟，李宏宇，等. C－反应蛋白在重症急性胰腺炎评估与转归中的临床意义[J]. 临床肝胆病杂志，2015，31(5)：691－693.

[8] 柯路，周晶，邹磊，等. 腹腔内压测定对危重型急性胰腺炎预后的判断价值[J]. 中华胰腺病杂志，2014，14(5)：289－292.

[9] 许宏敏，张磊，康华，等. 轻症急性胰腺炎患者血清代谢组学研究[J]. 中华胰腺病杂志，2014，14(5)：293－298.

[10] 黄顺伟，王挥斯，赵冰，等. 急性胰腺炎临床特征的单中心研究(附 4 800 例报告)[J]. 外科理论与实践，2015，20(3)：211－216.

[11] 杨明，勾善淼，王春友，等. 坏死性胰腺炎外科治疗体会：单中心 10 年经验总结[J]. 中华外科杂志，2015，53(9)：672－675.

[12] 林泽伟，刘吉奎，刘晓平. 急性胆源性胰腺炎的外科治疗体会[J]. 腹腔镜外科杂志，2015，20(5)：376－379.

[13] 白雪巍，丁乙轩，陈华，等. 73 例创伤性胰腺炎的专科化治疗体会[J]. 中国普外基础与临床杂志，2015，22(1)：11－17.

[14]* 王刚，丁乙轩，孙备，等. 自身免疫性胰腺炎 21 例临床分析[J]. 中华外科杂志，2015，53(9)：680－684.

[15]* 郭华，陈炅，索冬卫. 奥曲肽联合乌司他丁治疗急性重症胰腺炎临床疗效及安全性分析[J]. 中华医学杂志，2015，95(19)：1471－1474.

[16] 张远超，喻莉，廖仕翀，等. 持续性与间断性血液滤过治疗重症急性胰腺炎[J]. 中华肝胆外科杂志，2015，21(7)：478－481.

[17] 余佳，石乔，张爱民，等. 国内应用低分子肝素治疗急性胰腺炎临床疗效的 Meta 分析[J]. 临床外科杂志，2015，23(3)：175－178.

[18] 郑蕊，张莉，田然，等. 血必净注射液治疗重症急性胰腺炎的 Meta 分析[J]. 中华危重病急救医学，2015，27(8)：682－686.

[19] 孟凡水，阮长山，成忠了，等. 羟乙基淀粉对重症急性胰腺炎合并腹腔高压患者早期腹腔压力及炎症因子的影响[J]. 中华胰腺病杂志，2015，15(1)：1－5.

[20] 陈涛，汤礼军，梁洪寅，等. 超声引导经皮置管引流治疗重症急性胰腺炎合并感染性坏死[J]. 中国普通外科杂志，2014，23(9)：1171－1175.

[21] 许赟，郑晓博，刘卫辉，等. 经皮穿刺置管引流前行腹腔穿刺引流治疗合并液体积聚的急性胰腺炎[J]. 中国普通外科杂志，2014，23(9)：1161－1165.

[22]* 辛宪磊，蔡守旺，刘志伟，等. 经皮肾镜治疗重症急性胰腺炎术后残余感染的体会[J]. 中华外科杂志，2015，53(9)：676－679.

[23] 曹锋，李嘉，李昂，等. 视频辅助腹膜后清创术治疗重症急性胰腺炎继发感染[J]. 中华普通外科杂志，2015，30(1)：4－6.

● [24] 冯健，蔡守旺，刘志伟，等. 外伤性胰腺炎：经皮肾镜腹膜后入路的治疗单中心 6 例报道[J]. 中国普外基础与临床杂志，2015，22（1）：24 - 27.

● [25] 姚红兵，曾荣城，文明波，等. 肠内营养治疗时机对重症急性胰腺炎患者疗效的影响[J]. 中国普通外科杂志，2014，23（9）：1187 - 1190.

● [26]* 王艳，李宝华，李立，等. 经鼻肠营养管超早期肠内营养支持治疗重症急性胰腺炎的临床对照研究[J]. 中国微创外科杂志，2014，14（9）：786 - 791.

● [27] 包玉华，沈浩亮，王霆，等. 整蛋白型肠内营养液治疗重症急性胰腺炎的疗效[J]. 中华胰腺病杂志，2015，15（4）：247 - 250.

● [28] 吴鸣宇，周群燕，王宏星. 早期肠内生态免疫营养在重症急性胰腺炎中的应用[J]. 中国普通外科杂志，2014，23（9）：1182 - 1186.

● [29] 刘路培，刘明祥，罗毅. 重症胰腺炎患者感染的临床分析[J]. 中华医院感染学杂志，2015，25（17）：4000 - 4002.

● [30] 杨科，杨启，秦长岭. 急性重症胰腺炎患者腹腔感染的临床诊断及治疗[J]. 中华医院感染学杂志，2015，25（5）：1122 - 1124.

● [31] 梁新文，徐星莉，徐星榕等. 重症急性胰腺炎患者继发胰腺感染的危险因素研究[J]. 中华医院感染学杂志，2015，25（9）：2080 - 2083.

● [32] 沈骁，杨栋梁，邹磊，等. 急性胰腺炎后期感染性胰腺坏死影响因素分析（附 153 例报告）[J]. 中国实用外科杂志，2015，35（5）：522 - 524.

● [33] 潘柏宏，杨耀成，黄耿文，等. 感染性胰腺坏死及其合并肠瘘的临床分析[J]. 中国普通外科杂志，2015，24（3）：375 - 379.

● [34] 李鹏，孙备，白雪巍，等. 重症急性胰腺炎术后并发结肠瘘治疗的经验总结[J]. 腹部外科，2015，28（3）：164 - 167.

● [35] 王海涛，喻满成，马魏杰，等. 重症急性胰腺炎合并肠瘘 11 例诊治分析[J]. 腹部外科，2015，28（3）：178 - 181.

● [36] 朱中飞，马洪运，欧阳柳，等. Bcl - 2、Cyclin D1、Ki - 67、Muc - 2 在胰腺疾病中的表达及其意义[J]. 中华胰腺病杂志，2015，15（4）：274 - 276.

● [37] 魏莉，张海文，涂芊茜，等. Bcl - 2 基因敲除对人胰腺癌细胞增殖及凋亡的影响[J]. 中华胰腺病杂志，2015，15（4）：237 - 241.

● [38] 陈志宇，江艳，李晓武. Fyn 诱导 Bcl - X 选择性剪切调控胰腺癌细胞凋亡的机制研究[J]. 中国现代普通外科进展，2015，18（5）：337 - 342.

● [39] 窦春鹏，李奎武，谭广. K - ras 突变多肽负载的 DC 细胞增强 CIK 细胞对胰腺癌细胞的杀伤作用[J]. 中国普通外科杂志，2015，24（3）：357 - 362.

● [40] 石刚，董明，盛伟伟，等. Tspan 1 及 Integrin α6 在人胰腺导管腺癌中的表达及其与临床特征的关系[J]. 中华外科杂志，2014，52（10）：781 - 786.

● [41] 黄佳，姚玮艳. XAF1 在胰腺癌中表达的临床意义及其与患者预后的关系[J]. 中华胰腺病杂志，2015，15（2）：81 - 84.

● [42]* 田宏，郭晓钟，金锷，等. 厄洛替尼联合卡培他滨一线治疗胰腺癌的疗效观察[J]. 中华胰腺病杂志，2015，15（1）：26 - 28.

● [43] 李金海，翟华伟，孙广正，等. 格拉斯哥预后评分对胰腺癌患者术后生存及预后评估[J]. 中华肝胆外科杂志，2014，20（10）：750 - 752.

● [44] 郭欣，吕行，谢娇贵，等. 趋化因子配体 18 表达水平对胰腺癌患者的预后价值[J]. 中华肝胆外科杂志，2015，21（7）：474 - 477.

● [45] 吴永杰，刘海亮，胡明根，等. 术前中性粒细胞与淋巴细胞比值对胰腺癌预后的判断价值[J]. 中华医学杂志，2015，95（28）：2291 - 2293.

● [46] 王晓刚，童钟，金钢. 血清 miR - 155 对胰腺癌诊断和预后评估的价值[J]. 中华肝胆外科杂志，2015，21（3）：189 - 193.

● [47] 孟泽武，陈燕凌，韩圣华，等. 胰腺癌术后肝转移的危险因素分析[J]. 中华肿瘤杂志，2015，37（4）：312 - 316.

● [48] 孟凡斌，郭克建. 胰腺癌组织 SOX9 的表达水平与肿瘤进展及预后的关系[J]. 腹部外科，2014，27（6）：398 - 402.

● [49]* 梁兴，刘安安，郝骏，等. 胰腺导管腺癌中差异表达的长链非编码 RNA 筛选及分析[J]. 中华肝胆外科杂志，2015，21（3）：185 - 188.

● [50] 杨建宇，花荣，孙勇伟. 胰腺导管腺癌组织和胰液 microRNA 表达及应用价值[J]. 外科理论与实践，2015，20（2）：141 - 145.

● [51] 俞富祥，黄立栋，唐银河，等. 脂肪间质干细胞抑制大鼠胰腺星状细胞活性的实验研究[J]. 中华普通外科杂志，2015，30（4）：304 - 307.

● [52] 付志平，杨卫平，李科，等. 自噬在吉西他滨诱导胰腺癌细胞凋亡中的作用[J]. 外科理论与实践，2014，19（4）：329 - 334.

● [53] 徐军辉，丁佑铭，汪斌. 术前营养支持对存在营养风险患者胰十二指切除术后临床结局的影响[J]. 中华胰腺病杂志，2015，15（4）：225 - 228.

● [54]* 李民，王新波，王思珍，等. 加速康复外科理念用于胰十二指肠切除术临床研究[J]. 中国实用外科杂志，2015，35（8）：863 - 866.

● [55] 陈灵华，牟一平，严加费，等. 腹腔镜胰体尾切除术 110 例[J]. 中华普通外科杂志，2015，30（5）：340 - 343.

● [56] 陈应泰，储云绵，车旭，等. 计数死亡率和发病率的生理学和手术严重性评分系统及其改进公式版在预测胰十二指肠切除术治疗壶腹周围肿瘤手术风险中的价值[J]. 中华肿瘤杂志，2015，37（6）：461 - 465.

● [57]* 李杰，张博，崔国忠，等. 行胰十二指肠切除术胰头癌患者的淋巴结转移特征与预后因素分析[J]. 中华肿瘤杂志，2014，36（9）：688 - 692.

● [58]* 彭淑牖，李江涛，秦仁义，等. 腹膜后淋巴脂肪板层根治性切除术——胰头癌根治术的新策略[J]. 中华肝胆外科杂志，2015，21（7）：437 - 441.

● [59] 田伯乐，王力，徐松，等. 胰十二指肠切除空肠袋-残胃吻合合理应用[J]. 中国实用外科杂志，2015，35（6）：684 - 686.

● [60] 邢国圣，张俊晶，任建军，等. 胰肠吻合口支撑管内引出与外引出早期临床疗效比较[J]. 中国实用外科杂志，2015，35（3）：322 - 325.

● [61] 梅永，彭慈军，舒德军，等. 胰十二指肠切除术中胰管内置管内引流与外引流的疗效比较[J]. 中国普通外科杂志，2014，23（9）：1268 - 1271.

● [62] 朱峰，王敏，张航，等. 改良胰肠、胰胃吻合及胆汁胰液分流在胰十二指肠切除消化道重建中的应用[J]. 中华普通外科杂志，2014，29（9）：677 - 680.

● [63] 杨峰，金忱，李骥，等. 单层胰空肠吻合胰管外引流在胰腺质地柔软病例应用价值研究（附 64 例报告）[J]. 中国实用外科杂志，2015，35（8）：857 - 859.

● [64] 吴文广，吴向嵩，李茂岚，等. 胰体尾癌根治术中顺行胰体尾联合脾切除手术理念及策略探讨[J]. 中国实用外科杂志，2015，35（3）：296 - 298.

● [65] 张铃福，陶明，彭颖，等. 胰十二指肠切除套入式胰肠吻合术后胰管流出道狭窄的危险因素分析[J]. 中华普通外科杂志，2015，30（5）：357 - 360.

● [66]* 张宇，杨洪吉，邓小凡，等. 袖套式 prolene 线单层连续缝合在胰肠吻合中的应用[J]. 中国普通外科杂志，2015，24（3）：312 - 318.

● [67]* 王双佳，李秀东，周彦明，等. 胰腺系膜全切除在胰十二指肠切除术中的应用[J]. 中华普通外科杂志，2015，30（5）：348 - 351.

● [68] 周尊强，张正筠，佟大年，等. 缓慢实质闭合技术在远端胰腺切除术中的应用[J]. 中华外科杂志，2014，52（12）：950 - 951.

● [69] 蒋康怡，吴柯，廖玉平，等. 保留十二指肠的胰头切除术与胰十二指肠切除术治疗胰头肿块型胰腺炎的 Meta 分析[J]. 中华外科杂志，2014，52（9）：668 - 674.

● [70] 李修成，董明，盛伟伟，等. 胰十二指肠切除术胰肠吻合方式与胰漏发生相关性的 Meta 分析[J]. 中华外科杂志，2014，52（9）：662 - 667.

● [71] 刘其雨，李立，夏红天，等. 胰十二指肠切除术后胃排空延迟的危险因素[J]. 中华肝胆外科杂志，2014，20（10）：719 - 722.

● [72] 姜脉涛，宋增福，姜洪池，等. 胰腺术后出血预防及诊治研究（附 518 例胰腺手术分析）[J]. 中国实用外科杂志，2015，35（3）：316 - 321.

● [73] 徐新建，吕骅，王喜艳，等. 胰腺组织学特点对胰肠吻合方式潜在风险的分析[J]. 中国普通外科杂志，2014，23（9）：1271 - 1275.

● [74] 陈永亮，黄志强，董家鸿，等. 远端胰腺切除术后并发症及死亡的危险因素分析[J]. 中华医学杂志，2015，92（2）：96 - 99.

● [75] 胡丙洋，冷建军，万涛，等. 511 例胰十二指肠切除术患者胰瘘危险因素分析[J]. 中华肝胆外科杂志，2015，21（6）：377 - 381.

● [76] 王宏伟，王崑，包全，等. 胰十二指肠切除胰胃吻合术后胰瘘术前风险因素分析[J]. 中华普通外科杂志，2015，30（2）：111 - 114.

● [77]* 杨骥，黄强，林先盛，等. 胰瘘风险预测系统在胰十二指肠切除术术后胰瘘预测中的临床价值[J]. 中华外科杂志，2015，53（6）：410 - 414.

● [78] 周坦洋，孙军辉，张岳林，等. 胰十二指肠术后出血的 DSA 诊断及动脉栓塞治疗[J]. 中华医学杂志，2015，95（5）：368 - 370.

● [79] 吕少诚，顾万清，梁雨荣，等. 不同外科治疗策略在晚期胰腺癌中的疗效分析[J]. 中华医学杂志,2015,95(2):89-92.
[80] 赵法之,谢思明,陈拥华,等.慢性胰腺炎病变类型与手术方式的选择[J].中华普通外科杂志,2015,30(1):7-10.
[81] 赵红川,耿小平,刘付宝,等.外科手术治疗胰管结石 46 例分析[J].中华普通外科杂志,2015,30(1):11-14.
[82] 汪超,黄强,林先盛,等.保留十二指肠的胰头切除与保留幽门的胰十二指肠切除治疗胰头肿块型胰腺炎的 Meta 分析[J].中华肝胆外科杂志,2015,21(8):528-533.
[83] 白韬,孙备,陈华,等.48 例胰腺导管内乳头状黏液性肿瘤的诊治[J].中华肝胆外科杂志,2015,21(7):470-473.
[84] 陈旭晓,陈拥军,彭承宏,等.恶性无功能性胰腺神经内分泌肿瘤手术策略与预后[J].上海交通大学学报(医学版),2014,34(10):1529-1533.
[85] 徐明月,史宪杰,万涛,等.合并转移或复发的胰腺实性假乳头状瘤的治疗效果分析[J].中华外科杂志,2015,53(9):685-689.
[86] 王大丽,周健,郑双丽,等.胰腺导管内乳头状黏液性肿瘤的影像学表现及其在术前诊断相关性浸润性癌中的应用价值[J].中华肿瘤杂志,2014,36(9):682-687.
[87] 涂华华,陈先祥,程彩涛,等.胰腺浆液性囊腺肿瘤的临床诊断及治疗方法分析[J].肝胆外科杂志,2014,22(5):374-377.
[88] * 秦懿,费健,王建承,等.胰腺囊腺瘤和囊腺癌 165 例临床诊治分析[J].肝胆胰外科杂志,2015,27(1):9-11.
[89] 胡俊,黄强,林先盛,等.胰腺囊性肿瘤 40 例诊疗分析[J].中国普外基础与临床杂志,2014,21(10):1250-1253.
[90] 王君,田孝东,高红桥,等.胰腺囊性肿瘤的诊断与治疗[J].中华普通外科杂志,2014,29(9):661-665.
[91] 王克,单云峰.胰腺囊性肿瘤临床诊治特征分析:附 112 例报告[J].中国普通外科杂志,2015,24(3):398-401.
[92] 孙金山,张永镇,周益峰,等.胰腺黏液性囊性肿瘤 125 例临床特征分析[J].中华胰腺病杂志,2014,14(5):321-325.
[93] * 宋彬,刘晓彬,马洪运,等.胰腺腺鳞癌 80 例临床诊治分析[J].中华外科杂志,2014,52(9):658-661.
[94] 胡以则,蒋小峰.胆胰肠结合部损伤的手术方式[J].外科理论与实践,2015,20(3):191-192.
[95] 高志清,刘正才.胆胰肠结合部损伤的诊断和治疗[J].外科理论与实践,2015,20(3):188-190.
[96] 廖彩仙.胆胰肠结合部损伤延期诊断后的处理原则[J].外科理论与实践,2015,20(3):193-196.
[97] 韩瑞,董齐,董明,等.胰腺损伤的外科治疗(附 48 例报告)[J].中国实用外科杂志,2015,35(3):299-301.

述 评

低分子肝素对大鼠急性坏死性胰腺炎并发肺损伤时 TLR4 及 VEGF 表达的影响 [中华胰腺病杂志,2015,15(4):256] 张启杰等通过观察低分子肝素对急性坏死性胰腺炎(ANP)大鼠并发的肺损伤的影响,探讨其作用机制。将 90 只 Wistar 大鼠随机分为对照组、ANP 组、低分子肝素干预(LH)组。采用逆行胰胆管注射 4% 牛磺胆酸钠的方法制备 ANP 模型,LH 组于造模后皮下注射低分子肝素 10 U/100 g 体质量。术后 6、12、24 h 分批处死大鼠,取胰腺及肺组织常规行病理学检查并评分,采用免疫组化法检测肺组织 Toll 样受体 4(TLR4)、VEGF 表达,采用 ELASA 法测定血及肺组织 IL-6、IL-10、TNF-α 水平。结果显示,对照组大鼠肺脏及胰腺组织结构正常。ANP 组见胰腺片状出血及坏死,大量炎症细胞浸润;肺脏见肺泡壁破裂,间质充血、水肿、大量中性粒细胞浸润。LH 组胰腺及肺组织病理改变均较 ANP 组显著减轻。LH 组胰腺及肺组织病理评分均较 ANP 组显著下降,且肺脏与胰腺组织损伤呈正相关。LH 组的 TLR4、VEGF、IL-6、TNF-α 表达量均较 ANP 组显著下调,而 IL-10 表达量显著升高。肺组织 TLR4、VEGF 表达量与肺组织损伤程度呈正相关。本研究结果表明,ANP 大鼠的胰腺与肺脏组织损伤呈正相关。ANP 大鼠肺组织 TLR4 表达水平在 6 h 时即显著升高,12 h 达峰值,之后开始下降。此外,ANP 大鼠肺组织 VEGF 水平也明显升高,24 h 表达水平略有下降,但无统计学意义,推测可能与肺组织严重损伤,肺泡壁破裂有关。低分子肝素干预后胰腺及肺组织的损伤减轻,肺组织 TLR4 及 VEGF 的表达降低,血清及肺组织 IL-6、TNF-α 水平下降,IL-10 水平升高,提示低分子肝素可改善 ANP 并发的肺损伤,其机制可能与抑制 TLR4、VEGF、IL-6、TNF-α 表达,上调 IL-10 表达有关。

(宋 彬)

述评 · SAP 的发病机制是一个多因素多环节的过程,涉及一系列事件,且常伴有胰外脏器损伤,尤以急性肺损伤最为常见,有人称之为 AP 相关性肺损伤(APALI),它是 SAP 早期最常见、最严重的并发症,也是早期病死的重要原因。如何防治肺损伤,是临床常遇到的难题。已有研究认为低分子肝素对 SAP 患者临床疗效明显,比较明确的作用机制是其抗凝作用,但其对炎症反应的影响尚不清楚。该研究通过大鼠实验研究证实了低分子肝素对急性胰腺炎并发的肺损伤具有保护作用,同时阐明了其机制,是通过抑制 TLR4、VEGF、IL-6、TNF-α 表达,上调 IL-10 表达实现的。这一研究成果为临床应用低分子肝素治疗急性胰腺炎并发肺损伤提供了理论依据。

(金 钢)

修订版亚特兰大分类在急性胰腺炎严重程度判断中的应用 [临床外科杂志,2015,23(8):591] 杨磊等通过回顾分析 243 例急性胰腺炎(AP)患者的临床资料验证修订版亚特兰大分类在 AP 严重程度判断中的准确性。依据修订版亚特兰大分类,分别计算轻型、中度重症、重症 AP 患者的全胃肠外营养时间(TPN)、ICU 停留时间、住院时间、手术率及死亡率。根据修订版亚特兰大分类系统,AP 的局部并发症主要包括急性胰周液体积聚(APFCs)、急性坏死后胰腺/胰周液体积聚(APNPFCs)、假性囊肿(PPs)及包裹性胰腺坏死(WOPN)。全身性因素为器官功能障碍,新分类建议采用改良 Marshall 评分评估患者器官功能。轻型 AP 定义为无器官功能障碍及局部并发症;中度重症 AP 定义为存在局部并发症和(或)一过性器官功能障碍(<48 h);而重症 AP 者存在持续性器官功能障碍(>48 h)。结果 243 例资料完整的患者根据修订版亚特兰大分类,分别有 49.4%(120/243)、46.9%(114/243)及 3.7%(9/243)患者属于轻型、中度重症、重症 AP。与轻型及中度重症 AP 相比,重症 AP 患者 TPN 使用时间[(1.4±1.1)d、(4.8±1.9)d、(11.1±9.2)d]、ICU 停留时间[(1.1±0.6)d、(6.5±1.4)d、(14.0±8.8)d]、住院时间[(7.2±1.3)d、(21.1±8.7)d、(31.2±21.9)d]、手术率(0、21.1%、100.0%)及住院死亡率(0、1.8%、66.7%)显著升高。研究结果证实,修订版亚特兰大分类能准确地反映 AP 患者的严重程度,区分各型 AP 患者预后。

(宋 彬)

述评 · 急性胰腺炎的预后与其严重程度分类有着直接联系。进行 AP 严重程度分类的目的是揭示不同亚组患者预后的差异,从而采取合理的监护和治疗措施,并为 AP 研究制订统一的标准。1992 版亚特兰大分类根据 AP 严重程度将 AP 分为轻型 AP 及重症 AP,其中重症 AP 的定义为存在器官功能障碍和(或)局部并发症,如脓肿、坏死或假性囊肿。临床实践发现,这一分类下的重症 AP 患者预后存在显著差异,存在持续器官功能障碍患者的病死率明显高于一过性器官功能障碍者或单纯局部并发症者,该分类方法暴露出了缺陷。于是在 2012 年有了修订版亚特兰大分类。该分类将 AP 分为轻症 AP(MAP)、中度重症 AP(MSAP)和重症 AP(SAP),其核心是将传统的 SAP 分为了 MSAP 和 SAP,而且更强调 AP 的多学科诊治(MDT)。本研究利用回顾性研究的方法,结合单中心大数据,首次验证了修订版亚特兰大分类在国内急性胰腺炎患者的严重程度判断中的准确性,结果是肯定的,能完全用于我们国内指导临床实践。

(金 钢)

自身免疫性胰腺炎 21 例临床分析 [中华外科杂志, 2015,53(9):680] 王刚等总结了 21 例自身免疫性胰腺炎(AIP)的临床特点及诊治体会。该组病例男性 15 例,女性 6 例,年龄 36~64 岁,AIP 主要临床表现为不同程度梗阻性黄疸和上腹痛;血清 IgG 升高 16 例(76.2%),CA19-9 升高 6 例(28.5%),癌胚抗原升高 3 例(14.2%);CT 结果显示胰腺弥漫性肿大 9 例,胰头局灶性肿大 3 例,胰腺局灶性占位 9 例。根据胰外病变表现、影像学、血清学及组织穿刺活检结果确诊 11 例(52.4%),糖皮质激素诊断性治疗确诊 3 例(14.3%),手术探查确诊 7 例(33.3%)。手术方式包括胆总管空肠吻合术 3 例,胆囊空肠吻合术 1 例,胰十二指肠切除术 2 例,胰体尾联合脾切除术 1 例。病理检查均显示胰腺导管周围纤维结缔组织增生,伴大量淋巴细胞和浆细胞浸润。除 1 例无症状的患者外,所有诊断明确的患者均接受正规的糖皮质激素治疗(口服泼尼松)后痊愈。随访时间 3~93 个月,4 例(19.0%)复发,经大剂量糖皮质激素治疗后症状缓解。由于 AIP 缺乏特异性的临床症状,早期诊断困难,误诊率高。AIP 与胰腺癌的鉴别诊断始终是困扰外科医师的难题,将 AIP 误诊为胰腺癌可导致不必要的手术,必将给患者的身心健康造成不必要的创伤和负担;而误将胰腺癌诊断为 AIP 则会延误患者病情和最佳治疗时机,从而导致可能危及生命的严重后果。临床医师应综合临床表现、影像学、血清学及组织病理学检查结果等进行确诊,以避免不必要的手术治疗,内科治疗在 AIP 的治疗中仍是最重要的环节。

(宋 彬)

述评 · AIP 是一类由自身免疫异常介导的特殊类型的慢性胰腺炎,以淋巴细胞及浆细胞组织浸润、胰腺弥漫性肿大、胰管不规则改变及血清 IgG 水平升高为特征,伴或不伴有胰外器官受累,由 Yoshida 于 1995 年正式提出并命名。由于 AIP 发病率低,且常难与胰腺癌相鉴别,加之临床医师对其认识不足,故临床误诊率高。近年来,随着病理学、影像学及相关检查技术的不断发展与完善,AIP 的诊断水平不断提高。该研究为较大样本的单中心回顾性研究,研究结果证实血清 IgG4 是诊断 AIP 的重要血清学标志物;CT/MRI、ERCP、MRCP 的联合应用弥补了单一方法的不足,从而进一步增加了影像学诊断的准确性。对于疑似 AIP 患者,可采取糖皮质激素诊断性治疗进行确诊。一旦确诊后,就应该进行内科规范治疗。由于手术对 AIP 的发展与转归并无明显的作用和意义,因此,一旦高度怀疑 AIP 时,应联合多种检测手段最大可能地避免手术,从而最大限度地减少对患者无意义的创伤和打击。

(金 钢)

奥曲肽联合乌司他丁治疗急性重症胰腺炎临床疗效及安全性分析 [中华医学杂志,2015,95(19):1471] 郭华等为探讨奥曲肽联合乌司他丁治疗急性重症胰腺炎临床疗效及安全性进行了前瞻性研究。将120例急性重症胰腺炎患者,随机分成对照组和乌司他丁治疗组,每组各60例患者,对照组患者给予奥曲肽注射治疗,乌司他丁治疗组患者给予奥曲肽联合乌司他丁治疗。治疗结束后,比较两组患者治疗有效率、血清相关指标及临床指标改善情况,以及并发症发生情况。结果乌司他丁治疗组患者治疗总有效率(83.3%)明显高于对照组患者(65.0%)($P<0.05$);乌司他丁治疗组患者腹痛缓解时间、胃肠减压时间、中转手术率、住院时间以及病死率[(1.9±0.9)d、(6.3±2.2)d、1.7%、(11.8±0.5)d、5%]均明显低于对照组患者[(3.6±0.7)d、(10.4±3.1)d、8.3%、(23.7±2.1)d、15.0%]($P<0.05$);乌司他丁治疗组患者治疗后血液淀粉酶、白细胞、CRP以及IL-6[(107.2±9.1)U/L、(6.2±1.0)×10/L、(7.3±3.4)mg/L、(28.3±4.3)pg/L]均明显低于对照组患者[(430.8±20.2)U/L、(11.2±1.2)×10/L、(16.3±5.2)mg/L、(45.3±5.9)pg/L]($P<0.05$);乌司他丁治疗组患者并发症ARDS、急性肾衰竭、休克发生率(10.0%、5.0%、13.3%)明显低于对照组患者(36.7%、21.7%、33.3%)($P<0.05$)。可见奥曲肽联合乌司他丁治疗急性重症胰腺炎疗效显著,能够明显改善患者的血清及临床指标,减少并发症的发生率,值得临床推广应用。

(宋　彬)

述评 · 奥曲肽和乌司他丁都是临床治疗急性胰腺炎最常用的两大类药物,其疗效也是非常确切的,但二者的作用机制有所不同。奥曲肽为人工合成的八肽环状化合物,与天然内源性生长抑素作用类似,能够抑制胰内分泌激素的病理性分泌过多;而乌司他丁为蛋白酶抑制剂,具有抑制胰蛋白酶等各种胰酶活性的作用,从而有效缓解重症急性胰腺炎的病程进展。此外,多项研究表明,乌司他丁在阻断全身炎症反应综合征(SIRS)向多器官功能障碍综合征(MODS)发展中发挥着重要作用。二者联合应用后,可以分别从抑制胰酶的释放和抑制胰酶的激活两条途径来阻断胰腺的内消化,理论上而言应该疗效更佳,但并无前瞻性的研究结果证实。该研究则填补了这一空白,证实奥曲肽联合乌司他丁治疗急性重症胰腺炎疗效显著,并且是安全的。但还有一点必须关注的是,两种药物费用都较高,对于轻症病例不主张联合使用。

(金　钢)

经皮肾镜治疗重症急性胰腺炎术后残余感染的体会 [中华外科杂志,2015,53(9):676] 辛宪磊等报道了经皮肾镜微创治疗重症急性胰腺炎(SAP)开腹术后残余感染灶的方法及疗效。回顾性分析采用经皮肾镜微创坏死组织清除术治疗15例SAP开腹治疗术后残余感染患者的资料。男性8例,女性7例,年龄22~71岁,平均42岁。患者发病至开腹手术时间:1~7 d 12例,15~21 d 1例,22~28 d 1例,127 d 1例。全组患者均采用先行CT引导下经皮穿刺置管引流,再行经皮肾镜坏死组织清除术,术后持续腹腔内冲洗的治疗方法。本组15例患者中,12例是在发病1周内行开腹手术的,手术指征分别为:腹腔间隔室综合征4例,术后患者出现胰腺及胰周组织坏死感染,同时合并腹腔内出血、结肠瘘、多器官功能衰竭等严重并发症,治疗极为困难;腹部外伤、创伤性胰腺炎4例,急诊行剖腹探查止血、受损器官切除或修补,腹腔内置管引流;手术适应证与手术时机选择不当4例,术后同样导致胰腺及胰周组织坏死感染,这类患者由于外科干预早,感染发生早,坏死组织与正常组织分界不清,坏死组织尚未被肉芽组织包裹,后腹膜完整结构被破坏,感染扩散至腹腔,引流管压迫肠管,所以先前开腹手术后的肠瘘、出血的发生率极高。15例患者中,11例接受肾镜治疗1次,2例2次,1例3次,1例4次;术后平均住院时间66.2 d(10~223 d);术后1例患者出现结肠瘘,予以双套管冲洗治愈;1例出现腹腔内出血,行动脉造影未见明显出血,后行剖腹探查止血;1例出现胰腺假性囊肿,予以置管引流;1例出现严重的肺部感染。3例患者死亡,死因均为多器官功能衰竭。该研究表明,经皮肾镜胰周坏死组织清除术创伤小,避免再次开腹分离粘连、寻找坏死灶所带来的并发症,可能是治疗SAP术后残余感染的理想方法。

(宋　彬)

述评 · SAP常合并感染,胰腺及胰周组织坏死一旦发生感染,如果不进行外科手术干预,病死率可接近100%。手术时机应尽量推迟到发病4周后,待坏死组织与正常组织界限清楚,坏死组织包裹成熟后进行手术。然而发生严重的腹腔间隔室综合征或腹腔出血时手术只能提前进行,这时胰腺坏死仍在继续,术后大量残留坏死组织继发感染不可避免,而且感染的时间会较自然病程感染者大大提前,几乎所有患者均需要再次手术。再次手术分离粘连、寻找残余感染灶就变得极为困难,极易导致腹腔内出血及肠瘘等严重副损伤。该研究提出了CT引导置管、经皮肾镜腹膜后入路清创的技术,完全符合微创理念,既有效避开腹腔内粘连的不利因素,又能CT引导穿刺置管实现精确定位,避免了术中寻找困难、感染灶遗漏等问题，同时还可以重复实施。该项技术值得推广应用。

（金 钢）

经鼻肠营养管超早期肠内营养支持治疗重症急性胰腺炎的临床对照研究 ［中国微创外科杂志，2014，14（9）：786］ 王艳等针对DSA引导下经鼻肠营养管超早期肠内营养在重症急性胰腺炎（SAP）治疗中的有效性和安全性进行了研究。120例符合SAP诊断标准的临床资料，其中60例入院24 h之内给予DSA引导下经鼻肠营养管植入（超早期肠内营养组），60例禁食期间未行任何方式的肠内营养支持治疗（完全胃肠外营养组）。比较两组患者住院时间、住院费用、病死率、入院前后的APACHE Ⅱ评分、Ranson评分，治疗14 d后血、尿淀粉酶、血清清蛋白及血清前清蛋白等。结果显示，超早期肠内营养组总住院时间（41.5 ± 21.1）d，明显短于完全胃肠外营养组（58.9 ± 26.7）d（$t = -3.369$，$P = 0.001$）；住院费用（67 416.9 4 ± 22 659.5）元，明显少于完全胃肠外营养组（383 592.5 ± 92 493.5）元（$t = -25.718$，$P = 0.000$）；腹腔感染率6.7%（4/60），显著低于完全胃肠外营养组25.0%（15/60）（$P = 0.006$）；院内感染率26.7%（16/60），显著低于全胃肠外营养组56.7%（34/60）（$P = 0.001$）。两组患者治疗前后的血淀粉酶、尿淀粉酶、C反应蛋白、血清前清蛋白、APACHE Ⅱ评分、Ranson评分均有显著性差异（$P < 0.05$）；两组治疗后血、尿淀粉酶、血清前清蛋白、血清清蛋白和C-反应蛋白降幅有统计学差异，但两组治疗后APACHE Ⅱ评分、Ranson评分无统计学差异（$P > 0.05$）。可见，与完全胃肠外营养组相比，超早期肠内营养在SAP治疗中安全、有效，无严重并发症，同时具有营养丰富、费用低等优点。

（宋 彬）

述评 · 重症急性胰腺炎是严重营养消耗及分解代谢增加的疾病，营养支持是治疗重症急性胰腺炎的重要环节。然而究竟选择肠外还是肠内营养治疗一直存在争议。长期以来肠外营养曾一度是标准治疗方法，而肠内营养被认为是禁忌。近年来，越来越多的前瞻性研究证实，只要在肠内营养无禁忌证的情况下，都应该优先选择肠内营养，即使是消化道手术后，亦该如此。随着快速康复外科理念的深入，广大医务工作者更加清楚地认识到肠内营养尤其是早期肠内营养的优势，对于SAP患者主张在入院24h内即给予肠内营养支持。该研究结果非常充分地证实了这一点。略有缺憾的是仍为回顾性研究，说服力有限，期待有大样本的前瞻性研究。

（金 钢）

厄洛替尼联合卡培他滨一线治疗胰腺癌的疗效观察 ［中华胰腺病杂志，2015，15（1）：26］ 田宏等研究厄洛替尼联合卡培他滨方案一线治疗局部晚期或伴转移的胰腺癌的疗效和安全性。其中40例未接受过全身化疗的局部晚期或伴转移的胰腺癌患者分为观察组和对照组。观察组患者接受至少2个周期厄洛替尼联合卡培他滨方案（卡培他滨1 000 mg/m^{2}口服，2次/天，第1～14天。厄洛替尼150 mg/d口服，连续21 d）的化疗；对照组患者接受吉西他滨单药（1 000 mg/m^2，静脉注射，1次/周，连续7周，休1周）治疗。结果为观察组20例患者中2例（10%）达到部分缓解，10例（50%）病情稳定，8例（40%）病情进展，客观缓解率为10%，疾病控制率为60%，中位无进展生存期3.1个月，中位生存期6.4个月，均优于对照组的1例、8例、11例、5%、45%、2.2个月、5.8个月，其中客观缓解率、中位无进展生存期两组差异有统计学意义（$P < 0.05$或< 0.01）。主要不良反应为非血液学毒性，发生率较高的依次是皮疹7例（35%）、乏力6例（30%）、腹泻6例（30%）、胃肠道反应5例（25%）等，均为Ⅰ～Ⅱ级，Ⅲ级手足综合征1例（5%）；3例发生血液学毒性反应，发生率为15%；2例为血小板减少症，1例为中性粒细胞减少症；无外周静脉炎、肝肾功能损害等不良反应，无药物毒性相关性死亡；5例患者因药物不良反应降低厄洛替尼的给药剂量至100 mg/d；对照组9例发生血液学毒性反应，发生率为45%；5例（25%）为中性粒细胞减少，2例（10%）为贫血，1例（5%）为中性粒细胞减少性发热，1例（5%）为血小板减少；16例（80%）发生不同程度的非血液学毒性反应，主要是恶心、呕吐、脱发、腹泻等；无药物毒性相关性死亡。认为厄洛替尼联合卡培他滨一线治疗局部晚期或伴转移的胰腺癌疗效优于吉西他滨单药治疗组，患者总体临床耐受性良好。

（刘文宇 王天辰）

述评 · 吉西他滨单药是胰腺癌目前的一个标准治疗方案。在既往两药联合的Ⅲ期临床试验中，吉西他滨联合厄洛替尼和吉西他滨联合卡培他滨对比吉西他滨单药治疗晚期胰腺癌均显示出一定的优势。动物实验研究数据表明，厄洛替尼与卡培他滨治疗多种肿瘤有协同作用，治疗吉西他滨抗药的胰腺癌患者亦有较好的疗效和安全性。但厄洛替尼联合卡培他滨一线治疗晚期胰腺癌却少见报道。该研究观察组患者应用的厄洛替尼联合卡培他滨方案安全性良好，主要的不良反应是非血液学毒性，且程度均较轻，相比吉西他滨引起的血液学毒性耐受更佳。该研究的不足之处在于非随机分组，可能会导致组间的不均衡，因此对该数据的解读要谨慎。

（金　钢）

胰腺导管腺癌中差异表达的长链非编码 RNA 筛选及分析 ［中华肝胆外科杂志，2015，21（3）：185］ 梁兴等筛查及分析胰腺导管腺癌中长链非编码 RNA（lncRNA）及 mRNA 的差异表达谱，以及这些特异性 lncRNAs 的潜在通路、互作分子。通过对 5 对胰腺导管腺癌/癌旁组织的芯片筛选及生物信息分析，构建共表达网络，结合国内外文献及多个数据库进行分析，预测 lncRNA 的潜在靶点、通路及互作关系。结果按上调或下调 5 倍、$P<0.01$ 的标准，筛选得到癌及癌旁组织中差异表达的 lncRNA 414 个，mRNA 713 个。通过 GO 及 Pathway 分析，对差异基因进行归类，得到上调显著的信号通路 77 条，下调显著的信号通路 33 条。结合国内外文献，查找与胰腺导管腺癌发生、发展明确相关的十余条信号通路，如 K-Ras、TGF-β、Hedgehog、WNT/Notch、Apotosis、AKT、IGF、JNK、Integrin、Cell Adhesion、ITGA2、MET-EMT、NF-κB、MAPK 等。其中本次芯片 Pathway 分析有显著性差异（$P<0.05$）的信号通路有 Cell Adhesion、WNT、Hedgehog、AKT、NF-κB、MPAK 等 6 条。该 6 条以及 Pancreatic Cancer、Pathway in Cancer 2 条通路中涉及显著差异性表达的基因 32 个。其中文献报道与胰腺癌相关的基因有 20 个：TGFB3、STAT1、KRAS、PPARD、NTRK1、MMP1、LAMC2、ITGA2、CTNNB1、BIRC7、BIRC5、BIRC3、VCAN、HLA-A、CDH3、CXCL2、COMP、BCL2L11、YWHAZ、YWHAE。构建差异共表达网络，将各基因特征中心度标准化得到相对度，然后将癌组织与癌旁组织的相对度取差的绝对值，表示为|DiffK|，故|DiffK|值越大提示该基因在网络中的重要性可能也较大。上述 20 个基因中，|DiffK|>0.1 的有 KRAS、NTRK1、LAMC2、ITGA2、CDH3、YWHAZ 等 6 个。共表达网络中，分别与该 6 个基因相关度位于前 3，且|DiffK|>0.1 的 lncRNA 有 AC112229.1、RPL35AP、AC090377.1、UCA1、RP11-534L6.2、SAT1、AC027119.1、AK094786、BC042017、RP11-738E22.1、AC015818.5 等 11 个，提示该 11 个 lncRNA 可能在胰腺导管腺癌的发生、发展中具有重要作用。认为 lncRNAs 与胰腺导管腺癌的发生、发展密切相关，深入相关研究对胰腺导管腺癌的诊断、治疗及预后判断具有重要意义。

（刘文宇　王天辰）

述评·胰腺癌发病率呈逐年上升趋势，病死率接近 100%，约占所有因恶性肿瘤死亡人数的 7%，排第 4 位。手术切除是目前唯一有望根治的治疗方式，但约 80% 的患者确诊时已失去手术机会。目前国内外文献对胰腺导管腺癌中 lncRNA 的报道为数不多，对其机制的研究更是凤毛麟角。因此，研究 lncRNA 通过 DNA 甲基化、基因组印记、组蛋白修饰、RNA 编辑等表观遗传学调控在胰腺癌中的作用，对于胰腺癌的早期诊断、预后评估及治疗靶点选择具有重要意义。在该研究的基础上，可以通过相关数据库分析其可能发生相互作用的转录因子及 miRNA 等，以进一步提高分子生物学分析的可信度，预测其可能参与的信号通路、互作分子。

（金　钢）

加速康复外科理念用于胰十二指肠切除术临床研究 ［中国实用外科杂志，2015，35（8）：863］ 李民等探讨加速康复外科（ERAS）策略应用于行胰十二指肠切除术（PD）患者的安全性、可行性和有效性。回顾性分析 2008 年 1 月至 2014 年 9 月南京军区南京总医院普通外科收治的 281 例行 PD 患者的临床资料，根据治疗策略不同将患者分为 ERAS 组（90 例，围手术期采用 ERAS 策略）和传统组（191 例，围手术期按传统方法治疗）。对比分析两组患者术中及术后情况。结果 ERAS 组与传统组的手术时间和术中出血量差异无统计学意义（$P>0.05$）。ERAS 组患者术后排气时间、排便时间、静脉补液时间、总住院时间及术后住院时间均缩短，术后进食时间和腹腔引流管拔除时间明显提前，与传统组差异均有统计学意义（$P<0.05$）。两组患者术后总并发症发生率、各并发症发生率、病死率、再手术率以及再住院率差异均无统计学意义（$P>0.05$）。ERAS 组患者再次入院的原因是 C 级胰瘘（1 例）、胃排空障碍（2 例）和切口感染（1 例）；传统组再次入院的原因为 B 级胰瘘（1 例）、胃排空障碍（2 例）、切口感染（1 例）和肠梗阻（1 例）。除 C 级胰瘘患者须行 CT 引导下穿刺引流术外，其余患者均通过保守治疗治愈。结论认为，ERAS 策略可安全有效地应用于行 PD 患者，明显缩短术后住院时间，且不增高术后并发症发生率、病死率和再住院率。回顾性分析 281 例胰十二指肠切除术临床资料，根据治疗策略不同将患者分为加速康复外科（ERAS）组和传统组，结果显示，ERAS 组患者术后排气时间、排便时间、静脉补液时间、总住院时间及术后住院时间均缩短，术后进食时间和腹腔引流管拔管时间明显提前（$P<0.05$）。

（郑楷炼）

述评 · ERAS是一种多学科、多模式治疗理念，通过减轻手术应激，合理管理疼痛、早期恢复饮食和早期活动等措施来减少术后并发症，缩短术后住院时间，减少医疗费用，促进患者早日康复。近年来，胰十二指肠切除术患者的ERAS治疗正处于起步阶段，ERAS策略在胰十二指肠切除术中的应用明显滞后，胰十二指肠切除术术后较高的并发症是制约因素之一。考虑PD的特殊性及我国紧张的医患关系，不少国内的专家认为应安全起见而采取保守措施。因此不少的ERAS措施存在着争议，比如术前减黄、术前肠道准备及术前禁食时间、拔除胃管及腹腔引流管时间等。但有大量的研究结果显示ERAS在缩短住院时间方面有显著效果，且与传统的保守方法相比并不增加并发症发生率及病死率，ERAS策略应用于行胰十二指肠切除术患者是有效、可行的，可被广泛推广应用。

（金　钢）

行胰十二指肠切除术胰头癌患者的淋巴结转移特征与预后因素分析 ［中华肿瘤杂志，2014，36(9)：688］ 李杰等探讨胰头癌行胰十二指肠切除术患者的淋巴结转移特征以及与预后的关系。回顾性分析河北省沧州市中心医院收治的122例行胰十二指肠切除术且临床随访资料完整的胰头癌患者资料，采用Kaplan－Meier法和Cox比例风险模型分析淋巴结转移数目、淋巴结转移率、淋巴结转移分站以及其他临床病理因素与预后的关系。结果122例患者中，有淋巴结转移90例(73.8%)。每例患者淋巴结转移1～28枚，中位淋巴结转移7枚；淋巴结转移率为3.6%～62.2%，中位淋巴结转移率为21.1%。淋巴结转移仅限于第1站者39例(43.3%)，转移全第2站者40例(44.4%)，转移至第3站者11例(12.2%)。单因素分析显示，肿瘤最大径、有无淋巴结转移、有无远处转移、淋巴结转移分站、淋巴结转移数目、淋巴结转移率以及术后是否辅助化疗与全组胰头癌患者的预后有关(P均<0.05)；肿瘤最大径、淋巴结转移分站、淋巴结转移数目、淋巴结转移率以及术后是否辅助化疗与胰头癌淋巴结转移患者的预后有关(P均<0.05)。多因素分析显示，肿瘤最大径>2 cm、有淋巴结转移、有远处转移、淋巴结转移分站>1、淋巴结转移数目>2、淋巴结转移率>20%以及未接受术后辅助化疗是影响全组胰头癌患者预后的独立危险因素(P均<0.05)；肿瘤最大径>2 cm、淋巴结转移分站>1、淋巴结转移数目>2、淋巴结转移率>20%以及未接受术后辅助化疗是影响胰头癌淋巴结转移患者预后的独立危险因素(P均<0.05)。结论认为，胰头癌的淋巴结转移数目、淋巴结转移率、淋巴结转移分站3项指标对术后生存均有预测价值，可以作为目前淋巴结分期标准的重要补充。标准的胰十二指肠切除术加上合理的淋巴结清扫是正确评估患者预后的重要基础。

（郑楷炼）

述评 · 淋巴结转移分站对胰腺肿瘤预后判断具有重要意义，而淋巴结转移分站也是指导手术淋巴结清扫的重要指标。合理的淋巴结清扫可以改善胰腺癌患者的预后。然而对于是否需要对胰十二指肠切除术进行扩大淋巴结清扫，学者们目前尚无一致意见。扩大的淋巴结清扫会增加患者围手术期并发症的发生率，尤其是可能导致胃排空延迟和严重的术后腹泻。因此，如何选择合理的淋巴结清扫范围，既不增加并发症的发生率，又能延长患者的术后生存期，有待于未来进一步的研究和探索。

（金　钢）

腹膜后淋巴脂肪板层根治性切除术——胰头癌根治术的新策略 ［中华肝胆外科杂志，2015，21(7)：437］ 彭淑牖等总结评价胰头癌行根治性胰十二指肠切除新策略——腹膜后淋巴脂肪板层根治性切除术(RRRLLL)，回顾性分析浙江大学医学院附属第二医院2012年1月至2015年2月，133例胰头癌患者采用RRRLLL的手术方式和临床资料。结果133例患者中，门静脉-肠系膜上静脉血管侧壁切除修补和静脉切除端端吻合重建39例，平均手术时间288 min，平均出血量454 ml，平均术后排气时间6.2 d，平均术后住院日13.2 d。31例(23.3%)发生术后并发症，其中肺部感染7例，胰瘘(A级)6例，切口感染5例，胃排空障碍5例，胆瘘4例，术后出血4例，术后腹泻2例，无围手术期死亡病例。结果表明，RRRLLL明确了胰头癌根治性胰十二指肠切除术的三围清扫范围，易于安全操作，是胰头癌切除理念的更新，对提高胰头癌手术的安全性和疗效具有重要意义。

（郑楷炼）

述评 · 腹膜后淋巴脂肪板层的界定：这是一个不十分规则的四边形扁平立方体，上界相当于腹腔干动脉出口水平，下界相当于肠系膜上动脉出口下缘水平，左界为腹主动脉左缘，右界为十二指肠外缘，前面和后面均覆盖大量重要的动静脉血管。第7、8、9、11、12、13、14、15、16、17组淋巴结淋巴管以及腹腔神经丛都包含在其中。在胰十二指肠切除术需要施行淋巴清扫的部分，除包含3～6组淋巴结的大小网膜外，就是这片的板层。以往的扩大根治术要求清扫的内容全部包含在这片板层之中，但实际上该板层中还包含除淋巴结外的其他要切除的组织。该文描述的该区域是胰头癌发生侵袭转移最常见的部位，也是现阶段外科手术切除后最易导致肿瘤残余和局部复发的部位，因此应当将该部分组织作为一个整体看待，临床应尽量实施整块清扫。

（金　钢）

袖套式 prolene 线单层连续缝合在胰肠吻合中的应用 ［中国普通外科杂志，201524（3）：312］　张宇等探讨袖套式 prolene 线单层连续缝合在胰肠吻合中的应用价值。方法：采用前瞻、随机对照设计，将 2009 年 8 月至 2014 年 3 月 124 例行胰十二指肠切除术（PD）患者根据不同胰肠吻合方式分为 3 组，分别采用传统端端或端侧套入式吻合（套入式吻合组）、胰管空肠黏膜端侧吻合（黏膜端侧吻合组）、袖套式 prolene 线单层连续缝合（袖套式缝合组），比较各组胰瘘发生率及其他手术相关指标。结果：袖套式缝合组的胰肠吻合时间明显短于另两组（P 均 <0.05）；全组总胰瘘发生率为 18.5%（23/124），袖套式缝合组胰瘘发生率（4.8%）明显低于套入式吻合组（29.3%）与黏膜端侧吻合组（22.0%）（P 均 <0.05）；3 组间其他并发症差异均无统计学意义（P 均 >0.05）。按胰管直径与胰腺质地分层后的组间比较显示，胰管直径 <3 mm 时，袖套式缝合组胰瘘发生率（7.1%）明显低于黏膜端侧吻合组（50.0%）（$P<0.05$）；软质地胰腺时，袖套式缝合组胰瘘发生率（11.8%）明显低于套入式吻合组（53.3%）与黏膜端侧吻合组（53.8%）（P 均 <0.05）。按胰管直径与胰腺质地分层后的组内比较显示，套入式吻合组中，硬质地胰腺亚组胰瘘发生率（15.4%）明显低于软质地亚组（53.3%）（$P<0.05$）；黏膜端侧吻合组中，大直径胰腺亚组（7.4%）胰瘘发生率明显低于小直径胰管亚组（50.0%），硬质地亚组胰瘘发生率（7.1%）明显低于软质地亚组（53.8%）（P 均 <0.05）；袖套式缝合组中，各亚组间差异无统计学意义（P 均 >0.05）。结论：袖套式 prolene 线单层连续缝合方法安全简便，能降低 PD 术后的胰瘘发生率，尤其在胰管直径 <3 mm 或软胰腺质地时采用此法优势明显。

（郑楷炼）

述评·目前国内外胰肠吻合方法众多，最常用的是采用胰空肠套入式及胰管空肠黏膜吻合法。胰管空肠黏膜吻合法与套入式吻合法各有利弊，术后胰瘘发生率相当。该文采用袖套式 prolene 线单层连续缝合吻合方式，对胰管直径没有要求，直接将整个胰腺断面完全套入空肠肠腔内，空肠断端全层直接与有完整包膜的胰腺上下缘及前后壁组织吻合。这种吻合方式保证了胰腺断面上主胰管及所有微小胰管都开口于肠腔内，最大限度地减少胰瘘的发生。单层连续吻合使吻合时间明显缩短，可节约大量时间；同时连续缝合技术操作简单，避免了间断缝合胰腺断端后壁打结时对胰腺后壁的撕裂损伤的危险，为进一步保证缝合严密，胰肠吻合还可采用 prolene 缝线往返缝合加强。

（金　钢）

胰腺系膜全切除在胰十二指肠切除术中的应用 ［中华普通外科杂，2015，30（5）：348］　王双佳等探讨胰腺系膜全切除在胰十二指肠切除术中应用的安全性和策略方法，回顾厦门大学第一附属医院肝胆胰外科从 2011 年 8 月至 2013 年 6 月对 70 例胰头癌根治性胰十二指肠切除术资料，应用动脉入路-钩突优先技术实施全胰腺系膜切除，切除标本后标记胰腺系膜切缘送病理检查。结果平均手术时间（260±47）min，平均术中出血（320±167）ml。16 例术后发生并发症，无围手术期死亡病例。全胰腺系膜-胰十二指肠切除术行 R_0 切除率为 75.7%。结果认为，动脉入路-钩突优先的方法具有如下优点：① 肠系膜上动脉受侵犯时，动脉入路的优先探查可在早期可靠地判断决定是否终止手术，避免不必要的手术损伤；② 完整地切除胰腺系膜，廓清肠系膜上动脉及腹腔干周围的淋巴脂肪组织，提高 R_0 切除率，减少术后的局部复发；③ 钩突优先分离，更符合肿瘤的"无接触技术"理念，从右侧后方直视下切除系膜，分离钩突，最后再离断胰颈，减少常规术式时对肿瘤的挤压和牵拉时肿瘤经分支进入门静脉的播散转移；④ 5%~20% 的肝动脉发至肠系膜上动脉，动脉入路的方法可以较为清楚地显露并保护肝功能，避免肝动脉损伤所致并发症的发生；⑤ 胰腺累及 PV、SMV 时，钩突优先进行胰腺后方的探查，能较早发现肿瘤累及门静脉后方的情况，早期决定是否联合血管切除及重建。结论认为，应用动脉入路-钩突优先技术实施全胰腺系膜切除安全可行，可提高胰头癌 R_0 切除率。

（郑楷炼）

述评·随着对胰腺癌的组织解剖学及肿瘤生物学行为研究的不断深入，胰头后方组织始终是胰头癌发生侵袭转移最常见的部位，也是外科手术切除后最易导致肿瘤残留和局部复发的部位，传统的胰十二指肠切除术后胰腺系膜的 R_0 切除率较低，为进一步提高胰头癌 R_0 切除率，产生了胰头癌行胰腺全系膜切的概念。目前胰腺全系膜切除的临床应用仍处于研究阶段，对该术式的手术适应证和相关并发症尚无相关研究结果，其能否改善患者的预后也没有形成共识。但胰腺全系膜切除术体现了对胰腺后切缘 R_0 切除率的重视，值得在临床上进一步探索。

（金　钢）

胰瘘风险预测系统在胰十二指肠切除术术后胰瘘预测中的临床价值　[中华外科杂志，2015，53(6)：410]　杨骥等探讨日本国立癌症中心医院(NCCH)建立的胰十二指肠切除术(PD)术前胰瘘风险预测系统(简称 NCCH 预测系统)的临床应用价值。回顾性分析安徽医科大学附属省立医院 2008 年 2 月至 2014 年 2 月收治的 269 例行胰十二指肠切除术的患者的临床资料。按照 NCCH 预测系统的 5 项指标(性别、胰腺癌、主胰管指数、腹腔脂肪厚度、门静脉侵犯)进行评分，其中 >4 分者定义为术后胰瘘高危人群，≤4 分者定义为术后胰瘘低危人群，并对影响术后胰瘘的非重复特征性因素进行临床分析。计数资料和计量资料的比较分别采用 χ 检验和 t 检验。通过单因素和多因素 Logistic 回归分析术后发生胰瘘的危险因素。应用 ROC 曲线分析 NCCH 预测系统预测患者术后胰瘘发生的灵敏度和特异度。结果显示，269 例患者中，33 例术后发生胰瘘，其中 A 级 15 例、B 级 11 例、C 级 7 例。PD 术后胰瘘的单因素分析结果显示，PD 术后胰瘘与性别、术前胆红素水平、是否胰腺癌、门静脉是否受侵犯、胰腺质地、主胰管直径和胰腺空肠吻合方式有关($P<0.05$)。多因素分析结果显示，性别、门静脉侵犯、胰腺质地、主胰管直径是影响 PD 术后胰瘘的独立危险因素($P<0.05$)。高危人群术后胰瘘发生率(53.8%，14/26)与低危人群术后胰瘘发生率(7.8%，19/243)相比，差异有统计学意义($\chi^2=46.231$，$P<0.01$)。ROC 曲线分析结果表明，NCCH 预测系统预测 PD 术后胰瘘的灵敏度为 87.9%，特异度为 94.1%，曲线下面积为 0.946 (95% CI=0.895～0.997)。结论认为，NCCH 预测系统可以在术前预测胰瘘的发生，但仍需大样本、多中心、前瞻性随机对照研究进一步明确 NCCH 预测系统的临床价值。

（郑楷炼）

述评·PD 术后并发症发生率较高，常见的有胰瘘、胆瘘、术后腹腔积液、出血等，其中胰瘘是术后最常见和最凶险的并发症，是导致其他并发症的始动因素。关于胰瘘的相关危险因素分析目前研究报道很多，但尚无公认的指标来预测胰瘘的发生。该文通过探讨胰瘘发生的相关危险因素和验证 Yamamoto 等制订的 NCCH 预测系统来预测 PD 术后胰瘘的准确性，为进一步的临床研究做前期准备。通过术前预测胰瘘的发生风险，可以提前对胰瘘发生风险较高的患者采取相关的预防措施，如应用胰管支撑管、预防性应用抑制胰酶分泌的药物等；对于胰瘘风险较低的患者，可以早期拔除引流管以利于术后恢复。但该文为回顾性研究，需开展大样本、多中心、前瞻性的随机对照研究来进一步地验证。

（金　钢）

胰腺囊腺瘤和囊腺癌 165 例临床诊治分析　[肝胆胰外科杂志，2015，27(1)：9]　秦懿等探讨胰腺囊腺瘤和囊腺癌的临床病理特点及其诊治方法。对上海交通大学医学院附属瑞金医院 2002 年 1 月至 2012 年 9 月收治的 165 例胰腺囊性肿瘤患者的临床及病理资料进行回顾性分析。结果表明，胰腺囊性肿瘤好发于中年女性，临床表现缺乏特异性，其中 74 例患者因体检时行 B 超或 CT 等影像学检查发现胰腺囊性占位来院就诊。肿瘤位于胰腺头部 40 例，胰腺颈部 34 例，胰腺体尾部 91 例；行不同术式的肿瘤切除 160 例，剖腹探查、肿瘤活检 3 例，行胃空肠转流术 2 例。根据术中冷冻病理结果，术后石蜡病理结果及细针穿刺病理结果，165 例患者中浆液性囊腺瘤 106 例，黏液性囊腺瘤 43 例，囊腺癌 16 例(包括交界性囊腺癌 1 例，胰腺囊腺癌肝转移 2 例)。CA19-9 与 CA125 单项检测比较，有术前检测数据的 15 例胰腺囊腺癌患者中 CA19-9 阳性 11 例，132 例胰腺囊腺瘤患者中 CA19-9 阳性 15 例；14 例胰腺囊腺癌患者中 CA125 阳性 6 例，126 例胰腺囊腺瘤患者中 CA125 阳性 3 例。CA125、CA19-9 的单项检测指标的阳性率在胰腺囊腺癌和胰腺囊腺瘤之间的差异有统计学意义($P<0.05$)，即胰腺囊腺癌组 CA19-9 单项检测与 CA125 单项检测的阳性率明显高于胰腺囊腺瘤组。165 例患者中有 138 例术前同时检测了 CA125 和 CA19-9。根据 138 例数据统计分析得出，CA125 单项指标检测、CA19-9 单项指标检测及联合检测之间的敏感度及准确性无统计学差异($P>0.05$)，但 CA125 单项指标检测的特异度(97.6%)显著高于 CA19-9 单项指标检测(90.3%)与联合检测(87.9%)的特异度($P<0.05$)。认为在鉴别诊治胰腺囊腺瘤和囊腺癌患者中，结合患者术前影像学检查结果和免疫学肿瘤指标检测结果，有助于提高术前预判的准确性。由于 CA19-9 在良性疾病中也有升高现象，所以 CA125 检测有助于减少这种假阳性的结果。手术切除是胰腺囊腺瘤和囊腺癌的主要治疗手段。

（刘文宇　王天辰）

述评·胰腺囊性肿瘤在临床上较为少见，以中年女性多见，进展缓慢，病程较长，临床症状不明显。患者常见临床症状：腹痛，自觉腹部有肿块，乏力，消瘦，消化道症状（恶心、呕吐、腹泻等），可伴有皮肤瘙痒，皮肤、巩膜黄染等症状。其中大部分患者是因体检时行 B 超发现胰腺囊性占位来就诊。胰腺囊腺癌对放疗和化疗都不敏感，手术治疗应作为胰腺囊腺瘤和囊腺癌的首选，黏液性囊腺瘤中可能并存良性和恶性上皮细胞，需要手术切除。术中单纯切取活检并不可靠，只有详细检查标本后才能诊断为良性，否则存在漏诊囊腺癌的可能。虽然术中标本的石蜡病理结果才是鉴别囊腺癌和囊腺瘤的金标准，但是术前免疫学肿瘤指标的检测结果，可以在术前给临床医生预判胰腺囊腺癌和囊腺瘤上提供一个参考，对肿瘤患者的术前预判对医生和患者都有重大意义。该文强调了在诊治胰腺囊性肿瘤这类患者时，结合患者的术前肿瘤指标，对疾病的诊断和治疗都有帮助。

（金　钢）

胰腺腺鳞癌 80 例临床诊治分析 ［中华外科杂志，2014，52(9)：658］ 宋彬等探讨胰腺腺鳞癌的病例特点及诊治方法。收集 2003 年 12 月至 2011 年 10 月第二军医大学附属长海医院胰腺外科收治的 80 例胰腺腺鳞癌患者的临床资料，男性 61 例，女性 19 例，年龄 28～81 岁，平均 60 岁。其中首发症状为腹胀不适 46 例(57.5%)、腰背部痛 6 例(7.5%)、腹部胀痛伴腰背痛 4 例(5.0%)、腹部胀痛伴黄疸 15 例(18.8%)、无痛性黄疸 5 例(6.3%)、体重明显减轻 3 例(3.8%)、无症状体检发现 1 例(1.3%)。所有患者术前均通过超声、增强 CT 或 MRI 证实为胰腺占位。其中肿瘤位于胰头及钩突者 43 例，位于胰体者 15 例，位于胰尾者 22 例。术后 24 个月内经门诊定期复诊或每 3 个月电话随访患者健康状况。结果表明 80 例患者中，接受胰十二指肠切除术 19 例、保留幽门的胰十二指肠切除术 19 例、全胰切除术 1 例、姑息性手术 4 例。术中出血量 50～3 500 ml，术中及术后输血量 0～4 000 ml。胰十二指肠切除术手术时间 90～260 min，胰体尾脾切除术手术时间 60～150 min。术后病理检查结果显示，肿瘤平均最大径(4.9 ± 2.2)cm，35 例伴周围淋巴结转移，35 例伴胃、十二指肠等周围脏器侵犯，68 例侵犯周围神经。术后发生并发症 18 例，包括腹腔内出血、胰瘘、胃排空障碍、切口脂肪液化或感染、胸腔积液、腹腔积液和神经性腹泻。术后 48 例患者获得有效随访，其中术后 16 例患者接受化疗，8 例患者接受放疗。获得随访的患者均死亡，术后中位生存时间 6 个月(0.1～23.0 个月)。认为胰腺腺鳞癌是一种较少见的胰腺恶性肿瘤，患者大部分伴周围神经侵犯，该病预后差，目前主要治疗手段为手术治疗及放化疗。

（刘文宇　王天辰）

述评 · 腺鳞癌是一种较少见的恶性肿瘤，可见于胃肠道等腺癌好发部位，胰腺腺鳞癌占全部胰腺肿瘤的 1%～4%。胰腺腺鳞癌与胰腺导管腺癌通过影像学方法在术前难以区分。目前认为，通过活组织检查或术后病理检查在癌组织中同时发现腺癌及鳞癌成分才能诊断为腺鳞癌。术前诊断胰腺腺鳞癌最主要依赖影像学及穿刺活组织检查，但如该文所述，影像学无法将其与导管腺癌区分，而穿刺活组织检查漏诊的可能性较大，且有胰瘘的风险。因此，如何运用综合手段在术前更准确地诊断胰腺腺鳞癌有待探讨。

（金　钢）

脾脏外科

本年度收集论文 57 篇，纳入一年回顾 18 篇，占 31.6%；收入文选 5 篇，占 8.8%。

一年回顾

钱民等[1]探讨了动态 CT 增强扫描对脾血管瘤的诊断价值。共纳入 13 例研究对象，均经术后病理证实。13 例患者均行全脾扫描及动态增强扫描，动脉期病灶显示高密度均匀强化、不均匀强化、边缘花环样强化或环形强化，静脉期表现为稍高密度均匀强化、等密度或低密度病灶，延迟期大部分表现为等密度，少数表现为病灶缩小和向心性充填。研究发现，脾血管瘤患者增强 CT 表现具有多样性，延迟扫描观察对于不典型的脾血管瘤患者尤为重要，延迟期表现为等密度强化是脾血管瘤的特征性表现，值得我们特别关注。王建春等[2]* 研究并探讨脾切除联合贲门周围血管离断术对乙肝肝硬化门脉高压患者肝纤维化指标及肝硬化程度的影响及可能机制。共选择 20 例 HBsAg(+)、HBV - DNA(-)门脉高压患者。分别于手术前后测定血清基质金属蛋白酶-1(MMP - 1)、基质金属蛋白酶组织抑制因子-1(TIMP - 1)、透明质酸(HA)、三型前胶原 N 端肽(PC - Ⅲ)、四型胶原(Ⅳ- C)、层粘连蛋白。结果显示，脾切除联合贲门周围血管离断术后，肝纤维化指标和 TIMP - 1 含量下降，MMP - 1 含量缓慢升高，对肝硬化患者病情进展有缓解作用，是肝硬化门脉高压患者有效的外科辅助治疗措施，并且可有效缓解肝硬化患者病情进展。相关方面的研究尤其是机制相关研究还需进一步开展。涂灿等[3]* 研究了脾切除术后意外脾种植的影像学表现。异位脾种植特别是与器官关系密切时，很容易造成误诊。研究总共收集了 10 例术后病理或穿刺活检证实为脾种植患者的影像学资料。CT 表现为均匀软组织密度结节影，无囊变。坏死及钙化增强扫描大部分呈均匀强化或花斑样不均匀强化，延迟期强化程度明显减退。MRI 主要呈长 T_1 长 T_2 信号，MRI 强化特点与增强 CT 相似。研究发现，影像学见腹腔内多发结节，信号均匀，轮廓清晰光整，强化特点与脾脏一致，患者有脾外伤或切除病史，可考虑脾种植可能。临床上应该详细询问病史及观察影像学资料等综合判断，避免不必要的手术治疗。王湘辉等[4]探讨了腹腔镜下脾切除术的经验及适应证。将 85 例行腹腔镜下脾切除患者进行总结，85 例纳入患者均顺利实施腹腔镜下脾切除术。结果发现，对于选择性的病例，只要严格掌握好适应证，行腹腔镜下脾切除术是安全可行的，手术关键在于细致解剖及处理脾周血管及脾蒂。腹腔镜下脾切除术在术后住院时间、并发症发生率及美观要求等方面显著优于传统开腹手术，腹腔镜脾切除术手术时间短、创伤小、出血少，随着现代医疗理念不断引入和医疗工作者不断的经验积累，有望建立腹腔镜下脾切除术的标准操作流程(SOP)，提高其安全性。王文儿等[5]将全腹腔镜与开腹门脉高压症巨脾切除加贲门周围血管离断进行对比研究。共收集 57 例病例资料，这些患者具有肝硬化门脉高压并伴有脾亢、食管胃底静脉曲张，需行脾切除加贲门周围血管离断。腹腔镜组患者术后恢复快，发热、腹腔积液及腹水发生率等低于开腹组，两组均无肝性脑病、死亡等严重并发症发生。研究结果说明，在具备熟练腹腔镜及开腹脾手术技术和手术相关器械完善的基础上，随着经验的逐渐积累，对于配合娴熟的手术团队，开展全腹腔镜下巨脾切除术联合贲门周围血管离断术治疗肝硬化门脉高压是安全、有效、可行的，值得逐渐实践推广。曹技磊等[6]* 探究自由门静脉压力(FPP)测定指导下脾切除加选择性断流的临床价值。既往已有研究指出，如果自由门静脉压力低于一个特定阈值，门静脉高压并发的食管胃底静脉曲张破裂出血几可避免，但这一观点很少应用于临床实践研究中。本研究将 FPP 设定一参考值，低于参考值时行选择性离断术，仅离断食管胃底区穿支静脉，保留胃冠状静脉、奇静脉主干及门奇静脉交通支。本研究共将304例患者资料进行回顾分析，选择性断流组71例，经典断流组233例。最终结果显示，FPP测定指导下脾切除加选择性断流术可有效控制门脉高压所致的上消化道出血，有效改善内脏血流动力学紊乱及肝功能。较经典断流术，此术式更加简单、安全，术后再出血及胃排空障碍发生率更低，具有较好的进一步临床应用价值。翟宏军等[7]探讨分析了直线切割闭合器在脾切除贲门周围血管离断术中的临床价值。将46例肝硬化门脉高压行脾切除加贲门周围血管离断术患者，分为切割闭合器组(28例)及未使用闭合器组(18例)，切割闭合器主要应用于切断胃左动脉及冠状静脉在内的一束组织及食管左右侧组织及其中血管，应用切割闭合器沿组织结构固有间隙将血管及周围结缔组织一起闭合，操作简洁、快速，而且作用面整齐、受力均匀，闭合效果确切，闭合器使用组出血、输血量及术后引流量少于未使用闭合器组，住院时间及随访期再出血两组无统计学差异，证明使用直线切割闭合器简化手术流程、安全有效。肖昌武等[8]*探究用二级脾蒂离断法行腹腔镜脾切除术的临床应用价值。传统腹腔镜脾切除术存在大出血、胃肠道损伤、胰瘘等风险，为此本研究在腹腔镜下采用二级脾蒂离断法行脾切除术。与传统术式不同在于，二级脾蒂离断法主要是在脾门区处贴脾脏仔细游离脾二级动、静脉，然后用丝线结扎或血管夹夹闭后离断。相较脾蒂大块结扎的一级脾蒂离断法，可最大限度地避免大出血、胰瘘等风险。将两个中心患者行联合研究，回顾分析了21例患者病例资料，结果显示，应用二级脾蒂离断法行腹腔镜下脾切除可减少胰腺损伤、胰瘘及术后脾热等发生率，并且有效减少了术中出血量，说明此法行腹腔镜下脾切除安全有效。朱继领[9]分析腹腔镜下射频消融治疗外伤脾损伤保脾术的效果。本着抢救生命第一、保脾第二的原则，如今脾损伤的手术治疗已从过去单纯的脾切除发展出多种保脾手术。术中根据脾裂口深度、大小、挫伤程度合理选择射频消融时间，射频完成后常规观察1~3 min。此研究回顾了47例行腹腔镜下射频消融术保脾术患者病历资料，结果发现该法提高了保脾成功率，减少并发症，缩短住院时间，并减少患者痛苦，缩短术后恢复时间。该法简单易行，对于脾损伤Ⅰ~Ⅲ级和Ⅳ级偏轻者较合适。但不能为了追求保脾而延误治疗，对于Ⅳ级偏重、合并空腔脏器破裂、生命体征不平稳、出血较快、有腹部手术史、门脉高压或其他原因导致的巨脾等，应果断中转开腹手术甚至脾切除。曾国祥等[10]*研究部分脾栓塞术治疗外伤脾破裂的效果。回顾分析同期28例外伤性脾破裂脾切除患者及27例外伤性脾破裂部分脾栓塞患者临床资料。部分脾栓塞术可达到非手术保脾的目的，部分脾栓塞术保留的脾脏组织结构完整，不影响脾动脉主干供血，既能治愈外伤引起的脾破裂出血，又保留了脾脏和其功能，还减少了脾切除术手术本身所致的各种创伤和术后并发症。两组对比研究发现，外伤脾破裂行部分脾栓塞术有效、创伤小，并且保留了脾脏结构和功能完整。因此，此研究表明在遵循抢救生命的原则为前提下，对于选择性的患者实施部分脾栓塞术是很有价值的。张子通等[11]总结分析了腹腔镜手术治疗外伤脾破裂的经验及价值。腹腔镜下手术治疗包括脾修补术、部分脾栓塞术、脾动脉结扎术、自体脾移植术、脾切除术、脾动脉介入栓塞等。回顾51例脾破裂行腹腔镜手术患者资料，结果显示腹腔镜治疗脾破裂安全可行。但不能为了微创而微创，对于出血快、生命体征不稳患者，应及时中转开腹，肥胖患者的脾蒂腹腔镜下较难暴露，操作困难，如一味坚持腹腔镜下手术，则可能手术时间很长，患者本身因外伤打击，再加长时间手术打击，术后无法快速恢复，违背了微创原则，这都是不可取的。由于没有对照，又没有回顾性对比，目前尚未发现腹腔镜外伤的优势，只是作为一种选择，但随着腹腔镜及机器人手术发展，腹腔镜手术的优势会逐渐得到体现。刘文松等[12]研究了创伤性脾破裂的非手术治疗疗效。回顾45例外伤脾破裂患者行非手术治疗资料，采用卧床、吸氧、监测动态血压和心电图、应用止血药、避免剧烈咳嗽等非手术治疗措施，其中2例因血流动力学不稳定中转手术，其中1例因经非手术治疗8 h血压偏低休克不能纠正，B超提示腹腔积液增多至中等量而中转开腹行脾部分切除术；另一例患者第7天下床活动时出现心率增快、剧烈腹痛，B超提示腹腔中等量积液，急诊中转开腹行脾切除术。非手术治疗成功率高达95%，45例患者均痊愈出院，出院3个月复查CT，提示脾破裂均已痊愈，说明非手术治疗对绝大多数创伤性脾外伤Ⅰ、Ⅱ级患者安全有效。陈颖等[13]探讨分析了小容量复苏对于创伤脾破裂休克患者早期复苏临床效果。纳入118例外伤脾破裂休克患者，58例纳入治疗组，60例纳入对照组。治疗组予2~4 ml/kg高晶体-高胶体渗透压混合液(HHS)，最多不超过300 ml；对照组予1~3倍于失血量的等渗液或全血，直至手术。结果发现，治疗组液体复苏成功55例，成功率为94.8%，对照组成功率47例，成功率为78.3%，差异有统计学意义。两组均可降低血乳糖水平，但治疗组能更显著提高乳酸清除率，改善组织灌注。传统的抢救观点是在黄金1小时内输入足量的液体恢复组织器官灌注及有效循环血量，使患者脱离危重状态。近来研究发现，小容量液体复苏可减少毛细血管渗漏，改善组织灌注及氧供,减少稀释性凝血功能障碍,可在允许的低血压范围内有效地预防血栓脱落和再出血,减少患者的后期死亡率。李永利等[14]探究了腹腔镜脾切除术治疗难治性免疫性血小板减少症(ITP)的疗效。早期腹腔镜下脾切除术主要应用于有脾切除指征的血液病患者,但随着手术经验的积累和新手术器械的使用,巨脾的切除也逐渐广泛开展。本研究共收纳回顾分析了47患者病历资料,1例中转开腹,46例顺利完成腹腔镜下脾切除术,随访2年,完全反应(CR)30例,部分反应(PR)8例,无反应(NR)9例,总体有效率为80.8%。发现患者年龄可影响预后,术后第7天血小板计数可反映预后,术后2个月时血小板数目基本稳定,说明了腹腔镜下脾切除治疗ITP安全有效可行。总结发现,对于年龄小于50岁,激素治疗无效、激素依赖的ITP患者,可积极行腹腔镜脾脏切除术治疗。郑佳隆等[15]进行了腹腔镜巨脾切除的疗效分析。目前腹腔镜下脾切除已经普及,腹腔镜下脾切除术已经成为特发性血小板减少性紫癜、遗传性球形红细胞增多症、地中海贫血等血液病、原发或继发脾脏肿瘤及其他原因造成的脾功能亢进等脾脏疾病的常规术式。既往脾≥20 cm是腹腔镜下脾切除术的禁忌,但随着腹腔镜技术的不断发展及手术器械、设备的不断改进,临床已经开展腹腔镜下巨脾切除术。本研究共有13例巨脾(长径>20 cm)行腹腔镜脾切除患者病例,结果发现巨脾行腹腔镜下脾切除治疗具有手术切口小、术后恢复快、术后住院时间短、术后并发症明显降低等优势,是安全可行的治疗策略,但对于术者的腹腔镜技术要求较高,术前需做好手术评估,严格掌握适应证。张鹰等[16]探讨分析了脾切除加贲门周围血管离断术治疗肝硬化门脉高压患者肝功能及血流动力学影响。脾切除术后,因脾静脉汇入门静脉的血流消失,导致门静脉血流量减少,最终导致门脉压力降低;贲门周围血管离断术后,因门脉侧支循环减少,导致门静脉血流阻力增高,门脉的入肝血流也会相应增加,进而门脉压力增高,此作用有限,不足以抵消门脉血流减少导致的门脉压力降低;也有脾切除加贲门周围离断术后内脏血管神经、激素及血管活性物质导致的血管阻力变化引起的门脉压力下降。纳入研究共39例资料,显示脾切除加贲门周围血管离断术可使短期内的门脉压力降低,血流量减少,肝动脉血流量增加,但手术本身对肝功能无明显影响。所以其认为,对此术式可能对肝功能造成不利影响的既往观点值得商榷。张秋学等[17]回顾分析脾切除加断流术后早期抗凝治疗对凝血功能的影响。脾切除术后常发生门静脉血栓形成等并发症,脾切除联合断流术用于治疗脾功能亢进,不能解决门静脉血流淤滞,且术后出现PLT数量增加与活性增强、术中血管内膜损伤、脾静脉血栓蔓延等,术后血栓形成发生率高达28.9%~43.5%。Ⅱ级以下血栓多无明显症状,Ⅲ级以上血栓可出现食欲减退、腹水增多、肝功能不同程度受损等,重者继发上消化道出血或者肠坏死。共纳入106例患者资料,结果发现,早期抗凝治疗对凝血指标有一定影响,但无相关出血并发症发生,说明早期抗凝安全可行。朱洪旭等[18]进行了胰腺内副脾误诊病例回顾分析。由于胰腺内副脾非常少见,且容易被误诊为胰腺肿瘤性病变,常导致不合理的外科手术切除治疗。共回顾了9例误诊病例,回顾分析发现,超声检出率为67%,CT、MRI检出率为100%,增强动脉期大部分呈明显强化表现持续至门脉期,MRI呈T_1低信号T_2高信号表现。胰腺内副脾通常体积较小,不易引起临床症状,其无特异实验室指标,因此临床诊断主要依赖于影像学检查。对于胰腺内出现与脾脏类同的强化方式的团块,直径<2.5 cm及伴有脾门周围副脾时值得关注。为此,还需进一步提高对其认识及诊治水平,避免不必要的手术干预,目前对其的诊治现状还不尽人意。

(李 刚 罗 乔)

·参·考·文·献·

[1] 钱民,李小荣,邓杰航,等.动态CT增强扫描对脾血管瘤的诊断价值分析[J].临床放射学杂志,2014,33(11):1683-1685.

[2]* 王建春,陈坚,刘绪舜,等.脾切除贲周血管离断术对肝硬化患者术后血清MMP-1、TIMP-1及肝纤维化指标的影响[J].临床外科杂志,2015,23(3):200-202.

[3]* 涂灿,汪建华,邓生德,等.脾切除术后意外脾种植的影像学表现[J].中华肝胆外科杂志,2015,21(9):616-618.

[4] 王湘辉,上官建营,项红军,等.腹腔镜脾切除术的临床应用(附85例报告)[J].腹腔镜外科杂志,2015,20(2):122-126.

[5] 王文儿,周旅,宋新,等.全腹腔镜与开腹门脉高压症巨脾切除加贲门周围血管离断术的临床对比研究[J].中国现代手术学杂志,2015,19(1):5-9.

[6]* 曹拔磊,卢实春,曾道炳,等.基于术中自由门静脉压测定的脾切除加选择性断流术的临床分析[J].中华肝胆外科杂志,2014,20(9):648-651.

[7] 翟宏军,纪宗正,马双余,等.直线切割缝合器在脾切除贲门周围血管离断术中的应用[J].中国普外基础与临床杂志,2014,21(12):1558-1560.

[8]* 肖昌武,邱容,戴毅,等.应用二级脾蒂离断法行腹腔镜脾切除术的临床研究[J].腹腔镜外科杂志,2015,20(8):574-576.

[9] 朱继领.腹腔镜下射频消融治疗外伤性脾损伤保脾术47例分析[J].中华肝胆外科杂志,2014,20(10):752-754.

[10]* 曾国祥,邬善敏,王柏林.部分脾栓塞术治疗外伤性脾破裂的临床应用[J].腹部外科,2015,28(3):199-202.

[11] 张子通,赵曦,莫伟峰.腹腔镜治疗外伤性脾破裂51例报告[J].腹腔镜外科杂志,2015,20(3):212-214.

[12] 刘文松,孙冬林,江勇,等.创伤性脾破裂

非手术治疗45例临床分析[J]. 肝胆外科杂志，2015,23(2)：115－116.
[13] 陈颖，徐冬. 小容量复苏对创伤脾破裂休克早期复苏效果分析[J]. 临床外科杂志，2015,23(2)：141－142.
[14] 李永利，王涛，朱立峰. 腹腔镜脾切除术治疗难治性免疫性血小板减少症疗效观察[J]. 肝胆胰外科杂志，2015,27(3)：187－189.
[15] 郑佳隆，黄鹤光，陈燕昌，等. 腹腔镜巨脾切除术的临床疗效分析[J]. 腹腔镜外科杂志，2015,20(8)：565－569.
[16] 张鹰，李志伟，赵新，等. 脾切除贲门周围血管离断术对患者肝功能及肝脏血流动力学的影响[J]. 中华肝胆外科杂志，2015,21(3)：170－172.
[17] 张秋学，张执全，刘汝海，等. 脾切除断流术后早期抗凝治疗对患者凝血功能的影响[J]. 中华普通外科杂志，2014,29(8)：634－636.
[18] 朱洪旭，匡天涛，戎叶飞，等. 胰腺内副脾九例误诊分析[J]. 中华普通外科杂志，2014,29(9)：666－669.

文　选

脾切除贲周血管离断术对肝硬化患者术后血清MMP－1、TIMP－1及肝纤维化指标的影响 [临床外科杂志，2015,23(3)：200] 王建春等研究并探讨脾切除联合贲门周围血管离断术对乙肝肝硬化门脉高压患者肝纤维化指标及肝硬化程度的影响及可能机制。将乙肝肝硬化门脉高压患者脾切除贲门周围血管离断术前后进行自身对照，从而分析此术式对肝硬化病程的影响。2013年1月至2014年1月，共选择20例HBsAg(＋)、HBV－DNA(－)门脉高压患者，术前肝功能Child－Pugh A级14例，B级6例，术前胃镜均显示食管胃底静脉曲张，中度曲张17例，重度曲张3例，均行脾切除加贲门周围离断术；术后均接受预防感染、保肝、补充清蛋白或血浆等常规治疗。随访6个月，主要检查患者MMP－1、TIMP－1、HA、PC－Ⅲ、LN、Ⅳ－C，以及术后近期患者上消化道出血、门静脉血栓等情况。于手术前后分别测定血清基质金属蛋白酶－1(MMP－1)、基质金属蛋白酶组织抑制因子－1(TIMP－1)、透明质酸(HA)、三型前胶原N端肽(PC－Ⅲ)、四型胶原(Ⅳ－C)、层粘连蛋白。结果显示，脾切除联合贲门周围血管离断术后，肝纤维化指标和TIMP－1含量下降，与肝纤维化指标呈正相关关系，MMP－1含量缓慢升高，与肝纤维化指标呈负相关关系，对肝硬化患者病情进展有缓解作用，是肝硬化门脉高压患者有效的外科辅助治疗措施，并且可有效缓解肝硬化患者病情进展。

（程　鹏）

述评 · 乙肝肝硬化门脉高压患者肝纤维化及肝硬化的程度，直接影响到门脉高压疾病的进程和肝硬化结节癌变的进程。目前临床上还没有确切药物能延缓肝纤维化或肝硬化的进程。该研究结果显示脾切除联合贲门周围血管离断术后，可有效缓解肝硬化患者病情进展。结论准确与否，有待重复验证；而且样本数为20例，有待大样本验证。如果结论准确，相关机制值得深入研究，因为找到这个机制，就很可能找到延缓肝硬化病情进展的关键点。

（李　刚）

脾切除术后意外脾种植的影像学表现 [中华肝胆外科杂志，2015,21(9)：616] 涂灿等研究了脾切除术后意外脾种植的影像学表现。异位脾种植特别是与器官关系密切时，很容易造成误诊。主要收集了2005年3月至2013年9月间10例术后病理或穿刺活检证实为脾种植患者的影像学资料，男7例，女3例。7例无不适主诉，行B超或CT复查发现病变；3例分别由于黄疸、血尿和呕血黑便行上腹部CT检查发现病变；5例因肝硬化、门脉高压行脾切除术；5例因外伤性脾破裂行脾切除。7例行CT及MRI平扫、动态增强，另3例仅行CT平扫、动态增强。扫描条件：管电压120 kV，管电流220～250 mAs，层厚约5 mm。对比剂碘海醇80～100 ml，注射开始后25～30 s、60 s、180 s进行动脉期、门静脉期及延迟期扫描。结果CT表现为均匀软组织密度结节影，无囊变。坏死及钙化增强扫描大部分呈均匀强化或花斑样不均匀强化，延迟期强化程度明显减退。MRI主要呈长T_1长T_2信号，MRI强化特点与增强CT相似。研究发现，影像学见腹腔内多发结节，信号均匀，轮廓清晰光整，强化特点与脾脏一致，患者有脾外伤或切除病史，可考虑脾种植可能。临床上应该详细询问病史及观察影像学资料等综合判断，避免不必要的手术治疗。

（程　鹏）

述评 · 脾切除术后意外脾种植可能不太为外科医生所关注，但这确实是一个很有意义的课题，因为如果术前能准确判断出腹腔内肿块是脾切除术后的意外脾种植，就避免了一次手术。承受一次手术，对任何一个患者而言，无论生理上还是心理上都是一次煎熬。如何能够术前准确判断，至关重要的是需要外科医生做到详细准确的病史询问和正确的体格检查，而不是单单依赖影像学结论，而这恰恰是现在许多年轻外科医生所缺乏的。

（李　刚）

基于术中自由门静脉压测定的脾切除加选择性断流术的临床分析　［中华肝胆外科杂志，2014，20（9）：648］　曹技磊等探究自由门静脉压力（FPP）测定指导下脾切除加选择性断流的临床价值。既往已有研究指出，如果自由门静脉压力低于一个特定阈值，门静脉高压并发的食管胃底静脉曲张破裂出血几可避免，但这一观点很少应用于临床实践研究中。本研究将FPP设定一参考值，低于参考值时行选择性离断术，仅离断食管胃底区穿支静脉，保留胃冠状静脉、奇静脉主干及门奇静脉交通支。本研究共将304例患者资料进行回顾分析，选择性断流组71例，经典断流组233例。分别记录分析以下指标：① 术前与术后14 d总体患者Child－Pugh评分变化；② 术后总体患者的1、3、5、10年生存率及肝脏中位生存期；③ 手术前后两组FPP的变化；④ 两组患者术中出血及手术时间；⑤ 两组患者术后再出血率、各级门静脉血栓形成率、胃排空延迟发生率。结果采用SPSS 16.0分析处理。最终结果显示，FPP测定指导下脾切除加选择性断流术可有效控制门脉高压所致的上消化道出血，有效改善内脏血流动力学紊乱及肝功能。较经典断流术，此术式更加简单、安全，术后再出血及胃排空障碍发生率更低，具有较好的进一步临床应用价值。

（罗　乔）

述评・近年许多外科医生都在思考经典断流的术式如何改进，既能达到预防出血的目的，又能控制手术创伤，例如保脾断流术目前得到不少外科医生赞同。该文提出FPP测定指导下脾切除加选择性断流术，可能也处于这样的思路。但值得注意的是，门静脉压力的高低与出血的概率高低并不是简单的正比关系，门脉高压上消化道出血的交通支并不局限于食管胃底，还可能是膈静脉或胃后静脉，所以仅离断食管胃底区穿支静脉，能否达到预防出血的目的？

（李　刚）

应用二级脾蒂离断法行腹腔镜脾切除术的临床研究　［腹腔镜外科杂志，2015，20（8）：574］　肖昌武等探究用二级脾蒂离断法行腹腔镜脾切除术的临床应用价值。传统腹腔镜脾切除术存在大出血、胃肠道损伤、胰瘘等风险，为此本研究在腹腔镜下采用二级脾蒂离断法行脾切除术。与传统术式不同在于，二级脾蒂离断法主要是在脾门区处贴脾脏仔细游离脾二级动静脉，然后用丝线结扎或血管夹夹闭后离断。相较脾蒂大块结扎的一级脾蒂离断法，可最大限度地避免大出血、胰瘘等风险。研究者将两个中心患者行联合研究，回顾分析21例患者，为2012年9月至2014年9月行二级脾蒂离断法行腹腔镜脾切除的病例资料，其中男11例，女10例，年龄25～61岁，其中肝硬化门脉高压脾亢5例，脾破裂8例，脾脓肿3例，特发性血小板减少性紫癜2例，脾囊肿2例，脾脓肿合并胆管结石胆管炎1例；11例有腹痛症状，皮肤紫癜2例，上消化道出血5例，Child－Pugh分级均为A级。结果显示，应用二级脾蒂离断法行腹腔镜下脾切除，可减少胰腺损伤、胰瘘及术后脾热等发生率，并且有效减少了术中出血量，说明此法行腹腔镜下脾切除安全有效。

（罗　乔）

述评・二级脾蒂离断法行腹腔镜脾切除术与传统脾蒂大块结扎的一级脾蒂离断法相比较，最主要优点是术中不损伤胰尾，减少术后胰瘘和发热；但二级脾蒂离断法行腹腔镜脾切除术的操作难度要高于传统一级脾蒂离断法，因此，未完全熟练掌握此项技术之前，很有可能在会造成术中难以控制的脾血管出血。此时必须当机立断，求助上级医生或中转开腹，犹豫不决很可能造成无法预料的严重后果。该文探究用二级脾蒂离断法行腹腔镜脾切除术的临床应用价值具有重要意义，但还需做进一步深入的临床研究。

（李　刚）

部分脾栓塞术治疗外伤性脾破裂的临床应用　［腹部外科，2015，28（3）：199］　曾国祥等研究部分脾栓塞术治疗外伤脾破裂的效果。回顾分析同期28例外伤脾破裂脾切除患者及27例外伤脾破裂部分脾栓塞患者临床资料。观察其术后并发症及回访结果。开腹脾切除术治疗28例患者均痊愈出院；27例行部分脾栓塞术患者，26例顺利完善选择性出血血管的栓塞，其中25例1次完成，1例再次栓塞完成，1例栓塞过程中发现脾动脉主干受损。行脾动脉干栓塞控制出血后中转开腹，均痊愈。部分脾栓塞术可达到非手术保脾的目的，部分脾栓塞术保留的脾脏组织结构完整，不影响脾动脉主干供血，既能治愈外伤引起的脾破裂出血，又保留了脾脏和其功能，还减少了脾切除术于术本身所致的各种创伤和术后并发症。两组对比研究发现，外伤脾破裂行部分脾栓塞术有效、创伤小，并且保留了脾脏结构和功能完整。因此，此研究表明遵循抢救生命的原则为前提下，对于选择性的患者实施部分脾栓塞术是很有价值的。

（罗　乔）

述评·该文回顾分析了部分脾栓塞术治疗外伤脾破裂的效果，结论是外伤脾破裂行部分脾栓塞术有效、创伤小，并且保留了脾脏结构和功能完整。该课题是脾动脉主干栓塞治疗脾破裂的进一步改进，大大降低了脾动脉栓塞造成脾梗死的发生率；而且此项操作要动脉超选到二级脾动脉分支甚至三级分支，难度较大，需经验丰富的介入科医生操作。另外，如果患者是成人且出血量大，考虑到脾功能有限，腹腔镜下脾切除对患者的创伤也不大，且止血速度可能更快，因此也是优先考虑的选择之一。

（李　刚）

门脉高压症

本年度收集论文 49 篇，纳入一年回顾 15 篇，占 30.6%；收入文选 5 篇，占 10.2%。

一年回顾

门静脉高压症是由于门静脉血流动力学异常引起的食管静脉曲张、脾功能亢进、腹水三大临床特征为主要表现的一组症候群。段明等[1]*探究过氧化氢在胆总管结扎诱导的肝硬化门脉高压症(PHT)大鼠门体侧支循环形成中的作用。肝硬化 PHT 时内脏血管增生及侧支循环建立部分依赖于血管内皮生长因子(VEGF)介导的细胞增生，然而在肝硬化 PHT 中，调节血管内皮生长因子介导细胞增生的机制仍不清楚。本研究发现经聚乙二醇过氧化氢酶处理，可使 PHT 大鼠门体分流率明显下降，血管内皮生长因子及 VEGF 受体-2(VEGF-2)蛋白水平明显降低，内脏高血流动力循环得到明显改善。说明了过氧化氢通过影响 VEGF 介导的细胞增生过程，在 PHT 内脏高动力循环中发挥重要作用。王化恺等[2]进行了门脉高压症 apelin/APJ 信号活化的实验研究。门脉高压症作为肝硬化常见且致命的并发症，交通支开放是其重要的病理生理过程。交通支开放是缓解门静脉高压的代偿机制，但交通支开放的持续加重也加大了出血的风险，甚至危及生命。APJ 是细胞膜受体蛋白，apelin 是其内源性配体，apelin/APJ 在血管再生中起到关键作用。本研究结果发现在门脉高压症动物模型中，APJ 及 apelin 蛋白均较对照组升高，显示 apelin/APJ 信号可能在门脉高压症形成中发挥重要作用；并且，apelin/APJ 信号通路的下游信号分子涉及门脉高压的形成，尤其是血管内皮层调控血管的重要分子机制。吴林峰等[3]*将腹腔镜与开腹手术治疗肝硬化门静脉高压症进行对比研究。随着腹腔镜技术的发展，该技术在各个领域的应用越来越广泛，但腹腔镜技术治疗门脉高压症(PHT)目前仍被视为相对禁忌证。随着现代医学技术的发展和手术技术的成熟，国内外已经开始在这个领域进行探索。本研究共纳入 32 例行腹腔镜手术治疗患者及 30 例开腹手术治疗患者，最终显示腹腔镜下手术治疗较传统开腹手术创伤小、胃肠功能恢复快、术后疼痛轻，并且与传统开腹手术一样安全有效。但需要进一步探索完善该手术，可在医疗条件成熟、操作技术熟练的医疗机构先行探究实践。王文静等[4]回顾评估了门脉高压行腹腔镜下脾切除加断流术的疗效。腹腔镜脾切除术已经成为治疗血液性疾病、脾脏良性肿瘤等疾病的首选术式，但腹腔镜下脾切除联合贲门周围血管离断术仍然开展较少，需要进一步研究改进。本研究发现腹腔镜下手术治疗较开腹手术治疗术中出血减少、术后腹腔引流量减少、排气时间缩短、术后住院时间缩短，两者术后并发症发生率无统计学差异，说明腹腔镜脾切除加贲门周围血管离断术是安全有效的，并且具有微创优势。唐羿等[5]*研究了对肝功能不佳合并门脉高压上消化道出血患者应用保脾断流术的效果。理想的门静脉高压断流术应该在根治食管胃底静脉曲张的同时，尽量减少对门静脉系统循环的影响。根据此论点，本研究将保脾断流术应用于肝功能不佳合并门脉高压上消化道出血患者的治疗，为临床实践提供参考及资料，共有 38 例符合条件的患者纳入研究。研究发现保脾断流术简化了手术步骤，具有较好的近期及远期止血效果，并且对肝功能影响较小，对于选择性患者值得推广应用。张磊等[6]将特利加压素联合生长抑素用于治疗门脉高压食管胃底曲张静脉破裂出血。由于大多数肝硬化门脉高压食管胃底静脉曲张破裂出血患者的肝功能较差，因此出血早期多采取药物治疗为主的内科保守治疗。共有特利加压素+生长抑素组 24 例，单用生长抑素 23 例。结果显示，特利加压素联合生长抑素治疗门脉高压食管胃底曲张静脉破裂出血，24 h 止血率及总止血率均优于单用生长抑素，可降低死亡率，虽然特利加压素联合生长抑素治疗不良反应率高于单用生长抑素组，但均可经治疗纠正，安全可靠。唐勇等[7]*探究了腹腔镜下脾切除加贲门周围血管离断术(LSPD)联合术中胃镜治疗门脉高压的临床疗效。结果证明LSPD具有创伤小、恢复快的优势；术中胃镜可再检查食管胃底静脉曲张情况，评估曲张程度及出血风险，可根据情况进行套扎或组织胶注射，可减少术后近期再出血。虽然脾切除加贲门周围血管离断术难度大、风险高，但目前已可完成该术式，同时联合术中胃镜处理残余的曲张静脉，进一步减少了术后再出血的发生。李龙等[8]将门静脉属支向肝内门静脉矢状部搭桥(Rex术)用于治疗儿童非肝硬化门脉高压，并评价其疗效。显示Rex用于治疗儿童非肝硬化门脉高压安全有效。分流前后肠系膜上静脉压力差可用于早期判断手术成功与否。韩玮等[9]回顾分析了脾大部切除术治疗肝硬化门脉高压患者的临床疗效。结果发现脾大部切除术可有效控制出血、纠正脾功能亢进，并且还保留脾免疫功能，长期生存率较好，4年生存率达94%，11年生存率达60%。然而，该术后给患者带来较大的创伤，其预期疗效及脾功能判定尚无共识，有待进一步探究改进。李晓斌等[10]研究了胰源性门脉高压症的临床特点及诊治策略。胰源性门脉高压症属于肝外型门脉高压症的一种，临床较少见。胰体尾肿瘤是引起胰源性门脉高压症的主要病因之一，但临床常常重视胰腺肿瘤本身的诊治，忽略了对胰源性门脉高压症的治疗，需引起关注。患者可因出现胰腺肿瘤的临床症状或出现门脉高压症的症状等就诊，可选择性行胰体尾脾切除加贲门周围离断术治疗，采用生长抑素、抑酸、内镜下套扎、硬化剂注射、栓塞术等治疗措施。其中手术治疗近期及远期效果满意。于振宁等[11]探究脾切除加贲门周围血管离断对肝硬化门脉高压患者凝血功能的影响。临床上肝硬化门脉高压反复出血可加重肝损害，诱发肝衰竭及肝性脑病发生等，因此有效止血及维持肝功能是治疗的主要策略。结果显示，脾切除加贲门周围血管离断可明显改善患者肝功能及凝血功能，因为其吸取了分流术及断流术的优点，其在有效降低门脉压力和减少血流量的同时切断了门奇间的反常血流侧支，并且能够使门静脉的血流灌注得以维持。张金山等[12]将保留脾脏的脾静脉近端-门静脉左支分流术用于治疗小儿肝外门脉高压，并分析其疗效。研究共纳入4例患者，该术式可缓解门脉高压，又保留脾脏，避免术后发生爆发性感染，且脾大情况改善。随访超声显示脾缩小明显，缓解了脾功能亢进症状。但鉴于病例较少及诊治经验不足，相关方面的临床知识还需进一步研究充实。张有用等[13]应用经皮肝穿刺肝内门体分流术治疗不同病因所致的门脉高压患者，进行疗效评估。经皮肝穿刺肝内门体分流术是在肝内建立门静脉与肝静脉的直接沟通，门静脉血流不经肝窦而直接汇入肝静脉，从而降低门静脉压力。共纳入30例患者，门静脉癌栓15例，门静脉血栓8例，不明原因门静脉海绵样变性7例。经皮肝穿刺肝内门体分流术治疗后，所有患者临床症状均获得有效缓解，研究证明了其安全性及有效性，为复杂门脉高压患者肝内门体分流提供了一种新选择，由于例数较少，还需进一步研究改进。肖旭等[14]研究了选择性贲门周围血管离断术对门脉高压症术后门静脉血栓形成的影响。目前外科治疗肝硬化门脉高压症以断流术为主要术式，传统贲门周围血管离断术为非选择性断流术，术后门静脉血栓形成发生率高。本试验选择纳入选择性断流术病例54例，传统非选择性断流术51例。术后发现选择性断流组门静脉内径小于传统断流组，门静脉流速明显比传统组快，选择性断流术可显著降低术后门静脉血栓形成的发生率，此手术简便易行且有效。匡洁等[15]*探讨分析早期使用低分子肝素抗凝治疗对防治脾切除联合贲门周围血管离断术后门静脉血栓形成的临床疗效。研究共纳入106例患者，早期抗凝41例，术后第1天开始使用低分子肝素，连续2周；非抗凝65例，术后不使用抗凝药。其余治疗两组相同。结果发现，抗凝治疗后门静脉血栓形成率显著低于非抗凝患者组，未发生创面渗血及上消化道出血，其不增加出血风险。说明了早期使用抗凝药在脾切除加贲门周围血管离断术后可有效减少门静脉血栓的发生，并且也是安全可行的治疗措施。

（李　刚　罗　乔）

参考文献

[1]*段明，何越，陈炜，等. 过氧化氢在门静脉高压症大鼠侧支循环建立中的作用[J]. 肝胆胰外科杂志，2015，27(1)：22-25.

[2] 王化恺，匡洁，王维杰，等. 门静脉高压症apelin/APJ信号活化的实验研究[J]. 外科理论与实践，2014，19(5)：449-452.

[3]*吴林峰，卢榜裕，蔡小勇，等. 腹腔镜与传统开腹手术治疗肝硬化门静脉高压症疗效的对比研究[J]. 肝胆胰外科杂志，2014，26(6)：513-516.

[4] 王文静，唐勇，张宇，等. 腹腔镜脾切除及贲门周围血管离断术治疗门静脉高压症的疗效评价[J]. 腹部外科，2014，27(5)：373-376.

[5]*唐羿，於建鹏. 保脾断流术在肝功能不佳并门静脉高压上消化道出血患者中的应用效果分析[J]. 中国现代普通外科进展，2015，18(5)：361-364.

[6] 张磊，章锐，刘飞龙，等. 特利加压素联合生长抑素治疗门静脉高压食管胃底曲张静脉破裂出血[J]. 中国普外基础与临床杂志，2014，21(11)：1436-1438.

[7]*唐勇，朱锐，赵龙，等. 腹腔镜下脾切除加

贲门周围血管离断术联合术中胃镜治疗门静脉高压37例分析[J]. 中国实用外科杂志,2015,35(2):202-204.
[8] 李龙,魏延栋,张金山,等. 肠门分流(Rex术):非肝硬化性门脉高压治疗的新途径[J]. 中华肝胆外科杂志,2015,21(4):239-244.
[9] 韩玮,王磊,徐永波,等. 脾大部切除术治疗肝硬化门静脉高压症患者的远期疗效[J]. 中华肝胆外科杂志,2015,21(3):165-169.
[10] 李晓斌,廖泉,穆冰,等. 胰体尾肿瘤致胰源性门静脉高压症的临床分析[J]. 中华普通外科杂志,2014,29(8):610-612.
[11] 于振宁,杨林,鲁建国. 脾切除贲门周围血管联合术对肝硬化门静脉高压症患者凝血功能的影响[J]. 临床肝胆病杂志,2014,30(12):1334-1336.
[12] 张金山,李龙,侯文英,等. 保留脾脏的脾静脉近端-门静脉左支分流术治疗小儿肝外门静脉高压[J]. 中华小儿外科杂志,2015,36(4):278-281.
[13] 张有用,庞鹏飞,毛军杰,等. 经皮经肝穿刺肝内门体分流术30例临床分析[J]. 中华肝胆外科杂志,2015,21(9):600-603.
[14] 肖旭,蔡卫华,胡进勇,等. 选择性贲门周围血管离断术对门脉高压症术后门静脉血栓形成的临床研究[J]. 肝胆外科杂志,2015,23(2):135-137.
[15] * 匡洁,杨卫平,陈皓,等. 早期使用低分子肝素预防门静脉高压断流术后门静脉血栓形成[J]. 外科理论与实践,2015,20(2):131-134.

文 选

过氧化氢在门静脉高压症大鼠侧支循环建立中的作用 [肝胆胰外科杂志,2015,27(1):22] 段明等探究过氧化氢在胆总管结扎诱导的肝硬化门脉高压症(PHT)大鼠门体侧支循环形成中的作用。肝硬化PHT时内脏血管增生及侧支循环建立部分依赖于血管内皮生长因子(VEGF)介导的细胞增生,然而在肝硬化PHT中,调节血管内皮生长因子介导细胞增生的机制仍不清楚。试验将胆总管结扎诱导的肝硬化PHT大鼠和假手术组大鼠每天一次腹腔分别注射浓度为10 000 U/kg聚乙二醇过氧化氢酶活生理盐水,共8 d,测定大鼠肠系膜组织过氧化氢含量、门静脉分流率、相应血流动力学指标及血管内皮生长因子及受体VEGF-2蛋白含量。应用SPSS 16.0进行分析,两组均数比较采用成组t检验,$P<0.05$表示差异有统计学意义。本研究发现经聚乙二醇过氧化氢酶处理,可使PHT大鼠门体分流率明显下降,血管内皮生长因子及、VEGF-2蛋白水平明显降低,内脏高血流动力循环得到明显改善。说明了过氧化氢通过影响VEGF介导的细胞增生过程,在PHT内脏高动力循环中发挥重要作用。

(程 鹏)

述评 · 肝硬化门脉高压动物模型是门脉高压基础研究的重要工具。该研究的结论:过氧化氢通过影响VEGF介导的细胞增生过程,可以改善内脏高血流动力循环。虽然不能马上为临床治疗所应用,但至少为门脉高压的药物治疗提供了崭新思路,例如,确诊患者应用过氧化氢,降低门静脉压力,减少手术率;术中应用过氧化氢,降低手术风险;完成手术的患者,术后应用过氧化氢,减少再出血率。

(李 刚)

腹腔镜与传统开腹手术治疗肝硬化门静脉高压症疗效的对比研究 [肝胆胰外科杂志,2014,26(6):513] 吴林峰等将腹腔镜与开腹手术治疗肝硬化门静脉高压症进行对比研究。随着腹腔镜技术的发展,该技术在各个领域的应用越来越广泛,但腹腔镜技术治疗门脉高压症(PHT)目前仍被视为相对禁忌证。随着现代医学技术的发展和手术技术的成熟,国内外已经开始在这个领域进行探索。本研究共纳入32例行腹腔镜手术治疗患者及30例开腹手术治疗患者,主要采用回顾性分析方法分析了2004年至2013年肝硬化门脉高压脾亢患者资料,比较两种手术方式手术时间、手术切口长度、术中出血量、术中及术后用血量、术后疼痛、术后并发症等的情况。结果采用统计学软件SPSS 13.0进行分析,计量资料比较采用两独立样本t检验,计数资料比较采用卡方检验,$P<0.05$表示差异有统计学意义。最终显示腹腔镜下手术治疗较传统开腹手术创伤小、胃肠功能恢复快、术后疼痛轻,并且与传统开腹手术一样安全有效。但需要进一步探索完善该手术,可在医疗条件成熟、操作技术熟练的医疗机构先行探究实践。

(罗 乔)

述评 · 门脉高压症目前仍被视为腹腔镜的相对禁忌证,主要是考虑到患者凝血机制往往较差、合并静脉血管曲张容易出血、巨脾影响操作等因素。该文分析指出,随着手术器械的改进,对血管的凝闭效果大大改善,手术技巧的熟练、止血药物的应用等,腹腔镜下实施门脉高压手术成为可能。腹腔镜下实施门脉高压手术对患者的心肺功能要求更高,血管处理要求更细致可靠,需要术者密切关注。但腹腔镜下分流手术的实施对患者条件和手术者技术水平的要求极高,目前极少有报道。

(李 刚)

保脾断流术在肝功能不佳并门静脉高压上消化道出血患者中的应用效果分析 ［中国现代普通外科进展,2015,18(5):361］ 唐羿等研究了对肝功能不佳合并门脉高压上消化道出血患者应用保脾断流术的效果。理想的门静脉高压断流术应该在根治食管胃底静脉曲张的同时,尽量减少对门静脉系统循环的影响。根据此论点,本研究将保脾断流术应用于肝功能不佳合并门脉高压上消化道出血患者的治疗,以期为临床实践提供参考及资料。共有38例符合条件的患者纳入研究,男26例,女12例。肝功能Child分级A级14例,B级11例,C级13例;乙肝肝硬化15例,丙肝后肝硬化3例,酒精性肝硬化6例,门静脉海绵样变性6例,不明原因8例。所有患者均经胃镜检查提示食管静脉曲张,其中轻度7例,中度10例,重度21例。所有患者术前均伴有不同程度脾大,主要记录所有患者手术前后自由门静脉压力、术中出血及手术时间、术后住院时间、肝功能指标及术后并发症等情况。结果采用SPSS 15.0进行统计学分析处理,手术前后比较采用配对 t 检验,$P<0.05$ 表示差异具有统计学意义。研究发现,保脾断流术简化了手术步骤,具有较好的近期及远期止血效果,并且对肝功能影响较小,对于选择性患者值得推广应用。

（罗　乔）

述评 · 传统的断流术强调完全彻底阻断曲张静脉的血流来源,但是该手术的缺点是:切断了机体的自然分流通道,门静脉压力下降很小甚至反而上升,脾切除后脾静脉血栓形成的相关并发症也很多。所以,近年来保脾断流术受到重视,该文总结了这方面的经验,得出了手术步骤简化,疗效确切的结论,结果是可信的。保脾断流手术成功的关键在于正确处理冠状静脉主干的主要属支,又保留自然分流通路;同时保脾的适应证如何选择需要密切关注,超级巨脾、血小板极低影响到凝血机制的患者是否保脾值得商榷。

（李　刚）

腹腔镜下脾切除加贲门周围血管离断术联合术中胃镜治疗门静脉高压37例分析 ［中国实用外科杂志,2015,35(2):202］ 唐勇等探究了腹腔镜下脾切除加贲门周围血管离断术(LSPD)联合术中胃镜治疗门脉高压的临床疗效。本研究回顾分析2011年至2013年华中科技大学同济医学院行LSPD联合术中胃镜治疗的37例门静脉高压患者的临床资料,男19例,女18例。29例术前有上消化道出血史。术前均行上腹部CT及门静脉系统CT静脉造影(CTV)确诊门静脉高压、脾大并食管胃底静脉曲张,胃镜示中度曲张10例,重度曲张27例;术前肝功能Child分级A级26例,B级11例;术前超声、CT检测脾脏长径为18.2~38.5 cm,少量腹水13例,中量腹水5例,大量腹水2例;乙肝肝硬化21例,血吸虫肝硬化7例,丙肝肝硬化4例,酒精性肝硬化3例,自身免疫性肝炎2例。行腹腔镜下脾切除加贲门周围血管离断术联合术中胃镜治疗。结果证明,LSPD具有创伤小、恢复快的优势;术中胃镜可再检查食管胃底静脉曲张情况,评估曲张程度及出血风险,可根据情况进行套扎或组织胶注射,减少术后近期再出血。虽然脾切除加贲门周围血管离断术难度大、风险高,但目前已可完成该术式,同时联合术中胃镜处理残余的曲张静脉,进一步减少了术后再出血的发生。

（程　鹏）

述评 · LSPD是门脉高压外科近几年的研究热点,越来越多的外科医生关注微创手术在门脉高压上的应用,但微创手术与经典手术临床疗效的对比,尤其是长期效果的比较尚未见大样本的RCT研究。该文研究的LSPD联合术中胃镜是一个很好的尝试,术中胃镜指示出血支的位置,外科医生可以重点处理,处理后的结果也可以行胃镜检查;手术完毕后,术中胃镜帮助处理残余的曲张静脉。这样可以扬两者之长,避两者之短,术后再出血概率理论上应可以明显降低。

（李　刚）

早期使用低分子肝素预防门静脉高压断流术后门静脉血栓形成 ［外科理论与实践,2015,20(2):131］ 匡洁等探讨分析早期使用低分子肝素抗凝治疗对防治脾切除联合贲门周围血管离断术后门静脉血栓形成的临床疗效。研究共纳入106例患者,早期抗凝41例,术后第1天开始使用低分子肝素,连续2周;非抗凝65例,术后不使用抗凝药。其余治疗两组相同。所有患者术前使用Child-Pugh分级标准评估肝脏功能,常规检查血常规、肝功能及凝血功能。术后第1、4、7天复查,术前及术后第7天采用多普勒超声仪检测门静脉系统血流状况及门静脉主干内有无血栓形成,测定术前门静脉的直径、流速及流量;术中经胃网膜右静脉穿刺,置入单腔深静脉导管,测定自由门静脉压力(FPP),分别记录切脾前及断流后FPP值。资料采用SPSS 19.0进行统计分析。结果发现,抗凝治疗后门静脉血栓形成率显著低于非抗凝患者组,未发生创面渗血及上消化道出血,其不增加出血风险。说明了早期使用抗凝药在脾切除加贲门周围血管离断术后可有效减少门静脉血栓的发生，并且也是安全可行的治疗措施。

（罗　乔）

述评·门脉高压患者行脾切除联合贲门周围血管离断术，术后几乎是百分百形成脾静脉血栓，只要血栓不沿脾静脉逐渐长入门静脉和肠系膜上静脉，对患者预后没有影响。该研究持续抗凝时间只有两周，而临床应该关注的是患者的长期预后，所以该实验的结论只能是早期使用低分子肝素对脾切除加贲门周围血管离断术后“早期”门静脉血栓的发生是有效和安全的！而两周后是否需要抗凝治疗，如何进行抗凝治疗，抗凝需要持续多长时间等一系列问题有待进一步研究。

（李　刚）

胃肠外科

本年度收集论文300篇，纳入回顾98篇，占32.6%；收入文选19篇，占6.3%。

一年回顾

一、基础研究

（一）胃癌

最近研究发现，胃癌组织中血小板反应蛋白2（THBS2）的表达及其与胃癌血管生成、预后存在关系。赵志杰等[1]采用组织芯片和免疫组化技术检测120例胃癌和36例癌旁正常胃黏膜组织中THBS2、VEGF、MMP-2、MMP-9的表达以及CD34标记微血管密度（MVD）。同法检测总生存期≥10年的40例胃癌患者癌组织（长生存期组）和总生存期≤3年的30例胃癌患者癌组织（短生存期组）的THBS2的表达，比较两组患者的THBS2表达差异。结果显示，THBS2在胃癌组织中阳性表达率明显低于正常胃黏膜组织（$P<0.05$），而VEGF、MMP-2、MMP-9的阳性表达率及MVD值明显高于正常胃黏膜组织（P均<0.05）；THBS2阳性胃癌组织中MVD值明显低于THBS2阴性胃癌组织，而VEGF阳性胃癌组织中MVD值明显高于VEGF阴性胃癌组织（P均<0.05）；胃癌组织中THBS2的表达与VEGF、MMP-2、MMP-9呈明显负相关（$r=-0.574$、-0.447、-0.599，P均<0.01），长生存期组患者胃癌组织THBS2的阳性表达率明显高于短生存期组（$P<0.05$）。提示，THBS2在胃癌中低表达，从而可能通过促进VEGF、MMP-2、MMP-9的表达影响胃癌的血管生成和预后。沈超等[2]用免疫组织化学方法检测CD157蛋白在90例胃癌及配对癌旁组织中的表达，分析其表达结果与胃癌患者的临床病理资料和预后的相关性。通过小干扰RNA（siRNA）转染人胃癌AGS细胞下调CD157的表达，用Transwell侵袭实验检测CD157对胃癌AGS细胞侵袭能力的影响。结果发现，CD157蛋白在胃癌组织及癌旁组织的表达率分别为67%和12%，差异有统计学意义（$\chi^2=55.84$，$P<0.01$）；CD157蛋白的表达水平与肿瘤浸润深度（$\chi^2=12.503$，$P<0.01$）、淋巴结转移（$\chi^2=8.693$，$P=0.003$）和远处转移（$\chi^2=4.944$，$P=0.027$）相关，而与年龄（$\chi^2=1.659$，$P=0.198$）、性别（$\chi^2=1.431$，$P=0.232$）和分化程度（$\chi^2=0.407$，$P=0.856$）无相关；CD157高表达组胃癌患者中位生存期短于低表达组（29.2个月 *vs.* 46.0个月，$\chi^2=4.438$，$P=0.036$）。与对照组相比，siRNA组CD157 RNA表达（$t=45.004$，$P<0.01$）和蛋白表达（$t=32.877$，$P<0.01$）降低，侵袭能力减弱（$F=98.455$，$P<0.01$）。提示，CD157高表达与胃癌的浸润、转移和不良预后有关，下调CD157表达可抑制胃癌细胞侵袭能力。邢晓芳等[3]*方采用Real-time PCR方法观察miR-145和miR-143在55例胃癌组织中的表达情况。同时使用Transwell方法观察其对细胞转移能力的影响。结果发现，miR-143和miR-145在胃癌组织中的表达明显低于癌旁正常组织（miR-143：0.028 ± 0.005 *vs.* 0.052 ± 0.014，$P=0.058$；miR-145：0.922 ± 0.135 *vs.* 1.772 ± 0.285，$P=0.007$），在转移灶中的表达明显低于原发灶（miR-143：0.059 ± 0.025 *vs.* 0.182 ± 0.045，$P=0.021$；miR-145：0.164 ± 0.076 *vs.* 0.594 ± 0.283，$P=0.042$），相关性分析显示，miR-143和miR-145表达具有显著相关性（$r=0.400$，$P=0.000$）。体外实验显示，两者可协同抑制胃癌细胞系转移。提示，miR-145和miR-143可能参与胃癌转移进程，并且两者可能发挥协同作用。滕玥等[4]选取2006年1月至2006年8月在中国医科大学肿瘤研究所保存的行胃癌根治术治疗的40例胃癌患者的组织标本，分别在标本距胃癌原

发灶边缘 5、3、1 cm 及胃癌原发灶各取材 2 份，1 份用于组织病理学检查，另 1 份采用甲基化特异性 PCR 法检测 hMLH1 基因启动子区甲基化。结果显示，hMLH1 基因启动子区甲基化阳性率在距胃癌原发灶边缘 1、3 和 5 cm 组织中分别为 10%(4/40)、12.5%(5/40)及 2.5%(1/40)，均明显低于胃癌组织原发灶的 32.5%(13/40)，差异有统计学意义($P<0.05$)。病理检查示，癌旁 1 和 3 cm 组织中检出 23 例癌前病变，癌旁 5 cm 组织中 24 例为正常胃组织者。hMLH1 甲基化阳性率在正常胃组织、癌前病变组织及胃癌原发灶中分别为 0(0/24)、8.7%(2/23)和 32.5%(13/40)，差异具有统计学意义($P<0.05$)。hMLH1 基因甲基化阳性率在肿瘤穿透浆膜的胃癌组织中为 57.1%(8/14)，明显高于未透浆膜组织的 19.2%(5/26)；在转移淋巴结大于或等于 7 枚的胃癌组织中其阳性率为 61.5%(8/13)，明显高于转移淋巴结少于 7 枚组织的 18.5%(5/27)；差异均有统计学意义(P 均<0.05)；而不同年龄、性别、组织学分化程度、大体类型、生长方式及 TNM 分期的胃癌原发灶 hMLH1 基因甲基化阳性率间差异无统计学意义($P>0.05$)。提示，hMLH1 基因启动子区异常甲基化可能促进胃癌的发生及发展。王嘉[5]利用 Transwell 小室构建人胃癌 KATO－Ⅲ细胞和 BMSC 的非接触共培养模型。CCK－8 法检测胃癌细胞增殖能力及对氟尿嘧啶(5－Fu)和顺铂的敏感性，Transwell 法检测胃癌细胞侵袭能力，反转录聚合酶链反应法鉴定干细胞标记、凋亡相关因子及上皮-间质转化因子的表达。结果显示，KATO－Ⅲ细胞增殖能力在共培养组中显著强于单独培养组。5－Fu 和顺铂处理胃癌细胞后，共培养组 KATO－Ⅲ细胞生长抑制率显著低于单独培养组(P 均<0.05)，且共培养组 KATO－Ⅲ细胞抗凋亡基因 Bcl－2 mRNA 表达升高，促凋亡基因 Bax mRNA 表达降低(P 均<0.05)。共培养组 KATO－Ⅲ细胞穿膜细胞数显著高于单独培养组[(37.33～5.22) *vs.* (14.56～2.54)，$P<0.05$]，且共培养组 KATO－Ⅲ细胞上皮-间质转化相关基因 Snail、N－cadhefin mRNA 表达升高，E－cadhefin mRNA 表达降低(P 均<0.05)。共培养组 KATO－Ⅲ细胞干细胞相关基因 CD133、Nanog 和 Sox－2 mRNA 表达均著高于单独培养组(P 均<0.05)。提示，在非接触共培养条件下，BMSC 或可诱导胃癌细胞上皮-间质转化，促进细胞增殖能力、侵袭能力及对化疗药物抵抗力。这些调节作用可能与胃癌细胞部分干细胞标记物的上调有关。臧明德等[6]通过构建 CEACAM6 真核过表达载体转染胃癌细胞 SGC－7901 和 MKN－45，使其 CEACAM6 过表达，qRT－PCR、Western 印迹验证过表达效果，免疫荧光定位 CEACAM6；流式细胞仪检测过表达 CEACAM6 后胃癌细胞凋亡的变化，失巢凋亡检测其失巢凋亡的变化。结果显示，转染 CEACAM6 后，胃癌细胞 SGC－7901 和 MKN－45 的 CEACAM6 分别过表达了 30 000 倍和 4 000 倍；在胃癌细胞 SGC－7901 中凋亡与失巢凋亡分别下降了 46.2% 和 53.8%。在 MKN－45 中凋亡与失巢凋亡分别下降了 71.7% 和 74.6%。提示，过表达 CEACAM6 抑制胃癌细胞的凋亡和失巢凋亡。CEACAM6 通过抑制胃癌细胞凋亡和失巢凋亡的途径参与胃癌细胞的恶性生长过程。赵伟等[7]通过采用免疫组织化学法检测 68 例胃癌及其癌旁正常胃黏膜组织中 visfatin 和突变型 p53 的表达，分析 visfatin 的表达与患者临床病理特征和 p53 的关系，以及 visfatin 与 p53 的表达对患者生存期的影响。分别用免疫荧光和 Wcstcrn blot 方法检测 visfatin 在不同人胃癌细胞株及正常胃黏膜细胞中的表达；用 visfatin 特异性抑制剂 FK866 干预胃癌细胞后，检测细胞增殖、克隆形成能力及 p53 蛋白的变化。结果显示，胃癌组织中 visfatin 与 p53 的阳性表达率均较正常胃黏膜组织明显升高(P 均<0.05)，两者表达均与浸润深度、淋巴结转移和 TNM 分期有关(P 均<0.05)，且 visfatin 与 p53 在胃癌组织中的表达呈明显正相关($r=0.404$，$P=0.001$)；visfatin 与 p53 阳性表达患者中位生存时间较各自阴性表达患者明显缩短(P 均<0.05)，联合 visfatin 与 p53 分析显示，两者均阴性患者、两者之一阳性患者、均阳性患者的中位生存时间依次降低($\chi^2=15.83$，$P=0.000$)。细胞免疫荧光和 Western blot 结果均显示，visfatin 在不同胃癌细胞株中表达均不同程度高于正常胃黏膜细胞，其中 BGC823 细胞表达量最高(P 均<0.05)；用 FK866 处理后，BGC823 细胞增殖与克隆形成能力明显降低，p53 蛋白表达明显下调(P 均<0.05)。提示，visfatin 在胃癌组织中表达增高且可能与 p53 协同发挥促肿瘤进展的作用。崔业佳等[8]采用实时荧光定量 PCR 法检测 46 例胃癌患者及 40 例年龄和性别均匹配的健康人血浆中 miR－27b－3p 的表达水平，同时检测其中 12 例胃癌患者和 12 例健康人外周血细胞的 miR－27b－3p 表达水平。统计分析血浆 miR－27b－3p 水平与胃癌患者临床病理特征的关系。运用受试者工作特征(ROC)曲线及曲线下面积(AUC)分析 miR－27b－3p 对胃癌诊断的敏感度和特异度。结果显示，相对于健康人组，胃癌患者中血浆 miR－27b－3p 水平明显降低($P<0.05$)；而胃癌患者与健康人外周血细胞的 miR－27b－3p 表达水平无明显差异($P>0.05$)：miR－27b－3p 水平下调与胃癌分化程度降低相关($P<0.05$)，而与胃癌 TNM 分期、淋巴结转移及远程转移均无($P>0.05$)。miR－27b－3p 的 ROC 曲线分析结果显示，AUC 值为-724；以血浆 miR－27b－3p 来鉴别诊断胃癌患者的灵敏度为 60.0%，特异性为 76.1%。提示：血浆 miR-27b-3p 水平下调可能预示着胃癌的发生。推测 miR-27b-3p 可能成为胃癌早期诊断的一个生物学标志物。李超等[9]从胃癌组织分离 CAF。通过 transwell 小室模型和 Western 印迹法检测 CAF 与胃癌细胞共培养对胃癌细胞侵袭迁移能力、上皮细胞间充质转化（EMT）的影响。使用 ELISA 和定量 PCR 分别检测 CAF 转化生长因子 β_1（TGF-β_1）分泌水平和 TGFB mRNA 表达水平。进一步通过 Westem 印迹法检测共培养后胃癌细胞中 TGF-β_1信号通路标志物 Smad2 和磷酸化 Smad2 的表达水平。使用 TGF-β拮抗剂阻断 TGF-β 信号通路，检测 CAF 对胃癌细胞 EMT 及侵袭迁移能力影响。结果显示，CAF 促进 MKN28 侵袭迁移和发生 EMT。CAF 的 TGF-β_1分泌量较高于 NF。与 CAF 共培养后，TGF-β_1信号通路活化。TGF-β_1拮抗剂抑制 CAF 诱导胃癌细胞发生 EMT 和 CAF 促胃癌细胞侵袭迁移的能力。提示：CAF 通过分泌 TGF-β_1诱导胃癌细胞发生 EMT，从而促进了胃癌细胞侵袭能力，可能是胃癌转移的重要机制。丁杰等[10]采用酰胺化法将 NH2-PEG-NH2、明胶酶作用底物肽段（Pep）及 PCL-COOH 合成靶向聚合物片段 NH2-PEG-Pep-PCL 及不含 Pep 的非靶向 NH2-PEG-PCL，然后采用自组装法制备成空包纳米微球，通过化学反应将 NIR-797 标记到 PEG 末端。检测纳米微球的分子量、粒径、多分散性和表面电位；采用荧光显微镜观察非靶向和靶向纳米微球与人胃癌 SGC-7901 细胞的结合程度；同时采用多光谱成像系统检测静脉注射到荷瘤裸鼠体内不同时间点下两者在肿瘤部位的富集程度。结果显示，靶向 NH2-PEG-Pep-PCL 及非靶向 NH2-PEG-PCL 的分子量和设计分子量相近，靶向纳米微球标记 NIR-797 前后的平均粒径分别为（124.1+2.1）nm 和（129.7+2.8）nm，非靶向微球标记 NIR-797 前后的平均粒径分别为（120.6±2.6）nm 和（124.3±2.9）nm。差异均无统计学意义（P 均>0.05）。靶向纳米微球在 SGC-7901 肿瘤细胞中和荷瘤裸鼠肿瘤部位的荧光强度均明显高于非靶向纳米微球。提示，荧光标记靶向纳米微球对胃癌细胞有明显的靶向亲和力，并在肿瘤部位富集，可以很好地对肿瘤进行示踪，有望在临床上指导肿瘤的精准切除。周军等[11]*回顾性收集 2008 年 12 月至 2013 年 4 月间北京大学肿瘤医院连续收治的 412 例采用紫杉醇联合卡培他滨（紫杉醇组，268 例）或顺铂联合卡培他滨（顺铂组，144 例）一线化疗的进展期胃癌患者的临床资料及患者化疗前的外周血。采用 PCR 扩增联合 Sanger 测序方法检测 ABCB1 G2677T/A 多态性，根据 RECIST1.1 标准判断患者临床疗效，通过分析 ABCB1 G2677T/A 多态性与患者疗效及其预后的关系，进而评价 ABCB1 G2677T/A 多态性与紫杉醇治疗敏感性的关系。结果显示，所有患者均进行了 ABCB1 G2677T/A 基因分型检测，其中野生型基因型频率（G2677G）为 22.8%（94/412），单等位基因突变型（G2677T 和 G2677A）的频率为 49.8%（205/412），双等位基因突变型（T2677T、T2677A 和 A2677A）为 27.4%（113/412）。在紫杉醇组中，ABCB1 G2677T/A 单等位基因突变型的患者疾病控制（DCR）[89.9%（116/129）]和中位无进展生存时间（PVS，190 d）均明显高于野生型[76.1%（51/67）及 110 d，P 均<0.05]，而与双等位基因突变型患者的差异无统计学意义。而在顺铂组中，ABCB1 G2677T/A 基因型间 DCR 和中位 PFS 的差异均无统计学意义（P 均>0.05）。认为，进展期胃癌 ABCB1 G2677T/A 多态性与紫杉醇敏感性有一定的关系，野生型患者对紫杉醇类化疗的敏感性可能较差。张庆元等[12]选择 4 周龄雄性 BALB/C-nu/nu 裸鼠 20 只，制备人胃癌细胞 BGC823 皮下移植瘤模型，随机分为对照组、氟尿嘧啶（5-FU）组（5-FU 组，15 mg/kg）、贝伐单抗组（BVZ 组，15 mg/kg）和联合治疗组（贝伐单抗联合 5-FU），每组各 5 只。隔日腹腔注射给药，连续 3 周。治疗结束时，计算肿瘤大小和抑瘤率；采用免疫组织化学方法检测肿瘤内 CD31 的表达情况以计数微血管密度（MVD）；采用酶联免疫吸附法检测裸鼠肿瘤组织中血管内皮生长因子（VEGF）、人碱性成纤维细胞因子（bFGF）、人胎盘生长因子（PIGF）和人白介素-8（IL-8）的表达情况。结果显示，与对照组相比，治疗结束时 BVZ 组和联合给药组肿瘤 MVD 下降[（5.2±1.0）和（4.3±1.2）*vs.*（13.8±1.6），$P<0.05$]，肿瘤体积缩小[（305.6±184.1）mm 和（242.2±71.4）mm *vs.*（1 535.2±625.1）mm，$P<0.05$]，肿瘤组织中 VEGF[（351.6±84.1）ng/L 和（242.2±71.4）ng/L *vs.*（1 256.7±702.1）ng/L，$P<0.05$]和 IL-8[（20 903±1 485）ng/L 和（27 489±6 772）ng/L *vs.*（57 032±2 437）ng/L，$P<0.05$]表达水平下降；而 5-Fu 组与对照组上述指标的差异均无统计学意义（P 均>0.05），bFGF 和 PIGF 在各组间表达水平的差异均无统计学意义（P 均>0.05）。认为，VEGF 和 IL-8 可能成为预测贝伐单抗疗效的分子标志物。史向军等[13]选取 2011 年 2 月至 2013 年 4 月行胃镜检查的 67 例胃癌患者（胃癌组）、43 例胃部良性疾病患者（胃良性疾病组）和 25 例健康人（对照组）为研究对象，测定 3 组患者胃液中的α1-抗胰蛋白酶、CEA、CA19-9、CA72-4 的水平，进行统计学分析比较。胃癌组胃液中 α1-抗胰蛋白酶、CEA、CA19-9、CA72-4的浓度显著高于胃部良性疾病组和对照组，且差异有统计学意义($P<0.05$)。胃液α1-抗胰蛋白酶检测胃癌的敏感度、特异度和准确率分别为92.5%、89.7%和91.1%,均明显高于CEA、CA19-9、CA72-4的敏感度、特异度和准确率($P<0.05$)。与胃液CEA、CA19-9、CA72-4测定相比,胃液α1-抗胰蛋白酶是诊断胃癌敏感且特异的标志物,有助于提高胃癌诊断的准确率,值得进一步研究及探讨。

(二)胃转流术

杜昊等[14]通过腹腔内注射链脲菌素诱导大鼠糖尿病模型。结果发现,胃袖状切除组大鼠肾小球滤过率、24 h尿蛋白排泄率、血脂、肾脏质量、肾小球系膜扩张率和足细胞突触极蛋白表达率,均优于假手术组和对照组。认为SG手术可能通过改善肾小球系膜扩张及保护肾小球足细胞来改善2型糖尿病大鼠模型的肾功能。徐键等[15]研究胃旁路术改善胰岛素抵抗的机制。发现胃旁路术后4周,糖尿病大鼠空腹血糖和胰岛素抵抗指数较术前明显降低[分别为(5.13±0.22) *vs.* (11.73±0.37),(2.16±0.18) *vs.* (5.10±0.29)];而假手术组和饮食配对组较术前无显著变化;术后4周手术组胰岛素受体β和胰岛素受体底物-1达量均明显高于其他3组。认为胃旁路术能上调2型糖尿病大鼠胰岛素信号转导通路中关键信号分子表达,改善脂肪组织胰岛素抵抗,提高胰岛素的敏感性。加孜热亚·再依拿提等[16]研究了RYGB对糖尿病GK大鼠胰岛素抵抗的影响及其骨骼肌脂肪酸氧化的变化。发现RYGB干预组血清游离脂肪酸浓度有下降的趋势,骨骼肌脂肪酸氧化率增加,体质量、空腹血糖、空腹胰岛素和胰岛素抵抗指数的改善均较明显。RYGB干预组、糖尿病组和正常对照组的骨骼肌脂肪酸氧化率分别为(4.75±1.03)%、(1.9±0.27)%和(2.67±0.53)%。糖尿病组与正常对照组比较以及RYGB干预组与糖尿病组比较差异均有统计学意义。与正常对照组大鼠比较,糖尿病组的骨骼肌组织肌丝结构紊乱,形成溶解性空泡,线粒体数量减少,明显肿胀,可见坏死呈空泡状的局部变性;RYGB干预组与糖尿病组比较,骨骼肌组织肌节结构排列和线粒体数量均有明显改善。认为RYGB可通过减少血清游离脂肪酸和保护骨骼肌脂肪酸氧化功能改善糖尿病大鼠的胰岛素抵抗。石力等[17]研究RYGB对2型糖尿病大鼠胰岛细胞中胰岛素受体(IRc)及胰岛素受体底物2(IRS-2)表达的影响。采用高糖高脂饮食联合腹腔注射小剂量链脲佐菌素建立2型糖尿病大鼠模型,发现与正常对照组比较,RYGB术后两项指标均较对照组明显改善;术后8周,RYGB组胰岛细胞IRc和IRS-2表达量均明显高于对照组,IRc表达量仍低于正常对照组,但IRS-2表达量与正常对照组接近。认为逆转2型糖尿病大鼠胰岛细胞中IRc及IRS-2的表达下调,可能是RYGB抗2型糖尿病的机制之一。万鹏等[18]对十二指肠空肠旁路术(DJB)及迷走神经肝支对非肥胖2型糖尿病大鼠糖代谢及空腹血清胰高血糖素样肽-1(GLP-1)、酪酪肽(PYY)的影响进行了研究。结果发现,DJB组术后各时相与术前相比大鼠体质量和空腹血糖水平均明显下降,空腹血清胰岛素水平、空腹血清GLP-1及PYY含量显著升高;从第6周开始,保留迷走神经肝支可以更持久地维持术后低体质量,增加空腹血清GLP-1及PYY含量。认为DJB改善GK大鼠糖代谢效果显著,迷走神经肝支在DJB改善糖代谢这一过程中也起到一定作用。张勤等[19]研究了RYGB及迷走神经肝支对2型糖尿病大鼠降糖效果及空腹血清胰高血糖素样肽1(GLP1)的影响。结果发现,与对照组相比,RYGB组GK大鼠体质量下降,空腹血清GLP1和胰岛素水平提高;RYGB对空腹血清GLP1影响的主效应大于迷走神经肝支,两者存在交互作用($P<0.05$)。认为RYGB对2型糖尿病具有较好的治疗效果,RYGB术中应当注意保护迷走神经肝支。郑玉廷等[20]观察迷走神经肝支及Roux-en-Y胃旁路术对2型糖尿病大鼠空腹血清及餐后30 min胰高血糖素样肽-1(GLP-1)的影响。他们发现术后1周,RYGB明显提高餐后GLP-1水平,切断迷走神经肝支降低餐后GLP-1水平;术后4周,RYGB明显提高餐后GLP-1水平,切断迷走神经肝支稍微降低餐后GLP-1水平;术后8周,RYGB维持较高餐后GLP-1水平,切断迷走神经肝支对GLP-1无影响;RYGB对餐后血清GLP-1影响的主效应由术后1周时20.76 pmol/L提高至术后8周时31.96 pmol/L,迷走神经肝支的主效应由术后1周时8.05 pmol/L降至术后8周时0.32 pmol/L,不存在交互作用。认为RYGB治疗2型糖尿病时,迷走神经肝支的保留与否并不影响血清GLP-1的水平。

(三)小肠

王洁等[21]*对高迁移率族蛋白1(HMGB1)在小鼠肠道缺血-再灌注损伤信号转导通路中的作用进行了研究。HMGB1抗体组(anti-HMGB1)小鼠在行肠道缺血手术前30 min,经尾静脉注射HMGB1抗体,并用无创血管夹夹闭肠系膜上动脉60 min后松夹再灌注60 min。结果发现,与对照组相比,anti-HMGB1组小鼠血浆炎性因子IL-6、TNF-α、NF-κB p65的水平均下降,空肠、回肠和肺脏组织的损伤减轻。认为干预HMGB1的释放及其下游信号转导通路在减轻肠道缺血-再灌注损伤中具有潜在的治疗价值。

二、临床研究

(一) 胃癌

1. **影像学诊断** 胃癌术前影像学检查,是为了准确分期,为胃癌综合治疗提供合理的方案。王杰夫等[22]* 对 2012 年 11 月至 2013 年 12 月间南方医科大学南方医院收治的 469 例患者行腹部 64 - MSCTA,采用三维重建技术重建胃周动脉,观察胃周动脉的起源和走行。对肝动脉及其变异采用 Michels 分型,对胃右动脉采用 Iino 分型。结果显示,469 例患者中,5 例因肝动脉显影异常未能显示肝脏动脉情况,其余 464 例完整显示腹腔干各级主要分支。显示经典肝动脉解剖者(Michels Ⅰ型)346 例(74.6%);显示肝动脉变异者 118 例(25.4%),其中 9 例(7.6%)变异不在 Michels 分型中。337 例(72.6%)清晰显示了胃右动脉的起源及走行,其中近端型 54 例(16.0%),远端型 221 例(65.6%),尾端型 56 例(16.6%),其他 6 例(1.8%),包括 3 例自脾动脉发出以及 3 例自肠系膜上动脉发出。提示,64 - MSCTA 三维重建技术可清晰显示胃周动脉及其血管解剖关系,有利于腹部精准手术的开展。范志远等[23] 从 PubMed、EMBASE、Elsevier、Wiley InterScience、Springer、The Cochrane Library 数据库系统检索获取 1997 年至 2012 年的相关文献,依据纳入、排除标准筛选文献,提取资料并进行文献质量评价后,采用 Review Manager 5.0 和 Meta - Disc 1.4 软件进行荟萃分析。共纳入 41 项研究,合计 5 767 例患者。荟萃分析结果显示:① PET 对 N_0 诊断灵敏度最高,EUS、MSCT、MRI 的灵敏度比较无统计学差异。MSCT 与 MRI 对诊断特异度较高,两者间无统计学差异,EUS 次之,PET 最低。② EuS 与 MSCT 对 N_0 诊断灵敏度较高,两者间无统计学差异,MRI 与 PET 较低,后两者间无统计学差异。③ PET 对 N_1 诊断特异度最高,MSCT 次之,EUS、MRI 最低,后两者间无统计学差异。④ MSCT 对 $N_{2/3}$ 诊断灵敏度最高,余三者间无统计学差异。PET 与 EUS 对 $N_{2/3}$ 诊断特异度最高,两者间无统计学差异,MSCT 次之,MRI 最低。⑤ 术前淋巴结转移诊断能力(总体 N 分期)方面,MRI 与 MSCT 灵敏度较高,两者间无统计学差异,EUS 次之,PET 最低。PET 特异度最高,MSCT 与 EUS 次之,后两者间无统计学差异,MRI 最低。⑥ 4 种方法对 N_0、N_1、$N_{2/3}$ 及 N 分期总体诊断的 AUC 值间无统计学差异,均位于 0.70~0.90。提示:4 种方法对 N_0、N_1、$N_{2/3}$ 及 N 分期总体的诊断灵敏度、特异度虽有差异,但综合诊断效能间无统计学差异,均拥有中等诊断价值。

2. **血清学诊断** 韩鸿彬等[24] 选取 2011 年 9 月至 2013 年 9 月期间在笔者所在医院经病理学检查证实的 60 例胃癌患者为研究对象,并与同期 40 例胃良性疾病对照;采集其静脉血,经 CellTracks AutoPrep 系统检测其 CTCs 阳性率,并分析 CTCs 与胃癌临床病理特征的关系。结果显示,胃癌组 CTCs 检出率为 70.0% (4/60),对照组 CTCs 检出率为 7.5% (3/40),胃癌患者外周血组 CTCs 检出率显著高于胃良性疾病者($P < 0.05$)。胃癌患者外周血 CTCs 检出率与患者性别、年龄、N 分期、远处转移、肿瘤大小及脉管侵犯均无关($P > 0.05$),而与肿瘤 TNM 分期及分化程度有关($P < 0.05$)。外周血 CTCs 检测阴性的胃癌患者,其术后 12 个月及 18 个月的累积生存率均高于 CTCs 检测阳性者($P < 0.05$)。提示,CTCs 检测方便,胃癌患者外周血中 CTCs 检出率较高,其外周血 CTCs 的检出情况可以反映胃癌的进展程度,可作为其预后判断的指标。张超贤等[25] 对 500 例胃癌患者术前行胃镜和 EUS 检查并进行术前分期,同时运用 ELISA 法检测术前 MMP - 7 和 MMP - 9 血清水平,并与术后病理分期比较。结果显示,EUS 对胃癌侵犯深度各期判断的敏感性(特异性)分别为:T_1 93.7% (92.2%)、T_2 67.8% (65.6%)、T_3 78.4% (80.6%)、T_4 91.5% (90.5%),总准确率为 80.2%,对淋巴结转移各期判断的敏感性(特异性)分别为:N_0 89.4% (80.8%)、N_1 63.8% (74.1%)、N_2 88.7% (92.6%)、N_3 82.8% (73.9%),总准确率为 83.0%,血清 MMP - 7 和 MMP - 9 表达水平与胃癌组织浸润程度、淋巴结转移和病理分期关系密切($P < 0.05$)。联合 EUS 和 MMP - 7 和 MMP - 9 对胃癌侵犯深度各期判断的敏感性(特异性)分别为:T_1 93.7% (92.2%)、T_2 88.4% (93.9%)、T_3 94.6% (92.5%)、T_4 91.5% (90.5%),总准确率为 92.4%,对淋巴结转移各期判断的敏感性(特异性)分别为:N_0 97.9% (97.9%)、N_1 88.3% (93.3%)、N_2 95.3% (94.4%)、N_3 92.9% (90.2%),总准确率为 94.0%,联合 EUS 和 MMP - 7 和 MMP - 9 对胃癌侵犯深度和淋巴结转移判断的准确率明显高于 EUS 分期准确率。提示,胃癌的病理分期与血清 MMP - 7 和 MMP - 9 表达密切相关,EUS 联合术前检测 MMP - 7 和 MMP - 9 血清水平,有利于提高对胃癌浸润转移判断的准确性。

3. **食管胃结合部癌** 食管胃结合部癌(AEG)由于其特殊的解剖部位,以及在流行病学、遗传学、生物学特性及预后等方面有其特异性,因此,目前主流的观点是将其作为一个独立的疾病来研究。胡振东等[26] 选取 2009 年 8 月至

2013 年 8 月在江苏省肿瘤医院胸外科食管、贲门癌入院患者，实施胃食管端侧吻合术 103 例(端侧吻合组)、侧侧吻合术 95 例(侧侧吻合组)、全侧侧吻合术 82 例(全侧侧吻合组)。全侧侧吻合组采用"器械 + 手工"将食管完全侧方线形吻合于胃管，然后将食管横行闭合，使得食管胃成为一个完整的侧侧吻合。术后统计并发症，测定反流，并随访有无狭窄。结果显示，端侧吻合术组、侧侧吻合组、全侧侧吻合组术后吻合口瘘分别发生 2 例、1 例、0 例，吻合口狭窄分别发生 18 例、1 例、0 例，近期反流分别发生 42 例、16 例、10 例，其他并发症分别为 5 例、6 例、4 例。端侧吻合组死亡 1 例，其他两组无死亡病例。端侧吻合组在术后吻合口狭窄、反流发生方面与其他两组差异有统计学意义，而在其他并发症方面差异无统计意义。侧侧吻合组、全侧侧吻合组远期反流测定分别随访 88 例、76 例，发生远期反流分别有 31 例、18 例，轻度反流分别为 19 例、15 例，中度反流分别为 11 例、3 例，重度反流分别为 1 例、0 例。与侧侧吻合组比较，全侧侧吻合组中重度反流明显减少。提示，食管胃全侧侧吻合可以更好地达到侧侧吻合设计初始所要求的侧方线形吻合，并呈现出更好的预防狭窄、抗反流趋势及安全性。余亮等[27]回顾性分析 2004 年 1 月至 2010 年 12 月期间南京医科大学附属南京医院普外科收治的行 TG(TG 组)和 PG(PG 组)治疗的 273 例进展期食管胃结合部患者的临床资料，比较 2 组患者的手术相关指标、3 年及 5 年累积生存率。结果 TG 组与 PG 组患者的术中失血量、手术时间及住院时间比较差异均无统计学意义($P>0.05$)，而 TG 组的术中淋巴结清扫数目多于 PG 组($P=-0.000$)。TG 组和 PG 组术后并发症的发生率分别为 10.3% (12/117) 和 21.8% (34/156)，PG 组较高($\chi^2=6.353$，$P=-0.012$)。TG 组的 3 年和 5 年累积生存率分别为 58.9% 及 34.25%，分别高于 PG 组的 43.4% 和 23.6%，差异均有统计学意义($\chi^2=5.894$，$P<0.05$；$\chi^2=5.582$，$P<0.05$)。对 pT_4、pN_2、TNM Ⅲ期、肿瘤直径大于 3.0 cm 及接受化疗的患者，TG 组的 3 年和 5 年累积生存率均高于 PG 组，差异均有统计学意义($P<0.05$)；而对 pT_2、pT_3、pN_0、pN_1、pN_3、TNM Ⅰ期、TNM Ⅱ/Ⅲ期、TNM Ⅳ期、肿瘤直径小于 3.0 cm、未接受化疗及各病理学分型患者，2 组的 3 年和 5 年累积生存率比较差异均无统计学意义($P>0.05$)。结论认为，对进展期食管胃结合部癌患者，TG 可以有效提高远期生存率，并能明显降低术后并发症的发生率，从而改善患者的生活质量。王锐等[28]选取 2011 年 1 月至 2014 年 12 月间收治的 178 例早期食管胃结合部腺癌患者，依据消化道重建方式的不同分为研究组(82 例)和对照组(96 例)。研究组患者采用 3s 空肠间置吻合消化道重建，对照组患者采用食管残胃后壁吻合法进行消化道重建。比较两组患者术后生化指标、维生素 B_{12} 水平、生活质量、术后并发症及胃排空时间。结果显示，术后 3 个月，研究组患者各项生化指标和维生素 B_{12} 水平与术前无差异，而对照组患者的生化指标和维生素 B_{12} 水平较术前明显下降($P<0.05$)，研究组患者术后生化指标和维生素 B_{12} 水平高于对照组($P<0.05$)。欧洲癌症研究与治疗组织生活质量测定量(EORTCQLQ－C30)评分结果显示，两组患者术后躯体功能、角色功能、认知功能、情绪功能、疲倦、恶心、呕吐、失眠、食欲下降、疼痛、呼吸困难、腹泻、便秘、经济困难和总体健康水平较术前均有明显改善($P<0.05$)，治疗组患者术后各项指标明显优于对照组($P<0.05$)。两组患者术后 3 个月并发症发生情况比较显示，研究组中有 2.4% 的患者出现反流性食管炎，低于对照组(6.3%，$P<0.05$)，研究组患者胃排空时间[(157.45 ± 8.71) min]长于对照组[(61.82 ± 11.32) min，$P<0.05$]。认为，与传统的食管残胃后壁吻合方式相比，3s 空肠间置消化道重建治疗早期食管胃结合部腺癌能够有效减少术后并发症，延缓食物排空时间，增强患者术后的营养状况，提高患者术后生活质量，值得临床推广。徐果等[29]回顾性分析南京医科大学附属淮安第一医院胃肠外科手术治疗的 113 例贲门癌患者的临床资料，其中行近端胃切除术 51 例(PG 组)，全胃切除术 62 例(TG 组)。比较 2 组患者术后并发症，半年、1 年营养状态及术后生存率。结果显示，PG 组与 TG 组相比，除了吻合口狭窄及反流性食管炎发生率更高外(PG 组为 29.4% 和 17.6%，TG 组为 4.8% 和 1.6%，$P<0.01$)，2 组间其他并发症发生率的差异无统计学意义($P>0.05$)。术后 6 个月 PG 组血红蛋白、总蛋白、清蛋白及淋巴细胞计数均明显高于 TG 组($P<0.05$)，但术后 1 年 2 组上述各项指标的差异无统计学意义($P>0.05$)。PG 组 5 年生存率与 TG 组的差异无统计学意义(54.9% *vs.* 59.7%，$P>0.05$)。结论认为，近端胃切除与全胃切除贲门癌患者术后某些并发症的发生率、营养状态、生存率无明显区别。与近端胃切除相比，全胃切除术后患者生活质量具有明显的优势，主要体现在其术后反流性食管炎及吻合口狭窄发生率较低。赵群等[30]*回顾性分析河北医科大学第四医院外三科 2004 年 1 月至 2008 年 12 月期间经开腹行根治术的 763 例 Siewert Ⅱ型和Ⅲ型 AEG 患者的临床资料。其中行根治性近侧胃大部切除改良空肠间置术 266 例(空肠间置组)，根治性近侧胃大部切除食管残胃吻合术 252 例(食管残胃吻合组)，根治性全胃切除食管空肠 Roux－en－Y 吻合术 245 例(Roux－en－Y 吻合组)。对 3 组患者的手术根治性、安全性、生活质量及预后进行比较。结果显示,空肠间置组、食管残胃吻合组和 Roux－en－Y 吻合组术后并发症发生率分别为8.6%(23/266)、8.3%(21/252)和7.8%(19/245),3组间差异无统计学意义($P>0.05$)。空肠间置组术后6个月胃肠道症状 GSRS 评分、反流症状 Visick 分级和反流症状内镜 Los Angeles(LA)分级优于食管残胃吻合组(P均<0.05);空肠间置组 GSRS 评分和术后6个月进食量恢复百分比值均优于 Roux－en－Y 吻合组(P均<0.05)。术后3年空肠间置组和食管残胃吻合组残胃复发率分别为0.8%(2/244)和1.2%(3/224),差异无统计学意义($P>0.05$)。空肠间置组、食管残胃吻合组和 Roux－en－Y 吻合组5年总生存率分别为48.7%、46.3%和50.2%,差异无统计学意义($P>0.05$)。结论认为,改良空肠间置术是 Siewert Ⅱ型和Ⅲ型 AEG 根治术后较为理想的手术方式。

4. **手术方式** 胡林等[31]* 通过检索2014年10月以前公开发表的比较行完整与不完整网膜囊切除在胃癌根治术中应用情况的文献。按纳入标准筛选后进行质量评分,提取临床效应指标,采用 RevMan 5.0 软件对所纳入的数据进行 Meta 分析。结果显示,最终纳入7项研究,共1 224例患者,其中完整网膜囊切除组486例,非完整网膜囊切除组738例。Meta 分析结果显示,与非完全网膜囊切除组比较,完整网膜囊创伤相关并发症发生率较高($OR=2.1$, 95% $CI=1.05\sim4.21$, $P=0.04$);术后总并发症情况、肠梗阻、吻合口相关并发症、肺部感染等并发症情况差异无统计学意义(P均>0.05);两组术后3、5年总生存率($OR=1.35$, 95% $CI=0.82\sim2.21$; $OR=1.03$, 95% $CI=0.82\sim1.63$)及术后复发率($OR=0.90$, 95% $CI=0.66\sim1.22$)均无统计学差异(P均>0.05)。提示,D_1、D_2胃癌根治术中进行完整网膜囊切除可能增加创伤相关并发症的风险,在提高患者生存率和降低肿瘤复发率方面无明显优势。汤兴华等[32]回顾性分析收治的80例胃癌急性穿孔患者的临床资料,其中姑息性胃切除手术组38例、根治性胃切除手术组42例,比较两组患者的手术效果。结果显示,所有患者均手术成功,且两组患者住院时间和并发症发生率比较,差异无统计学意义($P>0.05$)。随访12~36个月,根治性胃切除手术组和姑息性胃切除手术组患者的1年生存率分别为86.8%和85.7%,差异无统计学意义($P>0.05$),但根治性胃切除手术组患者的2年生存率为69.0%,明显高于姑息性胃切除手术组的52.6%,根治性胃切除手术组死亡患者的生存时间明显长于姑息性胃切除手术组,差异有统计学意义($P<0.05$)。术后6个月,两组患者的生活质量(QOL)评分与术前比较均显著提高,差异有统计学意义($P<0.05$)。结论认为,胃癌急性穿孔患者姑息性胃切除和根治性胃切除手术的临床效果满意,可以较好地改善患者的生活质量。如患者机体情况允许,应积极实施根治性胃切除手术,以提高生存时间。马振敕等[33]回顾性分析天津医科大学肿瘤医院2003年1月至2014年5月收治的因残胃再发癌接受二次手术的93例患者的临床病理资料。通过单因素和多因素分析,了解影响二次手术根治性的临床病理因素。结果显示,41例(44.1%)患者获根治性二次手术。单因素分析显示,初次手术重建方式、清扫范围、肿瘤 N 分期、TNM 分期、复发时间、有无复发症状、证实复发与实施二次手术的间隔时间和二次手术前肿瘤标志物是否升高与能否行根治性二次手术有关($P<0.05$)。Logistic 多因素回归分析显示,有复发症状($RR=3.684$; 95% $CI=1.233\sim11.009$; $P=0.020$)和初次手术 TNM 分期为Ⅲ期($RR=0.266$; 95% $CI=0.083\sim0.853$; $P=0.026$)是影响患者二次手术根治性的独立危险因素。结论认为,有复发症状和初次手术时 TNM 分期为Ⅲ期的残胃再发癌患者二次手术的根治率较低。

5. **腹腔镜手术** 自1994年 Kitano 等报道第一例腹腔镜胃癌根治术以来,近20年获得快速发展和普及,在日本、韩国的许多大型医疗中心,腹腔镜胃癌根治术已经成为治疗早期胃癌和T_2进展期胃癌的主要手术方式之一。目前,中、日、韩等各国均有多中心的腹腔镜辅助治疗胃癌对比开放手术的 RCT 研究的结果报道,腹腔镜治疗进展期胃癌将会被列入胃癌的治疗指南。尤均等[34]回顾性分析2010年10月至2013年9月间在厦门大学附属第一医院肿瘤外科接受腹腔镜胃癌根治术治疗的178例患者的临床病理资料,其中右侧入路92例(右侧入路组),左侧入路86例(左侧入路组)。比较两组患者的近期疗效及并发症发生率,并根据体质量指数进行分层分析。结果显示,对于体质量指数大于或等于24 kg/m^{2}的患者,右侧入路组(35例)较左侧入路组(31例)手术时间缩短[(227±17)min *vs.* (262±23)min],术中出血量减少[(73±9)ml *vs.* (84±8)ml],清扫的淋巴结数增多[(35±4)枚 *vs.* (30±5)枚],术后镇痛药使用时间缩短[(2.1±0.1)d *vs.* (2.6±0.4)d],术后下床活动时间提早[(2.2±0.2)d *vs.* (2.8±0.6)d],肠功能恢复加快[(3.6±0.3)d *vs.* (4.2±0.5)d],差异均有统计学意义(P均<0.05);但两组患者术后并发症发生率、术后住院时间及总住院费用的差异则无统计学意义(P均>0.05)。对于体质量指数小于24 kg/m^{2}的患者,右侧入路组(57例)与左侧入路组(55例)上述指标的差异均无统计学意义(P均>0.05)。全组术后随访3~24个月,无一例肿瘤复发或死亡。结论认为,右侧入路对于腹腔镜胃癌根治术是安全可行的,尤其是对于肥胖患者，右侧入路较左侧入路手术用时短、术中出血少、术后恢复快，且能清扫更多的淋巴结。王楠等[35]*回顾性分析2013年3月至2014年2月开展的50例全腹腔镜下远端胃癌根治术加三角吻合的临床资料（三角吻合组），并以同期开展的43例腹腔镜辅助远端胃癌根治术加Brillroth Ⅰ吻合作为对照（BⅠ吻合组），比较两组患者的手术相关指标和术后并发症发生情况。结果显示，两组手术时间、术中出血量、淋巴结清除数、术后肛门排气时间、并发症发生率和术后住院天数比较，差异均无统计学意义（P均>0.05）；三角吻合组切口长度[（3.4±0.4）cm]和术后第1天疼痛评分[（3.1±1.0）]小于BⅠ吻合组[（6.9±0.8）cm和（4.6±1.4）]，差异均有统计学意义（P均<0.05）。结论认为，全腹腔镜下远端胃癌根治术三角吻合技术安全可行，在切口美观和舒适度方面较腹腔镜辅助下Brillroth Ⅰ式吻合更有优势。李溪等[36]回顾分析2012年10月至2013年10月为60例胃肿瘤患者行腹腔镜食管-残胃（空肠）吻合术的临床资料，患者行腹腔镜近端胃或全胃切除术，恶性肿瘤患者加行淋巴结清扫，利用经口放置抵钉座装置完成食管-残胃（空肠）吻合。结果显示，60例患者均顺利完成手术，无一例中转开腹，抵钉座放置顺利。手术时间平均（164±45）min；术中出血量平均（1 924±128）ml；术后发生并发症5例。49例患者获得随访，其中1例发生骨转移并死亡，余者均无肿瘤复发与转移。结论认为，经口放置抵钉座装置应用于腹腔镜食管-残胃（空肠）吻合术是安全、可行的，可适当扩大手术适应证；但仍存在一定的设计缺陷与弊端，需进一步改进手术器械，以增加易用性与安全性。吉国锋等[37]检索国内外数据库，收集2005年1月至2015年1月间发表的对比RG和腹腔镜胃切除术（LG）治疗胃癌近期疗效的中文和英文文献，使用RevMan 5.3软件进行Meta分析。最终纳入15篇文献，共计5 286例胃癌患者，其中RG组1 618例，LG组3 668例。Meta分析结果显示，与LG组比较，RG组术中出血量明显减少（WMD=−38.79，95% CI=−53.73～−23.84），淋巴结清扫数目多（WMD=2.13，95% CI=1.45～2.80），胃肠功能恢复时间、进食时间和术后住院时间缩短（WMD=−0.27，95% CI=−0.37～−0.16；WMD=−0.25，95% CI=−0.37～−0.14；WMD=−0.82，95% CI=−1.32～0.32），但手术时间明显延长（WMD=37.39，95% CI=26.79～47.98）（P均<0.05）。两组近端切缘距离、远端切缘距离和术后并发症发生率方面的差异无统计学意义（WMD=0.05，95% CI=−0.11～0.20；WMD=0.30，95% CI=−0.28～0.88；OR=0.97，95% CI=0.79～1.19）（P均>0.05）。结论认为，RG治疗胃癌安全可行，可取得与LG相当或更佳的近期疗效和肿瘤根治效果。杨瑾等[38]回顾性分析2015年1月27日浙江省人民医院胃肠外科利用普通腹腔镜器械行单孔完全腹腔镜下根治性全胃切除术的1例患者的临床资料。结果显示，该例患者顺利完成手术。手术时间为275 min，术中失血量50 ml。患者术后疼痛反应轻，术后第2天恢复肛门排气排粪。第7天顺利出院，无围手术期并发症的发生。术后病理为中分化腺癌，大小4.5 cm×3 cm，癌组织浸润至黏膜下层，伴淋巴结转移（4/29），上下切缘均阴性。术后随访4个月，未见肿瘤复发转移。结论认为，采用普通腹腔镜器械行单孔完全腹腔镜下根治性全胃切除术安全可行，短期疗效满意。胡林等[39]计算机检索PubMed、EMBASE、万方数据库、CNKI和中国生物医学文献数据库（CBM），2014年10月前发表的有关高BMI与低BMI胃癌患者行腹腔镜胃癌根治术的文献，采用RevMan 5.2软件对所纳入的数据进行荟萃分析，应用Stata 12.0统计软件进行Begg及Egger检验，以评估纳入文献的发表偏倚。结果显示，12项回顾性队列研究共计4 798例患者纳入分析，其中高BMI组1 215例，低BMI组3 583例。Meta分析结果显示：与低BMI组相比，高BMI组患者手术时间延长（SMD=0.64，95% CI=0.35～0.93，P=0.000），失血量较多（SMD=0.63，95% CI=0.24～1.03，P=0.002），清扫淋巴结数量较少（SMD=−0.44. 95% CI=−0.72～0.17，P=0.002），术后总并发症发生率较高（OR=1.44，95% CI=1.19～1.74，P=0.000）；两组间住院时间、术后恢复排气时间及分项比较并发症发生情况的差异无统计学意义（P均>0.05）。结论认为，高BMI会导致腹腔镜胃癌根治术手术时间延长，术中出血量增加，术后并发症发生风险增大。付广华等[40]*回顾性分析2011年5月至2014年7月间于青岛大学附属医院普通外科行腹腔镜胃癌根治术的202例患者的临床病理及影像资料。其中CT测得VFA大于10 000 mm^2者104例（VFA－L组），小于或等于10 000 mm^2者98例（VFA－S组）。比较两组患者的术中及术后相关指标。结果显示，两组患者手术时间、术中出血量及淋巴结清扫数的差异均无统计学意义（P均>0.05）；但VFA－L组较VFA－S组患者的中转开腹率明显增加[9.6%（10/104）*vs.* 2.0%（2/98），P=0.023]。与VFA－S组相比，VFA－L组患者术后并发症的发生率增高[22.1%（23/104）*vs.* 10.2%（10/98），P=0.003]，术后发热时间延长[（3.0±1.3）d *vs.*（2.4±1.1）d，P=0.000]，总住院时间[（18.6±11.8）d *vs.*（15.8～6.0）d，P=−0.039]延长；而两组术后首次排气时间及住院费用差异无统计学意义（P均>0.05）。结论认为，VFA增大会增加腹腔镜胃癌根治术的操作难度和术后并发症发生风险，并延缓患者的术后恢复。于海洋等[41] 2011年1月至2014年4月江苏省盐城市亭湖区人民医院施行近端胃切除的132例早期胃癌患者的资料进行回顾性对照研究。按照消化道重建方式将这些患者分为食管残胃吻合组、空肠间置组和管状胃成形术组，并对这些患者的临床资料和围手术期以及远期临床的效果进行对比分析。分别观察两组手术时间、术后并发症及术后3、6、12个月清蛋白的变化体质量的变化情况。结果显示，食管残胃吻合组、空肠间置组和管状胃成形术组的病例数分别为70、28、34例。3组患者肿瘤大小及分化程度均没有统计学差异。食管残胃吻合组的平均手术时间(165 ± 38) min明显短于其他两组，空肠间置组为(200 ± 43) min，管状胃成形术组为(185 ±41) min；术中出血量管状胃成形术组明显多于其他两组。3组患者术后6个月内均有不同程度的食管反流症状，其中食管残胃吻合组明显高于其他两组，但吻合口瘘及吻合口狭窄发生率3组无统计学差异，其他术后并发症如切口感染、导管相关感染、肺部感染等，3组差异均无统计学意义。3组患者术后3、6、12个月体质量减轻情况，管状胃成形术组明显高于其他两组，但其术后血清清蛋白计量明显低于其他组，差异均有统计学意义($P < 0.05$)。结论认为，尽管手术时间有所延长，但空肠间置术患者术后食管反流症状明显减轻，其他并发症并未增加，且术后体质量及营养恢复优于其他组患者。空肠间置术为近端胃切除术后消化道重建方式的较好选择。王博等[42]方法回顾总结1例胃窦部中分化腺癌患者施行完全腹腔镜下远端胃癌根治术后采用胃空肠非离断 Roux - en - Y 吻合的消化道重建方式的具体方法和术后恢复情况。结果整个手术过程顺利，术后恢复良好，无任何并发症，术后第8天出院。认为，在完全腹腔镜下胃空肠非离断式 Roux - en - Y 吻合操作简便，术后患者并发症少，值得推荐。

6. **淋巴结转移**　宋涛等[43]回顾分析2004年1月至2012年12月收治的696例早期胃癌患者，对比不同组织学类型早期胃癌的临床病理特征，并对其与淋巴结转移的相关性进行单因素及多因素分析。结果显示，与其他类型腺癌相比，早期印戒细胞癌更常见于女性，肿瘤部位常见于胃体中部，印戒细胞癌患者通常是小于50岁的患者($P < 0.001$)，隆起型、混合型少见($P < 0.001$)，差异有统计学意义。在黏膜下入侵的发生率、淋巴管肿瘤浸润、淋巴结转移方面，印戒细胞癌与高分化腺癌相似，但与中、低分化腺癌差异有统计学意义($P < 0.001$)。中、低分化腺癌，肿瘤直径≥20 mm，黏膜下入侵，淋巴管肿瘤浸润，为淋巴结转移的独立危险因素。肿瘤直径<20 mm，且无淋巴管肿瘤浸润的黏膜内印戒细胞癌无淋巴结转移；肿瘤直径≥20 mm，且无淋巴管肿瘤浸润的黏膜内印戒细胞癌表现出较低的淋巴结转移率。结论认为，印戒细胞型早期胃癌的淋巴结转移率及黏膜下入侵率与高分化腺癌相似，无淋巴管肿瘤浸润的印戒细胞型黏膜内胃癌患者可行腹腔镜缩小手术。王亮等[44]纳入分析 D_2 + PAND 的胃癌根治术160例为 D_2 + PAND 组，选择同期施行胃癌 D_2 手术患者160例，作为对照组(D_2 组)，比较两组并发症发生率和生存情况。结果：D_2 + PAND 组和 D_2 组平均手术时间分别为(329.9 ± 102.41) min 和(266.7 ± 90.6) min，平均输血量分别为(564.7 ±752.5) ml 和(459.3 ± 473.4) ml，差异均有统计学意义($P < 0.001$)。两组并发症发生率比较差异无统计学意义。D_2 + PAND 组和 D2 组平均生存期分别为(74.8 ± 7.41)个月和(53.8 ±4.9)个月($P = 0.105$)，中位生存期为36.4个月和23.4个月($P = 0.123$)，无统计学差异。但是分层分析显示，胃癌 T_4 期患者 D_2 + PAND 组和 D_2 组平均生存期分别(28.1 ±4.6)个月和(17.2 ±2.81)个月，差异有统计学意义($P < 0.05$)，对于合并第2站淋巴结转移的胃癌患者，平均生存期分别为(40.8 ± 5.71)个月和(12.6 ± 2.41)个月，差异有统计学意义($P < 0.01$)。结论认为，D_2 + PAND 可改善 T_4 期和存在第2站淋巴结转移进展期胃癌患者的预后。李志刚等[45]选择2013年1月至2014年12月行根治性切除手术的进展期胃癌217例，记录每例患者的淋巴结总数，计算总体淋巴结转移率及 No. 12a，12p 和 No. 12b 淋巴结转移率，并分析 No. 12p 淋巴结转移的相关危险因素。结果显示，217例手术标本共检出淋巴结9 490枚(16~107枚)，平均(43.73 ± 14.05)枚/例。217例中164例有淋巴结转移，总体淋巴结转移率为75.58%，其中61例(28.11%)有 No. 12 淋巴结转移。61例 No. 12 淋巴结转移病例中，50例(23.04%)发现 No. 12a 淋巴结转移，26例(11.98%)发现 No. 12p 淋巴结转移，仅1例(0.46%)发现 No. 12b 淋巴结转移。No. 12p 淋巴结转移的相关危险因素有肿瘤部位、肿瘤侵犯深度、No. 5 及 No. 12a 淋巴结转移。结论认为，进展期胃癌的 No. 12 淋巴结转移有明显规律，有助于指导肝十二指肠韧带淋巴结切除范围。

7. **快速康复外科**　近年来，在消化道肿瘤的治疗中快速康复外科的理念得到了越来越多外科医生的认可，并在临床中实施，对于快速康复外科的研究也多有报道。钱昌林等[46]收集2012年12月至2013年6月80例择期胃恶性肿瘤患者，随机分为快速康复组(FTS 组)和传统治疗组。比较两组患者术后疼痛程度、排气时间、术后住院天数、并发症、住院费用及炎性因子白介素(IL)6、IL - 8、C 反应蛋白

(CRP)、肿瘤坏死因子(TNF－α)的差异。结果显示,FTS 组患者术后疼痛评分和排气时间分别为(2.0 ±0.3)min 和(55 ±3.3)h,低于对照组的(2.7 ±0.4)min 和(72 ±6.5)h($P<0.01$),术后住院时间和总费用分别为(5.6 ±0.6)d 和(2.9 ±0.4)万元,均低于对照组的(7.5 ±0.7)d 和(3.5 ±0.6)万元($P<0.05$),术后炎性因子指标上升幅度较对照组均降低($P<0.05$),两组术后并发症发生率差异无统计学意义($P>0.05$)。结论认为,FTS 理念应用于腹腔镜胃癌根治围手术期可减轻术后疼痛,减轻炎症应激反应,促进胃肠道功能恢复,缩短住院时间及降低总费用,加速了患者术后康复,值得临床推广应用。呙宇兰等[47]将 120 例择期胃癌手术患者随机分成两组:试验组(未胃肠减压组)和对照组(胃肠减压组)。比较两组患者的肛门排气时间、咽喉疼痛、恶心呕吐、腹胀、吻合口瘘及肺部并发症的发生率。结果显示,两组患者在肛门排气时间、肺部感染、腹胀、吻合口瘘等并发症发生率差异无统计学意义($P>0.05$),但是对照组患者咽喉疼痛、恶心呕吐明显多于试验组,差异有统计学意义($P<0.01$)。结论认为,择期胃癌手术不安置胃肠减压是安全可行的。曹战江等[48]对48 例胃肠手术采用区组随机法随机分为研究组23 例及对照组25 例。研究组术前3 h 前口服 25% 葡萄糖溶液 300 ml,比较 2 组术前胃内容物量、pH 值及术后第 1 天的血清高敏 C 反应蛋白(hsCRP)、空腹血糖、胰岛素水平、胰岛素抵抗指数稳态模型(HOMA－IR)。结果显示,2 组均无麻醉及手术并发症。麻醉前 2 组胃内容物量、pH 值差异无统计学意义;术前 2 组 hsCRP、血糖、胰岛素水平、HOMA－IR 差异无统计学意义。术后第 1 天研究组空腹血糖、HOMA－IR 及 hsCRP 均明显低于对照组[(6.514 ±1.15)mmol/L *vs.* (7.494 ±0.57)mmol/L, $P=0.038$;(4.344 ±1.60)*vs.* (6.094 ±2.81), $P=0.043$;(40.454 ±27.02)mg/L *vs.* (80.024 ±38.98)mg/L, $P=0.03$],差异有统计学意义。结论认为,术前口服葡萄糖溶液可明显改善患者术后血糖及 IR,减轻术后炎症反应。肖进[49]选取 240 例拟手术胃癌患者按照随机抽签法分组为对照组与观察组,各 120 例。对照组采用传统常规围手术期处理,观察组实施快速康复外科理念进行围手术期处理。统计与比较 2 组术后首次排气时间、排便时间、拔尿管时间、平均住院时间及费用、下肢深静脉血栓发生率等。结果显示,2 组患者术后首次排气时间、首次排便时间、术后住院时间、住院费用、拔尿管时间与对照组比较,P 均<0.05。观察组术后发生消化道瘘及肺部并发症率分别为 5.00%(6/120)、5.83%(7/120),而对照组分别为 5.83%(7/120)、17.50%(21/120);2 组消化道瘘发生率比较,$P>0.05$;而肺部并发症发生率比较,$P<0.05$。观察组术后下肢深静脉血栓发生率为 2.50%(3/120),明显低于对照组 12.50%(15/120)($P<0.05$)。结论认为,于胃癌术中应用快速康复外科理念可减少下肢深静脉血栓形成,促进胃肠道恢复,减少并发症发生,缩短患者住院时间,减少术后住院费用,因此具有较高安全性和有效性,值得推广应用。陆政昊[50]*选择 2012 年 1~5 月四川大学华西医院胃肠外科中心收治的 44 例胃肿瘤患者作为干预组(术前口服糖水);另以性别、年龄、手术切除方式为基线指标,按照 1∶2 比例进行配对,从 2011 年 6 月至 2012 年 6 月同一中心收治的胃肿瘤患者中选取 88 例作为对照组(常规术前准备)。比较两组患者术中、术后情况。结果显示,干预组手术时间、术中出血量与对照组差异无统计学意义($P>0.05$),两组均无反流误吸发生。两组在胃管拔出时间、胃管引流总量、尿管拔出时间、腹腔引流管拔出时间、肛门排气时间、开始进食流质时间、手术并发症发生率、非手术并发症发生率以及住院时间方面差异均无统计学意义($P>0.05$)。干预组患者腹腔引流总量低于对照组[(197.3 ±118.8)ml *vs.* (269.2 ±207.3)ml, $P=0.019$]。两组患者术后均无 30 d 内再入院者。结论认为,胃肿瘤手术患者术前口服糖水较安全,但与常规术前准备相比,其在患者术后早期康复以及减少术后住院时间方面优势并不明显。舒晓亮等[51]采用双盲、随机对照研究,按随机数表将 67 例行胃切除术后的患者分入研究组(33 例)和对照组(34 例)。两组能量供给为基础能量消耗×1.1(校正系数),氮量供给为 0.2 g/(kg·d)。研究组患者给予国产短肽型肠内营养聚合剂(商品名为力存),对照组患者给予整蛋白型肠内营养聚合剂(商品名为能全力),试验期均为 7 d。统计基础人口学资料和临床资料,分别于术前和术后第 7 天观察两组患者的体重、BMI,评价肠道、肝脏和肾脏等重要脏器营养代谢状况。结果两组间患者的性别和手术方式构成、年龄、体重、BMI、营养风险评分、术后肠内营养开始时间的差异均无统计学意义(P 均>0.05)。两组治疗第 7 天患者的血清清蛋白和前清蛋白水平均显著高于同组治疗前(P 均<0.05),血糖、肌酐、尿素氮、总胆固醇、三酰甘油水平与同组治疗前的差异均无统计学意义(P 均>0.05)。两组间同时间点各项指标的差异均无统计学意义(P 均>0.05)。治疗期间,研究组腹泻、腹胀、腹绞痛、恶心呕吐和误吸的总发生率(54.5%,18/33)显著低于对照组(64.7%,22/34, $P<0.05$),研究组的腹泻发生率显著低于对照组($P<0.05$),两组间腹胀、腹绞痛、恶心呕吐和误吸发生率的差异均无统计学意义(P 均>0.05)。结论认为,国产短肽型肠内营养聚合剂(力存)可明显改善胃切除术后患者的营养状况，且胃肠道耐受性较好，是一种较安全有效的肠内营养聚合剂。

8. **围手术期及手术并发症处理** 张宇飞等[52]* 回顾性分析解放军南京第八一医院普通外科 2000 年 1 月至 2013 年 12 月间 41 例合并肝硬化胃癌手术患者的临床资料，采用 Logistic 回归模型分析术后并发症的危险因素。结果显示，全组无手术死亡病例，术后 27 例(65.9%)患者出现并发症，按发病频数依次为腹水(15 例)、肺部感染(8 例)、出血(5 例)、切口感染(4 例)、术后肝肾功能障碍(4 例)、胃排空延迟(3 例)、膈下感染(2 例)和胰瘘(1 例)。多因素回归分析显示，肝功能 Child 分级($OR = 27.96$, 95% $CI = 1.16 \sim 672.23$)、血清清蛋白($OR = 17.98$, 95% $CI = 1.28 \sim 253.36$)和术中出血量($OR = 10.60$, 95% $CI = 1.21 \sim 92.82$)是术后并发症的独立危险因素。结论认为，对于合并肝硬化的胃癌患者，应积极进行围手术期处置，调整术前 Child 分级，并于术中遵循损伤控制原则，减少出血量，从而有效减少术后并发症的发生。鉴谧[53]* 选择 2007 年 9 月至 2011 年 9 月在山东大学齐鲁医院手术治疗的 77 例食管胃结合部腺癌，分别于术后采用便携式 pH 监测仪进行食管 24 h pH 监测，对比分析不同手术后食管酸碱暴露的特点。结果显示，本组 77 例患者中行全胃切除术 25 例，行近端胃切除术加幽门成形术 33 例，单纯行近端胃切除术 19 例。单纯行近端胃切除组酸反流总次数、超过 5 min 的酸反流次数、最长的酸反流时间(min)、pH <4.00 的总时间和 DeMeester 积分均高于近端胃切除术加幽门成形术组($U = 32$, $P < 0.01$; $U = 35$, $P < 0.01$; $U = 23$, $P < 0.01$; $U = 39$, $P < 0.01$; $U = 49$, $P < 0.01$)，全胃切除组所有病例仅显示碱性反流(pH >7.00)。近端胃切除术加幽门成形术组碱反流总次数低于全胃切除组($U = 52$, $P < 0.01$)和单纯行近端胃切除组($U = 182$, $P < 0.05$)，而近端胃切除术加幽门成形术组最长碱反流时间、pH >7.00 总时间均长于全胃切除($U = 125$, $P < 0.01$; $U = 143.5$, $P < 0.01$)和单纯行近端胃切除组($U = 23.5$, $P < 0.01$; $U = 14$, $P < 0.01$)。结论认为，近端胃切除术中行幽门成形术后碱性反流比较严重。幽门成形术可能加重碱性反流，并且不会减轻酸性反流。全胃切除术和不行幽门成形的近端胃切除术治疗食管胃结合部腺癌在阻止碱性反流方面效果更优。苏永辉[54] 回顾性分析行胃癌根治术的 712 例患者临床资料。其中标准胃癌根治术 604 例，扩大胃癌根治术 108 例。淋巴结清扫过程中淋巴管断端予结扎患者 462 例，淋巴管断端予电凝 250 例。胃癌根治术后淋巴瘘患者采用全胃肠外营养联合奥曲肽治疗。结果总共有 35 例(4.92%)患者术后发生腹腔淋巴瘘，而行扩大胃癌根治术患者术后淋巴瘘发生率(10.19%)比行标准胃癌根治术患者(3.97%)高($P = 0.006$)。术中淋巴管断端电凝患者术后淋巴瘘发生率(7.6%)比淋巴管断端结扎患者(3.46%)高($P = 0.015$)。31 例患者经禁食、全胃肠外营养、皮下注射奥曲肽治愈，4 例患者加用泛影葡胺冲洗治愈。结论认为，胃癌根治术中淋巴管结扎可以减少术后淋巴瘘发生率，全胃肠外营养联合奥曲肽是胃癌根治术后淋巴瘘一种有效的治疗方法。蒋阳平等[55] 回顾性分析 2009 年 1 月至 2013 年 8 月行胃癌根治术的 637 例患者临床资料，将患者分为淋巴瘘组 38 例和非淋巴漏组 599 例，组间一般资料差异比较采用 t、χ^2 检验，术后淋巴瘘并腹腔感染的相关危险因素采用多因素 Logistic 回归分析。结果显示，637 例患者中发生淋巴瘘并腹腔感染 38 例，感染率为 5.97%；淋巴瘘组与非淋巴瘘组 TNM 分期、手术方式、手术时间比较，差异均有统计学意义($P < 0.05$)；多因素 Logistic 分析显示，TNM 分期($OR = 2.371$)、手术方式($OR = 4.167$)是胃癌根治术后腹腔淋巴瘘并腹腔感染的独立危险因素；35 例淋巴瘘并腹腔感染患者经保守治疗后治愈，1 例死于重症感染。结论认为，胃癌根治术后腹腔淋巴瘘并腹腔感染与肿瘤 TNM 分期及手术方式密切相关，应在术中注意预防；术后充分引流和保守治疗效果良好。韦炳邓等[56] 选取湖北省武汉市黄陂区人民医院外二科行胃癌切除术的患者 160 例，回顾性分析与总结术后切端癌残留的数据。结果显示，胃癌切除术患者术后切端癌残留率为 11.3%。① 在切除类型里，根治性胃癌切除术切端癌残留 13 例高于姑息性胃切除术患者 5 例，但术后根治性的切端癌残留率 8.7% 低于姑息性的切端癌残留率 50.0%；② 在切除的范围里，全胃切除的切端癌残留率 1.7% 显著低于近、远端的(20.0%，12.5%)，差异具有统计学意义($P < 0.05$)；③ 在临床特点里，切端癌的残留与肿瘤的分化程度、类型及淋巴结的转移数目有关，而与患者的年龄、肿瘤的浸润深度及肿瘤的直径大小无明显的关联。结论认为，姑息性切除、分化程度较高及淋巴结转移的数目大于 7、Borrmann Ⅳ型胃癌切除术患者，术后出现切端癌残留率较高。由此可见，切端癌的残留率与瘤体的大小、类型、分化程度及分期有关。

9. **腹腔化疗** 夏渭超等[57]* 回顾性分析 2010 年 3 月至 2013 年 10 月间在南方医科大学南方医院普通外科接受腹腔镜姑息性切除术后腹腔热灌注化疗(100 mg 顺铂、1 000 mg氟尿嘧啶、2 000 ml 生理盐水)的 37 例胃癌并腹膜转移患者的临床病理资料，观察患者近期疗效及不良反应发生情况。结果显示，18 例患者获完全缓解，4 例获部分缓解，8 例疾病稳定，7 例疾病进展，肿瘤总缓解率为 59.5%

(22/37);Karnofsky 功能状态评价获显著改善者 6 例,改善者 13 例,稳定者 10 例,进展者 8 例,改善与稳定患者占 78.4%(29/37)。严重不良反应(Ⅲ/Ⅳ级)3 例(8.1%),其中腹痛 2 例(Ⅲ级)、恶心呕吐 1 例(Ⅲ级)。结论认为,胃癌并腹膜转移腹腔镜姑息性切除术后应用顺铂联合氟尿嘧啶方案的腹腔热灌注化疗是安全的,对延缓肿瘤进展具有一定作用。李森等[58]回顾性分析 2012 年 6 月至 2014 年 3 月期间哈尔滨医科大学附属第三医院胃肠外科收治并接受腹腔脱落细胞检查的 185 例胃癌患者的临床病理资料。按照腹腔冲洗生理盐水量的不同分为 200 ml 组(40 例)、500 ml 组(45 例)和 1 000 ml 组(100 例),比较 3 组患者腹腔脱落细胞的阳性检出率,并分析在检出率最高组患者中影响腹腔脱落细胞检出率的临床病理因素。结果显示,200 ml 组、500 ml 组和 1 000 ml 组患者的脱落细胞检出率分别为 5%(2/40)、11%(5/45)和 19%(19/100),200 ml 组与 1 000 ml 组比较,差异有统计学意义($P = 0.036$);两组分别与 500 ml 组比较,差异均无统计学意义(P 均 > 0.05)。对 1 000 ml 组进行多因素 Logistic 回归分析显示,患者年龄小于 60 岁($OR = 12.31$;95% $CI = 2.05 \sim 74.11$, $P = 0.006$)、肿瘤环周生长($OR = 0.09$;95% $CI = 0.01 \sim 0.84$, $P = 0.034$)和肿瘤浸润深度为 T_4($OR = 0.09$;95% $CI = 0.01 \sim 0.56$, $P = 0.010$)是影响腹腔脱落细胞阳性检出率的独立危险因素。结论认为,适当增加冲洗量可提高腹腔脱落细胞阳性检出率;对于年龄较轻、肿瘤环周生长及肿瘤侵犯浆膜的患者,建议冲洗量不少于 1 000 ml。

10. 预后评估　李勃等[59]*选取 2008 年 1 月至 2009 年 11 月无远处转移、接受胃癌根治术、术后病理检查确诊为胃腺癌且切缘肿瘤无残留、临床病理和随访资料完整的 288 例胃癌患者为研究对象。整理临床病理指标并分析不同上切缘(PRM)距离、下切缘(DRM)距离与临床病理指标的相关性,多因素分析胃癌预后相关独立危险因素,分析不同 PRM、DRM 距离与胃癌术后生存的关系。结果显示,PRM 距离增大与病灶位于胃下 1/3 显著相关($P < 0.001$);DRM 距离增大与肿瘤 T 分期较早($P = 0.0442$)、病灶位于胃中 1/3($P = 0.0084$)、病灶较小($P = 0.0241$)、术前血清肿瘤标记物正常($P = 0.0132$)和全胃切除术($P = 0.0017$)相关。单因素分析提示:PRM 距离($P = 0.650$)及 DRM 距离($P = 0.095$)不是影响胃癌生存的主要因素,PRM 距离及 DRM 距离在局部区域复发与远处复发间差异无统计学意义。多因素分析提示:N 分期、病灶部位、病灶大小、淋巴管侵犯是胃癌预后的独立危险因素;不同 PRM 距离($P = 0.650$)、DRM 距离($P = 0.095$)对胃癌生存的影响差异无统计学意义。亚组分析结果提示:PRM 距离对 $N_0 + N_1$ 组内生存的影响差异无统计学意义($P = 0.312$),而 DRM 距离对于 N_0 + N 组内生存的影响差异有统计学意义($P = 0.011$)。结论认为,PRM、DRM 距离并非影响胃癌术后生存的独立危险因素,但是 DRM 距离 >2 cm 在淋巴结转移数目 <3 个的胃癌患者中能显著改善 R_0 切除术后预后。

(二)胃肠道间质瘤

吴剑宏等[60]回顾性分析于 2004 年 9 月至 2013 年 12 月之间纳入胃肠间质瘤(GIST)援助项目数据库的患者共 385 例,重点收集肿瘤基本情况、初始治疗、疾病进展、再次治疗策略、基因突变、疗效评估等信息,进行统计比较分析疾病进展的影响因素及治疗效果差异。结果显示,胃肠间质瘤有较高的疾病进展率,疾病进展率受危险度、肿瘤部位、是否破裂、基因突变类型影响较大(P 均 < 0.05)。不同治疗策略临床获益率不同。结论认为,个体化、精细化的治疗策略对于胃肠间质瘤疾病进展后的治疗十分重要,应积极推荐所有胃肠间质瘤患者进行基因突变检测。苏纯洁等[61]回顾性分析 2009 年 9 月至 2013 年 12 月行手术治疗的 98 例胃间质瘤患者,其中腹腔镜联合胃镜治疗者 46 例(双镜组)、单纯腹腔镜治疗者 52 例(腹腔镜组),比较两组患者手术结果和预后。结果双镜组的手术时间、术中出血量分别为(102.4 ± 32.4)min 和(54.2 ± 12.6)ml,显著低于腹腔镜组(122.6 ± 42.4)min、(72.4 ± 15.4)ml,差异有统计学意义(P 均 < 0.05)。两组患者术后进食时间、术后住院时间、住院费用、术后并发症发生率的差异无统计学意义(P 均 > 0.05)。双镜组 42 例随访 6~54 个月,平均(30.5 ± 8.9)个月,腹腔镜组 48 例随访 7~53 个月,平均(31.0 ± 9.2)个月,均无复发转移。结论认为,腹腔镜联合胃镜治疗胃间质瘤是安全而有效的,较单纯腹腔镜而言,可以减少手术时间和术中出血量。高业博等[62]回顾性分析 2006 年 1 月至 2011 年 5 月间河南省肿瘤医院收治的首次进行外科治疗且经病理证实的 35 例胃肠道外胃肠间质瘤患者的临床及随访资料,采用 SPSS17.0 进行统计学分析,计数资料用卡方检验,应用 Kaplan-Meier 曲线计算生存率,影响生存率的单因素分析采用 Log rank 检验,多因素预后分析应用 Cox 回归模型(向前逐步回归法)。结果显示,全组患者 1、2、3 年生存率分别为 81.6%、57.3%、35.3%;接受 R_0 切除的患者术后复发或转移 18 例(51.4%)。Cox 多因素回归分析显示,肿瘤复发或转移($RR = 2.269$, 95% $CI = 1.055 \sim 4.880$)、周围组织侵($RR = 3.386$, 95% $CI = 1.142 \sim 10.044$)、肿瘤出血坏死($RR = 3.015$, 95% $CI = 1.120 \sim 4.880$)及肿瘤破裂($RR =$

8.085,95% CI = 2.517 ~ 25.967)是影响本组 EGIST 患者预后的独立因素。结论认为,EGIST 患者症状隐匿,不易诊断,首次就诊时肿瘤体积往往较大。肿瘤复发或转移、周围组织侵犯、肿瘤出血坏死及肿瘤破裂是影响本组 EGIST 患者预后的独立因素。王超等[63]回顾性分析北京大学人民医院胃肠外科 2004 年 10 月至 2014 年 10 月间接受手术治疗的 42 例食管胃结合部胃肠间质瘤患者的临床病理资料。其中开腹手术 20 例(开腹组),腹腔镜手术 22 例(腹腔镜组),比较两组患者的短期疗效和长期预后。结果显示,两组患者临床资料一致性良好。在短期疗效方面,腹腔镜组术后排气时间、术后恢复活动时间、术后进食时间和术后住院时间均明显少于开腹组(P < 0.05);手术相关并发症发生率腹腔镜组与开腹组差异无统计学意义(0 *vs.* 10%, P = 0.221)。在远期疗效方面,腹腔镜组与开腹组 5 年无病生存率差异无统计学意义(100% *vs.* 89%, P = 0.384)。结论认为,腹腔镜手术治疗食管胃结合部胃肠间质瘤的短期疗效优于开腹手术,长期预后与开腹手术相当。邓文杰等[64]对 2011 年 6 月至 2013 年 6 月间接受双镜联合手术治疗的 30 例胃间质瘤患者的临床资料进行回顾性分析。30 例胃间质瘤患者中男性 16 例,女性 14 例,年龄 40 ~ 70 岁,18 例有上消化道不适,2 例有上消化道出血症状,其余 10 例为体检发现,无明显症状、体征,胃镜检查示黏膜下隆起;超声胃镜示病灶处呈低回声或强回声,边界清楚,内部回声均匀,位于黏膜下层或固有肌层。术前所有病例均行超声胃镜和 CT 检查报告提示胃间质瘤,其中 20 例位于胃体前壁,6 例位于胃体后壁大弯侧,4 例位于胃底小弯侧,直径 1.5 ~ 3.0 cm,边界清楚。结果手术均获成功,无中转开腹和手术死亡病例。手术时间(60 ± 15)min,术中出血量(30 ± 10)ml,术后胃肠功能恢复时间(24 ± 8)h,术后住院(5 ± 2)d,无术后并发症出现,随访 12 ~ 36 个月,未见肿瘤复发和远处转移。结论认为,腹腔镜联合胃镜治疗胃间质瘤是安全可行,具有微创、恢复快的特点,疗效满意。严鹏等[65]回顾性分析 2002 年 1 月至 2013 年 12 月间在第三军医大学西南医院接受手术治疗的最大径小于 10 cm 并经病理证实的 226 例胃 GIST 患者的临床资料。其中腹腔镜手术 158 例(腹腔镜组)、开腹手术 68 例(开腹组)。比较两组患者的临床疗效相关指标,再将腹腔镜组患者按照手术先后顺序分为 4 组(A 组 39 例、B 组 39 例、C 组 39 例和 D 组 41 例),以比较其手术的时间。结果显示,与开腹组相比,腹腔镜组患者的手术时间缩短[(138.8 ~ 69.2)min *vs.* (173.3 + 74.5)min, P = 0.001],术中出血减少[30 ml *vs.* 125 ml, P = 0.000],术后首次排气时间[(3.2 ~ 1.1)d *vs.* (3.8 ± 1.1)d, P = 0.000]和开始进食时间[(3.9 ~ 1.5)d *vs.* (4.7 ~ 1.5)d, P = 0.000]提前,住院时间缩短[(8.1 ± 2.3)d *vs.* (10.0 + 2.6)d, P = 0.001]。腹腔镜 A、B、C 和 D 组的手术时间分别为(181.0 ± 81.2)min、(124.7 ± 57.8)min、(126.9 ± 67.9)min 和(123.4 ± 51.8)min,差异有统计学意义(P = 0.001);A 组手术时间明显长于其他 3 组(P < 0.05)。全组中位随访时间 32(5 ~ 104)个月,腹腔镜组随访率 86.1%(136/158),1、3、5 年生存率分别为 98.7%、90.7% 和 72.8%;开腹组随访率 86.8%(59/68),1、3、5 年生存率分别为 98.3%、87.1% 和 83.1%,差异无统计学意义(P = 0.164)。结论认为,腹腔镜手术切除最大径小于 10 cm 的胃 GIST 是安全可行的。腹腔镜胃 GIST 手术的学习曲线约为 40 例。张庆元等[66]*回顾性分析 2000 年 1 月至 2013 年 7 月间中山大学附属第一医院收治并接受手术治疗的 36 例十二指肠 GIST 患者的临床病理资料。其中 15 例行肿瘤局部切除术,8 例行十二指肠节段切除术,12 例十二指肠降部肿瘤行胰十二指肠切除(PD)术,另 1 例因合并肝转移仅行肝脏转移瘤切取活检术。比较 PD 术和非 PD 术后患者的临床疗效。结果显示,全组 36 例患者术后有 9 例(25%)出现并发症,均为 PD 术后患者,除 1 例并发急性胰腺炎、胰瘘及腹腔感染的患者外,均经积极治疗后好转或痊愈。中位随访 54 个月,5 年总体生存率(OS)和 5 年无复发生存率(PFS)分别为 78.1% 和 72.1%,其中 PD 术和非 PD 术后患者 5 年 OS 分别为 61.1% 和 61.1%,5 年 PFS 分别为 85.8% 和 78.8%,差异均无统计学意义(P = 0.71 和 P = 0.89)。结论认为,对于十二指肠 GIST 患者,局部切除或节段切除术与 PD 术预后相当,但可明显降低术后并发症的发生率。建议在保证瘤体 R_0 切除的前提下,优先考虑损伤范围较小的局部切除或节段切除术。吴晓燕等[67]回顾性分析天津医科大学总医院 2009 年 1 月至 2014 年 12 月经手术治疗的 34 例十二指肠 GIST 患者的临床病理资料和随访资料,就行局限性切除术(LR)26 例、胰十二指肠切除术(PD)8 例两种术式选择依据及临床预后进行分析。结果显示,PD 较 LR 术中出血量、肿瘤大小、并发症发生率、术后无复发存活率以及肿瘤危险度分级差异无统计学意义(P > 0.05);LR 较 PD 手术时间[(185 ± 102)min *vs.* (420 ± 135)min]、术后住院时间[(24 ± 15)d *vs.* (33 ± 16)d]明显缩短,差异有统计学意义;PD 的选择与肿瘤系膜侧边缘距十二指肠乳头的位置及是否侵犯胰腺有关。结论认为,十二指肠 GIST 手术方式主要取决于肿瘤系膜侧边缘距乳头的位置及是否侵犯胰腺,在肿瘤系膜侧边缘距乳头位置 > 2 cm 且无胰腺侵犯的前提下,LR 手术应作为治疗的首选。张昊等[68]回顾性分析青岛大学附属医院2006年12月至2014年12月确诊的DNEC 9例临床资料。结果显示,9例患者中,男性6例,女性3例,发病年龄48~75岁不等,平均61.5岁,男女比例2∶1。主要临床表现包括上腹痛7例,皮肤巩膜黄染4例,黑便1例,1例无症状。病变好发于十二指肠降段,多为单发。5例行胰十二指肠切除术,2例行局部手术切除,1例行胃大部切除术,1例行逆行胰胆管造影胆管支架置入术(ERCP)缓解症状。术后随访3~40个月。5例行根治性切除患者,4例健在,1例发生肝转移而死亡;4例行姑息性治疗患者,1例健在,2例死亡,1例失访。结论认为,DNEC临床表现无特异性,内镜及病理免疫组化检查是早期诊断的重要手段,应积极手术治疗,改善患者预后。刘天舟等[69]报道吉林大学第二医院胃肠外科分别于2013年12月10日和2014年10月31日收治的2例十二指肠升部GIST病历资料(病例1和病例2)。并检索2000年以来的国内外相关文献进行复习。结果显示,病例1和病例2分别因左上腹部不适和查体发现肿物就诊,分别接受了腹腔镜下肿瘤局部切除和开腹小肠部分切除、十二指肠空肠端侧吻合手术并留置空肠营养管治疗。术后病理证实分别为低度危险GIST和高度危险GIST。病例2术后口服伊马替尼400 mg/d治疗;2例患者随访至今,无复发及转移。检索文献共获得11例十二指肠升部GIST病例的相关信息,其中男性9例,女性4例;中位发病年龄55(40~81)岁;体检时发现腹部异常而就诊者5例,腹痛4例,排黑粪3例;肿瘤大小差异较大(2.5~20 cm),低度危险6例,高度危险5例均行手术治疗,其中肿瘤局部切除3例,肠管切除8例,吻合方式为十二指肠空肠吻合;术后仅1例患者口服伊马替尼辅助治疗。随访11例患者无病生存期6~76个月。结论认为,十二指肠升部GIST临床少见,术前诊断困难;治疗主要为手术切除,预后尚可。方勇等[70]对上海复旦大学附属中山医院2000年1月至2013年12月收治的80例十二指肠GIST患者的临床资料和随访资料进行回顾性分析。结果显示,80例十二指肠GIST患者中,男38例,女42例,中位年龄54岁;临床以腹痛[30例(37.5%)]和出血[29例(36.3%)]为主要症状。所有患者术前均未行靶向药物治疗。39例行十二指肠局部切除,18例行十二指肠肠段切除,23例行胰十二指肠切除术;手术均为R_0切除。有30例患者术后服用伊马替尼,其中11例患者为术后转移复发者。中位随访时间为52.5(9~166)个月,1、3和5年总生存率(OS)分别为100%、98.3%和96.1%;无复发生存率(RrS)分别为96.2%、90.6%和78.6%。Cox回归分析结果显示:肿瘤最大直径大于5 cm、核分裂象大于5/50 HPF以及NIH危险度分级为中危和高危是影响预后的危险因素。不同手术方式的RFS和OS差异并无统计学意义($P>0.05$)。结论认为,十二指肠GIST仍以外科治疗为主,应根据肿瘤的大小和位置选择最佳的手术方式,必要时辅以靶向药物治疗。邱云峰等[71]回顾性分析上海市宝山区大场医院2000年1月至2013年12月间收治的21例胃神经鞘瘤的临床病例资料,回顾参数包括一般资料统计、临床表现、诊断方法及治疗方法等。结果主要临床表现为腹痛、腹部肿块和上消化道出血。术前经B超、上消化道钡剂造影、胃镜、CT及超声内镜检查,仅确诊2例,余均误诊。本组均手术治疗,行胃局部切除术6例,胃大部分切除术13例,根治性胃次全切术2例。2例恶性胃神经鞘瘤患者分别于术后14个月和36个月死于肺转移,良性者效果良好。结论认为,胃神经鞘瘤是一种比较罕见的间质源性肿瘤,临床表现缺乏特异性,术前确诊率低,临床上以良性多见。该病对化疗、放疗不敏感,手术切除是治疗的唯一方法。唐磊等[72]前瞻性连续人组29例经病理证实,至少有1个长径>1 cm的靶病灶,口服甲磺酸伊马替尼单药治疗的不可切除GIST患者。患者在治疗前、治疗后2周及治疗后3个月接受MRI检查,并对靶病灶进行连续监测。测量病灶整体ADC值(ADC_{entire}值)、DWI显著高信号区域ADC值(ADC_{min}值)和T_2WI肿瘤长径(LD),计算治疗后2周LD值变化率(%△LD)、ADC_{min}值变化率(%△ABC_{min})及ADC_{entire}值变化率(%△ADC_{entire})。根据疗效综合评判标准,将病灶分为治疗有效组和反应不良组。两组间各量化值及其早期变化率的比较采用t检验或*Mann-Whitney U*检验;以疗效判断综合标准为金标准,采用ROC曲线判断各参数值预测疗效的效能。结果显示,29例患者共82个病灶纳入观察,治疗有效组病灶57个,反应不良组病灶25个。治疗有效组治疗前基线ADC_{min}值和ADC_{entire}值均低于反应不良组[ADC_{min}值分别为$(0.90\pm0.27)\times10^{-3}$和$(1.15\pm0.29)\times10^{-3}mm^2/s$,$t=3.673$,$P<0.01$;$ADC_{entire}$值分别为$(1.06\pm0.26)\times10^{-3}$和$(1.31\pm0.32)\times10^{-3}mm^2/s$,$t=3.698$,$P<0.011$];两组病灶治疗前长径差异无统计学意义($P>0.05$)。GIST靶向治疗2周后,治疗有效组和反应不良组%△ADC_{min}、%△ADC_{entire}和%△LD差异均有统计学意义(%△ADC_{min}分别为48%和3%,$Z=-5.310$,$P<0.01$;%△ADC_{entire}分别为45%和2%,$Z=-5.768$,$P<0.01$;%△LD分别为-6%和-1%,$Z=-2.752$,$P<0.01$)。治疗前ADC_{min}值、ADC_{entire}值及LD值预测疗效的曲线下面积分别为0.735、0.721和0.503,治疗2周后%△ADC_{min}值、%△ADC_{entire}值及%△LD预测疗效的曲线下面积分别为0.859、0.877和

0.694。以% $\triangle ADC_{min}$值≥13%为截点预测治疗有效，敏感度和特异度分别为0.842和0.760；以% $\triangle ADC_{entire}$值≥22%为截点预测治疗有效，敏感度和特异度分别为0.862和0.800。结论认为，GIST靶向治疗后2周ADC值变化率对疗效的预测效能优于长径变化率和治疗前基线ADC值，反映肿瘤整体特性的ADC_{entire}值预测效能优于仅反映肿瘤高活性部分的ADC_{min}值。

（三）儿童先天性肥厚性幽门狭窄

刘红波等[73]回顾分析2011年1月至2014年6月我院为82例先天性肥厚性幽门狭窄患儿行腹腔镜幽门环肌切开术的临床资料，其中男65例，女17例，15~183 d，平均(45.0±5.5)d，体重2.0~5.2 kg，平均体重(3.0±0.3)kg。临床表现为进行性加重的喷射性呕吐，呕吐物为奶及奶块，不含胆汁。术前B超示：幽门肌层厚度0.4~0.6 cm，并行上消化道造影示：幽门管呈鸟嘴样改变，确诊为先天性肥厚性幽门狭窄。结果显示，82例手术均顺利完成，无一例中转开腹。手术时间20~50 min，平均(30±5)min，术后4~6 h即可进食糖水15~30 ml，2 h无呕吐，给予等量母乳，术后48 h恢复正常喂养，平均住院(6±1)d，无一例发生切口感染等并发症。术后随访1~24个月，患儿体重增加，发育良好。结论认识，腹腔镜幽门环肌切开术操作安全有效，具有进食早、手术创伤小、康复快、美容效果好等优势，值得推广应用。张悦等[74]*回顾性分析我院2013年3月至2014年7月开展的腹腔镜幽门切开术76例资料，其中经脐组33例(在脐缘放置3个troear)，传统三孔组43例。比较2组手术时间、术中出血量、术后住院时间及并发症等指标，术后1个月采用温哥华瘢痕评定量表进行评分。结果显示，76例手术均获成功，术后无并发症发生，2组住院时间、术中失血、术后并发症等差异无显著性。经脐组手术时间长[(40.3±20.2)min *vs.* (26.4±15.8)min，$t=3.272$，$P=0.002$]，但瘢痕评分明显优于传统组[(2.9±2.7)分 *vs.* (5.1±3.2)分，$t=-3.256$，$P=0.001$]。结论认为，经脐单一部位切口腹腔镜幽门括约肌切开术安全可行，瘢痕隐蔽，值得在临床推广。陈建雷等[75]统计2012年8月至2013年12月，我科应用腹腔镜经脐单一部位行幽门环肌切开术治疗小儿先天性肥厚性幽门狭窄30例。术中在脐部置入5 mm trocar，放置腹腔镜，在脐环皱褶旁右侧放置2个3 mm trocar，先后置入电钩、抓钳和幽门分离器，完成幽门环肌切开术。结果显示，30例手术顺利完成，无中转开腹。手术时间25~55 min(35.9±12.1)min，无并发症发生。术后6 h拔除胃管，从喂糖水逐渐过渡至喂奶。术后住院3~6 d(3.8±1.1)d。切口隐蔽且美观。30例术后随访3~6个月，生长发育均恢复正常，脐部外观美观，几乎无法观察到手术瘢痕。结论认为，经脐一单部位腹腔镜下幽门环肌切开术治疗小儿先天性肥厚性幽门狭窄安全可靠，疗效满意，切口隐蔽且美观。

（四）胃十二指肠其他疾病

岳晓红等[76]回顾性分析2006年1月至2013年1月郑州大学第一附属医院和第二附属医院外科收治的15例GCP患者的临床资料。结果显示，本组15例GCP患者中男9例，女6例，平均年龄为(55±10)岁。临床表现不具有特征性，以上腹部疼痛不适、急性上消化道出血、消化不良伴体重减轻等症状为主。电子胃镜、CT或超声内镜检查提示有胃黏膜下层广泛不规则隆起或伴有腔内肿块的表现，普通活检或套扎活检均未获得黏膜下层组织病变信息。15例GCP患者中行近端胃大部切除4例，远端胃大部切除3例，胃楔形切除1例，全胃切除7例，术后均未见复发，其中13例随访2年无异常，2例1年后失访。结论认为，GCP是一种罕见的胃部病变，易与胃间质瘤、巨大肥厚性胃炎等混淆，且偶与恶性肿瘤伴随存在，并有潜在恶变的可能性，手术治疗预后良好。张庆鹏等[77]回顾性分析2006年1月至2014年6月在解放军总医院因急腹症接受腹腔镜手术138例65岁以上患者的临床资料(腹腔镜组)，并与同期接受开腹探查手术的170例65岁以上急腹症患者临床资料(开腹组)进行比较分析。结果显示，腹腔镜组与开腹组相比，术中出血量减少[(107.1±47.7)ml *vs.* (163.6~106.5)ml，$P=0.000$]，术后并发症发生率降低[2.9%(4/138) *vs.* 12.9%(22/170)，$P=0.022$]，住院时间缩短[(10.5±7.5)d *vs.* (16.5±9.9)d，$P=0.044$]，术后下地活动时间和术后胃肠功能恢复时间提前[(25.6±7.7)h *vs.* (33.2±5.6)h，$P=0.020$；(36.9±9.1)h *vs.* (49.3±10.6)h，$P=0.031$]。急性阑尾炎、上消化道穿孔和肠梗阻患者腹腔镜组在住院时间、术后下地活动时间、术后胃肠功能恢复时间和术中出血量等方面明显优于开腹组($P<0.01$)；而对于结肠穿孔和肠系膜血管病变患者，两组在住院时间、术中出血量和术后胃肠功能恢复时间等方面差异无统计学意义($P>0.05$)。结论认为，腹腔镜手术对于65岁以上急腹症尤其急性阑尾炎、上消化道穿孔和肠梗阻患者安全有效。严小鹏等[78]磁压榨胃造瘘磁性装置包含一对带孔的圆柱状子磁体和母磁体。其中母磁体的孔内固定有14F胃管。健康雄性杂交犬4只，胃镜下将借助斑马导丝将子磁体送至犬胃体部，然后在犬左上腹切开皮肤并分离肌层至腹膜，将母磁体置于腹膜外，胃内子磁体和腹膜外母磁体自动相吸压榨胃壁和腹膜。利用穿刺针将夹在子磁体和母磁体之间的腹膜和胃壁反复穿刺打通，磁压榨胃造瘘术即完成。术后2周开腹观察瘘口形成情况并获取造瘘口标本。结果显示，4只实验犬手术均获成功，手术时间为11～15 min。术后可快速通过胃造瘘建立肠内营养通道，造瘘管通畅性良好。术后2周开腹可见造瘘口胃壁与腹膜愈合良好，腹腔无粘连。结论认为，磁压榨技术联合内镜实施胃造瘘操作简单、创伤小、安全性高，有望向临床推广。时强等[79]回顾性分析2008年1月至2013年12月复旦大学附属中山医院内镜中心采用ESD治疗的36例残胃早期癌或癌前病变患者的临床资料，分析患者的术中、术后及随访情况。结果显示，所有患者均顺利完成ESD，肿瘤完整切除率为100%（36/36）。切除病变平均最大直径为1.5（0.6～4.5）cm。术中出血2例，均经内镜下止血成功；平均手术时间40（10～80）min；术后1～3 d发生迟发性出血2例，经内镜下止血成功。全组无术中穿孔或迟发性穿孔的发生。术后病理示：轻中度异型增生12例，高级别上皮内瘤变7例，增生性息肉16例及印戒细胞癌1例。印戒细胞癌为T_1期，于ESD术后7 d行残胃全部切除术加淋巴结清扫，术后失访。全组患者治愈性切除率为97.2%（35/36）。35例患者中位随访36（6～78）个月，自诉无明显不适，胃镜检查无复发。结论认为，ESD是治疗残胃早期癌或癌前病变安全有效的方法。贾秀艳等[80]收集2009年6月至2013年10月经Olympus GIF－XQ260型电子胃镜检查的患者，对其临床表现、内镜及病理学特点进行分析。结果显示，39 171例患者中，原发性十二指肠癌检出25例（0.066%），组织病理学以腺癌居多19例（76.0%），尤以息肉型腺癌多见，其中发生于乳头部12例（48.0%）。结论认为，原发性十二指肠癌发病率低，临床上易误诊及漏诊；内镜是十二指肠癌早期筛查的重要方法，结合病理学检查可以对其早期诊断。姚震旦等[81]回顾性分析2009年4月至2014年4月北京大学肿瘤医院胃肠肿瘤微创外科连续性施行的腹腔镜辅助及开腹胃癌根治术的310例患者的临床资料。腹腔镜组患者278例，开腹组患者32例。按照POSSUM评分系统计算两组患者术前生理学评分（PS）和手术创伤评分（OS），并预测并发症发生率（R_1）；比较开腹组患者R1与实际并发症发生率的差异；腹腔镜组患者POSSUM评分采用传统和改良（对OS中手术范围的划分进行调整，分为R_1传统和R_1改良）两种评分系统，比较两种评分系统下腹腔镜组患者R_1与实际并发症发生率的准确性；同时比较术前不同生理状态患者（低分组：PS≤20；高分组：PS≥21）腹腔镜与开腹手术后并发症发生率的高低。结果显示，POSSUM评分系统对开腹组患者术后并发症发生率的预测准确性尚可，其预测和实际并发症发生率的比值（E∶O）为1.2∶1.0。腹腔镜组患者R_1改良为29.1%，实际发生率为23.4%，E∶O改良为1.2∶1.0，其准确性优于R_1传统（38.5%，E∶O传统为1.6∶1.0）。无论是改良POSSUM评分系统对于腹腔镜组患者，还是传统POSSUM评分系统对于开腹组患者，低危患者R_1与实际并发症发生率相符，其E∶O分别为1.0∶1.0和0∶0；但在中、高危患者中，POSSUM评分系统均高估了患者术后的并发症发生率，腹腔镜组E∶；O分别为1.6∶1.0和1.9∶1.0；开腹组E∶O分别为1.2∶1.0和1.3∶1.0。对于术前一般状况较差（PS≥21）的患者，选择腹腔镜手术，术后实际并发症发生率低于开腹组（27.3% *vs.* 5/7，P＝0.020）。结论认为，改良后的POSSUM评分系统较传统POSSUM评分系统能相对准确地预测腹腔镜辅助胃癌根治术后并发症发生率；对于术前生理状况较差的胃癌者，选择腹腔镜手术可以有效降低术后并发症发生率。

（五）胃转流手术治疗代谢性疾病

Roux－en－Y胃旁路术（RYGB）与胃袖状切除术（SG）仍然是目前我国治疗病态肥胖症、2型糖尿病（T2DM）及代谢综合征的主流术式。在临床研究领域，由于受样本例数限制，RYGB和SG临床疗效对比的尚需更高水平的研究证据支持。此外，本年度中中国学者还报道了SG间置回肠的十二指肠空肠旁路手术治疗非肥胖T_2DM、腹腔镜胃底折叠术联合SG治疗肥胖合并胃食管反流病，以及不同消化道重建术式对胃癌合并T_2DM患者术后营养状况及血糖的影响。在减重－代谢手术机制领域，研究焦点主要集中于RYGB和SG手术对T_2DM大鼠模型代谢特征的改变，包括肝迷走神经在RYGB改善糖代谢过程中对通路中关键蛋白分子表达的影响。蔡逊等[82]回顾分析了广州军区武汉总医院20例接受SG治疗及28例接受RYGB治疗的肥胖症患者的临床资料。术后1年的随访结果显示，SG组与RYGB组的体重指数均较术前显著降低；2组患者高脂血症、高血压、胃食管反流性疾病、阻塞性睡眠呼吸暂停综合征及2型糖尿病等肥胖相关并发症发生率显著降低。结论认为，单纯性肥胖症患者宜采用SG治疗，而合并2型糖尿病的肥胖症患者宜采用RYGB治疗。杨映弘等[83]回顾性分析四川省攀枝花市中心医院普外科收治的47例非肥胖2型糖尿病患者行袖状胃切除间置回肠的十二指肠空肠旁路手术的临床资料。发现铁、清蛋白、血红蛋白及HbA1c在术后不同时相均明显低于术前；低铁及低清蛋白发生率术后各时相均明显高于术前。结论认为,袖状胃切除间置回肠的十二指肠空肠旁路手术治疗非肥胖2型糖尿病安全、有效,但术后可能出现营养物质的缺乏。克力木·阿不都热依木等[84]回顾性分析了新疆维吾尔自治区人民医院微创外科接受腹腔镜胃底折叠术联合袖状胃切除术治疗的5例肥胖合并胃食管反流病患者的临床资料。发现腹腔镜食管裂孔疝缝合修补术+保留部分鱼鳍状胃底的胃袖状切除术+不同类型胃底折叠术后,5例患者胃食管反流症状均完全缓解,3例合并糖耐量异常和高血压的患者术后3个月血糖和血压均恢复正常;术后1、3、6个月平均减重分别为(13.1±2.7)kg、(25.7±3.8)kg、(37.3±4.1)kg,多余体重减少百分比分别为24.7%±3.3%、47.3%±6.3%、65.8%±8.7%。结论认为,腹腔镜胃底折叠术联合胃袖状切除术可能成为治疗肥胖合并胃食管反流病或食管裂孔疝的新术式。杨志伟等[85]对万方、知网、PubMed及Web of Science数据库进行检索,对国内腹腔镜袖状胃切除术治疗肥胖症的近期疗效进行方法学质量评价和Meta分析。在他们所分析的12篇文献、383例患者中,LSG术前的体质量指数(BMI)高于术后6个月的BMI;LSG术后6个月的BMI高于术后12个月的BMI;LSG术后1个月的多余体质量减少百分比(EWL%)低于术后6个月的EWL%;LSG术后6个月的EWL%低于术后12个月的EWL%。结论认为,在国内,腹腔镜袖状胃切除术治疗肥胖症患者的近期减重效果较好,但随着随访时间的延长,EWL%却呈逐渐上升的趋势。在另一项研究中,杨志伟等[86]还分析了国内SG对肥胖合并2型糖尿病(T2MD)的近期疗效。在他们搜集的7篇文献共计107例符合纳入条件的患者中,空腹血糖水平术后6个月与术前比较、术后12个月与术后6个月比较,均差异显著;糖化血红蛋白水平术后6个月与术前比较、术后12个月与术后6个月比较,均差异显著。结论认为,SG术后患者空腹血糖和糖化血红蛋白呈下降趋势,SG治疗肥胖合并T_2MD的近期疗效明显。尹刚等[87]对首都医科大学附属北京世纪坛医院普通外科26例RYGB患者和23例SG患者的临床资料进行了回顾性分析。结果发现,RYGB组手术时间明显长于LSG组[(108.8±16.1)min *vs.* (90.9±24.8)min];术后12个月BMI(29.75±3.46)与术前相比明显下降;术后多余体重减除率(EWL%)为80.06%±14.28%(51.00%~120.00%);42例合并2型糖尿病者术后空腹血糖和糖化血红蛋白较术前明显下降[(9.23±3.40)mmol/L *vs.* (8.00±1.94)mmol/L;6.22%±1.63% *vs.* 5.43%±0.93%];37例合并HTG患者术后三酰甘油水平较术前亦下降[(2.49±0.77)mmol/L *vs.* (1.64±0.68)mmol/L];2组体重减轻、降糖、降脂效果无明显差异。结论认为,LRYGB与LSG治疗肥胖病是安全有效的,LSG操作相对简单,符合胃肠道生理,值得优先选择。刘欢等[88]*回顾性分析了南京医科大学第一附属医院减重中心接受胃旁路手术的25例肥胖患者的临床资料。结果发现,术后血浆总胆固醇、三酰甘油、低密度脂蛋白均出现显著降低,高密度脂蛋白出现显著升高;术后血浆总胆固醇、三酰甘油、高密度脂蛋白改变均与多余体重减少率相关。结论认为,RYGB在减重同时会改善肥胖患者的脂质代谢。赫超等[89]*对泰安市中心医院普外科收治的88例合并T_2DM的胃癌患者的临床资料进行了回顾性分析。在88例行根治性远端胃切除术中,43例行毕Ⅰ式重建,22例行毕Ⅱ式重建,23例行Roux-en-Y重建;术后1年,3组患者BMI、血清清蛋白、前清蛋白均较术前有不同程度的减低,但各组之间指标差异无统计学意义;毕Ⅰ式组控制血糖的有效率为18.60%,毕Ⅱ式组为72.73%,Roux-en-Y组为73.91%,3组之间差异有统计学意义;毕Ⅱ式与Roux-en-Y组控制血糖的有效率均高于毕Ⅰ式组,毕Ⅱ式与Roux-en-Y组之间则差异无统计学意义。结论认为,毕Ⅱ式与Roux-en-Y重建可改善T_2DM胃癌患者血糖代谢,且并不明显影响患者营养状况。廉东波等[90]回顾性分析了首都医科大学附属北京世纪坛医院糖尿病外科治疗中心接受减重手术治疗的35例肥胖合并2型糖尿病患者的临床资料。在19例RYGB患者和16例SG患者中,术后3个月至1年,两组患者空腹及餐后血糖、糖化血红蛋白、胰岛素抵抗指数、胰岛功能指数均较术前明显改善;RYGB组2型糖尿病完全缓解率为78.9%,有效率为100%;LSG组完全缓解率为75.0%,有效率亦为100%;术后1年均可保持治疗效果,两组缓解率差异无统计学意义;血脂水平明显下降,营养指标无明显改变,未出现严重并发症。结论认为,RYGB和SG均可有效治疗肥胖合并2型糖尿病,近期效果明显,长期效果仍待观察。

（六）小肠疾病

1. 肿瘤 宋彬等[91]对吉林大学中日联谊医院胃肠外科12例转移性恶性肠梗阻患者,采用肠梗阻导管经胃戳口进行排列小肠并造口。结果显示,患者术后胃肠功能恢复时间为2~5 d,中位时间为2.8 d;11例患者随访时间3~36个月(平均19.6个月),生存时间3~36月,中位生存期14.8月。结论认为,合理选择应用经胃肠梗阻导管排列小肠造口术,可使部分患者解除梗阻,延缓再次梗阻的时间,延长生存期。

2. 出血 李世宪等[92]对徐州儿童医院34例接受腹腔镜联合ECT检查的消化道出血病例进行了回顾性分析。结果发现,经腹腔镜探查,其中28例为梅克尔憩室,4例为肠重复畸形,1例为B细胞型淋巴瘤浸润回肠,只有1例探查阴性;2例ECT检查阴性,行腹腔镜探查发现梅克尔憩室。结论认为,腹腔镜联合ECT诊断小儿消化道出血的经验值得在临床上进行推广。

3. **梗阻** 马同胜等[93]回顾总结了徐州医学院附属儿童医院64例急性肠套叠患儿行腹腔镜手术的临床资料。根据腹腔镜监视下肠套叠复位方法分为空气灌肠复位组与直接复位组。结果发现,直接复位组患儿在术后肛门排气时间、住院时间、机体应激等方面,优于空气灌肠复位组患儿,差异有统计学意义($P<0.05$)。结论认为,腹腔镜技术治疗小儿急性肠套叠具有手术创伤小、腹部切口小且隐蔽、美观的优势;同时,腹腔镜监视下直接牵拉复位肠套叠具有术后肠功能恢复快、机体对其应激反应弱的优点。杨虎等[94]对武汉市妇女儿童医疗保健中心普外科收治的15例疑似小肠型肠套叠进行了经脐腹腔镜检查,其中14例获得了确诊,并即刻进行手术治疗,术后随访无并发症发生。结论认为腹腔镜辅助诊断治疗小儿小肠型肠套叠安全可靠,值得推广。陈朝阳等[95]*对茂名市妇幼保健院小儿外科6例病程>72 h且血便的小儿肠套叠行腹腔镜联合水压灌肠复位治疗,均成功复位。术后随访6~24个月,均无复发。结论认为,腹腔镜联合水压灌肠肠套叠复位术可以动态观察复位过程,且复位准确、安全可靠。方育等[96]回顾性分析了北京宣武医院普通外科通过手术治疗的116例粘连性小肠梗阻患者的临床资料。他们根据患者从入院到接受手术的时间,将全部患者分为早期手术组(<36 h)、中期手术组(36~72 h)及晚期手术组(≥72 h),结果发现33例早期手术组患者切口部位感染率为6%,与56例中期手术组(25%,$P=0.025$)及27例晚期手术组(30%,$P=0.015$)相比差异显著。结论认为粘连性肠梗阻患者早期接受手术可减少术后感染性并发症的发生,从而获得预后改善。

4. **憩室** 戚士芹等[97]*对安徽省儿童医院小儿普外科26例下消化道出血患儿进行双气囊小肠镜检查。对发现的14例Meckel憩室、3例息肉病、2例淋巴瘤均成功进行微创手术;1例进镜失败,随访14个月未见再出血;6例阴性检查结果,其中5例经3~35个月随访未见再出血,1例随访7个月后再发下消化道出血,经腹腔镜探查仍阴性,继随访观察中。结论认为双气囊小肠镜对小儿下消化道出血不仅具有诊断价值,更能达到微创治疗的效果。

5. **其他** 余克驰等[98]对华中科技大学同济医学院附属同济医院小儿外科11例继发性肠狭窄及肠闭锁的临床资料进行了回顾性分析。结果发现患儿的原发病分别为:坏死性小肠结肠炎、胎粪性腹膜炎、肠套叠及腹部手术;症状发生于原发病治愈后40 d至12个月不等,平均5.4个月;所有患儿均行一期肠狭窄或闭锁肠管切除肠吻合术,病理检查报告除1例异位胰腺和1例梅克尔憩室外,其余均呈非特异性慢性炎症改变;成功治愈10例,随访6个月至3年,饮食及排便均恢复正常。结论认为,继发性肠狭窄及闭锁具体发病机制尚不能明确,消化道造影检查对诊断有重要意义,一期行病变肠管切除肠吻合可取得良好效果。

(聂明明　毕建威)

·参·考·文·献·

[1] 赵志杰,李永翔,孙若川. THBS2表达与胃癌血管生成以及预后的关系[J]. 中国普通外科杂志,2014,23(10): 1343-1347.

[2] 沈超,申占龙,颜艺超,等. CD157在胃癌组织中的表达与临床意义及其对胃癌细胞侵袭的影响[J]. 中华普通外科杂志,2015,30(1): 46-49.

[3]* 邢晓芳,李子禹. miR-143和miR-145在胃癌中的表达及功能研究[J]. 中华胃肠外科杂志,2015,18(1): 50-53.

[4] 滕玥,戴冬秋,沈文静,等. hMLH1基因启动子区甲基化在胃癌阶段性发生发展中的作用[J]. 中华胃肠外科杂志,2015,18(2): 166-170.

[5] 王嘉,俞继卫,吴巨钢,等. 骨髓间充质干细胞调控人胃癌细胞生物学特性的实验研究[J]. 中华胃肠外科杂志,2015,18(2): 159-165.

[6] 臧明德,张运强,胡磊,等. 过表达癌胚抗原相关黏附分子6抑制胃癌细胞的凋亡与失巢凋亡[J]. 外科理论与实践,2014,19(4): 323-328.

[7] 赵伟,陈锐,李亮,等. 内脏脂肪素在胃癌组织中的表达及意义[J]. 中国普通外科杂志,2014,23(10): 1335-1342.

[8] 崔业佳,解绪红,邢艳粉,等. 血浆微RNA-27b-3p作为胃癌早期诊断生物标志物的可行性研究[J]. 肿瘤,2015,35(2): 183-188.

[9] 李超,胡伟国,赵红超,等. 肿瘤相关成纤维细胞通过转化生长因子β调节胃癌细胞转移能力的研究[J]. 外科理论与实践,2014,19(4): 335-341.

[10] 丁杰,冯敏,支文贤,等. 荧光标记靶向纳米微球对胃癌细胞示踪作用的研究[J]. 中华胃肠外科杂志,2015,18(2): 171-176.

[11]* 周军,邓薇,高静,等. ABCB1 G2677T/A多态性与进展期胃癌患者紫杉醇治疗敏感性的关系[J]. 中华胃肠外科杂志,2015,18(2): 123-126.

[12] 张庆元,徐建波,叶锦宁,等. 贝伐单抗治疗胃癌裸鼠皮下移植瘤的分子标志物筛选[J]. 中华胃肠外科杂志,2015,18(2): 177-180.

[13] 史向军,黄新余,汪昱,等. 胃液α1-抗胰蛋白酶、CEA、Ca199和Ca724检测在胃癌诊断中的价值[J]. 中国现代普通外科进展,2014,17(9): 737-740.

[14] 杜昊,王志青,徐海莉,等. 胃袖状切除术对2型糖尿病大鼠肾功能的影响[J]. 中华外科杂志,2015,53(8): 617-621.

[15] 徐键,林杉,尹家俊. 胃旁路术对2型糖尿病大鼠脂肪组织胰岛素受体β及胰岛素受体底物-1表达的影响[J]. 中华胃肠外科杂志,2015,18(1): 65-68.

[16] 加孜热亚·再依拿提,孙洪林,朱超霞,等. Roux-en-Y胃转流术对糖尿病大鼠骨骼肌脂肪酸氧化和胰岛素抵抗的变化研究[J]. 上海交

通大学学报(医学版),2015,35(5):668-672.
[17] 石力,文艺,张少华,等.胃转流术对2型糖尿病大鼠胰岛细胞胰岛素受体及胰岛素受体底物2表达的影响[J].中国普通外科杂志,2015,24(3):370-374.
[18] 万鹏,王瑜.十二指肠空肠旁路术及迷走神经肝支对非肥胖2型糖尿病大鼠糖代谢的影响[J].中国普外基础与临床杂志,2015,22(5):565-570.
[19] 张勤,李肖珂,裘年存,等.胃旁路术及迷走神经肝支对2型糖尿病大鼠降糖效果的影响[J].第二军医大学学报,2014,35(9):938-943.
[20] 郑玉廷,裘年存,单成祥,等.迷走神经肝支及Roux-en-Y胃旁路术对2型糖尿病大鼠GLP-1的调节作用[J].中国现代普通外科进展,2015,18(4):259-264.
[21] * 王洁,何桂珍,王玉康.高迁移率族蛋白1在小鼠肠道缺血-再灌注损伤信号转导通路中的作用[J].中华外科杂志,2015,53(3):215-220.
[22] * 王杰夫,雷尚通,李国新.64层螺旋CT血管三维重建对胃周动脉的显示能力及其临床意义[J].中华胃肠外科杂志,2015,18(3):248-251.
[23] 范志远,江潇,严超,等.不同影像学检查对胃癌术前淋巴结转移诊断价值的荟萃分析[J].外科理论与实践,2015,20(1):22-28.
[24] 韩鸿彬,李朝辉,刘帅锋,等.胃癌患者外周血循环肿瘤细胞检测及其临床意义[J].中国普外基础与临床杂志,2015,22(7):840-843.
[25] 张超贤,郭李柯.超声内镜结合血清基质金属蛋白酶7和9表达对胃癌术前分期的临床意义[J].中山大学学报(医学科学版),2015,36(4):590-598.
[26] 胡振东,张勤,许林,等.食管贲门癌手术食管胃全侧侧吻合术的改良应用[J].南京医科大学学报(自然科学版),2015,36(6):858-861.
[27] 余亮,吕成余,袁爱华,等.全胃切除术与近端胃大部切除术对进展期食管胃结合部癌的疗效比较[J].中国普外基础与临床杂志,2014,21(9):1124-1129.
[28] 王锐,尚静.不同消化道重建方案在早期食管胃结合部腺癌根治手术患者中的疗效分析[J].中国肿瘤临床与康复,2015,22(7):792-795.
[29] 徐果,张逖.近端胃切除与全胃切除治疗贲门癌的疗效分析[J].徐州医学院学报,2015,35(5):315-320.
[30] * 赵群,李勇,杨沛刚,等.改良空肠间置术在SiewertⅡ型和Ⅲ型食管胃结合部腺癌根治术中的应用[J].中华胃肠外科杂志,2015,18(5):437-441.
[31] * 胡林,李昌荣,李伟峰,等.完整网膜囊切除在胃癌根治术中应用效果的Meta分析[J].中国普通外科杂志,2015,24(4):547-553.
[32] 汤兴华,刘雄,章宜兰,等.胃癌急性穿孔手术方案的选择及效果[J].中国肿瘤临床与康复,2015,22(5):562-564.
[33] 马振敕,张汝鹏,王维佳,等.残胃再发癌二次手术根治性的影响因素分析[J].中华胃肠外科杂志,2012,18(2):139-142.
[34] 尤均,黄正接,许林,等.右侧入路在腹腔镜胃癌根治术中的应用[J].中华胃肠外科杂志,2014,17(11):1115-1120.
[35] * 王楠,乔庆,吴涛,等.三角吻合在完全腹腔镜远端胃癌根治术中的应用研究[J].中华胃肠外科杂志,2014,17(11):1111-1114.
[36] 李溪,丁丹,柯重伟,等.经口放置抵钉座装置在腹腔镜胃切除食管-残胃(空肠)吻合术中的应用[J].腹腔镜外科杂志,2015,20(5):362-366.
[37] 吉国锋,陶有茂,张涛,等.机器人与腹腔镜手术治疗胃癌的近期疗效对比Meta分析[J].中国普通外科杂志,2015,24(4):538-546.
[38] 杨瑾,王永向,俞晓军,等.单孔完全腹腔镜下根治性全胃切除术[J].中华胃肠外科杂志,2015,18(8):841-843.
[39] 胡林,李昌荣,李伟峰,等.体质指数对腹腔镜胃癌根治术短期结局影响的Meta分析[J].中华胃肠外科杂志,2015,18(8):826-831.
[40] * 付广华,牛兆建,周岩冰,等.内脏脂肪面积对腹腔镜胃癌根治术的影响[J].中华胃肠外科杂志,2015,18(8):804-806.
[41] 于海洋,吴桂奇,孙怡,等.早期胃癌腹腔镜近端切除术后消化道重建方式的选择(附132例临床分析)[J].中国普通外科现代进展,2015,18(5):357-360.
[42] 王博,杨继武,臧潞.完全腹腔镜下远端胃癌根治术胃空肠非离断式Roux-en-Y吻合[J].中华胃肠外科杂志,2015,18(2):181-182.
[43] 宋涛,李溪,丁丹,等.早期胃癌淋巴结转移规律与腹腔镜手术方式的探讨[J].腹腔镜外科杂志,2015,20(5):356-360.
[44] 王亮,徐建波,吴晖,等.腹主动脉旁淋巴结清扫术治疗进展期胃癌的疗效观察[J].外科理论与实践,2015,20(1):18-21.
[45] 李志刚,孟庆彬,邵永胜,等.进展期胃癌No.12淋巴结转移规律对手术范围的指导意义[J].腹部外科,2015,28(1):12-15.
[46] 钱昌林,刘骅,张捷,等.快速康复在腹腔镜胃癌根治围手术期的临床应用[J].腹部外科,2015,27(6):439-442.
[47] 冈宇兰,梁涛,张蓉,等.快速康复外科理念下择期胃癌手术不行胃肠减压的安全性及可行性研究[J].四川医学,2015,36(1):102-103.
[48] 曹战江,于健春,康维明,等.术前口服葡萄糖溶液对胃肠术后胰岛素抵抗及炎症反应的影响[J].中华内分泌外科杂志,2015,9(4):305-308.
[49] 肖进.胃癌围术期应用快速康复外科处理的疗效及安全性[J].实用癌症杂志,2014,29(12):1613-1615.
[50] * 陆政昊,张维汉,杨昆,等.胃肿瘤手术患者术前口服糖水临床研究[J].中国实用外科杂志,2015,35(8):876-878.
[51] 舒晓亮,赵坚,刘载道,等.短肽型肠内营养对胃切除术后患者营养状态和肠道耐受性的影响[J].上海医学,2015,38(3):235-238.
[52] * 张宇飞,王峰,宗光全,等.合并肝硬化门脉高压症胃癌患者手术后并发症的危险因素分析[J].中华胃肠外科杂志,2015,18(1):30-32.
[53] * 鉴谧,曲辉,孙国瑞,等.食管胃结合部腺癌术后食管反流的观察[J].中华普通外科杂志,2014,29(10):749-752.
[54] 苏永辉,蔡潮农,朱耿隆,等.胃癌根治术后腹腔淋巴漏的防治[J].临床外科杂志,2014,22(10):736-737.
[55] 蒋阳平,付全航,吴金忠,等.胃癌根治术后淋巴漏并腹腔感染的相关因素分析[J].中华医院感染学杂志,2015,25(3):635-637.
[56] 韦炳邓,罗中,关秀文,等.胃癌切除术切端癌残留的原因和预防措施探讨[J].齐齐哈尔医学院学报,2014,35(24):3603-3604.
[57] * 夏渭超,胡彦锋,牟廷裕,等.胃癌并腹膜转移腹腔镜姑息性切除术后腹腔热灌注化疗的安全性及疗效[J].中华胃肠外科杂志,2014,17(11):1087-1090.
[58] 李森,薛英威.腹腔冲洗量对胃癌患者腹腔脱落细胞检出率的影响[J].中华胃肠外科杂志,2015,18(2):131-134.
[59] * 李勃,蔡慧,康争春,等.胃癌 R_0 切除上下切缘距离与预后的相关性研究[J].第二军医大学学报,2015,36(3):276-282.
[60] 吴剑宏,江旭林,来森艳,等.胃肠间质瘤治疗的疾病进展和治疗策略(附385例分析)[J].腹部外科,2015,28(1):32-35.
[61] 苏纯洁,张永炼,官旭文,等.双镜联合与单纯腹腔镜治疗胃间质瘤的临床对比研究[J].腹部外科,2015,28(4):270-273.
[62] 高业博,花宝金,付强,等.胃肠道外间质瘤预后因素分析[J].肿瘤防治研究,2014,41(14):1322-1325.
[63] 王超,高志冬,申占龙,等.腹腔镜手术与开腹手术行食管胃结合部胃肠间质瘤切除的疗效比较[J].中华胃肠外科杂志,2015,19(9):881-884.
[64] 邓文杰,秦青平,夏玉春.腹腔镜联合胃镜治疗胃间质瘤的临床应用[J].腹部外科,2015,28(4):274-276.
[65] 严鹏,刘佳佳,胡新,等.腹腔镜与开腹手术治疗胃肠间质瘤的临床疗效比较[J].中华胃肠外科杂志,2015,18(8):808-811.
[66] * 张庆元,徐建波,叶锦宁,等.36例十二指肠胃肠间质瘤患者的临床分析[J].中华胃肠外科杂志,2015,18(4):346-348.
[67] 吴晓燕,刘刚,刘健,等.十二指肠间质瘤手术治疗选择策略[J].中国实用外科杂志,2015,35(9):988-991.
[68] 张天昊,曲林林,高岩,等.十二指肠神经内分泌癌9例临床分析[J].中华肝胆外科杂志,2015,21(8):544-547.
[69] 刘天舟,韩刚,孙鹏达,等.十二指肠升部胃肠间质瘤的诊治体会[J].中华胃肠外科杂志,2015,18(4):395-397.
[70] 方勇,沈坤堂,薛安慰,等.十二指肠胃肠间质瘤80例临床分析[J].中华胃肠外科杂志,2015,18(1):26-29.
[71] 邱云峰,杜琪威,杨维良.胃神经鞘瘤的

临床特点及诊治(附21例报告)[J]. 腹部外科, 2015,28(1):44-46.

[72] 唐磊,张晓鹏,沈琳,等. MR扩散加权成像对不可切除胃肠间质瘤靶向治疗效果的早期评估[J]. 中华放射学杂志,2015,49(3):186-190.

[73] 刘红波,丁浩. 腹腔镜幽门环肌切开术82例报告[J]. 腹腔镜外科杂志,2015,20(4):280-282.

[74]* 张悦,马丽霜,张艳霞,等. 经脐单部位切口和传统腹腔镜治疗婴儿幽门狭窄的比较[J]. 中华微创外科杂志,2015,15(5):398-402.

[75] 陈建雷,吴缤,孙庆林,等. 经脐单一部位腹腔镜手术治疗小儿先天性肥厚性幽门狭窄30例[J]. 中华微创外科杂志,2015,15(4):312-314.

[76] 岳晓红,张春礼,明亮,等. 深在性囊性胃炎15例诊疗体会[J]. 中华普通外科杂志,2014,29(8):620-622.

[77] 张庆鹏,卫勃,陈凛,等. 腹腔镜在65岁以上胃肠外科急腹症患者手术中的应用[J]. 中华胃肠外科杂志,2015,18(8):797-800.

[78] 严小鹏,任冯刚,刘雯雁,等. 磁压榨技术联合内镜实施犬胃造瘘术[J]. 中华胃肠外科杂志,2015,18(8):832-834.

[79] 时强,朱俊宇,戴春红,等. 内镜黏膜下剥离术治疗残胃早期癌或癌前病变的疗效分析[J]. 中华胃肠外科杂志,2015,18(2):155-158.

[80] 贾秀艳,申凤俊. 原发性十二指肠癌25例的特征及早期诊断[J]. 山西医科大学学报,2015,46(5):454-455.

[81] 姚震旦,杨宏,崔明,等. POSSUM评分系统对胃癌患者手术风险的评估[J]. 中华胃肠外科杂志,2015,18(8):791-796.

[82] 蔡逊,马丹丹,叶家欣,等. 腹腔镜袖状胃切除术与胃旁路术治疗肥胖症的临床疗效观察[J]. 腹腔镜外科杂志,2015,20(7):516-520.

[83] 杨映弘,吴艳军,颜璟,等. 非肥胖2型糖尿病患者袖状胃切除间置回肠的十二指肠空肠旁路手术后营养状况的评价——3年随访结果[J]. 中国普外基础与临床杂志,2015,22(8):977-980.

[84] 克力木·阿不都热依木,艾克拜尔·艾力,伊比提哈尔,等. 腹腔镜胃底折叠术联合胃袖状切除术治疗肥胖合并胃食管反流病[J]. 中华普通外科杂志,2015,30(6):458-461.

[85] 杨志伟,孙兆丹,朱大勇,等. 国内腹腔镜袖状胃切除术治疗肥胖症近期疗效的Meta分析[J]. 中国普外基础与临床杂志,2015,22(6):676-682.

[86] 杨志伟,孙兆丹,朱大勇,等. 国内腹腔镜袖状胃切除术对肥胖合并2型糖尿病的近期疗效的Meta分析[J]. 中国普外基础与临床杂志,2015,22(8):942-947.

[87] 尹刚,张能维,朱斌,等. 腹腔镜Roux-en-Y胃旁路术与腹腔镜胃袖状切除术治疗肥胖病的对比研究[J]. 中国微创外科杂志,2015,15(6):487-491.

[88]* 刘欢,梁辉,管蔚,等. 腹腔镜胃旁路术对肥胖患者脂质代谢的影响[J]. 中华内分泌外科杂志,2014,8(6):469-471.

[89]* 赫超,崔刚. 不同消化道重建术式对2型糖尿病胃癌患者术后营养状况及血糖的影响[J]. 中华内分泌外科杂志,2014,8(6):459-462.

[90] 廉东波,朱斌,樊庆,等. 腹腔镜胃旁路术和胃袖状切除术治疗肥胖合并2型糖尿病疗效对比分析[J]. 中国实用外科杂志,2014,34(11):1056-1059.

[91] 宋彬,杜娟,邢健鹏. 经胃肠梗阻导管排列小肠造口术治疗转移性恶性肠梗阻的临床研究[J]. 中国普外基础与临床杂志,2015,22(8):992-994.

[92] 李世宪,张宏伟,刘丰丽,等. 腹腔镜联合ECT诊治小儿消化道出血的临床价值[J]. 腹腔镜外科杂志,2014,19(9):677-680.

[93] 马同胜,徐为,李世宪. 腹腔镜下不同复位方法治疗小儿急性肠套叠的临床疗效观察[J]. 腹腔镜外科杂志,2014,19(9):680-682.

[94] 杨虎,游娟,黄茂华,等. 经脐腹腔镜辅助诊疗小儿小肠型肠套叠[J]. 第二军医大学学报,2015,36(7):805-807.

[95]* 陈朝阳,何崇伟,刘丽,等. 腹腔镜联合水压灌肠肠套叠复位术治疗小儿肠套叠(附6例报告)[J]. 中国微创外科杂志,2015,15(6):551-552.

[96] 方育,曹锋,李嘉,等. 粘连性小肠梗阻手术时机的探讨[J]. 中华普通外科杂志,2015,30(2):108-110.

[97]* 戚士芹,朱德成,吕成超,等. 双气囊小肠镜对小儿下消化道出血的诊断及治疗作用[J]. 中华小儿外科杂志,2015,36(8):622-625.

[98] 余克驰,吴晓娟,冯杰雄,等. 小儿继发性肠狭窄及闭锁诊疗分析[J]. 中华小儿外科杂志,2015,36(3):211-214.

文选

miR-143和miR-145在胃癌中的表达及功能研究 [中华胃肠外科杂志,2015,18(1):50] 胃癌远处转移是患者死亡的主要原因,其机制复杂,迄今尚未阐明。miRNA由于性质稳定,易于检测,可能成为更加敏感的肿瘤转移标志物。目前,肿瘤学的理论认为:肿瘤的发生是多基因联合改变的结果。导致细胞恶性转化的基因常常也能存进细胞的侵袭和转移。因此,既能导致细胞恶性转化,又能促进肿瘤细胞转移的基因,是肿瘤发生、发展过程中的关键分子。目前,miR-143的异常表达(主要是低表达)在多种肿瘤中得以描述,推测miR-143可能是普遍的肿瘤相关miRNA。据许多文献报道,miR-143和miR-145在结肠癌肿瘤组织中表达低。邢晓芳等采用Real-time PCR方法观察miR-145和miR-143在55例胃癌组织中的表达情况。同时使用Transwell方法观察其对细胞转移能力的影响。结果发现,miR-143和miR-145在胃癌组织中的表达明显低于癌旁正常组织(miR-143: 0.028 ± 0.005 *vs.* 0.052 ± 0.014, $P = 0.058$; miR-145: 0.922 ± 0.135 *vs.* 1.772 ± 0.285, $P = 0.007$),在转移灶中的表达明显低于原发灶(miR-143: 0.059 ± 0.025 *vs.* 0.182 ± 0.045, $P = 0.021$; miR-145: 0.164 ± 0.076 *vs.* 0.594 ± 0.283, $P = 0.042$),相关性分析显示,miR-143和miR-145表达具有显著相关性($r = 0.400$, $P = 0.000$)。体外实验显示,两者可协同抑制胃癌细胞系转移。提示,miR-145和miR-143可能参与胃癌转移进程,并且两者可能发挥协同作用。

(卢正茂)

述评 · 该研究旨在通过高通量芯片检测筛选出在胃癌原发灶与肝转移灶显著差异表达的miRNA,并在体外细胞实验中观察它们对胃癌转移的抑制作用。miR-143和miR-145在多数恶性肿瘤中是低表达的,提示其具有抑癌样 miRNA 的作用，且两者存在协同表达情况。在多种肿瘤细胞中发现，特异性高表达 miR－143 的细胞增殖受到抑制，迁移能力下降，凋亡减少，这些都充分证明。miR－143 通过对靶基因的调控参与细胞的分化、增殖、凋亡和转移，其可以增强肿瘤对化疗药物的敏感性，提示 miR－143 联合抗肿瘤药物应用于肿瘤的治疗可能在提高抗肿瘤药物疗效方面起到积极作用，这将是治疗肿瘤的一个新方向。

（聂明明）

ABCB1 G2677T/A 多态性与进展期胃癌患者紫杉醇治疗敏感性的关系 ［中华胃肠外科杂志，2015，18(2)：123］ 化疗为主的综合治疗是进展期胃癌患者的主要治疗手段，紫杉醇联合化疗是近几年常用的化疗方案。紫杉醇单药治疗胃癌的缓解率为 16%~22%，联合化疗的缓解率为 20%~50%。但临床实践中发现，仍有相当一部分患者对治疗无反应，因此，提前鉴定出能够从紫杉醇治疗中获益的患者，为患者制订个体化治疗方案，十分必要。周军等回顾性收集 2008 年 12 月至 2013 年 4 月间北京大学肿瘤医院连续收治的 412 例采用紫杉醇联合卡培他滨（紫杉醇组，268 例）或顺铂联合卡培他滨（顺铂组，144 例）一线化疗的进展期胃癌患者的临床资料及患者化疗前的外周血。采用 PCR 扩增联合 Sanger 测序方法检测 ABCB1 G2677T/A 多态性，根据 RECIST1.1 标准判断患者临床疗效，通过分析 ABCB1 G2677T/A 多态性与患者疗效及其预后的关系，进而评价 ABCB1 G2677T/A 多态性与紫杉醇治疗敏感性的关系。结果显示，所有患者均进行了 ABCB1 G2677T/A 基因分型检测，其中野生型基因型频率（G2677G）为 22.8%（94/412），单等位基因突变型（G2677T 和 G2677A）的频率为 49.8%（205/412），双等位基因突变型（T2677T、T2677A 和 A2677A）为 27.4%（113/412）。在紫杉醇组中，ABCB1 G2677T/A 单等位基因突变型的患者疾病控制（DCR）［89.9%（116/129）］和中位无进展生存时间（PVS，190 d）均明显高于野生型［76.1%（51/67）及 110 d，P 均 <0.05］，而与双等位基因突变型患者的差异无统计学意义。而在顺铂组中，ABCB1 G2677T/A 基因型间 DCR 和中位 PFS 的差异均无统计学意义（P 均 >0.05）。结论认为，进展期胃癌 ABCB1 G2677T/A 多态性与紫杉醇敏感性有一定的关系，野生型患者对紫杉醇类化疗的敏感性可能较差。

（申晓军）

述评 · 研究表明，ABCB1（MDR1）蛋白的表达可预测紫杉醇化疗疗效。ABCB1 编码的 P－糖蛋白（P－gP）通过影响紫杉烷类、长春新碱、蒽环类和拓扑异构酶抑制剂等药物在细胞内的滞留而导致耐药。众多研究也表明，ABCB1 基因多态性可影响 ABCB1 的表达，而在 ABCB1 的多个多态性位点中，第 21 外显子的 G2677T/A 与 P－gP 的表达最为相关。携带 T 或 A 等位基因的卵巢癌患者对紫杉醇的反应较好。该研究旨在分析进展期胃癌患者 ABCB1 G2677T/A 基因多态性的频率，并探讨该基因多态性与紫杉醇化疗敏感性的关系，为胃癌的术后化疗提供了一定的临床参考价值。

（聂明明）

高迁移率族蛋白 1 在小鼠肠道缺血-再灌注损伤信号转导通路中的作用 ［中华胃肠外科杂志，2015，53(3)：215］ 王洁等将 SPF 级雄性 C57BL/6 小鼠 24 只随机分为 3 组：假手术组、对照组和 HMGB1 抗体组（anti－HMGB1）。每组 8 只。对照组和 anti－HMGB1 组在行肠道缺血手术前 30 min 分别经尾静脉注射磷酸盐缓冲液和 HMGB1 抗体：所有小鼠均麻醉，开腹，对照组和 anti－HMGB1 组用无创血管夹夹闭肠系膜上动脉 60 min 后松夹再灌注 60 min，假手术组仅开腹，不进行夹闭。光镜下观察 3 组小鼠肺脏、空肠和回肠组织形态学变化；分别应用髓过氧化物酶（MPO）试剂盒、酶联免疫吸附试验、real－time PCR 和 Western blot 检测 MPO 活力、血浆核因子（NF）－κB p65、白介素（IL）－6 和肿瘤坏死因子（TNF）－α 浓度，以及空肠、回肠及肺脏中 HMGB1 和 NF－κB mRNA 和蛋白表达水平。所得数据采用单因素方差分析进行统计学检验。结果对照组和 anti－HMGB1 组小鼠血浆炎性因子 IL－6、TNF－α、NF－κB p65 均较假手术组升高（假手术组、对照组、anti－HMGBI 组的 NF－κB p65 分别为 104.64 ± 11.89、228.53 ± 24.85、145.00 ± 33.63，F = 38.036，P < 0.05；IL－6 分别为 50.02 ± 6.33、104.91 ± 31.18、62.28 ± 6.73，F = 49.763，P < 0.05；TNF－α 分别为 43.79 ± 4.18、70.81 ± 6.97、52.76 ± 5.71，F = 34.57I，P < 0.05），anti－HMGB1 组 3 种炎性因子表达水平均低于对照组（P 均 < 0.05）。对照组和 anti－HMGB1 组小鼠肝脏和肺脏组织的 MPO 活力均较假手术组升高。与假手术组相比，对照组小鼠空肠、回肠和肺脏组织的损伤严重，anti－HMGB1 组小鼠的损伤程度小于对照组。对照组和 anti－HMGB1 组小鼠肺脏和回肠的 HMGB1 mRNA 和 NF－KB mRNA 的表达均高于假手术组（假手术组、对照组、anti－HMGB1 组肺脏 HMGB1 mRNA 分别为 1.04 ± 0.19、2.25 ± 0.18、1.89 ± 0.18，F = 66.203，P < 0.05；回肠 HMGB1 mRNA 分别为 1.14 ± 0.54、6.26 ± 0.60、4.93 ± 0.55，F = 133.427，P < 0.05；肺脏 HMGB1 mRNA 分别为

1.03 ± 0.21、2.04 ± 0.29、1.42 ± 0.23，$F = 26.229$，$P < 0.05$；回肠 NF－KBmRNA 分别为 1.03 ±0.23、3.71 ±0.53、2.23 ±0.55，$F = 50.477$，$P < 0.05$）。肠道缺血-再灌注损伤后，对照组和 anti－HMGB1 组的肺脏和空肠、回肠组织中 HMGB1 和 NF－KB 蛋白表达较假手术组增加，但 anti－HMGB1 组较对照组降低。结论认为，阻断 HMGB1 与 TLR4 结合，可有效减轻小鼠肠道缺血-再灌注造成的组织损伤。

（申晓军）

述评・创伤、手术、栓塞、器官移植及休克等疾病往往引起组织器官的缺血-再灌注损伤，高迁移率族蛋白 1 样受体可能是众多器官缺血-再灌注损伤中最主要的炎症应答触发器。对人体肾脏、心脏、脑和肝脏及大鼠肠道的缺血-再灌注研究结果表明，HMGB1 激活 TLR4 在缺血-再灌注的组织损伤中发挥重要作用。在该研究中，应用小鼠肠道缺血-再灌注模型，研究注射 HMGB，1 抗体阻断 HMGB1 与 TLR4 的结合后，肠道缺血-再灌注引起的组织损伤是否减轻及 HMGB1－TLR4 轴在损伤中的作用。在肠道缺血-再灌注前给予抗 HMGB1 抗体，封闭 HMGB1 的表达，明显改善了肺脏和肠道组织的损伤，一定程度上说明 HMGB1 在信号转导通路中有重要作用，同时显示其潜在的治疗价值。

（聂明明）

64 层螺旋 CT 血管三维重建对胃周动脉的显示能力及其临床意义 ［中华胃肠外科杂志，2015，18（3）：248］ 进展期胃癌行标准 D2 根治术已成为共识，术前的影像学评估，尤其是对胃周血管的评估对胃癌手术的成功实施具有较高的参考价值。胃周动脉变异繁多，走行复杂，术前若能掌握准确的血管信息，可缩短手术时间，指导手术安全进行。相对于传统开腹手术，腹腔镜手术难以获得开腹手术所具有的立体解剖视野，手术过程中对于腹腔内器官组织的空间构想判断不如开腹手术准确。腹腔镜的局部放大作用使操作者易于失去对胃周组织的毗邻关系的整体判断。王杰夫等对 2012 年 11 月至 2013 年 12 月间南方医科大学南方医院收治的 469 例患者行腹部 64－MSCTA，采用三维重建技术重建胃周动脉，观察胃周动脉的起源和走行。对肝动脉及其变异采用 Michels 分型，对胃右动脉采用 Iino 分型。结果显示，469 例患者中，5 例因肝动脉显影异常未能显示肝脏动脉情况，其余 464 例完整显示腹腔干各级主要分支。显示经典肝动脉解剖者（Michels Ⅰ型）346 例（74.6%）；显示肝动脉变异者 118 例（25.4%），其中 9 例（7.6%）变异不在 Michels 分型中。337 例（72.6%）清晰显示了胃右动脉的起源及走行，其中近端型 54 例（16.0%），远端型 221 例（65.6%），尾端型 56 例（16.6%），其他 6 例（1.8%），包括 3 例自脾动脉发出以及 3 例自肠系膜上动脉发出。结论提示，64－MSCTA 三维重建技术可清晰显示胃周动脉及其血管解剖关系，有利于腹部精准手术的开展。

（申晓军）

述评・多层螺旋 CT 血管造影可准确评价腹部血管解剖，已广泛应用于肝、肾手术前的评估。该研究采用 64 层螺旋 CT 和三维重建技术，评估 469 例患者的胃周动脉，显示其与胃的空间解剖关系。旨在探讨 64 层螺旋 CT 及血管三维重建技术对胃周动脉的显示能力，以指导胃部手术的顺利进行。术前 64 层螺旋 CT 可能为腹腔镜胃癌根治术各血管的解剖及相关淋巴结做清扫指引，有可能缩短初学者的学习曲线，减少术中出血和其他意外的发生，是一种有价值的胃癌腹腔镜手术的术前检查方法。

（聂明明）

改良空肠间置术杂 Siewert Ⅱ型和Ⅲ型食管胃结合部腺癌根治术中的应用 ［中华胃肠外科杂志，2015，18（5）：437］ 近年来，食管胃结合部腺癌（AEG）的发病率逐渐上升，以外科为主的综合治疗是局部进展期 AEG 最有效的治疗方式，但在手术入路、胃切除范围、周围淋巴结清扫以及消化道重建等诸多方面尚存争议。近侧胃大部切除术后，如何有效地克服术后胃食管反流症状，是消化道重建首要考虑的问题。AEG 术后传统上多采用食管残胃吻合重建术式，术后患者普遍存在顽固性反流和胸骨后疼痛等症状，严重影响患者术后的生活质量。因此，有学者倾向于选择全胃切除。目前近侧胃癌切除后，为克服术后顽固性食管反流症状，常用的消化道重建方式为食管残胃空肠间置术，不仅起到了良好的抗反流作用，而且减低了胃食管直接吻合的张力。赵群等回顾性分析河北医科大学第四医院外三科 2004 年 1 月至 2008 年 12 月期间经开腹行根治术的 763 例 SiewertⅡ型和Ⅲ型 AEG 患者的临床资料。其中行根治性近侧胃大部切除改良空肠间置术 266 例（空肠间置组），根治性近侧胃大部切除食管残胃吻合术 252 例（食管残胃吻合组），根治性全胃切除食管空肠 Roux－en－Y 吻合术 245 例（Roux－en－Y 吻合组）。对 3 组患者的手术根治性、安全性、生活质量及预后进行比较。结果显示，空肠间置组、食管残胃吻合组和 Roux－en－Y 吻合组术后并发症发生率分别为 8.6%（23/266）、8.3%（21/252）和 7.8%（19/245），3 组间差异无统计学意义（$P > 0.05$）。空肠间置组术后 6 个月胃肠道症状 GSRS 评分、反流症状 Visick 分级和反流症状内镜 Los Angeles(LA)分级优于食管残胃吻合组(P 均 < 0.05);空肠间置组 GSRS 评分和术后 6 个月进食量恢复百分比值均优于 Roux-en-Y 吻合组(P 均 <0.05)。术后 3 年空肠间置组和食管残胃吻合组残胃复发率分别为 0.8%(2/244)和 1.2%(3/224),差异无统计学意义(P > 0.05)。空肠间置组、食管残胃吻合组和 Roux-en-Y 吻合组 5 年总生存率分别为 48.7%、46.3% 和 50.2%,差异无统计学意义(P > 0.05)。结论认为,改良空肠间置术是 Siewert Ⅱ型和Ⅲ型 AEG 根治术后较为理想的手术方式。

(卢正茂)

述评 · 在该项研究中,改良空肠间置组在手术根治度上未明显低于全胃切除组,术后并发症的发生率、吻合口及残胃复发率与其他组比较,差异亦均无统计学意义(P > 0.05),且术后生活质量优于全胃切除组。说明对于 Siewert Ⅱ型和Ⅲ型 AEG 行近侧胃大部切除,不仅能保证手术安全性,达到理想的根治度,且与全胃切除组相比,5 年总生存率差异无统计学意义(P > 0.05)。空肠间置组患者术后进食量显著增加,营养状况恢复较快,显著优于食管残胃吻合组和 Roux-en-Y 吻合组;而且,抗反流效果显著,Visick 评分及内镜下分级也明显优于食管残胃吻合组,生活质量显著提高。说明空肠间置吻合术与全胃切除术都具有良好的抗反流效果。因此,在不影响根治的前提下,近端胃大部切除后采用改良空肠间置术不仅安全、可行,并能改善患者术后生活质量,近期生存率未低于全胃切除者,可作为 Siewert Ⅱ型和Ⅲ型 AEG 行根治性近侧胃大部切除后较为理想的手术方式。

(聂明明)

完全网膜囊切除在胃癌根治术中应用效果的 Meta 分析 [中国普通外科杂志,2015,24(4):547] 我国是全球范围内胃癌发病率最高的地区之一,全球每年逾百万的新发病例中,中国占 41%;每年因胃癌死亡 80 万人,中国占 35%。胃癌根治手术是胃癌治疗最重要的手段之一。胃癌根治术中是否进行完整网膜囊切除一直存在争议,在东亚地区,其目前被作为一种推荐治疗方法,有观点认为,对于 T_3、T_4 的胃癌患者,完整网膜囊切除术可以清除网膜中的微小转移病灶而使患者获益,提高术后生存率。但目前这一观点仍缺乏循证医学证据,同时,针对完整网膜囊切除对术后并发症产生的影响,国内外均未见相关 Meta 分析。胡林等通过检索 2014 年 10 月以前公开发表的比较行完整与不完整网膜囊切除在胃癌根治术中应用情况的文献。按纳入标准筛选后进行质量评分,提取临床效应指标,采用 RevMan 5.0 软件对所纳入的数据进行 Meta 分析。结果显示,最终纳入 7 项研究,共 1 224 例患者,其中完整网膜囊切除组 486 例,非完整网膜囊切除组 738 例。Meta 分析结果显示,与非完全网膜囊切除组比较,完整网膜囊创伤相关并发症发生率较高(OR = 2.1,95% CI = 1.05 ~ 4.21,P = 0.04);术后总并发症情况、肠梗阻、吻合口相关并发症、肺部感染等并发症情况差异无统计学意义(P 均 > 0.05);两组术后 3、5 年总生存率(OR = 1.35,95% CI = 0.82 ~ 2.21;OR = 1.03,95% CI = 0.82 ~ 1.63)及术后复发率(OR = 0.90,95% CI = 0.66 ~ 1.22)均无统计学差异(P 均 > 0.05)。提示,D_1、D_2 胃癌根治术中进行完整网膜囊切除可能增加创伤相关并发症的风险,在提高患者生存率和降低肿瘤复发率方面无明显优势。

(卢正茂)

述评 · 该文通过 Meta 分析的方法研究发现,完整网膜囊切除术与普通胃癌根治术相比,肠梗阻、吻合口相关并发症、肺部感染等发生情况无统计学差异(P > 0.05),但创伤相关并发症(包括胰瘘、腹腔出血、腹腔脓肿等)在完整网膜囊切除组中发生的风险更高,完整网膜囊切除未使患者 3 年、5 年的生存率及肿瘤复发率有所改善,且必然增加手术时间和创伤,不建议将完整网膜囊切除当作胃癌根治术中的常规处理。

(聂明明)

三角吻合在完全腹腔镜远端胃癌根治术中的应用价值 [中华胃肠外科杂志,2014,17(11):1111] 近年来,腹腔镜手术以其手术切口小、创伤小、出血量少以及术后恢复快等优势成为胃肠外科治疗胃癌的一种有效手术方式。目前,腹腔镜远端胃手术的 Brillroth Ⅰ式吻合仍以腹腔镜辅助为主,即在腹腔镜下完成游离胃和淋巴结清扫,通过上腹部小切口完成消化道重建。但这种吻合方式操作空间狭小,易受到患者体型的制约;也有利用管状吻合器在腹腔镜下完成 Brillroth Ⅰ吻合的报道,但操作复杂且仍需延长。王楠等回顾性分析 2013 年 3 月至 2014 年 2 月开展的 50 例全腹腔镜下远端胃癌根治术加三角吻合的临床资料(三角吻合组),并以同期开展的 43 例腹腔镜辅助远端胃癌根治术加 Brillroth Ⅰ吻合作为对照(B Ⅰ吻合组),比较两组患者的手术相关指标和术后并发症发生情况。结果显示,两组手术时间、术中出血量、淋巴结清除数、术后肛门排气时间、并发症发生率和术后住院天数比较，差异均无统计学意义（P 均 >0.05）；三角吻合组切口长度[（3.4±0.4）cm]和术后第1天疼痛评分[（3.1±1.0）]小于BⅠ吻合组[（6.9±0.8）cm 和（4.6±1.4）]，差异均有统计学意义（P 均 <0.05）。认为，全腹腔镜下远端胃癌根治术三角吻合技术安全可行，在切口美观和舒适度方面较腹腔镜辅助下 Brillroth Ⅰ式吻合更有优势。

（申晓军）

述评 · 该研究回顾性分析西安第四军医大学附属唐都医院胃肠外科2013年3月至2014年2月开展的50例全腹腔镜下远端胃癌根治并 Delta 吻合术的临床资料，以探讨 Delta 吻合技术在全腹腔镜远端胃癌根治术的应用。证实全腹腔镜下的三角吻合具有较好的可行性和安全性，同腹腔镜辅助下 Brillroth Ⅰ式吻合相比，三角吻合能够提供更小的创伤、更好的美容效果，具有较好的近期疗效，是腹腔镜远端胃切除术理想的重建方式之一。

（聂明明）

内脏脂肪面积对腹腔镜胃癌根治术的影响 [中华胃肠外科杂志，2015，18（8）：804] 有研究表明，肥胖因素是干扰腹腔镜手术的重要因素之一。肥胖能够明显增加行开放胃癌根治术患者的术后并发症发生率，同时影响腹腔淋巴结清扫的彻底性。然而，也有研究表明，行腹腔镜辅助下胃癌根治术的肥胖与非肥胖患者比较，手术时间、中转开腹率及术后并发症发生率之间差异并无统计学意义，肥胖组有相似甚至更短的住院时间。付广华等回顾性分析2011年5月至2014年7月间于青岛大学附属医院普通外科行腹腔镜胃癌根治术的202例患者的临床病理及影像资料。其中CT测得VFA大于10 000 mm^2 者104例（VFA－L组），小于或等于10 000 mm^2 者98例（VFA－S组）。比较两组患者的术中及术后相关指标。结果显示，两组患者手术时间、术中出血量及淋巴结清扫数的差异均无统计学意义（P 均 >0.05）；但VFA－L组较VFA－S组患者的中转开腹率明显增加[9.6%（10/104）*vs.* 2.0%（2/98），P = 0.023]。与VFA－S组相比，VFA－L组患者术后并发症的发生率增高[22.1%（23/104）*vs.* 10.2%（10/98），P = 0.003）]，术后发热时间延长[（3.0±1.3）d *vs.*（2.4±1.1）d，P = 0.000]，总住院时间[（18.6±11.8）d *vs.*（15.8±6.0）d，P = －0.039]延长；而两组术后首次排气时间及住院费用差异无统计学意义（P 均 >0.05）。认为，VFA增大会增加腹腔镜胃癌根治术的操作难度和术后并发症发生风险，并延缓患者的术后恢复。

（卢正茂）

述评 · 大量堆积的内脏脂肪组织极易被破坏而导致手术视野清晰度差，剥离时组织易出血，从而使主刀者手术操作更加困难。因此。肥胖对于腹腔镜辅助胃癌根治手术是否存在影响值得进一步探讨。在该研究中显示，12例中转开腹者有10例为VFA－L组患者，明显多于VFA－S组，提示VFA大可能会增加腹腔镜手术操作难度。腹腔内脏脂肪堆积增大是腹腔镜胃癌根治术的不利因素，会增加腹腔镜胃癌根治手术的操作难度及术后并发症的发生风险，并减缓患者的术后恢复。

（聂明明）

胃肿瘤手术患者术前口服糖水临床研究 [中国实用外科杂志，2015，35（8）：876] 近年来，术前口服糖水被尝试应用于一些外科手术中，其逐渐显现诸多优点，包括预防术中低体温、降低术后胰岛素抵抗、维持骨骼肌力量、增强心功能以及改善免疫系统功能。尤其在提倡加速康复外科背景下，应用术前口服糖水可能有助于患者的快速康复。已有研究表明，术前口服糖水在提高择期手术患者围手术期主观感受舒适度以及改善术后胰岛素抵抗方面具有一定优势。部分研究还提示术前口服糖水可能存在其他一些优点。但目前术前口眼糖水在临床上应用仍不普遍，其主要问题在于：术前饮用糖水是否安全，是否增高麻醉误吸风险，是否增加术后并发症的发生以及是否有利于患者术后康复。术前长时间（10～12 h）禁食、禁饮是同前大多数胃肠道择期手术术前处理的选择。如术前不禁饮食，麻醉易诱发反射性呕吐，可能导致误吸性肺炎甚至死亡。然而，循证医学证据表明，胃内容物的多少与禁食时间长短之间并不存在必然的关系，术前2 h饮用清洁液体并不影响胃排空及改变胃液pH值。陆政昊选择2012年1～5月四川大学华西医院胃肠外科中心收治的44例胃肿瘤患者作为干预组（术前口服糖水）；另以性别、年龄、手术切除方式为基线指标，按照1∶2比例进行配对，从2011年6月至2012年6月同一中心收治的胃肿瘤患者中选取88例作为对照组（常规术前准备）。比较两组患者术中、术后情况。结果显示，干预组手术时间、术中出血量与对照组差异无统计学意义（P > 0.05），两组均无反流、误吸发生。两组在胃管拔出时间、胃管引流总量、尿管拔出时间、腹腔引流管拔出时间、肛门排气时间、开始进食流质时间、手术并发症发生率、非手术并发症发生率以及住院时间方面差异均无统计学意义（P >

0.05)。干预组患者腹腔引流总量低于对照组[(197.3 ± 118.8)ml *vs.* (269.2 ± 207.3)ml, P = 0.019]。两组患者术后均无30 d内再入院者。认为,胃肿瘤手术患者术前口服糖水较安全,但与常规术前准备相比,其在患者术后早期康复以及减少术后住院时间方面优势并不明显。

(卢正茂)

述评 · 快速康复外科主要运用一系列的围手术期优化措施以减少手术应激及并发症,加速患者术后康复。术前口服糖水被认为是快速康复理念中最重要的措施之一。胃肠道肿瘤术后,胃肠道功能恢复是术后早期康复的重要指标。长时间禁食禁水以及大量液体输注使胃肠道失去了饮食的刺激,抑制了胃肠蠕动,延长了术后机体功能恢复的时间。该文通过病例对照研究探讨术前口服糖水应用于胃肿瘤手术中的安全性和有效性,研究表明术前口服糖水应用于胃肿瘤手术安全、可行,但并未发现其利于患者术后早期康复及减少术后住院时间,尚须更多高质量、大样本的临床试验以得到更可靠的结论。

(聂明明)

合并肝硬化门脉高压症胃癌患者手术后并发症的危险因素分析 [中华胃肠外科杂志,2015,18(1):30] 目前,胃癌的治疗仍是以手术为中心的综合治疗。随着对疾病认识的提高,技术的进步和成熟,胃癌手术并发症的发生率正在下降,但是合并肝硬化门脉高压的胃癌外科治疗仍比较复杂,手术后并发症发生率和病死率也明显增加。肝硬化患者常伴有肝脏功能减退、蛋白合成能力低下、脾功能亢进、内环境紊乱等不良情况,手术和麻醉的刺激可能进一步损害肝脏功能,出现复杂的病理生理反应。胃癌患者治疗目前仍然以手术为最重要手段,合并肝硬化门脉高压的胃癌患者接受手术面临较大风险,且淋巴结清扫范围仍存在一些争议。然而,目前对胃癌合并肝硬化手术可能所致的术后并发症的研究却相对较少。有文献报道合并肝硬化的胃癌手术后并发症的发生率可达51.4%,按频次排序依次为肝肾功能障碍、腹水、出血和肺部感染等。张宇飞等回顾性分析解放军南京第八一医院普通外科2000年1月至2013年12月间41例合并肝硬化胃癌手术患者的临床资料,采用Logistic回归模型分析术后并发症的危险因素。结果显示,全组无手术死亡病例,术后27例(65.9%)患者出现并发症,按发病频数依次为腹水(15例)、肺部感染(8例)、出血(5例)、切口感染(4例)、术后肝肾功能障碍(4例)、胃排空延迟(3例)、膈下感染(2例)和胰瘘(1例)。多因素回归分析显示,肝功能Child分级(OR = 27.96,95% CI = 1.16~672.23)、血清清蛋白(OR = 17.98,95% CI = 1.28~253.36)和术中出血量(OR = 10.60,95% CI = 1.21~92.82)是术后并发症的独立危险因素。认为,对于合并肝硬化的胃癌患者,应积极进行围手术期处置,调整术前Child分级,并于术中遵循损伤控制原则,减少出血量,从而有效减少术后并发症的发生。

(卢正茂)

述评 · 认识合并肝硬化门脉高压胃癌患者的病理生理特点,了解手术并发症的相关危险因素,对于患者安全度过围手术期至关重要。该研究通过对解放军南京第八一医院普通外科2000年1月至2013年12月间手术治疗的41例合并肝硬化门脉高压胃癌患者术后并发症的情况进行分析,探讨术后并发症发生的危险因素。对于合并肝硬化的胃癌患者,术前肝功能异常、循环障碍、凝血机制障碍、低蛋白血症及机体免疫抑制状态等诸多因素相互影响、相互促进,进一步加重机体的损伤,并可能诱发其他脏器功能障碍,使患者处在一个极其复杂和危险的状态,需要外科医生术前谨慎评估。

(聂明明)

食管胃结合部腺癌术后食管反流的观察 [中华普通外科杂志,2014,29(10):749] 鉴谧选择2007年9月至2011年9月在山东大学齐鲁医院手术治疗的77例食管胃结合部腺癌,分别于术后采用便携式pH监测仪进行食管24 h pH监测,对比分析不同手术后食管酸碱暴露的特点。结果本组77例患者中行全胃切除术25例,行近端胃切除术加幽门成形术33例,单纯行近端胃切除术19例。单纯行近端胃切除组酸反流总次数、超过5 min的酸反流次数、最长的酸反流时间(min)、pH < 4.00的总时间和DeMeester积分均高于近端胃切除术加幽门成形术组(U = 32, P < 0.01; U = 35, P < 0.01; U = 23, P < 0.01; U = 39, P < 0.01; U = 49, P < 0.01),全胃切除组所有病例仅显示碱性反流(pH > 7.00)。近端胃切除术加幽门成形术组碱反流总次数低于全胃切除组(U = 52, P < 0.01)和单纯行近端胃切除组(U = 182, P < 0.05),而近端胃切除术加幽门成形术组最长碱反流时间、pH > 7.00总时间均长于全胃切除(U = 125, P < 0.01; U = 143.5, P < 0.01)和单纯行近端胃切除组(U = 23.5, P < 0.01; U = 14, P < 0.01)。认为,近端胃切除术中行幽门成形术后碱性反流比较严重;幽门成形术可能加重碱性反流,并且不会减轻酸性反流;全胃切除术和不行幽门

成形的近端胃切除术治疗食管胃结合部腺癌在阻止碱性反流方面效果更优。

（卢正茂）

述评 · 目前对食管胃结合部腺癌治疗仍采用以手术为主的综合治疗。由于术后抗反流机制破坏，不可避免地造成食管反流。有研究报道，胃切除术后食管反流并非单纯酸性反流，但目前研究主要应用酸性反流指标诊断术后胃食管反流，而忽略了碱性反流的影响。该研究通过对77例食管胃结合部腺癌术后患者的食管24 h pH监测结果的分析，探讨食管胃结合部腺癌术后食管酸碱暴露特点。结果显示，在治疗食管胃结合部腺癌的3种术式中，近端胃切除加行幽门成形术后碱性反流最严重。幽门成形术加重术后碱性反流，并且不能减轻酸性反流，故不建议在食管胃结合部腺癌手术治疗中施行该术式。全胃切除食管-空肠Roux-en-Y吻合在阻止碱性反流方面优于近端胃切除加幽门成形术。

（聂明明）

胃癌并腹膜转移腹腔镜姑息性切除术后腹腔热灌注化疗的安全性及疗效 ［中华胃肠外科杂志，2014，17(11)：1087］ Fujimoto等于1988年首次提出腹腔热灌注化疗（IHPEC）后，其已成为胃癌腹膜种植转移阶段的综合治疗手段之一。随着设备不断改进与经验不断积累，腹腔热灌注化疗在世界范围内的应用越来越普遍，治疗效果也在一定程度上得到学术界的认可。腹腔灌注化疗属于高选择性局部化疗，有其明显的药代动力学优势，利于延长腹腔内化疗药物高浓度状态的时间，从而更好地杀伤癌细胞；并且绝大部分通过门静脉系统进入肝脏代谢，从而能够作用于门脉系统及肝实质中的微小转移灶，并在肝脏的首过消除效应下，代谢成无毒或低毒终产物进入体循环，从而减轻化疗药物对其他系统器官及全身的不良反应。夏渭超等回顾性分析2010年3月至2013年10月间在南方医科大学南方医院普通外科接受腹腔镜姑息性切除术后腹腔热灌注化疗（100 mg顺铂、1 000 mg氟尿嘧啶、2 000 ml生理盐水）的37例胃癌并腹膜转移患者的临床病理资料，观察患者近期疗效及不良反应发生情况。结果显示，18例患者获完全缓解，4例获部分缓解，8例疾病稳定，7例疾病进展。肿瘤总缓解率为59.5%（22/37），Karnofsky功能状态评价获显著改善者6例，改善者13例，稳定者10例，进展者8例，改善与稳定患者占78.4%（29/37）。严重不良反应（Ⅲ/Ⅳ级）3例（8.1%），其中腹痛2例（Ⅲ级），恶心、呕吐1例（Ⅲ级）。认为，胃癌并腹膜转移腹腔镜姑息性切除术后应用顺铂联合氟尿嘧啶方案的腹腔热灌注化疗是安全的，对延缓肿瘤进展具有一定作用。

（卢正茂）

述评 · 晚期胃癌伴腹膜转移是治疗难度极大的一种进展类型，国内外学者对此进行了诸多探索，但总体疗效仍不理想，目前仍无标准治疗模式。部分腹腔种植转移患者因合并肿瘤相关性梗阻、出血或穿孔需要实施姑息性胃切除术，在解除症状的同时也起到了减瘤的作用，为术后进一步综合治疗提供了有利条件。由于腹腔镜手术有创伤小、恢复快的优点，在国内某些经验丰富的单位已开始实施腹腔镜姑息性胃癌切除。但单纯姑息性胃癌切除对改善患者预后的作用较为有限，往往需要联合其他综合治疗手段尽可能地控制腹膜种植转移病灶。术后早期序贯腹腔热灌注化疗（顺铂加氟尿嘧啶）即是可供选择之一。

（聂明明）

胃癌R_0切除上下切缘距离与预后的相关性研究 ［第二军医大学学报，2015，36(3)：276］ 胃癌是严重威胁人类生命健康的恶性肿瘤，在发展中国家其发病率男性位于恶性肿瘤第2位，女性位于第4位，死亡率男性位于恶性肿瘤第3位，女性位于第4位。我国是胃癌的高发国家，目前手术切除病灶并行D_2淋巴结清扫是治愈胃癌的最主要方法之一，胃切缘镜下肿瘤残留是影响预后的不良因素，尤其是对于TNM分期为Ⅰ~Ⅱ期患者，术后病理N_0者若手术中保证切缘肿瘤无残留，可明显改善患者预后，而对于R1切除且肿瘤转移淋巴结个数小于3个者，预后主要取决于肿瘤切缘残留，应再次手术确保切缘无肿瘤残留。因此，在行胃癌根治术时选择距病灶恰当的位置离断胃腔至关重要。病灶距离切缘过短，需要术中冰冻残端或面临再次手术的风险；病灶距离切缘过长，则切除胃组织多，影响消化道重建，增加术后并发症的发生率及降低术后生活质量。李勃等选取2008年1月至2009年11月无远处转移、接受胃癌根治术、术后病理检查确诊为胃腺癌且切缘肿瘤无残留、临床病理和随访资料完整的288例胃癌患者为研究对象。整理临床病理指标并分析不同上切缘（PRM）距离、下切缘（DRM）距离与临床病理指标的相关性，多因素分析胃癌预后相关独立危险因素，分析不同PRM、DRM距离与胃癌术后生存的关系。结果显示，PRM距离增大与病灶位于胃下1/3显著相关（$P<0.001$）；DRM距离增大与肿瘤T分期较早（$P=0.044\,2$）、病灶位于胃中1/3（$P=0.008\,4$）、病灶较

小（$P=0.0241$）、术前血清肿瘤标记物正常（$P=0.0132$）和全胃切除术（$P=0.0017$）相关。单因素分析提示：PRM距离（$P=0.650$）及DRM距离（$P=0.095$）不是影响胃癌生存的主要因素，PRM距离及DRM距离在局部区域复发与远处复发间差异无统计学意义。多因素分析提示：N分期、病灶部位、病灶大小、淋巴管侵犯是胃癌预后的独立危险因素；不同PRM距离（$P=0.650$）、DRM距离（$P=0.095$）对胃癌生存的影响差异无统计学意义。亚组分析结果提示：PRM距离对N_0+N_1组内生存的影响差异无统计学意义（$P=0.312$），而DRM距离对于N_0+N_1组内生存的影响差异有统计学意义（$P=0.011$）。认为，PRM、DRM距离并非影响胃癌术后生存的独立危险因素，但是DRM距离>2 cm在淋巴结转移数目<3个的胃癌患者中能显著改善R_0切除术后预后。

（卢正茂）

述评 · 该文对全胃切除及胃次全切除术后的各项指标进行随访研究，结果提示：即使是弥漫型胃癌，只要保证R_0切除，增加切缘距离对预后无显著改善。上切缘肿瘤细胞无残留是术后预后良好的关键所在，切除标本肉眼观察切缘肿瘤残留情况，必要时应行术中组织冰冻检查，保证实现肿瘤R_0切除。对于食管结合部肿瘤，切除食管下端距离过长，可致消化道重建困难及术后并发症发生率增高，所以保证R_0切除肿瘤即可，增大PRM距离对患者整体生存无意义且增加手术风险。

（聂明明）

36例十二指肠胃肠间质瘤患者的临床分析 ［中华胃肠外科杂志，2015，18（4）：346］ 胃肠间质瘤（GIST）最常见于胃，其次为小肠，发生于十二指肠的GIST占全部GIST的1%~4%。由于十二指肠解剖部位较为特殊，邻近胰头和胆总管，且存在十二指肠大小乳头。因此，临床上较难获取术前病理学依据。手术是最佳的治疗选择，根据情况可选用局部切除术、节段切除术或胰十二指肠切除术。但手术方式的选择尚无统一标准，虽然十二指肠GIST的发生率较低，但其临床症状和其他部位的GIST基本相同。主要表现为上消化道出血、腹痛和腹部包块等，此外尚可引起胆总管和胰管流出道的梗阻，导致梗阻性黄疸和胰腺炎。针对十二指肠GIST手术方式的选择问题，Johnston等对来自5个中心的96例十二指肠GIST进行了回顾性研究，结果显示，十二指肠GIST术后复发与手术方式无关，只与肿瘤的分子生物学特性有关。张庆元等回顾性分析2000年1月至2013年7月间中山大学附属第一医院收治并接受手术治疗的36例十二指肠GIST患者的临床病理资料，其中15例行肿瘤局部切除术，8例行十二指肠节段切除术，12例十二指肠降部肿瘤行胰十二指肠切除（PD）术，另1例因合并肝转移仅行肝脏转移瘤切取活检术。比较PD术和非PD术后患者的临床疗效。结果显示，全组36例患者术后有9例（25%）出现并发症，均为PD术后患者，除1例并发急性胰腺炎、胰瘘及腹腔感染的患者外，均经积极治疗后好转或痊愈。中位随访54个月，5年总体生存率（OS）和5年无复发生存率（PFS）分别为78.1%和72.1%，其中PD术和非PD术后患者5年OS分别为61.1%和61.1%，5年PFS分别为85.8%和78.8%，差异均无统计学意义（$P=0.71$和$P=0.89$）。认为，对于十二指肠GIST患者，局部切除或节段切除术与PD术预后相当，但可明显降低术后并发症的发生率。建议在保证瘤体R_0切除的前提下，优先考虑损伤范围较小的局部切除或节段切除术。

（卢正茂）

述评 · 该研究对中山大学附属第一医院2001年1月至2013年7月收治并接受手术治疗的36例经病理确诊为十二指肠GIST患者的临床病理资料进行回顾性分析，观察GIST患者术后的临床疗效。十二指肠GIST的生存结局更多与肿瘤的分子生物学特性有关，受手术方式的影响较小，因此，只要技术上可行，应尽可能行非胰十二指肠切除手术。胰十二指肠切除术与非胰十二指肠切除手术的术后患者5年总体生存率和5年无复发生存率的差异无统计学意义，但PD术后患者的并发症发生率明显增加。因此，有理由认为，在获得R_0切除的情况下，局部切除或节段切除术不失为更好的选择。

（聂明明）

经脐单部位切口和传统腹腔镜治疗婴儿幽门狭窄的比较 ［中国微创外科杂志，2015，15（5）：398］ 先天性肥厚性幽门狭窄是新生儿常见的外科疾病，婴儿期吃奶后出现呕吐，并持续加重，严重者出现脱水及电解质紊乱等，甚至危及生命。幽门肌切开术是标准疗法。随着微创观念的普及深入，单孔腹腔镜技术因其具有手术创伤小、体表瘢痕少的特点逐渐在临床开展，目前国内外已开展多个病种的单孔腹腔镜手术。2010年Muensterer等首次报道单孔腹腔镜幽门切开术，之后得到迅速发展和推广。三孔腹腔镜幽门环肌切开术要做3个穿刺孔，腹壁两侧还是留有小瘢痕。经典单孔腹腔镜采用特制套管技术，脐部一个20 mm切口置入多孔套管，对于发病年龄集中在出生3~4周的患儿来说显然切口创伤较大。张悦等回顾性分析首都儿科研究所附属儿童医院2013年3月至2014年7月开展的腹腔镜幽门切开术76例资料，其中经脐组33例（在脐缘放置3个troear），传统三孔组43例。比较两组手术时间、术中出血量、术后住院时间及并发症等指标，术后1个月采用温哥华瘢痕评定量表进行评分。结果显示，76例手术均获成功，术后无并发症发生，两组住院时间、术中失血、术后并发症等差异无显著性。经脐组手术时间长[(40.3±20.2)min *vs.* (26.4±15.8)min，$t=3.272$，$P=0.002$]，但瘢痕评分明显优于传统组[(2.9±2.7)分 *vs.* (5.1±3.2)分，$t=-3.256$，$P=0.001$]。关于手术操作：① 经脐单部位3个trocar应形成三角形或半弧形角度，指向腹腔操作区域，30°镜头位于操作钳后方。② 术前患儿上腹部垫高或头高脚低位，使腹腔肠管自然下垂，扩大幽门部空间。幽门位于肝下时可经腹壁缝线牵拉肝圆韧带，充分暴露胃窦及幽门部，以便操作。③ 幽门近端分离必须彻底充分，术后呕吐大部分由近胃体部幽门肌层分离不充分造成。④ 单孔手术左右手操作杆分开角度较三孔降低，更利于术者左右手独立完成操作，减少因配合不当造成穿孔等术中并发症的发生。认为，经脐单一部位切口腹腔镜幽门括约肌切开术安全可行，瘢痕隐蔽，值得在临床推广。

（卢正茂）

述评 · 自1991年Almn等首次报道腹腔镜幽门肌切开术以来，腹腔镜手术已成为治疗CHPS最常用的方法。国外大量临床随机研究已明确证实腹腔镜幽门括约肌切开术能达到与开腹手术相当的根治性及较好的近期疗效，具有切口小、康复快、住院时间短等优势。该文回顾性分析76例应用经脐单部位切口腹腔镜及传统三孔腹腔镜治疗的资料，证实经脐单部位腹腔镜幽门环肌切开术的有效性及安全性，术中使用超声刀和熟练的腹腔镜技术，是安全、有效的，具有较高的临床优势与应用前景。

（聂明明）

腹腔镜胃旁路术对肥胖患者脂质代谢的影响 [中华内分泌外科杂志，2014，8(6)：469] 随着国内经济水平的提高及生活条件的改善，肥胖人群的数量也不断攀升，伴随肥胖而来的包括血脂异常在内的代谢综合征，严重危害着人们的健康。血脂异常指TC、TG、HDL及LDL水平的异常。对于血脂异常，传统的内科治疗要求患者对服药严格的依从性，效果只能在治疗期间体现。随着减重手术在国际上广泛开展，国外长期随访结果显示其在降低肥胖患者体重的同时使血脂状况得到明显改善，但对中国肥胖人群脂质代谢影响尚未阐明。刘欢等回顾性分析了南京医科大学第一附属医院减重中心接受胃旁路手术的25例肥胖患者的临床资料。结果发现，术后血浆总胆固醇、三酰甘油、低密度脂蛋白均出现显著降低，高密度脂蛋白出现显著升高；术后血浆总胆固醇、三酰甘油、高密度脂蛋白改变均与多余体重减少率相关。结论认为，RYGB在减重同时会改善肥胖患者的脂质代谢。

（申晓军）

述评 · 肥胖会带来一系列代谢疾病包括高血压、2型糖尿病、血脂异常等，其中血脂异常被公认为是诱发心血管疾病的高危因素之一。腹腔镜下胃旁路术已被广泛用于肥胖人群及2型糖尿病患者的治疗，其对于脂质代谢的影响已成为国际上的研究热点，目前国内少有研究涉及，该文就肥胖患者接受胃旁路术后脂质代谢的改变情况进行分析和评价。因此，腹腔镜下胃旁路术是一种安全的减重术式，可显著降低血浆TC、TG、LDL，提高HDL的水平，改善肥胖患者脂质代谢状况。该研究仍存在一定的局限性如样本量偏少、随访时间尚短，仍需更大规模的样本及更长时间的随访做进一步研究。

（聂明明）

不同消化道重建术式对2型糖尿病胃癌患者术后营养状况及血糖的影响 [中华内分泌外科杂志，2014，8(6)：459] 糖尿病的发病率正逐年大幅上升，已成为严重威胁人类健康和生活质量的慢性疾病之一，其中2型糖尿病(T2DM)占90%~95%。近年来，胃肠外科手术在治疗糖尿病中的作用正越来越受到重视。有研究认为，多种消化道重建术式均能降低糖尿病患者血糖水平，然而，糖尿病的缓解率因不同重建术式而有所不同。也有研究认为糖尿病的缓解率与消化道重建术式无关。胃肠外科手术在治疗肥胖症中的作用已得到广泛认可，同时减肥手术能显著改善肥胖合并症，尤其是T2DM。其具体机制目前仍不明确，但主要是减少了热量摄入并减轻体重。值得注意的是，在非肥胖T2DM的治疗中，胃肠外科手术同样能发挥作用，且在肥胖型糖尿病患者体重尚未减轻时血糖就有所改善。因此，有必要进一步研究胃肠外科手术治疗糖尿病的机制。赫超等对泰安市中心医院普外科收治的88例合并T2DM的胃癌患者的临床资料进行了回顾性分析。在88例行根治性远端胃切除术中，43例行毕Ⅰ式重建，22例行毕Ⅱ式重建，

23 例行 Roux－en－Y 重建；术后 1 年，3 组患者 BMI、血清清蛋白、前清蛋白均较术前有不同程度的减低，但各组之间指标差异无统计学意义；毕Ⅰ式组控制血糖的有效率为 18.60%，毕Ⅱ式组为 72.73%，Roux－en－Y 组为 73.91%，3 组之间差异有统计学意义；毕Ⅱ式与 Roux－en－Y 组控制血糖的有效率均高于毕Ⅰ式组，毕Ⅱ式与 Roux－en－Y 组之间则差异无统计学意义。结论认为，毕Ⅱ式与 Roux－en－Y 重建可改善 T2DM 胃癌患者血糖代谢，且并不明显影响患者营养状况。

（申晓军）

述评· 该研究以接受胃癌根治性远端胃大部切除的 T2DM 胃癌患者为研究对象，探讨不同消化道重建术式对该类患者营养状况及血糖控制情况的影响。毕Ⅱ式与 Roux－en－Y 重建可改善 T2DM 胃癌患者血糖代谢，且并未影响患者的营养状况。Roux－en－Y 重建控制血糖的有效率最高，同时能有效减少术后反流，但手术操作相对复杂；毕Ⅱ式重建手术操作相对简单，但术后并发症，尤其是反流较为多见。该研究尚有一定的局限性，如未能测定患者血清 GLP－1、PYY 等激素的含量，比较不同消化道重建对激素分泌的影响；未分析不同化疗方案对患者营养状况及血糖的影响等。同时，这也为今后进一步的研究提供了指导方向和思路。

（聂明明）

腹腔镜联合水压灌肠肠套叠复位术治疗小儿肠套叠（附 6 例报告） ［中华普通外科杂志，2013，28（4）：249］ 急性肠套叠是婴幼儿期的特有疾病，以往大多采用 X 线监视下空气、生理盐水灌肠复位或超声监视下水压灌肠复位，但发病时间 >72 h 且血便的小儿肠套叠大多采用切开复位。肠套叠系一部分肠管及其相应的肠系膜套入相邻的肠腔之中，患病率高，中国是肠套叠发生率最多的国家（5 000 例/年）。在婴儿急腹中占首位，在全部小儿外科急腹症中仅次于急性阑尾炎。非手术治疗大多采用 X 线监视下空气、生理盐水或直接钡剂灌肠复位，患儿受到 X 线伤害，且 X 线难以追踪监护复位全程，对出现的问题不能及时处理。超声有“同心圆征”“套筒征”2 个腹部包块横纵断面等特异性成像表现，并可快速与阑尾炎、肠重复畸形和先天性肠旋转不良等疾病鉴别，但是对于发病时间 >72 h 且血便的患儿，B 超下水压灌肠复位导致肠穿孔或无法复位的概率很大。腹腔镜联合水压灌肠肠套叠复位术能很好地解决以上问题，并可快速与阑尾炎、肠重复畸形及先天性肠旋转不良等疾病鉴别，可在直视下进行操作，套叠肠管复位过程直观、安全、可靠。陈朝阳等对茂名市妇幼保健院小儿外科，6 例病程 >72 h 且血便的小儿肠套叠行腹腔镜联合水压灌肠复位治疗，均成功复位。术后随访 6～24 个月，均无复发。认为腹腔镜联合水压灌肠肠套叠复位术可以动态观察复位过程，且复位准确，安全可靠。

（申晓军）

述评· 该报道对 2011 年 6 月至 2014 年 11 月采用 B 超诊断及监视下水压灌肠复位术治疗 281 例小儿肠套叠，其中 6 例发病时间 >72 h 且血便的患儿接受腹腔镜联合水压灌肠复位治疗进行回顾性研究，腹腔镜联合水压灌肠肠套叠复位的优点：① 全麻后使用肌松药，套叠肠管更容易复位，大大减少肠穿孔或无法复位等的发生概率；② 具有腹腔镜手术的微创优点；③ 腹腔镜下可以动态观察复位过程，复位准确；④ 复位全程在腹腔镜下进行，术者可掌握患者的情况变化，影像清晰，使复位更安全可靠；⑤ 此项技术操作简便，器材简单，方便基层医院开展。

（聂明明）

双气囊小肠镜对小儿下消化道出血的诊断及治疗作用 ［中华小儿外科杂志，2015，36（8）：622］ 小肠位于消化道的中间，胃镜、大肠镜、普通的小肠镜均无法完全检查，DBE 通过可反复充气、放气的气囊固定肠壁以拉直肠管，从而完成全小肠的检查，是目前诊断和治疗小肠疾病的有效工具。DBE 进镜途径可经口腔亦可经肛门，首选经口或肛是通过临床症状判断病变位于上消化道或下消化道来决定的，如第一次检查为阴性且有必要，可更换进镜途径行第二次检查，从而最终完成全消化道的检查。因小儿肠管细，检查不配合，需全身麻醉。DBE 在儿科的应用还很少，但近年逐渐增多的文献报道应用此技术于小儿，证实是安全、可靠的，能达到满意的诊断效果。微创、精确地诊断小儿下消化道出血的病因仍然有一定难度，我们初步的经验证实 DBE 是一种有效的诊断及治疗工具，相信随着开展 DBE 医院的增多、医生操作手法的熟练，会有更多的小儿小肠疾病得以精确诊断、微创治疗。戚士芹等对安徽省儿童医院小儿普外科 26 例下消化道出血患儿进行双气囊小肠镜检查。对发现的 14 例 Meckel 憩室、3 例息肉病、2 例淋巴瘤均成功进行微创手术；1 例进镜失败，随访 14 个月未见再出血；6 例阴性检查结果，其中 5 例经 3～35 个月随访未见再出血，1 例随访 7 个月后再发下消化道出血，经腹腔镜探查仍阴性，继随访观察中。认为双气囊小肠镜对小儿下消化道出血不仅具有诊断价值,更能达到微创治疗的效果。

（申晓军）

述评 · 小儿中以大量暗红色血便为症状的下消化道出血临床常见,主要病因有: Meckel 憩室、肠重复畸形、消化道血管瘤及其他肠道肿瘤、肠息肉等。大量出血可导致严重的贫血,虽经输血、止血、制酸等保守治疗,能很快控制出血,但病因的明确是困难的。常用的无创检查如超声、CT、核素扫描等难以明确诊断,有创的检查主要是腹腔镜探查,虽然微创且诊断可靠,但仍属有创,尤其对探查阴性的患儿。双气囊小肠镜通过位于内镜和外套管头端的可反复充气、放气的气囊固定肠壁,从而避免成襻,故能够持续进镜,最终能完成全消化道检查。近年,随着 DBE 在成人领域的成功应用,儿科领域亦逐渐开展,应用后证实效果良好。

（聂明明）

肛肠外科

本年度收集论文 567 篇，纳入一年回顾 176 篇，占 31%；收入文选 10 篇，占 6%。

一年回顾

一、阑尾

王颖[1]通过分析 104 例腹腔镜切除阑尾手术的分析，得出三孔、双孔腹腔镜均能成功手术，且并发症均较低。两孔腹腔镜较三孔腹腔看平均手术时间更短，平均住院日更短。高明等[2]为早期准确地判断急性阑尾炎，分析了 101 例腹痛患者按压疼痛试验和呼吸疼痛试验与确诊阑尾炎的关系。结果显示，按压疼痛试验灵敏度和特异度分别为 87.5% 和 72.1%，呼吸疼痛试验分别为 53.8% 和 83.7%。此次试验结果显示按压疼痛试验有较高的早期诊断价值，但呼吸疼痛试验特异度较高。曹建国等[3]进行了一项关于不同术式阑尾切除术后出现切口感染的多中心的回顾性研究，研究共纳入了华东地区 6 家县市级医院的资料，共9 340 例患者资料。其中腹腔镜手术 1 831 例(19.6%)，开腹手术 7 509 例(80.4%)。通过随访分析发现腹腔镜手术组感染发生率为 2.1%，开腹手术为 5.6%。通过多因素分析得出结论，认为手术方式是阑尾术后出现切口感染的一项独立影响因素，其中腹腔镜术后切口感染率明显下降。赵海远等[4]对开腹阑尾手术和腹腔镜阑尾手术治疗复杂性阑尾炎进行了荟萃分析。该分析纳入了符合标准的 8 篇文献，样本总量 1 222 例，其中腹腔镜 680 例，开腹 542 例。分析了两组术中、术后及术后并发症的情况，得出腹腔镜手术出血更少、术后排气快、切开感染低、住院时间短等优势，从而进一步证实了腹腔镜手术优于开腹手术。张友志[5]总结了 84 例腹腔镜手术切除困难性阑尾炎的经验。其中 83 例腹腔镜完成手术，1 例中转开腹，无死亡病例。术后平均住院(5 ± 1.4)d，手术时间(44 ± 20)min；术后出现感染 2 例，并发症 3 例，瘘 1 例。得出结论认为腹腔镜手术是安全可行的，但术者必须具备熟练的腔镜技术。

二、痔

刘福成等[6]通过对 48 例痔上黏膜环形切除钉合术(PPH)加外痔切除术与 48 例外剥内扎术的对比研究，分析了 PPH 加外痔切除术的临床疗效。结果显示，PPH 加外痔切除术组手术时间、术后各合并症评分少于外剥内扎术组，存在统计学意义($P < 0.05$)；PPH 加外痔切除术组手术疗效与外剥内扎组比较差异无统计学意义($P > 0.05$)；PPH 加外痔切除术组住院费用多于外剥内扎手术组，差异有统计学意义($P < 0.05$)。结论认为，PPH 加外痔切除术与外剥内扎术疗效相当，但具有手术时间短、疼痛轻、术后便血少、肛门外形美观等优点，可有选择性开展。王涛等[7]回顾性分析了 40 例外切整形联合 PPH 治疗重度环状混合痔患者的临床资料，探讨外切整形联合 PPH 治疗重度环状混合痔的疗效。结果显示，患者平均住院时间 4.5 d，创口愈合平均时间 13.5 d，术后皮缘水肿发生率为 5.0% (2/40)，尿潴留发生率为 2.5% (1/40)。术后 3 d 疼痛评分：第 1 天 6.1 分，第 2 天 3.2 分，第 3 天 1.8 分；随访发现便血 2 例，痔脱出 1 例，无肛门失禁及控便不良、肛门狭窄、肛周感染等并发症，说明外切整形联合 PPH 治疗重度环状混合痔既能彻底清除病灶，又修复了肛门外形，安全可行。倪之虹等[8]将 283 例痔手术患者随机分为 4 组，分别使用 0.2%、0.1%、0.05% 亚甲蓝溶液行创口注射镇痛及不使用亚甲蓝液，分析不同浓度的亚甲蓝在痔术后的镇痛效果。结果显示，0.2%、0.1% 组术后疼痛程度比较差异无统计学意义

($P>0.05$),余各组间比较疼痛程度差异均有统计学意义($P<0.05$),0.2%、0.1%组镇痛效果最优;0.2%组术后4例创面感觉异常、麻木。0.1%组无明显不良反应,0.05%亚甲蓝溶液组及不使用亚甲蓝液组因疼痛导致尿潴留各3例。结果表明,0.1%亚甲蓝溶液组镇痛效果最佳,且无明显不良反应,推荐使用0.1%亚甲蓝液组。魏国等[9]回顾性比较分析了2010年1月至2012年12月间76例行自动痔套扎术联合硬化剂注射治疗的患者的临床资料,其中合并HIV感染者36例,探讨自动痔套扎术联合硬化剂注射治疗合并人类免疫缺陷病毒感染痔患者的疗效及对细胞免疫功能的影响。结果显示,HIV感染组和HIV阴性组术后6个月复发率、术后1年复发率、术后并发症发生率的差异均无统计学意义;两组患者术前1 d外周血中淋巴细胞率、CD4计数和CD4/CD8与术后7 d比较差异存在统计学意义;两组CD4计数下降速度及幅度的高低排列顺序依次为HIV和HIV阴性组;术后7 d、30 d CD4计数回升速度及幅度的差异有统计学意义。HIV感染患者作为特殊人群,手术风险较大,可能影响病情转归,自动痔套扎术联合硬化剂注射治疗合并HIV感染患者是安全的,术后细胞免疫功能的抑制状态可较快得到恢复。郑晨果等[10]回顾性分析2010年1月至2012年5月间收治的260例术前肛门镜检查发现截石位6点区域无明显内痔核的Ⅲ或Ⅳ度内痔及环状混合痔患者的临床资料,分别采用保留直肠后壁黏膜的吻合器痔上黏膜环切钉合术(PPH)和常规PPH手术治疗,探讨PPH患者保留直肠后壁黏膜的临床疗效及必要性。结果显示,保留直肠后壁黏膜的PPH手术与常规PPH手术相比,疼痛持续时间[(1.3±0.5)d *vs.* (4.8±0.7)d]、应用镇痛药频率[(1.1±0.3)次 *vs.* (5.9±0.6)次]及住院时间[(5.2±0.8)d *vs.* (5.8±0.5)d]明显减少,吻合口狭窄(0 *vs.* 7.8%)、肛门坠胀感(0.8% *vs.* 14.1%)及迟发性出血(0 *vs.* 7.8%)的发生率亦明显降低(P均<0.01)。结论认为,针对截石位6点区域无明显内痔核的患者,采用保留直肠后壁黏膜的PPH手术可明显减少术后并发症,该方法亦可灵活用于其他无痔核区域的保留。李朝员等[11]通过将60例急性嵌顿性环状混合痔患者随机分为PPH治疗组与传统混合痔外剥内扎治疗组,分析急诊行PPH治疗急性嵌顿性环状混合痔的临床效果。结果显示,PPH组在手术时间、术中出血量、创口疼痛、术后大出血、肛门水肿、肛门坠胀、创口愈合时间、住院天数、症状改善满意率方面均优于传统外剥内扎治疗组($P<0.05$)。结果表明,与传统外剥内扎术术后易出现肛门疼痛、肛门水肿相比,急诊PPH手术效果明显改善,但需注意手术细节处理,防止并发症。刘扬等[12]分析比较2012年3月至2013年9月间以PPH联合外剥内扎术及皮桥整形术或传统外剥内扎术联合皮桥整形术治疗的86例重度环状混合痔患者的临床资料,探讨PPH联合外剥内扎术及皮桥整形术在重度环状混合痔中的临床疗效。结果显示,PPH联合组手术时间短、黏膜外翻及肛门潮湿症状较少、术后住院时间短、术后疼痛轻、住院总费用高、近期肛门坠胀及不适感明显;术后出血、术后水肿、远期术后肛门坠胀及不适感、术后皮赘发生指标两种手术方法间差异无统计学意义。PPH联合外剥内扎术及皮桥整形术可作为重度环状混合痔的替代性手术,但其近期(<1个月)肛门坠胀及不适感明显,且有较高的治疗费用。谢成利[13]为探讨改良胶圈套扎术治疗Ⅱ、Ⅲ期内痔的临床疗效,将10例Ⅱ、Ⅲ期内痔患者随机分为观察组(改良胶圈套扎术组)和对照组(贯穿结扎术组),各60例,对比两组患者临床总体疗效、手术时间、住院费用及术后肛门疼痛、出血情况。结果提示,两组在治愈率和住院费用方面比较差异无统计学意义;但在术后肛门疼痛评分、出血评分、手术时间、创口愈合时间方面,观察组明显优于对照组。结果表明,改良胶圈套扎术治疗Ⅱ、Ⅲ期内痔操作简便,疗效确切,患者术后疼痛轻、并发症少、恢复快。季利江等[14]为探讨选择性痔上黏膜切除吻合术(TST)治疗非环状痔的临床疗效,回顾采用此方法治疗的43例非环状痔患者,就治愈率、手术时间、住院时间、住院费用、术后并发症等情况进行统计。结果显示,本组43例患者中,治愈41例,好转2例。手术时间20~35 min,平均25 min。住院时间6~14 d,平均9.8 d。平均住院费用11 023元。本组患者均一次完成手术,切除组织平均质量2.5 g。术后无一例发生尿潴留及大出血;术后肛门坠胀感及疼痛均轻微。术后随访1~5个月,无肛门狭窄、肛门失禁、顽固性肛门直肠痛、直肠阴道瘘、肠穿孔等发生。结果表明,TST治疗非环状痔疗效确切、术后并发症少、患者痛苦小、恢复快。梁爽[15]*为探讨外剥内扎术治疗环状混合痔的效果,将200例环状混合痔患者随机分为观察组和对照组,每组100例。观察组采用外剥内扎术治疗,对照组采用内扎外切术治疗。结果显示:观察组患者均治愈,住院时间6~14 d,术后疼痛Ⅱ级16例,Ⅲ级1例;对照组患者均治愈,住院时间12~21 d,平均17.2 d,术后严重水肿形成残留痔行三次手术5例,术后疼痛Ⅱ级27例,Ⅲ级6例。随访4个月两组组均无复发。结果表明,采用外剥内扎术治疗环状混合痔可使住院天数缩短,避免因术后水肿形成残留痔行一次手术,明显降低了患者疼痛程度。高志冬等[16]选择2011年3月至2012年2月间北京大学人民医院胃肠外科同一手术治疗组施行STARR手术治疗的70例Ⅳ度痔患者

(STARR 组),并选取 2010 年 3 月至 2011 年 2 月间在北京大学人民医院接受 PPH 手术治疗的 84 例Ⅳ度痔患者(PPH 组)作为对照组,两组术中出血量、住院天数、术后当天和术后第 3 天疼痛评分、术后第 3 天阵痛药物使用情况、术后并发症(如出血、感染)等指标差异均无统计学意义,均未发生直肠阴道瘘、直肠穿孔及术后死亡病例。STARR 组 3 年疾病复发率较 PPH 组更低。结论认为 STARR 手术治疗Ⅳ度痔有助于降低远期复发。尹朝晖等[17]回顾性分析了 2010—2013 年收治的 126 例混合痔患者的临床资料,探讨痔上黏膜环切术(PPH)混合痔外痔的处理方法。根据不同的手术方式分为 PPH 组(单纯组,41 例)、PPH 加外剥内扎组(内扎组,39 例)和 PPH 加单纯外痔切除组(单切组,46 例),分析其相关指标。结果,术后创口疼痛、需导尿者及术后一周仍有肛门疼痛者,内扎组明显多于其他两组($P<0.05$);术后肛门水肿者,单纯组和内扎组明显增多($P<0.05$);术后复发者,单纯组最多($P<0.05$),内扎组和单切组无明显差异;内扎组出现 1 例肛门狭窄,2 例控便功能减退。认为 PPH 加外痔切除不仅保持了肛垫组织的完整性,同时消除了外痔,且未损伤齿状线,减少了术后并发症,可获得较好的近远期效果,是治疗混合痔理想的术式。胡震等[18]回顾性分析了山西省人民医院结直肠肛门外科 2007 年 1 月至 2012 年 1 月收治的 310 例Ⅲ度环形混合痔患者的临床资料,总结术后出血的原因及治疗经验。所有患者均行 PPH 术。结果,本组患者术后急性出血 8 例,其中 7 例为直肠腔内吻合口出血,1 例为直肠腔外出血;迟发性出血 4 例,3 例为直肠腔内吻合口出血,行手术探查可见吻合口搏动性出血,予缝扎止血,1 例手术探查阴性。急性腔内出血 6 例为吻合口出血,予以缝扎止血,1 例探查阴性;腔外出血行保守治疗痊愈。认为预防和减少 PPH 术后大出血的措施有:① 根据内痔大小和脱垂程度决定荷包缝合的高度;② 荷包在 2~3 针内完成,减少黏膜下血肿的形成;③ 内痔特别大者,荷包缝合应以内痔上缘为标志;④ 标本如为肠壁全层,术后应加重监护,注意腹部体征;⑤ 术前清洁肠道,术后及时处理尿潴留,避免患者用力排便或排尿诱发吻合口出血。

三、肛周感染

赵义瑞等[19]回顾了 2011 年 6 月至 2013 年 6 月收治的 71 例高位肛瘘患者资料,对术后复发情况进行分析。分为治疗组(31 例,采用开放式瘘管全剔除术)和对照组(40 例,切开挂线术),结果显示,治疗组中 1 例经切除病理发现为黏液腺癌。余病例均随访 6 个月以上,发现治疗组复发 1 例(3.33%),对照组复发 5 例(12.5%)。因此,开放式瘘管全剔除术治疗高位肛瘘疗效优于切开挂线术,进一步说明瘘管盲端处理不到位也是高位肛瘘术后复发的原因。王永刚等[20]前瞻性总结了 2012 年 10 月至 2014 年 1 月收治的 70 例单纯性经括约肌型肛瘘患者,随机分为改良 LIFT 组(37 例,自外口沿瘘管走形紧贴瘘管壁,隧道式游离经外括约肌间沟,切除外侧已游离瘘管)和常规 LIFT 组(33 例),探讨了两组的疗效及安全性。结果发现,两组患者手术时间、术后疼痛评分、住院时间和愈合时间无明显统计学差异。术后 3 个月盆底肌电图和肛门直肠测压显示两组运动单位电位时限、单纯相出现率、肛管静息压和肛管最大收缩压无统计学差异。但术后随访 3~20 个月后,改良组治愈率为 83.8%,明显高于常规组(60.6%)。改良组术后 4 例创面持久不愈,2 例复发;常规组 8 例创面持久不愈,5 例复发。提示与常规组相比,改良组治疗单纯性经括约肌型肛瘘更有效,可达到与常规 LIFT 术相同程度的肛门功能。陈红锦等[21]回顾性分析了 2009 年 9 月至 2012 年 2 月采用经括约肌间瘘管结扎术治疗的 24 例复杂性肛瘘患者的临床资料,评价手术疗效及术后肛门括约肌自主控制功能。结果发现,一期手术治愈率为 66.7%,术后单纯括约肌间切口感染 2 例,4 例括约肌切口感染且内口与肛管内相通,完全失效 2 例,另 1 例术后 7 月复发。临床总治愈率为 91.7%。术后随访 16 个月后,克利夫兰肛门失禁评分显示均无肛门括约肌自主控制功能下降。提示经括约肌间瘘管结扎术是一种治疗复杂性肛瘘完全有效的保留括约肌手术。武文静等[22]前瞻性纳入了 2012 年 3 月至 2013 年 3 月收治的 100 例肛瘘患者,随机平均分为超声组和对照组。超声组术前采用 3D-EAUS 检查,对照组术前采用指诊或探针等常规检查,比较两组肛瘘内口定位、肛瘘分型及是否存在分支瘘管的准确率。结果发现,超声组的内口定位准确率(96.0%)较对照组(82.0%)显著升高,对复杂性肛瘘的诊断率(96.7%)显著高于对照组(74.1%),对肛瘘分型的诊断(96%)显著高于对照组(78%),对是否存在分支瘘管的诊断(94%)显著高于对照组(84%),但对简单性肛瘘,两组内口定位准确率相当。提示三维肛管直肠腔内超声在内口定位、瘘管分型及分支瘘管的诊断方面具有较高的应用价值,尤其对于复杂性肛瘘患者,值得临床推广。吴至久等[23]回顾性分析了川北医学院附属医院肛肠外科 2009 年 1 月至 2013 年 12 月收治的 47 例多次肛瘘手术患者的临床资料,总结肛瘘术后复发的原因及处理策略。术中发现 22 例患者内口未正确处理;17 例患者术中支管为充分切开引流不畅;4 例患者出现假愈合;2 例三次手术后不愈合,病理诊断为结核,行抗痨治疗后痊愈;2 例患者 4 次手术后证实未克罗恩病,未完全愈合。除 2 例克罗恩病继发肛瘘外,其余 45 例经治疗后均痊愈,随访无一例复发。认为对于高位肛瘘术前应明确诊断,除肛门部情况,还应关注是否有结核、克罗恩病等全身性疾病;术前要通过辅助检查明确瘘管走行;同时应正确寻找并处理内口,术中应最大可能切除或切口支管,避免死腔形成。对于复杂性肛瘘,术前一定要全面评估肛门瘘管及全身情况,选择合理的术式,避免术后复发。高峰等[24]回顾性分析了兰州军区兰州总医院结直肠外科收治的 2 例严重坏死性筋膜炎患者的临床资料,探讨闭合式冲洗引流法治疗严重坏死性筋膜炎的可行性。两例患者均在急诊腰麻下行脓肿切开引流术,术中清除大量脓液及坏死组织,打通所有脓腔间的间隔,大量双氧水及生理盐水反复冲洗,于感染区置入多根内径 0.6 cm 硅胶引流管,术后将引流管交替冲洗、引流,直至引流管间不相通,改为单纯引流。2 例患者均顺利出院,随访无复发。认为严重坏死性筋膜炎的传统治疗方法存在损伤大、感染率高、恢复慢、需后期植皮等缺点,而闭合式冲洗引流法对于皮肤尚未坏死、皮下组织坏死伴部分液化,且病灶范围较广泛的坏死性筋膜炎患者可达到较满意的治疗效果,但应用时需注意适应证,根据患者具体情况选择适当的治疗方案。邱辉忠等[25]*回顾性分析了北京协和医院基本外科 1994 年 4 月至 2014 年 5 月采用经肛门括约肌径路行直肠阴道瘘修补术治疗的 23 例直肠阴道瘘(RVF)患者的临床资料,探讨该术式的可行性和安全性。本组患者均顺利完成 RVF 修补术,术后伤口感染 3 例,经换药后愈合;3 个月后瘘口愈合者 19 例,未完全愈合者 4 例(包括失访 1 例);患者术后均无肛门功能障碍。认为经肛门括约肌径路行直肠阴道瘘修补术与经肛门或阴道手术相比具有手术径路表浅直达、操作空间开阔等优势,而与经腹修补术相比则具有创伤小、风险低等优点。本术式适用于距肛缘 5~9 cm 的 RVF,但因术中需直接切开直肠,故术中已发生术野污染及术后伤口感染,因而术前的肠道准备、术中无菌操作极为关键。故经肛门括约肌径路行直肠阴道瘘修补术是一种安全可行且成功率较高的手术。唐杰等[26]为探讨 RVF 经阴道手术修补的方法及手术成功关键,回顾性分析了深圳市第五人民医院 2007 年 2 月至 2013 年 4 月收治的 13 例阴道直肠瘘患者的临床资料。13 例患者均经阴道行修补术,术中采用"向心性"分离,利用瘘口周围组织填补加固创面。所有患者阴道排气症状消失,均无阴道狭窄及复发。认为治疗 RVF 的术式有很多,手术时机是瘘孔成功修补的关键,修补失败的主要原因为局部感染,故充分的术前准备也十分重要。需根据瘘的位置、病因、周围组织状况、失禁程度等因素来决定经哪种途径进行修补。经阴道修补具有无会阴体伤口、不会引起肛门形态改变、无须切割括约肌等优点,因而经阴道途径修补 RVF 有一定优势。

四、肛裂

张建余等[27]为探讨原位肛管内括约肌切开断端固定术治疗肛裂的疗效,比较原位肛管内括约肌切开断端固定术(治疗组)与肛管内括约肌切断术(对照组)的临床疗效及并发症等情况。两组近期疗效 100%,对照组在术后出血、创口感染率、肛门控制功能方面明显差于治疗组,差异有统计学意义($P < 0.05$)。认为原位肛管内括约肌切开断端固定术后创口愈合后可达到类似高位肛瘘挂线的括约肌处理效果,对肛门外形影响小,术后出血少且感染概率低,治愈率高,因而可作为手术治疗肛裂的理想术式。曾建成等[28]为探讨内括约肌侧切除术治疗慢性肛裂的临床疗效,比较内括约肌侧切除术(观察组)和传统肛裂切除术(对照组)的临床效果。发现两组复发率差异无统计学意义($P > 0.05$),而观察组在手术时间、创面愈合时间、住院天数、疼痛评分方面均优于对照组,差异有统计学意义($P < 0.05$)。认为内括约肌侧切除术在根治肛裂的同时可缩短手术时间、术后愈合时间,减轻疼痛,其治疗慢性肛裂具有良好的临床效果。

五、便秘

栾响等[29]对腹腔镜辅助直肠及乙状直肠部分切除联合直肠悬吊固定术治疗完全性直肠脱垂治疗的临床效果进行研究。该研究回顾分析 2012 年 1 月至 2014 年 1 月为 23 例完全直肠脱垂患者行腹腔镜辅助直肠、乙状结肠部分切除联合直肠悬吊固定术的临床资料。该研究中的手术均顺利完成,无一例中转开腹。手术时间 5~165 min,(132.6 ± 14.2)min;术中出血量 20~50 ml,平均(34.5 ± 12.4)ml。术后 2 例发生尿潴留,余均恢复顺利,无吻合口瘘、肠梗阻等严重并发症发生。术后 24 h 疼痛评分 2~5 分,平均(3.32 ± 0.85)分;排气时间 1~4 d,平均(2.43 ± 0.90)d;住院 6~10 d,平均(7.8 ± 2.45)d。术后肛管直肠测压肛门内外括约肌静息状态及力排状态下压力均明显降低。随访 12~36 个月,无一例复发,患者排便功能良好,无尿潴留、性功能障碍等并发症发生。该研究的结论为腹腔镜辅助直肠、乙状结肠部分切除联合直肠悬吊固定术治疗完全性直肠脱垂安全、有效，具有患者创伤小、康复快、外观好等优点，可明显改善患者的临床症状，值得临床推广应用。张正国等[30]探讨了经会阴直肠乙状结肠切除术（Altemeier 术）治疗成人完全性直肠脱垂的安全性及疗效。该研究回顾性分析 2011 年 12 月至 2014 年 3 月徐州市中心医院肛肠科和江苏省中医院肛肠科行 Altemeier 术治疗的 20 例直肠脱垂患者的临床资料。结果全组患者均顺利完成手术。术中失血量为 30(20~40)ml，仅 1 例患者于术后第 6 天发生吻合口出血。随访 11.3(3~30)个月，均无脱垂复发。5 例术前合并便秘患者术后 Wexner 便秘评分明显降低（$P<0.01$），症状改善。15 例术前合并肛门失禁患者，7 例术后 Wexner 肛门失禁评分明显降低（$P<0.01$），症状改善；余 8 例患者评分无变化，症状未改善。该研究的结论为 Altemeier 术是治疗直肠脱垂患者的有效术式，但其远期疗效还需要进行长期的、多中心大样本的研究。郑建勇等[31]观察骶神经调节术（SNM）对治疗顽固性便秘的临床效果。本研究纳入了第四军医大学西京消化病医院消化外科于 2013 年 1 月至 2014 年 1 月期间，采用骶神经调节测试系统经皮穿刺，刺激第 3 骶神经根，治疗 7 例复杂便秘患者，其中 4 例患者既往进行过至少 1 次的便秘手术。通过排粪日记、Cleveland 便秘评分及视觉模拟评分（VAS）进行疗效评价。结果 7 例患者在接受体外临时测试治疗后，便秘症状均明显改善。其中 6 例接受永久性骶神经调节器植入术，围手术期未见并发症。术后随访中位时间 4(2~12)个月，6 例患者的每周排粪次数由治疗前(0.6 ± 0.5)次/周，增加到(8.0 ± 2.5)次/周（$P<0.01$）；排粪时间从(22.9 ± 11.5)min 减少到(3.7 ± 0.8)min（$P<0.01$）；Cleveland 便秘评分从(24.6 ± 4.2)分下降到(9.0 ± 0.9)分（$P<0.01$）；VAS 评分从(8.1 ± 0.9)分增加到(82.5 ± 5.2)分（$P<0.01$）。该研究的最终结论认为，SNM 是治疗顽固性便秘的一种微创而安全有效的新方法。张志勇等[32]探讨了腹腔镜联合经肛门内镜结肠次全切除加改良 Duhamel 术治疗重度功能性便秘（SFC）的安全性及疗效。该研究回顾性分析 2010 年 5 月至 2012 年 10 月间在上海交通大学医学院附属瑞金医院接受腹腔镜联合经肛门内镜结肠次全切除加改良 Duhamel 手术治疗的 10 例 SFC 患者的临床资料，采用胃肠生活质量评分和 Wexner 便秘评分来评价手术疗效。结果 10 例患者均成功完成腹腔镜联合经肛门内镜手术，无中转开腹病例。1 例患者行末端回肠造口，术后无任何并发症。手术时间(256 ± 58)min，术中出血量(178 ± 67)ml，术后肠道功能恢复时间(40 ± 11)h，术后住院天数(9.0 ± 1.5)d。仅 1 例患者术后 1 周内出现粘连性肠梗阻，经保守治疗缓解。术后 1 年，患者胃肠生活质量评分和 Wexner 便秘评分均较术前显著改善[(112 ± 10) *vs.* (75 ± 12)分，$P=0.000$；(5.2 ± 1.8) *vs.* (20.8 ± 2.2)分，$P=0.000$]，8 例患者便秘症状明显改善，排粪次数 1~3 次/d；1 例出现腹泻，排粪次数 4~6 次/d；1 例患者仍有轻度便秘，2~3 d 排粪 1 次。该研究最终结论认为，腹腔镜联合经肛门内镜结肠次全切除加改良 Duhamel 术为 SFC 提供了一种安全、有效的微创手术治疗方式。蔺兵虎[33]*回顾性分析了湖北省襄阳市第一人民医院普外科 2007 年 4 月至 2013 年 4 月收治的 47 例慢传输型便秘（STC）患者的临床资料，对比逆蠕动盲肠直肠吻合术与结肠全切除直肠吻合术的疗效。47 例患者按照具体病情采用手术方式的不同分为逆蠕动盲肠直肠吻合术组（观察组）25 例和结肠全切除直肠吻合术组（对照组）22 例，对比分析两组相关手术及预后指标。结果，观察组手术时间、术后大便次数显著低于对照组（$P<0.05$）；观察组 Wexner 肛门失禁评分显著低于对照组，而 GIQLI 评分显著高于对照组，差异有统计学意义（$P<0.05$）。认为逆蠕动盲肠直肠吻合术保留了回盲瓣、盲肠以及末端回肠，使得术后排便次数得到较好的控制，行逆蠕动盲肠直肠吻合术的主要前提是能否确定保留盲肠的形态和功能。而结肠全切除直肠吻合术组的 GIQLI 评分高于逆蠕动盲肠直肠吻合术组，从而具有更高的胃肠生活质量。因而，对于胃肠功能基本正常的 STC 患者，选择逆蠕动盲肠直肠吻合术可达到较好的效果。徐琳等[34]分析了 2008 年 6 月至 2012 年 12 月间，南京军区南京总医院对连续收治的 973 例顽固性便秘患者作为研究队列，采用 1:4 匹配的前瞻性巢式病例对照研究方法，确定顽固性便秘人群发生 SMAS 的危险因素；并评价营养支持治疗的疗效。结果 973 例顽固性便秘患者中确诊 SMAS 26 例，累计发病率为 2.7%。多因素条件 Logistic 回归分析发现，体质量指数（BMI）低于 18 kg/m^2（$OR=2.89$，95% $CI=1.141\sim7.307$）和结肠传输时间延长（$OR=3.57$，95% $CI=1.362\sim9.350$）是发生 SMAS 的独立危险因素。经营养支持治疗，26 例 SMAS 中有 22 例（84.6%）痊愈。与治疗前相比，SMAS 患者的胃肠生活质量评分、Wexner 便秘评分和营养指标（血清清蛋白、前清蛋白和纤维连接蛋白）均有明显改善（P 均<0.05）。结论认为，BMI 低于 18 kg/m^2 和结肠传输时间延长是顽固性便秘患者发生 SMAS 的危险因素。提出，便秘并发 SMAS 应按病情和营养状况予以营养支持保守治疗，同时结合便秘对症治疗。袁鹏等[35]回顾性分析了中国医科大学附属第四医院肛肠科 2006—2014 年收治的 181 例Ⅱ、Ⅲ度直肠脱垂患者的临床资料，评价经肛三联

术（经肛门直肠黏膜排列结扎术、芍倍注射术及肛门紧缩术）与 Delorme 术（直肠黏膜袖状切除肠壁折叠术）的疗效。随机将 181 例患者分为经肛三联术（治疗组）91 例、Delorme 术（对照组）90 例，对比分析两组疗效。结果，两组近期治愈率与复发率差异无统计学意义（$P > 0.05$）；治疗组在出血量、住院时间及费用、术后并发症发生率方面明显低于对照组（$P < 0.05$）。认为经肛三联术相对于 Delorme 术更加简单且疗效可靠，是治疗Ⅱ、Ⅲ度直肠脱垂比较理想的术式。刘健培等[36]回顾性分析了中山大学附属第三医院胃肠外科 2006 年 1 月至 2013 年 12 月收治的 34 例完全性直肠脱垂患者的临床资料，评估腹腔镜直肠补片悬吊固定术治疗直肠脱垂的疗效。发现腹腔镜组在术中出血量、术后排气时间及住院时间方面明显低于开腹组（$P < 0.05$），而两组在手术时间、并发症例数、大便失禁改善例数、便秘改善例数等方面无统计学差异（$P > 0.05$）。认为腹腔镜修复直肠脱垂结合了开放性腹部手术疗效确切和微创手术创伤小的双重优点，在保证手术安全性的基础上，缩短了患者术后的恢复时间，达到较为满意的疗效，且对老年患者同样适应。

六、巨结肠

孙小兵等[37]应用 Soave 技术行经直肠鞘内拖出巨结肠根治术的术后并发症发生情况，回顾性分析山西省儿童医院 2003 年 2 月至 2010 年 2 月间行巨结肠根治术并经术后病理证实的 286 例先天性巨结肠患儿的临床资料。所有患儿均予钡灌肠造影及肛肠测压进行诊断，其中 233 例（81.5%）在新生儿期即明确诊断。所有患儿一经确诊即开始清洁灌肠及扩肛治疗。手术均采用 Soave 技术行经直肠鞘内拖出巨结肠根治术，其中单纯经肛手术 251 例，开腹手术 17 例，腹腔镜辅助手术 18 例；术后常规扩肛 6 个月。结果术后切口感染 1 例，肠梗阻 1 例，吻合口狭窄 1 例，经持续扩肛治愈。术后持续腹胀、便秘 2 例，保守治疗 6 个月无效后再次手术。肛周糜烂 63 例（22.0%），除 2 例结肠全切除术患儿外，其余患者肛周糜烂均于术后 3 个月内全部消失。术后随访 2~5 年，期间 11 例（3.8%）患儿出现小肠结肠炎，其中 8 例经保守治疗治愈，1 例死亡，另有 2 例反复发作。污粪 45 例（15.7%），其中 5 例在幼儿园和小学后才出现污粪。3 个月以内手术患儿肛周糜烂、小肠结肠炎和污粪发生率明显高于 3 个月以上手术者，结肠（次）全切除患儿肛周糜烂和小肠结肠炎发生率明显高于部分肠段切除者。结论显示，绝大多数患儿可经肛门一期完成 Soave 手术，术后近期并发症主要是肛周皮肤糜烂，远期并发症包括小肠结肠炎和污粪。早期诊断和清洁灌肠、避免过早手术、术后坚持扩肛可降低小肠结肠炎和污粪的发生率。李炳等[38]为探讨 3D 高清腹腔镜辅助治疗小儿先天性巨结肠的可行性，收集 2014 年 3 月江苏省淮安市妇女儿童医院小儿外科采用 3D 高清腹腔镜辅助治疗的 3 例先天性巨结肠男性患儿临床资料。结果显示，3 例患儿均顺利完成手术，腹腔镜操作时间为 16~35 min。术后便秘症状缓解，无排粪失禁、吻合口瘘和吻合口狭窄等并发症发生，3 例患儿均于术后第 7 天出院。结论认为，3D 高清腹腔镜具有三维、分辨率高的优点，可用于小儿先天巨结肠的腹腔镜辅助手术治疗。徐周纬等[39]回顾性分析了安徽医科大学第一附属医院急诊外科 2009 年 1 月至 2014 年 1 月收治的 48 例成人先天性巨结肠（AHD）患者的临床资料，探讨 AHD 的诊断及治疗方法的选择。48 例患者中，手术治疗 32 例，非手术内科保守治疗 16 例。结果，手术治疗组痊愈 18 例，好转 10 例，无效 4 例（1 例死亡）；非手术治疗组好转 9 例，无效 7 例（2 例死亡），痊愈 0 例。两者差异有统计学意义，手术组疗效明显优于非手术组。AHD 的术式主要有 Duhamel、Soave、Swenson 和 Rehbein 手术，手术方式的选择应根据病情及术者对各类手术的熟练程度来定，切除肠管的范围应根据术中肌层肠壁的冷冻切片结果来定。因此，正确认识 AHD 并选择适当的手术方式是提高治愈率的有效方法。周立新等[40]回顾性分析了厦门市第二医院普外科在 2000 年 1 月至 2013 年 12 月收治的 23 例 AHD 患者的临床资料，探讨 AHD 的特点、诊断和外科治疗。结果，23 例中 14 例术前诊断为 AHD，9 例为术中冷冻或术后病理证实。AHD 的确诊依靠病理学检查，狭窄处肠管镜下可见肌层的神经节细胞缺如或稀少、变性。手术是治疗 AHD 的主要手段，切除肠管的范围是决定手术效果的关键，原则为充分切除无神经节的狭窄肠段及近端扩张的病变肠段，术中冷冻切片检查肠壁神经节情况来确定合适的切除位置是目前公认的最佳标准。因此，提高对 AHD 的认识十分重要，手术的时机、术式以及是否分期手术需根据患者具体情况而定。

七、炎症性疾病

胡博等[41]探讨了以 Duck 腹部 X 线评分（DAAS）及七项代谢紊乱（MD7）的发生频数来评估新生儿坏死性小肠结肠炎（NEC）适宜的手术探查时机。该研究回顾性分析天津市儿童医院新生儿外科自 2012 年 6 月至 2014 年 10 月治疗新生儿坏死性小肠结肠炎 38 例。其中男 26 例，女 12 例。

结果全部患儿中15例经保守治疗7～22 d病愈，另23例患儿分别于入院后的1～13 d DAAS≥7分或MD7发生频数≥3而接受手术治疗。8例行开腹手术，15例行腹腔镜手术，其中5例中转开腹。手术患儿治愈19例，死亡3例，放弃1例，手术治愈率为82.6%。经ROT曲线分析，两个评价体系对NEC病情评估都有较高的临床诊断准确性。该研究的结论为由于DAAS及MD7发生频数这两个评价体系临床操作方便，且相对客观，可以考虑在此基础上建立内外科共识的NEC会诊转诊指征。同时这两个评价体系的结果也可以作为气腹以外NEC手术指征的重要补充，争取在肠坏死尚未穿孔前及时手术干预，降低NEC穿孔概率，谋求广泛患儿更好的远期预后。王献良等[42]探讨新生儿坏死性小肠结肠炎(NEC)的诊断及治疗方法、手术时机。该研究回顾性分析164例新生儿坏死性小肠结肠炎的临床资料。结果164例病例中，手术72例，因肠管坏死广泛自动出院17例，占23.61%；肠造瘘41例，占56.94%，其中自动出院6例，占14.63%(4/41)；因近端肠管短不适于肠造瘘而直接肠吻合14例，其中因吻合口瘘等原因自动出院5例，占35.71%(5/14)。保守治疗92例，11例自动出院，占11.95%，余81例痊愈出院，其中5例因肠梗阻返院手术，均为回肠或结肠狭窄所致。全组共治愈125例，占76.22%，自动出院39例，占23.78%。其中手术组治愈44例，治愈率为61.11%，保守组治愈81例，治愈率为88.04%。该研究的最终结论为新生儿坏死性小肠结肠炎病情重，病死率高。对Bell分期Ⅰ期及部分Ⅱ期患儿，先行保守治疗；Ⅲ期患儿宜早期手术治疗。早期手术干预不一定提高治愈率；术中根据病变肠管情况选择合适手术方式：肠造瘘、肠吻合、肠内减压。朱海涛等[43]探讨了低出生体质量新生儿坏死性小肠结肠炎(NEC)的手术治疗及预后。该研究回顾性分析2003年1月至2013年12月间复旦大学附属儿科医院外科收治的670例低出生体质量NEC病例临床资料，根据患儿出生体质量分为极低出生体质量(ELBW)组(<1 500 g，241例)及低出生体质量(LBw)组(1 500～2 500 g，429例)，分析比较两组患儿的手术率，对两组中手术患儿的手术指征、手术方式、术后并发症发生率及术后30 d生存率进行比较分析。结果670例中197例NEC患儿接受了外科手术治疗，其中63例为Bell Ⅱ期，134例为Bell Ⅲ期。总体手术率为29.4%，患儿平均出生孕周为(31±2)周，平均出生体质量为(1 561±502)g，平均手术年龄为(14.5±17)d。ELBW与LBW组手术例数分别为117例与80例，ELBW组手术率明显高于LBW组(48.5% *vs.* 18.6%，$P<0.01$)。两组首要的手术指征均为气腹(74.4% *vs.* 70.0%，$P=0.05$)。93.9%(185例)患儿接受剖腹探查术，其中10例行一期肠切除肠吻合术，175例行肠造瘘术。另有12例仅行腹腔引流手术。术后并发症发生率为46.2%。最常见并发症为败血症与肠狭窄。两组患儿术后短期生存率则无明显差异(73.5% *vs.* 82.5%，$P=0.05$)。该研究的结论为外科手术在低出生体质量新生儿重度NEC的治疗中发挥重要作用。气腹是绝对的手术指征，最主要的手术方式为肠造瘘术，正确手术方法的选择能够有效提高NEC患儿尤其是极低出生体质量患儿术后短期生存率。江一鸣等[44]探讨克罗恩病患者需手术治疗的危险因素。回顾性分析中山大学附属第二医院2010—2014年间收治，并能获得研究终点(接受肠切除手术或末次随访距首发症状至少5年)的173例克罗恩病患者的临床资料，采用蒙特利尔分型对病变部位和疾病行为进行评价，采用Logistic回归模型对初次手术的危险因素进行分析。结果自首发症状出现后5年内，有85例(49.1%)患者接受了肠切除手术。单因素分析显示，诊断年龄在40岁以上、男性、病变累及上消化道、狭窄型和穿透型病变者需要手术治疗的概率较高。多因素分析结果显示，诊断年龄大于40岁和男性患者为需手术治疗的独立高危因素，单纯结肠病变为需手术治疗的独立保护因素，结论认为克罗恩病临床表现呈现多样化；高龄及男性患者是手术治疗的高危人群，而病变局限于结肠者需手术治疗的概率较低。李荣雪等[45]为探讨溃疡性结肠炎(UC)手术治疗的指征、时机、方式及转归。回顾性分析32例接受手术治疗的UC患者的住院病历资料，记录患者的临床表现、诊疗过程、手术方式及转归，并对患者术后情况进行随访。结果显示，71.9%(23/32)手术病例为重型UC，初发型占21.9%(7/32)，慢性复发型78.1%(25/32)，广泛结肠病变占93.8%(30/32)，其中全结肠受累占81.3%(26/32)。手术原因包括药物治疗不能达到或维持缓解26例(81.3%)，UC相关结直肠癌(UC－CRC)/上皮内瘤变(IEN)5例(15.6%)，并发肠穿孔1例(3.1%)。手术方式分别为：全结直肠切除、回肠储袋肛管吻合术(IPAA)19例(59.4%)，回肠永久造瘘术或长期保留造瘘口7例(21.9%)，全结肠或次全结肠切除、肠吻合术6例(18.8%)。术后并发症发生率为69.6%(16/23)，分别为肠梗阻9例、吻合口狭窄2例、盆腔感染2例、直肠阴道瘘1例、切口疝1例、储袋炎2例、残余直肠UC复发2例。25例(78.1%)患者接受随访2个月至22年，21例UC治愈，2例因残余直肠UC复发继续药物治疗，2例因UC－CRC广泛转移死亡。结论认为，手术是药物难治性及出现并发症UC的治疗选择，多数患者手术效果满意，术后并发症发生率较高，手术时机、术式及术后

并发症的预防及随访有待进一步规范。龚剑峰等[46]为探讨在加速康复外科模式下腹腔镜克罗恩病(CD)病变肠管切除术的短期疗效。回顾性分析2013年1月至2014年3月间南京军区南京总医院普通外科炎性肠病治疗中心在加速康复外科模式下采用腹腔镜手术治疗的51例CD患者临床资料;另从电子数据库中选取2011年6月至2012年12月间在加速康复外科模式下采用传统开放手术治疗的51例CD患者临床资料,进行1∶1匹配的病例对照研究,比较两组的术中情况及术后短期疗效。结果腹腔镜组较开放组的术后中位排气时间加快(45 h *vs.* 59 h, $P=0.024$),术后中位住院时间缩短(7 d *vs.* 9 d, $P=0.034$),术中中位失血量减少(35 ml *vs.* 75 ml, $P=0.038$);但两组术后并发症的发生率及30 d内再入院率的差异无统计学意义。结论认为,在加速康复外科模式下,腹腔镜手术较开放手术能促进胃肠功能恢复,缩短术后住院时间,且不增加并发症的发生率。

八、外伤

叶志强等[47]比较损伤控制手术(DCS)处理严重结肠损伤时,二期确定性手术肠切除肠吻合与肠造口两种结肠修补方式的安全性,回顾性分析2005—2013年间在中山大学附属第三医院接受DCS处理的67例严重结肠损伤患者的临床资料,按二次确定性手术中结肠修补方式,分为吻合组(40例,单纯肠缝合修补术,或肠切除肠吻合术)和造口组(27例,肠切除肠吻合加近端预防性肠造口),比较两组患者术后并发症发生情况,并对术后结肠吻合口瘘的危险因素进行分析。结论显示,在严重结肠损伤的DCS处理中,肠造口术不宜优先考虑;尽早关闭腹膜或有助于降低结肠吻合口瘘的发生概率。李勇杰等[48]探讨腹腔镜技术在结直肠外伤穿孔患者治疗中的疗效及安全性,回顾性分析河南省安阳地区医院2005年3月至2013年3月间收治的42例结直肠外伤穿孔患者的临床资料,其中22例接受开腹手术治疗(开腹组),20例行腹腔镜治疗(腹腔镜组)。手术方式包括单纯穿孔修补术和穿孔肠段切除、近端结肠造瘘、远端封闭术。比较两组患者术后并发症发生率及术后恢复情况。结果腹腔镜组患者较开腹组手术时间缩短,术中出血量减少,术后排气时间加快,术后住院时间缩短,术后并发症发生率降低,差异均有统计学意义。结论认为,腹腔镜手术治疗结直肠外伤穿孔具有手术时间短、创伤小、恢复快及并发症发生率低等优点。张伟耀等[49]回顾性分析50例结肠穿孔(破裂)患者的临床资料。50例患者均经探查确诊,33例行腹腔镜探查,其中16例在腹腔镜下完成结肠穿孔修补,4例在腹腔镜辅助下完成结肠穿孔修补,1例同时行腹腔镜下乙状结肠癌根治手术,12例中转开腹处理。切口感染二期缝合2例,术后肠瘘再造口1例,粘连性肠梗阻1例,盆腔脓肿1例,造口旁疝1例。术后因多器官功能衰竭死亡2例,放弃治疗1例。结果表明,提高结肠穿孔(破裂)确诊率主要在于接诊时要考虑此病并运用多种方法证实或排除。而穿孔原因、腹腔情况、全身状态是决定手术方案的关键。腹腔镜下探查并选择性地对部分病例直接进行镜下修补是可行的。

九、良性肿瘤

葛大海等[50]选取了2012年6月到2014年6月收治的直肠良性肿瘤患者,比较对照组(行传统肛门手术)和观察组(经肛门PPH偏心性切除吻合术)的治疗有效率和术后并发症发生情况。结果显示,观察组的总有效率(96.3%)显著高于对照组(84.0%),术后恢复时间(6.32 ± 2.46) d显著低于对照组(10.87 ± 3.15) d,并发症发生率(9.3%)显著低于对照组(16.0%)。因此,经肛门PPH偏心性切除吻合治疗直肠良性肿瘤效果显著,恢复时间短,术中出血少,术后并发症发生率低,值得临床广泛推广。王怀明等[51]回顾性分析了2008—2014年应用CT、MRI、选择性血管造影和肠镜方法诊断为结直肠海绵状血管瘤的11例患者的临床资料,其中1例诊断为局限性海绵状血管瘤,其余诊断为弥漫性海绵状血管瘤。手术8例(1例行内镜下剥除术,7例行病变肠管切除术)。结果发现,肠镜和MRI阳性检出率为100%,手术患者均临床治愈,随访5个月到6年内无便血症状。故肠镜、MRI和CT是诊断结直肠海绵状血管瘤的重要方法,手术切除病变肠管是治疗该疾病的有效手段。崔明明等[52]随访了2007年1月至2011年1月收治的9例行腹腔镜辅助下的经内外括约肌间切除术的低位直肠间质瘤患者,在术前均接受伊马替尼治疗。结果发现,伊马替尼治疗前肿瘤大小为5~9 cm, Wexner评分1~4分,治疗后2~4.5 cm, Wexner评分1~5分,治疗3~24个月后行腹腔镜辅助下的经内外括约肌间切除术,住院时间5~9 d,所有患者术后3个月行造口还纳术,还纳术后Wexner评分4~9分,术后1年为1~5分。提示腹腔镜辅助下的经内外括约肌间切除术对于低位直肠间质瘤的治疗安全可行。李赟等[53]回顾性分析宁波市鄞州人民医院和宁波市医疗中心李惠利医院1997年6月至2012年12月间收治的63例结直肠神经内分泌肿瘤患者的临床病理资料,观察淋巴结转移的特点。结果 63 例患者区域淋巴结转移率为 30%（19/63），其中转移至肠旁淋巴结者占 58%（11/19），转移至肠系膜淋巴结者占 26%（5/19），转移至肠系膜根部中央组淋巴结者占 16%（3/19）。未发现中央组以远的淋巴结转移以及跳跃式转移现象。分析显示瘤体大小、浸润深度、黏膜面溃疡形成、淋巴管浸润及 WHO 病理分级与区域淋巴结转移相关；瘤体大小、淋巴管浸润和病理分级是影响结直肠神经内分泌肿瘤淋巴结转移的独立危险因素。由此得出结论：瘤体较大、伴有淋巴管浸润或分级为 G2、G3 级的结直肠神经内分泌肿瘤具有较高的区域淋巴结转移率，根治性手术中应特别注意肠旁和肠系膜淋巴结的彻底性切除。胡忠卓等[54]选取攀钢集团总医院收治的结直肠侧向发育型肿瘤患者 16 例，给予患者联合应用结肠镜和腹腔镜治疗，观察并记录治疗后的效果。结果 16 例患者均顺利完成手术，并发症 1 例患者出血术后便血，总并发症的发生率为 6.25%。他们指出，应用电子结肠镜联合腹腔镜治疗结直肠巨大侧向发育型肿瘤能够切除传统结肠镜无法切除的结直肠肿瘤，提高了手术的安全性和彻底性，具有良好的临床应用价值。胡登华等[55]对重庆医科大学附属第一医院 2010 年 9 月至 2014 年 2 月 43 例行 ESD 治疗的结直肠神经内分泌瘤进行回顾性分析，评估其安全性和有效性。均在内镜下以 ESD 术式完整切除，其中 2 例术后出现迟发性出血，经内镜止血治疗痊愈；无穿孔发生；4 例出现发热，使用抗生素后好转；1 例术后 1 年内镜复查发现复发，行外科手术；其余 42 例随访未见复发或转移。由此推断 ESD 手术治疗直肠神经内分泌瘤是种简单、安全、有效的方法。张昭等[56]回顾性分析了天津市人民医院 2009 年 1 月至 2014 年 5 月手术治疗的 36 例 FAP 患者的临床资料；其中腹腔镜辅助全结直肠切除术 16 例，传统开腹手术 20 例，结果腹腔镜组 16 例患者均顺利完成手术，无中转开腹及术中并发症。两组相比手术时间、出血量差异无统计学意义；但是在切口长度、术后肠功能恢复时间、术后住院时间方面，腹腔镜组创伤更小，恢复更快，差异有统计学意义（$P < 0.05$）。并发症情况：腹腔镜组吻合口瘘 1 例，腹腔感染 1 例，开腹组吻合口瘘 2 例，伤口感染 2 例，麻痹性肠梗阻 1 例，差异无统计学意义。随访时间 6~56 个月，无肿瘤复发、远处转移及死亡。结论认为，具有丰富腹腔镜和丰富开腹经验的术者行腹腔镜辅助全结直肠切除术更加安全、可行。

十、肠梗阻

王李等[57]回顾分析了 58 例使用经鼻型肠梗阻导管治疗肠梗阻的患者，其中 42 人症状完全缓解，8 例因肿瘤梗阻接受手术，5 例因效果不佳行手术治疗，3 例因症状完全缓解后带管进食再次出现梗阻而接受手术。在肠梗阻的保守治疗中，有效的胃肠减压非常重要。传统的胃管由于长度所限，只能到达胃，对于高位梗阻的患者而言，可能减压效果较好，但对于低位梗阻却收效甚微。经鼻型肠梗阻导管可以到达回盲部，行全小肠及右半结肠的持续吸引。目前对于小肠梗阻甚至是右半结肠梗阻的患者是值得推荐使用经鼻型肠梗阻导管的。应用导管后仍不能忽略对患者病情的监测。李凯等[58]回顾分析了 159 例嵌顿性腹股沟疝患者，分析全组病例的年龄、性别、严重基础疾病情况、确诊情况、肠梗阻时间、疝类型、手术方式、术后并发症发生率、死亡率等指标。22 例合并完全性肠梗阻的患者中，12 人超过 12 h 才确诊（A 组），10 人在 12 h 内确诊（B 组），两组在年龄、严重基础疾病、肠管切除率、同期无张力疝修补术率、术后并发症发生率等方面有显著差异，B 组预后更好。嵌顿性腹股沟疝合并机械性肠梗阻时，患者预后与就诊时间及医生的诊断密切相关，一般认为肠管嵌顿 12 h 以上发生绞窄坏死和感染的概率明显升高。该研究中，未得到及时处理的 A 组患者，普遍一般健康状况欠佳，对疼痛感受不灵敏，而且首诊医生接诊时存在询问病史及查体不细致的情况，这样就容易误诊漏诊、延误病情。综上，嵌顿性腹股沟疝是肠梗阻发生的常见原因，诊断容易，但详细的问诊查体可有效改善预后。张廷涛等[59]回顾分析 5 年内 20 例少见肠梗阻患者的临床资料，其中胆石性 3 例，柿石性 4 例，放射性肠炎导致 4 例，小肠扭转 2 例，小肠内疝 3 例，乙状结肠子宫内膜异位症 3 例，肠系膜根部血管挛缩 1 例。所有患者均先接受常规保守治疗，发现症状不缓解、加重或梗阻原因无法解除后接受手术，均治愈。肠梗阻是外科常见的急腹症之一，常见原因一般包括肿瘤、粘连、肠套叠、嵌顿疝等，占 90% 左右，其他少见原因引起的肠梗阻不到 10%。胆结石、柿石性、放射性肠炎、小肠扭转、小肠内疝、乙状结肠子宫内膜异位症、肠系膜根部血管挛缩等少见原因引发的肠梗阻的临床诊断，往往是在剖腹探查时才能发现，术前诊断有一定的难度，准确判断和及时有效的治疗是其诊治关键。张翼等[60]回顾分析南京中医药大学附属医院 24 例成人肠套叠的临床资料，病因主要是肿瘤、肠道息肉、炎症、憩室等。大部分患者临床表现主要是腹痛和肠梗阻。其中 18 例行手术治疗后痊愈，术前确诊 14 例，术式主要为结肠肿瘤根治术、小肠部分切除术、回盲部切除、套叠复位等；5 例保守治疗后治愈，1 例放弃治疗。肠套叠多见于婴幼儿，典型临床表现为腹痛、腹部包块、血便三联征。成人肠套叠的临床表现多不典型,早期诊断较困难,腹部X线检查常仅有肠梗阻征象,而成人多合并器质性病变,因此气钡双重造影也受到限制。CT检查是怀疑肠套叠病例的首选辅助检查,该组手术患者14例术前CT诊断明确,且影像表现有一定的特征性。因此,腹部增强CT有重要判断价值,除了诊断原发病,还可初步判断肠管血运情况等,对治疗、手术有指导意义。郑波波等[61]回顾分析了52例改良入路与47例传统入路患者的临床资料。与传统入路相比,改良入路组术中出血量减少、手术时间缩短、术中血管损伤率降低。两组在手术标本质量评价、淋巴结清扫数量、中转开腹率、吻合口并发症、术后肠梗阻及切口、肺和泌尿系统感染等并发症发生率、术后住院时间等方面无显著性差异。腹腔镜右半结肠切除术的传统中间入路以回结肠血管或肠系膜下静脉为标志,唐都医院胃肠外科将其改良即采用胰头前区域为中心的"耳型"改良中间入路,也取得良好的临床效果,可显著减少术中出血量,缩短手术时间,可能为缩短外科医生腹腔镜右半结肠切除术或腹腔镜扩大右半结肠切除术的学习曲线和保障手术安全提供有益的帮助。杨波等[62]回顾分析了368例结核性肠梗阻的患者资料,97.6%接受手术的患者有不同程度的缓解,其中有1例因MODS死亡。术后短期内炎性肠梗阻15例,经常规保守治疗后好转。肠瘘、切口裂开、腹壁窦道的患者经及时有效的处理均痊愈。结核性肠梗阻形成的最常见原因是结核性腹膜炎炎症吸收后形成广泛粘连,导致肠管成角或扭转;其次为结核病灶侵袭肠管,引起肠腔变窄。结核性肠梗阻的诊断要根据病史、症状、体征、辅助检查等综合诊断。与一般肠梗阻治疗不同的是,结核性肠梗阻患者术前需进行抗结核治疗,治疗7~15 d梗阻不能完全缓解者接受手术,发生肠穿孔或高度怀疑肠坏死者应及时手术。具体手术方式需根据开腹后情况而定。患者通常因结核消耗而一般情况较差,需做好围术期营养支持。结核性肠梗阻患者虽然可以通过手术解决梗阻症状、缓解病情,但无法根治结核,还需接受规范的抗结核治疗。

十一、大肠癌

(一)基础研究

史刚刚等[63]为探讨结直肠癌组织中血管抑制蛋白-1(vasohibin-1)表达的临床意义及其与血管内皮生长因子A(VEGFA)和微血管密度(MVD)的相关性,收集手术切除并经病理证实的60例结直肠癌及癌旁(距肿瘤大于5 cm)组织标本,结果显示,vasohibin-1主要表达于癌细胞及血管内皮细胞质中,VEGFA主要表达于癌细胞的胞质和胞膜中。结直肠癌组织标本中vasohibin-1与VEGFA的阳性表达率、蛋白表达量及mRNA水平均明显高于癌旁组织。vasohibin-1表达与VEGFA表达及MVD呈正相关。vasohibin-1阳性表达率与结直肠癌的TNM分期和远处转移有关,分期越晚及有远处转移者阳性表达率越高。结直肠癌组织中vasohibin-1的表达与VEGFA表达和MVD呈正相关。vasohibin-1的阳性表达提示结直肠癌患者预后不良。吕远等[64]为探讨骨桥蛋白在结直肠癌及其肝转移组织中的表达及与临床病理的关系,收集行手术治疗且随访完整的结直肠癌患者的组织标本76例,采用免疫组织化学方法检测骨桥蛋白表达。结果骨桥蛋白在正常黏膜、结直肠癌组织和肝转移癌组织中的表达率分别为6.7%(2/30)、69.7%(53/76)和75.0%(12/16)。骨桥蛋白在结直肠癌组织和肝转移组织中的表达明显高于正常黏膜;骨桥蛋白的高表达与结直肠癌的浸润深度、分化程度、淋巴结和肝转移有关,与患者的性别和年龄无关。骨桥蛋白(+)患者中位生存期及5年生存率均显著低于骨桥蛋白(-)患者。结论认为,骨桥蛋白的表达与结直肠癌的侵袭和转移密切相关,可能成为判断结直肠癌预后的重要指标。王强等[65]为研究缺氧诱导因子1(HIF-1)及信号传导转录激活因子3(STAT3)联合早期预测异时性结直肠癌肝转移,收集68例初诊结肠癌患者及35例结肠息肉患者(对照组)活体组织,采用Western Blot测定HIF-1及STAT3的表达;结肠癌患者随访6~22个月,比较发生CRLM组患者和单纯结肠癌(非CRLM组)患者临床资料,比较CRLM组、非CRLM组及结肠息肉组HIF-1和STAT3的表达,同时分析HIF-1和STAT 3不同组合时,CRLM组和非CRLM组的发生率。得出结论,除淋巴结转移因素外,年龄、性别、肿瘤直径、肿瘤形态、分化程度、TNM分期、脉管侵犯等因素在CRLM组及非CRLM组间差异无统计学意义;STAT3及HIF-1的表达趋势相同;STAT3、HIF-1同时过表达时,患者出现CRLM的概率为60%,均未过表达时,CRLM的概率仅为10%。结直肠癌患者治疗前肿瘤组织的STAT3、HIF-1蛋白表达水平联合分析,有助于预测患者未来发生CRLM的概率。姜忠敏等[66]通过增加B细胞异位基因2(BTG2)蛋白表达水平的方法,抑制结肠癌细胞的增殖和转移。采用Westernblot法检测正常人肠上皮细胞HIEC和结肠癌细胞SW620、HT29、LS174T中BTG2蛋白的表达水平。采用免疫组织化学方法检测40例正常结肠上皮、40例结肠腺瘤和40例结肠癌组织中BTG2蛋白的表达情况。将含BTG2基因全长序列的质粒转染结肠癌 S W620 细胞，采用四甲基偶氮唑蓝法绘制细胞生长曲线，免疫荧光方法检测 Ki-67 蛋白表达，划痕实验和 Transwell 双室培养体系检测结肠癌 SW620 细胞的迁移能力，鼠尾胶 Matrigel3D 培养体系检测 SW620 细胞伪足生长情况。结果显示：经 BTG2 基因转染的 SW620 细胞克隆球伪足数量减少，延展性较差。BTG2 基因参与结肠癌细胞的增殖和转移，有效恢复 BTG2 蛋白功能，有望成为结肠癌基因治疗的方法选择之一。王搏等[67]对 miR-217 在结直肠癌中的表达及临床意义进行了研究。研究纳入了 30 例结直肠癌患者肿瘤原发灶和相应癌旁正常黏膜组织标本，应用实时荧光定量 PCR 技术检测 miR-217 的表达，分析其表达情况与相关临床病理指标的关系，并利用预后数据进行生存分析。结果显示，与相应癌旁组织相比，30 例结直肠癌组织中 miR-217 的表达水平显著偏低[(3.3±0.6) *vs.* (5.3±0.7)，$P=0.029$]；肿瘤直径 >2 cm 的(17 例)患者的 miR-217 表达明显低于肿瘤 <2 cm(13 例)患者($P=0.025$)；TNM 分期为Ⅲ~Ⅳ期的(15 例)患者的 miR-217 的表达水平显著低于Ⅰ~Ⅱ期的(15 例)患者($P=0.025$)；有周围淋巴结转移($P=0.033$)和远处转移($P=0.026$)患者的 miR-217 的表达显著低于无淋巴结转移和远处转移的患者。生存分析显示，miR-217 低表达结直肠癌患者(17 例)平均生存时间显著短于高表达患者(13 例)[(12.0±3.3) *vs.* (33.0±7.6)个月，$\chi^2=4.584$，$P=0.032$]。上述结果说明 miR-217 在结直肠癌中较之癌旁组织显著低表达，就其在结直肠癌组织中的表达量而言，低表达与更大的肿瘤直径、更差的 TNM 分期、出现淋巴结和远处转移有关，并预示着更差的预后结果。根据这些事实，miR-217 可能作为一种标志物预测结直肠癌的恶性程度。李增军等[68]开展了该项研究以期探讨 HMGB1 在结直肠癌组织中的表达情况及与患者不同临床病理特征、预后的关系。研究采用免疫组织化学法检测 86 例结直肠癌患者肿瘤组织与 32 例正常结直肠组织中的 HMGB1 表达水平，比较不同临床病理特征的患者其 HMGB1 的阳性表达率，并分析 HMGB1 的表达与患者生存预后的关系。结果发现，HMGB1 主要表达于结直肠癌细胞核，少数呈现细胞核与细胞质共同表达状态。结直肠正常组织 HMGB1 表达阳性率明显低于癌组织[9.4%(3/32) *vs.* 66.3%(57/86)，$P=0.000$]。肿瘤直径大、分化程度低、浸润至浆膜外、分期晚及合并淋巴结转移的患者，HMGB1 表达阳性率更高(P 均 <0.05)；而患者年龄和性别并不影响 HMGB1 的表达($P>0.05$)。生存分析结果显示，HMGB1 阳性表达患者的 3 年生存率明显低于阴性表达者(56.1% *vs.* 85.7%，$P=0.021$)，其中 HMGB1 细胞核和细胞质共表达患者的 3 年生存率明显低于单纯核内表达者(41.4% *vs.* 75.0%，$P=0.013$)。上述结果表明，HMGB1 在结直肠癌组织中的阳性表达率高于正常结肠组织，且随肿瘤恶性程度升高和侵袭转移性增强而升高。HMGB1 表达阳性，尤其是细胞核和细胞质共表达患者的预后不良。该研究结果与既往研究类似，结肠癌术后标本行免疫组化检测 HMGB1 表达情况可以在患者预后方面提供有益的信息。徐学虎等[69]开展了此项研究来筛选结肠癌与正常结肠组织中具有表达差异的 miRNA。研究采用了 2013 年 1~12 月间广州医科大学第三附属医院胃肠外科所实施的 20 例结肠癌切除手术新鲜标本，采用实时荧光定量 PCR 法检测 20 例结肠癌组织与癌旁组织 miRNA 分子的差异表达，17 个 miRNA 分子在结肠癌组织中显著下调(变化倍数大于 2.4 且 $P<0.01$)。聚类分析显示，其中 miR763-3、miR451 和 miR99a 表达相近。血浆 CK20 水平与 miR100($r=-0.948$)、miR125a-5p($r=-0.948$)、miR125b($r=-0.949$)、miR145($r=-0.949$)均呈高度负相关(P 均 <0.05)。上述结果说明，在结肠癌组织中确实存在多种 miRNA 的差异表达，其中一些 miRNA 与结肠癌相关蛋白表达量存在相关性这一方面，提示其可能在结肠癌发生、发展过程发挥作用，同时表明其可能作为预后标志物为临床诊疗提供依据。有研究表明，CK20mRNA 的表达与淋巴结转移相关，该研究发现 CK20 与 miR100、miR125a-5p、miR125b、miR145 呈高度相关，这些分子可能成为提示结肠癌淋巴转移的分子标志物。另有研究发现，辅助 P53 途径抑制肿瘤生长的 miRNA 家族，能够抑制肿瘤生长甚至根除肿瘤，这提示 miRNA 在肿瘤发生、发展过程中发挥的作用十分可观，其通过与靶基因相互作用间接左右了肿瘤的进程，然而该研究并未发现与 P53 呈现明显相关性的 miRNA 分子。陆军等[70]*开展了此项研究。研究收集了 2009 年至 2012 年 85 例确诊为结直肠恶性肿瘤并手术切除患者的肿瘤组织及癌旁正常组织，运用实时定量 PCR 和组织微阵列免疫组化技术检测 CCL19 的表达水平，发现结直肠癌组织中的 CCL19 表达要明显低于癌旁正常组织($P<0.05$)，且 CCL19 表达量与肿瘤大小和浸润深度有关($P<0.01$)。利用实时定量 PCR、蛋白质印迹技术，筛选出高表达 CCL19 受体 CCR7 的人结直肠癌细胞株 SW620 细胞作为研究对象，给予重组人 CCL19(rh-CCL19)刺激，通过细胞增殖实验、划痕实验、Transwell 实验来研究 CCL19 对细胞的影响，发现细胞增殖、迁移及侵袭能力均显著下降($P<0.05$)。上述结果说明，CCL19 在结直肠癌组织中的表达量低于癌旁正常组织，且与肿瘤大小和浸润深度有关；CCL19

可抑制人结直肠癌细胞株 SW620 细胞增殖、迁移和侵袭能力，提示 CCL19 具有抑制结直肠癌的作用。推测其发挥抑癌作用是 CCL19 通过与其受体 CCR7 结合进而影响了一系列信号通路，直接抑制细胞增殖、迁移和侵袭能力，或者可能改变了细胞内增殖、迁移、侵袭相关基因的表达。王晰程等[71]就 HER－2 在直肠癌手术切除标本与活检标本表达的一致性及其临床意义进行了研究。该研究收集了 2009 年 9 月至 2012 年 3 月间在北京大学肿瘤医院接受直肠癌根治术治疗且资料完整的 544 例患者的临床资料和手术标本。采用免疫组织化学方法分别检测手术切除标本与术前活检标本的 HER－2 表达情况，对于可疑阳性者进一步采用荧光原位杂交验证，结果显示，直肠癌手术标本中 HER－2 阳性率为 3.7%（20/544），术前活检标本为 2.1%（5/235）。两种标本中 HER－2 表达的一致性为 99.6%（234/235），一致性检验 Kappa 值为 0.907（$P < 0.01$）。对于接受新辅助放疗或放化疗患者，共有 74 例术前术后配对标本可供分析，其术前活检标本与手术标本 HER－2 状态的一致性为 98.6%（73/74）。分析 HER－2 表达与肿瘤临床病理学特征的关系发现，HER－2 过表达或基因扩增与患者的性别分布、年龄、肿瘤分化程度、淋巴结转移状态、远处转移状态以及 TNM 分期均无关（P 均 >0.05）。上述结果说明，HER－2 在直肠癌中的阳性表达率较低，且与肿瘤的临床病理学特征无关。直肠癌活检标本 HER－2 表达状态可以预测手术切除标本中 HER－2 的状态，且该预测不受新辅助放化疗的影响。吴乾龙等[72]开展了该项研究，旨在探讨人结直肠癌组织中 gankyrin 蛋白的表达与患者预后的关系。研究收集了 2008 年 6 月至 2009 年 6 月广州市第一人民医院胃肠外科收治的行手术切除并经病理证实的 100 例结直肠癌患者的术后标本及临床资料。运用免疫组化和 Western Blot 方法检测结直肠癌组织、距肿瘤组织 2 cm 及 10 cm 的癌旁组织中 gankyrin 蛋白表达水平，分析 gankyrin 表达与结直肠癌患者临床病理特征及预后的关系。免疫组化结果显示，gankyrin 表达阳性（67 例）的棕色颗粒主要弥漫性分布在细胞质中，其中 29 例组织中还可以观察到部分胞核里的阳性棕色颗粒，55.2%（16/29）患者有肿瘤远处转移。结直肠癌组织中 gankyrin 总体阳性率和 Western Blot 灰度比值分别为 67%（67/100）和 0.69 ±0.23，明显高于癌旁 2 cm 组织[6%（6/100）和 0.31 ±0.16]及癌旁 10 cm 组织[1%（1/100）和 0.16 ±0.11]（P 均 <0.01）。gankyrin 表达阳性患者的 5 年总生存率为 41.8%，明显低于表达阴性患者（72.7%，$P = 0.008$）。gankyrin 的表达与结直肠癌患者淋巴结转移（$P = 0.005$）、TNM 分期（$P = 0.001$）及肿瘤远处转移（$P = 0.002$）有关。多因素分析显示，肿瘤远处转移（$P = 0.004$）及 gankyrin 高表达（$P = 0.038$）是结直肠癌患者预后不良的独立危险因素。上述结论表明 gankyrin 高表达与结直肠癌的侵袭和转移有关，gankyrin 对于判断手术后结直肠癌患者的预后有较好的参考价值。范文华等[73]* 对术中肉眼观肿大淋巴结对Ⅱ期结直肠癌预后的影响进行了研究。本研究回顾性收集 2001 年 12 月至 2002 年 12 月中山大学肿瘤防治中心连续收治的行结直肠癌根治术、术后病理证实为Ⅱ期（无系膜淋巴结转移）的 116 例患者的临床资料，所有患者术中均由手术医生通过肉眼观淋巴结有无肿大来判定是否为淋巴结可疑转移，比较两组患者的生存率，分析肉眼观肿大淋巴结对Ⅱ期结直肠癌患者预后的影响，并在镜下观察淋巴结的结构。对 43 例肉眼观淋巴结肿大病例的 107 枚肿大淋巴结进行免疫组织化学染色。结果发现，全组 10 年无瘤生存率（DFS）为 85.3%；肉眼观淋巴结肿大患者（43 例）10 年 DFS 为 75.9%，明显低于淋巴结无肿大患者（73 例）的 89.3%（$P = 0.038$）。单因素分析结果显示，存在术前合并症（$P = 0.003$）、术前癌胚抗原水平高（$P = 0.050$）、围手术期输血（$P = 0.004$）、肉眼观肿大淋巴结（$P = 0.038$）及送检淋巴结数量（$P = 0.016$）是影响Ⅱ期结直肠癌患者预后的因素。多因素分析结果显示，肉眼观淋巴结肿大（$P = 0.044$）、送检淋巴结数目（$P = 0.021$）及围手术期输血（$P = 0.032$）是影响Ⅱ期结直肠癌患者预后的独立因素。107 枚肿大淋巴结呈反应性增生，其中大体转移 1 枚，微转移 1 枚，孤立肿瘤细胞 4 枚，余 101 枚未见阳性表达，误诊率为 5.6%。上述结果说明存在肉眼观肿大淋巴结提示Ⅱ期结直肠癌患者预后不良。成川华等[74]为了分析微卫星部稳定性（MSI）在三期结直肠癌中导致的差异表达的肿瘤相关基因，搜寻 NCBI 公共基因表达数据库，处理相关表达谱数据，得出 PNAS4、ABCD3 和 CLDN8 这 3 个基因的高表达，可能是 MSI 患者复发率低的原因。而 MSS 患者复发率高，可能是因为癌基因 JUNB、FOS 的高表达，促使细胞癌变转移。崔戈等[75]采用 qPCR 方法检测了 60 结直肠癌、30 例结直肠腺瘤及 30 名健康志愿者外周血中的 CCAT－1mRNA 表达，采用 ROC 曲线判断 CCAT－1 对结直肠癌的诊断价值。得出 CCAT－1 可作为一种有价值的结直肠癌早期筛查及预后评估的标志物。张博森等[76]通过对 100 例肠癌标本采用手术室取材、组织标本 DNA 提取、逆转录 PCR 等技术筛选 K－ras 基因突变标本进行分析，得出结论，K－ras 基因在结直肠癌中约有 34% 发生突变；在 K－ras 基因突变类型与患者的病期、病理类型、肿瘤的浸润深度、发病部位等因素无关。杨晓峰等[77]通过免疫组化检测 123 例结直肠癌组织中的

GOLPH3、c－Myc、P27 的表达，分析 COLPH3 表达与患者临床病理特征的关系、与 c－Myc 和 P27 的关系及与患者预后的关系，认为结直肠癌中 GOLPH3 的表达可能与 c－Myc 有协同作用，其阳性表达患者预后较差。胡小苗等[78]检测 90 例大肠癌患者肿瘤组织以及癌旁组织中 miRNA－21 的表达水平，并对其表达水平与临床预后的关系进行分析，发现 miRNA－21 在肿瘤组织中表达量明显升高，认为检测 miRNA－21 的表达对大肠癌诊断及预后的判断有临床意义。樊银杰等[79]通过分析 65 例伴有腺瘤的结直肠癌患者的腺瘤组织、癌组织及对应的正常肠黏膜组织各 65 块作为研究对象，运用免疫组化方法分析 BMP－9 和细胞增殖因子 Ki－67 在这些组织中的表达情况，发现 BMP－9 在正常结直肠黏膜、腺瘤和癌组织中的表达呈递增趋势，认为 BMP－9 对于结直肠肿瘤的发生、发展可能起一定的促进作用。黄慧云[80]将选取 68 例结直肠癌手术切除石蜡包埋标本的结直肠癌组织 4 μm 连续切片数张作为结直肠癌组，随机选取 50 例结直肠癌两端均为阴性切缘组织的正常黏膜组织 4 μm 连续切片数张作为正常黏膜组，比较 TCF－4、MMP－7 和 Survivin 蛋白在直肠癌组织与正常黏膜组织中的表达情况，以及 TCF－4、MMP－7 和 Survivin 蛋白在直肠癌组织中的表达与其病理特征的相关性。认为 TCF－4、MMP－7 和 Survivin 与结直肠癌的发生和发展有紧密联系，三者可能参与了结直肠癌的恶性生长过程。廖信芳等[81]通过 RT－PCR 检测并比较腹腔镜和开腹两组外周血 GCC mRNA 和 TERT mRNA 的表达情况，认为结直肠癌采用腹腔镜和开腹手术根治治疗均未增加血型转移可能，但是腹腔镜组不会增加术后肿瘤血循环微转移的危险性。陈蕾等[82]回顾性地分析 2004—2006 年间北京大学肿瘤医院经病理学确诊并接受根治性手术切除的 266 例Ⅱ~Ⅲ期结直肠癌患者的临床病理及随访资料。全组 266 例患者中，术前 CEA 升高 119 例(44.7%)，CA19－9 升高 74 例(27.8%)，中位随访时间 63 个月，与术前 CEA 正常患者相比，CEA 升高患者的 5 年生存率和 5 年无病生存率均明显降低。多因素分析显示，男性、淋巴结转移及术前 CEA 升高是影响患者无病生存的独立危险因素，而肿瘤浸润脉管、淋巴结转移及术前 CA19－9 升高是影响患者总体生存的独立危险因素。结论认为，术前 CEA 和 CA19－9 检测可以作为Ⅱ~Ⅲ期结直肠癌患者预后判断的参考指标。

(二) 手术治疗方式

马磊等[83]探讨经肛门括约肌间切除术(ISR)治疗 T1 和 T2 期超低位直肠癌的肿瘤根治效果及术后肛门功能。该研究回顾性分析 2004 年 1 月至 2013 年 12 月山东省枣庄市立第四医院外科收治的 102 例实施 ISR 手术的 T1 和 T2 期超低位直肠癌患者的临床资料，其中切除全部内括约肌者 33 例(完全 ISR 组)，切除部分内括约肌者 39 例(部分 ISR 组)，保留部分齿状线者 30 例(保齿 ISR 组)；所有手术均遵循全直肠系膜切除原则。比较 3 组患者手术根治情况及术后肛门功能。采用 Williams 分级标准评估术后肛门功能。结果 3 组患者一般资料比较差异无统计学意义(P 均 > 0.05)。3 组患者手术时间、术中出血量、切除肠管长度、远切缘距离、清扫淋巴结数目、切缘阴性情况及术后并发症发生率的比较差异也无统计学意义(P 均 > 0.05)。术后 12 个月，部分 ISR 组和保齿 ISR 组的肛门功能良好率均为 100%，明显优于完全 ISR 组的 75.8%(25/33)，差异具有统计学意义(P = 0.015)。该研究最终结论为 ISR 治疗 T1 和 T2 期超低位直肠癌安全有效，在保证根治性的前提下应尽可能保留部分内括约肌和齿状线，以改善术后肛门功能。楼征等[84]首次探讨拖出式适形切除术治疗极低位直肠癌的手术安全性和可行性。该研究纳入 2011 年 1 月至 2014 年 6 月就诊上海第二军医大学长海医院肛肠外科符合 Rulher 极低位直肠癌外科学分类标准Ⅱ、Ⅲ型的 29 例患者施行经肛门拖出式适形切除术。结果 29 例极低位直肠癌患者均顺利完成手术，均行预防性回肠造口术。术中出血(69.5 ± 32.8)ml，手术时间(138.3 ± 35.6)min。术后临床病理学结果：远切缘距离(0.6 ± 0.3)cm，清扫肠系膜淋巴结(14.6 ± 3.5)枚。本组无围手术期死亡病例，术后并发症 4 例(13.8%)，1 例发生胃排空障碍，2 例发生骶前感染，1 例发生吻合口瘘，均给予保守治疗包括抗感染及引流后痊愈。所有患者均接受随访，随访(2~46)个月，2 例(6.9%)发生远处转移，21 例回肠造口还纳术的患者肛门功能恢复良好。最终该研究认为经肛门拖出式适形切除术是一种治疗极低位直肠癌的保肛手术技术，可以获得安全的肿瘤远切缘距离。尤小兰等[85]探讨针对具有吻合口瘘高危因素的患者，在低位直肠癌保肛手术中行阑尾残端造瘘的临床价值。该研究回顾性分析江苏省泰州市人民医院胃肠外科 2013 年 9 月至 2014 年 9 月收治的 74 例具有吻合口瘘高危因素的低位直肠癌患者的临床资料。所有患者均予以腹腔镜辅助全直肠系膜切除保肛手术并行预防性造瘘，其中 36 例行阑尾残端置管造瘘术(阑尾造瘘组)，术后 4~6 周确认腹壁窦道已形成即可拔除造瘘管；另 38 例行传统回肠襻式造瘘术(传统造瘘组)，术后 3~6 个月再次行造瘘还纳术。结果阑尾造瘘组和传统造瘘组手术时间(149.2 ± 9.4)min 和(146.7 ± 12.7)min、术后并发症发生率[8.3%(3/36) *vs.*

13.2%(5/38)]、吻合口瘘发生率[2.8%(1/36) *vs.* 2.6%(1/38)]、术后1周造瘘口引流量(203.2±76.9)ml *vs.*(195.8±76.5)ml以及术后肠功能恢复时间[(25.5±5.6)h *vs.*(24.0±5.8)h]的差异均无统计学意义(P均>0.05)。但传统造瘘组总住院时间[(18.0±1.7)d及住院费用(5.1±0.4)万元]均明显高于阑尾造瘘组(8.8±1.7)d和(3.2±0.3)万元,差异均有统计学意义($P<0.05$)。最终该研究认为,对于可能出现低位直肠癌保肛术后吻合口瘘的高风险患者,行阑尾残端造瘘能有效预防术后吻合口瘘的发生,同时避免二次手术还纳,减轻患者痛苦,降低医疗成本。陈豪等[86]初步探索了经肛门微创手术(TAMIS)治疗直肠肿瘤的临床疗效。该研究收集2014年2~10月间南京中医药大学第三附属医院肛肠中心采用TAMIS治疗的7例直肠肿瘤患者的临床资料,观察患者的临床疗效。结果全组7例患者中1例肿瘤距肛缘11 cm者切开肠壁时发现进入腹腔,立即中转经腹前切除手术,其余6例均顺利完成TAMIS。所有患者术后恢复良好,均无术后并发症发生。术后住院时间6~9(平均数7)d。完成TAMIS的6例患者均获得4~12个月随访,未见肿瘤复发。该研究认为TAMIS安全可行。但当肿瘤位置相对较高时,应警惕穿入腹腔的可能。何庆泗等[87]探索通过神经监测的方法,术中精确判定盆腔自主神经及各分支,确保其功能的完整性。该研究收集2012年2~7月间于该中心行直肠癌根治术的51例患者的临床资料,观察该方法的临床效果。结果51例患者均顺利完成手术,且较好地保护了盆腔自主神经的完整性。该研究最终认为通过神经监测的方法可较好地保护盆腔自主神经的完整性。张传海等[88]回顾性分析10例接受解剖性右半结肠切除术的右半结肠癌患者的临床资料,探讨解剖性右半结肠切除术治疗右半结肠癌的安全性及近期疗效。10例手术均顺利完成,术中清扫淋巴结(18.0±6.7)枚,平均手术时间(162.7±25.3)min,平均失血量(95.2±32.5)ml,术后肛门排气时间(4.2±1.9)d,肿瘤平均大小(4.9±3.2)cm,全组未出现明显并发症。由此他们认为,解剖性右半结肠切除在右半结肠癌治疗上安全可行,值得推广。常顺伍等[89]回顾性分析实行扩大左半结肠切除术28例临床资料,根据吻合方式不同分为传统组(15例)和改良组(13例),传统组行常规小肠前结直肠吻合术,改良组行经小肠系膜(8例)或小肠系膜后(5例)直肠吻合术。比较两组的术中、术后指标发现:两组手术时间、术中出血量差异无统计学意义($P>0.05$),改良组术后平均排气时间、术后恢复正常饮食时间、住院时间均短于传统组($P<0.05$);改良组术后总并发症发生率明显低于传统组(23.1% *vs.* 46.7%,$P<0.05$),其中主要差异在于高位小肠梗阻发生率(26.7% *vs.* 0.0%,$P<0.05$)。提示扩大左半结肠切除术中,采用经小肠系膜和小肠系膜后结直肠吻合术能减少吻合口张力,避免压迫空肠,术后疗效明显优于小肠前结直肠吻合术。胡祥等[90]回顾性分析大连医科大学附属第一医院2002年1月至2008年1月期间收治的低位直肠癌(T3~T4)行根治性切除376例,通过比较Miles术及经骶尾、腹腔直肠切除术(SAR)术后复发率、5年存活率,评价SAR的临床效果。结果显示,SAR虽然术中要变换体位,但手术时间、出血量均低于Miles手术组。局部复发率、5年存活率SAR组均优于Miles组,由此,SAR对于低位直肠癌是有效的治疗方法,该术式确有优于Miles手术的独特之处,是临床值得应用的治疗方法。叶志伟等[91]选取2010年5月至2014年1月期间行根治性全直肠系膜切除术的75例中低位直肠癌患者,其中23例行腹腔镜辅助经肛内镜手术(经肛内镜组),20例行开放手术(开放组),32例行腹腔镜手术(腹腔镜组),与开放及腹腔镜组全直肠系膜切除相比,腹腔镜辅助经肛内镜全直肠系膜切除术后短期的肛门功能恢复差,但后期无明显差异,且微创、恢复快。卞正乾等[92]回顾性分析上海交通大学附属仁济医院2011年1月至2014年1月74例直肠腺瘤和早期直肠癌患者行TEM的治疗情况并总结相关经验。结果所有74例患者均成功施行TEM,术前均行肠镜活检和经直肠内镜超声检查。术后病理检查显示:直肠腺瘤46例、直肠高级别上皮内瘤变10例、直肠神经内分泌瘤G1期5例、直肠癌13例。13例直肠癌患者中7例T0期,5例T1期,1例T2期。TEM时间(58.3)min,术中出血(10.4)ml,术后住院1~4 d,无严重并发症。1例T2期,1例T1期倾及黏膜下1/3,予以再入院行腹腔镜直肠癌前切除术。所有患者均得到随访,平均随访时间15个月,2例直肠绒毛腺瘤患者术后复发,均通过再次TEM完整切除。所有早期直肠癌和直肠神经内分泌瘤患者术后随访均未发现肿瘤复发或转移。结论认为,TEM创伤小,患者恢复快,治疗直肠癌腺瘤和部分经过选择的早期直肠癌患者安全可靠。完善的术前评估和术后随访十分重要。

(三)大肠癌梗阻

戴志慧等[93]为探讨全结肠灌洗后一期切除吻合联合经阑尾置管造口术在左半结肠或直肠癌急诊手术中应用的临床疗效,连续收集2008—2014年间浙江大学金华医院结直肠肛门外科急诊采用全结肠灌洗后一期切除吻合联合经阑尾置管造口术治疗23例左半结肠癌或直肠癌合并梗阻患者的临床资料。全组患者均未出现吻合瘘,均无围手术期死亡病例，有3例患者出现切口感染。得出结论：左半结肠或直肠癌急诊行全结肠灌洗后一期切除吻合联合经阑尾置管造口术安全可行，且操作简便。王春等[94]为探讨外科治疗急性癌性左半结肠梗阻的术式选择，回顾性分析重庆市中山医院普通外科收治的150例不同手术方式治疗急性癌性左半结肠梗阻的临床资料，观察比较手术时间、住院时间、术后并发症以及5年生存率和中位生存时间等方面的差异。患者均行手术治疗，其中采用术中结肠灌洗结肠癌Ⅰ期切除吻合64例；术前支架置入结肠癌Ⅰ期切除吻合32例；结肠癌Ⅰ期切除近端结肠造瘘术28例；Hartmann手术20例；单纯结肠造瘘6例。术中结肠灌洗结肠癌Ⅰ期切除吻合术手术时间最长。单纯结肠造瘘住院时间最长。各种手术方式术后并发症方面差异无统计学意义。5年生存率及中位生存时间结肠癌Ⅰ期切除吻合术最高。结肠癌Ⅰ期切除吻合术在急性癌性左半结肠梗阻的手术治疗中安全可行、疗效肯定，可根据患者情况选择术中结肠灌洗或术前结肠支架置入。钱卫华等[95]为探讨结肠癌伴肠梗阻的外科处理方法及临床疗效，回顾性分析2005年1月至2013年5月间66例结肠癌伴肠梗阻的临床资料。30例右半结肠癌伴梗阻患者采取Ⅰ期切除吻合术，24例左半结肠伴梗阻患者行Ⅰ期切除吻合术，10例患者行Ⅰ期切除近端造瘘、远端关闭术，2例患者行单纯横结肠造瘘。术后有62例患者康复出院，3例患者自动出院，1例患者转上级医院再次手术痊愈。手术治疗结肠癌继发急性肠梗阻临床疗效明显，Ⅰ期切除吻合手术治疗右半结肠癌伴梗阻是可行的，左半结肠癌伴梗阻则需要根据术中的情况采取个性化的治疗原则。瞿紫微等[96]前瞻性地将武汉市第一医院胃肠外科结直肠癌伴有不全梗阻的患者分为两组，研究组（$n=72$）患者术前口服整蛋白型EN和聚乙二醇进行围手术期准备，对照组（$n=105$）患者术前给予流质饮食和冲服番泻叶行常规术前准备。研究组患者营养评分、肠道清洁度均好于对照组（$P<0.05$）。对照组患者感染并发症的发生率明显高于研究组。研究组患者术后第7天的IgG、IgM和$CD3^+$、$CD4^+$、$CD8^+$、$CD4^+/CD8^+$水平较对照组高，术前1 d血浆内毒素含量低于对照组，两组比较均有显著性差异（$P<0.05$）。他们认为整蛋白型EN制剂联合聚乙二醇在结直肠肿瘤伴不全肠梗阻患者围手术期中的应用，不仅术中肠道清洁度满意，而且还能改善患者术后营养和免疫功能，保护肠黏膜屏障，加速胃肠功能的恢复。何方军等[97]回顾性分析145例梗阻性大肠癌患者资料，对影响外科治疗时机的因素进行分析，发现其中有统计学意义的因素进行Logistic分析，发现前期保守治疗时间、腹腔积液、发热3个危险因素可影响手术时机，是预测梗阻性大肠癌手术指征的主要危险因素。谭祥云等[98]回顾性分析2010年1月至2013年3月行Ⅰ期手术的左半结肠癌并急性肠梗阻患者60例。手术按左半结肠癌根治原则，首先游离并切除肠段，术中经阑尾切除端行梗阻近端肠管减压，并进行肠腔内灌洗，梗阻远端的粪便将其从肛门排出，随后切除肿瘤，最后进行端侧吻合。结果60例患者均顺利完成左半结肠癌Ⅰ期手术。3例出现吻合口瘘，经反复冲洗和支持治疗后痊愈，2例出现切口感染，经抗菌、营养支持等治疗后好转。60例患者中无死亡病例，均预后良好。住院时间9～18 d。出院后随访6个月，无肿瘤复发转移死亡病例，有3例出现腹痛，诊断为粘连性肠梗阻，无其他并发症出现。吴峰[99]将2010年7月至2013年7月行术中灌洗加一期吻合治疗的50例左半结肠癌急性肠梗阻患者作为观察组，同期行分期手术治疗的40例左半结肠癌急性肠梗阻患者为对照组，发现观察组患者的手术时间长于对照组，而住院时间短于对照组，差异有统计学意义（$P<0.05$），而在术中出血量、肛门排气时间、进食流质时间等方面，两组患者无明显差异（$P<0.05$）；观察组中，有1例出现下肢静脉血栓、1例发生急性心肌梗死、1例患者发生切口感染、1例患者发生肺感染、1例患者发生吻合口瘘，并发症发生率为10%；对照组中，有1例患者出现下肢静脉血栓、1例患者发生切口感染、1例患者发生肺感染，并发症发生率为7.5%，差异不具有统计学意义（$P<0.05$）。表明在严格掌握适应证和做好围术期处理的前提下，行术中灌洗加一期吻合治疗左半结肠癌并发急性肠梗阻，效果确切，安全可靠，能使患者免受多次手术之苦，降低住院时间，减少住院费用。艾武等[100]选取2010年1月至2014年1月收治的68例结肠癌并急性肠梗阻患者为研究对象，34例患者行传统开腹手术（对照组），34例患者行腹腔镜手术（观察组），比较两组患者术中出血量、肛门排气时间、平均住院天数及并发症发生情况。结果观察组患者术中出血量少于对照组患者，肛门排气时间和平均住院天数均短于对照组患者，差异均有统计学意义（$P<0.05$）。两组患者平均手术时间和并发症发生率差异均无统计学意义（$P>0.05$）。证明结肠癌并急性肠梗阻的腹腔镜手术治疗效果优于传统开腹手术治疗，值得临床推广。张楠等[101]将101例急性梗阻性左半结肠直肠癌患者根据治疗方式不同分为两组。治疗组52例急症置入经肛肠梗阻导管减压、冲洗引流、肠道准备，实施一期切除吻合术；对照组49例按传统方法（禁食水、胃肠减压、清洁灌肠、营养支持）治疗。结果：治疗组置管3 d后腹围、胃肠减压量、梗阻近端结肠最大横径变化明显，24 h内腹部症状缓解率、一期切除吻合手术率高，术后并发症及死亡率低，住院时间短，住院费用低。周珩将50例梗阻性结直肠癌患者，按照治疗方式的不同将患者分为两组，观察组为选择自膨式金属支架解除梗阻性结直肠癌的患者，对照组为采用姑息性手术治疗的患者，两组各25例。观察组手术时间为（5.54 ± 1.51）h，术中出血量为（76.20 ±46.71）ml，对照组平均为（4.81 ± 1.40）h，术中出血量平均为（150.81 ±125.32）ml，观察组手术时间略长，但出血量较少，对照组出血量相对较多。对照组术后并发症发生率为32.0%，高于观察组（4.0%），观察组23例患者梗阻症状在放置支架后48 h内缓解，另外2例患者转开腹手术梗阻症状也均消失。25例患者术后3个月均Ⅰ期吻合，高于对照组的Ⅰ期吻合率（64.0%）。观察组平均住院时间为（10.16 ± 2.80）d，短于对照组（16.42 ± 7.13）d。术后（3.31 ± 1.31）d排气，恢复胃肠蠕动时间相对对照组（5.61 ±2.1）d较短，观察组术后腹腔引流时间平均（7.16 ± 2.52）d，低于对照组腹腔引流时间（10.01 ±2.63）d，两组上述指标比较差异均有统计学意义（$P< 0.05$）。随访1年，对照组死亡1例，观察组未发现死亡病例。颜綦先等[102]对28例不全性肠梗阻患者经常规治疗无效后安置肠梗阻导管，其中肠梗阻完全缓解者21例，时间24～240 h（其中外科手术后所致粘连性肠梗阻16例，克罗恩病1例，肠结核1例，粪石性肠梗阻1例，小肠柿石2例），非手术率75.0%。肠梗阻未能缓解转外科行手术治疗7例（包括结肠肿瘤3例，小肠癌1例，小肠内疝1例，肠道淋巴瘤1例，小肠巨大粪石1例）。结论认为，经鼻型肠梗阻导管治疗不全性肠梗阻可明显改善患者临床症状，提高非手术率，为外科手术病变部位定位。石毅军等[103]将结直肠癌伴肠梗阻患者40例随机分为单纯接受手术治疗的对照组及接受手术联合经肛型肠梗阻导管置入的观察组，发现观察组患者接受治疗后，其腹围、胃管引流量及近端肠管最大横截均明显小于接受常规术前准备的对照组患者（$P<0.05$）；观察组患者术后4 d及7 d的内毒素及肿瘤坏死因子水平均显著低于对照组患者（$P<0.05$）；观察组患者术后各项并发症发生率均明显低于对照组（$P< 0.05$）。以上研究表明，经鼻型肠梗阻导管治疗不全性肠梗阻可明显改善患者临床症状，术前准备疗效确切，可提高非手术率，为外科手术病变部位定位；经肛型肠梗阻导管置入联合限期手术可以有效解除直肠癌伴肠梗阻患者的梗阻症状，降低术后内毒素及肿瘤坏死因子水平，减少术后并发症发生。应用经肛肠梗阻导管减压、冲洗引流后行一期切除吻合术，是治疗急性梗阻性左半结肠直肠癌的安全、有效的方法。

（四）大肠癌腹腔镜手术

严海等[104]探讨腹腔镜直肠癌根治术对患者肛肠动力学及抗炎状态的影响。该研究收集2012年1月至2013年6月行腹腔镜直肠癌根治术的60例患者（腹腔镜组），纳入同期经检查确认为非直肠癌的60例患者为对照组。结果显示：两组患者间各项肛肠动力学指标差异均无统计学意义（$P>0.05$）。术后第15天，腹腔镜组ARP、MSP、HPZ、MTV显著下降（$P <0.05$），而RRP、AIRT则显著上升（$P < 0.05$），APWF无明显改变。从术后第1个月开始，各项指标逐渐恢复，术后第3、6个月各项指标与术前相比差异均无统计学意义。术后第1天腹腔镜组血清炎症因子白介素-6、白介素-8、肿瘤坏死因子-α、C反应蛋白、血清淀粉样蛋白A水平显著高于术前（$P <0.05$）；术后第7天开始各项指标逐渐恢复，术后第15天各项指标与术前相比差异无统计学意义。该研究的最终结论为腹腔镜直肠癌根治术对患者肛肠动力学具有短期、暂时的影响，术后3个月肛肠动力学可恢复正常；术后患者体内发生剧烈抗炎反应，术后第15天恢复正常。欧阳满照等[105]探讨右半结肠癌行腹腔镜完整系膜切除（LCME）的外科平面构成和手术路径，并评估其安全性和可行性。该研究回顾性分析2011年1月至2013年12月南方医科大学附属顺德第一人民医院收治的行LCME的44例右半结肠癌患者临床资料，术中观察右半结肠LCME外科平面位置、构成和毗邻关系，总结手术路径，分析手术安全性及可行性。结果显示，44例患者均未发生肠系膜上静脉、十二指肠、输尿管、生殖血管损伤等并发症，术中出血量（73.0 ±32.3）ml，手术时间（200.0 ± 33.3）min，清扫淋巴结（22.0 ± 9.7）枚，术后首次排气时间（74.0 ± 19.9）h，术后住院时间（10.0 ±2.2）d；术后无吻合口瘘、腹腔脓肿发生。随访6～40个月，中位随访时间为24个月，仅2例术后出现远处转移。该研究的最终结论为按照基于3个外科平面（即升结肠系膜后叶-肾前筋膜间隙、升结肠系膜后叶-胰头十二指肠筋膜前叶间隙、右半横结肠系膜后叶-右侧胃背系膜间隙）的手术路径进行右半结肠癌LCME，可安全有效地达到根治效果。谢凌铎等[106]总结预防性末端回肠造瘘在腹腔镜直肠癌全直肠系膜切除术（TME）中的应用情况，探讨术后并发症发生的危险因素和造瘘还纳时机。该研究回顾分析北京大学第三医院普通外科2007年1月至2013年12月对中低位直肠癌患者施行腹腔镜直肠癌全直肠系膜切除术，并行预防性末端回肠造瘘77例患者的临床资料，通过Logistic回归分析找出术后发生造瘘相关并发症的独立危险因素；同时分析末端回肠造瘘还纳时间。结

果显示，全组患者术后发生总并发症发生率为 57.1%（44/77），出现水电解质紊乱 39 例（50.6%，39/77，其中 1 例出现低血容量性晕厥）；造瘘口旁疝 9 例（11.7%，9/77）；造瘘口周围皮炎合并皮下脓肿 1 例（1.3%，1/77）。多因素分析显示，新辅助放化疗、癌胚抗原、TMN 分期、使用降糖药、ASA 麻醉分级皆不是术后水、电解质紊乱和造瘘口旁疝发生的独立危险因素（$P > 0.05$）。随访期内造瘘还纳 65 例，其中术后 90 d 以内还纳者 2 例（3.1%），90～180 d 还纳者 20 例（30.8%），超过 180 d 还纳者 43 例（66.2%）。该研究结论为腹腔镜直肠癌 TME 预防性末端回肠造瘘术后的主要并发症为水、电解质紊乱及造口旁疝，未发现引起上述两种并发症的独立危险因素。造口还纳时间多需要术后 6 月以上。从进春等[107]探讨腹腔镜辅助下的低位直肠癌经内外括约肌间切除术且在直视下吻合器一期吻合安全性和可行性。该研究回顾性分析 2001 年 1 月至 2012 年 3 月期间收治的 138 例低位直肠癌实施经内外括约肌间切除术患者，其中采取腹腔镜辅助且吻合器一期吻合的患者 45 例，命名为 SCAA 组；采用传统吻合方式的患者 93 例（55 例开腹，38 例腹腔镜），命名为 HCAA 组。并发症的比较只涉及与吻合有关的，肛门功能的比较只涉及采用腹腔镜技术的病例。该研究结论为相对于传统的经内外括约肌间切除术，改良的腹腔镜辅助下的低位直肠癌经内外括约肌间切除术且在直视下吻合器一期吻合可明显减小术后并发症的发生，而且肛门功能也不劣于前者。陈少骥等[108]探讨降低直肠低位双吻合术后并发症的手术方法。该研究回顾分析 2010 年 2 月至 2014 年 6 月在苏州大学附属第一医院普通外科行腹腔镜下直肠癌根治术时改良直肠低位双吻合的 56 例中低位直肠癌患者（改良吻合组）的临床资料，与同期常规直肠低位双吻合的 64 例中低位直肠癌患者（常规吻合组）的临床资料进行对比研究。结果显示：两组患者术后出血量、术后引流量、术后吻合口出血、肛门排气时间和住院时间差异无统计学意义（$P > 0.05$）。与常规吻合组相比，改良吻合组手术耗时较长[（211 ± 91）*vs.*（174 ± 57），$P < 0.05$]、术后吻合口瘘的发生率[1.8%（2/56）*vs.* 12.5%（9/64），$P < 0.05$]和再次手术造瘘率[改良吻合组 0，常规吻合组 9.4%（6/64），$P < 0.05$]均低于常规吻合组。两组均无死亡病例。该研究的结论为改良的直肠低位双吻合可有效降低术后吻合口瘘等术后并发症的发生率。曾春平等[109]探讨非糖尿病性高血糖对腹腔镜结直肠癌根治术后并发症的影响。该研究回顾性分析 2009—2013 年间南方医科大学附属南海医院实施的 636 例腹腔镜结直肠癌根治术患者的临床资料，排除糖尿病患者后，按住院期间血糖情况分为高血糖组（住院期间任意时点的血浆葡萄糖水平大于 7.8 mmol/L，161 例）和非高血糖组（309 例）。结果显示，与非高血糖组相比，高血糖组患者术中出血量显著增加[（186 ± 80）ml *vs.*（158 ± 74）ml，$P = 0.007$]，术后住院时间明显延长[（14.0 ± 6.8）d *vs.*（11.2 ± 5.5）d，$P = 0.013$]，高血糖组和非高血糖组术后并发症发生率分别为 24.8%（40/161）和 16.5%（51/309），差异有统计学意义（$P = 0.030$）；围手术期病死率分别为 1.2%（2/161）和 0.6%（2/309），差异无统计学意义（$P = 0.541$）。Logistic 多因素回归分析证实，高血糖是手术后并发症发生的独立危险因素（RR = 2.425，95% CI = 1.210～4.226，$P = 0.006$）。该研究的结论为非糖尿病性高血糖会增加腹腔镜结直肠癌根治术后并发症的发生风险。因此，围手术期应加强血糖监测和必要的降糖干预，无论患者是否有糖尿病史。周海涛等[110]探讨经肛门自然腔道标本取出的无切口腹腔镜低位前切除术治疗中低位直肠癌患者的可行性、适应证和近期疗效。该研究收集应用直肠外翻拖出技术，行无切口的腹腔镜直肠癌低位前切除术患者的临床资料，分析患者术后排气时间、淋巴结清扫数目、吻合口瘘发生率等临床特征。结果显示，27 例患者均行全腹腔镜直肠癌低位保肛术，中位手术时间为 135 min，中位手术出血量为 50 ml，中位术后恢复排气时间为 48 h，中位术后住院时间为 9 d。27 例患者远端切缘均未发现癌细胞，中位淋巴结清扫数目为 18 枚，术后发生吻合口瘘 1 例。该研究结论为在经选择的合适此术式的患者中，利用直肠外翻技术的无切口腹腔镜直肠癌低位前切除术切实可行、安全可靠、近期疗效满意。张前进等[111]回顾性分析了 2011 年 1 月至 2013 年 12 月间 77 例行腹腔镜直肠癌低位前切除术，同时行末端回肠外置术或传统预防性末端回肠造口术的临床病例资料，探讨末端回肠外置术应用的可行性。结果显示，两组患者手术时间、术中出血量、根治术加还纳术总住院时间、术后吻合口相关并发症发生率的差异均无统计学意义；肠外置组的总住院费用明显低于造口组[（5.39 ± 1.74）万元 *vs.*（6.98 ± 1.37）万元，$P < 0.01$]；同时肠外置组的造口及造口还纳总并发症发生率低于造口组[15.6%（5/32）*vs.* 42.2%（19/45），$P = 0.013$]。故对于吻合口瘘的高危患者，行腹腔镜直肠癌低位前切除术同时行末端回肠外置术是一种可供选择的预防措施。杨斌等[112]采用前瞻性随机设计，将 2011 年 9 月至 2013 年 6 月间行腹腔镜结直肠癌根治术的 65 例患者随机分为淋巴示踪组和未示踪组，比较两组标本中淋巴结清扫数及转移度，探讨纳米碳淋巴示踪技术在腹腔镜结直肠癌根治术中应用的意义。结果显示，淋巴示踪组淋巴结清扫数高于未

示踪组[(22.3 ±4.2)枚 *vs.* (15.4 ±3.5)枚，$P<0.05$]，淋巴示踪组清扫的淋巴结中直径小于5 mm者占4.6%，高于未示踪组2%，$P=0.025$。淋巴示踪组淋巴结黑染度为56.8%，黑染淋巴结的转移度为28.6%，高于未黑染的淋巴结的转移度19.5%。研究提示，纳米碳淋巴示踪技术可以提高腹腔镜结直肠癌根治术中淋巴结清扫数，特别是对于直径小于5 mm的淋巴结。唐超明等[113]回顾性分析了2009年6月至2013年12月间行腹腔镜直肠癌根治术及开腹直肠癌根治术的临床病例资料，比较腹腔镜组与开腹手术组手术安全性、肿瘤学安全性及近期预后。结果显示，腹腔镜组肿瘤学安全性(远切缘距离和淋巴结清扫数目)、手术安全性(术后并发症发生率)以及预后(局部复发率、远处转移率和3年生存率)与开腹组相当(P均>0.05)，但进展期直肠癌行腹腔镜手术，淋巴结清扫数目有减少趋势(13.5枚/例 *vs.* 15.0枚/例，$P=0.112$)，术后吻合口瘘发生率有所增高[8.0%(11/138) *vs.* 5.5%(15/275)，$P=0.221$]，进展期直肠癌行腹腔镜手术中转开腹率高于早期直肠癌[10.9%(15/138) *vs.* 2.1%(1/48)，$P=0.048$]。对于早期直肠癌，腹腔镜手术效果与开腹手术相当，但对于进展期直肠癌，腹腔镜手术有较高中转开腹率，淋巴清扫可能不足，术后吻合口瘘风险高，在基层医院需谨慎开展。刘铁等[114]采用前瞻随机设计，分析比较2010年5月至2013年11月行手辅助腹腔镜右半结肠切除术与行传统腹腔镜右半结肠切除术对机体免疫功能的影响。结果显示，两组患者术后1、3和5 d CRP和IL-6水平均较术前升高($P<0.05$)，两组间比较差异无统计学意义，术后1 d两组患者CD3、CD4和CD8细胞均出现明显下降($P<0.05$)，术后3 d CD8细胞恢复至术前水平($P>0.05$)，术后5 d，CD3和CD4细胞亦恢复至术前水平($P>0.05$)，但两组间比较，CD3、CD4和CD8细胞数量差异无统计学意义($P>0.05$)。研究提示，两种手术方式对机体术后应激及免疫功能影响相同。张晓等[115]采用前瞻性非随机设计，分析比较2010年1月至2013年6月间行手辅助腹腔镜与开腹乙状结肠癌根治术的手术安全性及疗效。手辅助腹腔镜组患者较开腹组患者术中出血量明显减少[(57.9 ±28.3) ml *vs.* (82.5 ±47.6) ml，$P=0.0000$]、术后排气时间加快[(3.0 ±1.4) d *vs.* (3.3 ±0.9) d，$P=0.0000$]、术后住院时间明显缩短[(7.3 ±4.2) d *vs.* (8.9 ±4.4) d，$P=0.167$]，两组患者手术时间、术中淋巴结清扫数目、术后并发症发生率及总生存率和无病生存率的差异无统计学意义。手辅助腹腔镜乙状结肠癌根治术可达到开腹手术相同治疗效果，且具有创伤小、恢复快优势。王文韬等[116]采用Meta分析的方法评价腹腔镜完整结肠系膜切除(CME)在结肠癌手术治疗中应用的可行性与安全性。共入选8篇文献，总病例2 179例，其中腹腔镜CME组1 128例，开腹CME组1 051例，分析结果提示，腹腔镜组术中出血量少于开腹组，手术时间与开腹组差异无统计学意义；腹腔镜组术后首次排气时间、术后并发症小于开腹组，手术死亡率两组差异无统计学意义；腹腔镜组结肠切除长度与开腹组比较差异无统计学意义，淋巴结检除数目上腹腔镜组少于开腹组，但在阳性淋巴结检出数上腹腔镜多余开腹组；局部复发率、远处转移率、5年存活率、5年无病存活率两组差异无统计学意义。结论认为，腹腔镜辅助下结肠癌完整结肠系膜切除是安全可行的。刘萍等[117]为分析老年人结直肠手术快速康复(FTCS)的安全性及可行性。对123例老年结直肠癌手术患者进行分析。其中腹腔镜+FTCS组41例；腹腔镜组41例，开腹组41例。通过分析失血量、手术时间、淋巴结清扫数目、术后并发症发生率等得出结论，认为腹腔镜联合FTCS是安全有效的，是理想的治疗老年结直肠癌患者的方式。李世拥等[118]为分析无切口腹腔镜地位直肠癌保肛门手术的安全性及可行性，分析了37例低位直肠癌无切口腹腔镜手术的患者的资料。全组患者手术时间(178 ±21) min，淋巴结检出(13 ±7)枚，术后均未发生手术相关并发症，术后出院(12 ±4.2) d，术后均安全出院。术后随访3~45个月无肿瘤复发患者。认为腹部无切口腹腔镜低位直肠癌根治术是安全可靠的。胡皆乐等[119]*为探讨减孔腹腔镜高位直肠或乙状结肠癌根治术的安全性和可行性，回顾性分析2013年1月至2014年7月间上海瑞金医院北院普通外科行腹腔镜高位直肠或乙状结肠癌根治术治疗的70例患者临床病理资料，比较两组手术时间、出血量、淋巴结清扫数、术后排气时间、饮食时间、术后住院时间及并发症情况。结论认为，减孔腹腔镜下高位直肠或乙状结肠癌根治术安全可行，值得进一步推广应用。杨孙虎等[120]为探索腹腔镜手术中CO_2气腹和头低足高体位对老年直肠癌患者循环功能的影响，回顾性分析48例老年直肠癌患者在麻醉前(T1)、麻醉后(T2)、建立气腹后(T3)、摆放头低足高位后(T4)及手术开始后30(T5)、60(T6)、90(T7)、120 min(T8)时的(HR)、收缩压(SBP)、舒张压(DBP)、平均动脉压(MAP)、心输出量(CO)、心脏指数(CI)、中心静脉压(CVP)、pH、动脉血氧分压(PaO_2)及动脉血CO_2分压($PaCO_2$)资料，探索腹腔镜手术中CO_2气腹和头低足高体位对老年直肠癌患者循环功能的影响。结论认为，对于老年直肠癌患者实施腹腔镜手术时，患者的CVP随着手术时间的延长会逐渐升高，但积极做好术前评估和基础疾病的治疗控制、加强围手术期管理后，腹腔镜手术对于老年直肠癌患者是比较安全的。季福建等[121]回顾性分析2013年1月至2014年5月接受腹腔镜直肠癌根治性切除加闭孔淋巴结清扫的36例直肠癌患者的临床资料。其中16例在3D系统下完成(3D手术组),20例在传统2D系统下完成(2D手术组)。3D手术组和2D手术组总手术时间分别为(206±26)min和(222.5±27.5)min,闭孔淋巴结清扫时间分别为(23.5±2.5)min和(25.0±3.0)min,错抓次数分别为(5±2)次和(6±4)次,清扫闭孔淋巴结期间的出血量分别为(15.5±1.5)ml和(17.5±2.5)ml,淋巴结清扫总数分别为(24±6)枚和(21±9)枚,术后1年随访3D手术组6例,2D手术组11例,均无肿瘤复发和死亡病例。随着腹腔镜技术的不断发展,3D腹腔镜技术极大改善了术中视野的深度感、空间分辨率和精确度,对于直肠癌根治术及闭孔淋巴结清扫较2D腹腔镜有明显优势,因此值得推广。郑波波等[122]回顾分析了52例改良入路与47例传统入路患者的临床资料。与传统入路相比,改良入路组术中出血量减少、手术时间缩短、术中血管损伤率降低。两组在手术标本质量评价、淋巴结清扫数量、中转开腹率、吻合口并发症、术后肠梗阻及切口、肺、泌尿系统感染等并发症发生率、术后住院时间等方面无显著性差异。腹腔镜右半结肠切除术的传统中间入路以回结肠血管或肠系膜下静脉为标志,唐都医院胃肠外科将其改良,即采用胰头前区域为中心的"耳型"改良中间入路,也取得良好的临床效果,可显著减少术中出血量,缩短手术时间,可能为缩短外科医生腹腔镜右半结肠切除术或腹腔镜扩大右半结肠切除术的学习曲线和保障手术安全提供有益的帮助。叶景旺等[123]*探讨了完全经肛门或联合腹腔镜的全直肠系膜切除术治疗直肠癌的可行性与安全性。该研究回顾性收集2014年9月至2015年5月间于第三军医大学大坪医院行完全经肛门全直肠系膜切除术(taTME)或联合腹腔镜taTME的11例直肠癌患者临床资料。结果全组11例患者中3例顺利完成完全taTME手术,手术时间分别为210、230和215 min;8例采用腹腔镜联合taTME手术,手术时间150~290(中位数205)min。全组无中转开腹病例,但有2例患者因肿瘤偏大,而取下腹部约5 cm切口取出标本。全组患者术后第1天视觉模拟评分法(VAS)评分为1~3(2.0±0.6),术后排气时间6~70(30.2±17.3)h,术后住院时间4~12(7.5±2.5)d。全组患者发生术后皮下气肿1例,吻合口出血1例,排尿困难2例,均经保守治疗好转;1例术后第20天发现直肠阴道瘘行回肠造口术。随访期间,全组患者无肿瘤复发及死亡。最终该研究认为对于合适的患者,taTME或联合腹腔镜taTME手术是安全可行的。吕赤等[124]分析了沈阳军区总医院自2011年引进了达芬奇机器人后,普外科目前共完成达芬奇机器人手术180例,其中腹腔多器官联合切除4例,占2.2%。其中达芬奇机器人手术系统行脏器联合切除4例。手术过程顺利,手术时间8.5 h,术中出血50 ml,术后第2天排气,第3天进全流食,术中第13天顺利出院。随访14个月,生活质量尚可,无复发。王士平等[125]回顾分析联合使用直肠外翻技术和腹腔镜直肠前切除术治疗的12例直肠癌患者手术情况、肿瘤根治效果、并发症及短期疗效。结果:12例患者均顺利完成直肠外翻和腹腔镜直肠前切除术,无中转开腹,均未发生严重的术中并发症及手术死亡。手术平均时间为200(150~260)min,术中平均出血48(20~100)ml,术后平均排气时间、留置尿管时间及术后住院天数分别为3.0(2.4~4.2)d、5.1(3~7)d和9.3(7~14)d,患者平均清扫淋巴结19(14~28)个,肿瘤下缘距切缘平均距离为3(2~4)cm。所有患者均获随访,中位随访时间18.5(7~30)个月,未发现局部复发和转移,术后患者排便功能恢复良好。结论认为,直肠外翻技术联合腹腔镜直肠前切除术安全、可行,美容效果好。肖毅等[126]回顾性分析2011年9月至2014年4月北京协和医院基本外科收治的51例因末段直肠癌行腹腔镜下腹会阴联合切除患者的临床资料,其中男性29例,女性22例,平均年龄(61±10)岁。27例患者接受腹腔镜传统腹会阴联合切除术(APE)(APE组),24例接受ELAPE(ELAPE组)。分别采用t检验和χ^2检验分析两组在一般病例特征、手术时间、侧切缘、术后并发症等方面是否存在差异。结论认为,从围手术期的短期疗效分析,术中不更换体位腹腔镜下完成ELAPE,一些手术步骤可以同步进行,节省了手术时间,近期肿瘤学疗效和术后并发症发生情况与传统APE类似。张成才等[127]将2006年7月至2013年7月为60例需行腹腔镜辅助腹会阴联合切除的低位直肠癌患者随机分为腹膜内造口组(腹膜内组)与腹膜外隧道式造口组(腹膜外组),术后随访6~12个月,中位时间9个月,对比两组手术时间及早期、后期并发症情况。结果显示:60例手术均获成功。两组手术时间、早期并发症差异无统计学意义($P>0.05$),腹膜外组患者造口水肿率明显高于腹膜内组,差异有统计学意义($P<0.05$),后期并发症发生率腹膜内组高于腹膜外组,差异有统计学意义($P<0.05$)。结论认为,腹膜外隧道式造口后期造口并发症明显少于腹膜内造口,具有一定的临床应用价值。林燕等[128]回顾性分析2011年1月至2014年6月32例双镜联合结肠手术的临床资料,包括内镜辅助腹腔镜手术(术中内镜辅助定位结肠病灶,行腹腔镜结肠肠段切除术或腹腔镜结肠癌根治术)25例和腹腔镜辅助内镜手术(术中腹

腔镜监视下行内镜手术切除病灶)7例。结果显示：内镜辅助腹腔镜手术25例,其中内镜辅助腹腔镜结肠癌根治术20例,内镜辅助腹腔镜结肠肠段切除术5例。内镜辅助定位成功率100%(25/25),腹腔镜下肠段切除、重建和淋巴结清扫,无中转开腹,无手术并发症。25例随访6~48个月,中位时间30个月,1例死于心肌梗死,24例存活,均未见复发和转移征象。腹腔镜辅助内镜手术7例,其中腹腔镜辅助内镜结肠黏膜下剥离术(ESD)3例,腹腔镜辅助内镜结肠黏膜切除术(EMR)2例,腹腔镜辅助内镜结肠息肉切除术2例,1例ESD术中并发穿孔,行腹腔镜下结肠穿孔修补术。7例随访9~36个月,中位时间24个月,无死亡,未见复发的转移征象。结论认为,双镜联合结肠手术可充分发挥两者优势,提高手术安全性,腹腔镜和内镜团队良好的协作与配合有助于提高双镜手术成功率。

(五) 大肠癌转移复发的诊治

姚宏伟等[129]*人探讨腹腔镜手术用于治疗可切除的结直肠癌伴肝转移的可行性和安全性,并评价其中短期生存效果,前瞻性收集2009年1月至2014年1月北京大学第三医院36例术前评估为可切除的结直肠癌伴肝转移(CRCLM)并拟接受腹腔镜结直肠癌根治术及腹腔镜肝切除术患者的临床病理资料,所有患者的诊治在多学科综合治疗模式下完成,采用Kaplain－Meire生存曲线计算累积总生存率及无病生存率。结论认为,腹腔镜手术用于审慎选择的可切除结直肠癌肝转移是安全、可行的,并使同期结直肠切除联合肝切除成为可能,短、中期生存效果可以接受,长期生存效果值得期待。王宏伟等[130]为探讨围手术期并发症对接受根治性结直肠癌肝转移灶切除患者生存影响,回顾性分析自2000年1月至2012年3月接受结直肠癌肝转移灶切除患者临床病理资料及围手术期并发症,并发症按Dindo－Clavien分级分为无并发症、轻度(Ⅰ~Ⅱ级)并发症、重度(Ⅲ~Ⅳ级)。并探讨不同分级并发症与总生存及无病生存关系。本组173例结直肠癌肝转移患者接受根治性肝转移灶切除术,其中59例患者术后存在手术并发症。这些患者中37例为轻度并发症,22例为重度并发症。提示术后并发症会降低患者总生存。但进一步分析提示重度并发症显著降低患者无病生存及总生存,轻度并发症并未影响患者无病生存及总生存。认为围手术期并发症是结直肠癌肝转移患者独立预后因素。汪晓东等[131]为探讨Liver－first Approach治疗直肠癌伴肝转移患者术后疗效,对81例直肠癌伴肝转移患者的疗效进行回顾性分析。A组患者在转移灶切除术前行新辅助化疗,原发灶切除前行新辅助放疗合并或不合并化疗,B组患者在原发灶切除前行新辅助放疗合并或不合并化疗,术后无并发症且恢复良好,再行转移灶切除术。本研究随访发现直肠局部复发和肝脏复发的患者,两组差异无统计学意义。随访期间两组患者死亡总数为16例,两组差异无统计学意义。Liver－first Approach并辅以转移灶切除前行新辅助化疗,原发灶切除前行新辅助放疗合并或不合并化疗的治疗方式并未因原发灶肿瘤进展从而影响患者长期生存效果,安全有效。王立军等[132]回顾性分析北京肿瘤医院2003年1月至2011年12月间的64例结直肠癌合并同时性肝转移患者的临床及术后随访资料,其中行原发灶和肝转移灶同期切除者20例(同期切除组),分期切除者44例(分期切除组)。同期切除组Clavien－Dindo 1、2和3级并发症发生率分别为10.0%(2/20)、15.0%(3/20)和15.0%(3/20),分期切除组分别为13.6%(6/44)、13.6%(6/44)和22.7%(12/44),差异无统计学意义($P>0.05$)。同期切除组1、2和3年总体生存率分别为85.0%、59.6% 和37.2%,分期切除组分别为90.9%、68.2%和47.1%,差异亦无统计学意义(P均>0.05)。两组中位无病生存时间分别为6个月和7个月,差异亦无统计学意义($P>0.05$)。结果表明,结直肠癌同时行肝转移,选择同期或分期切除并不影响患者的术后并发症发生率和远期生存率。温广明等[133]回顾性分析35例结直肠癌同时肺转移患者的临床资料,其中17例进行了双镜一期手术切除(双镜手术组),术后接受化疗;其余18例仅接受全身化疗(非手术组),比较两组疗效并分析双镜手术患者的预后因素。结果显示,双镜手术组患者原发性病灶及肺转移灶均达到R_0切除。提示结直肠癌肺转移双镜一期手术切除可提高患者的总生存率,肺转移瘤数量及有无纵隔淋巴结转移是影响术后预后的独立因素。乔天宇等[134]回顾性地分析了1997年1月至2012年1月间哈尔滨医科大学附属第三医院收治的264例结直肠癌肝转移患者的临床和随访资料。其中,行结直肠癌原发灶切除术217例,联合行原发灶加肝脏转移灶根治性切除33例,仅行单纯造瘘手术14例,接受辅助化疗197例,肝介入治疗42例,辅助放疗14例。对影响患者预后的临床病理特征和临床治疗方式进行分析,并根据肝转移出现时间进行分层预后分析。结论认为,直肠癌肝转移患者应强调行根治性手术加辅助化疗,尤其是对于同时性肝转移患者,单纯原发肿瘤切除并不能提高结直肠癌肝转移患者的总体生存。韦烨等[135]回顾性分析2003年7月至2013年7月间于上海复旦大学附属中山医院行同期切除的154例同时性结直肠癌肝转移患者的临床资料。观察术后的短期和长期疗效,并对可能影响预后的因素进行多因素 Cox 回归分析。结论认为，同期切除直肠癌肝转移安全可行，长期生存也较佳。淋巴结阳性、转移灶数 4 个以上、转移灶双叶分布、切缘阳性及肝外转移可作为长期预后较差的预测参考。吴浩胥等[136]探讨Ⅱ、Ⅲ期结肠癌患者根治术后肿瘤转移复发的影响因素。对中南大学湘雅医院 2009—2011 年收治的 225 例结肠癌患者进行随访，对影响其转移复发的因素进行相关性分析。发现患者 1、2 和 3 年的总生存率分别为 96.3%、86.1% 和 83.8%；长期烟酒史、癌组织分化程度、淋巴结转移、化疗方案、癌结节、TNM 分期、术前 CEA、术后 CEA 和 Duke's 分期与患者的术后复发转移有明显相关性（$P < 0.01$ 或 $P < 0.05$），而与年龄、性别、辅助化疗、肿瘤发生部位、有无梗阻及肿瘤的组织类型无明显相关性（$P > 0.05$）。认为长期烟酒史、癌组织分化程度、淋巴结转移、化疗方案、癌结节、TNM 分期、术前 CEA、术后 CEA 和 Duke's 分期是Ⅱ、Ⅲ期结肠癌根治术后患者肿瘤转移复发的高危因素，其中淋巴结转移最为重要，这可为临床防止提供理论借鉴。

（六）大肠癌手术相关并发症

张宇星等[137]回顾性分析 1998 年至 2013 年行直肠前切除术的 1 494 例患者的临床资料，9 例发生输尿管损伤，发生率为 0.54%。左侧输尿管 8 例，右侧输尿管 1 例，其中电灼伤 3 例，均为左侧输尿管；横断输尿管 5 例，左侧输尿管 4 例，右侧输尿管 1 例；缝合输尿管 1 例。电灼伤者以膀胱镜插入双 J 管保守治疗，横断者行输尿管端端吻合术，并放置双 J 管，缝合输尿管者行二次手术拆除缝线。经上述治疗后均无漏尿，无腰酸、腰痛，无畏寒、发热，排尿正常，无肾输尿管积水。输尿管是结直肠癌根治术中最容易被损伤的器官，尤其是左侧输尿管。在进行直肠前切除术时应高度重视输尿管损伤的可能性，预防的关键是手术规范及术中细节的处理，术中及时发现输尿管损伤并行早期手术修复，可最大程度减少损伤程度。池畔等[138]回顾性分析 2013 年 5 月至 2014 年 11 月接受肠镜下被膜自膨式金属支架（CSEMS）置入治疗的 12 例结直肠癌术后吻合口瘘患者的临床资料。12 例患者出现吻合口瘘的平均诊断时间为术后 6.3（2～13）d，CSEMS 置入的中位时间为吻合口瘘发生后 8（2～55）d，治疗成功率 83.3%，支架置入后瘘口中位愈合时间为 13（10～33）d，无死亡病例，并发症包括支架移位（66.7%，8/12）、肛门疼痛（58.3%，7/12）、排粪失禁（25.0%，3/12）和小肠结肠瘘（8.3%，1/12）。吻合口瘘是结直肠手术严重的并发症，早期诊断、早期留置肛管双套管并配合经盆腔双套管双向灌洗和负压吸引的基础上，于局限性腹膜炎体征缓解 1 周左右行经肠镜下 CSEMS 置入术治疗结直肠癌术后吻合口瘘安全可行，可避免再次肠造口手术。潘宏达等[139]回顾性分析 2006 年 9 月至 2013 年 3 月接受保护性回肠造口还纳术的 245 例患者术后并发症的发生情况，并对可能影响术后切口感染的临床病理特征进行单因素和多因素分析。结果显示，造口还纳术后有 33 例（13.5%）患者出现并发症，其中手术切口感染 21 例（8.6%），肠梗阻 8 例（3.3%），吻合口瘘或直肠阴道瘘 5 例（2.0%），肺部感染 2 例（0.8%），肛门括约肌功能障碍 2 例（0.8%）。无围手术期死亡病例，5 例接受二次手术治疗，包括肠梗阻及直肠阴道瘘和吻合口瘘各 1 例。术后并发症及手术时间大于 90 min 是切口感染的独立危险因素，而皮下引流是切口感染的独立保护因素。保护性回肠造口还纳术仍具有一定的并发症发生率，最常见的是切口感染，皮下负压引流可以显著降低切口感染的发生风险，尤其对手术时间较长者，还纳术后肠梗阻易导致严重后果，是二次手术的重要原因，需及时处理。杨玉波等[140]回顾性分析 2007 年 1 月至 2011 年 12 月直肠癌手术患者的临床资料，对切口感染患者的相关感染因素进行分析，以确定引起切口感染的危险因素。456 例直肠癌手术患者中 43 例发生切口感染，切口感染率为 10.5%。合并糖尿病、营养不良、手术切口长度 >15.0 cm、手术方式为 APR、有术区污染、出血量 >300 ml，手术时间 >3 h、术前肠道准备不充分者及肿瘤分期较晚、伴有肠梗阻者与手术切口感染的发生具有相关性，合并糖尿病、清蛋白≤35 g/L、Ⅲ期/Ⅳ期癌症、术式为 APR、手术出血 >300 ml 是影响直肠手术切口感染的独立危险因素。直肠癌手术切口感染受到多种因素影响，外科医师应从术前准备、手术操作因素、患者自身因素、抗菌药物应用等多方面考虑预防切口感染。吴泽生等[141]回顾性分析 2010 年至 2014 年结直肠癌根治术后近期（首次手术 3 周内）接受非计划再手术的 60 例患者的临床资料，通过病例对照研究对非计划再手术的危险因素进行分析。单因素分析结果显示，腹腔镜手术和手术量多的术者为非计划再手术可能的保护因素，而术中出血多、男性、高体质量指数、肿瘤分期晚合并高血压病及糖尿病为非计划再手术可能的危险因素；多因素分析结果显示，术中出血多、术前合并糖尿病和男性患者为非计划再手术的独立危险因素。结直肠癌术后近期非计划再手术极大地增加了患者围手术期病死率，因此，术前需控制好糖尿病患者血糖、纠正凝血功能和贫血状态，术中仔细操作避免副损伤，尤其对于男性患者，同时尽量减少术中出血，从而降低术后近期非计划再手术的风险。孙胜[142]回顾分析 2010 年 1 月至 2012 年 1 月期间行 Dixon 术的 70 例直肠癌患者的临床资料，其中高位结扎组 32 例，低位结扎组 38 例。两组患者的手术时间、术中出血量、住院天数及淋巴结清扫个数相比无显著性差异（$P > 0.05$）；高位结扎组术后首次通气时间为（44.17 ± 8.37）h，低位结扎组为（34.24 ± 6.28）h，差异具有统计学意义（$P < 0.05$）。两组患者的术后出血、吻合口瘘、切口感染、尿潴留及肠梗阻发生率均无显著性差异（$P > 0.05$）；性功能障碍或尿失禁发生情况低位结扎组 9 例（23.7%）高于高位结扎组 2 例（6.2%）（$P < 0.05$）。结果表明，高位结扎肠系膜下动脉时盆腔自主神经损伤的概率更低；低位结扎时术后通气时间更短；低位结扎组性功能障碍或尿失禁发生率高于高位结扎组，其他并发症发生情况无显著性差异。钦传辉等[143]回顾分析 33 例进展期低位直肠癌患者的临床资料，其中采用 ELAPE 手术 18 例，传统腹会阴联合切除术（APR）15 例。两组患者年龄、性别、肿瘤分期、肿瘤位置、手术时间、术后并发症发生率比较差异无统计学意义（$P > 0.05$），ElAPE 组与 APR 组患者术中失血量、术后标本环周切缘阳性率及肠管穿孔率比较差异有统计学意义（$P < 0.05$）。结果表明，进展期低位直肠癌行 ELAPE 手术安全可行，可减少术中出血，降低术中标本穿孔率及标本环周切缘阳性率，且未增加并发症发生率。刘乃青等[144]分析了沂水市中心医院从 2012 年 1 月至 2013 年 6 月，他们改进手术方式，为 50 例直肠癌患者行腹膜外造口且重建盆底腹膜，效果良好。随访 1 年指出，腹膜外隧道式造口联合传统 3 层缝合法的结肠造口、腹腔镜下盆底腹膜重建，可有效降低腹腔镜下 Miles 手术后造口旁疝和盆底粘连性肠梗阻的发生。李建业等[145]为了探讨高龄结直肠癌患者开放根治术后并发症发生情况及其影响因素。选取 2010 年 1 月至 2014 年 9 月期间连云港市第二人民医院行开放根治性手术的高龄结直肠癌患者 216 例作为研究对象，运用 SPSS 19.0 软件对收集的临床资料进行单因素和多因素 logistic 回归分析。发现肺部感染及切口感染为高龄结直肠癌患者开放根治术后常见并发症，术前有合并疾病、低蛋白血症、手术时间、Dukes 分期以及吸烟史为术后并发症发生的危险因素。陈进等[146]将该院 2008 年 5 月至 2013 年 12 月 110 例 70 岁及以上老年低位直肠癌患者分为仅行保肛手术组和回肠造瘘手术组，观察两组患者术后吻合口瘘发生、术后住院时间和术后手术部位感染发生情况。发现 70 岁及以上老年低位直肠癌保肛术中行预防性回肠造瘘在一定的适应证下可有效降低吻合口瘘发生率，缩短术后住院时间和降低术后手术部位感染的发生率。周琳等[147]回顾性分析 2011 年 1 月至 2013 年 6 月 920 例结直肠癌根治术患者临床资料，术后发生吻合口瘘的 43 例患者为吻合口瘘组，未发生吻合口瘘的 877 例患者为非吻合口瘘组。比较两组患者的治疗结果，发现 920 例患者发生医院感染的有 43 例，感染率为 4.67%，吻合口瘘组患者发生感染 32 例感染率为 43.24%，非吻合口瘘组患者发生感染 11 例，感染率为 1.30%；两组差异有统计学意义（$P < 0.05$）；吻合口瘘组患者感染部位分别为泌尿系、手术切口、腹腔、盆腔及下呼吸道感染分别占 12.50%、6.25%、12.50%、31.25% 及 37.50%，非吻合口瘘组患者分别占 9.10%、0%、18.18%、36.36% 及 36.36%，两组差异有统计学意义（$P < 0.05$）。说明结直肠癌根治术后发生吻合口瘘的患者更易发生医院感染，并且感染部位好发于呼吸道与盆腔。何钱章等[148]系统性回顾分析结直肠癌根治术的 110 例患者的临床资料，黏液腺癌 11 例，中分化腺癌 95 例，低分化腺癌 3 例，绒毛状腺瘤癌变 1 例；按手术后的肿瘤病理分期，Ⅰ期 16 例，Ⅱ期 47 例，Ⅲ期 43 例，Ⅳ期 4 例。合并有Ⅱ型糖尿病 9 例，高血压 14 例，术前不全性肠梗阻 3 例。110 例中发生吻合口瘘 4 例，出血 4 例，其中术中出血 1 例，术后出血 3 例；感染 7 例，其中肺部 2 例；以及术后肠梗阻 5 例（发生率为 4.55%）。结论认为，只要围手术期处置得当，可以减少并发症的发生率。马燕等[149]探讨结直肠癌术后切口感染相关危险因素，预防结直肠癌患者切口感染。回顾性分析 100 例结直肠癌术后切口感染患者的临床资料，单因素分析显示，切口感染与患者体质量指数、糖尿病、术前低清蛋白血症、手术部位、手术方式、术中输血、围手术期低体温及手术时间有关；多因素分析显示，切口感染的独立性危险因素为术前低清蛋白、手术方式、围手术期低体温及手术时间。结直肠癌术后切口感染因素复杂，通过改善患者营养状况、大力推广腔镜手术、避免围手术期出现低体温及有效控制手术时间，可减少切口感染的发生。肖兴元等[150]回顾分析 23 例结直肠癌术后早期炎性肠梗阻的诊治方法。所有患者采用非手术治疗方法，包括禁食，持续有效的胃肠减压；纠正水、电解质与酸碱失衡；营养支持；输入人血清蛋白 + 利尿剂以加快水肿的消退；应用抑酸剂及生长抑素至肠道功能恢复；采用短期、小剂量地塞米松治疗的策略；中医中药、针灸。最后经保守治疗的 23 例患者全部痊愈，腹部症状消失，肛门有排气排便，腹部 X 线摄片液平面消失，治疗时间 5 ~ 21 d，平均肠功能恢复时间 10.2 d，无死亡病例。说明正确认识术后早期炎症性肠梗阻的特点是治疗的关键，明确诊断后应采用非手术治疗，多能获得满意结果。艾福录等[151]研究直肠癌根治术后近期下消化道急性大出血的治疗策略。选择直肠癌术后下消化道急性大出血患者作为研究对象，随机分为给予保守治疗的

观察组和手术治疗的对照组，观察止血效果、出血量、住院时间、生活质量相关指标。结果显示观察组术后出血量、排气时间、住院时间均明显低于对照组（$P<0.05$）；观察组总有效率 KPS 评分、MUNSH 评分、ESCA 评分、总体生活质量明显高于对照组（$P<0.05$）。对于直肠癌根治术后下消化道急性出血患者，应首先考虑保守治疗，在保守治疗 24 h 无效的情况下，再行手术治疗。柯海林等[152]回顾性地分析了 2007 年 1 月至 2011 年 12 月间于福建医科大学附属协和医院结直肠外科获得 R_0 切除并经病理确诊的 653 例直肠癌患者的临床病理资料，其中 40 例患者出现了吻合口瘘，其余 613 例未发生吻合口瘘。中位随访 47 个月，比较两组 5 年无病生存率、远处转移率和局部复发率分别为 78.1%、14.2%、4.2%，吻合口瘘组分别为 74.5%、20.1%、8.4%，两组间的比较差异均无统计学意义。多因素分析结果显示术前行新辅助放化疗、TNM 分期、糖链抗原（CA19-9）异常、术前清蛋白水平降低是 R_0 切除直肠癌术后无病生存的独立预后因素，而吻合口瘘不是术后无病生存的独立预后因素；进一步对术后接受辅助化疗的 507 例患者进行多因素分析，结果显示吻合口瘘不是术后无病生存的独立预后因素。结论认为吻合口瘘并不影响直肠癌患者的长期预后。

（七）大肠癌的预后

马磊等[153]前瞻性分析了 144 例 65 岁以上老年结直肠癌患者在采用快速康复外科（FTS）与常规围手术期处理方法后对 T 细胞亚群、炎性反应指标和脏器功能指标的变化及临床疗效的差异。结果显示，术后第 3 天，快速康复患者 $CD4^+$ 和 $CD4^+/CD8^+$ 均较术前上升，且上升幅度更为明显；而 $CD8^+$、炎性反应指标、肌酐、钠尿肽和肌钙蛋白虽较术前上升，但变化幅度较常规小。此外，快速康复患者术后开始进食时间、肛门排气时间、首次排粪时间均较常规提前，围手术期恶心呕吐发生率和切口感染率，以及术后住院时间、住院费用均明显下降。快速康复外科在胃肠外科围手术期应用的安全性和有效性目前已得到证实并采用，针对老年结直肠癌患者，不仅可提高术后细胞免疫功能，降低应激反应，亦能减轻围手术期脏器功能损伤，对减少围手术期并发症发生率及提高临床疗效具有重要意义。王东升等[154]分析 88 例术后早期经口肠内营养对结直肠癌患者康复和免疫功能的影响，结果显示，术后早期进食患者发热时间［（54±6）h］、排气时间［（58±8）h］、住院时间［（6.9±1.4）d］以及治疗费用［（41 868±3 168）元］明显减少，出院时生活质量评分（18.4±1.7）明显升高，但术后并发症发生率无明显变化；同时，术后 1 周检测发现早期进食患者 $CD4^+$、$CD4^+/CD8^+$ 和 IgM 水平明显升高，术后第 3 天和第 7 天 IgA、IgG 明显升高，而 CRP 水平明显降低。可见结直肠癌术后早期进食肠内营养制剂，不仅不增加吻合口瘘、肠梗阻等并发症的发生，反而能通过改善患者免疫功能，降低手术创伤应激，来促进患者康复。王浩等[155]收集 2007 年 4 月至 2013 年 3 月 2 157 例直肠癌患者的临床资料，回顾分析了手术安全核查对术后临床结局的影响。结果发现，核查后患者术后并发症的发生率（15.98%）明显低于核查前（20.38%），且核查后患者的中位住院时间和术后住院时间分别为 13 d 和 8 d，均较核查前缩短；同时，多因素分析显示手术安全核查为影响直肠癌患者术后并发症的独立危险因素（$OR=0.761$，95% $CI=0.605\sim0.958$）。手术安全核查制度可有效避免择期手术的危害风险，明显降低直肠癌患者手术并发症的发生率，缩短住院时间，改善患者短期的临床结局，同时对促进手术团队之间的沟通交流、防止手术失误亦具有重要意义。仲光熙等[156]回顾分析直肠腔内超声（ERUS）对 53 例 pT3 期直肠癌患者的环周切缘（CRM）和肿瘤最大厚度（MTT）的诊断准确性，并与相对应的病理测量值比较。其中，ERUS 诊断 CRM 准确性为 98.1%，灵敏度为 6/6，特异度为 46/47，阳性预测值为 6/7，阴性预测值为 46/46；诊断 MTT 准确性为 96.2%，灵敏度为 4/4，特异度为 47/49，阳性预测值为 4/6，阴性预测值为 47/47。且 ERUS 测量与病理测量的一致性较好。ERUS 能够准确地诊断直肠 CRM 和 MTT，具有很高的阴性预测值，这相比单纯的 T、N 分期，可更好地满足临床对直肠癌术前分期的要求。肖毅等[157]采用术前直肠腔内超声（EUS）、磁共振成像（MRI）及术后大体病理观察原发灶直肠黏膜的完整性 3 种方法判断新辅助治疗后 T 分期的准确性，并与术后病理结果比较评估，分析新辅助治疗后是否达到临床完全缓解（cCR）对进展期直肠癌患者的意义。结果显示，19.8%（45/227）患者达到 ypT0，其中 17.6%（40/227）达到病理完全缓解（pCR），但有 11.1%（5/45）存在区域淋巴结转移和肠周癌结节。术前 EUS、MRI 及术后大体病理观察评估 cT0 预测术后 ypT0 的敏感度分别为 19.4%、60.0% 和 17.8%，特异度分别为 90.8%、79.5% 和 96.7%。且 MRI 术前对 cT0 的评估结果可独立预测 ypT0（$OR=4.975$，95% $CI=1.073\sim23.067$）。进展期中低位直肠癌的新辅助治疗已得到广泛认同，但据治疗后 cCR 来拟定手术与否可能会导致方向的错误，造成疗效的巨大差异；虽然术前 MRI 对 T 分期检测敏感度高于其他两种方法，但敏感度及特异度均不高，用来预测 pCR 仍存在偏差。陈鹏举等[158]回顾分析 10 年间 856 例

0～Ⅲ期直肠癌综合治疗效果，分析影响预后的因素。结果发现，术前评估为cT3或N+以上患者行术前放疗后病理完全缓解率为5.4%（16/296），5年局部复发率为4.7%（14/296）。患者总体局部复发率为4.8%，其中3年复发70.7%，5年复发97.6%。远处转移率为16.4%，3年转移占82.9%，5年转移占96.4%。肺转移影像学异常的发生率（75.0%）明显高于其他部位，CEA升高发生率在肝转移中（56.8%）明显高于其他部位。此外，0、Ⅰ、ⅡA、ⅡB、ⅡC、ⅢA、ⅢB和ⅢC各期5年生存率分别为100%、90.0%、81.3%、76%、64.8%、69.3%、59.0%和36.8%。多因素分析显示年龄、手术方式、分化程度、TNM分期及脉管癌栓是直肠癌的独立预后因素。直肠癌是我国高发恶性肿瘤之一，但我国相应治疗水平与国际仍存在差距，目前完善术前评估及新辅助放疗、术后化疗及严密随访是提高直肠癌综合治疗效果的关键。周雄坤等[159]回顾分析2009—2013年间240例结肠癌患者临床资料，初步建立评估结肠癌患者术后复发转移风险预测模型。公式为：ln[p/(1－P)]＝3.63×淋巴结转移＋2.64×B期＋3.20×C期－2.63。模型受试者工作特征（ROC）曲线下面积为0.92，而模型风险预测值为0.68。目前结肠癌患者术后5年生存率在60%左右，而术后复发及转移是影响患者预后的主要因素。该模型建立在Dukes分期及淋巴结转移基础上，可一定程度预测结肠癌根治术后的复发转移风险，但由于样本来源的局限于单中心，其使用仍局限于某一地域，但该方法的开展对加强随访、提高预后尤为重要。任镜清等[160]分析比较1998年1月至2011年12月304例Ⅲ期结直肠癌患者的淋巴结转移度（LNR）及N分期对其复发转移的预测价值。结果显示，LNR及N分期均为Ⅲ期结直肠癌患者复发转移的独立预测因素，且LNR的预测价值高于N分期；当送检淋巴结数目大于或等于13枚/例时，LNR与N分期的预测价值相当；但少于13枚/例时，LNR的预测价值则高于N分期。可见LNR分期对Ⅲ期结直肠癌患者复发或转移的预测价值优于N分期，尤其是对送检淋巴结数目不足13枚者，这对术后送检淋巴结数目较少的Ⅲ期结直肠癌患者的分期起到较好的补充价值。韦烨等[161]回顾性分析2008年1月至2011年12月复旦大学附属中山医院经过MDT诊治模式并转化性治疗成功的86例CLMs患者的临床资料，随访41.0（24～68）个月，转移灶复发73例，39例死亡。患者的1、2、3年累积总存活率（OS）分别为90.6%、75.6%、65.1%；中位生存时间为（47.5±3.1）个月。1、2、3年无疾病存活率（DFS）分别为72.1%、48.8%、31.4%，中位DFS时间（22.0±2.9）个月，与99例初始可切除性CLMs的OS和DFS相比差异无统计学意义（$P>0.05$）。86例患者围手术期病死率为1.5%，手术并发症发生率为24.4%，且经过积极支持治疗后均痊愈。肿瘤缓解程度与早期肿瘤退缩对转化性治疗患者的预后有预测作用。认为对于不可切除的CLMs，通过MDT指导下的转化性治疗安全、有效，转化治疗成功患者的中期生存效果与初始可切除性CLMs相似，长期生存效果值得期待。黄美近等[162]*前瞻性分析2011年3月至2013年3月期间中山大学附属第六医院连续收治的66例直肠癌患者，将其随机分组，观察组采用新辅助放化疗联合手术治疗，对照组采用新辅助化疗联合手术治疗。其中6例自动退出，4例失访，最终30例纳入观察组，26例纳入对照组。采用国际勃起功能评分（ⅡEF－5）在新辅助治疗前及术后12个月对患者勃起功能进行评估。结论认为，新辅助放化疗比单纯新辅助化疗对中低位直肠癌患者术后勃起功能影响更大；新辅助放化疗组低位直肠癌患者勃起功能障碍较中段直肠癌患者更严重。黄胜辉等[163]回顾性分析2005年1月至2012年12月福建医科大学附属协和医院结直肠外科同一组医师实施经腹ISR治疗的96例低位直肠癌患者临床和随访资料。采用Wexner排粪失禁评分评估肛门功能，并通过Cox比例风险模型分析肛门功能的影响因素。所有患者均完成Wexner评分量表的评估，平均随访时间32.7个月，其中83例（86.5%）排粪控制良好（Wexner评分小于10分）。认为经腹ISR术后多数患者肛门功能良好，吻合口距肛缘不足2 cm和新辅助放化疗是影响术后肛门功能的独立危险因素。杨景文等[164]回顾性分析1990—2009年天津市人民医院收治的2 029例右半结肠癌和左半结肠癌的临床资料，其中2005—2009年段与1990—1994年段比较，右半结肠癌与左半结肠癌≤35岁患者比例分别由3.5%和5.6%下降到1.7%和2.5%；≥65岁患者比例分别由32.8%和39.4%上升到56.8%和56.7%；右半结肠癌患者的男女比例由0.87∶1上升到1.07∶1，左半结肠癌由1.37∶1下降到1.14∶1。右半结肠癌组和左半结肠癌组在围手术期输血、贫血、组织学类型、分化程度、浸润深度、淋巴结转移、肠梗阻方面两组差异有统计学意义。2 029例结肠癌患者总5年存活率为63.0%，其中右半结肠癌为61.6%，左半结肠癌为64.1%，右半结肠癌和左半结肠癌各亚期生存情况差异有统计学意义。多因素预后分析，围手术期输血、浸润深度、淋巴结转移、远处转移及年龄是影响右半结肠癌生存预后的独立因素；肠梗阻、浸润深度、淋巴结转移、远处转移是影响左半结肠癌生存预后的独立因素。结果表明，右半结肠癌与左半结肠癌发病率不断上升，两者临床特征和预后比较差异有统计学意义。段照华等[165]回顾性分析57例老年原发性结直肠癌患者的临床资料,根据患者血小板/淋巴细胞比值分为低PLR组(<250)41例和高PLR组(≥250)16例,其中高PLR组患者的5年生存率明显低于低PLR组($P<0.05$);此外,患者年龄、肿瘤位置、肿瘤分期、淋巴结转移、肿瘤浸润程度及分化程度等对患者的5年生存率亦有影响($P<0.05$)。肿瘤分期、淋巴结转移、肿瘤浸润程度及分化程度是影响患者预后的独立危险因素($P<0.05$)。结果表明,术前血小板/淋巴细胞比值对老年原发性结直肠癌预后评估具有临床价值,高PLR提示有预后不良的可能。胡一萍等[166]* 选择2012年8月至2014年5月在杭州市肿瘤医院肿瘤外科接受手术的92例结直肠癌患者为研究对象。将其随机分为快速康复组(FTS)和对照组两组,各46例。FTS组血白细胞水平明显低于对照组,两组间差异有统计学意义($P<0.01$);术后血清清蛋白、总蛋白等水平FTS组下降幅度明显低于对照组,差异有统计学意义($P<0.01$);术后疗效FTS组明显优于对照组,差异有统计学意义($P<0.01$);FTS组患者恶心呕吐、肺部感染、尿路感染的比例低于对照组($P<0.01$)。认为年龄、尿管放置时间长、卧床时间长、住院时间长、合并基础疾病是结直肠癌患者术后感染的主要影响因素。结直肠癌围手术期采取FTS措施,可以减轻患者不良情绪,提高综合疗效,降低术后感染发生率,有利于患者尽快康复。李卡等[167]前瞻性纳入四川大学华西医院123例符合条件的结直肠癌患者。试验组58例患者在术前常规治疗的基础上口服免疫增强型EN制剂;对照组65例,术前行常规治疗,使用普通口服EN制剂。两组患者术前营养情况无统计学差异($P<0.05$)。术后试验组患者血清清蛋白明显高于对照组,且差异有显著性统计学意义($P<0.05$)。术后NRS 2002营养风险评分亦明显低于对照组($P<0.05$);术后总并发症的发生率明显少于对照组($P<0.05$),其中切口出血、伤口感染、肺部感染的发生率明显低于对照组,且差异有显著性统计学意义($P<0.05$)。认为术前使用免疫增强型EN制剂可有效地提高结直肠癌患者术后的营养状况,降低术后并发症的发生率。张茂申等[168]将78例老年直肠癌患者随机分成FTS组和对照组,比较两组术后排气(便)时间、住院时间及费用、并发症发生率以及白细胞(WBC)、清蛋白(ALB)、C反应蛋白(CRP)等临床指标。结果:FTS组患者术后排气(便)时间、术后住院时间、费用明显少于对照组(P均<0.05),而术后并发症的发生并未增加($P>0.05$),FTS组患者术后第1、3天WBC、CRP低于对照组,而ALB明显高于对照组(P均<0.05)。结论认为,在老年直肠癌切除术中应用FTS在保证不增加并发症的前提下,可促进肠道功能更快恢复,减轻应激及炎性反应,加快术后康复。王东升等[169]前瞻性纳入2013年3~12月间青岛大学医学院附属医院普通外科收治的88例结直肠癌患者,按随机数字表法分为早期肠内营养组(43例,术后早期开始进食水和肠内营养制剂)和早期禁食组(45例,常规早期禁食方案)。比较两组患者术后恢复情况、并发症发生率、营养状况及应激等指标。结果与早期禁食组相比,早期肠内营养组患者术后发热时间缩短[(53.7±5.9)h *vs.* (64.5±5.8)h],排气时间提前[(57.5±8.2)h *vs.* (71.8±7.2)h],住院时间缩短[(6.9±1.4)d *vs.* (8.5±1.9)d],治疗费用减少[(41 868±3 168)元 *vs.* (45 950±3 714)元](P均<0.01)。两组患者术后并发症发生率的差异无统计学意义[18.6%(8/43) *vs.* 22.2%(10/45),$P>0.05$]。早期肠内营养组患者术后第3和第7天清蛋白、前清蛋白和视黄醇结合蛋白水平明显高于早期禁食组,而静息能量消耗和胰岛素抵抗指数明显低于早期禁食组(P均<0.05)。结论认为,结直肠癌患者术后早期给予肠内营养安全有效,符合人体生理性营养吸收途径,可改善术后营养状况,降低应激反应,促进患者康复。沈伯明等[170]为了探讨高龄结直肠癌患者手术治疗的安全性及近期治疗效果,回顾性分析2012年1月至2014年10月手术治疗的高龄结直肠癌患者46例临床资料,合并其他慢性疾病者41例,占89%;手术根治率为91.3%;术后并发症率为34.8%,主要是肺部感染、心肺功能不全、切口并发症。非计划内再次手术2例,发生率为4.3%。该研究发现,外科手术是治疗高龄结直肠癌患者的有效方法,严格的术前评估、规范的围手术期处理是保证手术安全、减少术后并发症的关键。杨华等[171]为了探讨老年结直肠癌患者根治切除术后的预后影响因素。回顾分析北大医院和北京医院2008年7月至2011年7月收治的年龄65岁以上,行根治性结直肠癌切除术的416例患者的临床病理资料。采用Kaplan-Meier法进行生存分析,Log-rank检验进行生存率比较,应用Cox比例风险回归模型进行多因素生存分析。发现老年结直肠癌患者行根治性切除术预后较好,年龄≥75岁、并发症、术后并发症、术前清蛋白<30 g/L、肿瘤浸润深度、淋巴结转移、TNM分期及辅助化疗是影响其预后的独立因素。孙振青等[172]为观察加速康复外科联合腹腔镜结直肠癌根治术后高龄患者免疫功能的变化。将61例65岁以上腹腔镜结直肠癌根治术的患者随机分为两组,Ⅰ组应用传统围手术期处理措施行腹腔镜手术($n=30$),Ⅱ组应用FTS理念行腹腔镜手术($n=31$)。两组患者分别于术前1天、术后第3天、术后第7天取外周血测定C反应蛋白、白介素-6、免疫球蛋白(IgA、IgM、IgG)及T细胞亚群

(CD4⁺、CD8⁺和 CD4⁺/CD8⁺比值)。发现高龄结直肠癌患者应用 FTS 理念行腹腔镜手术对机体的免疫功能影响相对更小,值得推广应用。左辉[173]收集 84 例老年低位直肠癌患者的临床资料,根据治疗方法分为观察组(保肛根治术治疗)与对照组(采用腹会阴联合直肠癌根治术治疗),比较分析两组的疗效及并发症,观察组与对照组患者的 1 年、3 年、5 年生存率和局部复发率无统计学差异;观察组患者的并发症发生率显著低于对照组,术后生活治疗评分显著高于对照组,均有统计学意义。说明老年低位直肠癌患者采用保肛根治术能有效减少手术并发症的发生,且能提高患者的生活质量。沈世红等[174]探讨淋巴结转移度(LNR)对Ⅲ期大肠癌患者发生远处转移的预测效果。将进行根治性切除手术的 55 例Ⅲ期大肠癌患者依据 LNR 分为低 LNR 组(LNR <0.167)和高 LNR 组(LNR ≥0.167),分析 LNR 与大肠癌术后出现远处转移的关系。结果低 LNR 组(29 例,52.7%)中未发生远处转移的患者 19 例(65.5%),发生远处转移的患者 10 例(34.5%);高 LNR 组(26 例,47.3%)中未发生远处转移的患者 11 例(42.3%),发生远处转移的患者 15 例(57.7%)。高 LNR 组较低 LNR 组的大肠癌患者更容易发生远处转移;在发生远处转移的患者中,肝转移有 15 例,肺转移有 6 例,骨及多脏器转移有 4 例。多因素分析结果表明,LNR、肿瘤类型及分化程度均是影响大肠癌发生远处转移的独立相关因素。结论认为,LNR 与大肠癌术后发生远处转移构成独立相关,可与肿瘤类型、分化程度等作为评估大肠癌术后发生远处转移的参考指标。徐佟[175]回顾性分析山东济宁医学院附属胃肠外科 2007 年 1 月至 2010 年 1 月收治的 81 例进展期结肠癌手术患者的临床资料,探讨中性粒细胞与淋巴细胞比值(NLR)变化对结肠癌预后的评估价值。对 81 例患者术前、术后化疗前行血常规检查,获得中性粒细胞、淋巴细胞、血小板计数,计算 NLR,平均随访时间(28.6 ±2.6)个月。统计发现,术前高 NLR 组、化疗前高 NLR 组肿瘤浸润深度为 T_3~ T_4、有远处转移、低分化的比例分别高于另外两组,差异有统计学意义($P<0.05$);术前高 NLR 组、化疗前高 NLR 组 3 年无复发生存率分别低于另外两组,差异也具有统计学意义($P<0.05$)。认为监测结肠癌患者 NLR 值的变化,可准确把握患者机体对肿瘤的免疫状态,评估手术对患者免疫功能的影响,并据此制订相应的治疗措施,改善患者预后。孙斌等[176]为评估异体输血(ABT)对行手术治疗的结直肠癌(CRC)患者远期预后的影响,检索 PubMed、EMbase、The Cochrane Library 以及中国生物医学文献数据库中 ABT 与 CRC 患者预后的相关研究,并辅以文献追溯法查找相关文献,选择并评估文献质量后用软件进行 Meta 分析。结果显示:与未输血相比,输血组总生存风险和疾病特异性生存风险分别增加 21%($HR=1.21$,95% $CI=1.09$~1.33,$P<0.001$)和 47%($HR=1.47$,95% $CI=1.17$~1.84,$P=0.001$),差异有统计学意义;而输血组无病生存风险、局部复发风险和远处转移风险与未输血组的差异无统计学意义。因而认为围手术期 ABT 可以增加 CRC 患者的总生存风险与疾病特异性生存风险,积极采取围手术期血液保护策略,可以降低 ABT 率,具有重要的临床意义。

(张 卫)

·参·考·文·献·

[1] 王颖. 腹腔镜阑尾切除术的临床应用研究[J]. 齐齐哈尔医学院学报,2015,36(2):188-189.

[2] 高明,陈青山,龚瑾,等. 按压疼痛加剧试验和呼吸疼痛试验对早期急性阑尾炎的诊断价值[J]. 中华胃肠外科杂志,2014,17(12):1220-1222.

[3] 曹建国,李志洲,王晓刚,等. 不同术式阑尾切除术后切口感染的对比分析——一项大型多中心回顾性研究[J]. 中华普通外科杂志,2014,29(12):954-957.

[4] 赵海远,张义胜,王明海,等. 腹腔镜与开腹复杂性阑尾炎手术治疗比较的 Meta 分析[J]. 腹腔镜外科杂志,2015,20(7):550-555.

[5] 张友志. 腹腔镜手术治疗困难性阑尾炎 84 例[J]. 腹腔镜外科杂志,2015,20(8):618-620.

[6] 刘福成,谢凯. PPH 加外痔切除术治疗环状混合痔的临床研究[J]. 首都医科大学学报,2015,36(3):488-490.

[7] 王涛,杨熊飞,张维胜,等. 外切整形联合 PPH 治疗重度环状混合痔疗效分析[J]. 中国肛肠病杂志,2015,35(7):29-31.

[8] 倪之虹,杨继闽,邱胜民. 不同浓度亚甲蓝用于痔术后镇痛的效果分析[J]. 中国肛肠病杂志,2015,35(6):49-50.

[9] 魏国,华欣,赵勇,等. 自动痔套扎术联合硬化剂注射治疗合并人类免疫缺陷病毒感染痔患者的疗效及对细胞免疫功能的影响[J]. 中华胃肠外科杂志,2014,17(12):1201-1204.

[10] 郑晨果,金纯,连少雄,等. 保留直肠后壁黏膜的吻合器痔上黏膜环切钉合术临床疗效分析[J]. 中华胃肠外科杂志,2014,17(12):1205-1207.

[11] 李朝员,徐茅. PPH 治疗急性嵌顿性环状混合痔 30 例临床观察[J]. 中国肛肠病杂志,2015,35(5):19-20.

[12] 刘扬,刘青,杨润清,等. PPH 联合外剥内扎术及皮桥整形术治疗重度环状混合痔的临床疗效观察[J]. 中国普通外科杂志,2015,24(2):297-299.

[13] 谢成利. 改良胶圈套扎术治疗Ⅱ、Ⅲ期内痔的临床疗效[J]. 中国肛肠病杂志,2015,35(2):35-37.

[14] 季利江,翁立平. 选择性痔上黏膜切除吻合术治疗非环状痔 43 例疗效观察[J]. 中国肛肠病杂志,2015,35(2):32-34.

[15] *梁爽. 外剥内扎术治疗环状混合痔 100 例疗效观察[J]. 中国肛肠病杂志,2015,35(1):28-29.

[16] 高志冬,王有利,韩龙,等. 吻合器经肛门直肠切除术与吻合器痔上黏膜环形切除术治疗Ⅳ度痔的对比研究[J]. 中华普通外科杂志,2015,30(9):719-722.

[17] 尹朝晖,陈灿坚,梁家宏. PH 治疗混合痔

外痔处理方法的研究[J]. 中国肛肠病杂志, 2014,34(11):31-33.

[18] 胡震,翟春宝,田利军. 吻合器痔上黏膜环切钉合术后出血12例临床分析[J]. 中国实用外科杂志,2014,34(11):1093-1096.

[19] 赵义瑞,李亚妹. 开放式瘘管全剔除术治疗高位肛瘘的临床疗效[J]. 中国肛肠病杂志, 2014,34(10):26-27.

[20] 王永刚,丁健华,赵克,等. 术前三维肛管直肠腔内超声检查对肛瘘的应用价值[J]. 中华胃肠外科杂志,2014,17(12):1183-1186.

[21] 陈红锦,谷云飞,孙桂东,等. 经括约肌间瘘管结扎术治疗复杂性肛瘘[J]. 中华胃肠外科杂志,2014,17(12):1190-1193.

[22] 武文静,杨关根,杜忠举,等. 改良经括约肌间瘘管结扎术治疗单纯性经括约肌型肛瘘的临床疗效[J]. 中华胃肠外科杂志,2014,17(12): 1194-1197.

[23] 吴至久,杜丽娟,毛燕,等. 肛瘘术后复发原因及对策分析(附47例病例报告)[J]. 结直肠肛门外科,2014,20(4):250-251.

[24] 高峰,杨增强,吴伟强,等. 闭合式冲洗引流治疗坏死性筋膜炎二例[J]. 临床外科杂志, 2015,23(4):291-292.

[25] * 邱辉忠,陆君阳,周皎琳. 经肛门括约肌径路的直肠阴道瘘修补术[J]. 中华胃肠外科杂志,2015,18(4):358-360.

[26] 唐杰,张娟娟,杜敏,等. 直肠阴道瘘经阴道手术治疗探讨[J]. 中国微创外科杂志,2014, 14(8):683-685.

[27] 张建余,岳中文. 肛管内括约肌切开断端固定术治疗肛裂的临床观察[J]. 中国肛肠病杂志,2014,34(11):45-46.

[28] 曾建成,曾俊. 内括约肌侧切除术治疗慢性肛裂的临床疗效分析[J]. 结直肠肛门外科, 2015,21(1):56-57.

[29] 栾响,陈婷,范克锋. 腹腔镜辅助直肠及乙状结肠部分切除联合直肠悬吊固定术治疗完全性直肠脱垂[J]. 腹腔镜外科杂志,2015,20(5):368-371.

[30] 张正国,杨光,潘冬,等. 经会阴直肠乙状结肠切除术治疗直肠脱垂20例[J]. 中华胃肠外科杂志,2015,18(1):81-82.

[31] 郑建勇,李世森,聂勇战,等. 骶神经调节术治疗顽固性便秘疗效观察[J]. 中华胃肠外科杂志,2014,17(12):1175-1178.

[32] 张志勇,张亚杰,李阿健,等. 腹腔镜联合经肛门内镜手术治疗重度功能性便秘[J]. 中华胃肠外科杂志,2014,17(12):1179-1182.

[33] * 蔺兵虎. 逆蠕动盲肠直肠吻合术与结肠全切除回直肠吻合术治疗重度顽固性慢传输型便秘的比较[J]. 临床外科杂志,2015,23(4): 275-277.

[34] 徐琳,虞文魁,姜军,等. 顽固性便秘并发肠系膜上动脉综合征的危险因素和营养支持治疗效果分析[J]. 中华胃肠外科杂志,2014,17(10):972-976.

[35] 袁鹏,付琦,李春雨,等. 经肛三联术与Delorme术治疗成人Ⅱ、Ⅲ度直肠脱垂的疗效评价[J]. 结直肠肛门外科,2015,21(2):87-90.

[36] 刘健培,黄品婕,郑宗珩,等. 腹腔镜与开腹直肠补片固定术治疗直肠脱垂的对比[J]. 中华医学杂志,2014,94(38):3008-3010.

[37] 孙小兵,任红霞,陈淑芸,等. 经直肠鞘内拖出巨结肠根治术并发症分析[J]. 中华胃肠外科杂志,2015,18(5):459-462.

[38] 李炳,陈卫兵,王寿青,等. 3D腹腔镜手术辅助治疗小儿先天性巨结肠三例[J]. 中华胃肠外科杂志,2015,18(3):290-291.

[39] 徐周纬,方茂勇,刘雷. 成人先天性巨结肠48例临床诊治体会[J]. 中国现代普通外科进展,2014,17(10):832-834.

[40] 周立新,王茂林,严辉弟,等. 成人先天性巨结肠23例外科诊治分析[J]. 中国现代普通外科进展,2014,17(9):716-718.

[41] 胡博,戴春娟,赵旭稳,等. 新生儿坏死性小肠结肠炎手术探查指征评价体系的临床研究[J]. 中华小儿外科杂志,2015,36(2):89-94.

[42] 王献良,邵雷朋,谢文雅,等. 新生儿坏死性小肠结肠炎164例分析[J]. 中华小儿外科杂志,2015,36(2):105-108.

[43] 朱海涛,郑珊,李季兰,等. 低出生体质量新生儿坏死性小肠结肠炎手术治疗结果分析[J]. 中华小儿外科杂志,2015,36(2):95-99.

[44] 江一鸣,陈茵婷,练国达,等. 克罗恩病初次手术危险因素分析[J]. 中华胃肠外科杂志, 2015,18(7):698-701.

[45] 李荣雪,付卫,杨雪松,等. 溃疡性结肠炎32例手术治疗分析[J]. 临床外科杂志,2015,23(1):36-39.

[46] 龚剑峰,顾立立,李毅,等. 基于加速康复外科模式的腹腔镜克罗恩病肠管切除术[J]. 中华胃肠外科杂志,2015,18(1):16-20.

[47] 叶志强,杨跃武,罗刚健,等. 损伤控制理念下结肠损伤的处理方式[J]. 中华胃肠外科杂志,2014,17(11):1125-1129.

[48] 李勇杰,李斌,魏荣华. 腹腔镜技术在外伤性结直肠穿孔治疗中的应用[J]. 中华胃肠外科杂志,2014,17(12):1198-1200.

[49] 张伟耀,饶智,梁志宏,等. 结肠穿孔(破裂)的早期诊断及治疗[J]. 中国现代普通外科进展,2014,17(11):906-908.

[50] 葛大海,彭炜. 经肛门吻合器痔环切术偏心性切除吻合在直肠良性肿瘤治疗中的应用价值[J]. 中国肿瘤临床与康复,2015,22(6): 702-704.

[51] 王怀明,俞希虎,陈典克,等. 结直肠海绵状血管瘤的诊断与治疗[J]. 腹部外科,2015,28(1):20-23.

[52] 崔明明,张宏,刘鼎盛,等. 低位直肠间质瘤腹腔镜辅助下的经内外括约肌间切除术[J]. 中国肿瘤临床,2015,42(5):292-296.

[53] 李赟,倪穗,肖樟生,等. 结直肠神经内分泌肿瘤淋巴结转移特点及危险因素[J]. 中华普通外科杂志,2014,29(10):745-748.

[54] 胡忠卓,李捷. 应用电子结肠镜联合腹腔镜治疗结直肠巨大侧向发育型肿瘤的临床疗效分析[J]. 四川医学,2015,36(7):1038-1039.

[55] 胡登华,光旭. 内镜下黏膜剥离术切除结直肠神经内分泌瘤43例疗效观察[J]. 中华内分泌外科杂志,2015,9(2):152-155.

[56] 张昭,王丹,徐彬,等. 腹腔镜辅助全结直肠切除术治疗家族性腺瘤性息肉病[J]. 中华普通外科杂志,2015,30(9):711-714.

[57] 王李,叶景旺,赵松,等. 经鼻型肠梗阻导管在肠梗阻治疗中的作用(附58例报道)[J]. 腹部外科,2015,28(3):148-150.

[58] 李凯,朱岭,王勇,等. 嵌顿性腹股沟疝合并肠梗阻的临床特点分析[J]. 腹部外科,2015, 28(3):168-170.

[59] 张廷涛,张秋雷,钱群,等. 少见病因肠梗阻的诊治[J]. 腹部外科,2015,28(3):151-154.

[60] 张翼,李江利,唐天勋,等. 成人肠套叠24例临床分析[J]. 江苏医药,2014,40(24): 3057-3058.

[61] 郑波波,王楠,吴涛,等. 改良中间入路与传统中间入路在腹腔镜右半结肠切除术中的比较研究[J]. 中华胃肠外科杂志,2015,18(8): 812-816.

[62] 杨波,乔光超,刘卫平,等. 结核性肠梗阻的外科治疗[J]. 腹部外科,2015,28(3): 171-173.

[63] 史刚刚,郝敬鹏,王力,等. 结直肠癌组织中血管抑制蛋白1表达的临床意义及其与血管内皮生长因子A和微血管密度的相关性[J]. 中华胃肠外科杂志,2015,18(3):272-276.

[64] 吕远,李世拥,安萍,等. 骨桥蛋白在结直肠癌及其肝转移组织的表达及临床意义[J]. 中华普通外科杂志,2015,30(5):383-385.

[65] 王强,郭德正,刘焱伟,等. HIF-1α及STAT3联合预测异时性结直肠癌肝转移[J]. 贵阳医学院学报,2015,40(7):692-695.

[66] 姜忠敏,张亮,张立东,等. 增加B细胞异位基因2蛋白表达抑制结肠癌细胞的增殖与转移[J]. 中华肿瘤杂志,2015,37(5):330-335.

[67] 王搏,申占龙,叶颖江,等. microRNA-217在结直肠癌中的表达及临床意义[J]. 中华普通外科杂志,2015,30(2):134-137.

[68] 李增军,王海鹏,宋宝,等. 高迁移率族蛋白1在结直肠癌组织中的表达及临床意义[J]. 中华胃肠外科杂志,2015,18(6):616-619.

[69] 徐学虎,吴小兵,李勇,等. 结肠癌组织中微小RNA分子组学分析[J]. 中华胃肠外科杂志,2014,17(11):1130-1132.

[70] * 陆军,赵敬坤,陆爱国,等. 趋化因子CCL19在结直肠癌中的表达和作用[J]. 第二军医大学学报,2014,35(7):727-733.

[71] 王晰程,孙宇,高静,等. 人表皮生长因子受体2在直肠癌手术切除标本与活检标本表达的一致性研究[J]. 中华胃肠外科杂志,2015,18(6):597-601.

[72] 吴乾龙,何凤,杨平,等. 人结直肠癌组织gankyrin蛋白的表达与患者预后的关系[J]. 中华胃肠外科杂志,2015,18(6):611-615.

[73] * 范文华,黄子一,方清靖,等. 肉眼观肿大淋巴结对Ⅱ期结直肠癌预后的影响及其机制探讨[J]. 中华胃肠外科杂志,2015,18

(6):558-562.
● [74] 成川华,李五生. Ⅲ期结肠癌患者复发相关基因差异表达的研究[J]. 临床外科杂志,2015,23(8):619-621.
● [75] 崔戈,张婷,崔杰. 结肠癌相关转录因子1表达在结直肠癌早期筛查及预后评估中的作用[J]. 南京医科大学学报(自然科学版),2015,10(7):1008-1012.
● [76] 张博森,迟强,李大川,等. 结直肠癌K-ras基因突变检测及其意义[J]. 哈尔滨医科大学学报,2014,48(5):395-398.
● [77] 杨晓峰,邱成志,王春晓,等. 高尔基磷酸化蛋白3在结直肠癌中的表达与预后的关系[J]. 中国普通外科杂志,2014,23(10):1362-1366.
● [78] 胡小苗,李明忠. 大肠癌组织中miRNA-21表达水平及其与预后的研究[J]. 中国普通外科杂志,2014,23(12):1717-1720.
● [79] 樊银杰,王魏,孙宏治. 骨成形蛋白9在结直肠癌发生发展中的表达及临床意义[J]. 解放军医学院学报,2015,36(7):728-733.
● [80] 黄慧云. TCF-4、MMP-7和Survivin在结直肠癌中的表达研究[J]. 实用癌症杂志,2015,30(5):665-668.
● [81] 廖信芳,李正荣,杨清水,等. 腹腔镜和开腹结直肠癌根治术患者外周血GCC mRNA和hTERT mRNA的表达及意义[J]. 结直肠肛门外科,2015,21(2):115-118.
● [82] 陈蕾,姜北海,邸佳柏,等. 术前检测癌胚抗原和糖链抗原199对结直肠癌Ⅱ~Ⅲ期患者预后的判断价值[J]. 中华胃肠外科杂志,2015,18(9):914-919.
● [83] 马磊,丁克,刘广余,等. 经肛门括约肌间切除术治疗超低位直肠癌根治效果及术后肛门功能观察[J]. 中华胃肠外科杂志,2015,18(7):688-692.
● [84] 楼征,何建,朱晓明,等. 经肛门拖出式适形切除术治疗极低位直肠癌的临床研究[J]. 中华胃肠外科杂志,2015,18(1):69-71.
● [85] 尤小兰,王元杰,赵小军,等. 阑尾残端预防性造瘘在高危吻合口瘘患者低位直肠癌保肛手术中的应用[J]. 中华胃肠外科杂志,2015,18(6):573-576.
● [86] 陈豪,金黑鹰,王水明,等. 经肛门微创手术治疗直肠肿瘤的初步探讨[J]. 中华胃肠外科杂志,2015,18(5):499-501.
● [87] 何庆泗,陈月光,孙国瑞,等. 盆腔自主神经监测技术在直肠癌根治术中的应用[J]. 中华普通外科杂志,2015,30(3):245-246.
● [88] 张传海,许戈良,邵峰,等. 解剖性右半结肠切除的临床应用[J]. 安徽医科大学学报,2014,49(11):1674-1676.
● [89] 常顺伍,吕云福. 扩大左半结肠切除术中不同结直肠吻合方式的近期疗效比较[J]. 中国普通外科杂志,2015,24(4):478-482.
● [90] 胡祥,曹亮,张健,等. 经骶尾、腹腔直肠切除术在低位直肠癌治疗中的应用价值探讨[J]. 中国实用外科杂志,2014,34(9):857-861.
● [91] 叶志伟,陈远光,胡明,等. 直肠癌经肛内镜全直肠系膜切除术对肛门功能影响的临床研究[J]. 中国普通外科杂志,2015,24(4):473-477.
● [92] 卞正乾,钟鸣,俞旻皓,等. 经肛门内镜微创手术治疗直肠肿瘤(附74例报告)[J]. 外科理论与实践,2015,20(2):151-155.
● [93] 戴志慧,杜金林,王建平,等. 全结肠灌洗后一期切除吻合联合经阑尾置管造口术在左半结肠或直肠癌急诊手术中的应用[J]. 中华胃肠外科杂志,2015,18(5):507-508.
● [94] 王春,肖林康,张雷,等. 急性癌性左半结肠梗阻术式选择[J]. 第三军医大学学报,2015,37(15):1582-1584.
● [95] 钱卫华,苏志刚. 结肠癌伴肠梗阻的临床治疗[J]. 中国肿瘤临床与康复,2014,21(11):1362-1364.
● [96] 瞿紫微,张红芬,李晓辉,等. 肠内营养联合聚乙二醇在结直肠肿瘤伴不全肠梗阻患者围手术期中的应用[J]. 肠外与肠内营养,2014,21(6):343-345.
● [97] 何方军,谭朝峰. 梗阻性大肠癌患者外科治疗时机的影响因素分析[J]. 实用癌症杂志,2015,30(5):723-725.
● [98] 谭祥云,王劲. 左半结肠癌并急性肠梗阻Ⅰ期手术的临床疗效评价[J]. 中国现代手术学杂志,2015,19(1):14-16.
● [99] 吴峰. 左半结肠癌并梗阻行术中灌洗加一期吻合安全性研究[J]. 结直肠肛门外科,2015,21(1):32-34.
● [100] 艾武,努尔买买提·玉素英,丁路,等. 结肠癌并急性肠梗阻的外科手术治疗效果分析[J]. 新疆医科大学学报,2015,38(8):1020-1022.
● [101] 张楠,周创业,周振理. 经肛肠梗阻导管在急性梗阻性左半结肠直肠癌中的应用[J]. 中国中西医结合外科杂志,2013,19(3):229-232.
● [102] 颜蓁先,樊丽琳,沈小春,等. 经鼻型肠梗阻导管在肠梗阻治疗中的临床价值[J]. 胃肠病学和肝病学杂志,2014,23(12):1430-1432.
● [103] 石毅军,宋耀明,侯远发. 经肛型肠梗阻导管置入联合限期手术治疗结直肠癌伴肠梗阻的价值研究[J]. 结直肠肛门外科,2015,21(2):119-122.
● [104] 严海,胡清林. 腹腔镜直肠癌根治术对肛肠动力学及抗炎状态的影响[J]. 腹腔镜外科杂志,2014,19(12):901-904.
● [105] 欧阳满照,朱达坚,陈小伍,等. 右半结肠癌行腹腔镜完整系膜切除外科平面及手术路径研究(附44例报告)[J]. 中国实用外科杂志,2015,35(2):187-190.
● [106] 谢凌铎,周鑫,谢海艇,等. 腹腔镜直肠癌全直肠系膜切除术预防性末端回肠造瘘后相关并发症危险因素和造瘘还纳时机分析[J]. 中华胃肠外科杂志,2015,18(6):563-567.
● [107] 丛进春,徐琨,陈春生,等. 腹腔镜辅助下的低位直肠癌经内外括约肌间切除术:直视下的吻合器一期吻合[J]. 中国普外基础与临床杂志,2015,22(5):535-540.
● [108] 陈少骥,吴云云,韩善亮,等. 腹腔镜下直肠低位双吻合术的改良及效果观察[J]. 中华胃肠外科杂志,2014,17(12):1216-1219.
● [109] 曾春平,陈幼萍,杨清水,等. 非糖尿病性高血糖对腹腔镜结直肠癌根治术后并发症的影响[J]. 中华胃肠外科杂志,2015,18(7):684-687.
● [110] 周海涛,周志祥,梁建伟,等. 无切口腹腔镜下直肠外翻技术的直肠癌低位前切除术的近期疗效[J]. 中华肿瘤杂志,2015,37(1):63-66.
● [111] 张前进,胡远超,张敏康,等. 末端回肠外置术在腹腔镜直肠癌前切除术中应用的可行性[J]. 中华胃肠外科杂志,2015,18(5):450-453.
● [112] 杨斌,李英儒,温润龙,等. 纳米碳淋巴示踪技术应用于腹腔镜结直肠癌根治术的意义[J]. 中华胃肠外科杂志,2015,18(6):549-552.
● [113] 唐超明,蔡灿峰,陈国星,等. 腹腔镜技术在不同分期直肠癌根治术中应用的安全性分析[J]. 中华胃肠外科杂志,2015,18(6):568-572.
● [114] 刘铁,郭澎,冷晓刚,等. 手辅助腹腔镜与传统腹腔镜右半结肠切除术对机体免疫功能影响的对比研究[J]. 中华胃肠外科杂志,2015,18(8):817-820.
● [115] 张晓,李明,詹天成,等. 手辅助腹腔镜与开腹乙状结肠癌根治术疗效对比的前瞻性对照研究[J]. 中华胃肠外科杂志,2015,18(5):442-445.
● [116] 王文韬,冯勇. 腹腔镜与开腹结肠癌完整结肠系膜切除术比较Meta分析[J]. 中国实用外科杂志,2015,35(1):79-85.
● [117] 刘萍,杨之斌,程先硕,等. 腹腔镜联合快速康复结直肠外科手术在老年人结直肠癌治疗中的近期疗效分析[J]. 中华老年医学杂志,2015,34(7):760-763.
● [118] 李世拥,陈纲,杜峻峰,等. 腹部无切口经肛门切除标本的腹腔镜低位直肠癌根治套入式吻合保肛术[J]. 中华胃肠外科杂志,2015,18(6):581-583.
● [119]* 胡皆乐,李佑,项明,等. 减孔腹腔镜高位直肠或乙状结肠癌根治术的临床研究[J]. 中华胃肠外科杂志,2014,17(12):1212-1215.
● [120] 杨孙虎,侯军丽,阿不都斯木,等. 腹腔镜手术时CO_2气腹和体位对老年直肠癌患者循环功能的影响[J]. 中国普外基础与临床杂志,2015,22(3):331-334.
● [121] 季福建,刘选文,刘卓,等. 3D腹腔镜系统在进展期直肠癌闭孔淋巴结清扫中的应用[J]. 中华胃肠外科杂志,2014,17(11):1121-1124.
● [122] 郑波波,王楠,吴涛,等. 改良中间入路与传统中间入路在腹腔镜右半结肠切除术中的比较研究[J]. 中华胃肠外科杂志,2015,18(8):812-816.
● [123]* 叶景旺,黄彬,童卫东,等. 完全经肛门或联合腹腔镜的全直肠系膜切除术11例临床分析[J]. 中华胃肠外科杂志,2015,18(8):821-825.
● [124] 吕赤,李瑾,张成,等. 达芬奇机器人手术系统行直肠联合其他脏器切除4例报告[J].

中国微创外科杂志,2014,14(11):1039-1041.
● [125] 王士平,王世斌.直肠外翻技术在腹腔镜直肠前切除术中的应用研究[J].徐州医学院学报,2014,34(11):747-749.
● [126] 肖毅,徐徕,邱辉忠,等.术中不更换体位腹腔镜下经肛提肌外腹会阴联合直肠癌切除术的可行性分析[J].中华外科杂志,2014,52(11):826-830.
● [127] 张成才,刘志民,徐其佐,等.腹膜外隧道式造口在腹腔镜直肠癌根治术中的应用体会[J].腹腔镜外科杂志,2015,20(4):277-279.
● [128] 林燕,张发钦,侯仲佺.双镜联合结肠手术32例[J].中国微创外科杂志,2015,15(8):714-716.
● [129]* 姚宏伟,修典荣,付卫,等.腹腔镜手术治疗可切除的结直肠癌伴肝转移的前瞻性病例系列研究[J].中华外科杂志,2014,52(12):919-923.
● [130] 王宏伟,王崑,包全,等.结直肠癌肝转移切除术后并发症对生存影响[J].中华普通外科杂志,2015,30(1):42-45.
● [131] 汪晓东,甘志明,熊先泽,等.Liver-first Approach 治疗直肠癌伴肝转移患者术后疗效研究[J].四川大学学报(医学版),2015,46(4):654-656.
● [132] 王立军,闫晓峦,王崑,等.结直肠癌同时性肝转移同期与分期手术切除疗效比较[J].中华胃肠外科杂志,2014,17(10):1009-1013.
● [133] 温广明,陈远光,胡明,等.腹腔镜联合胸腔镜一期切除结直肠癌肺转移的疗效及预后因素[J].中国普通外科杂志,2015,24(4):483-488.
● [134] 乔天宇,徐永鹏,关旭,等.结直肠癌肝转移的治疗及预后因素分析[J].中华胃肠外科杂志,2015,18(9):930-934.
● [135] 韦烨,林奇,汤文涛,等.同期切除结直肠癌肝转移的长期疗效及其影响因素分析[J].中华胃肠外科杂志,2015,18(9):925-929.
● [136] 吴浩胥,裴海平.Ⅱ、Ⅲ期结肠癌根治术后患者肿瘤复发转移的影响因素分析[J].实用癌症杂志,2015,30(5):720-722.
● [137] 张宇星,李钢琴,徐爱民,等.直肠癌前切除术中输尿管损伤的预防及处理[J].临床外科杂志,2015,23(7):536-537.
● [138] 池畔,王枭杰,林惠铭,等.肠镜下被膜自膨式金属支架置入治疗结直肠癌术后吻合口瘘的疗效及并发症分析[J].中华胃肠外科杂志,2015,18(7):661-666.
● [139] 潘宏达,王林,彭亦凡,等.直肠癌低位前切除保护性回肠造口还纳术后并发症分析[J].中华胃肠外科杂志,2015,18(7):656-660.
● [140] 杨玉波,关铁军,王斌,等.直肠癌手术切口感染的危险因素分析与预防对策[J].中华医院感染学杂志,2015,25(1):183-185.
● [141] 吴泽生,高华,张文斌,等.结直肠癌患者术后非计划再手术的危险因素分析[J].中华胃肠外科杂志,2015,18(5):483-486.
● [142] 孙胜.肠系膜下动脉低位结扎与高位结扎并根部淋巴结廓清对直肠癌根治术的意义[J].齐齐哈尔医学院学报,2014,35(20):2973-2975.
● [143] 钦传辉,杨贵义,刘华,等.腹会阴联合切除与经肛提肌外腹会阴切除术治疗低位直肠癌的近期疗效比较[J].临床外科杂志,2015,23(4):269-271.
● [144] 刘乃青,孙淑香,周忠晋,等.腹膜外造口和盆底腹膜重建预防腹腔镜下 Miles 术后造口旁疝和盆底粘连梗阻[J].中华普通外科杂志,2014,29(10):804-805.
● [145] 李建业,李国宾,耿强,等.高龄结直肠癌患者开放根治性手术并发症及其影响因素分析[J].中国普外基础与临床杂志,2015,22(4):460-463.
● [146] 陈进,邱明远,蒋恺,等.预防性回肠造瘘在70岁及以上老年低位直肠癌保肛术中的应用[J].中华老年医学杂志,2014,33(8):905-906.
● [147] 周琳,吴文秀,王耿泽.结直肠癌患者根治术后医院感染与吻合口瘘的相关性研究[J].中华医院感染学杂志,2015,25(5):1114-1115.
● [148] 何钱章,曾涛,魏萍,等.结直肠癌手术并发症的临床分析(附110例报告)[J].结直肠肛门外科,2015,21(2):111-114.
● [149] 马燕,杨秀英,黄春燕,等.结直肠癌术后切口感染相关危险因素分析[J].中华医院感染学杂志,2014,24(17):4309-4311.
● [150] 肖兴元,杨洁,张大平.结直肠癌术后早期炎性肠梗阻诊断与治疗的临床体会(附23例报告)[J].结直肠肛门外科,2014,20(3):196-198.
● [151] 艾福录,华向东,刘也夫,等.直肠癌根治术后近期下消化道急性大出血的治疗策略[J].胃肠病学和肝病学杂志,2015,24(1):25-27.
● [152] 柯海林,池畔,林惠铭,等.直肠癌术后吻合口瘘对长期预后的影响[J].中华胃肠外科杂志,2015,18(9):920-924.
● [153] 马磊,王立凤,丁克,等.快速康复外科对老年结直肠癌患者免疫功能及炎性反应的影响[J].中华胃肠外科杂志,2014,17(12):1223-1226.
● [154] 王东升,仲蓓,赵萍,等.术后早期经口肠内营养对结直肠癌患者康复和免疫功能的影响[J].中华普通外科杂志,2015,30(1):38-41.
● [155] 王浩,周岩冰,张佃良,等.手术安全核查对直肠癌术后临床结局影响的研究[J].中华普通外科杂志,2015,30(5):369-373.
● [156] 仲光熙,肖毅,张璟,等.直肠腔内超声对T3期直肠癌环周切缘和肿瘤最大厚度的判断价值[J].中华胃肠外科杂志,2015,18(3):252-256.
● [157] 肖毅,薛华丹,仲光熙,等.基于术前影像学和术后病理结果分析直肠癌新辅助治疗后临床完全缓解状况的临床意义[J].中华胃肠外科杂志,2015,18(5):474-477.
● [158] 陈鹏举,姚云峰,赵军,等.0~Ⅲ期直肠癌综合治疗856例回顾性研究[J].中华外科杂志,2015,53(7):496-501.
● [159] 周雄坤,陈祖林,杨桦.结肠癌根治术后复发转移风险模型的初步建立及评估[J].中国肿瘤临床与康复,2014,21(11):1301-1303.
● [160] 任镜清,薛福龙,刘少杰,等.淋巴结转移度及肿瘤N分期对Ⅲ期结直肠癌复发或转移的预测价值[J].中华胃肠外科杂志,2015,18(6):553-557.
● [161] 韦烨,叶青海,余一祎,等.多学科团队模式下结直肠癌肝转移的转化性治疗(附86例报告)[J].中国实用外科杂志,2014,34(9):862-865.
● [162]* 黄美近,林金鑫,邓艳红,等.中低位直肠癌新辅助放化疗序贯手术对勃起功能影响的前瞻性随机对照研究[J].中华外科杂志,2014,52(11):822-825.
● [163] 黄胜辉,池畔,林惠铭,等.低位直肠癌经腹括约肌间切除术后患者肛门功能的影响因素分析[J].中华胃肠外科杂志,2014,17(10):1014-1017.
● [164] 杨景文,张庆怀,刘彤.右半与左半结肠癌临床特征变化研究及预后分析[J].中国实用外科杂志,2014,34(9):866-870.
● [165] 段照华,彭科,胡连杰.术前血小板与淋巴细胞比值对老年原发性结直肠癌预后的影响[J].实用癌症杂志,2014,29(7):750-752.
● [166]* 胡一萍,范莺莺,沈红芳,等.快速康复外科结直肠癌患者术后感染分析[J].中华医院感染学杂志,2014,24(22):5629-5630.
● [167] 李卡,郭海燕,张静,等.术前使用免疫增强型肠内营养对结直肠癌患者术后营养和并发症影响的前瞻性研究[J].肠外与肠内营养,2014,21(6):329-332.
● [168] 张茂申,蔡丽华,孙志俭,等.老年经腹直肠癌手术应用快速康复外科的临床研究[J].中国普通外科杂志,2014,23(9):1302-1304.
● [169] 王东升,仲蓓,赵萍,等.结直肠癌患者术后早期给予肠内营养的随机对照研究[J].中华胃肠外科杂志,2014,17(10):977-980.
● [170] 沈伯明,王永峰,俞伟君.高龄结直肠癌患者的手术治疗及围手术期处理[J].结直肠肛门外科,2015,21(2):122-124.
● [171] 杨华,肖刚,汪欣.老年结直肠癌根治性切除患者的预后分析[J].中华老年医学杂志,2015,34(4):400-404.
● [172] 孙振青,李茂新,刘希春,等.加速康复外科联合腹腔镜对高龄结直肠癌患者手术后免疫功能的影响[J].腹腔镜外科杂志,2014,19(10):746-750.
● [173] 左辉.老年低位直肠癌患者行保肛根治术的临床疗效及安全性评价[J].实用癌症杂志,2015,30(4):547-549.
● [174] 沈世红,许斌.淋巴结转移度对Ⅲ期大肠癌患者发生远处转移的预测效果[J].实用癌症杂志,2015,30(4):553-555.
● [175] 徐佟.中性粒细胞与淋巴细胞比值变化对结肠癌预后的评估价值[J].胃肠病学和肝病学杂志,2014,24(4):438-440.
● [176] 孙斌,王镯,顾海慧,等.异体输血对结直肠癌患者预后影响的 Meta 分析[J].第二军医大学学报,2014,35(10):1103-1108.

文 选

外剥内扎术治疗环状混合痔100例疗效观察 ［中国肛肠病杂志,2015,35(1):28］ 梁爽为探讨外剥内扎术治疗环状混合痔的效果,将200例环状混合痔患者随机分为观察组和对照组,每组100例。观察组采用外剥内扎术治疗,对照组采用内扎外切术治疗。结果显示:观察组患者均治愈,住院时间6~14 d,术后疼痛Ⅱ级16例,Ⅲ级1例;对照组患者均治愈,住院时间12~21 d,平均17.2 d,术后严重水肿形成残留痔行三次手术5例,术后疼痛Ⅱ级27例,Ⅲ级6例。随访4个月两组组均无复发。结果表明,采用外剥内扎术治疗环状混合痔可使住院天数缩短,避免因术后水肿形成残留痔行一次手术,明显降低了患者疼痛程度。

（袁 捷）

述评·环状混合痔手术治疗有外剥内扎术和内扎外切术两种方法,后者住院时间长,术后并发症多,二次手术多。采用外剥内扎术治疗环状混合痔,取得满意疗效。主要优势:可以完全避免术后严重水肿形成残留痔所导致的二次手术的发生。另外,先剥离外痔再结扎内痔可以减轻混合痔脱出及正常组织下移,有利于肛门正常组织的复位,从而缩短了住院时间。行肛门镜下注射术时可以检查术后肛门松紧度,及早发现肛门狭窄、肛门紧缩、出血点。

（傅传刚）

经肛门括约肌径路的直肠阴道瘘修补术 ［中华胃肠外科杂志,2015,18(4):358］ 邱辉忠等回顾性分析了北京协和医院基本外科1994年4月至2014年5月采用经肛门括约肌径路行直肠阴道瘘修补术治疗的23例直肠阴道瘘(RVF)患者的临床资料,探讨该术式的可行性和安全性。本组患者均顺利完成RVF修补术,术后伤口感染3例,经换药后愈合;3个月后瘘口愈合者19例,未完全愈合者4例(包括失访1例);患者术后均无肛门功能障碍。认为经肛门括约肌径路行直肠阴道瘘修补术与经肛门或阴道手术相比具有手术径路表浅直达、操作空间开阔等优势,而与经腹修补术相比则具有创伤小、风险低等优点,是一种安全可行且成功率较高的手术。

（朱晓明）

述评·直肠阴道瘘多见于低位直肠癌保肛术后、感染、产伤等。其治疗以手术修补为主。修补手术的入路有多种,如经阴道、经肛门、经腹等等。如何选择手术入路应视患者具体病情而定。该文选择经肛门括约肌径路实施修补,为我们提供了一种手术方式和入路,具有一定实际意义,但其创伤和手术难度可能较经阴道或经肛门更大,使用时应考虑患者具体病情。

（张 卫）

逆蠕动盲肠直肠吻合术与结肠全切除回直肠吻合术治疗重度顽固性慢传输型便秘的比较 ［临床外科杂志,2015,23(4):275］ 蔺兵虎回顾性分析了湖北省襄阳市第一人民医院普外科2007年4月至2013年4月收治的47例慢传输型便秘(STC)患者的临床资料,对比逆蠕动盲肠直肠吻合术与结肠全切除直肠吻合术的疗效。将患者按具体病情采用手术方式的不同分为逆蠕动盲肠直肠吻合术组(观察组)25例和结肠全切除直肠吻合术组(对照组)22例,对比分析两组相关手术及预后指标。结果,观察组手术时间、术后大便次数显著低于对照组($P<0.05$);观察组Wexner肛门失禁评分显著低于对照组,而GIQLI评分显著高于对照组,差异有统计学意义($P<0.05$)。认为对于胃肠功能基本正常的STC患者选择逆蠕动盲肠直肠吻合术可达到较好的效果。

（朱晓明）

述评·便秘的治疗以内科为主,外科治疗便秘效果不甚理想。对于结肠慢传输型便秘需与先天性巨结肠等原因引起的便秘相鉴别,以制订正确的手术方式。该文提出的逆蠕动盲肠直肠吻合取得了不错的疗效,为结肠慢传输型便秘提供了可选的手术方式。但此术式的开展是建立在可以确定保留盲肠的基础上,术前要充分评估患者病情,明确盲肠及回盲部是否无病变,严格把握手术适应证。

（张 卫）

趋化因子CCL19在结直肠癌中的表达和作用 ［第二军医大学学报,2014,35(7):727］ 陆军等收集了2009—2012年85例确诊为结直肠恶性肿瘤并手术切除患者的肿瘤组织及癌旁正常组织,运用实时定量 PCR 和组织微阵列免疫组化技术检测 CCL19 的表达水平,发现结直肠癌组织中的 CCL19 表达要明显低于癌旁正常组织,且 CCL19 表达量与肿瘤大小和浸润深度有关($P < 0.01$)。利用实时定量 PCR、蛋白质印迹技术,筛选出高表达 CCL19 受体 CCR7 的人结直肠癌细胞株 SW620 细胞作为研究对象,给予重组人 CCL19(rh - CCL19)刺激,通过细胞增殖实验、划痕实验、Transwell 实验来研究 CCL19 对细胞的影响,发现细胞增殖、迁移及侵袭能力均显著下降($P < 0.05$)。上述结果说明 CCL19 在结直肠癌组织中的表达量低于癌旁正常组织,且与肿瘤大小和浸润深度有关;CCL19 可抑制人结直肠癌细胞株 SW620 细胞增殖、迁移和侵袭能力,提示 CCL19 具有抑制结直肠癌的作用。推测其发挥抑癌作用是 CCL19 通过与其受体 CCR7 结合进而影响了一系列信号通路,直接抑制细胞增殖、迁移和侵袭能力,或者可能改变了细胞内增殖、迁移、侵袭相关基因的表达。

(赵子夜)

述评 · 趋化因子是一类具有吸引免疫细胞迁移能力的低分子蛋白。近年来发现多种趋化因子可以促进肿瘤细胞侵袭和转移,然而也有部分趋化因子在肿瘤的发展中起着抑制作用。其抑制肿瘤的作用机制一方面是通过趋化抑癌免疫细胞杀灭肿瘤细胞,另一方面是通过影响一系列信号通路来抑制肿瘤细胞生长。该研究从临床数据和体外功能实验方面证明了 CCL19 低表达与结直肠癌恶性表型有关和 CCL19 具有抑制结直肠癌细胞增殖、侵袭、迁移的作用,表明这一在若干实体肿瘤中发挥抑癌作用的分子在结直肠癌中也发挥了类似的作用。在此基础上进行动物实验探索 CCL19 是否具有体内抑癌作用以及其发挥抑癌作用的分子机制是十分有意义的,有望发掘 CCL19 在结直肠癌诊疗中的更大潜能。

(于恩达)

肉眼观肿大淋巴结对Ⅱ期结直肠癌预后的影响及其机制探讨 [中华胃肠外科杂志,2015,18(6):558] 范文华等对术中肉眼观肿大淋巴结对Ⅱ期结直肠癌预后的影响进行了研究。本研究回顾性收集 2001 年 12 月至 2002 年 12 月中山大学肿瘤防治中心连续收治的行结直肠癌根治术、术后病理证实为Ⅱ期(无系膜淋巴结转移)的 116 例患者的临床资料,所有患者术中均由手术医生通过肉眼观淋巴结有无肿大来判定是否为淋巴结可疑转移,比较两组患者的生存率,分析肉眼观肿大淋巴结对Ⅱ期结直肠癌患者预后的影响,并在镜下观察淋巴结的结构。对 43 例肉眼观淋巴结肿大病例的 107 枚肿大淋巴结进行免疫组织化学染色。结果发现,全组 10 年无瘤生存率(DFS)为 85.3%;肉眼观淋巴结肿大患者(43 例)10 年 DFS 为 75.9%,明显低于淋巴结无肿大患者(73 例)的 89.3%($P = 0.038$)。单因素分析结果显示,存在术前合并症($P = 0.003$)、术前癌胚抗原水平高($P = 0.050$)、围手术期输血($P = 0.004$)、肉眼观肿大淋巴结($P = 0.038$)及送检淋巴结数量($P = 0.016$)是影响Ⅱ期结直肠癌患者预后的因素。多因素分析结果显示,肉眼观淋巴结肿大($P = 0.044$)、送检淋巴结数目($P = 0.021$)及围手术期输血($P = 0.032$)是影响Ⅱ期结直肠癌患者预后的独立因素。107 枚肿大淋巴结呈反应性增生,其中大体转移 1 枚,微转移 1 枚,孤立肿瘤细胞 4 枚,余 101 枚未见阳性表达,误诊率为 5.6%。上述结果说明存在肉眼观肿大淋巴结提示Ⅱ期结直肠癌患者预后不良。

(赵子夜)

述评 · 结直肠癌切除术中探查或术后收集的肿大系膜淋巴结在外科医生看来是淋巴结转移的证据,然而相当一部分经病理检查排除了转移,从而使肿瘤分期归为Ⅱ期。部分Ⅱ期患者预后不良的事实让外科医生思考肉眼观肿大淋巴结是否也是Ⅱ期患者的一个高危因素。该研究发现部分被排除转移的肿大淋巴结中实际上存在着微转移或孤立肿瘤细胞,这极有可能是肿瘤已经发生淋巴转移的迹象,存在着较高的复发、转移风险。这部分患者极有可能从辅助化疗中获益,将肿大淋巴结定位高危因素将对这部分患者有益。然而就肉眼观肿大淋巴结产生的原因,该研究限于手段而难以进行深入探讨。

(于恩达)

减孔腹腔镜高位直肠或乙状结肠癌根治术的临床研究 [中华胃肠外科杂志,2014,17(12):1212] 胡皆乐等为探讨减孔腹腔镜高位直肠或乙状结肠癌根治术的安全性和可行性,回顾性分析 2013 年 1 月至 2014 年 7 月间上海瑞金医院北院普通外科行腹腔镜高位直肠或乙状结肠癌根治术治疗的 70 例患者临床病理资料,比较两组手术时间、出血量、淋巴结清扫数、术后排气时间、饮食时间、术后住院时间及并发症情况。常规组与减孔组患者的手术时间[(144.0 ± 40.1)min *vs.* (115.8 ± 30.8)min]、出血量[(72.9 ± 50.2)ml *vs.* (45.5 ± 52.4)ml]、淋巴结清扫[(10.2 ± 8.4)枚 *vs.* (12.0 ± 5.6)枚]、术后排气时间[(3.2 ± 0.7)d *vs.* (2.8 ± 0.8)d]、开始饮水时间[(4.2 ± 1.1)d *vs.* (3.8 ± 0.9)d]、进食半流质时间[(8.6±2.1)d *vs.* (8.1±1.7)d]以及住院时间[(13.0±3.4)d *vs.* (12.8±7.2)d]，两组之间差异均无统计学意义。常规组和减孔组分别出现4例(15.4%)和3例(6.8%)术后并发症($P=0.233$)。减孔腹腔镜下高位直肠或乙状结肠癌根治术安全可行，值得进一步推广应用。

(袁　捷)

述评·随着技术日趋成熟，目前腹腔镜已较为广泛地应用于结直肠手术中，其中腹腔镜高位直肠或乙状结肠切除在各类手术中操作相对简便，对于高位直肠或乙状结肠癌，3孔腹腔镜手术是安全可行。反映出减孔腹腔镜高位直肠或乙状结肠癌根治术与常规腹腔镜手术的短期手术效果相当。能获得充分的淋巴清扫，手术操作较为安全，术后并发症发生率较低。减孔技术是常规腹腔镜手术的改进。减孔腹腔镜下高位直肠或乙状结肠癌根治术安全可行，值得进一步推广应用。

(傅传刚)

完全经肛门或联合腹腔镜的全直肠系膜切除术11例临床分析 [中华胃肠外科杂志，2015，18(8)：821] 叶景旺等探讨了完全经肛门或联合腹腔镜的全直肠系膜切除术治疗直肠癌的可行性与安全性。该研究回顾性收集2014年9月至2015年5月间于第三军医大学大坪医院行完全经肛门全直肠系膜切除术(taTME)或联合腹腔镜taTME的11例直肠癌患者临床资料。结果全组11例患者中3例顺利完成完全taTME手术，手术时间分别为210、230和215 min；8例采用腹腔镜联合taTME手术，手术时间150~290(中位数205)min。全组无中转开腹病例，但有2例患者因肿瘤偏大，而取下腹部约5 cm切口取出标本。全组患者术后第1天视觉模拟评分法(VAS)评分为1~3(2.0±0.6)分，术后排气时间6~70(30.2±17.3)h，术后住院时间4~12(7.5±2.5)d。全组患者发生术后皮下气肿1例，吻合口出血1例，排尿困难2例，均经保守治疗好转；1例术后第20天发现直肠阴道瘘行回肠造口术。随访期间，全组患者无肿瘤复发及死亡。最终该研究认为对于合适的患者，taTME或联合腹腔镜taTME手术是安全可行的。

(闫飞虎)

述评·taTME或联合腹腔镜taTME适合在低位直肠癌，且瘤体直径非巨大的患者，是近年来的一个研究热点。但是就该研究而言样本量较小，且为回顾性分析，降低了该研究所产生结论的证据等级。同时，该方法也许与直肠癌根治术中经典的全系膜切除术有矛盾之处，因为在器械入路过程中势必已经提前破坏了系膜的完整性。目前，对于该研究得出的结论是可以接受的，未来仍然期待有高水准的临床试验来给出更具说服力的回答。同时，该方法的临床效果验证以及广泛开展仍需以下几个技术方面的全面进步：① 术前对肿瘤部位、大小的个体化精确评估；② 术者需要具有良好的常规开腹手术及腹腔镜手术经验；③ 器械及手术平台的进一步优化和改进。

(于恩达)

腹腔镜手术治疗可切除的结直肠癌伴肝转移的前瞻性病例系列研究 [中华外科杂志，2014，52(12)：919] 姚宏伟等人探讨腹腔镜手术用于治疗可切除的结直肠癌伴肝转移的可行性和安全性，并评价其中短期生存效果，前瞻性收集2009年1月至2014年1月北京大学第三医院36例术前评估为可切除的结直肠癌伴肝转移(CRCLM)并拟接受腹腔镜结直肠癌根治术及腹腔镜肝切除术患者的临床病理资料，所有患者的诊治在多学科综合治疗模式下完成，采用Kaplain-Meire生存曲线计算累积总生存率及无病生存率。结果为结直肠和肝脏手术的平均术中出血量为(80±32)和(212±153)ml，中位术中出血量分别为70 ml和150 ml。1例腹腔镜右半肝切除联合腹腔镜全结肠切除患者术后发生胆瘘，其余患者均未发生吻合口瘘、肝功能不全、胆瘘、腹腔感染、腹腔出血等并发症。术后平均随访时间(26±16)个月，中位随访时间22个月，15例复发或转移，4例死于晚期肿瘤，1年、3年总生存率分别为92.9%、79.4%，1年、3年无瘤生存率分别为61.1%、49.4%。腹腔镜手术用于审慎选择的可切除结直肠癌肝转移是安全、可行的，并使同期结直肠切除联合肝切除成为可能，短、中期生存效果可以接受，长期生存效果值得期待。

(袁　捷)

述评·腹腔镜手术治疗CRCLM尚缺乏高级别循证医学证据的支持。但按照肿瘤学的基本原则，若恶性肿瘤具备可切除性，且能够被安全地实施R_0切除，腹腔镜手术亦不应被排斥在外。所有肿瘤病灶的R_0切除，是影响CRCLM患者术后复发以及长期生存的关键因素之一。对于结直肠癌原发灶，手术切除仍需遵循肿瘤学操作原则，按照常规结直肠癌根治术的标准施行，不能因肿瘤处于Ⅳ期而缩小肠管切除及淋巴清扫范围，更不可施行姑息性切除。腹腔镜治疗CRCLM固然能够带来更佳的微创效果，但是术前准确筛选适应证患者，以及在术中使用腹腔镜探查分期和术中超声扫描肝脏、再次评估肝转移灶的情况，更应该是术者需要考虑的核心问题。术者应该谨慎筛选适应证，避免禁忌证病例“被微创”手术。

（傅传刚）

中低位直肠癌新辅助放化疗序贯手术对勃起功能影响的前瞻性随机对照研究 ［中华外科杂志，2014，52（11）：822］ 为探讨中低位直肠癌新辅助治疗序贯手术对患者勃起功能的影响，黄美近等前瞻性分析 2011 年 3 月至 2013 年 3 月期间中山大学附属第六医院连续收治的 66 例直肠癌患者，将其随机分组，观察组采用新辅助放化疗联合手术治疗，对照组采用新辅助化疗联合手术治疗。其中 6 例自动退出，4 例失访，最终 30 例纳入观察组，26 例纳入对照组。采用国际勃起功能评分（ⅡEF－5）在新辅助治疗前及术后 12 个月对患者勃起功能进行评估。结果表明，观察组与对照组患者术后随访ⅡEF－5 积分均较初次积分有明显下降（观察组：23.4 ±1.3 *vs.* 11.7 ±5.8）；对照组 23.1 ±1.3 *vs.* 15.2 ±6.7）。观察组治疗前后ⅡEF－5 积分差明显高于对照组（11.7 ±5.6 *vs.* 8.0 ±6.0）。就肿瘤位置而言，观察组低位直肠癌患者治疗前后ⅡEF－5 积分差明显高于中段直肠癌患者（14.5 ±3.5 *vs.* 9.5 ±6.0）。认为新辅助放化疗比单纯新辅助化疗对中低位直肠癌患者术后勃起功能影响更大，新辅助放化疗组低位直肠癌患者勃起功能障碍较中段直肠癌患者更严重。

（曹付傲）

述评 · 目前直肠癌的发病率逐年上升，多数患者就诊时处于中晚期，多学科治疗直肠癌为目前的最佳模式，新辅助治疗可有效提高局部控制率并降低肿瘤复发率，但均会影响肛门直肠功能、排尿功能及性功能。全直肠系膜切除联合盆腔自主神经保护可更好地保护患者术后性功能，提高生存质量。该文通过随机对照研究认为新辅助放化疗较新辅助化疗对于勃起功能影响更大，肿瘤位置亦有影响。

（张　卫）

快速康复外科结直肠癌患者术后感染分析 ［中华医院感染学杂志，2014，24（22）：5629］ 为了探讨直肠癌快速康复理念的应用，胡一萍等选择 2012 年 8 月至 2014 年 5 月在杭州市肿瘤医院肿瘤外科接受手术的 92 例结直肠癌患者为研究对象。将其随机分为快速康复组（FTS）和对照组两组，各 46 例。FTS 组血白细胞水平明显低于对照组，两组间差异有统计学意义（$P < 0.01$）；术后血清清蛋白、总蛋白等水平 FTS 组下降幅度明显低于对照组，差异有统计学意义（$P < 0.01$）；术后疗效 FTS 组明显优于对照组，差异有统计学意义（$P < 0.01$）；FTS 组患者恶心呕吐、肺部感染、尿路感染的比例低于对照组（$P < 0.01$）。文章指出，年龄、尿管放置时间长、卧床时间长、住院时间长、合并基础疾病是结直肠癌患者术后感染的主要影响因素。结论认为，结直肠癌围手术期采取 FTS 措施，可以减轻患者不良情绪，提高综合疗效，降低术后感染发生率，有利于患者尽快康复。

（刘　鹏）

述评 · 结直肠癌手术前后采取传统的处理方式，术后并发症高，恢复慢，导致这手术治疗的综合疗效较低。FTS 这一比较新的概念给外科治疗领域带来比较大的变化。该文对比分析了采用快速康复患者的指标变化，发现 FTS 的应用有利于控制患者炎症反应，预防和减少术后感染等并发症。该技术简易有效，值得推广。

（孟荣贵）

血管外科

本年度收集论文 222 篇，纳入一年回顾 72 篇，占 32%；收入文选 12 篇，占 5%。

一年回顾

一、颈/椎动脉疾病及颈动脉体瘤

（一）颈动脉疾病

王旗等[1]*分析 2011 年 12 月至 2013 年 7 月收治的 38 例颈动脉粥样硬化狭窄患者，探讨颈动脉内膜剥脱术对颈动脉粥样硬化狭窄患者认知功能的治疗改善作用。结果：头颅磁共振灌注加权成像结果显示，术后病变侧灌注情况较术前明显改善，血流达峰时间、相对平均通过时间、血流到达时间明显缩短，相对脑血容量明显下降。术前简易精神状态量表及蒙特利尔认知量表评估发现 35 例颈动脉粥样硬化狭窄患者存在不同程度的认知功能障碍；术后患者简易精神状态量表评分较术前无明显变化，而术后蒙特利尔认知量表评分较术前有显著提高；蒙特利尔认知量表单项评分中，视空间执行能力、命名、注意力及抽象概括能力与术前相比差异有统计学意义。作者认为，颈动脉内膜剥脱术在有效增加颈动脉粥样硬化狭窄患者大脑灌注的同时，可以不同程度地改善颈动脉粥样硬化狭窄患者的认知功能障碍，对由颈动脉狭窄引起的轻度血管性认知功能障碍有一定的治疗作用。吴鉴今等[2]回顾性分析自 2012 年 4 月至 2014 年 4 月收治的 21 例症状性颈动脉支架术后再狭窄患者，探讨外科手术方式治疗颈动脉支架术后再狭窄的可行性、安全性及有效性，并探讨术式选择和适应证。结果：共完成手术 21 例，其中补片式颈动脉内膜切除支架取出术 11 例，外翻式颈动脉内膜切除支架取出术 4 例，颈动脉局段切除＋人工血管间置术 6 例，所有支架均完整取出，技术成功率 100%。使用颈动脉转流管 14 例，平均出血量 (152.6 ± 38.0) ml，平均手术时间 (100.7 ± 34.8) min，平均颈动脉阻断时间 (29.1 ± 4.6) min。术后早期并发颈部血肿 1 例，出现头痛、多语等大脑高灌注表现 1 例，3 d 内完全恢复。平均 (13.2 ± 4.3) 个月随访，除 1 例术后 21 个月死于肺癌外，其余病例原症状改善明显，无神经损伤、短暂脑缺血发作、卒中、心肌梗死或超过 50% 的再狭窄发生。外科手术方式取出支架-斑块复合物、重建血流，可行性好、疗效确切，兼具较好的安全性，为颈动脉支架术后再狭窄的治疗提供了新的选择。范银星等[3]回顾 2008 年 1 月至 2014 年 6 月 342 例颈动脉闭塞患者，探讨中青年颈动脉闭塞的发病机制。结果：<65 岁（中青年组）患者 226 例，≥65 岁（老年组）患者 116 例。中青年组合并高血脂、吸烟、外周动脉疾病等病史的患者显著低于老年组 ($P < 0.001$)。血液分析结果表明，与炎症反应相关的 C 反应蛋白 (CRP)、白细胞、红细胞沉降率 (ESR) 在中青年组中显著高于老年组 ($P < 0.05$)。老年组三酰甘油则相反，显著升高 ($P = 0.003$)。同时，对患者颈动脉内膜标本组织病理学检测结果提示，中青年组与免疫炎症相关的巨噬细胞、T 细胞、肥大细胞数以及转化生长因子 β 的水平均显著高于老年组 ($P < 0.05$)。术后 6 个月随访结果表明，中青年组患者术后再狭窄与卒中发生率显著高于老年组。预后分析结果提示，CRP 与 ESR 高水平以及颈动脉支架成形术显著增加中青年患者术后主要并发症的发生率。颈动脉内膜免疫炎症反应性增生是中青年人颈动脉闭塞发病的主要机制，颈动脉内膜剥脱术可能是其首选的外科治疗手段。刘昌伟等[4]回顾性分析 2006 年 1 月至 2014 年 9 月收治的 572 例颈动脉狭窄患者，采用颈动脉内膜切除术治疗。结果：所有手术均获得成功，围手术期主要并发症（死亡、脑卒中、心肌梗

死）发生率为3.7%，症状性颈动脉狭窄、高危患者及对侧颈动脉严重病变并不增加围手术期主要并发症发生风险。随访511例，平均随访时间42个月（0.5~86个月），随访期主要并发症发生率为8.5%，再狭窄率为3.3%。生存分析结果显示，症状性颈动脉狭窄及高危人群不增加术后远期主要并发症发生风险，但对侧颈动脉严重病变增加远期死亡/脑卒中的发生风险。颈动脉内膜切除术是治疗颅外段颈动脉狭窄的安全有效方法。

（二）下肢动脉闭塞性疾病

1. **主髂股动脉病变** 倪冷等[5]回顾性分析了2012年6月至2014年6月行腔内治疗的主髂动脉病变的220例（283条肢体）患者，男性189例，女性31例；年龄46~85岁，平均（64±10）岁。结果：介入成功率为97.2%。7例患者共发生9例次并发症，发生率为4.1%。其中急性支架内血栓2例次（0.9%），髂动脉破裂1例（0.45%），远端动脉栓塞1例（0.45%），穿刺相关并发症5例次（2.3%）（急性肱动脉血栓2例次，动静脉瘘1例，穿刺点血肿1例，穿刺动脉夹层1例）。8例经腔内或手术补救治疗后好转，其中4例行腔内治疗（支架内置管溶栓2例、补救性覆膜支架置入术1例、球囊扩张术1例），4例行开放手术（动脉切开取栓3例、血肿清除术1例）；另1例肱动静脉瘘患者因症状较轻未行手术治疗。术后平均随访时间为（22±17）个月，一期通畅率、辅助一期通畅率及二期通畅率分别为90.8%、92.1%及99.2%。根据术前对病变的充分评估制订个体化手术方案，术中规范及轻柔操作是预防主髂动脉腔内治疗相关并发症的关键。伦语等[6]回顾性分析了2005年1月至2010年12月间成功接受手术或介入治疗的68例（其中手术组33例，介入组35例）慢性主髂动脉闭塞症患者。该分析利用t检验和χ^2检验比较两组患者的术前危险因素、合并症、踝肱指数等指标，利用Kaplan－Meier法和Log－rank检验比较中期生存率、保肢率及通畅率。结果：手术组患者较介入组更年轻，症状上更多表现为静息痛，有相对较高的围手术期病死率（3/33 *vs.* 0/35，$P=0.109$）。两组患者术后症状均得到改善，踝肱指数提高明显。术后并发症方面，手术组发生呼吸功能不全、肾功能不全及多器官功能衰竭的比例高于介入组（$\chi^2=6.98$，$P=0.010$；$\chi^2=9.62$，$P=0.000$；$P=0.023$）。手术组患者术后5年原发通畅率为91.4%，介入组为64.2%，Log－rank检验差异无统计学意义（$\chi^2=3.717$，$P=0.054$）。两组的保肢率、二期通畅率同样差异无统计学意义。介入手段治疗Leriche综合征的中期原发通畅率仍低于传统开放手术，对于能够耐受手术风险的患者，开放手术仍然是最佳选择；而对于高危患者，如无法耐受手术可考虑介入治疗，必要时多次接受介入干预，同样可以达到较好的中期治疗效果。魏小龙等[7]回顾分析了2013年6月至2015年2月采用置管溶栓结合覆膜支架行腔内血运重建的9例主髂动脉闭塞患者，其中男性7例，女性2例，平均年龄（71.1±11.2岁）。9例均置管溶栓24 h，8例成功置入Gore Excluder覆膜支架和对侧分支支架各1枚，其中1例加用延长肢1枚，1例采用Kissing技术置入Gore Viabahn覆膜支架3枚。技术成功率100%，围手术期无死亡病例及严重并发症发生。通过术后1、3、6及12个月的随访复查，及主动脉CTA复查，随访（9.0±3.3）（3~16）个月，未见支架移位及内瘘发生，主髂动脉移植物通畅。仅1例因局部感染行左足趾截断术。置管溶栓结合覆膜支架治疗近肾主髂动脉闭塞，近、中期效果良好。

2. **股腘动脉病变** 李振江等[8]*回顾性分析了2011年7月至2013年10月间在Angiosome概念指导下行膝下动脉血管成形术的62例（62侧肢体）CLI（Rutherford 5级/6级）患者的临床资料。根据是否开通缺血血管区域源血管分为直接组35例（开通缺血血管区域源血管）和间接组27例（开通相邻血管），对两组患者的踝肱指数（ABI）、溃疡愈合情况及无截肢率等临床疗效指标进行对比分析。结果：两组患者术前ABI（直接组0.16±0.26，间接组0.15±0.28，$P=0.885$）和术后ABI（直接组0.82±0.26，间接组0.81±0.24，$P=0.877$）差异无统计学意义；术后1年间的溃疡愈合率直接组（91%）明显高于间接组（74%），差异有统计学意义（$P=0.027$）；两组患者的溃疡愈合时间直接组（162±49）d，间接组（160±46）d，差异无统计学意义（$P=0.950$）；1年无截肢率直接组（84%±3%）明显高于间接组（76%±4%），差异有统计学意义（$P=0.025$）；2年无截肢率直接组（79%±4%）明显高于间接组（72%±4%），差异有统计学意义（$P=0.031$）。应用Angiosome概念指导腔内治疗有助于提高CLI患者的临床疗效，促进溃疡创面愈合和提高无截肢率。马天宇等[9]回顾性分析了2002年1月至2011年12月收治并获得随访的下肢动脉硬化闭塞症患者的临床资料，共收治患者2 051例，其中1 613例（1 845条肢体）获得随访。对比分析2002—2006年和2007—2011年接受手术治疗患者的一般资料、危险因素、病情程度、病变解剖特点及治疗方法，将患者按前后两个时间段分为2002—2006年组和2007—2011年组，2002—2006年组接受传统手术治疗170例（47.49%），介入治疗72例（20.11%），干细胞治疗116例（32.40%），基因药物治疗0例；2007—2011年组接受传统手术治疗275例（18.49%），介入治疗1 022例

(68.73%),干细胞治疗 123 例(8.27%),基因药物治疗 67 例(4.51%)。观察两个时间段手术治疗方法的变化及对预后的影响,组间比较采用χ^2检验、Fisher 确切概率法和 t 检验。结果:前组的保肢率明显低于后组(87.15% *vs.* 93.41%,$\chi^2=15.71$,$P=0.000$),但两组的生存率差异无统计学意义(84.67% *vs.* 84.31%,$\chi^2=0.02$,$P=0.880$)。近十年来,随着介入新器材的不断面世和基因药物临床研究的出现,下肢动脉硬化闭塞症患者接受动脉腔内介入治疗的比例逐渐增加,患者的保肢率不断提高。赵凌峰等[10]回顾性分析了 2010 年 1 月至 2012 年 12 月采用腔内技术治疗股浅动脉支架术后闭塞的 35 例患者(38 条肢体)的术后随访结果,35 例患者(38 条肢体)其中男 24 例,女 11 例,平均年龄(68±8)岁;再次腔内手术成功率 89.5%(34/38),其中 14 条肢体在支架内单纯球囊扩张,5 条肢体支架内及支架远近端球囊扩张,15 条肢体需要追加支架。结果:通过观察其近远期疗效,发现术后 6、12、24 个月的一期通畅率分别为 65.2%、46.5%、46.5%,二期通畅率分别为 87.5%、80.2%、55.8%。对再次腔内治疗后出现再闭塞的危险因素进行多因素分析显示:股浅动脉支架术后闭塞经腔内治疗后再次闭塞的独立危险因素包括高龄(>70 岁)($P<0.05$)、糖尿病($P<0.05$)。再次腔内手术是目前治疗股浅动脉支架术后闭塞的安全有效的方式,近期疗效较好。高龄、糖尿病是导致股浅动脉再次腔内手术后再闭塞的独立危险因素。杨景明等[11]回顾性分析了 2012 年 5 月至 2013 年 10 月应用 SAFARI 技术行介入治疗的 25 例长段下肢动脉闭塞患者,其中男 22 例,女 3 例,年龄 55~85 岁,平均(69±9)岁。临床表现所有患者均有间歇性跛行,跛行距离均<200 m,4 例有静息痛,合并足趾坏疽 3 例。比较手术前、后患者症状及踝肱指数的变化。结果:本组共 25 例患者均获得随访,随访时间 3~12 个月,平均随访(6±3)个月。1 例患者术后 6 个月出现股浅动脉支架内再闭塞,所有患者术后缺血引起的症状消失或明显改善,无严重围手术期并发症。复查 ABI 值平均为 0.90±0.15,与术前平均值 0.40±0.28 比较,差异有统计学意义($t=5.28$,$P<0.05$)。双向内膜下血管成形术可以作为下肢动脉闭塞性病变顺行导丝无法开通时的一种补救方法,可明显提高介入手术成功率。廖传军等[12]回顾性分析了 2006 年 9 月至 2011 年 10 月采用杂交手术治疗 66 例复杂下肢动脉硬化闭塞症患者的临床资料。患者手术成功率 100%,围手术期无死亡病例,术后 1、3、6、12、24 个月来院复查,采用 Kaplan-Meier 分析法分析不同 Fontaine 分级患者的一期通畅率。结果:术后 12.1% 的患者 Fontaine 分级提高了 3 级,22.7% 患者 Fontaine 分级提高了 2 级,65.2% 的患者 Fontaine 分级提高了 1 级,平均 ABI 由术前的 0.38 上升到术后的 0.67($P<0.05$)。随访过程中,2 例患者死亡,余 64 例患者均完成了 24 个月随访,一期通畅率为 75.0%,二期通畅率为 92.2%。Kaplan-Meier 分析显示,FontaineⅡ级患者一期通畅率高于Ⅲ级和Ⅳ级患者,差异有统计学意义($P<0.05$);FontaineⅢ级患者一期通畅率高于Ⅳ级患者,差异有统计学意义($P<0.05$)。杂交手术是治疗复杂下肢动脉硬化闭塞症的有效方法。刘睿等[13]回顾性分析了 2002 年 7 月至 2009 年 3 月收治的 6 例腘动脉陷迫综合征的临床及随访资料。6 例患者中,男 5 例,女 1 例;年龄 16~56 岁,平均 28 岁;腘动脉闭塞 4 例,腘动脉狭窄合并动脉瘤形成 2 例;后入路 S 形切口行解剖异常的肌束切断术和血管重建 3 例(1 例部分动脉瘤瘤壁切除缩缝成形,1 例部分动脉瘤瘤壁切除+大隐静脉补片成形,1 例腘动脉内膜剥脱术),未进行腘窝探查,行内侧入路行自体大隐静脉旁路手术 3 例。术后随访 64~144 个月,平均 110.8 个月,6 例患肢术后症状均好转,无神经损伤、坏疽等并发症;5 例患肢随访中间歇性跛行症状无复发,原位/旁路动脉通畅,1 例术后分别在 49、51 个月因间歇性跛行就诊,发现旁路大隐静脉闭塞,导管溶栓开通后再闭塞,目前行保守治疗。1、5 年的一期通畅率分别为 100.0%(6/6)、83.0%(5/6)。手术是治疗腘动脉压迫综合征的有效方式,术后长通畅率满意;若条件允许,应优先考虑后入路腘动脉原位重建。花苏榕等[14]回顾性分析了 2008 年 11 月至 2012 年 12 月间 388 例(436 例患肢)初治的股浅动脉硬化闭塞症患者,所有患者均接受了股浅动脉支架植入术,并在手术开始及结束时造影评估是否存在腘动脉栓塞。统计腘动脉栓塞的发生率并分析其相关危险因素。随访发现,在 388 例患者的 436 例患肢中,共发生远端栓塞事件 15 例(3.4%,15/436),其中 10 例为腘动脉栓塞(2.3%);发生率方面:TASC C/D 型病变患者高于 TASC A/B 型患者($P=0.002$),慢性完全闭塞性病变患者高于狭窄病变患者($P<0.0001$),有卒中史的患者高于无卒中患者($P=0.007$)。腘动脉栓塞的发生率与年龄、性别、吸烟、高血压、糖尿病、高脂血症以及术前流出道数量无显著相关性。所有腘动脉栓塞事件在经过综合治疗后,均在手术结束前恢复了血流。TASC C/D 级病变、慢性完全闭塞性病变和卒中病史是腘动脉栓塞的危险因素,在综合应用多种补救措施后,腘动脉栓塞通常是可以逆转的。

3. **膝下动脉病变**　郭建明等[15]回顾性分析 2011 年 6 月至 2013 年 10 月期间治疗的 54 例严重膝下动脉硬化闭塞性疾病患者的临床及随访资料。根据治疗方法分为斑块切除组(9 例)和球囊扩张组(45 例),观察两组的技术成功率、围手术期并发症和术后出院前至术后 6、12 个月时的踝肱指数、保肢率和未再次手术干预率指标。结果:两组患者的性别、年龄、合并疾病、ABI、流出道评分、病变长度等一般临床资料以及技术成功率、血管相关并发症发生率比较差异均无统计学意义。两组术后 6 个月和 12 个月时的保肢率和未再次手术干预率、术后 12 个月时的 ABI 和 ABI 平均改善值比较差异均无统计学意义。结论:Silver Hawk 斑块切除成形在治疗严重膝下动脉硬化闭塞病变方面是一种安全、有效的方法,其治疗效果不劣于球囊扩张成形。杨森等[16]回顾性分析 2009 年 1 月 1 日至 2013 年 10 月 1 日收治的 371 例糖尿病足腔内治疗后动脉再闭塞患者的病因、治疗方法等临床资料。结果:首次腔内治疗后再次闭塞时间为 1 d 至 36 个月,平均(21 ±8)个月。再闭塞的原因:内膜增生 263 例、血栓形成 65 例、夹层形成 19 例、支架断裂 17 例、血管破裂 7 例。再闭塞后给予再次腔内治疗 327 例,动脉旁路手术 23 例,保守治疗 13 例,直接截肢(截趾)4 例,围手术期死亡 4 例。共随访 275 例患者,随访时间 1 ~ 36 个月,平均(13 ±8)个月。6、12、24 个月的血管通畅率分别为 82.9%、71.3%、63.0%,截肢率分别为 1.1%、1.8%、2.5%。结论:内膜增生是造成糖尿病足腔内治疗后动脉再闭塞的主要原因,多数患者可再次腔内治疗,近期通畅率较高。王炜等[17]观察 2012 年 10 月至 2014 年 1 月 12 例(14 条患肢)踝下动脉闭塞性病变患者,采用足底弓腔内成形技术,顺行或逆行成功通过病变,对闭塞段行球囊扩张治疗。观察术后 6 个月的疼痛视觉模拟评分(VAS)、足背或胫后动脉搏动评分、ABI、患肢侧足背经皮氧分压和溃疡愈合情况。结果:9 例(11 条患肢)技术成功,除 1 例术后 2 个月死于脑血管意外外,其余 8 例(10 条患肢)随访 6 个月,缺血症状无复发,VAS、ABI、$TcPO_2$ 改善,动脉搏动评分明显提高。溃疡均愈合,未出现相邻神经、血管损伤等严重并发症。1 例技术不成功者因疼痛无缓解,感染未控制,行小腿截肢术。结论:经足底弓腔内成形对治疗踝下动脉闭塞性病变具有良好前景,但长期效果有待进一步研究。谢辉等[18]* 对 152 例重症肢体缺血(CLI)的缺血性溃疡患者的临床资料进行回顾性研究,记录患者的年龄、性别、吸烟史、高血压病史、糖尿病病程、体质量以及血液生化指标等。患者分为两组:足部动脉弓良好组和足部动脉弓不良组。采用单因素和多因素 Logistic 回归模型分析影响足部动脉弓病变的因素。结果:空腹血糖(FBG)、平均血小板体积(MPV)、糖尿病病程≥10 年是足部动脉弓不良的独立危险因素。根据受试者工作特征曲线获得 FBG 预测足部动脉弓不良的最佳临界值为 6.60 mmol/L。MPV 的最佳临界值为 11.70 fl。FBG 浓度≥6.60 mmol/L、MPV≥11.70 fl 和糖尿病病程≥10 年患者发生足部动脉弓不良的危险度分别是 FBG 浓度 6.60 mmol/L、MPV 11.70 fl 和糖尿病病程 10 年患者的 8.684 倍、12.737 倍和 7.75 倍。结论:FBG 浓度升高、MPV 增大、糖尿病病程≥10 年分别是预测 CLI 缺血性溃疡患者足部动脉弓不良的独立危险因素。邵泽锋等[19]回顾性分析 50 例膝下动脉长段硬化闭塞症的临床资料,其中 25 例采用顺行治疗为对照组,另 25 例在顺行失败后采用逆行穿刺对狭窄或闭塞性病变进行长球囊扩张为实验组,对手术前后两组患者的 ABI、皮温进行组间及组内的比较分析。结果:50 例技术即时成功率均为 100%,术后肢体缺血症状得到明显改善,无严重并发症发生,术后 24 h、1 周、3 个月、6 个月及 12 个月 ABI 与术前比较差异有统计学意义。与对照组患者手术前后 ABI 改善率及血流通畅率比较差异无统计学意义。结论:逆行穿刺治疗膝下动脉硬化闭塞症的临床成功率高、并发症少,是顺行失败后治疗膝下动脉长段硬化闭塞症安全有效的方法。

二、主动脉疾病

(一)腹主动脉瘤

葛红卫等[20]回顾性分析 2007 年 8 月至 2014 年 3 月 35 例腹主动脉瘤合并髂动脉瘤行腔内修复术(EVAR)患者资料,其中 9 例合并单侧髂内动脉瘤,1 例合并双侧髂内动脉瘤,14 例合并单侧髂总动脉瘤(直径 >18 mm),11 例合并双侧髂总动脉瘤,所用腔内技术包括栓塞髂内动脉瘤后覆盖、髂内动脉瘤单纯覆盖、"喇叭口"支架,以及"三明治"技术重建一侧髂内动脉等。结果:所有腔内技术均获得成功,手术时间(125 ±40)min,出血量(173 ±65)ml。术中发现内瘘 8 例(22.9%),其中Ⅰ型内瘘 4 例(近端 2 例,远端 2 例),均经球囊扩张后内瘘消失;Ⅲ型内瘘 1 例,经扩张及部分加弹簧圈栓塞后内瘘消失;Ⅱ型内瘘 2 例及Ⅳ型内瘘 1 例,均未予处理。35 例术后随访 6 ~ 60 个月,无动脉瘤破裂,2 例术后 6 个月发现腹主动脉瘤体增大,造影确诊远端Ⅰ型内瘘,经弹簧圈栓塞后内瘘消失,其余 33 例瘤体直径无增大。对于合并髂动脉瘤的腹主动脉瘤患者,有效处理髂内动脉,然后根据髂总动脉直径选择合适的治疗方法,可以达到理想的近期效果。郭宝磊等[21]回顾性分析 2003 年 1 月至 2014 年 11 月共 36 例行腔内治疗的腹主动脉瘤破裂(RAAA)患者的临床资料。腔内修复指征为血管解剖条件合适的

RAAA患者。采用单因素及多因素Logistic回归分析影响RAAA腔内治疗术后死亡率的相关危险因素。结果：36例中男32例，平均年龄为(68±14)岁；平均GAS评分为79±19。围手术期的死亡率为27.8%(10/36)，其中术中死亡率为8.3%(3/36)。术中内瘘发生率为25%(9/36)。随访时间2~124个月，平均(38±29)个月，总生存率为61.1%。围手术期及中远期再次干预率为36.1%(13/36)。多因素Logistic回归分析：冠心病和腹腔内破裂是围手术期死亡率的独立危险因素，腹腔内破裂(OR=4.852，95% CI=1.046~22.499，P=0.044)是中远期死亡率的独立危险因素。血管解剖条件合适的RAAA患者行腔内治疗安全有效，冠心病和腹腔内破裂是影响腔内修复RAAA术后死亡率的独立危险因素。郑梓煜等[22]回顾性分析自1980年1月至2013年5月间收治的85例破裂腹主动脉瘤患者的临床资料。结果：67例行手术治疗，术后30 d病死率为35.8%。围手术期病死率为47.6%，抢救成功率为52.4%。通过单因素分析，可知在腹主动脉瘤破裂的疾病相关因素中，年龄(P=0.012)、从发病到就诊时间(P=0.023)、合并冠状动脉粥样硬化性心脏病(P=0.041)或慢性阻塞性肺疾病(P=0.018)、心搏骤停(P=0.036)、休克持续时间(P=0.007)和就诊时收缩压(P=0.015)在死亡组与存活组间差异有统计学意义；手术相关因素中，从就诊到手术开始时间(P=0.001)、手术时间(P=0.024)、失血量(P=0.039)及主动脉阻断时间(P=0.030)于两组间差异有统计学意义。通过多因素分析显示，年龄(P=0.049)、合并冠状动脉粥样硬化性心脏病(P=0.016)、休克持续时间(P=0.007)、从就诊到手术开始时间(P=0.025)、手术时间(P=0.041)及失血量(P=0.021)于两组间差异有统计学意义。腹主动脉瘤破裂病情进展迅猛，病死率高，临床上应力求早期诊断，及时手术治疗控制出血，才能提高其存活率。郭曦等[23]分析5例腹主动脉瘤累及双侧髂动脉行腹主动脉瘤腔内修复术并反向"烟囱"转流术的病例，患者均为男性，年龄(65.0±3.6)岁。观察术中置入支架即刻造影及术后1、3个月CTA图像，分析动脉瘤支架及反向"烟囱"支架的效果。结果：术中置入支架即刻造影显示腹主动脉瘤完全隔绝，转流支架通畅，转流侧髂内动脉显影良好。术后1个月、3个月CTA显示所有患者未出现支架内瘘和支架移位等并发症。腹主动脉支架选择Endurant(Medtronic美国，1例)和EXCLUDER PXT(GORE美国，3例)的患者转流支架内可见造影剂充盈，转流侧髂内动脉及其分支显影良好，1例选择Zenith(COOK美国)者自转流支架开口处闭塞。对于腹主动脉瘤累及双侧髂动脉需行腔内修复术并覆盖双侧髂内动脉患者，同时并行反向"烟囱"技术可以保护单侧髂内动脉及盆腔血供，但需慎重选择支架组合，建议同品牌材质进行组合应用；远期疗效还需进一步扩大病例随访观察。栾景源等[24]回顾性分析46例行腹主动脉瘤腔内修复术的病例，分析封闭髂内动脉的并发症及转归情况。结果：46例腔内修复术中有18例保留双侧髂内动脉，随访16例均未发生并发症。其余28例(60.9%)封闭一侧或双侧髂内动脉，其中封闭双侧7例(15.2%)，封闭右侧14例(30.4%)，封闭左侧7例(15.2%)；随访26例中，发生臀部疼痛12例(46.2%)，排便习惯改变8例(32.0%)，勃起功能障碍3例(12.0%)，便血2例(8.0%)。对比封闭双侧和封闭单侧髂内动脉，臀肌疼痛的发生率分别为50.0%、45.0%，臀肌疼痛平均缓解时间分别为8.3个月、4.7个月，排便习惯改变发生率分别为33.3%、31.6%，勃起功能障碍发生率分别为33.3%、5.3%。对比封闭左侧和封闭右侧髂内动脉，臀肌疼痛的发生率分别为57.1%、38.5%，臀肌疼痛平均缓解时间分别为6.0个月、3.7个月，排便习惯改变发生率分别为57.1%、16.7%，便血发生率分别为28.6%、0。腹主动脉瘤腔内修复术中应尽量保留髂内动脉，尤其是左侧髂内动脉。吴忠隐等[25]*回顾性分析2006年1月至2013年1月收治的66例破裂性腹主动脉瘤患者临床资料，根据手术方式分为EVAR组(40例)和开放手术组(26例)。EVAR组男性30例，女性10例；年龄47~78岁，平均年龄(71±7)岁。开放手术组男性21例，女性5例；年龄45~87岁，平均年龄(72±9)岁。采用χ^2检验和t检验比较两组患者围手术期手术时间、术中输血量、ICU时间、病死率、不良事件发生率及二次干预率的差异。结果：EVAR组手术时间、术中输注悬浮红细胞数量、ICU时间、病死率及不良事件发生率均低于开放手术组，组间差异均有统计学意义[(182±44)min *vs.* (384±108)min，P=0.00；(0.4±0.8)U *vs.* (1.1±1.8)U，P=0.03；(3.0±1.8)d *vs.* (8.5±5.1)d，P=0.00；20.0%(8/40) *vs.* 46.2%(12/26)，P=0.02；25.0%(10/40) *vs.* 53.8%(14/26)，P=0.02]。两组术中输注冰冻血浆数量、二次干预率差异无统计学意义(分别为P=0.05、P=0.48)。EVAR较开放手术可降低破裂性腹主动脉瘤围手术期病死率和不良事件发生率，但中远期疗效尚需进一步研究。冯翔等[26]回顾性分析2007年8月至2015年3月以杂交手术治疗的13例胸腹主动脉瘤患者的临床资料。手术方法为一期先行腹腔内脏动脉去分支手术，二期行腔内修复术。结果：13例胸腹主动脉瘤患者Ⅱ型3例，Ⅲ型3例，Ⅳ型5例，马凡综合征A型夹层全弓置换术后2例。一期行内脏动脉去分支手术，其中以升主动脉为流入道行腹腔内脏动脉顺行去分支5例，以髂动脉或腹主动脉下段为流入道行腹腔内脏动脉逆行去分支8例。二期行胸腹主动脉瘤覆膜支架腔内修复术。病例无截瘫发生。围手术期1例死于弥散性血管内凝血；因肾动脉人工血管闭塞，术后肾功能不全需长期血透1例。杂交技术治疗胸腹主动脉瘤创造了良好的支架移植物锚定区，并完整保留了内脏动脉的血供，是一种有效的治疗方法。但去分支手术创伤较大，仍有术后发生凝血功能障碍、慢性肾功能不全的风险。尤其在瘤体巨大时，肾动脉的显露及重建困难。

（二）胸主动脉疾病

闫圣涛等[27]收集2010年10月至2014年6月在急诊科就诊和收住院治疗的162例急性主动脉夹层（AAD）患者临床资料，按Stanford分型分析患者危险因素、临床特征、辅助检查，应用单因素及二元Logistic回归分析AAD预后的影响因素。结果：87.0%的患者年龄小于65岁；77.2%的患者存在高血压；*D*-二聚体诊断AAD的总体敏感度为93.2%；超声/超声心动检查可作为血流动力学不稳定患者的首选检查，同时可用于急性心肌梗死的鉴别诊断；A型患者的病死率明显高于B型患者，经手术（支架）治疗的AAD患者的住院期间的病死率明显下降；确诊时间>4 h、就诊时存在低血压休克和（或）心包填塞是影响预后的独立危险因素。结论：AAD的发病年龄低于国外；超声检查敏感度高，是对于病情危重的患者诊断夹层的补充手段；尽量缩短确诊时间和早期手术干预可降低AAD患者的病死率，而A型患者可能手术获益更大。刘曌宇等[28]回顾性分析482例主动脉夹层患者的临床资料，对部分相关因素进行单因素及多因素Logistic回归分析。结果：主动脉夹层发病平均年龄为（54.17±11.94）岁，男女比例为3.63∶1.0；临床主要以疼痛为首发症状，部位多位于胸部和背部。Stanford A型患者胸部疼痛发生率高于Stanford B型患者，腹部疼痛发生率则低于Stanford B型患者。Stanford A型患者意识障碍和心包积液的发生率明显高于Stanford B型患者。482例患者院内死亡49例，病死率为10.17%。Logistic回归分析提示，Stanford A型和并发意识障碍是主动脉夹层患者死亡的独立危险因素，入院舒张压水平偏高和手术或介入治疗是主动脉夹层的保护因素。结论：主动脉夹层以疼痛为主要表现，Stanford A型、并发意识障碍是导致住院死亡的独立危险因素，舒张压水平偏高为保护因素，手术或支架治疗是降低死亡率较安全和有效的方法。郑江华等[29]回顾性分析2010年1月至2014年6月期间采用腔内治疗36例复杂B型主动脉夹层患者的临床资料。结果：36例患者的腔内治疗均获成功。22例行主动脉腔内修复并覆盖左锁骨下动脉开口，10例结合左锁骨下动脉"烟囱"技术行主动脉腔内修复，2例先实施左颈总动脉-左锁骨下动脉人工血管转流后再行腔内修复，2例先实施右颈总动脉-左颈总动脉人工血管转流（左颈总动脉近心端结扎）后再行主动脉腔内修复。内脏动脉及下肢动脉缺血逐渐恢复，无内瘘等并发症发生。结论：对于复杂Stanford B型主动脉夹层的腔内治疗，结合覆盖左锁骨下动脉、"烟囱"技术、小切口的杂交手术等策略来延长锚定区，从而拓展了主动脉夹层的腔内治疗范围，提高复杂Stanford B型主动脉夹层的疗效和减少并发症。葛阳阳等[30]*回顾性分析2011年1月至2013年12月本院行胸主动脉腔内修复术（TEVAR）的25例慢性B型主动脉夹层（cTBD）患者临床资料。根据随访结果和影像学资料评估患者临床转归和动脉重塑情况。结果手术成功率100%，术后30 d内无死亡病例，中位随访时间28.9（26.4～35.2）个月，1年生存率为100%，2年和3年生存率均为95.2%；支架覆盖动脉段动脉重塑较好，支架以远动脉段累积动脉扩张发生率为30%～45%。结论：TEVAR治疗cTBD的成功率和早、中期生存率高，但支架以远动脉重塑水平差。行TEVAR治疗的cTBD患者，术后需密切影像学随访。马韬等[31]*回顾性分析2009年1至2013年12月收治的主动脉夹层患者的临床资料，共1 133例。所有患者根据发病时间分为4期，分别统计各期夹层患病率、住院期间死亡率，并分组进行比较。结果：接受开放手术A型夹层患者住院死亡率在超急性期、急性期和亚急性期呈递减趋势，差异有统计学意义；腔内治疗住院死亡率在各期比较，差异无统计学意义；保守治疗住院死亡率在各期，差异无统计学意义。B型夹层开放手术治疗住院死亡率在各期比较差异无统计学意义；腔内手术治疗住院死亡率，在超急性期、急性期、亚急性期和慢性期分别为2.6%、1.4%、0.0%和1.3%，各期比较差异无统计学意义；保守治疗住院死亡率在各期比较差异无统计学意义。结论：急性A型主动脉夹层手术治疗以抢救为主要目的，但超急性期术后住院死亡率高。蒋岚杉等[32]探讨腔内隔绝治疗Stanford B型胸主动脉夹层动脉瘤术中建立覆膜支架输送轨道的方法。方法：对2005年10月至2013年9月行胸主动脉腔内修复术治疗的Stanford B型胸主动脉夹层动脉瘤（TAD）81例进行回顾性分析。手术均在数字减影血管造影监视下完成，术中使用进入真腔建立输送轨道的方法有导管沿途造影法45例、增强器切线位造影法16例、左肱动脉和股动脉导管双向造影法12例、导丝漂流上下贯通法8例。结果：81例均成功进入真腔，覆膜支架成功隔绝夹层裂口。78 例随访 3～26 个月，平均 13.4 个月，无支架移位、血栓形成等并发症，2 例出现Ⅱ型内瘘。结论：TEVAR 为确保导丝导管在真腔内，使支架准确放置真腔，可根据具体情况选择多种造影方法，建立有效的输送轨道。张宏鹏等[33]回顾性研究 2012 年 10 月至 2014 年 5 月接受腔内治疗的 6 例复杂主动脉瘤患者。其中男性 4 例，女性 2 例；年龄 52～73 岁，平均年龄 64 岁。原发病包括主动脉弓部动脉瘤 1 例，胸腹主动脉瘤 1 例，近肾腹主动脉瘤 4 例。术前行主动脉多层螺旋 CT 增强扫描，获取数据后，应用 FitMe 影像三维处理软件对主动脉进行三维重建和血管修饰，并将数据传输至三维打印机，应用熔融沉积技术打印出主动脉瘤模型，根据此模型制订术前腔内治疗方案。结果：患者均在术前完成了主动脉瘤模型的制作，并辅助制订了手术方案。3 例患者术前在体外进行了模拟操作，4 例患者在术中指导腔内操作。腔内手术全部获得技术成功，围手术期无严重并发症及死亡病例。结论：三维打印高精度主动脉瘤模型技术可行，能够有效辅助复杂病变术前治疗方案的制订，提高手术的安全性。

（三）主动脉弓及升主动脉疾病

舒畅等[34]回顾性分析 2009 年 9 月至 2013 年 12 月采用“烟囱”技术治疗的 57 例累及弓部分支动脉的主动脉病变临床资料。其中主动脉弓部动脉瘤 2 例（3.5%），胸主动脉瘤 TEVAR 治疗术后Ⅰ型内瘘 1 例（1.8%），Stanford B 型主动脉夹层（TBAD）TEVAR 治疗后Ⅰ型内瘘 1 例（1.8%），TBAD 53 例（92.9%），1 例合并马凡综合征。结果：5 例发生左锁骨下动脉Ⅱ型内瘘，1 例双烟囱病例麻醉复苏中发现分支动脉血流缓慢。术后随访 2～51 个月，1 例因降主动脉远端破口再次行 TEVAR 治疗，1 例术后 3 个月因脑出血死亡，其余患者均存活。随访中未发现支架移位、断裂、闭塞及Ⅰ型内瘘等相关并发症。“烟囱”技术辅助 TEVAR 治疗累及主动脉弓部分支动脉的主动脉病变安全性高、治疗效果稳定。王冕等[35]回顾性分析 2002 年 1 月至 2013 年 6 月单中心采用主动脉-颈动脉旁路联合腔内修复术治疗的 10 例主动脉弓部病变高危患者的临床资料。年龄 34～71 岁，平均（54±14）岁。原发病包括主动脉夹层 8 例，胸主动脉瘤 2 例。行升主动脉-无名动脉-左颈总动脉旁路 7 例，升主动脉-左颈总动脉-左锁骨下动脉旁路 3 例。结果：术后 30 d 死亡 3 例，1 例死于脑干梗死，1 例死于循环衰竭，1 例死于主动脉气管瘘。Ⅱ型内瘘 1 例。随访 1～132 个月，中位随访时间 24 个月，无其他并发症。升主动脉-颈动脉旁路联合腔内修复术可用于治疗一般情况差、难以耐受主动脉置换的主动脉弓部疾病高危患者。张学民等[36]*回顾性分析 2003 年 3 月至 2014 年 12 月单中心采用腔内修复术治疗的 35 例逆行撕裂 Stanford A 型主动脉夹层的临床资料。男 33 例，女 2 例，年龄（46±9）岁。急性期 29 例，亚急性期 2 例，慢性期 4 例。夹层破口 32 例位于左锁骨下动脉以远，1 例位于左锁骨下动脉与左颈总动脉之间，2 例位于无名动脉与左颈总动脉之间。结果：Ⅰ型内瘘 3 例（8.5%），围手术期死亡 2 例（5.7%），1 例（2.9%）双烟囱患者术后第 5 天发生假腔供血肾动脉栓塞。随访 31 例（88.6%），随访（41±19）个月，随访期间主动脉重塑良好，升主动脉无新发破口，烟囱支架及弓部桥血管通畅。腔内修复术是逆撕 Stanford A 型主动脉夹层的一种安全、可靠的治疗方法。

三、血管损伤及外周动脉疾病

齐一侠等[37]对比分析 2001 年 1 月至 2013 年 1 月收治的 311 例锁骨下动脉硬化闭塞症患者采用不同手术方式治疗锁骨下动脉硬化闭塞症的安全性及中远期疗效。其中锁骨下动脉支架植入术治疗 191 例，腋-腋动脉旁路移植术治疗 96 例，颈-锁骨动脉旁路移植术治疗 32 例。结果：锁骨下动脉支架置入术、腋-腋动脉旁路移植术、颈-锁骨动脉旁路移植术 3 种术式围术期并发症分别为 4.1%（9/191）、11.5%（11/96）、18.7%（6/32）。支架置入术围术期并发症低于开放手术，腋-腋动脉旁路移植术与颈-锁骨动脉旁路移植术围术期并发症差异无统计学意义；锁骨下动脉支架置入术 1、3、5 年通畅率分别为 90.3%、84%、81.6%；腋-腋动脉旁路移植术组 1、3、5 年通畅率分别为 95.3%、92.6%、88.9%；颈-锁骨动脉旁路移植术组 1、3、5 年通畅率分别为 100%、96.4%、96.4%。两种旁路移植组的通畅率高于支架置入组。3 种手术是治疗锁骨下动脉硬化闭塞症安全有效的治疗方式，外科旁路手术移植术的中远期通畅率优于支架置入术。于小滨等[38]回顾性分析了 2004 年 6 月至 2013 年 7 月，在施行腔内治疗过程中发生髂动脉破裂的 12 例病例；其中球囊扩张引起的 5 例，由导管导丝穿破引起的 4 例，支架移植物输送鞘损伤 1 例，支架末端刺破血管（迟发）1 例，双腔取栓管回拉损伤 1 例。发生于髂总动脉 4 例，发生于髂外动脉者 8 例。结果：4 例导管导丝相关性血管破裂均治愈；5 例球囊扩张后血管破裂，经行球囊封堵及覆膜支架置入后均治愈；1 例支架移植物输送鞘损伤者术中行开放性血管修复成功，但在术后第 1 天因 DIC 死亡；1 例迟发性支架刺破血管者经置入覆膜支架后治愈；1例双腔取栓管患者，行裸支架置入术后第2天因消化道大出血死亡。6例覆膜支架置入患者平均随访(56±12)个月，结果显示支架均通畅，未见支架内再狭窄及局部假性动脉瘤形成。术前充分评估髂股血管及闭塞原因，选择合适尺寸的球囊及柔韧性较好的金属支架，可预防术中发生髂动脉破裂。覆膜支架置入是髂动脉破裂有效的处理措施。徐磊等[39]回顾性分析2002年10月至2013年2月收治的主动脉创伤患者34例，其中男28例，女6例；平均年龄41岁(11~60岁)。致伤原因包括交通伤14例，高处坠落伤7例，刀刺伤3例，腹部挤压伤3例，误食鱼刺导致主动脉食管瘘3例，行介入治疗损伤主动脉引起主动脉夹层2例，室缺封堵器脱落划伤腹主动脉1例，脊柱手术过程中误伤主动脉1例。胸主动脉损伤23例，腹主动脉损伤11例。结果：根据致伤机制结合术前影像学表现制订个体化治疗方案。①锐性伤患者治疗结果：胸主动脉锐性伤非手术治疗2例，均死亡；腔内修复治疗4例，其中进展1例，治愈2例，死亡1例。腹主动脉锐性伤4例均开放手术探查治疗，其中治愈3例，致残1例。②钝性伤患者治疗结果：胸主动脉钝性伤非手术治疗治愈3例，死亡1例；腔内修复治愈11例，死亡1例；开放手术治愈1例。腹主动脉钝性伤非手术治疗6例；开放手术治疗1例。主动脉创伤治疗方法的选择需根据患者损伤情况、损伤部位、是否合并动脉破裂或破裂先兆等因素而定。腔内修复治疗胸腹主动脉创伤成功率高，效果满意。吕和平等[40]回顾性分析2006年4月至2013年6月19例肠系膜上静脉血栓患者的临床资料，分为肠坏死组10例，肠淤血组9例。比较两组白细胞总数、中性粒细胞比例、红细胞计数、血小板计数、肌酸激酶、肌酸激酶同工酶、国际标准化比值、纤维蛋白原及 D-二聚体，测量两组CT横断面肠壁最厚处的厚度。结果：肠坏死组血浆 D-二聚体3.27~20.00 μg/ml，中位值19.85 μg/ml，肠淤血组血浆 D-二聚体0.49~13.90 μg/ml，中位值5.55 μg/ml，两者比较差异有统计学意义($P<0.05$)。以 D-二聚体>10 μg/ml为截点，对诊断肠系膜上静脉血栓致肠坏死的灵敏度、特异度、阳性预测值及阴性预测值分别为70%、89%、87.5%、73%。肠坏死组肠壁厚度为8.35~15.45 mm，中位值10.48 mm，肠淤血组肠壁厚度为1.29~8.70 mm，中位值1.43 mm，两者比较差异有统计学意义($P<0.05$)。以小肠壁厚度>8 mm为截点，对诊断肠系膜上静脉血栓致肠坏死的灵敏度、特异度、阳性预测值及阴性预测值分别为100%、89%、90.9%、100%。D-二聚体浓度及肠壁厚度对肠系膜上静脉血栓致肠坏死具有重要预测价值。

四、静脉倒流性疾病

李天梁等[41]回顾性分析了2011年11月至2012年11月间的53例不同类型的皮肤血管瘤及血管畸形患者采用泡沫硬化剂瘤内注射治疗，根据患者年龄、瘤体大小和深度决定用药剂量和注射次数，注射最大剂量不超过6 ml/次，2次注射的间隔时间为2~4周。结果：53例患者中男20例，女33例，年龄1个月至40岁，中位年龄16岁；瘤体大小为1.0 cm。53例患者均完成全程治疗，注射治疗1~6次，平均注射治疗3次。并经6个月随访，其中达到1级治疗效果者2例(3.8%)，2级治疗效果者5例(9.4%)，3级治疗效果者10例(18.9%)，4级治疗效果者36例(67.9%)；1例出现局部皮肤破溃，经换药处理后创面愈合。泡沫硬化剂注射治疗皮肤血管瘤及血管畸形安全有效。明志兵等[42]回顾性评估了3种不同的经皮腔内血管成形术(PTA)治疗自体动静脉内瘘(AVF)失功能的可行性及临床价值，并分析PTA引起瘘管痉挛的情况。方法：回顾性分析88例AVF失功能患者112次腔内手术的临床资料及影像数据。结果提示，瘘管平均长度(2.0±1.4)cm，单纯经肱动脉途径技术成功率为80.4%，临床成功率为92.8%，2.1%发生瘘管1~2度痉挛；顺瘘管静脉途径技术成功率为85.7%，临床成功率为100%，28.6%发生瘘管2度痉挛；经肱动脉途径及逆瘘管途径吻合口开通技术成功率为25%，临床成功率为50%，37.5%发生瘘管3~4度痉挛。这两种途径技术，临床成功率差异有统计学意义，痉挛率差异有统计学意义。腔内治疗在开通AVF失功能方面疗效肯定，尤其选用冠状动脉球囊治疗不伴明显迂曲及静脉瘤的AVF，疗效及安全性更好，不良反应更少。王晓天等[43]回顾性分析了2008年1月至2013年6月收治大隐静脉曲张术后合并肺动脉栓塞的11例患者临床特点、诊疗及预后等资料。结果：该组11例肺栓塞(PE)患者有6例患者经过心肺复苏、抗凝溶栓等治疗无效死亡，死亡率为54.5%。5例患者经过早期抗凝、溶栓等治疗后康复，在溶栓过程中，2例患者因彩超发现股静脉内漂浮血栓选择下腔静脉滤器植入术。对5例患者经过8~25个月随访，均无呼吸困难、胸闷、胸痛等症状。患者发病时临床表现以呼吸困难最为常见(90.9%)，有胸痛症状3例(27.3%)，出现晕厥2例(18.2%)，猝死2例(18.2%)，均无典型的呼吸困难、胸痛、咯血三联征。PE的早期诊断及早期治疗可能降低大隐静脉曲张高位结扎剥脱术后PE患者的死亡率。陈海军等[44]回顾性分析了2005至2011年期间收治大隐静脉曲张术后复发的22例患者临床病例资料。结果：22例大隐静脉曲张术后复发患者中大隐静脉主干及其属支残存8例，合并交通静脉瓣膜功能不全16例，合并小隐静脉曲张8例，合并深静脉瓣膜功能不全11例，合并深静脉血栓形成后再通1例，同时存在两个或两个以上静脉瓣膜功能病变17例。大隐静脉曲张术后复发的患者多累及两个或两个以上的静脉系统，交通支静脉瓣膜功能不全是大隐静脉曲张术后复发的常见原因。术前完善的下肢静脉血管影像学检查和手术方式的正确选择是降低二次手术的关键。牛启兵等[45]探讨了Trivex微创旋切术治疗下肢静脉曲张合并急性血栓性浅静脉炎的疗效。通过回顾性分析2010年3月至2012年11月间62例以2周内血栓性浅静脉炎起病的下肢静脉曲张病例，在大隐静脉高位结扎和主干剥脱基础上，用Trivex微创旋切系统刨吸曲张静脉和静脉丛内的血栓，同时配合加压包扎、术后抗凝等治疗。结果：手术均顺利，术中和术后无深静脉血栓及肺栓塞发生。术后局部红肿疼痛于3 d内消退，切口全部甲级愈合。住院时间3～8天，平均5 d。62例随访2～12个月，平均6个月，大隐静脉曲张、血栓性浅静脉炎治愈无复发，无深静脉血栓形成患者，无死亡。Trivex微创旋切术治疗合并急性血栓性浅静脉炎的下肢静脉曲张安全、有效。肖耀文等[46]根据Meta分析报告标准(PRISMA声明)，检索建库至2014年11月Pubmed、EMBASE、CENTRAL、中国生物医学文献服务系统(SinoMed)中采用高位结扎剥脱术和静脉激光烧灼术治疗大隐静脉曲张的文献，根据纳入排除标准对文献进行筛选，采用Epidata 3.1软件进行数据提取，采用RevMan 5.2软件进行Meta分析。结果：7篇英文文献纳入研究，包括1 402例患者、1 455条患肢。Meta分析结果显示，高位结扎剥脱术和静脉激光烧灼术治疗大隐静脉曲张的技术成功率分别为98.5%和98.4%，远期复发率分别为15.8%和15.5%，远期反流率分别为12.5%和为15.7%，术后远期阿伯丁静脉曲张症状严重程度评分(AVVSS)平均差为0.17。高位结扎剥脱术和静脉激光烧灼术治疗大隐静脉曲张的技术成功率、远期复发率、远期反流率、术后远期AVVSS等均无明显差异，二者均是治疗大隐静脉曲张的合适术式。钱松屹等[47]回顾性分析了2012年1月至2013年6月收治的有明确大隐静脉反流的下肢静脉曲张66例患者(77条肢体)临床资料，其中32例(36条肢体)采用内镜(EVH)治疗；34例(41条肢体)采用内翻剥脱术。两组均联合透光旋切术治疗。比较两种方法手术时间、术中出血量、术后住院时间、术后并发症及术后1年时的复发率。结果：手术时间EVH组较内翻剥脱组为长。术后住院时间EVH组(2.2±0.4)d与内翻剥脱组(3.4±0.6)d相比较短，二者差异有统计学意义。EVH组较内翻剥脱组手术切口少；术后1年两组复发率相当，隐神经损伤发生率，内翻剥脱组与EVH组差异无统计学意义。EVH治疗下肢静脉曲张创伤小、并发症少，近期效果良好。刘宏斌等[48]分析了2012年7月至2013年10月收治的20例(26条肢体)重度下肢原发性静脉曲张患者的临床资料。患者均行腔内激光治疗术联合Trivex旋切术治疗。结果：全部患者顺利完成手术，下肢静脉曲张消失，色素沉着、瘙痒、湿疹、皮肤溃疡等并发症不同程度减轻，并发皮下瘀斑、局部肿胀4例，均在1个月内消失；1例出现患肢小腿外侧肿胀，穿刺抽吸积液并以弹力绷带加压包扎后肿胀消退；2例出现患肢皮肤麻木，2个月后消失；2例大隐静脉主干部位和曲张静脉烧灼处出现条索状硬结，并伴有局部轻中度疼痛，2～3周症状逐渐消失。术后平均随访8个月，无曲张静脉复发及小腿无明显瘢痕。腔内激光治疗术联合Trivex旋切术对原发性下肢静脉曲张具有良好的治疗效果，并具有微创及美容效果好等优点。姜建威等[49]分析了126例(175条患肢)大隐静脉曲张患者，对大隐静脉主干采用激光消融，胫骨结节下4 cm以远的主干和直径<6 mm的浅表曲张静脉予以泡沫硬化治疗。术后随访3～24个月，分别在出院时和3个月采用CT血管造影评价曲张静脉闭塞情况。结果：单肢平均手术时间(32±7)min，住院天数(4.2±1.8)d，生活质量评分(40±7)分。出院及3个月造影复查分别证实97条和111条患肢下肢静脉曲张消失，78条和64条患肢曲张静脉明显减少，143条、158条大隐静脉主干闭塞，32条、17条患肢大隐静脉管腔变窄，未见血管复发再通。并发症包括隐神经损伤5例，软组织感染5例，小腿皮肤灼伤11例，局部条索状斑块状硬结32例，水肿16例，皮下血肿10例。未见肺栓塞、深静脉血栓形成并发症。腔内激光联合泡沫硬化杂交治疗下肢静脉曲张治愈率高，手术时间短，并发症少。张光军等[50]回顾性分析了32例(36条患肢，42处溃疡)下肢静脉性溃疡患者，均行大隐静脉高位结扎+腔内激光消融术闭合曲张浅静脉及溃疡周围穿通支静脉，术后穿循序弹力袜(20～30 mmHg)。结果：手术时间30～90 min，平均50 min；术中出血量2～20 ml，平均10 ml；术后住院时间3～10 d，平均5 d。术后随访6～24个月，溃疡愈合率为90%(38/42)，平均愈合时间为28(14～45)d，2年内积累溃疡复发率为7.9%(3/38)。患者生活质量较术前明显改善，无严重并发症。腔内激光消融术能有效治疗下肢静脉性溃疡，具有损伤小、并发症少、安全性高、溃疡复发率低等优点。邹君杰等[51]回顾性分析了下肢静脉溃疡行交通静脉离断术的74条肢体临床资料。其中愈合溃疡(C5)50例，活动性溃疡

(C6)24 例。内镜筋膜下交通静脉离断术(SEPS)同时行大隐静脉高位结扎术 + 抽剥术 14 例。术后平均随访时间 31 个月(1~42 个月)。结果：手术成功率为 100%。C6 期溃疡中 20 例术后愈合(83.0%),平均愈合时间 5.7 个月。无复发率 12 个月为 88.0%,24 个月为 85.9%,36 个月为 82.9%。C5 期 50 条肢体溃疡无复发率 12 个月为 93.9%,24 个月为 91.0%。C6 期溃疡愈合的 20 条肢体溃疡无复发率在 12 及 24 个月均为 71.8%,两者相比无统计学差异。SEPS 治疗下肢静脉性溃疡中期效果满意,但是仍然需要大规模、随机研究来进一步证实。

五、静脉阻塞性疾病

(一) 深静脉血栓形成及肺动脉栓塞

郭松林等[52]*回顾性分析 63 例病程 >14 d 的非急性下肢深静脉血栓患者采用置管溶栓联合血管成形术治疗的临床资料。通过术前、术后静脉造影计算血栓溶解率来评价静脉再通效果。63 例患肢平均病程为(22 ± 5)d,采用持续微泵联合脉冲式给药进行溶栓治疗,尿激酶用量为(121 ± 69)万 U/d,溶栓时间为(74 ± 21)h。血栓显著溶解 48 例(77%),15 例(>50%)残留狭窄进行血管成形术,12 例植入支架(11 例髂静脉,1 例股静脉)。溶栓过程无严重并发症,6 例(10%)发生轻微出血并发症。平均随访时间(15 ± 6)个月,深静脉通畅率为 71%(45/63),轻中度深静脉血栓形成后综合征发生率为 24%(15/63),无重度血栓后综合征发生。非急性下肢深静脉血栓采用置管溶栓联合血管成形术治疗疗效显著、安全,并且可以提高远期深静脉通畅率和降低深静脉血栓形成后综合征发生的风险。党永康等[53]*总结 56 例急性肺动脉栓塞患者的临床资料,平均年龄(56 ± 11)岁,行下腔静脉滤器植入与肺动脉造影,导管碎栓、溶栓治疗,术后联合应用低分子肝素和华法林,调整凝血酶原国际标准化率在 2~3。56 例患者中,随访 45 例,随访率为 80.4%。随访时间 3~24 个月,平均随访时间(15 ± 4)个月,平均肺动脉压从(43 ± 7)mmHg 降到(22 ± 6)mmHg,动脉血氧分压从(49 ± 8)mmHg 升到(83 ± 9)mmHg,即刻临床症状明显改善,显效 51 例,显效率为 91%(51/56),有效率为 100%。56 例患者 45 例获得随访,平均(15 ± 4)个月,1 例复发,无滤器移位、腔静脉血栓形成、慢性阻塞性肺病等并发症的发生。孔凡国等[54]探讨髂腹股沟入路相关急性下肢深静脉血栓形成的病因、临床特点及诊疗经验。11 例复杂髋臼骨折病例,行髂腹股沟入路手术 7 例,联合 Kocher - Langenbeck 入路 4 例。术后 3 d 内并发患肢深静脉血栓,11 例均在髂腹股沟段出现静脉狭窄,狭窄段远侧血栓形成 9 例;上下侧均有血栓形成 2 例,1 例合并髂静脉广泛闭塞,1 例合并股静脉广泛闭塞,均放置可回收型下腔静脉滤器。同期行经导管推注尿激酶接触溶栓治疗,溶栓治疗 5~12 d,平均(8.0 ± 2.3)d,血栓完全溶解 8 例,少量残留 3 例,闭塞髂股静脉完全开通,随访 6~18 个月,平均(10 ± 4)个月,无血栓复发。髂腹股沟入路手术可对术区髂股静脉造成严重影响,是导致急性下肢深静脉血栓形成的重要原因,下腔静脉滤器保护下接触溶栓疗效确切。罗小云等[55]探讨急性下肢深静脉血栓形成患者肺栓塞严重程度的危险因素。208 例患者纳入本研究,男性 101 例,女性 107 例,平均年龄(59 ± 16)岁。利用肺动脉 CT 血管造影、肺动脉磁共振血管造影或肺动脉数字减影血管造影筛查肺栓塞,并评估其肺栓塞程度。采用卡方检验和 Logistic 回归对深静脉血栓形成患者发生肺栓塞程度的危险因素进行单因素和多因素分析。结果 208 例下肢深静脉血栓形成患者中 70 例发生肺栓塞,总体发生率为 33.7%。单因素分析结果显示,下肢深静脉血栓范围、下肢深静脉血栓部位对肺栓塞的严重程度有影响。年龄、性别、明显血栓危险因素对肺栓塞的严重程度无影响。多因素有序 Logistic 回归分析显示肺栓塞的程度随着下肢深静脉血栓范围的扩大和部位的增加而加重,髂股静脉血栓、双下肢深静脉血栓是肺栓塞严重程度的独立危险因素。查斌山等[56]总结下腔静脉滤器植入术的临床效果,并探讨植入技巧及策略。在 250 例下肢深静脉血栓患者中,其中 73 例行植入滤器治疗,男 47 例,女 26 例,年龄 36~80 岁,平均年龄(51 ± 23)岁。70 例成功置入滤器,3 例未能完成滤器置入术。置入永久型滤器 18 例,可转换滤器 52 例。其中 25 例合并肺栓塞、15 例有抗凝禁忌、18 例系骨创伤合并血栓、10 例合并髂静脉血栓(或蔓延至下腔静脉)。经颈静脉放置 6 例,经对侧股静脉放置 64 例。滤器置入期间无肺栓塞发生或加重。滤器置入期间无患者死亡,68 例患者获得随访,后期取出滤器 17 例,随访时间 4~36 个月,无再发肺栓塞。其中有 5 例下肢深静脉血栓症状性复发,经抗凝治疗后好转。滤器置入术可有效预防肺栓塞,需把握其适应证和禁忌证,合理选择滤器。侯杰等[57]评估置管溶栓联合下腔静脉滤器置入在下腔静脉漂浮血栓治疗中的效果。收集患者 16 例,经颈内静脉入路置入下腔静脉滤器,经一侧小隐静脉入路行下腔静脉置管溶栓,尿激酶用量 80 万~104 万 U/d。经置管溶栓联合下腔静脉滤器置入治疗后,13 例患者下腔静脉漂浮血栓消失,回收的滤器上可见有少量的血栓黏附,下肢肿胀情况缓解,下腔静脉可达有效开通标准;2 例下腔静脉漂浮血栓与下腔静脉管腔粘连,造成管腔狭窄,滤器未予回收;1 例患者下腔静脉漂浮血栓消失,下肢肿胀情况略有缓解,滤器上可见大量血栓黏附而未予回收。所有患者在出院时下肢肿胀、疼痛等临床症状均缓解,行肺动脉 CT 示未发生明显肺动脉栓塞征象。随访 6 个月结果见下腔静脉血流通畅,下肢肿胀等情况未加重,复查肺动脉 CT 未见肺动脉栓塞征象。陈锋等[58]用 CT 评估下肢深静脉血栓形成患者和正常人群的左髂静脉短径和狭窄率,并探讨其与左下肢深静脉血栓的相关性。回顾性分析 19 例右下肢、60 例左下肢深静脉血栓和 218 例正常人的 CT 影像结果,测量和计算左髂静脉受压综合征短径和狭窄率。采用多因素回归分析短径和狭窄率与左下肢深静脉血栓发生的相关性。对照组 51.8% 人群受压率 > 50%,24.3% 受压率 > 70%;女性短径明显小于男性。左下肢 DVT 组短径明显小于对照组和右下肢 DVT 组,其狭窄率明显高于对照组和右下肢 DVT 组。短径每减少 1 mm,左下肢 DVT 发生的相对危险度 *OR* 值为 2.69;狭窄率每增加 10%,左下肢深静脉血栓发生的 *OR* 值为 2.78。当狭窄率 > 75% 时,左下肢深静脉血栓发生风险增加 10.12 倍;当短径 < 2.5 mm 时,左下肢深静脉血栓发生风险增加 13.57 倍。左髂静脉受压综合征是左下肢深静脉血栓发生的独立危险因素。卢辉俊等[59]比较 3 种不同入路途径置管溶栓联合髂静脉腔内治疗髂静脉受压综合征合并急性下肢深静脉血栓形成的临床疗效。87 例髂静脉受压综合征并发急性髂股深静脉血栓,患者经 3 种途径(经小隐静脉、经腘静脉及经胫后静脉入路)置管溶栓再行髂静脉腔内成形术。皆于术后 72 h 内下肢肿胀明显消退,无手术死亡和症状性肺动脉栓塞发生。经小隐静脉、经腘静脉及经胫后静脉入路的肢体消肿率分别为 $(77 \pm 13)\%$、$(82 \pm 12)\%$ 及 $(77 \pm 18)\%$,无统计学意义;再通率依次为 $(86.5 \pm 10.6)\%$、$(92.0 \pm 7.7)\%$ 及 $(87.3 \pm 7.8)\%$,无统计学意义;3 组成功置管时间分别为 (32.62 ± 9.36) min、(42.79 ± 13.30) min 及 (15.14 ± 3.62) min,有统计学意义,即与经小隐静脉和经腘静脉入路置管相比,经胫后静脉入路置管耗时较短,且时间较稳定。聂强等[60]探讨下肢静脉压在下肢深静脉血栓诊治中的临床应用价值。选取单侧下肢深静脉血栓患者 90 例作为研究对象(病例组),其中男 37 例,女 53 例;年龄为 18~84 岁,平均年龄 59.48 岁;按病期分为急性期 30 例,亚急性期 30 例,慢性期 30 例;按病理类型分为中央型 30 例,周围型 30 例,混合型 30 例。同时选取志愿者 20 例作为正常对照组,其中男 9 例,女 11 例,年龄为 21~65 岁,平均年龄 38.7 岁。测定两组纳入研究者的双下肢静态静脉压、动态静脉压和压力降低率并进行比较分析。研究表明,病例组不同病期以及不同病理类型静脉压均高于正常对照组。因此,下肢静脉压的测定可应用于临床对早期下肢深静脉血栓患者的检测,可作为临床对下肢深静脉血栓的治疗效果评估的客观指标,是一种简单实用的临床检测方法。

(二)布加综合征及下腔静脉疾病

祖茂衡等[61]回顾性分析 1990 年 1 月至 2014 年 9 月收治的 1 859 例(2 214 例次)布加综合征患者,采用介入手术治疗。结果:本组患者在介入治疗过程中,发生与手术操作有关的并发症 31 例次,发生率为 1.40%(31/2 214),其中成功处理并发症 25 例次,成功率为 80.65%(25/31)。途中放弃治疗 7 例,术中和术后死亡 6 例,死亡率为 0.32%(6/1 852)。396 例次疑难病例中,9 例次未予处理、随访观察,余 387 例次中成功施行介入手术 372 例次,成功率为 96.12%(372/387)。术后获访 1 553 例,随访时间为 10~284 个月,平均 100.9 个月。获访病例中发生再狭窄 209 例,再狭窄发生率为 13.46%(209/1 553)。布加综合征的介入治疗已经进入成熟阶段,及时发现和正确处理术中并发症是提高介入治疗疗效和成功率的重要环节。孙玉岭等[62]分析 1998 年 3 月至 2011 年 10 月 174 例布加综合征患者的影像学特征,根据影像学和临床资料进行病理生理分型,制订治疗策略,探讨布加综合征患者肝内外侧支循环和病理生理分型在选择侵入性治疗策略中的作用。结果:所有患者均有不同程度肝内外侧支循环的形成。根据侧支循环和临床表现,将患者分为 6 个亚型。其中 12 例患者(6.9%)未接受任何侵入性治疗,38 例患者行介入治疗,21 例患者行手术治疗。103 例患者采用分期治疗策略,其中介入治疗 61 例,手术治疗 13 例,除一例外均以解除下腔静脉高压为治疗目的;29 例患者接受了二期治疗,其中 25 例患者同时行介入和手术治疗,4 例患者行手术治疗。总体治疗并发症和病死率分别为 14.3% 和 1.1%,而介入治疗并发症和病死率低于手术治疗(4.4% *vs.* 25.6%,$P < 0.05$)。患者平均随访 41 个月,4 例患者接受二期治疗,12 例患者接受下腔静脉/主肝静脉再通。另外,2 例患者死于肝细胞肝癌,3 例患者死于人工血管血栓形成。成德雷等[63]分析 2011 年 6 月至 2013 年 3 月收治的 162 例混合型布加综合征血管病变特征和治疗方法,观察开通后肝静脉和下腔静脉压力以及患者症状的变化,评估治疗后无症状生存率。结果:本组 162 例中,53 例患者合并 3 支主肝静脉阻塞且无 2 支以上粗大副肝静脉代偿,行肝静脉和下腔静脉联合开通治疗,其中 51 例治疗成功;其余 109 例患者仅行下腔静脉开通治疗,其中

106 例治疗成功。总体技术成功率为 96.9%(157/162)。本组患者开通治疗前后肝静脉和下腔静脉压力分别为:[$(40\pm9)cmH_2O$ 和 $(28\pm7)cmH_2O$] *vs.* [$(22\pm7)cmH_2O$ 和 $(19\pm6)cmH_2O$, 1 cmH_2O = 0.098 kPa],差异均有统计学意义(Z = 7.42 和 8.75, $P < 0.001$)。157 例治疗成功患者均获得 6 个月以上的随访,随访时间 6~24 个月,中位时间为 15 个月。出院后 146 例症状完全缓解,其余 11 例症状改善,随访截止时,首次开通治疗和修正治疗后的无症状生存率分别为 82.4% 和 94.2%。根据肝静脉病变特征选择混合型布加综合征患者介入治疗方法,疗效好,复发率低,短中期无症状生存率高。孙景敏等[64]回顾分析 2008 年 1 月至 2013 年 3 月,采用介入开通术治疗布加综合征合并下腔静脉陈旧血栓患者 23 例,评价手术安全性及疗效。结果:23 例患者均治疗成功,无肺栓塞等并发症及死亡发生。下腔静脉-右心房压差由术前的平均 $(27.0\pm3.0)cmH_2O$ 降至术后的平均 $(3.5\pm1.2)cmH_2O$ ($t = 45.8$, $P < 0.05$)。术后随访 3~66(18.8±16.5)个月,彩色多普勒超声显示下腔静脉血流通畅 21 例、再闭塞 2 例;IVC 血栓完全溶解 15 例、部分溶解 8 例。认为介入开通术治疗布加综合征合并下腔静脉陈旧性血栓安全、有效,可取得较好的临床疗效。李伟浩等[65]*回顾性分析 2006 年 1 月至 2014 年 9 月收治的 12 例经病理检查证实的下腔静脉平滑肌肉瘤患者,探讨原发性下腔静脉平滑肌肉瘤治疗策略及预后。结果:手术组中,根治切除 6 例,姑息切除 2 例;下腔静脉缩缝成形 6 例,下腔静脉补片成形 1 例,人工血管原位置换 1 例。4 例肝上段肿瘤在完全体外循环(2 例)或右心房灌注插管(2 例)技术辅助下完成手术切除。围手术期发生并发症 4 例,其中 2 例早期死亡。保守组 4 例患者术后 8 个月内均死亡。手术组非早期死亡的 6 例患者随访期内均存活,平均生存时间(54±40)个月;术后复发 2 例,总复发率 33.33%(2/6);根治切除的 1 例患者获得 101 个月的无复发生存。结论认为,外科治疗可能是下腔静脉平滑肌肉瘤患者唯一有望获得长期生存的治疗手段。右心房插管灌注或心肺转流的应用可以使一部分肝上段下腔静脉平滑肌肉瘤患者获得手术机会,争取更长的生存期。

六、血管相关药物及基础研究

杨婷等[66]为探讨血管内皮生长因子(VEGF)联合碱性成纤维细胞生长因子(bFGF)对大鼠后肢动脉硬化闭塞血管再生的机制,对 60 只 SD 雄性大鼠进行随机分组,分为 4 组:空白组(生理盐水 NS)、VEGF 组、bFGF 组及 VEGF + bFGF 组。按不同时点进行干预和观察。结果:① 血管造影结果显示,VEGF + bFGF 组侧支血管新生条数明显多于 bFGF 组、VEGF 组及 NS 组,bFGF 组和 VEGF 组也明显多于 NS 组,bFGF 组和 VEGF 组间比较无显著差异。② Western blot 和 RT-PCR 检测结果均显示,VEGF 和 bFGF 蛋白和 mRNA 表达在 VEGF + bFGF 组均明显高于 NS 组、bFGF 组和 VEGF 组,bFGF 组和 VEGF 组间比较无显著差异。结论是 VEGF 和 bFGF 联合应用能够上调大鼠后肢缺血区组织中 VEGF、bFGF 的含量,促进血管内皮细胞增殖和分化、毛细血管出芽生长,使缺血区血管新生,为外周动脉疾病的临床治疗提供新方法。林晨等[67]*应用新型血管模拟循环装置进行腹主动脉分支型移植物的腔内修复体外实验,记录腹主动脉分支型移植物腔内释放的总次数和成功次数,评估移植物释放前后各分支血管的压力变化、移植物各部分固定在位情况,观察是否有支架内瘘情况。结果:腹主动脉分支型移植物腔内释放成功率为 100%,各分支血管在移植物释放前后压力无明显变化,移植物直筒部分、分支部分和分叉部分均顺利释放,固定在位,无支架内瘘发生,血管造影显示移植物在位良好。腹主动脉分支型移植物在新型血管模拟循环装置中释放具有较好的可行性和安全性。汪涛等[68]为探索海藻酸钙敷料是否会诱导成纤维细胞凋亡,将成纤维细胞(L-929 细胞)与海藻酸钙材料共培养 72 h 作为实验组,另设空白培养液作为对照组,采用原位标记法(Tunel 法)对细胞死亡类型进行检测,并在正置荧光显微镜下观察细胞凋亡情况,计算凋亡率。结果:两组均出现凋亡细胞,且随培养时间呈现持续升高趋势,实验组凋亡检出率与对照组相比无明显差异。海藻酸钙敷料无明显诱导细胞凋亡的作用,具有良好生物相容性,有望成为良好的新型伤口敷料。裴长安等[69]应用过表达慢病毒载体[Nelin-VSMC]及干扰慢病毒载体[LV-Nelin-SiRNA-VSMC]制备稳定转染的 VSMC 细胞模型,通过荧光定量 PCR 以及蛋白质印记分析等技术手段,观察 Nelin 蛋白过表达及表达抑制对人 VSMC 表型转化的影响及其调控机制。结果:Nelin-VSMC 组细胞呈收缩表型,SMα-actin 表达显著增加,同时 SMα-actin 相关调控因子-血清反应因子(SRF)入核转位;LV-Nelin-SiRNA-VSMC 呈合成表型,细胞体积变大,极性消失,生长状态无序,SMα-actin 表达显著下调。结论:在体外培养人 VSMC 中,Nelin 依次激活 SMα-actin 蛋白相关调控因子 RhoA 和 SRF,引起 SMα-actin 表达增加,促进 VSMC 向收缩表型转换。孙幸等[70]为探讨炎症因子在非肿瘤下肢深静脉血栓形成(NT-DVT)中的作用,对 2012 年 5 月至 2013 年 3 月确诊为 NT-DVT 的患者进行研究，采用酶联免疫吸附试验（ELISA）法检测炎症因子白介素-1β等在抗凝治疗前后表达水平的变化。纳入NT-DVT患者17例，平均年龄54岁，对照组为20名无偿献血者。结果：NT-DVT组患者治疗前炎症因子白介素-1β、TNF-α、IL-18及TF表达水平高于对照组，抗凝治疗后均显著下降，治疗前炎症因子IL-1β、TNF-α、IL-18表达水平与TF呈正相关。NT-DVT组患者血浆CP表达水平治疗前后与对照组比较差异无统计学意义。炎症因子高表达是NT-DVT的重要危险因素。韩胜斌等[71]前瞻性研究特发型下肢深静脉血栓（IDVT）组及健康对照组各120例，对受试者纤维蛋白原Bβ启动子区完整测序及限制性长度多态性法（RFLP）双重检测，探寻可能存在的SNP并行Hardy-Weinberg遗传平衡度检验、连锁不平衡分析，比较两组基因型频率，并进行多因素Logistic回归分析。结果：FGB启动子区存在6种SNP，即-148C/T、-249C/T、-455G/A、-854G/A、-993C/T和-1420G/A。两组-148C/T、-249C/T 、-455G/A和-1420G/A的基因型频率差异均有统计学意义。纤维蛋白原每增加1 U，IDVT的发病风险相应增加4.579倍，-148T、-455G和-1420A等位基因是IDVT的危险因素，-993C/T可能通过与-455G/A、-148C/T的连锁不平衡方式对IDVT易感性产生间接影响。曾嵘等[72]回顾性分析2013年6月至2014年12月117例择期腹主动脉瘤腔内修复术患者的凝血功能变化情况，收集术前及术后第1、2、7 d的凝血功能检验结果，国际血栓与止血协会（ISTH）评分≥5分诊断为显性DIC，2≤ISTH评分<5分诊断为非显性DIC。对性别、年龄、瘤体直径、合并疾患等因素进行回归分析。结果：腹主动脉瘤行EVAR术患者存在显性/非显性DIC风险。117例患者中，出现显性DIC 3例（2.5%），非显性DIC 31例（26.5%）。Logistic回归分析显示，术中内瘘、肾功能不全、手术时间是腹主动脉瘤行EVAR术患者发生显性/非显性DIC的独立危险因素。

（陆清声　张　雷　宋　超）

·参·考·文·献·

[1]* 王旗，张明，黄佃，等. 颈动脉内膜剥脱术改善血管性认知功能损害的初步研究[J]. 中华外科杂志，2014，52(8)：602-607.

[2] 吴鉴今，曲乐丰，柏骏，等. 颈动脉支架术后再狭窄的手术治疗[J]. 中华医学杂志，2015，95(24)：1902-1905.

[3] 范银星，孙羽东，王宏飞，等. 中青年颈动脉闭塞的临床特点与外科治疗分析[J]. 外科理论与实践，2015，20(4)：316-321.

[4] 刘昌伟，倪冷，陈跃鑫，等. 颈动脉内膜切除术618例经验总结及结果分析[J]. 中华医学杂志，2015，95(24)：1897-1901.

[5] 倪冷，李拥军，郑月宏，等. 主髂动脉病变腔内治疗并发症的预防与处理[J]. 中华普通外科杂志，2015，30(6)：440-443.

[6] 伦语，张健，沈世凯，等. 慢性主髂动脉闭塞症手术与介入治疗中期疗效比较[J]. 中华外科杂志，2015，53(5)：368-372.

[7] 魏小龙，吴雅妮，孙羽东，等. 置管溶栓结合覆膜支架治疗近肾主髂动脉闭塞性病变[J]. 外科理论与实践，2015，20(4)：312-315.

[8]* 李振江，袁良喜，景在平，等. Angiosome概念在下肢重症肢体缺血腔内治疗中的应用[J]. 中华普通外科杂志，2014，29(8)：571-575.

[9] 马天宇，谷涌泉，郭连瑞，等. 下肢动脉硬化闭塞症外科治疗方法的比较及预后：单中心十年经验[J]. 中华外科杂志，2015，53(4)：305-309.

[10] 赵凌峰，叶炜，吴巍巍，等. 股浅动脉支架术后闭塞的再次腔内治疗[J]. 中华普通外科杂志，2014，29(8)：588-591.

[11] 杨景明，张小明，张学民，等. 双向内膜下血管成形术治疗长段下肢动脉闭塞[J]. 中华普通外科杂志，2014，29(10)：783-786.

[12] 廖传军，张望德，原标. 复杂下肢动脉硬化闭塞症的杂交手术治疗[J]. 中华普通外科杂志，2014，29(8)：596-599.

[13] 刘睿，张小明，李清乐，等. 腘动脉压迫综合征外科治疗的远期疗效分析：附6例报告[J]. 中国普通外科杂志，2014，23(12)：1625-1629.

[14] 花苏榕，朱融融，叶炜，等. 股浅动脉支架植入并发腘动脉栓塞的危险因素及治疗[J]. 中华普通外科杂志，2014，29(8)：603-606.

[15] 郭建明，谷涌泉，郭连瑞，等. SilverHawk斑块切除成形对比球囊扩张成形治疗严重膝下动脉硬化闭塞性病变[J]. 中国普外基础与临床杂志，2015，22(8)：922-925.

[16] 杨森，何菊，侯澎，等. 糖尿病足腔内治疗后动脉再闭塞的处理[J]. 中华普通外科杂志，2014，29(12)：905-907.

[17] 王炜，刘长建. 经足底弓腔内成形术治疗踝下动脉闭塞性疾病[J]. 中国微创外科杂志，2015，15(5)：434-437.

[18]* 谢辉，叶猛，陈佳佺，等. 重症肢体缺血的缺血性溃疡患者足部动脉弓病变的影响因素分析[J]. 上海交通大学学报（医学版），2014，34(10)：1519-1524.

[19] 邵泽锋，王白正，顾建平，等. 逆行穿刺内膜下成形术治疗膝下动脉长段硬化闭塞症[J]. 南方医科大学学报，2014，34(11)：1672-1675.

[20] 葛红卫，朱云峰，朱永斌，等. 腹主动脉瘤腔内修复术中髂动脉瘤的处理策略[J]. 中国普通外科杂志，2015，24(6)：787-791.

[21] 郭宝磊，符伟国，郭大乔，等. 腹主动脉瘤破裂的腔内治疗[J]. 中华普通外科杂志，2015，30(8)：604-607.

[22] 郑梓煜，叶子，黄应雄，等. 腹主动脉瘤破裂的预后影响因素分析[J]. 中华急诊医学杂志，2014，23(11)：1253-1258.

[23] 郭曦，李彭，黄小勇，等. 腹主动脉瘤腔内修复术并反向"烟囱"技术保护单侧髂内动脉支架组合的初步研究[J]. 中华胸心血管外科杂志，2014，30(11)：660-664.

[24] 栾景源，李选，向勇，等. 腹主动脉瘤腔内修复术中封闭髂内动脉后的并发症[J]. 北京大学学报（医学版），2014，46(6)：917-919.

[25]* 吴忠隐，熊江，贾森皓，等. 腔内修复术与开放手术治疗破裂性腹主动脉瘤的围手术期结果比较[J]. 中华外科杂志，2015，53(9)：696-699.

[26] 冯翔，张雷，宋超，等. 杂交手术治疗胸腹主动脉瘤[J]. 外科理论与实践，2015，20(4)：322-326.

[27] 闫圣涛，张国虹，练睿，等. 162例急性主动脉夹层临床分析[J]. 中华急诊医学杂志，2015，24(7)：729-734.

[28] 刘曌宇，柴博兰，邹远林，等. 482例主动脉夹层患者死亡因素的Logistic回归分析[J]. 华中科技大学学报（医学版），2014，43(6)：697-700.

[29] 郑江华，陈丌，朱彦斌，等. 复杂Stanford B型主动脉夹层的腔内治疗策略[J]. 中国普外基础与临床杂志，2015，22(8)：958-961.

[30]* 葛阳阳，郭伟，刘小平，等. 胸主动脉腔内修复术治疗慢性B型主动脉夹层中期疗效分析[J]. 解放军医学院学报，2015，36(4)：337-341.

[31]* 马韬，符伟国，董智慧，等. 胸主动脉夹层单中心流行病学分析[J]. 中华普通外科杂志，

2015,30(8):596-598.
● [32] 蒋岚杉,王雪钢,白斗,等.胸主动脉夹层动脉瘤腔内治疗中输送轨道建立的探讨[J].中国微创外科杂志,2015,15(2):101-103.
● [33] 张宏鹏,鲁通,郭伟,等.三维打印主动脉瘤模型辅助术前复杂腔内治疗方案的制定[J].中华外科杂志,2015,53(4):300-304.
● [34] 舒畅,王暾."烟囱"技术治疗累及弓部分支动脉病变中远期疗效研究[J].中华实用外科杂志,2014,34(12):1163-1166.
● [35] 王冕,常光其,王深明,等.升主动脉-颈动脉旁路联合腔内修复术治疗主动脉弓部病变[J].中华外科杂志,2015,53(2):140-144.
● [36]* 张学民,孙占国,张小明,等.逆行撕裂的 Stanford A 型主动脉夹层的腔内治疗[J].中华普通外科杂志,2015,30(8):588-591.
● [37] 齐一侠,俞恒锡,谷涌泉,等.介入与旁路术治疗锁骨下动脉硬化闭塞症[J].中华普通外科杂志,2015,30(4):283-286.
● [38] 于小滨,李晓强,钱爱民,等.腔内治疗过程中髂动脉破裂的预防及处理[J].中华普通外科杂志,2014,29(11):831-834.
● [39] 徐磊,周华,金星,等.胸腹主动脉创伤治疗:单中心 10 年经验回顾[J].中华创伤杂志,2015,31(2):135-138.
● [40] 吕和平,倪海真,沈传利,等. *D*-二聚体侧定及肠壁厚度测量筛查肠系膜上静脉血栓致肠坏死[J].中华普通外科杂志,2014,29(12):923-926.
● [41] 李天梁,李蜀华,冷蔚.泡沫硬化剂治疗皮肤血管瘤及血管畸形的临床疗效[J].中国普外基础与临床杂志,2015,22(7):855-857.
● [42] 明志兵,丁文彬,袁瑞凡,等.自体动静脉瘘管失功能的腔内治疗[J].中华普通外科杂志,2014,29(12):919-922.
● [43] 王晓天,胡何节,方征东,等.大隐静脉曲张术后并发肺栓塞 11 例的治疗[J].中华普通外科杂志,2015,30(2):123-125.
● [44] 陈海军,孙梓程,洪东宁,等.大隐静脉曲张术后复发 22 例患者的临床分析[J].中国普外基础与临床杂志,2015,22(2):244-245.
● [45] 牛启兵,陈泉,李安强,等.Trivex 微创旋切术治疗下肢静脉曲张合并急性血栓性浅表静脉炎[J].中国微创外科杂志,2014,14(11):1008-1010.
● [46] 肖耀文,陈忠,袁铖,等.静脉激光烧灼术与高位结扎剥脱术治疗大隐静脉曲张远期疗效比较的 Meta 分析[J].解放军医学杂志,2015,40(9):763-768.
● [47] 钱松屹,刘鹏,甄雅楠,等.内镜下大隐静脉切除术与大隐静脉剥脱术治疗下肢静脉曲张近期疗效比较[J].中华普通外科杂志,2015,30(4):264-267.
● [48] 刘宏斌,曹廷宝,韩晓鹏,等.腔内激光联合 Trivex 旋切术治疗重度下肢浅静脉曲张的临床效果[J].中国普通外科杂志,2014,23(12):1689-1692.
● [49]* 姜建威,吴清华,顾琛,等.腔内激光联合泡沫硬化杂交手术治疗下肢静脉曲张 126 例[J].中华普通外科杂志,2015,30(4):276-279.
● [50] 张光军,杨治,张海清,等.腔内激光消融术治疗下肢静脉性溃疡临床分析[J].临床外科杂志,2015,23(5):354-356.
● [51] 邹君杰,章希炜,杨宏宇,等.腔镜下交通支离断术治疗下肢静脉溃疡的中期疗效[J].南京医科大学学报(自然科学版),2015,35(1):102-104.
● [52]* 郭松林,周建,袁良喜,等.非急性下肢深静脉血栓形成置管溶栓治疗 63 例[J].中华普通外科杂志,2015,30(3):235-237.
● [53]* 党永康,杨柳,赵海涛,等.急性肺动脉栓塞的肺动脉留置导管溶栓治疗 56 例经验[J].中华普通外科杂志,2014,29(12):912-914.
● [54] 孔凡国,韩松辉,李跃京,等.髂腹股沟入路手术相关急性医源性下肢深静脉血栓形成的临床诊治 11 例[J].中华普通外科杂志,2015,30(4):268-271.
● [55] 罗小云,张福先,张昌明,等.急性下肢深静脉血栓形成后肺栓塞严重程度的危险因素分析[J].中华外科杂志,2015,53(8):580-583.
● [56] 查斌山,朱化刚,谢文涛,等.下腔静脉滤器植入术在下肢深静脉血栓形成治疗中的应用[J].中华普通外科杂志,2015,30(9):707-710.
● [57] 侯杰,杨镛,杨国凯,等.置管溶栓联合下腔静脉滤器置入治疗下腔静脉漂浮血栓[J].中国普外基础与临床杂志,2015,22(8):933-936.
● [58] 陈锋,郭慧,朱仙花,等.左髂静脉受压与左下肢深静脉血栓的相关性研究[J].中华普通外科杂志,2014,29(12):897-900.
● [59] 卢辉俊,刘辉,原野,等.外周途径置管溶栓治疗左髂静脉压迫并急性下肢深静脉血栓形成的分析[J].中国普外基础与临床杂志,2015,22(5):605-609.
● [60] 聂强,张显岚,郭建刚.下肢静脉压测定在下肢深静脉血栓诊治中的临床应用[J].中国普外基础与临床杂志,2015,22(1):81-84.
● [61] 祖茂衡,徐浩,顾玉明,等.布加综合征疑难病例与介入治疗相关并发症的处理(附 1 859 例报道)[J].中国普外基础与临床杂志,2014,21(12):1487-1494.
● [62] 孙玉岭,张弛弦,曹昶,等.布加综合征侧支循环的建立在侵入性治疗中的作用[J].中华肝胆外科杂志,2015,21(1):29-34.
● [63] 成德雷,徐浩,华荣,等.混合型布加综合征的介入治疗[J].中华普通外科杂志,2014,29(12):915-918.
● [64] 孙景敏,张庆桥,徐浩,等.介入开通术治疗布加综合征合并下腔静脉陈旧血栓[J].中华肝胆外科杂志,2014,20(11):798-801.
● [65]* 李伟浩,张永保,李清乐,等.原发性下腔静脉平滑肌肉瘤 12 例回顾性分析[J].中华外科杂志,2015,53(9):690-695.
● [66] 杨婷,王凯峰,孙瑶,等.血管内皮生长因子联合碱性成纤维细胞生长因子对大鼠后肢动脉硬化闭塞血管再生机制的研究[J].中国普外基础与临床杂志,2015,22(8):917-921.
● [67]* 林晨,陆清声,张再重,等.腹主动脉分支型移植物在新型血管模拟装置中应用的腔内修复体外实验[J].中国普外基础与临床杂志,2015,22(8):929-932.
● [68] 汪涛,赵珺,刘芳,等.Tunel 法检测海藻酸钙敷料对成纤维细胞凋亡的实验研究[J].中国现代普通外科进展,2014,17(12):930-933.
● [69] 裴长安,秦士勇,王明海,等.RhoA/SRF 信号通路介导 Nelin 诱导人血管平滑肌细胞表型转化[J].中华普通外科杂志,2014,29(12):908-911.
● [70] 孙幸,沈连军,顾蔚,等.炎症因子在非肿瘤下肢深静脉血栓形成中的作用[J].中华医学杂志,2015,95(8):598-600.
● [71] 韩胜斌,董坚,金辉,等.纤维蛋白原基因 β 启动子区多态性与特发型下肢深静脉血栓的相关性研究[J].中华普通外科杂志,2015,30(4):272-275.
● [72] 曾嵘,叶炜,刘暴,等.腹主动脉瘤腔内修复术后显性/非显性弥散性血管内凝血的危险因素分析[J].中华医学杂志,2015,95(26):2054-2057.

文 选

颈动脉内膜剥脱术改善血管性认知功能损害的初步研究 [中华外科杂志,2014,52(8):602] 王旗等分析 2011 年 12 月至 2013 年 7 月收治的 38 例颈动脉粥样硬化狭窄患者,探讨颈动脉内膜剥脱术对颈动脉粥样硬化狭窄患者认知功能的治疗改善作用。结果:头颅磁共振灌注加权成像结果显示,术后病变侧灌注情况较术前明显改善,血流达峰时间(29 ± 9 *vs.* 23 ± 4)、相对平均通过时间(22 ± 8 *vs.* 14 ± 6)、血流到达时间(21 ± 8 *vs.* 15 ± 4)明显缩短,相对脑血容量(11.6 ± 3.5 *vs.* 7.5 ± 3.2)明显下降($t = 1.31 \sim 5.24$,P 均<0.05)。术前简易精神状态量表及蒙特利尔认

知量表评估发现,35 例颈动脉粥样硬化狭窄患者存在不同程度的认知功能障碍;术后患者简易精神状态量表评分较术前无明显变化,而术后蒙特利尔认知量表评分较术前有显著提高(20.4±1.5 *vs.* 22.0±1.6,$t=-4.25$,$P=0.000$);蒙特利尔认知量表单项评分中,视空间执行能力(2.4±0.9 *vs.* 2.8±0.7)、命名(2.0±0.7 *vs.* 2.3±0.6)、注意力(2.3±0.6 *vs.* 2.6±0.5)及抽象概括能力(1.2±0.7 *vs.* 1.6±0.6)与术前相比差异有统计学意义($t=0.015\sim0.029$,P 均 <0.05)。结论认为,颈动脉内膜剥脱术在有效增加颈动脉粥样硬化狭窄患者大脑灌注的同时,可以不同程度地改善颈动脉粥样硬化狭窄患者的认知功能障碍,对由颈动脉狭窄引起的轻度血管性认知功能障碍有一定的治疗作用。

(张 雷 董 健)

述评 · 该研究表明,颈动脉内膜剥脱术可以通过改善中枢神经系统血供来有效地促进患者情感、认知功能障碍的康复,提示轻度血管性认知功能障碍伴有颈动脉粥样硬化狭窄的患者可以进行积极的外科治疗。目前的共识:血管性认知功能障碍是一个临床诊断,对于痴呆亚型的划分、血管性认知功能障碍的诊断未形成统一标准,导致血管性认知功能障碍在痴呆中构成比的报道差异较大(0~85%不等),该研究提示早期性颈动脉内膜剥脱术治疗有可能逆转或延缓其认知功能损害。但这一初步研究仍需要更多临床中心、更大规模、更进一步的研究结果来支持。

(景在平)

Angiosome 概念在下肢重症肢体缺血腔内治疗中的应用 [中华普通外科杂志,2014,29(8):571] 李振江等回顾性分析了 2011 年 7 月至 2013 年 10 月间在 Angiosome 概念指导下行膝下动脉血管成形术的 62 例(62 侧肢体)CLI(Rutherford 5 级/6 级)患者的临床资料。根据是否开通缺血血管区域源血管分为直接组 35 例(开通缺血血管区域源血管)和间接组 27 例(开通相邻血管),对两组患者的踝肱指数(ABI)、溃疡愈合情况及无截肢率等临床疗效指标进行对比分析。结果两组患者术前 ABI(直接组 0.16±0.26,间接组 0.15±0.28,$P=0.885$)和术后 ABI(直接组 0.82±0.26,间接组 0.81±0.24,$P=0.877$)差异无统计学意义;术后 1 年间的溃疡愈合率直接组(91%)明显高于间接组(74%),差异有统计学意义($P=0.027$);两组患者的溃疡愈合时间直接组(162±49)d,间接组(160±46)d,差异无统计学意义($P=0.950$);1 年无截肢率直接组(84%±3%)明显高于间接组(76%±4%),差异有统计学意义($P=0.025$);2 年无截肢率直接组(79%±4%)明显高于间接组(72%±4%),差异有统计学意义($P=0.031$)。提示在 Angiosome 概念指导下针对性地开通直达缺血区域的供养动脉,对提高 CLI 患者足部溃疡愈合及保护肢体等近中期临床结果都有积极的作用。此外,本研究中两组的保肢率及溃疡愈合率较文献报道较低,可能与本组研究病例中糖尿病患者比例较高有关(45/62,占72.6%)。长期的血糖异常和肢体远端神经性、缺血性、感染性损伤,使合并糖尿病的 CLI 患者的血管病变部位更常见于末梢、血管病变范围更广泛,其血管病变涉及动脉粥样硬化性的血管病损和功能性的微循环损害两方面。对于此类患者,血管重建术能否取得良好的促愈合作用,不但取决于是否能按 Angiosome 概念指导开通相应的缺血血管区域源血管,也同时取决于侧支血管网的健全与否及肢体末梢微循环的功能状况。

(张 雷 刘广钦)

述评 · 该研究表明提示在对 CLI 患者的治疗中,施行下肢血运重建后,即使血管恢复通畅,仍不能保证所有患肢的缺血区域有足够的血液灌注,更不能保证溃疡创面的愈合。促进 CLI 患者溃疡的愈合,提高 CLI 患者保肢率,关键在于为下肢缺血区域重建切实有效的血运。对 CLI 患者的血管重建,主要目标应着眼于建立直接到达缺血区域的搏动性的血流,在 Angiosome 概念指导下行腔内治疗,针对性地开通直达缺血区域的供养动脉,为下肢缺血区域重建切实足够的血运,对提高 CLI 患者的创面愈合率和保肢率具有积极的作用。因此,Angiosome 这一原用于整形外科规划设计皮瓣的概念可以作为下肢 CLI 保肢手术治疗的重要选择依据。同时,血管重建术能否取得良好的促愈合作用不但取决于是否能按 Angiosome 概念指导开通相应的缺血血管区域源血管,也同时取决于侧支血管网的健全与否及肢体末梢微循环的功能状况。在处理合并糖尿病的 CLI 患者时,除应更加积极地重建缺血区域的直接血运外,还应重视肢体末梢微循环功能的监测和保护。

(包俊敏)

重症肢体缺血的缺血性溃疡患者足部动脉弓病变的影响因素分析 [上海交通大学学报(医学版),2014,34(10):1519] 谢辉等对 152 例 CLI 缺血性溃疡患者的临床资料进行回顾性研究,记录患者的年龄、性别、吸烟史、高血压病史、糖尿病病程、体质量以及血液生化指标等。将患者分为两组:足部动脉弓良好组($n=37$)和足部动脉弓不良组($n=115$)。采用单因素和多因素 Logistic 回归模型分析影响足部动脉弓病变的因素。结果：足部动脉弓不良组的空腹血糖浓度和平均血小板体积均显著高于足部动脉弓良好组。足部动脉弓不良组患者中糖尿病病程≥10年者所占比例显著高于足部动脉弓良好组。Logistic回归分析发现FBG、MPV、糖尿病病程≥10年是足部动脉弓不良的独立危险因素。根据受试者工作特征(ROC)曲线获得FBG预测足部动脉弓不良的最佳临界值为6.60 mmol/L，MPV的最佳临界值为11.70 fl。再分别以FBG、MPV临界点以及糖尿病病程≥10年为条件，将患者分为两组，Logistic回归分析结果显示FBG浓度≥6.60 mmol/L、MPV≥11.70 fl和糖尿病病程≥10年患者，发生足部动脉弓不良的危险度分别是另一组的8.684倍、12.737倍和7.75倍。FBG浓度升高、MPV增大、糖尿病病程≥10年分别是预测CLI缺血性溃疡患者足部动脉弓不良的独立危险因素。

（张 雷 陆 烨）

述评・该研究表明，FBG浓度升高、MPV增大、糖尿病病程≥10年分别是预测CLI缺血性溃疡患者足部动脉弓不良的独立危险因素。临床上对于糖尿病足坏疽期的患者，除了手术治疗外，严格的控制血糖是最基本的治疗方案。在处理合并糖尿病的CLI患者时，除应更加积极地重建缺血区域的直接血运外，还应重视肢体末梢微循环功能的监测和保护。预后不仅需要开通相应的缺血血管区域源血管，也同时取决于侧支血管网的健全与否及肢体末梢微循环的功能状况。该研究提及的平均血小板体积还不为临床所广泛应用，可以继续深入研究，为临床判断CLI缺血性溃疡患者的预后提供新思路。

（梅志军）

腔内修复术与开放手术治疗破裂性腹主动脉瘤的围手术期结果比较 ［中华外科杂志，2015，53(9)：696］ 吴忠隐等回顾性分析2006年1月至2013年1月收治的66例破裂性腹主动脉瘤患者临床资料，根据手术方式分为EVAR组(40例)和开放手术组(26例)。EVAR组男性30例，女性10例；年龄47～78岁，平均年龄(71±7)岁。开放手术组男性21例，女性5例；年龄45～87岁，平均年龄(72±9)岁。采用χ^2检验和t检验比较两组患者围手术期手术时间、术中输血量、ICU时间、病死率、不良事件发生率及二次干预率的差异。结果：EVAR组死亡8例，死因分别为多器官功能不全综合征4例、腹腔间室综合征1例、心肌梗死2例、心搏骤停1例；开放手术组死亡12例，死因分别为多器官功能不全综合征6例、心肌梗死4例、心搏骤停2例。EVAR组发生并发症10例，包括心肌梗死4例、急性肾损伤2例、肺功能损伤2例、腹腔间室综合征2例；开放手术组发生并发症14例，分别为心肌梗死7例、急性肾损伤4例、肺功能损伤3例。EVAR组2例因腹腔间室综合征、2例因内瘘进行二次干预；开放手术组1例因移植物感染、4例因血肿进行二次干预。EVAR组手术时间、术中输注悬浮红细胞数量、ICU时间、病死率及不良事件发生率均低于开放手术组，组间差异均有统计学意义[(182±44) min *vs.* (384±108) min，$t=-10.59$，$P=0.00$；(0.4±0.8) U *vs.* (1.1±1.8) U，$t=-2.19$，$P=0.03$；(3.0±1.8) d *vs.* (8.5±5.1) d，$t=-6.34$，$P=0.00$；20.0%(8/40) *vs.* 46.2%(12/26)，$\chi^2=5.10$，$P=0.02$；25.0%(10/40) *vs.* 53.8%(14/26)，$\chi^2=5.67$，$P=0.02$]。两组术中输注冰冻血浆数量、二次干预率差异无统计学意义(分别为$t=-1.98$，$P=0.05$；$\chi^2=0.49$，$P=0.48$)。结论认为，EVAR较开放手术可降低破裂性腹主动脉瘤围手术期病死率和不良事件发生率，但中远期疗效尚需进一步研究。

（宋 超）

述评・AAA最危险的并发症为瘤体破裂，一旦发生，病死率为40%～90%，对于RAAA的治疗，EVAR是否一定优于开放手术尚存争议。该研究通过比较腔内治疗与开放手术围手术期手术时间、术中输血量、ICU时间、病死率、不良事件发生率及二次干预率的差异，证实EVAR较开放手术可降低RAAA患者围手术期不良事件发生率。术前血流动力学不稳定的RAAA患者，术后病死率极高。术前低血压、低血红蛋白等是影响RAAA患者病死率的危险因素，长期低血压可造成多器官持续低灌注而受损，及早纠正血流动力学紊乱可以改善患者预后。因此，对于RAAA患者，应及时控制主动脉出血，尽早恢复必要的循环血容量，维持重要器官供血；对于伴有心血管疾病患者，应警惕过度的低血压加重心肌损害。

（陆清声）

胸主动脉腔内修复术治疗慢性B型主动脉夹层中期疗效分析 ［解放军医学院学报，2015，36(4)：337］ 葛阳阳等回顾性分析2011年1月至2013年12月本院行TEVAR的25例cTBD患者临床资料。根据随访结果和影像学资料评估患者临床转归和动脉重塑情况。结果：共纳入25例患者，20例为男性，22例有高血压病史。纳入人群中5例为Debakey Ⅲa型患者，16例为复杂性cTBD。所有复杂性夹层中，9例伴有持续性疼痛，7例并发内脏/下肢缺血，4例过去3个月内动脉扩张≥5 mm,伴有胸腔积液、主动脉周围血肿及难以控制的高血压者各3例,平均每例具备两条手术指征。手术成功率为100%,术后30 d内无死亡病例,复杂性夹层患者住院期间临床症状均缓解,所有患者无脊髓缺血、肾功能不全及心血管事件发生。平均随访28.9(26.4~35.2)个月。1例术后7个月时突发逆行性夹层,患者拒绝手术治疗,并于术后19个月时死亡,无其他死亡病例。所有患者1年累积生存率为100%,2年和3年均为95.2%(95% *CI* = 86.1%~100%)。随访期间4例发现Ⅰa型内瘘,其中3例随访至1年时内瘘自然消失,1例内瘘持续存在,另外1例患者少量Ⅰb型内瘘,5例内瘘患者均未并发动脉扩张。3例出现支架相关远端再发夹层,均未使用限制型裸支架,分别发生于术后4个月、12个月及27个月,其中1例伴有急性胸痛,2例并发L1或L2动脉扩张。共2例行二次干预治疗,均为上述并发动脉扩张的患者。支架覆盖动脉段动脉重塑较好,支架以远动脉段累积动脉扩张发生率30%~45%。结论认为,TEVAR治疗cTBD的成功率和早、中期生存率高,但支架以远动脉重塑水平差。行TEVAR治疗的cTBD患者,术后需密切影像学随访。

(张 雷 陆 烨)

述评 · 该研究表明,胸主动脉腔内修复术治疗慢性B型主动脉夹层的成功率和早、中期生存率高,但支架以远动脉重塑水平差。行胸主动脉腔内修复术治疗的慢性B型主动脉夹层患者,术后需密切影像学随访。临床上,术后常发生支架相关远端再发夹层及腹主动脉段扩张,导致主动脉相关二次手术及远期不良事件发生,需要密切随访,对于长期内瘘、动脉扩张的患者,需要再次手术干预治疗。但较单纯药物保守治疗,主动脉腔内修复术仍是临床上推荐的治疗慢性B型主动脉夹层的优选方案。

(冯 睿)

胸主动脉夹层单中心流行病学分析 [中华普通外科杂志,2015,30(8):596] 马韬等回顾性分析2009年1月至2013年12月收治的主动脉夹层患者的临床资料,共1 133例。男928例,女205例;年龄8~87岁,平均(54±13)岁。所有患者经过症状的判断和CTA等辅助检查证实患有TAD。按照疾病Stanford分型方法,分为Stanford A型夹层和Stanford B型夹层,A型夹层∶B型夹层比例为1∶1.97。根据病程长短分为4期:超急性期<24 h,急性期2~7 d,亚急性期8~30 d和慢性期>30 d。分别统计各期患者年龄、性别、高血压病史、TAD分型、治疗方法、夹层患病率、住院期间死亡率,并分组进行比较。结果:主动脉夹层患者中,男性多于女性。A型和B型夹层患者中,男性患者患有高血压病、糖尿病比率均明显高于女性患者;高血压病是夹层患者中最常见的合并症。男性患者吸烟和饮酒比例患糖尿病比率明显高于女性患者。接受开放手术的A型夹层患者住院死亡率在超急性期、急性期和亚急性期呈递减趋势,差异有统计学意义;腔内治疗住院死亡率在各期比较,差异无统计学意义;保守治疗住院死亡率在各期,差异无统计学意义。B型夹层开放手术治疗住院死亡率在各期比较差异无统计学意义;腔内手术治疗住院死亡率,在超急性期、急性期、亚急性期和慢性期分别为2.6%、1.4%、0.0%和1.3%,各期比较差异无统计学意义;保守治疗住院死亡率在各期比较差异无统计学意义。结论认为,急性A型夹层在超急性期死亡率高,治疗以急诊外科手术治疗挽救患者生命为主,但超急性期手术患者死亡率最高,而且多为超急性期A型夹层患者。

(张 雷 陆 烨)

述评 · 该研究表明急性A型主动脉夹层手术治疗以抢救为主要目的,但超急性期术后住院死亡率高。临床上住院收治的A型主动脉夹层患者围手术期死亡率并不能代表该疾病的总体死亡率,是因为部分A型主动脉夹层患者在就医前已经死亡。因此,急性A型主动脉夹层应该迅速手术治疗。腔内治疗A型主动脉夹层对于一般情况差、不能耐受开放手术的患者来说,或是一种相对安全性较高的方法。该研究表明,B型主动脉夹层的患者,各期手术死亡率无明显差异。临床上对于超急性期的B型主动脉夹层,一般不考虑急诊手术,急诊手术会增加主动脉相关二次手术及远期不良事件发生,从而影响患者长期预后。

(赵志青)

逆行撕裂的Stanford A型主动脉夹层的腔内治疗 [中华普通外科杂志,2015,30(8):588] 张学民等回顾性分析2003年3月至2014年12月单中心采用腔内修复术治疗的35例逆行撕裂Stanford A型主动脉夹层的临床资料。男33例,女2例,年龄(46±9)岁。急性期29例,亚急性期2例,慢性期4例。夹层破口32例位于左锁骨下动脉以远,1例位于左锁骨下动脉与左颈总动脉之间,2例位于无名动脉与左颈总动脉之间。结果:35例患者均成功采用覆膜支架封堵夹层原发裂口,Ⅰ型内瘘3例(8.5%),Ⅱ型内瘘1例(2.9%)。围手术期死亡2例(5.7%),1例术前合并骨筋膜室综合征、肾功能衰竭,术后死于高钾血症、室颤;1例突发意识丧失猝死,考虑再发夹层破裂。1 例(2.9%)发生一过性轻瘫,1 例发生急性心肌梗死(2.9%),1 例(2.9%)双烟囱患者术后 5 d 发生假腔供血肾动脉栓塞。随访 31 例(88.6%),随访时间 1~107 个月,平均(41±19)个月,随访期间主动脉重塑良好,升主动脉无新发破口,烟囱支架及弓部桥血管通畅。随访期间术后造影提示的少量内瘘患者其内瘘均消失。结论如下:① 逆行撕裂 Stanford A 型主动脉夹层的治疗目前仍存争议,开放手术并发症率和死亡率高,腔内治疗是一种新的选择;② 逆行撕裂 Stanford A 型主动脉夹层应通过术前 CTA 及术中造影,反复明确升主动脉是否存在破口及升主动脉假腔是否存在活动血流;③ 过大的支架存在过强的径向支撑力,有导致近端支架相关的新破口可能,因此径向力支撑力更小的支架可能更为合适;④ 逆行撕裂 Stanford A 型主动脉夹层腔内治疗时机问题,由于急性期及亚急性期手术对于主动脉重塑并无差异,慢性期重塑较差,所以最好是一旦诊断明确,应尽早手术治疗。

(张 雷 冯家烜)

述评 · 逆行撕裂 Stanford A 型主动脉夹层由于累及升主动脉,是较凶险的一类主动脉夹层,其治疗尚存诸多争议。虽然随着手术技术、体外循环技术、麻醉技术的进步,其开放手术预后取得了一定的改善,但是对于逆行撕裂 Stanford A 型主动脉夹层或壁间血肿,由于需要大范围的置换主动脉,手术方式复杂、难度高、风险高。该研究分析自 2003 年开始采用腔内治疗逆行撕裂 Stanford A 型主动脉夹层,围手术期死亡率为 5.7%,无严重并发症发生,随访期间所有患者假腔血栓化良好。提出在腔内治疗中应积极争取尽可能长的瘤颈,一次封堵完全,彻底中断病理进程。

(冯 翔)

腔内激光联合泡沫硬化杂交手术治疗下肢静脉曲张 126 例 [中华普通外科杂志,2015,30(4):276] 姜建威等分析了 2009 年 4 月至 2013 年 4 月收治的 126 例(175 条患肢)原发性大隐静脉曲张患者,采用静脉腔内激光结合小腿静脉泡沫硬化杂交手术。对大隐静脉主干采用激光消融,对胫骨结节下 4 cm 以远的大隐静脉主干和直径 <6 mm 的浅表曲张静脉予以泡沫硬化治疗。术后随访 3~24 个月,观察患肢手术时间、患者平均住院天数、生活质量评分、中期疗效及并发症情况。分别在出院时和 3 个月采用 CT 血管造影评价下肢曲张静脉及主干闭塞情况、血管有无复发再通。结果:126 例患者技术成功率为 100%,单肢平均手术时间为(32±7)min,住院天数(4.2±1.8)d,生活质量评分(40±7)分。出院及 3 个月造影复查分别是 97 条(55.42)和 111 条(63.42%)患肢下肢静脉曲张消失,78 条(44.57%)和 64 条(36.57%)患肢曲张静脉明显减少,143 条(81.71%)和 158 条(90.28%)大隐静脉主干闭塞,32 条(18.28%)和 17 条(9.71%)患肢大隐静脉管腔变窄,未见血管复发再通。生活质量评分为(73±4)分。存在的并发症包括隐神经损伤 5 例,软组织感染 5 例,小腿皮肤灼伤 11 例,局部条索状斑块状硬结 32 例,水肿 16 例,皮下血肿 10 例。全组病例中未见肺栓塞、深静脉血栓形成并发症。腔内激光联合泡沫硬化杂交治疗下肢静脉曲张具有较高的治愈率,手术时间短,并发症少。

(张 雷 田 文)

述评 · 该研究表明,下肢静脉曲张采用杂交手术方式,结合腔内激光治疗及泡沫硬化剂的优点,避开这两种治疗方式的缺点,可以有效治疗下肢静脉曲张,减少并发症及手术时间。下肢静脉曲张的治疗方式有激光、射频消融、剥除、泡沫硬化剂等方向,传统手术剥除曲张静脉的术式是最为有效可靠的治疗方式,随着技术和手术技巧的发展,也已经可微创进行,但隐神经损伤仍是其难以避免的问题。激光、射频消融、泡沫硬化剂等作为新兴的治疗方式,主要优点在于微创、手术时间短,而问题集中在术后复发。根据病情特点,结合各方法的优点,扬长避短,将是未来静脉曲张手术的一个很好思路。

(景在平)

非急性下肢深静脉血栓形成置管溶栓治疗 63 例 [中华普通外科杂志,2015,30(3):235] 郭松林等回顾性分析 63 例病程 >14 d 的非急性下肢深静脉血栓患者采用置管溶栓联合血管成形术治疗的临床资料。通过术前、术后静脉造影计算血栓溶解率来评价静脉再通效果,排除标准包括:孤立性膝下 DVT、复发性同侧深静脉血栓、慢性下肢静脉功能不全、预期寿命较短、造影剂过敏或溶栓药物使用禁忌等。63 例患肢平均病程为(22±5)d,采用持续微泵联合脉冲式给药进行溶栓治疗,尿激酶用量为(121±69)万 U/d,溶栓时间为(74±21)h。血栓显著溶解 48 例(77%),15 例(>50%)残留狭窄进行血管成形术,12 例植入支架(11 例髂静脉,1 例股静脉)。溶栓过程无严重并发症,6 例(10%)发生轻微出血并发症。技术成功定义为深静脉血流恢复通畅,残留狭窄 <50%(包括Ⅱ级和Ⅲ级溶解)。临床成功定义为下肢肿胀、疼痛明显缓解。深静脉造影过程中某些病例可发现部分血栓已机化再通,而溶栓治疗结束后再次造

影显示这些位置往往是残留狭窄所在的位置,提示这些部位可能是血栓形成的始发部位,在此基础上继发新鲜血栓形成并逐步累积,较为新鲜的血栓通过置管溶栓消除后原发病变得以显露,为后续球囊扩张及支架成形术提供了条件。相比于急性期,非急性期 DVT 由于血栓多与血管壁粘连或机化,血栓脱落风险较小,滤器可不作常规使用,而相对新鲜血栓溶解后陈旧性或机化血栓造成的管腔残留狭窄,需要血管成形术予以解除的概率增加。平均随访时间(15±6)个月,深静脉通畅率为71%(45/63),轻中度深静脉血栓形成后综合征发生率为24%(15/63),无重度血栓后综合征发生。非急性下肢深静脉血栓采用置管溶栓联合血管成形术治疗疗效显著、安全,并且可以提高远期深静脉通畅率和降低深静脉血栓形成后综合征的风险。

(张　雷)

述评·该研究表明,下肢深静脉血栓患者进行消栓治疗的目的包括防止发生肺动脉栓塞、重建闭塞段血流、防止血栓复发和保护静脉瓣膜功能,远期可以降低血栓后综合征的发生率。经导管接触性溶栓能在减少出血风险的前提下增加药物的溶栓效率,提高血栓清除率,在临床得到迅速普及和发展。既往将急性期(≤14 d)的深静脉血栓作为置管溶栓的适应证,亚急性(15~30 d)和慢性(>30 d)则不推荐进行溶栓,而只选择抗凝治疗,这部分患者远期深静脉再通率较低,并且有较高的血栓后综合征发生率。本研究结果证实非急性期深静脉血栓仍有较高的显著溶解率(77%),残留狭窄辅以血管成形术可使深静脉血栓再通。随访结果显示深静脉通畅率达71%,并且无重度血栓后综合征的发生。

(景在平)

急性肺动脉栓塞的肺动脉留置导管溶栓治疗56例经验 [中华普通外科杂志,2014,29(12):912] 党永康等总结56例急性肺动脉栓塞患者的临床资料,平均年龄(56±11)岁。肺动脉栓塞是栓子阻塞肺动脉导致肺梗死引起的一系列病理生理改变,在心血管疾病中发病率仅次于冠心病和高血压,死亡率高,未经治疗的急性肺动脉栓塞死亡率达30%,而通过充分治疗死亡率可降至2%~8%。据文献报道,60%~90%的肺动脉栓塞栓子来源为深静脉血栓栓子脱落,若血栓未溶解而持续存在,通过机化、纤维化造成肺动脉重塑,从而引起肺动脉高压。本研究通过预先置入下腔静脉滤器,预防下肢深静脉血栓再次上行引起肺栓塞,加重危及患者生命。术中利用导丝或导管机械碎栓,再行肺动脉留置导管治疗急性肺动脉栓塞,术后经导管持续给予尿激酶溶栓及肝素抗凝5~7 d,通过观察临床症状、体征改善情况、平均肺动脉压与动脉血氧分压的变化及肺动脉开通情况等,判断此方法是否能够明显改善临床症状,改善血流动力学,从而降低死亡率。该组所有患者均诊断为下肢深静脉血栓,行下腔静脉滤器植入与肺动脉造影,导管碎栓、溶栓治疗,术后联合应用低分子肝素和华法林,调整凝血酶原国际标准化率为2~3。56例患者中,随访45例,随访率80.4%。随访时间3~24个月,平均随访时间(15±4)个月,平均肺动脉压从(43±7)mmHg降到(22±6)mmHg,动脉血氧分压从(49±8)mmHg升到(83±9)mmHg,即刻临床症状明显改善,显效51例,显效率为91%(51/56),有效率100%。56例患者45例获得随访,平均(15±4)个月,1例复发,无滤器移位、腔静脉血栓形成、慢性阻塞性肺病等并发症的发生。

(张　雷)

述评·该研究认为,肺动脉栓塞的治疗临床上通常以溶栓及抗凝治疗为主,给药途径:一是周围静脉给药,二是肺动脉导管直接给药。肺动脉内因有血栓,肺动脉血流量少,故外周静脉给药时,药物的浓度在肺动脉内低。而通过介入方法导管内给药,肺动脉内药物浓度最高,同时介入治疗可碎解大块血栓,碎栓后栓子更多新鲜表面与溶栓药物接触,具有用药剂量少、起效快、并发症发生率低等优势,临床应用前景可观。当然,介入的方法也有局限性及创伤性,导管需通过右心时可能会引起心律失常等现象,但如具备熟练的介入技术,这种风险可降到最低限度。综上所述,肺动脉留置导管溶栓的方法对于肺动脉栓塞的治疗有显著的疗效,为临床提供了一条新的有效的治疗方法。

(景在平)

原发性下腔静脉平滑肌肉瘤12例回顾性分析 [中华外科杂志,2015,53(9):690] 李伟浩等回顾性分析2006年1月至2014年9月收治的12例经病理检查证实的下腔静脉平滑肌肉瘤患者,探讨原发性下腔静脉平滑肌肉瘤治疗策略及预后。结果:手术组中,根治切除6例,姑息切除2例;下腔静脉缩缝成形6例,下腔静脉补片成形1例,人工血管原位置换1例。4例肝上段肿瘤在完全体外循环(2例)或右心房灌注插管(2例)技术辅助下完成手术切除。围手术期发生并发症4例,其中2例早期死亡。保守组4例患者术后8个月内均死亡,手术组非早期死亡的6例患者随访期内均存活,平均生存时间(54±40)个月;术后复发2

例，总复发率33.33%（2/6）；根治切除的1例患者获得101个月的无复发生存。结论认为，外科治疗可能是下腔静脉平滑肌肉瘤患者唯一有望获得长期生存的治疗手段。右心房插管灌注或心肺转流的应用可以使一部分肝上段下腔静脉平滑肌肉瘤患者获得手术机会，争取更长的生存期。

（张　雷　董　健）

述评·该研究表明，对于无肿瘤远处转移、无重要器官功能衰竭的原发性下腔静脉平滑肌肉瘤的患者，均应积极争取手术。目前研究结果均显示，手术能明显延长原发性下腔静脉平滑肌肉瘤患者的生存期，根治性切除是长期无复发生存的唯一治疗手段。原发性下腔静脉平滑肌肉瘤症状隐匿或不典型，且无特异性肿瘤标记物，早期容易误诊，导致延误手术时机。对于复发或转移的患者，如果存在手术机会，外科切除肿瘤仍然是延长患者生存期的有效治疗方法。

（景在平）

腹主动脉分支型移植物在新型血管模拟装置中应用的腔内修复体外实验　［中国普外基础与临床杂志，2015，22(8)：929］　林晨等前期研发了新型血管模拟循环装置，并获批国家实用新型专利，因此利用其进行腹主动脉分支型移植物的性能测试，探讨腹主动脉分支型支架在血管腔内操作释放的可行性和安全性，并为腔内介入手术操作研究提供一种直观、便捷的模拟手段。该款新型分支型移植物为覆膜支架，由镍钛合金丝支架及固定于支架内的纤维织物组成，由直筒部、分叉部和分支部三部分组成。在直筒部的肾动脉开窗处可释放肾动脉分支移植物，此分支移植物一端为“喇叭口”样结构，以便更可靠地固定于直筒部的窗口。实验包括的性能指标监测包括释放成功率、移植物稳定性、术后分支压力变化。记录腹主动脉分支型移植物腔内释放的总次数和成功次数，评估移植物释放前后各分支血管的压力变化、移植物各部分固定在位情况，观察是否有支架内瘘情况。结果：腹主动脉分支型移植物腔内释放成功率为100%，各分支血管（两侧肾动脉、髂动脉近端）在移植物释放前后压力无明显变化，移植物直筒部分、分支部分和分叉部分均顺利释放，固定在位，无支架内瘘发生。DSA血管造影显示移植物显影清晰，血管模拟视野良好，无干扰视野的部件，腔内移植物在位良好。在新型血管模拟循环装置中进行腔内操作，可以将多方面因素整合到体外实验中，进而最大程度模拟生物体内的操作环境，如血流和温度等因素。该研究验证了腹主动脉分支型移植物的释放具有较好的可行性和安全性。

（张　雷　冯家烜）

述评·目前对于复杂型腹主动脉瘤而言，开窗型和分支型腔内移植物仍处于不断改进的阶段，如何进一步完善仍需研究。血管移植物的安全性是临床关注的焦点之一，体外实验是重要的验证步骤。林晨等借助前期研发并评估过性能的新型血管模拟循环装置进行移植物血管腔内的输送和释放的体外模拟物理实验，释放成功率高，各分支血管压力无显著变化，移植物直筒部分、分支部分和分叉部分均固定在位，无支架内瘘发生，DSA显示移植物在位良好。因此，腹主动脉分支型移植物在新型血管模拟循环装置中具有较好的可行性和安全性，这种新型血管模拟装置体外实验可以作为动物体内实验的前期研究。

（景在平）

神经外科

本年度共收集论文1 004篇,纳入一年回顾294篇,占29.3%;收入文选48篇,占4.8%。

一年回顾

一、颅脑损伤部分

(一)基础研究

高谋等[1]*采用两种颅内移植方法移植神经干细胞(NSCs)到同品系小鼠不同侧大脑半球,观察不同移植途径对宿主脑损伤与修复以及NSCs存活迁移分化的影响,认为用微量进样器钻孔较磨钻钻孔能有效减轻移植损伤,明显提高NSCs存活率,有利于神经元生长,并减少胶质瘢痕形成。唐忠等[2]研究颅脑损伤患者血清S-100B和肿瘤坏死因子α(TNF-α)与预后的相关性,发现颅脑损伤各组S-100B和TNF-α水平明显升高,伤后3 d达到高峰,5 d逐渐下降。不同程度颅脑损伤组S-100B在同一个伤后时间点比较,有统计学意义。张程程等[3]研究脑挫伤后水通道蛋白4(AQP4)脑组织中的表达及其与脑水肿的关系。发现A组双侧脑组织结构正常,AQP4主要分布于胶质细胞、血管内皮细胞;B组挫伤后的病理表现为血管源性水肿和细胞内水肿参与的混合性水肿,并可见组织坏死、大量炎性细胞浸润;C组胶质细胞、血管内皮细胞的AQP4表达丰富。陶晓刚等[4]研究聚腺苷二磷酸核糖聚合酶(PARP)抑制剂PJ34对小鼠创伤性颅脑损伤(TBI)的保护作用。发现PJ34组打击后6 h、24 h神经功能评分均低于模型组;脑挫裂伤体积、MPO活性、细胞质内NF-kB的表达均低于模型组。武孝刚等[5]研究颅脑损伤大鼠皮质脑组织缺氧诱导因子-1α(HIF-1α)和葡萄糖转运蛋白-3(GLUT-3)的表达变化,实验组HIF-1α和GLUT-3mRNA在伤后4 h升高,12 h达高峰,7 d基本正常;伤后4 h至3 d与正常对照组比较,有统计学意义。Western blot检测显示:实验组HIF-1α和GLUT-3蛋白在伤后4 h表达升高,1 d达高峰,7 d至正常水平,与对照组有统计学意义。姚寅生等[6]研究缺氧预处理对创伤性脑损伤大鼠脑组织紧密连接蛋白Claudin-5的表达及血-脑屏障(BBB)通透性的影响。发现创伤性脑损伤组(T组)和缺氧预处理后脑损伤组(H组)伤后1 h Claudin-5 mRNA及蛋白表达开始降低,8~12 h降至最低点,1 d开始上升,直至伤后14 d渐趋于对照组水平。王娟等[7]研究海战伤中脑损伤的病理机制研究,检测海水浸泡对伤后不同时间点脑皮质组织中线粒体功能,TBI组结果显示3 d时损伤最重,TBI+海水组在伤后个时间点的结果均低于TBI组,且1 d时神经细胞损伤最重、凋亡细胞最多、线粒体功能最低。

(二)临床研究

武俏丽等[8]*研究亚低温治疗创伤性脑损伤(TBI)后体感诱发电位(SEP)和突触素mRNA表达变化的影响,早期应用亚低温TBI后,mNSS评分速度下降,SEP的P1波潜伏期缩短明显,并且随治疗时间延长,突触素mRNA的表达升高明显。认为SEP和突触素的表达可作为TBI预后的可靠指标。李迪彬等[9]研究亚低温(MHT)联合促红细胞生成素(EPO)对颅脑创伤(TBI)大鼠脑保护的作用,发现MHT及EPO均可降低颅脑创伤大鼠神经功能缺陷评分,减轻脑组织水肿,降低血-脑屏障(BBB)通透性,上调Claudin-5的表达水平。MHT、EPO对颅脑创伤大鼠均有脑保护作用。雷小燕等[10]研究大鼠脑挫伤后损伤侧与非损伤侧脑组织病理变化,发现假手术组双侧脑组织结构未见异常,IgG染色阴性。挫伤组损伤侧伤后1 h即出现以BBB破坏为特征的血管源性水肿,3 h 出现细胞内水肿,两种水肿均随时间延长逐渐加重。伤后 1 h IgG 开始呈阳性,6 d 最强,维持高水平至 24 h。贺建勋等[11]观察脑红蛋白在颅脑损伤患者血清中的表达变化,发现中、重度颅脑损伤组患者的血清 NGB 表达明显高于对照组,血清中 NGB 含量在损伤后 3 h 处于高水平,其后逐渐下降,12 h 后逐渐增高。邵雪非等[12]研究亚低温对创伤性脑损伤(TBI)后胃肠动力的影响,发现大鼠 TBI 后胃明显扩张,胃壁变薄,胃黏膜充血、水肿,部分黏膜上皮脱落,黏膜下层有出血,肠腔扩张胀气,肠黏膜出血坏死、绒毛脱落、中性粒细胞浸润,绒毛间隙增大,杯状细胞减少。胃动力学检测显示各组胃运动频率相比差异无统计学意义。苏海等[13]研究兔创伤性脑损伤后血清抗脑抗体(AB-Ab)水平的变化及其对 BBB 和脑水肿的影响,发现假手术组、TBI 组血清 AB-Ab 含量、BBB 通透性和脑含水量在各时相点均高于对照组,TBI 组血清 AB-Ab 含量、BBB 通透性和脑含水量在 3、7、14 d 均高于假手术组。李志伟等[14]探讨肿瘤坏死因子-α(TNF-α)、内毒素(LPS)、白介素-6(IL-6)和血小板活化因子(PAF)与颅脑损伤急性凝血功能障碍的相关性,发现颅脑损伤患者 PLT 明显降低,而血浆 D-D、APTT、TNF-α、LPS、IL-6 和 PAF 均显著增高。PLT 与 TNF-α、LPS、IL-6 和 PAF 均呈显著负相关;D-D、APTT 与 TNF-α、LPS、IL-6 和 PAF 均呈显著正相关。吴海涛等[15]分析车祸脑损伤载脂蛋白 E(APOE)不同基因亚型特异性调控炎症反应炎性因子水平差异及与预后的关系,认为治疗 72 h 后,4 等位基因组 IL-10、IL-8、TNF-α、MDA、颅内血肿量均较 2 等位基因组、3 等位基因组显著上升或增加,同时 GCS 评分则显著降低。郑金玉等[16]研究创伤性脑损伤后血清泛素羧基末端水解酶(UCH-L1)与脑损伤程度及预后的关系,认为中、重度脑损伤组患者伤后血清 UCH-L1 浓度高于中度脑损伤组,中度脑损伤组患者血清 UCH-L1 水平于伤后 12 h 达高峰,于伤后 5 d 降至对照组;重度脑损伤组患者血清 UCH-L1 水平于伤后 12 h 达第 1 次高峰,伤后 3 d 再次升高,至第 2 次高峰后下降。脑损伤患者 UCH-L1 水平的变化与影像学表现密切相关。卢香琼等[17]研究单纯创伤性脑损伤(TBI)患者早期血浆凝血因子Ⅶ(FⅦ)的变化,发现 PHI 患者入院时、入院后 24、48 h 血浆 FⅦ活性和血小板水平均显著低于非 PHI 患者。PHI 患者伤后 48 h 内血浆 APTT、INR、*D*-二聚体、FIB 均高于非 PHI 患者,但两组间差异无统计学意义。许菲璠等[18]*使用 CT 定量分析技术研究围术期慢性硬膜下血肿(CSDH)变化与术后血肿复发的相关性。该技术能动态精确测量围术期不同时间点的硬膜下积液量,可用于预判术后患者出现血肿复发风险。

(三)重型颅脑损伤救治

张溢华等[19]*报道 159 242 例颅脑交通伤流行病学分析,认为颅脑交通伤在发生时间、患者年龄、性别、住院、伤情、治疗结果等有一定的规律和特点。强调要加强下半年交通事故的防控,加强中青年交通伤的预防,在医院救治中对年长人群和男性重点看护。袁波等[20]介绍 136 例急性重型颅脑损伤程序化救治模式,认为急诊科、神经外科、手术室等科室在救治过程中的整体化、协作性,使急性重型颅脑损伤能及时、规范的救治。刘福增等[21]*应用改良 T 形切口去骨瓣减压术治疗重型颅脑损伤患者 10 例,术后改良 Rankin 量表(mRS)评分评定预后: mRS 评分≤2 分(良好);mRS 评分 3 分(中残);mRS 评分 4~5 分(重残);mRS 评分 6 分(死亡)。张继武等[22]*、王忠等[23]用额部大冠状切口双额开颅手术治疗双额颞脑挫伤和进展型额叶脑挫裂伤患者 46 例和 48 例,认为双额冠状切口大骨瓣开颅手术能有效解除或减轻双额叶脑挫裂伤的高颅压,以改善患者预后。陈亚军等[24]分析控制性阶梯式减压手术治疗重型、特重型颅脑损伤患者的疗效,对照组采用标准大骨瓣减压手术,观察组在标准大骨瓣减压基础上术中采用控制性阶梯式降颅压手术,发现观察组术中急性脑膨出发生率、术后迟发性颅内血肿发生率显著降低。段永红等[25]*报道急性重型颅脑损伤伴小脑幕静脉出血患者的临床资料,一旦判定小脑幕静脉大出血,立即用粗吸引器吸除积血,抬起颞底部,寻找出血来源,用明胶海绵或止血纱压迫止血,多能很快控制出血。何建青等[26]*分析颅脑损伤开颅术中急性脑膨出的相关危险因素,认为手术远隔部位颅骨骨折、手术远隔部位出血、术前脑疝、弥漫性脑肿胀、术前缺氧脑干伤、受伤至手术时间与术中急性脑膨出有关。王伟等[27]*、王亚东等[28]报道采用人工硬脑膜减张缝合硬脑膜对去骨瓣减压颅脑创伤的脑保护作用,能改善 BI 及 MMSE 评分外,因脑皮质功能损害导致的肢体偏瘫明显减少或减轻。申汉威等[29]*报道 61 例小儿颅脑损伤的临床资料,其中手术治疗 24 例,保守治疗 37 例。患儿出院时痊愈 46 例,好转 15 例。张广平等[30]观察 70 例重型颅脑损伤(TBI)患者持续监测脑温、颅内压和脑电图,3 个月后随访结果为:恢复良好 14 例,中残 16 例,重残 17 例,植物生存 4 例,死亡 19 例。杨朝华等[31]分析 69 例雅安地震颅脑损伤患者临床资料,治疗 1 个月按 GOS 判断预后,良好 55 例,中残 5 例,重残 4 例,昏迷 5 例。单华等[32]用去骨瓣减压术(DC)治疗 TBI 患者 41 例,其中死亡 8 例,生存 33 例;对照组 66 例,其中死亡 12

例，生存 54 例。杨细平等[33]采用限制性液体复苏（LFR）对重型颅脑创伤（sTBI）患者凝血功能的影响。发现低容量组治疗后 PT、APTT、TT 及 FIB 低于高容量组。低容量组和高容量组患者入住 ICU 时间、住院时间、MODS 发生率及死亡率差异均无统计学意义。秦华平等[34]、黄志伟等[35]分别报道用标准大骨瓣减压术后出现对侧硬膜下积液患者 39 例和 120 例，均采用非手术综合方法治疗，根据相应有效治疗措施达到很好效果。肖以磊等[36]研究重组人促红细胞生成素（rHu－EPO）治疗重型颅脑损伤的近期疗效，发现伤后 7、10、14 d，EPO 治疗组患者血清中 NSE、S－100β 蛋白含量低于对照组，差异有统计学意义；治疗后 14 d，EPO 治疗组患者 GCS 评分明显高于对照组。赵元元等[37]研究颅脑创伤患者血清降钙素原（PCT）的动态变化，发现入院后第 1～14 天血清 PCT 感染低风险值的百分率从 80.3% 逐渐将至 63.5%，感染中度风险值和感染基本确诊值的百分率则分别从 13.9% 和 0.7% 持续升高至 27.0% 和 3.7%。赵鹏洲等[38]研究颅脑损伤患者颅内压（ICP）的改变与神经元特异性烯醇化酶（NSE）、*D*－二聚体（*D*－D）及 C 反应蛋白（CRP）变化之间的关系。发现与对照组相比，ICP 重度增高组和中度增高组患者 NSE、*D*－D、CRP 水平明显升高；ICP 重度增高组 NSE、*D*－D、CRP 水平亦明显高于 ICP 中度增高组，有统计学意义。蔡可胜[39]采用双侧大骨瓣减压治疗血肿脑疝患者 46 例，术后 31 例随访，GOS 预后评估：5 分 2 例，4 分 8 例，3 分 12 例，植物生存 2 例，死亡 7 例。张一等[40]采用利尔认知评估量表（MoCA）测评简易精神状态量表（MMSE）测评创伤患者轻度认知功能障碍（MCI）的能力，经 MoCA 评定为 MCI 的比例为 76%，认知正常组和认知障碍组无统计学意义。认知正常组 MoCA 总分及注意、语言、抽象、延迟回忆测试得分明显高于认知障碍组。王永青[41]观察不同浓度高渗盐水（HS）在重型脑外伤患者神经细胞保护作用，结果表明严重颅脑损伤后 6 h，NSE 和 S100β 的浓度明显上升，HS 盐水组的 NSE 和 S100β 含量与甘露醇组相比，升高幅度明显下降。刘建林等[42]报道 62 例严重对冲性颅脑损伤合并脑疝患者的临床资料，术后 6 个月按 GOS 评分预后，观察组 29 例中，中残 5 例，重残 9 例，植物生存 6 例，死亡 9 例（31.03%）。对照组 33 例中，中残 2 例，重残 5 例，植物生存 7 例，死亡 19 例（57.58%）。周杰等[43]研究无创脑水肿动态监测重型颅脑损伤患者术后的应用价值。发现重型颅脑损伤开颅术后术区周围脑组织继发脑水肿常出现在术后第 2 天，术后第 4～7 天为高峰期，第 8 天开始脑水肿逐渐消退。温吉海等[44]研究中、重度颅脑损伤神经内分泌激素变化与预后关系，与对照组比较，急性颅脑损伤后患者的垂体激素、甲状腺激素水平大多数在 72 h 内有显著性差异，2 周后逐渐恢复，1 个月后基本趋于正常。曾波等[45]观察动态颅内压监测在重型颅脑损伤治疗中作用，发现行颅内压监测的时间为 5～8 d，未发生颅内感染以及监测导管放置导致的大出血。出院后 6 个月 GOS 评分，其中良好 4 例，中残 11 例，重残 4 例，植物生存 1 例。冯金周等[46]观察重型颅脑损伤患者在亚低温治疗状态下静息能量消耗（REE）的变化规律，发现亚低温组 REE 值明显低于常温组，在 1～5 d 治疗期间，亚低温组 REE 维持在常温组的 60%～70%。低温组与常温组出院时恢复良好率分别为 59.5%、34.1%；损伤后 3 个月随访，恢复良好率分别为 73.5%、46.9%，有统计学意义。张雷等[47]研究儿童颅脑创伤后颅内压及脑灌注压的临床特点。发现术后 24 h 左右颅内压达高峰，脑灌注压达低谷，前者在 3～5 d 后逐渐下降并稳定，后者在 2～3 d后轻微回升并稳定，两两比较差异有统计学意义。张海泉等[48]采用不同方法治疗外伤性颅内多发血肿 69 例，术后 Jennett-Bondy 预后评分：Ⅰ级（死亡）8 例，Ⅱ级（植物生存）19 例，Ⅲ级（重残）～Ⅳ（中残）28 例，Ⅴ级（良好）14 例。李鑫等[49]*研究外伤性颅骨缺损修复前后灌注 CT 评价脑血流变化，发现靠近侧裂大血管处基底节水平层面脑组织血流因颅骨修复得以改善的程度更加明显，患者修复术后神经症状得到改善。孙旭日等[50]*报道早期用常压高浓度氧疗对特重型颅脑损伤患者脑氧代谢的作用，治疗组各时相点 PaO_2 和第 5、7 天的 GCS 评分显著高于对照组，各时相点 $PjvO_2$、CaO_2、$CjvO_2$ 等指标两组间差异无统计学意义。

（四）颅脑损伤后并发症

汪雷等[51]*报道 43 例颅脑外伤合并视神经损伤的临床资料，其中非手术治疗 13 例，视神经管减压术治疗 30 例，总有效率为 83.33%，明显高于非手术治疗的 46.15%。李琴[52]研究颅脑损伤后失语症患者给予不同压力高压氧治疗（HBO）疗效。发现对照组有效率（58.06%）显著低于治疗 1 组（83.87%）和治疗 2 组（87.1%）。对照组与治疗组 WAB 各亚项及 AQ 评分、疗效、失语平均恢复时间比较，有统计学意义。童武松等[53]分析急性创伤性脑损伤后早期认知功能障碍的特点。发现认知功能障碍组与无认知功能障碍组在受教育年限、CT 表现为蛛网膜下隙出血、挫裂伤、颅内血肿等方面差异均有统计学意义（$P < 0.01$）。程树来等[54]研究颅脑损伤术后持续颅内压监测对早期发现迟发性颅内血肿的意义。监测组迟发性颅内血肿 16 例，对照组 15 例。监测组恢复良好和轻残 11 例，重度残疾 3 例，植物生存和死亡 2 例；对照组恢复良好和轻残 7 例，重度残疾 4 例，植

物生存和死亡4例。李智奇等[55]分析82例颅脑损伤伴发颅内感染患者的临床特点。检出细菌97株,最主要的致病菌是鲍曼不动杆菌,占所有病原菌的28.9%,院内病死率在G⁻和G⁺菌感染组间差异有统计学意义;单菌和多菌种感染组、总住院费差异有统计学意义。林超等[56]分析颅脑创伤后肺部感染的危险因素,32例发生肺部感染,铜绿假单胞菌最常见,共12株。单因素分析结果显示,机械通气、开放气道、误吸与肺部感染的发生密切相关。董超峰等[57]报道28例迟发性颅脑损伤后脑肿胀患者的临床资料,随访6~12个月,GOS分级恢复良好26例,死亡2例(7.1%)。何建青等[58]分析颅脑损伤开颅术中急性脑膨出者预后影响。发现预后良好33例,预后不良135例。术后GCS评分、脑膨出原因、年龄与预后密切相关。颅脑损伤术中发生急性脑膨出者总体预后差,术后GCS评分、术中脑膨出原因、年龄可作为预后判定的重要指标。

二、颅内肿瘤部分

(一)脑胶质瘤

韩桂保等[59]通过焦磷酸测序方法监测89例低级别脑胶质瘤样本中异柠檬酸脱氢酶(IDH)1/2突变状态并分析其发生频率,发现67例低级别胶质瘤样本中存在IDH1/2突变,3例样本中有IDH2突变,认为IDH1/2突变与患者生存预后相关性有着重要的临床意义。李婷等[60]收集63例脑胶质瘤石蜡标本,采用过碘酸-雪夫式反应和CD34双重染色方法检测胶质瘤组织中血管生成拟态(VM)形成情况,并同时检测Ki-67表达情况。其中13例存在表达,高级别胶质瘤组织中表达率显著高于低级别患者,VM阳性患者复发率高于VM阴性患者。王永志等[61]、韩利江等[62]分别分析135例和39例脑胶质母细胞瘤患者手术后生存预后相关因素,认为肿瘤切除程度、肿瘤体积、手术次数等因素直接影响预后。余鹏霄等[63]分析37例颅内多发高级别胶质瘤临床资料,其中手术组27例,术后辅助放化疗19例,未辅助放化疗8例,非手术组10例,其中化疗8例,未辅助放化疗2例。发现手术治疗比非手术治疗可延长患者生存期。刘英亮等[64]、何光建等[65]分别报道46例和35例岛叶胶质瘤的治疗资料,认为加强术区解剖理解基础上,结合如3D TOF等影像学、电刺激技术、电生理监测等辅助手段,可有效保护重要血管、提高肿瘤切除率和减少术后神经功能障碍。朴明学等[66]分析以癫痫为首发症状的原发扣带回胶质瘤患者56例,其中全切40例,近全切除11例,部分切除5例,认为手术入路及肿瘤切除程度是重要环节。朱国华等[67]分析14例病理证实为后颅窝毛细胞星形细胞瘤的手术疗效,认为显微外科手术治疗是首选治疗方法,可取得良好治疗效果。王引言等[68]分析351例累及不同脑叶的低级别胶质瘤患者的术前、术后癫痫控制率,术前癫痫发病率为66.4%,肿瘤全切除术后为71.8%,累及运动区的癫痫症状得到有效控制,认为手术切除肿瘤可明显缓解术后癫痫症状。谢飞[69]分析54例功能区低级别胶质瘤手术患者的临床资料,认为通过使用DTI影像导航、术中B超定位、术中唤醒和直接电刺激等技术,可最大程度切除肿瘤,同时最大限度保护神经功能。张猛等[70]总结450例脑深部胶质瘤的临床资料,术中磁共振组与传统显微手术结合功能导航组全切率的差异,认为术中磁共振辅助技术可提高脑室及周边区肿瘤全切率,其在脑深部胶质瘤手术治疗中起重要作用。孙国臣等[71]、白少聪等[72]、庞长河等[73]、吴东东等[74]分别探讨术中MRI联合功能神经导航技术对不同部位胶质瘤的手术切除的影响,发现术中磁共振联合功能神经导航能准确定位,尤其能较准确评估脑功能区病变切除程度,从而减少术后神经功能障碍发生率,提高了脑胶质瘤安全、精确切除率。张建等[75]联合利用脑磁图、DTI和神经导航技术,在中央区低级别胶质瘤术中实现可视下定位脑皮质功能区及皮质下传导束,从而精确切除病灶,最大限度地切除中央区胶质瘤,且更好地保留神经功能。白红民等[76]*、周德祥等[77]、冯鸣等[78]、戴缤等[79]、王旭等[80]分别采用脑皮质下直接电刺激(DES)、弥散张量成像(DTI)、神经导航、神经内镜、术中超声等影像定位技术切除胶质瘤,可在术中精确定位,从而提高肿瘤切除率,降低神经功能损害。刘罡等[81]分析了60例WHO病理分级为Ⅲ、Ⅳ级胶质瘤术后放疗同步替莫唑胺的近期疗效,术后放疗同步替莫唑胺治疗组生存率分别为1年86.7%,2年63.3%,而术后单纯放疗组则分别为60%、43.3%,认为术后放疗同步替莫唑胺治疗恶性胶质瘤的近期疗效显著。刘广升等[82]探讨三维适形放射治疗联合替莫唑胺(TMZ)治疗脑胶质瘤患者48例。观察组进行三维适形放疗联合TMZ治疗,对照组单纯行三维适形放疗。观察组近期疗效有效率为54.2%,明显高于对照组的25.0%。韩利江等[83]总结50例脑胶质母细胞瘤(GBM)全切术后联合放化疗治疗效果,术后用热量限制(CR)和超低热量限制性(LCR)饮食辅助治疗对预后影响,认为CR+心理引导+高压氧同步辅助放化疗(CRPH)和LCR+心理引导+高压氧同步辅助放化疗(LCRPH)治疗可明显延长GBM患者的生存期。黄勇等[84]比较了替莫唑胺(TMZ)与洛莫司汀(CCNU)治疗儿童复发或转移性髓母细胞瘤的疗效,结果显示TMZ相比CCNU具有效果好、胃肠反应低的优点,临床效果较好。

(二)脑膜瘤

王成俊等[85]报道用外科手术治疗嗅沟脑膜瘤患者20例,其中额外侧入路15例,翼点入路5例,肿瘤全切除17例,近全切除3例,术后出现颅内感染3例,肺部感染1例。朱晓峰等[86]采用额外侧手术入路切除嗅沟脑膜瘤患者18例,其中肿瘤全切17例,次全切除1例,认为额外侧入路可充分显露前颅底结构,具有创伤小、术后并发症相对较少、术后恢复快等特点。谭源福等[87]、沙林等[88]、孔祥溢等[89]、王飞等[90]*等分别报道72例上矢状窦旁脑膜瘤、84例功能区矢状窦镰旁脑膜瘤、30例大脑镰旁脑膜瘤、120例窦镰旁脑膜瘤患者行显微手术治疗效果,认为显微外科治疗功能区矢状窦镰旁脑膜瘤能显著提高肿瘤全切除率,术前应详细评估病情,辅助MRI、MRA、DSA或CTA血管造影等技术,术中采取保护矢状窦及中央沟静脉和桥静脉等引流静脉的手术策略,重视术后神经功能康复治疗,可达较满意治疗效果。王龙等[91]*报道显微外科手术切除蝶骨嵴脑膜瘤患者121例,其总体肿瘤全切除率为61.2%,其中蝶骨嵴外1/3脑膜瘤全切率为87.8%,蝶骨嵴中1/3全切除率为78.9%,蝶骨嵴内1/3全切率为37.7%,其中38例侵犯颈内动脉或海绵窦,5例全切除,19例次全切除,14例行部分切除。王龙等[92]用显微手术治疗内侧型蝶骨嵴脑膜瘤患者61例,其中肿瘤全切除36例,部分切除25例。46例术后随访期间,肿瘤复发18例。复发因素肿瘤侵犯海绵窦或颅骨、包绕颈内动脉及其分支、恶性病理学特征及部分切除与肿瘤复发密切相关。张施远等[93]采用术前超选择性动脉栓塞切除蝶骨嵴脑膜瘤患者76例,其中栓塞后肿瘤染色完全消失27例,大部分或部分消失15例,栓塞组全切率明显高于未栓塞组,且其失血量与术后住院时间明显较未栓塞组减少。雷鸣等[94]用显微手术治疗鞍结节脑膜瘤患者45例,其中肿瘤切除程度,Simpson分级Ⅰ级23例,Ⅱ级14例,Ⅲ级5例,Ⅳ级3例。术前合并不同程度视力障碍的37例患者中,术后好转27例,无明显变化6例,恶化4例。赵子进等[95]*等采用显微手术切除岩斜区脑膜瘤患者71例。主要采用枕下乙状窦后入路,肿瘤全切除率为67.6%,其中47例全切除患者采用枕下乙状窦后入路,术后KPS评分平均73.2±15.6分。肿瘤复发6例,进展8例,死亡7例,术后总体生存率6个月为100%、1年为91.3%、3年为89.2%、5年为88.5%、10年为85.7%。周辉等[96]、文立利等[97]分别采用耳前颞下经岩骨经小脑幕硬膜下入路切除岩斜区脑膜瘤患者40例和经扩大翼点-经颞叶-经小脑幕入路切除岩斜区脑膜瘤患者33例,认为两种手术入路均达到较好的临床治疗效果。曾小君等[98]分析39例复发性岩斜区脑膜瘤的临床资料,其中手术治疗组23例、伽马刀治疗组2例、保守治疗组14例,发现手术组全切8例,近全切8例,部分切除6例,死亡1例。随访期间,复发7例,死亡22例。其整体生存率分别为88%、63%、33%。陈立华等[99]分析17例Meckel腔脑膜瘤的临床分型和微创手术治疗策略。根据肿瘤的起源部位和侵袭方向分为:Ⅰ型起源于Meckel腔内3例,Ⅱ型起源于Meckel腔,已侵袭Meckel腔但未累积海绵窦5例,Ⅲ型起源于Meckel腔,向CPA方向生长9例。苏日青等[100]报道21例起源于天幕褶皱脑膜瘤的临床资料,根据肿瘤生长部位分Ⅰ、Ⅱ、Ⅲ三型,手术切除程度:Simpson Ⅱ级19例,Ⅲ级1例,Ⅳ级1例,认为术后动眼神经、外展神经功能障碍发生率较高。马顺昌等[101]用手术治疗蝶骨嵴脑膜瘤患者41例。所有病例均实现了3D重建,与术中实际情况吻合,肿瘤切除时间明显缩短。认为采用Dextroscope虚拟现实系统可提供肿瘤生长及周围毗邻的重要信息,有助于提高手术安全性。余龙洋等[102]报道35例应用神经导航多模态融合技术辅助显微手术治疗窦镰旁脑膜瘤临床资料,认为手术技巧是关键,辅助神经导航技术可准确定位肿瘤,显著提高手术准确性和手术安全性。王锐等[103]*应用伽马刀治疗老年人手术后静脉窦旁残余肿瘤患者143例,认为对于侵犯静脉窦的良性脑膜瘤老年患者,术后联合伽马刀治疗能有效控制肿瘤,减少术后并发症。

(三)脑垂体瘤

钱希颖等[104]报道经鼻蝶窦入路显微切除术治疗垂体腺瘤患者104例,认为该手术方法具有创伤小、恢复快、满意疗效。鲁润春等[105]应用神经内镜治疗侵袭海绵窦垂体瘤患者135例,其中无功能腺瘤86例,PRL腺瘤28例,GH腺瘤18例,ACTH腺瘤2例,TSH腺瘤1例;Knosp 3级57例,4级78例。术后肿瘤全切除40例,次全切除45例,大部切除42例,部分切除8例。白吉伟等[106]、温大平等[107]分别报道862例和90例神经内镜经鼻蝶窦和显微镜经鼻蝶窦手术切除垂体腺瘤的临床资料,认为经鼻蝶窦神经内镜垂体瘤切除术与显微镜手术相比,在手术时间和住院时间要优于显微镜组。贺振华等[108]*、王洪流等[109]分别报道经鼻蝶入路神经内镜或联合翼点入路开颅切除巨大垂体腺瘤患者45例和经鼻蝶入路分期切除巨大垂体腺瘤患者11例。其中45例中1次手术镜下肿瘤全切除26例,次全切除12

例,部分切除7例;两次手术全切除9例,次全切除6例。张艳阳等[110]报道开颅手术切除巨大垂体腺瘤患者112例,其中无功能性垂体腺瘤91例,功能性垂体腺瘤21例。肿瘤全切除57例,次全切除26例,大部切除29例。术后死亡3例,术后严重并发症38例。樊俊等[111]介绍内镜经鼻蝶窦入路手术切除巨大垂体腺瘤患者69例,其中无功能性腺瘤51例,催乳素腺瘤11例,生长激素腺瘤7例。肿瘤全切26例,次全切除23例,部分切除20例。Knosp 3~4级全切率显著低于0~2级,术后并发症尿崩9例,新发垂体功能低下10例,脑脊液漏2例,颅内感染2例。再次经鼻蝶窦手术9例,13例予以放疗,11例予药物治疗。毛志钢等[112]分析巨大无功能垂体腺瘤伴梗阻性脑积水的临床资料,认为应根据肿瘤特征最佳手术入路,包括经蝶窦入路、开颅、经蝶窦入路联合开颅入路或分期手术。马翔宇等[113]、袁辉胜等[114]分别报道神经内镜经鼻蝶窦入路手术治疗ACTH腺瘤患者47例和30例,其中47例肿瘤全切43例,部分切除4例;30例肿瘤全切除25例,近全切4例,大部切除1例。术后并发症发生率较低,预后较好。白吉伟等[115]*报道167例生长激素(GH)腺瘤的临床资料,其中微腺瘤22例,大腺瘤117例,巨大腺瘤28例。侵袭性腺瘤63例,非侵袭性腺瘤104例。158例术后随访0.6~4.3年,150例症状缓解,术后糖尿病、高血压治愈率分别为21.4%和14.0%。伊森林等[116]介绍术前使用长效生长抑素类似物(SSA)在垂体生长激素腺瘤治疗中的作用,认为手术联合使用SSA可实现更高肿瘤全切率,并改善糖、脂代谢异常。孔令胜等[117]分析肢端肥大症的垂体腺瘤继发糖尿病的相关因素,认为TSH免疫阳性是主要因素,其他包括发病时间、术前血GH阳性。余龙洋等[118]应用神经导航多影像融合在垂体腺瘤经蝶入路手术治疗垂体腺瘤患者62例,其中全切56例,次全切6例。并发症有脑脊液鼻漏1例、鞍区高压1例、一过性尿崩2例。马顺昌等[119]、魏淋等[120]在垂体瘤术前采用Dextroscope虚拟现实系统进行三维重建,认为虚拟现实系统可直观反映肿瘤及毗邻结构的空间关系,可为个体化手术方案制订提供重要依据,有助于提高手术疗效。甘志强等[121]应用医学影像存储与通信系统(PACS)测量相关解剖标志在鞍区病变经鼻蝶入路手术中的价值,认为PACS系统有助于术中精确定位和确定手术范围。王芙昱等[122]分析了66例通过术中磁共振和神经导航技术在经鼻蝶神经内镜巨大垂体瘤手术中的应用价值,认为术中磁共振和神经影像导航技术可提高肿瘤全切率。黄磊等[123]报道18例经鼻蝶窦入路垂体腺瘤切除术中发生脑脊液漏处理方法,术后均未出现脑脊液漏。吕著海等[124]报道内镜经单孔蝶窦入路切除垂体瘤术中脑脊液漏的处理及颅底重建要点,提出术中找寻蛛网膜破口位置,或根据漏口脑脊液流出方向针对性修补。

(四)颅底肿瘤

吴东东等[125]介绍14例采用融合MRI与CT图像的多模态神经导航技术在颅底显微外科手术中应用,其中肿瘤近全切8例,次全切6例。术后3周,12例神经功能改善或同前,2例下降,但KPS评分>60分。陶超等[126]报道经颅手术治疗眼眶内肿瘤和眶-颅沟通肿瘤患者22例,其中眼眶内肿瘤9例,眶-颅沟通肿瘤13例。肿瘤全切18例,次全切除3例,大部切除1例。术后动眼神经损伤4例、视力下降或失明4例,发热和脑脊液漏各1例。刘坤等[127]采用神经内镜、鼻内镜辅助下颅面联合入路手术切除前颅底沟通性肿瘤患者17例,其中鼻腔、鼻窦-颅沟通性肿瘤12例,鼻-眶-颅沟通性肿瘤5例。肿瘤全切率14例,次全切除2例,部分切除1例,术后无特殊并发症。韦可等[128]分析5例利用MRI与Dyna-CTA/3D-DSA影像融合技术行鞍旁跨中后颅窝肿瘤切除应用价值,其中三叉神经鞘瘤2例,脑膜瘤2例,胆固醇样肉芽肿1例。刘祺等[129]*应用显微外科切除延颈交界区肿瘤患者25例。术前行CTA检查17例,行肿瘤供血动脉栓塞术4例。其中经后正中入路14例,经远外侧入路11例。肿瘤全切除21例,次全切除4例,无死亡。陈东等[130]报道26例经枕下远外侧入路手术治疗颅颈交界区腹侧肿瘤体会,认为该入路较其他入路能获得良好暴露术区范围,手术操作空间更大,减少对重要血管神经干扰,临床效果满意。罗冬冬等[131]经远外侧髁后入路显微外科手术切除枕骨大孔腹侧-下斜坡区肿瘤患者11例,其中肿瘤全切除8例,次全切除2例,大部切除1例,认为经该入路可充分暴露肿瘤,减少对脑干及后组脑神经的牵拉和损伤。Yahya Humaid等[132]报道40例颈静脉孔区肿瘤显微手术的临床疗效,认为颈静脉孔区肿瘤手术难度大,并发症发生率高,显微手术切除是首选治疗方法。何洁等[133]对颈静脉孔区肿瘤手术,认为应由多学科合作完成经颅颈入路一期切除伴有颈部扩展的颈静脉孔区肿瘤切除,可达较满意治疗效果。杜春发等[134]分析31例颈静脉球瘤患者的临床资料,认为完整切除肿瘤是彻底治愈方法,对肿瘤部分切除可行辅助伽马刀治疗。桂松柏等[135]*报道内镜经鼻蝶手术切除颅底脊索瘤的颅底重建方法,根据硬脑膜缺损大小修复颅底缺损,提出鼻腔带蒂黏膜瓣的使用,具有明显治疗优势。张兵等[136]介绍前颅底沟通性肿瘤术后颅底修复方法,提出采用带蒂额肌帽状腱膜裂层颅骨瓣及钛网复合瓣修复颅底缺损。邓跃飞等[137]采用帽状腱膜下层骨膜瓣和钛板联合修复前颅底沟通肿瘤术后颅底巨大颅骨缺损，认为瓣膜大小设计按缺损分型和范围，帽状腱膜下层骨膜瓣和钛板联合修复不仅简单易行。

（五）听神经瘤

秦尚振等[138]采用枕下入路显微手术切除大型听神经瘤患者226例，其中采用锁孔手术93例。肿瘤全切除193例，次全切除33例。术后面神经解剖保留205例，部分保留听力34例。术后House－Brachmann分级Ⅰ～Ⅲ级143例，Ⅲ级以上34例。李祥富等[139]经枕下乙状窦后入路显微外科切除听神经瘤患者31例，术中均行面神经电生理监测。肿瘤全切率29例，大部分切除率2例；术中面神经解剖保留28例。张玉海等[140]*报道15例大型听神经瘤术前应用磁共振弥散张量纤维束成像技术行面神经成像，术中联合面神经肌电图监测的体会，其中13例术前定位与术中所见高度吻合。肿瘤全切除11例，次全切除4例。术后House－Brackmann评分Ⅰ级8例，Ⅱ级6例，Ⅳ级1例。王玉峰等[141]报道53例听神经瘤术中磨除内听道手术疗效。磨除内听道组肿瘤全切除24例，次全切除2例，大部切除1例。未磨除组肿瘤全切除16例，次全切除5例，大部切除5例。廖声潮等[142]报道62例开颅切除听神经瘤，并分析听神经瘤患者的抑郁与焦虑状况及相关影响因素，认为听神经瘤患者术前术后抑郁、焦虑发生率较高，以女性、中青年、面神经功能障碍患者发生率高。

（六）其他颅内肿瘤

姜金利等[143]、项炜等[144]分别采用额下外侧入路、额颞入路、前纵裂入路、经胼胝体入路、鼻蝶入路、经额中回入路、脑室镜下经室间孔入路及联合入路手术治疗颅咽管瘤患者169例和216例，认为术前评估、个性化手术入路是颅咽管瘤切除关键。杨松等[145]采用内镜辅助下翼点入路切除颅咽管瘤患者28例，认为术中神经内镜可明确下丘脑、垂体柄及穿通支血管，可明显提高肿瘤全切率，减少并发症。姜金利等[146]、王斌等[147]*分别报道前纵裂经终板入路适合切除第三脑室内外的大型颅咽管瘤，可清楚暴露肿瘤情况，提高肿瘤全切率，减少并发症。陈铭等[148]研究骨膜蛋白(POSTN)在三脑室底内型颅咽管瘤中表达及意义，发现POSTN和肿瘤与三脑室底粘连程度、术后下丘脑评分及术后随访期有关。万仁宽等[149]分析了58例鞍膈下型颅咽管瘤的临床特点，认为鞍膈下型颅咽管瘤在未成年患者中多见，年龄小、肿瘤大、术前视力下降和垂体功能低下均提示预后较差。于新等[150]用间质内放疗治疗向后颅窝伸展的巨大囊性颅咽管瘤，认为内放疗可控制肿瘤控制，提高生存质量。于明军等[151]采用5种入路手术治疗儿童颅咽管瘤手术患者65例，认为完善术前准备、精心选择和设计手术入路是治疗的关键。张新颜等[152]总结了4例颅咽管瘤患者术后下丘脑性精神综合征，提示需进一步改善手术技术和入路，以期减少术后认知功能障碍发生率。谢国强等[153]*、牟磊等[154]分别报道43例和11例松果体区肿瘤的临床资料，其中27例活检病理诊断为生殖细胞瘤23例、松果体母细胞瘤4例，随后接受放化疗治疗；余16例活检病理诊断包括星形细胞瘤5例、松果体细胞瘤4例、畸胎瘤4例、室管膜瘤2例、松果体乳头状瘤1例，二期接受开颅手术治疗。方陆雄等[155]介绍松果体区肿瘤致脑积水的处理方法，认为针对肿瘤切除术，辅助直视下第三脑室造瘘术可显著提高脑积水治疗效果。郝淑煜等[156]分析了37例经手术证实中枢神经系统生殖细胞瘤的手术原因。其中肿瘤近全或全切除术34例，行活检术3例。方陆雄等[157]报道27例(共69个病灶)多灶性生殖细胞瘤的临床特性，接受放疗24例，其中联合化疗8例，放弃治疗3例，强化治疗包括全脊髓放疗，预后多良好。景治涛等[158]*、陶轶等[159]分别报道35例和39例原发性中枢神经系统淋巴瘤的临床特点。认为综合治疗为主，但疗效不甚满意。毛贝贝等[160]等报道神经内镜治疗脑室内肿瘤临床资料，认为神经内镜结合显微镜或单纯神经内镜行肿瘤切除，获得良好疗效。邢永国等[161]*用神经内镜辅助显微镜手术治疗儿童第四脑室临床效果，认为神经内镜辅助显微手术可避免小脑蚓部切开，减少术后并发症。陈磊等[162]采用神经内镜手术治疗蛛网膜囊肿患者60例，其中神经内镜手术观察组30例，单纯显微外科手术对照组30例，神经内镜手术治疗颅内蛛网膜囊肿相比单纯显微外科手术治疗可明显减少术后并发症及复发率。

三、脊髓肿瘤

李群喜[163]报道26例脊髓髓内肿瘤术中应用体感诱发电位和运动诱发电位检测。术后2周随访，根据JOA评分发现不变13例，下降3例，认为脊髓髓内肿瘤切除术中使用电生理联合检测能及时反映神经功能变化，可提高手术操作安全。刘通[164]等外科手术治疗不同病理类型髓内肿瘤患者78例，其中全切除95例，复发1例；近全切除44例，复发5例；部分切除18例，复发17例。周明卫[165]等报道用神经内镜辅助下切除椎管内肿瘤，认为内镜与显微镜相比有明显优势，内镜下可较好地显露和切除肿瘤。张华楸[166]、周峰[167]等分别总结30例和21例脊髓栓系患儿的临床资料，病理诊断分为脂肪瘤型和非脂肪瘤型，认为儿童脊髓栓系需早期明确诊断，早期积极行手术治疗可取得较好预后。方媛[168]等介绍术中神经电生理监测技术在脊髓栓系综合征的手术中应用价值，37例中32例可诱发出经颅运动诱发电位，14例经颅运动诱发电位波幅显著升高。段虹宇[169]等分析611例脂肪瘤型脊髓栓系综合征临床资料，比较儿童与成人治疗效果。儿童组达Kirollos Ⅰ、Ⅱ、Ⅲ级比例均明显高于成人组，认为儿童脂肪瘤型脊髓栓系综合征的显微治疗比成人可获得更好的疗效。常会民[170]等报道103例不同节段椎管内肿瘤显微切除术中椎管重建体会，其中行全椎板入路椎管重建64例，行半椎板入路椎管重建31例，行椎板间开窗椎管重建8例，使用椎管重建，方便切除肿瘤同时保留了脊柱的稳定性和完整性。周全[171]、韩易[172]等分析椎板成形术在椎管内病变手术治疗价值，椎板成形术均未损伤硬脊膜及脊神经根，术后复查提示棘突椎板复合体复位良好。

四、颅内血管病

（一）基础研究

王成东等[173]研究20例破裂颅内动脉瘤夹闭手术患者的瘤壁组织，分析差异蛋白在颅内动脉瘤壁组织的表达情况，结果表明TM9SF1和ZAU1持续高表达参与颅内动脉瘤形成和破裂过程的炎性和血管壁蛋白质降解机制。许璟等[174]在脑脊液中筛选与颅内动脉瘤相关的糖蛋白标志物，评价其灵敏度和特异性，结果表明CSF Ax1可作为预测IA破裂的潜在标志物。张利通等[175]研究与糖尿病、肥胖相关12个基因位点与颅内动脉瘤发病（IA）的关系，对TSLC2A9、TOX等12个基因的16个位点进行分析，计算单核苷酸多态性位点等位基因的突变频率，研究表明糖尿病相关基因SLC2A9和TOX的突变与颅内动脉瘤发病相关，其突变可增加IA发生风险。买吾拉江·阿木提等[176]研究aSAH后血管痉挛的危险因素，认为高血压病史、改良Fisher分级、吸烟史、入院时Hunt－Hess分级高是aSAH后CVS的独立危险因素。胡福广等[177]分析结果显示吸烟史、低钠血症、Hunt－Hess分级高为迟发性脑缺血的独立危险因素。郭芳等[178]用开颅夹闭或血管栓塞aSAH患者768例，结果发现分流依赖性脑积水（SDHC）的高发生率与患者高龄、较差的起始神经动能状态、急性脑积水、脑室内出血相关；FisherⅡ级患者选栓塞治疗，Ⅳ级患者选夹闭治疗，可明显降低SDHC发生，改善患者预后。彭四维等[179]*采用夹闭造瘘（56例）和单纯夹闭（42例）治疗合并急性脑积水的破裂动脉瘤，认为早期终板造瘘对aSAH后急性脑积水的疗效较好，尤其是后循环动脉瘤患者的疗效更好。

（二）影像学检查

李祥等[180]分析322例前循环动脉瘤患者的3D－CTA、3D－DSA影像资料，结果具有较高一致性。梁春阳等[181]对65例颅内破裂动脉瘤栓塞术后的DynaCT扫描与移动螺旋CT图像进行对照评估，认为前者对蛛网膜下隙出血等诊断清晰，有助于支架打开情况的评估。陈谦等[182]分析了49例破裂动脉瘤术后3～14 d内行4D－CTA联合全脑灌注成像，结果显示4D－CTA可清晰显示动脉瘤术后有无瘤体残留、动脉瘤夹及栓塞材料与载瘤血管的关系，联合灌注成像可同时显示宏观的血管痉挛及灌注上的微循环改变。向伟楚等[183]报道DSA与MRI或MRA双三维影像融合技术要点及对颅内大与巨大动脉瘤诊断，对脑深部微小动脉瘤与静脉瘤实施神经导航技术的价值，融合后对诊断大型、巨大型动脉瘤有新认识，发现DSA影像瘤体小于MRI影像瘤体而大于MRA影像瘤体。王娇艳等[184]采用64排CT血管成像显示颈段脊髓前动脉（ASA）的最佳预测扫描延迟时间的技术及扫描参数，认为对比剂自动跟踪技术和小剂量测试技术经优化后均能较好地显示颈段ASA，而小剂量测试技术可作为首选检查方法。孙荣辉等[185]报道了1例基于MRI与3D－DSA影像融合的脑动静脉畸形合并癫痫患者手术，有助于实时精确定位显示病灶范围。蔡明俊等[186]应用3D－DSA双血管融合、CT/MR影像融合、3D－DSA/DynaCT影像融合分析5例软脑膜动静脉瘘的应用价值，结果显示三维融合影像更有助于病变解剖特点理解和选择栓塞材料。张永顺等[187]报道磁共振增强三维扰相梯度回波序列对异常乙状窦具有较高的诊断价值，但在显示乙状窦沟骨壁缺损方面逊色于颞骨HRCT。李红亮等[188]运用术中超声探讨颌内动脉（IMA）-颅内动脉搭桥的血流动力学特征，认为IMA可作为颅内外动脉搭桥的短距离高流量血流来源，其内径与移植桡动脉（RA）管径匹配可直接行端-端吻合，但供血动脉和受血动脉影响桥血管血流量。

（三）脑动脉瘤手术

李太平等[189]报道外科手术治疗大脑中动脉瘤患者74

例(共89枚),影像学分为A型(前外侧型)、B型(后上型)和C型(内下型),术中识别并保护外侧纹体动脉可减少术后脑梗死发生率。孙正辉等[190]分析20例大脑中动脉复杂动脉瘤的临床资料,认为采用个体化手术可进行安全有效的治疗,血管重建术是重要的治疗手段。施铭岗等[191]报道显微外科手术治疗大脑中动脉复杂动脉瘤患者32例,术后恢复良好25例,效果不良6例,1例死亡,发现直接手术夹闭是处理MCA复杂动脉瘤的重要手段。张世明等[192]介绍25例颅内大型及巨大型动脉瘤行夹闭术,同时应用动脉瘤体穿刺减压临床经验,载瘤动脉近远端及其分支临时阻断、动脉瘤体穿刺减压的动脉瘤夹闭术适用于颅内多数大型、巨大型动脉瘤。张隆辉等[193]观察了在动脉瘤夹闭术中辅助应用吲哚菁绿血管荧光造影患者20例,发现可通过荧光造影定量分析动脉瘤夹闭后血流情况,提高手术安全性。赵岩等[194]在复合手术室内手术治疗颅内动脉瘤患者76例(84枚),发现复合手术室能降低手术相关并发症,提高血管重建成功率,是实现动脉瘤疗效最大化的全新治疗模式。于春泳等[195]采用眶上经额纹锁孔开颅治疗前循环动脉瘤患者73例(79枚),术后恢复良好率为95.9%,病残率为4.1%,认为恰当的选择适应证和手术时机以应用显微外科技术是关键。王振宇等[196]采用颅内外血管搭桥手术治疗前循环巨大动脉瘤患者11例,认为颅内外血管搭桥手术是治疗前循环巨大动脉瘤的安全有效的方法。束旭俊等[197]*用前床突切除术治疗床突旁动脉瘤患者25例,术后留有残颈2例,载瘤动脉狭窄2例,认为该处理能为显露和夹闭动脉瘤提供更好的术野,提高手术治疗床突旁动脉瘤的安全及疗效。李兵等[198]用神经内镜辅助下的前循环动脉瘤显微夹闭术患者85例,19例发现夹闭不佳而调整动脉瘤夹,1例在内镜下上第2枚动脉瘤夹,未出现并发症。张国忠等[199]*经显微手术治疗Willis环前部动脉瘤患者585例,均成功夹闭。陈军辉等[200]用显微手术夹闭高级别动脉瘤合并颅内血肿患者18例,认为高级别动脉瘤合并颅内血肿者预后不佳,动脉瘤大小、血肿量和术前是否脑疝与患者的预后密切相关,超早期手术夹闭动脉瘤及术后脑室外引流可以改善患者的预后。

(四)脑动脉瘤介入治疗

康慧斌等[201]*用血管内介入治疗儿童颅内动脉瘤患者35例(共37枚),发现儿童颅内动脉瘤好发于男性,后循环、大型及巨大型、创伤性、夹层、梭形级不规则等复杂动脉瘤多见,治疗结果及预后均以血管内治疗为好。李志清等[202]报道用血管内治疗颅内大型巨大型动脉瘤患者189例,首次致密栓塞133例,次全栓塞35例,部分栓塞21例,术后7例发生血栓栓塞时间,死亡1例,偏瘫4例。李志清等[203]分析37例小脑后下动脉动脉瘤患者的临床资料,早期行DSA检查及血管内治疗具有较好的疗效。郑永涛等[204]收集199例行血管内栓塞,并完成随访的动脉瘤患者,发现动脉瘤体积和破裂状态可以影响动脉瘤的填塞率,而一定高的填塞率可以减少动脉瘤栓塞后复发的可能。李吻等[205]*用血管内治疗大脑后动脉瘤患者27例,认为对于P1段动脉瘤,栓塞动脉瘤并保持载瘤动脉通畅是主要目标,P2段及以远动脉瘤应致密栓塞,同时确切闭塞载瘤动脉。张扬等[206]用支架辅助弹簧圈栓塞治疗宽颈前交通动脉瘤患者35例,结果显示致密栓塞27例,近全栓塞6例,部分栓塞2例,随访2例出现瘤颈复发。李欢欢等[207]分析33例椎-基底动脉不同部位动脉瘤,其中栓塞治疗29例。郭锋等[208]采用微导管成襻技术治疗颅内动脉瘤患者19例,未见成襻相关并发症。成襻技术可使微导管进入常规技术难以进入的锐角血管,提高动脉瘤栓塞治疗的成功率。黄清海等[209]采用微导管瘤内成襻超选技术成功治疗复杂颅内动脉瘤患者21例,除1例发生末梢血管损伤出血外,无其他并发症。陈绪亮等[210]*行血管内栓塞治疗的老年人破裂动脉瘤患者90例,结果表明Fisher分级3~4级、有无分流依赖性脑积水与血管内栓塞治疗老年人破裂动脉瘤患者的预后相关。陆军等[211]采用单个支架置入治疗前循环未破裂、宽颈微小囊性动脉瘤患者11例,发现对于前循环有分支动脉发出部位的未破裂、宽颈微小动脉瘤,单个支架置入安全,但短期随访闭塞率低。方亦斌等[212]*应用几何形态分析椎-基底动脉梭形动脉瘤破裂风险作用,发现横径长径比值的大小与破裂风险存在相关性,当横长比大于0.792 5时破裂风险明显增高。郭炜等[213]分析112例破裂单发微小动脉瘤患者的临床资料,发现性别、年龄、是否高血压不是微小动脉瘤形态的独立影响因素,椎-基底动脉与颈内动脉易形成规则微小动脉瘤。申汉威等[214]总结不同治疗方案对动脉瘤性蛛网膜下隙出血(aSAH)患者分流依赖性脑积水发生率影响,伴脑室内出血的aSAH患者,行血管内栓塞术治疗有助于降低术后分流依赖性脑积水的概率。余天垒等[215]比较了128例复杂动脉瘤分别应用Enterprise(68枚)、Solitaire(65枚)支架辅助栓塞的术后支架相关并发症,结果显示并发症发生率差异无统计学意义。程光森等[216]用铂金弹簧圈联合内膨胀水凝胶弹簧圈栓塞治疗颅内动脉瘤患者30例,其中术中动脉瘤破裂1例,急性血管栓塞1例,脑血管痉挛1例,术后脑血管痉挛2例。李宝民等[217]采用多支架并行置放和重塑技术治疗巨大梭形椎-基底动脉夹层动脉瘤患者5

例,发现应用多支架并行置放和重塑巨大梭形椎-基底动脉夹层动脉瘤,近期可有效缓解临床症状,控制瘤体扩大,手术安全性高。

(五)脑血管畸形疾病

王凌雁等[218,219]*观察了脑动静脉畸形(AVM)标本中间质细胞衍生因子-1α(SDF-1α)与低氧诱导因子-1α(HIF-1α)和血管内皮生长因子(VEGF)表达的相关性,发现SDF-1α及其受体CXCR4在AVM内广泛表达,转录活化因子3(STAT3)及其磷酸化形式在AVM中表达增高,推测STAT3通路激活可能参与颅内AVM的病理生理过程;栓塞可能促进AVM内SDF-1α的表达及STAT3活化。赵平等[220]使用Onyx胶栓塞治疗AVM患者120例,结果显示56例栓塞范围≥80%,术中出血2例,术后出血4例(2例死亡2例)。随访45例中完全闭塞26例。文军等[221]报道经岩下窦入路栓塞治疗海绵窦区硬脑膜动静脉瘘(DAVF)患者25例,其中22例使用Onyx联合弹簧圈获得完全栓塞,余3例单用Onyx获得次全栓塞,随访均未见复发。杨铭等[222]报道6例血管内栓塞治疗Galen静脉畸形的结果,显示较好的效果。纪文军等[223]*用血管内栓塞治疗非Galen静脉脑动静脉瘘(NCAVF)患者16例,术后即刻显示1次完全栓塞瘘口12例,分期完全栓塞2例,近全栓塞2例;术后随访仅1例复发。认为弹簧圈或弹簧圈辅助Onyx栓塞治疗NCAVF可行。张杰等[224]报道28例出血型儿童AVM出血的临床资料,其中22例行显微手术、血管栓塞或结合伽马刀放射综合治疗,预后良好20例,2中度残疾2例。田进军等[225]在杂交手术室条件下应用显微外科联合血管介入治疗复杂AVM患者8例,结果显示7例AVM病灶完全栓塞或切除,无手术死亡病例。郭少雷等[226]行显微手术治疗小脑AVM患者17例,结果显示病灶均全切除,3例发生手术并发症。陈志等[227]报道术中吲哚菁绿术中荧光造影在硬脊膜动静脉瘘应用经验,其中6例经静脉注射和1例选择性动脉内注射,均能清晰显示瘘口及引流静脉,6例瘘口完全闭塞。曹杨等[228]应用术前脊髓血管造影、X线及术中吲哚菁绿荧光造影技术显微手术切除SDAV患者8例,SDAVF安全切除。陈剑舞等[229]*报道14例儿童脑内海绵状血管瘤(CM)行手术治疗,显示责任病灶全切除,无手术死亡病例、再次出血及复发。邬迎喜等[230]行显微手术治疗脑干CM患者12例,术后1年内GOS 4~5分10例,1~3分2例,11例术后复查MRI无残余,1例术后1周因脑干再次出血死亡。周辉等[231]采用耳前颞下经小脑幕入路显微外科治疗位于中脑及脑桥上、中部的脑干CM患者30例,术后MRI显示病灶均全切除,无手术死亡,但认为此方法不适用于病变位于脑桥下部至延髓的病灶。余信远等[232]报道15例海绵窦CM外科治疗结果,均经改良翼点或眶额翼点开颅,9例经中颅窝底硬膜外入路,6例经额颞硬膜下入路切除肿瘤,9例全切,6例次全切,术后11例出现同侧第Ⅲ、Ⅳ、Ⅴ或Ⅵ脑神经麻痹,1例出现对侧偏瘫。

(六)脑缺血性疾病

王晓刚等[233]应用颈内动脉剥脱术(CEA)治疗颈动脉狭窄患者60例,术后效果良好57例,3例出现手术并发症,5例术后6个月CTA随访提示再狭窄。曲乐丰等[234]总结国内外多中心3 012例(3 326次)CEA治疗颈动脉狭窄患者,其中2 910例行外翻式CEA、EEA,316例行补片式CEA(pCEA),81例高危因素患者CEA手术成功,术后均无严重并发症及死亡发生。张利勇等[235]*总结国内三家中心494例接受CEA治疗的临床资料,结果显示CEA安全性较高,术后并发症率较低,吸烟和mRS评分≥3分的患者围术期并发症发生率显著增高。张白等[236]分析29例(35次)接受CEA治疗的颈动脉狭窄患者,结果显示经颅多普勒在CEA术中实时监测脑血流动力学变化,评估脑灌注,并指导麻醉调控血压,可预防CEA围术期脑缺血及过度灌注,提高手术成功率。张白等[237]比较CD40及基质金属蛋白酶(MMPs)在颈动脉易损斑块及稳定斑块中的表达差异,结果显示CD40参与动脉粥样硬化斑块的形成,而且可能通过调控MMP-2、MMP-9的表达影响动脉粥样硬化斑块的稳定性。刘赫等[238]分析52例(54枚)椎动脉起始部球囊扩张支架成形术后发生支架内再狭窄(IRS)与病变椎动脉侧别的相关性及其预后,13例发生IRS,皆发生在非优势供血侧。赵同源等[239]比较药物洗脱支架与金属裸支架治疗椎动脉起始端狭窄后ISR(50%以上)的发生率,显示药物洗脱支架治疗后再狭窄发生率明显降低(分别为7.8%和24.5%)。王小飞等[240]应用Enterprise支架治疗动脉粥样硬化性椎-基底动脉狭窄患者46例,围术期并发症4例,35处病变术后6个月复查,支架内再狭窄5例,缺血事件5例。郝继恒等[241]单纯采用CEA或术中联合Fogarty导管(2F)取栓术治疗12例慢性症状性颈内动脉起始处节段性闭塞患者,再通成功10例,3例过度灌注综合征,随访5~64个月,无再发脑梗。李子付等[242]*报道远端滤网保护伞在症状性颈内动脉闭塞患者开通中的应用结果,保护伞植入成功率为96%,血管再通成功率为78%,39%术后出现无症状性梗死。梁春阳等[243]采用血管内再开通手术治疗症状性慢性颈动脉闭塞患者20例,再通13例,再通组术后7 d NIHSS评分及3个月后 mRS 评分均低于未开通组。高亚飞等[244]报道大骨瓣减压术治疗大面积脑梗死的患者 71 例，结果显示早期(48 h 内)手术治疗较保守治疗可提高术后 1 周和术后半年的生存率，但是手术治疗不能改善术后半年的生存质量。何俊等[245]采用 Solitaire AB 支架机械取栓治疗急性颅内动脉闭患者46 例，总再通率为91.3%，取栓次数1~4 次，取栓平均时间为 23 min，术后死亡 2 例。张磊等[246]研究 HT22 细胞基质相互作用因子 STIM 在细胞缺血再灌注损伤后的表达变化及意义，结果显示缺血性损伤后，STIM1 和 STIM2 均在 HT22 细胞上表达，但其空间和时间表达变化规律不同，可能通过影响钙库调控的钙内流等机制在脑缺血性损伤的病埋生埋过程中发挥作用。王敏等[247]*研究人鼠脑组织 NOD 样受体蛋白 3(NLRP3)炎性体在大鼠正常脑组织中的表达，观察在脑缺血-再灌注损伤中的作用，结果显示 NLRP3 受体仅表达于大鼠脑组织的小胶质细胞及微血管内皮细胞中。张晓斌等[248]分析了 10 例出血性烟雾病合并动脉瘤(12 枚)患者的临床资料，根据不同位置及类型选择血管内栓塞、手术夹闭、Glubran 胶栓塞及保守治疗等方法，随访 2~36 个月，动脉瘤无复发。沈文俊等[249]报道采用脑-硬脑膜-颞肌血管融合术(EDMS)治疗≤6 岁的烟雾病患者 27 例，其中出血型 1 例，缺血型 26 例，40 侧血管吻合侧血管融合成功率为 100%。张登文等[250]分析了运用 EDAS 治疗烟雾病患者 31 例，共行 36 侧半球手术，随访预后良好 26 例，22 例复查 DSA 血管重建良好 12 例。何升学等[251]对 20 例缺血型烟雾病患者行直接血管重建术(颞浅动脉-大脑中动脉吻合术)结合脑-硬脑膜-动脉-颞肌融合术，17 例术后 1 周、1 年复查 DSA 显示吻合血管通畅，12 例术后 2 年复查 DSA 显示血管通畅良好，18 例患者 1 年内未发生脑缺血发作和脑梗死。张岩等[252]*将 31 例缺血型烟雾病的患儿分为颞浅动脉-大脑中动脉搭桥手术(STA - MCA)联合颅骨多点钻孔(MB)手术组($n=16$)和单纯 STA - MCA 搭桥手术组($n=15$)，结果显示 STA - MCA + MB 组较 STA - MCA 组术后 mRS 评分下降明显。

(七) 高血压性脑出血

王晓东等[253]报道 100 例幕上脑出血患者的临床资料，分别在超早期、术后 3 d 内以及术后 3~7 d 行气管切开，认为对于幕上脑出血患者行术前超早期气管切开有助于降低术后再出血率，减少住院时间。曲良锁等[254]分析 45 例长期服用阿司匹林的脑出血患者的临床资料，发现此类患者术后再出血率及死亡率增高，及时纠正凝血功能障碍、严格的术后管理是疗效满意率的关键。宋同均等[255]观察 120 例高血压脑出血患者术后血压、体温、动脉血氧分压、血糖等指标变化，结果提示影响二次脑损伤的异常改变，影响患者脑组织代谢，可造成二次脑损伤。陈邱明等[256]用显微手术治疗重型脑干出血患者 15 例，和同期 30 例保守治疗患者比较，发现早期通过显微镜手术清除血肿、加强围术期综合处理，可明显改善重型脑干出血患者预后。张宁等[257]报道 30 例手术治疗和 18 例保守治疗的高血压脑出血患者临床资料，发现青年人高血压脑出血和老年人有较多不同之处，其手术适应证应放宽。吴明等[258]用立体定向钻孔引流术治疗中等量高血压壳核出血患 156 例，发病后 72 h 清除血肿、排空彻底，再出血率低，功能恢复良好。蒋金泉等[259]行超早期立体定向手术治疗高血压小脑出血患者 28 例，其中血肿完全清除 5 例，大部清除 23 例；术后再出血 2 例，术后死亡 1 例；术后 6 个月随访 27 例患者，行日常生活能力分级，其中Ⅰ级 4 例，Ⅱ级 9 例，Ⅲ级 8 例，Ⅳ级 4 例，Ⅴ级 2 例。綦斌等[260]用双靶点软通道微创穿刺引流治疗高血压丘脑出血破入脑室伴脑积水患者 10 例，认为该技术具有简单、安全、有效、创伤小的特点。夏为民等[261]采用侧裂岛叶入路内镜下手术治疗高血压基底核脑出血患者 67 例，术后血肿清除率 > 90% 以上 59 例，血肿清除率达 80%~90% 8 例，无再出血患者。张福征等[262]*回顾分析对比高血压脑出血神经内镜治疗28 例和开颅手术26 例，发现神经内镜治疗组疗效优于开颅手术组。

五、功能神经外科部分

(一) 癫痫外科

王昌泉等[263]*等应用神经导航结合脑立体定向技术三维立体脑电图，以精确定位颅内致痫灶，利用 Brain - LAB 神经导航系统融合影像数据，建立立体大脑及皮质静脉模型，所有电极均成功植入，术后进行视频脑电监测，确定颅内致痫灶并进行手术，术后随访疗效满意。施建等[264]*对 15 例无创影像及脑电检查难以定侧定位的颞叶癫痫患者，行立体定向技术双侧海马置入深部电极脑电监测定侧定位，根据监测结果对癫痫灶进行定侧定位，行个体化癫痫外科手术治疗。术后随访疗效满意 8 例，显著改善 5 例，良好 2 例。崔志强等[265]应用术中 MRI 联合显微镜下导航切除脑深部小病灶难治性癫痫患者 10 例，其中术中 MRI 共扫描 19 次，病灶全部切除。术后 1 年随访，Engel Ⅰ级 5 例，Ⅱ级 2 例，Ⅲ级 2 例，Ⅳ级 1 例。高曲文等[266]分析经病理确诊为轻度脑皮质发育不良(FCD)且病灶位于额叶或颞叶患者48例,其中额叶15例,颞叶33例。病理分型,轻度FCD型8例,FCD Ⅰ型8例,FCD Ⅱ型16例,FCDⅢ型16例。孙恒等[267]分析61例FCD致难治性癫痫患者的手术疗效。随访时间1~3年,Engel Ⅰ级42例,Ⅱ级10例,Ⅲ级5例,Ⅳ级4例,认为FCD所致难治性癫痫的总体手术效果良好。游宁等[268]分析局限性(致痫灶局限于枕叶内)与扩展型(致痫灶涉及枕叶外脑叶)枕叶癫痫特点,认为局限型与扩展型枕叶癫痫患者的性别、病程、发作类型、术前用药、定位诊断及手术疗效等的临床资料无统计学意义,扩展型枕叶癫痫患者的非视觉性先兆明显多于局限性枕叶癫痫患者。卢佩林等[269]报道术前无癫痫发作颅骨修补患者127例,其中术后出现癫痫发作28例,术后2周内发作16例,2周以上发作5例,1个月以上发作7例。根据发作类型选择了合适的抗癫痫药物,均得到控制。董艳芳等[270]报道经手术治疗伴有海马病损的颞叶内侧癫痫患者15例。术后随访半年以上,Engel分级:Ⅰ级和Ⅱ级占80.0%,Ⅲ级占20.0%,Ⅳ级占0.0%,认为标准前颞叶切除是治疗颞叶内侧癫痫有效方法。杜浩等[271]分析经手术治疗枕叶癫痫患者9例,其中局部枕叶皮质切除2例,枕叶大部或全部切除4例,全枕叶或后头部脑叶离断3例,同期经枕入路切除或离断颞叶内部结构3例。术后随访6个月至2年,术后癫痫无发作6例,发作1次1例,发作减少90%以上2例。王琴等[272]报道经改良大脑半球切除术治疗半球病变导致的难治性癫痫患者4例,术后按Engel分级,Ⅰ级2例,Ⅱ级2例,术后肢体及神经心理功能较术前无加重3例,肢体障碍加重1例。高丹丹等[273]分析8例功能区难治性癫痫患者临床资料。根据视频脑电图及电刺激结果确定致痫灶与功能区之间位置关系,随访6个月3年,无癫痫发作6例,发作减少90% 2例。郝谦谦等[274]分析18F-FDG PET/MRI异极融合对影像学阴性的难治性癫痫术前病灶定位,其中37例PET/MRI提示局限于颞叶低代谢的患者中,术后Engel为Ⅰ、Ⅱ级29例,22例位于颞叶内侧低代谢,术后Engel Ⅲ、Ⅳ级8例,6例低代谢超出前颞叶。刘智良等[275]观察用神经导航和术后核磁共振(MRI)引导对症状枕叶癫痫切除术疗效,术中用功能神经导航定位致痫病变、中央后回皮质,使锥体束投射在手术显微镜下,精确切除病变,有效保护中央后回皮质,使锥体束获得有效保护。毛承亮等[276]报道经手术治疗顽固性癫痫患儿56例,术后Engel Ⅰ级40例,Ⅱ级7例,Ⅲ级5例,Ⅳ级4例。术后出现偏瘫3例,出现急性失连接综合征5例。刘智良等[277]报道用外科手术治疗难治性外伤后癫痫患者14例,其中5例病灶位于重要功能区者,分别采用颅内电极植入4例和术中神经功能导航5例;术后随访12~30个月,Engel Ⅰ级7例,Ⅱ级5例,Ⅲ级2例。

(二) 帕金森病外科

陶英群等[278]*应用STN-DBS手术治疗帕金森病患者32例,术后UPDRS日常活动和运动功能在"关"状态,平均改善率为51.7%和60.9%;在"开"状态下,平均改善率为21.4%和22.3%。20例术前SDS评分>50分,其SCL-90的抑郁、焦虑、躯体化、人际敏感、敌对、恐怖和偏执7个因子显著高于中国常模。术前与术后SCL-90抑郁、躯体化、恐怖、焦虑、精神病性因子有显著性差异。曹胜武等[279]应用头颅CT和3.0T核磁共振融合图像计算脑深部电刺激术丘脑底核靶点坐标。将双侧脑深部电刺激术患者分为两组:对照组10例(1.5T MRI)和融合组10例3.0T(MRI),分别比较两组术后靶点偏差,对照组平均偏差1.3 mm,融合组平均偏差1.6 mm。术后3个月药物关期开机状态下UPDRS运动评分:对照组平均改善率为53.5%,融合组平均改善率为51.3%,两组无显著差异。

(三) 精神疾病外科

陈邱明等[280]*应用立体定向多靶点毁损手术治疗难治性精神障碍患者1 026例,术后3个月、1年、3年评估,其中恢复242例,显著进步514例,进步188例,无效82例,无严重并发症和后遗症发生。鄢林等[281]应用脑立体定向术治疗难治性伴有精神病性症状的躁狂症患者33例,依据临床总体印象量表评定,明显进步7例,中度进步11例,稍进步11例,无变化4例,有效率为87.9%。龚飞龙等[282]行立体定向双侧内囊前肢射频毁损术治疗难治性强迫症患者12例。术后Y-BOCS量表评分5.00,比术前25.00明显降低,大部分认知功能测验分值与术前相比无明显变化,而术后即刻逻辑记忆20.00,延迟逻辑记忆16.50,即刻视觉再生12.00,延迟视觉再生11.00,木块图36.50,比术前即刻逻辑记忆、延迟逻辑记忆、即刻视觉再生、延迟视觉再生均明显改善。

(四) 脑神经疾病外科

马凯等[283]经小脑水平裂入路行显微血管减压术(MVD)治疗三叉神经痛患者94例,分析其岩静脉的主干及属支情况,岩静脉主干有1~3支者分别占22.3%、62.8%、14.9%,静脉属支有1~5支者分别占4.3%、21.3%、64.9%、7.4%、2.1%。责任血管明确者83例,可疑11例。宋启民等[284]观察血管压迫程度对微血管减压治疗原发性三叉神经痛患者95例,术前MRI诊断敏感性为100%。术后第1天有效率为92.63%，第7天有效率为93.62%。55例有压痕组患者术后第7天，疗效Ⅰ级49例，Ⅱ级4例，Ⅲ级2例；39例无压痕组患者术后第7天，疗效Ⅰ级27例，Ⅱ级4例，Ⅲ级1例，Ⅳ级4例，Ⅴ级3例。王济潍等[285]采用单纯神经内镜下微血管减压术治疗原发性三叉神经痛患者35例，术后疼痛完全消失33例，疼痛较术前明显缓解2例，并发症为2.8%。王继超等[286]分析椎-基底动脉压迫性三叉神经痛患者14例，其中椎动脉直接压迫9例，基底动脉直接压迫5例；同时伴其他小血管压迫，包括小脑上动脉8例、小脑前下动脉3例和静脉3例。术后症状即刻完全缓解11例，明显缓解3例。权俊杰等[287]采用微血管减压术治疗三叉神经痛患者84例，其中术中发现责任血管压迫80例，无血管压迫而仅见蛛网膜粘连4例。术后疼痛消失76例，减轻6例，无效2例。唐四强等[288]*报道首次经微血管减压术治疗原发性三叉神经痛患者147例，其中复发17例，复发的单因素分析显示病程、临床特征、责任血管、压迫程度、减压程度、外层蛛网膜、蛛网膜卡压、蛛网膜粘连是术后复发的危险因素；Logistic多因素回归分析显示：复发与外层蛛网膜、蛛网膜系带卡压、责任血管类型、减压程度相关。贺亚杰等[289]应用内镜辅助手术与传统减压术治疗面肌痉挛患者175例，其中显微镜组术后症状完全消失83例，明显缓解4例，无效9例，复发6例，并发症发生率为21.8%。内镜组术后症状完全消失76例，明显缓解2例，无效1例，无复发，并发症发生率为17.7%。郑鲁等[290]分析123例面肌痉挛外科手术的临床资料，术中均发现有血管压迫，其中中枢髓鞘段压迫98例，髓鞘移行段压迫15例，外周髓鞘段压迫10例。术后痉挛立即消失122例，未完全消失1例。吴景文等[291]采用显微血管减压术治疗面肌痉挛患者286例，术后随访6月至1年，症状完全缓解230例，明显减轻52例，无效4例。陈建设等[292]采用“悬吊法”治疗椎-基底动脉压迫引起的面肌痉挛患者40例，术后随访12个月，即刻缓解34例，减轻6例，治愈率为97.5%。汪艳龙等[293]采用显微镜下锁孔显微血管减压术治疗原发性面肌痉挛患者51例，术后痉愈者46例，好转5例，近期有效率为100%。手术后即刻出现复发1例，3个月内均症状消失，半个月后复发1例，1年后复发1例。卢光等[294]经显微血管减压术治疗的面肌痉挛患者473例，其中痊愈359例，缓解86例，无效28例，总有效率达94.1%。随访期间复发11例，行再次手术5例。

（光正耀　周晓平　骆　纯　万志平　黄清海）

·参·考·文·献·

[1]*高谋，徐如祥，杨志军，等．2种神经干细胞移植方法对宿主脑损伤和移植物维系的影响[J]．中华神经医学杂志，2015，14(4)：458－462.

[2] 唐忠，陈启富，徐岩，等．颅脑损伤患者血清S－100B和TNF－α的变化及其与预后的相关性研究[J]．中国微侵袭神经外科杂志，2015，20(4)：158－160.

[3] 张程程，鲁宏，陈建强．大鼠脑挫伤后脑组织水通道蛋白4表达及其与脑水肿的关系[J]．中华创伤杂志，2015，31(2)：158－163.

[4] 陶晓刚，刘佰运，陈学涛，等．PJ34在创伤性颅脑损伤中保护作用的实验研究[J]．中华神经外科杂志，2015，31(1)：66－70.

[5] 武孝刚，刘家传，王金标，等．颅脑损伤大鼠皮质HIF－1α和GLUT－3的表达及意义[J]．中国微侵袭神经外科杂志，2015，20(1)：37－40.

[6] 姚寅生，刘家传，杨艳艳，等．缺氧预处理对创伤性脑损伤大鼠Claudin－5表达及血-脑屏障通透性的影响[J]．中国微侵袭神经外科杂志，2014，19(4)：180－183.

[7] 王娟，钱令嘉，谢方，等．颅脑损伤合并海水浸泡对大鼠脑线粒体的研究及意义[J]．中华神经外科疾病研究杂志，2015，14(3)：213－217.

[8]*武俏丽，蔡英，范维佳，等．亚低温对创伤性脑损伤体感诱发电位和突触素mRNA水平变化的影响及其意义[J]．中华创伤杂志，2015，30(12)：1236－1239.

[9] 李迪彬，涂悦，程世翔，等．亚低温联合促红细胞生成素对颅脑创伤大鼠脑保护作用的研究[J]．中华神经外科杂志，2015，31(4)：381－384.

[10] 雷小燕，鲁宏．脑挫伤后损伤侧与非损伤侧脑组织病理变化及其意义[J]．中华创伤杂志，2014，30(8)：827－830.

[11] 贺建勋，魏洪涛，高武，等．颅脑损伤患者血清中脑红蛋白表达变化的研究[J]．中华神经外科疾病研究杂志，2015，14(1)：65－67.

[12] 邵雪非，程世翔，涂悦，等．亚低温对创伤性颅脑损伤后胃肠动力学影响的实验研究[J]．中华神经外科杂志，2015，31(7)：732－739.

[13] 苏海，张毅，苏祖禄，等．抗脑抗体对创伤性脑损伤后血-脑屏障和脑水肿的影响[J]．中华创伤杂志，2015，31(5)：467－470.

[14] 李志伟，王著军，徐旭，等．TNF－α、LPS、IL－6、PAT与颅脑损伤后急性凝血功能障碍的相关性[J]．中国临床神经外科杂志，2015，20(1)：25－27.

[15] 吴海涛，王玉玉，陈小忠，等．APOE基因亚型特异性调控炎症反应与车祸脑损伤及其预后的关系[J]．立体定向和功能性神经外科杂志，2014，27(5)：281－284.

[16] 郑金玉，齐亮，韩辉，等．创伤性脑损伤UCH－L1水平与损伤程度、病情变化及预后的相关性分析[J]．中华神经医学杂志，2015，14(7)：703－706.

[17] 卢香琼，吴惺，吴思荣，等．单纯颅脑创伤患者血浆凝血因子Ⅶ活性变化与进展性颅内出血的相关性研究[J]．中华创伤杂志，2015，31(8)：686－690.

[18]*许菲璠，郝淑煜，徐珑，等．CT定量分析技术在诊治慢性硬膜下血肿的临床应用[J]．中国微侵袭神经外科杂志，2015，20(8)：354－357.

[19]*张溢华，邱俊，周继红，等．159 242例颅脑交通伤流行病学分析[J]．中华创伤杂志，2014，30(12)：1215－1218.

[20] 袁波，邢海涛，应建有，等．急性重型颅脑损伤的程序化救治模式应用体会[J]．中国临床神经外科杂志，2014，19(11)：677－680.

[21]*刘福增，王鹏，韩树生，等．改良T形切口去骨瓣减压术治疗重型颅脑损伤的疗效观察[J]．中国临床神经外科杂志，2015，20(7)：424－426.

[22]*张继武，程金凤，苑国华，等．进展型额叶脑挫裂伤开颅手术救治体会[J]．中国临床神经外科杂志，2014，19(11)：675－676.

[23] 王忠，贾文彬，苏宁，等．双额大骨瓣减压术治疗重度双额颞叶脑挫裂伤的疗效观察[J]．中国临床神经外科杂志，2015，20(8)：495－497.

[24] 陈亚军，蒋宇钢，刘少波．控制性阶梯式减压术治疗重型、特重型颅脑损伤疗效分析[J]．

中国临床神经外科杂志,2015,20(3):175-176.
● [25]* 段永红,杨咏梅,廖勇仕,等.重型闭合型颅脑损伤伴小脑幕静脉出血的诊治体会[J].中国临床神经外科杂志,2015,20(8):487-489.
● [26]* 何建青,时忠华,王玉海,等.颅脑损伤开颅术中急性脑膨出患者的院内死亡相关因素分析(附183例报告)[J].中华神经外科杂志,2015,31(7):693-696.
● [27]* 王伟,龙连圣,赵耀东,等.人工硬膜减张缝合关闭硬脑膜对去骨瓣减压后颅脑创伤患者的脑保护作用[J].中华创伤杂志,2015,31(5):390-394.
● [28] 王亚东,陈谦学.生物型人工硬脑膜补片在颅脑损伤大骨瓣减压术中的应用[J].中国临床神经外科杂志,2015,20(3):151-152.
● [29]* 申汉威,李俊卿,李红星,等.小儿颅脑损伤的临床特点及治疗分析[J].中国临床神经外科杂志,2015,20(4):231-232.
● [30] 张广平,申海鸣,高树涛,等.重型颅脑损伤颅内压、脑温、脑电图与预后的相关性研究[J].中华神经外科杂志,2015,31(4):374-375.
● [31] 杨朝华,李强,陈茂君,等.雅安地震颅脑损伤69例救治分析[J].中华创伤杂志,2014,30(12):1176-1179.
● [32] 单华,朱岁军,李伟,等.去骨瓣减压术在创伤性脑损伤救治中的疗效评价[J].中华创伤杂志,2014,30(12):1180-1182.
● [33] 杨细平,张馨予,涂悦,等.限制性液体复苏对重型颅脑创伤患者凝血功能的影响[J].中华创伤杂志,2015,31(8):681-684.
● [34] 秦华平,官卫,杨常春,等.标准大骨瓣开颅减压治疗颅脑损伤后对侧硬膜下积液[J].中华创伤杂志,2015,31(6):505-506.
● [35] 黄志伟,何绍伟,戴先前.颅脑损伤去骨瓣减压术后硬膜下积液的治疗分析[J].中国临床神经外科杂志,2015,20(8):501-502.
● [36] 肖以磊,李忠民,朱建新,等.rHu-EPO治疗重型颅脑损伤患者54例疗效观察[J].中华神经医学杂志,2015,14(1):72-76.
● [37] 赵元元,连玉峰,顾云彪,等.颅脑创伤患者血清降钙素原变化及其临床意义[J].中华创伤杂志,2015,31(5):395-395.
● [38] 赵鹏洲,柯以铨,吴敬伦,等.重型颅脑损伤患者颅内压与神经元特异性烯醇化酶、D-二聚体及C反应蛋白的相关性研究[J].中华神经医学杂志,2015,14(5):506-510.
● [39] 蔡可胜.双侧大骨瓣减压治疗重型颅脑损伤脑疝患者46例临床分析[J].中华神经外科疾病研究杂志,2015,14(3):274-276.
● [40] 张一,姚秋近,陈超,等.蒙特利尔认知评估量表对简易精神状态量表得分正常的颅脑创伤患者的认知功能评价[J].中华创伤杂志,2015,31(7):604-607.
● [41] 王永青.高渗盐水在重型颅脑损伤中的脑保护作用[J].中华急诊医学杂志,2014,23(11):1282-1284.
● [42] 刘建林,朱新民.李强,等.开颅术前钻孔引流术在抢救严重对冲性颅脑损伤所致脑疝中的临床应用[J].中国临床神经外科杂志,2014,19(12):754-755.
● [43] 周杰,何光祥,陈玉秋,等.重型颅脑损伤术后无创脑水肿监测的临床应用[J].中国临床神经外科杂志,2015,20(3):144-146.
● [44] 温吉海,韩帮涛,曲月波,等.中、重度颅脑损伤神经内分泌变化与预后的关系[J].中国微侵袭神经外科杂志,2015,20(4):166-167.
● [45] 曾波,黄万龙,钟富军,等.动态颅内压监测在重型颅脑损伤治疗中的应用(附22例临床分析)[J].立体定向和功能性神经外科杂志,2015,28(3):176-177.
● [46] 冯金周,曾俊,江华,等.亚低温对重型颅脑损伤患者静息能量消耗影响的随机对照研究[J].中华神经外科杂志,2015,31(2):192-195.
● [47] 张雷,梁平,翟瑄,等.儿童颅脑创伤后颅内压及脑灌注压的临床特点[J].中华创伤杂志,2014,30(10):995-999.
● [48] 张海泉,周毅,敖祥生,等.外伤性颅内多发血肿的治疗[J].中国临床神经外科杂志2014,19(12):752-753.
● [49]* 李鑫,李晶,李京生,等.外伤性颅骨缺损修复前后灌注CT评价脑血流变化的研究[J].中华神经外科杂志,2015,31(7):702-706.
● [50]* 孙旭日,刘玉琪,谭国良,等.早期常压高浓度氧疗对特重型颅脑损伤患者脑氧代谢的作用[J].中华创伤杂志,2014,30(12):1172-1175.
● [51]* 汪雷,苏传平,范新娟,等.43例颅脑外伤合并视神经损伤的临床分析[J].立体定向和功能性神经外科杂志,2015,28(1):36-38.
● [52] 李琴.不同压力高压氧治疗颅脑损伤后失语症的疗效及依从性[J].南方医科大学学报,2015,35(8):1206-1210.
● [53] 童武松,郭义君,杨文进,等.急性创伤性脑损伤后早期认知功能障碍特征及影响因素分析[J].中华创伤杂志,2015,31(2):128-132.
● [54] 程树来,陈永群,卢天喜,等.颅内压监测在颅脑损伤术后早期发现迟发性颅内血肿的价值[J].中国微侵袭神经外科杂志,2015,20(7):318-319.
● [55] 李智奇,吴惺,胡锦,等.颅脑损伤患者发生颅内感染的经验分析与总结[J].中华神经外科杂志,2014,30(11):1115-1119.
● [56] 林超,何洪泉,侯立军,等.颅脑创伤患者肺部感染的危险因素分析[J].中华创伤杂志,2015,31(9):820-822.
● [57] 董超峰,李亮,付洛安.特发性颅脑损伤后迟发性脑肿胀28例临床分析[J].中华神经外科疾病研究杂志,2015,14(3):218-220.
● [58] 何建青,王玉海,张春雷,等.颅脑损伤开颅术中急性脑膨出预后影响因素分析(附168例报告)[J].中华神经外科杂志,2015,31(4):362-364.
● [59] 韩桂保,颜伟,尤永平,等.低级别脑胶质瘤异柠檬酸脱氢酶突变与患者预后的相关性[J].江苏医药,2014,40(22):2694-2696.
● [60] 李婷,梁颖莉,余力.脑胶质瘤组织中血管生成拟态的表达及临床意义[J].中华神经医学杂志,2014,13(9):929-933.
● [61] 王永志,杨帆,季玉陈,等.手术切除程度对胶质母细胞瘤预后预测因素的影响[J].中国微侵袭神经外科杂志,2015,20(7):289-292.
● [62] 韩利江,张俊廷,杜洪涛,等.胶质母细胞瘤全切术后患者预后影响因素的前瞻性研究[J].中华神经医学杂志,2014,13(12):1252-1255.
● [63] 余鹏霄,马晓东,张猛,等.颅内多发高级别胶质瘤手术治疗及预后分析[J].解放军医学院学报,2015,36(7):699-701.
● [64] 刘英亮,钱中润,杨坤,等.岛叶胶质瘤的显微手术治疗[J].中华神经外科杂志,2015,31(7):681-683.
● [65] 何光建,王俊伟,邹德伟,等.岛叶胶质瘤的显微手术治疗(附35例分析)[J].中国临床神经外科杂志,2014,19(11):645-648.
● [66] 朴明学,林松,白吉伟,等.原发扣带回胶质瘤的显微外科治疗[J].北京医学,2015,37(4):337-339.
● [67] 朱国华,范雁东,麦麦提力,等.后颅窝毛细胞星形细胞瘤的显微外科手术治疗[J].中国微创外科杂志,2014,14(10):927-929.
● [68] 王引言,毛庆,王江飞,等.低级别胶质瘤占位效应与术后癫痫缓解率的相关性研究[J].中华神经外科杂志,2014,30(10):1031-1034.
● [69] 谢飞.功能区低级别胶质瘤的手术治疗[J].华西医学,2015,30(4):645-647.
● [70] 张猛,马晓东,余新光,等.术中磁共振技术辅助手术治疗脑深部胶质瘤的疗效分析[J].解放军医学院学报,2015,36(7):691-693.
● [71] 孙国臣,朱明启,陈晓雷,等.术中高场强MRI引导下成人幕上胶质瘤切除程度的定量研究[J].中国微侵袭神经外科杂志,2015,20(5):193-195.
● [72] 白少聪,陈晓雷,耿杰峰,等.高场强术中磁共振成像及神经导航在累及视放射的颞叶胶质瘤手术中的应用[J].中华外科杂志,2015,53(5):340-344.
● [73] 庞长河,阎静,龙江,等.3.0 T移动iMRI联合导航在显微切除脑功能区高级别胶质瘤手术中的应用[J].中华显微外科杂志,2015,38(4):323-327.
● [74] 吴东东,陈晓雷,耿杰峰,等.术中高场强磁共振联合锥体束导航在丘脑胶质瘤切除手术中的应用[J].解放军医学院学报,2015,36(7):694-698.
● [75] 张建,林涛,李业海.脑磁图及弥散张量成像在中央区低级别胶质瘤手术中的应用[J].中华神经外科杂志,2015,31(7):676-680.
● [76]* 白红民,王伟民,李良,等.应用皮质下直接电刺激切除功能区弥漫性低级别胶质瘤[J].中华神经外科杂志,2014,30(12):1209-1213.
● [77]* 周德祥,林晓风,詹升全,等.DTI对脑深部胶质瘤手术入路设计的临床意义[J].中国微侵袭神经外科杂志,2014,19(11):481-484.
● [78] 冯鸣,周幽心,王中,等.神经导航在额顶叶脑胶质瘤手术中的应用[J].江苏医药,2014,40(22):2739-2740.
● [79] 戴缤,胡志强,黄辉,等.神经内镜在丘脑胶质瘤手术中的应用[J].中华神经外科杂志,2015,31(6):588-589.

[80] 王旭,牛洪泉,陶安宇,等.颅内胶质瘤术中超声的临床应用[J].中国临床神经外科杂志,2015,20(4):198-199.

[81] 刘罡,吴宇平.手术后放射治疗同步替莫唑胺治疗恶性胶质瘤的临床观察[J].中国肿瘤临床与康复,2014,21(9):1123-1125.

[82] 刘广升,马玉琢,张素美.脑胶质瘤术后行三维适形放疗联合TMZ治疗的疗效及安全性[J].实用癌症杂志,2015,30(6):889-891.

[83] 韩利江,张鹏飞,杜洪涛,等.热量限制对胶质母细胞瘤患者预后影响的前瞻性研究[J].中华神经外科疾病研究杂志,2015,14(2):118-121.

[84] 黄勇,胡军民,张珏,等.替莫唑胺与洛莫司汀治疗儿童复发或转移性髓母细胞瘤的临床研究[J].中国临床神经外科杂志,2015,20(8):478-480.

[85] 王成俊,李冬梅,邱明,等.嗅沟脑膜瘤的临床特征及其手术治疗[J].中国微侵袭神经外科杂志,2015,20(9):405-407.

[86] 朱晓峰,李绍山,付强,等.经额外侧入路显微外科手术治疗大型嗅沟脑膜瘤[J].中华神经外科疾病研究杂志,2014,13(6):540-543.

[87] 谭源福,肖绍文,张超元,等.显微手术切除矢状窦旁脑膜瘤72例[J].中华显微外科杂志,2015,38(2):191-193.

[88] 沙林,黎军,郑成,等.显微手术对功能区矢状窦镰旁脑膜瘤患者的疗效[J].实用癌症杂志,2015,30(4):587-589.

[89] 孔祥溢,杨义,关健,等.大脑镰旁脑膜瘤显微手术治疗30例分析[J].中国临床神经外科杂志,2015,20(7):419-421.

[90] * 王飞,王勇,周玮林,等.桥静脉位置及术中保留对窦镰旁脑膜瘤患者切除术后早期预后的影响[J].中国临床神经外科杂志,2015,20(6):335-337.

[91] * 王龙,焦建同,欧阳陶辉,等.蝶骨嵴脑膜瘤的显微外科手术121例[J].中华显微外科杂志,2014,37(5):511-513.

[92] 王龙,焦建同,欧阳陶辉,等.内侧型蝶骨嵴脑膜瘤的手术治疗及术后复发的相关因素分析[J].中国临床神经外科杂志,2014,19(12):705-708.

[93] 张施远,曾春,蒋永明.颈外动脉超选择性栓塞对蝶骨嵴脑膜瘤切除术的临床意义[J].中国临床神经外科杂志,2015,20(8):459-462.

[94] 雷鸣,黄书岚.鞍结节脑膜瘤的显微手术治疗[J].中国临床神经外科杂志,2015,20(4):957-958.

[95] * 赵子进,袁贤瑞,邹华元,等.显微手术切除岩斜坡区脑膜瘤预后相关因素分析[J].中华神经外科杂志,2015,31(2):137-139.

[96] 周辉,吴震,贾桂军,等.耳前颞下经岩骨经小脑幕硬膜下入路切除岩斜区脑膜瘤[J].中国微侵袭神经外科杂志,2014,19(9):409-411.

[97] 文立利,王汉东,马驰原,等.扩大翼点-经颞叶-经小脑幕入路切除大型及巨大型岩斜区脑膜瘤[J].中华神经外科杂志,2015,31(2):133-136.

[98] 曾小君,李达,郝淑煜,等.复发性岩斜区脑膜瘤的手术治疗及预后因素[J].中国微侵袭神经外科杂志,2015,20(5):196-199.

[99] 陈立华,徐如祥,魏群,等.Meckel腔脑膜瘤临床分型与微创手术治疗策略[J].中国微侵袭神经外科杂志,2015,20(3):97-100.

[100] 苏日青,麦麦提力·米吉提,杜郭佳,等.小脑幕褶皱脑膜瘤的分型与手术治疗[J].中华神经外科疾病研究杂志,2014,13(6):536-539.

[101] 马顺昌,陈素华,胡业帅,等.虚拟现实系统在蝶骨嵴脑膜瘤手术治疗中的应用[J].中华医学杂志,2014,94(45):3562-3566.

[102] 余龙洋,李亚楠,韩国胜,等.神经导航多模态融合技术在窦镰旁脑膜瘤手术中的初步应用[J].中国临床神经外科杂志,2015,20(2):75-78.

[103] * 王锐,杨卫忠,石松生,等.伽马刀治疗老年人静脉窦旁手术残余脑膜瘤的预后分析[J].福建医科大学学报,2014,48(5):313-316.

[104] 钱希颖,陶维华,赵建华,等.经鼻蝶窦入路垂体腺瘤切除术的疗效及术后并发症的防治[J].中华神经医学杂志,2015,14(7):711-714.

[105] 鲁润春,李储忠,桂松柏,等.内镜经鼻蝶窦入路治疗侵袭海绵窦垂体腺瘤[J].中华神经外科杂志,2014,30(10):979-982.

[106] 白吉伟,李储忠,桂松柏,等.内镜与显微镜经鼻腔蝶窦入路切除垂体腺瘤疗效比较的前瞻性研究[J].中华神经外科杂志,2015,31(4):325-328.

[107] 温大平,贾栋,李维新,等.经鼻蝶神经内镜垂体瘤手术与显微镜手术的对比研究[J].立体定向和功能性神经外科杂志,2014,27(4):200-204.

[108] * 贺振华,袁静敏,李强,等.巨大垂体腺瘤的诊治[J].中国微侵袭神经外科杂志,2014,19(11):491-493.

[109] 王洪流,陈谦学,田道锋,等.巨大垂体腺瘤分期手术治疗分析[J].中国临床神经外科杂志,2015,20(8):453-455.

[110] 张艳阳,许百男,姜金利,等.开颅手术治疗巨大垂体腺瘤的临床分析[J].中华外科杂志,2015,53(3):197-201.

[111] 樊俊,彭玉平,漆松涛.内镜经鼻蝶窦手术治疗巨大垂体腺瘤(附69例报道)[J].中华神经外科杂志,2015,31(2):141-145.

[112] 毛志刚,王宗明,罗柏宁,等.伴有脑积水的无功能巨大垂体腺瘤的治疗方法[J].中华神经外科杂志,2014,30(10):1000-1004.

[113] 马翔宇,张鑫,李卫国,等.神经内镜下经鼻蝶窦入路垂体ACTH腺瘤切除术47例临床分析[J].中华神经外科杂志,2014,30(10):1012-1015.

[114] 袁辉胜,张红波,穆林森,等.神经内镜下经鼻蝶入路手术治疗ACTH垂体腺瘤[J].中国临床神经外科杂志,2014,19(10):611-613.

[115] * 白吉伟,李储忠,桂松柏,等.垂体生长激素腺瘤患者的临床特点及手术疗效初步分析[J].中华神经外科杂志,2015,31(7):653-655.

[116] 伊森林,姜曙,蔡博文,等.术前应用长效生长抑素类似物在垂体生长激素腺瘤治疗中的作用[J].中华神经外科杂志,2014,30(10):996-999.

[117] 孔令胜,姚维成,栗世方,等.肢端肥大症的垂体腺瘤继发糖尿病的相关因素分析[J].中国微侵袭神经外科杂志,2015,20(5):211-213.

[118] 余龙洋,李亚楠,岳志健,等.神经导航多影像融合在垂体腺瘤经蝶入路中的临床应用[J].中国微侵袭神经外科杂志,2015,20(3):120-122.

[119] 马顺昌,陈素华,胡业帅,等.Dextroscope虚拟现实计划系统在垂体瘤手术中的应用研究[J].中国微侵袭神经外科杂志,2014,19(11):485-486.

[120] 魏淋,洪景芳,肖德勇,等.垂体腺瘤的三维重建及形态特性分析[J].中华神经外科疾病研究杂志,2014,13(5):438-441.

[121] 甘志强,龚杰,姚国杰,等.PACS系统影像测量在经鼻蝶入路手术治疗鞍区病变中的价值[J].中国临床神经外科杂志,2015,20(8):463-465.

[122] 王芙昱,周涛,许百男,等.术中磁共振及神经导航系统在内镜经鼻蝶窦入路切除巨大垂体腺瘤中的应用[J].中华神经外科杂志,2014,30(10):992-995.

[123] 黄磊,管修东,贾旺,等.经鼻蝶窦入路垂体腺瘤切除术中脑脊液漏的治疗对策[J].中华神经外科杂志,2014,30(11):1123-1125.

[124] 吕著海,杨伦先,张玉海,等.内镜下经蝶入路切除垂体瘤并发脑脊液漏术中颅底重建[J].立体定向和功能性神经外科杂志,2014,27(4):204-206.

[125] 吴东东,卜博,陈晓雷,等.融合MRI与CT图像的多模态神经导航技术在颅底显微外科手术中的应用[J].解放军医学报,2015,36(5):411-414.

[126] 陶超,徐佳,程刚,等.眼眶内肿瘤和眶-颅沟通肿瘤经颅手术治疗22例[J].江苏医药,2014,40(24):3042-3043.

[127] 刘坤,张虹,吴宇平,等.内镜联合应用在前颅底沟通性肿瘤切除中的作用研究[J].四川医学,2015,36(1):83-85.

[128] 韦可,姚国杰,龚杰,等.MRI与Dyna-CTA/3D-DSA影像融合在鞍旁跨颅中后窝肿瘤手术中的应用价值[J].中国临床神经外科杂志,2015,20(7):385-388.

[129] * 刘祺,赵冬,许晖,等.显微手术治疗25例延颈交界区肿瘤[J].中华神经外科杂志,2015,31(2):146-148.

[130] 陈东,陈文裕,陈荷红,等.枕下远外侧入路切除颅颈交界区腹侧肿瘤的临床体会[J].中华神经外科杂志,2015,31(3):243-245.

[131] 罗冬冬,彭彪,秦明筠,等.应用远外侧髁后入路显微手术治疗枕骨大孔腹侧-下斜坡区肿瘤[J].中国微侵袭神经外科杂志,2015,20(5):204-206.

[132] Yahya Humaid,黄正松,杨李轩,等.颈静脉孔区肿瘤40例显微手术临床分析[J].中华显微外科杂志,2015,38(2):186-188.

● [133] 何洁,万经海,吴跃煌,等.伴颈部扩展的颈静脉孔区肿瘤的外科治疗[J].中华神经外科杂志,2015,31(3):233-236.
● [134] 杜春发,刘晓民,徐德生,等.31例颈静脉球瘤的治疗和随访[J].中华神经外科杂志,2015,31(3):239-241.
● [135]* 桂松柏,曹磊,宗绪毅,等.颅底脊索瘤内镜经鼻手术后的颅底重建技术[J].中华神经外科杂志,2014,30(10):1027-1029.
● [136] 张兵,张虹,吴宇平,等.前颅底沟通性肿瘤所致颅底缺损的外科修复[J].四川医学,2015,36(8):1113-1115.
● [137] 邓跃飞,刘正豪,郑眉光,等.帽状腱膜下层骨膜瓣和钛板联合修复前颅底沟通肿瘤术后颅底巨大骨缺损的疗效观察[J].中华神经外科杂志,2015,31(2):155-157.
● [138] 秦尚振,徐国政,龚杰,等.大型听神经瘤的显微手术治疗[J].中国临床神经外科杂志,2015,20(1):5-7.
● [139] 李祥富,王七玲,赵东刚,等.大型听神经瘤的显微手术治疗及面神经保护探讨[J].临床外科杂志,2015,23(6):423-425.
● [140]* 张玉海,邹元杰,刘翔,等.面神经结构与功能可视化技术在大型听神经瘤手术中的初步应用[J].中华神经外科杂志,2014,30(11):1149-1152.
● [141] 王玉峰,郭庚,万大海,等.磨除内听道在听神经瘤手术中的意义[J].中国临床神经外科杂志,2015,20(8):456-458.
● [142] 廖声潮,黄玮,杨雷霆,等.听神经瘤患者抑郁与焦虑状况调查及影响因素分析[J].中国微侵袭神经外科杂志,2015,20(2):68-70.
● [143] 姜金利,冯世宇,张艳阳,等.169例颅咽管瘤手术入路及临床效果分析[J].中华医学杂志,2015,95(11):841-844.
● [144] 项炜,何运松,朱贤立,等.216例颅咽管瘤的显微手术治疗[J].中国临床神经外科杂志,2015,20(4):205-207.
● [145] 杨松,何裕超,殷玉华,等.神经内镜辅助下翼点入路显微手术切除颅咽管瘤的效果分析(附28例报告)[J].中华神经外科杂志,2015,31(4):368-370.
● [146] 姜金利,张艳阳,冯世宇,等.前纵裂经终板入路切除第三脑室内外大型颅咽管瘤[J].中华外科杂志,2015,53(6):450-454.
● [147]* 王斌,宋红梅,姚广明.经额侧脑室联合翼点入路显微切除第三脑室的内颅咽管瘤的临床疗效及并发症防治对策[J].立体定向和功能性神经外科杂志,2015,28(2):83-86.
● [148] 陈铭,刘忆,曹永福,等.三脑室底型颅咽管瘤骨膜蛋白表达及其与下丘脑功能的关系[J].中国神经精神疾病杂志,2014,40(11):677-681.
● [149] 万仁宽,潘军,汪潮湖,等.鞍膈下型颅咽管瘤临床特点及预后分析[J].中国神经精神疾病杂志,2015,41(6):321-325.
● [150] 于新,张剑宁,刘锐,等.延伸至后颅窝的巨大囊性颅咽管瘤的临床特点和间质内放疗[J].中华神经外科杂志,2015,31(6):592-596.
● [151] 于明军,于诗嘉,李钢,等.儿童颅咽管瘤的显微手术治疗及并发症的处理[J].中国医科大学学报,2015,44(5):472-475.
● [152] 张新颜,柏建军,张玉琪.儿童颅咽管瘤术后下丘脑性精神综合征[J].中华医学杂志,2014,94(29):2314-2315.
● [153]* 谢国强,陈晓雷,张家墅,等.松果体区肿瘤的外科治疗策略探讨[J].中华外科杂志,2014,52(8):584-586.
● [154] 牟磊,秦军,段波,等.幕下小脑上入路治疗松果体区肿瘤[J].中国微侵袭神经外科杂志,2015,20(4):168-170.
● [155] 方陆雄,徐书翔,张辉,等.松果体区肿瘤所致脑积水的分类处理[J].中国微侵袭神经外科杂志,2015,20(3):105-107.
● [156] 郝淑煜,薛湛,张锦,等.中枢神经系统生殖细胞瘤手术原因分析[J].中华神经外科疾病研究杂志,2015,14(4):342-344.
● [157] 方陆雄,徐书翔,朱明华,等.颅内多灶性生殖细胞肿瘤的临床特点及诊治[J].中国微侵袭神经外科杂志,2014,19(11):488-490.
● [158]* 景治涛,刘佳,班允超,等.原发性中枢神经系统淋巴瘤35例临床分析[J].中华神经外科疾病研究杂志,2015,14(1):48-50.
● [159] 陶轶,华长春,孙涛.原发性中枢神经系统淋巴瘤39例临床分析[J].江苏医药,2014,40(22):2703-2705.
● [160] 毛贝贝,胡志强,黄辉,等.神经内镜在丘脑胶质瘤手术中的应用[J].中华神经外科杂志,2015,31(7):658-662.
● [161]* 邢永国,闫东明.神经内镜辅助显微手术治疗儿童第四脑室肿瘤[J].中国临床神经外科杂志,2014,19(12):712-713.
● [162] 陈磊,刘景平,符星,等.颅内蛛网膜囊肿采用神经内镜手术治疗临床疗效分析[J].中华现代手术学杂志,2015,19(2):137-140.
● [163] 李群喜,赵晓晶,李建民,等.神经电生理监测技术在脊髓髓内肿瘤切除术中的应用[J].中国微侵袭神经外科杂志,2015,20(4):155-157.
● [164] 刘通,刘辉,张建宁,等.显微外科手术切除脊髓髓内肿瘤的疗效[J].中华神经外科杂志,2015,31(6):578-582.
● [165] 周明卫,傅震,曹胜武,等.神经内镜下椎管内肿瘤切除16例临床分析[J].江苏医药,2015,41(10):1162-1163.
● [166] 张华楸,孙炜,淦超,等.儿童脊髓栓系综合征的手术治疗[J].中国微侵袭神经外科杂志,2014,19(4):148-150.
● [167] 周峰,郝东宁,刘彦西,等.儿童脊髓栓系综合征的显微外科治疗[J].中国微侵袭神经外科杂志,2015,20(9):414-415.
● [168] 方媛,陈文静,兰燕,等.神经电生理监测在儿童及青少年脊髓栓系综合征患者手术中的应用[J].中华医学杂志,2015,95(21):1659-1662.
● [169] 段虹宇,孙振兴,萧凯,等.儿童与成人脂肪瘤型脊髓拴系综合征的疗效对比性分析[J].立体定向和功能性神经外科杂志,2014,27(4):224-228.
● [170] 常会民,胡辉华,彭卫华,等.椎管重建在椎管内肿瘤显微切除术的应用[J].中华神经医学杂志,2014,13(10):1022-1025.
● [171] 周全,肖绍文,谭源福,等.椎板成形术在多节段椎管内病变手术中的临床应用[J].中国临床神经外科杂志,2015,20(3):71-74.
● [172] 韩易,姜之全,郑夏林,等.显微切除+棘突椎板复合体原位回植椎管成形术治疗椎管内神经鞘瘤疗效分析(附18例报告)[J].中华神经医学杂志,2015,14(7):707-710.
● [173] 王成东,曲秉坤,鞠吉雨,等.颅内动脉瘤壁差异蛋白TM9SF1和AZU1的验证分析及临床意义[J].中华神经外科杂志,2014,30(11):1085-1088.
● [174] 许璟,马费强,陈贤谊,等.颅内动脉瘤相关糖蛋白标志物的蛋白组学研究[J].中华急诊医学杂志,2015,24(3):284-292.
● [175] 张利通,张振,董文涛,等.中国人群颅内动脉瘤与糖尿病和肥胖相关基因的关联分析[J].中华神经医学杂志,2015,14(4):478-482.
● [176] 买吾拉江·阿木提,麦麦提力·米吉提,培尔顿·米吉提,等.动脉瘤性蛛网膜下隙出血后脑血管痉挛的危险因素分析[J].中国神经精神疾病杂志,2014,40(11):682-686.
● [177] 胡福广,王立群,李贺扬,等.破裂动脉瘤外科治疗后迟发性脑缺血的相关因素分析[J].中华神经外科杂志,2014,30(11):1101-1103.
● [178] 郭芳,张铭,李中振,等.动脉瘤性蛛网膜下隙出血后SDHC的危险因素分析[J].中华神经外科疾病研究杂志,2015,14(4):307-311.
● [179]* 彭四维,漆松涛,冯文峰,等.早期终板造瘘治疗动脉瘤性蛛网膜下隙出血后急性脑积水的疗效[J].中华神经外科杂志,2015,31(2):169-171.
● [180] 李祥,于如同,谷佳,等.3D-CTA在颅内前循环动脉动脉瘤临床诊疗中的应用[J].中华神经外科杂志,2015,31(6):557-559.
● [181] 梁春阳,徐如祥,张强,等.DynaCT在颅内动脉瘤栓塞术的临床研究[J].中华神经外科疾病研究杂志,2015,14(4):316-319.
● [182] 陈谦,程晓青,周长圣,等.4D-CTA联合全脑灌注成像在颅内动脉瘤术后随访中的应用价值[J].临床放射学杂志,2015,34(3):332-336.
● [183] 向伟楚,杨铭,李俊,等.DSA与MRI或MRA双三维影像融合技术要点及在颅内动脉瘤诊治中的应用[J].中国临床神经外科杂志,2015,20(2):65-70.
● [184] 王娇燕,尹化斌.颈段脊髓前动脉64排螺旋CT血管成像技术的优化[J].中国临床神经外科杂志,2015,20(5):277-279.
● [185] 孙荣辉,徐国政,杜浩,等.MRI与DSA影像融合联合电生理监测对脑动静脉畸形伴癫痫手术的价值[J].中国临床神经外科杂志,2015,20(7):403-406.
● [186] 蔡明俊,丁建军,刘军,等.三维影像融合在软脑膜动静脉瘘诊断与治疗中的应用价值[J].中国临床神经外科杂志,2015,20(3):129-132.
● [187] 张永顺,杜昱平,米学伟,等.MRI CE

3D－SPGR 对异常乙状窦的诊断价值[J]. 临床放射学杂志,2014,33(10):1609－1611.

● [188] 李红亮,石祥恩,孙玉明,等. 术中超声对颌内动脉－颅内动脉搭桥的血流动力学测定[J]. 中华神经外科杂志,2014,30(12):1220－1223.

● [189] 李太平,娄平阳. 大脑中动脉动脉瘤分型对术中预防脑梗死的指导意义[J]. 中华神经外科杂志,2015,31(5):458－460.

● [190] 孙正辉,武琛,王芙昱,等. 复杂大脑中动脉瘤个性化手术治疗[J]. 中华外科杂志,2014,52(8):576－579.

● [191] 施铭岗,佟小光. 显微外科手术治疗大脑中动脉复杂动脉瘤的临床分析[J]. 中华神经外科杂志,2015,31(6):552－555.

● [192] 张世明,吴江,刘建刚,等. 动脉瘤体穿刺减压术在大型及巨大型颅内动脉瘤夹闭术中的应用[J]. 中华神经外科杂志,2014,30(11):1111－1113.

● [193] 张隆辉,高天,李冬梅,等. 吲哚菁绿血管荧光造影定量分析评价颅内动脉瘤夹闭效果[J]. 中华神经医学杂志,2014,13(8):812－816.

● [194] 赵岩,韩玉庆,杨新宇,等. 应用复合手术室治疗颅内动脉瘤 76 例分析[J]. 中华神经外科杂志,2015,31(1):7－10.

● [195] 于春泳,梁国标,高旭,等. 眶上经额纹锁孔手术治疗前循环动脉瘤[J]. 中国微侵袭神经外科杂志,2015,20(1):13－15.

● [196] 王振宇,黄光富,李志立,等. 颅内外血管搭桥术治疗前循环巨大动脉瘤[J]. 中华神经外科杂志,2015,31(5):453－456.

● [197] * 束旭俊,孙正辉,武琛,等. 前床突切除处理床突旁动脉瘤[J]. 中华神经外科杂志,2015,31(5):440－442.

● [198] 李兵,鲁晓杰,李江安,等. 前循环动脉瘤夹闭术中神经内镜的应用[J]. 中华显微外科杂志,2015,38(2):189－190.

● [199] * 张国忠,冯文峰,李伟光,等. 显微手术治疗 Willis 环前部颅内动脉瘤 585 例[J]. 中华神经外科杂志,2015,31(1):15－17.

● [200] 陈军辉,王玉海,杨理坤,等. 手术治疗高级别颅内动脉瘤合并血肿的预后因素分析[J]. 中华神经外科杂志,2015,31(2):158－160.

● [201] * 康慧斌,纪文军,钱增辉,等. 儿童颅内动脉瘤的临床特点和血管内治疗[J]. 中华神经外科杂志,2015,31(6):544－546.

● [202] 李志清,梁国标,王晓刚,等. 颅内大型动脉瘤血管内治疗的长期随访[J]. 中国微侵袭神经外科杂志,2015,20(1):7－9.

● [203] 李志清,梁国标,王晓刚,等. 小脑后下动脉动脉瘤的特点与血管内治疗[J]. 中国微侵袭神经外科杂志,2015,20(1):4－6.

● [204] 郑永涛,刘盈君,徐锋,等. 对影响颅内动脉瘤弹簧圈填塞率的相关因素的探讨[J]. 中华神经外科杂志,2015,31(3):254－258.

● [205] * 李吻,赵瑞,洪波,等. 血管内治疗大脑后动脉动脉瘤的疗效[J]. 中华神经外科杂志,2015,31(5):436－438.

● [206] 张扬,余舰,晁迎九,等. 支架辅助弹簧圈栓塞治疗宽颈前交通动脉动脉瘤的临床分析[J]. 中国临床神经外科杂志,2015,20(8):473－475.

● [207] 李欢欢,李俊,杨铭,等. 椎－基底动脉分支远端动脉瘤的治疗方法探讨[J]. 临床外科杂志,2015,23(6):417－419.

● [208] 郭锋,孟凡国,于建军,等. 微导管成襻技术在颅内动脉瘤栓塞治疗中的应用[J]. 中华神经外科杂志,2015,31(5):465－469.

● [209] 黄清海,邹超,吕楠,等. 瘤内微导管成襻技术在颅内动脉瘤支架辅助栓塞中的应用[J]. 中华神经外科杂志,2014,30(12):1224－1227.

● [210] * 陈绪亮,赵兵,龙彦笑,等. 血管内栓塞治疗老年破裂颅内动脉瘤的预后危险因素分析[J]. 中华神经外科杂志,2015,31(3):269－270.

● [211] 陆军,王大明,刘加春,等. 载瘤动脉内单个支架置入治疗前循环未破裂宽颈微小动脉瘤的短期疗效[J]. 中华外科杂志,2015,53(7):538－542.

● [212] * 方亦斌,吴一娜,吕楠,等. 横长比在评估椎－基底动脉梭形动脉瘤破裂风险中作用[J]. 中华神经外科疾病研究杂志,2015,14(1):15－17.

● [213] 郭炜,何旭英,李西锋,等. 颅内微小动脉瘤形态的相关因素分析[J]. 中华神经医学杂志,2014,13(10):1014－1017.

● [214] 申汉威,李俊卿,李红星,等. 颅内破裂动脉瘤夹闭术与血管内栓塞术后脑积水发生率的比较分析[J]. 中国临床神经外科杂志,2015,20(3):140－143.

● [215] 余天垒,于耀宇,李延良,等. Enterprise 支架与 Solitaire 支架辅助弹簧圈栓塞治疗颅内复杂动脉瘤疗效分析[J]. 中国临床神经外科杂志,2014,19(11):651－653.

● [216] 程光森,毛俊,彭秀斌,等. 内膨胀水凝胶弹簧圈在治疗颅内动脉瘤中的应用[J]. 中国微侵袭神经外科杂志,2014,19(11):508－509.

● [217] 李宝民,梁永平,刘新峰,等. 多支架并行置放和重塑形治疗巨大梭形椎－基底动脉夹层动脉瘤的近期效果评价[J]. 中华外科杂志,2015,5366(8):603－607.

● [218] 王凌雁,郭少雷,齐铁伟,等. SDF－1α 及其受体 CXCR4 与 HIF－1α、VEGF 在脑动静脉畸形中的表达[J]. 中华神经医学杂志,2014,13(11):1107－1111.

● [219] * 王凌雁,郭少雷,张弩,等. 信号传导与转录活化因子 3 及其磷酸化在颅内动静脉畸形中的表达与临床相关因素分析[J]. 中华神经外科杂志,2014,30(11):1097－1099.

● [220] 赵平,汪雷,马金阳. Onyx 胶栓塞颅内动静脉畸形的临床分析[J]. 中国临床神经外科杂志,2015,20(8):476－477.

● [221] 文军,段传志,黄理金,等. 应用 Onyx 联合弹簧圈栓塞海绵窦治疗海绵窦区硬脑膜动静脉瘘的经验探讨[J]. 中华神经医学杂志,2015,14(5):501－504.

● [222] 杨铭,潘力,马廉亭,等. Galen 静脉畸形的血管内栓塞治疗[J]. 中华神经外科杂志,2015,31(7):719－721.

● [223] * 纪文军,康慧斌,刘爱华,等. 血管内治疗非 Galen 静脉脑动静脉瘘的疗效分析[J]. 中华医学杂志,2015,95(23):1819－1820.

● [224] 张杰,王志刚,王益华,等. 儿童颅内动静脉畸形出血的临床特点及治疗分析[J]. 山东大学学报:医学版,2015,53(2):56－60.

● [225] 田进军,林志忠,张晋宁,等. 应用杂交手术室显微外科联合血管介入治疗复杂脑动静脉畸形[J]. 中华医学杂志,2014,94(47):3763－3766.

● [226] 郭少雷,梁丰,王凌雁,等. 小脑动静脉畸形的显微手术治疗[J]. 中华显微外科杂志,2015,38(4):316－318.

● [227] 陈志,牛胤,缪洪平,等. 吲哚菁绿荧光造影在脑和脊髓动静脉瘘手术中的应用[J]. 中华神经外科杂志,2014,30(11):1093－1096.

● [228] 曹杨,冯恩山,王清河,等. 脊髓硬脊膜动静脉瘘的显微外科治疗[J]. 中国微侵袭神经外科杂志,2015,20(9):399－401.

● [229] * 陈剑舞,林志雄,吴喜跃,等. 儿童症状性颅内海绵状血管畸形的临床特点及疗效分析[J]. 中华神经外科杂志,2015,31(4):371－373.

● [230] 邬迎喜,贺世明,赵兰夫,等. 脑干海绵状血管瘤的显微外科治疗[J]. 中国微侵袭神经外科杂志,2015,20(8):366－367.

● [231] 周辉,吴震,贾桂军,等. 耳前颞下经小脑幕入路切除脑干海绵状血管畸形的疗效及可行性探讨[J]. 中国微侵袭神经外科杂志,2015,20(2):49－52.

● [232] 余信远,易伟,刘仁忠,等. 海绵窦海绵状血管瘤的临床诊断及显微外科治疗[J]. 华中科技大学学报:医学版,2015,44(2):226－228.

● [233] 王晓刚,于春勇,李志清,等. 颈动脉内膜剥脱术 60 例临床分析[J]. 中国微侵袭神经外科杂志,2015,20(1):16－18.

● [234] 曲乐丰,柏骏,Dieter,等. 颈动脉内膜切除手术技巧及围术期处理:多中心临床经验总结[J]. 中华神经外科杂志,2014,30(11):1104－1107.

● [235] * 张利勇,尹国阳,王继跃,等. 颈动脉内膜切除术后早期并发症及影响因素[J]. 中华外科杂志,2015,53(7):533－535.

● [236] 张白,惠品晶,黄亚波,等. 颈动脉内膜剥脱术中脑血流动力学变化的研究[J]. 中华神经外科杂志,2014,30(12):1239－1242.

● [237] 张白,惠品晶,国风,等. CD40 及基质金属蛋白酶在颈动脉内膜剥脱术斑块中的表达及影响斑块稳定性的研究[J]. 中华神经外科杂志,2015,31(1):84－87.

● [238] 刘赫,钟红亮,贾建文,等. 椎动脉起始部支架成形术后再狭窄的侧别分布及其预后[J]. 中华神经外科杂志,2015,31(5):461－464.

● [239] 赵同源,李钊硕,薛降宇,等. 药物洗脱支架与金属裸支架治疗椎动脉开口狭窄的对照研究[J]. 中华神经医学杂志,2015,14(4):506－510.

● [240] 王小飞,王成伟,王志刚,等. 应用 Enterprise 支架治疗动脉粥样硬化性椎－基底动脉狭窄的探讨[J]. 山东大学学报:医学版,2015,53(8):44－48.

● [241] 郝继恒,刘卫东,周光华,等. 颈动脉内膜切除术或联合导管取栓术治疗慢性症状性颈内动脉闭塞[J]. 中华神经外科杂志,2015,31(1):27-30.

● [242] * 李子付,洪波,张永巍,等. 远端滤网保护伞在症状性颈内动脉闭塞血管内再通治疗中的应用[J]. 中华神经外科杂志,2015,31(1):1-6.

● [243] 梁春阳,徐如祥,张强,等. 症状性慢性颈动脉闭塞的临床研究[J]. 中国微侵袭神经外科杂志,2015,20(9):385-388.

● [244] 高亚飞,常涛,杨彦龙,等. 大骨瓣减压术治疗大面积脑梗死的疗效及相关因素分析[J]. 中华神经外科疾病研究杂志,2015,14(4):338-341.

● [245] 何俊,夏鹰,陈焕雄,等. Solitaire AB 支架机械取栓治疗急性颅内动脉闭塞[J]. 中国临床神经外科杂志,2015,20(8):466-468.

● [246] 张磊,饶维,苏宁,等. HT22 细胞缺血再灌注损伤后钙池操纵钙通道蛋白中 STIM 的表达及意义[J]. 中华神经医学杂志,2014,13(9):890-893.

● [247] * 王敏,杨帆,庞博,等. NOD 样受体蛋白 3 炎性体在大鼠脑缺血再灌注损伤中的作用[J]. 中华神经外科杂志,2015,31(1):71-73.

● [248] 张晓斌,黄理金,文军,等. 出血性烟雾病合并动脉瘤的治疗和预后[J]. 中华神经外科杂志,2015,31(1):22-26.

● [249] 沈文俊,徐斌,廖煜君,等. 脑-硬脑膜-颞肌血管融合术治疗幼儿烟雾病[J]. 中华神经外科杂志,2015,31(3):264-268.

● [250] 张登文,邓剑平,张涛,等. 颞浅动脉-颞浅筋膜-脑贴敷术治疗烟雾病疗效观察[J]. 中国临床神经外科杂志,2015,20(6):326-328.

● [251] 何升学,刘宏毅,邹元杰,等. 直接联合间接血管重建术治疗缺血型烟雾病的临床研究[J]. 中华神经外科杂志,2014,30(12):1228-1231.

● [252] * 张岩,赵飞,张东,等. 直接血运重建术联合颅骨多点钻孔治疗儿童缺血型烟雾病[J]. 中华医学杂志,2015,95(27):2202-2204.

● [253] 王晓东,张恒柱,董伦,等. 超早期气管切开术对大量脑出血手术患者预后影响的研究[J]. 中华神经医学杂志,2015,14(1):68-71.

● [254] 曲良锁,毛涌馨,张文怡,等. 长期服用阿司匹林的脑出血患者急症手术治疗[J]. 中华神经外科疾病研究杂志,2015,14(1):33-36.

● [255] 宋同均,魏建功,刘裕浩,等. 高血压脑出血术后二次脑损伤因素与脑组织氧及预后的关系研究[J]. 华西医学,2015,30(1):35-37.

● [256] 陈邱明,袁邦清,吴贤群,等. 显微手术治疗极重型脑干出血疗效观察[J]. 立体定向和功能性神经外科杂志,2015,28(3):173-175.

● [257] 张宁,杨华堂. 青年人高血压脑出血的临床特点及治疗[J]. 中国临床神经外科杂志,2015,20(2):103-104.

● [258] 吴明,祝斐,余任喜,等. 立体定向钻孔引流术治疗中等量高血压壳核出血的手术时机[J]. 中国临床神经外科杂志,2015,20(7):428-430.

● [259] 蒋金泉,郭建杰,何金定,等. 超早期立体定向手术治疗高血压小脑出血[J]. 中国临床神经外科杂志,2015,20(2):101-102.

● [260] 綦斌,左程,邬巍,等. 双靶点微创治疗丘脑出血破入脑室并发脑积水[J]. 中国微侵袭神经外科杂志,2014,19(8):349-351.

● [261] 夏为民,邵耐远,唐科. 内镜下经侧裂岛叶入路治疗高血压基底核血肿[J]. 中国微侵袭神经外科杂志,2014,19(10):449-450.

● [262] * 张福征,王才永,张磊,等. 神经内镜与开颅手术治疗高血压脑出血的疗效比较[J]. 中华神经外科杂志,2015,31(1):19-21.

● [263] * 王昌泉,徐纪文,周洪语,等. 基于导航的立体定向脑电图在癫痫外科中的应用[J]. 立体定向和功能神经外科杂志,2015,28(3):129-133.

● [264] * 施建,魏祥品,刘向,等. 立体定向海马深部电极置入在颞叶癫痫外科中的应用[J]. 立体定向和功能神经外科杂志,2014,27(6):336-340.

● [265] 崔志强,凌至培,潘隆盛,等. 术中磁共振联合显微镜下导航在难治性癫(痫)脑深部小病变切除术中的应用[J]. 中国微侵袭神经外科杂志,2014,19(9):398-401.

● [266] 高曲文,翁洁玲,华力栋,等. 额叶与颞叶局灶性皮质发育不良癫痫患者临床特征的比较[J]. 中国微侵袭神经外科杂志,2014,19(9):402-404.

● [267] 孙恒,姜磊,买买提江,等. 局灶性脑皮质发育不良致顽固性癫痫的手术预后及其相关影响因素分析[J]. 中华神经外科杂志,2015,31(3):273-276.

● [268] 游宇,刘智良,易蕊,等. 局限型与扩展型枕叶癫痫的临床特点及手术疗效比较[J]. 中华神经医学杂志,2015,14(7):720-724.

● [269] 卢佩林,姜绪涛,辛涛,等. 颅骨修补术后癫痫发作原因分析[J]. 中华神经外科疾病研究杂志,2015,14(2):177-178.

● [270] 董艳芳,周文静,程景丽,等. 海马有病损的颞叶内侧癫痫手术应用研究[J]. 立体定向和功能神经外科杂志,2014,27(4):234-235.

● [271] 杜浩,徐国政,宋健,等. 难治性枕叶癫痫的术前定位与手术治疗[J]. 中国临床神经外科杂志,2014,19(10):577-580.

● [272] 王琴,曾其昌,卢军,等. 改良式大脑半球切除术治疗难治性癫痫(附 4 例分析)[J]. 立体定向和功能神经外科杂志,2015,28(2):80-82.

● [273] 高丹丹,袁冠前,林军,等. 皮质电刺激在功能区致痫灶手术中的应用[J]. 中国微侵袭神经外科杂志,2015,20(1):23-25.

● [274] 郝谦谦,李迪彬,李殿友,等. PET/MRI 异机融合图形对影像学阴性的难治性颞叶癫痫手术疗效的价值[J]. 中华神经外科杂志,2014,30(12):1262-1265.

● [275] 刘智良,戴宜武,丁虎,等. 功能神经导航和术中核磁共振引导下症状性枕叶癫痫的精准外科治疗[J]. 中华神经医学杂志,2014,13(9):925-927.

● [276] 毛承亮,周东,周德祥,等. 儿童顽固性癫痫的特点及手术疗效(附 56 例报告)[J]. 中华神经外科疾病研究杂志,2015,14(2):159-163.

● [277] 刘智良,丁虎,尹鹏,等. 外伤后癫痫的外科治疗(附 14 例报告)[J]. 中华神经医学杂志,2015,14(7):715-719.

● [278] * 陶群英,王莹,梁国标,等. 丘脑底核电刺激术治疗帕金森病的疗效[J]. 中国微侵袭神经外科杂志,2015,20(1):19-22.

● [279] 曹胜武,赵春生,洪讯宁,等. 图像融合技术在帕金森病脑深部电刺激术中的应用[J]. 立体定向和功能神经外科杂志,2015,28(3):134-137.

● [280] * 陈邱明,袁邦清,林川淦,等. 立体定向颅内多靶点毁损术治疗难治性精神障碍疗效分析[J]. 立体定向和功能神经外科杂志,2014,27(5):257-260.

● [281] 鄢林,蔡溢,黄红星,等. 立体定向术治疗精神病性症状的躁狂症 33 例临床分析[J]. 立体定向和功能神经外科杂志,2015,28(1):9-12.

● [282] 龚飞龙,李鹏,张时真,等. 立体定向毁损术治疗难治性强迫症的临床分析(附 12 例报告)[J]. 中国神经精神疾病杂志,2014,40(8):464-468.

● [283] 马凯,李勇杰,胡永生,等. 三叉神经痛显微血管减压术中岩静脉处理策略的研究[J]. 中华神经外科杂志,2015,31(1):44-47.

● [284] 宋启民,戴超,程彦昊,等. 血管压痕对微血管减压治疗原发性三叉神经痛近期效果的影响[J]. 中华神经医学杂志,2015,14(3):287-290.

● [285] 王济滩,李超,陈腾,等. 单纯神经内镜下微血管减压术治疗原发性三叉神经痛[J]. 山东大学学报(医学版),2015,53(4):83-86.

● [286] 王继超,杨晓笙,郑勇,等. 椎-基底动脉压迫性三叉神经痛微血管减压手术策略及分析[J]. 中国微侵袭神经外科杂志,2015,20(9):408-409.

● [287] 权俊杰,屈建强,周乐,等. 微血管减压术治疗原发性三叉神经痛 84 例分析[J]. 中华神经外科疾病研究杂志,2014,13(5):423-425.

● [288] * 唐四强,漆松涛,刘忆,等. 原发性三叉神经痛显微血管减压术后复发相关因素的研究[J]. 中华神经外科杂志,2014,30(10):1046-1049.

● [289] 贺亚杰,孙森,管勇. 内镜辅助手术与传统显微镜手术治疗面肌痉挛的临床对比研究[J]. 中国微侵袭神经外科杂志,2014,19(10):446-448.

● [290] 郑鲁,郑瑛,楚燕飞,等. 面神经临床分段与面肌痉挛术中责任血管分布初探[J]. 立体定向和功能神经外科杂志,2014,27(5):273-276.

● [291] 吴景文,章翔,李建,等. 显微血管减压术治疗 286 例面肌痉挛的临床疗效[J]. 中华神经外科疾病研究杂志,2014,13(5):420-422.

● [292] 陈建设,杨永飞,尹凯,等. 椎-基底动脉压迫导致面肌痉挛的手术治疗[J]. 广东医学,2014,35(21):3382-3384.

● [293] 汪艳龙,雒仁玺,徐将荣,等. 显微镜下锁孔微血管减压术治疗面肌痉挛的临床研究[J]. 浙江医学,2015,37(13):1172-1174.

● [294] 卢光,朱宏伟,张宇清,等. 面肌痉挛显微血管减压术后远期疗效及影响因素分析[J]. 中国微侵袭神经外科杂志,2014,19(4):160-163.

文选

2 种神经干细胞移植方法对宿主脑损伤和移植物维系的影响 [中华神经医学杂志,2015,14(4):458] 高谋等采用 2 种颅内移植方法移植神经干细胞(NSCs)到同品系小鼠不同侧大脑半球,观察不同移植途径对宿主脑损伤与修复以及 NSCs 存活迁移分化的影响。研究方法:体外原代培养 NSCs 并用 5-溴脱氧尿嘧啶核苷(Rrdu)标记,将 NSCs 单细胞悬液(5×10^5 个,5 μl)定向注射到 42 只健康成年 C57BL/6 小鼠两侧大脑运动皮质内,左侧颅骨采用磨钻钻孔,右侧采用微量进样器钻孔。移植后 1、2、3、7、14、21 d 和 28 d 采用随机数比表法各选取 6 只小鼠处死,观察脑大体标本,HE 染色观察脑移植区的损伤,免疫荧光双重标记染色 Brdu/神经元核抗原(NeuN)、Brdu/神经胶质纤维酸性蛋白(GFAP)分析脑移植区 NSCs、神经元和星形胶质细胞的分布情况。结果显示:① 与微量进样器钻孔侧相比,磨钻钻孔侧脑组织结构破坏较严重,移植后 1~3 d 神经细胞坏死明显,并伴有大量红细胞外溢及炎症细胞浸润,7 d 时可见瘢痕组织形成,直到 28 d 仍可见较多瘢痕组织聚集在移植区;② 移植后 1~3 d Brdu 标记的 NSCs 分布较为集中,7~21 d 可见 NSCs 明显迁移并分化为神经元和星形胶质细胞,左侧脑移植区可见大量星形胶质细胞,而神经元分布较少,右侧则相反;③ 与左侧比较,右侧脑移植区各时间点 Brdu、NeuN 阳性细胞百分率较高,CFAP 阳性细胞百分率较低,差异有统计学意义($P < 0.05$)。结论认为,采用微量进样器钻孔较磨钻钻孔能有效减轻移植损伤,明显提高 NSCs 存活率,有利于神经元生长,并减少胶质瘢痕形成。

(吴一娜)

述评 · NSCs 是常用移植宿主部位的方法以修复神经损伤,但常用磨钻钻孔方法容易损伤部分移植物,引起受体免疫排斥反应。因此,选择移植方法对输送移植物到达靶点有重要关系。有学者采用微创移植方法移植 NSCs 到宿主部位,取得满意效果。该文研究体会,微量进样器钻孔移植方法要优越于磨钻钻孔将 NCSs 移植到小鼠脑内,能提高 NSCs 存活率,有利于 NSCs 向神经元方向分化,进一步提高研究水平。

(周晓平)

亚低温对创伤性脑损伤体感诱发电位和突触素 mRNA 水平变化的影响及其意义 [中华创伤杂志,2014,30(12):1236] 武俏丽等研究亚低温治疗创伤性脑损伤(TBI)后体感诱发电位(SEP)和突触素 mRNA 表达变化的影响及神经保护作用。将 45 只成年 SD 大鼠,体重 300~350 g,按随机数字表达分为亚低温组、TBI 组和假手术组,每组 15 只。亚低温组和 TBI 组经左侧头部液压打击制作 TBI 模型,亚低温组于 TBI 后给予亚低温干预(32~35℃,6 h)。假手术组大鼠左侧头部只钻孔,不打击。于 TBI 后 6 h、24 h、7 d 行改良神经功能评分(mNSS),观察 SEP 和突触素 mRNA 表达水平的变化。结果显示,亚低温组各时相点 mNSS 评分均低于 TBI 组,与 TBI 组比较,亚低温组 6、24 h 时 SEP 潜伏期明显缩短,7 d 时三组间差异无统计学意义($P > 0.05$)。与 TBI 组比较,亚低温组突触素 mRNA 表达水平伤后 6 h 即开始升高[(0.08 ± 0.02) *vs.* (0.12 ± 0.04)],7 d 时升高显著[(0.06 ± 0.01) *vs.* (0.33 ± 0.10)]($P < 0.05$)。早期应用亚低温 TBI(伤后即刻亚低温,维持 6 h)后,mNSS 评分下降速度加快,SEP 的 P1 波潜伏期缩短明显,并且随治疗时间延长,突触素 mRNA 的表达升高明显。结论认为亚低温是治疗中度创伤性脑损伤的有效方法,SEP 和突触素的表达可作为 TBI 预后的可靠指标。选择合适的适应证及治疗时间窗,是今后亚低温治疗重型颅脑损伤的研究重点。

(吴一娜)

述评 · 目前亚低温治疗颅脑损伤在临床上已做许多研究,认为亚低温治疗能减轻兴奋毒性神经递质,减少 Ca^{2+} 内流,减轻 Ca^{2+} 对神经元的毒素作用,防治或减少脑损伤的脑神经细胞凋亡的发生。该文研究发现亚低温治疗组中 mNSS 评分均低于 TBI 组,而突触素 mRNA 表达水平显著升高,认为 SEP 和突触素的表达可作为 TBI 预后指标,为亚低温治疗颅脑损伤提供理论依据。在重型颅脑损伤后通过 SEP 监测能直接及时反映神经细胞功能状态,并能直接和客观地评估重型颅脑损伤疗效。

(周晓平)

CT 定量分析技术在诊治慢性硬膜下血肿的临床应用 [中国微侵袭神经外科杂志,2015,20(8):35] 许菲璠等使用 CT 定量分析技术(CVA 技术)研究围术期慢性硬膜下血肿(CSDH)变化与术后血肿复发的相关性。本研究 CSDH 患者 54 例中,男 47 例,女 7 例,共含血肿 64 个。其中单侧血肿 44 例,双侧血肿 10 例。全部患者术后预后良好,住院时间 5~7 d,平均(6.2+0.7)d。术后 1 个月复查,出现血肿复发 11 例。4 例复发行二次手术治疗并恢复良好。单侧血肿复发 9 例,双侧血肿复发 2 例。研究围术期多项典型 CT 指标与术后血肿复发率之间的相关性。11 例出现术后血肿复发。术前血肿量较大 >120 ml 和(或)出院前硬膜下残液量较大 >15.1 ml 和(或)术后残余血肿腔宽度较大 >11.7 mm 的 CSDH 患者,术后复发率也明显上升。本实验首次利用 CVA 技术研究术后围术期硬膜下腔残余积液量变化,并分析其作为预测 CSDH 复发危险因素的临床意义。研究发现,血肿复发率大小与脑组织膨胀复位程度有关,而不一定由血肿个数决定。残余积液量在"自我吸收期"有增加趋势,术后血肿复发可能性明显增大。通过比较上述参数的曲线下面积,认为拔管前 6 h 到出院前 12 h 残余积液量变化方向的临床预测价值最高。CVA 技术能动态精确测量围术期不同时间点的硬膜下积液量。可用于预判术后患者出现血肿复发风险。

(郑志文)

述评 · 慢性硬脑膜下血肿常发生于老年人,术后有一定的复发率,但如何能够早期有效预测血肿复发对临床工作有重要意义。该文应用 CT 定量分析技术研究慢性硬脑膜下血肿术后复发相关性,发现血肿体积及宽度、血肿个数、血肿量的变化是血肿复发的危险因素,认为 CVA 技术能动态精确测量围术期不同时间硬脑膜下积液量,对预判术后血肿复发有一定参考价值。

(周晓平)

159 242 例颅脑交通伤流行病学分析 [中华创伤杂志,2014,30(12):1215] 张溢华等回顾性分析"中华创伤数据库"中 2001—2007 年 210 家医院收治的 338 083 例颅脑创伤患者,颅脑交通伤 159 242 例,其中男 112 220 例,女 47 002 例,男:女 =2.39:1。年龄与损伤严重分布:患者主要集中于 21~50 岁组,其中 31~40 岁最多,其次是 21~30 岁组和 41~50 岁组,患者年平均增长率为 3.92%。时间分布特点:脑交通伤住院患者逐年上升,年平均增长率为 3.92%。7~12 月份患者数占 54.10%,其中 10 月份住院总人数达到峰值,2 月份收治人数最少。患者平均住院 20.20 d,其中≥90 岁组最多,达 23.06 d;其次是 41~70 岁组,为 22~22.68 d;≤10 岁组住院天数最少,平均为 15.65 d。患者住院平均费用为 13 689.8 元,其中≤10 岁组最低,为 6 347.24 元;51~60 岁组最高,为 16 951.07 元;>90 岁组为 11 163.34 元。总体治愈率为 66.92%,死亡率为 4.22%。随着年龄的增加,重型颅脑交通伤的比例增加,治愈率呈下降趋势。男性患者的死亡率高于女性患者,但治愈率低于女性。结论认为,颅脑交通伤在发生时间、患者年龄、性别、住院、伤情、治疗结果等方面均有一定的规律和特点。特别要加强下半年交通事故的防控,加强中青年交通伤的预防,在医院救治中对年长人群和男性重点看护,将有效减少颅脑交通伤的发生。

(吴一娜)

述评 · 2013 年世界卫生组织全球道路安全报告 2007—2017 年全球道路交通事故平均致死人数达 1.24 亿人,2010 年中国交通事故死亡率为 20.5/万,略高于发展中国家平均水平 20.1/10 万和全球平均水平 18.0/10 万,远高于发达国家的 8.7/10 万。在交通事故伤中颅脑损伤发生率为 56.2%。该文从中华创伤数据库中分析 210 家医院 159 242 例颅脑交通伤患者资料,总结颅脑交通伤多发于中青年人,事故时间集中在下半年,强调要加强对老年中和男性交通伤患者的救治。

(周晓平)

改良 T 形切口去骨瓣减压术治疗重型颅脑损伤的疗效观察 [中国临床神经外科杂志,2015,20(7):424] 刘福增等回顾性分析 2014 年 3 月至 2014 年 7 月应用改良 T 形切口去骨瓣减压术治疗重型颅脑损伤患者 10 例,其中男 7 例,女 3 例;年龄 21~64 岁,平均 47.2 岁。交通事故伤 6 例,摔伤 2 例,打击伤 2 例。受伤至入院时间 2~15 h,平均 6.5 h。单侧瞳孔散大 4 例,双侧瞳孔散大 5 例,无瞳孔散大 1 例。入院时 GCS 评分 3~5 分 7 例,6~8 分 3 例。合并颅盖骨骨折并矢状缝哆开 4 例。中线结构移位 0.5~1.0 cm 2 例,1.1~2.0 cm 7 例,>2.0 cm 1 例。颅内血肿量 60~110 ml,平均 78.5 ml。基底池及侧裂池变窄或闭塞 8 例,硬膜外血肿 2 例,硬膜下血肿 3 例,硬膜外血肿合并脑挫裂伤 1 例,硬膜下血肿合并脑挫裂伤 2 例,脑挫裂伤并脑内血肿 2 例。术中保护颞浅动脉及引流静脉,骨膜下逆行分离颞肌,保持适当颞肌张力。术后 3 个月,根据改良 Rankin 量表(mRS)评分评定预后:良好,mRS 评分≤2 分;中残,mRS 评分 3 分;重残,mRS 评分 4~5 分;死亡,mRS 评分 6 分。结果显示,术后 24 h 复查头颅 CT 示颅内血肿清楚彻底,中线偏

移 < 2 mm。术后 48 ~ 72 h 复查头颅 CT 未出现颞肌血肿或极度肿胀。术后切口甲级愈合,无皮下积液,均 1 周拆线。本组预后良好 6 例,中残 3 例,重残 1 例。结论认为,改良 T 形切口去骨瓣减压术治疗重型颅脑损伤,可有效保护头皮血供及颞肌的血管和神经,能有效避免颞肌血肿或极度肿胀并有效预防切口并发症,有助于改善重型颅脑损伤的治疗效果。

(吴一娜)

述评 · 目前,去大骨瓣减压仍是治疗重型颅脑损伤的有效方法,临床上常采用标准去大骨瓣减压法充分缓解颅内压,改善患者的死亡率和伤残率。该文采用改良 T 形皮肤切口开颅,扩大颅骨减压范围,使脑组织减压更充分,可有效避免骨窗及切口疝。重型颅脑损伤患者预后与颅脑损伤程度有密切关系,而去骨瓣大小需根据患者脑损伤情况而定,并非骨瓣越大越好。可以在临床上做进一步研究,将标准去大骨瓣减压术与本方法作比较,以更好的手术方法救治重型颅脑损伤。

(周晓平)

进展型额叶脑挫裂伤开颅手术救治体会 [中国临床神经外科杂志,2014. 19(11): 675] 张继武等回顾性分析对自 2008 年至 2012 年收治进展型额叶脑挫裂伤患者 48 例,其中男性 36 例,女性 12 例;年龄 15 ~ 60 岁,平均 37.5 岁。致伤原因: 车祸 34 例,坠落伤 8 例,摔伤 6 例;均为枕部着力引起对冲伤。患者均有原发性昏迷史,GCS 评分 12 ~ 13 分。入院后 3 ~ 6 h 病情加重 10 例,6 ~ 24 h 加重 13 例,1 ~ 3 d 加重 9 例,3 d 后加重 16 例。其中单侧瞳孔散大 9 例,双侧瞳孔散大 5 例。术前 GCS 评分均下降,最低下降 3 分,最高下降 9 分。手术方式根据损伤部位取扩大额颞瓣开颅手术 25 例,采用大冠状切口双额开颅手术 23 例。本组 48 例术后 6 个月随访,并根据 GOS 评分判断疗效: 恢复良好 31 例,中残 9 例,重残 5 例,死亡 3 例。死于并发症 2 例,死于原发伤 1 例。认为进展型额叶脑挫裂伤病理生理机制复杂,临床表现多变,切不可单纯以患者的意识、血肿量大小、中线结构有无移位来确定手术指征,以免丧失最佳手术时机。因此,手术实际的掌握非常重要,手术时机越早,患者恢复程度越好;而伤后延误时间越长,患者的残疾率和死亡率越高。故对于额叶患者,在密切观察病情变化的前提下行保守治疗,一旦出现头痛、意识淡漠或明显烦躁不安、大小便失禁等情况,即使 CT 等影像学检查结果未提示明显加重依据,亦应考虑手术治疗。在应用脱水药后临床症状无明显缓解且进行性加重,复查 CT 提示水肿范围明显扩大,侧脑室前角明显受压就应该采取手术治疗。

(郑志文)

述评 · 进展型额叶脑挫伤常发生于对冲伤所致,额叶挫伤程度与着力轻重有关,伤后早期症状较轻,但随着脑水肿加重,或脑挫伤后引起血肿增多,可在短时间引起颅内压增高,而加重病情。如何掌握手术时机,要严密观察病情和症状,复查头部 CT 扫描,对后枕部着地额部挫伤伴脑内血肿患者,手术指征要放宽,不要等脑疝后再手术,影响患者预后。该文所述患者入院后无手术指征,均在入院后不同时间内病情加重,导致发生脑疝而急诊手术。因此,对这类脑外伤患者要掌握手术时机,根据病情变化决定手术,其临床经验值得借鉴。

(周晓平)

重型闭合型颅脑损伤伴小脑幕静脉出血的诊治体会 [中国临床神经外科杂志,2015,20(8): 487] 段永红等报道 5 例急性重型颅脑损伤伴小脑幕静脉出血患者的临床资料,均为男性;年龄 18 ~ 87 岁;高处坠落伤 3 例,交通事故伤 2 例,均为颞枕部着地。入院时 GCS 评分 5 ~ 9 分;一侧瞳孔散大 5 例,其中 2 例短时间双侧瞳孔散大。急诊头颅 CT 示,单侧额颞顶枕硬膜下血肿 2 例,双侧硬脑膜下血肿 1 例,双额脑挫裂伤 1 例,枕后骑跨硬脑膜外血肿 1 例。均存在小脑幕硬脑膜下积血,伴有不同程度纵裂硬脑膜下出血。按 GOS 评分,本组术后死亡 3 例,预后良好 2 例,但术后 3 个月发生脑积水,其中 1 例行脑室-腹腔分流术;另 1 例未行分流术,1 年后行颅骨修补术,其中 1 例行双额冠状切口去骨瓣减压术,1 例行颞枕开颅手术。认为颅脑损伤加速或减速运动的直接动力可导致小脑幕在岩骨表面移动,容易引起小脑幕撕裂,或颞枕叶脑组织的移位与固定的小脑幕产生剪切力,导致桥静脉与静脉窦连接部撕裂出血。一旦判定小脑幕静脉大出血,立即用粗吸引器吸除积血,抬起颞底部,寻找出血来源,一般在岩骨嵴或 Labbe's 静脉汇入小脑幕附近是最常见的出血部位,尤其伴有岩骨骨折的患者,用明胶海绵或止血纱压迫止血,多能很快控制出血。重型颅脑损伤中伴发严重的小脑幕静脉损伤出血病情凶险,死亡率高,正确处理合并小脑幕损伤出血的颅内血肿可以获得一定疗效。

(郑志文)

述评 · 在重度颅脑损伤手术中可见小脑幕静脉出血,

一旦发生出血，往往很凶险，死亡率较高。常见原因可能是外伤后引起小脑幕静脉撕裂或破裂出血，伴有颞枕骨骨折导致小脑幕静脉出血。在术前要仔细了解患者CT改变、脑挫伤及血肿部位，在开颅手术时要注意小脑幕或周围结构血肿情况，如发生静脉性出血时，尽可能吸除血肿寻找出血部位，用明胶海绵或止血纱布压迫止血。该文报道5例伴有小脑幕静脉损伤出血的临床经验值得借鉴。

（周晓平）

颅脑损伤开颅术中急性脑膨出的相关危险因素分析 [中华神经外科杂志，2014，30（11）：1141] 何建青等回顾性分析自2009年至2014年收治696例颅脑伤患者临床资料，其中术中发生急性脑膨出190例，同期未发生脑膨出506例。其中男513例，女183例，年龄16个月至85岁。入院时GCS评分3～5分284例，6～8分125例，9～12分158例，13～15分129例。交通事故452例，高处坠落103例，跌倒伤96例，重物硬伤25例，殴打伤15例，机器碾伤1例，不详4例。与术中急性脑膨出有密切关系因素包括：手术远隔部位颅骨骨折，手术远隔部位出血，术前脑疝，弥漫性脑肿胀，术前缺氧脑干伤，受伤至手术时间与术中急性脑膨出。观察发现：手术远隔部位骨折是术中可能出现急性脑膨出的首要因素，本组中140例有手术远隔部位骨折，占73.7%，对照组151例，占24.9%，两组间比较差异有统计学意义。以颞骨、枕骨骨折易出现迟发性血肿与受伤机制和解剖特点有关，手术远隔部位硬膜外血肿是引起术中脑膨出的因素之一，其中研究者14例，对照组17例，两组间差异有统计学意义。脑干伤、术前脑疝、弥漫性脑肿胀是术中脑膨出的重要危险因素。伤后早期凝血机制障碍率高，手术时间越早，损伤的血管越容易出血，导致迟发血肿的概率高。

（郑志文）

述评·重型颅脑损伤手术中发生急性脑水肿是较常见的颅脑损伤严重并发症之一，术后死亡率和伤残率较高，发生术中急性脑膨出的原因较为复杂，与多种因素有密切关系。该文根据临床经验分析发生这种危象因素包括远隔部位颅骨骨折、手术远隔部位出血、术前脑疝、弥漫性脑肿胀、术前缺血、脑干伤及手术时间等。术中遇到急性脑膨出情况仔细分析其原因，果断处理，尽可能在短时间内清除血肿，充分减压，做好术后处理。

（周晓平）

人工硬膜减张缝合关闭硬脑膜对去骨瓣减压颅脑创伤患者的脑保护作用 [中华创伤杂志，2015，31（5）：390] 王伟等报道采用人工硬脑膜减张缝合硬脑膜对去骨瓣减压颅脑创伤的脑保护作用。颅脑创伤单侧标准外伤大骨瓣减压后行人工硬膜关闭硬脑膜（研究组52例），其中男41例，女11例，平均年龄50.0±14.9岁，GCS 3～5分6例，6～8分26例，9～12分10例，13～14分6例。未行硬脑膜关闭（对照组46例），其中男37例，女9例，平均年龄50.0±13.7岁，3～5分8例，6～8分23例，9～12分9例，13～14分6例。比较两组术后CT影像、ICU住院天数、伤后12个月的格拉斯哥预后评分（GOS）、癫痫发生率、肢体瘫痪、巴塞尔指数（BI）、简易精神状态检查（MMSE）等参数。结果显示，两组术后病程中CT影像减压窗区脑膨出后脑梗死发生率分别为4%和22%。研究组恢复良好率、重残率分别为33%、10%，对照组分别为15%、26%。研究组病死率及生存患者癫痫发生率分别为19%、19%，对照组分别为22%、19%。研究组生存患者ICU住院天数、肌力Ⅲ级以下的肢体瘫痪发生率、BI、MMSE分别为（8.7±4.3）d、10%、73.9±18.9分、23.5±7.0分，对照组分别为（12.2±7.2）d、31%、51.6±21.8分、19.2±6.9分。认为硬脑膜减张缝合封闭硬脑膜对大脑皮质功能有保护作用，能改善BI及MMSE评分外，因皮质功能损害导致的肢体偏瘫明显减少或减轻。

（吴一娜）

述评·去大骨瓣减压术后常会发生颅内出血、脑膨出、脑凹陷、脑积水、切口疝等并发症。因此，为了减少这些术后并发症，临床医师采用术中减张严密缝合硬脑膜对去大骨瓣手术后的脑组织进行保护。为了观察在减张严密缝合硬脑膜保护脑组织同时又要起到大脑充分减压，缓解颅内高压情况，该文应用人工硬脑膜减压缝合密闭硬脑膜，术后给予监测颅内压改变和影像学观察，研究组患者术后恢复良好率要高于对照组。该临床研究结果可为临床开展工作提供有价值经验。

（周晓平）

小儿颅脑损伤的临床特点及治疗分析 [中国临床神经外科杂志，2015，20（4）：23] 申汉威等回顾性分析自2010年1月至2013年6月收治61例小儿颅脑损伤的临床资料，其中男38例，女23例，年龄3 d至13岁，平均26.2个月。摔伤（以创伤坠落伤为主）39例，砸伤11例，车祸伤6例，产伤5例。本组手术治疗24例，其中凹陷性骨折行骨折撬抬术5例，硬膜外血肿行开颅血肿清除术4例，行钻孔引流术1例;硬膜下血肿手术11例,其中钻孔引流术7例,囟门穿刺术4例;脑挫裂伤(含颅内血肿)手术3例,其中行钻孔引流术1例,行血肿清除术2例。其余37例给予保守治疗。手术患儿住院7~19 d,平均10.1 d,保守治疗患儿住院2~3 d,平均13.4 d。患儿出院时痊愈46例,好转15例,无植物生存及死亡病例。17例于出院1、3及6个月进行随访,其中13例肢体肌力或影像学检查结果进一步得到改善。认为对有手术指征的患儿应及时进行手术治疗,术中要注意轻柔精细操作。创伤易导致婴幼儿急性贫血、低血容量性休克或消耗凝血功能障碍,婴幼儿全身血容量少,少量的出血即可造成循环功能紊乱,加之血肿压迫脑组织时脑灌注降低,因此,术中输血、补液将显得尤为重要。并发症及预防措施:① 外伤后硬膜下积液:术中避免置管及冲洗等操作引起的蛛网膜损伤,可降低硬膜下积液的发生;② 局灶性抽搐:规律使用抗癫痫药物,可减少抽搐;③ 脑梗死:在治疗过程中及时输血补液,应用改善微循环药物;④ 术后窒息:进行气管插管及拔管过程中应注意轻柔操作,必要时可适量应用激素。

(郑志文)

述评·鉴于儿童的颅脑处于发育阶段,具有解剖和生理特点,儿童颅脑损伤有其特殊的临床表现,要充分了解儿童的颅脑解剖特点,在诊断上有一定帮助。在诊断儿童颅脑损伤过程要尽早明确有无其他系统损伤,结合儿童生理特点进行治疗。在颅脑血肿手术中要注意全身血容量的补充、癫痫预防、术后高热等情况。该文分析儿童颅脑损伤的临床经验,提出个体化的治疗方案,早期预防并发症,值得临床借鉴。

(周晓平)

外伤性颅骨缺损修复前后灌注CT评价脑血流变化的研究 [中华神经外科杂志,2015,31(7):702] 李鑫等回顾性分析2011年12月至2012年5月收治的14例外伤性颅骨缺损患者颅骨修复前后脑灌注CT检查结果,其中男9例,女5例,年龄17~44岁,平均33.71岁。缺损面积最小8 cm×8 cm,最大20 cm×15 cm。颅骨修复距离去骨瓣时间4~13个月,平均6.7个月。比较修补侧基底节层面与侧脑室体部层面的低节区和颞叶皮质区4组感兴趣区,自身对照比较其rCBF均值差别,分别比较术前与术后7 d,术前与术后6个月均值,并且对其神经症状变化情况进行随访。结果显示:① 基底节层面低节区:术后7 d rCBF较术前有改善,$P=0.044<0.05$;6个月随访rCBF较术前有改善,$P=0.033<0.05$。② 基底节层面颞叶皮质:术后7 d rCBF较术前有改善,$P=0.001<0.01$;6个月随访rCBF较术前有改善,$P=0.000<0.01$。③ 侧脑室体部层面低节区:术后7 d rCBF较术前无明显改善,$P=0.275>0.05$;6个月随访rCBF较术前有明显改善,$P=0.001<0.05$。④ 侧脑室体部层面颞叶皮质:术后7 d rCBF较术前无明显改善,$P=0.064>0.05$;6个月随访rCBF较术前无明显改善,$P=0.174>0.05$。其中发现靠近侧裂大血管处基底节水平层面脑组织血流因颅骨修复得以改善的程度更加明显,患者修复术后神经症状得到改善。结论认为,应用灌注CT数据说明脑血管分布越密集,脑血流量恢复越明显,进一步充实了颅骨修复后脑血管储备功能改善的理论假说。

(吴一娜)

述评·外伤性颅骨修补患者术后常会有一系列神经系统症状。颅骨缺损修复后会改善大部分症状。因此,对颅骨缺损患者主张在术后2~3个月做颅骨缺损修复。而引起这些症状,许多学者做了许多研究以解释引起症状的原理。该文通过脑灌注CT检查观察颅骨缺损修复术前术后的脑血流改变,以解释颅骨缺损后症状发生机制。该研究发现在颅骨修复术后可改善脑血流量,有助于神经功能的恢复,为临床提供了有力理论依据。

(周晓平)

早期常压高浓度氧疗对特重型颅脑损伤患者脑氧代谢的作用 [中华创伤杂志,2014,30(12):1172] 孙旭日等回顾性分析自2011年1月至2013年1月收治的68例特重型颅脑损伤患者,按随机数字表法分为两组:对照组(常规治疗组)34例,持续给予浓度50%的氧气吸入,治疗组(常压高浓度氧气组)34例,给予浓度80%的氧疗,持续1周。两组患者的性别、年龄、GCS评分等资料比较无统计学意义。所有患者均常规给予对症处理。对照组入室后给予50%的氧气吸入,治疗组在伤后立即给予80%氧气吸入。比较患者第1、3、5、7天的动脉血氧分压(PaO_2)、颈内静脉血氧分压($PjvO_2$)、动脉血氧含量(CaO_2)、颈内静脉血氧分量($CjvO_2$)、脑动静脉血氧含量差($Da-jvO_2$)、脑氧摄取率($CERO_2$)、颈内静脉-动脉血乳酸差($Djv-a$ Lac)、GCS评分及血清特异性烯醇化酶(NSE)等指标。结果显示,治疗组各时相点PaO_2和第5、7天的GCS评分显著高于对照组($P<0.05$),第3、5、7天的$Djv-a$ Lac和第7天的NSE含量显著低于对照组($P<0.05$);各时相点$PjvO_2$、CaO_2、$CjvO_2$、$CjvO_2$、$CjvO_2$等指标两组间差异无统计学意义($P>0.05$)。

结论认为，特重型颅脑损伤患者早期积极主动提高吸入氧浓度，可能对氧吸入疗法预后具有重要意义。

（吴一娜）

述评·重型颅脑损伤分成原发性损伤和继发性损伤，而继发性脑损伤，如脑缺血和脑缺氧会加重脑损害，增加伤残率和死亡率。在临床上，除积极处理原发性颅脑损伤外，还要重视继发性脑损伤治疗。目前，高压氧治疗是治疗继发性脑损伤的有效方法，其原理是使血液中物理溶解氧含量增加，能促进患者苏醒，降低病死率和致残率，明显改善患者生存质量。该文早期在床旁呼吸机或面罩方式提高患者吸氧浓度，以改善脑组织的继发性损伤，其临床经验值得借鉴。

（周晓平）

43 例颅脑外伤合并视神经损伤的临床分析 ［立体定向和功能性神经外科杂志，2015，8（1）：36］ 汪雷等回顾性分析自 2008 年 1 月至 2013 年 8 月收治的 43 例颅脑外伤合并视神经损伤的临床资料，并通过单因素分析（χ^2 检验）观察影响手术治疗的预后因素。本组 43 例中，男 38 例，女 5 例，年龄 13～56 岁，平均 28.18＋7.6 岁；交通事故伤 31 例，运动跌伤或斗殴拳击伤 8 例，高处坠落伤 3 例，爆炸伤 2 例；就诊时视力：无光感 9 例，有光感 14 例，眼前手动 10 例，眼前整数 5 例，大于 0.05 者 5 例；CT 显示及术中证实或仅术中证实视神经管骨折 21 例，其中单发性内侧壁骨折 14 例，多发性骨折 3 例，仅外侧壁骨折 2 例，内外侧壁均骨折 2 例；伤后手术时间＜7 d 25 例，≥7 d 5 例。治疗方法：非手术治疗 13 例，使用大量激素冲击治疗减轻视神经内压力，脱水、利尿剂治疗减轻视神经管水肿；高压氧治疗改善视神经缺血、缺氧。视神经管减压术治疗 30 例；其中 4 例恢复至有光感，3 例恢复至手动，9 例恢复至指数，11 例恢复至 0.05 以上；药物治疗的 13 例中，6 例获有效光感，其中 3 例恢复至有光感，1 例恢复至手动，3 例恢复至指数，4 例恢复至 0.015 以上。手术治疗组病例总有效率为 83.33%，明显高于非手术治疗病例（46.15%）。认为手术治疗明显优于药物治疗，其原因可能是手术治疗可及时缓解神经水肿及清除眼眶内血肿，防止肿胀的坏死，解除对眼动脉的限制压迫，改善全眼血液供应，终止"肿胀-缺血-再肿胀-再缺血"的恶性循环，对部分严重视力损害的患者有效。

（郑志文）

述评·前颅窝损伤常合并有视神经损伤，常见前颅窝底骨折、眶内外侧骨板骨折、视神经管骨折等，骨折片或血肿压迫损伤患侧视神经，引起患者的视力障碍。在临床中，都重视救治重型颅脑损伤患者的生命，不太积极处理视神经损伤，往往等生命体征稳定后再考虑如何处理视神经损伤，这就会失去处理视神经损伤的治疗时机。目前，临床上在伤后出现视力障碍时先用激素、脱水、能量合剂和活血化瘀药物治疗，有视神经管减压术指征可积极手术治疗，但术后预后与视神经损伤程度、手术时机有明显关系。该文强调在抢救患者生命同时要重视视神经损伤治疗，其临床经验值得借鉴。

（周晓平）

应用皮质下直接电刺激切除功能区弥漫性低级别胶质瘤 ［中华神经外科杂志，2014，30（12）：1209］ 白红民等回顾性分析自 2010 年 1 月至 2014 年 5 月行手术治疗并应用术中皮质下直接电刺激（DES）大脑功能区弥漫性低级别胶质瘤（DLGG）患者 57 例，其中男 36 例，女 21 例，年龄 16～62 岁，平均年龄 36.5 岁。临床表现：癫痫 55 例，其中药物难治性癫痫 17 例；头痛 5 例；轻度神经功能障碍 9 例。右利手 55 例，双利手 2 例。术前头颅 MRI 显示病变体积为 4.8～116.3 cm^3，其中位于左侧 43 例，右侧 14 例，主要包括额叶、岛叶、颞叶等功能区。术前神经功能评估包括运动功能、一般认知功能、利手、语言功能。手术采取全麻术中唤醒技术，定位采用超声确定病灶的位置和范围，采用皮质下 DES 技术切除大脑功能区 DLGG，其中全切除 20 例，次全切 26 例，部分切除 11 例，术后均能在肿瘤周边发现锥体束、丘脑上辐射或语言相关白质纤维，从而达到按功能边界切除肿瘤。术后 1 d、5 d、出院时和术后 3 个月分别进行神经系统查体和语言等认知功能的评估，46 例出现早期功能障碍，其中轻度 15 例，中度 21 例，重度 10 例；4 例出现晚期功能障碍，其中轻度 3 例，中度 1 例。术前 55 例癫痫发作的患者中，术后 48 例无癫痫发作，余 7 例发作频率较术前减少＞50%。结论认为，唤醒开颅下应用皮质下 DES 可在不降低远期生活质量的前提下最大安全切除 DLGG，但早期神经功能障碍发生率高，需康复治疗。

（万志平）

述评·DLGG 是脑肿瘤中进展性生长的恶性肿瘤，早期多以癫痫起病，近来研究表明 DLGG 可影响患者认知功能，且常侵犯功能区，最大安全手术切除是目前首选治疗策略，但术后极易造成神经功能障碍。因此，如何在不降低患者远期生活质量的前提下，最大限度地安全切除功能区 DLGG

是最大难点。该研究利用皮质下 DES 技术,能在瘤周发现锥体束、丘脑上辐射或语言相关白质纤维等重要结构,沿功能边界最大安全切除肿瘤,并取得较好的治疗效果,具有较好的临床推广价值。

（骆　纯）

DTI 对脑深部胶质瘤手术入路设计的临床意义　[中国微侵袭神经外科杂志,2014,19(11):481]　周德祥等总结 60 例术前 DTI 检查及脑白质纤维束重建对设计脑深部胶质瘤手术入路,其中随机选取的 2012 年至 2013 年收治的脑深部胶质瘤患者 30 例为 DTI 组,其中男 17 例,女 13 例,平均年龄 39 岁;随机选取 2010—2011 年收治的脑深部胶质瘤患者 30 例为对照组,其中男 19 例,女 11 例,平均年龄 41 岁。临床表现主要为颅内压增高症状、局灶型神经功能障碍、癫痫发作和精神障碍等。DTI 组术前行 MRI + DTI 扫描,对照组则只进行常规增强 MRI 扫描。手术入路选择:对照组依据肿瘤与皮质距离,采用容易到达及避开重要功能区的原则选择手术入路;DTI 组根据 DTI 成像,重建脑白质纤维三维图像,明确锥体束、功能区与肿瘤的三维空间结构关系而设计手术入路。全部病例均在神经导航指引及显微镜下切除肿瘤。术后 4 周随访,采用 KPS 评分评估患者神经功能障碍情况。采用 SPSS 13.0 分析数据。结果:对照组镜下全切 19 例,次全切 7 例,部分切除 4 例,全切除率为 63.3%;DTI 组镜下全切 18 例,次全切 7 例,部分切除 5 例,全切率为 60.0%,镜下全切率无统计学差异。对照组 KPS 评分为 81.67 ± 20.69 分,DTI 组 KPS 评分为 91.67 ± 16.42 分,KPS 评分差异有统计学意义。认为术前 DTI 检查及脑白质纤维束重建对脑深部胶质瘤手术入路有重要指导作用,可减少白质纤维损伤,降低病残率。

（万志平）

述评·脑深部胶质瘤累及范围较广,易侵犯基底核区或锥体束,多数恶性程度高,侵袭性生长,手术病残率高,如何在肿瘤切除与功能保留权衡是关键。随着 DTI、MRI、神经功能导航等影像辅助技术的发展,为胶质瘤尤其脑深部胶质瘤手术治疗提供更好的技术支持。该研究通过术前 DTI + MRI 扫描,很好地显示神经纤维束走形、方向、排列及髓鞘等信息,通过重建脑白质纤维束,尤其锥体束,评估肿瘤与白质纤维束、功能区空间位置,对术中神经功能保护起重要作用,增加了脑深部胶质瘤手术的安全、有效性,具有重要的参考价值。

（骆　纯）

桥静脉位置及术中保留对窦镰旁脑膜瘤患者切除术后早期预后的影响　[中国临床神经外科杂志,2015,20(6):335]　王飞等探讨桥静脉解剖位置及其术中保留对窦镰旁脑膜瘤切除术后早期预后的影响,回顾总结自 2009 年 1 月至 2014 年 12 月窦镰旁脑膜瘤患者临床资料,其中男 43 例,女 77 例,年龄范围 39 ~ 74 岁,平均年龄 55 岁。首发症状包括头痛 54 例,神经功能障碍 27 例,癫痫发作 7 例;无症状 32 例。所有患者术前均行 MRI 平扫 + 增强检查,49 例行头部磁共振静脉造影检查,71 例行 CTA 或 DSA 检查。根据术中所见,将肿瘤与桥静脉的解剖关系分为:桥静脉位于窦镰旁脑膜瘤表面为Ⅰ型,位于肿瘤深部为Ⅱ型。离断时遵循尽量选择汇合分支较少者、尽量选择管径较细者、尽量选择最接近上矢状窦部位进行离断,最大程度保留代偿侧支的原则。应用 SPSS 15.0 软件分析资料。结果:本组Ⅰ型 95 例,其中 52 例离断 1 支或 1 支以上桥静脉,其中 5 例切除上矢状窦;Ⅱ型 14 例,无桥静脉离断;11 例未发现桥静脉,仅在肿瘤深部发现皮质静脉。所有病例术后 2 h 内头部 CT 检查无血肿,术后早期预后不良 13 例,其中死亡 4 例,新增或原神经功能障碍加重 9 例。Ⅰ型病例中,离断桥静脉 52 例中,早期预后不良 11 例;43 例未离断桥静脉中,早期预后不良 1 例。认为术中容易损伤桥静脉,从而造成早期预后不良,因此建议尽量保留桥静脉,以减少手术的直接并发症。

（万志平）

述评·窦镰旁脑膜瘤切除术后容易造成早期颅内并发症,特别是肿瘤位于矢状窦中 1/3 位置。考虑该区域代偿静脉侧支生成能力较低,术中若损伤上矢状窦和桥静脉,术后可进一步造成脑肿胀、出血性脑梗死、癫痫持续状态和神经功能障碍,因此术中应高度重视。该研究探讨窦镰旁脑膜瘤术中保留桥静脉对早期预后的影响,发现术中损伤桥静脉,可显著增高早期预后不良发生率,因此建议尽量避免损伤上矢状窦,提高桥静脉保留率,具有很好的临床推广价值。

（骆　纯）

蝶骨嵴脑膜瘤的显微外科手术 121 例　[中华显微外科杂志,2014,37(5):511]　王龙等总结自 2000 年 1 月至 2013 年 1 月用外科手术治疗蝶骨嵴脑膜瘤患者 121 例,其中男 53 例,女 68 例。病程 1 个月至 6 年,平均 29 个月。按 SRMs 标准分类,内 1/3 型 61 例,中 1/3 型 19 例,外 1/3 型 41 例。肿瘤直径平均 5.6 cm。临床表现主要包括颅内高压、局部脑神经症状、运动障碍症状、精神症状等。所有患者术前均行 CT 或 MRI 增强扫描，36 例行 3D－CTA/V 或 MRA 检查，明确肿瘤与血管关系。其中颈内动脉受压移位 11 例，大脑中动脉移位 18 例；肿瘤包绕颈内动脉及其分支 14 例，肿瘤侵及海绵窦 14 例，突至眶内 3 例，突至颞下窝 1 例，瘤周明显水肿 18 例。所有患者采用显微外科手术，单纯翼点入路 60 例，改良翼点入路 61 例，其中采用经额颞眶颧入路 8 例。手术遵循原则：① 尽可能对肿瘤实施去血管化；② 切除肿瘤的操作均在蛛网膜间隙进行；③ 原位切除肿瘤。结果：总体切除率为 61.2%，蝶骨嵴外 1/3 脑膜瘤手术全切除率最高(87.8%)。病理分型以成纤维脑膜瘤最为多见，恶性脑膜瘤最为少见(3.3%)。大部分患者术后症状明显改善，术后死亡 2 例。109 例随访平均 5.6 年(6 个月至 10 年)，平均复发时间为 2.4 年。认为蝶骨嵴脑膜瘤显微手术治疗的关键是手术入路的选择，术中对肿瘤遵循去血管化、严格蛛网膜平面操作、尽可能原位切除等策略，可获得满意的手术疗效。

(万志平)

述评 · 蝶骨嵴脑膜瘤(SRMs)，尤其内侧型 SRMs，由于位置深、血供丰富，且与视神经、海绵窦、颈内动脉等重要解剖结构关系密切，手术全切困难，术后并发症多，死亡率高。因此，首次手术入路的选择尤为重要，直接决定肿瘤切除程度，需结合肿瘤大小、附着部位、生长方向及其毗邻结构等因素做出最佳选择。该研究中针对蝶骨嵴脑膜瘤提出手术入路的选择、肿瘤去血管化、蛛网膜平面操作、原位切除等策略，取得满意手术疗效，具有重要临床参考价值。

(骆　纯)

显微手术切除岩斜区脑膜瘤的疗效分析 ［中华神经外科杂志，2015，31(2)：137］　赵子进等回顾性分析自 1991 年 7 月至 2010 年 4 月用显微手术治疗岩斜区脑膜瘤患者 71 例，其中男 18 例，女 53 例。平均病程 32.5±3.0 个月。临床表现主要为头痛、平衡功能障碍、乏力、后组脑神经、三叉神经及听神经功能障碍。术前所有患者均行头颅 CT 或 MRI 平扫加增强。肿瘤类型包括斜坡型 13 例，岩斜型 28 例，蝶岩斜型 30 例。肿瘤侵犯海绵窦 20 例，侵犯 Meckel 腔 37 例，包裹神经血管结构 42 例，脑积水 22 例。所有病例均采用显微外科手术治疗，85.9% 患者行术中神经电生理监测。手术入路包括枕下乙状窦后入路 65 例、乙状窦前入路 3 例，以及眶颧额颞下入路、扩大翼点入路及幕上下联合入路各 1 例，术后 72 h 内复查增强 MRI 判断肿瘤切除情况。术后定期随访。结果：肿瘤全切除 48 例，其中枕下乙状窦后入路全切除 47 例，围术期死亡 1 例，术后 KPS 评分平均 73.2±15.6 分。随访 64 例，平均随访 60.7±47.5 个月。肿瘤复发 6 例，进展 8 例，死亡 7 例。术后 6 个月、1 年、3 年、5 年和 10 年总体生存率分别为 100%、91.3%、89.2%、88.5%、85.7%。此外，肿瘤质地、类型、是否侵犯海绵窦及是否包裹神经血管是影响肿瘤切除程度的独立因素。认为术前应充分评估影像学资料明确肿瘤特点从而合理选择手术入路，而枕下乙状窦后(经小脑幕)入路是一种重要而实用有效的手术入路。

(万志平)

述评 · 岩斜区脑膜瘤手术难度大，术后并发症多、致残率高、生活质量差，目前，显微手术切除是唯一且首选治疗方式。术前需要充分评估肿瘤生长特征，选择合理手术入路，尽可能降低死残率的同时实现肿瘤最大程度切除，是提高患者生活质量的关键。该研究结果表明，肿瘤的质地、类型、是否侵犯海绵窦及是否包裹神经血管是影响肿瘤切除的独立因素；此外，分析发现，枕下乙状窦后(经小脑幕)入路手术效果显著，全切率明显提高，具有较好临床参考价值。

(骆　纯)

伽马刀治疗老年人静脉窦旁手术残余脑膜瘤的预后分析 ［福建医科大学学报，2014，48(5)：313］　王锐等回顾分析自 2000 年 1 月至 2012 年 8 月对侵犯静脉窦脑膜瘤老年人应用伽马刀治疗老年人术后静脉窦旁残余肿瘤患者 143 例，其中男性 53 例，女性 90 例，平均年龄 69±4.8 岁。临床表现主要包括头痛、头晕、反应迟钝、癫痫、复视、视力下降、偏侧运动感觉障碍等。患者均行头颅 MRI 平扫加增强检查及 MRV。显微手术后 5～14 d 内进行伽马刀治疗，肿瘤中心照射剂量(28±2.1)Gy，边缘剂量(14±2.3)Gy。所有患者分为手术 Simpson Ⅱ级切除联合伽马刀组、手术 Simpson Ⅲ～Ⅳ级联合伽马刀组、单纯手术 Simpson Ⅲ～Ⅳ级组。随访自治疗当天至 2013 年 12 月 31 日，同时行 KPS 评分比较。结果：3 年、5 年疾病无进展期 3 组组间有统计学意义；手术联合伽马刀治疗的 2 组预后良好率和 KPS 评分改善率较单纯手术组提高。COX 回归分析显示，脑膜瘤复发与病理分级、手术切除程度及选择术后伽马刀治疗有相关性。认为对于侵犯静脉窦的良性脑膜瘤老年患者，不完全切除术后联合伽马刀治疗能有效控制肿瘤，降低手术风险，减少术后并发症，提高患者术后生活质量。

(万志平)

述评 · 老年人脑膜瘤良性多见，考虑老年患者病程长，且多伴基础性疾病如高血压、糖尿病、冠心病等，使得老年人窦旁脑膜瘤全切除难度较大。因此，老年患者治疗相对保守，术中不强求全切除，注意保护静脉窦及周边重要动静脉，残余肿瘤选择伽马刀治疗。该研究对于侵犯静脉窦的良性脑膜瘤老年患者，术中安全切除，术后联合伽马刀治疗可有效控制肿瘤，降低风险，减少术后并发症，预后满意。

（骆　纯）

巨大垂体腺瘤的诊治　［中国微侵袭神经外科杂志，2014，19(11)：491］　贺振华等回顾性分析自2005年1月至2013年6月经内镜经鼻蝶入路或联合翼点入路开颅手术切除巨大垂体腺瘤患者45例，其中男28例，女17例，年龄范围：19～76岁，平均年龄45.1岁；病程平均3.8年。临床表现为头痛28例，进行性视力下降37例，闭经、泌乳13例，月经不调6例，肢端肥大症8例。病理结果：12例无功能垂体腺瘤，20例泌乳素腺瘤，8例生长激素腺瘤，5例促肾上腺皮质激素腺瘤。所有患者均行CT及MRI检查，通过术前肿瘤定位、评估，分别采用内镜经鼻蝶入路或联合翼点入路开颅手术分次切除。结果：一次手术肿瘤镜下全切除26例，次全切除12例，部分切除7例；两次手术全切除9例，次全切6例。两次手术间隔时间为6～8周。术后并发症：一过性尿崩13例，脑脊液鼻漏5例，中枢性低钠血症2例，中枢性高热10例，垂体功能低下12例，术后对症治疗后均好转或消失。随访39例，平均2.1年，其中复发9例，再次手术6例，余3例放弃治疗。分析后认为，对于巨大、向鞍上生长的垂体腺瘤，采用神经内镜和经颅手术联合入路，优势互补，是提高全切率、降低病死率及减少并发症的重要手段。

（万志平）

述评 · 巨大垂体腺瘤定义为：直径>4 cm或肿瘤与室间孔距离<6 cm的垂体腺瘤，因其常侵及海绵窦、颅底、颈内动脉等重要结构，手术风险较大。该研究认为内镜下经蝶入路分次切除巨大垂体腺瘤，待鞍上部分肿瘤逐渐塌陷后二次手术较合理。如肿瘤直径>2.5 cm术后无法塌陷者，行开颅二次手术也可获得全切效果。对于二次手术时机的选择决定于鞍内血性液体吸收和鞍上肿瘤下降速度，因此，采用神经内镜和经颅手术联合入路，优势互补可获较好手术治疗效果。

（骆　纯）

垂体生长激素腺瘤患者的临床特点及手术疗效初步分析　［中华神经外科杂志，2015，31(7)：653］　白吉伟等回顾性分析2011年1月至2013年10月采用手术切除垂体生长激素（GH）腺瘤患者167例，其中男女比例为1∶1.12；平均年龄为42±11岁。术前、术后早期检测内分泌改变，术前行MRI检查，采用Knosp分级评估海绵窦和颈内动脉受累情况，其中微腺瘤22例，大腺瘤117例，巨大腺瘤28例，侵袭性腺瘤63例，非侵袭性腺瘤104例。依据肿瘤大小和生长方向不同及术者经验，分别采用开颅显微镜手术8例，经鼻蝶窦显微镜手术122例和经鼻蝶窦内镜下手术37例3种方式。通过术中观察和术后增强MRI判定切除程度。所有患者术后行病理学检查。术后随访，统计学采用SPSS软件分析。结果：非侵袭性腺瘤切除程度高于侵袭性腺瘤；术前GH水平与肿瘤体积呈正相关，手术前后GH水平呈正相关。免疫组化显示：腺瘤多激素表达阳性者51.8%，单GH激素表达阳性者48.2%。随访0.6～4.3年，158例术前肢端肥大者150例缓解，术后糖尿病、高血压治愈率、缓解率明显提高。研究结果提示，GH腺瘤常见于中青年，明确诊断时多为大腺瘤；术前GH水平与肿瘤体积相关；手术对部分合并高血压、糖尿病患者有效；非侵袭性腺瘤手术切除程度高于侵袭性腺瘤。

（万志平）

述评 · 垂体GH腺瘤是垂体瘤中常见的病理类型，肿瘤增大可发生占位症状，GH异常升高可激发靶器官加重损害。首选治疗方式为手术。该研究主要探讨了肿瘤体积、GH水平与手术治疗相互间关系，结合病理学特征与临床特点，总结认为手术对于非侵袭性GH腺瘤手术效果优于侵袭性腺瘤手术治疗，且术后可提高术前合并高血压、糖尿病患者的治愈率及缓解率。该文针对GH腺瘤的研究结果具有重要的临床参考价值。

（骆　纯）

显微手术治疗25例延颈交界区肿瘤　［中华神经外科杂志，2015，31(2)：146］　刘祺等回顾性分析自2004年1月至2014年1月应用显微外科手术治疗延颈交界区肿瘤患者25例，其中男14例、女11例；平均年龄43.4±2.5岁，病程3个月至5年。临床表现为单侧肢体麻木12例，单侧肢体运动障碍10例，颈部疼痛或麻木6例，头痛5例，吞咽困难4例，饮水呛咳3例，声音嘶哑1例，平衡障碍1例。术前13例行CT检查，25例均行MRI检查，17例均行CTA检查，4例行DSA检查。术前根据需要可行栓塞。采用后正中入路 14 例,经远外侧入路 11 例。手术结果:肿瘤全切除 21 例,次全切除 4 例。术后病理:脑膜瘤 11 例,神经鞘瘤 9 例,室管膜瘤 2 例,胶质瘤 2 例,脂肪瘤 1 例。术后并发症包括肺部感染、切口瘘。随访 6~48 个月,19 例全切除患者均无复发,4 例次全切除患者 2 例复发,均行伽马刀治疗。通过 Karnofsky 功能状态评分,≥80 分 19 例,70 分 2 例,其余 2 例分别为 40 分、30 分,5 例存在后组脑神经症状。术前行供血动脉栓塞的 4 例肿瘤全切除,随访期内 Karnofsky > 80 分。认为术前影像学检查如 MRI、CTA 及 DSA 等检查具有重要评估作用,术前行动脉栓塞尤为重要,而手术入路选择上,后正中入路便于暴露枕骨大孔区及椎管的后壁,适合延颈髓背侧肿瘤切除,而远外侧入路适合高位延髓腹侧部、延髓腹侧部、中下斜坡、延颈交界区肿瘤等,选择恰当手术入路及术中沿蛛网膜平面操作,是手术成功关键。

(万志平)

述评 · 延颈交界区肿瘤位置较深,手术风险较大,一直都是神经外科较为棘手的问题之一。早期诊断、术前评估及手术入路选择、娴熟的外科操作是延颈交界区肿瘤手术治疗的关键。该研究表明术前 CTA 检查及经 DSA 行供血动脉栓塞术具有重要作用,手术通常采用后正中、远外侧及口咽部前方 3 种入路,根据个体病情选择最佳手术入路,做到术中准确定位,肿瘤完全暴露,避免损伤重要血管神经等要点,可大大减少术后并发症,取得较好的疗效,具有重要临床借鉴意义。

(骆　纯)

颅底脊索瘤内镜经鼻手术后的颅底重建技术 [中华神经外科杂志,2014,30(10):1027] 桂松柏等回顾分析了自 2007 年 8 月至 2013 年 10 月使用内镜经鼻手术治疗颅底脊索瘤患者 146 例,其中男 81 例,女 65 例,平均年龄 37.3 岁;病程 9 个月至 11 年。临床表现包括头痛、头晕 77 例,视力下降、视野缺损 28 例,视物重影 34 例,面部麻木、疼痛 17 例,耳鸣及听力下降 12 例,吞咽困难、声音嘶哑、呛咳 26 例,鼻塞 16 例,运动障碍 14 例,眼球突出 4 例,无症状 3 例。所有患者术中均显露硬脑膜,硬膜缺损分为 3 类:① 硬膜完整 113 例:主要使用人工材料进行颅底重建;② 硬膜缺损≤1.0 cm 12 例:使用自体游离组织结合人工材料多层加固重建;③ 硬膜缺损 > 1.0 cm 21 例:使用带蒂鼻中隔黏膜瓣结合自体游离组织进行重建。结果:病变全切除 47 例,次全切除 70 例,大部切除 29 例。术后病理证实均为脊索瘤。术后脑脊液鼻漏的发生率:3 类硬膜缺损对应术后脑脊液鼻漏分别为 0 例、1 例、2 例,2 例再次手术后未再出现脑脊液鼻漏,其中 1 例术后因颅内感染死亡。总体脑脊液鼻漏发生率为 2.1%。结论认为,针对不同类型硬膜缺损选择不同的颅底重建方法;尽量减少使用鼻腔带蒂黏膜瓣以减少鼻腔创伤,减少术后鼻腔并发症,而且可为再次手术切除后颅底重建提供便利。

(万志平)

述评 · 颅底脊索瘤为低度恶性肿瘤,呈侵袭性生长,内镜经鼻切除脊索瘤目前成为首选手术方法。脊索瘤术后颅底结构重建至关重要,尤其硬膜、蛛网膜缺损时,需要严密闭合手术区域,以免术后脑脊液漏、颅内感染和气颅等并发症发生。该文提出尽量减少鼻腔带蒂黏膜瓣的使用,具有明显治疗优势,提出采用带蒂额肌帽状腱膜裂层颅骨瓣、带蒂额肌帽状腱膜钛网复合瓣修复颅底缺损,效果满意,值得临床推广。

(骆　纯)

面神经结构与功能可视化技术在大型听神经瘤手术中的初步应用 [中华神经外科杂志,2014,30(11):1149] 张玉海等分析自 2012 年 4 月至 2013 年 6 月在大型听神经瘤病例,术前采用磁共振弥散张量纤维束成像技术行面神经成像,术中联合面神经肌电图监测,实现面神经结构和功能可视化患者 15 例,其中男 6 例,女 9 例,年龄范围:18~65 岁,平均年龄 47.3 岁。左侧 6 例,右侧 9 例。内听道外肿瘤最大径平均 38.9 mm;病程 1 个月至 20 年。临床表现不同程度听力下降 14 例,耳鸣 2 例。术前面瘫 3 例,面部感觉减退 10 例,面部疼痛 1 例,头晕 6 例,共济失调和平衡障碍 4 例,颅高压 5 例,锥体束征 3 例。根据 Hannover 听神经瘤分级,所有病例均为 T4a 或 T4b 期。所有病例均应用 DTT 技术显示面神经位置。手术均采用枕下乙状窦后经内听道入路,术中电生理检测。结果:13 例面神经可通过弥散张量纤维束成像技术显示,其中 7 例面神经位于肿瘤前中 1/3,3 例位于前下 1/3,2 例位于肿瘤前上 1/3,1 例位于肿瘤下极,术前定位结果与术中所见吻合率为 100%。肿瘤全切 11 例,少量包膜残留 1 例,残留少量肿瘤组织 1 例。所有病例随访 4~18 个月,面神经功能 HB Ⅰ级 8 例,Ⅱ级 6 例,Ⅳ级 1 例,面神经功能优良率达 93.3%。认为结合面神经 DTT 技术联合术中电生理检测等面神经结构和功能可视化技术,有助于提高术中定位和保护面神经,提高大型听神经瘤手术面神经的解剖和功能保留率。

(万志平)

述评 · 大型听神经瘤首选手术治疗，乙状窦后入路是安全、有效的手术入路。随着现代影像技术的发展，术中辨认和保护面、听神经已趋于成熟。该研究通过结合面神经DTT技术联合术中电生理检测，使术前面神经成像可视化，有助于术中重要血管、神经定位，提高手术切除率和功能保留率，具有很好的临床参考价值。

（骆　纯）

经额侧脑室联合翼点入路显微切除第三脑室的内颅咽管瘤的临床疗效及并发症防治对策 ［立体定向和功能性神经外科杂志，2015，28（2）：83］　王斌等回顾性分析自2012年10月至2014年10月收治的100例内颅咽管瘤患者临床资料，分析经额侧脑室联合翼点入路显微切除第三脑室的内颅咽管瘤的临床疗效。采取随机数字表法分为实验组和对照组，每组50例，实验组中，男27例、女23例，平均年龄45.2±2.8岁，平均病程6.1±1.9年，肿瘤直径平均(3.2±1.2)cm，实质性肿瘤37个，伴钙化13个；对照组中，男30例、女20例，平均年龄45.7±3.8岁，平均病程6.3±2.1年，肿瘤直径平均(3.6±1.5)cm，实质性肿瘤35个，伴钙化15个。实验组先采取经额部皮质造瘘，侧脑室室间孔入路切除侧脑室和第三脑室内肿瘤，联合翼点入路切除鞍上及鞍旁残留的肿瘤。对照组采取经额部皮质造瘘，侧脑室室间孔入路切除侧脑室和第三脑室内的肿瘤。术后随访7个月，对比两组患者肿瘤全切率、次全切率、部分切除率及并发症发生情况。结果：实验组：肿瘤全切率为82.00%、次全切除率为14.00%、部分切除率为4.00%；对照组：肿瘤全切率为58.00%、次全切除率为18.00%、部分切除率为24.00%。实验组并发症的发生率为24%，对照组为46%。结论认为，经额侧脑室联合翼点入路手术切除对于第三脑室的内颅咽管瘤，可清楚暴露肿瘤及其周围组织结构，提高全切率，减少并发症。

（万志平）

述评 · 颅咽管瘤是一种良性肿瘤，常见于儿童和中老年人两个年龄段，手术切除后容易复发。临床主要术式包括经额侧、经翼点、经前纵裂、经鼻蝶入路等。该研究表明经额侧脑室联合翼点入路适于第三脑室的内颅咽管瘤，该入路可清楚暴露肿瘤情况，提高肿瘤全切率，减少并发症，取得较好临床疗效，具有很好的治疗参考意义。

（骆　纯）

松果体区肿瘤的外科治疗策略探讨 ［中华外科杂志，2014，52(8)：584］　谢国强等回顾性分析自2007年9月至2012年2月收治43例伴有梗阻性脑积水的松果体区肿瘤患者临床资料，其中男性30例，女性13例；平均年龄27±4岁。本组患者均合并不同程度的脑积水，所有患者术前均行AFP、HCG、CEA肿瘤标志物检验，其中单纯HCG增高5例，单纯AFP增高2例，HCG及AFP均增高2例。所有患者术前均行头颅CT、MRI及三维质子加权快速回旋回波序列(3D-SPACE)扫描进行术前评估。所有患者均一期行ETV及病变活检术，27例中生殖细胞瘤23例，松果体母细胞瘤4例，确认病理类型后采用化疗(PEB方案，顺铂+依托泊苷+博来霉素)，其中14岁以上患者加用全脑室系统和(或)全脊髓放疗；16例患者其中星形细胞瘤5例，松果体细胞瘤4例，畸胎瘤4例，室管膜瘤2例，松果体乳头状瘤1例，确认病理类型后行二期手术开颅肿瘤切除，使用后纵裂，经枕叶入路，术后辅以常规放化疗。术后1、3、6个月随访，此后每年随访1次。结果：单纯脑室镜治疗组中，1例术后脑室出血而行脑室外引流术后1周好转，术后无长期并发症发生。术后辅助放化疗，长期随访均治愈或无进展生存。而开颅手术组中，2例出现术后颅内血肿，再次开颅行血肿清除术。术后短期并发症发生率为37.5%，长期并发症为6.25%。认为合并梗阻性脑积水松果体肿瘤可首先选择脑室镜下第三脑室底造瘘活检术，结合病理诊断行下一步治疗方案，以使大部分患者避免进行开颅手术和分流术。

（万志平）

述评 · 松果体区肿瘤手术风险较高，主要治疗方法包括脑室镜下第三脑室底造瘘(ETV)及肿瘤活检术、开颅手术、立体定向活检术、脑室-腹腔分流术及放化疗等。该研究中提出，松果体区肿瘤合并脑积水，适宜一期行ETV及肿瘤活检术，针对生殖细胞瘤等采取有针对性的化、放疗，使部分患者免于开颅和分流术。因此，ETV结合多点肿瘤活检，在松果体区肿瘤治疗中起至关重要作用，值得推广借鉴。

（骆　纯）

原发性中枢神经系统淋巴瘤35例临床分析 ［中华神经外科疾病研究杂志，2015，14(1)：48］　景治涛等回顾总结自2003年1月至2013年1月收治35例病理诊断为中枢神经系统淋巴瘤的临床资料，其中男14例，女21例，平均年龄54.2岁，其中50~60岁占62.9%。临床表现有头痛25例，运动障碍9例，共济失调4例，感觉障碍3例，语言障碍

4例，视力障碍1例，记忆力减退1例，癫痫1例。术前均行CT、MRI检查。所有病例根据不同的解剖部位采取不同的手术入路，如乙状窦后入路、经额入路、经颞下入路等。术后病理诊断：B细胞淋巴瘤31例，其中多为弥漫大B淋巴瘤；T细胞淋巴瘤4例。结果：原发性中枢神经系统淋巴瘤多以颅内压升高症状起病，伴共济失调症状，影像学MRI稍长或等T_1信号、稍长或等T_2信号，增强后呈均匀一致强化，可形成“缺口征”、“尖角征”、“握拳征”等特征性表现，DWI呈均匀高信号，MRS则表现为NAA中度降低，Cho升高，Cr轻度降低，可出现Lip峰，肿瘤多表达B细胞或T细胞标记物，Ki67阳性率多为30%～95%，解除患者颅内高压症状，术后行以大剂量氨甲蝶呤为中心的化疗，辅以放疗。认为原发性中枢神经系统淋巴瘤临床表现无特异，影像学有一定特征性，病理学与免疫组化有独特的表现，治疗目前以化疗为中心的综合治疗为主。

（万志平）

述评·原发性中枢神经系统淋巴瘤（PCNSL）发病率低，是一种具有高度侵袭性的恶性肿瘤，预后较差。目前多以化疗、放疗及联合治疗为主，手术治疗被用来明确病理或切除占位效应的治疗手段。该研究通过总结分析PCNSL临床表现、影像学表现、病理以及治疗等特点，提出其影像学表现的特征性，尤其MRS中的特异表达，但其鉴别诊断意义有限；治疗上则以化疗为中心的综合治疗为主。该研究很好地总结了PCNSL的临床诊疗特点，具有很好的参考价值。

（骆　纯）

神经内镜辅助显微手术治疗儿童第四脑室肿瘤 ［中国临床神经外科杂志，2014，19（12）：712］ 邢永国等回顾分析2008年1月至2013年12月用神经内镜辅助小脑延髓裂入路显微手术治疗儿童第四脑室肿瘤患者63例，内镜组32例和对照组31例，小脑延髓裂联合小脑蚓部入路。其中男34例，女29例；平均年龄7.3岁；平均病程5.2个月。术前均行头颅MRI增强扫描，肿瘤全部或近全部居于第四脑室；47例全部或近全部为实质性占位，13例为囊实性占位，3例为囊性占位。肿瘤最大径4.2～6.7 cm，平均5.5 cm；病变达正中孔及枕大池下缘51例；43例脑干不同程度受压变形；伴扁桃体下疝13例；均有脑积水。手术治疗中均行神经电生理监测。结果：内镜组：肿瘤全切27例，次全切除5例；对照组：肿瘤全切除26例，次全切除5例。两组肿瘤全切除率无统计学差异。术后病理诊断：髓母细胞瘤37例，WHO Ⅳ级；室管膜瘤14例，其中WHO Ⅱ级5例，WHO Ⅲ级9例；星形细胞瘤7例，其中WHO Ⅰ级4例，WHO Ⅱ级3例；小脑血管网状细胞瘤2例；脉络丛乳头状瘤1例；皮样囊肿1例；畸胎瘤1例。内镜组术后小脑缄默症发生率明显低于对照组。59例术后随访67～2个月，55例正常学习、生活；4例复发再次手术，恢复良好，1例死亡。认为神经内镜辅助显微手术可避免小脑蚓部切开，减少术后并发症特别是小脑缄默症的发生率。

（万志平）

述评·第四脑室肿瘤常见于儿童，且多为恶性肿瘤，常见类型为髓母细胞瘤。最大程度切除肿瘤并减少神经损伤、解除中脑导水管梗阻是儿童颅内肿瘤手术基本原则。该研究表明神经内镜在处理肿瘤顶部、外侧部特别是肿瘤背侧部分，能有效切除肿瘤，避免损伤小脑蚓部，减少术后小脑缄默症发生率，获得较好临床治疗效果。

（骆　纯）

早期终板造瘘治疗动脉瘤性蛛网膜下隙出血后急性脑积水的疗效 ［中华神经外科杂志，2015，31（2）：169］ 彭四维等回顾性分析自2008年1月至2011年1月间动脉瘤性蛛网膜下隙出血（aSAH）后急性脑积水并早期行开颅动脉瘤夹闭术患者98例，其中男48例，女50例，平均年龄52.0±9.5岁。Hunt－Hess分级：Ⅱ级26例，Ⅲ级46例，Ⅳ级26例。Fisher分级：2级8例，3级33例，4级57例。根据治疗方式将患者分为单纯开颅夹闭动脉瘤组和开颅夹闭动脉瘤＋终板造瘘组。比较两组急性脑积水的好转率及术后需要行脑室-腹腔分流术的比率，并比较责任动脉瘤的部位对急性脑积水好转率及术后行分流手术比率的影响。结果显示：98例术后急性脑积水好转率为46.9%，行分流手术的比率为27.6%。其中夹闭造瘘组好转率为57.1%，术后行分流手术的比率为23.2%；单纯夹闭组脑积水好转率及术后行分流手术的比率均为33.3%。两组急性脑积水的好转率差异有统计学意义，术后行分流手术的比率差异无统计学意义。夹闭造瘘组与单纯夹闭组中的后循环动脉瘤患者比较，急性脑积水的好转率及术后行分流手术的比率差异均有统计学意义，两组前循环动脉瘤患者比较，其差异无统计学意义。因此，早期终板造瘘对aSAH后急性脑积水的疗效较好，尤其是对后循环动脉瘤患者的疗效更好。

（赵普远）

述评·脑积水作为动脉瘤性蛛网膜下隙出血常见并发

症之一,影响其治疗预后。急性脑积水需要积极外科干预也得到广泛认同,对 aSAH 相关性脑积水行 EVD 处理通常与神经系统功能改善有关;但关于腰大池引流、EVD 等的安全性还要进一步研究。分流依赖性脑积水的相关危险因素已有大量的研究。尽管该研究显示早期终板造瘘对 aSAH 后急性脑积水的疗效较好,但常规的终板造瘘不能降低慢性分流依赖性脑积水的发生率。

(黄清海)

前床突切除处理床突旁动脉瘤 [中华神经外科杂志,2015,31(5):440] 束旭俊等回顾性分析 2010 年 1 月至 2014 年 7 月 25 例采用前床突切除术治疗床突旁动脉瘤患者 25 例,其中男 6 例,女 19 例,平均年龄 51.4 岁。其中多发动脉瘤 6 例,破裂动脉瘤 8 例,未破裂动脉瘤 17 例。动脉瘤大小: 6 个小于 5 mm,13 个位于 5~15 mm,6 个大于 15 mm。所有患者均行翼点入路硬膜下磨除前床突,9 例动脉瘤直接夹闭,16 例行动脉瘤夹闭塑形。11 例在颈部 ICA 行临时阻断,10 例在颅内床突段 ICA 行临时阻断,4 例术中未行阻断。3 例行颈部 ICA 穿刺回抽,2 例行瘤体穿刺回抽,1 例行瘤体切开;术后脑血管造影提示 22 例夹闭满意,1 例载瘤动脉狭窄,2 例留有残颈,1 例颈部 ICA 穿刺回抽并发穿刺部位 ICA 夹层。所有患者随访 1~51 个月,门诊复查 CTA 或 DSA 未见有动脉瘤复发或再出血,2 例残颈动脉瘤未见无明显增大,ICA 夹层无明显变化。患者术后视力改善 5 例,视力下降 3 例;2 例术后动眼神经麻痹 3 个月后缓解;1 例肢体轻偏瘫随访 10 个月未见明显好转;1 例术后 2 个月因出现脑积水行脑室腹腔分流术。随访中使用格拉斯哥结局量表(GOS)评估疗效,GOS 5 分(预后好)10 例,GOS 4 分 13 例(轻度残疾)13 例,GOS 3 分 2 例(重度残疾)2 例。研究表明,磨除前床突,开放视神经管上壁,分离出床突段颈内动脉,能为显露和夹闭动脉瘤提供更好的术野,提高手术治疗床突旁动脉瘤的安全性和疗效。

(王川川)

述评 · 随着神经介入技术与材料的发展,越来越多的颅内动脉瘤能够采用血管内栓塞治疗获得满意的疗效。而床突旁动脉瘤深在的解剖结构,使其外科手术更为复杂,特别是对于大型或巨大型动脉瘤更为复杂,传统的手术夹闭更具技术挑战,包括暴露困难以及并发症率高等。各种辅助手段在该部位动脉瘤的开放手术纷纷得到报道,包括前床突磨除、近端阻断和动脉瘤囊内抽吸减压等方法。该文所报道硬膜下前床突磨除方法,可以更好地显露动脉瘤颈,使手术安全性得以提高。

(黄清海)

显微手术治疗 Willis 环前部颅内动脉瘤 585 例 [中华神经外科杂志,2015,31(1):15] 张国忠等回顾性分析自 2003 年 3 月至 2013 年 3 月用显微外科手术治疗 Willis 环前部动脉瘤患者 585 例(612 个),其中男 268 例,女 317 例,发病年龄 10~76 岁,平均年龄 42.5 ± 5.6 岁,未破裂动脉瘤 32 例,破裂动脉瘤 553 例。动脉瘤直径大小分为巨大型(>2.5 cm)15 例,大型(1.5~2.5 cm)86 例,中型(0.6~1.5 cm)178 例,小型(<0.6 cm)306 例。术前 Hunt-Hess 分级: 0 级 32 例,Ⅰ级 120 例,Ⅱ级 218 例,Ⅲ级 176 例,Ⅳ级 27 例,Ⅴ级 12 例。影像学均显示为蛛网膜下隙出血,患者均行显微动脉瘤夹闭术;早期手术(发病 3 d 内)107 例,亚急性期手术(发病后 4~14 d)376 例,延期手术(发病 14 d 后)102 例;采用格拉斯哥预后评分(GOS)评估预后情况,比较不同手术时机患者的预后及病死率。结果显示,585 例(612 个)Willis 环前部动脉瘤均成功夹闭,术后 GOS 评分: 1 分 6 例,2 分 13 例,3 分 28 例,4 分 136 例,5 分 402 例。随访 412 例中,恢复良好 396 例,植物生存或重残 13 例,死亡 3 例。认为早期手术或亚急性期手术不仅可预防动脉瘤的再次出血,还可以通过术中冲洗蛛网膜下隙积血,术后腰穿释放血性脑脊液,降低颅内压,术后积极抗脑血管痉挛治疗。对不同手术时机患者的预后良好率及病死率差异无统计学意义,显微动脉瘤夹闭术是治疗 Willis 环前部颅内动脉瘤的有效方法。

(李 力)

述评 · 由于神经介入材料与技术的发展,血管内治疗已成为颅内动脉瘤的重要治疗方法。特别是对于两种治疗方法均适合的病例,各国指南均已推荐首选血管内治疗。本文报道 Willis 环前部颅内动脉瘤的治疗是安全的,但研究发现不同治疗时机对预后影响不大,这与指南推荐存在较大差异,可能与回顾性研究设计及病例选择偏倚有关,也显示我国在开展临床研究方面尚需努力。国际动脉瘤性蛛网膜下隙出血研究(ISAT)结果提示,随着时间延长,血管内治疗的临床优势似乎逐渐消失,而该研究较短的随访时间也是自身缺陷之一。因此,开展多中心、大样本的前瞻性注册登记研究并进行长期随访,将具有重要价值。

(黄清海)

儿童颅内动脉瘤的临床特点和血管内治疗 [中华神

经外科杂志,2015,31(6):544] 康慧斌等回顾性分析2001年1月至2012年12月行血管内治疗的儿童颅内动脉瘤患者(≤18岁)的35例,其中男30例,女5例,男:女=6:1,年龄为5~18岁,平均年龄13.5±3.8岁。Fisher分级1级23例,2级6例,3级2例,4级4例。前循环动脉动脉瘤15个,后循环动脉动脉瘤22个(前循环:后循环=1.00:1.47);大动脉瘤(直径10~25 mm)15个,巨大动脉瘤(直径>25 mm)7个;复杂动脉瘤29个,蛛网膜下隙出血12例。行血管内治疗患者35例,其中37个动脉瘤中,13个行单纯弹簧圈治疗,8个行支架辅助弹簧圈治疗,3个行单纯支架治疗,1个行球囊辅助治疗,6个行单纯载瘤动脉闭塞治疗,6个行载瘤动脉闭塞加弹簧圈治疗。术后即刻造影显示动脉瘤栓塞情况,Raymond分级Ⅰ级24个,Ⅱ级8个,Ⅲ级5个,术后随访3~32个月,以格拉斯哥预后分级(GOS)和影像学检查评估预后。血管内治疗后造影随访30例,复发4例,临床随访32例,GOS恢复良好20例,中残8例,重残3例,植物生存1例,无死亡病例。认为儿童颅内动脉瘤具有发病率低,男性多发,好发于后循环,大型及巨大型、创伤性、夹层、梭形及不规则形等复杂动脉瘤多见等特点,血管内治疗具有创伤小、平均住院日短、术后恢复快、临床效果和预后较好等优点,建议儿童颅内动脉瘤患儿应及早行血管内治疗。

(李 力)

述评·随着神经血管影像的发展,越来越多的无症状性或未破裂动脉瘤被发现。儿童颅内动脉瘤作发病率较低,但与一般的囊性动脉瘤可能在临床表现及发病机制上存在很大的差异,值得深入研究。该文报道国内单中心大样本临床特征及治疗效果,为今后临床治疗此类病变提供指导价值。血管内治疗显示出较为明显的优势,但缺乏与传统开颅手术的对照研究,其长期稳定性也是需要进一步的随访,特别是对于儿童患者。

(黄清海)

血管内治疗大脑后动脉动脉瘤的疗效 [中华神级外科杂志,2015,31(5):436] 李吻等回顾性分析自1998年9月至2009年12月采用血管内治疗大脑后动脉瘤患者27例,其中男19例,女8例,平均年龄为43.3岁。单发动脉瘤24例,合并颅内其他部位动脉瘤3例。动脉瘤直径:5 mm 8例,5~15 mm 16例,16~25 mm 3例。全部患者采用气管插管全身麻醉,P1段动脉瘤行单纯支架置入术或动脉瘤栓塞+载瘤动脉闭塞术(血栓闭塞性动脉瘤);P1-P2交界处动脉瘤者行支架辅助弹簧圈栓塞术;P2段动脉瘤者行单纯动脉瘤栓塞术、单纯载瘤动脉闭塞术或动脉瘤栓塞+载瘤动脉闭塞术;P2-P3交界处动脉瘤及P3段动脉瘤行动脉瘤栓塞+载瘤动脉闭塞术。结果:4例单纯动脉瘤栓塞者均为致密栓塞,载瘤动脉通畅;3例行单纯载瘤动脉闭塞者瘤体及载瘤动脉远端均不显影;1例行单纯支架置入术,1例行支架辅助弹簧圈栓塞术者,动脉瘤均不显影,载瘤动脉通畅;18例行动脉瘤栓塞+载瘤动脉闭塞术,其中17例瘤体致密栓塞,1例动脉瘤疏松栓塞。临床随访23例,随访时间1个月至5年,2例死亡。6例行MR血管造影检查,12例行DSA检查,3例动脉瘤复发。认为对于P1段及P1-P2交界处的动脉瘤,栓塞动脉瘤并保持载瘤动脉通畅是主要目标。P2段动脉瘤以假性动脉瘤为主,单纯栓塞复发率高,治疗性弹簧圈栓塞动脉瘤和闭塞载瘤动脉是治疗P2段及P2段后夹层或假性动脉瘤的有效手段。

(田春鸥)

述评·大脑后动脉瘤是较为少见的颅内动脉瘤发生部位,血管内治疗已成为该部位动脉瘤的最常见治疗方法。根据不同的动脉瘤发生部位而选择不同的术式,包括载瘤动脉及动脉瘤闭塞术或支架辅助栓塞的血管重建手术。治疗选择的难题在于,判断假性动脉瘤或囊性动脉瘤可能是非常困难的。单纯的动脉瘤囊栓塞治疗假性动脉瘤是无法彻底消除动脉瘤进展或者再出的危险,动脉瘤及载瘤动脉闭塞也就成为处理P2以远动脉瘤的最重要方法。非常幸运的是,大脑后动脉通过脉络前、后动脉与颈内动脉系统建立很好潜在侧支循环,能够为大脑后动脉闭塞提供很好的循环代偿。个体化的治疗方案可能是大脑后动脉瘤治疗的根本原则。

(黄清海)

血管内栓塞治疗老年破裂颅内动脉瘤的预后危险因素分析 [中华神经外科杂志,2015,31(3):269] 陈绪亮等回顾性分析自2012年1月至2013年11月经血管内栓塞治疗老年破裂颅内动脉瘤患者90例(年龄≥60岁),其中男20例,女70例;年龄60~82岁,平均66.9岁。术前采用世界神经外科医师联盟(WFNS)的蛛网膜下隙出血分级:Ⅰ级29例,Ⅱ级47例,Ⅲ级3例,Ⅳ级9例,Ⅴ级2例。Fisher分级1~2级61例,3~4级29例。手术均在全麻插管下进行,术前全身肝素化,术中采用弹簧圈行动脉瘤栓塞术。采用改良Rankin评分量表(mRS)评价预后,平均随访10.6个月,分为预后良好(mRS评分为0~2分)和预后不良(mRS 评分为 3～6 分)两组。结果显示：90 例中,77 例预后良好,13 例预后不良。其中入院时 WFNS 蛛网膜下隙出血分级Ⅰ～Ⅲ级 79 例中,72 例预后良好;入院时 WFNS 分级Ⅳ～Ⅴ级的 11 例中,5 例预后良好。入院时 Fisher 分级 1～2 级的 61 例患者中,2 例预后不良;入院时 Fisher 分级3～4级的 29 例中,11 例预后不良。11 例分流依赖性脑积水的患者中,6 例预后不良。单因素分析显示,年龄、WFNS 分级Ⅳ～Ⅴ级、Fisher 分级 3～4 级、有无分流依赖性脑积水、并发症是影响预后的危险因素。多因素 Logistic 分析提示,Fisher 分级 3～4 级、分流依赖性脑积水是预后不良的独立危险因素。认为 Fisher 分级 3～4 级、有无分流依赖性脑积水与血管内栓塞治疗老年破裂颅内动脉瘤患者的预后相关。

(赵普远)

述评 · 血管内栓塞治疗已成为颅内动脉瘤的重要治疗方法。尽管有研究认为,与外科手术夹闭治疗相比,老年患者更适合血管内治疗,但有关此人群的数据较少,且有时试验结果相互矛盾。与血管内治疗并发症相关的文献因素很多,可能涉及患者的临床状态、动脉瘤及血管的解剖学特征、所采用的技术与材料以及术者培训及熟练程度等有关。该研究通过多因素 Logistic 分析显示 Fisher 分级、分流依赖性脑积水与老年破裂颅内动脉瘤患者介入治疗预后相关。但该研究结果对临床实践指导价值不高。开展血管内栓塞与开颅手术夹闭治疗老年破裂颅内动脉瘤的对照研究,以确定针对不同病患采取个体化的治疗策略更有意义。

(黄清海)

横长比在评估椎-基底动脉梭形动脉瘤破裂风险中作用 [中华神经外科疾病研究杂志,2015,14(1):15] 方亦斌等回顾分析 162 例椎-基底动脉梭形动脉瘤用几何形态评估椎-基底动脉梭形动脉瘤破裂风险中作用。其中男 105 例,女 57 例,年龄 14～82 岁,平均 50.6 岁。未破裂动脉瘤 98 例,破裂动脉瘤 64 例,GCS 评分 6～15 分,平均 4.44 分。椎动脉梭形动脉瘤 123 例(其中左侧 45 例,右侧 78 例;优势供血 23 例,非优势供血 13 例,双侧对等供血 87 例),基底动脉梭形动脉瘤 39 例。研究测量动脉瘤的横径及长径,对数据采用 t 检验,分析横径及长径及两者的比值(横长比)与动脉瘤破裂的相关性。测量 162 例动脉瘤的横径及长径,并计算横长比：破裂组横径为 7.88 mm ± 4.49 mm,长径为 8.36 mm ± 3.48mm,横长比为 1.05 ± 0.51;未破裂组分别为 7.96 mm ± 4.58 mm,11.67 mm ± 7.37 mm,0.79 ± 0.39。对数据采用 t 检验,长径和横长比在两组间的差异具有统计学意义,利用 ROC 曲线分析提示横长比在预测椎-基底动脉梭形动脉瘤破裂风险中的最佳界点值为 0.792 5。认为几何形态学因素是影响梭形动脉瘤的破裂风险的重要因素。破裂梭形动脉瘤长径显著小于未破裂梭形动脉瘤,横长比显著大于未破裂梭形动脉瘤。其中横长比与基底动脉梭形动脉瘤的破裂风险相关度更高。

(陆 楠)

述评 · 动脉瘤破裂风险评估是制订未破裂动脉瘤个体化治疗方案的重要依据。可能影响动脉瘤破裂风险的因素很多,与此相关的研究多集中于临床因素、形态学及血流动力学研究。梭形动脉瘤有别于一般的侧壁型囊性动脉瘤,累及载瘤动脉血管周径,而形态是决定血流动力学的重要因素。该研究提出一种新的预测梭形动脉瘤破裂风险的形态学指标,可用于今后指导未破裂颅内梭形动脉瘤治疗方案的制订。

(黄清海)

信号传导与转录活化因子 3 及其磷酸化在颅内动静脉畸形中的表达与临床相关因素分析 [中华神经外科杂志,2014,30(11):1097] 王凌雁等研究 2011 年 1 月至 2013 年 8 月间 35 例行开颅脑 AVM 切除术的标本,进行 STAT3 及其磷酸化形式的表达检测,观察信号传导与转录活化因子 3 及其磷酸化在颅内动静脉畸形中的表达情况。其中男 20 例,女 15 例,年龄 8～53 岁,平均 29.9 ± 11.1 岁。AVM 位于小脑 4 例,幕上 31 例,Sptzer - Martin 分级 1 级 8 例,2 级 13 例,3 级 12 例,4 级 2 例。35 例颅内 AVM 患者行开颅脑 AVM 切除术,留取手术切除标本,5 例脑外伤行内减压患者脑组织为正常对照,应用免疫组化方法检测 STAT3 及其磷酸化形式 P - STAT3(Tyr705)、P - STAT3(Ser727)的表达,并比较出血和未出血、术前栓塞和未栓塞以及 Sptzer - Martin 分级低级别和高级别患者 STAT3 及其磷酸化形式表达是否存在差异。结果显示,对照组中仅 2 例有 STAT3 弱表达,35 例 AVM 患者 STAT3、P - STAT3(Tyr705)和 P - STAT3(Ser727)表达阳性率分别为 100%、74% 和 77%,P - STAT3(Tyr705)在栓塞组表达高于未栓塞组($P < 0.05$)。研究表明,STAT3 及其磷酸化形式在颅内 AVM 中表达增高,STAT3 通路激活可能参与颅内 AVM 的病理发展过程;栓塞可能 AVM 病灶 STAT3 的磷酸化表达增加,可能与栓塞引起局部低氧及炎症反应有关,相关机制还有待进步深入研究。

(李 力)

述评 · 脑动静脉畸形是研究较少且尚未获得显著突破的一类脑血管病。正是对其发病机制及自然病史缺乏深入研究，目前有关未出血的脑 AVM 治疗与否一致存在争议。ARUBA 研究显示对于未出血 AVM，药物对症保守治疗优于外科干预治疗。这也提示我们应该进一步研究脑 AVM 的发病机制，以寻求新的治疗靶点。该研究所提示 STAT3 及其磷酸化在 AVM 的病理发展过程可能发挥作用；但栓塞后 STAT3 活化增强与 AVM 的转归之间的联系也未明确，应进一步开展基于脑 AVM 动物模型的实验研究，以证实其与 AVM 发病和转归间的关系。但遗憾的是，目前尚无理想的、可用于脑 AVM 发病机制研究的实验动物模型。

（黄清海）

血管内治疗非 Galen 静脉脑动静脉瘘的疗效分析 ［中华医学杂志，2015，95(23)：1819］ 纪文军等回顾分析自 2008 年 4 月至 2014 年 10 月收治 16 例非 Galen 静脉脑动静脉瘘(NCAVF)患者的临床资料，其中男性 10 例，女性 6 例；年龄 5～37 岁，病程 1 周至 2 年。主要表现为：头痛 14 例，癫痫 8 例，脑积水和梗死 2 例，颅内杂音 6 例。术前检查单个瘘口 14 例，2 个瘘口 2 例；12 例为单根动脉供血，4 例为 2 支或以上动脉供血。单支静脉引流 5 例，多支静脉引流 11 例，伴有深静脉引流 4 例。引流静脉局限性狭窄 4 例。16 例均采用血管内栓塞治疗，其中使用单纯弹簧圈栓塞 6 例，弹簧圈辅助 Onyx 胶栓塞 10 例。术后即刻造影示一次完全栓塞瘘口 12 例，近全栓塞 2 例。术后围术期 10 例出现头痛加重，经止痛治疗好转，4 例癫痫加重，经调整药物缓解。通过影像学随访 3～24 个月，均复查 DSA 完全栓塞的患者未复发。近全栓塞 2 例，瘘口行伽马刀治疗闭塞，复发行 2 次栓塞治疗 1 例。临床随访 3～48 个月，16 例患者症状和体征都得到缓解。认为弹簧圈或弹簧圈辅助 Onyx 栓塞治疗非 Galen 静脉脑动静脉瘘可行，尤其对于高流量瘘，主张选用大的弹簧圈，最好利用双微导管技术稳固弹簧圈。对于预防灌注压突破这一严重并发症，主张术中术后将血压控制在低于基础血压 10～20 mmHg，采用单瘘口一次性治愈、多瘘口分期治疗的策略，并且术中肝素化、术后继续抗凝治疗 1～3 d，效果良好。

（陆 楠）

述评 · 与硬脑膜动静脉瘘（DAVF）和脑动静脉畸形（AVM）不同的是，非 Galen 静脉脑动静脉瘘的发生率较低，结果相对简单，是最有机会通过单纯的血管内栓塞获得彻底治愈的颅内血管畸形。但术中如何有效地控制瘘口的高流量，以防止栓塞材料的异位栓塞，并保证瘘口静脉端的完全栓塞是该病血管内栓塞的技术关键。该文采用弹簧圈辅助 Onyx 栓塞瘘口的方法使得手术安全性得到显著提高，可为今后开展这一复杂病变手术治疗提供借鉴。此外，NCAVF 栓塞后脑循环发生血流动力学的显著变化，也强调术后保持循环稳定以防止过度灌注综合征的发生。

（黄清海）

儿童症状性颅内海绵状血管畸形的临床特点及疗效分析 ［中华神经外科杂志，2015，31(4)：371］ 陈剑舞等回顾性分析自 2009 年 1 月至 2013 年 12 月收治的经手术及病理学证实为颅内海绵状血管畸形（CCM）患者 14 例，其中男 10 例，女 4 例，年龄 10 个月至 14 岁，中位年龄 6.3 岁，病程 2 h 至 10 个月，中位病程 6.5 个月。纳入标准：① 年龄≤16 岁；② 头颅 MRI 表现为境界清楚的混杂信号，中央呈高、低混杂信号，周围有一低信号环围绕；③ 手术或病理学证实为 CCM；④ 无精神疾病、脑肿瘤、糖尿病等疾病史。14 例 CCM 患者共检出 17 个病灶，其中 12 例位于幕上，额叶 4 个，顶叶 3 个，颞叶 6 个；2 例位于幕下，丘脑 2 个，中脑 1 个，脑桥 1 个。有 2 个病灶和 3 个病灶的各 1 例。手术指征为：① 组织活检后经病理学检查证实；② 严重颅高压征象；③ 有偏瘫等神经功能缺损症状；④ 癫痫发作；⑤ 急性大量颅内血肿形成；⑥ 患者家属知情同意。14 例有 17 个病灶中的 14 个责任病灶得以全切除，无手术死亡病例。术后所有病例通过门诊或电话随访 3 个月至 4.5 年，平均 2.5 年。结果显示，14 例患儿术后癫痫和神经功能损害症状均有不同程度好转。本研究提示男性儿童 CCM 的出血倾向可能更高。脑干 CCM 治疗仍是临床工作的难点，在严格把握适应证的基础上，设计合理的手术入路及熟练的手术技巧，以减轻牵拉及对脑干周围组织的损害。

（赵普远）

述评 · 颅内海绵状血管瘤的治疗方式包括保守治疗、手术切除和放射治疗，但临床上对海绵状血管瘤治疗还存在较大争议，这取决于是否能够正确解读其自然病程，特别是对于儿童与成人海绵状血管瘤转归之间的差异还需要进一步研究。CCM 的自然病程受多种因素的影响，包括年龄、部位等因素，对待 CCM（特别是无症状 CCM）治疗应该涉及个体化原则。该研究对儿童症状性 CCM 外科手术治疗经验和疗效进行总结，明确手术治疗适应证及其临床特征，提出合理手术入路及手术技巧是脑深部 CCM 治疗的关键，其经验值得借鉴。

（黄清海）

颈动脉内膜切除术后早期并发症及影响因素 ［中华外科杂志，2015，53（7）：533］ 张利勇等回顾性分析 2001 年 1 月至 2011 年 12 月三家医院 494 人连续做颈动脉内膜切除术（CEA）的临床资料。男性 422 例，女性 72 例，年龄平均 64 ± 9 岁。纳入标准：① 根据术前影像学检查，狭窄率≥50% 的症状性颈动脉狭窄；② 狭窄率≥70% 的无症状性颈动脉狭窄；③ 年龄 > 18 岁；④ 可耐受阿司匹林、氯吡格雷、肝素等药物，各项术前常规检查无明显手术禁忌。排除标准：① 颈部手术史遗留手术瘢痕；② 颈部放疗史；③ 3 周内曾有卒中发作；④ 不能耐受手术或麻醉。本组病例手术完成率 98.6%，7 例完全闭塞的患者没有再通。手术采用传统式和外翻式 CEA，术中使用经颅多普勒监测，保持足够血容量，术后控制性低血压 10～20 mmHg。本组病例手术完成率为 98.6%，7 例完全闭塞的患者没有再通。术后 30 d 内，发生主要并发症 20 例，死亡 6 例，脑梗死 9 例，脑出血 5 例；次要并发症 120 例。单因素分析结果显示：患者改良 Rankin 量表（mRS）评分≥3 分者，术后早期并发症率发生率明显增高。多因素 Logistic 回归提示，吸烟及 mRS 评分≥3 分者术后 30 d 内主要并发症发生率显著增高。认为颈动脉内膜切除术的安全性较高，术后发生并发症的概率较低。吸烟及 mRS 评分≥3 分是导致术后 30 d 内手术并发症的独立影响因素。

（陆　楠）

述评 · CEA 作为治疗症状性颈动脉粥样硬化性狭窄手术技术已在国内外广泛开展。国内支架成形术治疗的比例高于 CEA 手术，但对于大多数颈动脉狭窄而言 CEA 手术是安全有效的。随着药物治疗效果逐渐提高，临床上对于 CAS 和 CEA 手术的安全性要求也不断提高，特别是对于无症状性重度颈动脉粥样硬化性狭窄病变而言。该文报道多中心 494 例次 CEA 手术治疗后并发症率 140 例（其中主要并发症 20 例），明显高于国外多中心研究结果。在大范围推广技术的同时，应该进行标准的技术培训和严格的技术准入制度。

（黄清海）

远端滤网保护伞在症状性颈内动脉闭塞血管内再通治疗中的应用 ［中华神经外科杂志，2015，31（1）：1］ 李子付等回顾性分析 2009 年 7 月至 2012 年 12 月采用血管内再通治疗症状性颈内动脉闭塞术中应用远端滤网保护伞患者 23 例，其中男 21 例，女 2 例，年龄 48～79 岁，平均 64.7 + 8.6 岁。其中高血压 19 例，糖尿病 4 例，嗜烟 7 例，高脂血 8 例，冠心病 8 例。既往出现事件与闭塞相关的 TIA3 例，缺血性卒中 20 例。末次事件至治疗的中位时间为 30 d（范围为 8～510 d）。结果显示，22 例成功应用保护伞，1 例因颈内动脉迂曲不能到达远端，技术成功率为 96%。18 例术后血流达到脑梗死溶栓分级（TICI）2b～3 级，其中 13 例达到完全再通（TICI 3 级），再通成功率为 78%。2 例回收的保护伞中可观察到粥样斑块碎屑。9 例术后磁共振弥散成像显示多发点状梗死灶，1 例发生颅内出血（出院时无神经功能缺损）。术后行头颅 CT 灌注成像的 21 例，均显示血流动力学较术前改善（$P < 0.01$ 或 $P < 0.05$）。围术期无一例发生症状性卒中及死亡。影像学随访 19.7 ± 9.3 个月，临床随访 21.0 ± 8.4 个月，1 例术后 4 个月时出现支架内再狭窄，经过再次治疗后好转；其余患者在随访期间无症状性卒中或死亡发生。研究表明，术中使用远端保护伞辅助血管内治疗症状性颈内动脉闭塞是安全可行的，但其疗效尚需要长期随访和进一步临床验证。

（王川川）

述评 · 颅内外血管吻合搭桥术（EC－IC bypass）在缺血性脑血管病治疗中的价值依然存在争议。无论是 20 世纪 80 年代发表的 EC－IC 搭桥多中心研究，还是近期发表的 COSS 均显示 EC－IC 不优于药物治疗。但对于药物治疗无效，特别是存在明显血流低灌注、代偿不足的病例，仍需要探索更加积极的外科治疗。支架成形术的应用，使得慢性颈动脉狭窄闭塞血管内开通治疗成为可能。尽管最佳的治疗适应证、合理的脑保护装置选择以及治疗时机的确定等问题还需要进一步探讨，但该研究在内的一些单中心研究结果，显示血管内开通治疗症状性颈动脉闭塞是安全可行。应尽快开展前瞻、多中心随机对照试验，以比较药物治疗和血管内开通治疗症状性颈动脉闭塞的安全性和有效性。

（黄清海）

NOD 样受体蛋白 3 炎性体在大鼠脑缺血-再灌注损伤中的作用 ［中华神经外科杂志，2015，31（1）：71］ 王敏等研究 NOD 样受体蛋白 3 炎性体在大鼠脑缺血-再灌注损伤中的作用。取健康成年雄性 SD 大鼠 80 只，体质量 270～280 g。先取大鼠 40 只，按随机数字表法随机分为假手术组，再灌注 12、24、48 h 组，每组 10 只。采用大脑中动脉栓塞法构建脑缺血（2 h）模型。以免疫荧光双染色法检测正常脑组织 NLRP3 炎性体的表达分布，Western blot 法、实时定量 PCR 法检测 NLRP3 炎性体蛋白质、mRNA 的表达。再选取 40 只大鼠，随机分为假手术对照组、再灌注对照组、假手术加药组、再灌注加药组，每组 10 只。两加药组于术前 30 min 经腹腔注射 500 mg/kg 格列苯脲，两对照组给予等量生理盐水。建模成功（再灌注 24 h）后，对各组行颅脑 MRI 检查和伊文思蓝染色，观察脑组织的损伤及血-脑屏障通透性的改变。健康大鼠脑组织中，NLRP3 炎性体仅表达于小胶质细胞和血管内皮细胞，神经元和星形胶质细胞中未见表达。再灌注后 12、24、48 h，NLRP3 的 mRNA 和蛋白表达均明显高于假手术组（$P < 0.01$），且在 24 h 达高峰。该研究使用格列本脲干预抑制大鼠 NLRP3 炎性体的表达，从而构建 NLRP3 炎性体低表达大鼠。颅脑 MRI 显示，再灌注加药组损伤面积明显小于再灌注对照组对比，$P < 0.01$。伊文思蓝染色显示，再灌注加药组伊文思蓝含量低于再灌注对照组，$P < 0.05$。结论认为，NLRP3 炎性体仅表达于大鼠脑组织的小胶质细胞及微血管内皮细胞中，其可能通过损伤血-脑屏障参与脑缺血-再灌注损伤。

（田春鸥）

述评 · 再灌注损伤在急性缺血性卒中后的病理生理过程中发挥重要作用。脑缺血-再灌注的损伤机制也是目前急性缺血性卒中的一个重要研究热门。脑内固有免疫细胞-小胶质细胞，所产生的免疫反应参与多种疾病的发生，无论是缺血性或出血性卒中中的作用备受重视。该研究基于 MCAO 模型，证实 NLRP3 炎性体可能参与并加剧脑缺血-再灌注损伤，为今后进一步开展相关领域研究进行积极探索。尽管对于急性卒中机制已有大量的研究，但在缺乏稳定可靠的脑卒中动物模型前提下，有关卒中后缺血-再灌注损伤的研究成果应用于临床尚未成熟。

（黄清海）

直接血运重建术联合颅骨多点钻孔治疗儿童缺血型烟雾病 ［中华医学杂志，2015，95(27)：2202］ 张岩等报道自 2010 年 1 月至 2013 年 10 月采用外科手术治疗缺血型烟雾病患儿 31 例，比较 STA－MCA 搭桥手术联合颅骨多点钻孔手术与单纯 STA－MCA 搭桥手术组治疗儿童缺血型烟雾病患者的疗效。其中颞浅动脉-大脑中动脉搭桥手术（STA－MCA）联合颅骨多点钻孔（MB）手术患者 16 例，平均年龄 11 ± 4 岁，单纯 STA－MCA 搭桥手术组患者 15 例，平均年龄 9 ± 4 岁。结果显示，在所有患儿中，出现好转 24 例，病情未见明显变化者 5 例，病情恶化者 2 例。其中 STA－MCA 搭桥 + MB 组中好转 15 例，无变化 1 例，无病情恶化病例；STA－MCA 组好转 9 例，病情无变化 4 例，病情恶化 2 例。STA－MCA 搭桥术 + MB 组中患儿术前 mRS 评分 1.12 ± 0.34，术后 mRS 评分 0.06 ± 0.25；STA－MCA 组中患儿术前 mRS 评分为 1.13 ± 0.52，术后 mRS 评分为 0.93 ± 1.56。两组患儿术前评分差异无统计学意义，$P > 0.05$；术后评分差异有统计学意义，$P < 0.05$，STA－MCA + MB 组较 STA－MCA 组术后 mRS 评分下降明显。结论认为，直接血运重建术提供短期颅内血供代，而在联合血运重建术后提供了更长久的颅内血运代。认为 STA－MCA 搭桥手术联合多点钻孔手术比单纯 STA－MCA 搭桥术更能有效地缓解儿童烟雾病的临床症状，且并发症无明显增加。

（王川川）

述评 · 烟雾病作为导致儿童卒中的一个重要原因，随着神经影像技术发展，检出率更逐渐增加。关于烟雾病的外科治疗争议存在已久，多数学者认同儿童缺血型烟雾病的颅内外血运重建手术获益明显。颅骨多点钻孔的间接血运重建治疗在儿童缺血型烟雾病的治疗中已得到较为广泛的应用，但目前更多倾向是直接血运重建联合 EDAS 或颅骨多点钻孔的间接血运重建治疗。该文通过对比搭桥手术联合多点钻孔与单纯搭桥手术的临床症状缓解率，结果显示联合直接-间接血运重建可获得更加效果，但也缺少设计良好的 RCT 研究加以证实。

（黄清海）

神经内镜与开颅手术治疗高血压脑出血的疗效比较 ［中华神级外科杂志，2015，31(1)：19］ 张福征等回顾性分析自 2011 年 5 月至 2013 年 6 月期间接受手术治疗的高血压脑出血（HIH）患者 54 例。其中神经内镜治疗组 28 例，其中男 16 例，女 12 例，患者年龄 50.3 ± 7.1 岁；开颅手术治疗组 26 例，其中男 15 例，女 11 例，患者年龄 48.9 ± 6.5 岁。纳入标准：经头颅 CT 明确脑出血诊断，诊断符合中华医学会全国脑血管病学术会议制定的脑血管疾病诊断要点中 HIH 的诊断要点，幕上血肿量大于 30 ml，手术前的 GCS 评分≥6 分，发病 6 h 以内接受手术治疗，年龄 < 72 岁。排除标准：术前瞳孔散大有脑疝形成表现，伴有心、肺、肝、肾等其他重要器官的功能障碍，颅内动静脉畸形、颅内动脉瘤或肿瘤等其他原因导致的出血。两组患者均采用全身麻醉的手术方式，神经内镜治疗组采用直切口，小骨窗，穿刺后内镜术野下清除血肿；开颅手术治疗组采用额颞部弧形切口，骨瓣开颅，皮质造瘘清除血肿。术后随访 3 个月以上，观察

两组患者的日常生活能力(ADL)评分,ADL评分Ⅰ~Ⅲ级为预后良好,ADL评分Ⅳ~Ⅴ级及死亡患者为预后不良。以χ^2检验比较两组患者的死亡率,预后良好。经内镜治疗组死亡1例,开颅手术治疗组死亡2例,差异无统计学意义($P>0.05$)。ADL评价神经内镜治疗组预后良好率为82.1%,开颅手术治疗组为53.9%,神经内镜治疗组疗效优于开颅手术治疗组,差异有统计学意义($P<0.05$)。应用神经内镜技术治疗高血压脑出血具有创伤小、疗效好等优点。

(田春鸥)

述评·高血压脑出血是目前治疗较为棘手的脑血管病,其最佳治疗方式、治疗时机以及外科手术适应证的选择一直存在争议。在不能确定外科手术是否优于药物治疗的前提下,讨论最佳手术方法的问题似乎是不合理的。但疾病诊疗的趋势已逐渐从传统的巨创到微创,甚至进一步向微微创和无创的方向发展。近年来,内镜技术在神经系统中逐渐得到推广应用。随着经验的积累,神经内镜应用于颅内血肿清除的治疗也在包括该研究在内的大量研究中得以证实其安全性及有效性。

(黄清海)

基于导航的立体定向脑电图在癫痫外科中的应用

[立体定向和功能性神经外科杂志,2015,28(3):129] 王昌泉等回顾性分析自2013年9月至2015年3月应用神经导航结合立体定向脑电图技术指导手术治疗药物难治性癫痫患者14例,其中男9例,女5例,年龄5~29岁。术前影像学及头皮脑电图等各种无创性方法均无法确定颅内致痫灶。患者行头颅三维磁共振及头颅静脉成像,利用Brain-LAB神经导航系统融合影像数据,建立立体大脑及皮质静脉模型,设计手术路径避开颅内皮质及侧裂血管,导航生成靶点坐标,然后在Lesksell立体定向下植入电极。术后行头颅CT扫描观察有无电极植入出血,确认植入电极触点的精确位置;术后长时程视频脑电监测,术后第2天行视频脑电监测,并行功能测试,监测1~3周至确定颅内致痫灶后,在局麻下拔出电极,至确定颅内致痫灶,有指导性手术指征者3个月后手术切除。13例有指导性手术指征者成功行致痫灶切除术。术后随访时间为1~18个月,平均随访8.38个月,完全缓解10例,2例患者仅在术后早期有先兆发作,1例患者发作由每个月5次减少至1次,1例电刺激治疗患者目前1个月无发作。所有电极均成功植入,主要并发症是1例电极植入位置偏移及该电极导致的颅内少量出血及1例间接颅内感染。认为建立立体大脑及皮质静脉模型有效避免电极植入出血;立体定向电极植入作为侵袭性评估致痫灶的方法是安全、有效的,并在行硬膜下皮质电极植入术后效果不佳的病例中体现优越性。

(张旗林)

述评·近年来立体定向脑电图(SEEG)逐渐应用临床,该技术通过解剖-电-临床的相关性来诊断癫痫放电致痫区,根据临床表现、神经电生理及解剖学特征制订个性化靶点及路径,从而指导外科手术切除。国内报道该技术致痫灶定位率为84%~96%。该文所述13例术后随访癫痫完全缓解率可达76.92%。该技术应用主要并发症为颅内出血及感染,因此在植入电极时要了解脑皮质的定位,避免电极反复穿刺引起出血。由于该技术在国内开展时间不长,还需不断总结临床经验,做好随访工作,尽可能减少术后并发症的发生。国内有条件的医院可以开展该项技术。

(周晓平)

立体定向海马深部电极置入在颞叶癫痫外科中的应用

[立体定向和功能性神经外科杂志,2014,27(6):336] 施建等自2011年1月至2014年1月期间利用立体定向技术辅助行双侧海马深部电极置入脑电监测,外科手术治疗颞叶癫痫患者15例,其中男9例,女6例,年龄18~38岁,平均26岁,病程8~20年,平均16年。所有患者均接受2种以上一线抗癫痫药物正规治疗3年以上,监测血药浓度在有效范围内,不能有效控制临床发作,严重影响日常工作和生活。所有患者明确诊断为颞叶癫痫,无创影像及脑电检查难以定侧定位。在MR定位引导下行立体定向双侧海马深部电极置入,视频脑电监测描记发作期及发作间期脑电图,根据监测结果对癫痫灶进行定侧定位,行个体化癫痫外科手术治疗,其中10例术中皮质EEG描记显示皮质异常放电位于颞叶前部范围内,行前额叶致痫皮质裁剪式切除及海马切除术,深部电极监测结果:致痫病灶右颞叶深部2例,双侧海马病例中,右侧优势4例,左侧优势2例,单侧海马1例。术后正规口服抗癫痫药物并随访。术后门诊定期随访复查,随访时间8~44个月,平均21个月。采用谭启富简明癫痫外科治疗效果评价表评定手术治疗效果,疗效满意8例,显著改善5例,良好2例。术后1例出现视野缺损,无其他严重并发症。认为立体定向双侧海马深部电极置入及脑电监测微创、安全、准确,是难治性颞叶癫痫定侧定位的可靠的方法,对制订个体化手术方案具有决定性作用。

(张旗林)

述评 · 颞叶癫痫是临床最常见的难治性癫痫，临床可分为内侧颞叶癫痫和伴有药物性病变的颞叶癫痫。对影像学阴性、脑电图检查难以判定定侧定位患者，采用立体定向海马深部电极置入视频监测脑电图非常有必要，其优点可以直接记录大脑皮质和脑深部脑电生理活动，更确切反映脑深部的异常放电，为外科选择手术方案有重要帮助。

（周晓平）

丘脑底核电刺激术治疗帕金森病的疗效 ［中国微侵袭神经外科杂志，2015，20（1）：19］ 陶英群等回顾性分析自2011年11月至2013年11月应用丘脑底核脑深部电刺激术（STN－DBS）治疗帕金森患者32例，其中男15例，女17例，年龄49～80岁，平均65.7±5.9岁；术前病程3～19年，平均7.2±3.8年；术前Hoehn and Yahr分期2～5期；单侧手术5例，双侧手术27例；患者均接受系统药物治疗，帕金森病诊断明确，排除帕金森综合征。术前行左旋多巴冲击试验，完善各项量表的评估，对符合手术适应证患者实施STN－DBS手术，术后2～4周开机，并调整药物和刺激参数。术前、术后3个月分别采用统一帕金森病评定量表（UPDRS）、抑郁自评量表（SDS）和症状自评量表（SCL－90）进行随访评估、心理状况问卷调查和分析。结果脉冲发生器开启后，32例UPDRS日常活动和运动功能在"关"状态，平均改善率为51.7%和60.9%；在"开"状态下，平均改善率为21.4%和22.3%。合并抑郁的帕金森病患者，术后抑郁、焦虑、躯体化、人际敏感、敌对、恐怖和偏执7个因子显著高于中国常模。术前与术后的抑郁、躯体化、恐怖、焦虑、精神病性因子有显著性差异，人际敏感、偏执、敌对和强迫等因子无显著性差异。丘脑底核脑深部电刺激手术在改善帕金森病患者的心理状况方面，取得良好的疗效。认为丘脑底核脑深部电刺激术可以改善帕金森病患者的运动功能，提高日常生活能力，还可以明显改善帕金森病伴抑郁患者的心理状况，是安全有效的治疗方法。

（张旗林）

述评 · STN－DBS是目前治疗帕金森较有效的外科方法。该方法不仅能明显改善患者的运动障碍症状，还可以改善部分非运动障碍症状，这要求术前严格掌握手术指征，术中要准确定位，减少手术并发症，术后要定期随访，并根据患者术后情况调整参数。该文在临床上开展STN－DBS工作较短，疗效较满意，还需做长期随访工作，不断总结临床经验。

（周晓平）

立体定向颅内多靶点毁损术治疗难治性精神障碍疗效分析 ［立体定向和功能性神经外科杂志，2014，27（5）：257］ 陈邱明等回顾性分析自2005年5月至2011年6月应用立体定向多靶点毁损手术治疗难治性精神障碍患者1 026例，其中男611例，女415例，年龄20～72岁，平均27.43±5.68岁。本组难治性精神分裂症826例，强迫症54例，抑郁症146例。所有病例均在CT引导下行选择性多靶点联合毁损，术前应用CT进行靶点定位，手术前后应用阳性与阴性症状量表（PANSS）、耶鲁－布朗强迫量表（Y－BOCS）、汉密尔顿焦虑量表（HAMD）、汉密尔顿抑郁量表（HAMA）等量表进行疗效评定。本组均为同期双侧手术，其中双侧扣带回＋杏仁核48例，双侧扣带回＋杏仁核＋内束前肢124例，双侧扣带回＋杏仁核＋内束前肢＋内侧隔核236例，双侧扣带回＋杏仁核＋内束前肢＋伏隔核＋内侧隔核618例。采用多靶点联合毁损，恢复242例，显著进步514例，进步188例，无效82例，总有效率达92%，无严重并发症和后遗症发生；各类精神障碍术后量表评分与手术前比较明显降低。认为术前必须要详细了解手术靶点的解剖和功能，精确细化手术靶点的治疗范围，尽可能做到只毁损有效部分，减少手术并发症。根据不同的症状设计不同的靶点组合，对提高立体定向手术治疗难治性精神障碍疗效有较大意义。

（张旗林）

述评 · 立体定向多靶点治疗难治性精神障碍患者已在国内开展多年，但各家医院疗效不一，这与靶点的选择、靶点组合、核团定位及手术是否有并发症有密切关系。该文总结了针对不同类型精神障碍患者，如何选择最佳靶点组合的多年临床经验，根据不同病情症状选择不同多靶点组合。但由于精神疾病发病多样，病情程度不一，个体差异较大，选择最佳多靶点组合则需在临床不断摸索总结。

（周晓平）

原发性三叉神经痛显微血管减压术后复发相关因素的研究 ［中华神经外科杂志，2014，30（10）：1046］ 唐四强等回顾性分析2000年6月至2011年6月间用显微血管减压术（MVD）治疗的原发性三叉神经痛患者147例，其中男71例，女76例，疼痛位于右侧89例，左侧58例。疼痛始发年龄34～78岁，平均56岁；病程6个月至20年，平均48.3个月；接受手术时的年龄为35～84岁，平均63岁。所有患者行显微血管减压术，记录术前治疗方式、临床特征、术中所见、术后第1周时的疗效,并分析随访期内复发的相关因素。术后1周时疼痛消失85例,明显缓解49例,缓解13例,手术对所有患者均有效。147例平均随访39.5个月,复发17例,未复发130例。复发的单因素分析提示病程、临床特征、减压程度、责任血管、压迫程度、外层蛛网膜、蛛网膜粘连、蛛网膜卡压和复发相关;Logistic多元性回归分析显示责任血管、外层蛛网膜、减压程度、蛛网膜卡压是三叉神经痛显微血管减压术后复发的危险因素。认为显微血管减压术是治疗原发性三叉神经痛主要方式,术后复发原因可能与以下因素有关:① 在施行MVD时,术中尽可能使神经根充分减压;② 网膜因素,桥小脑脚外层蛛网膜异常使三叉神经根被蛛网膜束缚限制;③ 未发现责任血管。蛛网膜因素可能在三叉神经痛发病机制和显微血管减压术中具有重要意义。

(张旗林)

述评· 目前,MVD仍是治疗原发三叉神经痛的有效手术方法,但术后各时期都有不同复发率,各家报道不一,这与术者的经验有直接关系。要减少术后复发,要求术者充分了解三叉神经痛区域的解剖和血管走行,要耐心处理每侧手术过程,要认真分析术后常见复发因素。该文对本组术后复发病例详细分析原因,其针对术后复发因素的分析值得借鉴。

(周晓平)

普通胸外科

本年度收集论文 404 篇,纳入一年回顾 142 篇,占 35.1%;收入文选 20 篇,占 5.0%。

一年回顾

一、胸部外伤

(一)肋骨骨折和连枷胸的手术治疗

李俊彦等[1]回顾性分析了 10 例应用记忆合金接骨器治疗胸骨骨折患者的临床资料。结果发现,所有患者术后胸痛明显缓解,呼吸改善。术后 2 周复查胸部 X 线片骨折断端无移位,无纵隔脏器损伤、纵隔感染、切口感染等。术后 3 个月复查,1 例患者有轻度胸痛不适,其余患者无胸痛不适。结论认为采用记忆合金接骨器治疗胸骨骨折,操作简单,固定稳定,并发症少,但是因价格昂贵,在经济不发达的地区应用受到一定的限制。刘瑞林[2]回顾性分析了采用腔镜配合爪型肋骨接骨钛板重点固定法治疗 42 例连枷胸患者的临床资料。结果显示,患者术后胸痛均显著减轻,胸壁稳定,胸廓畸形矫正满意,呼吸功能恢复。术后 3~48 个月复查胸部 X 线片显示胸廓饱满,内固定牢固,骨折断端骨性愈合。结论认为应用腔镜配合爪型肋骨接骨钛板重点内固定法治疗连枷胸操作简便,疗效可靠,组织相容性好,并可同时探查、处理胸内合并伤,安全快捷,值得临床推广。周乾华等[3]回顾性分析记忆合金环抱器内固定术治疗多发肋骨骨折 88 例患者的临床资料。采用胸腔镜辅助结合术中针头精确定位小切口重点固定法(研究组)切口长度及数量、胸痛强度、胸痛时间、置管时间、住院时间、环抱器植入数量、肺部并发症(肺部感染、肺不张、包裹性胸腔积液)以及医疗费用等均明显少于采用大/多切口、逐一固定法(对照组)。结论认为胸腔镜辅助结合术中针头精确定位小切口重点固定法治疗多发肋骨骨折的临床疗效明显优于大/多切口、逐一固定法,具有微创、并发症少、恢复快、异物植入少、费用低、易于掌握等优点。刘福升等[4]回顾性分析了 36 例多发性肋骨骨折患者的临床资料。结果显示,行电视胸腔镜探查、止血、清除胸腔内血凝块、修补肺损伤,定位肋骨骨折部位,切开复位,并采用肋骨接骨板行肋骨内固定术,这些患者胸壁畸形均矫正。随访 3~12 个月,平均 8 个月,胸部 X 线片显示肋骨接骨板无松动、断裂,无明显并发症发生,均临床治愈。结论认为应用胸腔镜联合肋骨接骨板治疗多发性肋骨骨折合并血胸,具有创伤小、操作简便、固定可靠、组织相容性好等优点,且有利于促进骨折愈合和呼吸功能改善。

(二)胸部创伤治疗效果评价

林洪胜等[5]对 60 例严重肺挫伤患者进行随机对照研究。结果显示,乌司他丁治疗组(B 组)与常规治疗组(A 组)相比,RR、IL-6、IL-8 降低有统计学差异,氧合指数、二氧化碳分压和胸部 X 线片评分值显著提高,有统计学差异。乌司他丁联合小剂量精氨酸加压素治疗组(C 组)RR、IL-6、IL-8 降低,氧合指数、二氧化碳分压提高,有统计学差异。C 组与 B 组比较,RR、IL-6、IL-8 降低有统计学差异,氧合指数、二氧化碳分压和胸部 X 线片评分上升程度明显,有统计学差异。结论认为,乌司他丁联合小剂量精氨酸加压素治疗严重肺挫伤有治疗效果,同时比常规治疗与乌司他丁治疗效果更明显。魏文学等[6]对 48 例严重肺挫伤机械通气患者进行了随机对照研究。结果显示,通气 6、24 h 后,机械通气+持续负压吸引气道管理技术(持续组)和机械通气+间断负压吸引气道管理技术(间断组)PaO_2分别为(100.36±5.90)mmHg、(105.34 ± 7.40)mmHg、(75.36±

8.95)mmHg、(76.36 ± 8.35)mmHg(P < 0.01),通气 24 h 后,两组氧合指数(PaO_2/FiO_2)分别为(283.50 ± 15.20)mmHg、(201.50 ± 10.20)mmHg(P < 0.01);两组机械通气时间及通气 48 h 后 PEEP 水平分别为(3.2 ± 1.1)d:(6.5 ± 2.8)d、(4.5 ± 2.3)cmH_2O:(8.5 ± 2.5)cmH_2O(P < 0.01)。两组相关并发症差异无统计学意义(P > 0.05)。结论认为,严重肺挫伤患者早期机械通气联合气道持续负压吸引技术能持续保持呼吸道通畅,改善氧合指数,降低 PEEP 水平,利于较早拔管,但并不能降低呼吸机相关性肺炎及肺不张等并发症发生率。闫宇博等[7]回顾性分析了 60 例需机械通气的重度胸外伤患者的临床资料。结果显示,机械通气治疗第 7 天和第 14 天后,肠内组营养及炎症指标均优于治疗前,并明显优于静脉营养组,腹泻发生率、平均住 ICU 时间及平均住院时间明显降低,有统计学差异(P < 0.05);肠内营养组呼吸机相关性肺炎发生率及应激性溃疡发生率低于静脉营养组,但无统计学差异(P > 0.05)。结论认为,重度胸外伤患者早期给予肠内营养可促进蛋白质合成,改善患者的营养状况,纠正负氮平衡,降低炎症反应,减少并发症的产生。陈瑜等[8]回顾性分析了 102 例创伤性连枷胸合并胸骨骨折患者的临床资料。结果显示,手术组治疗 24、72 h 的心率(HR)[(100.4 ± 9.5)次/分、(92.1 ± 9.9)次/分]、平均动脉压(MAP)[(97.7 ± 14.5)mmHg、(112.5 ± 15.2)mmHg]及中心静脉压(CVP)[(7.8 ± 3.7)cmH_2O、(6.2 ± 2.9)cmH_2O]明显优于非手术组[HR:(105.2 ± 10.1)次/分、(102.1 ± 9.2)次/分,MAP:(91.0 ± 13.3)mmHg、(93.1 ± 13.8)mmHg,CVP:(9.4 ± 3.8)cmH_2O、(9.1 ± 3.2)cmH_2O](P < 0.05),手术组住 ICU 时间[(5.1 ± 0.8)d]、呼吸机使用时间[(4.5 ± 1.0)d]、住院时间[(14.6 ± 3.5)d]均显著低于非手术组[(9.3 ± 1.1)d、(8.2 ± 1.4)d、(23.3 ± 4.4)d](P < 0.01),且出院后 2 个月手术组潮气量(VT)[(0.52 ± 0.04)L]、深吸气量(IC)[(1.99 ± 0.45)L]、用力肺活量(FVC)[(3.52 ± 0.51)L]、肺总量(TLC)[(5.41 ± 0.82)L]及第 1 秒用力呼气容积(FEV1)[(2.80 ± 0.43)L]均明显优于非手术组[(0.40 ± 0.03)L、(1.22 ± 0.33)L、(2.44 ± 0.42)L、(3.72 ± 0.56)L、(1.95 ± 0.50)L](P < 0.01)。多孔钛板螺钉内固定组在手术时间[(38.8 ± 9.2)min]、术中出血量[(43.5 ± 7.6)ml]及伤口日引流量[(10.9 ± 1.1)ml]方面均显著优于纯钛爪型肋骨接骨板内固定组[(62.5 ± 10.1)min、(100.0 ± 10.5)ml、(26.8 ± 3.1)ml]、镍钛记忆合金胸肋骨固定组[(49.3 ± 9.6)min、(61.4 ± 8.3)min、(19.8 ± 1.6)ml](P < 0.01)。结论认为,创伤性连枷胸合并胸骨骨折应尽早行手术内固定治疗,以减少并发症的发生,多孔钛板螺钉内固定相对具有较好的临床疗效。

二、气管和肺外科

(一)气管外科

杜舟等[9]*回顾性分析了 52 例经过外科手术治疗先天性气管狭窄(CTS)患儿的临床资料。结果显示,52 例 CTS 患儿的术后 3 个月生存率为 73.1%,死亡 14 例,狭窄程度和术前 Anton - Pacheco 分型与患儿早期预后相关,为影响患儿预后的独立影响因素,狭窄长度、Cantrell 分型和术前感染情况与早期预后无明显相关性。结论认为,气管狭窄程度和 Anton - Pacheco 分型可能会显著影响 CTS 患儿的早期术后生存,当狭窄程度大于 80%,患儿早期生存率可能会显著下降,准确的术前评估对判断 CTS 患儿的早期预后具有重要的意义。李欣等[10]回顾性分析了 14 例大咯血患者的临床资料。结果显示,14 例支气管镜检查结果与 CT 相符,12 例行开胸肺叶切除术,2 例行胸腔镜肺叶切除术。13 例术后气管镜观察各段口均未见明显出血点;1 例先行右肺中叶切除术,术后气管镜发现对侧仍可见持续出血,遂行左肺下叶和舌叶切除,再次行气管镜检查未见持续出血;1 例因术前出血短时间内机械通气无法纠正的氧饱和度快速下降接受人工膜肺(ECMO)支持治疗,术后成功脱机。14 例手术时间 120 ~ 210 min,平均(165 ± 45)min,术中出血 100 ~ 500 ml,平均(300 ± 50)ml。患者无手术并发症,术后 5~9 d 出院,术后随访 4~20 个月,均无再发咯血。结论认为,对于大咯血的患者,无论咯血症状是否已经控制,若无明显手术禁忌证,均应积极手术治疗;术前应行 CT 以及支气管镜检查,确定出血部位。

(二)支气管肺癌

1. 基础研究　卓云云等[11]使用 CD147 过表达、干扰 RNA 转染肺癌 A549 细胞,构建 CD147 稳定过表达、稳定干扰细胞系。CCK - 8 法、细胞划痕实验和 Transwell 小室法分别检测细胞的增殖、迁移及侵袭能力变化;蛋白质印迹法检测 A549EMP、A549sh EMP 和 A549NC 细胞中 β - catenin 的核表达情况。CD147 过表达细胞的增殖、迁移和侵袭能力明显提高,CD147 干扰细胞增殖、迁移和侵袭能力显著降低。CD147 过表达细胞 β - catenin 的核表达水平明显升高,而 CD147 干扰细胞 β - catenin 的核表达水平明显降低。结论认为,CD147 可增强肺癌 A549 细胞的增殖、迁移和侵袭能力,其机制可能与 β - catenin 的激活有关。吴炳群等[12]回顾性分析 2010 年 2 月至 2012 年 10 月北京友谊医院胸外科 94 例 NSCLC 患者的临床资料。将完全切除的肿瘤组织采用免疫组织化学法检测 TS、ERCC1、TUBB3、RRM1 基因 mRNA 的表达水平,研究不同病理类型 NSCLC 肿瘤标本中上述指标表达差异。在 94 例 NSCLC 患者肿瘤组织标本中,TS 基因 mRNA 低表达 91 例(96.81%),ERCC1 基因 mRNA 低表达 90 例(95.74%);而 TUBB3 基因 mRNA 低表达 59 例(62.77%),RRM1 基因 mRNA 低表达 48 例(51.06%)。腺癌组织 TS、ERCC1、TUBB3、RRM1 基因 mRNA 表达与非腺癌组织的差异无统计学意义,但腺癌患者中 TUBB3 基因 mRNA 低水平表达的比率明显低于非腺癌患者(58.21% *vs.* 74.07%)。相同病理类型的 NSCLC 患者 TS、ERCC1、TUBB3 基因 mRNA 表达与 RRM1 基因 mRNA 表达均呈正相关(相关系数均大于 0.80)。结论认为,NSCLC 个体化化疗选择基因表达水平检测时,ERCC1、TS 基因 mRNA 表达水平可不予检测,可经验性认为其为低表达;腺癌患者 TUBB3 和任何病理类型患者 RRM1 基因 mRNA 表达水平应常规检测(检测结果为高表达者可考虑选择性检测 ERCC1、TS 其中一种,低表达患者可认为 ERCC1、TS 低表达),非腺癌患者 TUBB3 基因 mRNA 表达水平是否检测可根据情况而定。张午临等[13]选取 115 例非小细胞肺癌患者,按手术类型分为胸腔镜小切口组(观察组)57 例和传统后外侧切口组(对照组)58 例,以血清 C 反应蛋白(CRP)、白介素-6(IL-6)和肿瘤坏死因子-α(TNF-α)浓度作为衡量手术对机体造成创伤的指标,研究胸腔镜小切口手术对非小细胞肺癌患者 CRP、TNF-α 及 IL-6 等指标水平的影响。两组非小细胞肺癌患者术前 CRP、TNF-α 及 IL-6 等指标浓度大致相同;而在术后第 1、2、3 天血清 CRP、IL-6 和 TNF-α 浓度观察组均显著低于对照组。观察组在术中出血量、术后止痛时间、术后住院时间等指标上明显少于对照组。结论认为,与传统开胸手术比较,胸腔镜小切口手术对于非小细胞肺癌患者术后早期机体的炎症反应和应激程度较轻、手术创伤较小,具有微创、术中出血量低等优势,适合在临床上推广并应用。潘泓等[14]将手术切除的 11 例肺癌组织标本分别种植在裸鼠的皮下及肾被膜下,观察其成瘤情况。人肺癌组织均成功接种于裸鼠皮下及裸鼠肾被膜下,裸鼠皮下接种的平均操作时间为 13 min,裸鼠肾被膜下接种的平均操作时间为 45 min,裸鼠皮下组的成瘤率为 36.4%(4/11),而裸鼠肾被膜下组的成瘤率为 45.5%(5/11)。HE 染色显示,移植瘤组织形态与原发瘤保持一致性,CD31 染色显示,83.3%(5/6)的移植瘤血管是人源性的。结论认为,采用裸鼠皮下接种人肺癌组织和肾被膜下接种人肺癌组织的方法均能建立人肺癌移植瘤模型。肾被膜下接种的成瘤率稍高,但操作复杂;皮下接种的成瘤率稍低,但操作简单,成瘤后易于观察。两种方法形成的第 1 代移植瘤与原肿瘤有高度的符合性,是一种接近人体的肺癌模型,可为肺癌研究提供良好的实验平台。

2. **术前诊断方法** 陈克终等[15]回顾性分析 739 例术前胸部 CT 诊断为临床Ⅰ期,并通过手术治疗的非小细胞肺癌患者的临床资料,随机分为建模组和验证组。采用建模组病例资料,通过多因素分析筛选出 N_2 淋巴结转移的独立危险因素,建立数学预测模型。通过多因素分析结果显示,年龄、肿瘤大小、肿瘤位置以及病理类型是 N_2 淋巴结转移的独立危险因素,数学预测模型为: N_2 淋巴结转移的可能性 = ex/(1 + ex),其中 x = -2.983 + (0.456 × 肿瘤直径) + (1.753 × 位置) + (1.787 × 病理类型)-(0.032 × 年龄)。结论认为,该研究建立的模型对术前 CT 检查判断为临床Ⅰ期非小细胞肺癌的患者建立了 N_2 淋巴结转移的数学预测模型,其准确性高于现有的其他模型。通过该模型,可以对是否进行进一步的纵隔淋巴结的分期检查做出更合理的临床决策。强光亮等[16]回顾性分析 2005 年 6 月至 2012 年 6 月中日友好医院 182 例术前行 PET-CT 检查的Ⅰ期非小细胞肺癌患者,对性别、年龄、吸烟史、18F-FDG 最大标准化摄取值(SUVmax)、手术方式、病理特征和术后辅助化疗等可能影响预后的因子进行单因素和多因素分析。研究显示,单因素分析显示肿瘤 SUV_{max} ($t = 3.278$, $P < 0.001$)、病理分期($\chi^2 = 5.204$, $P = 0.026$)、血管浸润($\chi^2 = 5.333$, $P = 0.027$)和脏层胸膜浸润($\chi^2 = 7.697$, $P = 0.009$)对术后复发率的影响有统计学意义。多因素分析表明,肿瘤 SUV_{max} 是术后复发的独立预后因素,SUV_{max} 较高者出现血管浸润阳性、胸膜浸润阳性和病理Ⅰb 期的比例增加。结论认为,术前 SUV_{max} 是Ⅰ期 NSCLC 术后复发的独立危险因素,对病理分期相同的患者可根据 SUV_{max} 进行风险分层,并决定术后随访与治疗方案。胡贤春等[17]收集肺结节病例 54 例,首先行 CT 检查;然后行动态增强 MRI 检查,并计算肺结节最大增强线性斜率、强化峰值、增强后 1、2、4 min 的信号强度改变率(E1、E2、E4),同时进行弥散加权成像 MRI,对肺结节进行良恶性鉴别。结果显示,恶性结节和炎症性结节较结核球、错构瘤、囊肿等良性结节有更高的斜率、强化峰值及 E1、E2、E4,有部分恶性结节与炎性结节的上述指标重叠,同时结合弥散加权成像 MRI 可以较好地鉴别恶性结节及炎性结节。动态增强 MRI 联合弥散加权成像 MRI 技术鉴别肺良恶性结节灵敏度为 92.0%,特异性为 89.7%。结论认为,动态增强 MRI 联合弥散加权成像 MRI 对肺良恶性结节的鉴别诊断作用优于 CT,值得临床推广。李辑伦等[18]回顾性

分析2009年9月至2013年9月92例拟诊Ⅰ期或Ⅱ期胸部结节病并接受EBUS－TBNA的患者的临床资料。结果显示，92例患者经EBUS－TBNA活检232组淋巴结，其中纵隔淋巴结161组（69.4%），肺门及叶间淋巴结71组（30.6%）。最终诊断胸部结节病71例，其中经EBUS－TBNA明确诊断64例（90.1%）。EBUS－TBNA诊断Ⅰ、Ⅱ期胸部结节病的敏感性、特异性、准确率、阳性预测值和阴性预测值分别为90.1%（64/71）、100%（21/21）、92.4%（85/92）、100%（64/64）和75%（21/28）。所有患者检查耐受良好，无相关并发症发生。结论认为，EBUS－TBNA对于Ⅰ、Ⅱ期胸部结节病是一种安全有效的诊断方法。黄威等[19]通过收集2009年11月至2014年6月术前行CT引导下置入带钩钢丝定位，再行胸腔镜（VATS）肺楔形切除术的肺部小病灶（SPL）115例患者资料，回顾性分析临床、影像学、Hookwire定位技术、VATS手术和病理相关数据，总结该技术处理经验，探讨其临床应用价值，并提出改进方法，报道如下。本组结果虽然提示CT引导下Hookwire定位SPL可以很好地解决VATS中SPL的精确定位问题，但是该方法仍有其一定局限性：① 肺实质深部、肺尖部和肺底部的SPL目前尚不能使用该方法定位；② Hookwire钢丝末端只有一个倒钩，易移位、脱落，若能增加倒钩数量（如射频消融针的伞状倒钩），可有效预防钢丝移位脱落；③ 目前定位穿刺针的长度最长为8 cm，在一些胸壁厚度超过8 cm的患者中不适用；④ CT不够智能化，如果CT机器本身配备一定设施，固定穿刺角度，可以提高精准度；⑤ 如果能在一体化手术室里完成CT扫描和手术，那将为此类操作带来更大的便利和安全性。

3. **新辅助化疗**　许永杰等[20]回顾分析了94例肺癌根治手术联合化疗的局限性小细胞肺癌患者，分为术前新辅助化疗＋手术＋术后化疗及手术＋术后化疗两组，分别比较了其术后并发症、预后之间的差异。结论认为，对于Ⅲ期的局限性小细胞肺癌患者，术前给予新辅助化疗可明显改善预后，主张对Ⅲ期的局限性小细胞肺癌患者行手术为主的综合治疗时，有必要先给予术前新辅助化疗。姜冠潮等[21]回顾性分析了18例ⅢA－N_2期非小细胞肺癌患者术前诱导放化疗＋手术治疗方案的疗效。化疗采用多西他赛20 mg/m^2＋顺铂20 mg/m^2每周方案，共5周期，同步放疗总剂量45 Gy，诱导治疗后非疾病进展期患者接受手术治疗，术后再给予DP方案辅助化疗。结论认为，采用多西他赛＋顺铂每周方案用于ⅢA－N_2期非小细胞肺癌诱导治疗的疗效确切，不良反应较少，手术安全性良好，可能是对于这部分患者安全有效的治疗方法。

4. **手术方法和效果**　韩子阳等[22]回顾性分析了2010年5月至2013年2月共104例左侧非小细胞肺癌患者行全腔镜下肺癌根治手术。因淋巴结彻底清扫在肺癌手术中对延长生存更具有效性，故术中均予以清扫L4组淋巴结。文中详细介绍了胸腔镜下L4组淋巴结清扫的经验：① 观察孔选择在第7肋间腋中线与腋后线之间，有利于避开心脏的阻挡及更好的显露后纵隔；② 辅操作孔位于肩胛下角线与腋后线之间第7肋间，与观察孔同一肋间，减少术后疼痛；③ 在清扫L4前，要充分打开后纵隔胸膜，尽可能游离肺门组织，为L4的显露提供条件；④ 注意迷走神经、喉返神经的保护；⑤ 肺抓钳撑开主动脉窗层面，逐步显露L4组淋巴结。结论认为，胸腔镜下L4组淋巴结清扫时安全可行的，有临床意义，L4组淋巴结阳性率与肿瘤大小有关，与肿瘤部位及病理类型无关，肿瘤直径＜2 cm时可不行该组淋巴结清扫。王坤等[23]*将58例中央型期肺癌患者，按手术术式分为观察组和对照组，各29例。观察组患者接受袖状切除术，对照组患者接受全肺切除术，比较两组患者的手术时间、术中出血量、拔除胸管时间、胸液引流量远期疗效以术后卧床时间、（3年和5年）生存率、复发率及肺功能改变。结果：观察组患者手术时间明显长于对照组，术中出血量、拔除胸管时间、胸液引流量、术后卧床时间均明显低于对照组，差异有统计学意义。两组患者3年和5年的生存率、复发率以及存活时间无差异。观察组1 s用力呼气容积（FEV1）和用力肺活量（FVC）明显高于对照组，差异有统计学意义。结论认为，袖状切除术有助于减小手术创伤，术后恢复快，能较好地保留患者的肺功能，且疗效与全肺切除术相当。陈东红等[24]回顾了亚肺叶切除治疗早期非小细胞肺癌的历史，提出了亚肺叶切除的适应证需考虑包括肿瘤大小、患者年龄和合并症、特殊病理学类型及适于解剖性肺段切除的肺段等因素。结论认为，目前亚肺叶切除治疗早期非小细胞肺癌的主要证据均来源于回顾性研究，还缺乏大样本的前瞻性多中心随机对照临床研究结果。因此，学术界对亚肺叶切除手术能否成为早期肺癌的标准术式还存在争议。奚俊杰等[25]回顾性分析984例临床Ⅰ期非小细胞肺癌病例采用选择性纵隔淋巴结清扫和系统性纵隔淋巴结清扫对临床Ⅰ期非小细胞肺癌患者生存和围手术期指标的影响，比较了手术时间、术中出血量、生存率、5年复发率等指标。结论认为，对于临床Ⅰ期非小细胞肺癌，选择性纵隔淋巴结清扫的生存不劣于系统性纵隔淋巴结清扫，且手术时间更短，术中出血量更少。张真榕等[26]回顾性分析2007年1月至2012年12月肺段切除治疗肺部良恶性疾病患者88例的临床资料，肺段切除术组29例，肺叶切除术组59例。将肺段切除治疗非小细胞肺癌患者与同期肺叶切除非小细胞肺癌患者进行频数匹配。对围手术期因素、肿瘤相关预后进行分析。研究发现，与肺叶切除术相比，肺段切除术治疗早期非小细胞肺癌手术时间、术中出血量、术后拔管时间、术后并发症、复发及转移率等差异均无统计学意义，但肺段切除术组 N_1 淋巴结清扫个数及站数要少于肺叶切除术组，且差异有统计学意义。随访终点两组无瘤生存率及总生存率差异无统计学意义。结论认为，肺段切除术安全可行，适用于肺良性疾病位置较为局限的患者以及部分肺功能欠满意的早期非小细胞肺癌患者。范开杰等[27]回顾性分析 2007 年 1 月至 2013 年 6 月因心肺功能差或其他因素行肺癌楔形切除术患者的临床资料，除外可疑转移及纯磨玻璃结节患者。对入组患者进行术后随访，记录其术后辅助治疗方式及术后生存期等，使用 Kaplan－meier 法对其预后进行单因素分析，同时应用 Cox 多因素分析其相关预后因素。结果入组患者 108 例，随访术后 3 年、5 年生存率，比较后认为肿瘤病理类型、肿瘤 T 分期对生存期有影响；多因素分析中，肿瘤 T 分期是预后唯一影响因素。结论认为，对于围术期高危不能耐受肺叶切除的非小细胞肺癌患者，肺楔形切除是较好的治疗手段，患者预后与肿瘤 T 分期有关。

5. **术后病理资料分析和预后** 解明然等[28]回顾性分析 2001 年 1 月至 2009 年 12 月局限Ⅱ期小细胞肺癌患者 82 例临床病理资料，发现外科治疗患者中位生存期及 5 年生存率优于非外科治疗患者，行肺叶或全肺切除术患者中位生存期及 5 年生存率优于楔形切除术患者，行楔形切除术患者中位生存期及 5 年生存率优于非外科治疗患者，手术、化疗和放疗是影响局限Ⅱ期小细胞肺癌患者预后的独立因素。肺叶或全肺切除组局部复发率低于楔形切除组，远处转移率在肺叶或全肺切除组、楔形切除组和非外科治疗组呈逐渐上升趋势。结论认为，对于局限Ⅱ期小细胞肺癌患者，首选的初始治疗应推荐肺叶或全肺切除术，术后建议常规行辅助性化放疗。王可兵等[29]选取肺癌患者 106 例，施行手术切除并行广泛肺门、叶间及纵隔淋巴结清扫术。统计分析术后病理资料。结果 106 例中，清扫淋巴结 872 组，其中有淋巴结转移 150 组（17.2%）。病理学证实为单纯 N_1 淋巴结转移 26 例（24.5%）；N_2（包括 N_1+N_2）淋巴结转移 33 例（31.1%），其中无 N_1 转移而发生 N_2 转移者 12 例（36.4%）。T_2、T_3、T_4 期患者淋巴结转移率高于 T_1 期。结论认为，非小细胞肺癌的淋巴结转移与 T 分期有关，外科治疗中应注意广泛清扫肺内、同侧纵隔淋巴结才有可能达到根治目的。姜冠潮等[30]*回顾性分析 2006 年 9 月至 2013 年 12 月手术治疗的 612 例非小细胞肺癌患者的临床资料。通过单因素及多因素分析筛选出临床Ⅰ期非小细胞肺癌发生肺内淋巴结转移的独立危险因素。单因素分析显示，男性、吸烟史、肿瘤直径、肿瘤位置（中央型）、病理类型（非腺癌）、肿瘤分化程度及肿瘤周边脉管微浸润为临床Ⅰ期 NSCLC 患者发生 N 转移的危险因素。多因素分析显示肿瘤直径、肿瘤分化程度和脉管浸润为临床Ⅰ期 NSCLC 肺内淋巴结转移的独立危险因素。结论认为，肿瘤直径、肿瘤分化程度和脉管浸润为临床Ⅰ期 NSCLC 肺内淋巴结转移的独立危险因素。直径 >2 cm 的临床Ⅰ期 NSCLC 患者术前应考虑行 PET/CT 或者 EBUS－TBNA 等有创检查以明确 N 分期。王秋萍等[31]选取经病理或随访证实的肺结节 240 例（良性 70 例，恶性 170 例）。利用最大方差和阈值生长法提取肺结节内钙化点，并计算每个钙化点的面积（Area Ca）及面积比（Sr）。结果发现，良性钙化点的 Area Ca 和 Sr 均明显大于恶性，二者之间差异显著。当良恶性钙化点的 Area Ca 和 Sr 的截断值分别为 7.055 mm^2 和 1.725% 时，以肺结节内最大钙化点大小的良恶性来预测肺结节性质的灵敏度、特异度及 ROC 曲线下面积分别为 81.25%、100% 和 0.885。结论认为，肺结节内最大钙化点的大小能较好反映肺结节的特性，大面积钙化点是良性钙化模式。解明然等[32]*回顾性分析 2003 年 1 月至 2009 年 12 月术后病理诊断为 $pT_{1\sim3}N_1M_0$ 期的 183 例 NSCLC 患者。其中意外性 N_1 期 78 例，临床性 N_1 期 105 例，比较两组患者的临床病理特征、中位生存时间、5 年生存率和转移复发情况。意外性 N_1 期组患者的 T 分期、肿瘤直径、淋巴结转移站数、淋巴结转移数量和手术方式与临床性 N_1 期组比较。研究发现，意外性 N_1 期组患者的生存率明显优于临床性 N_1 期组，局部复发率低。多因素分析结果显示，T 分期、术前 N 分期、淋巴结转移站数和辅助化疗为 N_1 期 NSCLC 患者的独立预后因素。结论认为，不同临床表现的 N1 期 NSCLC 患者存在一定的异质性，意外性 N_1 期 NSCLC 患者在远期生存和局部复发方面存在优势。江华等[33]回顾性分析 2010 年 11 月至 2012 年 3 月手术治疗的 151 例孤立性肺结节患者的临床及病理资料，比较不同临床因素对恶性率影响的差异。研究表明，恶性孤立性肺结节的平均直径大于良性，直径大于 2 cm 者的恶性率高于 2 cm 以下者，恶性患者的平均年龄大于良性患者，年龄 45 岁以上患者的恶性率高于 <45 岁患者。不同性别、有无临床症状、有无吸烟史、吸烟指数 ≤400 支/年和 >400 支/年、不同部位的恶性率差异无统计学意义。结论认为，孤立性肺结节的良恶性诊断应当综合患者的病史、年龄、结节直径、形态、动态变化进行判断，性别、有无临床症状、吸烟与否、吸烟指数及位置作为诊断参考因素的意义不大。林良安等[34]收集 272 例术后病理为Ⅰ期非小细胞肺癌患者肿瘤组织标本，提取 DNA，采用 ARMS 法对 EGFR 基因的第 18、19、20 及 21 外显子片段进行检测，根据阳性质控、阴性质控和 DNA 质控对 EGFR 突变类型分析判断。研究发现，272 例Ⅰ期 NSCLC 患者肺癌组织中，154 例（56.62%）存在 EGFR 的体细胞突变。其中，2 例（1.3%）18 号外显子上发生替代突变（G719S），53 例（34.4%）19 号外显子上发生缺失突变（19 - del），6 例（3.9%）20 号外显子上发生插入突变（20 - ins），97 例（63.9%）21 号外显子上发生替代突变（L858R），2 个外显子同时突变 11 例，21 外显子突变（敏药突变）合并 20 外显子突变（耐药突变）率（4/11，36.3%）显著高于 19 外显子突变（敏药突变）合并 20 外显子突变（耐药突变）率（1/11，9.1%）；肺腺癌的突变率（148/223，66.4%）显著高于肺鳞癌突变率（2/40，5%）；肺腺鳞癌突变率（4/4，100%）显著高于肺腺癌、鳞癌和大细胞癌（0/5，0%）的突变率。结论认为，Ⅰ期非小细胞肺癌患者 EGFR 突变率为 56.62%，肺腺鳞癌、腺癌提示突变的高发性，EGFR 突变多集中在 19 和 21 号外显子，21 外显子突变比 19 外显子突变更易合并 20 外显子突变（耐药突变）。刘咏梅等[35]收集 20 例经病理确诊、EGFR 检测敏感突变并接受 EGFR - TKI 治疗的Ⅳ期或术后复发转移肺鳞癌患者，分析其与 EGFR - TKI 的疗效关系。其中 10 例 19 - del（+），8 例 L858R（+），1 例同时存在外显子 21（L858R）点突变和外显子 20（T790M）突变，1 例外显子 18（G719X）突变。其中部分缓解（PR）9 例，疾病稳定（SD）7 例，疾病进展（PD）4 例。客观缓解率（ORR）为 45%，疾病控制率为 80%，中位无进展生存期（m PFS）为 5.0 月，中位生存期（m OS）为 14.7 月。结论认为，EGFR - TKI 对部分 EGFR 敏感突变的鳞癌患者有一定疗效。在临床工作中，应重视这部分患者的 EGFR 基因检测，以便明确获益的患者。万岩等[36]回顾性分析了 2004 年 6 月至 2013 年 12 月间住院的晚期非小细胞肺癌患者 160 例，均行射频消融术治疗，观察患者术后发热、胸痛、气胸、胸腔积液、出血、咯血、肺炎、膈神经损伤等并发症发生情况，并分析降低其发生率的方法。结论认为，射频消融术治疗晚期非小细胞肺癌安全、有效，但也会引起并发症。预防并发的发生症对提高晚期非小细胞肺癌患者生活质量有临床意义。

三、胸部疾病的微创外科手术治疗

（一）胸腔镜在肺外科中的应用

耿国军等[37]回顾性分析 120 例孤立性肺结节患者的临床资料。按胸腔镜手术模式将患者分成 3D - VATS 组和 2D - VATS 组。3D - VATS 组与 2D - VATS 组比较，肺癌根治术手术时间缩短（$P < 0.05$），术中出血量（$P < 0.05$）和术后 24 h 胸腔引流量均减少（$P < 0.05$），术后胸腔引流时间（$P < 0.05$）和术后住院时间均缩短（$P < 0.05$），差异有统计学意义。结论认为，胸腔镜 3D 模式下治疗孤立性肺结节，视野清晰、立体感强，术后恢复良好，是一种新的选择方式，安全可行，值得推广。吴正国等[38]回顾性分析应用单孔胸腔镜连续进行手术治疗肺大泡患者 60 例，均由同一组手术医师完成手术，按手术时间先后将患者分为 A 组、B 组和 C 组，每组 20 例。以手术时间和术后住院时间为主要的学习曲线指标，A 组手术时间和术后住院时间显著长于 B 组和 C 组，结论为熟练掌握单孔胸腔镜手术治疗肺大泡技术，大约需要通过 20 例临床实践。谢宏亚等[39]回顾分析了 168 例行单操作孔 VATS 肺癌根治术的患者。随机分为 A、B、C 三组，分别以胸腔引流液量≤150 ml/d、300 ml/d、450 ml/d 为拔管指征。结果 A 组与 B 组术后引流时间、术后住院时间、术后费用、术后 VAS 疼痛评分、术后止痛药物用量差异均有统计学意义。A 组与 C 组术后引流时间、术后住院时间、术后费用、术后 VAS 疼痛评分、止痛药物用量、胸腔穿刺率差异均有统计学意义。B 组与 C 组术后引流时间、胸腔穿刺率差异有统计学意义。VATS 肺癌根治术后以胸腔引流液≤300 ml/d 为拔管指征是安全可行的，并且有利于患者的快速康复，而以胸腔引流液≤450 ml/d 为拔管指征也是可行的，但可能会增加患者术后胸腔穿刺的风险。代晓辉等[40]回顾性分析双侧肺大疱患者 28 例，所有患者随机分为 2 组，每组 14 例，分别行同期不变换体位和变换体位的胸腔镜下双侧肺大疱切除术。不变换体位组手术时间明显短于变换体位组，术中出血量明显少于变换体位组，差异均有统计学意义（$P < 0.05$）。结论认为对于术前心肺功能耐受的双侧肺大疱患者，行双侧同期不变换体位胸腔镜手术安全、有效，避免二次手术，减少手术程序，节省手术时间，对患者更加有利。龚泽刚等[41]回顾性分析采用单孔胸腔镜肺段切除及淋巴结清扫术治疗 12 例ⅠA 期周围型非小细胞肺癌，肿瘤直径（1.31 ± 0.45）cm，所有手术操作均在胸腔镜下完成。全部患者手术过程顺利，无中转开胸，术后恢复顺利，无围手术期死亡。对于ⅠA 期肺腺癌患者，单孔胸腔镜肺段切除及淋巴结清扫术可进一步提高微创技术的优势，在技术上是安全、可行的。王彪等[42]回顾性分析 118 例行肺叶切除手术的患者，其中 58 例施行胸腔镜下肺叶切除（胸腔镜组），60 例进行传统开胸肺叶切除（开胸组）。结果发现，胸腔镜组患者的术中出血量、术后引流量、术后疼痛

时间、术后住院时间均少于开胸组，差异有统计学意义（$P<0.05$），胸腔镜组发生感染率为3.44%，开胸组感染率为16.67%，胸腔镜组患者感染率明显低于对照组，差异有统计学意义（$P<0.05$）。结论认为，胸腔镜手术在肺部疾病的治疗中，临床效果确切，具有手术切口小、创伤小、恢复快、术后感染率低等优点。梁瀛等[43]回顾性分析98例胸腔镜检测资料，其中79例行硬质胸腔镜检查，19例行可弯曲电子胸腔镜检查。比较2组确诊率及操作并发症等方面的差异。结果发现，对恶性肿瘤的阳性预测率，胸腔镜活检病理与最终诊断对恶性肿瘤的确诊率以及胸腔镜活检病理结果与临床最终诊断不一致方面，2组间差异均无显著性差异（$P>0.05$）。结论认为硬质胸腔镜与可弯曲电子胸腔镜对不明原因胸腔积液的诊断价值相当，对恶性胸腔积液有良好的诊断价值，两者均具有良好的安全性。刘新国等[44]采用随机对照试验的方法将50例早期（TNM Ⅰ/Ⅱ期）的非小细胞肺癌患者随机分为胸腔镜组和开胸手术组，分别给予全胸腔镜下肺叶切除术和传统开胸肺叶切除术，比较2组患者的近期疗效指标、远期生存指标和手术的安全性。结果显示，胸腔镜组术后引流时间、术后肺炎发生率、术后疼痛评分、平均住院时间显著低于开胸手术组（$P<0.05$），2组患者术中出血量、手术时间、淋巴结清扫数目、远期生存率、其他并发症发生率无显著差异（$P>0.05$）。结论认为，与传统开胸肺叶切除术相比，全胸腔镜下手术能够缩短住院时间、减少手术创伤、减轻患者痛苦、降低并发症的发生率，且能够达到相同的近期和远期疗效，值得临床推广应用。王峻峰等[45]回顾性分析由同一主刀医师完成的肺局部切除手术的患者，57例经乳晕单孔完成胸腔镜手术的男性患者为观察组A，114例常规单操作孔完成胸腔镜手术的男性患者为对照组A；15例经剑突下单孔完成胸腔镜手术的女性患者为观察组B，45例常规单操作孔完成胸腔镜手术的女性患者为对照组B。结果显示，观察组A与对照组A在手术时间、术中出血量、术后胸腔引流液量、拔除胸管时间、术后住院天数、术后第1天VAS评分差异无统计学意义（$P>0.05$），相对于对照组A，观察组A术后第2天VAS评分下降，第30和90天切口不适感人数减少，切口满意度显著增高（$P<0.05$）。观察组B与对照组B在术中出血量、术后胸腔引流液量、拔除胸管时间、术后住院天数、切口满意度差异无统计学意义（$P>0.05$），相对于对照组B，观察组B的手术时间明显延长，术后第1和2天的VAS评分显著下降（$P<0.05$）。结论认为，在部分肺部疾病中，根据患者的性别和疾病情况选择个体化单孔胸腔镜切口是安全、可行的，在临床上具有一定优势，即男性患者选择经乳晕单孔，可以提高切口满意度，女性患者选择经剑突下单孔，可以减少术后近远期疼痛，值得临床推广。李高[46]*回顾性分析接受VATS解剖性肺切除术治疗的148例Ⅰ/Ⅱ期非小细胞肺癌患者的临床资料。结果发现左下肺叶切除率最高为25.68%，各肺叶切除比例存在统计学差异（$P<0.05$）。鳞癌发病率最高为46.62%，各病理类型比例存在统计学差异（$P<0.05$）。N_0期比例为65.54%，各病理分期比例存在统计学差异（$P<0.05$）。5年生存率为68.24%，各年生存率存在统计学差异（$P<0.05$）。术后各类并发症发生比例无统计学差异（$P>0.05$）。结论认为，VATS解剖性肺切除术治疗非小细胞肺癌5年生存率高，创伤小，恢复快，并发症发生率低，值得应用于临床。徐昊等[47]回顾分析10例剑突下入路单孔胸腔镜手术治疗自发性气胸的临床资料。结果显示，手术均顺利完成，无中转开胸，无术后出血、术后漏气等并发症。手术时间（30.5±12.4）min，术后胸管留置时间为（1.6±0.8）d，术后住院时间为（6.2±3.8）d。术后随访1个月，无复发、感染、血胸、胸腔积液等并发症。因此结论认为，剑突下入路单孔胸腔镜手术治疗自发性气胸是安全、可行的。杨博等[48]对374例行胸腔镜下肺叶切除术患者的临床数据进行回顾性研究。按照是否中转开胸分为中转开胸组和胸腔镜组。结果显示，374例患者中36例中转开胸，中转开胸率为9.6%。中转开胸组和胸腔镜组中患者的年龄、性别、手术类型、术后并发症发生率、术后病死率、术后拔管时间及术后住院时间差异无统计学意义（$P>0.05$）。中转开胸组的手术时间较长，术中出血量较多，病理中良性疾病的比例较高（$P<0.05$）。中转开胸的原因分类为：血管损伤出血12例，致密粘连6例，器械相关5例，肺裂不全5例，解剖间隙不清3例，血管变异3例，切缘不足2例。结论认为，中转开胸会延长胸腔镜肺叶切除术的手术时间，增加出血量，但对患者的术后恢复无明显影响。掌握常见中转开胸的原因及处理方法有助于降低中转开胸率。姜冠潮等[49]回顾分析277例直接行全胸腔镜下肺叶切除术，且术后病理证实为Ⅰ~Ⅱ期非小细胞肺癌者的资料。根据血管处理顺序分为先断静脉组（Group V）152例、先断动脉组（Group A）76例、动脉-静脉-动脉混合离断组（Group M）49例。结果发现，Group A组平均术中出血109.9 ml，明显少于Group V组的157.5 ml，而Group M介于两者之间为123.7 ml（$P=0.027$）。3组手术时间、术后并发症情况相似；肿瘤复发方式相似，均以远处转移为主；无瘤生存时间及总生存时间差异均无统计学意义（$P>0.05$）。结论认为，对于全胸腔镜下治疗Ⅰ~Ⅱ期非小细胞肺癌，先处理并切断动脉可减少术中出血，并未减少手术难度和术后并发症。血管处理顺序不影响肿瘤复发、转移和生存，可根据术中需要合理选择。宫立群等[50]回顾分析34例术前使用CT引导下带钩钢丝(hookwire)定位肺部小结节患者，定位完成后直接行胸腔镜下肺部病变切除，根据术中冷冻病理结果决定下一步术式。结果显示，肺部小结节直径5~22 mm，采用CT引导下hookwire定位成功率为100%，中位定位时间为23 min。2例患者在操作过程中穿刺针脱落，有3例患者定位后CT扫描时发现气胸。结论认为，术前使用CT引导下带钩钢丝定位肺部微小病变的方法准确、安全性高，能够提高胸腔镜手术中肺部结节切除的准确率。李贲等[51]回顾性分析行单操作孔胸腔镜下手术治疗的早期非小细胞肺癌患者110例(观察组)，与同期胸腔镜辅助小切口(VAMT)肺叶切除术的早期非小细胞肺癌患者110例(对照组)，分别比较2组患者的手术时间、术中出血量、引流管留置时间、术后总引流量、淋巴结清扫数目、术后并发症、术后疼痛程度等。结果显示，2组患者的手术时间、淋巴结清扫数目以及术后并发症相比较，差异无统计学意义($P > 0.05$)。观察组患者出血量、术后总引流量、引流管放置天数和术后疼痛(术后第1~3天)评分均小于对照组($P < 0.05$)。结论认为，单操作孔胸腔镜下手术治疗早期非小细胞肺癌疗效肯定，比VAMT创伤小，更易于恢复，值得在临床上推广应用。乔文亮等[52]回顾性分析使用3D胸腔镜系统完成胸腔镜手术96例，结果显示肺局部切除术平均时间为52 min，肺叶切除术为75 min，纵隔手术为77 min，食管手术为189 min。术中出血量肺部手术平均为50 ml，纵隔手术平均为47 ml，食管手术平均为118 ml。术后胸管引流时间肺部手术为1~5 d，纵隔手术为1~3 d，食管手术为2~6 d。术后住院日肺部手术平均为6.3 d，纵隔手术平均为4.2 d，食管手术平均为13.3 d。所有患者术后随访3个月均未出现手术并发症或复发转移征象。结论认为，3D胸腔镜系统既保留了电视胸腔镜手术的微创特点，又兼有高清立体视野下精细操作的优势，手术安全性增高。由于该系统恢复了类似开放手术的自然视觉优势，操作更容易，学习曲线更短。耿国军等[53]回顾性分析采用3D-VATS手术模式楔形切除结节50例，根据快速病理结果决定是否行肺叶切除加淋巴结清扫术。结果显示，3D-VATS模式下，50例均行肺结节楔形切除，其中23例病理为恶性，继续行肺癌根治术，手术顺利。肺癌根治术手术时间(62±12)min，术中出血量(35±5)ml，清扫淋巴结(19±3)个，术后24 h引流量(120±20)ml，术后胸管引流时间(4±1)d，术后住院时间(7±2)d。并发症3例，其中术后肺炎2例，阵发性心房纤颤1例，均治愈。无围手术期死亡。结论认为，胸腔镜3D模式下治疗孤立性肺结节是一种新的选择方式，安全可行，值得推广。胡红军等[54]回顾性分析103例非小细胞肺癌病例，根据手术方式将患者分为观察组(59例)与对照组(44例)，观察组在全胸腔镜下行肺叶切除术，对照组在胸腔镜辅助小切口直视下行肺叶切除术。结果显示，观察组术中出血量显著低于对照组($P < 0.05$)，观察组术后止痛药物使用时间、术后引流管放置时间、术后住院时间显著短于对照组($P < 0.05$)。两组患者淋巴结清扫数目及术后并发症发生率差异无统计学意义($P > 0.05$)。结论认为，全胸腔镜下肺叶切除术与胸腔镜辅助小切口直视下肺叶切除术治疗NSCLC的疗效相当，但是前者创伤更小、术后恢复更快，是临床治疗NSCLC的理想术式。庞景灼等[55]回顾性分析60例胸腔微创切除患者，将直径小于2 cm的早期肺癌随机分成胸腔镜解剖性肺段切除组和全胸腔镜肺叶切除组，并进行相应的手术切除。结果显示，肺段切除组在手术时间上要长于肺叶切除组($P < 0.05$)，但在术后住院时间上优于肺叶切除组($P < 0.01$)；肺段切除组在术后1年肺功能减少比率中明显优于肺叶切除组($P < 0.01$)；两组在手术出血量、住院费用、术后并发症方面无明显统计学差异($P > 0.05$)；两组在术后1年随访中，未发现死亡病例，亦未发现肿瘤复发转移病例。结论认为，全胸腔镜解剖性肺段切除在治疗早期非小细胞肺癌中近期疗效良好，肺段切除能保留更多的肺功能，可考虑作为年老患者或肺功能较差的患者的首选治疗方式。孙晓宏等[56]回顾性分析接受手术切除的右肺非小细胞肺癌患者107例，其中胸腔镜手术59例(胸腔镜组)，传统开胸手术48例(传统开胸组)，对比2种手术淋巴结清扫总数及各区域淋巴结清扫个数的差异。结果显示，胸腔镜组与传统开胸组淋巴结清扫总数、2~4组淋巴结清扫数、第7组淋巴结清扫数及第10组淋巴结清扫数差别无统计学意义($P > 0.05$)。结论认为，右肺非小细胞肺癌胸腔镜淋巴结清扫效果与传统开胸手术清扫效果相同。

(二)胸腔镜在食管外科中的应用

于修义等[57]回顾性分析胸、腹腔镜联合全喉切除治疗33例颈段食管癌。采用胸腔镜下分离食管、腹腔镜下管胃成形、全喉切除、气管永久造口、胃咽吻合术。结果显示，胸部手术平均时间53 min，腹部手术平均时间44 min，颈部手术时间平均时间139 min。术中出血量平均150 ml，术后住院时间平均12 d，31例淋巴结转移。33例随访1个月至5年，术后1、3、5年生存率分别为87.9%、54.5%、45.5%。结论认为，颈段食管癌应采取积极的手术治疗，胃咽吻合术是颈段食管癌切除后较为理想的修复手段。杨军等[58]*对62例胸腔镜与腹腔镜联合手术患者(腔镜组)和62例开放手术的患者(开放组)的临床资料进行回顾性分析。结果显示,腔镜组的术中出血量($P=0.000$)、术后胸腔引流量($P=0.000$)和术后住院时间($P=0.010$)低于开放组。手术时间($P=0.000$)、淋巴结清扫数目($P=0.018$)和胸部淋巴结清扫数目($P=0.011$)高于开放组。两组分别有19例和31例发生术后并发症,差异有统计学意义($P=0.028$)。腔镜组3年累积生存率为73.2%,开放组为71.4%,差异无统计学意义($P>0.05$)。结论认为,胸腹腔镜联合治疗食管癌在出血量、住院时间和并发症等方面优于开放手术,但3年累积生存率无统计学差异。孙晓宏等[59]回顾性分析接受手术治疗的食管癌患者78例,其中传统开放手术41例,开胸联合腹腔镜手术37例。结果显示,开胸联合腹腔镜组术中出血量为(244.03±44.33)ml,传统开放组为(322.50±51.55)ml,两组比较差异有统计学意义($P=0.000$);开胸联合腹腔镜组术后肺部感染发生率为10.8%,传统开放组为31.7%,两组比较差异有统计学意义($P=0.026$);开胸联合腹腔镜组术后术区感染发生率为5.4%,传统开放组为22.0%,两组比较差异有统计学意义($P=0.036$);开胸联合腹腔镜组术后ICU留观时间为(1.58±1.53)d,传统开放组为(2.57±1.70)d,两组比较差异有统计学意义($P=0.006$);开胸联合腹腔镜组术后住院天数为(15.69±4.73)d,传统开放组为(18.38±6.50)d,两组比较差异有统计学意义($P=0.032$)。结论认为,开胸联合腹腔镜手术较传统开放手术对于食管癌患者具有更好的围手术期临床效果,术后恢复期更短,术后感染并发症更少。吴汉然等[60]回顾性分析2011年10月至2014年3月接受微创食管癌手术的357例患者资料,其中219例患者施行微创Ivor-Lewis术,138例施行微创McKeown术。评价胸腹腔镜联合食管癌切除荷包钳法右胸内吻合的安全性、可行性和近期疗效。结果显示,两组在性别、年龄、肿瘤部位和术后TNM分期方面无明显差异。手术时间、术中出血、术后住院时间、术后引流时间和住院费用方面施行MIILE的患者与施行MIME的患者无明显差异($P>0.05$)。两组患者术后总并发症发生率亦无明显差异(24.7% *vs.* 30.4%,$P>0.05$);但MIILE组吻合口瘘、喉返神经损伤、吻合口狭窄方面的发生率低($P<0.05$)。结论认为,微创Ivor-Lewis术治疗胸中下段食管癌是安全可行的,相对于微创McKeown术有一定优势,近期结果满意。刘波等[61]回顾性对比分析410例胸、腹腔镜手术和开放手术行二野淋巴结清扫的Ⅱ、Ⅲ期食管癌资料(开放组193例、全腔镜组217例)。探讨胸、腹腔镜中期(Ⅱ、Ⅲ期)食管癌切除术二野淋巴结清扫的安全性、根治性及临床价值。结果显示,与开放组比较,腔镜组术中出血量少[(206±138)ml *vs.* (240±111)ml,$t=2.726$,$P=0.007$],清扫淋巴结多[(26.6±8.6)枚 *vs.* (21.7±9.2)枚,$P<0.001$],胸腔手术时间短[(157±36)min *vs.* (166±31)min,$P=0.007$],总体并发症发生率低[25.8%(56/217) *vs.* 35.2%(68/193),$P=0.038$]。全腔镜组肺部感染、心律失常的发生率明显低于开放组($P<0.05$),而吻合口狭窄、声音嘶哑发生率高于开放组($P<0.05$)。结论认为,胸、腹腔镜联合食管癌切除二野淋巴结清扫术安全、可行,淋巴结清扫更彻底,值得在Ⅱ、Ⅲ期食管癌中推广应用。郝曙光等[62]回顾性分析168例T_{1b}期食管癌患者的临床资料。根据患者接受手术方式的不同分为微创组69例和开放组99例。评价微创食管癌切除术在T_{1b}期食管癌外科治疗中相对传统开放手术的优势。结果显示,微创组患者无术中中转开胸病例。与开放组比较,微创组术中清扫淋巴结数目(中位数12枚/例 *vs.* 9枚/例,$P=0.004$)较多;术后肺炎[5.8%(4/69) *vs.* 21.2%(21/99),$P=0.011$]和胸腔积液[8.7%(6/69) *vs.* 23.2%(23/99),$P=0.027$]发生率较低;术后住院时间(中位数11 d *vs.* 14 d,$P=0.041$)较短;但微创组有1例患者镜下切缘为阳性。微创组术后30 d内无死亡病例,而开放组1例患者因吻合口瘘胸腔感染致呼吸衰竭死亡。喉返神经麻痹、吻合口瘘及手术治疗方式是影响患者住院时间的主要因素(P均<0.05);微创手术是患者住院时间缩短的保护因素($P=0.013$)。结论认为,T_{1b}期食管癌选择胸腹腔镜食管癌切除术。钟胜等[63]探讨了胸腹腔镜(TLE)与Ivor-Lewis(ILE)手术治疗食管癌在围手术期的安全性及可行性。把符合条件的食管癌患者随机分为TLE组和常规ILE组。比较两组总的淋巴结清扫数目、淋巴结转移率、手术时间、出血量、术后胸腔引流量、术后住院天数、术后并发症。结果显示,两组在手术时间、出血量、术后胸腔引流量、术后住院天数等方面差异具有统计学意义;术后并发症、淋巴结清扫数目和转移率方面均无统计学差异。结论认为,TLE组虽然手术时间长,但是并发症及淋巴结清扫相似,而且减少了出血量、胸腔引流量及住院天数,因此TLE手术是安全可行的。吴汉然等[64]评价完全胸腹腔镜联合Mckeown食管癌根治术的安全性、可行性和近期疗效。回顾性分析安徽医科大学附属安徽省立医院胸外科2013年10月至2014年4月接受微创Mckeown食管癌根治术的88例患者,其中46例患者施行完全胸腹腔镜联合Mckeown食管癌根治术(TEME),42例施行胸腔镜联合上腹、左颈切13'Mckeown食

管癌根治术(TLME)。比较分析两组患者的临床病理资料、围手术期相关资料及术后并发症发生率。结果显示,两组患者在性别、年龄、肿瘤部位、术前 ASA 分级、术前 TNM 分期及术前合并疾病方面无明显差异。TEME 组的腹部出血量和术后疼痛评级均较 TLME 组患者低($P<0.05$),住院总费用稍高于 TLME 组($P<0.05$)。两组患者在肿瘤的组织学类型、术后 TNM 分期、腹部手术时间、术后重症监护时间、胸引管留置时间、术后住院时间、淋巴结清扫的枚数及站数、淋巴结转移率方面两组无明显差异($P>0.05$)。TEME 组术后总并发症和呼吸系统并发症发生率低于 TLME 组($P<0.05$)。TEME 组的微小并发症中肺炎、心律失常、切口感染发生率较 TLME 组低($P<0.05$),重大并发症中肺炎的发生率低于 TLME 组($P<0.05$)。最后结论认为 TEME 是安全可行的,近期效果满意。解明然等[65]探讨完全胸腔镜联合腹腔镜施行微创 Ivor - Lewis 食管癌切除术治疗局部进展期食管癌的可行性、安全性和近期疗效。回顾性分析 2011 年 10 月至 2013 年 10 月于安徽医科大学附属省立医院胸外科接受 Ivor - Lewis 食管癌切除术的 309 例局部进展期食管癌患者的临床资料。其中 112 例接受微创手术,197 例接受开放手术。t 检验和卡方检验比较两组患者临床病理特征、术中情况和术后并发症发生率。结果两组患者在性别、年龄、术前合并症、术前美国麻醉师协会分级、肿瘤位置和术前临床分期方面差异无统计学意义,临床资料具有可比性。两组患者术后临床病理特征、手术时间和淋巴结清扫个数差异无统计学意义($P>0.05$)。微创组术中失血量低于开放组[(186 ± 45) ml *vs.* (198 ± 47) ml, $t=2.086$, $P=0.039$],胸腔引流时间低于开放组[(9 ± 5) d *vs.* (11 ± 6) d, $t=2.760$, $P=0.005$],术后住院时间低于开放组[(12 ± 6) d *vs.* (14 ± 7) d, $t=2.932$, $P=0.005$]。两组患者术后在院病死率、总并发症发生率和肺部感染发生率差异无统计学意义($P>0.05$)。微创组切口感染率低于开放组,差异有统计学意义(0 *vs.* 4.6%, $X=3.779$, $P=0.029$)。最后结论认为,完全胸腔镜联合腹腔镜施行微创 Ivor - Lewis 食管癌切除术治疗局部进展期食管癌安全可行,可获得满意的近期疗效。张奕等[66]探讨微创食管癌切除术治疗食管癌的可行性及应用价值。回顾性分析我科 2009 年 5 月至 2014 年 2 月 150 例微创食管癌切除术(MIE)的资料,男 87 例,女 63 例,年龄(57.3 ± 9.2)岁。胸上段食管癌 35 例,胸中段 74 例,胸下段 41 例。胸、腹腔镜联合 30 例,全胸腔镜 + 腹部开放 115 例,胸部开放 + 腹腔镜 5 例,均行食管胃左颈吻合术。结果显示,150 例手术均获成功,手术时间(352.2 ± 95.3) min,术中估计失血量(223.2 ± 190.5) ml,术后区域淋巴结清扫数量(30.5 ± 6.2)枚,阳性转移率为 28.7%(43/150)。术后病理分期ⅠA 期 18 例,ⅠB 期 35 例,ⅡA 期 39 例,ⅡB 期 24 例,ⅢA 期 19 例,ⅢB 期 15 例。术后住院时间(12.8 ± 3.7) d。无围手术期死亡,术后并发症发生率为 28.7%(43/150),包括肺部感染 11 例(7.3%),呼吸衰竭 2 例(1.3%),乳糜胸 2 例(1.3%),活动性出血二次手术 1 例(0.7%),吻合口瘘 16 例(10.7%),声音嘶哑 7 例(4.7%),气管损伤 1 例(0.7%),胸胃排空障碍 3 例(2.0%)。最后结论认为,MIE 手术治疗食管癌创伤小,恢复快,技术可行,手术安全合理,值得临床应用推广。杜泽森等[67]探讨了胸腹腔镜联合切除 SiewertⅡ型食管胃交界部腺癌的可行性及应用价值。搜集本院胸腹腔镜技术自 2012 年 1 月开始开展,对 SiewertⅡ型 AEG 行胸腹腔镜下切除加胸腹腔淋巴结清扫,至今共 48 例。结果显示,48 例手术均获成功,无一例中转开腹或开胸,无围手术期死亡病例;手术时间 140 ~ 280 min,平均(195.42 ± 46.68) min;术中出血 80 ~ 320 ml,平均出血(146.35 ± 76.60) ml;术后引流(1 028.5 ± 402.5) ml;术后肛门排气时间平均(2.15 ± 1.24) d;平均住院(11.84 ± 3.92) d。结论认为,微创外科是发展的必然趋势,但由于食管胃交接部腺癌其特殊复杂解剖学及生物学特点,目前国内尚未发现胸腹腔镜联合治疗食管胃交界部腺癌的相关报道。今后需进一步规范其手术操作,并完善积累随访资料,证实其远期效果。林剑波等[68]评价胸腹腔镜联合三野清扫食管癌根治术的手术方法、安全性、技术要点和疗效。收集采用胸腹腔镜联合三野清扫术治疗食管癌 36 例的临床资料,分析其手术时间、术后住院时间、淋巴结清扫总数、术后病理情况及手术并发症。结果显示,本组无中转开胸病例,无手术死亡病例,平均手术时间 263.3 min,平均出血量 < 50 ml,平均淋巴结清扫 36.5 个,平均住院时间 13.5 d。术后并发肺部重症感染 1 例,声音嘶哑 3 例,无吻合口瘘发生,全组均顺利出院。随访 2 ~ 15 个月,无瘤生存率为 100%。最后结论认为,胸腹腔镜联合三野清扫食管癌根治手术可以达到与常规三切口手术相同的肿瘤切除和淋巴结清扫效果,技术上安全可行,具有创伤小、术后住院时间短、术后短期生活质量较好等方面的优点。蔡逊等[69]选取 20 例接受腹腔镜下经膈肌裂孔全胃切除术治疗食管胃交界部腺癌患者的临床资料,探讨反穿刺器在腹腔镜食管-空肠吻合中的应用,探讨其可行性、安全性及临床效果。结果显示,20 例患者均在腹腔镜下顺利完成手术,手术时间为(189.8 ± 44.1) min,抵钉座放置时间为(15.6 ± 3.5) min,吻合耗时(58.7 ± 9.3) min,术中出血量为(275.6 ± 36.1) ml,排气时间为(2.9 ± 0.7) d,下床时间为

(3.8 ±0.8)d,术后引流量为(252.8 ±31.0)ml,住院时间为(10.3 ±1.6)d。食管切缘距肿瘤近端(4.2 ±1.0)cm,残端均无癌残留。围手术期无死亡病例,未发生吻合口瘘、吻合口狭窄、腹腔感染等并发症。结论认为,抵钉座逆向置入食管能简单而安全地在下后纵隔完成食管-空肠吻合,可能成为食管胃交界部腺癌行全胃切除术后的一种较理想的吻合方式。

(三) 胸腔镜在纵隔外科的应用

杨胜利等[70]回顾性分析2006年6月至2014年6月收治的125例行电视胸腔镜手术(VATS)切除纵隔肿物的患者,其中单操作孔VATS组56例,常规三孔VATS组69例。通过比较两组患者的手术时间、术中出血量、术后ICU监护治疗时间、术后胸腔引流管放置时间、术后疼痛感、术后住院时间、术后并发症等临床资料,分析得出两组患者手术时间、术后ICU监护治疗时间、术后胸腔引流管放置时间、术后住院时间差异均无统计学意义;但单操作孔VATS组术中出血量、术后疼痛评分均低于三孔VATS组,差异有统计学意义(P均<0.05)。125例患者,除常规三孔VATS组1例伤口持续性疼痛半年,给予理疗止痛等治疗好转外,其他患者均恢复良好,未见复发及其他并发症。最后研究表明,单操作孔VATS切除纵隔肿物在技术上是安全、可行的,与常规三孔VATS相比,手术更加微创、术后并发症更少、功能保留更好,是值得推广应用的一种手术方法。王巍炜等[71]归纳分析了2013年3~8月采用单操作孔胸腔镜手术,根据术前肿瘤位置,先于腋中线第6~8肋间做长约1.5 cm切口作为观察孔,取腋前线第4或5肋间3~4 cm切口为操作孔,行纵隔肿瘤切除28例。结果28例均顺利完成手术,无中转开胸。平均手术时间56.8 min(42~107 min),平均术中出血量85 ml(40~150 ml),无手术死亡。术后带管时间2~5 d,平均3.7 d。术后住院时间5~8 d,平均6.7 d。无严重术后并发症。28例术后随访6~12个月,术后病理提示:胸腺瘤1例(合并重症肌无力1例),畸胎瘤8例,神经源性肿瘤7例,无局部复发。结论认为,对于部分纵隔肿瘤采取单操作孔胸腔镜切除是安全可行的。张海涛等[72]*回顾性分析1990年6月至2010年12月收治的173例因MG行手术治疗患者的临床资料。其中胸腔镜组71例,无围术期死亡病例,症状完全消失9例(12.7%),药物治疗减量23例(32.4%),症状部分缓解38例(53.5%),症状无变化或加重1例(1.4%)。正中开胸组102例,无围术期死亡病例,症状完全消失11例(10.8%),药物治疗减量40例(39.2%),症状部分缓解48例(47.1%),症状无变化或加重3例(2.9%)。胸腔镜组和开胸组术后近期缓解率分别为98.6%、97.1%,远期缓解率依次为91.5%、90.2%,差异无统计学意义($P>0.05$)。胸腔镜组术后疼痛评分和住院时间低于开胸组[(5.3 ±177;2.6)分 *vs.* (6.2 ±177;1.7)分,$P=0.047$;(3 ±177;1)d *vs.* (6 ±177;2)d,$P=0.021$]。结论认为,胸腔镜与正中开胸胸腺扩大切除术手术安全性高,术后患者症状缓解率满意。与正中开胸术式相比,胸腔镜手术具有创伤小、术后住院时间短等优点。无独有偶,殷勇[73]将110例纵隔肿瘤患者随机分为胸腔镜组和开胸手术治疗组,每组55例,比较两组患者的疗效和并发症发生率。得出结论:两组均无手术死亡患者,胸腔镜组患者的术中出血量、术后下床活动时间和术后住院时间低于开胸手术治疗组($P<0.05$),其刀口液化、肺不张以及肺部感染的发生率低于开胸手术治疗组($P<0.05$)。两组患者术前与术后第1天皮质醇和促肾上腺皮质激素水平比较,差异无统计学意义(P>0.05),且两组均在术后第3天达到最高值,胸腔镜组低于开胸手术治疗组($P<0.05$)。结论认为,胸腔镜纵隔肿瘤切除术具有创伤小和应激反应轻的优点,达到与传统开胸手术同样的治疗效果。强光亮等[74]通过荟萃分析的方法评价胸腔镜胸腺切除术与胸骨劈开胸腺切除术治疗重症肌无力(MG)的效果。检索了Pubmed、Embase、Web of Science和OVID-EBMR数据库从建库到2014年3月有关胸腔镜胸腺切除术与胸骨劈开胸腺切除术治疗MG的对比性研究文献,使用RevMan 5.2软件对其中的手术时间、术中出血量、胸腔引流管引流时间、术后住院时间、肌无力危象发生率、术后总并发症、远期疗效等数据进行荟萃分析。共15篇文献纳入本研究,其中随机对照研究2篇,非随机对照研究13篇。纳入病例1 215例,其中胸腔镜组642例,胸骨劈开组573例。胸腔镜组在术中出血量($WMD=-87.68$,95% $CI=-116.05\sim-59.30$,$P<0.01$)、术后住院时间($WMD=-1.74$,95% $CI=-3.08\sim-0.39$,$P=0.01$)、肌无力危象发生率($OR=0.54$,95% $CI=0.30\sim0.97$,$P=0.04$)方面更有优势;而胸骨劈开组在手术时间($WMD=26.40$,95% $CI=21.09\sim31.71$,$P<0.01$)、胸管引流时间($WMD=0.21$,95% $CI=0.03\sim0.40$,$P=0.02$)方面更有优势;两组在术后总并发症($OR=0.95$,95% $CI=0.47\sim1.92$,$P=0.88$)、MG完全稳定缓解率($OR=0.89$,95% $CI=0.66\sim1.19$,$P=0.42$)和MG改善率($OR=1.38$,95% $CI=0.88\sim2.16$,$P=0.16$)方面的差异无统计学意义。亚组分析显示,完成35例以上的胸腔镜组手术时间与胸骨劈开组相当。合并胸腺瘤虽然增加了胸腔镜手术时间,但胸腔镜手术有利于减少术后肌无力危象的发生。单侧胸腔

镜手术以右侧入路为主,在手术时间和术后引流时间方面优于双侧入路且未影响远期疗效。总结认为,胸腔镜胸腺切除术安全可行,具有术中出血少、术后住院时间短和肌无力危象发生率低的优点,并能达到与胸骨劈开胸腺切除术相同的远期治疗效果。刘志艺等[75]* 总结了胸腔镜下胸腺扩大切除治疗非胸腺瘤重症肌无力的中远期治疗效果并分析影响因素。通过回顾112例胸腔镜下胸腺扩大切除术治疗非胸腺瘤重症肌无力患者的临床资料,其中男47例,女65例;年龄18~70岁,平均40.9岁。应用美国重症肌无力协会制定的治疗后状况分类评价术后治疗效果,采用Kaplan-Meier法及Cox回归模型分析各种可能的影响因素。随访1.5~6.2年,平均3.2年,无失访。无加重及死亡病例,其中完全稳定缓解54例(48.2%),药物缓解21例(18.8%),微小症状表现10例(8.9%),改善7例(6.3%),无变化20例(17.8%)。多因素分析显示:年龄($P<0.01$, $OR=3.468$)、术前病程($P<0.01$, $OR=3.203$)、术后病理($P<0.01$, $OR=3.064$)是非胸腺瘤重症肌无力患者术后治疗效果的独立影响因素。得出以下结论:胸腔镜下胸腺扩大切除治疗非胸腺瘤重症肌无力治疗效果满意,年龄、术前病程及胸腺病理类型影响手术治疗效果。

(四)胸腔镜在其他疾病中的应用

杨玉兵等[76]探讨腹腔镜下行食管裂孔疝修补联合胃底折叠术治疗胃食管反流病合并食管裂孔疝的临床疗效和安全性。回顾性分析2012年1月至2014年2月在我院进行食管裂孔疝修补联合胃底折叠术的58例胃食管反流病合并食管裂孔疝患者临床资料,其中36例在腹腔镜下行食管裂孔疝修补联合胃底折叠术(观察组),22例患者行开腹手术(对照组)。观察并比较两组患者手术时间、术中出血量、术后住院时间、术后胃肠道功能恢复时间及术后并发症发生情况,手术前及手术后4个月进行反流性疾病问卷(RDQ)调查结果。结果显示,观察组手术时间、术后住院时间、术后胃肠道功能恢复时间均明显短于对照组(P均<0.05);观察组术中出血量及术后并发症发生情况均明显优于对照组($P<0.05$);两组患者RDQ评分显示术后4个月症状均有不同程度的改善,观察组患者症状改善程度优于对照组患者(P均<0.05)。最后结论认为,腹腔镜下行食管裂孔疝修补联合胃底折叠术治疗胃食管反流病合并食管裂孔疝,疗效显著,安全性好,可积极应用于临床上胃食管反流病合并食管裂孔疝的治疗。张庆斌等[77]观察胸腔镜联合胃镜治疗贲门失弛缓症的效果。46例贲门失弛缓症患者,采用胸腔镜联合经鼻胃镜Heller手术治疗,观察术后近期治疗效果及并发症,随访2~6个月,观察治疗效果。结果显示,46例贲门失弛缓症患者,44例完成两镜联合Heller手术,43例患者术后吞咽困难症状均有不同程度改善,3例并发食管胸膜瘘(2例处理后愈合),1例术后食管狭窄(予扩张后好转),1例术后自己觉有食管狭窄(胃镜通过顺利)转外地治疗;术后随访2~6个月,41例患者吞咽困难症状改善,1例食管胸壁瘘,1例失访。最后结论认为,胸腔镜联合胃镜治疗贲门失弛缓症疗效肯定,并发症少。赵成鹏等[78]比较胸腔镜与开放手术治疗小儿先天性膈膨升的效果。2008年1月至2010年2月我院收治35例先天性膈膨升,年龄3个月至3.5岁,2009年1月前收治的17例行开放手术(开放组),右侧膈膨升采用开胸折叠修补膈肌,左侧膈膨升采用开腹手术修补;2009年1月以后的18例行胸腔镜修补膈肌(胸腔镜组)。比较2组手术时间、术中出血量、术中输血例数、放置胸腔引流例数、胸腔引流时间、术后膈肌下降情况、术后住院时间、复发率。结果与开放组比较,腹腔镜组手术时间长[(75.3 ± 5.0) min *vs.* (64.2 ± 5.1) min, $t=6.501$, $P=0.000$],但术中出血少[(5.6 ± 0.4) ml *vs.* (18.5 ± 1.2) ml, $t=-43.172$, $P=0.000$],放置胸腔引流比例少[27.8%(5/18) *vs.* 100.0%(17/17), $P=0.000$],胸腔引流时间短[(1.9 ± 0.1) d($n=5$) *vs.* (3.5 ± 0.4) d, $t=-8.723$, $P=0.000$],术后住院时间短[(3.7 ± 0.4) d *vs.* (5.6 ± 0.5) d, $t=-12.450$, $P=0.000$]。2组术中输血例数、术后膈肌下降程度及复发率差异无显著性。最后结论认为,胸腔镜治疗小儿先天性膈膨升与传统开放手术比较具有出血少、恢复快等优点。张智慧等[79]回顾分析2011年3月至2014年2月新疆医科大学第一附属医院收治陈旧性创伤性膈疝5例资料,男3例,女2例,年龄20~47岁,中位年龄36岁。车祸伤4例,高空坠落伤1例。术前均经CT确诊。采用腹腔镜手术,还纳疝入的腹腔器官,采用不可吸收线间断缝合修补膈肌缺损,4例缺损无法缝合修补,采用补片修补。结果5例手术均成功实施,手术时间74~210 min,平均135 min;手术出血量10~70 ml,平均24 ml;术后住院时间4~8 d,平均6 d。随访3~36个月,平均19.5个月,未发现膈疝复发。结论认为,腹腔镜治疗陈旧性创伤性膈疝具有创伤小、术后恢复快、术后并发症少等优点,是治疗创伤性膈疝的有效手术方式。任福强等[80]通过观察胸腔镜双侧腋下单切口胸交感神经链切断术治疗原发性手汗症的可行性和疗效。归纳总结了成都市第三人民医院胸外科自2012年8月至2013年4月收治手汗症患者19例,其中男7例、女12例,年龄24.7(15~33)岁,全组均在全身麻醉气管内插管、胸腔镜下行双侧胸交感神经链切断术治疗原发性手

汗症。结果全组均顺利完成手术，平均手术时间 28.4 min，术后平均住院时间 1.6 d。术后随访 17 例，随访时间 2～10 个月，所有患者手部多汗症状全部消失，无霍纳综合征和血气胸等并发症。结论认为，胸腔镜双侧腋下单切口胸交感神经链切断术治疗原发性手汗症创伤小、并发症少、安全可靠。刘彦国等[81]通过探讨手汗症患者术中掌温变化与术后疗效的关系，并分析以掌温变化预测疗效的可行性及科学性，回顾性分析了 2012 年 7 月至 2013 年 4 月经胸腔镜双侧胸交感神经切断术治疗的 49 例手汗症患者，术中测量交感神经切断前、切断后 3、5、7、10、15 及 20 min 同侧手掌温度，计算掌温上升最大值（T_{max}），并以此作为评价指标。术后随访效果并进行相关性分析。其中全组 49 例患者 98 侧手术均顺利，其中 T4 切断术 77 例次，T4＋T5 切断术 15 例次，T3 切断术 6 例次。行 T4 切断术 77 只手掌中 T_{max} ＞1.5℃者 25 只，1.0～1.5℃者 16 只，≤1.0℃者 36 只。术后失访 3 例，有随访资料的 T4 切断术 71 只手掌中，效果满意 67 只（94.3%），4 只效果不满意者的 T_{max} 值均≤1.0℃。但在全组≤1.0℃组中效果满意者占 88.9%（32/36）。得出结论：术中掌温变化与术后疗效有一定相关性，掌温上升不明显者术后效果不佳的概率偏高，但尚不能以掌温变化来预测疗效并指导术式选择。许志杨等[82]研究了 2011 年 8 月至 2014 年 10 月，对 61 例手汗症全麻下行胸腔镜双侧交感神经链切断术，电钩直接灼断 T3 或 T4 交感神经链。术后通过电话、邮件对患者进行生活质量问卷随访，评价手术疗效、副作用和生活质量。结果 61 例手术均获成功，术后手掌多汗症状全部消失，无严重并发症。术后代偿性多汗 29 例（47.5%）。与术前相比，术后 1 个月皮肤病生活质量指数量表（DLQI）得分明显下降（13.88±4.34 *vs.* 3.82±3.36，$t=9.969$，$P=0.000$），SF－36 量表中生理功能、生理职能、情感职能、精神健康 4 个方面得分明显升高（78.56±12.41 *vs.* 93.53±9.62，$t=-3.626$，$P=0.002$；33.78±31.80 *vs.* 86.76±29.47，$t=-5.053$，$P=0.000$；52.94±40.92 *vs.* 90.20±25.72，$t=-3.172$，$P=0.006$；64.94±18.84 *vs.* 76.82±15.92，$t=-3.681$，$P=0.012$）。因此，结论认为胸腔镜下 T3、T4 交感神经链切断术是治疗手汗症安全有效的方法，能显著提高患者术后生活质量，主要表现在生理功能、生理职能、情感职能、精神健康 4 个方面。张正红等[83]总结了使用硬质输尿管镜行单孔法胸交感干切断治疗手汗症的临床经验。通过回顾 2012 年 3 月至 2014 年 2 月，使用德国 Wolf Fr8/9.8 硬质输尿管镜替代传统胸腔镜，采用单孔法行双侧胸交感干切断治疗手汗症 6 例，男性取乳晕切口，女性取乳腺边缘第 3 肋间切口 3～4 mm，柱状电极经操作孔电凝切断 T3 胸交感干及外侧 3～5 cm Kuntz 束。结果 5 例手术顺利完成，1 例因胸内粘连扩大切口至 12 mm 置入超声刀分离。1 例术后单侧少量气胸，无围术期死亡。术后手汗症状消失，手掌温暖干爽。随访 9～21 个月，平均 12.3 个月，1 例双侧腋窝代偿性多汗。无复发病例。结论认为，使用硬质输尿管镜替代传统胸腔镜行单孔法交感干切断治疗手汗症安全可行，手术切口小，无须缝合，疗效确切，为微创治疗手汗症提供可新的思路。

（五）机器人手术在胸外科中的应用

许世广等[84]总结应用达芬奇机器人手术系统行纵隔支气管源性囊肿切除手术的经验，回顾性分析了 2009 年 7 月至 2013 年 9 月 25 例手术治疗并经术后病理证实为支气管源性囊肿的临床资料，其中应用电视胸腔镜手术切除 9 例（2011 年 3 月前），应用达芬奇机器人手术系统切除 16 例（2011 年 3 月后），对手术时间、术中出血量、术后拔管时间、术后住院时间等进行比较。结果胸腔镜组 1 例术中见囊肿与右主支气管形成瘘口，行瘘口修补，术后发生脓胸，再次行脓胸清除术后恢复良好；机器人组 1 例术中见囊肿与食管关系密切，在胃镜辅助下行囊肿大部切除。其余病例均顺利完成手术。2 组手术时间差异无显著性［机器人组（84.1 ± 37.6）min，胸腔镜组（128.8 ± 73.4）min，$t=-2.031$，$P=0.054$］，术中出血量、术后引流时间、术后住院时间机器人组均小于胸腔镜组［出血量：中位数 5 ml（0～50 ml）*vs.* 20 ml（0～600 ml），$Z=-2.169$，$P=0.030$；术后引流时间：2 d（1～8 d）*vs.* 5 d（1～12 d），$Z=-2.285$，$P=0.022$）；术后住院时间：（5.8±2.4）d *vs.*（11.0±6.3）d，$t=-3.003$，$P=0.006$］。术后随访机器人组 1～20 个月［（12.1±6.8）个月］，胸腔镜组 24～51 个月［（36.1±9.5）个月］，均恢复良好，无复发。结论认为，与胸腔镜手术相比，应用达芬奇机器人手术系统治疗纵隔支气管源性囊肿，具有安全、术中出血量少、术后引流时间和住院时间短等优势。王述民等[85]回顾性分析应用达芬奇机器人完成左肺上叶切除术和淋巴结清除术 4 例。手术采用全身麻醉、双腔气管内插管、右侧卧位、折刀位，采用三臂法，根据肺叶裂发育情况采用单向式或解剖式肺叶切除术。肺癌患者常规进行系统淋巴结清扫。结果 4 例患者均顺利完成左肺上叶切除术和淋巴结清除术，手术时间 100～150 min，术中清扫淋巴结 11～23 枚，术中出血量 30～80 ml。术后病理检查提示：4 例均为腺癌。病理分期：ⅠA 期 2 例，ⅢA 期 2 例。所有患者均顺利拔除胸腔引流管。胸腔引流管留置时间 13.5（6～20）d，无严重术后并发症发生。所有患者均顺利出院。随访10~15个月，无肿瘤进展、复发或转移。结论认为，应用达芬奇机器人手术系统行左肺上叶切除术安全、可行。

四、食管外科

（一）食管癌

1. **基础研究和流行病学研究** 陈斯泽等[86]以PTX和17-AAG单独或联合使用作用于Eca-109细胞株，采用MTT法检测其细胞增殖的变化，应用流式细胞仪检测细胞周期、凋亡的变化。单独使用17-AAG、PTX均能够抑制Eca-109细胞的增殖；0.5μmol/L PTX联合0.625μmol/L 17-AAG可抑制Eca-109的生长，且联合效应明显强于各自单药组；流式细胞仪检测结果显示17-AAG将Eca-109细胞阻滞于G_2/M期，PTX将Eca-109细胞阻滞于S期，17-AAG与PTX联合用药使Eca-109细胞阻滞于G_2/M期和S期。17-AAG组、PTX组及联合组作用Eca-109细胞株24 h后其凋亡率显著增高；联合用药后，可形成明显凋亡峰，明显高于单药组。结论认为，PTX和17-AAG均可抑制食管癌细胞增殖，诱导癌细胞凋亡，两者联合可增强抑制增殖、诱导凋亡的作用。丁妍等[87]采用PTEN/sh-AKT质粒转染食管鳞状细胞癌细胞株TE1和TE13，分别建立PTEN高表达、AKT沉默的细胞系。采用细胞计数法、MTT方法检测对细胞增殖能力的影响。转染PTEN质粒后，细胞浓度及增殖能力(OD值)明显下降。转染PTEN质粒后，PTEN基因表达量明显升高，而AKT基因表达无明显变化；转染PTEN质粒后，PTEN蛋白表达量明显升高，而p-AKT蛋白表达量明显降低。结论认为，基因水平上调PTEN的表达可抑制AKT的活化，进而达到抑制食管癌细胞增殖的作用。王建华等[88]通过慢病毒转染建立GOLPH3分别过表达、干扰的稳定细胞系，通过划痕实验、Transwell侵袭实验和3D培养等方法，研究GOLPH3对KYSE-140细胞迁移和侵袭能力的影响，用q RT-PCR法检测CYR61、CD44与Snail等EMT相关分子与GOLPH3的关系，研究GOLPH3对食管鳞癌细胞转移能力的影响。GOLPH3能显著促进食管鳞癌细胞的迁移和侵袭，细胞中GOLPH3表达升高可上调CYR61、CD44与Snail的表达。结论认为，GOLPH3高表达可促进食管鳞癌细胞的上皮-间质转化，从而促进食管癌的转移和进展，发挥癌基因作用。李文雯等[89]采用慢病毒转染构建Snail过表达的食管癌细胞株，Transwell及细胞划痕实验研究Snail对细胞侵袭和迁移能力影响。Snail过表达细胞表现出成纤维细胞样外形，细胞之间彼此分离，侵袭和迁移能力明显增高；Snail过表达显著抑制E-cadherin表达，上调Vimentin和MMP-2表达。结论认为，Snail通过诱导食管癌Eca-109细胞发生上皮间质转化，提高其侵袭和迁移能力。汪建林等[90]采用无血清悬浮培养法富集食管癌细胞株KYSE150和TE1中富含肿瘤干性细胞群的球囊，研究人食管癌细胞株中肿瘤干性细胞群与放射抵抗的关系。该研究发现一定的放射剂量可使KYSE150和TE1细胞成球率增加，KYSE150和TE1亲本细胞照射后出现明显的G_2期阻滞。同一放射剂量下，放射对食管肿瘤干性细胞的增殖抑制作用低于食管癌亲本细胞。流式细胞仪检测发现KYSE150和TE-1细胞球囊的CD44$^+$ CD271$^+$细胞比例均显著高于其亲本细胞。结论认为，食管癌KYSE150、TE1细胞球囊含有的肿瘤干性细胞群较亲本细胞更具放射抗拒性，食管癌肿瘤干性细胞群与放射抗拒性产生机制有关。张迪等[91]*探索了一种新的NOTES手术路径，不经过食管或者气管径路，而是经口底-气管前间隙-胸骨后间隙，进入胸腔，施行胸腔内手术。选取杂种犬6只，气管插管全麻后，在门齿后方，舌系带前方做切口，利用胸腔镜等器械，沿气管前间隙逐渐分离，一直达胸骨上窝平面，进入胸骨后间隙，切开右侧纵隔胸膜，进入胸腔，利用超声刀切除小块肺组织，做活检。所有实验动物均顺利完成手术，术中无心律失常、大出血、气道梗阻及死亡。结论认为，该径路不需借助软质内镜，直接用针式胸腔镜及腔镜下器械即可完成手术，操作空间大，相对安全。吴培仁等[92]采用FQ-PCR技术分别对2009年10月至2012年12月出生生长于闽南的100名健康人和100例食管鳞癌患者进行HPV-6、HPV-11、HPV-16、HPV-18检测。食管鳞癌患者肿瘤组织、癌旁组织中HPV检出率较健康人食管黏膜组织明显升高。结论认为，闽南地区居民食管鳞癌组织中可能存在HPV感染，HPV感染可能与食管鳞癌发生、发展有关。尚斌等[93]选取113例ⅡA期食管鳞癌Ivor-Lewis手术后患者，手术后淋巴结标本检测，Mucin1 mRNA阳性组，手术后行辅助放疗组为试验组；Mucin1 mRNA阴性组，在肿瘤复发之前不行放疗和化疗为对照组。试验组放射区淋巴结转移率为16.7%，对照组该区域淋巴结转移率为45.8%；Mucin1 mRNA阳性患者中，未行术后辅助放疗的患者淋巴结转移率为60.0%，较辅助放疗组显著升高。Logistic多因素回归分析结果显示，肿瘤的T分期和手术后辅助放疗是患者手术后3年内淋巴结转移性复发的独立危险因素。结论认为，Ivor-Lewis手术联合辅助放疗可显著降低Mucin1基因阳性患者射野区内的淋巴结转移的概率。袁勇等[94]前瞻性纳入行食管切除胃代食管术后的加拿大高加索人群及中国汉族人群，并按照完全相同的手术方式进行1∶1配对研究。比较两组患者术后反流情况，评估两组内镜下食管黏膜损伤程度，探讨中国患者与加拿大患者在相似的胃食管反流情况下行食管切除胃食管吻合术后残余食管黏膜损伤的差异。结果显示，共纳入食管切除术后的加拿大及中国患者各18例，术后随访时间为45(28~67)个月。两组患者术后明显反流症状出现率及评分、反流性食管炎的发生率以及内镜下所见的黏膜糜烂、溃疡及狭窄的发生率间比较，差异均无统计学意义(P均>0.05)。而加拿大患者黏膜化生发生率[44.4%(8/18) *vs.* 11.1%(2/18)，$P=0.026$]、MUSE食管黏膜损伤评分[1.5(1.0~2.0) *vs.* 1.0(0~2.0)，$P=0.042$]及食管上皮细胞增生指数[0.40(0.30~0.45) *vs.* 0.35(0.30~0.50)，$P=0.038$]均明显高于中国患者。结论认为，在相似的胃食管反流情况下，加拿大患者的食管黏膜对胃食管反流的不良刺激较中国患者更为敏感，食管黏膜损伤更为严重。施贵冬等[95]比较第6、7版UICC/AJCC食管癌TNM分期系统在中国食管胃交界腺癌判断预后的价值。分析199例手术治疗并有随访资料的食管胃交界腺癌(Siewert Ⅱ型)病例，应用UICC/AJCC第6、7版食管癌TNM分期标准重新分期，用赤池信息标准(AIC)判断其价值大小。结果显示，199例中男162例、女37例，经胸手术176例、经腹手术23例。单因素分析结果显示，年龄($P=0.009$)、手术方式($P=0.002$)、细胞分化程度($P=0.030$)、术前并发症($P=0.026$)、肿瘤浸润深度($P<0.000$)和淋巴结阳性转移枚数($P<0.000$)与术后总生存率有关。多因素分析结果显示，按第6版食管癌TNM分期系统分期有年龄、术前并发症、T分期、N分期4个独立的预后因素。按第7版食管癌TNM分期系统有T分期、N分期和术前并发症3个独立的预后因素。比较UICC/AJCC第6、7版食管癌TNM分期系统各分期整体的生存曲线差异均有统计学意义($P<0.05$)。第7版食管癌分期系统模型AIC值为961.4，小于第6版食管癌分期系统模型AIC值的972.4。最后结论认为，UICC/AJCC第6版和第7版食管癌TNM分期系统均能预测食管胃交界腺癌患者根治性切除后的预后，其中第7版能够更加准确地预测预后，对食管胃交界腺癌患者的临床治疗具有更佳的指导意义。但是第7版食管癌TNM分期用于食管胃交界腺癌进行分期时，相邻亚组生存曲线仍然存在一定的交叉，仍需进一步的完善。

2. **手术方式** 蒋志华等[96]回顾性分析23例食管及食管胃结合部双源癌患者的临床资料。23例患者均行手术治疗，其中经颈、右胸、腹三切口根治术7例，经右胸、腹二切口根治术9例，经左胸一切口根治术7例。结果显示，23例患者术中出血100~300 ml。术后并发喉返神经损伤1例，乳糜胸1例，胃排空障碍1例，经对症处理后治愈。23例患者平均住院(21.6±3.5)d，均治愈出院。随访3~45个月，死亡6例。结论认为，食管及食管胃结合部双源癌虽病情较为复杂，应积极手术治疗。管状胃能有效替代食管，术后肠内营养的应用有利于患者康复。卢温民等[97]选取221例食管胸中下段癌患者，其中改良管状胃组108例，管状胃组113例，观察记录手术结果和并发症，并分别于术前3 d、术后1周、术后4周记录患者的肺功能。结果显示，两组患者均成功完成手术，管状胃组术后死亡1例，发生吻合口瘘1例。改良管状胃组无死亡及吻合口瘘病例。改良管状胃组手术时间显著短于管状胃组(150.65±11.88) min *vs.* (174.58±11.99) min，$P<0.05$。两组术中出血量及住院时间差异无统计学意义($P>0.05$)。两组患者术后第1周及术后第4周肺功能差异均无统计学意义($P>0.05$)。结论认为，改良管状胃较管状胃不增加食管胸中下段癌患者术后肺功能损害，可缩短手术时间，临床制作简易，应用安全，是基层医院治疗食管胸中下段癌疗效更好的手术方法，值得临床进一步研究、应用。黄建等[98]选择60例食管中下段癌患者，在治疗过程中，将患者分为2组，采取不同的入路方式，即左胸后外侧入路组(左胸组右胸前外侧)和腹正中入路组(右胸组)。探讨经左、右胸2种不同手术入路治疗食管中下段癌的临床效果。结果显示，右胸组手术时间、术中出血量较左胸组显著增加($P<0.001$)。右胸组围手术期并发症发生率为44.9%，左胸组为23.1%($P<0.001$)。右胸组肺部并发症发生率较左胸组明显增多(14.1% *vs.* 7.1%，$P<0.001$)。左胸组平均清扫淋巴结(12±5)枚，右胸组(18±10)枚($P<0.001$)。从送检淋巴结的解剖分布情况来看，右胸组平均清扫上纵隔淋巴结(包括右喉返神经旁、胸内气管旁组淋巴结)数目明显比左胸组增多。右胸组局部复发率及远处转移率均低于左胸组($P<0.05$)。结论认为，对于食管中下段癌，选择右胸手术入路更为合理。杨富涛[99]选取392例食管癌患者，按手术方式分为观察组与对照组，观察组患者251例接受经左颈胸二切口术，对照组141例接受经右颈胸腹三切口术，对比分析经左颈胸二切口术与经右颈胸腹三切口术治疗食管癌的疗效。结果显示，观察组患者手术并发症发生率、围手术期病死率显著低于对照组，两组比较差异有统计学意义($P<0.05$)。两组患者1年生存率、3年生存率相比差异无统计学意义($P>0.05$)。观察组患者术后进食量减少、进餐后胸闷不适感、体重下降发生率显著低于对照组，$P<0.05$。两组患者食欲不振、吞咽困难、腹泻、反酸发生率相比差异无统计学意义。结论认为，与经右颈胸腹三切口术相比，经左颈胸二切口术治疗食管癌具有手术并发症发生率与围手术期病死率较低、术后生活质量较高等优点，该术式是治疗食管癌的理想术式之一。马洪海等[100]回顾性分析107例胸中段食管癌患者，根据手术路径不同分为两组：左胸入路组和Ivor－Lewis组。比较两组患者的生存差异，并比较术后并发症、淋巴结切除情况以及其他临床因素在两组间的差异。结果显示，患者的一般特征、总体生存时间、无复发生存时间、术后胸腔总引流量、淋巴结切除个数、阳性淋巴结个数等在两组间均无统计学差异。左胸入路组患者失血量显著少于Ivor－Lewis组（$P=0.007$），手术时间也明显较短（$P=0.042$）。T分期（$P=0.001$）、N分期（$P=0.007$）和转移淋巴结率（$P=0.04$）均为预后的独立危险因素。结论认为，Ivor－Lewis和左胸入路均为胸中段食管癌手术的可选路径。梁克等[101]将304例中下段食管癌和贲门癌患者分为两组，146例采用改进的食管-胃胸腔内机械吻合术，158例采用常规食管-胃胸腔内机械吻合术，比较两组的机械吻合口食管端黏膜环情况、吻合口瘘及吻合口狭窄发生率。结果发现，两组患者食管-胃端侧机械吻合口食管端黏膜环情况差异有统计学意义（$P<0.05$）；观察组无发生吻合口瘘情况，对照组吻合口瘘发生率为3.79%，两组比较差异有统计学意义（$P<0.05$）；观察组吻合口狭窄发生率与对照组比较差异无统计学意义（$P>0.05$）。结论认为，在食管癌或贲门癌切除术中应用管状吻合器进行胸内机械吻合时，食管残端内放置抵钉座结扎荷包线时予食管壁全层缝合多根丝线均匀牵拉可有效预防食管黏膜回缩脱开，可望减少术后吻合口瘘的发生，可在临床推广应用。

3. **淋巴结清扫及转移规律** 柳硕岩等[102]回顾性分析1 551例胸段食管鳞癌患者，分别接受三野淋巴结清扫（1 131例）与二野淋巴结清扫（420例），比较三野与二野淋巴结清扫对胸段食管鳞癌患者术后生存的影响。结果显示三野组与二野组在患者年龄、性别及肿瘤浸润深度方面无显著差异；两组患者在肿瘤位置、淋巴结转移及病理分期上具有明显差异，三野组相对二野组胸上段癌比例更高，淋巴结转移率更高；二野组N分期及TNM分期均偏晚。Cox多因素回归分析显示，淋巴结清扫方式（三野组对二野组，$P=0.001$）是胸段食管鳞癌患者的独立预后因素。对胸上段食管鳞癌，三野淋巴结清扫相对于二野淋巴结清扫能显著延长患者术后生存（$P=0.002$，5年生存率53.2% *vs.* 34.1%）。胸中下段食管鳞癌患者，如无淋巴结转移，5年生存率无统计学意义（$P=0.235$）；淋巴结转移个数为1～6个的胸中下段食管鳞癌，如伴有纵隔淋巴结转移，三野淋巴结清扫相对于二野清扫能显著延长患者术后生存（$P=0.006$，5年生存率41.1% *vs.* 32.8%）。张默言等[103]*回顾性分析484例行食管癌根治术，术后病理证实肿瘤未侵及纤维膜的食管癌患者的临床资料，探讨局部侵犯未达纤维膜的食管鳞癌淋巴结转移规律及其危险因素。结果显示，全组患者淋巴结转移率为32%（155/484），其中胸上段、胸中段和胸下段食管癌的淋巴结转移率分别为26.2%（16/61）、27.4%（55/201）和37.8%（84/222）。在出现淋巴结转移的胸上段食管癌患者中，双侧喉返神经旁或气管食管沟区域淋巴结转移概率分别为43.8%（7/16）和37.5%（6/16）；胸中段食管癌中右喉返神经旁、中段食管旁、下段食管旁及膈肌角淋巴结转移概率为25.5%（14/55）、29.1%（16/55）、36.4%（20/55）和36.4%（20/55）；胸下段食管癌中中段食管旁、下段食管旁及膈肌角淋巴结转移概率为32.1%（27/84）、22.6%（19/84）和36.9%（31/84）。多因素分析显示，肿瘤最大径（$P=0.005$）、肿瘤分化程度（$P=0.007$）和肿瘤浸润深度（$P=0.001$）是未侵犯纤维膜的食管癌淋巴结转移的独立影响因素。结论认为，不同部位食管鳞癌的淋巴结转移情况不同；肿瘤浸润深度、肿瘤大小及肿瘤分化程度均是未侵及纤维膜的食管癌发生淋巴结转移的危险因素。郑庆丰等[104]*回顾性分析695例接受McKeown术式后病理证实有淋巴结转移的胸中段食管鳞癌患者。探讨淋巴结跳跃转移与食管胸中段鳞癌临床病理因素的相关性及其预后价值。结果显示，226例（32.5%）患者发生淋巴结跳跃转移，469例（67.5%）患者为淋巴结连续转移。两组患者年龄、性别、肿瘤分化程度及淋巴结清扫范围差异均无统计学意义；两组患者间肿瘤浸润深度（T分期）及淋巴结转移个数（N分期）差异有统计学意义；淋巴结跳跃转移更多发生在相对早期的患者。单因素生存分析显示，淋巴结跳跃转移患者预后明显好于连续转移患者（$P<0.001$）。淋巴结跳跃性转移与食管癌预后无明显相关性。不同N分期亚组中，淋巴结跳跃转移组预后与连续转移组差异无统计学意义。根据不同淋巴结转移部位，将淋巴结跳跃转移病例分为颈部及腹腔淋巴结转移组（45例，19.9%）、单纯颈部淋巴结转移组（120例，53.1%）和单纯腹腔淋巴结转移组（61例27.0%），3组患者淋巴结转移个数（N分期）差异有显著统计学意义（$P<0.001$），不同N分期亚组术后生存差异无统计学意义。结论认为，淋巴结跳跃转移相对于淋巴结连续转移，发生在肿瘤的更早期，淋巴结跳跃性转移不是食管胸中段鳞癌的独立预后因素。王镇等[105]回顾性分析717

例接受颈胸腹三切口根治性手术及三野淋巴结清扫的胸中段食管鳞癌患者的临床病理资料，分析不同 T 分期食管胸中段鳞癌淋巴结转移的规律，探讨清扫喉返神经旁淋巴结的临床价值。结果显示，T_1、T_2 和 T_3 期食管胸中段肿瘤患者淋巴结转移率分别为 29.0%（18/62）、61.1%（91/149）和 64.8%（328/506）。无论 T 分期如何，右喉返神经旁淋巴结转移率最高，左喉返神经旁淋巴结转移率次之。右喉返神经旁淋巴结阳性患者 5 年生存率 T_1 期 53.8%，T_2 期 39.5%，T_3 期 32.2%；左喉返神经旁淋巴结阳性患者 5 年生存率 T_1 期 40.0%，T_2 期 34.6%，T_3 期 40.0%。结论认为，胸中段食管鳞癌淋巴结转移率最高的部位为左、右两侧喉返神经旁淋巴结。无论 T 分期如何，右喉返神经旁淋巴结清扫都具有较高的临床价值；左喉返神经旁淋巴结清扫在 T_1 期肿瘤中的价值有限，但在 T_2 和 T_3 期肿瘤中则有较高的临床价值。

毛友生等[106]* 收集回顾性分析 129 例胸段食管癌患者（胸腔镜组）的临床资料，选择同期经右侧常规开胸手术、具有相同术前临床分期的 129 例胸段食管癌患者（常规开胸组）进行配对比较。探讨胸段食管癌经胸腔镜手术切除在淋巴结清扫程度和手术并发症发生率等方面与常规开胸手术的差异。结果胸腔镜组和常规开胸组患者的年龄、性别、病变位置和术前临床分期差异均无统计学意义。胸腔镜组和常规开胸组患者的总淋巴结阳性率分别为 35.7% 和 37.2%，差异无统计学意义。胸腔镜组和常规开胸组患者的平均清扫淋巴结总枚数分别为 12.1 和 16.2 枚，差异有统计学意义。胸腔镜组和常规开胸组患者的平均清扫淋巴结总组数分别为 3.2 和 3.6 组，差异有统计学意义（$P = 0.038$）。胸腔镜组和常规开胸组患者的左侧喉返神经旁平均淋巴结清扫枚数分别为 2.0 和 3.7 枚，差异有统计学意义（$P = 0.012$）；右侧喉返神经旁平均淋巴结清扫枚数分别为 2.9 和 3.4 枚，差异无统计学意义（$P = 0.231$）。胸腔镜组和常规开胸组患者的总并发症发生率分别为 41.1% 和 42.6%，差异无统计学意义（$P = 0.801$）；心肺并发症发生率分别为 25.6% 和 27.1%，差异无统计学意义（$P = 0.777$）；手术相关并发症发生率均为 18.6%；死亡率均为 0.8%。胸腔镜组和常规开胸组患者的平均住院天数分别为 15.9 和 19.2 d，差异有统计学意义（$P = 0.049$）。胸腔镜组和常规开胸组患者的平均手术时间分别为 161.3 和 127.8 min，差异有统计学意义（$P < 0.01$）。结论认为，在探索应用胸腔镜手术治疗胸段食管癌初期，清扫淋巴结总组数、总枚数和左侧喉返神经链淋巴结清扫程度均差于常规开胸手术组。在胸腔镜食管癌手术初期，宜选择无明显外侵和淋巴结转移的早期食管癌患者进行探索治疗。袁杨等[107] 回顾性分析 87 例颈段食管癌患者淋巴结的转移状况，研究淋巴结转移的影响因素、主要转移区域以及淋巴结转移对肿瘤复发时间的影响。结果显示，对各可能相关危险因素进行 Logistic 多因素回归分析，发现年龄（$OR = 0.937$，95% $CI = 0.883$）、肿瘤长度（$OR = 1.469$，95% $CI = 1.126$）为颈段食管癌淋巴结转移的独立危险因素。颈段食管癌淋巴结转移与患者无病生存期的关系将颈段食管癌患者按淋巴结有无转移分为两组，通过随访及患者来院复查结果，得到患者从术后至肿瘤复发的时间（即无病生存期），通过对两组患者平均无病生存期进行 t 检验，淋巴结转移阳性组无病生存期（15.9 个月）明显短于淋巴结转移阴性组（30.7 个月），组间差异有统计学意义（$P < 0.05$）。结论认为，年龄、肿瘤浸润深度、肿瘤长度、脉管瘤栓是颈段食管癌淋巴结转移的高危因素，而性别、肿瘤分化程度、标本切缘是否有癌残留不是颈段食管癌淋巴结转移的危险因素。马钊等[108]* 探讨病理 N_1 期食管鳞状细胞癌淋巴结转移规律及其危险因素。回顾性分析 2005 年 1 月至 2008 年 12 月天津医科大学肿瘤医院食管肿瘤科 181 例接受食管癌切除术的病理 N_1 期患者的临床资料。患者男性 154 例，女性 27 例；年龄 38～84 岁。手术采用左胸入路 69 例，右胸入路 112 例，均行系统性淋巴结清扫。应用 χ^2 检验和 Logistic 回归对各部位淋巴结转移与临床因素的相关性进行单因素和多因素分析。结果显示，早期淋巴结转移率较高部位为中下食管旁（38.4%）、贲门周围（35.3%）和胃左动脉旁淋巴结（38.8%）。单因素分析结果显示，中下食管旁淋巴结转移只与浸润深度有关（$\chi^2 = 11.754$，$P = 0.009$），上纵隔淋巴结转移与肿瘤部位有关（$P = 0.039$），中下纵隔淋巴结转移与浸润深度（$\chi^2 = 8.694$，$P = 0.034$）和 TNM 分期（$\chi^2 = 6.906$，$P = 0.032$）有关。腹部淋巴结转移与肿瘤部位、肿瘤最大径、浸润深度和 TNM 分期均有关（$\chi^2 = 5.713 \sim 16.749$，$P < 0.05$）。多因素分析结果显示，肿瘤部位为腹部淋巴结转移的独立危险因素。最后结论认为，病理 N_1 期食管鳞状细胞癌患者的淋巴结转移率与肿瘤部位、浸润深度、肿瘤最大径和 TNM 分期有关。术中应对淋巴结转移高发部位进行重点清扫。陈俊强等[109] 分析影响颈部淋巴结转移胸段食管鳞癌术后患者的预后因素，探讨、验证第 7 版美国癌症联合委员会（AJCC）的食管癌分期标准。选择 1993 年 1 月至 2007 年 3 月间胸段食管鳞癌三野淋巴结清扫根治术后患 1 715 例，按第 7 版 AJCC 食管癌分期标准进行重新分期，分析其预后影响因素和术后复发转移模式。结果显示 1 715 例患者中，颈部淋巴结转移 547 例，颈部淋巴结转移率为 31.9%。其中胸上段、胸中段、胸下段的颈部淋巴结转移率分别为 44.2%（121/

274)、31.5%(403/1 281)和14.4%(23/160,$P<0.001$)。547例颈部淋巴结转移患者中,单纯手术296例,术后放疗251例。颈部淋巴结转移患者的5年生存率为27.7%,中位生存时间为27.5个月。其中单纯手术组和术后放疗组的5年总生存率分别为21.3%和34.2%,中位生存时间分别为21.9和35.4个月($P<0.001$)。多因素分析显示,性别、X线病变长度、N分期、AJCC分期和治疗方法为影响颈部淋巴结转移的胸段食管鳞癌患者预后的独立因素,肿瘤部位、pT分期、N分期和AJCC分期为影响单纯手术患者预后的独立因素,N分期为影响术后放疗患者预后的独立因素。最后得出结论,颈部淋巴结转移胸段食管鳞癌术后患者的预后较好,支持第7版AJCC食管癌分期中将颈部淋巴结归属为区域淋巴结。

4. 围手术期处理及并发症防治 高川等[110]回顾性分析83例食管癌术后吻合口狭窄患者的临床资料,根据扩张后是否出现再狭窄对多种因素进行统计学检验和多自变量Logistic回归分析。结果在行食管扩张的83例术后食管吻合口狭窄患者中,35例(42.2%)在1年随访中出现再狭窄。Logistic回归分析结果显示食管癌术后3个月内出现狭窄($P<0.001$)、狭窄扩张时间间隔大于4周($P=0.029$)和扩张后狭窄直径<12 mm($P=0.016$)是吻合口狭窄扩张后再狭窄的独立危险因素。结论认为,对于食管癌术后吻合口狭窄的患者,我们认为扩张时间间隔在4周内,狭窄处扩张直径达12 mm以上,有利于减少再狭窄的发生。王总飞等[111]选取78例食管癌腔镜手术前后均不留置鼻胃管患者及78例手术前后常规留置胃管7 d的食管癌患者,比较两组患者的手术时间、术后并发症、术后胃肠道功能恢复情况及患者不适度等资料。结果显示,无管组与置管组比较,肺部感染发生率、吻合口瘘发生率和胃管重置率差异均无统计学意义;但无管组术后肠鸣音恢复时间、排气时间明显短于置管组;并且有97%的置管组患者出现口干、咽喉肿痛等不适,无管组患者中只有6%出现恶心症状。3个月随访期间未出现肠梗阻、肺部感染及迟发性吻合口瘘等并发症。结论认为,食管癌腔镜手术不常规留置胃肠减压管是安全、可行的,可减少患者的不适,加速胃肠道功能早期恢复。王文凭等[112]总结食管癌患者术后营养支持至关重要,目前肠内营养在食管癌术后应用广泛,经鼻-空肠营养管是主要的肠内营养途径,具有无创、简便、安全、易行的特点。但目前为止,国内外鲜见报道上腹-右胸食管癌切除术中闭合式空肠营养管安置的文献。本研究中通过改进手术操作,探索Ivor－Lewis术中闭合式安置空肠营养管的方法。方法:2010年1月至2013年12月四川大学华西医院共连续实施85例Ivor－Lewis食管癌/贲门癌切除术患者,其中男72例,女13例,平均年龄(59.7±7.5)岁。每例患者均尝试闭合式安置空肠营养管。结果:全组病例无术后死亡或营养管相关不良事件发生。营养管安置成功52例,总体安置成功率为61.2%(52/85),其中40例安置成功并成功实施术后全肠内营养支持;12例安置成功,但因其他原因无法实施肠内营养;安置失败(33例)的患者均进行肠外营养支持。肠内营养组与肠外营养组在术后住院时间、术后并发症方面差异无统计学意义($P>0.05$),肠内营养组在营养制剂费用、营养制剂费用占总住院费用比例两项指标上显著低于肠外营养组(1 469±741元 *vs.* 3 223±917元,$P<0.001$;3.4% *vs.* 7.2%,$P<0.001$)。最后结论认为,Ivor－Lewis食管癌切除术中闭合式空肠营养管安置,是一种无创、安全、简单可行的手术操作方式,可以为患者提供有效、经济的肠内营养支持方案。外科医生通过练习完全可以熟练实施Ivor－Lewis术中营养管闭合式安置。车金泽等[113]探讨保留迷走神经干对早中期食管贲门癌切除术患者的疗效及预后影响。将120例早中期食管贲门癌切除术患者,随机分为对照组(切断迷走神经干)和观察组(保留迷走神经干),每组各60例,观察和比较两组术后首次排气、首次排便时间、术后胃肠激素水平变化情况、术后1个月食管体部及胃的静息压变化情况,以及术后并发症发生率。与对照组相比,观察组首次排气时间、首次排便时间均明显缩短,$P<0.05$;与对照组相比,观察组术后胃酸分泌量、促胃液素水平均明显降低,胰多肽水平显著提高,$P<0.05$;与对照组相比,观察组术后1个月食管体部静息压明显升高,$P<0.05$;与对照组相比,观察组术后返酸、嗳气、胸骨烧灼感等并发症发生率显著降低,$P<0.05$。结论认为,保留迷走神经干能够提高早中期食管贲门癌切除术患者的预后质量,降低术后并发症发生率,有效保护患者术后消化功能。吴文良等[114]介绍"围巾式"食管-胃吻合方法预防食管下段及胃底切除术后吻合口瘘和反流性食管炎的临床经验。回顾分析1996年1月至2013年10月98例食管下段及胃底切除术行"围巾式"食管-胃吻合病例的临床结果。98例中男性61例,女性37例,年龄42~83岁,中位年龄65岁。肝硬化门静脉高压症并食管下段胃底静脉曲张出血78例,早期食管胃结合部癌15例,贲门及胃底部间质瘤5例。术后86例获得随访,随访率为87%,随访时间3~60个月,中位随访时间42个月。结果显示98例中,1例术后发生残胃断口处吻合口瘘,其余97例均未发生吻合口瘘。无发生反流性食管炎病例。5例(5.1%)患者术后发生吻合口狭窄,经胃镜下球囊扩张后缓解,改进技术后再无吻合口狭窄发生。

最后结论认为,"围巾式"食管-胃吻合可减少食管下段及胃底切除术后吻合口瘘和反流性食管炎,是一种安全、有效的消化道重建方式。柳硕岩等[115]* 评价单腔气管插管与双腔支气管插管在胸腔镜联合腹腔镜下食管癌三野淋巴结清扫术(全腔镜食管癌三野根治术)中的应用及对术后肺部并发症的影响。回顾性分析2010年1月至2013年11月165例行全腔镜食管癌三野根治术的患者临床资料。结果显示,单腔、双腔气管插管患者发生肺部并发症分别为11例(16.42%)、34例(34.69%)($P=0.010$),插管时间分别为(1.45±0.22)min、(6.53±0.59)min($P=0.000$),清扫淋巴结总数(42.76±18.11)枚/例、(34.32±15.80)枚/例($P=0.002$),清扫左喉返神经链淋巴结数(3.19±2.53)枚/例、(1.30±2.14)枚/例($P=0.000$)。最后结论认为,在全腔镜食管癌三野根治术中,单腔插管操作简便、时间短,双腔支气管插管操作复杂、技术要求高、插管时间相对较长,且可能因为操作错误判断或左右颠倒增加操作时间,增加气道损伤;单腔气管插管较双腔支气管插管有利于减少肺部并发症的发生;单腔气管插管价格较双腔支气管插管低,有利于减少患者经济负担。因此我们认为,单腔气管插管联合人工气胸行全腔镜食管癌根治术中简单、易行、安全、有效且经济,值得在临床中推广。马晓等[116]评价了ARROW中心静脉置管套件在全腔镜食管癌根治术中的可行性。回顾性分析2013年2月至2014年4月复旦大学附属肿瘤医院88例食管癌患者的临床资料,分为两组,一组为接受全腔镜Ivor-Lewis食管癌根治术而行空肠造口术的48例患者,另一组为食管癌术后接受鼻饲管营养的40例患者,比较两组患者术前和术后开始经口进食前营养指标的变化,以及非计划拔除营养管比例。结果显示,空肠造口组和鼻饲管营养组在食管癌手术前后,患者的营养指标差异无统计学意义,但空肠造口组的非计划拔管率显著小于鼻饲管营养组。最后结论认为,使用Arrow中心静脉置管套件行腹腔镜下空肠造口术是可行的,具有简便、耐受性好的优点,值得临床推广。

5. **早期食管癌黏膜切除** 易航等[117]回顾性分析47例早期食管癌及癌前病变患者,所有患者均行内镜下多环黏膜切除术治疗。探讨多环黏膜切除术治疗早期食管癌及癌前病变的临床疗效。结果显示,全组手术均成功,平均手术时间25.4 min,病灶平均直径2.4 cm。所有病变均一次性彻底切除,术中及术后无出血病例。术后1例患者出现气胸,保守治疗后痊愈。术后随访47例,随访时间12~26(18.0±2.4)个月,全组均无复发。2例患者出现食管狭窄,其中1例行内镜下食管水囊扩张术后吞咽困难明显缓解。结论认为,多环黏膜切除术治疗早期食管癌及癌前病变快速、操作简单,短期疗效较好,但对于直径>3 cm的病变存在术后食管狭窄的风险,仍需谨慎选择。黄涛等[118]* 回顾性分析60例胃镜及病理确定的早期食管癌及癌前病变,使用多环黏膜切除器切除肿瘤,探讨多环黏膜切除术治疗早期食管癌及癌前病变的疗效和安全性。结果显示,60例共84处病灶,1例术中出血转胸外科手术,其余59例83处(98.3%)病灶均一次性成功切除。使用皮圈1~12发,共用皮圈289发,平均4.8发/例。手术时间10~60 min,平均23.5 min;切除长度1.0~10.0 cm,宽度不超过3/4食管周径;3例(5%)术中明显出血,2例术中止血,1例转外科手术,术后无一例出血。术中穿孔1例(1.7%),置入全覆膜金属支架保守治疗成功。术后病理:全部标本基底无癌残留,原位癌9例,高级别瘤变29例,低级别瘤变12例,角化不全6例,颗粒细胞瘤1例,息肉/炎性增生3例。59例随访1~23个月,2例(3.4%)食管狭窄,经探条扩张吞咽困难缓解,无一例局部复发及发现淋巴结转移。结论认为,多环黏膜切除术治疗早期食管癌及癌前病变近期疗效确切,安全可靠;技术要求相对较低,值得广泛推广。吴正奇等[119]探讨内镜黏膜下剥离术(ESD)治疗食管黏膜层及黏膜下层病变的应用价值。在2012年5月至2013年2月,对胃镜及超声胃镜发现的食管黏膜层及黏膜下层病变21例进行ESD治疗:黏膜下注射生理盐水,以抬高黏膜层;环行切开病变周围黏膜;对病变黏膜下层进行剥离,以完整切除病变。结果显示,21例黏膜病变均完整切除,术后病理证实早期食管癌13例,中重度不典型增生5例,黏膜下平滑肌瘤3例。病变直径1.0~4.0 cm,平均2.8 cm。手术时间20~150 min,平均55 min。住院时间8~15 d,平均10.6 d。1例术后迟发性出血,紧急行内镜下止血夹夹闭、氩离子血浆凝固术(APC)成功止血;无一例穿孔。最后结论认为,在治疗食管黏膜层及黏膜下层的病变中具有病变切除完整性好、切除率高、并发症少、复发率低、患者生存质量高等优点,值得推广。张月明等[120]探讨内镜下联合应用射频消融系统(RFA)和内镜下黏膜切除术治疗范围广泛的非表浅平坦型早期食管鳞状细胞癌及癌前病变的治疗效果。方法:北京协和医学院中国医学科学院肿瘤医院内镜科于2010年1月对经活检病理确诊的1例鳞状细胞癌、1例鳞状上皮中度不典型增生(MGIN)和1例鳞状上皮重度不典型增生(HGIN)患者予以内镜下RFA术联合内镜黏膜切除术治疗,总结分析术中、术后和随访情况。结果显示,4例患者均顺利完成治疗,其中RFA时间为3~12(8.3)min,内镜下黏膜切除术时间6~20(10.3)min;所有病例均无出血和穿孔的发生。2例鳞状细胞癌患者病变长度分别为12 cm和8 cm,非表浅平坦性病变长度分别为 3 cm 和 4 cm；MGIN 患者的病变长度 6 cm，非表浅平坦性病变长度 2 cm；HGIN 患者的病变长度 12 cm，非表浅平坦型病变长度 1 cm；术后病理与术前活检病理一致。4 例术后均出现狭窄，其中 2 例为轻度狭窄，未予处理；2 例为重度狭窄，行内镜下水囊扩张术均缓解。平均住院时间 3 d。3 例经过 3 个月及 1 年以上随访，治疗区域活检病理均达到完全缓解；余 1 例术后 3 个月复查可见散在的碘染色阳性灶，活检病理为 HGIN，分别追加 RFA 治疗后达到完全缓解。最后结论认为，RFA 联合内镜下黏膜切除术治疗大面积非表浅平坦型早期食管鳞状细胞癌和癌前病变是安全有效的。

6. **食管多原发癌** 李进东等[121]回顾性分析 5 062 例食管癌患者的临床资料。对其中确诊为原发性小细胞食管癌的患者的临床资料及随访结果进行分析。采用 Kaplan - Meier 法进行生存分析，探讨原发性小细胞食管癌外科治疗的预后。结果显示，共 57 例患者确诊为原发性小细胞食管癌，占所有接受食管切除手术食管癌患者总数的 1.1%。对病变位于胸中下段食管癌患者，绝大多数采用经左胸入路手术，对于病变位于胸上段者，采用经右胸入路，所有患者均接受食管胃颈部吻合。联合化疗最常用的化疗方案为 EP 方案。57 例原发性小细胞食管癌患者，总体 5 年生存率为 12.5%，中位生存时间为 45 个月，其中Ⅰ期分别为 25%、50 个月，Ⅱ期为 5.9%、43 个月，Ⅲ期为 4.3%、43 个月；单纯手术组中位生存时间明显低于手术联合化疗组（23.2 个月 *vs.* 60.7 个月，$P < 0.01$）。即使对于Ⅰ期患者，手术联合化疗组患者中位生存时间也明显长于单独手术组（81.9 个月 *vs.* 22.3 个月，$P < 0.01$）。结论认为，原发性小细胞食管癌单纯手术治疗效果不佳，手术联合化疗可明显提高疗效。高永山等[122]回顾性分析 15 例食管多源癌患者的临床资料，其中男 14 例，女 1 例，中位年龄 62.5（48～75）岁。15 例行手术治疗食管多源癌的患者中，行 Sweet 术式 8 例，左胸-左颈两切口 4 例，胸腹腔镜联合 McKeown 术式 2 例，开胸探查而未能切除肿瘤 1 例，探讨食管多源癌的诊断及治疗方法。结果显示，术前确诊 11 例，术前确诊率为 73.3%（11/15）。术后 1 例发生肺部并发症，3 例发生吻合口瘘，围术期无死亡。除肿瘤未能切除的患者外，随访 13 例，随访 5 年，1 年生存率为 61.5%（8/13），3 年生存率为 30.8%（4/13），5 年生存率为 15.4%（2/13）。第一病灶位置与预后关系密切，第一病灶位于胸上段的食管多源癌患者，其中 5 例顺利完成手术，吻合部位均在颈部，2 例食管残端存在癌残留（R1），1 年内死亡 3 例，无 1 例获得 3 年生存。第一病灶位于胸中、下段的 9 例食管多源癌患者均完成根治性切除，食管及胃残端均无癌残留（R0），1 年生存率为 75.0%，3 年生存率为 50.0%，2 例获得 5 年长期生存。结论认为，对于食管多源癌，如第一病灶位于胸中、下段，首选手术治疗。如第一病灶位于胸上段，不宜首选手术治疗，这类患者采用新辅助放化疗后再手术或直接采用其他治疗模式，这需要以后进一步研究比较。贺舜等[123]回顾分析 3 104例原发性食管鳞癌患者。结合患者相关诊疗资料，按照多原发癌的诊断标准分为多原发癌组与非多原发癌组，观察分析食管鳞癌相关多原发癌的临床特点。结果显示，369 例（11.9%）的食管鳞癌发生了其他部位多原发癌；72.4% 的多原发癌为同时性多原发癌；多原发癌组以头颈部多原发癌以及胃多原发癌最为常见，分别占 6.8% 及 4.2%，其次为肺以及其他部位；头颈部多原发癌病例中食管多发病灶存在的比例要明显高于胃多原发癌及非多原发癌病例。结论认为，食管鳞癌相关多原发癌是一种常见的临床现象，以同时性多原发癌为常见，部位又以头颈部及胃部多原发最为常见，而食管鳞癌中食管多发病灶的存在提示头颈部多原发癌发生的可能性高，了解这些临床特点有助于食管鳞癌相关多原发癌的诊断以及早期治疗。

（二）其他食管疾病的外科治疗

曾战东等[124]回顾性分析 11 例采用Ⅰ期胃代食管术治疗的长段型食管闭锁，其中男 8 例，女 3 例。探讨Ⅰ期胃代食管术治疗长段型食管闭锁的疗效。结果显示，所有患儿均顺利完成手术。9 例治愈出院，1 例死亡，1 例家长放弃治疗。术后 6 例有严重肺炎，近期吻合口瘘 2 例。随访 6 个月至 5 年，吻合口狭窄 3 例，均行食管扩张术治愈，轻度胃食管反流 6 例，均未行抗反流手术，采用少量多餐及体位喂养治疗后症状缓解。结论认为，新生儿期采用Ⅰ期胃代食管术治疗长段型食管闭锁临床可行，避免了分期手术，缩短了治疗周期，有助于提高治愈率。赵宁等[125]通过评价 Hopkins 内镜在食管异物取出术中的临床应用价值。分析 96 例食管异物患者的临床资料，比较 Hopkins 内镜可视系统配合硬质食管镜行食管异物取出术（简称改良术式）与传统术式在按异物种类、年龄、病程、异物嵌顿部位分层后，手术时间上的差异。结果，改良术式组手术时间明显短于传统术式组，差异有统计学意义（$P < 0.05$）。按异物种类、患者年龄、病程、异物嵌顿部位分层，异物为义齿、年龄≥50 岁、病程≥24 h 及异物嵌顿食管第一狭窄的患者中，改良术式手术时间明显短于传统术式，差异有统计学意义（$P < 0.05$）。最后结论认为，Hopkins 内镜可视系统引导下配合硬质食管镜行食管异物取出术与传统术式相比更具有优

势，尤其对于复杂的食管异物，可缩短手术时间、提高手术效率。李浩等[126]探讨婴儿巨大食管重复畸形的临床特点及外科治疗方法。回顾2012年10月至2014年2月我院收治的4例巨大食管重复畸形患儿的临床资料，对其临床特点、影像学检查、治疗经过及预后进行分析。结果显示，4例婴儿入院时合并不同程度的呼吸困难和（或）吞咽困难；病变均位于纵隔左侧，食管颈段3例，胸上段1例；术前常规行超声引导下囊肿穿刺置管引流并囊内造影，2例可见囊肿与食管存在瘘管相通；4例患儿取颈部切口外科手术治疗，3例完整切除病变，1例剥除黏膜层并用无水酒精擦洗囊壁；术后病理检查均提示囊壁被覆鳞状上皮，符合食管重复畸形；术前诊断为食管重复畸形3例，误诊淋巴管瘤并感染1例；4例患儿术后随访囊肿未见复发。最后结论认为，食管重复畸形位于食管颈段者较少见，术前不易确诊，可行超声引导下置管引流，囊内减压同时结合上消化道造影、CT及MRI明确诊断后手术治疗，误诊率明显降低。张宏等[127]比较腹腔镜Nissen胃底折叠术（LNF）联合高选择性迷走神经切断术（HSV）（LNFHSV）与传统LNF治疗胃食管反流病（GERD）的临床效果，为LNFHSV的临床应用提供参考。选择实施LNFHSV的GERD 22例患者的临床资料，以同期实施LNF的36例GERD患者作为对照，比较2组患者的平均手术时间、术中平均出血量、平均住院时间、术后恢复进食时间和术后主要并发症发生率、烧心严重程度评分和术后Demeester评分等临床指标。结果显示，2组患者术中平均出血量、平均住院时间、术后恢复进食时间和术后主要并发症发生率比较差异无统计学意义（$P>0.05$）；LNFHSV组患者手术时间明显长于LNF组（$P<0.05$）；LNFHSV组患者术后烧心严重程度评分和Demeester评分明显优于LNF组（$P<0.05$）。最后结论认为，LNFHSV是治疗GERD，尤其是伴有高胃酸分泌的GERD患者的有效手术方式，其治疗效果优于LNF。

五、纵隔、胸壁及其他

（一）纵隔疾病

唐勇等[128]*回顾性分析2008年1月至2012年6月扩大胸腺切除治疗重症肌无力70例，其中VATS组43例，其中全麻双腔气管插管30例，单腔气管插管支气管封堵13例，左侧卧30°，右侧3个5～10 mm操作孔，切除双侧膈神经中间的胸腺及脂肪组织；胸骨劈开组胸骨劈开27例，全麻单腔气管插管，仰卧位，正中胸骨劈开，切除胸腺及纵隔脂肪组织。通过比较2组术中、术后情况及疗效，认为VATS组术中出血量中位数100 ml（20～600 ml），明显少于胸骨劈开组中位数200 ml（50～2 000 ml）（$Z=-3.978$，$P=0.000$）；VATS组引流管留置时间中位数2 d（0.5～5 d），明显短于胸骨劈开组中位数3 d（1～20 d）（$Z=-4.462$，$P=0.000$）；VATS组ICU时间中位数1 d（1～15 d），明显短于胸骨劈开组中位数3 d（1～75 d）（$Z=-3.358$，$P=0.001$）；VATS组术后住院时间中位数12 d（5～100 d）明显短于胸骨劈开组中位数23 d（11～95 d）（$Z=-4.715$，$P=0.000$）；VATS组住院费用（25 897.8±12 743.2）元，明显低于胸骨劈开组（45 568.8±29 413.5）元（$t=-3.858$，$P=0.000$）。2组术后随访16～66个月，中位数28个月，术后12个月2组治疗效果无显著性差（$Z=-0.593$，$P=0.553$）。结论认为，VATS扩大胸腺切除术可行，较胸骨劈开术具有创伤小、恢复快等优点。刘晓青等[129]通过探讨重症肌无力（MG）患者行胸腺切除术后发生肌无力危象（MC）的危险因素，回顾性分析MG并行胸腺切除术的患者共102例，患者根据术后是否发生MC分组。分析MC与性别、年龄、转入ICU时APACHEⅡ评分、是否胸腺瘤、术前Osserman分级、术前溴吡斯的明用量、术前激素用量、术前最大分钟通气量占预计值百分比（MVV%）、术前体质指数（BMI）、麻醉方式、手术时间的关系。结果，MC组42例，无MC组60例，两组患者性别、年龄、转入ICU时APACHEⅡ评分在两组间比较差异无统计学意义（$P>0.05$）。单因素分析提示患者的手术方式、手术时间、术前激素使用、术前MVV%、BMI均数在两组间比较差异均无统计学意义（$P>0.05$）。而MC组胸腺瘤患者的比例、全麻患者的比例、Osserman分级Ⅱb（含Ⅱb）以上患者的比例、术前溴吡斯的明用量以及用量≥240 mg患者的比例、MVV% 60%和BMI≥30 kg/m^{2}患者的比例均明显高于无MC组，两组间比较差异有统计学意义（$P<0.05$）。Logistic分析提示Osserman分级Ⅱb+Ⅲ+Ⅳ（$P=0.011$，$OR=7.12$）、全麻（$P=0.004$，$OR=8.31$）、术前MVV% 60%（$P=0.032$，$OR=3.21$）、存在胸腺瘤（$P=0.003$，$OR=4.82$）和术前溴吡斯的明≥240 mg（$P=0.009$，$OR=2.53$）是预测MG患者胸腺切除术后MC发生的独立危险因素。结论认为，Osserman分级Ⅱb+Ⅲ+Ⅳ、全麻、术前MVV% 60%、存在胸腺瘤和术前溴吡斯的明≥240 mg是预测MG患者胸腺切除术后MC发生的独立危险因素。

（二）胸壁疾病

薛亮等[130]*回顾性分析了12例根治性切除并以钛网

重建胸壁缺损的胸骨肿瘤患者的临床资料。结果显示，术后并发纵隔血肿1例、急性左心衰1例、肺不张1例，无围手术期死亡。术后病理诊断：软骨肉瘤5例，软骨瘤1例，浆细胞瘤2例，横纹肌肉瘤1例，低度恶性间叶源性肿瘤1例，转移性甲状腺滤泡癌1例，PNET/Askin瘤1例。随访10年，其中2例已死亡，均为软骨肉瘤患者，术后分别生存5个月和24个月。结论认为，胸骨肿瘤以恶性为主，原发于胸骨或其周围软组织的以软骨肉瘤为多见，足够范围的胸骨肿瘤切除对患者预后意义重大，而钛网结合自体胸大肌转移肌瓣重建胸骨部分切除后的胸壁缺损安全性好、并发症少，是值得推荐的手术方式。曹子昂等[131]总结了2006年1月至2012年12月采用自体材料修补大块胸壁缺损11例。其中男性6例、女性5例，年龄在29～67岁，中位年龄47.6岁。其中胸壁原发疾病5例，肿瘤转移或胸壁受侵6例。采用自体肋骨重建胸壁大块缺损，取健侧1～2根肋骨作为修补材料，具有损伤相对较小、术后胸壁稳定性好、骨质愈合后与胸壁完全融为一体、受力状态佳、感染发生少、费用少等优点，因此对于大于8 cm×10 cm以上的骨性缺损、能够耐受两侧手术、切除肋骨数量不超过2根等情况可以采用自体材料进行胸壁修复。张强等[132]对5例肋骨肿瘤患者术前行病灶局部CT扫描，并进行肿瘤边界、切除设计。术中进行C型臂扫描与术前CT影像融合，为外科切除提供清晰的引导。得出结论为平均融合时间为58 min，4例切除术后标本显示均具有安全的边界，组织学证据表明肿瘤标本切缘均为阴性，1例怀疑肺癌骨转移患者在导航引导下顺利活检，取得病理。结论认为，计算机导航技术能够帮助外科医师更准确判定肿瘤边界，实施精确切除，减小损伤。

（三）围手术期感染

李学兆等[133]回顾性分析了500例胸部微创手术患者的临床资料，结果显示，有89例发生肺部感染，感染率为17.8%；年龄>60岁、有慢性疾病及有吸烟史是患者肺部发生感染的相关因素（$P<0.05$）；胸部微创手术患者的手术时间、术前肺功能检查气道阻塞肺活量的测定（FEV_1/FVC）及术中出血量者比较差异有统计学意义（$P<0.05$）；所有患者均治愈出院，其中住院时间为10～24 d，平均为（15.6±2.3）d。结论认为，年龄>60岁、有慢性疾病及有吸烟史是肺部发生感染的相关因素，应根据患者的情况进行有效干预，可以降低肺部感染的发生率。齐战等[134]回顾性分析了230例行机械通气患者的临床资料，结果显示，发生呼吸机相关性肺炎（VAP）46例，在分离出的58株病原菌中革兰阴性菌占65.52%，革兰阳性菌占24.14%，真菌占10.34%；VAP的发病率与插管时间、气囊内压力、床头抬高、声门下分泌物吸引有关（$P<0.05$）。结论认为，插管时间、气囊压力>20 cmH_2O、床头抬高≥30°、声门下分泌物吸引是降低VAP的主要因素，针对上述因素制订相应的预防干预措施，以降低VAP的发生。王领会[135]等回顾性分析了278例行前纵隔肿瘤切除术患者临床资料，结果显示，肺部感染37例，感染率为13.31%；142例吸烟患者中肺部感染率为20.42%，不吸烟患者136例，术后肺部感染率为5.89%；术后低蛋白血症24例，其中肺部感染率为29.17%，无低蛋白血症254例，肺部感染率为11.8%；肺部感染的危险因素包括吸烟、手术时间长、术后低蛋白血症。结论认为，前纵隔肿瘤术后肺部感染率较低，多种危险因子可导致术后肺部感染，有效的术前及术后护理干预能降低术后肺部感染发生率。张艳等[136]回顾性分析了124例急诊开胸手术患者感染的临床资料，结果显示，患者术后发生感染16例，感染率为12.90%；其术后发生感染与性别、年龄、胸管类型因素无关，而术后污染、呼吸道感染、胸管留置时间和手术时间等因素与术后感染具有相关性，其中呼吸道感染患者在开胸手术后发生感染率更高，为38.46%，差异有统计学意义（$P<0.05$）；感染患者标本中共检测出病原菌21株，其中铜绿假单胞菌检出6株、金黄色葡萄球菌检出5株，分别占28.57%、23.81%。结论认为，术后污染、呼吸道感染、胸管留置时间及手术时间因素是急性开胸手术后发生感染的主要因素，采取行之有效的干预措施，使开胸手术后患者的感染率降到最低，保障患者的身体健康。

（四）其他

陈雁等[137]通过研究胸腔逆行温热灌注卡介菌多糖治疗恶性转移性胸腔积液的临床效果。选择100例患者，分为2组，各50例，对照组使用顺铂逆行推注胸腔，观察组则使用卡介菌多糖核酸，逆行推注胸腔，比较两组治疗前后T细胞亚群情况，治疗后清蛋白、总蛋白变化及治疗期间发生的不良反应。结果，观察组治疗后CD3、CD4和CD8比率高于治疗前和治疗后的对照组（$P<0.05$），CD4/CD8比值低于治疗前和治疗后的对照组（$P<0.05$），观察组出现恶心呕吐、白细胞减少及肾功能损伤比率少于对照组（$P<0.05$），观察组治疗后清蛋白及总蛋白水平高于对照组（$P<0.05$），观察组的临床总有效率为86.0%，对照组为40.0%，2组总有效率比较差异具有统计学意义（$P<0.05$）。结论认为，胸腔内逆行注射温热卡介菌多糖核酸，通过高温杀灭肿瘤细胞，提高了患者免疫力，固定胸膜腔，减少胸腔积液生成。于洁等[138]通过对比CT的肺容量测算结果与常规肺

功能检查结果之间的相关性，来评估 CT 测量肺容量法的可靠性和临床意义。选取首都医科大学附属北京儿童医院胸外科入院治疗的共计 49 例漏斗胸患者，术前行肺功能检查和 CT 检查。应用手绘-分层测量求和法测量患者肺容量，并计算其与预计值之间比例。将结果与患者常规肺功能结果进行对比。基于 CT 肺容量结果平均值低于肺功能检查结果，但与常规肺功能结果的相关性具有统计学意义：最大肺活量（VC_{max}）（$P<0.001$）、用力肺活量（FVC）（$P<0.001$）、肺总量（TLC）（$P<0.001$）；基于 CT 的肺容量实测值/预计值比例与肺功能结果相关性均有统计学意义：VC_{max}%（$P<0.001$）、FVC%（$P<0.001$）、TLC%（$P<0.001$）。得出结论认为，CT 测算的肺容积结果与常规肺功能结果高度相关，CT 肺容积测算法可作为临床评估漏斗胸患者肺脏容积的一种有效方法。张高峰等[139]回顾性分析了 19 例普胸手术后二次开胸止血患者的病例资料。结果显示，行肺大泡切除术 5 例，肺癌根治术 7 例，纵隔肿瘤切除术 1 例，食管肿瘤切除术 4 例，肋骨骨折内固定术 2 例，术后均发生胸腔出血。在积极抗休克治疗的同时，沿原手术切口行二次开胸止血治疗。剥离面出血 9 例，胸膜顶静脉出血 5 例，肋间动脉出血 3 例，支气管动脉出血 1 例，肺静脉结扎线滑脱致肺静脉残端出血 1 例。出血量 800～1 000 ml 者 9 例，1 000～2 000 ml 者 7 例，2 000 ml 以上者 2 例，大出血、失血性休克死亡 1 例。二次开胸止血手术时间平均 2.8（2.2～3.5）h。18 例患者手术止血效果确切，切口愈合良好；1 例右下肺癌根治术患者二次开胸后发现为结扎线脱落所致肺静脉残端出血，虽经压迫止血及缝扎止血后残端无活动性出血，但最终仍因失血性休克无法纠正而死亡。结论认为，普胸外科术后胸腔出血，重在预防；如有二次开胸指征，应及时果断开胸止血。崔健等[140]回顾性分析了 35 例原发性自发性气胸胸腔镜或开胸术后复发者再次行胸腔镜手术的临床资料和随访结果。结果显示，两次手术间隔 1～106个月，平均（15 ± 24）个月。胸腔镜下完成手术用时 40～ 190 min，平均（100 ± 34）min；术中出血 5～200 ml，平均（50 ± 48）ml；住院 3～13 天，平均（7 ± 2）d。其中 34 例胸腔内有不同程度的粘连；26 例胸腔内可见到肺大疱，其中 9 例位于原手术切缘附近。9 例胸腔内未见肺大疱者再次手术均距首次手术 18 个月内。35 例全部进行了随访，随访 12～133 个月，中位随访（49 ± 33）个月，随访期内无气胸复发。结论认为，新生肺大疱是导致气胸复发的主要原因，对于反复发作、保守治疗无效的原发性自发性气胸术后复发可选择手术；对于术后 18 个月以上复发者可能存在新生肺大疱，建议手术治疗。胸腔镜手术对再手术安全有效，是以切除新生成的肺大疱、松解影响肺组织复张的粘连带和消除胸腔内残腔为目的。黄标通等[141]对 78 例开胸手术患者进行了以下随机对照研究，根据电脑随机数字法将患者分为常规关胸组和改进关胸组，每组 39 例。胸内操作完成后，常规关胸组关胸时直接用 7 号丝线绕切口上一肋间及下一肋骨肋间缝合打结关闭胸腔；改进关胸组用 7 号丝线于切口两边肋间肌的中间（即原切除肋骨的上下肋间肌）行平行褥式缝合，收线打结关闭胸腔。结果显示，两组围术期均无死亡，改进关胸组各时点的疼痛评分均明显低于常规关胸组（$P<0.05$）；常规关胸组动脉血氧分压（PaO_2）、动脉血二氧化碳分压（$PaCO_2$）的变化均较改进关胸组显著（$P<0.05$）。结论认为，通过改进关胸技术，采用肋间肌平行褥式缝合法，可避免肋间神经损伤，有效减轻术后早期疼痛，减少对术后呼吸功能的影响。屈灿等[142]采用术前年龄和 POAF 危险因素配对的方法，将 103 例手术患者根据是否应用硫酸镁分为硫酸镁组（$n=49$）和对照组（$n=54$），硫酸镁组从术前 3 d 至术后 3 d 连续静脉应用 25% 硫酸镁 2.5 g/d，评价围手术期预防性静脉应用硫酸镁对肺叶切除术后房颤（POAF）的有效性。硫酸镁组 POAF 发生率显著低于对照组（6.1% *vs.* 22.2%，$P=0.026$）；室上性心动过速和室性早搏发生率也低于对照组，但差异无统计学意义。2 组患者其他并发症发生率差异无统计学意义。结论认为，围手术期静脉应用硫酸镁可降低 POAF 的发生率。进一步验证和临床推广尚需要大规模的随机对照研究。

（赵学维　黄可南　陆昕冶　薛　磊　王明东　金煜翔
孙光远　齐　晨　闵　捷　宁　晔　常银涛）

·参·考·文·献·

［1］李俊彦，刘伟良，王勇，等. 应用记忆合金接骨器治疗胸骨骨折［J］. 中国胸心血管外科临床杂志，2015，22（2）：176－177.

［2］刘瑞林. 腔镜配合爪型肋骨接骨钛板小切口内固定治疗连枷胸 42 例临床分析［J］. 腹腔镜外科杂志，2015，20（3）：237－240.

［3］周乾华，杨帆，胡晓俭，等. 胸腔镜辅助结合术中针头穿刺定位小切口重点固定法治疗多发肋骨骨折［J］. 中国现代手术学杂志，2015，19（2）：133－136.

［4］刘福升，徐建华，宫理达，等. 电视胸腔镜联合肋骨接骨板治疗多发性肋骨骨折合并血胸 36 例［J］. 中国微创外科杂志，2015，15（4）：336－338.

［5］林洪胜，李健球，杜晓阳. 乌司他丁联合小剂量精氨酸加压素治疗严重肺挫伤的随机对照试验［J］. 中国胸心血管外科临床杂志，2015，22（8）：760－764.

［6］魏文学，李凯，连鸿凯，等. 早期机械通气联合气道持续负压吸引技术治疗严重肺挫伤的疗效［J］. 中华创伤杂志，2015，31（1）：59－62.

● [7] 闫宇博,曹守强,赵桂彬,等.早期肠内营养对重度胸外伤机械通气患者康复效果影响的随机对照试验[J].中国胸心血管外科临床杂志,2015,22(7):629-633.

● [8] 陈瑜,赵青,石云,等.手术与非手术治疗创伤性连枷胸合并胸骨骨折的疗效比较[J].中华创伤杂志,2015,31(3):224-228.

● [9]* 杜舟,朱丽敏,刘金龙,等.先天性气管狭窄气道形态评估和早期预后的相关性[J].中华胸心血管外科杂志,2015,31(8):494-498.

● [10] 李欣,李辉,傅毅立,等.支气管镜检查在急诊大咯血外科治疗中的应用[J].中华胸心血管外科杂志,2015,31(5):257-259.

● [11] 卓云云,王洪凯,沈伟伟,等.CD147对肺癌A549细胞增殖、迁移和侵袭的影响[J].肿瘤,2015,35(2):168-175.

● [12] 吴炳群,柳明亮,段新春,等.非小细胞肺癌中TS、ERCCl、TUBB3、RRMl的表达及临床意义[J].中国胸心血管外科临床杂志,2014,21(6):813-816.

● [13] 张午临,刘晖,贾涛,等.胸腔镜小切口手术对非小细胞肺癌患者CRP、TNF-α及IL-6等指标水平的影响[J].实用癌症杂志,2014,29(10):1294-1297.

● [14] 潘泓,马志清,毛力.裸鼠皮下及肾被膜下建立人肺癌裸鼠移植瘤模型的初步探索[J].中华肿瘤杂志,2014,36(8):571-574.

● [15] 陈克终,杨帆,王迅,等.临床Ⅰ期非小细胞肺癌纵隔淋巴结转移的数学预测模型[J].北京大学学报(医学版),2015,47(2):295-301.

● [16] 强光亮,续蕊,刘杰,等.术前PET-CT对Ⅰ期非小细胞肺癌完全切除术后复发风险的预测价值[J].中华外科杂志,2015,53(7):502-507.

● [17] 胡贤春,罗文莉,赵艳萍,等.MRI动态增强及弥散技术在肺结节鉴别诊断中的作用[J].实用癌症杂志,2014,29(12):1569-1571.

● [18] 李辑伦,赵辉,隋锡朝,等.支气管内超声引导针吸活检术在Ⅰ、Ⅱ期胸部结节病诊断中的应用价值[J].中国微创外科杂志,2015,15(4):324-328.

● [19] 黄威,周逸鸣,姜格宁.CT引导下Hookwire定位肺部小病灶的临床应用及改进[J].中华胸心血管外科杂志,2015,31(6):366-367.

● [20] 许永杰,郑卉,姜格宁,等.新辅助化疗在手术为主综合治疗局限性小细胞肺癌中的意义[J].中华胸心血管外科杂志,2014,30(8):473-475.

● [21] 姜冠潮,陈修远,李运,等.诱导同步放化疗联合手术治疗ⅢA-N_2期非小细胞肺癌——基于多西他赛与顺铂每周方案的疗效观察[J].中华胸心血管外科杂志,2015,31(1):1-4.

● [22] 韩子阳,郑炜,郭朝晖,等.全胸腔镜左肺癌根治术第4L组淋巴结清扫[J].中华胸心血管外科杂志,2014,30(9):558-560.

● [23]* 王坤,孙涛,王亮亮,等.袖状切除在中央型肺癌中的应用[J].贵阳医学院学报,2015,40(1):83-85.

● [24] 陈东红,支修益.亚肺叶切除治疗早期非小细胞肺癌[J].首都医科大学学报,2014,35(6):689-692.

● [25] 奚俊杰,蒋伟,王群.临床Ⅰ期非小细胞肺癌的选择性纵隔淋巴结清扫[J].中华胸心血管外科杂志,2014,30(10):611-614.

● [26] 张真榕,刘德若,郭永庆,等.肺段切除与肺叶切除治疗早期非小细胞肺癌的病例对照研究[J].中国胸心血管外科临床杂志,2015,22(8):754-759.

● [27] 范开杰,初向阳,杨博.108例非小细胞肺癌楔形切除术患者预后因素分析[J].解放军医学院学报,2015,36(7):668-671.

● [28] 解明然,徐世斌,高劲,等.局限Ⅱ期小细胞肺癌的外科疗效分析[J].中华胸心血管外科杂志,2014,30(9):517-520.

● [29] 王可兵,杨锦雷,陈建华,等.106例非小细胞肺癌淋巴结转移规律分析[J].江苏医药,2015,41(6):708-709.

● [30]* 姜冠潮,李晓,张康,等.临床Ⅰ期非小细胞肺癌N_1淋巴结转移的危险因素[J].中华胸心血管外科杂志,2015,31(3):161-163.

● [31] 王秋萍,冯筠,金晨望,等.钙化点大小对肺结节良恶性诊断的价值[J].临床放射学杂志,2014,33(11):1661-1664.

● [32]* 解明然,梅新宇,李田,等.意外性N_1期非小细胞肺癌患者的预后分析[J].中华肿瘤杂志,2015,37(5):387-390.

● [33] 江华,彭忠民,高金萍,等.孤立性肺结节良恶性诊断的临床影响因素[J].中国胸心血管外科临床杂志,2014,21(6):788-792.

● [34] 林良安,刘志艺,杨建胜,等.EGFR突变在Ⅰ期非小细胞肺癌患者中的分布趋势[J].中华胸心血管外科杂志,2014,30(9):547-549.

● [35] 刘咏梅,赵倩,唐源,等.EGFR-TKI治疗EGFR敏感突变的晚期肺鳞癌的疗效分析[J].肿瘤防治研究,2015,42(9):911-914.

● [36] 万岩,盛冬生,俞庆华,等.160例肺癌患者射频消融术后并发症分析[J].临床外科杂志,2015,23(5):369-371.

● [37] 耿国军,于修义,姜杰,等.胸腔镜手术3D与2D模式下治疗孤立性肺结节的病例对照研究[J].中国胸心血管外科临床杂志,2015,22(7):664-667.

● [38] 吴正国,农文贵,陶宏发,等.单孔胸腔镜下肺大泡切除术的学习曲线研究[J].中国胸心血管外科临床杂志,2014,21(4):511-514.

● [39] 谢宏亚,徐凯,马海涛,等.单操作孔胸腔镜肺癌根治术后胸腔引流管拔除指征的前瞻性随机对照研究[J].中华胸心血管外科杂志,2015,31(2):79-83.

● [40] 代晓辉.同期不变换体位胸腔镜下双侧肺大疱切除术的疗效观察[J].华西医学,2014,29(10):1833-1836.

● [41] 龚泽刚,蒋国军,冯俊成,等.单孔全胸腔镜肺段切除及淋巴结清扫术[J].南京医科大学学报(自然科学版),2014,34(12):1706-1707.

● [42] 王彪,唐震,刘学刚,等.胸腔镜与开胸肺叶切除术感染的临床对比研究[J].中华医院感染学杂志,2015,25(6):1360-1361.

● [43] 梁瀛,沈宁,朱红,等.硬质胸腔镜与可弯曲电子胸腔镜在不明原因胸腔积液中的应用价值[J].中国微创外科杂志,2015,15(1):9-12.

● [44] 刘新国,鄂勇.全胸腔镜下与开胸肺叶切除术治疗早期肺癌疗效对比观察[J].实用癌症杂志,2015,30(8):1163-1165.

● [45] 王峻峰,李钟,谢宏亚,等.部分单孔胸腔镜手术中不同性别患者的切口选择初步探讨[J].中华医学杂志,2015,95(31):2542-2546.

● [46]* 李高.VATS解剖性肺切除术对非小细胞肺癌的疗效研究[J].实用癌症杂志,2015,30(6):828-830.

● [47] 徐昊,张临友.剑突下入路单孔胸腔镜手术治疗自发性气胸[J].哈尔滨医科大学学报,2015,49(3):264-266.

● [48] 杨博,刘阳,戴为民,等.胸腔镜肺叶切除术时中转开胸对患者的影响及其原因分析[J].中华医学杂志,2014,94(47):3748-3750.

● [49] 姜冠潮,李凤卫,李晓,等.全胸腔镜肺叶切除术中肺动、静脉切断顺序对早期非小细胞肺癌疗效的影响[J].中华胸心血管外科杂志,2014,30(9):513-516.

● [50] 宫立群,朱建权,肖建宇,等.CT引导带钩钢丝定位在肺小结节胸腔镜切除术中的应用[J].中国肿瘤临床,2015,42(6):357-359.

● [51] 李赉,郭志敏,周斌,等.单操作孔胸腔镜下手术治疗早期非小细胞肺癌患者的效果研究[J].实用癌症杂志,2015,30(3):432-434.

● [52] 乔文亮,周建华,刘法兵,等.3D胸腔镜系统在胸部微创手术中的初步应用[J].中国癌症杂志,2015,25(4):305-310.

● [53] 耿国军,于修义,姜杰,等.3D胸腔镜手术治疗孤立性肺结节[J].中国微创外科杂志,2015,15(5):414-416.

● [54] 胡红军,张立国,王振华,等.全胸腔镜下肺叶切除术对非小细胞肺癌的疗效分析[J].实用癌症杂志,2014,29(12):1574-1576.

● [55] 庞景灼,巫国勇,庞文广,等.胸腔镜肺段切除和肺叶切除在治疗早期非小细胞肺癌近期疗效的对比[J].中山大学学报(医学科学版),2015,36(4):585-589.

● [56] 孙晓宏,蒋威华,罗洞波,等.胸腔镜手术与传统开胸手术的右肺癌纵隔及肺门淋巴结清扫的对比[J].新疆医科大学学报,2015,38(7):869-871.

● [57] 于修义,姜杰,米彦军,等.胸、腹腔镜联合全喉切除治疗颈段食管癌[J].中国微创外科杂志,2014,14(12):1081-1083.

● [58]* 杨军,吕必宏,朱卫东,等.胸腔镜和腹腔镜联合手术与开放手术治疗食管癌的回顾性队列研究[J].中华外科杂志,2015,53(5):378-380.

● [59] 孙晓宏,蒋威华,罗洞波,等.胸腔镜手术与传统开胸手术的右肺癌纵隔及肺门淋巴结清扫的对比[J].新疆医科大学学报,2015,38(3):314-316.

● [60] 吴汉然,解明然,柳常青,等.微创Ivor-Lewis术与McKeown术治疗胸中下段食管癌近期疗效比较[J].中华胸心血管外科杂志,2014,30(11):649-652.

● [61] 刘波,刘鹏飞,康明强,等.胸腹腔镜与开放手术食管癌切除术二野淋巴结清扫治疗中期食管癌的对比研究[J].中国肿瘤临床,2014,41(24):1577-1581.

● [62] 郝曙光,李志刚,方文涛,等. T_{1b}期食管癌手术方式的选择[J]. 中华胃肠外科杂志,2015,18(9):885-888.
● [63] 钟胜,刘瀚,吴清泉. 胸腹腔镜与 Ivor-Lewis 手术治疗食管癌的围手术期比较[J]. 南京医科大学学报(自然科学版),2014,34(12):1697-1699.
● [64] 吴汉然,解明然,柳常青,等. 完全胸腹腔镜联合 Mckeown 术治疗食管癌近期结果的回顾性研究[J]. 中国肿瘤临床,2014,41(20):1301-1306.
● [65] 解明然,柳常青,孙效辉,等. 微创 Ivor-Lewis 食管癌切除术治疗局部进展期食管癌近期结果分析[J]. 中华外科杂志,2015,53(7):508-512.
● [66] 张奕,沈国义,黄镇,等. 微创食管癌切除术 150 例分析[J]. 中国微创外科杂志,2014,14(11):998-1001.
● [67] 杜泽森,傅俊惠,郑春鹏,等. 胸腹腔镜联合切除 Siewert Ⅱ型食管胃交界部腺癌 48 例[J]. 肿瘤防治研究,2014,41(11):1234-1236.
● [68] 林剑波,李旭,赖繁彩,等. 胸腹腔镜联合三野清扫食管癌根治术 36 例[J]. 福建医科大学学报,2014,48(5):317-320.
● [69] 蔡逊,叶家欣,马丹丹,等. 反穿刺器技术在腹腔镜食管胃交界部腺癌中的应用[J]. 腹部外科,2015,28(1):24-27.
● [70] 杨胜利,茹婷巧,杨劼,等. 单操作孔全胸腔镜手术在纵隔肿物切除中的应用[J]. 华中科技大学学报(医学版),2015,44(3):330-333.
● [71] 王巍炜,李高峰,张勇,等. 胸腔镜单操作孔切除纵隔肿瘤 28 例[J]. 中国微创外科杂志,2015,15(1):59-61.
● [72] * 张海涛,张真榕,冯宏响,等. 胸腔镜与传统正中开胸胸腺扩大切除术治疗重症肌无力的效果比较[J]. 北京医学,2014,36(10):819-821.
● [73] 殷勇. 胸腔镜和传统开胸手术治疗纵隔肿瘤的临床疗效比较[J]. 中国肿瘤临床与康复,2014,21(10):1164-1166.
● [74] 强光亮,梁朝阳,鲍彤,等. 胸腔镜与胸骨劈开胸腺切除术治疗重症肌无力荟萃分析[J]. 中华胸心血管外科杂志,2015,31(4):221-229.
● [75] * 刘志艺,林良安,黄金龙,等. 胸腔镜下胸腺扩大切除治疗非胸腺瘤重症肌无力[J]. 中华胸心血管外科杂志,2014,30(8):479-487.
● [76] 杨玉兵,王耿泽,张海洋. 腹腔镜食管裂孔疝修补联合胃底折叠术治疗胃食管反流病合并食管裂孔疝[J]. 中国普通外科杂志,2014,23(12):1730-1732.
● [77] 张庆斌,韩连奎,刘迪,等. 胸腔镜联合胃镜治疗贲门失弛缓症的临床效果[J]. 贵阳医学院学报,2014,39(6):882-883.
● [78] 赵成鹏,段永福,周晓波,等. 胸腔镜与开放手术治疗小儿先天性膈膨升的比较[J]. 中国微创外科杂志,2015,15(6):502-504.
● [79] 张智慧,邰沁文,吐尔洪江·吐逊,等. 腹腔镜治疗陈旧性创伤性膈疝的初步探讨[J]. 中国微创外科杂志,2015,15(2):143-145.
● [80] 任福强,仇滔,芮军,等. 胸腔镜双侧腋下单切口胸交感神经链切断术治疗手汗症[J]. 中国胸心血管外科临床杂志,2015,22(1):54-56.
● [81] 刘彦国,郑夏,崔健,等. 手汗症胸交感神经切断术中掌温变化与术后疗效[J]. 中华胸心血管外科杂志,2015,31(1):21-23.
● [82] 许志杨,许建新,林建生,等. 手汗症胸交感神经链切断术后生活质量分析[J]. 中国微创外科杂志,2015,15(7):635-637.
● [83] 张正红,葛明建,颜尧雄,等. 使用硬质输尿管镜行单孔胸交感干切断术治疗手汗症 6 例[J]. 中国微创外科杂志,2015,15(4):352-354.
● [84] 许世广,王希龙,童向东,等. 机器人与电视胸腔镜手术治疗纵隔支气管源性囊肿的对比研究[J]. 中国微创外科杂志,2015,15(3):193-196.
● [85] 王述民,童向东,刘博,等. 达芬奇机器人左肺上叶切除术和淋巴结清除术治疗非小细胞肺癌[J]. 中国胸心血管外科临床杂志,2015,22(3):215-219.
● [86] 陈斯泽,陈雪梅,李玉齐,等. 17-AAG 联合紫杉醇对 Eca-109 食管癌细胞增殖的抑制作用[J]. 南方医科大学学报,2015,35(6):844-847.
● [87] 丁妍,王小玲,邓会岩,等. PTEN 对食管癌细胞增殖的影响及机制[J]. 广东医学,2014,35(24):3773-3777.
● [88] 王建华,袁林静,钟志敏,等. GOLPH3 通过 EMT 促进食管癌转移的研究[J]. 中国胸心血管外科临床杂志,2015,22(7):672-677.
● [89] 李文雯,张琳丽,胡国清. 转录因子 Snail 对食管癌 Eca-109 细胞侵袭和迁移的影响[J]. 肿瘤防治研究,2015,42(4):319-323.
● [90] 汪建林,孙志强,于静萍,等. 食管癌细胞株中肿瘤干性细胞群的放射生物学特性[J]. 中华肿瘤杂志,2014,36(8):575-581.
● [91] * 张迪,张哲,范兴龙. 经口底行胸腔内手术的动物实验[J]. 中华胸心血管外科杂志,2014,30(11):668-669.
● [92] 吴培仁,庄严阵,逯晓晖,等. 人乳头状瘤病毒感染与闽南人食管癌发生的关系[J]. 中国胸心血管外科临床杂志,2014,21(6):799-802.
● [93] 尚斌,杨哲,陈华夏,等. ⅡA 期食管鳞癌 Mucin1mRNA 表达阳性患者经 Ivor-Lewis 术后辅助放疗的临床意义[J]. 中华胸心血管外科杂志,2015,31(2):88-92.
● [94] 袁勇,Duranceau Andre,陈龙奇,等. 不同人种食管切除术后残余食管黏膜反流性损伤的比较研究[J]. 中华胃肠外科杂志,2015,18(9):871-874.
● [95] 施贵冬,付茂勇,田东,等. 第 6、7 版 UICC/AJCC 食管癌 TNM 分期系统在食管胃交界腺癌(Siewert Ⅱ型)中的应用比较[J]. 中华胸心血管外科杂志,2014,30(9):521-525.
● [96] 蒋志华,李峰,郁珲. 手术治疗食管及食管胃结合部双源癌 23 例临床分析[J]. 江苏医药,2014,40(22):2794-2795.
● [97] 卢温民,郭占领,杨国红,等. 改良管状胃在食管胸中下段癌手术中的临床应用[J]. 中国医药导报,2015,12(17):72-75.
● [98] 黄建,李仙娥,匡裕康,等. 经左、右胸两种不同的手术入路对食管中下段癌疗效的影响[J]. 实用癌症杂志,2014,29(11):1422-1424.
● [99] 杨富涛. 经左颈胸二切口术与经右颈胸腹三切口术治疗食管癌的疗效对比[J]. 当代医学,2013,19(4):54-55.
● [100] 马洪海,杜贾军. 两种手术路径治疗胸中段食管癌疗效比较[J]. 山东大学学报(医学版),2015,53(1):67-72.
● [101] 梁克,张万青,谢锐. 食管贲门癌切除术中两种胸内机械吻合方法的应用效果比较[J]. 广东医学,2014,35(22):3496-3498.
● [102] 柳硕岩,朱坤寿,郑庆丰,等. 三野与二野淋巴结清扫对胸段食管鳞癌患者术后生存的影响[J]. 中华胸心血管外科杂志,2014,30(11):645-648.
● [103] * 张默言,臧若川,雷文东,等. 未侵及纤维膜的食管鳞癌淋巴结转移规律及其影响因素[J]. 中华胃肠外科杂志,2015,18(9):893-896.
● [104] * 郑庆丰,柳硕岩,朱坤寿,等. 淋巴结跳跃转移对食管胸中段鳞癌患者预后的影响[J]. 中华胸心血管外科杂志,2015,31(6):354-357.
● [105] 王镇,柳硕岩. 食管胸中段鳞癌喉返神经旁淋巴结清扫的临床价值[J]. 中华胃肠外科杂志,2015,18(9):867-870.
● [106] * 毛友生,赫捷,章智荣,等. 胸段食管癌经胸腔镜手术与常规开胸手术淋巴结清扫程度的比较[J]. 中华肿瘤杂志,2015,37(7):530-533.
● [107] 袁杨,任光国,肖波,等. 颈段食管鳞癌患者淋巴结转移的危险因素、区域与预后[J]. 中华胸心血管外科杂志,2014,30(11):670-672.
● [108] * 马钊,陈传贵,段晓峰,等. 病理 N_1 期食管鳞状细胞癌患者淋巴结转移规律及其危险因素[J]. 中华外科杂志,2015,53(7):513-516.
● [109] 陈俊强,朱坤寿,郑雄伟,等. 颈部淋巴结转移胸段食管鳞癌术后患者的预后分析[J]. 中华肿瘤杂志,2014,36(8):612-616.
● [110] 高川,盛冬生,黄乃祥. 食管吻合口扩张术后再狭窄的危险因素分析[J]. 中国胸心血管外科临床杂志,2015,22(4):327-331.
● [111] 王总飞,张瑞祥,刘先本,等. 不常规经鼻胃肠减压在食管癌腔镜手术中应用的可行性研究[J]. 中国胸心血管外科临床杂志,2014,21(4):494-497.
● [112] 王文凭,牛中喜,杨玉赏,等. Ivor-Lewis 食管癌切除术中闭合式空肠营养管置入临床经验[J]. 中国肿瘤临床,2014,41(23):1495-1499.
● [113] 车金泽,季福建,刘选文,等. 保留迷走神经干对早中期食管贲门癌切除术患者的疗效及预后影响[J]. 实用癌症杂志,2015,30(3):386-388.
● [114] 吴文良,全卓勇,刘文,等. 食管下段及胃底切除行"围巾式"食管-胃吻合 98 例分析[J]. 腹部外科,2015,28(2):107-110.
● [115] * 柳硕岩,黄书荣,王枫,等. 单腔、双腔气管插管在胸腔镜联合腹腔镜下食管癌三野根治术中的应用[J]. 中华胸心血管外科杂志,2015,31(5):264-266.
● [116] 马晓,李鹤成,张裔良,等. 腹腔镜下食管癌患者空肠造口的放置[J]. 中国肿瘤临床,

2014,41(23):1500－1502.

● [117] 易航,牟一,刘伟,等.多环黏膜切除术治疗早期食管癌及癌前病变疗效分析[J].中国胸心血管外科临床杂志,2015,22(3):272－275.

● [118] * 黄涛,张红,杨国栋,等.早期食管癌及癌前病变多环黏膜切除60例报告[J].中国微创外科杂志,2015,15(6):492－496.

● [119] 吴正奇,叶玉伟,张志镒,等.内镜黏膜下剥离术治疗食管病变21例[J].中国微创外科杂志,2014,14(8):723－725.

● [120] 张月明,Jacques JGHM Bergman,薛丽燕,等.内镜下射频消融术联合内镜黏膜切除术治疗大面积非表浅平坦型早期食管鳞状细胞癌和癌前病变疗效初探[J].中华胃肠外科杂志,2015,18(9):857－880.

● [121] 李进东,李印,李东方,等.原发性小细胞食管癌外科治疗预后分析[J].中国肿瘤临床,2015,42(3):177－181.

● [122] 高永山,薛占霞,王允.食管多源癌的诊断与治疗[J].中国胸心血管外科临床杂志,2015,22(9):883－885.

● [123] 贺舜,刘勇,刘晓,等.食管鳞癌相关多原发癌的临床特点分析[J].中华医学杂志,2015,95(35):2868－2870.

● [124] 曾战东,张宏伟,刘丰丽.新生儿Ⅰ期胃代食管术治疗长段型食管闭锁[J].中华胸心血管外科杂志,2015,31(7):388－390.

● [125] 赵宁,李奇洙,郭星,等.Hopkins内镜在食管异物取出术中的应用[J].中国医科大学学报,2015,44(7):657－659.

● [126] 李浩,杨合英,张大,等.婴儿巨大食管重复畸形诊治分析[J].中华小儿外科杂志,2014,35(11):827－830.

● [127] 张宏,鲁鹤臻,李志宏,等.腹腔镜Nissen胃底折叠术联合高选择性迷走神经切断术与传统腹腔镜Nissen胃底折叠术治疗胃食管返流病的临床疗效比较[J].吉林大学学报(医学版),2014,40(6):1280－1284.

● [128] * 唐勇,徐恩五,廖明,等.电视胸腔镜手术与胸骨劈开扩大胸腺切除术治疗重症肌无力的临床对比研究[J].中国微创外科杂志,2014,14(12):1077－1080.

● [129] 刘晓青,桑岭,陈思蓓,等.重症肌无力患者胸腺切除术后危象的分析[J].广东医学,2014,35(22):3667－3669.

● [130] * 薛亮,姜明,袁云锋,等.胸骨肿瘤切除后用钛网重建胸壁12例临床分析[J].复旦学报(医学版),2015,42(3):389－392.

● [131] 曹子昂,郑家豪,钱晓哲,等.自体材料和人工仿生材料修复大块胸壁缺损的临床比较[J].中华胸心血管外科杂志,2015,31(1):44－45.

● [132] 张强,宋磊,宁少南,等.肋骨肿瘤手术中计算机导航技术的应用[J].中华胸心血管外科杂志,2015,31(2):96－97.

● [133] 李学兆,陈芳,石锋.胸部微创手术患者肺部感染的预防与控制[J].中华医院感染学杂志,2015,25(15):3510－3512.

● [134] 齐战,刘俊霞,张月花,等.胸外科术后患者呼吸机相关性肺炎的危险因素与预防控制[J].中华医院感染学杂志,2015,25(9):2060－2062.

● [135] 王领会,李玲,张艳燕,等.前纵隔肿瘤患者术后肺部感染的临床分析[J].中华医院感染学杂志,2014,24(22):5581－5583.

● [136] 张艳,王珂,吴光玲,等.急诊开胸手术患者感染的临床分析及干预对策[J].中华医院感染学杂志,2014,24(20):5100－5101.

● [137] 陈雁,李虹庆.胸腔逆行温热灌注卡介菌多糖治疗恶性转移性胸腔积液的效果观察[J].实用癌症杂志,2014,29(10):1338－1340.

● [138] 于洁,张娜,陈诚豪,等.漏斗胸术前CT肺容量测算结果与肺功能检查结果的相关性分析[J].首都医科大学学报,2014,35(6):698－701.

● [139] 张高峰,孙战文.普胸外科术后二次开胸止血19例体会[J].中国现代手术学杂志,2014,18(6):457－459.

● [140] 崔健,黄宇清,陈应泰,等.35例原发性自发性气胸术后再次手术治疗[J].中华胸心血管外科杂志,2015,31(8):477－480.

● [141] 黄标通,熊卫民,龙建平,等.改进关胸技术对开胸术后疼痛及血气分析的影响[J].中国胸心血管外科临床杂志,2014,21(6):839－841.

● [142] 屈灿,王小文,黄春,等.硫酸镁预防肺叶切除术后房颤的前瞻性队列研究[J].上海交通大学学报(医学版),2015,35(4):554－558.

文　选

先天性气管狭窄气道形态评估和早期预后的相关性 [中华胸心血管外科杂志,2015,31(8):494]　杜舟等回顾性分析2007年4月至2013年6月先天性气管狭患儿的临床资料。选择狭窄程度、狭窄长度、术前分型等因素,应用SPSS 19.0分析影响患儿早期预后的因素。52例先天性气管狭患儿的术后3个月生存率为73.1%,死亡14例。Log－rank检验和Cox多因素分析显示,狭窄程度和术前Anton－Pacheco分型与患儿早期预后相关,为影响患儿预后的独立影响因素($P<0.05$)。狭窄长度、Cantrell分型和术前感染情况与早期预后无明显相关性($P>0.05$)。死亡组的体外循环(CPB)时间明显长于生存组($P<0.05$)。结论认为,依据R_2的分组的术后生存期组间差异显著;Cox多因素回归模型中,R_2也是CTS患儿的独立预后因素。术前CT评估中,狭窄程度越严重,术后早期死亡的风险越高。气管狭窄程度和Anton－Pacheco分型可能会显著影响先天性气管狭患儿的早期术后生存,当狭窄程度大于80%,患儿早期生存率可能会显著下降。准确的术前评估对判断先天性气管狭患儿的早期预后具有重要的意义。

(宁　晔)

述评·气管手术无论在成人还是在小儿外科都属于疑难手术,手术难度较高,术后并发症较多,手术效果并不能完全保证。而先天性气管狭窄手术难度更大,该文对52例先天性气管狭患儿进行了回顾性研究,发现狭窄程度和术前Anton－Pacheco分型与患儿早期预后相关,狭窄长度、Cantrell分型和术前感染情况与早期预后无明显相关,死亡组的体外循环(CPB)时间明显长于生存组。该研究为临床工作提供了患儿预后相关的证据,为临床手术的术前评估提供了指导。

(赵学维)

袖状切除在中央型肺癌中的应用 [贵阳医学院学报,2015,40(1):83]　王坤等将58例中央型期肺癌患者,按手术术式分为观察组和对照组,各29例。观察组患者接受袖状切除术,对照组患者接受全肺切除术,比较两组患者的手术时间、术中出血量、拔除胸管时间、胸液引流量远期疗效以术后卧床时间、(3 年和 5 年)生存率、复发率及肺功能改变。观察组患者手术时间明显长于对照组,术中出血量、拔除胸管时间、胸液引流量、术后卧床时间均明显低于对照组,差异有统计学意义($P<0.05$);两组患者 3 年和 5 年的生存率、复发率以及存活时间无差异($P>0.05$);观察组 1 s 用力呼气容积(FEV_1)和用力肺活量(FVC)明显高于对照组,差异有统计学意义($P<0.05$)。结论认为,袖状切除术有助于减小手术创伤,术后恢复快,能较好地保留患者的肺功能,且疗效与全肺切除术相当。

(宁 晔)

述评 · 袖状切除手术在中央型肺癌治疗中具有相当重要的作用,手术不仅仅切除了肿瘤,同时也最大限度保证了患者的肺功能,为患者术后的生存质量提供最大限度的保障。该研究中将 58 例患者随机分为两组,进行治疗并进行了比较,认为术后生存率及复发率无明显差异。袖状切除手术在保证了手术根治效果的基础上最大限度保留了患者的肺功能,值得临床医师学习并推广。

(赵学维)

临床 I 期非小细胞肺癌 N_1 淋巴结转移的危险因素 [中华胸心血管外科杂志,2015,31(3):161] 姜冠潮等回顾性分析 2006 年 9 月至 2013 年 12 月手术治疗的 612 例 NSCLC 患者的临床资料。通过单因素及多因素分析筛选出临床 I 期 NSCLC 发生肺内淋巴结转移的独立危险因素,以分析肺内(N_1)淋巴结转移的危险因素,以提高术前 N 分期的准确性,指导手术方式及治疗策略的制订。统计结果显示,术后病理为 pN_1 者 59 例(9.6%,59/612)。单因素分析显示,男性、吸烟史、肿瘤直径、肿瘤位置(中央型)、病理类型(非腺癌)、肿瘤分化程度及肿瘤周边脉管微浸润为临床 I 期 NSCLC 患者发生 N_1 转移的危险因素。多因素分析显示肿瘤直径($OR=1.903$, $P<0.01$)、肿瘤分化程度($OR=2.591$, $P<0.01$)和脉管浸润($OR=6.170$, $P<0.01$)是临床I期 NSCLC 患者发生 N_1 转移的独立危险因素。对肿瘤直径进行 ROC 曲线分析,结果得出 2 cm 作为肿瘤直径的临界点,肿瘤直径≤2 cm 时,N_1 转移率为 4.9%;肿瘤直径 >2 cm 时,N_1 转移率为 15.0% ($P=0.003$)。通过分析数据,结论认为I期 NSCLC 患者的肺内淋巴结转移率(pN_1)为 9.6%。肿瘤直径,肿瘤分化程度和脉管浸润为临床 I 期 NSCLC 肺内淋巴结转移(pN_1)的独立危险因素。直径 >2 cm 的临床 I 期 NSCLC 患者术前应考虑行 PET - CT 或者 EBUS - TBNA 等有创检查以明确 N 分期。

(陶显东)

述评 · 该文通过回顾性分析,总结 NSCLC 发生肺内淋巴结转移的独立危险因素,认为肿瘤直径、分化程度、脉管浸润为独立危险因素,这与临床观点一致。直径 >2 cm 的临床I期 NSCLC 患者术前应考虑行 PET - CT 或者 EBUS - TBNA 等有创检查以明确 N 分期。这一观点值得临床工作者借鉴。

(吴 彬)

意外性 N_1 期非小细胞肺癌患者的预后分析 [中华肿瘤杂志,2015,37(5):387] 解明然等对回顾性分析 2003 年 1 月至 2009 年 12 月术后病理诊断为 $pT_{1\sim3}N_1M_0$期的 183 例 NSCLC 患者。其中意外性 N_1 期 78 例,临床性 N_1 期 105 例,比较两组患者的临床病理特征、中位生存时间、5 年生存率和转移复发情况。意外性 N_1 期组患者的 T 分期、肿瘤直径、淋巴结转移站数、淋巴结转移数量和手术方式与临床性 N_1 期组比较,差异有统计学意义($P<0.05$)。意外性 N_1 期组患者的中位生存时间为 47 个月,1、3 和 5 年生存率分别为 85.9%、57.4% 和 42.5%。临床性 N_1 期组患者的中位生存时间为 30 个月,1、3 和 5 年生存率分别为 74.3%、44.6% 和 28.8%。意外性 N_1 期组患者的生存率明显优于临床性 N_1 期组,差异有统计学意义($P=0.007$)。意外性 N_1 期组患者的局部复发率(10.3%)低于临床性 N_1 期组(21.9%),差异有统计学意义($P=0.038$)。多因素分析结果显示,T 分期、术前 N 分期、淋巴结转移站数和辅助化疗为 N_1 期。结论认为,术前 T 分期、N 分期、术后淋巴结转移范围和是否行辅助性化疗均为影响 N_1 期 NSCLC 患者预后的重要因素。不同临床表现的 N_1 期 NSCLC 患者预后存在一定的异质性,意外性 N_1 期 NSCLC 患者在远期生存和局部复发方面存在优势。

(宁 晔)

述评 · 意外淋巴结转移在肺癌术后患者中并不少见,对此类患者的随访及治疗与患者的预后息息相关。该研究中对意外 N_1 淋巴结转移的患者进行了随访研究。结果显示,术前 T 分期、N 分期、术后淋巴结转移范围和是否行辅助性化疗均为影响 N_1 期 NSCLC 患者预后的重要因素。对于临床工作中,应该加强对患者术前淋巴结转移的评估,提高患者术前的诊断准确率,术前对纵隔淋巴结的转移评估并进行预测,有利于术中有的放矢地进行淋巴结的清扫,从而更有效地提高患者的术后生存。

(赵学维)

VATS 解剖性肺切除术对非小细胞肺癌的疗效研究 ［实用癌症杂志，2015，30(6)：828］ 李高为了研究 VATS 解剖性肺切除术对非小细胞肺癌的临床疗效。回顾性地分析了 148 例接受 VATS 解剖性肺切除术治疗的Ⅰ/Ⅱ期非小细胞肺癌患者的临床资料。统计结果显示，所有患者切口长度为(7.9 ± 1.50)cm，手术时间为(149.58 ± 10.45)min，术中出血量为(149.59 ± 20.98)ml。鳞癌发病率最高为 46.62%，各病理类型比例存在统计学差异($P < 0.05$)。术后并发症发生率为 14.86%，各类并发症发生率无统计学差异($P < 0.05$)。5 年生存率为 68.24%，各年生存率存在统计学差异($P < 0.05$)。因此，结论认为 VATS 解剖性肺切除术治疗非小细胞肺癌 5 年生存率高，创伤小，恢复快，并发症发生率低，值得应用于临床。

（陶显东）

述评 · 该文通过回顾性资料分析 VATS 解剖性治疗非小细胞肺癌的疗效，经过数据统计后得出结论认为 VATS 解剖性肺切除值得应用于临床。该结论符合目前的临床普遍观点，但是作者得出结论的论据明显不足，作者在未设置对照组的情况下进行数据分析，没有与传统方法的比较，如何能说明这一方法不亚于传统方法，不能证明这一点，如何能说明该方法值得应用临床，这是本文不足之处。

（吴 彬）

胸腔镜和腹腔镜联合手术与开放手术治疗食管癌的回顾性队列研究 ［中华外科杂志，2015，53(5)：378］ 杨军等对 2011 年 3 月至 2014 年 3 月江苏省泰兴市人民医院胸外科 62 例胸腔镜与腹腔镜联合手术患者(腔镜组)和 62 例开放手术的患者(开放组)的临床资料进行分析。两组均为男性 45 例，女性 17 例；平均年龄分别为(62 ± 9)岁和(62 ± 8)岁。两组患者在年龄、肿瘤部位、病理类型及肿瘤分期等方面差异均无统计学意义。胸腔镜组的术中出血量［(231 ± 40)ml *vs.* (302 ± 37)ml，$t = 4.63$，$P = 0.000$］、术后胸腔引流量［(490 ± 41)ml *vs.* (1 090 ± 43)ml，$t = -79.59$，$P = 0.000$］和术后住院时间［(16 ± 4)d *vs.* (17 ± 4)d，$t = -2.61$，$P = 0.010$］低于开放组；手术时间［(272 ± 39)min *vs.* (212 ± 15)min，$t = 3.97$，$P = 0.000$］、淋巴结清扫数目［(30 ± 5)个 *vs.* (28 ± 4)个，$t = 2.39$，$P = 0.018$］和胸部淋巴结清扫数目［(15 ± 4)个 *vs.* (14 ± 3)个，$t = 2.59$，$P = 0.011$］高于开放组。两组分别有 19 例和 31 例发生术后并发症，差异有统计学意义($\chi^2 = 4.83$，$P = 0.028$)。腔镜组 3 年累积生存率为 73.2%，开放组为 71.4%，差异无统计学意义($\chi^2 = 0.170$，$P > 0.05$)。结论认为，胸腹腔镜联合治疗食管癌在出血量、住院时间和并发症等方面优于开放手术，但 3 年累积生存率无统计学差异。

（宁 晔）

述评 · 微创手术在胸外科的发展首先是以胸腔镜肺叶切除为代表，目前食管癌手术也可通过胸、腹腔镜结合，完成全腔镜食管癌根治手术。相对于传统的开胸手术，胸腔镜食管癌切除手术是安全、可靠的手术方式，可完成解剖意义上的肿瘤彻底切除和淋巴结清扫，疗效与开胸手术相当。目前临床上逐步发展到胸腔镜下肺段切除、支气管袖式成形术等复杂的手术方式。随着胸腔镜手术方法的不断改进，术后并发症发生率也大大降低。

（赵学维）

胸腔镜与传统正中开胸胸腺扩大切除术治疗重症肌无力的效果比较 ［北京医学，2014，36(10)：819］ 张海涛等回顾性分析 1990 年 6 月至 2010 年 12 月收治的 173 例因 MG 行手术治疗患者的临床资料。其中男 75 例，女 98 例；年龄 33～67 岁；均为确诊 MG 并于胸外科完成手术者，其中 119 例为伴有肌无力症状的胸腺瘤患者，54 例为伴有肌无力症状但术前检查无胸腺瘤的患者。胸腔镜组 71 例，无围术期死亡病例，症状完全消失 9 例(12.7%)，药物治疗减量 23 例(32.4%)，症状部分缓解 38 例(53.5%)，症状无变化或加重 1 例(1.4%)。正中开胸组 102 例，无围术期死亡病例，症状完全消失 11 例(10.8%)，药物治疗减量 40 例(39.2%)，症状部分缓解 48 例(47.1%)，症状无变化或加重 3 例(2.9%)。胸腔镜组和开胸组术后近期缓解率分别为 98.6%、97.1%，远期缓解率依次为 91.5%、90.2%，差异无统计学意义($P > 0.05$)。胸腔镜组术后疼痛评分和住院时间低于开胸组［(5.3 ± 2.6)分 *vs.* (6.2 ± 1.7)分，$P = 0.047$；(3 ± 1)d *vs.* (6 ± 2)d，$P = 0.021$］。结论认为，胸腔镜与正中开胸胸腺扩大切除术手术安全性高，术后患者症状缓解率满意。与正中开胸术式相比，胸腔镜手术具有创伤小、术后住院时间短等优点。

（宁 晔）

述评 · 胸腺瘤是前纵隔最常见的肿瘤，手术入路的选择是一个值得探讨的课题，传统手术通过劈开胸骨或侧胸入路及颈部入路，具有术野开阔、暴露好的特点，但是手术创伤大、术后恢复时间长，而胸腔镜下胸腺瘤切除术伤口美观、疼痛轻、出血少、恢复快，但是存在手术风险较大，胸腔镜技术要求高等特点。该研究中结论认为胸腔镜下手术能够达到开胸手术相同的治疗效果，同时具有创伤小、术后住院时间短等优点，相信随着胸腔镜技术的普及，以及技术的提高，胸腔镜下手术将成为主流手术治疗胸腺瘤。

（赵学维）

胸腔镜下胸腺扩大切除治疗非胸腺瘤重症肌无力 ［中华胸心血管外科杂志，2014，30（8）：479］ 刘志艺等顾112例胸腔镜下胸腺扩大切除术治疗非胸腺瘤重症肌无力患者的临床资料，其中男47例，女65例；年龄18～70岁，平均40.9岁。应用美国重症肌无力协会制定的治疗后状况分类评价术后治疗效果，采用Kaplan－Meier法及Cox回归模型分析各种可能的影响因素。访1.5～6.2年，平均3.2年，无失访。无加重及死亡病例，其中完全稳定缓解54例（48.2%），药物缓解21例（18.8%），微小症状表现10例（8.9%），改善7例（6.3%），无变化20例（17.8%）。多因素分析显示：年龄（$P<0.01$，$OR=3.468$）、术前病程（$P<0.01$，$OR=3.203$）、术后病理（$P<0.01$，$OR=3.064$）是非胸腺瘤重症肌无力患者术后治疗效果的独立影响因素。结论认为，胸腔镜下胸腺扩大切除治疗非胸腺瘤重症肌无力治疗效果满意，年龄、术前病程及胸腺病理类型影响手术治疗效果。

（宁　晔）

述评·胸腺瘤是前纵隔最常见的肿瘤，传统手术通过劈开胸骨或侧胸入路及颈部入路，具有术野开阔、暴露好，但是手术创伤大、术后恢复时间长等特点；胸腔镜下胸腺瘤切除术伤口美观、疼痛轻、出血少、恢复快等优点。但是在临床实际应用中要做好术前评估，详细了解肿瘤与周围组织血管的关系，尤其与无名静脉的关系。该研究中作者使用胸腔镜下胸腺扩大切除治疗非胸腺瘤重症肌无力取得一定疗效，为开展胸腔镜下手术治疗非胸腺瘤重症肌无力提供了新的经验。

（赵学维）

经口底行胸腔内手术的动物实验 ［中华胸心血管外科杂志，2014，30（11）：668］ 张迪等通过动物实验，沿着探索一种新的胸腔手术路径：经口底-气管前胸骨后间隙，进入胸腔施行胸腔内手术。手术方法如下：实验犬取平卧位，头后仰，四肢固定，术者及助手位于动物头侧。在门齿后方，舌系带前方做一约10 mm的切口，切开舌系带，分离口底肌肉群，在皮下组织和浅筋膜之间，通过充入CO_2，建立操作通道，置入针式胸腔镜（5 mm，30°）、超声刀，沿气管前间隙逐渐分离组织，牵拉颈部皮肤，充分显露气管。用超声刀、活检钳切开右侧纵隔胸膜，进入胸腔，利用超声刀切除小块肺组织，做活检，于胸腔镜监视下，将切除肺组织经气管前间隙、经口取出，检查胸腔内及气管前间隙无活动性出血后，缝合口底切口及舌系带。实验对象为杂种犬6只，皆顺利完成手术，术中无严重并发症发生。结论认为该手术利用针式胸腔镜完成，操作空间大，相对安全。

（陶显东）

述评·该文介绍了一种新的胸腔镜入路，并且在杂种犬身上实验成功进行肺活检，丰富了胸腔镜技术的应用；但是由于犬类和人类口腔结构差异较大，该方法是否能应用于灵长类及人类，需要进一步的验证。另外，该方法是否实用，是否优于传统方法，还需要作者进一步的进行论证实验。

（吴　彬）

未侵及纤维膜的食管鳞癌淋巴结转移规律及其影响因素 ［中华胃肠外科杂志，2015，18（9）：893］ 张默言等回顾性分析2011年1月至2014年8月在中国医学科学院肿瘤医院行食管癌根治术且术后病理证实肿瘤未侵及纤维膜的484例食管癌患者的临床资料，总结不同部位食管癌的淋巴结转移规律，并对影响淋巴结转移的相关因素进行分析。全组患者淋巴结转移率为32.0%（155/484），其中胸上段、胸中段和胸下段食管癌的淋巴结转移率分别为26.2%（16/61）、27.4%（55/201）和37.8%（84/222）。在出现淋巴结转移的胸上段食管癌患者中，双侧喉返神经旁或气管食管沟区域淋巴结转移概率分别为43.8%（7/16）和37.5%（6/16）；胸中段食管癌中右喉返神经旁、中段食管旁、下段食管旁及膈肌角淋巴结转移概率为25.5%（14/55）、29.1%（16/55）、36.4%（20/55）和36.4%（20/55）；胸下段食管癌中中段食管旁、下段食管旁及膈肌角淋巴结转移概率为32.1%（27/84）、22.6%（19/84）和36.9%（31/84）。结论认为，不同部位食管鳞癌的淋巴结转移情况不同；肿瘤浸润深度、肿瘤大小及肿瘤分化程度均是未侵及纤维膜的食管癌发生淋巴结转移的危险因素。对于上段食管癌，双侧喉返神经旁淋巴结是转移的最高发区，而中段食管癌发生喉返神经旁淋巴结转移的概率也比较高。部分学者认为，胃左血管旁淋巴结是食管癌区域淋巴结转移的最后一站。由于此站淋巴结发生跳跃性转移的概率较大，故无论肿瘤位置在何处，均应在术中进行此站淋巴结清扫。对于上段及中段食管癌，建议采用右侧开胸入路进行食管癌切除并进行淋巴结清扫，以彻底清扫双侧喉返神经旁淋巴结及胃左血管旁淋巴结，明确病理分期并预测预后。而对于下段食管癌，可考虑采用左侧开胸入路行食管癌切除及淋巴结清扫，以减少手术创伤及术后吻合口瘘的严重并发症发生概率。对于中下段食管癌，胃左血管旁淋巴结均应是淋巴结清扫的重点区域。

（宁 晔）

述评·淋巴结清扫在食管癌根治手术中有非常重要的价值，如何清扫及确定清扫的范围一直是一个有争议的课题。该文对未侵及纤维膜的食管鳞癌患者的淋巴结转移规律进行了进一步的描述，对不同位置的未侵及纤维膜的食管癌的淋巴结转移特点及影响因素进行分析，为临床工作中食管癌根治术淋巴结的清扫提供了新的证据，并具有一定指导意义。

（赵学维）

淋巴结跳跃转移对食管胸中段鳞癌患者预后的影响 ［中华胸心血管外科杂志，2015，31(6)：354］ 郑庆丰等收集1999年1月至2007年12月695例接受MKeown术式的胸中段食管鳞癌患者资料，分析探讨淋巴结跳跃转移与食管胸中段鳞癌临床病理因素的相关性及其预后价值。通过统计学分析，结果显示226例(32.5%)患者发生淋巴结跳跃转移，469例(67.5%)患者为淋巴结连续转移。两组患者年龄、性别、肿瘤分化程度及淋巴结清扫范围差异均无统计学意义；两组患者间肿瘤浸润深度(T分期)及淋巴结转移个数(N分期)差异有统计学意义；淋巴结跳跃转移更多发生在相对早期的患者。单因素生存分析显示，淋巴结跳跃转移患者预后明显好于连续转移患者($P<0.001$)。Cox多因素回归分析显示，淋巴结跳跃性转移与食管癌预后无明显相关性。不同N分期亚组中，淋巴结跳跃转移组预后与连续转移组差异无统计学意义。$T_{1\sim2}$期患者，跳跃转移预后与连续转移5年生存率差异无统计学意义($P=0.059$)；$T_{3\sim4}$期患者，跳跃转移预后与连续转移5年生存率差异显著($P=0.001$)。根据不同淋巴结转移部位，将淋巴结跳跃转移病例分为颈部及腹腔淋巴结转移组(45例，19.9%)、单纯颈部淋巴结转移组(120例，53.1%)和单纯腹腔淋巴结转移组(61例，27.0%)，3组患者淋巴结转移个数(N分期)差异有显著统计学意义($P<0.001$)，不同N分期亚组术后生存差异无统计学意义。因此，结论认为三野淋巴结清扫可以减少局部病变明显的$T_{3\sim4}$期鳞癌患者的复发，提高5年生存率。

（陶昱东）

述评·该文通过回顾性分析中段食管癌患者临床资料与淋巴结跳跃转移的相关性，提出淋巴结跳跃转移于食管癌预后无明显相关性，同时作者指出单纯颈部淋巴结转移组占比53%，并且与其他组别差异巨大，并且有统计学意义，故而认为三野淋巴结清扫可以减少局部病变明显的$T_{3\text{-}4}$期鳞癌患者的复发，提高5年生存率。该观点对临床具有指导意义，但尚需进一步验证探讨。

（吴 彬）

胸段食管癌经胸腔镜手术与常规开胸手术淋巴结清扫程度的比较 ［中华肿瘤杂志，2015，37(7)：530］ 毛友生等收集2009年5月至2013年7月间经胸腔镜手术治疗的129例患者(胸腔镜组)的临床资料，选择同期经右侧常规开胸手术、具有相同术前临床分期的129例胸段食管癌患者(常规开胸组)进行配对比较。回顾性分析两组患者的近期疗效，研究两种方式在胸腔镜手术探索发展的初期淋巴结清扫和并发症方面是否存在差异。胸腔镜组和常规开胸组患者的年龄、性别、病变位置和术前临床分期差异均无统计学意义(P均>0.05)。胸腔镜组和常规开胸组患者的总淋巴结阳性率分别为35.7%和37.2%，差异无统计学意义($P=0.897$)。胸腔镜组和常规开胸组患者的平均清扫淋巴结总枚数分别为12.1和16.2枚，差异有统计学意义($P=0.001$)。胸腔镜组和常规开胸组患者的平均清扫淋巴结总组数分别为3.2和3.6组，差异有统计学意义($P=0.038$)。胸腔镜组和常规开胸组患者的左侧喉返神经旁平均淋巴结清扫枚数分别为2.0和3.7枚，差异有统计学意义($P=0.012$)；右侧喉返神经旁平均淋巴结清扫枚数分别为2.9和3.4枚，差异无统计学意义($P=0.231$)。胸腔镜组和常规开胸组患者的总并发症发生率分别为41.1%和42.6%，差异无统计学意义($P=0.801$)；心肺并发症发生率分别为25.6%和27.1%，差异无统计学意义($P=0.777$)；手术相关并发症发生率均为18.6%；死亡率均为0.8%。胸腔镜组和常规开胸组患者的平均输血率分别为23.2%和41.8%，差异有统计学意义($P=0.001$)。胸腔镜组和常规开胸组患者的平均住院天数分别为15.9和19.2天，差异有统计学意义($P=0.049$)。胸腔镜组和常规开胸组患者的平均手术时间分别为161.3和127.8分钟，差异有统计学意义($P<0.01$)。结论认为，在探索应用胸腔镜手术治疗胸段食管癌初期，清扫淋巴结总组数、总枚数和左侧喉返神经

链淋巴结清扫程度均差于常规开胸手术组。在胸腔镜食管癌手术初期，宜选择无明显外侵和淋巴结转移的早期食管癌患者进行探索治疗

（宁 晔）

述评·食管癌的微创手术因涉及胸腔、腹腔，甚至颈部，具有一定的技术难度，目前在国内没有像肺癌微创手术那样在国内大面积的推广。结论认为相对于传统的开胸手术，胸腔镜食管癌手术的淋巴结清扫与开胸手术相比明显较差，提示食管癌手术目前仍以开胸手术的淋巴结清扫具有优势，或在胸腔镜手术中淋巴结的清扫仍有待提高。

（赵学维）

病理 N_1 期食管鳞状细胞癌患者淋巴结转移规律及其危险因素 ［中华外科杂志，2015，53（7）：513］ 马钊等回顾性分析2005年1月至2008年12月天津医科大学肿瘤医院食管肿瘤科181例接受食管癌切除术的病理 N_1 期患者的临床资料。以探讨病理 N_1 期食管鳞状细胞癌淋巴结转移规律及其危险因素。其统计资料如下：患者男性154例，女性27例；年龄38～84岁。手术采用左胸入路69例，右胸入路112例，均行系统性淋巴结清扫。应用 χ^2 检验和 Logistic 回归对各部位淋巴结转移与临床因素的相关性进行单因素和多因素分析。结果显示，早期淋巴结转移率较高部位为中下食管旁（38.4%）、贲门周围（35.3%）和胃左动脉旁淋巴结（38.8%）。单因素分析结果显示，中下食管旁淋巴结转移只与浸润深度正相关（$\chi^2=11.754, P=0.009$）。上纵隔淋巴结转移与肿瘤部位有关（$P=0.039$）。中下纵隔淋巴结转移与浸润深度（$\chi^2=8.694, P=0.034$）和 TNM 分期（$\chi^2=6.906, P=0.032$）有关。腹部淋巴结转移与肿瘤部位、肿瘤最大径、浸润深度和 TNM 分期均有关（$\chi^2=5.713 \sim 16.749, P<0.05$）。多因素分析结果显示，肿瘤部位为腹部淋巴结转移的独立危险因素。

（陶显东）

述评·该文通过回顾性分析资料，探讨了 N_1 期食管鳞状细胞癌淋巴结转移的规律。认为早期淋巴结转移率较高部位位于中下食管旁、贲门周围和胃左动脉旁淋巴结，肿瘤的部位与上纵隔和腹部淋巴结的转移相关性大，肿瘤浸润深度对中下段食管旁淋巴结转移相关性强。这对临床手术者具有很好的指导意义，对于食管鳞状细胞癌手术时有重点的选择淋巴结清扫很有帮助，值得推广。

（吴 彬）

单腔、双腔气管插管在胸腔镜联合腹腔镜下食管癌三野根治术中的应用 ［中华胸心血管外科杂志，2015，31（5）：264］ 柳硕岩等回顾性分析2010年1月至2013年11月165例行全腔镜食管癌三野根治术的患者临床资料。将其中单腔气管插管和双腔气管插管患者分组统计对比，评价单腔气管插管与双腔支气管插管在胸腔镜联合腹腔镜下食管癌三野淋巴结清扫术（全腔镜食管癌三野根治术）中的应用及对术后肺部并发症的影响。通过统计学比较，结果显示单腔、双腔气管插管患者发生肺部并发症分别为11例（16.42%）、34例（34.69%）（$P=0.010$），插管时间分别为（1.45±0.22）min、（6.53±0.59）min（$P=0.000$），清扫淋巴结总数（42.76±18.11）枚/例、（34.32±15.80）枚/例（$P=0.002$），清扫左喉返神经链淋巴结数（3.19±2.53）枚/例、（1.30±2.14）枚/例（$P=0.000$）。通过该结果结论认为，单腔气管插管在全腔镜食管癌三野根治术中较双腔支气管插管更省时，并且更有利于上纵隔淋巴结清扫。

（陶显东）

述评·目前胸腔镜下食管癌根治术越来越被临床医师和患者所接受，理论和技术也日趋成熟，而气管插管是该手术的基础，双腔插管是传统方法，但是费时费力。单腔插管合并人工气胸是新流行起来的方法，该方法简单易行，作者将两者进行对照研究，以科学方法证明单腔气管插管合并人工气胸在全腔镜食管癌三野根治术的优势，结论可靠，论证合理，值得推广。

（吴 彬）

早期食管癌及癌前病变多环黏膜切除60例报告 ［中国微创外科杂志，2015，15（6）：492］ 黄涛等于2011年12月至2013年10月对60例胃镜及病理确定的早期食管癌及癌前病变，于胃镜下1.2%卢戈液染色，确定病灶并标记切除范围，安装多环黏膜切除器，自口侧将病灶上缘及标记点上皮层吸入，释放橡胶环完成套扎，用圈套器电凝切除，收集组织标本；重复吸引、套扎、切除至病灶完全切除。60例共84处病灶，1例术中出血转胸外科手术，其余59例83处（98.3%）病灶均一次性成功切除。使用皮圈1～12发，共用皮圈289发，平均4.8发/例。手术时间10～60 min，平均23.5 min；切除长度1.0～10 cm，宽度不超过3/4食管周径；3例（5.0%）术中明显出血，2例术中止血，1例转外科手术，术后无一例出血。术中穿孔1例（1.7%），置入全覆膜金属支架保守治疗成功。术后病理：全部标本基底无癌残

留，原位癌9例，高级别瘤变29例，低级别瘤变12例，角化不全6例，颗粒细胞瘤1例，息肉/炎性增生3例。59例随访1~23个月，2例(3.4%)食管狭窄，经探条扩张吞咽困难缓解，无一例局部复发及发现淋巴结转移。结论认为，可作为治疗早期食管癌或癌前病变的方法之一，用于早期食管癌及癌前病变的治疗是安全的。本法无须黏膜下注射，操作相对简便快捷，严格掌握适应证和规范操作过程，可减少并发症的发生，即使出现相关并发症，几乎都可以通过内镜的其他技术处理，极少需要行传统开胸手术治疗。该方法近期疗效显著，值得广泛推广。

（宁　晔）

述评・近年来早期食管癌的微创治疗的兴起，为部分早期食管癌的患者带来了新的治疗手段。内镜下食管癌黏膜下切除手术，可以对局限于食管黏膜层内的原位癌进行根治性切除的治疗，并且能保证根治效果。对于行此类手术的患者，术前必须进行充分的评估，可明显减少术中并发症的发生，及术后复发转移的风险。该研究中所使用的多环黏膜切除技术是对此技术的进一步发展和改进，从研究结果看，此方法无须黏膜下注射，操作更为简便快捷，严格掌握适应证和规范操作过程可减少并发症的发生，极少需要行传统开胸手术治疗。该方法近期疗效显著，值得广泛推广。

（赵学维）

电视胸腔镜手术与胸骨劈开扩大胸腺切除术治疗重症肌无力的临床对比研究 ［中国微创外科杂志，2014，14(12)：1077］ 唐勇等回顾性分析2008年1月至2012年6月扩大胸腺切除治疗重症肌无力70例，以比较电视胸腔镜手术(VATS)与胸骨劈开扩大胸腺切除治疗重症肌无力的疗效。研究采用分组对照研究，VATS组43例，胸骨劈开组27例，比较两组术中、术后情况及治疗效果。结果显示，VATS组术中出血量中位数100 ml，明显少于胸骨劈开组中位数200 ml($Z=-4.462$, $P=0.000$)，VATS组引流管留置时间中位数2 d，明显短于胸骨劈开组3 d($Z=-3.358$, $P=0.001$)；VATS组ICU时间中位数1 d，明显短于胸骨劈开组中位数3 d($Z=-4.715$, $P=0.000$)；VATS组住院费用(25 897.8 ± 12 743.8)元，明显低于胸骨劈开组(45 568.8 ± 29 413.5)元($t=-3.858$, $P=0.000$)。2组术后随访16~66个月，中位数28个月，术后12个月2组治疗效果无显著性差异($Z=-0.593$, $P=0.553$)。通过数据对比，结论认为VATS扩大胸腺切除术具有创伤、小费用低、恢复快的优点，值得推广。

（陶显东）

述评・通过对比研究，该文认为VATS手术比传统胸骨劈开扩大胸腺手术治疗重症肌无力创伤花费更小，恢复更快，而疗效相似，值得临床推广。该文的观点符合临床普遍共识，通过科学的对比研究，进一步加深了这一共识。但该文的研究未涉及并发症的对比研究，以及严重并发症的对比研究，限制了该文的深度。

（吴　彬）

胸骨肿瘤切除后用钛网重建胸壁12例临床分析 ［复旦学报(医学版)，2015，42(3)：389］ 薛亮等回顾复旦大学附属中山医院胸外科2005年11月至2014年5月根治性切除，并以钛网重建胸壁缺损的胸骨肿瘤患者共12例，对其临床特点、诊治方法、病理及随访结果进行分析。12例患者均能扪及胸骨肿块，其中6例伴有不同程度的胸痛症状。切除胸骨肿瘤后均采用钛网修补行一期胸壁重建。术后并发纵隔血肿1例、急性左心衰1例、肺不张1例，无围手术期死亡。术后病理诊断：软骨肉瘤5例，软骨瘤1例，浆细胞瘤2例，横纹肌肉瘤1例，低度恶性间叶源性肿瘤1例，转移性甲状腺滤泡癌1例，PNET/Askin瘤1例。随访至2014年5月，其中2例已死亡，均为软骨肉瘤患者。结论认为，术前根据胸部CT和磁共振检查设定手术切除范围，对于预计切除后胸壁缺损面积较大的患者，由胸外科医师和整形外科医师密切协作，选取最佳的重建手术方式。直径小于5 cm的骨性缺损未必需要胸壁重建。钛网具有足够的硬度和弹性，便于根据缺损形状进行裁剪，同时对MRI检查妨碍较小，因此本组12例胸骨肿瘤切除后的胸壁缺损均采用了钛网重建骨性胸廓，大部分病例还游离并转移胸大肌瓣覆盖在钛网表面。其中2例的切除范围涉及胸锁关节，故加取自体髂骨填塞植骨。

（宁　晔）

述评・胸壁肿瘤切除后的胸壁缺损重建是恢复患者胸部外形，恢复患者正常呼吸功能的关键。常见的人造重建材料包括钛网(板)、涤纶布、硅橡胶、表面带孔的有机玻璃板等；自体重建材料包括肌皮瓣(胸大肌、背阔肌等)、自体髂骨、自体肋骨等。该研究中使用钛网对胸骨肿瘤切除术后的患者进行了胸壁的重建，取得了一定的疗效，为胸壁肿瘤切除术后胸壁重建手术提供了一种全新的材料，并打开了新的思路。

（赵学维）

心血管外科

本年度收集论文 370 篇,纳入一年回顾 115 篇,占 31.1%;收入文选 22 篇,占 5.9%。

一年回顾

一、先天性心脏病

(一)房间隔缺损

房间隔缺损是一种常见的先天性心脏病,其发病率为所有先心病的 10%~15%。传统直视下手术修补疗效可靠,适应证广,但手术创伤大。卢衡等[1]报道了 32 例患者在经胸和(或)经食管超声监测下行经皮房间隔缺损封堵术,全部患者封堵成功,1 例术后即刻经胸超声复查存在少量残余分流,术后 1 个月复查示残余分流消失。其余 31 例患者在术后即刻、1 个月、3 个月复查经胸超声,均未见封堵器移位、残余分流等并发症。曹华等[2]*对 5 例房间隔缺损患者采取不需要 X 线设备、完全经胸彩超引导经皮股静脉穿刺,术中使用特殊的输送鞘管,应用房间隔缺损封堵伞嵌入房间隔缺损处将其封闭。结果 5 例患者均封堵成功,围术期顺利,无发生封堵伞移位、无残余瘘及血栓等相关并发症。郭晓博等[3]对 53 例 ASD 直径 25 mm 的患者行单纯 TEE 引导下经皮 ASD 封堵术(经皮组),另 50 例同期经胸微创封堵 ASD 的患者作为对照(经胸组)。对比两组的手术成功率、心内操作时间、手术时间、住院时间和近中期随访结果。结果两组 ASD 直径 <20 mm 患者的封堵成功率均为 100%;ASD 直径 20 mm 患者的成功率,经皮组 84%,经胸组 100%。3 例 ASD 20 mm 且主动脉瓣侧边缘 3 mm 的患者经皮封堵失败,改经胸封堵成功。心内操作时间经皮组(20 ± 7)min,经胸组(5 ± 6)min;手术时间经皮组(24 ± 7)min,经胸组(39 ±6)min;术后住院时间经皮组(3.0 ± 0.8)d,经胸组(4.7 ± 1.5)d。53 例 ASD 直径 25 mm 的患者行单纯 TEE 引导下经皮 ASD 封堵术(经皮组),另 50 例同期经胸微创封堵 ASD 的患者作为对照(经胸组)。认为单纯 TEE 引导下经皮封堵直径 25 mm 的 ASD 安全、可行,创伤更小,更美观,患者住院时间更短。对于大型 ASD,经胸封堵更可靠。

(二)室间隔缺损

室间隔缺损(VSD)是最常见的先天性心脏畸形之一。常规外科手术方法成熟,疗效确切。目前各种微创介入封堵技术在室缺的治疗中开展得越来越普遍。宋兵等[4]和朱达等[5]分别报道了 39 例和 35 例经胸微创肌部室间隔缺损封堵术病例。手术均在全麻非体外循环下进行。切口选择胸骨正中切口、胸骨下段小切口(膜周部或肌部室缺)或左侧胸骨旁第二肋间切口(干下室缺)。术中采用右室穿刺的方式,在经食管超声心动图指导下,将导丝送过室间隔缺损,再释放封堵器。宋兵等和朱达等都认为经胸微创室间隔缺损封堵术具有创伤小、美观、不需用体外循环、出血及输血少、住院时间短、恢复快等优点,取得了满意的近期疗效。但仍存在许多问题有待探讨和解决,中远期疗效有待于积累大宗病例进一步观察和总结。李红昕等[6]报道了经右胸或左胸途径微创封堵膜周部室间隔缺损(PmVSD)的方法、可行性和优势。手术在食管超声引导下进行,分别经右胸骨旁第四肋间和左胸骨旁第三肋间小切口进胸。前者应用中空探条输送系统,经右心房、右房室瓣和右心室封堵 PmVSD。后者应用直接输送系统,穿刺右心室,封堵 PmVSD。选择经胸骨正中途径封堵、与上述患儿相匹配的胸骨 1 组和 2 组作为对照。结果显示,经右胸和左胸途径封堵与胸骨正中切口相比手术时间更短,效果满意。认为经右胸或左胸途径微创封堵 PmVSD 是安全、可行的,创伤更小,更美观。董好举等[7]*专门报道了15例采用经左腋下途径外科微创封堵术治疗的高位室间隔缺损病例。手术采用全麻非体外循环下做左腋下直切口3~4 cm,第3肋间入胸,根据超声选择合适的封堵器,经食管超声心动图,引导下置入封堵器关闭VSD,实时监测封堵器的位置,有无残余分流,是否累及主动脉瓣、肺动脉瓣,是否有心律失常等。结果15例封堵均成功。1例首次安放封堵器后残余分流,更换大一号封堵器后封堵成功。1例首次安放对称封堵器后主动脉瓣反流,更换偏心型室缺封堵器后封堵成功。术后5~9 d痊愈出院。均随访3个月,无封堵器脱落、残余分流、新增瓣膜反流、心包积液、心内感染、心律失常和溶血等严重并发症。莫绪明等[8]探讨了通过经皮胸前穿刺技术对需再次手术的先天性心脏病患儿行镶嵌治疗的可行性。认为对于室缺直视术后的残余瘘,经皮胸前穿刺行室缺残余瘘封堵是一种可行的新的外科手术途径,适用于需再次手术患儿。

(三) 法洛四联症

法洛四联症(TOF)是常见的复杂性发绀型先天性心脏病,手术技术和疗效稳定,但复杂型TOF的治疗仍是挑战,尤其是肺血管发育不良无法一期根治的TOF仍是目前临床的难点。李晓锋等[9]探讨肺血管发育不良性法洛四联症的治疗策略。29例TOF因肺血管发育不良行分期手术,男性12例,女性17例。一期手术中位年龄15个月,体质量(10.7±5.0)kg;二期手术中位年龄36个月,平均体质量(14.7±5.1)kg。结果全组无手术死亡。根治病例一期手术和二期手术平均间隔(21.8±9.4)个月。一期手术共计29例,结扎侧枝2例共5支,侧枝融合1例,McGoon比值由(0.78±0.13)增至(1.50±0.20)。两次手术间行肺动脉瓣球囊扩张5例。根治术后发生胸腔积液6例,灌注肺3例,肺不张2例,低心排血量综合征(低心排)与二次开胸止血各1例,均顺利康复出院。认为肺血管发育不良性TOF分期手术安全有效,一期术后应根据肺血管发育情况适时行二期手术。范祥明等[10]*总结肺动脉发育不良重症法洛四联症的外科治疗经验。共矫治例肺动脉发育不良型法洛四联症33例,其中男性22例,女性11例,根治手术时年龄12~282个月,平均(40±47)个月,体质量7~34 kg,平均(14±5)kg。在根治手术前进行了一次或一次以上的姑息手术。合并心血管畸形包括:房间隔缺损8例,动脉导管未闭4例,左肺动脉缺如2例,左肺动脉起自主动脉1例,永存左上腔静脉3例,合并粗大体肺侧枝血管12例。第一次姑息手术至根治手术时间间隔7~40个月,平均19个月。根治手术前行一次姑息手术者20例,2次者8例,3次者5例。姑息手术术式包括改良Blalock-Taussig分流术、改良Waterston分流术、右心室流出道重建术、肺动脉瓣球囊扩张术、肺动脉环缩以及侧枝血管结扎融合或介入封堵。结果全组死亡1例,为根治手术后严重感染死亡,1例在首次姑息手术时因人工血管堵塞在术后第一天再次行体肺分流术,患儿根治手术前Nakata指数和Mc Goon比值均较姑息手术前有明显增加,末梢血氧饱和度和血红蛋白浓度均显著改善。所有33例患儿均完成了最终的根治手术。体外循环时间82~240 min,平均(139±39)min,主动脉阻断时间42~180(77±28)min,气管插管时间5~875 h,平均59 h,ICU滞留时间1~37 d,平均5 d。认为根据肺动脉发育以及体肺侧枝情况设计个性化的治疗策略,能有效改善肺动脉发育,完成肺血的单元化供血,提高肺动脉发育不良型法洛四联症根治手术疗效。高波涛等[11]专门探讨伴有左侧肺动脉发育不良的TOF外科治疗策略。17例伴有左侧肺动脉发育不良的TOF患儿中,8例在左肺动脉补片扩大成形,同时行TOF根治术,其中7例存活,6例接受随访5~29(14±10)个月,2例随访中发现左肺动脉开口小,余5例无并发症出现,1例由于合并肺静脉狭窄且无法处理,术后出现严重低心排血量综合征而死亡;另9例患儿中,2例分别因术中探查发现冠状动脉畸形以及右房室瓣发育差改行单心室手术,其余7例行TOF姑息术,其中5例同时行左肺动脉补片扩大成形,7例行TOF姑息手术者6例存活,5例术后随访6~18(17±13)个月,随访中发现4例患儿左肺动脉发育仍较差,1例术后由于心功能不全、多脏器衰竭放弃治疗后死亡。作者认为伴有左侧肺动脉发育不良的TOF外科治疗应在左肺动脉补片扩大成形的基础上尽可能施行根治术,若术中预估术后可能存在左肺动脉残余梗阻,可行室间隔缺损补片打洞。

(四) 动脉导管未闭

动脉导管未闭(PDA)是最常见的先天性心血管疾病之一,绝大多数PDA可在非体外循环下予以结扎,近年也出现了很多微创治疗的方法。胡传贤等[12]比较左腋下微切口Hem-O-lok夹,与传统左后外侧切口治疗动脉导管未闭的临床结果。回顾69例小龄儿动脉导管未闭分别采用左腋下微切口Hem-O-lok结扎夹治疗(微创组37例)和传统左后外侧切口治疗(传统组32例),对比两组术中出血量、手术时间、术后拔胸腔引流管时间、胸腔引流量、术后住院日及术后第二日对患儿予口诉言语评分法(VRS)结合其哭闹程度的疼痛评分并进行总结。结果显示,两组患者均无死亡、大出血等重大并发症,在术中出血量、手术时间、术后拔胸腔引流管时间、胸腔引流量、术后住院日及术后第二日对患儿予 VRS 结合其哭闹程度疼痛评分,微创组均优于传统组,差异有统计学意义。认为左腋下微切口 Hem-O-lok 结扎夹治疗动脉导管未闭是一种安全可靠的方法,具有微创、美观、恢复快等优点。

(五) Fontan 类手术

先天性心脏病中一些病种由于某一心室的发育障碍不能承担起正常的心泵功能,只能转而行单心室的生理性纠治。Fontan 手术自 1968 年创立而来,一直作为功能性单心室的生理矫治手术,并有多种改良术式,目前应用最多是 de Leval 与 1988 年创立的全腔-肺动脉连接术(TCPC)。邹明晖等[13]* 总结 Fontan 术治疗儿童复杂先天性心脏病的临床经验。回顾了 62 例行改良 Fontan 术复杂先天性心脏病患儿的临床资料,男 41 例、女 21 例,年龄 1 岁 4 个月至 14 岁,中位年龄 4 岁;体重 12.5(8.9~49.5)kg。功能性单心室 45 例,大动脉转位合并室间隔缺损及左心室流出道梗阻 6 例,矫正型大动脉转位合并室间隔缺损及左心室流出道梗阻 6 例,右心室双出口合并重度肺动脉狭窄 4 例,右心室发育不良 1 例。前期手术包括肺动脉环缩术 10 例,单侧双向 Glenn 37 例,双侧 Glenn 8 例。行一期 Fontan 术 17 例,二期 Fontan 术 45 例。Fontan 手术方式包括心房内侧隧道 Fontan 术 6 例,心外管道 Fontan 术 56 例;其中伴随手术包括开窗术 41 例,房室瓣成形术 6 例,肺动脉成形术 3 例。随访期间一期 Fontan 术组死亡 2 例,二期 Fontan 术组无死亡。生存患儿生长发育良好,活动能力明显改善,经皮血氧饱和度 90%;超声提示上腔、下腔吻合口均通畅,无血栓及狭窄形成,房室瓣反流无加重,肺静脉回流无梗阻,心功能分级(NYHA)Ⅰ~Ⅱ级;无心律失常、慢性渗出、蛋白丢失性肠病等并发症。认为改良 Fontan 术治疗儿童复杂先天性心脏病早中期效果满意。对于合并 Fontan 手术危险因素的患儿,分期 Fontan 手术可降低手术死亡率。黄蕊等[14] 探讨了全腔静脉肺动脉连接(TCPC)术后早期延迟恢复的相关危险因素。回顾性分析 118 例 TCPC 手术患儿的临床资料,认为术后中心静脉压升高和术后 3 d 内高血容量复苏需求是 TCPC 患儿术后早期延迟恢复的独立危险因素,有效预防及治疗有助于患儿的尽早恢复。张燕搏等[15] 总结复杂成人先天性心脏病(先心病)中心外管道全腔静脉肺动脉连接术(TCPC)的早期临床结果,探讨影响术后 ICU 延迟恢复的危险因素。回顾性分析 20 例复杂成人先心病患者行心外管道 TCPC 术的临床资料。单因素分析发现术前心律失常、体外循环时间长于 120 min、术后血浆应用大于 2000 ml、未开窗、胸腔引流时间≥7 d 是 ICU 延迟恢复的危险因素。认为复杂成人先心病行心外管道 TCPC 近期效果良好,ICU 早期积极使用血管活性药物维持循环利于提高患者恢复效果。李霞等[16] 总结全腔静脉肺动脉连接术(TCPC)经房间隔开窗治疗复杂先天性心脏病的早期疗效。认为对 TCPC 患儿无须常规开窗,开窗与未开窗患儿均可获得满意的早期临床疗效,但对于合并有中大量 AVVI 并同期矫治,尤其是 mPAP≥12 mmHg(1 mmHg = 133.33 Pa)的高危患儿应考虑行房间隔开窗,开窗有助于术后早期循环的稳定,缩短胸腔积液持续时间。刘巍等[17] 总结内脏异位综合征患者的解剖特征及 Fontan 手术的临床疗效。回顾性分析 81 例内脏异位综合征患者住院病例资料。其中右心房异构 70 例,左心房异构 11 例;合并右位心 16 例,单心房 50 例,单心室 44 例;圆锥动脉干畸形 40 例,肺动脉瓣狭窄 72 例,肺动脉闭锁 8 例,双侧上腔静脉 54 例;共同房室瓣 61 例。行分期 Fontan 手术 57 例,一期 Fontan 手术 24 例;手术方法包括心房内/外管道法 17 例、外管道法 48 例、心内侧隧道法 14 例和自体肺动脉下拉法 2 例;术后早期死亡 15 例。认为内脏异位综合征患者以右心房异构居多,Fontan 手术仍然是该疾病的主要治疗方式,严格的适应证准入是提高临床疗效的关键。

(六) 大动脉转位

动脉转位术是治疗完全型大动脉转位(D-TGA)和 Taussig-Bing 畸形的主要手术方法。畅怡等[18]* 探讨伴左心室流出道梗阻的完全性大动脉转位患者行动脉调转术后,左心室流出道梗阻的改善情况及主动脉瓣功能情况。回顾 549 例行动脉调转术患儿,其中 42 例患者合并左心室流出道梗阻,左心室流出道病变类型包括肺动脉瓣异常、瓣下隔膜、隧道样狭窄、肌性狭窄、附属瓣膜组织及复合病变。术中根据病变类型采取不同方法:瓣交界粘连行交界切开,瓣下隔膜予以切除,单纯肌性狭窄则切除肥厚肌束或部分室间隔,环形或隧道样狭窄则切除纤维组织和肥厚肌肉,副瓣样组织或无功能腱索,予以切除,通过室间隔缺损跨越至左心室的腱索,切下重植。结果早期死亡 2 例,1 例为多器官功能衰竭,1 例为严重感染。随访期间死亡 1 例,原因不明,失访 3 例,接受随访患者 36 例,随访时间 24(3~116)个月;再发左心室流出道梗阻 1 例,为瓣下局限增厚纤维组织所致,新主动脉瓣轻度狭窄 1 例,新主动脉瓣少量反流 11 例,中量反流 2 例;随访时中位左心室-主动脉压差较术前有明显改善。认为对于合并左心室流出道梗阻的完全性大动脉转位，需结合解剖情况与压差评估梗阻严重程度，指征把握恰当，行动脉调转术可获得满意的中远期效果。姜睿等[19]总结左室训练术在婴幼儿大动脉转位分期手术中的经验。左室训练术包括体动脉肺动脉分流术和肺动脉环缩术。认为对于超过新生儿期已经发生左心室退化的大动脉转位患儿，左室训练术可以安全有效地施行，为二期做动脉调转手术提供必要的条件。

（七）肺静脉异位引流

完全性肺静脉异位引流（TAPVC）是一种少见的复杂性发绀型先天性心脏病，发病率约占先心病的1.5%~3%。如不及时手术治疗，1岁内病死率约为80%。衰源等[20]报道外科治疗44例TAPVC合并左心室发育不全患儿的临床经验。其中25例患儿未完全关闭房间隔缺损或卵圆孔。结果显示，该组患儿术中体外循环时间、术后呼吸机支持时间、正性肌力药物支持时间及ICU治疗时间均显著小于对照组。认为手术矫治TAPVC合并左心室发育不全患儿时，术中房间隔留窗可作为促进患儿术后恢复的治疗策略。葛同开等[21]报道了132例心上型TAPVC婴幼儿的外科治疗，按不同的手术方式分为传统手术组和无内膜接触缝合（Sutureless）手术组。结果显示，Sutureless手术组住院死亡率、术后总死亡率均低于传统手术组，但差异无统计学意义。Sutureless手术组术后梗阻率低于传统手术组，差异有统计学意义。认为对于心上型TAPVC，Sutureless技术可明显降低术后肺静脉梗阻发生率。欧艳秋等[22]分析了初次手术中应用Sutureless技术治疗TAPVC的中期效果。认为对于心上型、心下型及混合型TAPVC患儿，初次矫治手术采用Sutureless及时可以明显缩短体外循环和主动脉阻断时间，降低术后死亡比例和肺静脉梗阻发生率。孔博等[23]探讨了左心室大小对婴儿TAPVC解剖矫治手术早期结果的影响。将全部患婴分为小左心室组和接近正常左心室组。比较两组患婴的年龄、体质量、病理分型、合并肺静脉梗阻及限制性房间隔缺损；以Z值对照两组患婴较正常婴儿左心房、左心室的减小程度。在胸部正中切口，中度低温体外循环下行TAPVC矫治术，同期矫治合并畸形。结果显示，小左心室组术后呼吸机辅助时间、ICU停留时间及血管活性药物应用时间均显著长于接近正常左心室组。认为小左心室梗阻型TAPVC患婴只要其左房室瓣、主动脉瓣发育无明显减小，则无须考虑左心室减少程度而均可施行解剖矫治，术中、术后早期预防及处理低心排血量综合征是取得良好手术结果的关键。

（八）右房室瓣下移畸形

右房室瓣下移畸形（Ebstein）由于病理解剖形态和血流动力学改变各有特点，患者的临床表现差异很大，目前尚无统一的标准来治疗所有患者。相对于婴幼儿患者，成人右房室瓣下移畸形患者不论在右房室瓣病理解剖、临床表现还是外科治疗方面均有其独有的特征。张怀军等[24]探讨成人Ebstein's畸形的临床特征及外科治疗策略。手术治疗成人Ebstein's畸形78例，其中男24例，女54例。其中75例行右房室瓣成形术。除2例未处理房化心室外，余均进行了房化心室折叠（56例）或房化心室去除（20例）。32例应用了人工右房室瓣瓣环，3例行右房室瓣置换术。结果术后死亡2例，死亡率为2.5%。患者术后恢复尚可，无严重房室传导阻滞等其他并发症。认为成人Ebstein's畸形患者急性心功能衰竭发生率低。外科治疗以成形为主，术后可达到外科治疗的主要目的，即改善心功能、增加患者的远端耐力和改善生活质量。

（九）其他

延迟关胸在小儿先天性心脏病手术后应用较多，尤其是心脏手术后出现血流动力学不稳定、低心排血量、出血等并发症时，延迟关胸是一种安全有效的治疗手段。李晓峰等[25]探索延迟关胸在小儿心脏外科术后的应用及对胸骨正中伤口清创术发生率的影响。回顾性分析491例延迟关胸患者的临床资料，比较延迟关胸患者和非延迟关胸患者清创术发生率的差异。结果37例ICU紧急床边开胸后延迟关胸。延迟关胸患儿中392例痊愈出院，8例患儿因家庭原因自动出院，91例死亡。认为延迟关胸是重症心脏手术患儿是一种有效的治疗措施，但会提高胸骨正中伤口清创术的发生率。潘燕军等[26]探讨延迟关胸对新生儿临床结局的影响。回顾性分析347例新生儿行正中开胸心脏手术患者的临床资料，分析术后延迟关胸发生率的影响因素及延迟关胸与术后死亡率之间的关系。结果术后共有127例（36.6%）患儿延迟关胸，导致延迟关胸的原因包括术毕循环不稳定92例和重症监护室内床旁开胸35例。不同的疾病诊断术后延迟关胸的发生率高低不一。认为新生儿心脏手术后，延迟关胸是促进术后心功能恢复简单、安全、有效的手段，可提高手术成功率。杨盛春等[27]探讨了新生儿先天性心脏病（先心病）外科手术中延迟关胸的危险因素。回顾性分析行手术治疗的203例新生儿先心病患儿的临床资料，将与延迟关胸相关的因素进行单因素和多因素相关性分析。结果显示，进行单因素与延迟关胸有显著相关性的因素有手术时年龄、早产儿、手术时体重/手术时低体重、RACHS-1(先心病手术难度分级方法)、术前机械通气、术前静脉血管活性药物维持、体外循环时间、主动脉阻断时间、深低温停循环。多因素回归分析结果显示,与延迟关胸有显著性相关的因素有:手术时体重/手术时低体重、深低温停循环、术前机械通气。认为手术时体重/手术时低体重、深低温停循环、术前机械通气是新生儿先心病外科治疗延迟关胸的独立危险因素。

陈忠建等[28]探讨了经双心房输注血管活性药物在先天性心脏病合并肺动脉高压患儿术后应用的优点和可行性。随机抽取合并肺动脉高压的先天性心脏病 90 例。一组(45 例)经双心房给药,左心房主要输入儿茶酚胺类,右心房输注针对性较强的扩张肺血管药物,如前列腺素 E1;另一组(45 例)通过中心静脉经右心房给儿茶酚胺类及扩张肺血管药物。以热稀释法测量心排血量(CO)和心指数,计算体循环阻力、肺血管阻力(PVR),经统计学处理后,对该方法进行分析评价。结果显示,全组患儿术后早期(1 周内)死亡 3 例,均为中心静脉给药组;另有 2 例完全性肺静脉异位引流术后患儿发生了低心排,1 例经左心房给药,另 1 例经中心静脉给药,经治疗痊愈。无远期死亡。两组患儿体外循环时间及阻断时间无显著差异,血管活性药物的量和时间均无差异。认为经双心房输注血管活性药物可明显降低平均肺动脉压及 PVR,并可增加 CO,较传统的中心静脉给药效果好,对先天性心脏病合并肺动脉高压患儿的治疗有非常重要的意义,双心房给药方法安全可行。林杰等[29]探讨先天性心脏病(先心病)合并重度肺动脉高压患者的手术适应证、围手术期处理和术后降肺动脉压治疗方法。认为经过降肺动脉药物治疗调整后,右心导管检查吸氧试验后 Qp/Qs<1 为手术绝对禁忌证;≥1.0~1.3,术后肺动脉压下降不明显,甚至继续进展,不建议手术;≥1.3~1.5,术后早期并发症多、风险高,手术需谨慎;≥1.5~2.0,多可手术,长期预后尚需随访观察;>2.0,术后肺动脉压多可得到较好控制,围手术期的处理直接影响到手术的近期疗效,而术后的综合、长期、个体化的降肺动脉压治疗,可以改善生活质量和预后。

目前,介入治疗是许多先天性心脏病的临床常规治疗方法之一。随着治疗病例数的增多,并发症也逐渐显露出来。刘志平等[30]探讨了先天性心脏病介入治疗中和治疗后严重并发症的发生率、原因及防治措施。分析了 507 例先心病患者施行介入治疗。将其中发生的需经急诊介入或外科手术处理的并发症定义为严重并发症。其中发生封堵伞脱落 5 例。介入术中及术后严重并发症封堵伞脱落总发生率为 1.0%(5/507),其中房间隔缺损(ASD)组的并发症为封堵伞脱落 4 例,为 0.1%(4/276);主动脉窦瘤破裂封堵术组,封堵伞脱落 1 例,为 33.3%(1/3)。紧急开胸手术占 1.0%(5/507)。认为先心病介入治疗的严重并发症发生率低,但应警惕封堵伞脱落,一经确诊,需积极外科手术治疗。

二、冠状动脉粥样硬化性心脏病

(一)非体外循环冠状动脉旁路移植术

冠状动脉旁路移植术(CABG)是目前治疗冠状动脉粥样硬化性心脏病(CAD)的常规手段之一。与传统的体外循环下冠状动脉旁路移植术(CCAB)相比,非体外循环下冠状动脉旁路移植术(OPCAB)具有创伤小、恢复快、并发症少等特点,但对外科医师和麻醉医师要求均较高。刘曦等[31]*报道了本单位 2 831 例非体外循环冠状动脉旁路移植术后 12 年的生存分析,手术患者中男性 2 099 例,女性 732 例,平均年龄(63±9)岁,院内死亡 45 例,术后顺利出院 2 786 例,经统计分析表明女性、周围血管疾病、纽约心功能分级、射血分数≤40%及急诊手术是围手术期死亡的危险因素。对患者进行 0~149 个月的随访,平均随访时间(74±44)个月,失访 107 例,109 例患者在随访期内死亡,术后 1、3、5、8、10 年的累积生存率分别为 97.2%、95.5%、94.3%、93.6%、92.1%,多因素分析结果表明:年龄(>65 岁)、肾功能不全、周围血管疾病、心功能(NYHA 分级)≥Ⅲ级以及急诊手术是影响患者远期预后的独立危险因素。认为 OPCAB 可以获得良好的治疗效果及远期预后,正确掌握其适应证、熟练手术技巧和细致全面的围术期处理是确保手术顺利和术后疗效满意的关键。高龄冠心病的发病率随着生活水平的不断提高也明显地升高了,较年轻人来讲,高龄冠心病患者更多年老体弱且合并多脏器的慢性病变,成为冠状动脉旁路移植手术的高危因素。刘武新等[32]和张仁腾等[33~36]分别报道了各自单位的高龄患者接受 OPCAB 手术的经验。前者回顾性分析 554 例择期 OPCABG 住院患者,根据年龄分为高龄组 189 例和对照组 365 例,应用统计学方法分析比较发现,与对照组相比,高龄组 Sino SCORE 评分较高,中、高危患者构成比较高,桥血管数较少,术中 3 种血制品用量均较多,术后机械通气时间延长,ICU 时间延长,术后住院时间延长,术后随访期高龄组病死率为 15.97%,其中心源性死亡发生率为 5.88%;后者累积回顾分析了本单位 2013 年 8 月至 2014 年 7 月接受 OPCAB 患者的临床资料,发现高龄患者术前合并左房室瓣或主动脉瓣轻度关闭不全、陈旧性肺部病变及缺血性脑部病变的比例明显高于低龄组；冠状动脉靶血管吻合时间、术中缩血管活性药物用量高龄组明显高于低龄组，术后心律失常、呼吸功能不全、胃肠功能紊乱、肾功能不全等并发症的发生率，高龄组明显高于低龄组，术后住院时间高龄组明显高于低龄组，两组围术期病死率无明显差异。两位作者均认为，对于高龄患者，非体外循环冠状动脉旁路移植术疗效满意，但胃肠功能、呼吸功能及手术耐力为影响高龄患者围术期恢复较为突出的因素，应采取更为积极的治疗和应对策略，更需要临床多学科协作个性化治疗。

随着非体外循环冠状动脉旁路移植手术及微创旁路移植设备的改进，微创非体外循环冠状动脉旁路移植术(MIDCAB)已较多的应用到临床。凌云鹏等[37]和苏丕雄等[38]分别报道了各自单位70例和80例患者接受MIDCAB的手术经验，前者使用悬吊式乳内动脉牵开系统直视下获取左乳内动脉，然后完成乳内动脉-前降支吻合，70例手术均顺利完成，无围术期死亡及严重并发症发生；后者采用微创胸骨下段"L"形小切口不停跳冠状动脉旁路移植术，有中间支或高起源钝缘支需旁路移植，则从2~3肋间横断1/2胸骨，无则从3~4肋间横断，用微创取乳内动脉撑开器取左侧乳内动脉，腔镜取大隐静脉，5例年龄小于60岁患者取桡动脉与左乳内动脉先行"Y"形吻合备用，再行左乳内动脉至前降支吻合，后分别行回旋支或右冠状动脉旁路移植，用Heart-string辅助行旁路血管与升主动脉吻合，最后行中间支或高起源钝缘支旁路移植，近端则采用"Y"形吻合，平均切口长度(14.96±1.42)cm。无改行全胸骨切口或改行体外循环下冠状动脉旁路移植病例。两位作者均认为，微创非体外循环冠状动脉旁路移植术安全可行，包括对三支血管病变的患者，合理的病例选择及熟练的手术技巧是确保手术成功的关键。

(二)杂交技术在冠心病外科治疗的临床应用

冠状动脉旁路移植术(CABG)及经皮冠状动脉介入治疗(PCI)是目前治疗冠状动脉粥样硬化性心脏病的重要方法。近年来，随着维持冠状动脉旁路移植术(MIDCAB)及PCI研究的进一步深入，应用MIDCAB联合PCI及时即复合技术(Hybrid)治疗冠状动脉多支血管病变逐渐进入心脏外科医师的视野。罗勇等[39]报道了15例应用Hybrid技术治疗冠状动脉多支病变的临床经验。该组患者共行旁路血管移植17支，其中行左乳内动脉至前降支及对角支序贯吻合2例，手术时间(1.8~3.1)h，平均ICU时间(20±15)h，平均术后住院时间(11.3±3.5)d，PCI置入支架23个，所有患者术后症状均缓解，造影显示移植血管吻合口通畅，随访6~25个月，无心绞痛、心肌梗死及再次手术病例。认为Hybrid技术是安全、有效的手术方式，但其费用较高，对设备及技术要求高，其远期疗效仍有待更多的临床应用加以验证。滕志华等[40]比较了一站式杂交技术与传统体外循环冠状动脉旁移植术的效果和并发症，两组患者均入选34例，两组患者均为围术期死亡病例，杂交组的手术时间较传统组短，术中出血量较传统组少，而传统组开通靶血管数量较杂交组多，杂交组术后ICU停留时间、机械通气时间及住院时间均短于传统组，但两组术后输血量无统计学差异。认为一站式杂交技术治疗复杂冠心病安全、有效，与传统手术比较，创伤小、恢复快，值得临床推广使用。杨明等[41]*报道了"分站式"杂交技术在冠状动脉多支病变的临床应用，总结分析了本单位16例采用杂交技术进行心肌再血管化的患者临床资料，发现16例患者手术均顺利完成，无围术期死亡，PCI时行冠状动脉造影提示冠状动脉吻合口通畅，随访3~22个月，患者临床症状均缓解，恢复正常工作和生活。认为杂交手术技术是有效的治疗冠心病多支病变可供选择的方案之一，桥血管及支架均有良好的远期通畅率，但与传统开胸冠状动脉旁路移植术相比，杂交手术过程复杂，费用较高。

(三)内镜获取大隐静脉技术在冠状动脉旁路移植术的临床应用

在冠状动脉旁路移植术中，大隐静脉(GSV)作为最常用的移植血管被广泛使用，与传统方法全程切开大隐静脉获取术相比，内镜采集大隐静脉技术(EVH)已被证实有效降低腿部切口并发症的发生率。艾克拜尔等[42]*报道了冠状动脉旁路移植术中内镜获取大隐静脉疗效的Meta分析，该研究共纳入12篇RCT文献，共1 510例，其中内镜组857例，切开组653例，Meta分析显示：与切开组比较，内镜组术后切口感染率低，术后疼痛发生率低，术后并发症发生率低，2组住院时间、死亡率无统计学差异。认为CABG中应用内镜采集大隐静脉能够减少创伤，明显降低术后下肢感染，术后疼痛、术后并发症及住院时间下降，尤其适用于存在高危因素的患者。吴海波等[43]报道了554例本单位冠状动脉旁路移植术中应用内镜采集大隐静脉的技术要点及近期效果评价，应用内镜采集大隐静脉过程中，13例患者因皮下脂肪少，中途转换为皮肤桥技术或者部分开放切口，平均采集静脉数为1~4支，静脉桥质量满意，术后下肢水肿和伤口疼痛明显减轻，无伤口愈合不良及伤口感染。认为内镜血管采集术是安全、有效的技术，可以减少下肢伤口疼痛和下肢水肿；与全程或间断切开皮肤等传统方法相比，能够获得相近的静脉质量，更快的恢复和美容效果。彭建辉等[44]报道了内镜采集大隐静脉在70岁以上患者冠状动脉旁路移植术中的应用，入选患者按大隐静脉采集方法分为EVH组和全程开放切口采集大隐静脉（OVH）组，结果发现与OVH组比较，EVH组切口长度小，术后疼痛评分低，术后并发症和术后住院时间少，差异均有统计学意义，两组采集的大隐静脉质量、总手术时间和总住院费用差异无统计学意义。认为CABG术中应用EVH近、中期治疗效果满意，尤其适用于70岁以上患者。郑居兵等[45]总结了内镜获取大隐静脉技术（EVH）在非体外冠状动脉旁路移植手术的应用以及早中期结果。该研究回顾分析本单位73例采用内镜获取大隐静脉技术的CABG术早期、中期结果，发现下肢切口为（4.0±2.0）cm，大隐静脉取材长度（32.1±6.8）cm，获取时间为（50±12.9）min，随访65例，随访时间1～34个月，冠状动脉CTA显示大隐静脉总体通畅率为86%。认为内镜获取大隐静脉技术可能带来良好的早期和中期效果。总之，EVH因其良好的微创表现，可能是未来心脏外科的发展趋势之一，2014年欧洲指南对其推荐等级已达到Iia级别。EVH是否影响术后静脉桥的通畅率或质量，需要更多的随机对照临床研究来进一步探讨。

（四）其他

主动脉内球囊反搏（IABP）对于冠心病的辅助治疗效果已得到广泛认可，但目前国内IABP多在被动情况下使用，对其在危重患者的应用条件及使用时机上仍有争论。任海波等[46]报道了主动脉内球囊反搏在冠状动脉旁路移植术后应用时机研究。该研究回顾性分析了82例行单纯CABG患者的临床资料，按置入IABP时间分为术前置入组、术后积极置入组及术后被动置入组，发现三组患者48 h序惯性脏器衰竭评价（SOFA）评分、机械通气时间、IABP使用时间、儿茶酚胺类药物使用时间、感染发生率、术后室性心律失常发生率、ICU停留时间、术后住院时间、CBP的使用率、死亡率差异均有统计学意义。认为CABG围术期行IABP支持是一种有效的治疗手段，术前预防性和术后积极置入IABP可以明显提高治疗效果，患者有IABP应用指征时应果断尽早应用。王金宏等[47]报道了左心功能减低的冠状动脉旁路移植术患者预防性应用主动脉内球囊反搏的临床效果，该研究回顾性分析单纯非体外循环冠状动脉旁路移植术的低射血分数（LVEF≤35%）冠心病患者临床资料，分为预防应用组和对照组，结果发现预防应用组患者术后30 d病死率低于对照组，预防应用组术后机械通气时间和术后中位住院时间均较对照组有所缩短，两组患者远期生存率及心血管事件发生率无明显差异。认为冠心病左心功能低下的高危患者在OPCABG术前预防应用IABP可以降低术后病死率，促进患者术后恢复。

对于冠状动脉弥漫性病变的患者，单纯依靠CABG术难以充分再血管化，冠状动脉内膜剥脱术（CE）为此类患者提供了冠状动脉重建和再血管化选择。迟立群等[48]和房勤等[49]分别报道了58例和92例冠状动脉移植术联合冠状动脉内膜剥脱术治疗弥漫性冠状动脉病变的近中期临床疗效，前者58例冠状动脉内膜剥脱手术组患者住院期间无死亡，术后出血量、房颤发生率、ICU和术后总住院时间等各指标与常规CABG组相比无明显差异，术后随访1～57个月，冠状动脉内膜剥脱手术组无死亡，冠状动脉CTA显示仅1支右冠状动脉静脉旁路血管闭塞，其余旁路血管均通畅，后者92例患者内膜剥脱后靶血管直径均>1.5 mm，术后6例发生围术期心肌梗死，术后30 d内死亡4例，术后随访73例，随访期间复查冠状动脉CT血管成像显示CE术后的桥血管通畅率为83.9%，两者均认为CABG同期行CE可提高弥漫性阻塞性冠状动脉粥样硬化患者的再血管化程度，近远期临床效果满意。

大隐静脉是目前最常用的冠状动脉旁路移植术材料，不同的吻合方法——单一桥或序贯桥其中远期通畅率如何仍存有争议。李建荣等[50]*报道了冠状动脉旁路移植术序贯和单一静脉桥通畅率的荟萃分析。该研究共纳入12篇文献，序贯桥梗阻风险低于单一桥，序贯桥中侧侧吻合梗阻风险低于端侧吻合，序贯桥和单一桥中端侧吻合梗阻风险无明显差异，认为CABG后大隐静脉序贯桥中长期通畅率优于单一桥，序贯桥中侧侧吻合口通畅率优于端侧吻合口，序贯桥和单一桥端侧吻合口通畅率无差别。王圣等[51]报道了非体外循环冠状动脉旁路移植术后大隐静脉序贯桥与单支桥对中期通畅率的效果比较，结果发现单支桥与序贯桥血管通畅率的比较无明显差异，单支桥与序贯桥不同位置吻合口通畅率的比较，差异无统计学意义，其中序贯桥远端吻合口与单支桥远端吻合口通畅率，序贯桥中间吻合口与序贯桥远端吻合口通畅率比较，差异均无统计学意义，序贯桥中间吻合口通畅率高于单支桥远端吻合口，各冠脉系统单支桥吻合口之间比较及序贯桥吻合口之间比较，差异无统计学意义。认为OPCAB术后大隐静脉序贯桥与单支桥对中期通畅率无明显差异，其血管通畅率与吻合口方式、吻合口位置、靶血管的质量、内径及血管桥数量等因素有关系，序贯吻合时应尽量选择条件较好的靶血管作为序贯桥的最远端血管，可以提高血管中期通畅率。

三、瓣膜性心脏病

（一）瓣膜成形术

瓣膜成形术已是目前非风湿性左房室瓣及右房室瓣病变的首选外科治疗方式。右房室瓣成形术的近远期随访结果证明，其右房室瓣成形术的效果显著优于右房室瓣置换术；对于左房室瓣成形术的远期随访结果也证实左房室瓣成形治疗非风湿性左房室瓣关闭不全明显优于左房室瓣置换术，比如保留自体瓣叶功能和瓣下结构、较低的手术死亡率、较好的维持左心室的形态结构以及较满意的远期生存率和较低的再手术发生率等。在右房室瓣成形术中，较为推崇的是人工瓣环成形术的运用。彭万富等[52]采用Edwards右房室瓣成形环对112例功能性右房室瓣关闭不全患者进行右房室瓣成形术，随访6个月至3年，发现临床效果满意，能有效改善患者心功能状态，提高生活质量，同时有效降低手术死亡率。郭龙辉等[53]应用MC3瓣膜成形环治疗85例功能性右房室瓣关闭不全患者，并通过超声心动图检查，比较术前、术后早期及术后1年右房室瓣反流面积/右心房面积比、右心房横径、右房室瓣环左右径及右心室横径变化情况；其发现术后早期右房室瓣轻度反流81例，中度反流4例；术后1年右房室瓣轻度反流82例，中度反流3例；与术前相比，术后早期及术后1年右房室瓣反流面积/右心房面积比率[(14.9±4.6)%、(13.1±4.3)% *vs.* (37.7±8.2)%，P均<0.05]均显著减少，而右心房横径[(37.2±4.9)mm、(29.6±5.6)mm *vs.* (42.5±6.1)mm，P均<0.05]、右房室瓣环左右径[(27.3±1.0)mm、(27.2±1.0)mm *vs.* (32.2±2.4)mm，P均<0.05]、右心室横径[(35.5±3.7)mm、(28.1±4.0)mm *vs.* (36.9±3.4)mm，P均<0.05]也均显著减小；与术后早期相比，术后1年右房室瓣反流面积/右心房面积比率、右心房横径及右心室横径也均减少，差异均有统计学意义(P均<0.05)，而右房室瓣环左右径差异无统计学意义(P>0.05)；随访期间无右房室瓣成形术相关并发症发生；由此提示对于功能性右房室瓣关闭不全，应用MC3瓣膜成形环进行右房室瓣成形术具有较好的临床效果。对于左房室瓣关闭不全的成形手术方式较多，“个体性”较强，主要根据不同个体不同瓣膜病变部位及性质而定。瓣叶矩形切除联合瓣膜成形环治疗左房室瓣关闭不全，是左房室瓣后瓣病变的经典成形手术方式，但是左房室瓣前瓣病变的成形技术方法较多。迟立群等[54]应用“缘对缘”成形、人工腱索、腱索缩短、腱索转移等方法对67例左房室瓣前叶脱垂患者进行个体化成形手术；术后随访2～138(65.6±17.3)个月，随访期间无死亡，术后心功能分级全部恢复至NYHA Ⅰ级；术后复查超声心动图左房室瓣口面积2.3～4.8(3.63±0.79)cm^2，均无明显反流，术后左心房内径及左心室舒张末内径较术前明显缩小。陈脉等[55]同时联合多种成形技术对左房室瓣双叶病变、混合脱垂的患者进行成行修复手术；其中应用成形技术：1种4例，2种9例，3种1例，全组均同时放置人工成形环。术中均经注水试验及经食管超声心动图判断成形效果。结果提示，体外循环时间(90.8±24.4)min，主动脉阻断时间(68.1±22.4)min。无住院死亡患者，术后无或微量反流13例，轻度反流1例。随访(13.1±7.2)个月，无左房室瓣狭窄，无再次手术患者。由此提示，根据瓣叶脱垂的特点、术者的技术和经验，采取一种或多种适当的成形技术处理脱垂的前、后瓣叶，早中期临床效果良好。陈金森等[56]运用左房室瓣成形术治疗单纯累及左房室瓣的感染性心内膜炎患者28例，取得良好的中长期临床疗效。切除瓣体及瓣缘赘生物后，行缘对缘缝合2例，穿孔缝合2例，前叶植入人工腱索5例，前叶三角形切除6例，后叶楔形切除16例，植入人工左房室瓣成形环28例。结果全组无手术死亡。术后即刻经食管超声心动图，示25例无反流，3例轻微反流。随访28例，随访时间15～111(54.7±34.2)个月，无复发，无再次手术，无死亡。术后随访经胸超声心动图，随访时间1～87(26.6±27.9)个月，无反流9例，轻微反流18例，轻中度反流1例。

（二）瓣膜置换术

主动脉瓣置换术是治疗主动脉瓣病变的主要方法，但对于小瓣环主动脉瓣病变的外科治疗仍具有一定的挑战。曹向戎等[57]对38例成人小瓣环主动脉瓣狭窄患者行主动脉瓣环扩大后植入环上型人工瓣膜，年龄16～58(38.6±21.0)岁，体重48～78(58.5±12.0)kg，身高153～176(162.8±12.0)cm，体表面积(1.67±0.32)m^2。风湿性主动脉瓣狭窄19例，先天性主动脉瓣二叶瓣畸形合并狭窄11例，主动脉瓣退行性钙化伴狭窄5例，主动脉瓣狭窄合并感染性心内膜炎3例。主动脉瓣环内径15～20(17.6±2.8)mm，平均跨瓣压差53～75(62.8±10.5)mmHg；手术中测瓣器测得主动脉瓣环径15～20(17.3±2.6)mm，扩大瓣环后测瓣器测得瓣环径20～25(22.6±2.3)mm，主动脉瓣环周径增加12～17(14.0±2.6)mm，植入瓣膜增加2～3个标号。无围手术期死亡，无出血等严重并发症。术后35例心电图显示左心室肥厚心电图表现显著改善或消失，2 例表现为左心室轻度肥厚劳损，无明显心肌缺血表现，无室性心律失常及严重房室传导阻滞，当然远期结果有待进一步随访。随着导管操作的增加，医源性主动脉瓣反流的患者有所上升，对于此类患者如何有效的处理，值得积极探讨。朱宏斌等[58]外科手术治疗 7 例外科修补或导管封堵室间隔缺损导致的主动脉瓣中度以上反流患儿，男 4 例，女 3 例，平均年龄 7.2 岁，平均体质量 24.9 kg；膜周部 VSD 导管封堵术后损伤主动脉瓣 2 例，外科手术损伤主动脉瓣 5 例，其中 3 例为修补肺动脉瓣下 VSD 时损伤右冠瓣（2 例瓣叶穿孔，1 例瓣叶缺失），1 例为修补膜周部 VSD 时损伤无冠瓣导致瓣叶穿孔，1 例右室双出口修补主动脉瓣下 VSD 时缝合线牵拉主动脉瓣环导致对合不佳；主动脉瓣成形手术距 VSD 修补或封堵手术 10 天至 1.5 年，自体心包补片修补穿孔的瓣叶 4 例，自体心包补片行瓣叶延长 2 例，拆除 VSD 缝线重新修补 VSD 1 例。该组患者无手术死亡。随访 2 个月至 3 年，主动脉瓣成形效果满意，1 例瓣叶缺失做瓣叶延长患儿主动脉瓣轻中度反流，余 6 例反流程度均为轻度以下。1 例 VSD 封堵患儿合并双束支传导阻滞，心功能指数低于正常，余者心功能恢复正常。由此可见，用自体心包补片做主动脉瓣成形术的效果满意。金晶等[59]*对 79 例主动脉瓣二叶畸形合并重度主动脉瓣关闭不全的患者采用牛心包置换主动脉瓣叶，全组无死亡及并发症发生。术后即刻经食管超声心动图提示手术成功重建主动脉瓣，瓣叶均有正常对合，所有患者主动脉瓣反流均在 1 级以内，跨主动脉瓣峰压差（14.2 ± 2.8）mmHg。住院时间 15 d，没有任何不良症状。全组患者随访 9 ~ 64（50 ± 16）个月，术后心功能均为 I 级。末次随访显示：主动脉瓣反流 0 级 57 例，1 级 16 例，2 级 5 例，3 级 1 例；跨主动脉瓣峰压差（12.4 ± 3.2）mmHg；主动脉窦管交界及升主动脉扩张患者窦管交界平均直径为 2.7 cm，窦管交界形态正常；超声测量主动脉瓣对合缘高度为 0.58 cm。随访中无死亡和需要二次手术患者。随访中未见牛心包瓣叶结构性衰败。由此认为，对于主动脉瓣二瓣化畸形合并严重主动脉瓣反流的患者，主动脉瓣三叶牛心包置换术具有良好的血流动力学和中期效果。

黄焕雷等[60]*对比分析 344 例采用人工机械瓣与人工生物瓣行右房室瓣置换术的远期疗效；其中置换人工机械瓣为机械瓣组 168 例（48.8%），年龄（37.0 ± 11.6）岁；置换人工生物瓣为生物瓣组 176 例（51.2%），年龄（46.0 ± 13.4）岁。随访时间 2 个月至 12.6 年，平均随访 5.7 年。生物瓣组患者 149 例生存出院，随访率为 96.6%（144/149）；30 d 内死亡 29 例（16.5%），30 d 后死亡 14 例（7.9%）；生物瓣组发生退行性变 18 例，人工生物瓣感染性心内膜炎 3 例。机械瓣组患者 152 例生存出院，随访率为 93.4%（142/152）；30 d 后死亡 14 例（8.3%）；右房室瓣机械瓣发生不同程度梗阻 19 例；未出现人工机械瓣感染性心内膜炎病例。生物瓣组和机械瓣组总死亡率（24.4% *vs.* 16.1%，P = 0.054）和再次手术率（4.2% *vs.* 9.9%，P = 0.051）差异无统计学意义。生物瓣组和机械瓣组的 1 年生存率（78% *vs.* 89%）、5 年生存率（74% *vs.* 86%）、10 年生存率（66% *vs.* 78%）生存率差异有统计学意义（P = 0.003），机械瓣组远期生存率高于生物瓣组。由此认为，在右房室瓣置换术中选择机械瓣或生物瓣对总死亡率和再次手术率无显著影响。机械瓣组远期生存率高于生物瓣组，可能与两组患者年龄结构不同有关。在右房室瓣人工瓣膜感染性心内膜炎的发生率方面，生物瓣有高于机械瓣的趋势。然而，迟立群等[61]*对 173 例右房室瓣置换术的研究认为，生物瓣置换远期生存率优于机械瓣。

（三）瓣膜病合并心房颤动的外科治疗

心房颤动是慢性心脏瓣膜病最常见的并发症之一，其发生率随左心房增大和年龄增长而增加；房颤的存在，对于瓣膜病患者的危害较大，不仅会引起脑卒中、血栓栓塞等并发症，而且会影响患者的心功能状态，影响其生活质量。因此对于瓣膜病合并的房颤，目前主张术中同期应用射频消融手术治疗合并的房颤。但关于消融术式的效果仍存在一定争议。姜兆磊等[62]*对左房室瓣手术同期应用双极射频消融钳行迷宫（Cox Maze）Ⅳ手术患者分为双心房消融组 61 例和单纯左心房消融组 48 例进行对比研究。术前诊断风湿性心脏病 81 例，退行性病变 28 例；房颤病程 7 个月至 13 年，其中持续性房颤 34 例，长程持续性房颤 75 例；所有患者均在全麻体外循环心脏停跳下行双极钳双心房消融术或单纯左心房消融术，消融完毕，探查左、右房室瓣病变情况，择行瓣膜修复或置换术；术毕常规放置心外膜临时起搏导线。结果显示，双心房消融组术中体外循环时间和主动脉阻断时间均较单纯左心房消融组长，差异有统计学意义（P < 0.001）；其他各项指标差异均无统计学意义（P > 0.05）；术毕复跳时均无房颤心律，其中窦性心律 94 例（86.2%），交界性心律 15 例；出院时窦性心律 95 例（95/108，88.0%），其中双心房消融组 57 例（57/61，93.4%），单纯左心房消融组 38 例（38/47，80.9%），两组差异有统计学意义（P = 0.046）；术后随访 6 个月至 5.5 年，术后 1 年时单纯左心房消融组的心房扑动发生比例明显高于双心房消融组（10.6% *vs.* 0，P = 0.032）；术后 3 年累计窦性心律维持率，单纯左心房消融组与双心房消融组差异无统计学意义。由此认为,左房室瓣病变合并心房颤动患者,双心房消融术能更有效地防止术后心房扑动的发生,更好地恢复和维持窦性心律,且不会增加手术风险。与单极射频消融系统相比,双极射频消融钳能更有效地保证消融线的透壁性和完整性,有效缩短消融时间,消融手术更方便、彻底。姜兆磊等[63]采用改良心外射频消融术治疗主动脉瓣病变合并心房颤动,即用 Atricure 双极射频消融钳分别进行双侧环肺静脉前庭消融;再双极射频消融左右肺静脉消融环之间;后以 Atricure 双极射频消融笔从左心房顶部消融线中点向主动脉根部作一消融,再消融心脏周围自主神经节和 Marshall 韧带;心脏停跳后切除左心耳,应用双极射频消融钳或消融笔作左心耳切缘至左肺静脉的消融线,取得良好临床疗效。

四、大血管外科

本年度在大血管外科领域,其主要进展集中于主动脉瘤、主动脉夹层的外科治疗以及围术期处理三个方面。

(一) 主动脉瘤的外科治疗

主动脉瘤是一种严重而危险的心血管外科疾病,及时的诊断和治疗可显著降低病死率。随着主动脉外科的快速发展,主动脉瘤的外科治疗方法不断成熟。念辉等[64]*总结了升主动脉瘤样扩张或合并瓣膜病变采用改良包裹成形术治疗的早中期疗效和应用该术式的体会。该研究回顾分析了 2003 年 1~10 月福建省立医院心血管外科 27 例升主动脉瘤样扩张合并心瓣膜病变行改良包裹成形术患者的临床资料。随访 1 年、3 年时升主动脉直径分别为(40.3 ±4.3)mm、(40.3 ±5.6)mm,与术前、术后出院前升主动脉直径差异有统计学意义。认为改良包裹成形术可以作为治疗升主动脉瘤样扩张或合并心瓣膜病变的方法,其早中期疗效较好。张岩等[65]分析了升主动脉成形术治疗主动脉瓣病变伴升主动脉扩张患者的临床随访结果。该研究回顾分析了 2002 年 1 月至 2010 年 8 月北京阜外心血管病医院 36 例主动脉瓣病变伴升主动脉扩张患者行主动脉瓣置换和升主动脉成形术的临床资料。分别于术前、术后出院前及随访中通过心脏超声心动图检查测量升主动脉直径,并进行比较。结果无围术期死亡。结论认为升主动脉成形术治疗主动脉瓣病变伴升主动脉扩张患者可获得较好的早中期疗效,但远期效果需进一步随访观察。

(二) 主动脉夹层的外科治疗

宋晓春等[66]研究了肺动脉灌注在主动脉夹层(Debakey Ⅰ型)手术深低温停循环中应用的效果。该研究将 24 例患者随机分为灌注组(深低温停循环期间行肺动脉灌注氧合血)和对照组。于不同时点分别抽取两组血样检测肿瘤坏死因子(TNF)和动脉血气,计算氧合指数(PaO_2/FiO_2);并观察术后机械通气时间和病死率。结果发现 2 例对照组患者术后死于右心功能不全,病死率为 8.3%;灌注组 TNF-α 水平明显低于对照组,而氧合指数明显高于对照组,灌注组机械通气时间短于对照组。认为肺动脉灌注应用于主动脉夹层(Debakey Ⅰ型)手术深低温停循环期间,减轻了患者肺损伤,缩短了机械通气时间。陈雷等[67]探讨了心脏手术史是否是 A 型主动脉夹层患者全主动脉弓替换加支架象鼻手术(孙氏手术)后院内死亡的独立危险因素。研究共纳入 384 例 A 型主动脉夹层患者纳入研究,其中 36 例术前有心脏手术史,将可能与术后死亡相关的因素先行单因素分析,单因素分析有意义的变量纳入多因素 Logistic 回归分析。结果显示,发病至手术时间小于 1 周($P = 0.038$, $OR = 2.43$)、体外循环超过 300 min($P < 0.001$, $OR = 12.05$)为孙氏术后患者院内死亡的独立危险因素,而心脏手术史不是 A 型主动脉夹层行孙氏手术后院内死亡的危险因素,术后并发症发生率未显著增加。因此,对于有心脏手术史的 A 型主动脉夹层患者应积极外科手术治疗。王晓龙等[68]*总结了急性 Stanford A 型主动脉夹层累及冠状动脉的外科治疗方法及结果。该研究回顾了 177 例急性 Stanford A 型主动脉夹层并行孙氏手术患者的临床资料。手术均在患者送达医院 24 h 内进行。结果发现右冠状动脉受累 26 例,左冠状动脉受累 2 例,1 例患者双侧冠状动脉受累,22 例冠状动脉受累的患者术前无心肌缺血的证据,急性 Stanford A 型主动脉夹层累及冠状动脉的患者与无冠状动脉受累的患者相比存在更高的院内病死率。据此认为急性 Stanford A 型主动脉夹层一旦累及冠状动脉病死率较高,孙氏手术的同时行冠状动脉旁路移植手术对于挽救此类患者十分重要。彭小乐等[69]分析了不同的停循环温度对 Stanford A 型主动脉夹层围术期脑保护的影响,尤其是对术后认知功能的影响,找到最佳的停循环温度,同时找出影响术后认知功能的危险因素,为临床工作提供理论依据。该研究纳入 Stanford A 型主动脉夹层患者 66 例,低温停循环下行 Sun's 手术。依据术中停循环期间鼻咽温度分 3 组(Ⅰ组:18~20℃,Ⅱ组:20.1~23℃,Ⅲ组 23.1~25℃),测定患者术前、停循环期间、复温至 36℃时、术后 4 h、术后 24 h 的神经元特异性烯醇化酶(NSE)和 S-100 蛋白含量,术前和术后第 7 天评估认知功能。通过 Logistic 分析发现,体外循环时间是术后认知功能障碍的独立危险因素。因此认为,低流量顺行性脑灌注

下行主动脉弓部手术,18~25℃停循环温度范围内,温度差异对患者脑损伤程度无显著影响。影响术后认知功能的危险因素较多,体外循环时间在本研究中构成独立危险因素。段玉印等[70]研究了体感诱发电位(SSEP)在国人主动脉外科的应用初步效果。该研究纳入了36例主动脉疾病患者。行术中SSEP监测。其中主动脉夹层例27例,主动脉瘤9例,孙氏手术16例。SSEP异常的标准为潜伏延长超过10%或波幅下降50%,监测至手术结束时,观察波形是否恢复正常,随访患者术后是否有显性神经功能缺陷。结果发现,SSEP波形清晰可辨30例,术中波形发生改变25例,未发生改变5例,手术结束时波形均恢复正常;6例干扰较大,无法判读,术后均无显性神经功能缺陷。结论认为,国人主动脉手术中可行SSEP术中监测,术中监测结果与临床一致。钱宏等[71]评估了主动脉弓部内膜无破口的Stanford A型主动脉夹层患者接受近端手术重建的早中期临床预后,评价该手术策略的安全性及有效性。该研究回顾性分析了2010年1月至2013年2月期间四川大学华西医院心脏大血管外科23例接受近端手术重建的弓部内膜无破口的Stanford A型主动脉夹层患者临床资料,其中急性主动脉夹层12例,慢性主动脉夹层11例;Bentall手术13例,Cabrol手术2例,Wheat手术1例,升主动脉置换+主动脉瓣修复1例,单纯升主动脉置换6例。结论认为,弓部内膜无破口的Stanford A型主动脉夹层采用近端外科手术重建安全有效,该手术策略在患者的个体化治疗中可以作为一种选择。牛兆倬等[72]总结Mini-root手术技术在主动脉根部大血管手术中的近中期临床随访结果。研究纳入了2008年3月至2012年9月青岛市市立医院心外科对31例主动脉根部病变患者。术前诊断为急性主动脉夹层(Standford A型)15例,马方综合征13例,其中合并主动脉夹层8例,二瓣化畸形合并升主动脉夹层3例。术后随访6~50(31±11)个月。认为Mini-root技术可显著缩短手术时间,减少输血量,对于手术治疗的主动脉根部病变有满意的临床效果,与Bentall手术相比该手术技术在围手术期有明显的优势。李欣等[73]总结并分析了Cabrol手术用于Stanford A型主动脉夹层患者进行主动脉根部处理的疗效及效果。该研究回顾性分析了2009年1月至2014年4月广东省心血管病研究所心外科行Cabrol术治疗Stanford A型主动脉夹层37例患者的临床资料,全组均行Cabrol手术处理主动脉根部,根据主动脉弓受累情况,行右半弓置换或全主动脉弓置换加降主动脉腔内支架隔绝术。结果全组手术均成功,行单纯Cabrol术4例,其中1例行Bentall术中转行Cabrol术,右半弓置换术10例,全主动脉弓置换加降主动脉腔内支架隔绝术23例。二次开胸止血1例(2.7%),术后死亡4例(10.8%);随访1~24个月,随访期间死亡2例。结论认为Cabrol手术治疗Stanford A型主动脉夹层效果良好,远期人造血管通畅,冠状动脉无压迫,效果满意。孙立忠等[74]综述认为主动脉夹层是一种凶险的心血管外科急症,其中急性A型主动脉夹层致死率最高,及时的诊断和治疗可显著降低病死率。随着主动脉外科的快速发展,主动脉夹层的治疗方法越来越多样化,除了传统的外科开放手术外,还出现了分支支架血管植入、杂交手术、主动脉腔内修复等技术。但是治疗方法越多,越能说明该疾病缺乏统一、简便、安全、有效的适合所有患者的手术方式。由于主动脉弓在解剖、功能及病理改变上的复杂性,人们对于弓部重建的最适策略一直争议不断。在该综述中针对目前开展的急性A型主动脉夹层弓部的重建方法进行了较为全面和系统的总结和分析。盛炜等[75]比较研究了单侧顺行选择性脑灌注(USCP)和双侧顺行选择性脑灌注(BSCP)在DeBakey Ⅰ型主动脉夹层行主动脉弓替换术中的脑保护效果。回顾性分析了2013年12月至2014年12月在解放军总医院心血管外科行主动脉弓替换术的24例DeBakey Ⅰ型主动脉夹层患者的病例资料,根据脑灌注方式不同,分为USCP组($n=16$)和BSCP组($n=8$),术中深低温停循环时分别采用单泵单管(USCP组)或单泵双管(BSCP组)灌注进行脑保护。两组均于术前和术后行头颅CT检查。术中常规连续监测脑氧饱和度,观察并记录两组患者术后发生短暂神经系统功能不全(TND)的情况。结果两组患者均无术后早期死亡,均痊愈出院。术后USCP组有3例出现TND,BSCP组1例出现TND;术前及术后两组CT检查均无明显异常。体外循环中各阶段两组脑氧饱和度差异均无统计学意义。结论认为,在DeBakey Ⅰ型主动脉夹层全弓替换术中使用单泵单管行单侧选择性脑灌注操作简便、切实可行,能取得良好的脑保护效果,临床预后满意。李明等[76]评价了三分支主动脉弓覆膜支架与传统手术对急性A型主动脉夹层主动脉弓重建的早期临床效果。研究纳入2008年6月至2014年1月间共39例A型主动脉夹层患者,并按手术方式分成2组。A组:术中直视下三分支主动脉弓覆膜支架置入18例。B组:实施传统全弓替换+象鼻支架21例。结论认为,应用三分支主动脉弓覆膜支架治疗主动脉夹层取得同样良好的早期临床效果,但其手术适应证窄,选择时要更慎重。相对于传统支架血管象鼻术,其假腔血栓化率低。郭曦等[77]研究了膈下(T8)乃至腰椎水平的胸主动脉疾病患者行选择性胸主动脉覆膜支架腔内修复术覆盖全降主动脉后的脊髓局部缺血情况。该研究回顾性分析了2009年2月至2013年3月收治的78例病变累及膈水平以下(T8)的胸主动脉疾病患者资料,其中主动脉夹层41例,主动脉穿通性溃疡14例,主动脉瘤19例,主动脉二次支架置入4例。采用开放性游离一侧股动脉或选择性穿刺预埋Perclose和ProGild两种方式,完成主动脉腔内修复术,依据病情选择长230 mm的支架或置入2枚覆膜支架(部分重叠),累计长度(244.74 ± 18.67)mm。结果发现术后脊髓损伤3例(3.8%),经脱水及神经营养性治疗后痊愈。随访3~24个月,所有患者未出现支架内瘘和支架移位等并发症。结论认为,应用长支架覆盖全降主动脉处理病变范围累及T8水平以下的病变,会引起脊髓缺血,应有效预防和及时处理。

(三)围术期处理

许崇恩等[78]探讨了大剂量乌司他丁在深低温停循环(DHCA)状态下对主动脉夹层体外循环(CPB)患者肺脏的保护作用。该研究将36例急性A型主动脉夹层行DHCA下大血管手术。患者被随机分为乌司他丁组($n = 18$,接受总剂量为20 000 IU/kg乌司他丁)和对照组($n = 18$,接受等体积的0.9%生理盐水)。结果乌司他丁组细胞炎性因子浓度较对照组在T1到T4之间显著降低,两组均在T2时间点出现峰值。与对照组在T2~T4的肺功能参数相比,乌司他丁组术后肺泡-动脉氧分压差、生理死腔、吸气峰 压和平台压均显著降低,且静态顺应性和动态顺应性更好,显著缩短气管插管时间和重症监护室停留时间。结论认为,大剂量乌司他丁可降低DHCA术后患者的细胞炎性因子水平,减少肺部损伤,改善CPB后肺功能,最终缩短气管插管和重症监护室停留时间。宋先荣等[79]探讨了急性A型主动脉夹层术后低氧血症的相关因素及治疗措施。该研究回顾性分析了2012年12月至2014年4月收治的108例急性A型主动脉夹层手术患者的临床资料,全部病例在深低温停循环下手术(鼻咽温降至20℃),依据到达监护室后动脉血氧分压(mmHg)/吸入氧浓度(%)(PaO_2/FiO_2)分为低氧血症组($PaO_2/FiO_2 < 200$)和非低氧血症组($PaO_2/FiO_2 \geq 200$)。结果发现术后低氧血症的发生率约43%(44/64),单因素分析中有统计学意义的因素包括体重指数、吸烟史、术前低氧血症、EF<45%、手术时间、主动脉阻断时间、深低温停循环时间和围术期输血量。结论认为,低氧血症是急性A型主动脉夹层术后常见并发症,由于急性发病全身炎症反应重,术中使用深低温停循环技术,术后低氧血症的发生率较高,是导致手术死亡的危险因素,因此加强围术期处理是防治急性A型主动脉夹层术后低氧血症的有效方法。景赫等[80]观察了急性Stanford A型主动脉夹层(以下简称急性A型夹层)患者围术期急性肺损伤(ALI)及其与炎性细胞因子的相关性。该研究收集了北京安贞医院2013年01月至2013年12月急性主动脉夹层患者40例围术期临床资料,包括患者在全身麻醉、深低温停循环(DHCA)下行孙氏手术(主动脉弓替换及象鼻支架置入术)。结论认为,急性A型夹层患者术前即可发生ALI。随着围术期进程的发展,肺损伤程度呈现逐渐加重趋势。急性A型夹层患者血清IL-6、IL-8及IL-10浓度变化与ALI密切相关,提示急性A型夹层患者机体炎症和抑制感染平衡的失调是导致围术期发生ALI的重要内在因素。肖正华等[81]观察了不同时间段主动脉夹层患者血液中炎症介质浓度变化规律,并在炎症反应变化基础上初步探讨主动脉夹层的病程分期。研究纳入了四川大学华西医院心脏大血管外科2011年9月至2012年2月收治主动脉夹层患者46例,分别于出现首发症状到12 h(0~12 h,记为T1)、12~24 h(T2)、24~48 h(T3,1~2 d)、48~96 h(T4,2~4 d)、96~168 h(T5,4~7 d)、168~336 h(T6,7~14 d)、336~720 h(T7,14~30 d)、720~1 440 h(T8,30~60 d)和1 440 h(T9,60 d)9个时间段采集患者血液样本,检测肿瘤坏死因子α(TNF-α)、白介素6(IL-6)、C反应蛋白(CRP)、内毒素(ET)、白细胞(WBC)和中性粒细胞(Neut)炎症介质浓度,分析总结主动脉夹层患者的炎症反应变化规律。结论认为,基于炎症反应变化程度,主动脉夹层病程具备急性期(≤14 d)、亚急性期(14~60 d)及慢性期(60 d)三个阶段。雷珍牛等[82]*分析了急性A型主动脉夹层(AAAD)的临床特征,探讨住院死亡的危险因素,以提高对本病的诊治水平。该研究回顾性分析了2008年4月至2012年12月确诊的126例AAAD患者的临床资料,分析AAAD的发病特征、首诊症状及误诊情况。根据临床结局将患者分为存活组及死亡组,比较两组间临床特征差异,并经多因素回归分析筛选AAAD患者住院死亡的危险因素。结论认为,肌酐值>132 μmol/L与心包填塞是AAAD患者住院死亡的危险因素。正确认识AAAD的临床特征,早期预防、及时诊断、有效处理危险因素是降低AAD患者死亡率的关键。钟明华等[83]通过检测主动脉夹层患者血浆中IL-6、TNF-α和CRP 3种炎症介质的浓度,探讨其在病程中的变化及临床意义。结果发现,主动脉夹层患者血浆中IL-6、CRP、TNF-α浓度均比正常人组、单纯原发性高血压组高($P < 0.05$),3种炎症因子浓度峰值均出现于主动脉夹层病程急性期内,在亚急性期、慢性期逐渐降低。结论认为,主动脉夹层患者血浆中IL-6、CRP和TNF-α在病程中扮演重要角色,炎症因子可作为评估主动脉夹层患者全身炎症反应的强度、辅助诊断及评估早期预后的指标。刘愚

勇等[84]*回顾了2005年5月至2014年4月10例孕期主动脉疾病病例，探讨孕期主动脉疾病的临床特点和治疗策略及效果。术前超声心动图和主动脉CTA显示Stanford A型主动脉夹层3例，合并马方综合征、高血压和累及右侧冠状动脉开口各1例，孙立忠细化分型均为A2C型；Stanford B型主动脉夹层4例，合并马方综合征1例，高血压病2例，累及全胸腹主动脉1例，孙立忠细化分型B1S型3例，B3C型1例；主动脉根部瘤2例；主动脉根部瘤合并Stanford B型主动脉夹层1例，细化分型为B1C型。根据具体分型及患者临床特点，分别给予保守治疗、主动脉腔内修复治疗和外科手术治疗，分别在术前、术中或术后行剖宫孕及引产术。结论认为，孕期主动脉疾病治疗策略包括药物治疗、腔内修复治疗和外科手术治疗，各种治疗适应证需要根据孕期临床状况综合判断，其中Stanford A型主动脉夹层的预后最差，胎儿的处理需要根据孕周和主动脉疾病的严重程度进行选择。

五、心脏手术围术期管理及术后并发症

（一）评分系统在围术期的应用

急性生理学与慢性健康状况评分Ⅱ（APACHEⅡ）系统对心外科围术期危重症患者病情危重程度及预后判断有重要的应用价值。邵涓涓等[85]对安贞医院2013年11月至2014年1月心脏外科监护室每日收治的18岁以上心脏手术后1 180例患者采用APACHEⅡ和APACHEⅢ评分系统进行评分，分别计算各评分系统的手术当日评分、最大评分、3日内最大评分、第3日与第1日评分差值，最终对这些分值进行ROC曲线下面积分析和Hosmer－Lemeshow拟合优度检验。对APACHEⅡ和APACHEⅢ评分系统的当日分值、最大分值、3日内最大分值、第3日与第1日分值差进行ROC曲线下面积和Hosmer－Lemeshow拟合优度检验。研究提示APACHEⅡ和APACHEⅢ评分系统均可用于心脏外科手术后风险评估，APACHEⅢ对心脏外科手术后死亡风险预测敏感性高于APACHEⅡ评分系统。李晓密等[86]选取沈阳军区总医院心外科重症监护病房（ICU）3 566例心外科术后患者，并对所有患者应用APACHEⅡ评分系统进行评分，计算患者预计死亡率，采用受试者工作特征（ROC）曲线及预计死亡率及实际死亡率的比较对APACHEⅡ评分的应用价值进行判定。结果发现，采用ROC曲线评价APACHEⅡ的真实性，ROC曲线下面积为0.917（$P=0.000$），95%可信区间为[0.885，0.949]。APACHEⅡ的临界点为15.50分，APACHEⅡ系统的灵敏度为80.3%，特异度为95.6%，准确度为79.5%，阳性预测值为86.9%，阴性预测值为93.1%。随着APACHEⅡ评分分值增大，预计病死率及实际死亡率亦增大，两者呈正相关。研究证明，APACHEⅡ评分系统可较好地评价心外科重症患者病情危重程度及评估预后，为合理利用心外科医疗护理资源提供参考。张海等[87]研究了多器官功能障碍评分（MODS）、简化急性生理评分Ⅱ（SAPSⅡ）和血管活性肌力药物评分（VIS）对心脏术后行连续性肾脏替代治疗（CRRT）患者预后评价的预测作用。将2010年11月至2014年6月在上海市胸科医院外科监护室行CRRT的心脏术后成年患者，根据出院时治疗结果分为存活组和死亡组。分别对所有患者在手术后第1日和CRRT前1日进行病情严重程度评分，并以受试者工作特征曲线下面积（AUCROC）大小衡量各评分系统对患者预后的预测能力。结果显示，32例心脏术后急性肾损伤（AKI）接受CRRT的患者被纳入该研究，其中9例存活，23例死亡，死亡率为71.9%。死亡组患者无论是在术后第1日还是在CRRT前1日的MODS、SAPSⅡ和VIS的3种评分均显著高于存活组，差异均有统计学意义。高VIS组在术后90 d存活率明显低于低VIS组，且术后低心排量综合征和再次剖胸探查发生率更高。研究提示，术后第1日VIS、CRRT前1日MODS、CRRT前1日SAPSⅡ和CRRT前1日VIS都能较好地预测心脏术后行CRRT治疗患者的预后，术后第1日VIS作为早期指标更优。高VIS与不良预后相关。

（二）围术期感染

围术期感染是心脏手术死亡的主要原因，控制围术期感染对提高手术成功率有重要意义。杜守峰等[88]回顾性分析137例体外循环心脏直视术后留置CVC患者的临床资料，其中感染组34例，未感染组103例；对感染组进行细菌培养及药敏试验，并对CVC感染高危因素进行Logistic回归分析。结果显示，137例患者检出病原菌34株，阳性率为24.82%，其中革兰阳性菌17株占50.00%，革兰阴性菌13株占38.24%，真菌4株占11.76%；感染组置管时间、体外循环时间、股静脉穿刺、有导管接头、三腔导管比例与未感染组比较差异有统计学意义。回归分析显示，体外循环时间、股静脉穿刺、置双腔导管、置管时间是CVC感染的独立危险因素。研究提示，体外循环及置管时间过长、股静脉穿刺、双腔置管等容易引发CVC感染，临床应规范操作，预防性使用高敏抗菌药物，减少感染率。刘敏等[89]对71例术后出现院内感染的患者病例资料进行详细回顾性分析。研究发现，5年间共接诊收治手术患者1 176例，出现医院感染

的共71例,感染率为6.04%。呼吸道、胃肠道及泌尿道感染多见,其中呼吸道感染46例,占64.79%;胃肠道感染8例,占11.27%;泌尿道感染7例,占9.86%;大肠埃希菌、肺炎克雷伯菌及金黄色葡萄球菌为主要病原菌。71例医院感染患者均有两种以上侵入性的操作,多种侵入性操作增加了患者医院感染概率。研究提示了患者术后医院感染特征及相关危险因素,针对这些危险因素进行有效控制,可以有效减少术后医院感染率。李军民等[90]分析了心脏手术后发生医院感染的患者93例,分析其感染部位分布,分离培养病原菌并进行药敏试验,采用K-B琼脂试验进行耐药性分析。结果显示,心脏术后医院感染率为12.65%;93例心脏术后发生医院感染的患者,经取样、培养、分离、鉴定共检出病原菌102株,其中9例患者合并两种病原菌感染,分离出革兰阳性菌41株占40.20%,革兰阴性菌57株占55.88%,真菌4株占3.92%;心脏术后感染的主要革兰阳性菌对氧氟沙星、哌拉西林、红霉素、氨苄西林和青霉素G的耐药率较高,均>40.00%,对乙酰唑胺、利奈唑胺、阿米卡星的耐药率较低,均<10.00%;心脏术后感染的主要革兰阴性菌对阿莫西林、氨苄西林、环丙沙星、红霉素和土霉素的耐药率较高,均>40.00%。研究提示,心脏术后医院感染的发生率高,且感染病原菌具有一定的耐药性,临床应采取相应的措施,控制心脏手术后医院感染的发生,并分离培养病原菌及耐药性分析,选择耐药率低的抗菌药物进行及时治疗。张超等[91]随机抽取2009年12月至2011年12月进行心脏及大血管手术患者300例,采用回顾性研究方法,对术后发生感染的患者进行统计分析。研究发现300例患者中有11例发生医院感染,感染率为3.67%;感染最常见的部位为呼吸道,7例占63.64%;检出病原菌以革兰阴性菌为主占45.46%,革兰阳性菌占27.27%,真菌占27.27%;经多因素Logistic回归分析发现,患者的年龄、手术时间、呼吸机使用时间、导尿管留置时间、术后24 h输血浆量等是引起术后感染的独立危险因素。研究提示,心脏外科患者术后感染率较高,且以呼吸道感染最常见,导致患者发生感染的因素较多,临床需要密切注意无菌操作及对感染的及时处理。钮林霞等[92]目的探讨心胸外科术后患者顽固性肺部感染改良体位引流痰液的治疗效果,并为其治疗提供干预对策。通过选取2011年6月至2013年7月行心胸外科术后发生顽固性肺部感染的67例患者为研究对象,将其随机分为两组,在常规综合治疗的基础上,对照组34例患者采取常规头低足高位引流痰液,观察组33例患者根据肺部感染病灶采取头低足高位、45°半卧位、头低足高俯卧位等体位引流,比较两周后两组患者的各项主要评价指标及治疗效果。研究发现,体位引流痰液后观察组上述指标均较体位引流痰液前明显改善。研究提示,心胸外科术后患者顽固性肺部感染采用改良体位引流痰液效果显著优于常规引流痰液体位,值得在临床推广应用。

(三)切口感染

心脏外科术后深部切口感染(DSWI)是严重的术后并发症,一旦发生会明显增加住院时间和住院费用。刘东等[93]回顾性分析2008年1月至2013年12月中国医科大学航空总医院胸外科189例采用胸大肌肌瓣、腹直肌肌瓣手术治疗的心脏手术后DSWI患者的临床资料。患者入院后给予清洁感染创面并提取分泌物,依据分泌物药敏结果选取抗生素抗感染治疗,手术扩大清创彻底清除感染灶,根据清创缺损情况选择肌瓣填充修复。其中单纯应用胸大肌肌瓣184例、单纯腹直肌肌瓣1例,胸大肌联合腹直肌肌瓣4例,放置负压吸引装置引流,定期换药理疗。179例术后2周内康复出院,伤口一期愈合率为94.7%;7例患者因切口皮下感染延迟1周出院,3例院内死亡,术后平均住院时间(14±5)d。8例患者出院1周后出现皮下脂肪液化经换药后伤口痊愈,9例因死骨残留等原因出院2个月后伤口再次出现窦道,经再次清创肌瓣修复而治愈,死亡8例,病死率为4.2%,其中6例死于感染相关并发症。研究提示,心脏大血管手术后DSWI应积极行外科手术清创,胸大肌肌瓣和(或)腹直肌肌瓣修复重建胸骨缺损区域是DSWI的有效治疗方法。林野等[94]分析心脏外科胸骨正中切口术后发生累及胸骨的深部切口感染的病种分布、发病率、危险因素、治疗经验及预后。研究回顾性分析2010年1月至2013年9月29 574例经胸骨正中切口行心脏手术的年龄大于17岁的成人患者,共有139例(0.47%)患者发生累及胸骨的深部切口感染。患者确诊后即开放原手术切口,纱条换药引流,同时经静脉给予广谱抗生素治疗,待伤口创面清洁、肉芽新鲜后入手术室行清创术,手术方式首选保留胸骨的清创手术,对于探查发现胸骨坏死严重或者清创手术失败后需要行二次清创手术的患者,行胸大肌肌瓣或腹直肌肌瓣转移术。结果痊愈出院112例(80.6%),其中有15例(10.8%)患者需要在院内接受两次以上清创手术。住院死亡13例(9.3%),另有14例(10.1%)需要转往专科医院继续治疗。研究提示,心脏外科术后累及胸骨的深部切口感染是一种严重的手术并发症,在治疗上应给予足够的重视,尽早发现并确诊、彻底引流,尽早行清创手术,避免感染范围扩大所导致的其他严重并发症是治疗成功的关键。权晓强等[95]回顾性分析行心脏直视术后切口感染患者41例,并与同期住院未感染患者按1∶2配比法进行切口感染相关因素的调查分析。研究发现,2 521例心脏直视术患者中切口感染41例,感染率为1.6%;多因素非条件Logistic回归分析显示,急诊手术($OR=1.44$,95% $CI=1.33\sim1.55$)、手术时间(>3 h)($OR=3.77$,95% $CI=2.93\sim5.48$)、糖尿病史($OR=1.71$,95% $CI=1.54\sim1.90$)、切口皮下层连续缝合($OR=2.47$,95% $=2.16\sim2.80$)、术后预防用药($OR=1.53$,95% $CI=1.24\sim1.69$)是切口感染的独立危险因素。因此,加强无菌技术操作,缩短手术时间,采用正确的缝合方式,积极控制围手术期血糖水平,合理使用抗菌药物,可降低心脏直视术后切口感染率。

(四)血流动力学监测

肺动脉漂浮导管(Swan - Ganz 导管)被认为是心脏术后最有效的有创血流动力学监测,监测外周血管阻力指数(SVRI)可以优化心功能不全状态下感染性休克早期目标导向治疗(EGDT)。贺清等[96]分析了2012年1月至2014年1月第四军医大学附属西京医院心血管外科ICU收治体外循环心脏术后感染性休克患者8例。以中心静脉压(CVP)为复苏目标行经验性容量复苏治疗,循环未见改善,则实施漂浮(Swan - Ganz)导管监测血流动力学指标,以外周血管阻力指数(SVRI)为优化目标复苏,观察Swan - Ganz导管复苏前及复苏6 h、24 h后的血流动力学及氧代谢指标,分析复苏达标所需时间。研究证明,采用Swan - Ganz导管监测SVRI作为优化目标导向治疗心功能不全状态下感染性休克可以提高6 h复苏成功率,改善患者预后。危宇等[97]对心脏直视术后合并肺动脉高压患者,经颈内静脉安置左心房测压管和肺动脉漂浮导管,评价其对成人心脏外科术后患者监护的可行性、安全性及准确性。研究前瞻性选择2010~2012年于武汉亚洲心脏病医院行心内直视手术的18岁以上患者100例。将患者分为两组:合并淤血性重度肺动脉高压患者行瓣膜置换术50例(A组),合并淤血性轻中度肺动脉高压患者行瓣膜置换术50例(B组)。两组入室即监测LAP和肺动脉楔压(PAWP)。结果显示两组患者均成功行持续LAP及PAWP监测,无严重导管相关并发症发生。研究提示,经颈内静脉入路行LAP监测及肺动脉漂浮导管监测是安全、可行的。PAWP不能准确反映左心室前负荷,在合并淤血性重度肺动脉高压的患者中使用LAP监测对于判断左心室前负荷更准确。

(五)输血及血液回收

输血存在输血过敏、输血相关性急性肺损伤(TRALI)、传染病感染等并发症,严格控制输血指征,预防输血相关性肺损伤是目前研究的热点。陈长城等[98]总结分析心脏手术后出现气管内大量浆液性分泌物伴顽固低氧血症的病例治疗,研究发现研究期间有11例患者具有典型TRALI临床表现,手术室内发病4例,监护室内发病7例。输入血浆诱发5例,输入库存红细胞诱发6例,发病距输入血液制品时间为(2.1±1.8)h。全部患者需要呼吸机辅助通气治疗,死亡6例。研究提示,心脏手术后TRALI容易误诊,病死率高。熟悉TRALI疾病特点,掌握诊断标准早期诊断、合理治疗可降低病死率。缪娜等[99]使用血液回收(CS)技术处理回输术中出血及体外循环(CPB)管路余血对心脏外科患儿节约用血的意义和对临床结果的影响进行研究。根据术中是否使用CS,将100例在CPB下行先天性心脏病矫治术的患儿随机分为两组:洗血球组(CS组,$n=50$)和对照组(CON组,$n=50$)。研究发现,两组患儿均痊愈出院,术后输入库血量及术后输血率CS组均明显低于CON组,术后升压药使用时间CS组明显低于CON组。研究提示,对先天性心脏病婴幼儿手术期间使用CS处理术中出血和CPB管路余血可以明显减少术后输血量以及输血患儿的比率,达到节约用血的目的。许李力等[100]对体外循环(CPB)下微创心外科手术红细胞输注的术前危险因素进行评价。术后患者以血红蛋白(HGB)<7.0给予悬浮红细胞,而血栓弹力图R值>9分钟时,给予新鲜冰冻血浆为标准。其中224例患者(输血患者)有输注血液制品,287例患者未输注血液制品。BMI、术前纤维蛋白原定量、术前总胆红素、术前氧饱和度(SaO_2)为红细胞输注的术前独立因素,根据此类参数建立围术期输血前预测的数学模型。当数学模型得分>0.61时预测围手术期输血的敏感度为85%,特异性为67%。根据此模型在患者术前BMI、术前纤维蛋白原定量、术前总胆红素、术前SaO_2为血液制品输注的术前独立预测因素,可以根据患者的具体情况给出相应的输血策略,减少用血量。

(六)营养支持及肾脏替代治疗

心脏术后危重症患者的营养支持中肠内营养(EN)被认为是首选的支持方式,但是在循环衰竭或血流动力学不稳定的患者中,使用EN仍存在争议。危宇等[101]观察营养支持对心脏手术后循环衰竭接受体外膜肺氧合(ECMO)辅助患者的耐受性和安全性,回顾性分析了研究期间使用ECMO辅助的患者,所有的患者均因为心脏术后发生严重的心功能衰竭接受了VA - ECMO(venoarterial,VA静脉-动脉)辅助治疗,同时采用104.6 kJ(25 kcal)/(kg·d)肠内营养(EN)支持;营养耐受情况以达到喂养目标的达标率和观察胃潴留量为主。研究发现共有12例患者进行了ECMO辅助,EN为唯一的营养支持方式,所有患者第1周内营养耐受率超过70%。无一例出现EN引起的严重不良反应。研究提示,接受ECMO辅助的危重症患者给予EN治疗安全、可行,无严重并发症。王文公等[102]对心脏手术后应用谷氨酰胺双肽进行随机对照研究,选择体外循环心脏手术患者共60例,随机分为试验组与对照组各30例,试验组术后第1天起静脉补充谷氨酰胺双肽,连续7 d;对照组给予等量复方氨基酸,研究发现两组血流动力学指标差异无统计学意义,血清肌钙蛋白水平组间差异有统计学意义,12 h及24 h试验组低于对照组,Sa术后第3天试验组高于对照组。研究提示,心脏手术后静脉补充谷氨酰胺双肽具有心肌保护作用,可改善心肌损伤,加快术后心肌收缩功能恢复。张海等[103]回顾性分析了心脏手术后行连续性肾脏替代治疗(CRRT)治疗患者的死亡危险因素,通过分析2007年7月至2014年6月在上海市胸科医院行CRRT治疗的心脏术后成年患者66例的临床资料。根据出院时治疗结果分为存活组和死亡组。Logistic回归分析显示,心脏术后行CRRT治疗患者死亡的危险因素有术后第1天低血压($B=2.897$, $OR=18.127$, $P=0.001$)、少尿到血滤间隔时间($B=0.168$, $OR=1.183$, $P=0.024$)、术后第1天血小板值($B=-0.026$, $OR=0.974$, $P=0.001$)。研究提示,术后第1天低血压是心脏术后CRRT患者死亡的主要危险因素,需及早防治。尽早行CRRT能改善预后。术后第1天血小板值是保护因素,血小板值越低,预后越差。钱程等[104]回顾性分析2013年2月至2014年1月在中国医科大学附属第一医院心脏外科术后行CRRT治疗30例患者的临床资料。研究提示,CRRT治疗能导致低磷血症,且CRRT治疗时间越长,血磷浓度越低。适当的补磷治疗是必要的,同时应动态监测血磷水平,依据其变化行个体化治疗。陈磊等[105]回顾性心脏外科手术后发生ARF的54例患者的临床资料,其中50例采用床旁连续肾脏替代疗法(CRRT)治疗,4例采用腹膜透析治疗,住院期间死亡9例,病死率为16.7%,术后开胸探查止血8例,拔管失败4例。9例死亡患者中6例死于多脏器功能衰竭,2例死于脑出血,1例死于急性呼吸衰竭。采用CRRT及腹膜透析治疗后,血肌酐(SCr)和血尿素氮(BUN)下降明显。研究提示,心脏外科手术后ARF应早期发现、及时处理,CRRT及腹膜透析是治疗心脏外科手术后ARF安全、方便、有效的方法,可降低病死率。

(七)其他围术期研究

曾庆东等[106]比较接受体外循环下心脏手术围术期血糖严格控制与常规控制患者的术后早期死亡率和相关并发症的发生率,利用现有的临床试验数据进行Meta分析。研究共纳入14个随机对照试验,纳入人数总计2 732人。通过Meta分析发现与常规血糖控制相比,严格血糖控制能降低术后早期死亡率,减少术后呼吸机辅助时间,但是增加了严重低血糖事件的发生率。研究提示,与常规血糖控制相比,严格血糖控制能降低心脏手术患者术后早期死亡率,并减少术后呼吸机辅助时间,但是增加了严重低血糖事件的发生率。癫痫是心脏外科术后的严重并发症,常被视为中枢神经系统受损的标志之一。龚启华等[107]对8例术前合并癫痫的患者施行心内直视手术,研究发现为避免围术期癫痫发作影响循环功能,围术期应持续使用抗癫痫药物,维持有效血药浓度,同时围术期应该避免出现缺氧、高热、低血糖、低血钙等异常情况,术中避免大剂量使用氨甲环酸。秦超毅等[108]分析在体外循环(CPB)围手术期线粒体DNA(mt DNA)在循环血中的浓度变化。研究纳入2014年7~12月四川大学华西医院心脏大血管外科行主动脉瓣+左房室瓣置换术(双瓣膜置换术)患者40例。研究发现,CPB后循环血中mt DNA浓度不断升高,升主动脉开放后循环血中mt DNA浓度较T1升高($P<0.05$),并在术后24 h达到峰值,术后48 h后循环血中mt DNA浓度较T5降低,仍高于T1水平。研究提示,CPB术后血液中mt DNA浓度逐渐升高,在术后24 h达到后逐渐下降。付尧等[109]通过检测肺组织中蛋白激酶B(Akt)、核糖体蛋白S6激酶(p70S6K)水平,探讨后处理措施对肺缺血-再灌注损伤的保护机制。研究发现,与S组比较,I/R组、IpostC组肺组织中Akt、p-Akt、p70S6K、p-p70S6K的表达量及W/D值均明显升高,凋亡指数显著增加。与I/R组比较,IpostC组肺组织中p-Akt、p70S6K、p-p70S6K的表达量显著增加,W/D值与凋亡指数均明显下降。研究提示,后处理可明显减轻大鼠肺缺血再灌注损伤,其机制可能与增强PI3K/Akt信号通路有关。刘畅等[110]观察深低温停循环(DHCA)与DHCA+选择性脑灌注(ASCP)患者围术期IL-6水平的变化规律及其与复苏延迟的相关性。研究发现,体外循环(ECC)后各个时间点的IL-6浓度较ECC前有升高趋势,但差异没有显著性。IL-6血浆水平随ECC的进行而逐渐升高,直至DHCA后达到峰值,至术后48 h表现为逐渐下降的趋势。IL-6血浆水平在术后24 h与ECC时间、升主动脉阻断(ACC)时间及DHCA时间呈正相关趋势。B组患者各时间点的血浆IL-6水平的上升较A组更加明显。研究提示,深低温ECC可以引起全身炎症反应综合征的发生;DHCA+ASCP对降低DHCA过程中炎症反应的作用较单纯应用DHCA要优越;

血浆 IL-6 水平的上升加重炎症反应与术后苏醒延迟之间存在一定的相关性，术后 48 h 内采取有效的抗炎症治疗可能对患者更有益处。葛敏等[111]* 回顾性分析了三种不同气管切开方式（手术切开、纤维支气管镜辅助、超声辅助）的临床资料；对应用超声探查及引导经皮扩张气管切开术（PDT）在心脏外科术后患者中的应用效果进行了评价。研究提示，PDT 结合实时超声检查能够提供颈部解剖信息，指导穿刺部位选择，在心脏术后患者中应用能够提高手术安全性，降低操作难度，降低相关并发症发生率。周福硕等[112]* 监测心脏手术患者围术期肝素诱导的血小板减少症（HIT）的发生率及其抗体阳性率，探索 HIT 发病及其抗体产生的影响因素。检测连续的 315 例心脏手术病例手术前后血小板计数、HIT 抗体、血小板因子 4（PF4）。按 4Ts 评分诊断 HIT。按性别、年龄、病种等分别统计发生率及其抗体阳性率并分析影响因素。研究提示，心脏手术患者围术期 HIT 发生率较低，但易产生严重并发症，致残致死率高，应警惕 HIT 发病的危险因素。杜中涛等[113]* 研究了体外膜肺氧合（ECMO）对心脏手术后难治性心源性休克提供临时机械循环支持的应用效果及早期死亡率危险因素分析。通过回顾分析 2012 年 1 月至 2012 年 12 月期间 6 986 名成人心脏术后患者资料，其中有 54 例（0.77%）患者因为术后心源性休克而应用静脉动脉（VA）ECMO 支持。研究认为，ECMO 为心脏术后严重心源性休克患者提供了一个有效的临时心肺支持。辅助期间较低的 LVEF 和较多的悬浮红细胞输入量是影响死亡率的危险因素。在 ECMO 辅助支持期间，应该每日监测 LVEF 变化及悬浮红细胞的输入量。高卿等[114]* 回顾了 2012 年 1 月至 2012 年 5 月期间行择期心脏手术的成人患者 168 例，总结其人口学资料及相关的临床资料，探讨影响心脏外科术后高胆红素血症发生及其术前与术中危险因素。研究提示，高胆红素血症在心脏外科术后发生率较高，术前血清总胆红素升高和手术时间的延长是术后高胆红素血症发生的独立危险因素，高胆红素血症的发生与术后机械通气时间、ICU 时间以及术后总住院时间的延长显著相关。李雅琼等[115]* 回顾性分析体外循环（CPB）下心脏手术患者围术期血糖和血乳酸的变化趋势。研究选取 2013 年 1 月至 12 月期间在首都医科大学宣武医院行体外循环心脏手术的成年患者 58 例，根据术前是否合并糖尿病分非糖尿病组和糖尿病组，根据体外循环时间分为 CPB 时间小于 2 h 组（A 组）和大于 2 h 组（B 组）。观察围术期血糖值和乳酸值的变化趋势，并对相关临床资料进行分析。研究提示，体外循环对合并糖尿病患者围术期血糖的影响更明显，控制围术期血糖有助于降低血乳酸。提高 CPB 的管理水平，有利于术中及术后血糖及乳酸值的改善，从而降低术后相关合并症。

（徐志云　韩　林　乔　帆　王　崇　唐杨烽　张　浩　刘　洋）

·参·考·文·献·

[1] 卢衡，郭平凡. 血清肝素辅助因子Ⅱ活性与下肢动脉硬化闭塞症介入术后再狭窄相关[J]. 中南大学学报（医学版），2015(6)：646－650.

[2]* 曹华，陈良万，张贵灿，等. 完全经胸彩超引导的经皮房间隔缺损封堵术 5 例报道[J]. 福建医科大学学报，2014，(6)：389－391.

[3] 郭晓博，李红昕，郭文彬，等. 单纯超声引导下经皮与经胸房间隔缺损封堵术的疗效[J]. 中华胸心血管外科杂志，2014，30(8)：55－58.

[4] 宋兵，刘瑞生，唐汉博，等. 心脏搏动下经右心室微创封堵婴幼儿肌部室间隔缺损[J]. 中国胸心血管外科临床杂志，2014，(6)：830－832.

[5] 朱达，赁可，冯沅，等. 杂交技术治疗婴幼儿及儿童肌部室间隔缺损——华西医院经验[J]. 中国胸心血管外科临床杂志，2015，(2)：118－122.

[6] 李红昕，郭文彬，张海洲，等. 经右胸或左胸途径微创封堵膜周部室间隔缺损[J]. 中华小儿外科杂志，2015，36(8)：577－581.

[7]* 董好举，范太兵，李斌，等. 左腋下途径外科微创封堵高位室间隔缺损[J]. 中国微创外科杂志，2015，(7)：638－640.

[8] 莫绪明，戚继荣，庄著伦，等. 超声引导下经皮胸前穿刺封堵室间隔缺损残余漏[J]. 中华小儿外科杂志，2015，36(8)：574－576.

[9] 李晓锋，范祥明，李志强，等. 肺血管发育不良性法洛四联症的分期治疗[J]. 心肺血管病杂志，2014，33(5)：716－718.

[10]* 范祥明，刘迎龙，李志强，等. 肺动脉发育不良型法洛四联症外科分期治疗的临床体会[J]. 心肺血管病杂志，2015，34(3)：210－213.

[11] 高波涛，郑景浩，祝忠群，等. 伴有左侧肺动脉发育不良的法洛四联症外科治疗策略[J]. 上海交通大学学报（医学版），2015，(6)：920－923.

[12] 胡传贤，黄苏，丁辉，等. 左腋下微切口 Hem－O－lok 夹与传统左后外侧切口治疗动脉导管未闭的比较研究[J]. 心肺血管病杂志，2014，33(5)：722－725.

[13]* 邹明晖，崔虎军，马力，等. 改良 Fontan 手术治疗复杂先天性心脏病[J]. 中国胸心血管外科临床杂志，2015，(1)：39－43.

[14] 黄蕊，徐卓明，张明杰，等. 全腔静脉肺动脉连接术后早期延迟恢复的危险因素[J]. 中华胸心血管外科杂志，2015，31(6)：349－353.

[15] 张燕搏，蒙延海，杨克明，等. 成人先天性心脏病心外管道全腔静脉肺动脉连接术后早期临床结果[J]. 中国胸心血管外科临床杂志，2015，(9)：816－820.

[16] 李霞，李守军，王旭，等. 全腔静脉肺动脉连接术开窗与否的早期效果评价[J]. 中国胸心血管外科临床杂志，2015，(9)：826－830.

[17] 刘巍，刘锦纷，张海波，等. 内脏异位综合征心血管畸形的解剖特征和 Fontan 手术的疗效观察[J]. 中国胸心血管外科临床杂志，2015，(8)：729－732.

[18]* 畅怡，高华炜，闫军，等. 伴左心室流出道梗阻的完全性大动脉转位行动脉调转术后左心室流出道及主动脉瓣功能随访[J]. 中国胸心血管外科临床杂志，2015，(2)：123－127.

[19] 姜睿，闫军，李守军，等. 左室训练术在婴幼儿大动脉转位分期手术中的应用[J]. 中国胸心血管外科临床杂志，2014，(6)：779－782.

[20] 袁源，鲍春荣，丁芳宝，等. 完全性肺静脉异位引流合并左心室发育不全矫治手术中房间隔留窗的应用[J]. 中华胸心血管外科杂志，2015，31(3)：134－137.

[21] 葛同开，欧艳秋，丁以群，等. 心上型完全性肺静脉异位引流手术 132 例的治疗效果分析[J]. 中国胸心血管外科临床杂志，2014，(6)：774－778.

[22] 欧艳秋，丁以群，刘小清，等. 初次手术应用 Sutureless 技术治疗婴幼儿完全性肺静脉异位

引流的效果[J]. 中国循环杂志,2014,30(10):577-581.

● [23] 孔博,闫军,王强,等. 左心室大小对婴儿完全性肺静脉异位引流解剖矫治手术早期结果的影响[J]. 中华胸心血管外科杂志,2015,31(3):129-133.

● [24] 张怀军,许建屏,宋云虎,等. 成人Ebstein's畸形的临床特征及外科治疗策略[J]. 中国胸心血管外科临床杂志,2014,(4):465-467.

● [25] 李晓峰,罗丹东,朱卫中,等. 延迟关胸对小儿心脏术后伤口清创发生率的影响[J]. 中国胸心血管外科临床杂志,2015,(7):642-645.

● [26] 潘燕军,张海波,王顺民,等. 新生儿心脏手术后延迟关胸的临床分析[J]. 中国胸心血管外科临床杂志,2015,(6):560-563.

● [27] 杨盛春,陈欣欣,崔虎军,等. 新生儿先天性心脏病外科手术中延迟关胸的危险因素分析[J]. 中国胸心血管外科临床杂志,2015,(9):821-825.

● [28] 陈忠建,翟波,王鹏高,等. 双心房输注血管活性药物治疗术后先天性心脏病合并肺动脉高压患儿[J]. 中华胸心血管外科杂志,2015,31(7):394-396.

● [29] 林杰,崔玉清,李瑞海,等. 76例先天性心脏病合并重度肺动脉高压的外科治疗[J]. 中华胸心血管外科杂志,2014,30(8):455-459.

● [30] 刘志平,朱宪明,李淑珍,等. 先天性心脏病介入治疗严重并发症的分析及处理[J]. 心肺血管病杂志,2015,(8):620-621.

● [31] * 刘曦,陈彧,赵舟,等. 单中心2 831例非体外循环冠状动脉旁路移植术生存分析: 12年随访结果[J]. 中华外科杂志,2015,53(6):436-437.

● [32] 刘武新,张杨杨,何雨新,等. 189例75岁及以上患者非体外循环冠状动脉旁路移植术临床分析[J]. 南京医科大学学报,2014,34(12):1681-1683.

● [33] 张仁腾,姜辉,王辉山,等. 高龄患者非体外循环下冠状动脉旁路移植术围术期的临床分析[J]. 心肺血管病杂志,2015,34(8):611-612.

● [34] 张仁腾,姜辉,王辉山,等. 高龄患者非体外循环冠状动脉旁路移植围术期多因素分析[J]. 心肺血管病杂志,2015,34(4):278-279.

● [35] 张仁腾,姜辉,葛玉光,等. 高龄患者冠状动脉旁路移植术的围手术期疗效分析[J]. 中国胸心血管外科临床杂志,2015,22(5):502-503.

● [36] 张仁腾,姜辉,王辉山,等. 高龄对非体外循环冠状动脉旁路移植围术期疗效的影响[J]. 中国体外循环杂志,2015,13(1):40-42.

● [37] 凌云鹏,鲍黎明,杨威,等. 左胸小切口非体外循环冠状动脉旁路移植术70例[J]. 中国胸心血管外科临床杂志,2015,22(6):550-552.

● [38] 苏丕雄,顾松,刘岩,等. 微创胸骨下段小切口不停跳冠状动脉旁路移植治疗三支血管病变[J]. 中华胸心血管外科杂志,2015,31(2):74-75.

● [39] 罗勇,王伟,袁斌,等. Hybrid技术治疗15例冠状动脉多支病变[J]. 中华胸心血管外科杂志,2015,31(7):431-433.

● [40] 滕志华,董爱强,孔敏坚,等. 一站式杂交技术与传统手术治疗复杂冠心病的临床研究[J]. 浙江医学,2015,37(10):816-817.

● [41] * 杨明,高长青,刘帅,等. 机器人分站式杂交技术治疗冠心病的近期随访[J]. 南方医科大学学报,2015,35(8):1166-1168.

● [42] * 艾克拜尔,李俊红,木拉提,等. 冠状动脉旁路移植术中内镜获取大隐静脉疗效的Meta分析[J]. 中国微创外科杂志,2014,14(12):1135-1137.

● [43] 吴海波,徐殊,王强,等. 冠状动脉旁路移植术中应用内窥镜采集大隐静脉的技术要点及近期效果评价[J]. 中国胸心血管外科临床杂志,2015,22(1):57-58.

● [44] 彭建辉,韩劲松,王辉山,等. 内窥镜采集大隐静脉在70岁以上患者冠状动脉旁路移植术中的应用[J]. 中华胸心血管外科杂志,2015,31(3):171-172.

● [45] 郑居兵,董然,刘韬帅,等. 114例先天性主动脉瓣二瓣化畸形的外科治疗及中远期随访[J]. 心肺血管病杂志,2015,34(8):615-616.

● [46] 任海波,徐殊,王强,等. 冠状动脉旁路移植术中应用内窥镜采集大隐静脉的技术要点及近期效果评价[J]. 中国胸心血管外科临床杂志,2015,22(7):653-655.

● [47] 王金宏,杨峰,江春景,等. 左心功能减低的冠状动脉旁路移植术患者预防性应用主动脉内球囊反搏的临床效果[J]. 心肺血管病杂志,2015,34(5):389-390.

● [48] 迟立群,张健群,周其文,等. 闭式冠状动脉内膜剥脱加旁路移植手术治疗弥漫性冠状动脉病变早、中期疗效[J]. 中华胸心血管外科杂志,2015,31(6):338-339.

● [49] 房勤,谷天祥,刘波,等. 冠状动脉旁路移植加冠状动脉内膜剥脱术的近、远期效果分析[J]. 中国胸心血管外科临床杂志,2014,21(6):744-745.

● [50] * 李建荣,刘永民,郑军,等. 冠状动脉旁路移植术序贯和单一静脉桥通畅率荟萃分析[J]. 心肺血管病杂志,2015,34(4):299-231.

● [51] 王圣,程兆云,赵子牛,等. 非体外循环冠状动脉旁路移植术后大隐静脉序贯桥与单支桥对中期通畅率的效果比较[J]. 中华老年医学杂志,2015,34(2):129-130.

● [52] 彭万富,吴观生,胡选义,等. 急诊手术治疗感染性心内膜炎36例[J]. 贵阳医学院学报,2014,39(6):897-898.

● [53] 郭龙辉,张竞超,滑少华,等. 应用MC3瓣膜成形环治疗功能性右房室瓣关闭不全效果评价[J]. 中华医学杂志,2015,95(30):2465-2468.

● [54] 迟立群,张健群,孔晴宇,等. 左房室瓣前叶脱垂个性化成形67例临床分析[J]. 中国胸心血管外科临床杂志,2014,21(6):758-761.

● [55] 陈脉,修宗谊,谷天祥,等. 成形术治疗左房室瓣双叶混合脱垂的临床分析[J]. 中国胸心血管外科临床杂志,2015,22(7):660-663.

● [56] 陈金森,王春生,洪涛,等. 高龄感染性心内膜炎患者的手术疗效分析[J]. 复旦学报(医学版),2015,42(1):105-107.

● [57] 曹向戎,张富恩,孙广龙,等. 带蒂肌瓣转移联合负压吸引一期重建治疗心脏术后复杂性纵隔感染[J]. 中国胸心血管外科临床杂志,2014,21(4):452-456.

● [58] 朱宏斌,张海波,王顺民,等. 医源性主动脉瓣反流的手术治疗[J]. 中华胸心血管外科杂志,2015,31(4):198-200.

● [59] * 金晶,华正东,陶凉. 牛心包主动脉瓣叶置换术在主动脉瓣二瓣化畸形合并主动脉瓣反流中的应用[J]. 中国胸心血管外科临床杂志,2015,22(6):526-530.

● [60] * 黄焕雷,谢旭晶,卢聪,等. 右房室瓣位人工机械瓣与生物瓣置换的远期结果[J]. 中国胸心血管外科临床杂志,2015,22(5):418-422.

● [61] * 迟立群,孔晴宇,肖巍,等. 173例右房室瓣置换术长期随访结果分析[J]. 心肺血管病杂志,2015,34(5):380-383.

● [62] * 姜兆磊,梅举,丁芳宝,等. 左房室瓣手术同期双心房与左心房心房颤动射频消融效果对比[J]. 中华胸心血管外科杂志,2014,30(8):482-485.

● [63] 姜兆磊,梅举,丁芳宝,等. 微创右胸切口与常规胸骨正中切口左房室瓣手术同期修复右房室瓣病变的病例对照研究[J]. 中国胸心血管外科临床杂志,2015,22(8):725-728.

● [64] * 念辉,黄烽,丁杭,等. 升主动脉瘤样扩张采用改良包裹成形术治疗的早中期疗效[J]. 中国胸心血管外科临床杂志,2014,21(6):730-735.

● [65] 张岩,赵伟,潘世伟,等. 升主动脉成形术的早中期临床结果分析[J]. 中国胸心血管外科临床杂志,2014,21(4):457-460.

● [66] 宋晓春,章淬,黄福华,等. 主动脉夹层(Debakey Ⅰ型)手术深低温停循环期间应用肺动脉灌注减轻肺损伤[J]. 南京医科大学学报(自然科学版),2015,35(3):390-392.

● [67] 陈雷,葛翼鹏,朱俊明,等. 心脏手术史不是A型主动脉夹层孙氏手术院内死亡的独立危险因素[J]. 中国胸心血管外科杂志,2015,31(7):407-410.

● [68] * 王晓龙,关欣亮,刘愚勇,等. 累及冠状动脉的急性Stanford A型主动脉夹层的外科治疗[J]. 中华胸心血管外科杂志,2015,31(5):282-285.

● [69] 彭小乐,王晓龙,刘愚勇,等. 温度梯度分级对Stanford A型主动脉夹层围术期脑保护的影响[J]. 首都医科大学学报,2015,36(3):364-370.

● [70] 段玉印,董秀华,郑军,等. 体感诱发电位在主动脉外科的应用[J]. 中华胸心血管外科杂志,2015,31(4):201-204.

● [71] 钱宏,蒙炜,胡佳,等. 弓部内膜无破口的Stanford A型主动脉夹层患者行近端外科手术重建的早中期随访结果[J]. 四川大学学报,2015,46(4):645-647.

● [72] 牛兆倬,池一凡,侯文明,等. Mini-root手术在主动脉根部大血管外科手术中应用的近中期随访结果[J]. 中国胸心血管外科临床杂志,2015,(3):192-197.

● [73] 李欣,范瑞新,张洪宇,等. Cabrol手术治疗Stanford A型主动脉夹层的疗效分析[J]. 中国胸心血管外科临床杂志,2015,(3):198-201.

● [74] 孙立忠,戎天华. 急性A型主动脉夹层的主动脉弓部重建[J]. 首都医科大学学报,2015,

36(3): 338-344.
● [75] 盛炜,陆江阳. 单/双侧选择性脑灌注在主动脉弓替换术中的脑保护效果观察[J]. 解放军医学杂志,2015,40(6): 484-487.
● [76] 李明,张总刚,刘筠,等. 三分支主动脉弓覆膜支架与传统手术治疗A型主动脉夹层的效果比较[J]. 中国体外循环杂志,2014,(4): 241-244.
● [77] 郭曦,黄小勇,李彭,等. 覆膜支架长段覆盖降主动脉实施腔内修复术对脊髓血供的影响[J]. 中华胸心血管外科杂志,2014,30(9): 539-542.
● [78] 许崇恩,张文龙,张海洲,等. 深低温停循环下大剂量乌司他丁对A型主动脉夹层患者肺脏保护作用的研究[J]. 中国体外循环杂志,2014,12(4): 226-230.
● [79] 宋先荣,程兆云,刘富荣,等. 急性A型主动脉夹层术后低氧血症的相关因素分析[J]. 中华胸心血管外科杂志,2015,31(5): 286-289.
● [80] 景赫,卢家凯,金沐,等. 急性主动脉夹层围术期急性肺损伤与炎性细胞因子的相关性研究[J]. 心肺血管病杂志,2015,34(4): 287-290.
● [81] 肖正华,古君,胡佳,等. 基于炎症反应变化程度的主动脉夹层病程分期的初步探讨[J]. 中国胸心血管外科临床杂志,2014,(6): 721-724.
● [82]* 雷珍牛,林辉,王志维,等. 126例急性A型主动脉夹层临床特征分析[J]. 临床外科杂志,2015,23(8): 582-584.
● [83] 钟明华,古君,张尔永,等. 血浆IL-6、CRP和TNF-α水平在主动脉夹层患者病程中的变化及意义[J]. 四川大学学报(医学版),2015,46(2): 234-237.
● [84]* 刘愚勇,黄琦,姜文剑,等. 孕期主动脉疾病的治疗[J]. 中华胸心血管外科杂志,2015,31(6): 328-331.
● [85]* 邵涓涓,陈菲,贾明,等. APACHE Ⅱ和APACHEⅢ评分系统对心脏手术后风险评估的价值[J]. 中华胸心血管外科杂志,2014,30(11): 665-667.
● [86] 李晓密,韩宏光,李新民,等. APACHE Ⅱ评分系统在心外科围术期危重症患者的应用价值[J]. 中国胸心血管外科临床杂志,2015,22(1): 28-31.
● [87] 张海,潘雁,杨敏,等. 三种评分在心脏术后接受连续性肾脏替代治疗患者预后评价中的应用[J]. 上海交通大学学报(医学版),2015,35(4): 540-543.
● [88] 杜守峰,师文华,孙君隽. 体外循环心脏直视术后中心静脉导管感染的病原菌分布与危险因素分析[J]. 中华医院感染学杂志,2015,25(2): 412-414.
● [89] 刘敏,王波. 心胸外科住院患者术后医院感染的特征分析[J]. 四川医学,2015,36(5): 692-694.
● [90] 李军民,胡云芝,冯陆,等. 心脏术后医院感染的病原菌分布与耐药性分析[J]. 中华医院感染学杂志,2015,25(1): 72-74.
● [91] 张超,高致炳,高建朝. 心脏外科患者手术后感染的相关危险因素分析[J]. 中华医院感染学杂志,2014,24(19): 4833-4835.
● [92] 钮林霞,余雪,杨峰,等. 心胸外科术后患者肺部感染改良体位引流效果的临床分析[J]. 中华医院感染学杂志,2014,24(17): 4304-4306.
● [93] 刘冬,王文璋,蔡爱兵,等. 心脏手术后深部胸骨切口感染修复与重建189例临床分析[J]. 中华外科杂志,2015,53(3): 193-195.
● [94] 林野,熊辉,王小啓,等. 心脏外科术后累及胸骨的深部切口感染的外科治疗[J]. 中华外科杂志,2014,52(8): 589-591.
● [95] 权晓强,程兆云,赵健,等. 心脏直视术后切口感染的相关因素分析[J]. 中华医院感染学杂志,2014,24(15): 3785-3787.
● [96] 贺清,陈丽娜,吕珊珊,等. 心脏术后感染性休克早期优化目标导向治疗分析[J]. 中国胸心血管外科临床杂志,2015,22(6): 613-615.
● [97] 危宇,任海波,刘彬,等. 左心房压和肺动脉楔压监测在心脏术后的应用[J]. 中国胸心血管外科临床杂志,2014,21(6): 770-773.
● [98] 陈长城,杨璟,李平,等. 心脏手术后输血相关急性肺损伤11例[J]. 中华胸心血管外科杂志,2015,31(1): 16-18.
● [99] 缪娜,杨璟,杜中涛,等. 血液回收技术对婴幼儿心脏外科术后临床结果的影响[J]. 中国体外循环杂志,2015,13(1): 11-13.
● [100] 许李力,尤斌. 经胸小切口心脏直视手术围手术期输血前危险因素分析[J]. 心肺血管病杂志,2015,(8): 627-630.
● [101] 危宇,任海波,刘彬,等. 营养支持在心脏外科术后体外膜肺氧合患者应用的临床观察[J]. 肠外与肠内营养,2015,22(2): 88-91.
● [102] 王文公. 谷氨酰胺双肽对心脏手术后心肌损伤及左室收缩功能的影响[J]. 临床外科杂志,2014,(12): 945-948.
● [103] 张海,潘雁,杨敏,等. 心脏术后行连续性肾脏替代治疗患者的死亡危险因素分析[J]. 中国胸心血管外科临床杂志,2015,(9): 846-848.
● [104] 钱程,谷天祥,卢春茂. 连续性肾脏替代治疗对心脏外科术后患者血磷水平的影响[J]. 中国胸心血管外科临床杂志,2015,(7): 650-652.
● [105] 陈磊,高长青,肖苍松,等. 心脏外科手术后急性肾衰竭54例治疗效果分析[J]. 解放军医学杂志,2015,40(4): 319-321.
● [106] 曾庆东,郭莎莎,孙燕华,等. 体外循环下心脏手术患者围术期血糖严格控制与常规控制的Meta分析[J]. 中国体外循环杂志,2015,(2): 71-76.
● [107] 龚启华,刘秀伦,向道康,等. 癫痫患者心内直视术围手术期治疗体会[J]. 中华胸心血管外科杂志,2015,31(6): 363-364.
● [108] 秦超毅,古君,钱宏,等. 体外循环围手术期血液中线粒体DNA浓度变化[J]. 中国胸心血管外科临床杂志,2015,22(3): 241-244.
● [109] 付尧,兰峻斌,段明科,等. 缺血后处理对鼠在体肺缺血再灌注损伤的保护机制[J]. 中华胸心血管外科杂志,2014,30(10): 628-629.
● [110] 刘畅,薛云星,徐贞俊,等. 探讨深低温停循环患者围术期血浆白介素-6动态变化与复苏延迟的关系[J]. 中国体外循环杂志,2015(1): 21-24.
● [111]* 葛敏,陈涛,於文达. 实时超声引导下经皮扩张气管切开术在心脏外科术后的临床应用[J]. 中国胸心血管外科临床杂志,2014,21(6): 807-812.
● [112]* 周福硕,黄凌瑾,王锷,等. 心脏手术患者围术期肝素诱导的血小板减少症[J]. 中南大学学报: 医学版,2015,40(7): 790-796.
● [113]* 杜中涛,杨峰,江春景,等. 体外膜肺氧合在成人心外科术后心源性休克应用早期死亡率及临床结果危险因素分析[J]. 中国体外循环杂志,2014,12(4): 210-214.
● [114]* 高卿,李辉,陈生龙,等. 心脏外科术后高胆红素血症及危险因素分析[J]. 北京医学,2015,37(4): 333-334.
● [115]* 李雅琼,徐东,尚学斌,等. 体外循环心脏手术患者围术期血糖及乳酸变化[J]. 首都医科大学学报,2015,(1): 137-140.

文 选

完全经胸彩超引导的经皮房间隔缺损封堵术5例报道

[福建医科大学学报,2014,(6): 389] 曹华等对5例房间隔缺损患者采取不需要X线设备、完全经胸彩超引导经皮股静脉穿刺,术中使用特殊的输送鞘管,应用房间隔缺损封堵伞嵌入房间隔缺损处将其封闭。结果5例患者均封堵成功,围术期顺利,无发生封堵伞移位、无残余瘘及血栓等相关并发症。结论认为不需要X线设备、完全经胸彩超引导经皮房间隔缺损封堵术是安全有效的。

(韩 林)

述评 · 目前介入治疗已成为房间隔缺损的常规治疗方法之一。常规介入治疗需要DSA引导,患儿与医生都面临辐射暴露的问题。该文采用超声引导技术,经胸进行房缺封堵,既避免了射线暴露,又保证了手术的安全有效。

(徐志云)

左腋下途径外科微创封堵高位室间隔缺损 [中国微创外科杂志,2015(7):638] 董好举等专门报道了15例采用经左腋下途径外科微创封堵术治疗的高位室间隔缺损病例。手术采用全麻非体外循环下做左腋下直切口3~4 cm,第3肋间入胸,根据超声选择合适的封堵器,经食管超声心动图,引导下置入封堵器关闭VSD,实时监测封堵器的位置,有无残余分流,是否累及主动脉瓣、肺动脉瓣,是否有心律失常等。结果15例封堵均成功。1例首次安放封堵器后残余分流,更换大一号封堵器后封堵成功。1例首次安放对称封堵器后主动脉瓣反流,更换偏心型室缺封堵器后封堵成功。术后5~9 d痊愈出院。均随访3个月,无封堵器脱落、残余分流、新增瓣膜反流、心包积液、心内感染、心律失常和溶血等严重并发症。认为对于室缺直视术后的残余瘘,经皮胸前穿刺行室缺残余瘘封堵是一种可行的新的外科手术途径,适用于需再次手术患儿。

(韩　林)

述评 · 高位室间隔缺损是介入或微创封堵治疗的难点。该文作者采用左腋下切口入路,在超声引导下,进行高位室间隔缺损的封堵治疗,其方法和经验值得关注。

(徐志云)

肺动脉发育不良型法洛四联症外科分期治疗的临床体会 [心肺血管病杂志,2015,34(3):210] 范祥明等总结肺动脉发育不良重症法洛四联症的外科治疗经验。共矫治例肺动脉发育不良型法洛四联症33例,其中男性22例,女性11例,根治手术时年龄12~282个月,平均(40±47)个月,体质量7~34 kg,平均(14±5)kg。在根治手术前进行了一次或一次以上的姑息手术。合并心血管畸形包括:房间隔缺损8例,动脉导管未闭4例,左肺动脉缺如2例,左肺动脉起自主动脉1例,永存左上腔静脉3例,合并粗大体肺侧枝血管12例。第一次姑息手术至根治手术时间间隔7~40个月,平均19个月。根治手术前行一次姑息手术者20例,2次者8例,3次者5例。姑息手术术式包括改良Blalock－Taussig分流术、改良Waterston分流术、右心室流出道重建术、肺动脉瓣球囊扩张术、肺动脉环缩以及侧枝血管结扎融合或介入封堵。结果全组死亡1例,为根治手术后严重感染死亡,1例在首次姑息手术时因人工血管堵塞在术后第一天再次行体肺分流术,患儿根治手术前Nakata指数和Mc Goon比值均较姑息手术前有明显增加,末梢血氧饱和度和血红蛋白浓度均显著改善。所有33例患儿均完成了最终的根治手术。体外循环时间82~240 min,平均(139±39)min,主动脉阻断时间42~180 min(77±28)min,气管插管时间5~875 h,平均59 h,ICU滞留时间1~37 d,平均5 d。认为根据肺动脉发育以及体肺侧枝情况设计个性化的治疗策略,能有效改善肺动脉发育,完成肺血的单元化供血,提高肺动脉发育不良型法洛四联症根治手术疗效。

(韩　林)

述评 · 肺动脉发育不良是影响法洛氏四联症预后的重要因素,也是手术处理的难点。该文提出针对不同患者肺动脉发育情况进行个性化治疗,值得借鉴和探讨。

(徐志云)

改良Fontan手术治疗复杂先天性心脏病 [中国胸心血管外科临床杂志,2015,(1):39] 邹明晖等总结了Fontan术治疗儿童复杂先天性心脏病的临床经验。回顾了62例行改良Fontan术复杂先天性心脏病患儿的临床资料,男41例、女21例,年龄1岁4个月至14岁,中位年龄4岁;体重12.5(8.9~49.5)kg。功能性单心室45例,大动脉转位合并室间隔缺损及左心室流出道梗阻6例,矫正型大动脉转位合并室间隔缺损及左心室流出道梗阻6例,右心室双出口合并重度肺动脉狭窄4例,右心室发育不良1例。前期手术包括肺动脉环缩术10例,单侧双向Glenn 37例,双侧Glenn 8例。行一期Fontan术17例,二期Fontan术45例。Fontan手术方式包括心房内侧隧道Fontan术6例,心外管道Fontan术56例;其中伴随手术包括开窗术41例,房室瓣成形术6例,肺动脉成形术3例。随访期间一期Fontan术组死亡2例,二期Fontan术组无死亡。生存患儿生长发育良好,活动能力明显改善,经皮血氧饱和度90%;超声提示上腔、下腔吻合口均通畅,无血栓及狭窄形成,房室瓣反流无加重,肺静脉回流无梗阻,心功能分级(NYHA)Ⅰ~Ⅱ级;无心律失常、慢性渗出、蛋白丢失性肠病等并发症。认为改良Fontan术治疗儿童复杂先天性心脏病早中期效果满意。对于合并Fontan手术危险因素的患儿,分期Fontan手术可降低手术死亡率。

(韩　林)

述评 · Fontan类术是治疗许多复杂性先心病,尤其是合并功能性单心室的主要方法,已在临床广泛应用,取得满意的疗效。但部分患儿必须采用不同的分期手术，才能合理地纠治，术后死亡率及并发症发生率也较高。该文提供了此类手术的一些经验，值得希望开展 Fontan 类手术的单位学习和借鉴。

（徐志云）

伴左心室流出道梗阻的完全性大动脉转位行动脉调转术后左心室流出道及主动脉瓣功能随访 ［中国胸心血管外科临床杂志，2015，(2)：123］ 畅怡等探讨伴左心室流出道梗阻的完全性大动脉转位患者行动脉调转术后，左心室流出道梗阻的改善情况及主动脉瓣功能情况。回顾 549 例行动脉调转术患儿，其中 42 例患者合并左心室流出道梗阻，左心室流出道病变类型包括肺动脉瓣异常、瓣下隔膜、隧道样狭窄、肌性狭窄、附属瓣膜组织及复合病变。术中根据病变类型采取不同方法：瓣交界粘连行交界切开，瓣下隔膜予以切除，单纯肌性狭窄则切除肥厚肌束或部分室间隔，环形或隧道样狭窄则切除纤维组织和肥厚肌肉，副瓣样组织或无功能腱索予以切除，通过室间隔缺损跨越至左心室的腱索切下重植。结果早期死亡 2 例，1 例为多器官功能衰竭，1 例为严重感染。随访期间死亡 1 例，原因不明，失访 3 例，接受随访患者 36 例，随访时间 24(3~116)个月；再发左心室流出道梗阻 1 例，为瓣下局限增厚纤维组织所致，新主动脉瓣轻度狭窄 1 例，新主动脉瓣少量反流 11 例，中量反流 2 例；随访时中位左心室-主动脉压差较术前有明显改善。认为对于合并左心室流出道梗阻的完全性大动脉转位，需结合解剖情况与压差评估梗阻严重程度，指征把握恰当，行动脉调转术可获得满意的中远期效果。

（韩　林）

述评 · 先天性心脏病术后随访是整个治疗过程中的重要一环，是对手术方法、手术理念的一种检验和考验，任何手术方法或治疗手段，都应通过长期持续的随访来验证其有效性。该文的工作为我们提供了一个借鉴和学习的机会。

（徐志云）

单中心 2 831 例非体外循环冠状动脉旁路移植术生存分析：12 年随访结果 ［中华外科杂志，2015，53(6)：436］ 刘曦等探讨非体外循环冠状动脉旁路移植术（CABG）治疗冠心病的预后及影响预后的相关危险因素。方法：回顾性分析 2001 年 1 月至 2012 年 12 月在北京大学人民医院接受非体外循环 CABG 的患者共 2 831 例，其中男性 2 099 例，女性 732 例，平均年龄（63 ± 9）岁。采用二元 Logistic 回归分析筛选出影响围手术期死亡的危险因素，对患者进行长期随访，使用 Kaplan – Meier 法绘制生存曲线，采用单因素 Log – rank 检验和 Cox 回归模型得出影响长期预后的危险因素。结果：2 831 例患者接受非体外循环 CABG，院内死亡 45 例，术后顺利出院 2 786 例，Logistic 回归分析表明，性别（女）、周围血管疾病、心功能［纽约心脏病协会（NYHA 分级）］≥Ⅲ级、射血分数≤40%、急诊手术是围手术期死亡的危险因素。对患者进行 0~149 个月的随访，平均随访时间（74 ± 44）个月，失访 107 例，109 例患者在随访期内死亡。术后 1、3、5、8、10 年的累积生存率分别为 97.2%、95.5%、94.3%、93.6%、92.1%，Cox 回归分析结果表明：年龄（>65 岁）、肾功能不全、周围血管疾病、心功能（NYHA 分级）≥Ⅲ级、急诊手术是影响患者远期预后的独立危险因素。结论：非体外循环 CABG 可以获得良好的治疗效果及远期生存率，性别（女）、周围血管疾病、心功能（NYHA 分级）≥Ⅲ级、射血分数≤40%及急诊手术是围手术期死亡的危险因素，年龄大于 65 岁、肾功能不全、周围血管疾病、心功能Ⅲ级以上及急诊手术是影响患者术后生存的独立危险因素。

（韩　林）

述评 · 该研究入选非体外循环 CABG 患者的临床疗效满意且获得了较满意的远期预后结果，发现女性、周围血管疾病、心功能Ⅲ级以上，射血分数减低及急诊手术是围术期死亡的危险因素，发现年龄大于 65 岁、肾功能不全、周围血管疾病、心功能Ⅲ级以上及急诊手术是影响患者术后生存的独立危险因素，其非体外循环 CABG 的安全性较好，远期疗效确切，值得临床进一步推广。但该研究是单中心回顾性研究，且该研究的终点事件缺少反映术后生存状态的其他重要指标，如心脑血管不良事件、在血管化事件及生存质量等。

（徐志云）

机器人分站式杂交技术治疗冠心病的近期随访 ［南方医科大学学报，2015，35(8)：1166］ 杨明等总结机器人冠状动脉旁路移植与支架植入的杂交手术近期临床结果。方法 2007 年 1 月至 2013 年 5 月，35 例患者接受机器人冠状动脉旁路移植与支架植入的分站式杂交手术。患者的年龄为 56.7 + 9.6 岁，其中男性 32 例，女性 3 例；冠脉双支病变 10 例，三支病变 25 例，冠脉病变支数 2.7 + 0.5 支。首先完成机器人辅助下内乳动脉游离和非体外循环下、内乳动脉到前降支的吻合,术后2周内行其余病变冠脉的支架植入术,支架植入同期造影检查桥血管的通畅性。术后6个月、1~5年时复查64排CT,明确动脉桥血管和支架的通畅性,随访主要心脏不良事件(MACE)包括心源性死亡、急性心肌梗死和靶病变再次血运重建的发生率。结果所有患者均顺利接受分站式杂交手术,无并发症发生。平均动脉桥血流量为(36.0+22.5) ml/min,支架植入时动脉桥血管造影检查通畅率为100%。35例患者共植入49枚支架,植入1.34~0.6枚,其中23例患者植入支架1枚,11例植入2枚,1例植入3枚。无失访患者,随访时间6~62个月。术后6个月时桥血管和支架内闭塞各1例,但无临床症状,其余患者桥血管及支架保持通畅,无心绞痛及MACE事件发生。结论认为,机器人冠状动脉旁路移植联合支架植入的分站式杂交有良好的近期桥血管和支架通畅率,是一种可供选择的治疗多支冠脉病变的微创方案。

(韩　林)

述评·微创是心血管外科发展方向之一,微创级别较高的机器人辅助微创心脏手术已成为现实,目前机器人辅助冠状动脉旁路移植术已开展近15年,取得了良好的临床应用效果,机器人辅助旁路移植联合支架置入的分站式杂交手术是有效的治疗冠心病多支病变的可供选择方案之一,桥血管及支架均有良好的通畅率。该研究的局限性在于:该组病例选择性高、病例数较少,大宗病例和长期临床随访结果有待进一步完善。

(徐志云)

冠状动脉旁路移植术中内镜获取大隐静脉疗效的Meta分析 [中国微创外科杂志,2014,14(12):1135] 艾克拜尔等系统评价冠状动脉旁路移植术(CABG)中应用内镜获取大隐静脉的安全性。方法计算机检索Cochrane Library(2012年第2期)、Pubmed、Medline、EMbase、中国生物医学文献数据库(CBM)、中国期刊全文数据库(CNKI)、数字化期刊数据库(万方)、中文科技期刊全文数据库(维普)等数据库,查找自建库至2013年9月,检索语种不受限制,收集有关GABG术中内镜获取大隐静脉疗效和安全性的随机对照试验,由2位评价者根据纳入、排除标准独立选择文献,评价纳入研究的方法学质量,然后采用RevMan5.2软件进行Meta分析。结果共纳入12篇RCT文献,共1 510例,其中内镜组857例,切开组653例。Meta分析显示:与切开组比较,内镜组术后切口感染率低($OR=0.24$, 95% $CI=0.16\sim0.36$, $P<0.000\ 1$),术后疼痛发生率低($OR=-1.06$, 95% $CI=-1.26\sim-0.86$, $P<0.000\ 1$),术后并发症发生率低($OR=0.28$, 95% $CI=0.19\sim0.42$, $P<0.000\ 1$);2组住院时间、死亡率无统计学差异。结论认为,CABG中应用内镜采集大隐静脉能够减少创伤,明显降低术后下肢感染,术后疼痛、术后并发症及住院时间下降,尤其适用于存在高危因素的患者。

(韩　林)

述评·目前,大多数中心采集大隐静脉的方法仍为全程切开法,该方法显露清晰,技术成熟,易于掌握,但具有创伤大、增加切开感染机会及瘢痕形成等缺点,EVH虽然费用较高,但优势非常明显:① 创伤小,2~3个切口长度不超过5 cm,患者术后疼痛不明显,可早期下床活动,减少下肢血栓形成可能;② 切口小、创面小,降低术后急性期及慢性期的疼痛(切口瘢痕所导致的疼痛);③ 减少对切口表面组织的损伤;④ 外观瘢痕减小,有利于患者术后从事体育锻炼。该研究的局限性在于纳入各研究的样本量参差不齐,随访时间短,部分纳入研究随机方法不清楚,分配隐藏不明确,均无盲法设计,因此可能产生选择、实施和结果偏倚,影响上述结果的论证强度。

(徐志云)

冠状动脉旁路移植术序贯和单一静脉桥通畅率荟萃分析 [心肺血管病杂志,2015,34(4):299] 李建荣等比较冠状动脉旁路移植术(CABG)后序贯和单一大隐静脉桥通畅率。方法:检索PUBMED、EMBASE、The Cochrane Library及中国生物医学文献数据库。文献纳入标准:两组患者分别行序贯和单一大隐静脉CABG术;前瞻性或回顾性队列研究,须满足非随机研究方法组制订的队列研究特征;运用冠状动脉造影或超高速CT检查旁路移植术至少1个月以后桥血管通畅情况。文献纳入、数据提取和文献质量评定均由两名研究者独立完成。运用RevMan5.0和Statal0.0软件进行数据处理,合并相对危险度作为分析统计量,95%可信区间为判断结果标准。结果:12篇文献纳入本研究。序贯桥梗阻风险低于单一桥(13.56% *vs.* 19.18%, $RR=0.67$, 95% $CI=0.60\sim0.74$);序贯桥中侧侧吻合梗阻风险低于端侧吻合(9.58% *vs.* 14.07%, $RR=0.52$, 95% $CI=0.34\sim0.80$);序贯桥和单一桥中端侧吻合梗阻风险,差异无统计学意义(14.07% *vs.* 13.61%, $RR=0.85$, 95% $CI=0.68\sim1.06$)。结论认为,CABG后大隐静脉序贯桥中长期通畅率优于单一桥,序贯桥中侧侧吻合口通畅率优于端侧吻合口,序贯桥和单一桥端侧吻合口通畅率无差别。

（韩　林）

述评·虽然乳内动脉、桡动脉在 CABG 中的应用越来越广泛，但大隐静脉仍然是目前最常用的冠状动脉旁路移植材料。至首次应用序贯方法完成大隐静脉 CABG 时起，不同的吻合方法——单一桥或序贯桥，其中远期通畅率如何，一直存有争议。多数学者认为序贯桥近端闭塞后远端会发挥侧枝血管的作用，患者可能会出现心绞痛复发，但很少发生心肌梗死，同时序贯桥可降低桥血管血流阻力、减少桥血管阻力不匹配现象、增加桥血管长期通畅率。但该次荟萃分析可能存在如下偏倚，对结果判定可能有影响：① 选择偏倚；② 失访偏倚；③ 发表偏倚。

（徐志云）

牛心包主动脉瓣叶置换术在主动脉瓣二瓣化畸形合并主动脉瓣反流中的应用 ［中国胸心血管外科临床杂志，2015，22(6)：526］ 金晶等研究主动脉瓣叶牛心包置换术在主动脉瓣二瓣化畸形合并主动脉瓣反流患者中的疗效。其通过回顾性分析 2008 年 6 月至 2013 年 12 月武汉亚洲心脏病医院主动脉瓣二瓣化畸形合并主动脉瓣重度反流的 79 例患者行主动脉瓣叶牛心包置换术的临床资料。其中男 60 例、女 19 例，平均年龄 12～78(38±14)岁。全组心功能分级(NYHA)均为Ⅱ级。主动脉窦管交界及升主动脉扩张患者 26 例。结果全组无死亡及并发症发生。术后即刻经食管超声心动图提示手术成功重建主动脉瓣，瓣叶均有正常对合，所有患者主动脉瓣反流均在 1 级以内，跨主动脉瓣峰压差(14.2±2.8)mmHg。住院时间 15 d，没有任何不良症状。全组患者随访 9～64(50±16)个月。术后心功能均为Ⅰ级。末次随访显示：主动脉瓣反流 0 级 57 例，1 级 16 例，2 级 5 例，3 级 1 例；跨主动脉瓣峰压差(12.4±3.2)mmHg；主动脉窦管交界及升主动脉扩张患者窦管交界平均直径为 2.7 cm，窦管交界形态正常；超声测量主动脉瓣对合缘高度为 0.58 cm。随访中无死亡和需要二次手术患者。随访中未见牛心包瓣叶结构性衰败。结论认为，对于主动脉瓣二瓣化畸形合并严重主动脉瓣反流的患者，主动脉瓣三叶牛心包置换术具有良好的血流动力学和中期效果；对于主动脉窦管交界及升主动脉扩张的患者，需要同期行主动脉窦管交界及升主动脉成形术。

（韩　林）

述评·主动脉瓣畸形引起主动脉瓣功能异常患者多数主张直接行瓣膜置换术，但该类患者又相对年轻，若行机械瓣膜置换，就将面临终身抗凝及出血、栓塞、感染等风险。为此，该文采用牛心包材料进行主动脉瓣置换，从既往的研究分析来看，经过特殊抗钙化处理的牛心包行主动脉瓣置换在耐久性方面并不低于老年患者中所使用的生物瓣，而且其具有良好的血流动力学和中期效果，从而为年轻主动脉瓣病变患者的瓣膜置换过程中提供了重要的参考。

（徐志云）

右房室瓣位人工机械瓣与生物瓣置换的远期结果 ［中国胸心血管外科临床杂志，2015，22(5)：418］ 黄焕雷等比较采用人工机械瓣与人工生物瓣行右房室瓣置换术的远期疗效。其通过回顾性分析 2000 年 1 月至 2010 年 12 月在广东省人民医院单纯或合并行右房室瓣置换术患者 344 例的临床资料，其中男 117 例、女 227 例，年龄 8～74(42.0±13.3)岁。将患者分为两组：置换人工机械瓣为机械瓣组，168 例(48.8%)，年龄(37.0±11.6)岁；置换人工生物瓣为生物瓣组，176 例(51.2%)，年龄(46.0±13.4)岁。对出院患者采用门诊、电话、邮件等方法进行随访。结果随访时间 2 个月至 12.6 年，平均随访 5.7 年。生物瓣组患者 149 例生存出院，随访率为 96.6%(144/149)；30 d 内死亡 29 例(16.5%)，30 d 后死亡 14 例(7.9%)。生物瓣组发生退行性变 18 例，人工生物瓣感染性心内膜炎 3 例。机械瓣组患者 152 例生存出院，随访率为 93.4%(142/152)；30 d 内死亡 13 例(7.7%)，30 d 后死亡 14 例(8.3%)。右房室瓣机械瓣发生不同程度梗阻 19 例。未出现人工机械瓣感染性心内膜炎病例。生物瓣组和机械瓣组总死亡率(24.4% *vs.* 16.1%，$P=0.054$)和再次手术率(4.2% *vs.* 9.9%，$P=0.051$)差异无统计学意义。生物瓣组和机械瓣组的 1 年(78% *vs.* 89%)、5 年(74% *vs.* 86%)、10 年(66% *vs.* 78%)生存率差异有统计学意义($P=0.003$)，机械瓣组远期生存率高于生物瓣组。结论认为，在右房室瓣置换术中选择机械瓣或生物瓣对总死亡率和再次手术率无显著影响；机械瓣组远期生存率高于生物瓣组，可能与两组患者年龄结构不同有关；在右房室瓣人工瓣膜感染性心内膜炎的发生率方面，生物瓣有高于机械瓣的趋势。

（韩　林）

述评·右房室瓣病变主张以成形术为主，但对于无法避免换瓣的患者而言，瓣膜类型的选择至关重要。右房室瓣位本身并不应被看作是瓣膜种类选择的决定因素，而应根据患者的实际情况决定，包括病情、年龄、预期寿命、病因等等。目前ACC/AHA瓣膜性心脏病治疗指南指出右房室瓣人工瓣膜选择的原则需要个体化,主要需权衡血栓形成风险与抗凝风险。从该文的研究中可以看出,在右房室瓣置换术中选择机械瓣或是生物瓣对总死亡率和再次手术率并无明显影响;所以对于年轻患者和左心瓣膜已行机械瓣膜置换的患者,人工机械瓣膜置换右房室瓣应该是一种值得推荐的方案。

(徐志云)

左房室瓣前叶脱垂个性化成形67例临床分析 [中国胸心血管外科临床杂志,2014,21(6):758] 迟立群等分析左房室瓣成形术矫治左房室瓣前叶脱垂的近、远期疗效,总结其临床经验。其通过分析2002年1月至2013年6月北京安贞医院心脏外科应用“缘对缘”成形、人工腱索、腱索缩短、“缘对缘”腱索转移法等各种成形技术治疗左房室瓣前叶脱垂共67例,其中男41例、女26例,年龄18~71(46.34±7.68)岁,体重43~91(65.30±18.60)kg。术前心功能分级(NYHA)Ⅱ级5例,Ⅲ级27例,Ⅳ级35例。腱索断裂46例,腱索延长21例。左房室瓣反流面积(15.36±4.53)cm^2,术前左心室射血分数29%~1%。所有患者出院前、术后6个月及以后每1~2年再次行超声心动图检查,以观察左房室瓣成形术矫治左房室瓣前叶脱垂的近、远期疗效。结果围术期无死亡。除1例患者术后第3天出现瓣膜穿孔,1例术后6个月因成形环撕脱导致血红蛋白尿,再次行心瓣膜成形术外,其余患者均无须二次手术。随访67例,随访率为100%,随访时间2~138(65.6±17.3)个月。随访期间无死亡,术后心功能分级(NYHA)全部恢复至Ⅰ级。术后复查超声心动图左房室瓣瓣口面积2.3~4.8(3.63±0.79)cm^2,均无明显反流,反流面积(0.57±0.37)cm^2,术后左心房内径[(38.23±11.56)mm *vs.* (49.26±10.36)mm,$P<0.05$]、左心室舒张期末内径[(43.35±13.74)mm *vs.* (64.29±12.54)mm,$P<0.05$]较术前明显缩小。结论认为,几乎所有左房室瓣前叶脱垂患者都可以通过个性化左房室瓣成形手术治疗获得良好的手术效果。

(韩 林)

述评 · 左房室瓣成形术已是目前治疗左房室瓣脱垂的首选治疗手段,其能更好地维持心功能,减少术后出血和血栓并发症,无须终身抗凝,有效提高患者的生存率。虽然左房室瓣成形术在左房室瓣病变中优势明显,但是对于左房室瓣前叶脱垂的患者,实施左房室瓣成形术仍有一定的难度。该文根据不同患者的病变特点,同时结合术中食管超声心动图的应用,对病变的部位及范围进行明确的界定,从而采用个体化的成形技术方案,包括“缘对缘”成形、人工腱索、腱索缩短、“缘对缘”腱索转移法等各种成形技术,在对左房室瓣前叶脱垂的患者治疗中取得良好的临床效果。

(徐志云)

左房室瓣手术同期双心房与左心房心房颤动射频消融效果对比 [中华胸心血管外科杂志,2014,30(8):482] 姜兆磊等对左房室瓣手术同期应用双极射频消融钳行迷宫(Cox Maze)Ⅳ手术患者分为双心房消融组61例和单纯左心房消融组48例进行对比研究;术前诊断风湿性心脏病81例,退行性病变28例;房颤病程7个月至13年,其中持续性房颤34例,长程持续性房颤75例;所有患者均在全麻体外循环心脏停跳下行双极钳双心房消融术或单纯左心房消融术,消融完毕,探查二、右房室瓣病变情况,择行瓣膜修复或置换术;术毕常规放置心外膜临时起搏导线。结果显示,双心房消融组术中体外循环时间和主动脉阻断时间均较单纯左心房消融组长,差异有统计学意义($P<0.001$);其他各项指标差异均无统计学意义($P>0.05$);术毕复跳时均无房颤心律,其中窦性心律94例(86.2%),交界性心律15例;出院时窦性心律95例(95/108,88.0%),其中双心房消融组57例(57/61,93.4%),单纯左心房消融组38例(38/47,80.9%),两组差异有统计学意义($P=0.046$);术后随访6个月至5.5年,术后1年时单纯左心房消融组的心房扑动发生比例明显高于双心房消融组(10.6% *vs.* 0,$P=0.032$);术后3年累计窦性心律维持率,单纯左心房消融组与双心房消融组差异无统计学意义。由此认为,左房室瓣病变合并心房颤动患者,双心房消融术能更有效地防止术后心房扑动的发生,更好地恢复和维持窦性心律,且不会增加手术风险。

(韩 林)

述评 · 心房颤动是左房室瓣病变患者最常见的严重心律失常,左房室瓣手术同期行迷宫手术消除合并房颤具有重要意义。与单极射频消融系统相比,双极射频消融钳能更有效地保证消融线的透壁性和完整性,有效缩短消融时间,消融手术更方便、彻底。但目前关于不同消融路线,其效果尚存在一定的争议。该文对左房室瓣手术同期应用双极射频消融钳行左心房消融术和双心房消融术治疗房颤效果进行对比,较好地证明了双心房消融术的优势,且是值得推广的一种射频消融手术。

(徐志云)

升主动脉瘤样扩张采用改良包裹成形术治疗的早中期疗效 ［中国胸心血管外科临床杂志，2014，21（6）：730］ 念辉等回顾性分析 2003 年 1～10 月福建省立医院心血管外科 27 例升主动脉瘤样扩张或合并心瓣膜病变行改良包裹成形术患者的临床资料。其中男 19 例、女 8 例，年龄 35～71（57±9）岁，体重 42～90（59±11）kg。合并主动脉瓣病变 23 例（主动脉瓣二瓣化畸形 3 例）。术前心功能分级（NYHA）Ⅰ级 4 例，Ⅱ级 9 例，Ⅲ级 12 例，Ⅳ级 2 例。术前升主动脉直径 40.0～59.1（46.4±4.8）mm，左心室舒张期末内径 42.5～70.7（56.9±8.3）mm，左心室射血分数（LVEF）57.7%±8.0%。术后进行随访，行超声心动图检查，以评估升主动脉直径、左心室等变化。结果 27 例行包裹成形术的总体外循环时间（121.2±52.6）min，升主动脉阻断时间（70.6±29.7）min；其中有 2 例患者未经体外循环，直接行改良包裹成形术。无围手术期死亡。25 例体外循环行改良包裹成形术患者中，1 例术后出现脑梗死，1 例术后出现低血压、心律失常。升主动脉直径由术前（46.4±4.8）mm 减小至术后的（36.3±3.4）mm（$t=1.675$，$P<0.05$）。术后随访 24 例，随访时间 1.0～120.5 个月，平均随访 35.5 个月。无因心脏事件死亡和二次手术患者。2 例因肺部感染等并发症死亡，2 例因脑出血死亡，1 例出现上消化道大出血，1 例随访 3 年出现复发性升主动脉瘤样扩张（升主动脉直径 49.9 mm）。随访 1 年、3 年时升主动脉直径分别为（40.3±4.3）mm、（40.3±5.6）mm，与术前、术后出院前升主动脉直径差异有统计学意义（$P<0.05$）。通过以上研究得出结论，认为改良包裹成形术可以作为治疗升主动脉瘤样扩张或合并心瓣膜病变的方法，其早中期疗效较好。

（韩 林）

述评 · 该文总结了升主动脉瘤样扩张或合并瓣膜病变采用改良包裹成形术治疗的早中期疗效和应用该术式的体会。尽管临床样本量较小、随访时间较短，但这一研究为升主动脉瘤的成形技术提供了临床数据的支持，值得参考和借鉴。

（徐志云）

累及冠状动脉的急性 Stanford A 型主动脉夹层的外科治疗 ［中华胸心血管外科杂志，2015，31（5）：282］ 王晓龙等回顾 2010 年 3 月至 2013 年 8 月 177 例急性 Stanford A 型主动脉夹层并行孙氏手术患者的临床资料，男 130 例，女 47 例，年龄（47.25±12.13）岁。29 例累及冠状动脉并接受冠状动脉旁路移植手术，术前 5 例患者出现急性下壁心肌梗死，2 例出现急性前壁或侧壁心肌梗死。手术均在患者送达医院 24 h 内进行。结果右冠状动脉受累 26 例，左冠状动脉受累 2 例，1 例患者双侧冠状动脉受累，22 例冠状动脉受累的患者术前无心肌缺血的证据。急性 Stanford A 型主动脉夹层累及冠状动脉的患者与无冠状动脉受累的患者相比存在更高的院内病死率。结果发现，急性 Stanford A 型主动脉夹层一旦累及冠状动脉病死率较高，孙氏手术的同时行冠状动脉旁路移植手术对于挽救此类患者十分重要。

（韩 林）

述评 · 急性 Stanford A 型主动脉夹层一旦累及冠状动脉病死率较高。为了提高这类患者的临床治疗效果，该研究认为，对于急性 Stanford A 型主动脉夹层累及冠状动脉的患者，在施行孙氏手术的同时应同期行冠状动脉旁路移植手术，这一疗法对于提高此类患者的临床疗效具有十分重要的作用。

（徐志云）

126 例急性 A 型主动脉夹层临床特征分析 ［临床外科杂志，2015，23（8）：582］ 雷珍牛等该研究分析了急性 A 型主动脉夹层（AAAD）的临床特征，探讨住院死亡的危险因素，以提高对本病的诊治水平。本研究回顾分析了 126 例 AAAD 患者的临床资料，通过分析 AAAD 的发病特征、首诊症状及误诊情况，根据临床结局将患者分为存活组及死亡组，比较两组间临床特征差异并经多因素回归分析筛选 AAAD 患者住院死亡的危险因素。研究发现，AAAD 发病具有季节性，发病年龄集中在 56～60 岁，不同性别及不同年份的发病年龄无明显差异。AAAD 临床表现复杂，误诊率为 7.2%，胸痛是 AAAD 最常见的首诊症状。多因素回归分析提示肌酐值 >132 μmol/L 与心包填塞是 AAAD 患者住院死亡的危险因素。

（韩 林）

述评 · 正确认识 AAAD 的临床特征，早期预防、及时诊断、有效处理危险因素是降低 AAD 患者死亡率的关键。然而 AAAD 疾病的危险因素较为复杂，存在较大争议。该研究结果对于 AAAD 临床诊断、预后分析等提供了参考，具有借鉴意义。

（徐志云）

孕期主动脉疾病的治疗 ［中华胸心血管外科杂志，

2015,31(6):328] 刘愚勇等回顾分析2005年5月至2014年4月收治10例孕期主动脉疾病患者,年龄(30.4±4.4)岁,身高(170.7±8.8)cm,体质量(66.7±10.9)kg,身高体质量指数(22.8±3.2)kg/m^2。术前超声心动图和主动脉CTA显示Stanford A型主动脉夹层3例,合并马方综合征、高血压和累及右侧冠状动脉开口各1例,孙立忠细化分型均为A2C型;Stanford B型主动脉夹层4例,合并马方综合征1例,高血压病2例,累及全胸腹主动脉1例,孙立忠细化分型B1S型3例,B3C型1例;主动脉根部瘤2例;主动脉根部瘤合并Stanford B型主动脉夹层1例,细化分型为B1C型。根据具体分型及患者临床特点,分别给予保守治疗、主动脉腔内修复治疗和外科手术治疗,分别在术前、术中或术后行剖宫孕及引产术。结果术后死亡2例,均为A2C型主动脉夹层患者,行Bentall加孙氏手术后死于多脏器功能衰竭,其余患者康复出院。2例在本次入院前行剖宫产,1例在主动脉手术的同时行剖宫产,1例主动脉术后行剖宫产,胎儿均生存,1例术后继续妊娠。4例在主动脉手术前行剖宫取胎或人工流产手术,1例在主动脉手术的同时行剖宫取胎术,胎儿均死亡。结论认为,孕期主动脉疾病治疗策略包括药物治疗、腔内修复治疗和外科手术治疗,各种治疗适应证需要根据孕期临床状况综合判断,其中Stanford A型主动脉夹层的预后最差,胎儿的处理需要根据孕周和主动脉疾病的严重程度进行选择。

(韩 林)

述评·孕期主动脉疾病发病率低,但危险性、死亡率高,治疗困难。该研究回顾了孕期主动脉疾病病例,探讨孕期主动脉疾病的临床特点和治疗策略及效果。通过以上研究认为,孕期主动脉疾病治疗策略包括药物治疗、腔内修复治疗和外科手术治疗,各种治疗适应证需要根据孕期临床状况综合判断,其中Stanford A型主动脉夹层的预后最差,胎儿的处理需要根据孕周和主动脉疾病的严重程度进行选择。

(徐志云)

实时超声引导下经皮扩张气管切开术在心脏外科术后的临床应用 [中国胸心血管外科临床杂志,2014,21(6):807] 葛敏等回顾性分析了三种不同气管切开方式(手术切开、纤维支气管镜辅助、超声辅助)的临床资料,对应用超声探查及引导经皮扩张气管切开术(PDT)在心脏外科术后患者中的应用效果进行了评价。研究共入选2008年7月至2012年8月南京大学医学院附属鼓楼医院心脏术后行气管切开患者共51例。根据切开方式不同将患者分为手术切开(ST)组17例,纤维支气管镜辅助经皮扩张气管切开(FOB-PDT)组21例,超声辅助经皮扩张气管切开(US-PDT)组13例。比较3组手术结果及并发症发生情况。结果发现所有PDT均顺利完成,ST组中手术失败1例。总体出血事件ST组为41.18%、FOB-PDT组9.53%、US-PDT组7.70%($P=0.038$),纵隔感染发生率ST组为17.65%、FOB-PDT组及US-PDT组均为0%($P=0.046$),差异有统计意义。研究提示,PDT结合实时超声检查能够提供颈部解剖信息,指导穿刺部位选择,在心脏术后患者中应用能够提高手术安全性,降低操作难度,降低相关并发症发生率。

(韩 林)

述评·心外科术后患者行气管切开有其自身特点,大多数患者需要抗凝治疗或者本身存在凝血功能障碍,出血风险要高于其他类型的患者;另外正中切口位置过高也会增加手术的难度;纤维支气管镜辅助可以增加PDT操作的安全性,这方面的报道较多。该研究在国内创新性采用超声探查引导PDT,证明了其在探查器官、血管分布,定位精确性等方面优于纤维支气管镜引导,能增加手术安全性,降低操作难度,对心脏术后需要气管切开的患者有重要的临床意义。该研究采用的PDT方法为导丝扩张钳技术为传统的经皮切开技术,评者单位目前使用的牛角扩张器损伤较前者小,操作时间短,建议将超声引导与牛角扩张器同时使用,可以在保证安全的前提下提高手术效率,减少切开渗血。

(徐志云)

心脏手术患者围术期肝素诱导的血小板减少症 [中南大学学报:医学版,2015,10(7):790] 周福硕等监测心脏手术患者围术期肝素诱导的血小板减少症(HIT)的发生率及其抗体阳性率,探索HIT发病及其抗体产生的影响因素。检测连续的315例心脏手术病例手术前后血小板计数、HIT抗体、血小板因子4(PF4)。按4Ts评分诊断HIT。按性别、年龄、病种等分别统计发生率及其抗体阳性率并分析影响因素。研究发现HIT发生率3.5%(11/315),HIT抗体阳性率36.5%(115/315)。其中冠心病患者HIT发生率(17.1%)高于心脏瓣膜病患者(1.9%,$P<0.05$)和先天性心脏病患者(0.8%,$P<0.05$)。先天性心脏病患者HIT抗体阳性率(51.7%)高于心脏瓣膜病患者(30.5%,$P<0.05$),心脏瓣膜病患者HIT抗体阳性率高于冠心病患者

(14.6%,$P<0.05$)。HIT 患者术后严重并发症发生率(36.4%)高于非 HIT 患者(10.5%,$P<0.05$)。Logistic 回归示 HIT 发病的影响因素为年龄,HIT 抗体产生的影响因素有年龄和体外循环。研究提示,心脏手术患者围术期 HIT 发生率较低,但易产生严重并发症,致残致死率高,应警惕 HIT 发病的危险因素。

(韩　林)

述评·HIT 是由肝素引发的可能危及生命的临床病理综合征,是心脏术后器官梗死、急性肾功能衰竭和死亡的重要危险因素。该研究入选样本量大,检测指标全面,研究发现心脏手术患者围术期 HIT 发生率为 3.5%,这与国外研究基本一致;同时发现年龄为 HIT 的独立危险因素,这可能与高龄患者合并症多,器官容易受损而激活免疫反应有关。总之,心脏手术患者围术期发生 HIT 发生率虽然低,但是容易合并严重并发症,临床若怀疑 HIT,应及时处理。

(徐志云)

体外膜肺氧合在成人心外科术后心源性休克应用早期死亡率及临床结果危险因素分析 [中国体外循环杂志,2014,12(4):210] 杜中涛等研究了体外膜肺氧合(ECMO)对心脏手术后难治性心源性休克提供临时机械循环支持的应用效果及早期死亡率危险因素分析。通过回顾分析 2012 年 1 月至 2012 年 12 月期间,6 986 名成人心脏术后患者资料,其中有 54 例(0.77%)患者因为术后心源性休克而应用静脉动脉(VA)ECMO 支持。使用指征包括:心脏术后难以脱离体外循环,容量合适的情况下大剂量的血管活性药物应用和(或)应用主动脉内气囊反搏(IABP)仍难以维持血流动力学稳定。其中有 11 例(20%)患者因为各种原因支持时间少于 24 h 未纳入统计分析。结果 43 例患者平均年龄为 59.0 岁,男性 30 例,女性 13 例。ECMO 平均支持时间是 5.1 d。31 例(72.1%)患者成功脱离 ECMO 辅助。30 d 及 1 年死亡率分别为 60.5%(27/43)和 69.8%(30/43)。ECMO 患者院内死亡率为 65.1%(28/43)。对出院患者进行门诊随访,ECMO 患者 1 年生存率为 30.2%(13/43)。Logistic 回归分析发现患者应用 ECMO 后 72 h 左室射血分数(LVEF)≤30% 和 ECMO 应用 3 d 内悬浮红细胞输入量是院内死亡率的重要预测因子($OR=14.76$,95% $CI=2.34\sim93.25$,$P=0.004$;$OR=0.60$,95% $CI=0.38\sim0.94$,$P=0.03$)。研究认为 ECMO 为心脏术后严重心源性休克患者提供了一个有效的临时心肺支持。辅助期间较低的 LVEF 和较多的悬浮红细胞输入量是影响死亡率的危险因素。在 ECMO 辅助支持期间,应该每日监测 LVEF 变化及悬浮红细胞的输入量。

(韩　林)

述评·对于心脏术后发生低心排综合征的患者,在正性肌力药物支持和主动脉内球囊反搏治疗后,仍发展为难治性心源性休克需要考虑使用 ECMO。该研究入选例数多,对 ECMO 使用的具体方法及管理均有涉及,虽然对于这些患者目前 ECMO 使用成功率(30.2%)不是很高,但是考虑到这些患者病情危重,在使用 ECMO 前已经经受了低灌注的损伤,对于这些患者 ECMO 是比较好的支持治疗手段。随着国内 ECMO 团队的逐渐成熟,对 ECMO 使用经验的不断提高,联合多学科治疗,预计 ECMO 在治疗心脏术后心源性休克治疗成功率会继续提高。

(徐志云)

心脏外科术后高胆红素血症及危险因素分析 [北京医学,2015,37(4):33?] 高卿等回顾了 2012 年 1 月至 2012 年 5 月期间行择期心脏手术的成人患者 168 例,总结其人口学资料及相关的临床资料,探讨影响心脏外科术后高胆红素血症发生及其术前与术中危险因素。以高胆红素血症组为研究组,非高胆红素血症组为对照组进行比较研究。杨静发现 168 例患者中,术后发生高胆红素血症 73 例,发生率为 43.4%。单因素分析提示,术前谷丙转氨酶水平、转肽酶、血清总胆红素、直接胆红素、间接胆红素,术前左房前后径、左室射血分数、左房室瓣与主动脉瓣狭窄的发生率、合并同期瓣膜手术、术中失血、术中输血输浆、手术及总麻醉时间是术后高胆红素血症的危险因素。多因素分析提示,术前血清总胆红素水平($OR=1.440$,95% $CI=1.216\sim1.706$,$P=0.000$)与手术时间($OR=5.745$,95% $CI=1.143\sim28.877$,$P=0.034$)是术后高胆红素血症的独立危险因素。高胆红素血症组患者术后 24 h 引流量显著高于对照组,总呼吸机辅助时间、ICU 时间以及术后总住院时间亦显著增加,但围手术期死亡率并未显著增加($P=0.974$)。研究提示,高胆红素血症在心脏外科术后发生率较高,术前血清总胆红素升高和手术时间的延长是术后高胆红素血症发生的独立危险因素,高胆红素血症的发生与术后机械通气时间、ICU 时间以及术后总住院时间的延长显著相关。

(韩　林)

述评·高胆红素血症的发生与术后患者预后不良存在

显著相关性。该研究表明,高胆红素血症与术前肝功能情况、合并瓣膜狭窄、术前左房增大、射血分数降低、合并瓣膜手术、术中失血增多、术后血制品输入以及手术与麻醉时间延长相关,提示术后高胆红素血症的发生可能与术前肝功能损伤等肝脏基础情况有关,也与手术时间延长和右心功能不全相关。对于术前提示高危的患者,应该制订严密的手术计划,减少手术时间,积极预防术后发生高胆红素血症。

(徐志云)

体外循环心脏手术患者围术期血糖及乳酸变化 [首都医科大学学报,2015,1:137] 李雅琼等回顾性分析体外循环(CPB)下心脏手术患者围术期血糖和血乳酸的变化趋势。研究选取2013年1月至12月期间在首都医科大学宣武医院行体外循环心脏手术的成年患者58例,根据术前是否合并糖尿病分非糖尿病组和糖尿病组,根据体外循环时间分为CPB时间小于2 h组(A组)和大于2 h组(B组)。观察围术期血糖值和乳酸值的变化趋势,并对相关临床资料进行分析。研究发现58例患者体外循环时间59~315 min,平均(126.07±50.74)min,阻断时间35~161 min,平均(67.61±22.95)min,自动复跳率为52%,术中血糖及血乳酸从麻醉诱导后呈逐渐升高趋势,Pearson检验示两者之间呈正相关($r=0.939$,$P=0.018$),手术结束时血糖升至最高随后逐渐下降。研究提示,体外循环对合并糖尿病患者围术期血糖的影响更明显,控制围术期血糖有助于降低血乳酸。提高CPB的管理水平,有利于术中及术后血糖及乳酸值的改善,从而降低术后相关合并症。

(韩　林)

述评 · 该研究观察58例体外循环下成人心脏手术患者围术期血糖及乳酸的变化趋势,研究发现体外循环过程中随着血糖的升高血乳酸也逐渐升高,提示应该积极严格控制围术期血糖,以有效减少高血糖对机体的损害和降低血乳酸对机体的不良影响,具有很大的临床应用价值。但该研究入选患者较少,未能随机对照,因此建议行前瞻随机对照研究,尤其是将不同的血糖控制范围进行比较研究,确定围术期最佳的血糖控制范围。

(徐志云)

泌尿外科

本年度共收集论文760篇，纳入一年回顾251篇，33%；收入文选38篇，占5%。

一年回顾

一、肾上腺疾病

曹万里[1]*等探讨初发恶性嗜铬细胞瘤与复发恶性嗜铬细胞瘤患者术中情况及预后的不同特征，将病理诊断为生物学恶性潜能及发生远处转移的32例嗜铬细胞瘤患者纳入研究，分为两组：初发恶性嗜铬细胞瘤组17例，复发恶性嗜铬细胞瘤组15例。结果病理诊断为生物学恶性的患者，与有远处转移的患者比较，基线资料一致，但预后显著优于后者($P=0.015$)。复发恶性嗜铬细胞瘤患者行毗邻器官切除术及减瘤手术的风险显著高于初发恶性嗜铬细胞瘤患者($P=0.023$，$P=0.016$)，并与肿瘤具有生物学恶性潜能或已发生转移性病变无显著关联。认为手术仍是恶性嗜铬细胞瘤的主要治疗方式，与初发恶性嗜铬细胞瘤患者相比，复发恶性患者手术风险增加，预后更差。文进等[2]*回顾性分析23例3D腹腔镜下肾上腺嗜铬细胞瘤/副神经节瘤切除术患者的临床资料，探讨其治疗的有效性和安全性。该组患者术前行内分泌、影像学及核医学等检查明确诊断，肿瘤直径3～14 cm，平均8 cm。术前服用α受体阻滞剂2～4周调整血压。全麻下行3D腹腔镜下肾上腺嗜铬细胞瘤/副神经节瘤切除术，其中经腹膜后途径19例，经腹腔途径4例。结果该组手术均顺利完成。手术时间为60～120 min，平均(78 ± 21) min。术中出血量为50～400 ml，平均(54.8 ± 36.3) ml。住院时间为3～6 d，平均(3.8 ± 1.4) d。术后病理诊断为肾上腺嗜铬细胞瘤15例，副神经节瘤8例。术后随访3～18个月，均无复发和转移。认为3D腹腔镜成像系统在术中空间定位及深度感觉上有明显优势，可缩短手术时间，提高手术安全性。杨璐等[3]探讨研究腹腔镜经腰腹联合途径切除较大肾上腺肿瘤的临床安全性和有效性。直径≥6.0 cm的肾上腺肿瘤分别采用经腹腹腔镜($n=30$)和腹腔镜经腰腹联合途径($n=30$)行肾上腺肿瘤切除。结果两组患者基本情况相似，基线相同。两种不同入路的手术方式的中转开放率、估计出血量、输血率、手术时间、副损伤、血压心率波动和术中心脑血管并发症等术中指标，术后引流量、拔除引流管时间、术后住院时间、术后镇痛药物使用、发热、感染、肠梗阻和其他术后并发症等术后指标，在肠功能恢复开始进食时间和开始下床活动时间，手术后期治疗方式、肿瘤复发率、转移率和生存率等术后随访指标，两组间差异无统计学意义($P>0.05$)。认为经腹膜后而又完全打开侧腹膜的腹腔镜经腰腹联合途径行较大肾上腺肿瘤切除安全有效，具有临床推广的价值。韩炜等[4]回顾性总结16例儿童肾上腺皮质癌的临床特征及诊治效果。该组患儿其中功能性肿瘤10例，无功能性肿瘤6例。达到完整肉眼切除瘤体的12例，与周围组织、血管粘连重，有肉眼残留的4例；术后均安全度过围手术期。行肿瘤全切者4例存活至今，发育正常；1例与肾脏粘连严重而行肾脏切除术，术后生存6个月；3例形成瘤栓的生存期分别为3个月、5个月、12个月；1例术后规律化疗4周出现肺转移死亡；术后半年因化疗白细胞低下继发感染死亡2例；术后规律化疗2年，第4年突发脑转移死亡1例；死于车祸1例，失访3例，平均生存期为35个月。认为儿童肾上腺皮质癌恶性程度高、预后差，早期诊断、及时治疗对改善预后起决定性作用。手术切除为首选治疗方式，围手术期使用皮质激素很有必要，手术方式以开腹为宜。不建议腹腔镜微创手术，肾上腺皮质癌的术前、术后化疗并未有效改善此病预后。汤坤龙等[5]探讨氢化可的松在后腹腔镜下手术治疗皮质醇增多症围手术期激素替代中的应用及效果。56例皮质醇增多症患者在围手术期应用氢化可的松激素替代方案,术前不用激素,术中静脉滴注100 mg,术后当日及术后第1、2天予静脉滴注氢化可的松100 mg/12 h、100 mg/12 h、100 mg/d,从第2天开始口服氢化可的松40 mg,每日3次,每7天减量20 mg,直至20 mg/d维持剂量治疗。术后密切观察临床症状,并间断监测血、尿皮质醇来评价该激素替代治疗效果。结果2例术后出现轻微皮质功能不全症状,予加大口服剂量后症状消失;6例血皮质醇低于正常范围,未出现皮质功能低下症状,术后第7天尿皮质醇与术前相比明显降低,术后第6、7天血皮质醇与术前相比明显降低,差异有统计学意义。认为氢化可的松在治疗皮质醇增多症患者围手术期激素替代治疗中是安全可行的。邵四海等[6]回顾总结后腹腔镜肾上腺肿瘤切除术后肾上腺危象的治疗与预防。8例患者中,单侧皮质腺瘤(Cushing综合征)7例,双侧非霍奇金淋巴瘤1例。结果3例术后第1天发生肾上腺危象,经激素治疗好转,5例发生于出院后2个月内,在消化道或肺部感染后出现,给予激素冲击治疗并抗休克、抗感染等对症支持治疗,其中3例合并呼吸衰竭,上呼吸机治疗;8例均抢救治疗成功。认为肾上腺危象病情危急,应积极抢救,一侧因肾上腺肿瘤切除而对侧肾上腺萎缩或双侧切除的患者应注意激素替代治疗。柳其中等[7]总结回顾56例经腹腔途径腹腔镜解剖性肾上腺切除术的手术体会及经验。其中男34例,女22例,平均(45.1±11.2)岁。左侧37例,右侧19例,肿瘤直径平均(3.3±0.61)cm。结果该组手术均经腹腔途径顺利完成,无中转开放,手术时间平均(67±16)min,估计术中出血平均(38±10.3)ml,术后平均(1.5±0.5)d肛门排气,术后24 h下床活动,术中、术后均未输血,且无严重并发症发生。术后病理证实为肾上腺腺瘤。认为经腹腔途径行腹腔镜解剖性肾上腺切除术具有手术空间大、解剖标志清晰、手术创伤小、康复快等优点,是肾上腺切除术的安全术式。陈路遥等[8]探讨CYP11B2和CYP11B1基因多态性及其他因素与醛固酮瘤术后持续性高血压的相关性。分析了81例肾上腺醛固酮瘤患者外周血DNA,采用TaqMan探针技术及两对独立PCR反应检测基因多态性位点;收集患者临床资料及随访信息,分析比较术后血压恢复组与未恢复组的数据,用Logistic回归分析影响醛固酮瘤术后血压恢复不佳的危险因素。结果61.7%患者术后血压恢复正常,38.3%患者术后仍有持续性高血压,血压恢复组患者较未恢复组年龄小,体重指数低,高血压病程短,术前使用降压药数量少,术前对螺内酯治疗更敏感。认为CYP11B2和CYP11B1基因多态性与醛固酮瘤术后血压恢复无相关性,术前对螺内酯治疗不敏感和术前降压药用量≥2种是醛固酮瘤术后血压恢复不佳的独立危险因素。

二、肾脏疾病

(一)基础研究

陈显成等[9]用自行设计的荧光原位杂交(FISH)多克隆分离探针,检测10例Xp11.2易位性肾癌中特征性的TFE3基因易位。结果该组依据组织形态和TFE3免疫组化诊断的Xp11.2易位性肾癌标本中,9份符合Xp11.2易位性肾癌诊断;1份只出现融合信号,检测为阴性,不符合Xp11.2易位性肾癌诊断。认为单纯依靠组织学特征和免疫组化诊断Xp11.2易位性肾癌存在误诊的可能。利用FISH多克隆分离探针可以检测出Xp11.2易位性肾癌特征性的TFE3基因易位,是一种诊断Xp11.2易位性肾癌相对准确和客观的方法。田昊等[10]回顾分析了79例肾透明细胞癌患者的临床病理资料,采用免疫组织化学方法半定量测定肾透明细胞癌标本内血管抑制蛋白-1染色的平均细胞累积光密度(AOD),并测定CD34标记的MVD。结果AOD与MVD表达均与病理分期和肿瘤内的凝固性坏死有显著相关性,且两者表达呈负相关。高VASH1组肾透明细胞癌预后显著差于低VASH1组,差异均有统计学意义。年龄、病理分期以及肿瘤内凝固性坏死与患者的总体生存和无复发生存呈显著相关性。认为在肾透明细胞癌中,低VASH1表达提示较好的预后,而患者年龄、病理分期以及肿瘤内凝固坏死是肾透明细胞癌的独立预后因素。郭飞等[11]收集40例肾母细胞瘤患儿术前血清(术前组),35例术后2周血清(根治性手术29例,姑息性切除6例,术后组),50例正常儿童血清(正常组),50例炎症患儿血清(炎症组)。利用表面增强激光解析电离飞行时间质谱平台在各组筛选特异性蛋白峰值,经过固相萃取和聚丙烯酰胺凝胶电泳分离、纯化目标蛋白,通过软件、数据库搜索相匹配的蛋白。结果肿瘤血清中两个炎症相关蛋白峰在术前组与正常组、正常组与炎症组的比较差异均有统计学意义。与术前组比较,术后组2种蛋白表达均有不同程度下降,且有统计学意义。29例根治术后患儿表达与正常组比较,差异无统计学意义。6例姑息性切除术后表达与正常组比较,差异有统计学意义。认为肾母细胞瘤血清确实存在相关炎症因子,预后越好,表达量越低,对疾病的早期诊断具有指导意义。

(二)良性疾病

王强等[12]回顾分析了158例完成后腹腔镜下结核肾切

除术的临床资料。该组患者术前 CT 均明确患肾明显破坏性改变，术前采用正规抗结核治疗至少 15 d。结果 150 例腔镜手术成功，8 例术中出血中转开放手术。手术时间平均 95(55～135)min，术中出血平均 110(70～150)ml，其中 5 例采用"切口保护器"自制单孔腹腔镜通道均顺利，无中转开放；术中无其他器官损伤；术后 1 例腹腔结核感染，余术后恢复良好。平均住院 13.5(7～20)d。平均随访 37(2～72)个月，无结核性窦道形成，无全身播散性结核发生。认为腹腔镜结核肾切除经后腹腔入路安全；肾血管寻找、肾周间隙的分离、避免结核病灶破裂和结核性输尿管处理是结核后肾腹腔镜切除的难点。王晶等[13]回顾性分析了 29 例不典型肾结核患者的临床资料。该组患者术前均行实验室以及影像学检查；15 例行异烟肼 + 利福平 + 吡嗪酰胺/乙胺丁醇药物治疗 14 例行手术治疗。结果尿常规、ESR、TB－Ab 阳性率分别为 55.17%、44.44%、50.00%，B 超、IVU、CT 诊断符合率分别为 10.34%、28.57%、68.97%；14 例术后病理检查均符合典型结核病变，15 例药物治疗者均治愈，14 例手术治疗者随访 6 个月至 2 年均治愈。认为 B 超检查适用于门诊筛选和术后复查。CT 和 IVU 对不典型结核诊断价值很高。实验室联合影像学检查可提高诊断效率。早期肾结核可行药物治疗，中晚期肾结核以肾切除为主，切除范围尽量包括肾周脂肪及严重病变的输尿管。孙凌风等[14]回顾分析了 13 例肾嗜酸细胞瘤患者的临床资料。该组患者均接受手术治疗，其中 2 例行肾部分切除术，11 例行肾根治性切除术。结果肿瘤平均直径(4.2 ± 1.5)cm。术中均未见淋巴结转移，肿瘤位于肾实质内，呈圆形或椭圆形，与周围组织界限清晰，术前临床诊断均为肾癌，术后病理均诊断为肾嗜酸细胞瘤。患者平均随访 43(7～68)个月，均无复发、进展或死亡。认为肾嗜酸细胞瘤是一种少见的良性肿瘤，临床表现无特异性，术前容易误诊为肾癌。考虑肾嗜酸细胞瘤与肾癌相比预后良好，对于疑似病例，术前诊断应慎重，仔细分析影像学检查资料，必要时行术中冷冻病理学检查，以避免不必要的肾切除。武睿毅等[15]回顾分析了 15 例 Wunderlich 综合征(WS)患者的临床特点及诊治方法。WS 主要临床表现有突发性腰背部或腹部疼痛、低血容量性休克、肉眼血尿和肾区叩击痛；实验室检查异常包括贫血及凝血功能异常。根据急诊影像学病因诊断结果，危重患者采用急诊手术探查或肾动脉造影 + 选择性动脉栓塞术，非危重患者采用保守治疗或急诊手术探查或肾动脉造影 + 选择性动脉栓塞术。结果该组患者的原发病因为血管平滑肌脂肪瘤(8 例)、肾细胞癌(3 例)、肺癌肾转移瘤(1 例)、肾囊肿(3 例)；随访 13～78 个月，平均 34 个月，除 1 例危重患者死亡外，其他患者均获治愈或缓解。认为 WS 的临床表现缺乏特异性，增强 CT 或 MRI 检查是确诊 WS 和诊断原发病因的主要方法，诊断价值优于超声，WS 治疗方法应依据病情危重程度和影像学病因诊断结果进行选择。侯伟斌等[16]回顾性分析 31 例术前疑似恶性、术后病理却为肾囊肿的临床资料。术前诊断 Bosniak Ⅱ型囊肿 4 例，Bosniak ⅡF 型囊肿 7 例，Bosniak Ⅲ型囊肿 7 例，Bosniak Ⅳ型囊肿 3 例，考虑为肾脏实性肿物者 10 例。结果肿物最大直径平均值为(3.34 ± 2.45)(0.8～14.3)cm，其中 4 cm 以下的占 83.87%(26/31)。认为相当数量的肾脏良性囊肿患者接受了不必要的手术治疗，甚至是肾脏根治性切除术；小体积的高密度肾囊肿病变不仅在 B 超和平扫 CT 上表现为实性肿物，还会在增强 CT 上出现假强化现象，易导致其被误诊为肾实性肿瘤。陈跃东等[17]回顾分析了 2 例后胡桃夹综合征患者的临床资料。例 1，女，8 岁，例 2，男，12 岁，2 例均行不阻断左肾动脉的左肾静脉移位(前移)术。结果术中出血例 1 为 120 ml，例 2 为 400 ml，两例术后尿量、肌酐均正常，例 1 术后 1 周血尿消失，至今随访 15 个月，肝肾功能正常，尿常规正常，无血尿复发。例 2 术后 12 d 尿蛋白消失，伤口血肿予以换药愈合，随访 7 个月，肝肾功能、尿常规正常，无蛋白尿复发，左侧精索静脉曲张好转。认为在不阻断肾动脉的左肾静脉移位术治疗胡桃夹综合征具有效果明确、术后并发症少的优点。但还有待于大样本量及远期的随访验证。叶学荣等[18]回顾分析了 72 例行微创手术切除的无功能肾患者资料，均由同一手术组完成。其中 50 例行标准经腹腹腔镜手术，22 例行经脐单孔多通道腹腔镜手术，比较两组临床疗效。结果两组在术后疼痛评分、术后肠通气恢复时间、术后留置引流管时间、术后住院时间、手术切口满意度上均存在差异；两组手术时间、术中出血量差异无统计意义。认为与标准经腹腹腔镜下无功能肾切除术相比，经脐单孔腹腔镜手术具有术后疼痛轻、肠道通气恢复快、引流管拔除时间早、切口满意度高的优势，但远期疗效仍有待观察。廖云峰等[19]回顾分析了 93 例经脐入路辅助耻骨上或经阴道穿刺通道腹腔镜粘连肾切除术资料，探讨技术要点及临床价值。该组采用肾周筋膜内肾切除技术 48 例，其中行经阴道混合 NOTES(TVNOTES)23 例，耻骨上辅助单孔腹腔镜手术(SA－LESS)25 例。男 21 例，女 27 例，平均年龄 37.5 岁；包括肾结核 4 例，非特异性感染脓肾 44 例。既往有肾脏手术史 11 例。采用肾周筋膜外整块肾切除技术 45 例，其中行 TV－NOTES 21 例，SA－LESS 24 例。男 17 例，女 28 例，平均年龄 39.2 岁；包括肾结核 5 例，非特异性感染脓肾 40 例。其中既往有肾脏手术史 9 例。结果 88 例手术成功完成，5

例中转开放手术。认为经脐入路新型腹腔镜肾周筋膜外粘连肾整块切除技术安全、可行,术程简洁,降低了手术难度,具有出血少、并发症少、美容效果佳等优势,有临床应用价值。李海龙等[20]回顾分析了19例后腹腔镜下重复肾病肾和输尿管切除术患者资料,探讨腹腔镜下重复肾病肾切除术的手术技巧及其疗效。该组均为上位重复肾伴完全型重复输尿管畸形,其中左侧8例,右侧11例。该组患者手术均顺利在后腹腔镜下完成,术中、术后均未出现明显并发症。手术时间平均110(80~180)min,出血量平均80(50~200)ml,术后住院时间平均6.6(5~9)d。术后随访3~48个月,下位健肾功能良好。认为后腹腔镜下重复肾病肾和输尿管切除术具有创伤小、术后恢复快等优点,可作为治疗重复肾、输尿管畸形的可靠方法之一。但操作难度较大,对于初学者来说应慎重。霍庆祥等[21]回顾分析了12例经腹腹腔镜行重复肾畸形上半肾切除术资料,探讨经腹腹腔镜半肾切除术治疗成人重复肾畸形的方法、可行性和临床疗效。其中男4例,女8例,年龄18~56岁,平均36岁。左侧9例,右侧3例,12例重复肾畸形患者均为上半肾病变。结果该组手术均获成功,无中转开放手术。手术时间60~120 min,平均90 min;术中出血量20~150 ml,平均50 ml;术后肠道功能恢复时间1~3 d,平均2 d;术后24~72 h进流食,3~4 d拔除引流管;术后住院时间7~9 d,平均8 d;术后随诊6~15个月,平均9个月;术后3、6个月内均行IVU检查,下半肾功能均正常,原发症状消失。认为经腹腹腔镜半肾切除术治疗成人重复肾畸形具有手术视野开阔、住院时间短、创伤小、恢复快等优点,是治疗成人重复肾畸形安全有效的手术方法。张雷等[22]顾分析了191例由同一术者进行的经腹入路腹腔镜肾切除手术资料,探讨经腹腹腔镜肾切除手术中肾蒂处理的手术操作技巧。该组肾癌根治术116例,肾输尿管全长切除术57例,单纯肾切除术18例。术中采用改良4套管技术,助手将肾下极挑起,从肾下方及背侧方向进镜观察,部分借鉴腹膜后入路的观察角度进行肾动脉显露,采用带锁血管夹(Hem-o-lock夹)或腹腔镜用直线切割缝合器处理肾蒂血管。结果190例手术顺利完成,手术时间为74~352 min,平均171.5 min,术中失血量5~1 000 ml,平均94.8 ml;1例因肿瘤侵及结肠,分离困难转为开放手术。主要并发症有血管损伤5例,均在腔镜下处理;脑梗死合并急性肾损伤1例;术后肺部感染2例。术后平均住院5.6(2~19)d。无围手术期死亡。认为改良肾蒂处理技术可改善经腹腹腔镜肾切除中的肾蒂血管显露,增加手术安全性,缩短手术时间。李书强等[23]顾分析了14例TSC-RAML自发性破裂出血患者的临床资料。其中男4例,女10例,年龄15~40(29.43±7.4)岁。该组患者均行实验室及影像学检查,均符合2012国际TSC共识大会指南诊断标准。结果10例患者行保守治疗,3例行选择性肾动脉栓塞,1例行肾部分切除。11例患者获得随访,7例病情基本稳定,偶有腰部疼痛等不适;2例患者分别服用雷帕霉素治疗近1年,病情稳定,2例患者因反复病灶出血,分别行选择性肾动脉栓塞术及肾部分切除术。认为TSC-RAML多见于青年女性、双侧、多发、发病年龄小、进展速度快、出血风险高,而肾功能多在正常水平。对于该病自发性破裂出血的治疗,原则上应该尽可能保留肾功能,对生命体征稳定者宜选择保守治疗,或行选择性肾动脉栓塞;手术为最后选择。刘雍等[24]回顾分析了7例术前影像学明确诊断为肾错构瘤的患者临床资料。该组均采用介入栓塞联合后腹腔镜技术行肿瘤剜除术,术中无须阻断肾动脉,使用超声刀、吸引器等设备。结果6例手术获得成功,1例因破裂出血,保守治疗时间较长,血肿机化,粘连较重而中转开放手术。肿瘤平均直径(4.1±1.0)cm。平均手术时间(70.0±27.2)min,平均出血量(55.0±34.3)ml。术后随访2~12个月,无肿瘤复发。认为后腹腔镜联合介入栓塞行肾错构瘤剜除术安全可行,具有创伤小、并发症少、恢复快、住院时间短等优点。

(三)恶性肿瘤

刘勇等[25]回顾分析122例行手术治疗的T1期肾肿瘤患者的临床资料。不同PADUA评分程度下的保留肾单位手术和根治行肾切除术例数及开放式和腹腔镜下保留肾单位手术例数比较差异均有统计学意义。结果PADUA评分中的肿瘤直径、沿纵轴位置、与集合系统关系、与肾窦关系、内外侧均与术式有相关性,其中肿瘤与肾窦关系的相关系数最高($r=0.70$)。认为PADUA评分系统对指导T1期肾肿瘤手术方式的选择有重要意义,低度复杂肿瘤首选保留肾单位手术,中度复杂肿瘤应尽可能行保留肾单位手术,但要结合单项解剖学特征进行个体化选择,高度复杂肿瘤应选择根治性肾切除术。葛宏伟等[26]对10例拟行腹腔镜下肾部分切除术的T1期肾肿瘤患者的肾脏进行3D打印。结合CT数据成功打印出肾脏3D模型,肾脏的血管、集合系统,肿瘤的大小、位置以及肾脏与肿瘤的关系均显示良好。结果手术均顺利完成。经测量,肿瘤真实最大径与3D打印模型最大径误差约(3.4±1.3)mm,患者对3D打印模型用于手术交流的满意度评分为(9.0±0.8)分。认为3D打印模型能够很好地显示肿瘤与肾脏的关系,并可以有效帮助医生进行手术规划,还可以用作与患者交流的工具,使医患沟通变得顺畅。杨洋等[27]回顾分析了15例局限性肾癌接受根治术后出现局部孤立复发病灶患者资料。其中 9 名患者接受手术治疗。结果该组 1 年肿瘤特异性生存率为 87%，未接受手术治疗患者为 60%；4 年肿瘤特异性生存率在接受手术治疗的患者中为 72%，在未接受手术治疗的患者中仅为 30%。手术治疗组和未接受手术患者的生存时间分别为(51.8 ± 7.4)个月和(28.4 ± 9.2)个月，复发间隔时间分别为(39.4 ± 29.5)个月和(29.3 ± 23.9)个月。认为有选择地对肾癌局部复发病灶进行手术切除是一种可行的治疗手段，并可能延长患者生存时间。王增增等[28]提取 20 例多中心灶性肾透明细胞癌患者的共计 42 枚癌灶及对应正常组织的 DNA，用 10 个微卫星多态性标志物 D3s1038、D3s1234、D3s1300、D3s1317、D3s1540、D3s1597、D7s522、D8s261、D9s171、TP53 作为引物对提取的 DNA 进行 PCR 扩增。用 Labworks 3.0 凝胶分析软件对 PCR 产物进行分析。观察各癌灶 DNA 的 LOH 类型。实验研究结果表明，似乎大多数多中心灶性肾透明细胞癌为同一克隆起源，即由原发癌灶肾内转移而来。结合以往国内外相关研究，认为多中心灶性肾透明细胞癌同时存在单克隆起源和多克隆起源两种发生机制。张进等[29]回顾分析了 1 544 例非转移性肾细胞癌患者资料，收集并统计其长期随访生存情况及其与性别、年龄、肿瘤组织学类型、分级、分期、淋巴结转移情况、手术方式等可能的预后因素的关系，分析肾细胞癌患者术后长期生存情况及其相关预后因素。多因素分析结果：年龄≥55 岁、高级别肿瘤（Fuhrman Ⅲ~ Ⅳ级）、肿瘤大小、肿瘤分期达 T3 和淋巴结转移为影响肾癌手术后预后的独立危险因素，性别、肿瘤侧别、手术方式不是影响预后的独立危险因素。认为对非转移肾细胞癌术后患者，年龄、肿瘤大小、分级、分期和淋巴结转移情况是 5 年总体生存的独立预后因素。巩会杰等[30]*回顾性分析 79 例散发性双侧肾细胞癌患者的临床病理及随访资料，探讨散发性双肾癌的临床病理特征、外科处理效果及预后相关因素。该组平均 52 岁，同时性双肾癌 64 例，异时性双肾癌 15 例。77 例获随访，中位随访时间 49 个月。59 例无瘤生存，9 例带瘤生存，9 例死亡。患者 3 年总体生存率为 89.8%，3 年总体肿瘤无进展生存率为 87.1%。多因素分析提示较高的肿瘤核分级、高肿瘤 T 分期是影响预后的独立危险因素，双侧 NSS 并未增加肿瘤术后复发的风险。认为散发性双肾癌的主要病理类型为透明细胞癌，经积极的双侧手术治疗，可取得与单侧肾肿瘤相当的预后，NSS 为治疗双肾癌的首选方法。曹翔等[31]回顾分析了 46 例肾脏非囊性肿瘤患者临床资料。其中肿瘤位于左侧 22 例，右侧 24 例，术前均行 MRI 检查。结果 T1WI、T2WI、T2 抑制、T1 增强显示 RCC 假包膜的敏感性分别为 43.8%、87.5%、50.0%、43.8%，特异性分别为 53.8%、80.8%、38.5%、46.2%，差异均有统计学意义。病理肾透明细胞癌的假包膜完整率与乳头状腺癌的比较差异无统计学意义；高分化 RCC 包膜完整率与中、低分化 RCC 差异有统计学意义；Ⅰ期、Ⅱ期、Ⅲ + Ⅳ RCC 的包膜完整率差异有统计学意义。认为 RCC 假包膜在 MRI 的常规 T2 加权像上显示最为敏感，若术前 MRI 显示肿瘤周围存在完整假包膜，预示着肿瘤分化较好，临床分期较低，已经发生癌细胞局部扩散及远处转移的可能性较小，提示肿瘤剜除术的可行性。张振兴等[32]回顾分析了 185 例肾癌根治术后患者资料，评估肾癌根治术后肾功能的影响因素以及肾功能的变化趋势。该组男性 121 例，女性 64 例，年龄 30 ~ 88 岁，平均(58 ± 12)岁。合并糖尿病 34 例，高血压病 82 例；开放手术 132 例，腹腔镜手术 53 例。术后连续监测患者术后 3、6、9、12、24、36、48、60、72 个月血清肌酐，通过肾脏病饮食调整方程（MDRD 方程）计算出估计肾小球滤过率（eGFR），以线性混合模型分析术后 eGFR 的连续变化，以多因素回归分析影响术后肾功能变化的预后因素。结果总体患者术后肾功能在持续恢复状态，每月恢复 0.099 ml/(min · 1.73 m^2)，糖尿病和非糖尿病患者、高血压和非高血压患者以及≤50 岁、>50 ~ 65 岁、>65 岁人群术后肾功能恢复趋势存在差异，术后新发慢性肾病 13 例，其中慢性肾病Ⅲ期 9 例，慢性肾病Ⅳ期 4 例。认为肾功能预后良好因素包括低龄、无高血压及无糖尿病。蒲小勇等[33]回顾分析了 38 例经腹入路腹腔镜下肾部分切除术（LPN）治疗 R. E. N. A. L. 评分≥7 的肾肿瘤资料。其中男性 20 例，女性 18 例，年龄(58.5 ± 12.1)岁，体重指数(25.2 ± 2.4) kg/m^2，ASA 评分(1.8 ± 0.5)分，Charlson 并发症指数(3.6 ± 1.2)，肿瘤位于左侧 17 例，右侧 21 例，肿瘤最大径(4.2 ± 1.7) cm，肾肿瘤 R. E. N. A. L. 评分(8.6 ± 1.2)。结果 1 例患者转为开放手术，其余患者手术均顺利完成，手术时间(240.2 ± 57.2) min，术中估计出血(282.8 ± 132.4) ml，术中输血率为 7.9%，肾脏热缺血时间(23.2 ± 8.6) min，手术切缘均为阴性。认为对 R. E. N. A. L. 评分≥7 的复杂性肾肿瘤，行经腹入路 LPN 是一种安全、有效的手术方式，有操作空间大、易于暴露等优点，具有临床推广应用价值。来庆国等[34]回顾分析了 100 例后腹腔镜下肾部分切除术患者的临床资料，探讨体质指数（BMI）对后腹腔镜下肾部分切除术的手术操作及术后恢复情况的影响。该组按 BMI 分为非肥胖组（BMI < 25 kg/m^2）43 例及超重组（BMI≥25 kg/m^2）57 例。结果超重组肿瘤直径 1.0 ~ 6 cm，非肥胖组肿瘤直径 0.5 ~ 4 cm，两组手术时间分别为(151.7 ± 48.8) min 和(131.3 ± 32.2) min，肾脏

热缺血时间分别为(23.5±4.8)min和(21.3±4.7)min,术中出血量分别为(87.9±134.1)ml和(51.6±55.3)ml,手术前后血红蛋白差值分别为(17.8±16.5)g/L和(12.8±9.6)g/L,超重组指标均高于非肥胖组。认为对于行后腹腔镜下肾部分切除术的患者,BMI的增加将增加手术时间、术中出血量及术中肾脏热缺血时间,而对于术后的恢复及并发症的发生情况并无明显影响。李鹏等[35]*回顾分析了94例因肾肿瘤接受肾部分切除术治疗的患者资料,探讨近似肿瘤实质接触面积与肾部分切除术围手术期参数的相关性。根据术前CT或MRI图像,并参照球冠面积公式计算肾肿瘤与肾实质接触面积的近似值(eCSA),以eCSA中位数13 cm^2将患者分成≥13 cm^2组($n=47$)和<13 cm^2组($n=7$)。结果该组患者均顺利完成手术,eCSA≥13 cm^2组肿瘤复杂性更高,开放手术的比例更高,其肾缺血时间及术中出血量分别长于、多于<13 cm^2组;eCSA与肿瘤大小、肿瘤内生程度、R.E.N.A.L.评分、PADUA评分、肾脏缺血时间、术中出血量以及术后肾功能下降幅度均显著相关。认为以近似肿瘤实质接触面积作为参数能够客观地评价肾肿瘤的复杂性。该指标与肾部分切除术的缺血时间、手术出血量以及术后肾功能下降幅度均密切相关,可作为上述围手术期参数的预测因素,其临床应用价值有待进一步研究验证。李鹏等[36]回顾分析了28例复杂性T_1期肾癌患者的临床资料,探讨后腹腔镜辅助经腰小切口肾部分切除术治疗复杂性T_1期肾癌的可行性及其疗效。该组肿瘤直径(3.76±1.28)cm,其中内生性肾癌13例,T_{1b}期肾癌12例,近肾门肾癌7例,解剖性孤立肾肾癌2例。肾肿瘤解剖学特征PADUA评分为(9.07±1.25)分。结果该组患者均顺利完成手术,围手术期无尿漏、大出血等严重并发症,手术时间(213.82±40.04)min,术中肾脏冷缺血时间(23.88±5.98)min,手术出血量(191.07±94.33)ml,手术切口长度(9.48±1.56)cm,患者术后疼痛评分(1.11±0.31)分,术后平均住院(11.54±3.98)d。认为后腹腔镜辅助经腰小切口肾部分切除术治疗体积较大、内生性生长或靠近肾门的复杂性T_1期肾癌疗效满意,技术上安全、可行,便于实施和掌握,其手术切口创伤较小,值得临床推广应用,其远期疗效尚需大样本随机对照研究和长期随访观察。王晓宁等[37]*回顾总结了6例行经阴道自然腔道内镜手术(NOTES)辅助腹腔镜下肾部分切除术的肾肿瘤患者临床资料,总结经阴道NOTES辅助腹腔镜下肾部分切除术的经验,探讨该术式的临床应用价值。结果5例手术顺利完成,1例肾上极肿瘤因开放肾动脉后肾实质创面持续出血改行根治性肾切除术;行肾动脉完全阻断3例,热缺血时间分别为20、25、28 min;肾段动脉阻断2例,阻断时间分别为35、40 min;肾动脉未阻断1例。手术时间110~190 min。术后随访3~14个月,无肿瘤复发。6例术后3个月均恢复正常性生活,女性性功能指数为26.2~30.4分。认为经阴道NOTES辅助腹腔镜下肾部分切除术安全、可行,术后疼痛轻,恢复快,疗效确切,美容效果佳,且不影响术后性功能。曹靖等[38]回顾分析了76例行腹腔镜下肾部分切除术患者的临床资料。根据术中不同热缺血时间分成3组:A组28例,时间<20 min;B组34例,20 min≤热缺血时间<30 min;C组14例,时间≥30 min。术中所有患者均行单独肾动脉阻断。检测手术前后GFR的变化。比较术前、术后1周、术后1个月、术后3个月GFR。结果C组患侧肾脏GFR降低程度明显高于A、B两组,差异有统计学意义。C组总肾GFR术后3个月较术前下降程度明显高于A、B组,差异有统计学意义。3组术后1周、1个月总肾GFR差异无统计学意义。认为热缺血时间是术后早期肾功能损害的独立危险因子,腹腔镜下肾部分切除术后早期肾功能损害的主要影响因素是热缺血时间,术中应尽量将热缺血时间控制在30 min内。殷国林等[39]回顾分析了27例由同一组术者完成的腹腔镜下肾部分切除术资料,探讨免打结倒刺缝线在腹腔镜下肾部分切除术中应用的安全性及效果。该组术中均采用分层连续缝合,根据缝合方法不同分为免打结缝线组和传统可吸收线组,对两组的术中出血量、手术时间、热缺血时间(WIT)、术后并发症、术后住院时间、术前与术后患肾肾小球滤过率(GFR)进行对比研究。结果该组腹腔镜下肾部分切除全部顺利完成,无一例中转开放或行肾脏切除。认为新型免打结倒刺缝线在腹腔镜下肾部分切除术中的应用安全有效,可缩短热缺血时间,减少手术并发症,术后恢复快,具有较好的安全性和可行性,大大缩短学习曲线,值得临床广泛推广。陈雷等[40]回顾分析了5例腹腔镜下肾部分切除术治疗完全肾内型肾肿瘤患者的临床资料。其中肾透明细胞癌4例,肾错构瘤1例;经腹膜后腔途径4例,经腹腔途径1例。关键步骤包括术中超声的应用、肾蒂的阻断和肾脏集合系统的缝合等。该组患者平均手术时间180 min,肾蒂阻断时间33 min,肿瘤大小2.3 cm,术中出血量180 ml,术中需集合系统修补4例。术后随访5~55个月,均未见肿瘤局部复发或远处转移。认为腹腔镜肾部分切除术治疗完全肾内型肾肿瘤安全有效,术中超声检查可对肿瘤进行有效定位,减少切缘的阳性率,是手术成功的关键。刘宇军等[41]回顾分析了114例肾肿瘤患者的临床资料,比较机器人辅助腹腔镜下肾部分切除术(RAPN)和经腹途径腹腔镜下肾部分切除术(LPN)治疗肾肿瘤的近期疗效。其中RAPN组45例,LPN组69

例。结果 RAPN 组和 LPN 组的中位手术时间分别为165 min和196 min,热缺血时间分别为21 min 和25 min,差异均有统计学意义,但术后eGFR 值及手术前后变化情况差异无统计学意义。RAPN 组和LPN 组的术中输血率分别为4.4%和5.8%,术中中位失血量分别为148 ml与235 ml,术后总引流量分别为167 ml和163 ml,差异均无统计学意义。认为与经腹途径 LPN 相比,RAPN 手术时间和热缺血时间较短,在肿瘤预后、肾功能保存以及手术安全性等方面RAPN 和经腹途径 LPN 的效果相似。叶雄俊等[42]回顾分析了66例次腹腔镜下肾部分切除术的资料,探讨腹腔镜下肾部分切除术后早期出血的原因及处理体会。将术后72 h内发生出血导致血压明显降低、血红蛋白和血细胞比容进行性下降、需要输血或者外科干预者纳入出血组。对出血组和同期未出血患者的年龄、体质指数、肿瘤直径、R. E. N. A. L评分、手术时间、热缺血时间和术中出血量进行比较。认为术后早期出血是腹腔镜下肾部分切除术的主要并发症之一,可以采用选择性肾动脉栓塞术进行止血,一般不需要进行开放探查手术。张志凌等[43]回顾总结了5例肾后唇或前唇切开肾部分切除术治疗靠近肾门的内生型肾癌的经验。该组术中阻断肾动脉后将肾后唇或前唇切开,在肿瘤假包膜外分离,完整剥离肿瘤。用3-0可吸收线在肾创面皮髓质交界部位连续缝合止血。如集合系统有损伤,用3-0可吸收线缝合修复。最后用2-0可吸收线连续缝合肾切缘。认为肾后唇或前唇肾实质切开肾部分切除术治疗靠近肾门的内生型肾癌的近期疗效满意,远期疗效有待进一步观察。姚东伟等[44]*回顾总结了13例采用腹腔镜下射频消融治疗临床分期$T_{1a}N_0M_0$中央型肾肿瘤资料,探讨腹腔镜下射频消融治疗中央型肾肿瘤的安全性及有效性。该组男性患者9例,女性4例;年龄38~73岁,平均56岁;所有患者均为单侧发病,左侧8例,右侧5例;13例患者均顺利接受手术。术前CT扫描提示所有肿瘤边缘距离集合系统或者肾门部血管<5 mm。术中采用实时超声监测联合温度探针对肾肿瘤射频消融治疗,并通过输尿管导管灌注冰盐水对集合系统物理降温。结果手术平均时间(113±13)min,平均出血量(99±23)ml。术前和术后血肌酐平均值分别为(71±11)和(74±11)μmol/L,患侧肾GFR平均值分别为(49±8)和(45±7)ml/min,差异均无统计学意义。13例患者随访时间12~63个月,平均37个月,未出现局部复发或者远处转移病例。认为腹腔镜下射频消融治疗$T_{1a}N_0M_0$中央型肾肿瘤安全有效,术中实时超声监测联合应用温度探针可以控制射频范围,集合系统物理降温可以减少术后肾盂积水和漏尿发生。魏世平等[45]回顾分析了12例采用经后腹膜腔途径腹腔镜下冷冻消融治疗局限性小肾癌的临床资料,探讨腹腔镜下冷冻消融治疗局限性肾癌的临床疗效。结果手术时间60~85 min,平均65 min。术后住院3~7 d,平均4.5 d。术后3 d和3个月血清肌酐分别为(85.0±4.5)、(66.0±4.2)μmol/L。术后无出血和肠管、血管等器官损伤,无局部复发和转移。11例随访60~96个月,平均65个月,1例随访36个月后因冠心病合并急性广泛前壁心肌梗死死亡,其余11例均存活。认为腹腔镜下冷冻消融技术治疗局限性肾癌安全、有效。王劲夫等[46]回顾分析了21例肾癌合并静脉癌栓患者临床资料。其中男16例,女5例,平均年龄(58.9±14.9)岁。癌栓级别1级9例,2级10例,3级2例。B超、增强CT和MRI对静脉癌栓的检出率分别为52.4%、100%和92.9%;结果该组手术治疗的平均手术时间(247.2±86.6)min,平均术中出血量(2 233.3±2 848.2)ml,平均术后放置引流管时间(6.9±6.4)d,平均住院时间(28.4±18.8)d。中位随访时间65个月,中位生存时间54个月,5年总生存率为36.8%。认为静脉癌栓级别是影响预后的危险因素。增强CT或MRI评估癌栓准确率高,肾癌合并静脉癌栓的治疗方式仍以手术为主,但风险高,围术期并发症发生率高,癌栓级别与预后相关。

沈柏华等[47]*回顾性分析了25例左肾癌合并下腔静脉癌栓患者的临床资料。术前行磁共振血管成像检查明确癌栓的位置。下腔静脉癌栓分级:Ⅰ级9例,Ⅱ级9例,Ⅲ级4例,Ⅳ级3例。该组均于全麻下行根治性左肾切除+下腔静脉癌栓取出术。结果全部病例无术中死亡,所有癌栓均被完全清除;1例Ⅲ级癌栓术中发生肺动脉栓塞,联合心胸外科在体外循环下完成取栓术抢救成功。结果手术时间130~300 min,术中失血量200~3 000 ml。随访3~60个月。13例无瘤生存,3例复发转移带瘤生存,9例死于肝转移、肺转移和多器官衰竭。各级癌栓的5年生存例数分别为:Ⅰ级8例,Ⅱ级6例,Ⅲ级2例,Ⅳ级0例。认为左肾癌合并下腔静脉癌栓患者行根治性肾切除+下腔静脉癌栓取出术仍是目前唯一可达到治愈的治疗方法,术中癌栓脱落引起肺动脉栓塞时紧急行体外循环下取栓术是有效的处理方式。陈勇辉等[48]回顾分析了36例肾癌合并下腔静脉瘤栓患者,合并Ⅲ级瘤栓29例,Ⅳ级瘤栓7例。该组患者均行深低温停循环辅助下根治性肾切除术加下腔静脉瘤栓取出术,采用传统术式8例,采用改良术式28例。两种术式在年龄、性别、BMI、ECOG体力评分、肿瘤大小、瘤栓分级等方面差异均无统计学意义。两种术式的手术时间、体外循环时间、停循环时间、术中出血量、用血量、术后住院时间、并发症及围手术期死亡率等差异均有统计学意义。在停循环时间、术后意识恢复时间、围手术期并发症发生率差异无统计学意义。认为深低温停循环辅助下根治性肾切除术加高位下腔静脉瘤栓取出术是安全有效的，通过技术改良，可使手术操作难度降低、创伤减小，加快患者恢复。唐琦等[49]* 回顾性分析了13例肾肿瘤伴静脉癌栓患者的临床资料。其中伴肾静脉癌栓7例，下腔静脉癌栓6例。肾静脉癌栓患者行完全后腹腔镜下根治性肾切除及癌栓取出术；下腔静脉癌栓患者采用经腹腔入路腹腔镜手术2例，经后腹腔联合腹腔入路腹腔镜手术4例。结果13例手术均顺利完成，手术时间84～456 min。肾静脉癌栓患者术中出血量50～150 ml，下腔静脉癌栓患者出血量100～2 500 ml。13例术后均恢复良好，无严重并发症。术后病理肾透明细胞癌11例，嫌色细胞癌1例，骨肉瘤肾转移1例。术后随访时间2～22个月，无死亡病例。2例分别于术后13、17个月发生双肺转移，1例于术后9个月发生腰椎转移。认为完全腹腔镜下根治性肾切除及静脉癌栓取出术是安全可行的，经后腹腔联合腹腔入路的手术方式可有效结合两种入路的操作优势，降低手术难度。李永强等[50]* 回顾性分析了19例晚期转移性肾癌患者的资料，评价索拉非尼治疗进展性肾癌的疗效，探讨影响患者长期存活的因素。该组患者中位年龄51岁，组织学分型以透明细胞癌或透明细胞癌为主16例，嫌色细胞癌1例，乳头状细胞癌2例。采用索拉非尼400 mg，每天2次口服，直至肿瘤再次进展或出现不可耐受的不良反应时止。平均随访时间5.8年，中位无进展时间为31.4个月，治疗后的生存时间已超过5年者19例。认为索拉非尼治疗转移性肾癌患者耐受性良好，疗效显著，不良反应多为轻中度，长期生存的患者相关预后因素仍需进一步观察。喻彬等[51]对10例索拉非尼治疗失败的转移性肾癌患者进行联合间歇化疗，方案为吉西他滨1.0 g/m^2 × 1～8 d＋替吉奥0.5 bid×1～14 d，每21天为1个周期，首轮4周期后化疗间歇性重复进行。化疗同时继续口服索拉非尼400 mg，每天2次，直至治疗失败或患者不能耐受。结果总体反应率为100%，中位无疾病进展时间11个月，中位总生存时间20个月。毒性和不良反应主要为Ⅱ～Ⅲ度骨髓抑制和消化道反应。认为转移性肾癌酪氨酸激酶抑制剂(TKI)治疗失败后联合吉西他滨＋替吉奥间歇化疗安全有效，值得进一步探索。

三、肾盂输尿管

肖元宏等[52]性分析了17例巨输尿管症儿童行Cohen输尿管膀胱再植手术的治疗。其中男孩9例，女孩8例，平均年龄6.02岁。输尿管末端狭窄15例，膀胱输尿管反流2例。结果15例完成膀胱内游离输尿管末端手术，2例完成膀胱内游离加上膀胱外游离。围手术期并发症共5例，其中泌尿系感染2例次，膀胱出血3例次，漏尿2例次。认为输尿管系膜及断面小动脉的处理、输尿管游离末端与膀胱吻合无张力、膀胱内游离困难时联合膀胱外游离、术前控制泌尿系感染、注意凝血机制异常等均是提高手术成功率的关键。林厚维等[53]回顾性分析了5例儿童同侧膀胱输尿管反流(VUR)和肾盂输尿管连接部梗阻(UPJO)两种病理同时存在时的诊治情况。该组患者均是通过尿路B超、放射性核素利尿肾图(DR)及排泄性膀胱尿道造影(VCUG)明确诊断。结果2例患儿同时行UPJO肾盂输尿管成形术和Lich－Gregoir输尿管膀胱再植抗反流手术；1例异时行肾盂输尿管成形术及抗反流手术；1例行腹腔肾盂输尿管成形术；1例轻度反流单纯肾盂输尿管成形术后半年复查VCUG同侧反流自行消失。随访发现该组患儿反复尿路感染缓解，患侧肾脏肾功能稳定，无明显积水。认为VCUG检查可提示UPJO，DR可确诊UPJO。对于高级别VUR合并UPJO符合手术指针，可同时做开放肾盂输尿管离断成形术与输尿管膀胱Lich－Gregoir再植手术。姚东伟等[54]回顾性分析了9例行腹腔镜手术治疗的单侧肾发育不良伴输尿管异位开口患者的临床资料。9例均为女性，其中左侧异位开口6例，右侧3例。7例异位开口于阴道壁，2例开口于前庭。结果该组患者均接受了腹腔镜下发育不良肾及输尿管切除术。手术均顺利，平均时间94 min。术后随访提示所有患者尿失禁症状消失。认为腹腔镜下切除发育不良肾及输尿管疗效确切，是治疗小儿肾发育不良板输尿管异位开口的最佳选择之一。张方圆等[55]回顾性分析了9例内镜下切除上尿路尿路上皮肿瘤的疗效，探讨术后预防性肾盂输尿管内滴注化疗药物的适应证和临床价值。该组患者均是高龄或不能耐受根治性手术。其中男性3例，女性6例，平均年龄69.7岁，肾盂占位2例，输尿管肿瘤7例。4例患者术后接受辅助化疗。结果有1例患者术后15个月出现膀胱癌复发，其余患者无复发。认为内镜下治疗上尿路尿路上皮肿瘤是一种安全有效的方式，术后辅助化疗安全，疗效可，但需要大讲一步大样本验证。李建华等[56]回顾性分析了78例经皮肾通道顺行输尿管软镜联合逆行球囊扩张治疗复杂输尿管下段狭窄的效果及安全性。该组患者中，47例为单侧输尿管狭窄，31例双侧狭窄，均一期成功放置6F或7/12F加强型D－J管。结果72例患者肾积水逐渐减轻。另6例未明显减轻积水患者给予术后定期更换D－J管。认为此种治疗方式对于复杂输尿管下段狭窄是一种有安全有效的微创手术。纪长威等[57]回顾性分析了18例经腹膜和经后腹膜入路腹腔镜下输尿管端端吻合术治疗腔静脉后输尿管的手术技术和临床效果。该组患者中,男性12例,女性6例,平均年龄37岁。结果8例经腹膜入路,10例为后腹膜入路。通过比对手术时间、术后通气时间,发现两组患者无差异。随访提示该组患者无须行二次手术矫形治疗。认为经腹膜入路和经后腹膜入路腹腔镜输尿管端端吻合时治疗腔静脉后输尿管安全有效的治疗方式。肖正伟等[58]探讨了CT对于输尿管肿瘤的诊断价值。该组患者52例,均行CT平扫+增强,其中13例患者行CTU检查。影像学提示病变主要表现为肿块或管壁增厚,间接征象包括肾盂、输尿管积水、膀胱输尿管夹角改变等。认为CT对于输尿管肿瘤有较大的诊断价值,CTU对指导临床手术有较大的意义。王鑫等[59]回顾性分析了13例完全腹腔镜下肾、输尿管及膀胱袖状切除术治疗上尿路肿瘤的安全性和优势。该组患者中,男性7例,女性6例,肾盂癌11例,左侧输尿管癌2例。结果该组患者都顺利完成手术。平均手术时间188 min,平均术中失血量150.5 ml,术后引流管保留时间6.8 d,术后肠道恢复时间1.5 d,住院天数12.8 d。随访未见肿瘤复发及转移。认为该术式具有安全、效果确切、创伤小、术后伤口恢复美观等优点。刘高瑞等[60]回顾性分析了3例重复肾重复输尿管畸形合并同侧输尿管癌的诊治。该组患者均通过影像学检查明确诊断。结果1例患者行后腹腔镜下左肾输尿管全长及膀胱袖状切除术,1例行开放式右侧全部肾输尿管全长及膀胱部分切除术,1例行后腹腔镜下左上位肾输尿管全长及膀胱袖状切除术,手术均成功。术后随访该组患者未见肿瘤复发和转移。认为重复肾重复输尿管畸形合并同侧输尿管癌罕见,无特殊临床表现。可行CT等影像学确诊。目前无统一标准的治疗方案。姚立欣等[61]回顾性分析了27例原发性输尿管尿路上皮癌的诊断及其保留肾脏手术治疗的预后。该组患者中,男性21例,女性6例,左侧输尿管单发肿瘤17例,右侧10例。结果15例患者行输尿管节段切除术+端端吻合术,12例行输尿管末段+膀胱袖状切除术。术后平均随访43个月,肿瘤特异性生存率为84%,总体生存率为72%。认为B超较IVU能更早检测输尿管癌。保留肾脏手术治疗不仅是一种姑息性手术,也可作为治疗低分期分级输尿管癌的一种选择。杨波等[62]回顾性分析了71例经皮肾"三明治"腔内肾盂成形术治疗肾盂输尿管连接不梗阻(UPJO)的临床疗效和安全性。结果69例一期手术成功,剩余2例因UPJ完全闭锁行二期手术成功。平均手术时间39.3 min,术后随访12~24个月,64例未再次出现UPJO,7例撤除双J管后出现UPJO。认为此新型技术用于治疗UPJO具有操作简便、微创、安全及有效等治疗优势。周辉霞等[63]回顾性总结了72例经脐多通道腹腔镜下肾盂成形术治疗小于3个月重度肾积水患儿的经验。入该组患者平均年龄34 d。结果手术均获成功,无中转开放,无术中并发症发生。手术前后肾盂前后径和肾小球滤过率具有统计学差异。术后肾盂输尿管吻合口通畅,肾皮质不同程度增厚,脐部伤口美容效果好。认为经脐多通道腹腔镜下肾盂成形术对于小于3个月、由肾盂输尿管连接处梗阻所引起的重度肾积水患儿来说,是一种可行、安全有效的治疗手段。鄢世兵等[64]*回顾性分析了10例原发性肾输尿管小细胞神经内分泌癌(NEC)的临床、病理、鉴别及预后等特点。该组患者平均年龄61岁,男性4例,女性6例,左右侧各5例。结果手术均获成功。术后病理提示7例诊断为完全性NEC,其中6例完全低分化,1例低分化和中分化混合。其余3例诊断为NEC混合高级别尿路上皮癌。术后随访7例患者死亡,1例术后肝肺转移,1例存活,1例失访。认为原发性肾输尿管NEC临床罕见,侵袭性强,手术治疗效果差,靶向治疗可作为治疗选择。刘沛等[65]*回顾性分析了9例医源性输尿管损伤患者的临床资料。该组患者男性3例,女性6例,左侧损伤6例,右侧3例。5例部位为输尿管中下段,3例中上段,1例全段。结果所有患者行回肠代输尿管术,手术均获成功。术后留置双J管1~2个月。随访中,3例发生不全肠梗阻,1例近端吻合口瘘。所有患者肌酐水平较术前有所改善。认为回肠代输尿管术是一种可选择的尿路重建方式,对于难治性医源性长段输尿管损伤的治疗效果满意。

四、膀胱疾病

(一)基础研究

闫三华等[66]选取BALB-C系裸鼠30只,分成移植瘤组20只和正常组10只。探讨异硫氰酸荧光素FITC-CSNRDARRC分子探针的荧光特性及其在体标记膀胱癌原位移植瘤的靶向性。结果体外FITC-CSNRDARRC分子探针的荧光特性受浓度的影响,在体标记肿瘤的最佳浓度为220 μmoL/L,成像理想时间窗为4 h。认为体内FITC-CSNRDARRC分子探针能明显富集在肿瘤组织。刘志华等[67]检测131例膀胱癌组织标本和10例正常膀胱黏膜组织标本的PD-L1表达情况,探讨负性共刺激分子PD-L1在非肌层浸润性膀胱癌的表达及其对术后膀胱灌注治疗的影响。结果 PD-L1 在正常膀胱黏膜组织不表达,在非肌层浸润性膀胱癌组织阳性率为 56.5%。并且 PD-L1 的表达与病理分期相关;PD-L1 阳性的患者术后灌注表柔比星预防肿瘤复发和进展的疗效优于沙培林,而 PD-L1 阴性患者表柔比星和沙培林两种治疗方案的疗效无明显差异。认为负性共刺激分子 PD-L1 在非肌层浸润性膀胱癌表达水平与病理分期密切相关,根据 PD-L1 的表达情况选择术后辅助性膀胱灌注治疗药物有助于提高治疗效果。钟广正等[68]分析了 104 例膀胱癌患者临床资料,行经尿道膀胱肿瘤切除术并经病理检查确诊为膀胱癌。检测膀胱癌组织和正常膀胱黏膜组织中 lncRNA-BCSC 的相对表达量,分析 lncRNA-BCSC 相对表达量与临床病理指标的相关性。结果 lncRNA-BCSC 能够促进 BCSC 自我更新,lncRNA-BCSC 高表达与 TURBT 术后膀胱癌复发率呈正相关。认为 lncRNA-BCSC 有望成为预测膀胱癌复发与精准治疗的分子标志物。

(二)良性疾病

罗德毅等[69]分析了 25 例均为脊髓损伤神经源性膀胱合并输尿管反流接受单纯肠道膀胱扩大术,同期未行输尿管再植术患者,探讨单纯肠道膀胱扩大术治疗神经源性膀胱合并输尿管反流的疗效。结果Ⅰ~Ⅲ度输尿管反流患者反流消失或改善率为 89%(16/18),而Ⅳ~Ⅴ度患者反流消失或改善率为 100%(9/9)。未发生症状性尿路感染。认为对于高压、低顺应性的神经源性膀胱合并输尿管反流患者,单纯肠道膀胱扩大术治疗有效,可以考虑不常规行输尿管再植。杜广辉等[70]分析了 27 例骶神经根病变引起尿潴留患者临床资料,患者均行骶神经根病变切除术。结果术后随访 1 年以上,10 例尿潴留患者中 9 例恢复自主排尿,1 例继续膀胱造瘘;17 例 LUTS 患者的国际前列腺症状评分、疼痛评分、生命质量评分、最大尿流率、残余尿量均较术前显著改善。认为对骶神经根病变进行早期治疗可能有助于获得更好的效果,防止病变进展为不可逆状态。对 LUTS 症状的明显改善及生命质量显著提高。祁小龙等[71]回顾性分析 36 例接受腹腔镜下回肠膀胱扩大术式治疗的高反射、低顺应性膀胱患者。总结了腹腔镜下回肠膀胱扩大术治疗低顺应性膀胱的初步临床结果。结果患者手术均在腹腔镜下顺利完成,术后肠道功能恢复较好,术后均未发生回肠吻合口瘘、肠梗阻、严重腹腔感染或败血症等并发症。认为腹腔镜下回肠膀胱扩大术安全可行及术后并发症较少。

(三)恶性肿瘤

徐维锋等[72]回顾性分析 11 例膀胱单发肿瘤,总结了经尿道膀胱副神经节瘤切除 11 例报告,探讨经尿道手术切除膀胱副神经节瘤的安全性和可行性。结果 11 例均成功切除肿瘤,无中转开放手术病例,无手术并发症发生,术后病理均为膀胱副神经节瘤。认为对于局限于膀胱壁内、体积较小(<3.0 cm)的膀胱副神经节瘤,经尿道手术安全、有效。对于位于膀胱侧壁肿瘤采用激光切除更有优势。徐土珍等[73]对 91 例 OAB 患者前瞻性随机抽样研究盆底肌训练对女性膀胱过度活动症患者症状及生活质量的影响,探讨盆底肌训练缓解女性膀胱过度活动症(OAB)患者症状及改善患者生活质量的疗效。结果干预前及干预 2 周后两组盆底肌力比较,差异均无统计学意义。干预 1、3 个月时,两组 MOS 得分比较差异有统计学意义。认为长期的盆底肌训练结合药物治疗能有效缓解女性 OAB 症状,提高患者生活质量的作用。钟欢等[74]通过 212 例女性 OAB 患者经皮胫神经电刺激(PTNS)治疗女性膀胱过度活动症,探讨 PTNS 治疗女性膀胱过度活动症(OAB)的疗效。结果第 1 疗程结束时,M 受体拮抗剂组、PTNS 组和联合治疗组治疗前后患者 OABSS、各组内治疗前后各单项量化指标差异均有统计学意义。认为 PTNS 可显著改善女性 OAB 患者的排尿功能障碍有明显疗效,联合托特罗定治疗可显著提高疗效。张帆等[75]*探讨使用小肠黏膜下层组织工程材料补片行膀胱扩大术治疗神经源性膀胱的可行性和有效性。术后 1 个月,2 例膀胱吻合口尿外渗,更换导尿管引流通畅后愈合。术后 12 个月,4 例出现膀胱输尿管反流(均为Ⅰ级),其中 2 例予膀胱逼尿肌 A 型肉毒素注射术,术后留置尿管 3 个月复查反流消失;2 例保留导尿,口服琥珀酸索利那新(5 mg,2 次/天)和酒石酸托特罗定(4 mg,1 次/天)6 个月后,1 例反流消失,1 例仍存在反流。认为 SIS 组织工程补片用于治疗神经源性膀胱的膀胱扩大术是一可靠并有效的手术方式。沈华等[76]回顾性分析了 4 例因膀胱癌行根治性膀胱切除 + Sigma 直肠膀胱术的术后严重代谢紊乱患者临床资料,患者均于全麻下行储尿囊腹壁造口 + 乙状结肠直肠吻合术。比较手术前后患者的动脉血气分析、血清电解质和肾功能指标。结果储尿囊腹壁造口 + 乙状结肠直肠吻合术可有效纠正根治性膀胱切除 + Sigma 直肠膀胱术后患者的酸中毒和电解质紊乱。认为储尿囊腹壁造口 + 乙状结肠直肠吻合术是处理此类严重并发症可选择的治疗方法。曾蜀雄等[77]*分析 201 例腹腔镜下根治性膀胱切除术(LRC)与开放式根治性膀胱切除术(ORC),平均年龄(63.7 ± 10.5)岁;105 例行 ORC,平均年龄(64.4 ± 11.4)岁。结果:LRC 组和 ORC 组的手术时间、术后输血例数、术后住院时间、术后并发症发生率差异有统计学意义;术后排气时间、恢复进食时间、

引流管拔除时间差异均无统计学意义。认为与 ORC 比较，LRC 能显著减少患者术中出血量，降低术后早期并发症的发生率，缩短术后住院时间。戴志红等[78]通过回顾性分析完成的膀胱根治性切除＋回肠膀胱术 72 例患者临床资料，评价腹腔镜膀胱根治性切除术的临床疗效，探讨其学习时间曲线。结果腹腔镜组 34 例手术全部顺利完成，无一例中转开放手术。腹腔镜组手术总体时间明显长于开放手术组；术中平均出血量、术后肠道功能恢复时间、术后平均住院时间等方面，腹腔镜组优于开放手术组；围术期输血率、术后并发症发生率，腹腔镜组低于开放手术组；腹腔组手术时间随手术例数增加逐渐缩短。认为腹腔镜手术是全膀胱切除的一种安全有效的术式，具有较明显的学习时间曲线，当术者熟练掌握腹腔镜技术后，与开放手术比较，开展腹腔镜膀胱根治性切除术优势显著。杨晓峰等[79]分析了 16 例膀胱肿瘤患者 14 例良性前列腺增生患者、5 例膀胱及下尿路正常的上尿路疾病患者临床资料，探讨多光谱成像在膀胱镜检查中应用的临床意义。结果紫外光和近红外光照射时，视频显示器不显像；绿光照射膀胱黏膜时，能清晰显示黏膜表面和黏膜下层血管，并呈立体网状结构；蓝光照射时，黏膜表面和黏膜下层的血管密度增加，但清晰度较差；红光照射时，黏膜均呈红色，不能区分黏膜下血管和黏膜。认为单纯采用绿光照射下膀胱镜检查对于识别初期形成毛细血管的微小肿瘤具有一定的临床价值，但对于没有形成血管、已经细胞恶变的肿瘤病灶的识别还需进一步研究。李炳坤等[80]回顾性分析 63 例膀胱癌患者的临床资料，探讨腹腔镜下全膀胱切除＋全去带乙状结肠原位新膀胱术治疗高龄（≥70 岁）膀胱癌患者的安全性和有效性。结果 54 例术后随访 1 年，日间控尿率 87.0%，夜间控尿率 59.3%。41 例行尿动力学检查，储尿囊排空尿量 160～470 ml，平均 309 ml；储尿囊功能状态最大压力 10～63 cmH_2O（1 cmH_2O = 0.098 kPa），平均 16 cmH_2O；最大尿流率 7～39 ml/s，平均 17 ml/s；残余尿量 0～70 ml，平均 13 ml。围手术期（术后 12 d 内）病死率为 3.2%。早期（术后 3 个月内）并发症 22 例，远期并发症（术后 3 个月以上）19 例。1 年肿瘤特异性病死率为 3.7%，5 年肿瘤特异性病死率为 9.5%。认为高龄患者行腹腔镜下全膀胱切除＋全去带乙状结肠原位新膀胱术安全、有效。朱延军等[81]*探讨了膀胱癌患者行保留膀胱手术后复发的发生率及其危险因素。回顾性分析 2003 年 1 月至 2010 年 6 月行保留膀胱手术治疗的 452 例初发膀胱癌患者的临床资料。按 2 年内复发的频度分为无复发组（NR）、低复发组（LR，2 年内复发 1 次）和高复发组（HR，2 年内复发 2 次及以上），比较各组临床特征的差异。发现术前吸烟史、肿瘤分级、分期、肿瘤多发和未接受规范膀胱灌注化疗是膀胱癌患者术后复发的危险因素。初发肿瘤分期较高和术后继续吸烟的患者在复发时肿瘤分级增高的危险性增加。术后戒烟对减少术后复发有益。喻希等[82]顾性分析 459 例行根治性膀胱切除术膀胱癌患者的临床资料，其中男 391 例，女 68 例。淋巴血管侵犯（LVI）通过对标本进行 HE 染色来判断，χ^2 检验分析 LVI 与各临床因素的联系，Kaplan－Meier 生存曲线比较有、无 LVI 患者的无复发生存期，多因素 Cox 风险比例模型分析根治性膀胱切除术后患者无复发生存期的影响因素。结果显示，年龄、病理分期和淋巴结转移是肿瘤复发的独立预测因子，LVI 并非独立预测因子。认为根治性膀胱切除术患者的 LVI 与其他预后因素有很大的联系，但不能作为肿瘤复发的独立预测因子。朱再生等[83]回顾性分析了 27 例行根治性膀胱切除术患者行抗反流原位回肠新膀胱术患者临床资料。结果为 27 例手术均顺利完成。抗反流回肠壁瓣膜成形＋储尿囊构建时间 35～50 min，平均 41 min。术中无并发症发生。术后随访 3～44 个月，无膀胱输尿管反流和吻合口狭窄病例。术后 24 个月日间完全控尿率达到 100.0%，夜间完全控尿率达到 93.8%。认为抗反流回肠壁瓣膜成形联合输尿管拖入吻合技术构建的原位新膀胱具有较好的功能效果，术中操作简易、快速、可靠，术后无输尿管反流和膀胱吻合口狭窄。潘麒等[84]因非肌层浸润性膀胱癌（NMIBC）施行手术的患者共 225 例，男 172 例，女 73 例，平均年龄 63.48 岁，按一定标准分成糖尿病组（58 例）和非糖尿病组（167 例），探讨糖尿病与 NMIBC 预后的关系。结果显示 225 例患者中，糖尿病患者占 25.8。平均随访 56.8（4～83）个月，其中复发 91 例，进展 19 例。多因素 Cox 生存分析显示糖尿病和更高的 NMIBC 复发风险相关，认为糖尿病是 NMIBC 患者 RFS 的独立危险因素。吴文博等[85]分析了 48 例膀胱癌患者行腹腔镜下根治性膀胱全切＋回肠膀胱腹壁造口术临床资料，比较腹腔镜膀胱癌根治术（LRC）与开放性膀胱癌根治术（ORC）两种手术方式治疗膀胱癌的临床疗效。结果 LRC 手术时间长于 ORC 组，在术后血红蛋白（HB）下降、术后肠道功能恢复时间、术后盆腔引流管留置时间、术后住院时间方面明显小于 ORC 组，在术后并发症（尿瘘、尿路感染、肠粘连等）差异无统计学意义（$P > 0.05$）。认为与 ORC 比较，LRC 具有失血量少、创伤小、术后恢复快等优点，将成为治疗膀胱癌的主要手术方式之一。

曾蜀雄等[86]比较腹腔镜下根治性膀胱切除与开放式根治性膀胱切除术术后早期并发症的发病特点。收集 2011 年 9 月至 2014 年 5 月行根治性膀胱切除手术且随访资料完整的患者 201 例，发现 LRC 组和 ORC 组术后并发症发生率分别为 28.1%（27/96）和 43.8%（46/105）。LRC 组并发症以感染（7 例）、肠梗阻（7 例）、淋巴瘘（7 例）常见，ORC 组以感染（14 例）、肠梗阻（13 例）、切口脂肪液化（11 例）常见，LRC 组切口脂肪液化 1 例，与 ORC 组比较差异有统计学意义（$P<0.05$）。因此，与 ORC 比较，LRC 能显著减少患者术中出血量，降低术后早期并发症的发生率，缩短术后住院时间。郝瀚等[87]* 回顾研究 1998 年至 2012 年单中心行膀胱根治性切除同时行盆腔淋巴结清扫的患者，共 522 例，分析其淋巴结的转移情况，以及影响淋巴结转移的相关因素。发现最常见的淋巴结转移部位为髂内/闭孔淋巴结（77.8%），其次是髂外淋巴结（35.4%）。阳性淋巴结占淋巴结总数的比例平均为 44.1%。淋巴结转移与肿瘤分期和肿瘤分级呈正相关，与年龄、性别、吸烟史、体重等因素均无相关性。认为淋巴结转移是膀胱癌最常见的转移途径之一，发生淋巴结转移与肿瘤分级和分期呈正相关，最常见的转移部位是髂内/闭孔淋巴结，其次是髂外淋巴结；膀胱根治性切除以及双侧的盆腔淋巴结清扫是膀胱癌的重要治疗手段。孟一森等[88]* 回顾分析接受根治性膀胱全切手术的患者共 749 例，排除 9 例接受原位回肠新膀胱的患者，共 740 例患者入选，其中男性 596 例，女性 144 例。将患者分为术后无肠梗阻组和术后肠梗阻组，比较两组之间的临床参数。多因素回归分析显示，年龄、体重指数、尿流改道方式、盆腔淋巴结清扫和术后肠梗阻的发生具有相关性。研究认为，根治性膀胱全切术后肠梗阻的发生与年龄和体重指数存在相关性，高龄和低体重指数的患者发生术后肠梗阻的危险性增加；接受回肠膀胱尿流改道和盆腔淋巴结清扫的患者术后肠梗阻的发生率高于接受输尿管皮肤造口和不进行盆腔淋巴结清扫的患者。刘锋等[89]* 通过完全腹腔镜下根治性膀胱切除及原位 U 形回肠新膀胱术，探讨其手术方法及效果。术后第 4～8 天拔除腹腔引流管，术后 2 周拔除单 J 管和导尿管。19 例患者术后均未发生回肠吻合口瘘、肠梗阻、腹腔感染或败血症。仅 1 例患者考虑淋巴管瘘，引流管延迟至 14 天拔管。认为完全腹腔镜下根治性膀胱切除加原位回肠新膀胱术安全可行，但是技术难度大、步骤复杂、手术时间长。术者需具备熟练的解剖知识、较高的腹腔镜操作技术及应对各种并发症的能力。其术式术后控尿效果及初期肿瘤根治效果与开放性手术具有可比性。葛鹏等[90] 回顾性分析了 418 例行根治性膀胱切除术 + 淋巴结清扫术的尿路上皮癌患者的病理资料。根据手术标本病理结果将患者分为 3 组，A 组为单纯尿路上皮癌，B 组为尿路上皮癌伴鳞样和（或）腺样分化，C 组为尿路上皮癌伴非鳞样和（或）腺样变异型。结果 418 例中，156 例病理诊断有组织学变异型，其中 108 例伴 1 种变异型，48 例伴多种变异型。认为尿路上皮癌伴变异型是根治性膀胱切除术患者预后独立影响因素，伴尿路上皮癌变异型患者预后较差。王琦等[91] 回顾性分析了 122 例多发性肌层浸润性膀胱癌并行根治性膀胱切除患者临床资料。依据大体及病理标本按肿瘤发生部位将患者分为 5 组。统计分析不同部位肿瘤在各组淋巴结转移的阳性率。结果闭孔组淋巴结阳性率高于其他各组。认为闭孔组淋巴结应作为常规清扫区域；膀胱底部肿瘤清扫区域应向上扩大；多发性肌层浸润性膀胱癌中，不同发生部位肿瘤有其主要转移区域，术中应注意对该区域淋巴结重点清扫。吴鹏杰等[92] 回顾性分了 115 例原发性上尿路肿瘤根治术后的临床病理资料，多因素分析发生膀胱癌的危险因素。结果原发性上尿路肿瘤根治术后膀胱癌的发生率为 11.3%。多因素生存分析发现患者高龄、输尿管下段肿瘤和 Ki 67 低表达是原发性尿路上皮癌根治术后发生膀胱癌的独立危险因素。认为根治术后发生膀胱癌与疾病进展和特异性生存无关，但是伴有危险因素的患者仍需密切随访和积极治疗。王文龙等[93] 回顾性分析了 339 例行 TURBT 治疗的膀胱癌患者临床资料，观察其病理组织切片，评价肿瘤的大小、数目、形态、位置、分期和分级与病理切片中是否存在肌层组织的关系，并评价是否存在肌层与肿瘤复发的关系。结果 TURBT 后病理组织切片中是否存在肌层与肿瘤的复发相关，从而可以作为评价 TURBT 手术质量的指标。认为该指标可指导术者更彻底切除肿瘤，降低肿瘤复发率，在非肌层浸润性膀胱癌诊治中具有重要临床价值。李常颖等[94] 对 126 例原发性输尿管尿路上皮癌患者术后膀胱灌注化疗及膀胱癌复发情况进行统计分析。结果术后行膀胱灌注化疗的膀胱癌复发率为 20.8%，未接受膀胱灌注化疗的复发率为 55.1%。术后 24 h 内灌注的复发率为 18.2%，术后 2 周开始行膀胱灌注的复发率为 21.8%。认为输尿管尿路上皮癌术后膀胱灌注化疗能有效降低膀胱内尿路上皮癌的复发。G_1、G_2 肿瘤患者术后膀胱灌注化疗预防术后复发膀胱癌的效果较 G_3 肿瘤好。UTUC 术后膀胱灌注化疗主要参考 BUC 的方案进行，尚未形成统一标准，今后需要进一步探讨。张国飞等[95] 回顾性分析了 45 例高龄高危 T_2 期浸润性膀胱癌采用 2～4 次经尿道深度电切联合膀胱灌注化疗，电切间隔时间 4～6 周，电切深度至脂肪层。结果手术时间平均 31 min。45 例随访 4～29 个月，复发率为 24.4%，转移率为 11.1%，病死率为 8.9%。认为短周期多次经尿道深度电切联合膀胱灌注化疗治疗高龄高危 T_2 期浸润性膀胱癌疗效确切，方法简单，可重复性强，对于不能

耐受或不愿接受根治性膀胱全切的患者，是一种可以谨慎选择的手术治疗方案。王兴等回[96]顾性分析了174例非肌层浸润性膀胱尿路上皮癌患者的临床病例资料。结果患者的临床病理特征（单因素）分析表明患者年龄、肿瘤个数、分期、分级、生长部位、术后是否即刻灌注及既往复发情况七项因素与肿瘤复发显著相关；肿瘤直径、肿瘤分期、分级、术后是否即刻灌注及既往复发情况五项因素与疾病进展相关。认为与非肌层浸润性膀胱尿路上皮癌术后复发密切相关的因素包括肿瘤分期、分级、术后是否即刻灌注及既往复发情况，而膀胱肿瘤的直径、分级及既往复发情况对患者肿瘤的进展影响最大。郄云凯等[97]回顾性分析了356例非肌层浸润性膀胱癌手术患者临床资料，比较其中位无复发生存时间。结果176例TURBT术中留取切缘标本患者切缘阳性率为19.3%，10.8%的患者改变最终诊断，18.2%的患者更改术后治疗方案。356例患者平均随访36.8个月，切缘组和常规组两组患者肿瘤复发率分别为22.2%和35.6%，中位无复发生存时间为33.0和23.5个月，肿瘤进展率为5.7%和10.6%。认为TURBT术中留取切缘标本可提高病理诊断准确性，指导术后治疗方案的选择。王国民等[98]回顾性分析了行保留膀胱手术治疗的452例初发膀胱癌患者的临床资料。结果所有患者随访2年，收集患者的一般资料、肿瘤学特征、术后治疗方案和术后复发频度，分为3组。3组患者在吸烟、肿瘤分级、肿瘤分期、肿瘤数目、接受规范膀胱灌注化疗和接受干扰素治疗比例等方面的差异有显著统计学意义；而在年龄、性别、术后全身化疗、放疗和BCG治疗比例等方面的差异无统计学意义。认为术前吸烟史、肿瘤分级、分期、肿瘤多发和未接受规范膀胱灌注化疗是膀胱癌患者术后复发的危险因素。初发肿瘤分期较高和术后继续吸烟的患者在复发时肿瘤分级增高的危险性增加。术后戒烟对减少术后复发有益。李昭夷等[99]分析了肌层浸润性膀胱癌患者临床资料，男27例，女7例，平均70岁；肿瘤单发20例，多发14例。肿瘤直径平均2.5 cm，术中汽化切除肿瘤至膀胱壁外脂肪层，术后给予GC方案全身化疗和表柔比星膀胱灌注化疗。结果术中无明显出血，术中、术后均无严重手术并发症。认为RPVBT联合化疗治疗局部肌层浸润性膀胱癌创伤小、出血少、安全性高，具有一定疗效，是高危、高龄或不愿意接受根治性膀胱切除术患者可以选择的治疗策略。冯树强等[100]分析了198例膀胱癌患者临床资料，在TURBT术后行膀胱灌注治疗，随机分为两组：Ⅰ组（100例）定期行膀胱灌注吉西他滨，Ⅱ组（98例）对照组灌注盐酸吡柔比星。两组术后均定期复查膀胱镜。结果术后随访2年，Ⅰ组复发率6.52%，Ⅱ组复发率10.11%，术后不良反应主要是化学性膀胱炎症状。认为膀胱癌术后灌注吉西他滨能有效预防膀胱癌的复发，且不良反应少，值得临床推广。刘佃成等[101]分析了120例浅表性膀胱癌临床资料，术后患者分为三组，均于术后24 h内开始给予盐酸吡柔比星膀胱灌注治疗，以灌注保留时间分为15 min组、30 min组、60 min组，观察三组患者的临床疗效和安全性，随访2年比较三组的复发率。结果盐酸吡柔比星膀胱内保留灌注60 min、30 min治疗浅表性膀胱癌术后临床疗效和复发率优于保留灌注15 min。认为对预防浅表性膀胱癌术后复发选用盐酸吡柔比星膀胱内保留灌注30 min为临床最佳方案。

五、前列腺疾病

（一）基础研究

章步文等[102]采用流式细胞术检测62例前列腺癌患者，临床分期分别为TNM分期Ⅰ、Ⅱ、Ⅲ、Ⅳ期外周血单个核细胞（PBMC）中$CD4^+$ $CD25^+$ $Foxp3^+$调节性T细胞数目，计算调节性T细胞占$CD4^+$ T淋巴细胞的百分率，检测空腹胰岛素及空腹血糖水平，计算胰岛素抵抗指数，分析调节性T细胞与胰岛素抵抗的相关性。认为前列腺癌患者存在不同程度的胰岛素抵抗，且随着疾病程度的加重，外周血$CD4^+$ $CD25^+$ $Foxp3^+$调节性T细胞数目和比例及胰岛素抵抗逐渐加重；$CD4^+$ $CD25^+$ $Foxp3^+$调节性T细胞可能通过调节胰岛素抵抗参与其形成和发展。東方鹏等[103]比较60例前列腺癌根治术后标本与40例良性前列腺增生（BPH）组织标本中hnRNPL蛋白的表达情况，发现hnRNPL蛋白在前列腺癌组织中的表达明显高于良性前列腺增生组织。hnRNPL蛋白阳性表达主要位于细胞核，并且在前列腺癌及前列腺增生组织中的阳性表达率具有统计学差异。同时分析发现hnRNPL在前列腺癌组织中的表达与T分期、临床分期以及Gleason评分密切相关。因此，本研究认为hnRNPL高表达于前列腺癌组织，与前列腺癌的发生、发展存在相关关系，有可能作为前列腺癌早期诊断标志物和治疗靶点。周武等[104]通过提取186例PCa患者、141例前列腺增生患者和135例健康体检者外周血单个核细胞的DNA，分析前列腺癌抗原3（PCA3）基因启动子序列的多态性改变，及其与前列腺癌（PCa）发生风险的关系。检测到4种新的启动子序列，分别含TAAA的重复次数为4、6、7、8，随着PCA3基因启动子上TAAA总重复次数的增加，11TAAA组和≥12TAAA组的PCa发生风险有增高趋势。认为PCa患者

PCA3 基因的启动子存在 STR 多态性改变，TAAA 重复序列的增加使患者发生 PCa 的相对危险度大大增加，而这种 STR 的发生可能与其上游位点突变有关。叶永康等[105]运用基因芯片筛查出前列腺癌组织和癌旁组织中差异表达的基因，再通过 PCR 验证，筛查验证前列腺癌特异性表达基因。发现从芯片结果中发现，总共有 1 444 个基因为差异表达基因。其中，前列腺癌与对比配对的良性组织有 769 个上调和 675 个下调。取其中上调和下调最明显的各 15 个基因做进一步荧光定量 PCR 鉴定，结果显示了大多数基因都有芯片结果相似的基因片段，并获得 10 个差异显著的基因。认为芯片分析出来的前列腺癌和良性组织间差异基因是可靠的，荧光定量 PCR 验证获得的这 10 个差异基因可能成为新的肿瘤标记物和特征性肿瘤鉴定分子。冯伟等[106]收集前列腺癌患者（35 例）、良性前列腺增生（BPH）患者（21 例）的前列腺组织病理切片，应用免疫组化方法检测 FOXA1 和 Ki－67 的表达情况，并进一步分析该分子阳性表达率与肿瘤临床分期、Gleason 评分和 CRPC 的相关性，显示前列腺癌中 FOSA1 表达率明显高于 BPH 患者，FOXA1 的表达阳性率与 Ki－67 表达阳性率正相关，与激素非依赖前列腺癌无明显相关性，但与 Gleason 评分和肿瘤临床分期相关，因此提出 FOXA1 在前列腺癌组织中表达阳性率增高，并且在晚期前列腺癌中表达最高，可以作为治疗的靶点。黄滔等[107]利用 RTKs 芯片来检测一例前列腺癌患者肿瘤组织及癌旁组织中 49 种 RTKs 的磷酸化水平。发现前列腺癌患者的癌组织中 EGFR、ErbB2、ErbB3、ErbB4、Insulin R、Axl、PDGFRa、PDGFRβ、M－CSFR、VEGFR2 的磷酸化均高于癌旁组织。由此认为前列腺癌患者的癌组织中 EGFR、ErbB2、ErbB3、ErbB4、Insulin R、Axl、PDGFRα、PDGFRβ、M－CSFR、VEGFR2 可能参与了肿瘤的形成和生长，并且与前列腺癌受体络氨酸激酶的表达和火化相关，因此其可以作为前列腺癌新的生物标记物及可能的药物治疗靶点。蔡崇岳等[108]采用原位核酸分子杂交技术检测了 56 例前列腺癌组织和 22 例前列腺增生组织中 CD147 mRNA 表达情况，该表达蛋白是一种跨膜糖蛋白，其在肿瘤生长/浸润和转移中具有重要的作用，检查发现前列腺癌组织中 CD147 mRNA 阳性表达率为 62.5%，显著高于后者的 4.5%（$P<0.05$），且 CD147 mRNA 阳性率与前列腺癌的临床分期、Glcason 评分相关，随着临床分期和病理级别的升高，CD147 mRNA 阳性率也随之增加，可能对判断前列腺肿瘤的恶性程度及肿瘤生物学行为和发生/发展有重要意义。乔鹏飞等[109]监测了前列腺癌组织、良性前列腺增生组织、前列腺癌细胞系（包括 PC3、22RV1、LNCaP、DU145）和正常前列腺细胞系（RWPE－1）中 N－myc 下游调节基因－1（NDRG1）启动子区的甲基化状态，发现 NDRG1 在前列腺癌组织和前列腺癌细胞系中的表达率显著高于良性组织和细胞（$P<0.05$）。随后使用 5－氮杂胞苷处理 LNCaP 和 DU145 细胞，发现两种细胞中 NDRG1 基因发生了去甲基化，细胞生长也受到抑制。说明 NDRG1 基因启动子区的甲基化是其在前列腺癌中异常表达的原因之一，5－氮杂胞苷可逆转这一现象，从而抑制前列腺癌细胞的增殖。

（二）良性疾病

李慧峰等[110]收集 PSA 在 4～10 ng/ml 的良性前列腺增生或前列腺癌患者 200 例，收集前列腺按摩后的尿液，离心取细胞沉淀物，提取总 RNA，用实时荧光定量 RT－PCR 测尿沉渣中 PSA mRNA、PCA3 mRNA 的含量，并使用 PSA mRNA 进行校正，经直肠 B 超测定前列腺体积，计算出 PCA3 mRNA 密度值。研究结果表明，以 2.01 为截断值时，尿 PCA3 mRNA 密度诊断前列腺癌的曲线下面积为 0.903，诊断敏感度和特异度分别为 93.3% 和 66.7%，从而证明尿 PCA3 mRNA 密度可以显著提高 PSA 灰区内的前列腺癌检出率，可用于早期前列腺癌的诊断。丁涛等[111]采用 ELISA 法测定 35 例前列腺癌骨转移患者和 30 例良性前列腺增生（BPH）患者血清 FSTL1、IL－6、BMP6 水平，并进行相关性分析，探讨了 FSTL1 在前列腺癌骨转移患者中的表达，以及 FSTL1 与 IL－6、BMP6 在前列腺癌发生和进展中的相关性。结果显示，前列腺癌组 FSTL1 的表达水平明显较 BPH 组低，IL－6、BMP6 表达较 BPH 组明显高，前列腺癌骨转移组的血清 FSTL1 的表达与 IL－6、BMP6 呈显著负相关。因此，研究结果提出前列腺癌骨转移患者血清 FSTL1 的表达降低，并且和体内炎症因子、细胞转化因子有关，为临床判断前列腺癌的发生及进展提供了新的生物学标记。徐战平等[112]探讨了经尿道前列腺等离子电切术治疗手术过程中保留膀胱颈完整性对低龄前列腺增生患者性功能及其生活治疗的影响，38 例低龄前列腺增生患者采用 Gyrus 等离子系统进行前列腺电切，术后注意保留膀胱颈横行纤维肌肉区。认为给予前列腺增生症患者经尿道前列腺等离子电切术时保持膀胱颈的完整性能够有效保护患者术后勃起功能，可以在临床上进一步推广和使用。任晓磊等[113]回顾分析 46 例采用经尿道前列腺电切术联合 2 μm 激光汽化切除术治疗 80 ml 以上 BPH 的临床效果。所有患者均手术成功，手术时间为 86～176（112.0±20.0）min。术中出血 50～200（77.9±25.9）ml。术后 7 d 拔出尿管出现暂时性尿失禁 6 例，继发性出血 2 例。术后随访 6 个月，所有患者无尿道狭窄等并发症发生。术后第6个月患者国际前列腺症状评分及生活质量评分显著降低,最大尿流率显著升高,残余尿量显著减少。认为经尿道前列腺电切术联合2 μm激光汽化切除术是治疗80 ml以上BPH安全、有效的方法。韩聪祥等[114]对218例大体积前列腺增生采用分叶分隔法经尿道等离子双极电切术,即先切除5~7点位前列腺中叶、11~1点位前列腺顶叶,建立标记沟。沿顶叶标记沟分别向前列腺侧叶的根部近外科包膜处进行切除至中叶标记沟处,使侧叶前列腺仅余少量带蒂组织与基底相连,再大块切除无血管供应的残留侧叶,最后修整精阜周围腺体。手术均顺利完成,术后国际前列腺症状评分及生活质量评分明显降低,最大尿流率明显改善,认为采用分叶分隔法经尿道等离子双极电切术治疗大体积前列腺增生安全,疗效满意,易于掌握。谷猛等[115]回顾性分析了112例前列腺增生患者的临床资料,其中行常规三叶法剜除治疗BPH 55例,行经6点标志隧道法剜除治疗BPH 57例。分别记录两组患者手术时间、手术前后血红蛋白含量变化、输血情况、术中冲洗液量、剜除前列腺组织重量、术后尿失禁情况等。结果显示,隧道组与三叶组在手术时间、术中出血、术中冲洗液量、术后尿失禁差异均具有统计学意义。因此认为6点隧道剜除法治疗BPH可以缩短年轻医师的手术学习曲线,减少术中、术后并发症可能。6点隧道法行钬激光剜除增生前列腺组织治疗BPH更加安全有效,值得进一步推广。樊胜海等[116]回顾性分析了173例良性前列腺增生患者,其中87例采用2 μm激光"刀削面式"剜除,其余86例采用传统TURP术治疗,统计手术时间、术中出血量、术后留置尿管时间、住院时间、残余尿、最大尿流率、国际前列腺症状评分及生活质量评分等,发现采用2 μm激光"刀削面式"剜除的患者手术时间缩短、术中出血减少、术后留置导尿时间及术后住院时间缩短,与传统TURP手术相比,差异具有统计学意义。通过术后3~6个月的随访发现,在术后前列腺症状评分及生活质量评分方面,两种术式效果相仿。张小德等[117]回顾性分析了285例前列腺增生患者,比较了腔内分部剜切术(165例)与经尿道前列腺等离子双极电切术(120例)治疗良性前列腺增生的安全性和疗效,分析两组患者的手术时间、术中失血量、术后冲洗时间,比较术前、术后血红蛋白及血细胞比容,术后3个月最大尿流率和残余尿,术前、术后国际前列腺症状评分及生活质量评分等,发现剜切组平均手术时间与电切组无明显差异,而术中失血量、术后冲洗时间方面剜切组的具有一定优势,该术式可操作性强,是治疗良性前列腺增生患者安全、有效的手术方式之一。孟永良等[118]通过比较112例前列腺增生症患者分别经尿道钬激光前列腺剜除术(HoLEP)与经尿道前列腺电切术(TURP)术后短期及术后1年的并发症差异。结果显示,HoLEP组术后早期并发症发生率均低于TURP,而其中术后尿路刺激症状、拔管后血尿症状差异也有统计学意义,随访1年后HoLEP组远期并发症低于TURP组,差异具有统计学差异,因此提出了HoLEP治疗BPH的术后早期并发症及远期并发症比TURP更低、疗效更好的观点,值得在临床进一步推广。洪锴等[119]通过比较HoLEP和120 W铥激光前列腺汽化剜除术(ThuVEP)在治疗良性前列腺增生引起的下尿路症状中的临床效果,以及对术后勃起功能的影响,比较两组患者手术前以及术后12个月随访期间IPSS、生活质量指数、最大尿流率及残余尿,并比较国际勃起功能问卷。提出HoLEP和ThuVEP均可有效缓解BPH引起的下尿路症状,其短期效果相当,均具有良好的安全性。与钬激光相比,120 W铥激光前列腺剜除效率较高。HoLEP和ThuVEP术后勃起功能改善不显著,但对术前勃起功能相对正常的患者,HoLEP术后短期内勃起功能尚可。秦凌辉等[120]回顾性地分析了99例患者,探讨前列腺增生患者前列腺、最大尿流率、前列腺膀胱内突出程度、残余尿和体重指数与前列腺增生症状评分的相关性。通过泌尿系B超、尿流率检查得到祥光数据,分析其余IPSS的相关性,得出IPSS的方法。结果显示,IPSS与前列腺体积有明显的相关性,与膀胱内前列腺突出度有明显的相关性,与尿流率有明显的相关性,最后得出回归方程式估算出IPSS有一定意义,因此发现前列腺症状评分与前列腺体积、前列腺膀胱内突出程度、最大尿流率之间存在明显的相关性。孙超等[121]回顾性分析了281例前列腺增生患者的临床资料。研究对象分为正常对照组、单纯BPH组、BPH合并代谢综合征组。分别检测代谢综合征及BPH相关指标:体重指数、收缩压、舒张压、空腹血糖、总胆固醇、三酰甘油、低密度脂蛋白胆固醇、高密度脂蛋白胆固醇、血尿酸、前列腺体积、国际前列腺症状评分、最大尿流率、前列腺特异性抗原。认为代谢综合征与BPH的发生、发展存在密切关系。超重或肥胖、高血压、血脂异常及高血糖等代谢异常是BPH的危险因素。粘烨琦等[122]回顾性分析在本院接受前列腺电切术的101例患者,分析其手术前后排尿情况的改变,包括最大尿流率(Qmax)、残余尿量(PVR)、国际前列腺症状评分(IPSS),术前术后血红蛋白,术中冲洗液量,手术时间,术后拔管情况,并观察其性功能情况的改变,包括逆行射精发生率、ⅡEF-5评分。结果显示,经尿道前列腺等离子电切术中保存精阜近端部分前列腺尖部组织能够保护患者的射精功能,并且仍然能够有效地缓解患者的排尿症状。因此,提出术中保留精阜部前列腺组织在接触尿梗阻的同时能保护患者射精功能。何强等[123]报道了3例腹腔镜联合汽化电切镜治疗合并膀胱憩室的前列腺增生患者的临床资料。获得性膀胱憩室的发生最常见于膀胱出口梗阻或神经源性膀胱尿道功能异常，良性或恶性的前列腺疾病引起的膀胱出口梗阻是成人获得性膀胱憩室最常见的相关因素。3例手术均顺利完成，没有中转开放，无严重手术并发症，复查未见憩室复发。认为对于前列腺增生合并膀胱憩室患者，在无明显手术禁忌证前提下，可联合腹腔镜和汽化电切镜同时治疗前列腺增生合并膀胱憩室有效而安全。庄桂武等[124]对比87例采用认知疗法联合药物（A组，坦索罗辛+左氧氟沙星）治疗的ⅢA型前列腺炎患者与80例单纯采用药物（B组）治疗的ⅢA型前列腺炎患者比较，发现临床总有效率A组为89.7%，B组为72.5%（$P<0.01$）。治疗8周后，抑郁自评表SDS得分、焦虑自评量表SAS得分和国际勃起功能指数IIEF-5得分均比治疗前改善（$P<0.01$），且治疗后A组改善情况均高于B组（$P<0.01$）。因此，认为认知疗法联合药物治疗ⅢA型前列腺炎有助于改善患者的心理状况，提高治疗效果，具有较好的临床实用价值。

（三）恶性肿瘤

周丽莉等[125]回顾性分析了105例前列腺癌患者的临床资料，病灶均位于前列腺外腺，经超声造影后绘制时间-强度曲线，获取超声造影相关定量参数，如达峰时间、曲线下面积、峰值强度及斜率。认为超声造影诊断用于前列腺外腺癌的诊断时，TIC曲线中存在可用于鉴别的定量参数，斜率及AUC可作为前列腺癌病灶和其周围正常组织区分的参数。该方法拓展了前列腺癌的定性诊断思路，为前列腺癌的早期诊断与治疗提供更多的线索，对于提高前列腺癌患者的预后及其生活质量具有重要意义。王友林等[126]回顾性分析了66例行前列腺癌根治术患者的临床资料，通过术前10+X穿刺活检Gleason评分、术后Gleason评分，比较超声引导下经直肠前列腺穿刺活检病理组织Gleason评分与前列腺癌根治术后病理Gleason评分的差异。认为通过经直肠超声10+X穿刺法穿刺标本的Gleason评分预测根治术标本Gleason评分仍有一定的局限性，尤其是在Gleason评分较高（8～10分）时，Gleason评分的准确性较低。临床医生在应用穿刺活检Gleason评分指导临床选择治疗方案时，有必要考虑到穿刺Gleason评分的局限性。对于穿刺Gleason评分较低的病例，根据情况可行重复穿刺活检阳性针数周围的组织，进一步准确评估Gleason评分。李清等[127]*对比86例前列腺穿刺活检术后与腹腔镜前列腺癌根治术之间的时间间隔<6周与≥6周组的围手术期相关指标。结果所有患者均成功接受手术，平均手术时间150 min，平均出血量约230 ml，术后切缘阳性率为18%，术后3个月控尿率为100%，随访中未见临床复发患者。两组患者年龄、术前PSA、Gleason评分及前列腺体积差异无统计学意义，且两组患者在手术时间、术中出血量、术后切缘阳性率、术后住院时间及术后3个月控尿率方面差异无统计学意义。认为前列腺穿刺活检术后与腹腔镜根治术之间的时间间隔长短并非是影响手术难易程度及效果的因素，其对患者术后长期生存及复发率的影响尚待进一步观察。刘秉乾等[128]分析了1 959例接受经直肠前列腺穿刺活检患者的资料，根据预防性应用抗生素的种类将患者分为3组：A组应用喹诺酮+甲硝唑，B组应用三代头孢+甲硝唑，C组应用三代头孢+β-内酰胺酶类药物。统计术后1周内排尿、出血、感染等相关并发症的发生率，其中排尿和出血相关并发症的发生率分别为80.0%和15.0%，发热的发生率为4.5%，C组发热的发生率低于B组和A组，糖尿病患者发热的发生率高于无糖尿病患者，前列腺炎患者发热的发生率高于无前列腺炎患者。提出了前列腺穿刺活检术前控制糖尿病和前列腺炎，并根据本地区细菌耐药监测结果选择抗生素，短期应用可明显降低术后感染的发生率。严维刚等[129]回顾性分析10年间3 007例模板引导下经会阴前列腺穿刺活检的病例资料。所有患者均接受经直肠超声引导下经会阴定位模板前列腺11区穿刺活检，分析不同PSA下前列腺穿刺活检的阳性率和并发症，以及肿瘤病灶的空间分布。结果显示，前列腺尖部阳性率高于其他10个区域的平均阳性率，术后发生肉眼血尿1 413例（47.0%），血精183例（6.1%），急性尿潴留57例（1.9%），败血症1例。认为经直肠超声引导下经会阴定位模板前列腺11区穿刺活检精确、安全，前列腺尖部的穿刺活检阳性率显著高于其他部位。张墨等[130]通过对489例疑诊前列腺癌患者行经直肠超声（TRUS）及经直肠剪切波弹性成像（SWE）技术引导下的前列腺穿刺活检，并以穿刺活检病理结果作为金标准，来评估SWE联合移行区穿刺对提高前列腺癌检出率的作用。在系统穿刺基础上，应用SWE联合移行区穿刺诊断前列腺癌的检出率为45.19%，显著高于单独系统性穿刺活检的检出率（33.13%），SWE诊断前列腺癌的敏感性、特异性及准确性均明显由于TRUS，差异具有统计学意义。提出应用SWE联合移行区穿刺可显著提高前列腺癌检出率；当以Emean值28.5 kPa作为截点时具有最佳的诊断效能。丁雪飞等[131]回顾性分析了223例经会阴前列腺穿刺活检患者，其中116例接受神经阻滞，另外107例接受会阴区皮肤局部

麻醉后再行直肠超声引导下前列腺包膜局部麻醉加前列腺神经阻滞麻醉。研究发现，神经阻滞组穿刺后视觉模拟疼痛评分（VAS）为 2.3 ± 1.1，局部麻醉组 VAS 评分为 4.9 ± 2.3，两组之间的区别有统计学意义。两组之间肉眼血尿、血精、尿潴留的发生率无统计学差异。因此，本研究认为经超声引导下前列腺周围神经阻滞麻醉在行经会阴前列腺穿刺活检患者中具有止痛效果好、安全的优点。蒋骁等[132]选取 116 例临床疑似前列腺癌的患者，其中 48 例接受经直肠超声造影（造影组），其余 68 例接受常规经直肠超声（对照组）。造影组前列腺癌的总体检出率与对照组相仿，但对于游离比小于 0.15 的患者，造影组检出率为 44.8%，显著高于对照组的 10.3%（$P < 0.05$），且造影组阳性患者平均穿刺针数少于对照组、单针阳性率高于对照组，证明经直肠超声造影可提高游离比小于 0.15 患者的穿刺检出率。因此，经直肠超声造影引导前列腺穿刺活检技术与传 TRUS 引导穿刺方法具有明显测优势，尤其是在前列腺特异抗原游离比低于 0.15 时。袁利荣[133]等比较了经直肠（97 例）和经会阴（59 例）两种前列腺穿刺活检术的阳性率和并发症，发现两种方式前列腺癌检出率无统计学差异。在并发症方面，经直肠入路发热和血便的发生率分别为 15.5% 和 50.5%，而经会阴入路发热和血便的发生率均为 3.4%，两种入路之间的差别有统计学意义；两组间尿频尿急尿痛、排尿困难、急性尿潴留的发生率无统计学差异。因此，认为超声引导下经直肠和经会阴前列腺穿刺活检术都是诊断前列腺癌的有效方法：两种方式的穿刺阳性率无显著性差异，但并发症发生率各有特点，具体方式选择应根据患者情况决定。高旭等[134]总结 107 例行机器人辅助腹腔镜下根治性前列腺切除术的患者资料、手术经验和初期随访结果，对该术式的安全性及有效性进行评估。结果本组总 106 例手术顺利完成，1 例因前列腺与直肠粘连严重中转开放手术，平均手术时间 182 min，术中出血量平均 232 ml，术后 7 ~ 14 d 拔出尿管，术后切缘阳性率为 15%，术后随访 1 ~ 19 个月，平均 6 个月，术后 3、6 个月尿控回复率分别为 87% 和 92%。提出机器人辅助腹腔镜下根治性前列腺切除术具有术中失血少、住院时间短、控尿恢复快的优点，治疗临床局限性前列腺癌安全、有效。郑涛等[135]通过比较 86 例机器人辅助腹腔镜下根治性前列腺切除术（RALP）与 74 例经腹膜外途径腹腔镜下根治性前列腺切除术（ELRP）的近期临床疗效的资料。结果显示，RALP 组中位手术时间为 90 min，中位失血量为 60 ml，ELRP 中位手术时间为 85 min，中位失血量为 70 min，两组比较无统计学意义，术后 12 ~ 18 个月 2 组均完全恢复控尿功能，术后对阴茎勃起硬度和持续时间满意。提出 RALP 与 ELRP 相比，围手术期效果、近期肿瘤控制情况和术后控尿功能恢复相似，术后近期勃起功能恢复较好。王延柱等[136]分析了 42 例 TNM 分期为 T_{1b}~ T_2 的前列腺癌患者采用筋膜内剥离血管神经束技术行经腹途径机器人辅助根治性前列腺切除术，术后 3 个月复查 tPSA，均 < 0.2 ng/ml。术后 3、6 个月控尿有效率分别为 90%（38/42）和 93%（39/42），术后 3、6 个月，勃起功能评分：术前 > 21 分的 31 例分别为 81%（25/31）、87%（27/31），指出机器人辅助前列腺癌根治术经筋膜内保留血管神经束，在技术上可行，对前列腺周围解剖组织结构的完全性保留可加快患者术后尿控及性功能恢复，提高患者生活质量。李普等[137]回顾性分析了 395 例行前列腺癌根治术患者的临床资料，根据手术方式分为两组，其中 LRP 组 325 例，ORP 组 70 例，通过两组的手术时间、术中出血量、肠道功能恢复时间、术后住院时间、术中及术后并发症、术后病理情况及生化复发率等指标，比较经腹腔途径腹腔镜下根治性前列腺切除术与开放式根治性前列腺切除术治疗早期局限性前列腺癌的临床疗效及安全性。认为腹腔镜手术治疗局限性前列腺癌具有创伤小、恢复快、并发症少等优点，在肿瘤控制方面与开放性手术具有相似的效果。干思舜等[138]回顾性分析了 128 例行腹腔镜筋膜内前列腺癌根治性切除术的患者的临床资料，对术后尿控恢复随访记录，并对影响尿控恢复的相关因素进行分析。腹腔镜筋膜内前列腺癌根治性切除术即术中不打开盆底筋膜，自膀胱颈口 1 点及 11 点位置纵行切开前列腺筋膜，紧贴前列腺包膜分离前列腺前面、两侧、尖部，最大限度保留盆底神经及肌肉组织。认为腹腔镜筋膜内前列腺癌根治性切除术最大限度地保留了盆底肌肉、神经组织，使术后尿控得到更好的恢复，值得推广应用。潘家骅等[139]回顾性分析 643 例开放式耻骨后根治性前列腺切除术（RRP）与 161 例标准腹腔镜下根治性前列腺切除术（SLRP）的临床资料。比较两组患者的手术时间、术中失血量、输血率、住院时间、切缘阳性率、术后漏尿发生率、尿道狭窄发生率、完全控尿率、术后 2 年生化复发率及中位生化复发时间。认为与经典的 RRP 相比，SLRP 可显著减少术中失血，降低漏尿发生率，缩短住院时间。尽管 SLRP 术后控尿功能恢复更快，但远期控尿恢复情况两者相当。从肿瘤学角度而言，SLRP 与 RRP 能获得相同的肿瘤控制效果，两组切缘阳性率、早期生化复发率及中位无生化复发时间无统计学差异。潘铁军等[140]回顾性分析了 12 例行前列腺癌根治术的患者的临床资料，术中采用经精囊面吊带悬吊膀胱颈技术行膀胱颈离断，记录手术时间、术中出血量、膀胱颈切缘阳性率、术后短期尿控情况及术后并发症的发生。

结果术后病理报告示膀胱颈切缘均为阴性,术后3个月仅1例发生轻度尿失禁,无尿漏、肾积水等并发症发生。认为经精囊面吊带悬吊膀胱颈技术用于腹腔镜前列腺癌根治术中膀胱颈的离断安全性好,可以更准确地定位膀胱颈的位置,更精确地控制膀胱颈口的大小,减少输尿管口损伤、前列腺腺体残留的可能,易于其与尿道的吻合,减少了术后并发症的发生。

兰建宏等[141]* 回顾性分析了121例高危前列腺癌患者的临床资料,患者行经腹膜外途径腹腔镜下根治性前列腺切除术,临床分期 T_1~T_{2b}期52例,T_{2c}期58例,T_{3a}期8例,T_{3b}期3例。结果显示,平均手术时间165 min,平均出血量150 ml,术中大出血4例,输血1例,术中发生单侧闭孔神经损伤3例未予特殊处理。术后发生吻合口漏尿12例,术后2~4个月3例发生膀胱尿道吻合口狭窄,术后病理报告切缘阳性18例,精囊腺侵犯21例,髂血管淋巴结阳性9例。术后96例1年内恢复控尿,11例存在不同程度的尿失禁。术后随访5~36个月,48例出现生化复发。认为经腹膜外途径腹腔镜下根治性前列腺切除术治疗高危前列腺癌的疗效满意,是一种安全可行的治疗方式。马潞林等[142]通过总结单中心连续200例腹膜外腹腔镜下根治性前列腺切除术(LRP)的临床资料及围手术期并发症发生情况,依手术时间顺序分为4组,发现4组患者的手术时间逐渐缩短,术中出血量逐渐减少,差异有统计学意义,并发症随学习曲线逐渐降低。分析学习曲线对于腹膜外LRP围手术期并发症的影响,指出随着术者手术例数的增加、经验的积累和技术的不断改进,LRP手术时间逐渐缩短,出血量逐渐降低,围手术期并发症明显减少,但仍应注意避免发生直肠损伤等严重并发症。许宁等[143]* 回顾性分析63例同一名医师完成的腹腔镜前列腺癌根治术的临床资料,探讨腹腔镜前列腺癌根治术中保留最长尿道长度对术后尿控功能恢复的影响。比较术后2组PSA、切缘阳性率、使用国际尿控协会调查问卷评价术后1、3、6、12个月尿控情况,术后随访12~48个月。结果33例保留最长尿道长度(MULP)组较30例非MULP组1、3个月尿控情况好,术后6、12个月2组尿控情况及切缘阳性率差异无统计学意义。认为MULP的腹腔镜前列腺癌根治术,有利于术后早期尿控恢复,并不增加术后切缘阳性率。张桂铭等[144]回顾分析了322例前列腺癌性根治性切除术患者资料。分析年龄、BMI、PSA、前列腺体积、穿刺阳性比例、临床分期及术后病理特征的病理资料。结果共有107例患者出现Gleason评分升级,发生率为33.2%。升级患者的年龄、BMI和临床分期与未出现升级的患者相比无明显差异。两组患者PSA水平、前列腺体积和穿刺阳性比例存在显著差异,并且是Gleason评分升级的独立危险因素。因此,认为PSA、前列腺体积和穿刺阳性比例是影响Gleason评分升级的重要因素。许小林等[145]回顾性分析了60例行前列腺癌根治术的患者的临床资料,通过门诊随访、表格通信和电话随访3种方式,患者填写IIEF-5,分别评估术前、术后12个月勃起功能情况,并对60例患者年龄、PSA、前列腺体积、手术时间、Gleason评分、临床分期等因素进行分组分析,分析影响IIEF-5评分的危险因素。认为早期对RP后患者勃起功能恢复治疗,能有效改善阴茎海绵体的血供,从而改善勃起功能。LRP能对保留性神经起显著效果;前列腺体积较大与术后勃起功能恢复呈负相关;年龄越小,术后勃起功能越易恢复,低年龄患者可以考虑保留勃起神经功能的RP。而且,术后积极干预治疗,能有效改善患者勃起功能。廖晓星等[146]回顾性分析了37例采用"三明治"法尿道重建腹腔镜前列腺癌根治术的患者资料,尿道后壁缝合采用3-0单乔线,将狄氏筋膜远端部分与近端膀胱颈后壁缝合;采用3-0单乔线连续端端吻合膀胱颈及尿道;在尿道前壁缝合方面,采用3-0单乔线将耻骨前列腺韧带、盆底筋膜游离残端、耻骨弓腱膜与相对应的膀胱前壁连续缝合,缝合过程中避免损伤耻骨弓血管或缝合过深进入膀胱。该方法与传统方法相比,虽手术时间延长,但术后4周和12周尿控率显著高于对照组。刘定益等[147]在耻骨后前列腺癌根治术中,在关闭手术切口前从盆骨壁分离双侧精索,沿精索上段内侧切开精索鞘膜,分离出输精管,沿输精管向上钝性分离精索血管后可见腹膜鞘状突,进一步向上分离少许腹膜,在其上方用4号线环形结扎二道腹膜鞘状突。该方法增加手术时间8~15 min,但总体手术时间无统计学差异。术后随访12~36个月,无明显腹股沟斜疝发生率。因此,认为术后常规行精索腹膜鞘状突结扎方法可显著降低腹股沟疝的发生率,并未发现额外手术引起的相关并发症。胡礼炳等[148]在前列腺癌根治术中采用逆行性膀胱颈保护技术,术者在前列腺尖部离断尿道,向前列腺底部方向逆行游离前列腺,翻起精囊后,很容易找到前列腺底部和膀胱颈之间的潜在间隙,采用钝性分离的方法可将两者完整游离出来,充分保护膀胱颈的解剖结构。并记录手术时间、术中出血量、围手术期输血量、术后患者并发症发生情况、拔出尿管时间及随访情况等,分析认为采用该方法可提高前列腺癌根治术后患者的尿控能力,降低手术并发症,提高患者术后的生活质量。杜小涛[149]分析了104例前列腺癌根治术患者,其中50例采用耻骨后前列腺癌根治术(对照组),54例在传统手术基础上保留部分前列腺尿道和耻骨前列腺韧带(观察组)。通过比较发现，观察组术后 1、3、6、12 个月完全尿控率分别为 51.9%、87%、92.6% 和 98.1%，均显著高于对照组的 22%、44%、76% 和 88%，各时段的 MHU 评分和 ICIQ - SF 评分也均显著低于对照组，差异具有统计学意义。因此，前列腺癌根治术患者保留部分前列腺尿道及耻骨前列腺韧带可有效提高完全尿控率，改善患者术后生活质量。管兆龙等[150]回顾性总结高危局限期或者局部晚期的 62 例前列腺癌患者。所有患者在术前（腹腔镜或耻骨后前列腺癌根治术）均行 MRI、ECT（全身骨显像检查），均未发现有区域盆腔淋巴结及骨转移。其中 32 例患者给予即刻辅助内分泌治疗（AHT），30 例患者（B 组）术后未采取任何处理措施。发现高危局限期或局部晚期前列腺癌根治性手术后即刻 AHT 可以提高患者无生化复发生存率，对控制该疾病的进一步发展甚至术后的转移有重要意义。朱再生等[151]* 回顾性分析了 103 例前列腺癌患者的临床病理资料。103 例均行根治性前列腺切除 + 扩大分区盆腔淋巴结清扫术。将盆腔淋巴结按解剖部位分为 5 组 9 区：髂外组、髂总组、闭孔组、髂内组，每组左、右侧各为 1 区；骶前组为 1 区。比较各组切除的淋巴结数目、转移率、转移密度及分布情况。探讨前列腺癌淋巴结转移的规律及其临床意义。认为行根治性前列腺切除术时，对低危患者可不实施扩大分区盆腔淋巴结清扫，中-高危者必须行淋巴结清扫；对淋巴结转移率及转移密度均较高的闭孔、髂内和髂外区域必须清扫；术中对骶前区域要重点检查，如发现可疑淋巴结要完整清扫；髂总区域不必常规清扫。王功伟等[152]回顾性分析了 674 例前列腺癌患者的临床资料，通过研究患者年龄和 Gleason 均值以及不同组别均值，不同 Gleason 和年龄组别所占比例，年龄与 Gleason、主要分级以及次要分级的相关性，分析前列腺腺癌患者年龄与 Gleason 评分的相关性。发现患者年龄与 Gleason 具有显著相关性，与主要分级具有显著相关性，与次要分级无显著有相关性。认为前列腺腺癌患者中≥70 岁组所占比例较高；Gleason≥7 分所占比例较高；年龄与 Gleason 具有相关性，但是年龄对 Gleason 预测价值不大。

汪康宁等[153]通过对 113 名前列腺癌患者进行问卷调查，包括世界卫生组织生存质量简表、家庭评估量表和抑郁自评量表，分析影响前列腺癌患者生存质量的相关因素，结果经济状况、尿道压迫症状、家庭功能和抑郁状况是前列腺癌患者生存质量自我综合评分的影响因素，认为前列腺患者生存质量的影响因素主要有经济状况、付费方式、文化程度等，家庭功能、抑郁状况与前列腺癌患者生存质量明显相关，应充分利用家庭和社会的力量重视患者的身心健康，以提高前列腺患者的生存质量。左维等[154]回顾性分析了 62 例晚期前列腺癌患者的临床资料，分为观察组和对照组，观察组采取 TURP 联合间歇性雄激素阻断治疗，对照组采取 TUERP 联合持续性雄激素阻断治疗，比较两组患者术后 3 个月国际前列腺症状评分（IPSS）、生活质量评分（QOL）、残余尿量（RUV）、最大尿流率（Qmax）、3 年生存率以及不良反应。探讨经尿道前列腺切除术（TURP）联合间歇性或持续性雄激素阻断治疗晚期前列腺癌的疗效。认为 TURP 联合间歇性雄激素阻断治疗晚期前列腺癌能够明显改善患者预后，减少不良反应，值得临床推广。麦智鹏等[155]* 回顾性分析了 38 例 T_{3a} 期前列腺癌患者的临床资料，治疗方案为前列腺癌近距离治疗联合外放疗和内分泌治疗，观察患者联合治疗的效果，并运用 Kaplan - Meier 法绘制生存曲线，以患者术前年龄、前列腺体积、血清 PSA 值、Gleason 评分和穿刺活检针数阳性率为变量，分别对生化复发、远处转移和总体生存状态行单因素分析，探讨 T_{3a} 期前列腺癌近距离治疗联合外放疗和内分泌治疗的疗效及预后影响因素。认为近距离治疗联合外放疗和内分泌治疗是 T_{3a} 期前列腺癌的可选择方案，穿刺活检针数阳性率是影响患者生化复发、远处转移及总体生存率的因素。胡滨等[156]对比格犬的前列腺两侧叶进行射频消融后，术后即刻采用经直肠超声、超声造影和磁共振弥散加权成像评价其短期效果，超声造影及增强 MRI 下测量消融灶体积，并与病理学标本大体测量的结果相比较。结果射频消融后，增强 MRI 和超声造影均可以清晰地显示前列腺消融灶的范围。二者测量的消融灶体积与大体病理检测结果比较，差异没有统计学意义。发现两种检查方式均能反映前列腺射频消融术后短期内组织变化的特点，但经直肠超声造影操作更简便，且准确度高。莫乃新等[157]对比 20 例药物去势、20 例手术去势、40 例前列腺增生用非那雄胺治疗老年患者治疗前及治疗 1 年后血清睾酮（T）、骨钙素（OC）、总Ⅰ型前胶原氨基端肽（tPINP）、Ⅰ型胶原羧基端肽（β - CTx）、甲状旁腺激素（PTH）、钙（Ca）、磷（P）水平。结果治疗 1 年后，与同期体检正常的老年男性相比，去势治疗组 tPINP 和 β - CTx 显著升高，T 均显著降低。认为检测血清 tPINP 和 β - CTx 可以帮助临床评估雄激素去除治疗的老年前列腺癌患者骨代谢的变化。非那雄胺对于老年前列腺增生患者血清骨代谢指标水平无明显影响。陶凌松等[158]* 回顾性分析了 63 例晚期前列腺癌伴膀胱出口梗阻患者的临床资料，其中 28 例行 α1A 受体阻滞剂联合内分泌治疗，35 例行 TURP 联合内分泌治疗。比较两组患者治疗前后的残余尿量（RV）、最大尿流率（Qmax）、国际前列腺症状评分（IPSS）、生活质量评分（QoL）及总体生存率。

探讨TURP联合内分泌治疗晚期前列腺癌伴膀胱出口梗阻的安全性。认为较α1A受体阻滞剂联合内分泌治疗，TURP联合内分泌治疗能显著缓解晚期前列腺癌患者膀胱出口梗阻症状，且不影响总体生存率，是治疗晚期前列腺癌伴膀胱出口梗阻的首选方法。

六、阴茎疾病

陶美满等[159]*分析一次性包皮环切缝合器与传统包皮环切术的临床疗效对比。回顾性分2012年1月至2014年3月门诊手术室预约285例包皮过长及包茎患者，平均26.2岁，其中包茎81例，包皮过长204例。门诊查体排除阴茎发育异常、隐匿性阴茎、尿道下裂患者。手术前常规行凝血常规及血常规检查，根据患者自愿选择手术方式分为两组，一次性包皮环切缝合器组145例(其中包皮过长105例，包茎40例)，传统包皮环切术组140例(其中包皮过长99例，包茎41例)，两组患者的年龄、阴茎包皮过长和包茎患者比例等差异无统计学意义。研究结果提示，包皮环切缝合术操作简单、微创、安全，在手术时间、术中出血量、疼痛程度、愈合时间、外观满意度方面优于传统包皮环切术。缪惠东等[160]分析比较使用一次性包皮环切缝合器行包皮环切缝合术、包皮环扎术、传统包皮环切术治疗包茎、包皮过长的临床疗效。对276例包茎、包皮过长患者分组进行治疗，观察手术时间、术中出血量、术中及术后24 h疼痛评分(VAS)，术后感染、出血(血肿)、水肿、包皮畸形等并发症的发生，并作对比分析。结果显示，一次性包皮环切缝合器相对于传统包皮环切术而言，在手术时间、术中出血、疼痛等方面均有明显优势，认为使用一次性包皮环切缝合器行包皮环切缝合术操作简单、安全、微创、美观，值得进一步研究开发与临床推广应用。刘边疆等[161]探讨应用精囊镜治疗顽固性精囊炎的实用性和有效性。2007年12月至2011年6月南京医科大学第一附属医院泌尿外科收治精囊炎患者74例，均伴有反复发作的血精及下腹部或会阴部疼痛不适。入院前全身应用抗炎药物及局部理疗至少3个月无效。术前均行经直肠B超、精囊MRI扫描，排除精道畸形和肿瘤。全身麻醉下经尿道射精管开口插入7 F或9 F精囊镜，观察尿道、前列腺、射精管及精囊，明确精囊炎的诊断。通过精囊镜工作通道注入生理盐水反复冲洗精囊腔，注入并保留左氧氟沙星注射液于精囊腔中。若有精囊结石采用钬激光碎石取石。研究结果提示，应用精囊镜治疗顽固性精囊炎的临床效果好，操作简便、创伤小、恢复快。吴旻等[162]探讨改良Devine术治疗隐匿阴茎的临床应用。2012年8月至2014年5月，应用改良Devine术治疗隐匿阴茎患者32例，年龄6~13岁，阴茎长度0.9~2.5 cm，诊断标准均符合隐匿阴茎。结果32例患者均手术顺利，无血管、神经及尿道损伤，术中无明显出血，均一期愈合，术后阴茎外观长度平均(3.64±1.2)cm，较术前改善明显($P<0.01$)，术后随访3~20个月，阴茎外观满意，阴茎头显露，包皮无狭窄环，无明显顽固性水肿，排尿通畅。研究结果提示，改良Devine术具备操作简便、创伤小、术后并发症少、外观恢复满意等优点，是一种治疗隐匿阴茎的理想术式。黄盛松等[163]分析回顾了阴囊皮瓣矫治隐匿性阴茎的疗效。共入组隐匿性阴茎患者29例，术中阴茎腹侧纵行切开皮肤，采用包皮脱套至阴茎根部，切除异常附着筋膜，重建阴茎阴囊角，并阴囊成形。术后留置导尿管，并口服己烯雌酚。术后未发现阴囊回缩，缝线降解后无皮下硬结形成，减少了勃起疼痛，包皮外口狭窄完全解除，无明显臃肿。术后性生活质量调查表(SLQQ)评分较术前明显改善，术后所有患者双侧睾丸均发育正常，睾酮水平正常，勃起硬度能达到Ⅳ级勃起。认为阴囊皮瓣矫治隐匿性阴茎是一种理想方法。郑梁等[164]回顾分析了短波热疗致阴茎坏死后缺损的修复方法及疗效。对于阴茎缺损不同分别行阴茎延长术、腹壁下动脉穿支皮瓣阴茎再造术、前臂游离皮瓣阴茎再造术，以及采用阴囊皮瓣及两侧筋膜蒂皮瓣再造尿道，二期植入肋软骨修复阴茎海绵体。结果术后16例阴茎全缺损或次全缺损者，均无感觉及勃起功能障碍发生，阴茎的外形及感觉功能恢复良好，供区瘢痕不明显，阴茎海绵体合并尿道海绵体部分坏死者行尿道再造术后1个月排尿正常，二期植入肋软后，阴茎感觉及勃起功能未见异常。认为对于短波热疗导致的阴茎坏死，应根据阴茎缺损的类型合理选用皮瓣进行个体化修复。王忠等[165]回顾分析了16点法阴茎白膜折叠术治疗阴茎弯曲的长期手术效果、患者满意度及对性功能的影响。利用16点法阴茎白膜折叠术治疗92例阴茎弯曲患者，均采用阴茎皮肤袖状脱套、尿道周围异常分布纤维组织带完全松解、阴茎白膜16点折叠缝合法。结果79例(91.8%)阴茎勃起完全伸直，7例勃起时轻微弯曲但不影响性生活，术后无患者出现手术相关的阴茎勃起功能障碍。IIEF-5评分显示术后性功能显著改善，术后未发生出血、尿道损伤、感染等手术相关并发症。认为16点法阴茎白膜折叠术是治疗向任何方向弯曲的轻、中度阴茎弯曲有效且安全的手术方法，长期随访结果显示术后患者外观和性功能均可达到满意的效果。宋国鑫等[166]回顾分析了带操作孔腹腔镜单孔法行隐睾下降固定术的可行性。采用带操作孔腹腔镜单孔法行隐睾下降固定术治疗21例隐睾，在脐部开放式置入1个10 mm trocar，

使用带操作孔腹腔镜松解精索及输精管，将睾丸固定于阴囊内。结果21例手术均获成功，睾丸固定于阴囊底，手术时间50~120 min，平均70 min。术后住院时间短，21例术后随访1年，无睾丸萎缩或回缩，无腹股沟斜疝或脐疝发生，但术者需要有一定的腹腔镜手术基础。认为带操作孔腹腔镜单孔法治疗腹股沟管内隐睾可行，术后腹部无瘢痕，美容效果好。王小翠等[167]分析探讨胶质细胞源性神经营养因子(GDNF)对单侧隐睾大鼠的另侧睾丸组织中超氧化物歧化酶(SOD)、过氧化氢酶(CAT)、丙二醛(MDA)、白介素-6(IL-6)及睾丸特异性钙结合蛋白86-Ⅳ的影响。选取左侧隐睾模型的雄性SD大鼠及正常对照组，采集对侧睾丸并行生化指标(SOD、CAT、MDA及IL-6含量)检测，以及对侧睾丸细胞凋亡指数(AI)以及睾丸组织学形态，同时检测对侧睾丸组织中TS-CBP86-Ⅳ mRNA的表达。发现胶质细胞源性神经营养因子药物组(隐睾+GDNF组)生精细胞凋亡明显减少，SOD活性上升，MDA含量下降，IL-6含量下降，TS-CBP86-Ⅳ mRNA基因表达明显增强，差异均有统计学意义。认为GDNF对单侧大鼠隐睾后对侧睾丸生精功能具有保护作用，并提高抗氧化酶系统的抗氧化及降低血清炎症因子能力，其机制可能与诱导TS-CBP86-Ⅳ基因表达有关。蔡国梅[168]等分析了不同白藜芦醇(Res)剂量对大鼠睾丸扭转损伤复位后的超氧化物歧化酶(SOD)、过氧化物酶(CAT)、丙二醛(MDA)、白介素-6(IL-6)及睾丸脑红蛋白(NGB)的影响水平。利用成年雄性建立单侧睾丸扭转模型，扭转复位术后48 h，采集左侧睾丸并进行指标(SOD、CAT、MDA及IL-6含量)检测，评估睾丸组织病理改变以及睾丸组织内生精小管及生精细胞超微改变，同时检测睾丸组织中NGB mRNA的表达情况。认为白藜芦醇对大鼠睾丸扭转具有保护作用，随剂量增加，其保护作用更加显著，同时具有提高抗氧化酶系统的抗氧化及降低血清炎症因子能力，其机制可能是通过诱导NGB mRNA表达而实现。苏煌等[169]探讨保留睾丸手术治疗成人睾丸肿瘤的安全性和可行性。分析南京医科大学第一附属医院2005年10月至2012年3月间手术治疗的8例睾丸肿瘤患者的临床资料。8例患者年龄18~67岁，平均年龄45岁，术前检查后考虑为良性病变。8例患者成功实施睾丸部分切除术，术中均行快速病理确认手术切缘阴性。术后经病理检查和免疫组化诊断睾丸支持细胞瘤3例，腺瘤样瘤3例，成熟畸胎瘤2例。8例患者随访6个月至7年，平均4年，均未出现复发及转移；患者手术前后的睾酮水平、IIEF评分、精液常规指标无明显差异。研究结果提示，保留睾丸的睾丸部分切除术是治疗睾丸良性肿瘤的有效方法之一。对合适的患者，应仅最大限度保留睾丸组织，不影响患者术后的生活质量龙智等[170]回顾分析睾丸切除的病因，以及不同年龄和时间段的病因构成比，比较年龄段和不同时间段的病因构成比及其顺位。结果显示0~25岁阶段以睾丸扭转坏死(45.8%)、隐睾(32.5%)和睾丸肿瘤(16.9%)为主，26~50岁阶段病因以睾丸肿瘤(42.4%)、隐睾(25.9%)和结核(10.6%)为主，51~75岁和>75岁的年龄组中，前列腺癌是最主要的病因，分别为77.6%和84.0%，睾丸肿瘤(10.2%)也是51~75岁年龄段不容忽视的病因。2010—2014年睾丸肿瘤上升为第1位，前列腺癌下降到第4位。认为不同年龄段患者接受睾丸切除的病因有明显的差异，近5年来前列腺癌患者接受去势手术的比例显著减少，可能与社会整体医疗保障水平的提高有关。徐雪莲等[171]回顾分析了儿童睾丸良性肿瘤的临床病例资料，探讨其诊断、治疗及预后。共收治的37例小儿睾丸良性肿瘤患者，其中35例以睾丸肿块就诊，1例睾丸残基瘤体检发现，1例睾丸成熟畸胎瘤因“会阴坠痛”就诊，均经超声或CT检查，33例行瘤标检测。37例睾丸良性肿瘤中，25例行睾丸根治性切除术，12例行保留睾丸手术。结果37例患者随访中位时间为46个月，所有受访患者未见肿瘤复发转移或者残留睾丸萎缩等并发症，并有3例自然生育。认为良性肿瘤在小儿睾丸肿瘤占有较高比例，应重视良性肿瘤的术前诊断和治疗，尽量保留睾丸。术前超声或者CT结合肿瘤标志物(AFP等)可以作为判断睾丸肿瘤性质的重要指标，对于睾丸良性肿瘤者可采取保留睾丸组织的手术。李骥等[172]分析探讨阴囊纵隔切口联合睾丸横T型切口治疗睾丸残基瘤的手术疗效。回顾性分析6例保留睾丸的双侧睾丸肾上腺残基瘤剔除术患儿的临床资料，术前经内分泌科检查确诊为先天性肾上腺皮质增生症，经口服糖皮质激素控制欠佳，术中经阴囊纵隔切口联合睾丸横T型切口手术显微镜下行睾丸肾上腺残基瘤剔除术，完整剔除肾上腺残余结节，有效地保护精曲小管和睾丸网。结果所有患儿双侧睾丸均得以保留，病理为睾丸类固醇细胞样肿瘤，未见恶性肿瘤成分。复查睾丸彩色多普勒双侧睾丸血供好，睾丸肾上腺残基瘤无复发。认为睾丸横T型切口肿瘤剔除术治疗睾丸肾上腺残基瘤效果好，可有效降低睾丸网和精曲小管等微观结构的损害，保护其生育功能，适合进一步研究和推广。王磊等[173]回顾分析生殖系统(特别是附睾和睾丸旁)胚胎型横纹肌肉瘤的发病机制、临床表现、治疗方案及病理特征等情况。收治生殖系统横纹肌肉瘤3例，术后病理分析证实均为附睾(及睾丸)部位的胚胎型横纹肌肉瘤，主要通过术中快速冰冻病理进行肿瘤性质的初步判断，并通过手术进行病变部位切除(患侧睾丸、附睾及部分精索切除术),术后定期行化疗等治疗措施。认为横纹肌肉瘤是一种高度恶性的肿瘤,较易复发及转移,但胚胎型横纹肌肉瘤在该类肿瘤中属预后较好型,生殖系统特别是睾丸旁横纹肌肉瘤手术完整切除较容易,术区种植可能性小,术后观察进行规律化疗患儿获得较长期的无瘤生存,未进行化疗则获得短期内无瘤生存,长期效果有待进一步观察。方烈奎等[174]*分析探讨腹腔镜下保留神经腹膜后淋巴结清除术治疗早期睾丸肿瘤的疗效及安全性。共收治睾丸肿瘤患者83例,根治性睾丸切除术后病理诊断均为非精原细胞瘤,术后1~4周行腹腔镜下保留神经腹膜后淋巴结清扫术。结果83例淋巴结清扫术均顺利完成。术后肠功能恢复时间24~48 h,平均31 h;住院时间5~9 d,平均7 d。术中发生下腔静脉损伤1例,于腹腔镜下缝合。3例术后出现轻微乳糜性腹膜后引流液,予限制脂肪性饮食,术后1周内乳糜瘘消失。22例术后出现射精功能障碍,未特殊干预,均于术后8~12周恢复。73例随访3~76个月,平均27个月,无肿瘤复发或转移。认为腹腔镜下保留神经腹膜后淋巴结清扫技术可行,创伤小、并发症少、术后恢复快,对于有保留生育要求的患者是治疗低分期非精原细胞瘤的首选方法。李兵兵等[175]回顾分析了腹腔镜腹膜后淋巴结清扫术治疗临床Ⅰ-Ⅱ(a/b)期睾丸非精原细胞瘤的疗效。采用腹腔镜腹膜后淋巴结清扫术治疗睾丸非精原细胞瘤患者7例,观察并统计手术时间、术中出血量、淋巴结清扫个数、术后胃肠功能恢复时间、术后住院时间及并发症发生情况。结果所有患者手术顺利,手术时间(189±35)min,术中出血量(71±12)ml,淋巴结清扫(16±5)个,术后胃肠功能恢复时间(2.5±0.5)d,术后住院(8±2)d。术后所有患者恢复良好,性功能正常,肿瘤未现局部复发及远处转移。认为腹腔镜腹膜后淋巴结清扫术具有安全、高效、创伤小、恢复快等特点,对临床Ⅰ~Ⅱ(a/b)期睾丸非精原细胞瘤有较好疗效。黄黎明等[176]评价运用膜性层面(Camper筋膜浅深层之间)分离法在改良根治腹股沟淋巴清扫术中的控瘤效果和并发症。回顾性分析2008年1月至2013年12月间35例阴茎鳞状细胞癌患者的临床资料:患者年龄30~70岁,中位年龄50岁。以Catalona的改良腹股沟淋巴切除为模板,运用膜性层面的分离方法整块剔除双侧阔筋膜上浅组和筛筋膜下股血管前面和内侧深组淋巴脂肪组织。保留阔筋膜和大隐静脉且未行缝匠肌转位。双侧同期清扫20例,分期15例。随访8~69个月,中位随访37个月。追踪患者生存及并发症。研究结果提示,膜性层面分离法疗效与经典根治术相似,并发症明显降低。

七、尿道疾病

丁茂等[177]探讨肾造瘘球囊扩张器治疗行单纯扩张失败的男性尿道狭窄的有效性及安全性。回顾性分析2013年3月至2014年3月使用肾造瘘球囊扩张器治疗狭窄段长度≤2.0 cm的39例患者的临床资料。尿道探子扩张失败的39例男性尿道狭窄患者,在尿道镜下置入斑马导丝,沿导丝置入。肾造瘘球囊扩张器并定位于狭窄段,退镜后球囊加压扩张尿道,根据患者尿道扩张情况,留置三腔硅胶导尿管(F20~F22)1周,并随访3~12个月。所有患者均无假道形成、尿道穿孔及尿道热等严重并发症。研究结果提示,尿道镜下联合肾造瘘球囊扩张器治疗窄段≤1.5 cm且单纯扩张失败的尿道狭窄安全、有效,操作简单,具有较好的治疗效果。黄晓东等[178]探讨尿道外口切开整形术与口腔黏膜尿道成形术在男性生殖器硬化性苔藓样病(MGLSc)并发阴茎头部尿道狭窄的手术治疗效果。本研究回顾性分析2008年8月至2012年9月接受手术治疗的MGLSc并发阴茎头部尿道狭窄患者的28例治疗。通过病史、体检、尿流率、排泄性膀胱尿道造影进行评估,狭窄限于阴茎头部尿道(长度≤2 cm)。结果显示尿道外口切开整形术后尿道狭窄复发率较高,且阴茎头外形不美观。在MGLSc并发阴茎头部尿道狭窄的治疗中,口腔黏膜尿道成形术优于尿道外口切开整形术,是较理想的治疗方式。饶明煌等[179]*探讨骨盆骨折后尿道损伤的早期复位对后期尿道狭窄长度及尿道成形术的影响。回顾性分析2008年1月至2012年1月收治的64例合并骨盆骨折后尿道损伤患者的临床资料,其中34例早期行尿道复位(早期复位组),30例早期行耻骨上膀胱造瘘术(造瘘组)和延期行尿道成形术恢复尿道完整性。评估和比较两组患者后期尿道狭窄发生率、尿道狭窄长度、延期尿道成形术及操作次数等指标。研究结果提示,骨盆骨折后尿道损伤的早期复位有助于降低后期尿道狭窄的发生率及缩短狭窄长度,并降低延期尿道成形的手术难度及减少操作次数。谢弘等[180]*顾分析了阴茎皮瓣尿道成形术治疗前尿道狭窄的长期疗效。采用阴茎皮瓣尿道成形术治疗前尿道狭窄患者138例,根据尿道狭窄段的长度、部位和阴茎皮肤的条件选择不同类型的皮瓣包括带蒂纵形皮瓣、带蒂环形皮瓣及倒L形带蒂皮瓣和Q形阴茎皮瓣,同时采用不同尿道成形方法包括侧面补片尿道成形、背腹侧联合镶嵌成形以及管状重建尿道。并发症主要包括尿道再狭窄、尿道皮肤瘘以及尿道憩室,大多数患者排尿通畅,总成功率为78.4%(105/134)。认为阴茎皮肤薄、血运丰富、取材操作简单,是重建尿道较理想的材料之一,L 形或 Q 形阴茎皮瓣重建尿道是治疗超长段前尿道狭窄的有效方法。朱再生等[181]分析探讨带蒂环形包皮瓣尿道成形一期修复复杂性前尿道狭窄的临床效果。采用带蒂环形包皮瓣一期尿道成形术治疗 37 例复杂性前尿道狭窄患者。采用筋膜瓣解剖技术切取带血管蒂的环形岛状包皮瓣,包括 Buck 筋膜及肉膜两层组织结构,皮瓣在阴茎腹侧或背侧无血管区纵行剖开形成直皮瓣用以尿道成形。其中背腹侧镶嵌成形术 27 例,管状替代成形术 10 例。结果 37 例中术后排尿通畅 32 例,一期成功率为 86.5%。尿道狭窄复发 4 例,尿道口狭窄 1 例,均再次手术,4 例治愈,1 例排尿欠通畅,现在定期尿道扩张。认为带蒂环形包皮瓣具有血供丰富、尿道成形材料天然的优点,是一期修复复杂性前尿道狭窄(≥5 cm)较理想方法。徐月敏等[182]探讨采用舌黏膜尿道背侧替代一期尿道成形术治疗男性尿道下裂修复失败后皮源少患者的效果。本研究回顾性分析 2008 年 1 月至 2013 年 12 月收治的 68 例男性尿道下裂修复失败患者的临床治疗。平均年龄 22 岁,尿道下裂手术修复失败次数平均 1.9 次。本研究的纳入标准是有尿道下裂手术失败史,阴茎皮肤不足以用于尿道重建,必须采用其他组织来代替尿道;排出标准是有尿道下裂手术修复失败史,但仍可采用阴茎皮肤重建尿道或采用分期尿道成形者。术后平均随访 39 个月,54 例排尿通畅,最大尿流率平均 24.5 ml/s。研究结果显示,舌黏膜尿道背侧替代一期尿道成形术治疗修复手术失败后皮源少患者可行、有效。

刘毅东等[183]探讨在 TIP 基础上辅以包皮内板镶嵌的尿道成形术在临床应用价值以拓展 TIP 手术的适用范围。回顾 2009 年 1 月至 2013 年 12 月 508 例尿道下裂病例,比较 198 例行单纯 TIP(经典 TIP 组)、150 例行口腔黏膜镶嵌式尿道成形术(口腔黏膜镶嵌组)与 160 例行包皮内板镶嵌式尿道成形术(包皮内板镶嵌组)患儿的治疗效果。研究结果提示,对于阴茎体发育正常,无明显阴茎弯曲或弯曲程度较轻的患儿,可以通过皮肤脱套/白膜折叠纠正的初治远端型尿道下裂,通过包皮内板镶嵌,避免了获取口腔黏膜的创伤又结合了 TIP 术式的优点;具有成功率高、整形效果好、手术创伤小的优点。这一改良拓展了保留尿道板手术的临床应用。李晓东等[184]*通过与传统术后留置导尿管或支架方法比较,探讨一期无管化尿道板纵行切开卷管尿道成形术(TIP)对术后疼痛及并发症发生的影响。回顾分析 2010 年 3 月至 2013 年 6 月 214 例接受 TIP 治疗的先天性中远段尿道下裂患儿临床资料,其中术后留置导尿管 68 例(A 组),留置支架 70 例(B 组),未留置导尿管及支架 76 例(C 组)。术后第 2 天采用 Wong. Banker 面部表情量表(WBS)和东安大略儿童医院疼痛评分(CHEOPS)行术后疼痛自我评估和行为学评估,记录术后并发症发生情况,并进行统计学分析。研究结果提示,一期无管化 TIP 治疗先天性中远段尿道下裂有效,与传统术后留置导尿管或支架相比,能够减轻患儿术后疼痛以及并发症的发生。黄广林等[185]介绍用尿道旋切刀治疗女性尿道闭锁的新方法,并评价其治疗效果。自 2000 年 10 月至 2013 年 7 月,北京积水潭医院泌尿外科用尿道旋切刀治疗 5 例女性尿道闭锁患者,年龄 23~65 岁,平均 43 岁;病史 3~60 个月,平均 15 个月,均为车祸伤致骨盆骨折伴尿道损伤,其中 4 例患者同时伴有应道撕裂,急诊均行阴道修补术,3 例患者同时行尿道会师术,拔管后仍不能自行排尿,2 例患者急诊仅行膀胱造瘘术治疗。所有患者入院前均为尿道闭锁。尿道闭锁长度 0.5~1.8 cm,术后进行随访并评价治疗效果。结果 5 例患者均能正常排尿,随访时间 5~75 个月,最大尿流率 15~28 ml/s,平均 20.6 ml/s。3 例患者无尿失禁,2 例轻度尿失禁。认为尿道旋切术微创、简单、安全,是治疗女性尿道闭锁的有效方法。谢雪锋等[186]比较利用两种不同上皮细胞的组织工程学技术培养片状细胞层体外构建尿道的方法,探索修复长段尿道狭窄的可行性。手术切取雄性新西兰兔 2 cm^2 左右的尿道黏膜和包皮,用酶分解获得上皮细胞后扩增培养成片状细胞层来构建尿道。经过 2~3 周的扩增培养,两种上皮细胞都能形成完整的并具有一定张力的片状细胞层来构建尿道。病理学(HE 染色)显示片状细胞层与天然的尿道黏膜和包皮上皮结构类似。给予一定的作用力与导尿管共培养 1 周后,片状细胞层仍具有完整性。而包皮来源的片状细胞层培养时间最短,且具有更好的强度和厚度。研究结果提示,组织工程学技术可以获得应用于临床的片状细胞层构建的尿道。包皮来源的细胞可能更加适合于长段尿道的修复。李贵忠等[187]了解尿道狭窄患者的病原菌分布及其耐药性,为尿道狭窄患者术后抗菌药物应用提供临床依据,本研究顾性分析 2012 年 1 月至 2013 年 4 月在北京积水潭医院行尿道狭窄治疗 48 例患者的临床资料,所有患者术前血液、尿液常规检查及尿液病原菌培养,对阳性结果进行菌种鉴定和敏感性检测。结果尿道狭窄患者 48 例,尿培养阳性 29 例,阳性率为 60.4%;共培养出 17 种 44 株病原菌,革兰阴性杆菌、革兰阳性球菌和真菌各 28 株、14 株和 2 株,分别占 63.6%,31.8% 和 4.6%。研究结果认为,创伤性尿道狭窄患者菌种分布以革兰阴性杆菌为主,对不同抗菌药物的敏感率差异较大,术前应根据药敏结果用药。唐晨野等[188]总结泌尿系统损伤的诊治经验。回顾性分析 2002 年 3 月至

2012 年 3 月收治的 162 例肾、输尿管、膀胱、尿道损伤患者的诊治方法及治疗结果。结果 162 例经治疗均恢复顺利出院。其中 62 例肾损伤患者经治疗后均好转出院,2 例输尿管损伤患者行膀胱镜下输尿管置管和输尿管膀胱再植术后,B 超检查均未提示患侧肾积水。6 例膀胱损伤患者均采用膀胱修补术后排尿均无异常,92 例尿道损伤患者中 29 例(32%)发生尿道狭窄,后期行进一步处理。总结提示泌尿系统损伤临床多见,早期诊断和治疗十分重要,多数患者经积极治疗可获得满意的疗效,部分患者出现后期并发症,需进一步治疗。

八、结石疾病

钟东亮[189]等回顾性分析了 68 例阳性鹿角形结石行经皮肾镜手术的患者,根据术前是否行 CT 平扫分为 CT 组和传统组,并对肾盏符合率、结石清除率及是否发生邻近组织脏器损伤进行对比,探讨术前 CT 平扫在经皮肾镜取石术治疗鹿角形肾结石中的意义。认为术前 CT 平扫可明确鹿角形结石的分布、肾盂肾盏的形态,尤其是前后组的分布情况,可提高目标肾盏与实际肾盏的符合率,提高 PCNL 治疗鹿角形结石的结石清除率,减少邻近组织脏器损伤的发生,建议 PCNL 术前常规行双肾 CT 平扫。潘铁军等[190]*总结分析 98 例经皮肾镜碎石的患者利用专业凸阵穿刺超声探头下行肾穹隆穿刺法的经验。结果一期成功建立经皮肾通道,单通道 104 例肾,双通道 2 例肾。手术时间 15~42 min,平均手术时间(25.7±16.5)min,出血量 20~150 ml,平均(60.8±40.5)ml。一期清除率为 86.8%,总的结石清除率为 93.6%(99/106),肾盂梗阻解除率为 100%。未出严重的并发症。认为专业凸阵穿刺超声探头定位引导下的肾穹隆穿刺法,穿刺前可对肾脏的结构和肾脏毗邻组织进行探查,选择合适的穿刺点和穿刺路径,创伤小,安全性高;同时术中还可以协助寻找残留结石,提高结石清除率。马凯等[191]总结 16 例利用新型超声导航系统引导经皮肾镜穿刺行经皮肾镜取石术患者的临床资料,探讨超声导航系统在引导经皮肾穿刺过程中的有效性及安全性。结果全部一次穿刺成功,穿刺时长 15~54 s,平均(26.90+11.37)s,术后 Hb 水平较术前下降 1.41%~24.06%,平均(9.56+5.27)%,2 例出现术后发热。认为超声导航系统安全有效,可以帮助手术医生在 PCNL 术中手快速准确地完成经皮肾穿刺操作,降低穿刺的难度,为下一步扩张经皮肾通道及碎石取石过程奠定了良好的基础,是一项安全、有效的新技术。王养民等[192]*总结分析了 56 例泌尿系结石患者行体外物理振动排石治疗后的临床效果。结果体外物理振动排石总有效率为 87.5%(49/56),无效率为 12.5%(7/56),2 例诉疼痛反复发作,输尿管镜检提示结石周围息肉形成致局部狭窄。3 例出现皮肤红肿及疼痛。认为结石未能一次性排出是导致肾绞痛发作的最常见原因,对于部分泌尿系结石患者,物理振动排石治疗是患者的首选治疗方案;碎石、取石治疗后的残石碎片有效排除,也有赖于物理振动排石治疗。汪翔等[193]研究探讨上尿路结石体外冲击波碎石术(ESWL)治疗后行物理振动排石治疗的效果。结果体外冲击波碎石后采用物理振动辅助排石组平均治疗次数 2.2 次,治疗当天排石率为 88.1%,2 周结石排净率为 90.5%;ESWL 后采用自然排石组患者,治疗当天排石率为 68.6%,2 周结石排净率为 69.8%;组间术后 2 周结石清除率相比差异有显著统计学意义;同时,两组患者在治疗过程中均无明显并发症发生。认为物理振动排石安全、可行,较于自然排石法可明显促进 ESWL 治疗后的结石排出。郭晓健等[194]探讨体外冲击波碎石术(ESWL)治疗双 J 管石垢致拔管困难患者的疗效。结果该组 30 例患者中,男 18 例,女 12 例;留置双 J 管时间 1.5~36.0 个月;影像学特点:输尿管内石垢环绕于双 J 管外周,呈条形管状分布,一期膀胱镜拔管困难。该组患者均采用 ESWL 治疗,碎石时间 40~70 min,平均 45 min。治疗后均即刻顺利拔除双 J 管,术中及术后无并发症发生。拔管后 1 周随访,结石均排出。认为 ESWL 治疗结石垢引起的双 J 管拔管困难是一种简单、方便、有效的方法。张优等[195]回顾性分析了 526 例接受腔内碎石治疗的泌尿系结石患者的临床资料,探讨经皮肾镜碎石术、输尿管硬镜碎石术、输尿管软镜碎石术治疗泌尿系统结石术后急性肾损伤的发生情况。结果与输尿管软镜相比,经皮肾镜术后 AKI 发生的危险为 4.774 倍(95% CI=1.999~11.399,$P<0.0001$),输尿管硬镜术后 AKI 发生的风险为 2.923 倍(95% CI=1.181~7.234,$P<0.0001$),术前血肌酐每增加一个单位,术后 AKI 发生的危险增加至 1.006 倍(95% CI=1.001~1.012,$P=0.012$)。认为手术治疗泌尿系结石会对患者的肾功能造成一定损害,术前血肌酐水平和手术方式是发生 AKI 的独立危险因素。黄一亮等[196]总结了 89 例(42 例行 MPCNL,47 例行 URL 碎石)单侧输尿管上段嵌顿结石患者的临床资料,对比分析输尿管镜联合封堵器与微创经皮肾镜治疗输尿管上段嵌顿结石的疗效。结果两组碎石成功率、结石清除率、术后并发症发生率无差异,经皮肾镜组手术时间和术后住院天数更长。认为通过合理掌握手术指征,URL 联合封堵器与 MPCNL 在治疗输尿管上段嵌顿结石均能取得满意的疗效,使用何种方法应根据结石的位

置、大小及肾积水情况，遵循安全有效、微创和经济实用的原则，并结合患者的个体差异制订最佳方案。曹祥明等[197]*总结分析了84例接受输尿管软镜联合钬激光碎石术的尿路结石患者的临床资料及其双J管管壁结石形成情况。认为管壁结石与原发结石成分具有较高的相关性。影响管壁结石形成的因素较多，在尿路结石症患者中，不仅双J管本身材料及管壁特征会影响管壁结石形成，尿蛋白阳性和低龄也是双J管表面结石形成的可能因素。尿pH对尿酸、六水磷酸铵镁结石类患者管壁结石有影响，性别、血清钙、血清无机磷、血尿酸、结石类型的差异以及较短的留置时间差异对管壁结石形成影响不大。卢晓林等[198]*回顾性分析了52例上尿路结石性梗阻并感染患者的临床资料。结果52例患者上段、中段、下段梗阻分别为22、11、19例，螺旋CT符合率分别为100%、100%、100%，符合率明显高于B超、IVU，肾轻度、中毒、重度积水分别为22、20、10例，CT符合率分别为100%、100%、100%，明显高于B超、IVU。认为螺旋CT对上尿路结石性梗阻并感染的诊断具有准确性高、定位、定性准确的有点，具有极高的临床价值，完全可以满足临床诊断及治疗的要求。高飞等[199]回顾性分析了428例经后腹腔镜输尿管上段切开取石术患者的临床资料，探讨后腹腔镜输尿管上端切开取石术中输尿管支架的放置方法，并用2种不同的方法进行比较。结果该组所有患者输尿管支架都放置成功，输尿管均用4~0可吸收线间断缝合，其中方法一耗时7~12 min，方法二耗时25 s至3 min。两者术后患者拔出引流管时间、拔出导尿管时间、漏尿时间以及术后平均住院日无差异。认为倒置法放置输尿管支架操作简单易学、耗时明显减少，可以大大降低RLU手术的难度，非常值得推广。郑明等[200]回顾性分析了73例中上盏结石患者的CTU图像资料，探讨肾脏中上盏结石的解剖学特点与结石形成部位的相关性。结果显示中上盏结石形成主要见于三种类型：肾盂出口梗阻、肾内型肾盂合并大肾盏、多肾盏或狭长肾盏和存在肾盏颈狭窄，其中肾盂出口梗阻57例(78%)，肾盏颈狭窄并肾盏扩张2例(3%)，单纯性14例(19%)。认为肾脏集合系统解剖可能影响结石排出的流体力学，与结石形成部位密切相关，肾盂出口梗阻、小肾盂、肾盏出口的相对狭窄及狭长肾盏可能是中上盏结石形成的解剖学因素。王澍等[201]*总结分析了85例上尿路结石合并感染患者的临床资料。药敏分析表明，传统的半合成青霉素类抗生素平均耐药率均在50%以上，哌拉西林/他唑巴坦耐药率为其中耐药率相对最低一种药物；二代头孢平均耐药率达到60%以上；三代头孢类抗生素中，常用的头孢曲松耐药率达到50%以上，喹诺酮类药物平均耐药率达到45%以上；氨基糖苷类耐药率相对较低，约为10%；碳青霉烯类耐药率极低。认为上尿路结石合并急性感染者，半合成青霉素类、二代头孢、部分三代头孢、喹诺酮类等耐药率高，不宜作为经验用药。必要时可以考虑使用氨基糖苷类及碳氢酶烯类；哌拉西林/他唑巴坦和头孢派酮/舒巴坦的耐药率较低，是目前临床较为理想的经验用药选择。陈星等[202]回顾分析了218例泌尿系结石患者资料，分析代谢综合征(MS)和结石复发的关系。结果代谢综合征组结石复发率显著高于非代谢综合征组。Kaplan-Meier曲线显示：MS组中位结石复发间隔为36个月，非MS组则为59个月($P=0.019$)。Cox回归模型分析结果显示，MS与泌尿系结石复发显著相关，而性别、年龄及初次就诊时是否为复发性泌尿系结石与泌尿系结石复发不相关。认为代谢综合征是泌尿系结石复发的独立危险因素，对于合并MS的结石患者，预防结石复发时应重视MS的治疗。宋光鲁等[203]选择新疆维吾尔族上尿路含钙结石患儿为实验组($n=89$)、维吾尔族正常儿童为对照组($n=121$)，提取外周血基因DNA，应用聚合酶链反应-限制性片段长度多态性检测并分析降钙素受体基因多态性(CTR)的分布频率，来探讨CTR基因多态性与新疆维吾尔族小儿上尿路含钙结石形成的关系。结果实验组CC基因型和CT+TT基因型与对照组差异有统计学意义。两组CTR中携带C等位基因的人群患上尿路含钙结石的危险性高于携带T等位基因的人群；两组CTR中携带C等位基因的人群患尿路含钙结石的差异有统计学意义。认为降钙素受体CTR基因多态性与新疆维吾尔族小儿上尿路含钙结石的形成相关。艾克拜尔·吾曼尔等[204]回顾性分析了100例维吾尔族尿路结石住院患者，探讨维吾尔族尿路结石发病相关的危险因素，主要涉及一般人口学特征、饮水量、膳食习惯及结构、遗传家族史等。认为维吾尔族成人尿路结石发病与饮食结构、生活习惯及尿路结石病史有关。其中多饮水、多食水果是尿路结石重要的保护因素。日饮水量少于500 ml，喜欢吃动物内脏及甜食、经常出汗以及结石病家族史是维吾尔族尿路结石发病的危险因素。而相关地理环境以及特殊气候条件、基因遗传等因素需进一步通过分子生物学研究及大样本流行病学研究来证实。王伟等[205]对1 878例(男1 300例，女578例)上尿路结石患者进行横断面研究，探讨上尿路结石类型构成及发病年龄的变化。首先根据发病时间将病例分为2003—2006年、2007—2010年、2011—2014年3组，再进行总体分析及组间比较。结果总体和各小组中草酸钙结石均占主要构成，其余依次为磷酸盐结石、尿酸结石和其他类型结石，总体上各组结石类型构成明显著差异。但3组的尿酸结石比例呈逐年上升的趋势。从2003年到2014年，尿酸结石的比例每年平均增高0.42%。3组结石患者的平均发病年龄依次为43、46和49岁。认为：2003—2014年，我国上尿路结石患者中尿酸结石的比例和发病年龄可能呈增高趋势。宋光鲁等[206]对762例患儿的上尿路结石进行结石成分分析，并结合资料，探讨新疆地区患儿结石成分分布的民族、性别及年龄差异。结果患儿尿路结石的主要类型为含钙结石；11～15岁患儿中女性占比显著高于男性患儿，其他年龄组男性占比高于女性；维吾尔族患儿中含钙结石和尿酸结石的比重显著高于汉族和哈萨克族；不同年龄组尿酸结石分布差异有统计学意义，其中11～15岁患儿尿酸结石的比重显著小于其他年龄段患儿，但含钙结石和感染性结石的分布差异无统计学意义。认为新疆地区上尿路结石患儿结石成分以含钙结石为主，其次为尿酸结石，维吾尔族男性占比最高。王细生等[207]*研究探讨泌尿系结石成分的分析方法，分析深圳市龙华新区中心医院泌尿外科泌尿系结石的主要化学成分及其防治方法。结石采用X线衍射法对随机取样的48枚人体泌尿系统结石标本成分进行定性和定量分析。泌尿系结石以结晶态物质为主，其中草酸钙结石占65%，尿酸结石占35%；草酸钙结石中大都含有磷酸盐，但含量通常小于18%。认为草酸钙、尿酸和磷酸盐构成了该院泌尿系结石的主要成分，采用微X线衍射法可以较为准确地检测泌尿系结石的化学组分和物相，为泌尿系结石的预防提供有力支持。张庆云等[208]回顾性分析了软性输尿管镜下钬激光碎石术治疗的12例孤立肾肾结石患者资料，探讨软性输尿管镜下钬激光碎石术治疗孤立肾肾结石的安全性和有效性。结果该组所有患者均顺利进境并完成碎石术，一次进境成功率为100%，平均手术时间118 min，平均出血量10 ml，输尿管支架保留时间2～4周；术后1个月复查，7例术前血肌酐正常患者术后血肌酐无明显变化，5例术前肾功能不全患者2例肾功能恢复正常，3例血肌酐值有不同程度的下降。一期结石完全清除率为83%。认为软性输尿管镜下钬激光碎石术治疗孤立肾肾结石安全、有效。

杨嗣星等[209]*总结了60例软性输尿管软镜钬激光碎石术中肾盂内压力变化及术后患者血清降钙素和内毒素数据，分析肾盂内压力变化与术后并发症之间的关系，探索软性输尿管镜碎石术中肾盂内压力监测方法及意义。认为软性输尿管镜碎石术中存在肾盂内高压现象，且压力变化与液体灌注压力及持续时间密切相关，高压灌注及高压下长时间操作是患者术后发生细菌感染及术后发热率增高的原因。因此，软性输尿管软镜碎石术中应该进行肾盂内压的监控。俞蔚文等[210]回顾性收集软性输尿管镜碎石术(FURL)清石率的患者资料，以体质指数、结石累计最大径(CSD)、平均CT值等所有的患者及结石特征为研究对象，分析影响FURL清石率的相关因素。结果多因素分析发现是否鹿角形结石、菌尿、CSD、结石平均CT值、结石所在盏颈平均长度、结石所在盏颈宽度与肾盏横径的最小比值这6项因素对于影响术后结石清除率有统计学意义；是否鹿角形结石、CSD、结石所在盏平均盏颈长度、盏颈宽度与肾盏横径最小比值4个自变量建立清石指数分值系统，预测一期术后清石效果，清石指数值>7.5分预示FURL具有较高的清石率。认为在FURL中存在对清石效果有临床意义的影响因素，并根据其建立了预测FURL术后疗效的清石指数模型。李凌等[211]回顾性分析了11例先天性盆腔异位肾结石患者的临床资料并探讨软性输尿管镜下钬激光碎石术治疗先天性盆腔异位肾结石的疗效和安全。结果该组11例均顺利放置软镜鞘并置入软性输尿管镜，一次进镜成功率为100%，手术时间为31～87 min，平均62 min，术中无大出血、输尿管或肾盂穿孔、输尿管撕脱等并发症发生，仅3例可见结石残留，均位于下盏，无梗阻症状。认为软性输尿管软镜下钬激光碎石术治疗先天性盆腔异位肾结石是一种安全、有效、微创的治疗方法。杨波等[212]回顾性分析该院132例输尿管软镜治疗肾结石患者的病例资料。结果手术失败的原因包括输尿管因素8例、肾内集合系统因素7例，结石因素2例，操作因素1例，设备因素1列。19例中治疗失败后通过二期RIRS途径治疗的有7例(36.8%)，改为PCNL的有11例(57.9%)，保守治疗的有1例(5.3%)。认为目前影响RIRS成功率的主要因素为输尿管条件和肾内集合系统结构，因此治疗前筛选合适的肾结石患者是提高该项成功率的关键。二期的RIRS和PCNL是RIRS失败后有效的补救措施，PCNL基本可以弥补RIRS技术的盲区，因此掌握PCNL技术对于开展RIRS手术的泌尿外科医师是必需的。刘可等[213]通过研究评价输尿管软镜下定位肾盏憩室微小出口的可行性，报道应用输尿管软镜下钬激光行微小出口憩室颈部切开及憩室内结石碎石术。结果术中见7例憩室颈部位于上盏，3例位于中盏，平均手术时间(123.7±59.6)min，平均术中出血量(29.3±32.1)ml。10例术中均于软镜下切开憩室颈部并行结石碎石术，定位成功率为100%。术后1个月及3个月复查结石清除率分别为50.0%及80.0%。认为对于严格筛选的病例，输尿管软镜下钬激光憩室颈部切开及碎石取石治疗微小出口肾盏憩室结石安全、有效；术前应完善CTU及IVU检查以利于憩室定位，术中逆行推注亚甲蓝可准确定位肾盏憩室颈部微小出口,但术后排石时间可能延长。柯芹等[214]通过对比高度悬吊灌注法、手推注射器灌注法、压力灌注泵恒压灌注法,探讨在软性输尿管镜碎石过程中液体流量最佳的灌注方法。结果在软性输尿管镜无光纤置入情况下,三种方法的液体灌注量无差异;软性输尿管镜置入 200 μm 的光纤后,灌注量:高度悬吊灌注法 < 压力灌注法 < 手推注射器灌注法。认为与高度悬吊灌注法相比,压力灌注泵恒压灌注法具有灌注流量稳定、操作简便、可调控性、节省人力资源等优点,术中设定灌注压力及流量还可以根据阻力的大小以及视野的清晰度适当调节,是一种安全可靠的灌注方法。吴序立等[215]回顾性分析了使用经尿道前列腺双极等离子电切术(TUPKRP)联合经皮膀胱穿刺造瘘钬激光碎石术治疗 73 例高龄高危良性前列腺增生(BPH)合并膀胱结石患者的资料,来探讨该术式的效果。结果患者平均年龄 85.6 岁,均伴有 1 种或以上心脑血管疾病,均一次手术成功,平均手术时间 70 min,术中术后无大出血、电切综合征、膀胱穿孔、结石残留、严重感染等并发症发生;术后 3~5 d 拔出尿管,无尿漏、排尿困难、尿失禁,病理检查均为 BPH;术后平均住院时间 6 d。认为 TUPKRP 联合经皮膀胱穿刺造瘘钬激光碎石术是治疗高龄高危 BPH 合并膀胱结石的安全有效的方法。邹义华等[216]选取上尿路结石患者 295 例,探讨局麻下改良微创经皮肾镜取石术(mPCNL)治疗上尿路结石的可行性与安全性。该组患者平均结石长径(2.0 ± 0.6) cm;采用局麻 C 臂 X 线引导穿刺、一步扩张法 mPCNL,分别在术中及术后 4 h、24 h、72 h 行视觉模拟评分(VAS)评估疼痛严重程度。结果该组患者均在局麻下完成手术。术中及术后 4 h、24 h、72 h 的 VAS 评分均值分别为 2.5、2.2、1.6 和 1.2 分。6 例术后 24 h 内需镇痛治疗,无严重并发症发生。术后 1 个月总体结石清除率为 90.2%。认为选择合适的病例,局麻下改良 mPCNL 治疗上尿路结石操作简便、手术安全、疗效满意。章传华等[217]通过多中心随机对照临床研究,评估注射用间苯三酚对肾绞痛的治疗效果和安全性。结果研究组和对照组两组患者性别、年龄、结石位置、结石大小和肾积水程度比较差异均无统计学意义;对照组与研究组患者肾绞痛发作次数、疼痛指数、疼痛缓解时间比较,差异均无统计学意义;研究组结石排出率显著高于较对照组,但不良反应发生率显著低于对照组。认为注射用间苯三酚治疗肾绞痛安全有效,间苯三酚在治疗肾绞痛的同时有助于结石排出。杨泽松等[218]研究降钙素原(PCT)在输尿管结石继发尿脓毒血症中的应用价值。结果尿脓毒血症组患者年龄、结石大小明显大于非尿脓毒血症组,尿脓毒血症组第一时间血清 PCT 水平显著高于非尿脓毒血症组;但两组间血 WBC 值、CRP 值、尿 WBC 值差异均无统计学意义;尿脓毒血症组治疗后 PCT 值高于治疗前 PCT 值,差异具有统计学意义。认为 PCT 在早期诊断尿脓毒血症、评估病情及指导治疗方面具有较高的临床价值。徐述雄等[219]使用全自动微生物分析仪 PhoeniX 100 进行细菌药敏分析,研究探讨尿路结石患者尿路感染主要病原菌分布及耐药性特点。结果革兰阴性菌占 68.9%,革兰阳性菌占 22.5%,真菌占 8.6%;大肠埃希菌对亚胺培南、美罗培南、阿米卡星等抗菌药物的敏感率较高,分别为 98.9%、99.6%、97.7%,而对青霉素类、头孢类、喹诺酮类抗菌药物耐药率 > 30.0%;粪肠球菌对青霉素、半合成青霉素复方制剂、头孢西丁、左氧氟沙星等较敏感,≥93.7%;而对氨基糖苷类耐药率较高,为 59.4%~100.0%。认为大肠埃希菌和粪肠球菌为尿路结石患者尿路感染的主要病原菌,二者的耐药性明显不同,临床应依据药敏结果合理使用抗菌药物。钟东亮等[220]探讨超声负压吸引碎石是否可减少脓肾患者二期经皮肾镜取石术(PCNL)后发热的发生。结果负压吸引组术中术后无患者发生尿源性严重脓毒症并发症,术后出现发热 1 例;常规气压弹道碎石组术后发生尿源性严重脓毒症并发症 2 例,术后发热 5 例,两组间发热的发生率以及结石清除率有统计学差异($P < 0.05$),而脓毒症的发生率、手术平均时间差异无统计学意义。认为负经皮肾镜碎石术中使用超声负压吸引相较于传统气压弹道碎石可以减少脓肾患者二期 PCNL 后发热的发生,并提高结石清除率。

周水根等[221]比较改良 Valdivia 体位和传统俯卧位经皮肾镜取石术(PCNL)的疗效及安全性。结果两组间年龄、性别、麻醉分级、结石直径等因素差异均无统计学意义。该组手术均穿刺成功,无中转开放,无结肠损伤、胸膜腹膜穿孔、死亡等严重并发症。改良 Valdivia 体位组总手术时间短于俯卧位组,差异有统计学意义。两组多通道使用率、血红蛋白下降值、并发症发生率及结石清除率差异无统计学意义。认为改良 Valdivia 和俯卧位 PCNL 在结石清除率和并发症方面相似,但具有总手术时间短、患者相对安全等优点,是一种理想的治疗肾结石的方法。张力杰等[222]比较无管化经皮肾镜碎石术(tubeless - PCNL)和输尿管镜碎石术(URL)处理输尿管上段结石的有效性和安全性。结果两组相比,结石大小差异无统计学意义,tubeless - PCNL 组取石成功率高于 URL 组,除平均血红蛋白减少量 tubeless - PCNL 组略高于 URL 组以外,平均手术时间、结石残留率和并发症发生率,tubeless - PCNL 组均低于 URL 组。认为最大径线 1.5 cm 以上的输尿管上段结石 URL 手术难度相对较大,与 URL 相比,PCNL 手术难度降低。对于有丰富

PCNL 手术经验的医师,采用 tubeless - PCNL 手术成功率更高,而且 tubeless - PCNL 并不增加患者并发症与住院时间,比采用 URL 更为有效。叶雄俊等[223]总结经皮肾镜取石术处理肾盏憩室结石的经验,探讨手术技术改进对手术效果的影响。结果与单纯经皮肾镜取石术 + 憩室颈切开术组(A 组)相比,经皮肾镜取石术 + 憩室颈切开术 + 憩室黏膜烧灼术组(B 组)手术时间稍长,但无统计学意义;两组结石清除率和总体并发症发生率比较差异无统计学意义,虽然 B 组手术时间有所延长,但与 A 组比较差异无统计学意义。B 组憩室闭合率显著高于 A 组。认为经皮肾镜处理肾盏憩室结石时,利用电极对憩室黏膜进行烧灼,有利于促进肾盏憩室闭合,减少术后结石复发的可能。潘铁军等[224]研究探讨 24 F 球囊扩张法经皮肾镜取石术处理鹿角形结石的安全性及有效性。结果球囊组(采用球囊扩张器扩张至 24 F)和筋膜扩张器组(采用筋膜扩张器扩张至 16 F)两组患者的性别、年龄、体质指数以及结石位置和大小比较差异均无统计学意义。球囊组建立通道时间、清除结石时间、术后血红蛋白下降值、术中肾盂内压及术后发热比例均显著低于及筋膜扩张器组,一次通道建立成功率、一期结石清除率均显著高于筋膜扩张器组。认为应用球囊扩张法建立 24 F 经皮肾通道快速、安全、出血少,术中灌注压低,应用于鹿角形结石经皮肾镜取石术时结石清除率高、并发症少,值得推广。李文成等[225]*探讨刺激性利尿一步扩张法通道建立技术在 PCNL 手术中的安全性和有效性。刺激性利尿一步扩张法通道建立技术即在患者麻醉后,先留置导尿管,予以夹闭,同时静脉输注生理盐水约 1 000 ml,改为俯卧位后,静脉滴注 40 mg 呋塞米,6 min 后开始进行肾脏集合系统穿刺和通道扩张操作。结果该组患者均可诱导出肾盏颈管扩张,均成功一次建立取石通道,无通道建立失败和集合系统穿孔病例,无须要输血治疗病例。通道建立时间(1.9 ± 0.5)min,整体手术时间(34.6 ± 23.8)min,一次手术结石取净率为 88%。认为在 PCNL 手术中采取刺激性利尿一步扩张法通道建立技术是可行的、有效的和安全的,值得临床进一步推广应用。万银绪等[226]回顾性分析了 53 例采用单通道经皮肾镜联合软性膀胱镜治疗的复杂性肾结石患者的临床资料。探讨经皮肾镜联合软性膀胱镜治疗复杂性肾结石的临床应用价值。结果经皮肾镜联合软性膀胱镜治疗复杂性肾结石一期手术清除率明显提高,出血并发症明显减少,同时使复杂手术相对简单化。对于复杂肾结石的治疗,尝试经皮肾镜联合软性膀胱镜碎石取石是个很好的选择。认为经皮肾镜联合软性膀胱镜治疗复杂性肾结石能充分发挥软硬镜各自的优势,使手术更加省时、微创、安全、有效。陈亮等[227]回顾性分析了 182 例一期行经皮肾镜手术的结石性脓肾患者的手术资料。结果一期结石清除率为 86.81%,术后有 38 例患者出血 SIRS 症状,1 例出现感染性中毒性休克。认为一期 PCNL 术治疗无发热结石性脓肾术后发生 SIRS 的概率与其他患者相近,手术相对安全可靠。术前应使用抗生素 3 d 以上再行手术治疗,术中需仔细操作避免输血,尽可能地减短手术时间,减少多通道手术,尤其应当避免因尿液浑浊、出血等视野不清楚导致的灌注液流量大于 500 ml/min 的情况。张涛等[228]观察超声引导下肋间神经阻滞用于微创经皮肾镜取石术后镇痛的临床效果。结果该组患者术后恢复顺利,术后 3 h 内、术后 4 ~ 6 h 试验组盐酸哌替啶用量明显低于对照组,术后 7 ~ 9 h、10 ~ 24 h、24 h 后两组间盐酸哌替啶用量的差异无统计学意义;术后 4 h 内试验组未使用盐酸哌替啶患者的采用视觉模拟评分显著低于对照组;试验组患者对镇痛满意度高于对照组。认为微创经皮肾镜取石术后行超声引导下肋间神经阻滞镇痛效果较好,可明显减少术后 6 h 盐酸哌替啶用量,患者对术后镇痛满意度高,具有一定的临床应用价值。蒋廷森等[229]回顾性分析了 181 例采用 PCNL 手术治疗的上尿路结石患者的临床资料。结果 178 人一期成功建立经皮肾镜通道,164 例(90.6%)结石取净,14 例(7.7%)肾结石残留,其中 10 例(5.5%)结合体外碎石治疗后结石排净,PCNL 联合 ESWL 完全清除率为 96.1%(174/181),随访 3 ~ 12 个月,仅 4 例有结石残留,其余 177 列结石完全排出。认为 PCNL 治疗上尿路结石疗效确切、创伤小、回复快,可在有条件的基层医院逐步开展。但应该做好充分的术前准备,注意防治术中术后并发症对确保患者顺利恢复具有重要意义。金勇超等[230]总结分析 210 例分别行微通道和小通道经皮肾镜碎石术患者的临床资料,探讨微通道与小通道经皮肾镜碎石术治疗肾结石的疗效及安全性。结果微通道组术中出血量、灌注液用量均少于小通道组,大出血发生率、术后住院时间、术后并发症也低于小通道组。认为微通道经皮肾镜碎石术后住院时间、并发症发生率均少于或低于小通道经皮肾镜碎石术,结石清除率高于小通道经皮肾镜碎石术。微通道经皮肾镜碎石术可以改善肾结石患者治疗效果和降低复发率,值得临床推广。周立权等[231]回顾性分析了 12 例应用 PCNL 治疗多囊肾并肾结石患者的病例资料。结果显示 12 例患者肾脏均能成功建立经皮肾通道,无中转开放,无严重并发症发生。术后 1 ~ 7 d 复查无石率为 91.7%(11/12),1 例残留结石行 ESWL 治疗,手术时间为 50 ~ 140 min,平均(95.3 + 30.9)min,术中出血量 10 ~ 200 ml,平均(97.5 + 69.8)ml。随访 5 ~ 24 个月,无结石复发。认为尽管多囊肾增加定位及穿刺难度，但是 PCNL 治疗肾结石是安全、有效的，在 PCNL 开展好的医院可以作为多囊肾并发较大结石、多发结石的首选手术方式。姚成等[232]回顾性分析 65 例输尿管上段结石患者的临床资料。35 例行微创经皮肾镜钬激光碎石，30 例行后腹腔镜输尿管上段切开取石术。结果择 MPCNL 组手术时间明显短于 RLUL 组[(62.2 ± 20.2) min *vs.* (73.5 ± 22.4) min]，术中出血量明显多于后腹腔镜组[(63 ± 12) ml *vs.* (36 ± 14) ml]；两组结石清除率及平均住院日比较均无统计学差异($P<0.05$)。MPCNL 组术后出现大出血 1 例，发热 2 例，结石残留 1 例。RLUL 组出现发热 1 例，尿瘘 1 例。所有患者术后随访 3 个月，复查 B 超未见残留结石。认为对于肾积水较少者或者合并有双肾盂畸形估计性肾穿刺较困难，输尿管上段嵌顿结石位于第 3 腰椎以下的，合并同侧 UPJO 者可选择后腹腔镜手术。对于输尿管上段嵌顿结石，如结石位置较高，且同侧肾结石需要处理的患者可选择 MPCNL 治疗。杨伟锋等[233]回顾性分析了 75 例行后腹腔镜输尿管上段切开取石术患者的临床资料。结果手术时间为 60 ~ 140 min，术中出血量为 30 ~ 50 ml，1 例因输尿管断裂转开发手术，5 例出现后腹膜破裂未特殊处理，5 例出现输尿管口漏尿保守治疗后漏尿停止，随访 3 ~ 48 个月，1 例出现输尿管狭窄。认为后腹腔镜输尿管上段切开取石术具有创伤小、康复快等优点，其并发症主要为输尿管损伤、周围脏器损伤、出血、漏尿及输尿管狭窄等，熟悉手术操作要点，严格掌握适应证是减少并发症发生的关键。

九、男科疾病

张际青等[234]回顾分析了 32 例精索扭转患者的临床资料。其中试验组 18 例，手法复位后睾丸血供恢复，超声检查证实无精索血管扭转则复位成功，不再行手术探查，否则立即手术探查。对照组 14 例，先行手法复位，再行手术探查。结果试验组复位成功 16 例，急诊手术 2 例。术中证实 1 例睾丸坏死，1 例复位不完全。对照组中 13 例复位后超声证实复位完全，并在术中证实均复位成功，另 1 例术中证实复位不完全。对照组术后 4 例发生睾丸萎缩，明显高于试验组。认为超声精索血管形态学检查可能有助于准确判断扭转睾丸是否完全复位，提高睾丸挽救率和避免手术探查。金炎等[235]回顾分析了 30 例不育肥胖男性(肥胖组)和 10 例正常健康男性(对照组)的临床资料。对两组患者进行精液参数分析、内分泌激素检测和血清 Leptin 水平检测。结果对照组精子密度明显高于肥胖组($P<0.01$)，对照组 A 级活动精子和 B 级活动精子百分比都明显高于肥胖组($P<0.01$)。对照组促卵泡生成素(FSH)、促黄体激素(LH)和睾酮(T)水平明显高于肥胖组($P<0.05$)。对照组血清 Leptin 水平明显低于肥胖组($P<0.01$)，血清 Leptin 水平与精子密度之间有显著负相关性($P<0.05$)，血清 Leptin 水平与 FSH、LH、T 水平之间均有显著负相关性($P<0.05$)。认为血清 Leptin 水平与精液各项参数以及内分泌激素有非常密切的关系，可能抑制内分泌激素，影响精子生成，最终导致精子数量和活力的下降。涂响安等[236]回顾分析了 80 例经尿道双极等离子射精管切开术(PKRED)和单极射精管切开术(TURED)治疗射精管梗阻(EDO)患者的临床资料。其中应用 PKRED 治疗 EDO 患者 42 例，应用 TURED 治疗 EDO 患者 38 例，比较平均手术时间、平均住院时间、精子产生率、配偶怀孕率和术后并发症等参数。结果 PKRED 组和 TURED 组的平均手术时间和住院时间分别为 26 min、8.4 d 和 34 min、9.8 d。PKRED 组和 TURED 组的精子产生率和怀孕率分别为 60.5% (23/38)、31% (13/42) 和 57.1% (20/35)、28.9% (11/38)。与 TURED 组比较，PKRED 术后并发症更少。认为 PKRED 比 TURED 治疗 EDO 更具有效性和安全性。柳长坤等[237]回顾分析了 12 例因苗勒管囊肿而梗阻引起的无精子症患者的临床资料。该组患者均经精液分析、直肠指检、直肠超声检查，盆腔磁共振成像、睾丸穿刺活检诊断的，采用经尿道电切联合经尿道精囊镜下射精管扩张术对患者进行治疗。术后随访 12 个月。结果提示该组患者完成手术，患者精液量均增多，精液中出现精子，1 年内精液分析连续 3 次正常。患者术后精液量和精浆果糖明显高于术前(P 均 <0.05)。3 例患者配偶术后 9 ~ 12 个月怀孕。4 例患者术后 1 年复查精囊腺明显缩小。认为经尿道电切联合精囊镜下射精管扩张术可成为临床治疗伴有射精管梗阻症状的前列腺苗勒管囊肿的有效方法。王进等[238]回顾性分析了采用经尿道精囊镜治疗的 52 例顽固性血精患者的临床资料。该组患者均经药物及物理疗法治疗 3 个月无效。术前完善常规检查后，进行精囊灌洗，射精管扩张、钬激光碎石以及精囊囊肿去顶等治疗，术后定期随访。结果 52 例均进镜成功，镜检示血精 36 例，精囊慢性炎症 27 例，精囊囊肿 18 例，精囊结石 17 例，射精管梗阻 16 例，精囊脓肿合并附睾结核 1 例，精囊淀粉样变 3 例，精囊肉芽肿 1 例。术后随访 3 ~ 12 个月，2 例术后出现急性附睾炎，给予抗感染治疗后治愈，未出现尿失禁、急性前列腺炎和直肠损伤等并发症。认为经尿道精囊镜技术在对精囊疾病进行检查的同时也可以治疗精囊疾病，是诊断治疗精囊疾病的一种安全、有效、微创的新技术，值得临床推广。夏永强等[239]

总结了58例行精囊镜患者的资料,其中42例顽固性血精和16例无精子症者。以头端弯曲的专利导管引导精囊镜经精阜隐窝进入前列腺小囊,于其底部5、7点处的侧壁上以另一种专利导管穿刺、引导精囊镜进入到精囊腔内。结果自前列腺隐窝进到精囊腔的时间仅需2~3 min,顺利进镜到精囊腔内46例,占79%。术后42例血精患者症状消失25例、改善11例,16例无精子症者中6例治愈、5例好转、5例无变化。认为以专利导管引导精囊镜,可经精阜隐窝和前列腺小囊快速进入精囊腔,操作技术简单易行,并对不同精囊病变进行处理,成功率高,无并发症,是一种实用的临床技术。许传等[240]总结了485名早泄患者和372名健康体检者的临床资料。调查了包括基本人口信息学特征、IELT和NIH-CPSI等。结果早泄组的IELT显著低于无早泄组,而早泄组的NIH-CPSI评分显著高于无早泄组。在不同类型早泄组中,获得性早泄(APE)的NIH-CPSI的总分及各分项得分值最高,早泄样射精功能障碍(PLED)的IELT最长。早泄患者的IELT与NIH-CPSI评分呈负相关性,其中APE组的IELT与NIH-CPSI总分及各分项得分的相关性最强: IELT与NIH. CPSI总分、疼痛症状评分、排尿症状评分、生活质量评分的相关系数分别为-0.67、-0.71、-0.69、-0.63(P均<0.001)。认为早泄患者的NIH-CPSI评分显著高于无早泄组,早泄患者的IELT与NIH-CPSI评分呈负相关性,APE组的IELT与NIH-CPSI总分及各分项得分的负相关性最强。宋博等[241]回顾分析了34例成年男性早泄患者的临床资料。其中8例曾行包皮环切术,4例包皮过长。该组患者勃起功能正常。查体发现患者均有阴茎系带过短。对于未行包皮环切术者,行阴茎系带延长术;曾行包皮环切术者,行阴茎系带整形及延长手术。结果34例患者术后1个月性生活满意度为94%。术前术后患者阴道内射精潜伏时间、未行包皮环切患者术前术后的IELT、包皮环切患者术前术后的IELT、包皮过长患者术前术后的IELT均具有统计学差异。认为阴茎系带在勃起时相中具有重要作用,通过阴茎系带延长或者整形,可以延长患者勃起时间,治疗早泄。沈育忠等[242]总结分析了996例40~70岁有固定性伴侣的男性进行性健康调查,检测了血清总睾酮(TT)、游离睾酮(FT)及生物活性睾酮(Bio-T)水平,采用国际勃起功能指数-5(IIEF-5)评分表评估其勃起功能。结果该组男性中正常勃起237例,轻度ED 369例,中重度ED 390例。正常勃起人群FT及Bio-T水平均高于ED组,均有统计学差异。TT水平在ED患者中随着年龄增长而下降,不同年龄组间具有统计学差异;IIEF-5评分、FT及Bio-T水平在ED患者中随着年龄增长下降更明显,不同年龄组间均有统计学差异。血清FT、Bio-T水平与IIEF-5评分均呈正相关,而血清TT水平与之无明显相关性。认为FT、Bio-T在ED患者的内分泌诊断以及ED严重程度评估中的价值均优于TT。丁杰等[243]*回顾分析了154例男性器质性勃起功能障碍(ED)患者(ED组)与103例性生活正常男性(非ED组)的临床资料。调查该组患者一般情况、腰围、血压、空腹血糖、总三酰甘油、高密度脂蛋白、血清总睾酮、国际勃起功能评分5项以及勃起功能指标,比较ED组与非ED组,以及ED患者中代谢综合征(MS)者与非MS者各项指标差别。结果中青年ED组MS患病率显著高于非ED组MS患病率,ED组与非ED组腹围、血压、腹围、空腹血糖、高密度脂蛋白及总睾酮均有显著性差异。ED组中MS者与非MS者勃起功能各项指标及总睾酮有显著性差异。多元Logistic回归分析MS各项指标及总睾酮与ED相关性分析,发现腰围与ED密切相关。认为中青年ED患者并发MS患病率较正常人群明显增高,ED患者中并发MS者睾酮水平较低、勃起功能较差。中心性肥胖与中青年ED密切相关。王慧等[244]总结分析了20例亚临床型精索静脉曲张患者(SVc组)和20例临床型精索静脉曲张患者(CVc组)的临床资料。该组患者经显微镜下精索静脉结扎术治疗,分别比较术前组间精液参数差异和组内术前、术后3个月的精液参数。结果术前患者年龄、组间各精液参数差异均无统计学意义,SVc组的平均静脉内径值小于CVc组。SVc组术后3个月的各精液参数较术前均无明显改善,而CVc组的各精液参数则术后均比术前有明显改善。40例患者术后均未发现复发及睾丸萎缩、阴囊疼痛、睾丸鞘膜积液等并发症。认为显微外科手术不能改善亚临床型精索静脉曲张患者的精液质量,但能缓解患者的术前存在的阴囊不适症状。钱海宁等[245]*回顾分析了56例确诊为梗阻性无精子症并初步诊断为附睾梗阻的男性不育患者的临床资料,术前对附睾吻合部位进行预测;行阴囊探查术观察附睾梗阻情况,选择待吻合附睾管;最终根据附睾液中有无活动精子决定吻合部位,对确定为附睾梗阻并找到活精子的患者施行输精管附睾管端侧显微吻合术。结果该组患者均行双侧阴囊超声检查和阴囊探查术,其中行输精管附睾管显微吻合术术98次,术前病史和体检累计预测吻合部位、超声预测吻合部位、术中首选吻合部位的成功率分别为80.5%、80.3%和87.4%。28例随访成功,其中19例于术后从精液中检出活动精子,10例配偶自然受孕成功。认为术前病史和体检有助于吻合部位的选择,阴囊超声是有效、实用、无创的术前诊断附睾梗阻部位的方法。术中在饱满较硬的附睾中选择最为饱满的附睾管切开,易于获得有活

动精子的附睾管行显微吻合。

黎承军等[246]*回顾性研究了47例接受骶骨肿瘤手术的患者术前及术后阴茎勃起及射精功能情况。结果保留双侧S1~S3神经根、保留单侧S1~S3神经根、保留单侧S1~S2神经根的患者,术后3个月阴茎勃起及射精功能障碍发生率分别为31.25%、85.7%、100%,术后6个月为25.00%、71.43%、83.33%,术后1年为12.50%、52.38%、83.33%,2013年8月随访时阴茎勃起及射精功能障碍发生率为0、42.86%、66.67%。仅保留单侧S1神经根患者,术后3个月至2013年8月随访时阴茎勃起及射精功能均不能恢复。认为男性患者骶骨肿瘤术后阴茎勃起及射精功能障碍发生率与手术方式密切相关。至少保留一侧的S3神经根对患者术后阴茎勃起及射精功能的保存是至关重要的。王俊龙等[247]回顾性分析了2012年9月至2014年3月收治的33例隐睾后非梗阻性无精子症(NOA)患者和46例睾丸体积、卵泡刺激素和黄体生成素与之同一水平的无隐睾NOA患者的病例资料。结果隐睾后NOA患者睾丸精子获得率为70%(23/33),无隐睾NOA患者为46%(21/46),两组精子成熟阻滞(64%和39%)和唯支持细胞综合征(21%和52%)两种病理类型比例比较差异有统计学意义($P<0.05$)。认为隐睾后NOA患者睾丸精子获得率明显高于无隐睾NOA患者,可能与隐睾后NOA睾丸病理改变相对轻微有关。邓小林等[248]将86例少弱精子症不育男性患者随机分为治疗组与对照组各43例,治疗组口服维生素D(VD)200 U及钙600 mg,每日1次,对照组服用维生素E 100 mg与维生素C 100 mg,每日3次。结果3个月后,治疗组每次射精前向运动精子数及百分率从(18.41±9.82)%提高为(28.27±4.47)%,差异有统计学意义。对照组治疗前后每次射精前向运动精子百分率从(17.79±5.25)%提高为(21.35±2.41)%,差异无统计学意义。认为VD治疗少弱精子症可显著提高每次射精前向运动精子数和前向运动精子百分率,提高患者的精液质量。肖飞等[249]前瞻性分析可75例无代谢综合征(MS)的受试者的临床资料,其中25例健康志愿者设为A组,25例夜间阴茎勃起功能(NPT)正常的ED患者设为B组,25例NPT异常的ED患者设为C组,入组时患者血清总睾酮均>9.9 mmol/L,并排除MS诊断。结果3年后随访各项代谢指标发现:A、C两组的平均动脉压、空腹血糖、高密度脂蛋白、总胆固醇差异有统计学意义;B、C两组的平均动脉压、高密度脂蛋白差异有统计学意义;A、B两组各项指标差异无统计学意义;A组患MS者2例,B组3例,C组7例,三组间MS发病率差异有统计学意义。认为NPT结果能在一定程度上反映和预测MS的发生和发展,可作为早期预警MS的参考指标之一。张峰彬等[250]回顾分析了76例行显微外科手术治疗的梗阻性无精子症患者的临床资料,术后随访复通率、精液常规及孕育情况共2~16个月。结果双侧输精管附睾吻合术、单侧输精管附睾吻合术及单侧输精管附睾吻合+单侧输精管吻合术的成功率分别为62.26%(33/53)、35.71%(5/14)和77.78%(7/9);精子浓度分别为$(27.9\pm5.74)\times10^6$/ml、$(11.8\pm8.33)\times10^6$/ml和$(19.9\pm7.53)\times10^6$/ml。所有患者中,术后有8例使配偶怀孕。认为显微外科手术可有效治疗输精管及附睾管梗阻,提升精子质量。杨晓健等[251]对6例先天性单侧输精管缺如(CUAVD)合并无精子症患者,抽取外周血行囊性纤维化跨膜转导(CFTR)全外显子突变及多态性检测,并将测序结果与UCSC Genome Browser on Human Dec. 2013 Assembly进行在线比对及分析。结果该组CUAVD合并无精子症患者中,1例第6号外显子中可检测到1个已知错义突变c.592G>C,2例患者第10号外显子前非编码区域发现c.1210-12T[5]剪切突变,且该2例患者合并第11号外显子上V470单倍体。认为CUAVD合并无精子症患者CFTR全外显子基因突变有一定的检出率,有必要对这部分患者进行CFTR基因突变检测。

(徐 斌 叶华茂 任善成 许传亮 杨 波 刘智勇 高小峰 周 铁)

·参·考·文·献·

● [1]* 曹万里,黄宝星,孙福康,等. 初发恶性与复发恶性嗜铬细胞瘤临床特征的比较分析[J]. 上海交通大学学报医学版,2015,35(8):1169-1173.

● [2]* 文进,李汉忠,纪志刚,等. 3D腹腔镜手术治疗肾上腺嗜铬细胞瘤/副神经节瘤的临床研究[J]. 中华泌尿外科杂志,2015,36(7):511-513.

● [3] 杨璐,高亮,陈勇吉,等. 腹腔镜经腰腹联合途径行较大肾上腺肿瘤切除的临床研究[J]. 四川大学学报(医学版),2015,46(2):336-339.

● [4] 韩炜,李军,秦红,等. 儿童肾上腺皮质癌的诊断与治疗[J]. 中华小儿外科杂志,2015,36(1):44-47.

● [5] 汤坤龙,李路鹏,王亮,等. 氢化可的松在后腹腔镜手术治疗皮质醇增多症围手术期的应用研究[J]. 中华内分泌外科杂志,2014,8(6):503-505.

● [6] 邵四海,汪朔,王荣江,等. 后腹腔镜肾上腺肿瘤切除术后肾上腺危象8例[J]. 实用肿瘤杂志,2015,30(1):26-28.

● [7] 柳其中,田凯,王宜林,等. 经腹腔途径腹腔镜解剖性肾上腺切除术的临床体会[J]. 腹腔镜外科杂志,2014,19(9):687-689.

● [8] 陈路遥,王保军,李新涛,等. 基因多态性与醛固酮瘤术后持续性高血压的多因素分析[J]. 临床泌尿外科杂志,2014,22(10):884-888.

● [9] 陈显成,甘卫东,叶庆,等. 多克隆分离探针在 Xp11.2 易位性肾癌诊断中的应用[J]. 中华医学杂志,2014,94(46):3675-3680.

● [10] 田昊,吴育栋,李彦君,等. 肾透明细胞癌中血管抑制蛋白-1 与微血管密度的检测及临床意义[J]. 临床泌尿外科杂志,2015,30(3):208-212.

● [11] 郭飞,王家祥,张俊杰,等. 小儿肾母细胞瘤血清创伤应激相关因子的筛选与鉴定[J]. 中华小儿外科杂志,2013,36(6):449-454.

● [12] 王强,蔡明,石炳毅,等. 158 例后腹腔镜下结核肾切除术临床分析[J]. 解放军医学院学报,2015,36(8):794-796.

● [13] 王晶,樊松,汪小霞,等. 不典型肾结核 29 例临床分析[J]. 临床泌尿外科杂志,2015,30(3):245-248.

● [14] 孙凌风,周林玉. 肾嗜酸细胞瘤术前诊断与治疗(附 13 例报告)[J]. 临床泌尿外科杂志,2014,29(10):871-873.

● [15] 武睿毅,王国民,孙立安,等. Wunderlich 综合征的临床分类诊治体会[J]. 中华泌尿外科杂志,2015,36(6):409-413.

● [16] 侯伟斌,董德鑫,肖河,等. 术前怀疑恶性的复杂肾囊肿临床诊治分析[J]. 中华医学杂志,2015,95(24):1944-1946.

● [17] 陈跃东,周中全,周鑫,等. 不阻断肾动脉左肾静脉移位术治疗后胡桃夹综合征[J]. 中华小儿外科杂志,2014,35(12):959-960.

● [18] 叶学荣,刘冰,曲乐,等. 单孔与标准腹腔镜下无功能肾切除术的临床疗效对比[J]. 第二军医大学学报,2014,35(10):1151-1155.

● [19] 廖云峰,徐辉,邹晓峰,等. 经脐入路辅助耻骨上或经阴道穿刺通道腹腔镜粘连肾切除技术的探讨[J]. 临床泌尿外科杂志,2015,30(5):385-388.

● [20] 李海龙,陈家存,陈仁富,等. 后腹腔镜下重复肾病肾和输尿管切除术的策略[J]. 临床泌尿外科杂志,2014,29(12):1067-1069.

● [21] 霍庆祥,孙建涛,马魏魏,等. 经腹腹腔镜半肾切除术治疗成人重复肾畸形(附 12 例报告)[J]. 临床泌尿外科杂志,2014,29(10):912-914.

● [22] 张雷,姚林,李学松,等. 经腹腹腔镜肾切除手术的肾蒂处理技术:单一术者 191 例经验总结[J]. 北京大学学报(医学版),2014,46(4):537-540.

● [23] 李书强,李汉忠,张玉石. 结节性硬化症相关肾错构瘤自发性破裂出血临床诊治分析[J]. 临床泌尿外科杂志,2014,29(12):1070-1072.

● [24] 刘雍,时玲燕,王军,等. 无缺血状态下的后腹腔镜肿瘤剜除术治疗肾错构瘤[J]. 临床泌尿外科杂志,2015,30(8):679-681.

● [25] 刘勇,姜德田,毛昕,等. 术前解剖特征分类评分系统在 T1 期肾肿瘤术式选择中的应用[J]. 中华泌尿外科杂志,2014,35(10):734-737.

● [26] 葛宏伟,张弋,李宁忱,等. 3D 打印技术在肾肿瘤手术规划中的应用研究初探[J]. 中华泌尿外科杂志,2014,35(9):659-663.

● [27] 杨洋,肖云翔,周利群,等. 手术治疗肾癌根治术后孤立局部复发病灶的长期预后分析[J]. 北京大学学报(医学版),2014,46(4):528-531.

● [28] 王增增,李泉林,王一明. 肾透明细胞癌多中心病灶单克隆、多克隆起源并存的研究论证[J]. 临床泌尿外科杂志,2015,30(8):685-689.

● [29] 张进,王共先,郭剑明,等. 肾细胞癌随访 5 年生存分析及预后相关因素的多中心研究[J]. 中华泌尿外科杂志,2015,36(2):113-117.

● [30]* 巩会杰,王保军,张旭,等. 散发性双肾癌的临床病理特征及手术疗效分析[J]. 中华泌尿外科杂志,2015,36(4):249-253.

● [31] 曹翔,甘卫东,杨军,等. 肾细胞癌假包膜的 MRI 表现及在肿瘤剜除术中的意义[J]. 临床泌尿外科杂志,2014,29(10):859-862.

● [32] 张振兴,浦金贤,陆勇,等. 肾癌根治术后连续观察肾功能变化的临床研究[J]. 中华外科杂志,2014,52(10):760-764.

● [33] 蒲小勇,李东,刘久敏,等. 经腹入路腹腔镜下肾部分切除术治疗 R. E. N. A. L. 评分≥7 肾肿瘤的临床应用[J]. 临床泌尿外科杂志,2015,30(4):291-293.

● [34] 来庆国,马晓诚,李斌,等. 体质指数对后腹腔镜下肾部分切除术的影响[J]. 临床泌尿外科杂志,2015,30(5):404-406.

● [35]* 李鹏,杨庆,陈俊明,等. 近似肿瘤实质接触面积与肾部分切除术围手术期参数的相关性分析[J]. 临床泌尿外科杂志,2014,30(3):213-217.

● [36] 李鹏,杨庆,纪家涛,等. 后腹腔镜辅助经腰小切口肾部分切除术治疗复杂性 T1 期肾癌(附 28 例报告)[J]. 第二军医大学学报,2015,36(1):90-94.

● [37]* 王晓宁,张国玺,邹晓峰,等. 经阴道自然腔道内镜手术辅助腹腔镜下肾部分切除术的临床研究[J]. 中华泌尿外科杂志,2015,36(6):192-195.

● [38] 曹靖,陈文军,甲明,等. 热缺血时间对腹腔镜下肾部分切除术后早期肾功能的影响分析[J]. 中华泌尿外科杂志,2013,36(6):414-418.

● [39] 殷国林,张大宏,宋正尧,等. 免打结倒刺缝线与传统可吸收缝线在腹腔镜下肾部分切除术中的比较研究[J]. 临床泌尿外科杂志,2015,30(7):601-603.

● [40] 陈雷,林宁殊,殷民,等. 腔内超声引导下腹腔镜肾部分切除术治疗完全肾内型肾肿瘤 5 例报告[J]. 临床泌尿外科杂志,2014,30(3):231-234.

● [41] 刘宇军,孙立安,张立,等. 机器人辅助与腹腔镜下肾部分切除术的近期疗效比较[J]. 中华泌尿外科杂志,2014,35(10):721-725.

● [42] 叶雄俊,张力杰,刘士军,等. 腹腔镜下肾部分切除术后早期出血原因分析及处理体会[J]. 中华泌尿外科杂志,2014,35(10):726-729.

● [43] 张志凌,李永红,董培,等. 肾后唇或前唇切开肾部分切除术治疗靠近肾门的内生型肾癌的初步经验[J]. 中华泌尿外科杂志,2015,36(3):172-174.

● [44]* 姚东伟,屈峰,郑金榆,等. 腹腔镜下射频消融治疗中央型肾肿瘤[J]. 中华外科杂志,2015,53(6):446-449.

● [45] 魏世平,李辉明,陶维雄,等. 腹腔镜下冷冻消融治疗肾癌的长期随访报告[J]. 中国微创外科杂志,2015,15(4):344-346.

● [46] 王劲夫,王建业,万奔,等. 肾癌合并静脉癌栓诊疗方式的探讨及疗效观察[J]. 临床泌尿外科杂志,2015,30(7):597-600.

● [47]* 沈柏华,谭付清,谢立平,等. 左肾癌伴下腔静脉癌栓的手术治疗方法[J]. 中华泌尿外科杂志,2015,36(9):661-664.

● [48] 陈勇辉,薛蔚,孔文,等. 改良深低温停循环下根治性肾切除术加下腔静脉瘤栓取出术的临床分析[J]. 中华泌尿外科杂志,2014,35(9):650-654.

● [49]* 唐琦,王天昱,李学松,等. 完全腹腔镜下根治性肾切除及静脉癌栓取出术的可行性及安全性分析[J]. 中华泌尿外科杂志,2015,36(9):648-652.

● [50]* 李永强,李汉忠,邓建华,等. 索拉非尼治疗进展性肾癌长期存活因素的探讨[J]. 临床泌尿外科杂志,2015,30(7):607-609.

● [51] 喻彬,蔡宏宙,徐子程,等. 转移性肾癌索拉非尼治疗失败后联合间歇化疗的初步经验(附 10 例报告)[J]. 临床泌尿外科杂志,2015,30(7):604-606.

● [52] 肖元宏,陈迪祥,王政,等. Cohen 术式治疗儿童巨输尿管的技术细节及围术期并发症的防治[J]. 解放军医学院报,2015,36(2):124-126.

● [53] 林厚维,耿红全,徐国锋,等. 膀胱输尿管反流和肾盂输尿管连接部梗阻两个病理状况同时存在的诊治[J]. 中华小儿外科杂志,2015,36(2):138-140.

● [54] 姚东伟,屈峰,李笑弓,等. 腹腔镜治疗单侧肾发育不良伴输尿管异位开口 9 例报告[J]. 临床泌尿外科杂志,2015,30(3):263-264.

● [55] 张方圆,魏东,吴鹏杰,等. 内镜下上尿路肿瘤切除术后预防性肾盂输尿管内滴注化疗的临床价值[J]. 中华老年医学杂志,2015,34(8):878-880.

● [56] 李建华,陈亮,李建兴,等. 经皮肾通道输尿管软镜联合球囊扩张治疗复杂输尿管下段狭窄的效果观察[J]. 中华医学杂志,2014,94(46):3642-3644.

● [57] 纪长威,张古田,张士伟,等. 经腹膜及经后腹膜入路腹腔镜下治疗腔静脉后输尿管的疗效分析[J]. 中华外科杂志,2014,52(8):580-583.

● [58] 肖正伟,樊世富,涂长苹,等. CT 在输尿管肿瘤诊断中的价值[J]. 华西医学,2014,29(11):2085-2087.

● [59] 王鑫,高平生,朱刚,等. 完全腹腔镜下肾、输尿管及膀胱袖状切除术治疗上尿路肿瘤的临床研究[J]. 中华泌尿外科杂志,2015,36(3):196-198.

● [60] 刘高瑞,王一,刘晓强,等. 重复肾重复输尿管畸形合并同侧输尿管癌三例报告[J]. 中华泌尿外科杂志,2015,36(1):70-71.

● [61] 姚立欣,刘军,童强,等. 保留肾脏手术治疗原发性输尿管癌 27 例分析[J]. 临床泌尿外科杂志,2014,29(11):993-996.

● [62] 杨波,胡浩,王佳,等. 经皮肾"三明治"

腔内肾盂成形术治疗肾盂输尿管连接部梗阻[J]. 北京大学学报(医学版),2015,47(4):634-637.

● [63] 周辉霞,刘新,谢华伟,等. 经脐多通道腹腔镜下肾盂成形术治疗小于3个月重度肾积水患儿的初步经验[J]. 中华泌尿外科杂志,2014,35(12):896-899.

● [64]* 鄢世兵,柳良仁,杨璐,等. 原发性肾输尿管小细胞神经内分泌癌的诊断与治疗(附10例报告)[J]. 临床泌尿外科杂志,2014,29(11):967-970.

● [65]* 刘沛,吴鑫,朱雨泽,等. 回肠代输尿管术治疗医源性长段输尿管损伤[J]. 北京大学学报(医学版),2015,47(4):643-647.

● [66] 闫三华,庞建智,杨晓峰,等. 异硫氰酸荧光素-CSNRDARRC分子探针的荧光特性及其在体标记膀胱癌原位移植瘤的靶向性研究[J]. 中华泌尿外科杂志,2014,35(9):699-703.

● [67] 刘志华,叶云林,卞军,等. 负性共刺激分子PD-L1在非肌层浸润性膀胱癌的表达及其对术后膀胱灌注治疗的影响[J]. 中山大学学报,2015,36(2):221-226.

● [68] 钟广正,彭杨,何旺,等. 干性相关长链非编码RNA促进膀胱癌干细胞自我更新及其作为经尿道膀胱肿瘤切除术后复发预测指标的研究[J]. 中华泌尿外科杂志,2015,36(7):495-499.

● [69] 罗德毅,杨童欣,林逸飞,等. 单纯肠道膀胱扩大术治疗神经源性膀胱合并输尿管反流的初步结果[J]. 中华泌尿外科杂志,2015,36(2):104-107.

● [70] 杜广辉,徐磊,李小辉,等. 骶神经根病变致神经源性膀胱的诊断和治疗[J]. 中华泌尿外科杂志,2015,36(2):100-103.

● [71] 祁小龙,徐智慧,刘锋,等. 腹腔镜下回肠膀胱扩大术治疗低顺应性膀胱的初步临床结果[J]. 中华泌尿外科杂志,2015,53(8):594-598.

● [72] 徐维锋,李汉忠,严维刚,等. 经尿道膀胱副神经节瘤切除11例报告[J]. 中华泌尿外科杂志,2014,35(10):753-756.

● [73] 徐土珍,孙秋华,黄啸,等. 盆底肌训练对女性膀胱过度活动症患者症状及生活质量的影响研究[J]. 中华泌尿外科杂志,2014,35(8):591-595.

● [74] 钟欢,谢立平,郑祥毅,等. 经皮胫神经电刺激治疗女性膀胱过度活动症的疗效观察[J]. 中华泌尿外科杂志,2014,35(9):697-698.

● [75]* 张帆,廖利民,陈国庆,等. 组织工程补片膀胱扩大术治疗神经源性膀胱的疗效分析[J]. 中华泌尿外科杂志,2015,36(1):29-33.

● [76] 沈华,廖凯,吴宏飞. 尿粪分流手术在治疗膀胱全切Sigma直肠膀胱术后严重代谢紊乱中的应用价值[J]. 中华泌尿外科杂志,2015,36(3):200-203.

● [77]* 曾蜀雄,张振声,宋瑞祥,等. 腹腔镜下与开放式根治性膀胱切除术后早期并发症的对比研究[J]. 中华泌尿外科杂志,2015,36(5):333-335.

● [78] 戴志红,刘志宇,高玉仁,等. 腹腔镜膀胱根治性切除术临床疗效分析及学习曲线探讨[J]. 临床泌尿外科杂志,2015,30(9):798-800.

● [79] 杨晓峰,张晓静,杨森,等. 多光谱成像在膀胱镜检查中应用的临床意义[J]. 中华泌尿外科杂志,2014,36(11):814-822.

● [80] 李炳坤,徐啊白,陈玢屾,等. 腹腔镜下全膀胱切除术加全去带乙状结肠原位新膀胱术治疗高龄膀胱癌的临床研究[J]. 中华泌尿外科杂志,2014,35(11):815-818.

● [81]* 朱延军,王国民,徐志兵,等. 膀胱癌患者行保留膀胱手术后复发的危险因素分析[J]. 复旦学报(医学版),2014,41(6):742-744.

● [82] 喻希,葛鹏,王子成,等. 根治性膀胱切除标本中淋巴血管侵犯的预后判断价值研究[J]. 中华泌尿外科杂志,2014,35(2):122-125.

● [83] 朱再生,徐礼臻,罗荣利,等. 抗反流回肠壁瓣膜成形联合输尿管拖入吻合技术在原位新膀胱术中的应用与疗效[J]. 中华泌尿外科杂志,2014,35(9):672-675.

● [84] 潘麒,张连华,林世龙,等. 糖尿病与非肌层浸润性膀胱癌预后的关系(附225例报告)[J]. 临床泌尿外科杂志,2014,29(12):1080-1083.

● [85] 吴文博,程龙,廖正明,等. 腹腔镜膀胱癌根治术与开放性膀胱癌根治术临床疗效比较[J]. 中华泌尿外科杂志,2015,23(2):110-112.

● [86] 曾蜀雄,宋瑞祥,于晓雯,等. 膀胱癌根治术后早期并发症及其危险因素分析[J]. 临床泌尿外科杂志,2015,30(02):104-106.

● [87]* 郝瀚,吴鑫,郑卫,等. 膀胱尿路上皮癌淋巴结转移特点:单中心522例膀胱根治性切除病例回顾[J]. 北京大学学报(医学版),2015,47(4):524-527.

● [88]* 孟一森,苏杨,范宇,等. 根治性膀胱全切术后肠梗阻的危险因素分析(附740例报道)[J]. 北京大学学报(医学版),2015,47(4):628-633.

● [89]* 刘锋,王帅,祁小龙,等. 完全腹腔镜下根治性膀胱切除及原位U形回肠新膀胱术19例报告[J]. 中华泌尿外科杂志,2014,36(4):270-275.

● [90] 葛鹏,王子成,李森,等. 尿路上皮癌变异型对根治性膀胱切除术患者预后的影响[J]. 中华泌尿外科杂志,2015,36(7):490-492.

● [91] 王琦,于德新,张涛,等. 多发性肌层浸润性膀胱癌中肿瘤发生部位与阳性淋巴结在盆腔内分布状况的研究[J]. 临床泌尿外科杂志,2015,30(7):610-614.

● [92] 吴鹏杰,朱刚,魏东,等. 原发性上尿路移行细胞癌患者根治术后发生膀胱癌的多因素分析[J]. 中华老年医学杂志,2015,34(7):774-777.

● [93] 王文龙,张羽,胡海龙,等. TURBT后病理组织标本中肌层组织存在与否作为预测手术质量指标的可行性研究[J]. 临床泌尿外科杂志,2015,30(5):416-419.

● [94] 李常颖,李常颖,王一,等. 膀胱灌注化疗对输尿管尿路上皮癌根治术后复发膀胱癌的影响[J]. 临床泌尿外科杂志,2014,29(12):1088-1090.

● [95] 张国飞,吴越,汪清,等. 短周期多次经尿道深度电切联合膀胱灌注化疗治疗高龄T2期高危浸润性膀胱癌45例[J]. 中国微创外科杂志,2014,14(8):711-713.

● [96] 王兴,崔曙,朱平宇,等. 非肌层浸润性膀胱尿路上皮癌预后的多因素Cox回归分析[J]. 临床泌尿外科杂志,2014,29(10):878-881.

● [97] 郄云凯,胡海龙,田大伟,等. 经尿道膀胱肿瘤电切除术中留取切缘标本对非肌层浸润性膀胱癌的诊疗意义[J]. 中华外科杂志,2015,53(3):202-205.

● [98] 王国民,王国民,徐志兵,等. 膀胱癌患者行保留膀胱手术后复发的危险因素分析[J]. 复旦学报(医学版),2014,41(6):742-746.

● [99] 李昭夷,侯瑞鹏,李健. 根治性经尿道绿激光汽化术联合化疗治疗肌层浸润性膀胱癌的临床观察[J]. 中华泌尿外科杂志,2015,36(7):487-489.

● [100] 冯树强,范海涛,任明,等. 吉西他滨膀胱内灌注预防膀胱癌术后复发的临床研究(附198例报告)[J]. 临床泌尿外科杂志,2014,29(11):977-979.

● [101] 刘佃成,刘佃成,于江,等. 三种吡柔比星膀胱灌注保留时间的临床疗效比较研究[J]. 临床泌尿外科杂志,2014,29(11):971-973.

● [102] 章步文,黎钢,叶津津,等. 不同分期前列腺癌患者外周血CD4$^+$ CD25$^+$ Foxp3$^+$调节性T细胞的变化及与胰岛素抵抗的相关性[J]. 中国男科学杂志,2015,21(5):420-424.

● [103] 束方鹏,周佥,吕道均,等. HnRNP L蛋白在人前列腺癌组织中的表达及其临床意义[J]. 中国男科学杂志,2015,29(3):12-18.

● [104] 周武,陶志华,王忠永,等. 前列腺癌抗原3基因启动子短片段重复序列多态性与前列腺癌发生风险的关系[J]. 中华肿瘤杂志,2015,37(2):107-111.

● [105] 叶永康,米其武,罗杰鑫,等. 前列腺癌10个显著差异表达基因筛查研究[J]. 中华男科学杂志,2015,21(5):408-413.

● [106] 冯伟,张红宾,王养民,等. 转录因子FOXA1与前列腺癌恶性程度及进展相关性研究[J]. 中华男科学杂志,2015,21(5):414-418.

● [107] 黄滔,张卿,马斌斌,等. 前列腺癌及其癌旁组织中受体酪氨酸激酶的磷酸化分析[J]. 中国男科学杂志,2015,29(6):33-36.

● [108] 蔡崇岳,伍彩云,杨宇峰,等. 前列腺癌组织中CD147 mRNA的表达及临床意义[J]. 临床泌尿外科杂志,2015,30(9):804-808.

● [109] 乔鹏飞,刘冉录,徐勇,等. 前列腺癌中N-myc下游调节基因-1启动子区甲基化状态的初步研究[J]. 中华泌尿外科杂志,2015,36(9):705-708.

● [110] 李慧峰,吴振启,颜伟,等. uPCA3 mRNA及PCA3 mRNA/D定量检测对PSA灰区前列腺癌诊断的临床研究[J]. 临床泌尿外科杂志,2015,30(9):814-818.

● [111] 丁涛,何小舟,许贤林,等. 前列腺癌骨转移患者血清中卵泡抑制素样蛋白1的表达及临床相关性研究[J]. 中华男科学杂志,2014,20(12):1090-1092.

● [112] 徐战平,刘久敏,郑祥光,等. 保存膀胱颈完整性在经尿道前列腺等离子电切术中对低龄患者勃起功能的影响[J]. 中国性科学,2014,34(11):1702-1704.

● [113] 任晓磊,高志明,夏海波,等.经尿道前列腺电切术联合 2 μm 激光汽化切除术治疗 80 ml以上 BPH 的临床研究[J].中国男科学杂志,2015,21(2):136-140.

● [114] 韩聪祥,李金雨,林吓聪,等.分叶分隔法经尿道等离子双极电切术治疗大体积前列腺增生症[J].中国微创外科杂志,2015,15(5):425-429.

● [115] 谷猛,蔡志康,陈其,等.铁激光剜除治疗良性前列腺增生的新方法——6 点隧道法[J].中华男科学杂志,2015,21(2):132-136.

● [116] 樊胜海,李学德,武英杰,等.2 μm 激光"刀削面式"前列腺剜除术操作及其疗效比较分析[J].中国男科学杂志,2014,28(8):27-30.

● [117] 张小德,周红庆,许陈祥,等.腔内分部剜切术与经尿道前列腺等离子双极电切术治疗前列腺增生症的疗效分析[J].临床外科杂志,2015,23(2):107-109.

● [118] 孟永良,孙根喜,王伟,等.HoLEP 与 TURP 治疗 BPH 的并发症比较[J].临床泌尿外科杂志,2014,(12):1101-1103.

● [119] 洪锴,刘余庆,卢剑,等.钬激光与铥激光前列腺剜除术的效果以及对勃起功能影响的比较研究[J].中华男科学杂志,2015,21(3):245-250.

● [120] 秦凌辉,徐光勇,张荣贵,等.IPSS 与前列腺体积、前列腺膀胱内突出度、最大尿流率、残余尿及体重指数相关性的研究价值[J].中国男科学杂志,2015,29(3):45-48.

● [121] 孙超,薛向东,汪柏林,等.良性前列腺增生与代谢综合征的相关性研究[J].中国医科大学学报,2015,44(1):15-19.

● [122] 粘烨琦,丁茂,胡善彪,等.保留精阜近端部分前列腺尖部组织对低龄良性前列腺增生患者射精功能保护的临床研究[J].中国男科学杂志,2015,29(6):40-42.

● [123] 何强,李浪,姚史武,等.腹腔镜联合汽化电切镜治疗前列腺增生合并膀胱憩室的安全性和疗效研究[J].中国男科学杂志,2015,29(3):52-53.

● [124] 庄桂武,陈波特,吴实坚,等.认知疗法联合药物治疗ⅢA 型前列腺炎临床观察[J].中国男科学杂志,2015,29(3):41-44.

● [125] 周丽莉,张建刚,王霞,等.经直肠超声造影定量分析对前列腺癌的鉴别与诊断价值探讨[J].中国肿瘤临床与修复,2015,22(5):546-548.

● [126] 王友林,朱磊一,姜波,等.超声引导下经直肠前列腺穿刺与前列腺癌根治术后病理组织 Gleason 评分差异性的研究[J].临床泌尿外科杂志,2015,30(7):628-630.

● [127]* 李清,肖博,刘士军,等.前列腺穿刺活检术后间隔时间对腹腔镜前列腺癌根治术的影响(附专家点评)[J].北京大学学报(医学版),2015,46(4):532-536.

● [128] 刘秉乾,梁宏,张国兵,等.前列腺穿刺活检术后并发症的相关因素分析:多中心回顾性研究[J].中华泌尿外科杂志,2014,35(9):676-680.

● [129] 严维刚,周毅,周智恩,等.模板引导下经会阴前列腺穿刺活检 10 年经验总结[J].中华泌尿外科杂志,2015,36(1):39-42.

● [130] 张墨,王鹏,殷波,等.经直肠剪切波弹性成像技术联合移行区穿刺在前列腺癌诊断中的应用价值[J].中华男科学杂志,2015,21(7):610-614.

● [131] 丁雪飞,周广臣,顾晓,等.超声引导下前列腺周围神经阻滞麻醉在前列腺穿刺活检中的应用[J].中华泌尿外科杂志,2014,35(12):917-920.

● [132] 蒋骁,吴鹏西,周锋盛,等.经直肠超声造影引导前列腺穿刺活检的应用价值[J].江苏医药,2015,41(1):38-40.

● [133] 袁利荣,张承广,鲁来兴,等.经会阴及经直肠前列腺穿刺活检术的临床应用分析[J].中华男科学杂志,2014,20(11):1004-1008.

● [134] 高旭,王燕,杨波,等.机器人辅助腹腔镜下根治性前列腺切除术 107 例报告[J].中华泌尿外科杂志,2014,35(9):668-671.

● [135] 郑涛,马鑫,张旭,等.机器人辅助与经腹膜外途径腹腔镜下根治性前列腺切除术的近期疗效比较[J].中华泌尿外科杂志,2014,35(11):824-827.

● [136] 王延柱,孟平,杨晓剑,等.机器人辅助根治性前列腺切除术中血管神经束保留技术的疗效分析[J].中国男科学杂志,2015,29(4):28-31.

● [137] 李普,邵鹏飞,成功,等.经腹腔途径腹腔镜下根治性前列腺切除术与开放式根治性前列腺切除术的疗效比较[J].中华泌尿外科学杂志,2015,36(8):588-591.

● [138] 干思舜,徐丹枫,高轶,等.腹腔镜筋膜内前列腺癌根治性切除术对尿控恢复的影响及相关因素分析[J].腹腔镜外科杂志,2014,19(10):721-724.

● [139] 潘家骅,薛蔚,沙建军,等.耻骨后与腹腔镜下根治性前列腺切除术的临床疗效比较[J].中华泌尿外科杂志,2015,36(8):578-582.

● [140] 潘铁军,周宇,沈国球,等.经精囊面吊带悬吊膀胱颈技术在腹腔镜前列腺根治切除术中的应用[J].临床泌尿外科杂志,2014,29(11):957-959.

● [141]* 兰建宏,汪朔,夏丹,等.经腹膜外途径腹腔镜下根治性前列腺切除术治疗高危前列腺癌的疗效观察[J].中华泌尿外科杂志,2015,36(5):346-349.

● [142] 马潞林,张帆,黄毅,等.学习曲线对腹腔镜下根治性前列腺切除术围手术期并发症的影响:单中心连续 200 例经验总结[J].中华泌尿外科杂志,2015,36(8):611-614.

● [143]* 许宁,蔡海,魏勇,等.最长尿道保存技术对腹腔镜前列腺癌根治术后尿控恢复的影响[J].中国微创外科杂志,2015,15(8):701-704.

● [144] 张桂铭,秦晓健,韩成涛,等.根治性前列腺切除术后 Gleason 评分升级的危险因素分析[J].中华外科杂志,2015,53(7):543-546.

● [145] 许小林,刘峰,徐月敏,等.前列腺癌根治术患者术后勃起功能障碍相关因素分析[J].中华男科学杂志,2015,21(6):570-572.

● [146] 廖晓星,邢念增,乔鹏,等."三明治"法尿道重建技术改善腹腔镜下根治性前列腺切除术后早期尿控的效果[J].北京大学学报(医学版),2015,47(4):601-604.

● [147] 刘定益,周燕峰,夏维木,等.根治性前列腺切除术中应用简易方法预防腹股沟斜疝的体会[J].中华男科学杂志,2015,21(2):185-188.

● [148] 胡礼炳,雷永虹,张国颖,等.逆行性膀胱颈保护技术在前列腺癌根治术中的应用和效果评价[J].临床泌尿外科杂志,2014,29(12):1054-1058.

● [149] 杜小涛.保留部分前列腺部尿道和耻骨前列腺韧带对前列腺癌根治术后尿失禁的疗效观察[J].实用癌症杂志,2015,30(6):871-874.

● [150] 管兆龙,黄源,柳金良,等.即刻辅助内分泌治疗在高危局限期或局部晚期前列腺癌根治性手术后的应用价值[J].中华男科学杂志,2014,20(12):1093-1098.

● [151]* 朱再生,叶敏,施红旗,等.前列腺癌淋巴结转移的特点及其临床意义[J].中华泌尿外科杂志,2014,35(11):829-832.

● [152] 王功伟,沈丹华.前列腺腺癌患者年龄和 Gleason 评分相关性分析[J].中华男科学杂志,2015,21(2):140-144.

● [153] 汪康宁,廖秋玲,陈烈钳,等.前列腺癌患者生存质量及影响因素分析[J].中国男科学杂志,2015,29(6):15-20.

● [154] 左维,薛珺,王振中.经尿道前列腺切除术联合间歇性或持续性雄激素阻断治疗晚期前列腺癌的疗效比较[J].中国肿瘤临床与康复,2014,21(11):1383-1385.

● [155]* 麦智鹏,严维刚,李汉忠,等.T_{3a}期前列腺癌近距离治疗联合外放疗和内分泌治疗的疗效观察及预后因素分析[J].中华外科杂志,2014,52(10):765-770.

● [156] 胡滨,胡兵,陈磊,等.经直肠超声造影和磁共振弥散加权成像评价前列腺射频消融术的短期效果[J].上海医学,2014,37(1):876-880.

● [157] 莫乃新,史红雷,吕忠,等.雄激素去除治疗对老年前列腺癌和前列腺增生患者血清骨代谢的影响[J].江苏医药,2015,41(11):1280-1282.

● [158] 陶凌松,陶良俊,陈弋生,等.晚期前列腺癌伴膀胱出口梗阻 TURP 或 α1A 受体阻滞剂联合内分泌治疗的疗效分析[J].中华男科学杂志,2015,21(7):626-630.

● [159]* 陶美满,郭涛,陈兵海,等.一次性包皮环切缝合器与传统包皮环切术的临床疗效对比分析[J].临床外科杂志,2015,23(2):152-154.

● [160] 缪惠东,陆佳伟,陆福年,等.一次性包皮环切缝合器手术与包皮环扎术、传统包皮环切术的临床疗效比较[J].中华男科学杂志,2015,21(4):334-337.

● [161] 刘边疆,李杰,李鹏超,等.应用精囊镜治疗顽固性精囊炎的初步体会[J].中华泌尿外科杂志,2014,35(10):774-778.

● [162] 吴畏,席俊华,魏灿,等.改良 Devine 术治疗隐匿阴茎的临床应用[J].中国男科学杂志,2015,29(4):41-44.

● [163] 黄盛松,张琪敏,吴旻,等.阴囊皮瓣法矫治成人隐匿阴茎疗效初步观察[J].中华男科学杂志,2015,21(5):475-478.
● [164] 郑梁,吴小蔚,宋海臣,等.短波热疗致阴茎坏死后缺损的修复方法及疗效分析[J].中华泌尿外科杂志,2014,35(11):860-863.
● [165] 王忠,李文吉,姚海军,等.16点法阴茎白膜折叠术治疗86例阴茎弯曲的长期疗效观察[J].中华泌尿外科杂志,2014,35(12):931-935.
● [166] 宋国鑫,孙治环,郝春生,等.带操作孔腹腔镜单孔法治疗腹股沟管内隐睾[J].中国微创外科杂志,2015,15(1):62-69.
● [167] 王小翠,张华锋,赵佳.单侧隐睾后胶质细胞源性神经营养因子对另侧睾丸保护的机制研究[J].中国男科学杂志,2014,28(9):17-20.
● [168] 蔡国梅,张华锋.大鼠睾丸扭转损伤后白藜芦醇对损伤睾丸的保护和修复的研究[J].中国男科学杂志,2015,29(3):29-33.
● [169] 苏煌,刘边疆,宋宁宏,等.保留睾丸手术治疗良性睾丸肿瘤的临床应用[J].中华男科学杂志,2014,20(11):1020-1024.
● [170] 龙智,何乐业,汤育新,等.291例睾丸切除术病因分析[J].中华男科学杂志,2015,21(7):615-618.
● [171] 徐雪莲,叶云林,郭胜杰,等.儿童睾丸良性肿瘤临床分析[J].南方医科大学学报,2014,39(9):1384-1386.
● [172] 李骥,杨艳芳,王家祥,等.睾丸横"T"型切口肿瘤剔除术治疗睾丸肾上腺残基瘤六例初步探讨[J].中华小儿外科杂志,2015,36(3):215-218.
● [173] 王磊,张谦,范应中,等.睾丸及睾丸旁胚胎型横纹肌肉瘤三例诊疗报告及文献复习[J].中华小儿外科杂志,2015,36(5):383-386.
● [174]* 方烈奎,袁谦,黄向江,等.腹腔镜下保留神经腹膜后淋巴结清扫术治疗早期睾丸肿瘤的疗效及安全性[J].中华泌尿外科杂志,2015,36(5):357-360.
● [175] 李兵兵,顾朝辉,贾占奎,等.腹腔镜腹膜后淋巴结清扫术治疗临床Ⅰ-Ⅱ期睾丸非精原细胞瘤的疗效观察[J].临床泌尿外科杂志,2015,30(9):801-803.
● [176] 黄黎明,袁丹,钟明珠,等.膜性层面分离法在改良根治腹股沟淋巴清扫术中的运用[J].临床泌尿外科杂志,2015,30(7):621-624.
● [177] 丁茂,粘烨琦,易路,等.肾造瘘球囊扩张器治疗男性尿道狭窄(附39例报告)[J].中国男科学杂志,2014,28(11):25-30.
● [178] 黄晓东,吕军,张小明,等.MGLSc并发阴茎头部尿道狭窄手术治疗的临床研究[J].中国男科学杂志,2014,28(5):3-6.
● [179]* 饶明煌,孙星慧,徐廷昭,等.骨盆骨折后尿道损伤早期复位缩短后期尿道狭窄长度[J].中华创伤杂志,2014,30(11):1144-1147.
● [180]* 谢弘,徐月敏,傅强,等.阴茎皮瓣尿道成形术治疗前尿道狭窄的长期疗效[J].中华泌尿外科杂志,2014,35(9):681-658.
● [181] 朱再生,付强,叶敏,等.带蒂环形包皮瓣尿道成形术一期修复复杂性前尿道狭窄37例报告[J].中华泌尿外科杂志,2015,36(6):446-449.
● [182] 徐月敏,撒应龙,傅强,等.舌黏膜背侧替代一期尿道成形术治疗修复失败的尿道下裂患者的疗效[J].中华泌尿外科杂志,2015,36(3):217-220.
● [183] 刘毅东,庄利恺,叶惟靖,等.镶嵌式包皮内板尿道成形术治疗尿道下裂临床分析[J].中华小儿外科杂志,2015,36(3):178-180.
● [184]* 李晓东,许宁,薛学义,等.一期无管化尿道板纵行切开卷管尿道成形术治疗尿道下裂术后疼痛和并发症的观察[J].中国修复重建外科杂志,2014,28(12):1505-1508.
● [185] 黄广林,满立波,王海,等.使用尿道旋切刀治疗女性尿道闭锁[J].北京大学学报(医学版),2014,46(4):574-577.
● [186] 谢雪锋,侯剑刚,陈刚,等.利用两种不同上皮细胞体外构建组织工程尿道的比较研究[J].复旦学报(医学版),2015,42(1):119-122.
● [187] 李贵忠,满立波,黄广林.创伤性尿道狭窄患者感染病原菌分布与药敏分析[J].中华医院感染学杂志,2015,25(13):2959-2961.
● [188] 唐晨野,傅强.泌尿系统损伤10年162例回顾性分析[J].中华泌尿外科杂志,2014,35(8):606-610.
● [189] 钟东亮,郑少斌,吴文起,等.术前CT平扫在经皮肾镜取石术治疗鹿角形肾结石中的意义[J].临床泌尿外科杂志,2015,29(1):46-47.
● [190]* 潘铁军,王涛,涂忠,等.专业凸阵穿刺超声探头下行肾穹隆穿刺法在经皮肾镜碎石术中的临床应用[J].临床泌尿外科杂志,2015,23(2):104-106.
● [191] 马凯,黄晓波,熊六林,等.新型超声导航系统引导经皮肾穿刺行经皮肾镜取石术16例[J].北京大学学报(医学版),2014,46(4):563-565.
● [192]* 王养民,赵建波,张斌,等.体外物理振动排石治疗泌尿系结石[J].临床外科杂志,2015,(2):154-155.
● [193] 汪翔,谢凯,金璐,等.物理振动排石机应用于体外冲击波碎石术后的排石效果研究[J].临床泌尿外科杂志,2015,30(8):720-722.
● [194] 郭晓健,杨丽珠,梁丽莉,等.体外冲击波碎石术治疗双J管石垢致拔管困难者的疗效分析[J].中华泌尿外科杂志,2014,35(11):853-855.
● [195] 张优,高小峰,彭永涵,等.单中心泌尿系统结石术后急性肾损伤的流行病学调查[J].上海医药学,2014,37(5):386-388.
● [196] 黄一亮,李超,安黎明.输尿管镜联合封堵器与微创经皮肾镜治疗输尿管上段嵌顿结石的疗效比较[J].中国微创外科杂志,2014,14(11):1002-1004.
● [197]* 曹祥明,刘嘉铭,廖邦华,等.双J管管壁结石形成影响因素的横断面研究[J].四川大学学报(医学版),2015,46(3):431-433.
● [198]* 卢晓林,吴亨祥,徐秋波.螺旋CT诊断上尿路结石性梗阻并感染的临床研究[J].中华医院感染学杂志,2014,24(15):3810-3812.
● [199] 高飞,刘清学,彭洪,等.后腹腔镜输尿管上段切开取石术中两种放置输尿管支架方法的对比分析[J].四川医学,2015,36(5):650-652.
● [200] 郑明,张茨,杨文斌,等.肾脏中上盏结石形成的解剖学因素研究[J].临床泌尿外科杂志,2015,30(7):579-581.
● [201]* 王澍,施永康,黄晓波,等.上尿路结石合并感染的细菌培养及药物敏感性分析[J].北京大学学报(医学版),2014,46(5):798-801.
● [202] 陈星,郭剑明,王国民,等.代谢综合征与泌尿系结石复发关系的研究[J].中华泌尿外科杂志,2015,36(8):624-627.
● [203] 宋光鲁,郭小丽,孙浩,等.降钙素受体基因多态性与新疆维吾尔族小儿上尿路含钙结石的关系研究[J].新疆医科大学学报,2014,37(9):1172-1174.
● [204] 艾克拜尔·吾曼尔,李勇,阿孜古力·克热木,等.维吾尔族尿路结石危险因素的病例对照研究[J].临床泌尿外科杂志,2014,29(10):921-924.
● [205] 王伟,马凤宁,彭瑞鲜,等.1878例上尿路结石成分和发病年龄随时间变迁的横断面研究[J].中华泌尿外科杂志,2015,36(8):620-623.
● [206] 宋光鲁,乃比江·毛拉库尔班,杨凡,等.新疆地区762例上尿路结石患儿结石成分分析[J].中华泌尿外科杂志,2015,36(6):429-432.
● [207]* 王细生,张泽键,刘春晓,等.微X线衍射法在泌尿系结石检测中的临床研究[J].临床泌尿外科杂志,2015,30(7):586-589.
● [208] 张庆云,蒙清贵,易贤林,等.软性输尿管镜下钬激光碎石术治疗孤立肾肾结石12例临床研究[J].中华泌尿外科杂志,2015,36(8):632-634.
● [209]* 杨嗣星,郑府,柯芹,等.软性输尿管镜碎石术中肾盂内压力监测方法及意义[J].中华泌尿外科杂志,2014,35(8):575-578.
● [210] 俞蔚文,何翔,姚炯,等.软性输尿管镜碎石术清石率的多因素分析及清石指数模型建立的临床意义[J].中华泌尿外科杂志,2015,36(6):423-428.
● [211] 李凌,高小峰,彭泳涵,等.软性输尿管镜下钬激光碎石术在先天性盆腔异位肾结石治疗中的应用[J].中华泌尿外科杂志,2014,35(11):856-859.
● [212] 杨波,胡卫国,胡浩,等.逆行肾内手术治疗肾结石失败的原因分析及其对策[J].北京大学学报(医学版),2014,46(5):794-797.
● [213] 刘可,肖春雷,刘余庆,等.输尿管软镜下钬激光憩室颈部切开及碎石治疗微小出口肾盏憩室结石[J].北京大学学报(医学版),2015,37(4):618-621.
● [214] 柯芹,杨嗣星,廖文彪,等.不同灌注方式下软性输尿管镜液体流量的体外测定[J].临床外科杂志,2014,22(11):808-812.
● [215] 吴序立,郑培奎,黄伟雄.双极等离子电切联合经皮膀胱通道钬激光碎石治疗高龄高危前列腺增生合并膀胱结石[J].中国微创外科杂志,2015,15(4):332-335.
● [216] 邹义华,陈善群,徐清伟,等.局麻下改良微创经皮肾镜取石术295例经验总结[J].临床泌尿外科杂志,2015,30(2):150-152.
● [217] 章传华,刘双林,陈志强,等.间苯三酚治疗肾绞痛的多中心随机对照临床研究[J].中华泌尿外科杂志,2015,36(4):257-260.

[218] 杨泽松,王芳,林忠应,等.降钙素原在输尿管结石继发尿脓毒血症中的应用价值[J].中华泌尿外科杂志,2015,36(4):265-269.

[219] 徐述雄,罗湘容,石华,等.尿路结石患者尿路感染病原菌分布与耐药性分析[J].中华医院感染学杂志,2015,25(14):3137-3139.

[220] 钟东亮,吴玉姬,莫国先,等.负压吸引对脓肾患者二期经皮肾镜取石术后发热的影响研究[J].临床泌尿外科杂志,2015,30(4):339-341.

[221] 周水根,王玲,徐晓峰,等.改良 Valdivia 体位和俯卧位经皮肾镜取石术治疗肾结石的疗效和安全性比较[J].中华泌尿外科杂志,2015,36(6):405-408.

[222] 张力杰,叶雄俊,黄晓波,等.无管化经皮肾镜和输尿管镜碎石术处理最大径线 1.5 cm 以上输尿管上段结石的比较[J].北京大学学报(医学版),2015,47(1):170-174.

[223] 叶雄俊,梁永强,熊六林,等.经皮肾镜处理肾盏憩室结石的技术改进和经验总结[J].中华泌尿外科杂志,2014,35(11):849-852.

[224] 潘铁军,谢旭敏,李功成.24 F 球囊扩张法经皮肾镜取石术处理鹿角形结石的临床研究[J].中华泌尿外科杂志,2014,35(12):881-884.

[225]* 李文成,梁华庚,石瑛,等.一种新的经皮肾镜通道建立方法:刺激性利尿一步扩张法通道建立技术[J].临床泌尿外科杂志,2015,30(6):514-517.

[226] 万银绪,车吉忠,张永富,等.经皮肾镜联合软性膀胱镜治疗复杂性肾结石的临床分析[J].中华泌尿外科杂志,2014,35(8):579-582.

[227] 陈亮,李建兴,黄晓波,等.一期经皮肾镜手术治疗无发热结石性脓肾术后发生全身炎症反应综合征的危险因素分析[J].北京大学学报(医学版),2014,46(4):566-569.

[228] 张涛,杨飞,湛海伦,等.超声引导肋间神经阻滞对微创经皮肾镜取石术后疼痛的影响[J].临床泌尿外科杂志,2015,30(4):327-330.

[229] 蒋廷森,吴锦昌,洪峰,等.基层医院开展经皮肾镜取石术治疗上尿路结石的体会[J].中国微创外科杂志,2015,15(2):152-155.

[230] 金勇超,周览,王金善,等.微通道与小通道经皮肾镜碎石术治疗肾结石疗效及安全性比较[J].河北医科大学学报,2015,36(3):283-285.

[231] 周立权,庞翔,黎承杨,等.经皮肾镜取石术治疗多囊肾并肾结石 12 例报告[J].临床泌尿外科杂志,2015,30(1):40-42.

[232] 姚成,汪志民.微创经皮肾镜与后腹腔镜治疗输尿管上段嵌顿结石的疗效比较[J].中国现代手术学杂志,2014,18(5):376-378.

[233] 杨伟锋,夏宏辉,王可兵,等.后腹腔镜输尿管上段切开取石术的手术要点及并发症处理[J].腹腔镜外科杂志,2015,20(4):311-314.

[234] 张际青,张军晖,胡小鹏,等.超声精索血管检查在手法复位治疗精索扭转中的意义(附 32 例报告)[J].临床泌尿外科杂志,2015,30(7):634-637.

[235] 金炎,陈斌,王鸿祥,等.男性不育患者瘦素与精液参数及内分泌激素相关性研究[J].中国男科学杂志,2014,28(8):31-34.

[236] 涂响安,庄锦涛,赵亮,等.经尿道双极等离子射精管切开术和单极射精管切开术治疗射精管梗阻疗效比较[J].临床泌尿外科杂志,2015,30(7):638-640.

[237] 柳长坤,宋震,邓云飞,等.经尿道电切联合精囊镜射精管扩张术治疗苗勒管囊肿[J].中南大学学报(医学版),2015,40(6):670-673.

[238] 王进,曾汉青,范民,等.经尿道精囊镜技术在精囊疾病诊断治疗中的临床应用(附 52 例报告)[J].临床泌尿外科杂志,2015,29(11):960-962.

[239] 夏永强,叶敏,于春晓,等.精囊镜技术的改进与临床应用[J].中华泌尿外科杂志,2015,36(2):148-151.

[240] 许传,张贤生,高晶晶,等.不同类型早泄射精潜伏期与慢性前列腺炎症状评分的相关性调查[J].中华男科学杂志,2015,29(2):26-30.

[241] 宋博,侯震晖,刘群龙,等.采用阴茎系带延长治疗早泄的临床研究[J].中华男科学杂志,2015,21(2):149-152.

[242] 沈育忠,郑俊彪,李建辉,等.血清睾酮水平与中老年男性勃起功能障碍的相关性研究[J].浙江医学,2015,37(8):636-638.

[243]* 丁杰,马合苏提,奚迪,等.154 例中青年男性器质性勃起功能障碍患者与代谢综合征关联分析[J].中华男科学杂志,2014,20(11):999-1003.

[244] 王慧,张磊,何学酉,等.显微手术治疗亚临床型精索静脉曲张的效果分析[J].上海交通大学学报(医学版),2015,35(2):238-241.

[245]* 钱海宁,李朋,智二磊,等.输精管附睾管显微吻合术术中附睾吻合部位的选择策略(附 56 例报告)[J].中华男科学杂志,2015,21(5):424-428.

[246]* 黎承军,流小舟,周光新,等.骶骨肿瘤骶神经根切除对男性勃起及射精功能影响的临床研究[J].中华男科学杂志,2015,21(3):251-256.

[247] 王俊龙,孙璨,李朋,等.隐睾后非梗阻性无精子症患者睾丸精子获得率临床分析[J].中华泌尿外科杂志,2015,36(2):139-143.

[248] 邓小林,黎衍敏,杨小燕,等.维生素 D 治疗特发性少弱精子症的有效性与安全性研究[J].中华男科学杂志,2014,20(12):1082-1084.

[249] 肖飞,闫志安,谷现恩.夜间阴茎勃起功能监测结果与代谢综合征的相关性研究[J].中华泌尿外科杂志,2015,36(2):144-147.

[250] 张峰彬,梁忠炎,李乐军,等.梗阻性无精子症的显微外科治疗(附 76 例报告)[J].中华男科学杂志,2015,21(3):239-244.

[251] 杨晓健,袁萍,吴晓,等.先天性单侧输精管缺如合并无精子症 CFTR 基因突变检测[J].中华男科学杂志,2015,21(3):229-234.

文 选

初发恶性与复发恶性嗜铬细胞瘤临床特征的比较分析

[上海交通大学学报(医学版),2015,35(8):1169] 曹万里等将病理诊断为生物学恶性潜能及发生远处转移的 32 例嗜铬细胞瘤患者纳入研究,探讨初发恶性嗜铬细胞瘤与复发恶性嗜铬细胞瘤患者术中情况及预后的不同特征。将 32 例患者分为两组:初发恶性嗜铬细胞瘤组 17 例,复发恶性嗜铬细胞瘤组 15 例。定性诊断:检测指标包括血浆游离变肾上腺素、去甲氧变肾上腺素和 24 h 尿儿茶酚胺。定位诊断:CT 和 MRI。而 PET-CT 主要用于诊断不清及怀疑有肾上腺外及转移性病变的嗜铬细胞瘤患者。手术方法包括肿瘤根治性切除术和减瘤手术,不能耐受手术者,采用保守治疗方法。对两组患者基线资料、术中情况及预后特征进行比较和分析。病理诊断为生物学恶性的患者,与有远处转移的患者比较,基线资料一致,但前者预后显著优于后者($P=0.015$)。初发与复发恶性嗜铬细胞瘤患者中,行手术治疗的分别为 16 例(94.12%)和 11 例(73.33%),手术方式包括根治性肿瘤切除术及减瘤手术。在行手术治疗的 27 例患者中,行开放手术者 25 例,腹腔镜术 2 例。2 例行腹腔镜手术患者术中均发现肿瘤与下腔静脉及肾脏有明显粘连,手术顺利,无中转;术后经病理诊断,2 例均为具有生物

学恶性潜能的嗜铬细胞瘤。复发恶性嗜铬细胞瘤患者行毗邻器官切除术及减瘤手术的风险显著高于初发恶性嗜铬细胞瘤患者($P=0.023$, $P=0.016$)。初发恶性与复发恶性嗜铬细胞瘤术后随访时间分别为 51(23~75)个月和 41(9~68)个月。随访过程中,13 例(81.3%)初发恶性嗜铬细胞瘤组患者术后获得生化治愈;而在复发恶性嗜铬细胞瘤组,仅有 4 例获得生化治愈。结果:复发恶性嗜铬细胞瘤患者的预后均显著差于初发恶性嗜铬细胞瘤患者($P=0.029$, $P=0.025$),并与肿瘤具有生物学恶性潜能或已发生转移性病变无显著关联。认为手术仍是恶性嗜铬细胞瘤的主要治疗方式,与初发恶性嗜铬细胞瘤患者相比,复发恶性患者手术风险增加,预后更差。

(肖成武)

述评 · 恶性嗜铬细胞瘤为发生了远处转移的肿瘤病变,但这种对良恶性嗜铬细胞瘤的区分方法,未对复发及局部侵袭性肿瘤作出解释。恶性嗜铬细胞瘤往往在转移病变出现时才被检出。发生远处转移的患者,预后明显变差,远期生存患者罕见。因此,对于具有恶性潜能的嗜铬细胞瘤患者进行早期诊断,并对肿瘤位置及范围进行审慎评估,对于肿瘤的治愈及延长患者生存期具有重要意义,无论是根治性肿瘤切除术或是姑息性切除,手术依旧是患者的主要治疗方式。复发性恶性嗜铬细胞瘤患者,较初发恶性嗜铬细胞瘤患者手术风险增大,预后变差。对于具有恶性复发潜能的患者,应通过筛选有价值的复发预测指标加强随访的方式,早期检出复发性病变,以期获得彻底治愈及改善患者预后。

(徐 斌)

3D 腹腔镜手术治疗肾上腺嗜铬细胞瘤/副神经节瘤的临床研究 [中华泌尿外科杂志,2015,36(7):511] 文进等回顾性分析了 23 例行 3D 腹腔镜下肾上腺嗜铬细胞瘤/副神经节瘤切除术患者的临床资料,探讨 3D 腹腔镜下肾上腺嗜铬细胞瘤/副神经节瘤切除术的有效性和安全性。该组患者中男 7 例,女 16 例。年龄 32~68 岁,平均 47 岁。临床表现为持续性高血压 11 例,阵发性高血压 8 例,持续性高血压伴阵发性发作 2 例,无症状体检发现者 2 例。所有患者术前均行 B 超、CT、MRI、131－I 间位碘代苄胍及奥曲肽显像等检查进行定位诊断,其中 19 例奥曲肽显像提示生长抑素受体高表达,肿瘤直径 3~14 cm,平均 8 cm。24 h 尿儿茶酚胺、24 h 尿游离皮质醇、血皮质醇、大小剂量地塞米松抑制试验、血肾素-血管紧张素-醛固酮等检查以排除其他疾病。术前服用 α 受体阻滞剂酚苄明 10~30 mg/d 调整血压,扩充血容量 2~4 周,将患者血压控制在 <160/90 mmHg,心率 <90 次/分,血细胞比容 <45% 后进行手术。全麻下行 3D 腹腔镜下肾上腺嗜铬细胞瘤/副神经节瘤切除术,其中经腹膜后途径 19 例,经腹腔途径 4 例。结果本组 23 例手术均顺利完成。手术时间为 60~120 min,平均 (78±21) min。术中出血量为 50~400 ml,平均(54.8±36.3) ml。无术中邻近脏器损伤等并发症,住院时间为 3~6 d,平均(3.8±1.4) d。术后病理诊断为肾上腺嗜铬细胞瘤 15 例,副神经节瘤 8 例,术后随访 3~18 个月,23 例均无复发和转移。认为 3D 腹腔镜成像系统在术中空间定位及深度感觉上有明显优势,可缩短手术时间,提高手术安全性。

(肖成武)

述评 · 3D 腹腔镜手术相对传统腹腔镜手术,在空间定位及深度感觉上有明显优势。手术视野下各级联分布走形清晰,可精确分离肿物和血管,而且通过相对精细分离动作,减少手术操作对肿瘤的挤压机触碰,避免了术中大量儿茶酚胺而导致高血压危象的发生,进降低了手术难度,缩短了手术时间。特别是术中解剖更精确,缝合操作相对容易,是治疗肾上腺嗜铬细胞瘤/副神经节瘤安全、有效的术式,但是 3D 腹腔镜系统不足之处在于长时间使用使术者的眼睛容易疲劳。

(徐 斌)

散发性双肾癌的临床病理特征及手术疗效分析 [中华泌尿外科杂志,2015,36(4):249] 巩会杰等回顾性分析了 79 例散发性双侧肾细胞癌患者的临床病理及随访资料,探讨散发性双肾癌的临床病理特征、外科处理效果及预后相关因素。其中男 56 例,女 23 例;年龄 25~74 岁,平均 52 岁。同时性双肾癌 64 例,异时性双肾癌 15 例,均无家族病史。T1 期肿瘤 68 例,T2 期肿瘤 8 例,T3 期肿瘤 3 例。79 例患者均行双侧手术治疗,其中 34 例(43.0%)行双侧保留肾单位手术(NSS),37 例(46.8%)行一侧 NSS 加对侧根治性肾切除术(RN),6 例(7.6%)行一侧 RN 加对侧射频消融术(RFA),1 例(1.3%)行一侧 NSS 对侧 RFA,1 例(1.3%)行双侧 RN。结果 184 枚肿瘤中 171 枚有病理结果,透明细胞癌 158 枚(92.4%),乳头状肾细胞癌 7 枚(4.1%),嫌色细胞癌 4 枚(2.3%),肉瘤样癌 2 枚(1.2%)。双侧透明细胞癌 55 例,双侧乳头状肾细胞癌 2 例。15 例伴有一侧肾脏多发病灶(2~6 枚)。77 例(97.5%)获随访,随访时间 9~

150 个月，中位随访时间 49 个月。59 例(76.6%)无瘤生存，9 例(11.7%)带瘤生存，9 例(11.7%)死亡。患者 3 年总体生存率为 89.8%，3 年总体肿瘤无进展生存率为 87.1%。多因素分析提示较高的肿瘤核分级、高肿瘤 T 分期是影响预后的独立危险因素，双侧 NSS 并未增加肿瘤术后复发的风险。认为散发性双肾癌的主要病理类型为透明细胞癌，经积极的双侧手术治疗可取得与单侧肾肿瘤相当的预后，NSS 为治疗双肾癌的首选方法。

(汪　洋)

述评·散发型双肾癌发病率较低，仅占散发病例的 3%~5%。双肾癌的多灶性概率要显著高于单侧肾癌，透明细胞癌是其主要病理类型，手术方式应该首选肾脏部分切除术，最大限度保留肾脏功能。积极行手术治疗的患者，患者预后与单侧非转移性肾癌相当。肿瘤同时性、异时性以及是否伴多发病灶并不影响长期预后。肿瘤组织的核分级及临床分期是影响预后的危险因素。由于该研究为单中心回顾性研究，样本较少，尤其是异时性双肾癌，且中位随访时间较短，可能对预后分析结果产生影响，而且国内较大宗的研究报道也较少，治疗方式的选择具有一定的风险和难度，因此还需要更大的样本量及更长的随访。

(杨　庆)

近似肿瘤实质接触面积与肾部分切除术围手术期参数的相关性分析　[临床泌尿外科杂志，2014，30(3)：213]　李鹏等选择因肾肿瘤入该院并接受肾部分切除术治疗的 94 例患者为研究对象，探讨近似肿瘤实质接触面积与肾部分切除术围手术期参数的相关性。根据术前 CT 或 MRI 图像，并参照球冠面积公式计算肾肿瘤与肾实质接触面积的近似值(eCSA)，以 eCSA 中位数 13 cm^2 将患者分成≥13 cm^2 组(n=47)和<13 cm^2 组(n=7)，比较两组间手术时间、肾缺血时间、术中出血量和术后肾功能等围手术期参数的差异，分析 eCSA 与肿瘤解剖学 R. E. N. A. L. 评分、PADUA 评分以及上述围手术期参数的相关性。结果该组患者均顺利完成手术，eCSA≥13 cm^2 组肿瘤复杂性更高，其肿瘤大小、内生比例、R. E. N. A. L. 评分和 PADUA 评分均高于<13 cm^2 组($P<0.01$)。eCSA≥13 cm^2 组开放手术的比例更高($P<0.05$)，其肾缺血时间及术中出血量分别长于、多于<13 cm^2 组($P<0.01$)，但两组间手术用时、术后并发症发生率无明显差别($P>0.05$)，相关分析提示 eCSA 与肿瘤大小、肿瘤内生程度、R. E. N. A. L. 评分、PADUA 评分、肾脏缺血时间、术中出血量以及术后肾功能下降幅度均显著相关($P<0.01$)。认为以近似肿瘤实质接触面积作为参数能够客观地评价肾肿瘤的复杂性。该指标与肾部分切除术的缺血时间、手术出血量以及术后肾功能下降幅度均密切相关，可作为上述围手术期参数的预测因素，其临床应用价值有待进一步研究验证。

(吕　晨)

述评·保留肾单位手术，在术前评估手术难度和选择手术方法时，通常依据的是医生自身的技术，经验及肿瘤的解剖学特点，而近似肿瘤实质接触面积是现有肾肿瘤评分系统的有益补充，它主要反映了肿瘤大小和深浅程度的属性，以其为参数能够客观地评价肾肿瘤的复杂性。同时，近似肿瘤实质接触面积与肾部分切除术的缺血时间、手术出血量以及术后肾功能下降幅度均密切相关，可作为前述围手术期参数及肾功能下降的预测指标。但是本研究的局限性在于研究性质为回顾性研究，研究对象的选择可能存在偏倚，仅以近似肿瘤实质接触面积描述肿瘤的性质无法反应肿瘤的位置信息，其临床应用价值还需要大规模的病例验证。

(杨　庆)

经阴道自然腔道内镜手术辅助腹腔镜下肾部分切除术的临床研究　[中华泌尿外科杂志，2015，36(6)：192]　王晓宁等回顾总结了 6 例行经阴道自然腔道内镜手术(NOTES)辅助腹腔镜下肾部分切除术的肾肿瘤患者临床资料，总结经阴道 NOTES 辅助腹腔镜下肾部分切除术的经验，探讨该术式的临床应用价值。术中全麻，截石位，患侧腰部垫高约 60°，于两侧脐缘内置入工作套管及操作器械，自阴道后穹隆置入套管及 5.4 mm 0°加长远端可弯曲(四方向)腹腔镜；游离肾脏并分别显露肾动、静脉，6 例分别采用肾动脉完全阻断、肾段动脉阻断、肾动脉不阻断方法，距肿瘤边缘 0.5 cm 完整切除肿瘤，全层或分层连续缝合肾实质创面。标本装袋后自阴道后穹隆切口取出。结果该组均未中转开放手术或新增工作通道，其中 5 例手术顺利完成，1 例肾上极肿瘤因开放肾动脉后肾实质创面持续出血改行根治性肾切除术；行肾动脉完全阻断 3 例，热缺血时间分别为 20、25、28 min；肾段动脉阻断 2 例，阻断时间分别为 35、40 min；肾动脉未阻断 1 例。手术时间 110~190 min，中位值 130 min。术中估计失血量 100~400 ml，中位值 150 ml。术后均无尿瘘发生；术后继发出血 1 例，保守治疗后痊愈。术后 48 h 视觉模拟疼痛评分 1~3 分，中位值 2 分。术后住院时间 4~10 d，中位值 5 d。术后病理报告均为肾透明细胞癌,切缘均阴性。术后随访3~14个月,无肿瘤复发。术后1个月瘢痕评估问卷评分为39~48分,中位值42分。6例术后3个月均恢复正常性生活,女性性功能指数为26.2~30.4分,中位值27.7分。认为经阴道NOTES辅助腹腔镜下肾部分切除术安全、可行,术后疼痛轻、恢复快、疗效确切、美容效果佳,且不影响术后性功能。

(吕　晨)

述评 · 近年来,泌尿外科医师开始探索经自然腔道内镜手术应用肾部分切除术,由于专门手术器械及操作技术等原因,国际上仅报道了动物实验。该中心在前期充分积累经阴道NOTES辅助腹腔镜下肾切除术经验的基础上,在临床上成功开展了经阴道NOTES辅助腹腔镜下肾部分切除术,但是该术式应该严格掌握适应证:孤立肾,既往有腹部或盆腔手术史,身材过高,过于肥胖,位于背侧、中央型或内生型肿瘤不宜开展该术式,术者必须具备娴熟的经阴道NOTES操作技巧。该研究仅是对术式的初步探讨,尚需要大样本的随机对照研究和长期随访进一步分析。

(杨　庆)

腹腔镜下射频消融治疗中央型肾肿瘤 [中华外科杂志,2015,53(6):446] 姚东伟等回顾总结了该院采用腹腔镜下射频消融治疗临床分期$T_{1a}N_0M_0$中央型肾肿瘤的13例资料,探讨腹腔镜下射频消融治疗中央型肾肿瘤的安全性及有效性。该组男性患者9例,女性4例;年龄38~73岁,平均56岁;所有患者均为单侧发病,左侧8例,右侧5例;13例患者均顺利接受手术。术前CT扫描提示所有肿瘤边缘距离集合系统或者肾门部血管<5 mm。术中采用实时超声监测联合温度探针对肾肿瘤射频消融治疗,并通过输尿管导管灌注冰盐水对集合系统物理降温。术中采用Sonovue造影剂超声造影显示肿瘤有无血供,若肿瘤仍有强化则行多点重叠射频。术后复查血肌酐及肾小球滤过率(GFR),定期CT、MRI随访,增强CT检查发现肿瘤区域CT值>10 HU,则考虑局部复发或残留可能。手术前后数据比较采用配对t检验。结果手术平均时间(113±13)min,平均出血量(99±23)ml。术前和术后血肌酐平均值分别为(71±11)和(74±11)μmol/L,患侧肾GFR平均值分别为(49±8)和(45±7)ml/min,差异均无统计学意义($t=-1.371\sim1.986$,$P>0.05$)。13例患者随访时间12~63个月,平均37个月,未出现局部复发或者远处转移病例。认为腹腔镜下射频消融治疗$T_{1a}N_0M_0$中央型肾肿瘤安全有效,术中实时超声监测联合应用温度探针可以控制射频范围,集合系统物理降温可以减少术后肾盂积水和漏尿发生。

(吕　晨)

述评 · 中央型肾癌因其解剖位置复杂,具有较高的手术并发症,主要采用根治性肾切除术。射频消融也是$T_{1a}N_0M_0$期肾肿瘤的安全有效方式,其预后与标准腹腔镜下肾部分切除术疗效相当。腹腔镜射频消融治疗中央型肾肿瘤无须阻断肾动脉,无热缺血时间,能最大程度保护肾功能,具有手术出血少、恢复快的优点。该技术操作相对简单,学习曲线短,有利于泌尿外科医生学习掌握。不足之处在于射频消融时也会损失部分肾实质,要精确掌握射频范围和明确射频消融效果需要更专业的泌尿外科超声医师的协助。该研究为单中心回顾性研究,样本数量较少,需要长期的临床随访进一步评价其疗效。

(杨　庆)

左肾癌伴下腔静脉癌栓的手术治疗方法 [中华泌尿外科杂志,2015,36(9):661] 沈柏华等回顾分析了2009年12月至2014年12月该院收治的25例左肾癌合并下腔静脉癌栓患者的临床资料。其中男15例,女10例。年龄37~72岁,平均58岁。术前行磁共振血管成像检查明确癌栓的上、下极位置。下腔静脉癌栓分级:Ⅰ级9例(36%),Ⅱ级9例(36%),Ⅲ级4例(16%),Ⅳ级3例(12%)。25例均于全麻下行根治性左肾切除+下腔静脉癌栓取出术。术中根据癌栓的分级采用不同的手术方式:≤Ⅱ级癌栓(肝下癌栓)在暴露并控制癌栓上、下方下腔静脉和右肾静脉后切开取栓;Ⅲ级癌栓(肝后癌栓)在肝胆外科协助下行背驮式肝脏游离术后充分游离肝后下腔静脉段,依次控制癌栓上、下方下腔静脉、右肾静脉和第一肝门后切开取栓;Ⅳ级癌栓(膈上癌栓)在心胸外科协助下,对癌栓未入右心房者采用胸腹联合切口,在胸腔内控制癌栓上方下腔静脉切开取栓,如癌栓进入右心房则需在体外循环下完成取栓。全部病例无术中死亡,所有癌栓均被完全清除;1例Ⅲ级癌栓术中发生肺动脉栓塞,联合心胸外科在体外循环下完成取栓术抢救成功。结果手术时间130~300 min,平均180 min;术中失血量200~3 000 ml,平均500 ml。随访3~60个月,平均47个月。13例(52%)无瘤生存,3例(12%)复发转移带瘤生存,9例(36%)死于肝转移、肺转移和多器官衰竭。各级癌栓的5年生存例数分别为:Ⅰ级8例(50%),Ⅱ级6例(37%),Ⅲ级2例(13%),Ⅳ级0例。认为左肾癌合并下腔静脉癌栓患者行根治性肾切除+下腔静脉癌栓取出术仍是目前唯一可达到治愈的治疗方法,术中癌栓脱落引起肺动脉栓塞时紧急行体外循环下取栓术是有效的处理方式。

（盛佳雁）

述评·肾癌合并癌栓唯一可达到治愈的方法是手术切除，其中左肾癌伴下腔静脉癌栓由于需要保留右肾静脉，具有更大的风险和挑战。肾癌合并下腔静脉癌栓外科治疗的关键在于术前准确评估下腔静脉内癌栓的延伸程度，手术方式取决于癌栓分级及是否侵犯下腔静脉壁，预防癌栓脱落的关键措施是在癌栓近端阻断下腔静脉和完整取出癌栓。拥有成熟的肝移植和心脏移植技术，对于肝后或膈上癌栓的处理更有保证，合并下腔静脉癌栓的肾癌手术，应在可行体外循环的手术间进行更为安全。机器人辅助腹腔镜下根治性肾切除联合下腔静脉瘤栓取出术，为Ⅱ级及Ⅱ级以下癌栓（肝下癌栓）患者提供了一种有效的微创治疗方法。

（杨　庆）

完全腹腔镜下根治性肾切除及静脉癌栓取出术的可行性及安全性分析　［中华泌尿外科杂志，2015，36（9）：648］　唐琦等回顾分析了2013年1月至2014年12月该院收治的13例肾肿瘤伴静脉癌栓患者的临床资料，其中男9例，女4例。年龄30～78岁，中位值55岁。7例因体检发现肾肿瘤，4例为血尿，2例为腰痛。其中伴肾静脉癌栓7例，下腔静脉癌栓6例。肾静脉癌栓患者行完全后腹腔镜下根治性肾切除及癌栓取出术；下腔静脉癌栓患者采用经腹腔入路腹腔镜手术2例，经后腹腔联合腹腔入路腹腔镜手术4例。联合入路手术先于后腹腔镜下控制肾动脉、处理腰静脉及侧支循环血管，随后在经腹腔入路下完成下腔静脉癌栓取出。结果13例手术均顺利完成，手术时间84～456 min，中位值195 min。肾静脉癌栓患者术中出血量50～150 ml，中位值50 ml。下腔静脉癌栓患者出血量100～2500 ml，中位值325 ml。13例术后均恢复良好，无严重并发症。术后病理检查：肿瘤最大径平均值（7.9 ± 2.5）cm；肾透明细胞癌11例，嫌色细胞癌1例，骨肉瘤肾转移1例。术后随访时间2～22个月，中位值13个月，无死亡病例。2例分别于术后13、17个月发生双肺转移，1例于术后9个月发生腰椎转移。认为完全腹腔镜下根治性肾切除及静脉癌栓取出术是安全可行的，并且可以达到良好的肿瘤控制效果。经后腹腔联合腹腔入路的手术方式可有效结合两种入路的操作优势，降低手术难度。

（盛佳雁）

述评·肾癌患者伴有肾静脉或下腔静脉癌栓，在接受根治性肾切除及肾静脉癌栓取出术后，可获得较好预后。既往多以开放手术为主，近年来越来越多学者尝试腹腔镜手术。该文采用完全腹腔镜下行根治性肾切除术及静脉癌栓取出术，采用经后腹腔联合腹腔入路有效结合了两种入路的操作优势，降低了手术难度，完全达到了预期手术目的，达到了良好的肿瘤控制的效果。但是考虑到该手术操作难度大，尤其下腔静脉取栓过程复杂，仅推荐具有娴熟腹腔镜操作技术，配合熟练的手术团队及医院开展；同时，应随时做好中转开放手术的准备，以应对术中大出血等紧急情况。

（杨　庆）

索拉非尼治疗进展性肾癌长期存活因素的探讨　［临床泌尿外科杂志，2015，30（7）：607］　李永强等回顾分析了19例晚期转移性肾癌患者的资料，评价索拉非尼治疗进展性肾癌的疗效，探讨影响患者长期存活的因素。该组患者年龄39～73岁，中位年龄51岁。组织学分型以透明细胞癌或透明细胞癌为主16例，嫌色细胞癌1例，乳头状细胞癌2例。采用索拉非尼400 mg，每天2次口服，直至肿瘤再次进展或出现不可耐受的不良反应时止。治疗后的生存时间已超过5年者19例，可评价疗效，占同期患者的28.4%（19/67）。平均随访时间5.8年。结果按RECIST标准评价疗效：部分缓解（PR）8例，其中肺部病灶6例，肾脏病灶1例；完全缓解（CR）1例，为肺部病灶；疾病稳定（SD）7例，疾病进展（PD）3例；总缓解率为13.4%（9/67），疾病控制率为23.8%（16/67）。发生频率较高的不良反应分别为手足皮肤反应16例（84.2%），脱发15例（78.9%），血压升高14例（73.7%），疲乏14例（73.7%），食欲下降13例（68.4%），牙龈肿痛11例（57.8%），腹泻10例（52.6%），皮疹9例（47.4%），口腔黏膜炎9例（47.4%），贫血5例（26.3%），转氨酶升高4例（21.1%）。索拉非尼完全失效后，采用舒尼替尼治疗1例PD；采用依维莫司治疗1例SD。中位无进展时间为31.4个月。认为索拉非尼治疗转移性肾癌患者耐受性良好，疗效显著，不良反应多为轻中度，长期生存的患者相关预后因素仍需进一步观察。

（汪　洋）

述评·肾癌的治疗仍以外科手术切除为主，出现转移病灶，疾病进展再予以靶向治疗，手术切除原发肾癌病灶，靶向药物通过切断转移肿瘤血供，二者联合是“生物刀”和“手术刀”的结合。进展期肾癌患者评估中，淋巴结未转移、肾切除术、ECOG 评分是索拉非尼疗效的重要预测因子。严密监测和处理药物的副作用，及时调整药物剂量，多学科综合治疗是治疗晚期肾癌的最有效模式之一。手术治疗仍是最主要的手段，但要强调联合免疫治疗和序贯治疗。尽管目前靶向药物治疗在转移性肾癌得到了相对广泛的应用，但是对长期生存的患者还需进一步观察更多的药物治疗病例来评估和总结。

（杨　庆）

原发性肾输尿管小细胞神经内分泌癌的诊断与治疗（附 10 例报告）　［临床泌尿外科杂志，2014，29（11）：967］　鄢世兵等回顾性地分析了 10 例原发性肾输尿管小细胞神经内分泌癌（NEC）的临床病例资料，探讨了此类疾病的临床、病理、鉴别及预后等特点，提高了此类疾病的认识及诊治水平。该组患者中，男性 4 例，女性 6 例，平均年龄 61 岁，左右侧各 5 例。患者均在全麻下完成手术，其中 2 例肾盂占位及 1 例左侧输尿管肿瘤行肾输尿管切除及膀胱袖状切除，其余 7 例行根治性肾切除。结果该组患者围手术期均顺利恢复，无死亡。7 例诊断为完全性 NEC，其中 6 例完全低分化，1 例低分化和中分化混合。其余 3 例诊断为 NEC 混合高级别尿路上皮癌，其中肾盂 2 例，输尿管 1 例。大病理提示：10 例患者 2 例肿瘤局限在肾脏内，8 例肿瘤侵犯肾周和输尿管外脂肪。6 例淋巴结阳性。1 例切缘阳性。免疫组化提示：CD56、CgA、突触素、NSE 均不同程度表达。10 例患者中上述 4 个指标中至少 1 个阳性。PCK 和 Ki－67 也不同程度表达。术后随访提示 7 例患者死亡，1 例存活至今无复发证据，1 例术后 8 个月出现肝脏及肺转移，1 例失访。平均生存期 8 个月。综上结果，提示原发性肾输尿管 NEC 临床罕见，侵袭性强，确诊时较晚，同时合并尿路上皮癌常见。根治性手术对于早期局限于肾内肿瘤效果较好。手术及术后化疗治疗合并转移的晚期肿瘤效果差。靶向药物治疗可作为晚期肿瘤治疗的一种新型方式。

（瞿　旻）

述评·原发性肾输尿管小细胞神经内分泌癌（NEC）临床罕见，恶性程度高，侵袭性强，术前无有效的确诊手段。根治性肾切除并行淋巴结清扫是本病的标准治疗方案，术后经验性的化疗方案可能对延长生存期有益。提高该病的关键在于：① 术前确诊。传统的增强 CT 不能有效区分肾癌和肾脏神经内分泌癌，可以尝试研究多参数 MRI 等新型影像学手段的诊断价值。② 需找有效的化疗和靶向药物。可以进行基于基因组测序的精准治疗，以明确该病的发病机制和药物治疗靶点。

（任善成）

回肠代输尿管术治疗医源性长段输尿管损伤　［北京大学学报，2015，47（4）：643］　刘沛等回顾性分析了 9 例医源性输尿管损伤患者的临床资料，探讨了应用回肠代输尿管术治疗此类疾病患者的疗效。该组患者中，男性 3 例，女性 6 例，年龄 22～52 岁。均于术前行顺（逆）行造影或 CTU、MRU 等评估病变位置及长度。左侧损伤 6 例，右侧 3 例。损伤部位为输尿管中下段 5 例，中上段 3 例，全段 1 例。医源性损伤源于泌尿外科手术 6 例，妇产科手术 2 例，普外科手术 1 例。所有患者均行回肠代输尿管术，平均手术时间 278.1 min，中位出血量 200 ml，平均住院时间 16.8 d。术后留置输尿管内双 J 管 1～2 个月。术后随访着重关注患者术后肌酐变化情况、有无代谢性酸中毒发生、有无远期并发症发生及其相应治疗情况、回肠代输尿管功能及反流情况等。经过 2～50 个月随访，发现 4 例患者发生术后并发症，均为 Clavien Ⅰ～Ⅱ级轻微并发症，其中 3 例不全肠梗阻，1 例近端吻合口瘘，无一例患者发生围手术期死亡。8 例患者术后肌酐水平较术前相比有所改善或稳定，1 例患者为孤立肾长段输尿管损伤，术后肌酐较术前略有升高。造影提示该组患者肠代输尿管均通畅，吻合口无狭窄，无反流。3 例患者出现轻度肾积水，1 例发生短期泌尿系感染。综上结果提示，回肠代输尿管术是一种可选择的尿路重建方式，对于难治性医源性长段输尿管损伤的治疗效果满意。

（瞿　旻）

述评·医源性长段输尿管损伤后输尿管的重建较为棘手，回肠代输尿管术是一种可行的修复方法，但是由于手术技术较为复杂以及疗效的争议，国内开展较少。该文对 9 例医源性输尿管损伤患者应用回肠代输尿管术疗效的回顾性分析，表明 88.9% 患者的肌酐有所改善或稳定，11.1% 患者发生尿路感染，未发现代谢并发症，提示该术式疗效满意，并发症较少，但其远期临床疗效仍需进一步观察。需要重视的是，回肠代输尿管术治疗医源性长段输尿管损伤作为一个非常规术式，疗效与并发症与术者的经验密切相关，抗反流设计以及缝合水平等手术技巧也因人而异。

（任善成）

组织工程补片膀胱扩大术治疗神经源性膀胱的疗效分析　［中华泌尿外科杂志，2015，36（1）：29］　张帆等人探讨使用小肠黏膜下层组织工程材料补片行膀胱扩大术治疗神经源性膀胱的可行性和有效性。采用14例神经源性膀胱患者,男10例,女性4例。年龄14~65岁,平均29岁。脊髓发育不良8例,脊髓损伤6例。尿动力学检查:最大膀胱测压容量平均为(150.1+64.2)ml,膀胱顺应性平均为(5.2±3.9)ml/cmH_2O,最大逼尿肌压力平均为(44.1±29.2)cmH_2O。14例均接受SIS组织工程补片膀胱扩大术,术中将补片锁边缝合至纵向剖开的膀胱浆肌层,达到扩大膀胱的目的,其中7例同期行输尿管抗反流再植术。对术后并发症、影像尿动力学检查参数、尿路核磁水成像及肾功能进行观察评价。结果本组14例手术均顺利完成,手术时间平均为120 min。患者术后无代谢紊乱。术后复查肌酐均正常。术后随访6~48个月,最大膀胱容量明显上升,最大逼尿肌压力、膀胱顺应性明显好转,与术前比较差异有统计学意义($P<0.05$)。术后1个月,2例膀胱吻合口尿外渗,更换导尿管引流通畅后愈合。术后12个月,4例出现膀胱输尿管反流(均为Ⅰ级),其中2例予膀胱逼尿肌A型肉毒素注射术,术后留置尿管3个月复查反流消失;2例保留导尿,口服琥珀酸索利那新(5 mg,2次/天)和酒石酸托特罗定(4 mg,1次/天)6个月后,1例反流消失,1例仍存在反流。认为SIS组织工程补片用于治疗神经源性膀胱的膀胱扩大术是一可靠并有效的手术方式。

(李慧珍)

述评 · 膀胱扩大术是治疗神经源性膀胱导致的膀胱容量下降的金标准。主要目的是建立大容量、高顺应性的储尿囊,降低储尿期的膀胱压力,进而保护上尿路功能、改善尿失禁症状。该研究结果显示,使用SIS组织工程补片行膀胱扩大术可有效改善膀胱压力增高、顺应性降低等尿动力学客观指标,是在临床上可采取的一种手术方式之一。需要临床大量样本更好的随访进一步明确其优势及可行性。

(许传亮)

腹腔镜下与开放式根治性膀胱切除术后早期并发症的对比研究 [中华泌尿外科杂志,2015,36(5):333] 曾蜀雄等比较腹腔镜下根治性膀胱切除与开放式根治性膀胱切除术,术后早期并发症的发病特点。收集2011年9月至2014年5月行根治性膀胱切除手术且随访资料完整的患者201例,其中96例行LRC,男86例,女10例,平均年龄(63.7±10.5)岁;105例行ORC,男86例,女19例,平均年龄(64.4±11.4)岁,比较两组患者的手术时间、术中出血量、术后输血例数、术后排气时间、恢复进食时间、引流管拔除时间、术后90 d内早期并发症发生情况等。结果:LRC组和ORC组的手术时间分别为389 min和321 min,术中出血量分别为420 ml和591 ml,术后输血例数分别为15例和29例,术后住院时间分别为16.5 d和18.5 d。LRC组和ORC组术后排气时间分别为3.7 d和3.5 d,恢复进食时间分别为4.4 d和4.3 d,引流管拔除时间分别为11.1 d和10.9 d。LRC组和ORC组术后并发症发生率分别为28.1%(27/96)和43.8%(46/105)。LRC组并发症以感染(7例)、肠梗阻(7例)、淋巴瘘(7例)常见,ORC组以感染(14例)、肠梗阻(13例)、切口脂肪液化(11例)常见,LRC组切口脂肪液化1例,与ORC组比较差异有统计学意义($P<0.05$)。因此,与ORC比较,LRC能显著减少患者术中出血量,降低术后早期并发症的发生率,缩短术后住院时间。

(徐伟东)

述评 · 膀胱根治性切除+尿流改道是肌层浸润膀胱癌(MIBC)的标准术式。近年来,随着腹腔镜技术在泌尿外科的不断成熟和广泛应用,腹腔镜下膀胱根治性切除已成为国内大型医疗中心的常用术式。该文分析对比了96例施行腹腔镜根治性膀胱切除术和105例行开放根治性膀胱切除术患者的手术资料及术后并发症、肿瘤治疗效果进行分析,发现腹腔镜根治性膀胱切除术能显著减少患者术中出血量,降低术后早期并发症的发生率,缩短术后住院时间。但应注意到,由于该术式对腹腔镜基本功要求较高,学习曲线较长,病例样本较少,现有随访资料尚不足证明最终肿瘤根治效果是否优于开放手术,因此对该术式的最终评价仍需扩大样本并长期随访。

(许传亮)

膀胱癌患者行保留膀胱手术后复发的危险因素分析 [复旦学报(医学版),2014,41(6):742] 朱延军等探讨了膀胱癌患者行保留膀胱手术后复发的发生率及其危险因素。回顾性分析2003年1月至2010年6月行保留膀胱手术治疗的452例初发膀胱癌患者的临床资料。男性341例,女性111例,年龄(62.6±15.8)岁。所有患者均为初发膀胱尿路上皮癌。所有患者随访2年,收集患者的一般资料、肿瘤学特征、术后治疗方案和术后复发频度。按2年内复发的频度分为无复发组(NR)、低复发组(LR,2年内复发1次)和高复发组(HR,2年内复发2次及以上),比较各组临床特征的差异。对2年内有复发的低级别肿瘤患者按照复发后肿瘤分级是否改变分组,又分为无进展组和进展组,比较两组临床特征的差异。452例患者2年内肿瘤复发204

例(45.1%),其中127例为低复发组,77例为高复发组,而其余248例为无复发组。3组患者在吸烟、肿瘤分级、肿瘤分期、肿瘤数目、接受规范膀胱灌注化疗和接受干扰素治疗比例等方面的差异有显著统计学意义;而在年龄、性别、术后全身化疗、放疗和BCG治疗比例等方面的差异无统计学意义。复发的低级别肿瘤共110例,其中无进展组79例,进展组31例。两组患者在吸烟和肿瘤分期等方面的差异有显著统计学意义;在年龄、性别、肿瘤数目和术后是否规范的膀胱灌注化疗的比例等方面的差异无统计学意义($P>0.05$)。因此,术前吸烟史、肿瘤分级、分期、肿瘤多发和未接受规范膀胱灌注化疗是膀胱癌患者术后复发的危险因素。初发肿瘤分期较高和术后继续吸烟的患者在复发时肿瘤分级增高的危险性增加。术后戒烟对减少术后复发有益。

(徐伟东)

述评 · 近年来,外科手术应在保证治疗效果的同时最大限度保留器官功能的理念已逐渐为广大外科医师接受,因此,目前各大指南均强烈推荐对于初发非肌层浸润性膀胱尿路上皮癌可先行TURBT。该研究通过452例初发膀胱癌患者的临床资料回顾分析发现TURBT疗效满意,术前吸烟史、肿瘤分级、分期、肿瘤多发和未接受规范膀胱灌注化疗是膀胱癌患者术后复发的危险因素。初发肿瘤分期较高和术后继续吸烟的患者在复发时肿瘤分级增高的危险性增加。术后戒烟对减少术后复发有益。这些结论对临床治疗和随访具有一定的指导价值。

(许传亮)

膀胱尿路上皮癌淋巴结转移特点:单中心522例膀胱根治性切除病例回顾 [北京大学学报(医学版),2015,47(4):524] 郝瀚等回顾研究1998年至2012年北京大学第一医院泌尿外科单中心行膀胱根治性切除同时行盆腔淋巴结清扫的患者,共522例,分析其淋巴结的转移情况,以及影响淋巴结转移的相关因素。本研究共对935例膀胱根治性切除病例进行筛选,共522例符合标准纳入研究,标准的淋巴结清扫的范围外侧清扫至生殖股神经,内侧清扫至闭孔神经周围,上侧清扫至髂血管分叉部位,下侧清扫至旋髂静脉;扩大清扫的范围除此之外还包括双侧髂总血管周围淋巴结和骶前淋巴结,部分患者切除至肠系膜下动脉水平。并将淋巴结进行区域划分,对于不同区域的淋巴结按如下公式分别予以计数:阳性淋巴结数/该区域清扫淋巴结总数。以淋巴结转移为因变量,以肿瘤分级、分期、年龄、性别、吸烟史和体重作为自变量进行单因素非条件Logistic回归分析,筛选出有意义的自变量,在此基础上选择有关的变量进行多因素Logistic回归分析。研究结果显示,99例存在淋巴结转移,淋巴结转移率19.0%,T1期淋巴结转移发生率3.7%,T2期10.5%,T3期36.7%,T4期41.9%。最常见的淋巴结转移部位为髂内/闭孔淋巴结(77.8%),其次是髂外淋巴结(35.4%)。清扫的淋巴结总数平均11.6个(1~51个),阳性淋巴结占淋巴结总数的比例平均为44.1%。淋巴结转移与肿瘤分期和肿瘤分级呈正相关,与年龄、性别、吸烟史、体重等因素均无相关性。认为淋巴结转移是膀胱癌最常见的转移途径之一,发生淋巴结转移与肿瘤分级和分期呈正相关,最常见的转移部位是髂内/闭孔淋巴结,其次是髂外淋巴结;膀胱根治性切除以及双侧的盆腔淋巴结清扫是膀胱癌的重要治疗手段。

(王辉清)

述评 · 根治性全膀胱切除同时行盆腔淋巴结清扫是当前治疗肌层浸润性膀胱肿瘤的标准方案,许多研究已经证明这一手术方式既有利于准确病理分期,又可有效提高患者的疾病特异性生存率。该研究回顾性分析522例行标准/扩大淋巴结清扫的膀胱肿瘤的临床数据,发现淋巴结转移是膀胱癌最常见的转移途径之一,发生淋巴结转移与肿瘤分级和分期呈正相关,最常见的转移部位是髂内/闭孔淋巴结,其次是髂外淋巴结;并认为膀胱根治性切除以及双侧的盆腔淋巴结清扫是膀胱癌的重要治疗手段。对临床决策有一定的参考价值。但扩大淋巴结清扫相对费时,也具有一定创伤,具体到每一个患者应结合临床分期实际情况采用个体化淋巴结清扫方案。

(许传亮)

根治性膀胱全切术后肠梗阻的危险因素分析(附740例报道) [北京大学学报(医学版),2015,47(4):628] 孟一森等回顾分析北京大学第一医院泌尿外科2005年1月至2014年8月期间接受根治性膀胱全切手术的患者共749例,排除9例接受原位回肠新膀胱的患者,共740例患者入选,其中男性596例,女性144例。将患者分为术后无肠梗阻组和术后肠梗阻组,比较两组之间的临床参数,包括患者性别、年龄、BMI、术前血红蛋白和肌酐水平、ASA评分、手术时间、出血量、异体输血、手术方式、尿流改道方式、盆腔淋巴结清扫、术后入监护室率、总住院时间、肿瘤分期等。术后82例患者术后发生肠梗阻,与无肠梗阻组患者相比,术后发生肠梗阻患者的年龄较大体重指数偏低;相对于接受输尿管皮肤造口的患者，接受回肠膀胱尿流改道的患者肠梗阻发生率更高；行盆腔淋巴结清扫的患者肠梗阻发生率高于未行盆腔淋巴结清扫的患者。发生肠梗阻的患者平均住院时间更长。术后肠梗阻与性别、既往腹部手术史、术前血红蛋白和肌酐水平、美国麻醉师协会（ASA）评分、手术时间、出血量、异体输血、开放或腹腔镜手术、术后入监护室、肿瘤分期等因素均无相关性。多因素回归分析显示，年龄、体重指数、尿流改道方式、盆腔淋巴结清扫和术后肠梗阻的发生具有相关性。研究认为，根治性膀胱全切术后肠梗阻的发生与年龄和体重指数存在相关性，高龄和低体重指数的患者发生术后肠梗阻的危险性增加；接受回肠膀胱尿流改道和盆腔淋巴结清扫的患者术后肠梗阻的发生率高于接受输尿管皮肤造口和不进行盆腔淋巴结清扫的患者。

（王辉清）

述评 · 膀胱根治性切除术是泌尿外科围术期并发症发生率和死亡率较高的大型手术。其中肠梗阻是常见并发症，了解其发生状况及相关的危险因素有重要的临床指导意义。该研究通过对749例临床资料的分析，发现根治性膀胱全切术后肠梗阻的发生与年龄和体重指数存在相关性。还发现接受回肠膀胱尿流改道和盆腔淋巴结清扫的患者术后肠梗阻的发生率高于接受输尿管皮肤造口和不进行盆腔淋巴结清扫的患者。并建议结合年龄、体重指数、尿流改道方式、盆腔淋巴结清扫等情况来预判术后肠梗阻发生率，对临床决策有一定的参考价值。

（许传亮）

完全腹腔镜下根治性膀胱切除及原位U形回肠新膀胱术19例报告 ［中华泌尿外科杂志，2014，36(4)：270］ 刘锋等人通过完全腹腔镜下根治性膀胱切除及原位U形回肠新膀胱术，探讨其手术方法及效果。采用19例（13例术前分期为cT2，6例为cT3）的患者术前均细胞学或组织病理诊断为高级别尿路上皮癌，后尿道或膀胱颈口活检未见肿瘤侵犯的接受完全腹腔镜下根治性膀胱切除及腔镜下直线切割闭合器形成原位U形回肠新膀胱术。结果19例均获成功。手术时间261～380 min，平均(285±37)min，其中新膀胱构建及吻合时间为(74±9)min；术中出血量100～350 ml，平均(187±36)ml；术后住院时间15～26 d，平均(21±4)d；术后肠功能恢复时间1.5～2.3 d，平均(1.9±0.4)d。术后第4～8天拔除腹腔引流管，术后2周拔除单J管和导尿管。19例患者术后均未发生回肠吻合口瘘、肠梗阻、腹腔感染或败血症。仅1例患者考虑淋巴管瘘，引流管延迟至14 d拔管。认为完全腹腔镜下根治性膀胱切除加原位回肠新膀胱术安全可行，但是技术难度大、步骤复杂、手术时间长。术者需具备熟练的解剖知识、较高的腹腔镜操作技术及应对各种并发症的能力。其术式术后控尿效果及初期肿瘤根治效果与开放性手术具有可比性。

（李慧珍）

述评 · 开放性根治性膀胱切除术（ORC）是治疗局部肌层浸润性膀胱癌的金标准。膀胱切除后尿流改道一直是泌尿外科微创领域的研究热点和难点之一，从最初的为保护上尿路功能简单改道分流，发展至目前在解剖学和功能学上都已接近原有器官。随着腹腔镜下全膀胱根治术的不断开展，标志着微创性根治术是治疗肌层浸润性膀胱肿瘤的发展方向之一。

（许传亮）

前列腺穿刺活检术后间隔时间对腹腔镜前列腺癌根治术的影响（附专家点评） ［北京大学学报（医学版），2015，46(4)：532］ 李清等研究前列腺穿刺活检术后与腹腔镜前列腺癌根治术之间的时间间隔长短对手术难易程度及效果的影响。回顾性分析2011年6月至2013年12月于北京大学人民医院泌尿外科行腹腔镜前列腺癌根治术的患者89例，以6周为界，将患者按穿刺术后间隔时间长短分为2组：IT＜6周组平均间隔时间3.1周（1.5～4.4周），IT≥6周组平均间隔时间7.6周（6.0～16.2周）。患者平均年龄67岁（57～78岁），术前平均前列腺特异抗原（PSA）15.4 μg/L（5.2～72.0 μg/L），平均前列腺体积55 ml（42～89 ml）。评估患者手术时间、术中出血量、切缘阳性率、术后住院时间等相关围手术期指标。结果所有患者均成功接受手术，平均手术时间150 min（110～242 min），平均出血量约230 ml（100～750 ml），术后切缘阳性率为18%，术后3个月控尿率为100%。随访中未见临床复发患者。两组患者年龄、术前PSA、Gleason评分及前列腺体积差异无统计学意义（$P>0.05$），且两组患者在手术时间、术中出血量、术后切缘阳性率、术后住院时间及术后3个月控尿率方面差异无统计学意义（$P>0.05$）。认为前列腺穿刺活检术后与腹腔镜根治术之间的时间间隔长短并非是影响手术难易程度及效果的因素，其对患者术后长期生存及复发率的影响尚待进一步观察。

（王　燕）

述评 · 前列腺癌根治术的手术难易程度及有效性受多

种因素影响。前列腺穿刺活检术后可能出现的出血及炎性粘连增加手术难度。国内外对穿刺术后行前列腺癌根治术的最佳手术时间尚有争议，有学者推荐在穿刺 6～8 周后再进行手术更加安全。该文通过回顾性分析对比时间间隔<6周与≥6 周组的围手术期相关指标，认为前列腺穿刺活检术后与腹腔镜根治术之间的时间间隔长短并非是影响手术难易程度及效果的因素，其对患者术后长期生存及复发率的影响尚待进一步观察。研究对根治手术时机的选择有一定的临床指导意义，尚缺乏多中心前瞻性临床研究的进一步评估。

（高　旭）

经腹膜外途径腹腔镜下根治性前列腺切除术治疗高危前列腺癌的疗效观察 ［中华泌尿外科杂志，2015，36（5）：346］ 兰建宏等探讨了探讨经腹膜外途径腹腔镜下根治性前列腺切除术治疗高危前列腺癌的疗效和可行性。选取 2009 年 2 月至 2013 年 12 月对满足 D'Amico 高危前列腺癌定义的 121 例患者，行经腹膜外途径腹腔镜下根治性前列腺切除术。患者年龄 54～82 岁，平均 70 岁。术前 PSA 2.40～111.31 μg/L，平均 25.45 μg/L。Gleason 评分 6～10 分，平均 8 分。临床分期 T_1～T_{2b}期 52 例，T_{2c}期 58 例，T_{3a}期 8 例，T_{3b}期 3 例。记录手术时间、出血量、术中并发症等资料，观察术后漏尿、淋巴瘘等短期并发症，随访尿控、勃起功能恢复以及 PSA 变化。结果 121 例手术均顺利完成。手术时间 105～341 min，平均 165 min。术中出血 50～1 500 ml，平均 150 ml。术中发生大出血 4 例，输血 1 例；术中发生单侧闭孔神经损伤 3 例，未予特殊处理。肠功能恢复时间 24～72 h，平均 35 h。留置尿管时间 7～14 d，平均 9 d。术后发生吻合口漏尿 12 例，其中术后 1 d 5 例、2 d 3 例、3 d 2 例，术后 4、5 d 各 1 例。术后 5 d 出现下肢静脉血栓 1 例。术后 2 d 出现淋巴瘘 1 例，延长引流时间后自愈。术后 2～4 个月 3 例发生膀胱尿道吻合口狭窄，2 例经尿道扩张后症状缓解，1 例经尿道镜内切开好转。术后病理报告切缘阳性 18 例，精囊腺侵犯 21 例，髂血管淋巴结阳性 9 例。术后住院时间 5～22 d，平均 10 d。术后 96 例 1 年内恢复控尿，11 例存在不同程度的尿失禁。术中保留性神经 51 例，术后 2～12 个月勃起功能恢复者 33 例。术后 6 周复查血 PSA 0～8.75 μg/L，平均 0.14 μg/L。术后 5～36 个月，平均 18 个月 48 例出现生化复发。因此，经腹膜外途径腹腔镜下根治性前列腺切除术治疗高危前列腺癌的疗效满意，是一种安全可行的治疗方式。

（鲁　欣）

述评 · 本文统计 121 例高危前列腺癌患者资料，显示腹膜外途径行 LRP 对高危患者可行且疗效满意。与经腹途径相比，腹膜外途径 LRP 具有其优势，如术中暴露术野相对简便、可以减少辅助孔、术后肠道恢复快等。然而，我们也应该注意经腹膜外途径实施 LRP 具有视野相对窄小、亮度降低、操作空间狭窄等缺点，这对于本身手术难度较大的高危患者而言，是一个技术上的难点。同时，根据国内外指南推荐，对于高危患者术者建议行扩大淋巴结切除，这一操作步骤腹膜外途径的 LRP 难以顺利完成，故需要引起临床医生足够重视。

（高　旭）

最长尿道保存技术对腹腔镜前列腺癌根治术后尿控恢复的影响 ［中国微创外科杂志，2015，15（8）：701］ 许宁等研究腹腔镜前列腺癌根治术中保留最长尿道长度（MULP）对术后尿控功能恢复的影响。回顾性分析 2011 年 1 月至 2012 年 6 月同一名医师完成的腹腔镜前列腺癌根治术 63 例的临床资料，其中 MULP 组 33 例，非 MULP 组 30 例。2 组年龄、术前前列腺特异性抗原（PSA）、前列腺体积、临床分期、Gleason 评分等差异无统计学意义。比较 2 组术后 PSA、切缘阳性率，使用国际尿控协会调查问卷评价术后 1、3、6、12 个月尿控情况。手术均顺利完成，术后随访 12～48 个月。术后 1、3 个月 MULP 组较非 MULP 组尿控情况好（术后 1 个月尿控 0、1、2、3 级 MULP 组分别为 12、10、8、3 例，非 MULP 组为 7、5、11、7 例，$Z=-1.979$，$P=0.048$；术后 3 个月 MULP 组分别为 20、7、5、1 例，非 MULP 组分别为 12、6、7、5 例，$Z=-2.012$，$P=0.044$），术后 6、12 个月 2 组尿控情况差异无统计学意义（P 均 >0.05）。2 组切缘阳性率差异无统计学意义。认为行 MULP 的腹腔镜前列腺癌根治术，有利于术后早期尿控恢复，并不增加术后切缘阳性率。

（王　燕）

述评 · 前列腺癌根治术后尿控情况是影响患者生活质量的重要因素，也是外科手术中的难点。影响根治术后尿控恢复的因素很多，包括性神经保留、膀胱后壁重建、主刀医生熟练程度、尿道保留长度等。通过分离前列腺尖部后唇疏松纤维组织，向近端暴露前列腺部尿道，仔细解剖并予最大程度保存前列腺部尿道，有利于术后早期尿控恢复，对术后 6、12 个月尿控恢复情况无统计学意义。根治术后尿控恢复需综合考虑多种因素，全面改善影响术后尿控的手术操作流程，方能达到较好的术后尿控效果。此外，MULP 技术并非适合所有患者，其有效性也与不同患者前列腺尖部后唇解剖形态有关。

（高　旭）

前列腺癌淋巴结转移的特点及其临床意义 ［中华泌尿外科杂志，2014，35(11)：829］ 朱再生等探讨了前列腺癌淋巴结转移的规律及其临床意义。选取浙江大学金华医院泌尿外科2004年1月至2014年1月收治前列腺癌患者103例，收集临床及病理资料，行回顾分析。该组患者平均年龄65岁。术前平均PSA 14.7 ng/ml，平均Gleason评分7分。根据PSA及Gleason评分行危险分级，低危组44例(43%)，中危组31例(30%)，高危组28例(27%)。所有患者均在全麻下行开放性前列腺癌根治术，在切除前列腺前行扩大盆腔淋巴结清扫(ePLND)。清扫范围为：上界为主动脉分叉，下界为旋髂静脉和Cooper韧带、髂外动脉外侧缘等盆腔淋巴组织。将盆腔淋巴结按解剖部位分为5组9区：髂外组、髂总组、闭孔组、髂内组，每组左右侧各为1区；骶前组为1区。比较各组切除的淋巴结数目、转移率、转移密度及分布情况。结果术后病理分期：9例pT_1期，37例pT_2期，44例pT_{3a}期，13例pT_{3b}期。共切除淋巴结2 136枚，平均每例21枚。22例(21%)发现有淋巴结转移。低、中、高危组的转移率分别2%、26%、46%，差异具有统计学意义。各组淋巴结转移率由高到低分别为髂内组59%、闭孔组50%、髂外组36%、骶前组14%、髂总组5%，差异具有统计学意义。转移密度由高到低排列为闭孔组37%、骶前组33%、髂内组28%、髂外组25%、髂总组20%，差异无统计学意义。综上所述，低危患者在行前列腺癌根治术时可不实施扩大分区盆腔淋巴结清扫，中高危患者必须行ePLND；淋巴结转移率及转移密度均较高的闭孔、髂内和髂外区域必须行清扫；髂总区域不必常规行清扫。

（鲁　欣）

述评 · 随着前列腺癌MDT治疗理念的推广，以及前列腺癌根治术技术的提高，盆腔淋巴结切除对于前列腺癌根治术的意义得到了重新认识。以往标准的淋巴结活检术仅有分期意义的观点，逐渐被“扩大淋巴结切除术具有一定治疗意义”的观点所取代，并逐步得到学术界的认同。该文对103例患者扩大淋巴结清扫的病理结果进行深入分析，其结果再一次强调了扩大淋巴结切除范围的意义。研究结果中非常规活检区域阳性淋巴结比例较高，提示对部分前列腺癌患者，尤其是中高危患者进行ePLND具有明确的临床意义，其远期治疗意义仍需进一步随访观察。考虑到淋巴结转移阳性患者多数需接受术后辅助放疗，故也仅在获得进一步远期随访的结果之后，方可进一步探讨治疗性的ePLND范围应做如何的临床界定。

（高　旭）

T_{3a}期前列腺癌近距离治疗联合外放疗和内分泌治疗的疗效观察及预后因素分析 ［中华外科杂志，2014，52(10)：765］ 麦智鹏等探讨了T_{3a}期前列腺癌近距离治疗联合外放疗和内分泌治疗的疗效及预后影响因素。选取北京协和医院泌尿外科2003年1月至2008年12月诊治的T_{3a}期前列腺癌患者38例，收集临床资料并行随访，行回顾性分析。该组患者平均年龄71岁，术前平均PSA 56.3 μg/L，平均Gleason评分7.6分。平均穿刺阳性率为65.3%。所有患者治疗方案为近距离治疗联合外放疗和内分泌治疗，通过随访记录生化复发、远处转移和总体生存状态，行预后相关因素分析。结果该组患者随访平均69个月，19例出现生化复发，13例出现远处转移，15例死亡，其中9例死因为前列腺癌复发，6例为其他死因。生化复发、远处转移及死亡发生平均时间分别为13.4个月、19.7个月和术后52.2个月。总体5年的无生化复发率、无远处转移率、肿瘤特异生存率及总体生存时间分别为44.1%、68.6%、82.4%及75.8%。29例患者术后出现1~2级泌尿系统不良反应，18例出现1~2级胃肠道不良反应。预后因素分析中发现穿刺活检针数阳性率对生化复发、远处转移及总体生存状态有显著影响；Gleason评分对远处转移和总体生存状态有显著影响；年龄对总体生存状态有显著影响。综上所述，近距离治疗联合外放疗和内分泌治疗是T_{3a}期前列腺癌患者的可选方案，穿刺活检针数阳性率是影响患者生化复发、远处转移及总体生存率的重要因素。

（鲁　欣）

述评 · 对于$T_{3a}N_0M_0$期前列腺癌患者，内照射放疗联合放疗及2~3年ADT是可选治疗方案之一。随着对前列腺癌生物学行为的认识和研究的深入，以及MDT医疗模式的国内广泛开展，接受这类治疗的患者将逐步增多。本研究总结38例接受上述治疗的患者预后情况，发现穿刺针数阳性比与Gleason评分是预后的独立预测因素，其临床使用价值值得进一步扩充病例加以验证。在后续研究中，宜在多中心研究模式下进行验证，且必须注意病理检查的规范性、统一性(单中心病理重新评价为最佳方案)，另需考虑不同中心穿刺策略不同、针点数量及空间分布各异，进一步验证过程中这些可变因素均应纳入分析讨论。

（高　旭）

一次性包皮环切缝合器与传统包皮环切术的临床疗效对比分析 ［临床外科杂志,2015,23(2):152］ 陶美满等回顾性分析江苏大学附属医院2012年1月至2014年3月门诊手术室预约285例包皮过长及包茎患者,年龄9~61岁,平均26.2岁。其中包茎81例,包皮过长204例,门诊查体排除阴茎发育异常、隐匿性阴茎、尿道下裂患者。手术前常规行凝血常规及血常规检查,根据患者自愿选择手术方式分为两组,一次性包皮环切缝合器组145例(其中包皮过长105例,包茎40例),传统包皮环切术组140例(其中包皮过长99例,包茎41例),两组患者的年龄、阴茎包皮过长和包茎患者比例等差异无统计学意义。研究结果:包皮环切缝合术操作简单、微创、安全,在手术时间、术中出血量(根据手术纱布被血液浸润前后重量计算术中出血量)、疼痛程度、伤口愈合时间、外观满意度与传统组比较差异有统计学意义($P<0.05$),术后并发症发生率如出血(缝合器组2例,传统组4例)、包皮裂开(传统组2例)、感染(传统组2例)、包皮瘢痕(传统组3例)发生率低于传统组($P<0.05$),外观满意度高于传统组($P<0.05$)。缝合器组主要并发症是出血,与术后加压绷带脱落有关,通过持续加压包扎,均自行止血。认为一次性包皮环切缝合器,真正做到了微创,手术时间短,出血少,患者术中、术后痛苦少,依从性高,术后并发症少,愈合时间短,外形美观,值得推广。

(朴曙光)

述评 · 包皮环切术是泌尿外科门诊手术室最常见的手术。一般医院主要开展三种包皮环切术,即传统包皮环切术、商环包皮环切术及一次性包皮环切缝合术。该文对285例患者进行分组治疗比较传统包皮环切术与一次性包皮环切缝合术的手术效果。研究结果认为包皮环切缝合术在操作简单、微创、安全,在手术时间、术中出血量、疼痛程度、伤口愈合时间、外观满意度及术后并发症发生率方面比传统环切术相比效果好。一次性包皮环切缝合器,真正做到了微创,手术时间短,出血少,患者术中、术后痛苦少,依从性高,术后并发症少,愈合时间短,外形美观,值得推广。

(刘智勇)

腹腔镜下保留神经腹膜后淋巴结清扫术治疗早期睾丸肿瘤的疗效及安全性 ［中华泌尿外科杂志,2015,36(5):357］ 方烈奎等分析探讨腹腔镜下保留神经腹膜后淋巴结清除术治疗早期睾丸肿瘤的疗效及安全性。于2001年1月至2014年9月共收治睾丸肿瘤患者83例,年龄18~44岁,平均25岁。均无射精功能障碍。肿瘤术前临床分期均为Ⅰ期。根治性睾丸切除术后病理诊断均为非精原细胞瘤。术后1~4周行腹腔镜下保留神经腹膜后淋巴结清扫术(RPLND)。其中,右侧LRPLND手术清扫范围上至右肾静脉水平,下至右髂总血管分叉处,左至主动脉外侧至肠系膜下动脉起始处,然后至右髂总血管分叉处,右至右输尿管内侧。左侧LRPLND手术方法:清扫范围上至左肾静脉水平,下至左髂总血管分叉处,左至左输尿管内侧,右至下腔静脉前方至肠系膜下动脉起始水平,以及肠系膜下动脉起始处以下的腹主动脉外侧。结果显示83例腹腔镜下保留神经腹膜后淋巴结清扫术均顺利完成。手术时间158~285 min,平均218 min;术中出血量255~587 ml,平均368 ml;术后肠功能恢复时间24~48 h,平均31 h;住院时间5~9 d,平均7 d。术中发生下腔静脉损伤1例,于腹腔镜下缝合。3例术后出现轻微乳糜性腹膜后引流液,术后1周内乳糜瘘消失。22例术后出现射精功能障碍,未特殊干预,均于术后8~12周恢复。73例随访3~76个月,平均27个月,无肿瘤复发或转移。认为腹腔镜下保留神经腹膜后淋巴结清扫技术可行,创伤小、并发症少、术后恢复快,对于有保留生育要求的患者是治疗低分期非精原细胞瘤的首选方法。

(王 磊)

述评 · 腹腔镜下保留神经腹膜后淋巴结清扫术(LRPLND)是泌尿外科难度较大的手术之一,能否严格遵循淋巴引流解剖区域进行规范化淋巴结清扫是保证改良手术疗效的关键。国内外很多学者都认为LRPLND在肿瘤控制及诊断精确方面较开放手术存在优势,但其难度较大,需要熟练掌握腹腔镜下精细操作技术。其难点之一在于避免血管损伤,术中需谨慎操作,保持适当气腹压,视野暴露良好;其次,射精功能丧失是RPLND的严重并发症,保留神经对于保留患者的性功能至关重要,术中应保证视野清晰,仔细辨认血管与神经走行,避免损伤腹下神经丛。总体而言,LRPLND术相较于开放手术而言,创伤小,并发症少,恢复快,患者术后生活质量高。

(刘智勇)

骨盆骨折后尿道损伤早期复位缩短后期尿道狭窄长度 ［中华创伤杂志,2014,30(11):1144］ 饶明煌等回顾性分析2008年1月至2012年1月收治64例合并骨盆骨折后尿道损伤患者的临床资料,探讨骨盆骨折后尿道损伤的早期复位对后期尿道狭窄长度及尿道成形术的影响。其中34例早期行尿道复位(早期复位组),30例早期行耻骨上膀胱造瘘术(造瘘组)和延期行尿道成形术恢复尿道完整性。评估和比较两组患者后期尿道狭窄发生率、尿道狭窄长度、延期尿道成形术及操作次数等指标。研究结果 64 例随访 14~28 个月，均获得治愈。早期复位组术后发生尿道狭窄 18 例(53%)，其中腔镜复位狭窄率为 42%(8/19)，经尿道会阴吻合术 60%(10/15)。早期复位组和造瘘组尿道狭窄发生率分别为 53%(18/34)、100%(30/30)，均需延期行尿道成术。早期复位组和造瘘组狭窄/闭锁长度分别为 (1.8 ± 0.6)cm、(2.9 ± 0.7)cm$(t=6.7, P<0.05)$。早期复位组发生狭窄的患者中，83%(15/18)行冷刀内切开术得到治愈，17%(3/18)需开放手术治疗；造瘘组只有 60%(18/30)的患者可通过冷刀内切开术得到治愈。早期复位组需行(1.6 ± 0.6)次操作获得治愈，造瘘组需行(2.8 ± 0.5)次操作获得治愈$(t=9.2, P<0.05)$。认为骨盆骨折后尿道损伤后的早期复位在减少术后尿道狭窄并发症发生率的基础上，可显著缩短随后发生的尿道狭窄/闭锁，从而简化后期尿道成形手术，减少手术带来的二次创伤，值得推广。

(朴曙光)

述评 · 自早期复位观点运用于骨盆骨折后尿道损伤以来，骨盆骨折导致的后尿道断裂采取早期复位还是延期行尿道成形术，目前仍存在争议。该文回顾性分析厦门大学附属东方医院 2008 年 1 月至 2012 年 1 月收治的行早期复位的 64 例骨盆骨折后尿道损伤患者。该研究结果认为，骨盆骨折后尿道损伤后的早期复位在减少术后尿道狭窄并发症发生率的基础上，可显著缩短随后发生的尿道狭窄/闭锁，从而简化后期尿道成形手术，减少手术带来的二次创伤，值得推广。对于骨盆骨折伴严重合并伤未能于 24 h 内行尿道修复术者，先稳定生命体征及膀胱造瘘后，72 h 内再行软性膀胱镜下Ⅱ期尿道重建，也不失一项好的选择。

(刘智勇)

阴茎皮瓣尿道成形术治疗前尿道狭窄的长期疗效 [中华泌尿外科杂志，2014，35(9)：681] 谢弘等探讨了阴茎皮瓣尿道成形术治疗前尿道狭窄的长期疗效。选取了 2006 年 1 月至 2012 年 12 月采用阴茎皮瓣尿道成形术治疗前尿道狭窄患者 138 例，患者术前均行顺行和逆行尿道造影以证实尿道狭窄，根据患者尿道狭窄段的长度、部位和阴茎皮肤的条件选择不同类型的皮瓣分为 4 组，其中：① 带蒂纵形皮瓣，根据阴茎皮肤上标记所需皮瓣的大小切开皮肤，在阴茎皮肤深、浅筋膜间分离出足够长度的带蒂皮瓣，转移至狭窄段尿道；② 带蒂环形皮瓣，即在冠状沟下 0.5~0.7 cm 处做一环形切口，皮瓣远心端深及阴茎海绵体白膜并沿白膜向下分离，近心端沿皮下向下分离，两层间为含有丰富血供的筋膜与皮瓣相连；③ 倒 L 形带蒂皮瓣，即纵向皮瓣在冠状沟下方向一侧延长数厘米；④ Q 形阴茎皮瓣，即阴茎包皮环行皮瓣的基础上再垂直向下延长数厘米。同时采用 3 种尿道成形方法：① 侧面补片尿道成形(1 组)80 例；② 背腹侧联合镶嵌成形(2 组)42 例；③ 管状重建尿道(3 组)16 例。术后 138 例中 4 例失访，余 134 例随访 8~84 个月，平均 39 个月，29 例出现并发症：尿道再狭窄 17 例，其中 1 组 12 例，2 组 2 例，3 组 3 例；尿道皮肤瘘 7 例，1 组 5 例，2 组和 3 组各 1 例；尿道憩室 5 例，1 组 4 例，3 组 1 例。105 例排尿通畅，最大尿流率 13~49 ml/s，平均 25 ml/s，总成功率为 78.4%(105/134)。认为阴茎皮肤薄、血运丰富、取材操作简单是重建尿道较理想的材料之一；L 形或 Q 形阴茎皮瓣重建尿道是治疗超长段(≥10 cm)前尿道狭窄的有效方法。

(王　磊)

述评 · 尿道狭窄的治疗是泌尿外科的难点之一，应用自体组织重建尿道是治疗前尿道狭窄的主要方法之一，由于阴茎皮肤薄、毛囊少、血运丰富、取材操作简单，所以目前是重建尿道比较理想的材料。术者熟练地掌握了尿道狭窄重建的各种术式，并在此基础上比较不同术式的优缺点，总结经验。带蒂环形皮瓣适用于阴茎段尿道下裂或尿道狭窄者；纵形皮瓣适用于阴茎段尿道狭窄者，但有阴茎手术史以及阴茎皮肤紧张者不宜使用此种皮瓣；倒 L 形带蒂皮瓣、Q 形皮瓣是在带蒂纵形皮瓣、带蒂环形皮瓣的基础上进一步拓展，可以为前尿道长段狭窄患者提供一种皮瓣的选择可能。皮瓣的宽度选择以及无张力缝合至关重要，同时应根据患者自身情况的不同和术者的经验与熟练程度灵活选择不同术式，以期望达到良好预后。

(刘智勇)

一期无管化尿道板纵行切开卷管尿道成形术治疗尿道下裂术后疼痛和并发症的观察 [中国修复重建外科杂志，2014，28(12)：1505] 李晓东等通过与传统术后留置导尿管或支架方法比较，探讨一期无管化尿道板纵行切开卷管尿道成形术(TIP)对术后疼痛及并发症发生的影响。回顾分析 2010 年 3 月至 2013 年 6 月 214 例接受 TIP 治疗的先天性中远段尿道下裂患儿临床资料，其中术后留置导尿管 68 例(A 组)，留置支架 70 例(B 组)，未留置导尿管及支架 76 例(C 组)。3 组患儿年龄、尿道下裂分型和伴发畸形比较，差异均无统计学意义$(P>0.05)$。术后第 2 天采用

Wong－Banker 面部表情量表（WBS）和东安大略儿童医院疼痛评分（CHEOPS）行术后疼痛自我评估和行为学评估，记录术后并发症发生情况，并进行统计学分析。全麻下，所有患儿按照常规方法行一期 TIP。对伴阴茎弯曲者，行阴茎背侧白膜紧缩术矫正；伴阴茎阴囊转位者，行阴囊成形术。A组采用 Foley 硅胶双腔导尿管（F8～F14）作为新尿道支架及术后引流尿液的方式，术后 7 d 拔除尿管后患儿自行排尿。B 组采用多侧孔硅胶管（F8～F14）作为新尿道支架及术后引流尿液的方式，支架管近端位于后尿道，使其能引流膀胱内尿液，为避免支架管对膀胱三角区的刺激，利用术中阴茎头牵引线固定硅胶管；术后 14 d 拔除尿道支架管后患儿自行排尿。C 组术毕即拔除术中用于辅助缝合新尿道的支架管，术后患儿自行排尿。术后第 2 天采用 WBS 和 CHEOPS 行疼痛自我评估和行为学评估。术后每 3 个月随访 1 次，1 年后每 6 个月随访 1 次，记录术后并发症发生情况。术后 A、B、C 组分别有 9、9、2 例因发生尿瘘，导致切口延迟愈合；分别有 7、8、3 例发生切口感染；其余患儿切口均Ⅰ期愈合。术后第 2 天 C 组 WBS 评分及 CHEOPS 评分均显著低于 A、B 组，比较差异有统计学意义（$P<0.05$）；A、B 组间两指标比较，差异均无统计学意义（$P>0.05$）。认为与传统术后留置导尿管及支架相比，一期无管化 TIP 术后疼痛和并发症发生率明显降低，尤其适于如厕训练期（2～5 岁）尚未完全膀胱自控排尿的低龄患儿。

（朴曙光）

述评·尿道下裂手术方法多种多样，其中尿道板纵行切开卷管尿道成形术（TIP）因操作简便，并能获得满意疗效，在临床获得广泛应用。但目前对于 TIP 术后引流方式仍存在争议。近年研究发现，尿道下裂修复术后留置导尿管或支架，存在术后疼痛不适和支架相关并发症。该文通过论文分析后发现，与传统术后留置导尿管及支架相比，一期无管化 TIP 术后疼痛和并发症发生率明显降低，尤其适于如厕训练期（2～5 岁）尚未完全膀胱自控排尿的低龄患儿。但该研究为单中心回顾性研究，存在选择偏倚，研究样本量有限，对于一期无管化 TIP 术后对切口感染、急性尿潴留和尿外渗的发生影响仍未明确，有待多中心、更大样本的临床随机对照试验证实。

（刘智勇）

专业凸阵穿刺超声探头下行肾穹隆穿刺法在经皮肾镜碎石术中的临床应用 ［临床外科杂志，2015，36（2）：104］ 潘铁军等收集了 2013 年 5 月至 2014 年 5 月 98 例经皮肾镜碎石的患者利用专业凸阵穿刺超声探头下行肾穹隆穿刺法的临床资料。术中均采用专业凸阵穿刺探头，扇形凸阵探头频率宽频带 2～5 MHz、有 5 个中心频率可视可调（2.5/3.5/4.0/4.5/5.0），穿刺角度有 3 档可调，分别为 0°、15°、30°。将专业凸阵穿刺探头置于穿刺区域，了解患肾的结构及与周围脏器毗邻关系、结石的部位，测量体表至目标肾盏的距离，了解穿刺路径。最佳的穿刺径向为经目标肾盏穹隆部沿肾盏长轴方向进行穿刺。超声实时引导下用 18G 穿刺针在超声穿刺架协助下穿刺目标肾盏，穿刺成功时可见尿液或非血性液体溢出，将斑马导丝通过穿刺针芯放入集合系统，沿斑马导丝用筋膜扩张器由 8F 起依次扩张至 14F，扩张通道时可利用超声实时监测筋膜扩张器的扩张深度，然后用 F24 球囊扩张器扩张，并留置 F24 工作鞘。其结果发现所有患者均一期成功建立经皮肾通道，单通道 104 例肾，双通道 2 例肾。经上盏建立通道 20 个，经中盏 68 个，经下盏 18 个。手术时间 15～42 min，平均手术时间（25.7 ± 16.5）min，出血量 20～150 ml，平均（60.8 ± 40.5）ml。一期清除率 86.8%，总的结石清除率为 93.6%（99/106），肾盂梗阻解除率为 100%。未出现胸膜损伤、腹腔脏器损伤、大血管损伤、肾盂撕裂伤、感染性休克、肾切除等严重的并发症。结果显示，术中专业凸阵穿刺超声实时动态监测下肾穹隆穿刺法建立经皮肾通道成功率高，出血少，安全性高，结石清除率高。

（彭泳涵）

评论·建立经皮肾通道是 PCNL 术后最重要也是风险最高的一步。相比 X 线引导，超声引导具有无创、无辐射、三维立体定位的优势。然而，B 超引导下的经皮肾镜穿刺具有较长的学习曲线，特别是穿刺针的定位和寻找往往对初学者形成较大的挑战。专业凸阵穿刺 B 超引导下进行穿刺，由于中央凹槽式设计，无扫描盲区，能够清晰地看到针尖，从而大大降低了手术的难点，提高手术的安全性。肾穹隆部是肾脏大血管最少的部分，经肾穹隆部可以有效地避开肾脏较大的血管，从而降低肾脏损伤的风险，是经皮肾镜手术理想的穿刺部位。术中专业凸阵穿刺超声实时动态监测下肾穹隆穿刺法为经皮肾镜的开展和推广提供了新的技术方案。

（高小峰）

体外物理振动排石治疗泌尿系结石 ［临床外科杂志，2015，23（2）：154］ 王养民等总结分析了 2014 年 5 月至 7 月 56 例泌尿系结石患者行体外物理振动排石治疗后的临床效果。结石直径4~14 mm。输尿管镜碎石术后、经皮肾镜碎石术后残余结石11例,体外冲击波碎石治疗后35例;单纯物理振动排石10例。肾结石15例:肾上盏结石2例,肾下盏结石8例,肾盂结石5例。输尿管结石35例:输尿管上段结石20例,中段2例,下段13例。肾绞痛6例。治疗前2 h口服盐酸坦索罗辛0.4 mg;治疗前10 min给予黄体酮20 mg肌内注射,呋塞米20 mg肌内注射。根据结石位置不同,患者取仰卧位或侧卧位,调整床体位置,启动基座(下置振动器)简谐激发平台,物理振动排石开始。确定结石所在大致位置,启动单极或双极多方位导向谐振激发手柄(上置振动器),沿着患侧肾区及腹侧输尿管走行方向向下触压推压,促使结石下行。推压的力度可根据患者性别、胖瘦、耐受力等适当调节。待患者憋尿难以忍受时,嘱排尿,并注意收集结石颗粒。患者排石治疗后3~7 d复查B超、KUB等。结果显示:肾结石患者行物理振动排石治疗后,当天排石率为72.7%;输尿管结石当天排石率为91.4%;急性肾绞痛患者共6例治疗后症状均缓解;体外物理振动排石总有效率为87.5%(49/56),无效率为12.5%(7/56);2例诉疼痛反复发作,输尿管镜检提示结石周围息肉形成致局部狭窄,3例出现皮肤红肿及疼痛。王养民等认为对于部分泌尿系结石患者,物理振动排石治疗安全有效,可以作为首选治疗方案。

(彭泳涵)

评论 · 肾结石和输尿管结石根据结石体积和部位的不同,都存在可以经人体泌尿系统自行排出的可能。体外物理振动排石法通过促进结石下移,为这部分患者提供了一种安全而有效地治疗方式,可以有效地提高排石率,从而降低了经皮肾镜碎石取石术、体外震波碎石术及输尿管镜碎石术术后二次手术的风险。然而,作为一种新的治疗方式,其临床预后还需要大规模的临床试验进一步的验证。另外,还需要更长期的随访,来观察体外物理振动排石法对肾脏及周围脏器的长期影响。

(高小峰)

双J管管壁结石形成影响因素的横断面研究 [四川大学学报(医学版),2015,46(3):431] 曹祥明等总结分析2014年2~7月84例接受输尿管软镜联合钬激光碎石术的尿路结石患者的临床资料及其双J管管壁结石形成情况,探讨双J管管壁结石形成的影响因素。纳入因上尿路结石行输尿管软镜联合钬激光碎石手术患者,术前安置的双J管均为Bard公司生产的4.7Fr亲水涂层聚氨酯双J管。排除其他类型的双J管的病例。收集患者性别、年龄、带管时间、尿红细胞、尿白细胞、尿硝酸盐、尿培养、尿脓细胞、尿pH、血清钙、镁、无机磷、尿酸、双J管培养等数据。术中取出双J管及结石标本,分别进行双J管细菌培养和红外光谱法结石成分分析,并留取适量标本进行管壁结石厚度观测。通过电脑体式显微镜下对双J管表面进行观察,将结晶形成连续厚膜覆盖管壁者定义为管壁石膜阳性,即诊断为双J管管壁结石,其余为阴性。根据诊断结果将患者分为形成石膜组和未形成石膜组。结果发现:石膜形成组较未形成石膜组更年轻;尿蛋白阳性患者的管壁石膜形成率更高;尿路感染阳性者较阴性者石膜形成率高;血尿阳性者较阴性者石膜形成率高。不同性别、双J管留置时间、血清钙、无机磷、尿酸、尿pH、结石类型之间石膜形成率差异无统计学意义。Logistic回顾显示石膜的形成与尿蛋白阳性和低龄相关,与血尿和尿路感染无关。研究者认为在对双J管上石膜形成的众多影响中,尿蛋白阳性和低龄是双J管形成的重要危险因素。

(彭泳涵)

评论 · 双J管是当前泌尿外科腔内手术治疗中常用的临时体内留置物。随着泌尿外科腔内微创手术的进一步普及,双J管留置相关的并发症也引起大家的关注。双J管管壁结石不仅增加了感染的风险,严重的情况可以导致双J管拔出困难,患者需要二次手术。该文探讨分析双J管管壁结石形成的影响因素,具有良好的临床应用价值。遗憾的是,作为单中心研究,研究对象较少,可能会存在一定的选择性偏移。进一步的前瞻性多中心大样本研究可能将带给我们更多有意义的研究结果,有利于双J管成石的预防。

(高小峰)

螺旋CT诊断上尿路结石性梗阻并感染的临床研究 [中华医院感染学杂志,2014,24(15):3810] 卢晓林等统计了该院2011年6月至2013年6月间收治的上尿路结石梗阻合并感染的病例,并对感染在螺旋CT影像学上的特征与B超和静脉肾盂造影(IVU)判断的准确性进行了比较分析。本组患者中,结石梗阻合并感染共52例;在对于梗阻部位(输尿管上、中、下段)的判断比较中,螺旋CT的判断符合率为100%,显著高于B超(90.91%)或IVU(90.45%)的水平;对于梗阻引起轻、中和重度肾积水判断上,CT的符合率也达到100%、95%和100%,显著高于B超和IVU水平;此外,在对于梗阻合并感染引起的一些其他继发性表现,如输尿管管壁、肾盂壁增厚,肾窦脂肪间隙模糊、肾包膜毛糙以及肾周脓肿形成等病理学改变的判断上，螺旋 CT 诊断符合率也均达到了 100%，显著优于 B 超以及 IVU 的诊断符合率。研究者认为，上尿路结石梗阻合并感染是治疗的难点之一，直接影响治疗的效果和手术的安全性，因此术前诊断非常重要；传统的 B 超以及静脉肾盂造影优于图像分辨率等原因，往往难以对感染进行准确的判断。CT 相比于 B 超和静脉肾盂造影，除了极为准确地显示结石的大小、部位以外，还具有高分辨率的特点，能够对肾脏、输尿管的一些炎症感染继发性感染较为清晰的呈现。而螺旋 CT 对于上述感染引起的一些继发病理学改变能直接在影像学上有较为清晰的表现，诊断符合率可达到 95%~100%，有助于术前对于结石梗阻合并感染进行预判，因此是诊断的有力工具。

（李　凌）

评论・上尿路结石梗阻合并感染可能诱发严重脓毒症，甚至会发生感染性休克风险，因此术前的早期诊断一直是临床医师关注的重点。遗憾的是，传统的中段尿培养的检出率较低，通常低于 70%。因此，通过术前影像学检查手段提高结石梗阻合并感染的诊断率，将对于上尿路结石的腔道内镜手术治疗起到重要的推动作用，并能有效降低感染并发症。该研究从肾盂壁增厚、肾窦脂肪间隙模糊、肾包膜毛糙以及肾周脓肿几个感染的继发性影像学改变入手，证实了螺旋 CT 相较于传统的 B 超和 IVU 具有无可比拟的优势，对于感染的早期诊断具有重要的意义。

（高小峰）

上尿路结石合并感染的细菌培养及药物敏感性分析［北京大学学报，2014，46（5）：798］　王澍等收集了该院 2012 年 1 月至 2013 年 2 月间收治的上尿路结石病例，并对其中合并尿路感染的情况进行了分析。结果显示，病原学检查结果阳性的患者共 85 人；其中，合并急性感染症状的患者有 21 人，该组患者培养出致病菌 28 株；不合并感染临床症状的患者有 64 人，该组患者培养出致病菌株 70 株。两组病例均以革兰阴性菌为主，大肠埃希菌为主要致病菌，所占比例均在 30%~35% 之间，有无合并临床感染症状的 2 个不同分组间致病菌群分布特征无明显差异。药敏分析表明，传统的半合成青霉素类抗生素平均耐药率均在 50% 以上，哌拉西林/他唑巴坦耐药率为其中耐药率相对最低一种药物；二代头孢平均耐药率达到 60% 以上；三代头孢类抗生素中，常用的头孢曲松耐药率达到 50% 以上，头孢哌酮/他唑巴坦耐药率及耐药性优于头孢曲松；喹诺酮类药物平均耐药率达到 45% 以上；氨基糖苷类耐药率相对较低，约为 10%；碳青霉烯类耐药率极低。研究者认为，基于目前上尿路结石合并感染的致病菌耐药性现状，以往观点认为的常规抗感染用药（包括二代头孢、半合成青霉素类、喹诺酮类）均已不适宜在药敏结果反馈前作为经验型用药；氨基糖苷类、哌拉西林/他唑巴坦以及头孢哌酮/他唑巴坦耐药率较低，是目前较为理想的经验用药选择。对于上述药物治疗效果不佳病例，碳青霉烯类抗生素是最后一道防线。

（李　凌）

评论・上尿路结石合并感染一直是泌尿系结石腔道内镜手术治疗的一大难题。感染加重导致的严重脓毒症是结石微创手术后最为凶险的并发症。传统观点认为，对于上尿路结石合并感染病例，经验性用药应从二代头孢类抗生素开始，效果不佳再考虑逐步升级。但临床中，二代头孢类抗生素治疗效果往往欠佳。该研究分析了目前结石合并尿路感染常见的致病菌和其敏感抗生素类型，说明了目前常规抗生素已不适宜作为经验性用药，并为经验性用药提出了新的指导性意见，具有重要的意义。建议能将该研究规模进一步扩大，使之成为泌尿系结石合并尿路感染新的治疗共识。

（高小峰）

微 X 线衍射法在泌尿系结石检测中的临床研究［临床泌尿外科杂志，2015，30（7）：586］　王细生等总结了应用微 X 线衍射法对该院 2012 年 7 月至 2013 年 7 月间收治的上尿路结石病例 48 例结石标本进行了成分分析的经验。本组结石标本中，32 例为经皮肾镜碎石手术取出标本，11 例为患者自然排石标本，另 5 例为体外冲击波碎石治疗后碎石排出标本。结果显示，该组结石标本均以结晶态物质为主，其中草酸钙结石标本所占比例为 65%，尿酸结石占 35%；与其他研究所报道的泌尿系结石发患者群结石类型整体分布相比，尿酸结石所占比明显增高（35% *vs.* 10%）；该组结石标本中草酸钙结石中大都为混合性结石，合并有磷酸盐成分，但含量通常小于 18%。研究者认为，微 X 线衍射法通过对结石晶体 X 线照射，然后用它独特的衍射来确定结石成分，相较于其他结石成分分析的方法，如傅里叶变换红外光谱（FTIR）、拉曼光谱（RS）、差热-热重（DTA/TGA）、核磁共振（NMR）及高效液相色谱（HPLC）等，具有开展便捷、安全可行的优点，易于推广等优点；同时，该研究还表明，作为我国泌尿系结石病高发的广东地区，由于饮食习惯和水质特点等原因，尿酸结石所占比例显著高于国内整体水平（10% 左右），因此对于该地区结石病患者，建议尤其需要多食碱性食物，减少含有嘌呤饮食的大量摄入，这对于降低结石的发病率和复发率具有重要价值。

（李　凌）

评论·泌尿系结石是泌尿外科最常见的疾病之一，在泌尿外科住院患者中占据首位，因此结石成分和物相的准确检测，对于预防结石形成和延缓复发具有重要的临床意义。该研究采用了微X线衍射法对其所在的深圳地区就诊患者的48例结石标本进行了成分分析，发现了结石成分特点所具有的一些地区特异性，对指导相关患者的饮食预防结石复发具有一定意义。虽然该文认为微X线衍射法进行结石成分分析具有可靠性高、准确性高、检测简便迅速、灵敏度好等优点，但文章并未就该检测方法与其他几种常用方法进行比较分析，因此结果缺乏对照，建议能开展更多平行对照研究工作进一步证实。

（高小峰）

软性输尿管镜碎石术中肾盂内压力监测方法及意义［中华泌尿外科杂志，2014，35（8）：575］　杨嗣星等通过总结60例软性输尿管软镜钬激光碎石术中肾盂内压力变化及术后患者血清降钙素和内毒素数据，探讨肾盂内压力变化与术后并发症之间的关系。对2012年3月至2013年5月60例软性输尿管镜钬激光碎石术的患者采用双腔导管法监测术中肾盂内压力变化，并对压力与术后发热的关系进行了分析。肾盂内压力监测方法：采用双腔软性输尿管镜送达鞘，通过软镜送达鞘副通道置入4 F输尿管导管并连接压力传感器，术中肾盂内压力数值直接从监护仪上读出。以肾盂压力最高值和其累计时间的不同，将60例患者分为正常压力组、压力升高组、反流压力组共3组。所有患者术前查血常规、血生化全套及尿细菌培养。术后24 h内复查血常规、血生化全套及尿细菌培养，测定血降钙素（PCT）及内毒素（ET）水平。结果显示：60例患者均成功测压，术中肾盂内压力初始值明显低于肾盂压力最高值。60例中正常压力组32例，压力升高组17例，反流压力组11例。60例中12例（20%）降钙素>0.1 ng/ml，8例>0.5 ng/ml，其中压力升高组2例和反流压力组6例。本组术后发热6例（10%），其中正常压力组1例、压力升高组1例、反流压力组4例，各组术后发热发生率分别为3%、6%及36%，差异有统计学意义（$P<0.01$）。杨嗣星等认为软性输尿管镜碎石术中存在肾盂内高压现象，且压力变化与液体灌注压力及持续时间密切相关，高压灌注及高压下长时间操作是患者术后发生细菌感染及术后发热率增高的原因。

（彭泳涵）

评论·感染相关并发症是腔内碎石术后最常见的并发症，严重情况可导致严重脓毒血症甚至死亡。术中肾盂内压力是腔内手术术后感染的高危因素，但是目前尚缺乏良好的监测手段监测输尿管软镜术中的肾盂内压力。术者通过双腔输尿管鞘检测肾盂内压力，安全有效，并对术后的感染相关并发症的发生有一定的预测作用。另外，该研究结果还显示输尿管软镜碎石过程中存在肾盂内高压状态，根据压力不同的分级与术后细菌感染和发热率有明显相关性。因此，软性输尿管镜操作过程常规监测肾盂内压，可作为术后感染的预防性措施。

（高小峰）

一种新的经皮肾镜通道建立方法：刺激性利尿一步扩张法通道建立技术［临床泌尿外科杂志，2015，30（6）：514］　李文成等总结了该院2014年8月至2015年3月间开展的引用刺激性利尿一步扩张法经皮肾镜碎石手术患者的资料并进行了分析。本组患者共50例，所有病例术中均不逆行放置输尿管导管行人工肾积水，而是直接采用俯卧手术体位，夹闭导尿管后短时间快速静脉扩容并予以呋塞米利尿的方法，通过促进排尿使肾脏集合系统自行轻度扩张。在B超引导下直接使用穿刺针穿刺，留置导丝后，直接使用F22筋膜扩张器扩张并建立通道，碎石工具使用超声碎石清石设备粉碎结石。结果显示，所有病例均采用上述一步扩张法方法建立经皮肾通道成功并顺利实施手术，无一例中转传统经皮肾镜通道逐级扩张法；平均通道建立时间（1.9±0.5）min，平均手术时间（34.6±23.8）min，无一例发生大出血病例，无一例集合系统穿孔并发症，无发生胸膜损伤或其他周围脏器损伤并发症，结石清除率为88%。研究者认为，该方法省略了传统的留置输尿管导管，术中逆行注水建立人工肾积水穿刺的步骤，并且无须使用传统的从细至粗的逐步扩张法，快速简便，同时减少了操作步骤，避免了安全导丝脱出或者穿孔的风险；此外，该方法还无须使用球囊扩张等其他筋膜扩张器，减少了手术耗材的使用，降低了医疗成本，是一种安全可行的经皮肾镜碎石手术通道的建立方式，值得推广。

（李　凌）

评论·经皮肾镜碎石手术的核心环节即为经皮肾通道的建立。目前常规方法均需要逆行插管，其价值一方面在于可以人工建立肾积水利于穿刺，同时也能够阻挡碎石坠入输尿管导致结石残留，此外还能够逆行注水方便术中取石。该文提出了一种简化的经皮肾镜通道建立方式，既避免了放置输尿管导管，同时也无须逐级扩张，从介绍来看可显著简化手术步骤；但研究所总结的病例完全回避了刺激性利尿后依然肾积水建立困难、导致难以穿刺的情况以及对于此类患者该如何进一步处理；建议该作者能在后续文章进一步详细介绍该技术的操作要点，便于广大临床医师学习和掌握，并开展严谨的前瞻性随机对照研究证实其方法的有效性和安全性。

（高小峰）

154 例中青年男性器质性勃起功能障碍患者与代谢综合征关联分析 ［中华男科学杂志，2014，20（11）：999］ 丁杰等回顾分析了 154 例男性器质性勃起功能障碍（ED）患者（ED 组）与 103 例性生活正常男性（非 ED 组）的临床资料，探讨中青年男性 ED 与代谢综合征（MS）及睾酮水平的相关性。其中 ED 组 20～29 岁者 27 例，30～39 岁者 41 例，40～49 岁者 48 例，50～59 岁者 38 例，均通过夜间阴茎胀大实验，排除心因性 ED；非 ED 组 20～29 岁者 23 例，30～39 岁者 26 例，40～49 岁者 27 例，50～59 岁者 27 例，均排除患严重急慢性疾病者、下丘脑-垂体-肾上腺疾病、肝肾功能异常、盆腹腔手术、睾丸外伤、前列腺癌去势治疗者。该组受试者进行体格检查，包括身高、体重、腰围、血压，计算体重指数，在指导下填写国际勃起功能评分 5，并进行 ED 严重程度分级：勃起功能基本正常（22～25 分）、轻度 ED（12～21 分）、中度 ED（8～11 分）、重度 ED（5～7 分）。抽血检测空腹血糖、总三酰甘油、高密度脂蛋白、血清总睾酮。比较 ED 组与非 ED 组，以及 ED 患者中 MS 者与非 MS 者各项指标差别。结果中青年 ED 组 MS 患病率显著高于非 ED 组 MS 患病率，ED 组与非 ED 组腹围、血压、腹围、空腹血糖、高密度脂蛋白及总睾酮均有显著性差异。ED 组中 MS 者与非 MS 者勃起功能各项指标及总睾酮有显著性差异。多元 Logistic 回归分析 MS 各项指标及总睾酮与 ED 相关性分析，发现腰围与 ED 密切相关。认为中青年 ED 患者并发 MS 患病率较正常人群明显增高，ED 患者中并发 MS 者睾酮水平较低、勃起功能较差，中心性肥胖与中青年 ED 密切相关。

（陈光华）

述评 · ED 多影响 40 岁以上的中老年男性，但临床发现 ED 患者有年轻化趋势。随着生活条件的改善，MS 患病亦有年轻化趋势，国内外文献已证实了中老年男性人群中 ED 与 MS 之间具有紧密相关性，但对于 20～40 岁之间青年人群的研究较少。该文通过比较中青年 ED 组患者及非 ED 组受试者，以及 ED 患者中 MS 者与非 MS 者腰围、血压、空腹血糖、总三酰甘油、高密度脂蛋白、血清总睾酮、国际勃起功能评分 5 项以及勃起功能等指标的差别。发现中青年 ED 患者并发 MS 患病率较正常人群明显增高，ED 患者中并发 MS 者睾酮水平较低、勃起功能较差，中心性肥胖与中青年 ED 密切相关。对于器质性患者，应在服用药物治疗同时常规检查生化指标，改善生活习惯，并且可以考虑选择性地使用阴茎血管内皮功能保护性制剂，以达到最佳的疗效和最好的预后，具有一定的临床应用价值。

（周　铁）

输精管附睾管显微吻合术术中附睾吻合部位的选择策略 ［中华医学杂志，2015，21（5）：424］ 钱海宁等回顾分析了 2013 年 1 月至 2014 年 1 月就诊的 56 例确诊为 OA 并初步诊断为附睾梗阻的男性不育患者临床资料，探讨输精管附睾管显微吻合术（VE）治疗附睾梗阻性无精子症（EOA）附睾吻合部位的选择策略。该组患者年龄 23～38（32.4±3.2）岁，经至少 3 次精液离心检查未发现精子。精液果糖实验阳性，血清性激素水平正常。术前常规行全面生殖系统体格检查、生殖系超声检查。其中 7 例有输精管结扎史，16 例有明确的急、慢性附睾炎病史，5 例有慢性前列腺炎病史。患者配偶已排除不孕因素。术前根据病史、体检以及阴囊超声对附睾吻合部位进行预测；行阴囊探查术观察附睾梗阻情况，根据触诊和显微镜下观察选择待吻合附睾管；最终根据附睾液中有无活动精子决定吻合部位；对确定为附睾梗阻并在附睾液中找到活精子的患者施行输精管附睾管端侧显微吻合术；术后随访其疗效。结果该组患者均行双侧阴囊超声检查和阴囊探查术，累计 112 次，其中行 VE 术 98 次（单侧 14 例，双侧 42 例），术前病史和体检累计预测吻合部位、超声预测吻合部位、术中首选吻合部位的成功率分别为 80.5%（153/190）、80.3%（90/112）和 87.4%（90/103）。28 例随访成功，其中 19 例于术后从精液中检出活动精子，10 例配偶自然受孕成功，均为体尾部吻合病例。认为术前病史和体检有助于吻合部位的选择，阴囊超声是有效、实用、无创的术前诊断附睾梗阻部位的方法；术中在饱满较硬的附睾中选择最为饱满的附睾管切开，易于获得有活动精子的附睾管行显微吻合。

（陈光华）

述评 · EOA 可通过显微外科手术即 VE 术，可使梗阻部位疏通而获得自然受孕机会，从而避免采用辅助生殖技术（ART）。显微外科吻合手术治疗效果和附睾吻合部位密切相关。该文通过术前根据病史、体检以及阴囊超声对附睾吻合部位进行预测；阴囊探查术观察附睾梗阻情况，根据触诊和显微镜下观察选择待吻合附睾管；最终根据附睾液中有无活动精子决定吻合部位操作策略发现，术前病史和体检累计预测吻合部位、超声预测吻合部位、术中首选吻合部位的成功率分别为 80.5%（153/190）、80.3%（90/112）和 87.4%（90/103）。因此，结合术前病史、体检、超声检查结果和术中探查预测附睾吻合部位，有助于术式选择及预后判断，从而根据患者实际情况提供最佳的诊疗方案。

（周　铁）

骶骨肿瘤骶神经根切除对男性勃起及射精功能影响的临床研究 ［中华男科学杂志，2015，21（3）：251］ 黎承军等回顾研究了 2008 年 1 月至 2013 年 8 月 47 例接受骶骨肿瘤手术的患者临床资料，评估了术前及术后阴茎勃起及射精功能情况。对骶骨肿瘤手术不同水平的骶神经根切除后对男性勃起及射精功能的影响及骶神经根损伤水平与勃起及射精功能障碍的关系进行了探讨。按保留骶神经水平分：保留双侧 S1～S3 患者 16 例，保留单侧 S1～S3 患者 21 例，保留单侧 S1～S2 患者 6 例，仅保留单侧 S1 患者 4 例。随访时间 12～41（27.2 ± 10.9）个月。通过发放调查表、门诊复查及电话随访患者术后 3 个月、6 个月、1 年及至 2013 年 8 月的阴茎勃起及射精功能情况。结果保留双侧 S1～S3 神经根患者，术后 3 个月阴茎勃起及射精功能障碍发生率为 31.25%（5/16），术后 6 个月为 25.00%（4/16），术后 1 年为 12.50%（2/16），2013 年 8 月随访时阴茎勃起及射精功能均恢复。保留单侧 S1～S3 神经根患者，术后 3 个月阴茎勃起及射精功能障碍发生率为 85.7%（18/21）。术后 6 个月为 71.43%（15/21），术后 1 年为 52.38%（11/21）。2013 年 8 月随访时阴茎勃起及射精功能障碍发生率为 42.86%（9/21）。保留单侧 S1～S2 神经根患者，术后 3 个月阴茎勃起及射精功能障碍发生率为 100%（6/6），术后 6 个月和术后 1 年均为 83.33%（5/6），2013 年 8 月随访时阴茎勃起及射精功能障碍发生率为 66.67%（4/6）。仅保留单侧 S1 神经根患者，术后 3 个月至 2013 年 8 月随访时阴茎勃起及射精功能均不能恢复。对不同年龄、肿瘤类型的患者阴茎勃起及射精功能障碍发生率进行比较，差异无显著性（P 均 >0.05）。认为男性患者骶骨肿瘤术后阴茎勃起及射精功能障碍发生率与手术方式密切相关。至少保留一侧的 S3 神经根对患者术后阴茎勃起及射精功能的保存是至关重要的。

（施　挺）

述评 · 对于骶骨肿瘤，目前手术切除是治疗骶骨肿瘤的主要手段，而由于骶骨肿瘤常累及骶神经，骶骨肿瘤切除术后可阴茎勃起及射精功能障碍，影响患者生活质量。该文通过比较不同水平骶神经根切除后阴茎勃起及射精功能障碍的发生率发现：保留双侧 S1～S3 神经根患者，术后均恢复阴茎勃起及射精功能。保留单侧 S1～S3 神经根患者，术后阴茎勃起及射精功能障碍发生率为 42.86%。保留单侧 S1～S2 神经根患者，术后阴茎勃起及射精功能障碍发生率为 66.67%。仅保留单侧 S1 神经根患者，术后阴茎勃起及射精功能均不能恢复。因此，至少保留一侧的 S3 神经根对患者术后阴茎勃起及射精功能的保存是至关重要的。这为今后的骶骨肿瘤的手术方式选择提供了新的思路。达到既充分考虑骶骨肿瘤预后问题，又可兼顾患者术后生活质量。

（周　铁）

脊柱外科

本年度收集论文492篇,纳入一年回顾164篇,占33.3%;收入文选19篇,占3.9%。

一年回顾

一、基础研究

在过去的一年,脊髓损伤、椎间盘退变的相关信号通路、各种新型材料的研发、椎间盘细胞移植等方面均是脊柱外科脊柱研究的热点。在脊髓损伤、椎间盘退变的相关信号通路研究方面,贺宪等[1]检测并比较了Modic Ⅱ型改变组和无改变组两组患者软骨终板中NF-κB、IL-18和SP表达的阳性细胞数,发现Modic Ⅱ型改变组的阳性细胞数明显高于无改变组,认为Modic Ⅱ型改变可能是引起腰痛的原因之一。祝勇等[2]探讨了椎间盘组织中转化生长因子-β(TGF-β)通路调节胸腺基质淋巴细胞生成素(TSLP)表达的相关分子机制,结果表明椎间盘组织中内源性TGF-β通过抑制NF-κB的活性限制TSLP的表达,当椎间盘突出时,内源性的稳态系统被打破,TGF-β活性下降或缺失,抑制NF-κB的能力下降,而后者促使TSLP生成增加,促进椎间盘冲吸收。张伟军等[3]在一项体外实验中,通过将不同浓度的炎症介质白介素-1b(0 ng/ml、10 ng/ml、50 ng/ml)和肿瘤坏死因子-α(0 ng/ml、50 ng/ml、100 ng/ml)刺激体外培养人体正常髓核细胞,采用实时聚合酶链反映(RT-PCR)技术检测髓核细胞MMP-28 mRNA转录水平,探讨MMP-28的调控因素及MMP-28与髓核细胞退变之间的关系。根据试验结果,认为IL-1b不能影响髓核细胞MMP-28 mRNA转录,但是TNF-α对MMP-28具有调控作用,且呈浓度依赖性。龙厚清等[4]通过比较假手术组和慢性脊髓压迫组大鼠模型脊髓基质金属蛋白酶-9(MMP-9)表达和血脊髓屏障(BSCB)变化的差异,探讨了MMP-9和BSCB在慢性压迫性脊髓症中的关系。该研究表明,慢性压迫性脊髓症大鼠模型建立第4周,脊髓功能明显降低,同时BSCB结构破坏,通透性增加,MMP-9表达增强,并与EBA抗原显著减少显著相关,提示BSCB破坏可能与MMP-9表达显著增高相关。丛琳等[5]为探讨人类聚集蛋白聚糖(Aggrecan)基因的表达及Aggrecan基因串联重复多态性(VNTR)与腰椎间盘突出症(LDH)的相关性进行了相关研究。根据是否患有LDH将入组试验对象患者分为病变组(74人)及对照组(128人),并利用Western blot法及RT-PCR法,分别检测了两组试验对象椎间盘组织中Aggrecan含量和Aggrecan基因串联重复多态性,并将所得试验数据进行比较分析。结果提示,对照组椎间盘组织中Aggrecan蛋白的表达阳性率高于病变组($P<0.05$);对202个血液标本的RT-PCR分析共观察到Aggrecan基因串联重复多态性的16个等位基因和42个基因型,且病变组中等位基因25、21的基因频率高于对照组($P<0.05$)。认为LDH的发病与Aggrecan含量减少和结构变化有关;而在LDH患者中,重复次数小于等于25次等位基因与Aggrecan不表达有很强的相关性。在神经损伤修复的通路研究中,王天仪等[6]研究了大鼠坐骨神经预损伤后背根节中miRNomes改变对脊髓后索损伤修复的影响,结果显示在坐骨神经预损伤后背根节后脊髓后索损伤的大鼠中,miR-199a-5P的表达明显下调,提示大鼠坐骨神经预损伤后背根节中miR-199a-5P表达下调可以促进脊髓后索损伤的修复。胡嘉瑞等[7]为探究阿托伐他汀对脊髓缺血-再灌注损伤的作用,在一项动物实验中通过阻断腹主动脉的方法成功建立了大鼠急性脊髓缺血-再灌注模型。将试验大鼠分为假手术组(对照组)、手术组、药物组[手术前14 d起予以阿托伐他汀10 mg/(kg·d)干预],通过比较各组大鼠在术后6、12、24

和48 h的Basso Beattie Bresnahan(BBB评分);3组大鼠的腰骶段脊髓组织切片HE染色和TTC染色比较神经组织病理变化和损伤情况、缺血百分比;应用miRNA芯片检测、比较三组脊髓组织中miRNA表达谱的变化。认为阿托伐他汀预处理对脊髓I/R损伤的神经具有保护作用,这种保护作用可能由miRNA介导。胡凌云等[8]*为探讨激活蛋白激酶B(Akt)/哺乳动物雷帕霉素靶蛋白(mTOR)/p70核糖体S6蛋白激酶(p70S6K)信号通路对大鼠脊髓损伤(SCI)后神经再生及神经功能恢复的影响,在SD大鼠中建立了轻型SCI模型,并随机将大鼠分为激活组(Act组,SCI+ATP)、对照组(Con组,SCI+生理盐水)、阻断组(Int组,SCI+APT+雷帕霉素),每组24只。将剩余的24只大鼠分入假手术组(Sham组),仅打开椎板,不损伤脊髓。比较了各组大鼠术后1 d、3 d、7 d、14 d 4个时间点的BBB评分,脊髓组织中Akt、mTOR及p70S6K的磷酸化水平,Nestin和NeuN的表达水平及Nestin、NeuN阳性细胞数的多少。结果提示,Act组在SCI后7 d和14 d时的BBB评分明显高于Con与Int组($P<0.05$);各SCI组在术后各时间点脊髓组织中Akt、mTOR及p70S6K的磷酸化水平均高于假手术组($P<0.05$),且Act组明显高于Con与Int组;各SCI组的Nestin表达水平均高于假手术组,且Act组的表达水平及阳性细胞计数均高于Con与Int组;术后各SCI组的NeuN表达水平在1 d及3 d低于假手术组,Act组在术后7 d及14 d的NeuN表达水平及阳性细胞计数均高于Con与Int组。认为在体内ATP介导的Akt/mTOR/p70S6K信号通路激活可增强大鼠SCI后脊髓内源性NPCs的增殖反应,促进NPCs的增殖和分化,进而修复修复SCI、促进神经功能恢复。崔健超等[9]为研究泼尼松龙与地塞米松介导腰椎骨量降低的差异及其对成骨成脂基因表达的影响进行了相关动物实验。在研究中,研究者取3月龄SD雌性大鼠24只,随机分为4组。分别为基线组(BL组)、年龄对照组(CON组)、泼尼松龙组(PRE组)及地塞米松组(DXM组)。BL组于实验开始时即处死,其余3组继续正常喂养,CON组不作任何药物处理,PRE组予5 mg/kg泼尼松龙每天一次皮下注射,DXM组以1 mg/kg地塞米松每周两次皮下注射。3个月后对三组大鼠分别进行骨密度(BMD)检查来检测模型建立效果、骨髓涂片做油红O试验和反转录式-聚合酶连锁反应(RT-PCR)检测骨组织中骨保护素(OPG)、过氧化物酶体增殖物激活受体γ(PPAR-γ)的活性。研究结果提示:在两种糖皮质激素分别干预3个月后,其BMD值均较CON组有明显下降($P<0.05$),DXM组下降更为显著($P<0.01$),且明显低于PRE组($P<0.05$)。DXM组骨组织OPG表达量明显低于其余三组($P<0.05$),但PPAR-γ则组间无明显差异。骨髓油红O涂片发现,两种糖皮质激素组涂片中阳性细胞数量多于BL组及CON组,但其组间无明显差异。认为不同糖皮质激素在诱导骨量减少过程中,地塞米松的致腰椎骨量减少作用较PRE显著,这可能与地塞米松更为显著地抑制OPG/RANKL/RANK信号通路中关键因子OPG的表达有关。

在评估内固定装置稳定度的生物力学研究中,黄稳定等[10]用8具成人新鲜的脊柱标本建立了L4全脊椎整块切除模型,对术后不同重建方式(SP:L3~L5螺钉+人工椎体短节段固定;ASP:L3~L5螺钉+人工椎体+侧前方短节段固定;MP:L2~S1螺钉+人工椎体长节段固定;AMP:L2~S1螺钉+人工椎体+侧前方长节段固定)的生物力学稳定性进行了比较,在不同重建方式中,长节段固定的稳定性优于短节段固定,附加侧方固定后脊柱的稳定性增强,但后路长节段附加侧方固定并不比短节段的稳定性更好。李杰等[11]比较了新型微创椎弓根钉-板内固定系统和普通钉-棒系统的生物力学强度,发现新型微创椎弓根钉-板组件的屈服载荷低于单向椎弓根钉-棒组件,但与万向椎弓根钉-棒组件无明显差异;而屈曲刚度低于单向和万向椎弓根钉-棒组件。在250万次动态侧压疲劳测试中,新型微创椎弓根钉-板组件和单向椎弓根钉-棒组件可耐受的载荷均为450 N。由此证明,新型微创椎弓根钉-板内固定系统同时具有高屈服载荷和低屈曲刚度等优点。车武等[12]在利用尸体骨标本,评估了单节段椎弓根螺钉固定联合上节段使用棘突间Coflex置入手术的生物力学性能。在研究中,6具男性L3~S1节段人脊柱标本被分为A组完整组、B组坚强固定组(L4/5后路腰椎体间融合术,PLIF)及C组联合固定组(L4/5椎弓根螺钉固定联合L3/4棘突间Coflex置入)。研究者分别测量、比较了将三组标本在前屈、后伸、侧弯、旋转活动时,L3/4及L5/S1节段的活动度及椎间盘内压。结果显示,坚强固定组L3/4节段的活动度较完整组显著增加,且椎间盘内压也明显增高($P<0.05$);L5/S1活动度较完整组也有增加但无统计学意义,但椎间盘内压显著增加($P<0.05$);而联合固定组在L3/4节段,与完整组(A组)比较,前屈及侧屈活动度有显著增加($P<0.05$),椎间盘内压在前屈、侧屈及旋转时显著增加($P<0.05$);与坚强固定组(B组)作对比,L3/4后伸活动度明显减小、椎间盘内压亦减小($P<0.05$),其余方向活动时活动度无明显差异。在L5/S1节段,联合固定组与完整组(A组)比较,各个方向的活动度无显著增加($P>0.05$),但椎间盘内压较A组在各个方向均显著增加($P<0.05$);与坚强固定组(B组)作对比,C组

L5/S1 各个方向活动度无明显差异，椎间盘内压亦无明显差异（$P>0.05$）。认为 Coflex 可以明显限制固定节段的后伸运动，可以轻度限制固定节段的前屈和旋转运动，而对侧弯运动没有受限；同时在坚强固定的上方联合使用 Coflex，可使下方相邻节段的活动度和椎间盘内压增大，可能对下方节段远期退变加速产生不良影响。陈诚等[13]*进行了后路板-棒内固定系统治疗不稳定寰椎骨折的稳定性分析。研究者采集新鲜成年人尸体颈椎骨（C0～C3）标本 6 具，随机分为完整模型组（A 组）、骨折模型组（B 组，寰椎后弓两处骨折 B1 组，典型 Jefferson 骨折 B2 组）及内固定模型组（C 组，包括 B1 组 + 内固定系统 C1 组，B2 组 + 内固定系统 C2 组），将各组标本置于生物力学实验机上，以 150 N 为最大生理载荷，最大力矩为 1.50 N·m，依次测量、比较各组标本 C0～C1、C1～C2 节段在前屈/后伸、左/右侧屈和左/右旋转等 6 个方向的三维运动范围（ROM）。实验结果提示，寰椎后路板-棒内固定系统既能恢复上颈椎稳定性，又可保留其生理运动功能。使用该系统治疗寰椎后弓两处骨折，在稳定性方面效果稍优于典型 Jefferson 骨折。杨晋才等[14]利用特制颈椎三维运动测试系统，在新鲜 C2～T1 尸体标本中模拟了人体前屈、后伸、左右侧屈和左右旋转运动。研究者对每具标本先后进行 C4～C5 单节段融合、C4～C6 双节段融合及 C4～C7 三节段融合（模拟 ACDF 术），在四个时间节点上（未手术时、单节段融合后、双节段融合后及三节段融合后），测量并比较了在各个方向上运动时上位邻近节段 C3/4 活动度、C3/4 小关节内压力及下位邻近节段 C6/7 活动度的变化。认为随着颈椎前路融合手术节段的延长，颈椎总体活动度逐渐减少，但同时上位邻近节段的活动度明显增加（侧屈、后伸活动时显著）、上位节段小关节内的压力也显著增加（侧屈、后伸活动时显著）。可能由于上述原因导致了相邻节段退变的发生。

在利用有限元分析法比较各术式稳定性的研究中，赵凡等[15]利用有限元模拟单节段腰椎小关节分级切除对腰椎稳定性的影响，分别建立切除内侧 1/3、1/2、2/3 及全部下关节突 L3～S1 术后失稳模型，同时测量 L4/5 在前后屈伸、左右侧屈、左右旋转 6 各工况的运动范围，结果发现随着椎间关节切除范围的增大，屈伸和旋转运动范围变化增大，但侧屈运动范围变化不大，从而论证了腰椎椎间关节对腰椎节段的稳定性起重要作用。赵庆华等[16]*利用有限元方法，分别建立了 C5～T2 颈胸段脊柱模型、全脊椎（C7）切除术后单纯后路固定（MPI）与后路内固定联合前路钢板固定（MPAI）模型。通过比较三种模型在脊柱前屈、后伸、左右侧弯和左右旋转等 6 个方向活动时，C6、T1 椎体及 C5/6、T1/2 椎间盘的运动范围和 C5/6、T1/2 椎间盘的最大应力，认为在全脊椎（C7）切除的颈胸段脊柱中，单纯后路固定与后路固定联合前路钢板固定，均能获得术后即可的稳定性，且其两组无明显差异；但单纯后路固定组能较前后联合固定组能使植骨区获得更大应力，从而能更好地促进骨融合，是一种更佳的重建方法。

另外，在相关动物模型的制备研究中，刘祺等[17]通过切除大鼠双侧 C4/5、C5/6 上下关节突，建立了大鼠颈椎间盘退变模型，并设对照组进行比较分析。术后 12 周发现，该模型椎间高度明显低于对照组，且软骨终板出现明显缺损，下终板缺损主要出现在腹侧，而上终板四周及中央均出现缺损，缺损率明显大于对照组。在椎体微结构中，实验组骨体积分数明显大于对照组，骨小梁间隙明显小于对照组。组织学则显示实验组椎间盘的软骨终板形态不规则、出现缺损及少许钙化，髓核细胞出现聚集、数量较少，纤维环排列紊乱，退变评分显著高于对照组，其蛋白多糖和Ⅱ型胶原的 mRNA 表达水平也明显低于对照组，MMP－13 的 mRNA 水平显著高于对照组，由此认为，大鼠颈椎双侧小关节切除可导致切除节段椎间盘在形态学、组织学和分子生物学上的退变，是建立椎间盘退变模型的一种可行方法。赵建国等[18]在 SD 大鼠中成功构建了脊髓圆锥损伤的动物模型，通过比较对照组（未手术组）与脊髓圆锥损伤组在术后 1 周、4 周及 3 个月后的膀胱大体形态学、膀胱湿重、HE 和苦味酸-酸性品红（VG）染色结果，试图探究失去低级中枢神经支配后膀胱组织结构和增殖活动的改变。结果显示，脊髓圆锥损伤后 1 周，大鼠膀胱的营养代谢即发生障碍，膀胱肿胀、充血，重量有增大趋势。膀胱黏膜坏死脱落，小血管破裂出血，逼尿肌和胶原纤维水肿，膀胱呈现急性炎性反应的表现。脊髓圆锥损伤 4 周时，由于膀胱丧失收缩功能，尿液的不断积累使膀胱内压不断升高，膀胱逼尿肌和胶原纤维发生代偿性增生肥大。此时膀胱重量明显增加，广泛水肿，大量的炎性细胞浸润，膀胱壁呈现慢性炎性反应表现，坏死与增生并存。当脊髓圆锥损伤 3 个月时，由于膀胱长期的高容量和高压状态，膀胱体积巨大，不断加重的营养障碍使膀胱逼尿肌结构破坏、萎缩，发生纤维化，此时膀胱失去收缩功能呈现萎缩样表现。在检测细胞增殖活性方面，脊髓圆锥损伤后 1 和 4 周时，膀胱代谢紊乱，组织细胞的坏死激发了细胞增殖反应，细胞大量增殖以代偿坏死细胞，修复组织结构。但是当脊髓圆锥损伤后 3 个月后，逼尿肌细胞发生萎缩和纤维化，膀胱也最终失去收缩功能。

在椎间盘细胞移植的相关研究中，韩小博等[19]通过椎间孔镜或椎间盘镜微创手术获取 10 例人黄韧带标本，经处理后将第二代干细胞接种于 Fibronectin 包被过的培养瓶，成功培养出人黄韧带干细胞，其具有良好的成骨、成脂、成软骨潜能。将其与同一患者的骨髓间充质干细胞进行比较，发现黄韧带干细胞和骨髓间充质干细胞均可表达 a－SMA、Ⅰ型胶原，但均不表达Ⅱ型胶原。两种干细胞都有很强自我更新能力、增殖能力，均可表达干性基因，由此提示，人黄韧带干细胞可为组织工程技术治疗退变椎间盘提供了新的种子细胞。常献等[20]*为探究人软骨终板干细胞（CESCs）与退变髓核细胞（NPCs）在 Transwell 非接触共培养条件下的相互作用及 CESCs 分化为 NPCs 的潜能，分别分离、培养及鉴定了取自手术患者软骨终板及退变髓核的 CESCs 及 NPCs，将第三代 CESCs 与第一代 NPCs 进行实验，将细胞分为 CESCs 单独培养组、NPCs 单独培养组、CESCs 与 NPCs 共培养组，并在培养后的 3 d、5 d、7 d 采用实时荧光定量 PCR（RT－PCR）检测各组细胞中蛋白聚糖（Agg）、SOX－9 及Ⅱ型胶原蛋白（Coll Ⅱ）mRNA 的表达变化情况；共培养 7 d 后采用 Western－blot 检测各组细胞中蛋白聚糖、Ⅱ型胶原蛋白、Sox－9 蛋白的表达变化。实验结果提示，RT－PCR 显示单独培养的 CESCs 在各检测时间点几乎无 Agg、Coll Ⅱ、SOX－9 基因表达；而共培养的 CESCs 在第 5 天开始出现 Agg、Coll Ⅱ、SOX－9 基因表达，且对比单独培养的 CESCs 具有统计学意义；共培养 NPCs 的 Agg、Coll Ⅱ、SOX－9 随着时间延长而逐渐升高，与单独培养的 NPCs 相比具有统计学意义。上述结果与 Western－blot 的结果相一致。认为这两种细胞共培养时存在相互作用，该作用可诱导并促进 CESCs 向 NPCs 的分化，同时也可以延缓甚至逆转 NPCs 的退变。对于 LDH 细胞移植治疗来说，CESCs 可能会是一个新的种子细胞来源。许海委等[21]比较了细胞共培养法和诱导液培养法诱导脂肪干细胞向软骨细胞分化的诱导效果，发现诱导液培养法组Ⅱ型胶原、蛋白聚糖、SOX9 的基因转录水平明显高于细胞共培养组，提示诱导液培养法诱导脂肪干细胞向软骨细胞分化的效果优于细胞共培养法。张燕等[22]将人脐带华通间充质干细胞（WJMSCs）移植到比格犬腰椎椎间盘退变模型，将其与对照组、退变组、注射组比较，检测椎间盘高度指数、相对灰度指数、HE 染色、Ⅱ型胶原、蛋白多糖和 SOX－9 基因表达的差异，证明了人 WJMSCs 移植犬退变椎间盘内能够存活，促进椎间盘细胞外基质Ⅱ型胶原及蛋白多糖的合成，维持椎间盘高度及髓核含水量，有效延缓椎间盘退变进展。

在数字骨科学领域，王博韬等[23]应用数字骨科技术从正常志愿者及腰椎失稳症患者的 CT 图像重建腰椎三维模型，采用双 X 线透视系统（DFIS）采集受试者不同体位的腰椎双斜位 X 线图像，通过图像匹配实现图像的 2D－3D 转换，获取生理载荷下正常人及腰椎失稳症患者失稳节段的腰椎三维运动学数据。比较两组间在体运动学 6DOF 数据差异，以观察腰椎失稳症患者失稳椎体间的三维在体运动学特性。试验结果提示，在 L3/4 失稳节段，失稳组在前屈后伸位：沿矢状轴位移相对于正常组增大（$P<0.05$）；沿垂直轴旋转角度相对于正常组增大（$P<0.05$）；沿垂直轴的位移相对于正常组减小（$P<0.05$）；在左右旋转位：沿垂直轴旋转角度相对于正常组增大（$P<0.05$）；在左右侧弯位：与正常组相比差异无统计学意义（$P>0.05$）。在 L4/5 失稳节段，失稳组在前屈后伸位：沿矢状轴位移相对于正常组增大（$P<0.05$）；在左右旋转位：沿矢状轴的旋转角度相对于正常组增大（$P<0.05$）；沿垂直轴位移及旋转角度相对于正常组减小（$P<0.05$）；在冠状轴位移较正常组减小，但差异无统计学意义（$P>0.05$）；在左右侧弯位：沿矢状轴旋转角度相对于正常组增大（$P<0.05$）。认为腰椎失稳节段与正常节段相比三维运动学特点明显不同，且 L3/4 失稳节段与 L4/5 失稳节段三维运动特点也不相同。夏群等[24]沿用了上述数字骨科技术，测量 L4 峡部裂滑脱和退变滑脱患者在前屈后伸、左右旋转及左右侧弯体位转换过程中 L4/5 滑脱椎体间的三维位移和旋转角度变化，以及平卧、站立、前屈及后伸位转换过程中峡部裂型滑脱前部椎体和后部椎板之间的位移变化，并将结果与健康志愿者进行比较。实验结果提示，在前屈到后伸位时，峡部裂滑脱组沿矢状轴的相对位移较正常组增加（$P<0.05$）；沿垂直轴的相对位移较退变滑脱组增加（$P<0.05$）；沿冠状轴的相对位移、沿各个轴上的旋转角度三组间差异无统计学意义。左旋到右旋位时，峡部裂滑脱组沿矢状轴的相对位移较正常组明显增大（$P<0.05$）；峡部裂滑脱组沿垂直轴的旋转角度较退变滑脱组和正常组均增大（$P<0.05$）。左右侧弯时，峡部裂滑脱组沿冠状轴的相对位移较退变滑脱组和正常对照组明显增加（$P<0.05$）。而退变滑脱组与正常对照组间的活动度无明显差异。同时，站立位峡部裂前部椎体相对于后部椎板在冠状轴上的位移较平卧位增大（$P<0.05$）；前屈位时峡部裂前部椎体相对于后部椎板在矢状轴的位移较站立位增大（$P<0.05$）。认为有临床症状的 L4 退变滑脱节段与正常椎间节段活动度无差异；在某些腰椎活动体位时，有临床症状的 L4 峡部裂滑脱节段较正常椎间活动度异常增加。峡部裂滑脱前部椎体和后部椎板之间从站立位到前屈时沿矢状轴存在前后分离运动，从平卧到站立位时沿冠状轴存在左右错动现象。

在生物材料研究方面，马超等[25]*使用偶联光敏剂部花青 540（MC540）构建新型上转换纳米复合物 UNCPs－MC540，探讨上转换纳米粒子介导的光动力疗法对大鼠脊髓星型胶质细胞的体外杀伤效应，将 UNCPs－MC540 作用于脊髓星形胶质细胞 12 h 后分别予不同能量激光照射，细胞存活率随着激光剂量的增加而下降；同时，在不同浓度 UNCPs－MC540 作用于脊髓星形胶质细胞 12 h 后予 2 000 J/cm^2 能量激光照射，随着 UNCPs－MC540 浓度的增加，细胞的存活率降低；作者还进一步与未做激光照射光动力治疗细胞的对照组比较，发现脊髓星形胶质细胞与浓度为 200 μg/ml 的 UNCPs－MC540 共培养，予能量为 2 000 J/cm^2 激光照射后，透视电镜检查显示细胞呈凋亡表现，形成具有特征性的凋亡小题。由此得出结论，UNCPs－MC540 介导的光动力疗法对星形胶质细胞有良好的杀伤效果，其机制可能为诱导细胞发生凋亡，为脊髓损伤的治疗提供新的思路。付鑫等[26]在向骨质疏松的广西巴马小型猪腰椎椎体内注入辛伐他汀/帕洛沙姆 407 温敏型智能水凝胶，然后置入椎弓根螺钉，采取自身对照，通过双能 X 线骨密度仪检测骨密度，Micro－CT 扫描并定量分析骨小梁微结构及骨整合率，并行内固定螺钉轴向拔出试验及不脱钙骨组织学观察。结果发现，小计量辛伐他汀/帕洛沙姆 407 温敏型智能水凝胶可增加骨密度、相对骨体积、骨小梁数量、骨小梁厚度、骨整合率，降低骨小梁间隙，同时提高最大轴向拔出力。组织学观察则可见螺钉周围骨小梁明显增多，钉骨接触面积明显增大。因此，该法可促进骨形成，改善骨骼微结构，显著提高椎弓根在骨质疏松椎体中的稳定性。李晓辉等[27]观察了聚 DL－乳酸（PDLLA）cage、钛合金 cage 和三面皮质髂骨在颈椎间盘切除椎间融合融合术中应用的差异，结果显示 PDLLA cage 组在术后 4 周时椎间角大于三面皮质骨，术后 8、12 周时 PDLLA cage 组平均椎间高度大于三面皮质骨，同时组织学观察可见 PDLLA cage 融合部分大量新生骨和软骨形成，提示 PDLLA cage 具有良好生物相容性，可为骨长入和界面成骨提供适合的生物学环境，其在维持椎间高度、增加融合节段的稳定性等方面具备潜在优势，能为最后的骨性融合提供良好的生物学环境。薛有地等[28]研制了一种新型材料的椎间融合器（聚氨基酸/纳米羟基磷灰石/硫酸钙），并将融合器置入山羊体内，与自体髂骨比较，该融合器可维持术后的椎间高度，与传统钛合金融合器比较，该融合器则具有更好的骨融合，组织学观察可见该融合器表面微降解，融合器骨界面可见新骨形成，与宿主骨紧密结合。吴晓东等[29]探讨了钛涂层、羟基磷灰石（HA）涂层和钛＋HA 复合涂层螺钉置入体内后早期的生物力学稳定性，在应力和非应力条件下，各组螺钉旋出扭矩峰值、拔出力峰值及断裂能量比较，HA 组＞复合组＞钛组，认为螺钉表面涂层能提高螺钉-骨组织界面的结合力，HA 涂层螺钉的生物力学稳定性最好，钛涂层＋HA 复合涂层其次，提示 HA 的生物活性在置入早期可能对螺钉的生物力学稳定性起重要作用。

二、上颈椎疾病

近年来，国内学者在上颈椎疾病诊治上做了大量的细致、系统的研究，分别在基础研究、手术技术改良、临床术式选择、术后近远期随访、翻修手术等方面取得了较大的成绩。

对于寰枢椎不稳的术式选择，一直以来争议不断。高志朝[30]等研究了 10 例后路寰枢椎椎弓根螺钉结合单侧枢椎棘突椎板钉固定治疗寰枢椎不稳的临床疗效，其目的在于探讨上述术式与单纯椎板螺钉顾得的异同、总结经验以及安全性和临床疗效。经过平均 13 个月的随访，该术式的近期效果得到肯定，患者在手术前后 VAS 改善率上存在统计学意义，术后 6 个月 X 线片及 CT 检查均见骨性融合。并发症方面，没有 1 例损伤脊髓和椎动脉，置钉成功率较高。结论认为，枢椎棘突椎板螺钉技术可达到双皮质螺钉固定，提供可靠的生物力学稳定，又能进一步减少螺钉置入椎管内的风险。陈飞[31]*等介绍了 19 例寰枢椎不稳的病例，通过寰椎侧块螺钉、寰椎椎板钩、枢椎椎弓根螺钉、椎板螺钉或寰枢椎经关节螺钉等多种方式联合应用作为寰枢椎融合术的术式选择。经过平均 15 个月左右的随访，在手术前后 VAS 和 JOA 改善率上均存在统计学意义，术后复查 CT 提示植骨融合良好，且未发现内固定松动断裂情况。得出结论，通过对术前寰枢椎的解剖情况和损伤类型进行全面评估后，根据各种内固定方式的应用指征和术者习惯，选择个体化、合适的术式治疗寰枢椎不稳安全有效。马迅[32]等回顾了 25 例各类上颈椎损伤的患者资料，研究了不同类型上颈椎损伤手术方式的选择和临床疗效。7 例采用前路、18 例采用后路手术，平均随访 18 个月，以 ASIA 脊髓损伤分级标准和 FIM 功能独立性评价的方法对其效果进行评价，均较术前有明显的改善，且影像学评价结果良好，内固定位置满意。认为应当根据患者的具体情况综合评估制订个性化的手术方案。张育锋[33]等采用后路寰枢椎椎弓根螺钉内固定技术治疗创伤性上颈椎不稳患者 29 例，探讨单纯应用寰枢椎椎弓根螺钉内固定、植骨融合治疗创伤性上颈椎不稳的临床疗效。统计术中出血量、手术时间，有无神经、血管、脊髓损伤，切口愈合和术后植骨融合情况。所有患者均顺利完成手术，均获得骨性融合。术后X线片显示颈椎稳定，未见复位丢失，亦未见内固定松动退出或断钉。提出创伤性上颈椎不稳患者单纯采用寰枢椎椎弓根螺钉内固定置钉安全可行，固定可靠，出血量少，手术时间短，但须注意切口愈合等问题。周风金[34]等选取98例各种原因导致的寰枢椎不稳患者，探讨后路寰枢椎融合治疗寰枢椎不稳的个体化方案。所有病例均行手术复位内固定、自体髂骨移植植骨融合术，其中采用双侧寰椎椎板钩及枢椎椎弓根螺钉内固定24例，采用双侧C1/C2关节间隙螺钉及寰椎椎板钩28例，双侧C1/C2关节间隙螺钉加改良Gallie法5例。双侧C1侧块螺钉加C2椎弓根螺钉内固定16例，双侧C1侧块螺钉加C2椎板螺钉7例，组合钉棒内固定18例。根据病情、内固定的稳定情况决定术后是否行外固定及制动时间。治疗前美国脊髓损伤协会脊髓神经功能进行分级。认为完善的术前准备，个体化选择合适的固定融合术式，是减少手术并发症、提高疗效的有效途径。

在难治性寰枢椎脱位比如陈旧性、和不可复位型脱位上，许多研究者做了贡献。陈琪[35]等回顾分析了8例陈旧性寰枢椎旋转脱位合并侧块关节绞锁，通过术前颅骨牵引或枕颌吊带牵引，以颈前咽后入路寰枢椎撬拨复位、后路寰枢椎植骨融合术对这种疾病进行治疗，平均随访14个月后发现，均取得有效的植骨融合，且无内固定失败病例。手术前后，患者的VAS评分、JOA评分存在统计学差异。结论认为，此种术式治疗该疾病效果良好、创伤小、操作简单，并发症发生率低，且存在手术入路安全、操作性强、感染风险小、前路复位理想、后路复位稳定、下地早等优点。马向阳[36]等通过20例诊断为不可复性寰枢椎脱位的病例，提出了该种疾病的临床分型及其术式选择。根据骨性融合范围、位置分为广泛性融合型和点状融合型，前者至少有两处以上的骨性融合，后者只有一处骨性融合，治疗难度和策略大相径庭。针对广泛融合型，采用直接减压而不复位，针对点状融合型采用软组织松解、骨性融合点解除复位固定和融合手术。随访过程中发现，手术前后JOA评分存在统计学意义，术后随访过程中的影像学检查也证实了此方法的科学性。

在上颈椎的术式改良方面，临床医师们结合自己的诊治经验，进行了不断的摸索。魏富鑫[37]等研究了11例寰枢椎脱位应用Magerl技术联合单椎板夹固定治疗的临床效果，并且进行了远期随访研究。通过手术前后的JOA评分改善、ADI和SAC（脊髓有效空间）等影像学指标的评价、手术并发症情况和植骨效果对此进行评价，发现这几个指标均存在统计学意义。此项研究的特殊点还在于，随访时间平均67个月，证据等级较高。结论认为，通过远期随访，可以肯定此术式治疗寰枢椎脱位具有可靠的生物力学稳定性，且植骨融合率高，术前症状改善明显。但需要掌握合适的应用指征，以及规避手术风险。王文军[38]等对其治疗的27例寰枢椎失稳患者资料进行了总结，平均随访32.6个月，采用手术前后VAS评分等指标，对效果进行评价，结果显示存在统计学意义。采用此手术的适应证为新鲜齿状突骨折伴新鲜移位、陈旧性创伤性寰枢椎脱位、类风湿关节炎导致寰枢椎不稳、寰枢椎发育畸形等。此术式的优点在于带蒂骨瓣供血丰富，融合快；骨瓣既能支撑又能利于融合；减少污染机会；避免髂骨取骨等。蒋伟宇[39]等研究了32例不稳定型寰枢椎爆裂骨折的病例，均行一期后路寰枢椎固定治疗，通过比较手术前后的动力位颈椎X线、三维CT、ADI、LMD以及VAS、并发症发生情况等指标，分析此术式的临床疗效。结果显示，上述病例术后神经症状均获得不同程度的改善，手术后神经功能大部分获得较满意的改善，该术式可以避免枕颈融合等创伤较大的手术，使得对骨折块直接加压复位，恢复寰枢椎序列；但寰椎椎弓根螺钉置钉技术具有较大的挑战性。王明飞[40]等学者分析了78例寰枢椎不稳患者的临床资料，针对Gallie和Brooks两组术式的长期疗效进行了评价。对手术前后JOA评分、颈痛VAS评分、并发症以及外固定使用情况和植骨融合率等指标进行了对比。结果发现，VAS和JOA手术前后存在统计学意义，融合率两者无明显差别。结论认为：对于齿状突骨折，后路线缆结扎内固定技术结合颈托即可达到固定要求，而类风湿关节炎或游离齿状突引起的寰枢椎不稳需要线缆结扎结合坚强内、外固定达到疗效。寰枢关节不稳的手术治疗一直是脊柱外科的难题之一。高琪乐[41]等选取创伤性寰枢关节不稳患者23例，对其行经后路寰椎侧块螺钉-枢椎椎弓根钉棒结合后方寰枢椎张力带固定治疗手术方式。所有患者术前均存在明显的枕颈部疼痛及活动受限，但不合并感觉运动障碍。完成寰枢椎固定后同期行寰枢椎后方植骨融合，植骨材料选用自体髂骨或同种异体松质骨条。术后随访12~36个月无内固定松动及断裂，术后1年内寰枢椎植骨均获满意骨性融合。结论认为，寰椎侧块螺钉-枢椎椎弓根螺钉结合后方寰枢椎张力带固定技术是治疗创伤性寰枢关节不稳的可靠、有效方法。

另外，寰枢椎脱位的临床分型和对应的治疗策略，目前还没有形成规范，近年来有人对此做了积极的探索。谭明生[42]*等联合国内9家顶级骨科专家和学者对寰枢椎脱位外科TOI分型做了系统性前瞻性的研究，纳入1 218例样本，平均随访35.5个月，根据TOI分型原则，结合病史、病程、颈椎动力位片、三维CT重建、颅骨牵引等结果，分为牵引复位型(T)、手术复位型(O)以及不可复位型(I),其中T分为T1、T2两个亚型。根据不同分析,总结了具体诊疗过程如下:T1采用牵引、支具固定;T2采用牵引复位后内固定;O型采用前路松解、后路复位内固定;I型采用前路或后路复位,原位固定。随访后发现,脊髓功能改善有效率为89%,JOA评分改善、ADI改善和SAC改善情况存在统计学意义。通过此类分型以及相应的治疗原则,取得了较好的疗效、较低的并发症以及死亡率,对上颈椎脱位的术式选择具有临床指导意义。

在寰枢椎骨折内固定的生物力学研究方面,以及其相关的融合器生物力学研究方面,近年来研究进展很大。姜荣先[43]等对10例国人枢椎标本进行测试并比较新型膨胀式双螺纹双向加压螺钉与空心加压螺钉固定Anderson-D、AlonzoⅡ型齿状突骨折内固定的生物力学性能及螺钉抗弯曲强度,为临床EDBCS治疗齿状突骨折提供理论依据。在分别测量完整标本和骨折后内固定标本的扭转刚度及剪切刚度后,比较采用两种不同螺钉固定的生物力学强度;并对两种螺钉分别进行三点弯曲试验,比较各自的抗弯曲性能。发现螺钉内固定后不同内固定后扭转刚度和剪切刚度度较完整状态降低,差异有统计学意义。说明新型膨胀式双螺纹双向加压螺钉具有更好的生物力学性能和机械性能,用于齿状突Ⅱ型骨折内固定理论上具有更好的效果。李松凯[44]等选取46套正常寰枢椎CT三维重建片,测量寰椎侧块关节面矢状径、横径,枢椎侧块关节面矢状径、横径,寰枢椎侧块关节间隙高度。以此为依据,设计寰枢椎侧块关节融合器,并取6具新鲜尸体枕颈部(C0~C4)标本。应用自行研制的寰枢椎侧块关节融合器,评价其与寰枢椎椎弓根螺钉内固定联合应用的生物力学稳定性。证实C1+C2+cage内固定具有与目前常用的寰枢椎内固定方式相当的稳定性,并能够提供额外的寰枢椎植骨融合点,可作为寰椎后弓缺如患者寰枢椎融合方式的一种选择。王向阳[45]等选取22例新鲜齿状突骨折患者,观察双孔导管在经皮颈椎前路枢椎齿状突螺钉内固定术中的应用价值。所有患者均采用经皮颈椎前路枢椎齿状突螺钉内固定,且因术中初始置入的导针位置不满意而采用双孔导管调整。分析该技术的手术时间、出血量、骨折复位、骨折愈合和并发症情况。结论认为:采用双孔白导管调整并置入导针,具有操作容易、快速和准确的优点,减少了术者和患者的放射线暴露,保证了齿状突螺钉处于正确位置。

而对于枕颈部疾患再手术问题,一直以来备受关注。贺宝荣[46]*等回顾了23例枕颈部疾病手术治疗失败进行再次手术的资料,分析了再手术的原因、对策及其疗效。结果发现,大多数患者手术后有假关节形成,3例术后神经症状加重,2例内固定失败,1例出现脑脊液漏及颅内感染。所有患者均有不同程度的疼痛、神经症状。翻修手术的策略主要有寰椎后弓切除、枕骨大孔减压、寰枢椎植骨、枕颈部融合等选择术式时因人而异、因病而异。术后的优良率达到了一半左右。结论,枕颈部翻修的主要原因为假关节形成和残留神经症状,有效的融合和减压是最重要的问题,可以减少再手术率。

在儿童齿状突游离小骨或寰枢椎脱位置钉方法上,近年来有较多进展。目前国内对儿童寰枢椎椎弓根形态特征及其螺钉内固定置入方式的研究尚少。张少杰[47]等对60儿童病例使用Mimics软件行数据三维重建,在3D模型上测量寰枢椎椎弓根宽、椎弓根高、椎弓根骨通道全长、外偏角、尾偏角及两侧入钉点间距并进行计算,按年龄组及节段行统计分析。发现4~12岁儿寰枢椎椎弓根均具有置入3.5 mm螺钉的可行性。不同年龄组形态发育规律性明显,且置钉参数存在差异,置钉方式亦有所不同。应用数字化技术可实现对儿童寰枢椎椎弓根三维立体观测及其螺钉置入参数的精确测量与方式的合理设计。手术治疗儿童齿状突游离小骨继发寰枢关节脱位较为困难,吴星火[48]等研究报道了12例儿童齿状突游离小骨继发寰枢椎脱位患者,其中7例可复性脱位患者行后路寰枢椎融合术,4例难复性脱位或复位后脊髓前方存在压迫的患者行前路经口咽减压联合后路寰枢椎融合术,术后患者临床症状均得到明显改善,11例短节段融合固定患者颈部屈伸活动功能良好,轴向旋转稍受限;1例患者术后8个月出现内固定断裂及寰枢椎脱位,行后路翻修手术后6个月植骨融合。患者JOA评分由术前的(9.6±1.4)分提高到(16.2±0.7)分。发现后路植骨融合内固定术是治疗儿童齿状突游离小骨继发寰枢关节脱位安全有效的方法,对于难复性脱位患者或复位后存在软组织对脊髓构成持久压迫的患者甚至需联合前路经口咽减压。

而一些学者也在上颈椎的影像学基础研究上下了功夫。石国佳[49]等通过影像学测量手段研究了枢椎椎弓根不同部位骨折后路半螺纹螺钉的固定长度。纳入了160例样本,以CT三维重建结果为载体,采用Ebraheim法确定枢椎进钉点,测量自进钉点经枢椎椎弓根最狭窄部位中点至枢椎前方皮质骨后缘的距离。并模拟了最常见的三种椎弓根骨折(经椎体后壁、经峡部、经椎板前缘),分别测量进钉点至骨折线的距离。结果发现枢椎椎弓根骨折后路手术中使用的半螺纹螺钉长度和患者身高、性别有关,在临床应用中要根据患者的不同情况选择合适的螺钉。李国庆[50]*回顾分析了12具人体标本的枕颈部CT数据，测量了枕骨髁长度、宽度、舌下神经管至枕骨髁下元的垂直距离等，据此可以选择适合置入的双皮质螺钉规格、进钉深度和方向等。此外，根据测量数据还发现，螺钉尾部无螺纹设计可以一定程度上避免对椎动脉的压迫和损害。以上结果初步证实了双皮质螺钉同样可以应用在国人枕骨髁上，验证了其安全性和可操作性。同时作者指出，枕骨髁变异较大，无法根据此数据得出统一的置钉方案，术前还是应当根据个体CT数据进行测量，选择个体化的手术方案。

三、下颈椎疾病

颈椎病治疗的手术技术经过数十年的应用、发展，已十分成熟，但在临床应用当中，临床医师仍根据对临床资料的整理分析，将不同手术方法的疗效进行比较，以期患者的术后疗效更佳，并为疾病治疗时术式的选择提供临床依据。胡勇[51]等通过回顾分析80例因多节段颈脊髓病分别行椎板成形术和椎板切除融合术的患者的资料，对两组患者术前、术后及随访时影像学资料和临床评价指标进行对比，比较多节段颈脊髓病2种后路手术方式的临床疗效。结果表明，术后1周两组JOA评分平均改善率，差异无统计学意义，椎板成形术组VAS评分、颈椎曲度与术前相比差异无统计学意义，椎板切除融合术组则显著改善。术后1年椎板切除融合术组JOA评分较术后1周显著降低，且与术前颈椎活动度的差值显著大于椎板成形术组。随访期间，椎板成形术组C5神经麻痹的发生率与椎板切除融合术组相比，差异有统计学意义。结论认为，2种方法早期都可取得良好的神经功能改善，在颈椎曲度、颈痛和活动度的影响上，两者各有优劣。刁垠泽[52]等对57例行颈后路单开门椎板成形术患者的资料进行回顾性分析，通过比较各组手术前后神经功能、颈肩痛以及颈椎曲度，测量并比较两组患者术后MRI上C2~3至C7，T1各节段脊髓前间隙（ACS）数值，了解第2至第7颈椎椎板成形术对ACS的影响，并与传统的第3至第7颈椎椎板成形术比较，为合理的向头侧扩大减压范围提供依据。结果表明，两组患者手术后神经功能均有显著改善，颈肩痛程度及颈椎曲度较术前差异无统计学意义；C3~7组在C2~3及C3~4水平上ACS分别为6.13 mm（95% CI = 5.71~6.55）和6.60 mm（95% CI = 6.10~7.11），与之相比，C2~7组在相同水平上ACS分别增加2.5 mm和2.1 mm，两组间差异有统计学意义（$P < 0.01$）；两组在C4~5及以下水平ACS无明显差异。结论认为，与传统的C3~7单开门椎板成形术相比，向头侧扩大减压至C2，可以在C2~3及相邻的C3~4水平获得更大的ACS；当C3~4水平脊髓前方致压物在中矢径>6.10 mm时，行C3~7减压可能造成该水平脊髓减压不充分，应考虑向头侧扩大减压范围。

王彬彬[53]等总结71例前路减压手术治疗单节段颈椎椎间盘突出症患者临床资料，探讨颈椎前路减压手术中采用Zero-P与颈椎钢板椎间融合器内固定系统治疗单节段颈椎椎间盘突出症的临床疗效。于术前、术后3 d、术后6个月及末次评估影像学检查、视觉模拟量表评分及改良吞咽生活质量量表评分。结果表明，Zero-P（A）组手术时间和出血量较前路钢板（B）组明显减少。2组患者术后均获得满意的临床症状和神经功能改善，每组VAS评分、JOA评分均较术前均明显改善。两组患者术后吞咽不适发生率分别为13.9%和34.3%，A组术后吞咽不适发生率和SWAL-QOL评分与B组存在显著差异。2组患者术后内固定相关并发症发生率在统计学上未见明显差异。结论认为，Zero-P在手术时间、出血量和术后吞咽不适相关并发症上较前路钢板存在明显优势。因此，单节段颈椎前路手术可以首先考虑采用Zero-P内固定系统。蔡风[54]*等使用88具新鲜山羊颈椎标本，通过颈椎前路钢板螺钉内固定系统的螺钉交叉置钉与平行置钉方法进行拔出试验和疲劳试验的比较。研究将具新鲜山羊颈椎标本，随机分为A、B、C、D 4组（n = 22），每具标本在C4~6节段行颈椎前路钢板内固定，A、C组采用平行置钉法，B、D组采用交叉置钉法，置钉完成后，测量并比较对A、B组钢板拔出所需最大轴向拔出力以及C、D组疲劳寿命和疲劳强度，并观察钢板、螺钉松动情况。研究结果表明，A、B组钢板拔出所需最大拔出力比较差异无统计学意义；C、D组均可见螺钉与钢板结合处松动，钉孔平面无断裂，检查螺钉无裂缝及断裂，C、D组的疲劳寿命、疲劳强度比较差异均无统计学意义。故其认为颈椎前路钢板内固定系统中，交叉置钉与平行置钉的钢板最大拔出力及疲劳强度无明显差异，在一些特殊情况下颈椎前路钢板置入时可不必刻意追求螺钉的平行对称。唐勇[55]等对收治的巨大型颈椎间盘突出症29例患者临床资料进行整理，探讨巨大型颈椎间盘突出症的诊断、鉴别诊断及手术治疗方法。其中23例行椎体次全切除减压、钛网植骨钢板内固定术，2例行单间隙髓核摘除减压、椎间融合钢板内固定术；1例行双间隙髓核摘除减压、椎间融合钢板内固定术；2例行单间隙髓核摘除+椎体次全切减压、钛网+椎间融合钢板内固定术；1例行椎体次全切除减压、自体髂骨植骨钢板内固定术。术后患者症状均得到改善，复查颈椎MRI，致压物均完全去除，脊髓形态恢复正常。结果表明，所有患者平均随访25个月，手术节段均获得骨性融合，患者症状改善满意，JOA评分平均提高5.6分。结论认为，对于巨大型颈椎间盘突出症，为防止脊髓损伤进一步加重，应积极进行手术治疗。一期前路手术可以彻底去除致压物，同时不会造成脊髓继发性损伤，并且可以节约手术时间和患者费用。李程[56]等对54例应用双节段椎间盘切除减压聚醚醚酮融合器植骨融合术及单节段椎体次全切减压钛网植骨融合术进行治疗的邻近双节段脊髓型颈椎病患者进行回顾性分析，比较双节段前路椎间盘切除减压融合术和单节段前路椎体次全切除减压融合术对邻近双节段脊髓型颈椎病的治疗结果。作者比较两组患者基线资料、住院天数、手术时间、出血量、JOA评分及VAS评分的不同。分析两组患者颈椎曲度、融合节段高度及融合率的变化。结果及数据分析表明，年龄、性别、病变节段、矢状位序列、植骨材料、住院天数和手术时间两组间差异无统计学意义，ACDF组的出血量显著少于ACCF组。ACDF组JOA及VAS评分在术前与末次随访时比较均有统计学意义，ACCF组JOA及VAS评分同ACDF组，术后与术前比较均有统计学意义；但组间比较未发现明显差别。两组颈椎曲度和融合节段高度术后3 d时较术前均有增加，而末次随访时轻度下降，ACDF组改善程度明显大于ACCF组。两组均获得了100%的融合率。结论认为，在邻近双节段脊髓型颈椎病的手术治疗中ACDF出血量相对较少，能更好地改善颈椎曲度和维持融合节段高度。同时，部分学者也总结了治疗后患者JOA评分的变化规律。张一龙[57]*等对113例诊断为脊髓型颈椎病并接受手术治疗的患者资料，在回顾性队列研究中探讨脊髓型颈椎病患者手术治疗后的近中期JOA评分变化规律。术前及术后3个月、术后1年和末次随访使用改良JOA评分评价患者的神经功能障碍程度。分析患者术后mJOA评分的变化规律，统计每例患者mJOA评分达到最大值的时间，应用Logistic回归分析不同随访时间点mJOA评分中不同部分的贡献情况。通过统计学分析，mJOA从术前的11.8±2.9分，改善至术后3个月的14.5±2.2分、术后1年的15.1±2.1分和末次随访时的15.2±2.3分，均较术前明显改善。mJOA达到最大值的时间为术后16.7±4.1个月（3～36个月）。Logistic回归分析结果显示，mJOA评分中各部分对术后总体改善率的贡献不同：术后三次随访时，患者在感觉功能上的恢复均较运动功能和膀胱功能明显。分析讨论认为，脊髓型颈椎病患者在术后近中期可以取得较好的疗效，其中以感觉功能恢复更为显著，mJOA分数在术后16.7个月达到峰值。

除了对手术技术及其疗效的研究，对于如何降低吞咽困难、C5神经根麻痹、异位骨化等术后并发症发生的研究也是近年来学者重点研究分析的方向。马骏雄[58]等研究123例行颈椎前路融合术的颈椎病患者，比较分析低位和高位颈椎前路融合术后椎前软组织肿胀程度和吞咽困难发生率。研究根据侧位X线测量计算椎前软组织肿胀宽度，比较分析术后椎前软组织肿胀程度及吞咽困难发生率。同时，根据手术节段长短将样本分为单节段融合组（$n=50$）和双节段融合组（$n=48$），再进行组内低位和高位组间的比较分析，以消除手术节段长短对分析结果的影响。结果表明，低位组术后椎前软组织肿胀宽度为（8.63±4.44）mm，吞咽困难发生率为41.2%，均低于高位组的（12.10±4.77）mm和63.9%。对于单节段融合手术，低位组术后椎前软组织肿胀宽度为（8.37±4.22）mm，吞咽困难发生率为36.1%，均低于高位组的（9.63±3.44）mm和50.0%。对于双节段融合手术，低位组术后椎前软组织肿胀宽度为（9.27±4.96）mm，吞咽困难发生率为53.3%，均低于高位组的（13.24±4.75）mm和75.8%。结论认为，高位颈椎手术可能是颈椎前路术后椎前软组织肿胀和吞咽困难发生的危险因素之一，术前针对相关患者进行宣教具有一定的必要性和临床意义。于斌[59]等通过回顾性分析142例采用颈椎单开门椎管扩大成形术治疗的脊髓型颈椎病患者资料，比较颈椎单开门椎管扩大成形术中使用微钛板于开门侧固定椎板和使用丝线或锚钉于铰链侧固定椎板对C5神经根麻痹及再关门的影响。根据控制开门方式将患者分为铰链侧固定组和开门侧固定组，术后采用JOA评分评定神经功能并计算改善率，记录手术时间、出血量及C5神经根麻痹情况，比较两组开门角度、颈椎曲度指数、脊髓后移及脊髓压迫程度等。经过12个月随访，资料显示铰链侧固定组术后C5神经根麻痹发生率较微钛板开门侧固定组C5神经根麻痹发生率为高。铰链侧固定组开门角度及脊髓后移量大于微钛板开门侧固定组。10例C5神经根麻痹者的脊髓后移量较无C5神经根麻痹者高。铰链侧固定组和开门侧固定组术前及术后1周颈椎曲度指数无差异；术后12个月JOA评分、JOA评分改善率及脊髓受压程度无差异。术后6个月CT示铰链侧固定组27%患者椎板开门角度丢失>10°，微钛板开门侧固定组开门角度无变化。分析结果后认为，颈椎单开门椎管扩大成形术中使用微钛板固定与使用丝线或锚钉固定控制开门角度相比，不影响神经功能恢复，但可降低C5神经根麻痹的发生率及减少椎板开门角度丢失。

胡炜[60]*等研究155例应用锚定法单开门椎板成形术治疗后纵韧带骨化的患者治疗，探讨椎间孔切开在预防C4/5颈椎后纵韧带骨化后路单开门椎板成形术并发C5神经根麻痹中的作用。其中,单纯单开门椎板成形术(开门组)90例,单开门椎板成形术同时行C4/5椎间孔切开(切开组)65例。术后8周、1年评估JOA评分及改善率、C5神经根麻痹发生率、C5神经根麻痹患者神经功能及预后状况,以及影像学上颈椎曲度指数、开门角度变化、脊髓前缘及后缘向后漂移距离。其研究结果表明,两组术后8周、1年JOA评分及改善率的差异均无统计学意义。开门组术后C5神经根麻痹发生率同切开组相比,两组差异有统计学意义。C5神经根麻痹均表现在开门侧。两组颈椎曲度指数术前、术后8周、术后1年及组间比较差异均无统计学意义;术后1年椎板开门角度与术后8周比较差异无统计学意义;脊髓前缘后移距离术后不同时点及组间差异均无统计学意义;术后1年脊髓后缘后移距离与术后8周比较差异无统计学意义。结论认为,应用单开门椎板成形术治疗颈椎后纵韧带骨化同时行C4/5椎间孔切开可降低术后C5神经根麻痹的发生率,对术后JOA评分改善率没有明显影响。曹鹏[61]等回顾性分析133例采用Discover假体行颈椎人工椎间盘置换术治疗的患者资料,探讨颈椎人工椎间盘置换术后发生异位骨化的原因及与颈椎小关节退变程度的相关性。作者在颈椎X线片上测量术前及末次随访时手术节段活动度,在颈椎CT片上采用颈椎小关节退变程度分级标准对小关节的退变程度进行分级,在颈椎侧位X线片上采用McMee标准对异位骨化进行分级,统计不同随访时间节点手术节段异位骨化的发生率和分级。根据是否发生异位骨化将患者分为异位骨化组和无异位骨化组,并比较两组患者手术节段活动范围、术前小关节退变程度。结果表明,133例患者均获得随访。末次随访时,25例患者出现异位骨化,其中手术节段的活动度异位骨化组明显小于无异位骨化组,两者比较差异有统计学意义;异位骨化组患者术前颈椎小关节退变程度明显重于无异位骨化组。相关性分析结果显示,术后异位骨化的发生与术前小关节退变呈正相关。结论认为,颈椎人工椎间盘置换术后异位骨化的发生与术前患者小关节的退变具有相关性。术后发生异位骨化的患者术前颈椎小关节的退变程度明显重于未发生异位骨化的患者,异位骨化分级越高,术前小关节的退变越严重。周非非[62]等回顾性分析接受Bryan人工颈椎间盘置换术且随访时间超过5年的48例患者资料,分析颈椎人工椎间盘置换术患者选择与术后异位骨化形成的相关性。在术后颈椎侧位X线片上使用McAfee分级法评价异位骨化形成。使用Logistic回归分析患者性别、术前手术节段活动度、置换节段脊柱功能单位曲度、置换节段与相邻节段椎间隙高度比值等因素与术后异位骨化形成的关系。对阳性结果及其选择阈值采用接受者操作特征ROC曲线及曲线下面积AUC进行检验和量化分析。研究结果表明,患者性别、节段活动度、置换节段脊柱功能单位曲度和术前置换节段椎间隙高度这四方面因素中,仅术前置换节段与相邻节段椎间隙高度比值与术后异位骨化的形成具有显著相关性。通过ROC曲线分析该因素的AUC,据此计算出病变节段与相邻节段椎间隙高度比值的临床最佳判断阈值为0.9。因此作者分析认为,患者选择相关临床因素中的术前置换节段椎间隙高度与术后异位骨化形成具有相关性;针对可变旋转中心的Bryan颈椎人工椎间盘假体,术前病变节段椎间隙高度较相邻节段丢失超过10%者不适合行人工椎间盘置换术。宗雅琪[63]等收治接受后路椎板切除或椎板成形减压手术的脊髓型颈椎病患者396例纳入研究。术前按贝克抑郁量表(BDI)评分将患者分为抑郁组与非抑郁组,两组患者年龄、性别、吸烟情况、症状持续时间、工作情况(是否从事当前工作)的差异均无统计学意义。术后影像学评价指标包括脊髓膨胀面积、脊髓后移距离、颈椎曲率指数;临床疗效评价指标包括JOA评分、颈椎失能指数(NDI)、VAS评分及BDI。术后1.5个月对两组患者上述指标进行评价,并进行统计学分析。全部396例均获得随访,随访时间24~50个月,平均32个月。抑郁组与非抑郁组术后颈椎曲率指数下降分别为7.1% ±2.1%和6.8% ±1.5%、脊髓膨胀面积分别为(130.9±7.0)mm^{2}和(150.8±5.2)mm^2、脊髓后移距离分别为(5.7±1.2)mm和(6.2±0.8)mm,差异均无统计学意义。抑郁组与非抑郁组患者术后JOA评分分别提高(1.42±0.56)分和(6.76±3.12)分,差异有统计学意义;NDI分别下降7.31±2.18和21.11±11.36,差异有统计学意义;VAS评分分别下降(16.08±19.76)分和(23.85±20.79)分,差异有统计学意义。抑郁组与非抑郁组患者术后BDI评分均有所改善,但与术前比较差异均无统计学意义。认为术前抑郁状态对脊髓型颈椎病后路减压术后的功能恢复、伤残指数下降及疼痛缓解有不良影响。

王乐[64,65]等收集了行双开门椎板成形椎管扩大术并获>3年随访的63例老年患者资料。评估所有患者手术情况,记录术前、术后1周、术后3个月、术后6个月及之后每半年的JOA颈椎评分和颈椎功能障碍指数(NDI),并根据患者年龄段和术前病程时间对部分指标进行对比。术后所有患者JOA评分和NDI均有不同程度恢复,JOA评分由术前(9.45±3.87)分恢复到术后(13.85±3.73)分,NDI由术前(25.52±4.13)%恢复到术后(13.14±3.24)%。术后并发症泌尿系统感染、肺部感染、脑脊液漏和术后轴性症状各1例,并发症发生率为6.35%。低龄老年患者和高龄老年患者的术后末次随访 JOA 评分差异无统计学意义（$P>0.05$）；NDI 差异无统计学意义（$P>0.05$）；高龄老年患者恢复时间（10.21 ± 2.46）个月高于低龄老年患者（7.92 ± 2.15）个月，差异有统计学意义（$P<0.05$），术前病程 <1 年的患者 JOA 评分改善率为（52.13 ± 9.45）%，优于病程≥1 年患者的（43.17 ± 8.23）%，差异有统计学意义（$P<0.05$）；不同病程患者的 NDI 差异无统计学意义（$P>0.05$）。认为在严格把握适应证的情况下，老年颈椎病患者行双开门椎板成形椎管扩大术治疗的中远期疗效可靠。该作者还收集了手术治疗颈髓挥鞭样损伤并获随访的 41 例患者临床资料。所有患者均伴有发育性颈椎管狭窄，6 例合并有后纵韧带骨化。手术包括后路双开门椎板成形椎管扩大术 36 例，Ⅰ期前后联合入路手术 5 例。根据患者年龄、术前日本骨科协会（JOA）评分和手术时间进行分组，比较各组疗效。结果显示手术时间 70～180 min，平均121.9 min；术中出血量 30～500 ml，平均 177.8 ml。所有患者均获随访 12～110 个月，平均 59.4 个月。术后 JOA 评分平均 14.7 分，较术前明显改善（$P<0.01$），平均改善率为 77.8%。非老年组和老年组术后 JOA 评分改善率[（79.6 ± l8.8）%：（73.5 ± 22.8）%]和优良率（90%：83%）差异均无统计学意义。JOA 评分不同组患者均获得满意疗效，差异无统计学意义，但末次随访时 JOA 评分组间差异有统计学意义（$P<0.01$）。相对于晚期手术组，早期手术组 JOA 评分改善率[（84.6 ± 13.3）%：（75.4 ± 24.0）%]更为明显，手术效果更好（$P<0.05$）。认为在严格把握手术适应证的情况下，双开门椎管扩大术治疗颈髓挥鞭样损伤效果可靠，高龄者也有较好的神经功能恢复，但术前损伤严重或晚期手术者预后较差。

唐步顺[66]等采用 SmithRobinson 技术联合保留椎体后壁的椎体次全切除术治疗多节段颈椎病 33 例。术前、术后即刻及术后 1、6、12 个月摄颈椎正侧位 X 线片，术后 3 个月行颈椎 CT 重建，了解内固定物的位置，以 Bohlman 法结合 CT 重建评估植骨融合情况。以 JOA 评分法评价患者的神经功能，以 VAS 评估患者的颈肩痛，测量颈椎侧位 C2～C7 Cobb 角以评估颈椎生理曲度的恢复情况。结果显示，术后 1 个月 JOA 评分、VAS 评分均较术前明显改善（$P<0.05$）。末次随访时 JOA 评分、VAS 评分较术后 1 个月时明显改善（$P<0.05$），其中优 18 例，良 10 例，有效 3 例，优良率为 90.3%。术后 1 个月时的 C2～C7 Cobb 角度较术前明显改善（$P<0.05$），而末次随访与术后 1 个月比较差异无显著性（$P>0.05$）。术后 3～6 个月植骨全部融合，无钢板松动、钛网或 cage 移位、椎体塌陷、假关节形成等并发症发生。认为 Smith－Robinson 技术联合保留椎体后壁的椎体次全切除术治疗多节段颈椎病疗效满意、操作安全、减压彻底、植骨融合可靠及术后并发症少。

在颈椎曲度研究方面，王伟[67]等收集后路椎板切除侧块螺钉固定术治疗 32 例多节段颈椎病患者。测量手术前后 C2～C7 Cobb 角；测量获得减压的各间隙上位椎体后下缘分别与脊髓前缘、脊髓后缘的距离，并计算获得减压各间隙的脊髓膨胀距离及脊髓中点后移距离，脊髓整体后移距离和平均膨胀距离为各节段脊髓中点后移距离与膨胀距离的平均值。记录术前及末次随访 JOA 评分并计算 JOA 评分改善率。比较手术前后 C2～C7 Cobb 角及 JOA 评分变化，并对脊髓整体后移距离与术后颈椎 Cobb 角、JOA 评分改善率与术后脊髓整体后移距离及平均膨胀距离进行相关性分析。结果显示，术后脊髓整体后移距离与术后 C2～C7 Cobb 角无明显相关性（$r=0.11$，$P<0.05$）；JOA 评分改善率与术后脊髓整体后移距离呈低度相关（$r=0.40$，$P=0.025$），与脊髓平均膨胀距离中度相关（$r=0.67$，$P=0.037$）。认为后路椎板切除钉棒固定治疗多节段脊髓型颈椎病，通过脊髓后移及膨胀的变化取得较满意的疗效，但不能依赖重建的颈椎前凸获得脊髓的后移。JOA 评分改善率与术后脊髓整体后移距离及平均膨胀距离呈正相关性。张良[68]等收集 33 例采用前路多节段减压融合内固定治疗的多节段老年颈椎病患者。比较分析手术前后 Cobb 角和相邻节段活动度（ROM）的变化以及术后颈椎手术节段 Cobb 角在动力位 X 线片上的变化。行 JOA 评分，分析相邻节段退变骨赘形成情况及其与钛板长度的相关性，并用 Epstein 标准对手术结果行主观评价。结果显示，33 例患者术后 Cobb 角和相邻节段 ROM 较术前明显增大。术后颈椎手术节段 Cobb 角在过屈及过伸位 X 片上变化不明显。骨赘形成与钛板是否偏长之间无相关性。术后 JOA 评分较术前明显减少，改善率为 66.35%。患者主观评价结果优良率为 75.76%。认为应用颈椎前路多节段经椎间隙减压融合内固定术治疗老年颈椎病，能有效改善颈椎手术节段 Cobb 角，手术疗效良好；术后相邻节段可能退变；部分患者术后相邻节段有骨赘形成，但与钛板是否偏长无关。

新型内固定材料的应用在临床上也是研究的热点，管华清[69]等采用颈椎新型零切迹桥形锁定融合器 ROI－C 治疗脊髓型颈椎病 41 例。采用 JOA 评分评价患者术前术后神经功能，VAS 评估患者术前术后颈部疼痛，在 X 线片或 CT 片上测量术前术后颈椎生理曲度（Cobb 角）、手术椎间隙高度、椎间融合情况，并记录手术时间、术中出血量及术中透视次数。结果显示，患者 JOA 评分由术前（9.26 ±

0.94)分提高到(14.08±1.33)分($P<0.01$),VAS评分由术前(4.97±1.25)分降低到(1.86±1.06)分($P<0.01$),Cobb角由术前(13.15±4.87)°提高到(23.25±3.79)°($P<0.05$),手术椎间隙高度由术前的(5.83±1.12)mm提高到(8.33±1.37)mm($P<0.05$)。末次随访时手术节段椎间隙全部融合。认为颈椎新型桥形锁定融合器ROI-C应用于脊髓型颈椎病前路减压融合术,操作简便,手术时间短,出血少,固定牢固,可有效恢复颈椎生理曲度及椎间隙高度,并发症少,融合成功率较高。李玉伟[70]等采用零切迹椎间融合器治疗25例不合并椎板骨折内陷的下颈椎脱位患者。结果显示,术后3~5个月影像学复查示椎间植骨均获骨性愈合;25例颈椎序列好、内固定位置良好、无内固定移位及断裂。末次随访时,A级2例、B级3例、C级1例、D级1例、E级1例脊髓功能无变化,其余患者脊髓功能均有不同程度改善。JOA评分由术前7.2±0.8分改善至末次随访时的13.8±0.6分,改善率为67.3%。认为一期全麻下颈椎前路复位、减压、零切迹椎间融合器内固定术治疗下颈椎脱位可达到早期复位、减少脊髓受压时间、手术时间短、固定可靠、减少术后吞咽不适感发生率、疗效满意的效果。杨海松[71]等收集了行颈前路椎间盘切除减压植骨融合内固定术(ACDF)治疗的单节段颈椎病患者30例。采用传统钛合金钉板系统固定及采用生物型可吸收钉板系统固定各15例。所有患者术前、术后均行颈椎正侧位+屈伸动力位X线片及颈椎MRI检查。影像学评估其术后颈椎生理曲度及椎间高度变化、植骨融合时间及融合率、有无内固定断裂及移位、是否存在MRI伪影干扰;观察两组患者术后吞咽困难程度及持续时间,采用VAS、JOA评分及JOA评分改善率评估神经功能改善情况。随访时间为术后2个月、6个月、12个月(半年后每月复查颈椎X线片一次,观察是否融合)。结果显示,术后第1天生物型可吸收钉板固定组颈椎MRI上伪影面积及伪影涉及层数较钛合金钉板系统固定组明显减少($P<0.05$)。钛合金钉板固定组术后12个月时的JOA评分15.9±1.4分,与术前(9.0±1.9分)比较明显提高($P<0.05$),VAS评分由术前的7.5±1.2分减少至0.6±0.7分($P<0.05$)。可吸收钉板固定组术后12个月时的JOA评分为16.1±1.0分,较术前(9.7±1.9分)有显著改善($P<0.05$),VAS评分由术前的6.9±0.9分减少至0.5±0.5分($P<0.05$),两组术后12个月随访时JOA评分改善率无明显差异($P>0.05$)。术后12个月时,钛合金钉板固定组1例未融合,融合率为93.3%,融合时间为7.8±0.4个月(7~8个月);可吸收钉板固定组15例患者均达到良好的骨融合,融合时间为7.4±0.5个月(7~8个月),两组融合率、融合时间比较均无统计学差异($P>0.05$)。术后12个月时两组患者颈椎生理曲度与椎间高度比较均无统计学差异($P>0.05$),均无内固定断裂及移位的发生。认为颈前路经椎间隙减压后采用生物型可吸收颈椎前路钉板系统内固定治疗单节段颈椎病,效果满意,可明显减少术后MRI伪影干扰,短期随访不会因钉板降解而导致吞咽困难的发生。

在下颈椎骨折诊治方面,郭琰[72]等收治50例下颈椎骨折脱位患者。采用美国脊髓损伤协会(ASIA)分级标准评价脊髓损伤情况。结果显示,1例仅行前路复位固定融合手术,术后2个月出现内固定松动,再次脱位。其余49例骨折脱位均获得良好复位,颈椎序列维持良好,均于术后6个月获得骨性融合。完全脊髓损伤患者神经功能均无恢复,不完全脊髓损伤患者ASIA分级均提高1~2级。认为前路手术治疗下颈椎骨折脱位能达到良好的复位效果,改善脊髓功能。前路手术复位困难或骨折脱位极不稳定且骨质疏松者,应采用后路手术或前后路联合入路手术。姚关锋[73]等采用Halo-vest支架复位联合前路减压融合内固定治疗下颈椎骨折脱位患者26例。行Halo-vest支架复位后再行前路减压融合内固定术。比较术前、术后神经功能改善情况。结果显示,术后随访X线片及CT示骨折脱位均复位良好、植骨融合,无内固定松动或断裂。神经功能改善显效(降低2级)6例,有效(降低1级)13例,无变化7例($P<0.05$)。认为Halo-vest支架复位联合前路减压内固定是安全可靠的治疗下颈椎骨折脱位的方法,值得临床推广。

四、胸腰椎退变

对于胸腰椎退变性疾病的诊治,过去一年里在退变疾病的病因学研究、新器械和新技术的临床效果研究、不同手术方式长期效果对比研究等方面取得了一定进展。在退变疾病的病因学研究方面,张文志等[74]*通过统计L4/5退变性腰椎滑脱(DLS)病例作为观察组,自体检人群(无脊柱滑脱及腰腿痛表现)病例作为对照组,行腰椎X线片、CT平扫及多层面重建检查。对DLS组L4/5的关节突关节角、椎弓根角(P-F角)与滑脱程度进行相关性分析。结果发现关节突关节形态学变化(更小的关节突关节角、水平化的P-F角、小关节不对称)对退变性腰椎滑脱的发生具有一定的病因学意义;关节突关节退变是随年龄增长出现的继发性改变,腰椎滑脱将会加剧小关节的退变。吕晓艳等[75]通过回顾性分析108例腰椎退变性滑脱症患者的MRI资料,观察腰椎滑脱节段与非滑脱节段终板Modic改变各型的发生率及分布情况,分析终板Modic改变与腰椎滑脱的相关性。

结果发现,腰椎滑脱节段终板的 Modic 改变发生率为 75.30%,非滑脱节段终板的 Modic 改变发生率为 13.50%,差异有统计学意义,Modic 改变和腰椎滑脱程度呈正相关。由此认为,腰椎退变性滑脱患者滑脱节段终板的 Modic 改变多见,各型中以Ⅰ型多发,Modic 改变的发生与滑脱程度呈正相关。焦海斌等[76]统计行 L4/5 节段融合的病例 317 例,依据腰椎前凸顶点位置将腰椎矢状位曲线分为四型(Roussouly 分型)。通过术前、术后和末次随访时行视觉模拟等临床疗效评分和腰椎前凸角等腰椎骨盆影响学测量,结果发现单节段融合可显著增加节段前凸角,但在不同腰椎 Roussouly 分型中对脊柱-骨盆参数的影响有所不同。节段椎间角度是 ASD 的显著危险因素,年龄越大,随访时间越长,PI 值较高时较容易发生影像学相邻节段退变(rASD)。张志平等[77]通过回顾 56 例胸、腰椎后路内固定术后深部内感染的病例,通过分析术前诊断类型、年龄、性别、体重、合并疾病、手术时间、手术出血量等情况,并对感染部位行细菌培养及药敏检测,分别进行需氧菌、厌氧菌及真菌培养。结果显示为金葡菌等革兰阳性球菌 43 例,大肠埃希菌等革兰阴性杆菌 13 例,并根据药敏结果提出了不同菌种感染的抗生素应用建议。

在新技术和新器械的临床效果研究方面,孙垂国等[78]通过回顾 5 例因多节段胸椎后纵韧带骨化症行胸椎管后壁切除联合去后凸手术的病例,手术时间平均 6.3 h,出血量为平均 3 900 ml;切除椎管后壁数平均 8.2 节,去后凸度数为平均 7.8°,随访时间 21~27 个月。5 例患者末次随访时的 JOA 胸脊髓功能评分为 9~11 分,平均 10 分;改善率为 75%~100%,平均 85.6%。由此得出结论,胸椎管后壁切除联合去后凸治疗多节段胸椎后纵韧带骨化症的疗效满意,但手术时间长、出血量大、并发症发生率高。闫景龙等[79]*从增加骨移植物局部血供入手,建立了一种带有原位椎旁肌肌骨瓣的新型腰椎后路植骨方法,应用新型植骨法对腰椎管狭窄和腰椎失稳的患者行腰椎管减压植骨融合内固定治疗,所有患者术前及术后均进行 JOA 及 VAS 评分,应用 CT 三维重建评价植骨融合效果。获得随访的 100 例患者的 133 个腰椎节段中,126 个节段形成了坚固融合,融合率为 94.7%,由此认为新型腰椎后路植骨方法植骨位置确切、牢靠、融合率高,能够有效减少假关节的形成,疗效确切,具有良好的临床应用前景。包肇华等[80]统计了其对单节段腰椎间盘突出症伴节段性不稳的病例行后路腰椎间盘髓核摘除、Isobar 半限制性动态固定系统固定手术的病例。统计手术时间、出血量,采用 VAS 和 ODI 评价临床疗效,术后随访行影像学检查观察内固定情况和固定节段活动度。其结果显示,术后 VAS 评分、ODI 指数均明显改善,责任节段活动度术后及末次随访均获得保留。由此得出结论:髓核摘除联合 Isobar 半限制性动态固定系固定治疗单节段腰椎间盘突出症伴节段性不稳在有效缓解临床症状的同时保留了手术节段的部分活动度。蒋涛等[81]回顾性分析了 75 例实施胸腰椎椎弓根螺钉固定术病例,32 例采用 O-arm 导航辅助置钉(导航组),43 例采用 C 形臂 X 线机透视辅助下徒手置钉(透视组),术后行 X 线片、CT 扫描检查,比较两组螺钉置入的准确性,评价导航组术中导航和术后 CT 扫描的矢状位和轴位图像中螺钉置入角度的一致性。透视组共置入 206 枚椎弓根螺钉,一次性置钉成功率为 93.2%,置钉准确率为 90.8%(一类),1 枚三类螺钉导致 L3 神经根刺激症状。导航组共置入 226 枚椎弓根螺钉,一次性置钉成功率为 100%,置钉准确率为 96.9%(一类),无三类螺钉。而在术中导航和术后 CT 扫描的矢状位和轴位图像中,螺钉置入角度差异无统计学意义,并由此得出结论为 O-arm 导航系统可以提供高清晰度导航图像,并实现高精确度导航操作,有效提高胸腰椎椎弓根螺钉置入的准确性,具有良好的可靠性。王岩等[82]*统计因胸椎管狭窄症而应用超声骨刀进行后路胸脊髓减压术的病例 28 例。术中实时记录胸椎管后壁切除时间、术中出血量、术中有无神经根损伤和脊髓损伤、有无硬膜损伤和脑脊液漏,术后第 5 天评估患者症状改善情况。得出结论为,应用超声骨刀可以相对安全、有效地完成胸椎管狭窄症的减压手术,但在黄韧带骨化导致胸椎管严重狭窄的节段行椎板整体掀开操作时,应用超声骨刀有损伤相应节段神经根的风险,需仔细谨慎进行。

在不同手术方式长期效果对比研究方面,王翀等[83]回顾性分析了采用单侧或双侧椎弓根螺钉联合经椎间孔椎间融合术治疗 80 例腰椎退行性疾病的病例,其中单侧固定 38 例,双侧固定 42 例。采用视觉模拟评分(VAS)评估患者术前、末次随访时疼痛情况,Oswestry 功能障碍指数评分(ODI)评价疗效,通过影像学测量不同部位椎间隙高度,并评估末次随访时椎体间融合情况以及分析相关并发症。随访时间平均 6.8 年,VAS 评分、ODI 评分单侧固定与双侧固定无显著差异,但手术前后差异均有显著的统计学意义。单侧固定与双侧固定在末次随访时椎间隙高度均较术前改善。融合率单侧固定与双侧固定无显著差异。影像学检查相邻节段退变发生率单侧固定较双侧固定降低,椎旁肌纤维化发生率单侧固定较双侧固定明显降低。郭昭庆等[84]对 12 例重度发育不良性滑脱症患者进行回顾性研究。以 VAS、ODI 及 JOA 评分评定临床疗效,通过影像学观察术前及术后滑脱程度、滑脱角、腰椎前凸角、脊柱矢状面平衡等的变化。结果发现,发育不良性重度腰椎滑脱行单纯后路减压、复位、内固定可获得满意的临床疗效。手术复位可矫正腰骶段的后突畸形,恢复腰椎的正常生理前突,改善外观及全脊柱的力线,同时可增加滑脱间隙的椎体间接触面,提高融合率。由于复位增加了对 L5 神经根的牵张,神经损伤的发生率较高,但大多可自行恢复。梁昌详等[85]统计了随访时间大于 5 年的 L4/5 退变性腰椎管狭窄症行手术治疗的病例。采用黄韧带切除减压、棘突间 Coflex 置入术为 Coflex 组,采用椎板减压、椎间融合固定术的为融合组。对比两组术前、术后 2 年及术后 5 年时的 JOA、ODI 及 VAS 评分,测量术前、术后 2 年及术后 5 年时相邻节段椎间隙的高度及椎间活动度,采用 UCLA 评分系统评价相邻节段退变情况。其结论认为,椎管减压、棘突间 Coflex 置入术治疗 L4/5 退变性腰椎管狭窄症术后 5 年的临床疗效与传统腰椎融合术相似,并且有效避免了相邻节段椎间活动度过大的问题。车武等[86]统计因脱出或游离型腰椎间盘突出症行手术治疗的病例,将采用髓核摘除联合棘突间动态稳定装置(Coflex)置入 31 例(Coflex 组),单纯髓核摘除 28 例(对照组)。在术前、术后 3 个月、1 年、3 年及 5 年,对采用髓核摘除联合棘突间动态稳定装置的 Coflex 组和单纯髓核摘除组进行 VAS、JOA 评分,行腰椎正侧位、过伸过屈位 X 线片检查及 MRI 检查。其对比结果为,Coflex 组手术节段椎间盘后侧高度及椎间盘退变分级优于单纯髓核摘除组。由此得出结论,髓核摘除联合棘突间动态稳定装置治疗脱出或游离型腰椎间盘突出症能够延缓手术节段椎间盘高度丢失和进一步退变,减少术后椎间盘突出的复发。陈小龙等[87]统计 35 例连续双节段腰椎退行性椎管狭窄症(其中上位病变节段为轻或中度退变)接受腰椎单节段融合(PLIF) + 上位节段棘突间动态稳定(Coflex)手术(Topping - off 手术)。回顾性分析患者术前及末次随访时 X 线片上 Coflex 置入节段及其上位相邻节段的椎间隙高度、椎间活动度、椎体偏移、椎间隙角及腰椎前凸角;在 MRI 上对 Coflex 置入节段和其上位相邻节段椎间盘退变情况进行改良 Pfirrmann 分级。结论显示,Topping - off 手术可以保持 Coflex 置入节段良好的稳定性,并保留该节段部分运动功能及其上位相邻节段节段正常活动,减少了上位相邻节段退变发生的危险因素。

五、胸腰椎骨折

近年来,国内外学者在胸腰段脊柱骨折方面进行了不懈的探讨,并取得了令人瞩目的成就,在治疗胸腰段脊柱骨折内固定方面,贺宝荣[88]等通过回顾性分析行前路或后路椎管减压手术的 416 例腰椎爆裂骨折患者。术中探查发现合并马尾神经硬膜疝 49 例(11.8%)。前路手术组马尾神经硬膜疝发生率为 7.8%(9/115)。后路手术组马尾神经硬膜疝发生率为 13.3%(40/301),其中腰椎爆裂骨折伴椎板骨折患者合并马尾神经硬膜疝发生率为 95%。发生马尾神经硬膜疝的患者中 90% 表现为神经功能障碍,10% 在术中发现很大一部分马尾神经根被嵌夹在椎板骨折裂隙中,但术后神经功能完好。结论认为,对于伴有神经功能障碍及椎板骨折的腰椎爆裂骨折患者,应考虑创伤性马尾神经硬膜疝存在的可能,术中应谨慎操作以防止神经损伤进一步加重。毕郑刚[89]等通过选取 56 例胸腰椎爆裂骨折患者,其中男 40 例,女 16 例;年龄 25~60 岁,平均 32.8 岁。根据固定方式分为:跨伤椎短节段椎弓根螺钉固定(A 组)30 例,跨伤椎短节段椎弓根螺钉固定附加伤椎椎弓根固定(B 组)26 例。术前、术后 1 周、术后 1 年对两组伤椎前缘高度比、矢状面 Cobb 角、美国脊髓损伤协会(ASIA)神经功能分级等指标进行比较分析。结果术前、术后 1 周伤椎前缘高度比及矢状面 Cobb 角两组间比较,差异均无统计学意义。两组术后 1 年神经功能 ASIA 分级比较差异无统计学意义。研究认为,短节段椎弓根螺钉系统附加伤椎固定是治疗胸腰椎爆裂骨折的一种有效方法。崔尚斌[90]等通过回顾性分析 40 例 B 型胸腰椎骨折患者的临床资料,所有患者均采用经伤椎置钉单椎间复位固定术式。通过测量骨折伤椎压缩率、伤椎上、下节段 Cobb 角评价影像学效果,术后 1 周伤椎上、下节段 Cobb 角从术前平均 20.1°降低至术后平均 6.2°,伤椎压缩率从术前平均 38.9% 降至术后平均 10.1% (P 均 <0.05),末次随访 Cobb 角及伤椎压缩率与术后 1 周比较,差异无统计学意义。末次随访 VAS 由术前平均 8.6 分下降至 2.4 分($P<0.05$)。术后 37 例脊髓神经功能获得改善($P<0.05$),3 例未获得改善,未出现神经功能恶化者。结论认为:经伤椎单椎间椎弓根螺钉复位固定术具有创伤小、用时短、出血少、脊椎运动功能单位丢失减少等优点,可用于 B 型胸腰椎骨折治疗,临床效果满意。钱宇[91]等通过选取 92 例接受后路椎弓根钉-棒系统复位固定手术患者,其中采用精确定位法透视 44 例,传统定位法透视 48 例。精确定位法透视系在麻醉后透视,取得理想的透视视野后在地面标记 C 型臂 X 线机位置,并记录 X 线机机臂的各姿态参数。术中再次透视时即根据记录确定 X 线机位置和姿态。记录并比较两组术前、术中 X 线曝光次数、曝光时间、透视时间和总手术时间。发现精确定位组在术中和总定位准确率均高于传统组。结论认为:采用精确定位法透视能有效地减少胸腰段脊柱骨折椎弓根钉-棒系统内固定术中

的透视次数和辐射剂量,缩短透视时间和手术时间。

在对骨质疏松性骨折方面刘达[92]等通过用18个新鲜腰椎标本,测量各椎体的骨密度(BMD),将18个腰椎标本的36侧椎弓根随机分为6个实验组(A~F组)。从A组到F组中,依次向钉道内注入0、1.0、1.5、2.0、2.5、3.0 ml PMMA后拧入普通椎弓根螺钉。随后进行轴向拔出实验并测量最大轴向拔出力(Fmax)。对Fmax和PMMA剂量之间进行相关性分析。研究发现:各组中BMD之间的差异无统计学意义($P=0.799$)。A组中,螺钉周围未见任何PMMA;B~F组中,PMMA相对均匀地分布于螺钉周嗣的骨质中。所有腰椎中螺钉位置良好,均未见明显PMMA渗漏。结论认为,在一定范围内,注射PMMA和增加PMMA的剂量并不能显著增加螺钉的稳定性。生物力学研究表明,重度骨质疏松腰椎中提高螺钉稳定性时注射PMMA的合适剂量是3 ml。崔冠宇[93]等通过比较分析25例通过应用PMMA骨水泥强化伤椎的上、下椎体后路椎弓根螺钉内固定术治疗(强化组)与32例直接应用椎弓根螺钉内固定术治疗的骨质疏松性胸腰椎爆裂骨折患者(直接组)的疗效。观察并比较两组患者的围手术期相关参数以及固定节段后凸Cobb角、伤椎体前缘高度丢失、椎管内占位等参数。发现两组患者均没有发生术中神经损伤、肺栓塞、伤口愈合不良等并发症。直接组有5例患者再次手术取出内固定。研究认为:和直接椎弓根螺钉内固定相比,PMMA骨水泥强化椎体后椎弓根螺钉内固定治疗骨质疏松性胸腰椎爆裂骨折是更为理想的骨质疏松性胸腰椎爆裂骨折的手术治疗方法。张正平[94]等通过对56例骨质疏松性胸腰段骨折手术患者资料进行回顾性分析,根据治疗方式不同分为强化复位组(采用经皮骨水泥强化复位内固定联合PVP治疗,30例)和传统组(采用PKP治疗,26例)。发现与传统组比较,强化复位组患者手术时间、术中出血量、骨水泥用量、卧床时间和住院时间有统计学意义($P<0.05$)。术后和术后12个月伤椎高度百分比、Cobb角均较术前明显恢复,差异有统计学意义($P<0.05$);强化复位组术后12个月伤椎前缘高度百分比及Cobb角较传统组恢复更明显,差异均有统计学意义($P<0.05$)。术后12个月ODI两组间比较,差异无统计学意义($P<0.05$)。结论认为:相对于PKP来说,对于塌陷、成角严重的骨质疏松性胸腰段脊柱骨折,经皮骨水泥强化复内固定联合PVP可能是一种更可靠的治疗措施。

在治疗费用预测上庾伟中[95]等通过选择134例老年OVCF患者,分为手术组67例,非手术(保守)组67例,进行成本-效果评价,根据临床效果达到"完全正常"或"功能改善"的人数比例分别统计成本-效果情况。结果以"完全正常"作为效果评价标准时,手术组成本-效果评价与保守组间存在显著统计学差异($P<0.05$),手术组优于保守组;以"功能改善"作为效果评价标准时,手术组与保守组间存在显著统计学差异($P<0.05$),保守组成本-效果评价优于手术组。出院后治疗费用的成本-效果评价结果为,手术组优于保守组,两组间存在显著统计学差异($P<0.05$)。结论认为,如以"完全正常"为目的,PKP治疗优于非手术治疗;如仅以"功能改善"为目的,非手术治疗优于PKP治疗;在出院后治疗费用上,PKP治疗少于非手术治疗。

在治疗椎体压缩性骨折方面马田成[96]等通过对24例亚急性期胸腰段椎体压缩骨折患者资料进行回顾性分析,所有患者均采用旋转棒技术结合短节段固定治疗,观察并比较术前、术后和术后12个月时椎体前缘高度压缩率及局部后凸Cobb角变化,以及术前与术后12个月时Oswestry功能障碍指数(ODI)、SF-36生活质量调查表及视觉模拟评分(VAS)变化。结果:所有患者术后和术后12个月的评价指标与术前比较差异均有统计学意义($P<0.05$);而术后12个月的评价指标与术后比较,差异均无统计学意义($P>0.05$)。术后12个月的ODI、SF-36生活质量调查与术前比较,差异均有统计学意义($P<0.05$)。SF-36生活质量调查表中社会功能、生理职能、情感职能评分与术前比较,差异均无统计学意义($P>0.05$)。结论认为:旋转棒技术结合短节段固定治疗亚急性期胸腰段椎体压缩骨折临床效果满意。王辉[97]*等通过选取49例陈旧性胸腰段椎体压缩骨折伴后凸畸形患者,分为PUVCR治疗组(接受PUVCR,23例)和后路椎体切除术(PVCR)组(接受PVCR,26例)。比较两组患者手术时间、术中出血量、术后引流量、后凸Cobb角矫正情况、神经功能改善情况及疼痛评分的缓解程度。研究发现,与PVCR组比较,PUVCR组的评价指标有统计学意义($P<0.05$)。术后2周后凸Cobb角的矫正度和术后1年后凸Cobb角矫正丢失度两组间比较,差异无统计学意义。术后1年神经功能改善情况和疼痛评分缓解程度两组间比较,差异无统计学意义。结论认为,对于陈旧性胸腰段椎体压缩骨折伴后凸畸形,PUVCR可取得与传统截骨方式相同程度的临床效果,但手术创伤更低。

在影像学检查与药物治疗方面,虞建浩[98]等通过收集132例脊柱骨折患者的X线片、CT和MRI抑脂序列检查资料。按骨折形态行AO骨折分型,棘间韧带(ISL)、棘上韧带(SS)、黄韧带(FL)和小关节囊(Fc)根据损伤程度分为完整、血肿和撕裂。分析AO形态学损伤的等级与MRI信号之间的关系。结果发现,AO A1/A2表现为单纯Fc牵张损伤,A3出现ISL撕裂,FL和SSL基本完整;AO B1表现为除

Fc 损伤外，还有 ISL 血肿撕裂，SSL/FL 损伤发生率较低，B2 表现为 SSL/FL 损伤发生率明显增加；AO C 表现为小关节脱位伴骨折，ISL、SSL、FL 均会撕裂。AO 骨折程度与 MRI 显示 PLC 损伤高度相关（$P < 0.01$）。结论认为，MRI 能很好地显示 PLC 各单元的损伤情况及其损伤顺序。AO 形态学分型与 MRI 紧密关联，随着创伤力量的增加，PLC 各成分出现进行性损伤。杨钟玮[99]等回顾性分析 77 例急性胸腰段脊柱损伤并发脊髓损伤患者，其中男 66 例，女 11 例；神经功能按照美国脊髓损伤协会（ASIA）分级：A 级 31 例，B 级 11 例，C 级 10 例，D 级 25 例。通过单因素分析筛选出骨折/脱位类型（$P < 0.01$）、是否合并损伤（$P < 0.05$）、伤后 8 h 内是否使用糖皮质激素（$P < 0.05$）、院前转运是否使用保护装置及是否由专业医护人员转运（$P > 0.1$）、是否为完全损伤（$P < 0.01$）、就诊时间（$P = 0.055$）、术前病程（$P < 0.05$）、椎管侵占率（$P < 0.01$）与脊髓神经功能恢复有相关性（$P < 0.1$）。再经 Logistic 回归分析，结果表明：椎管侵占率（$P < 0.01$）及伤后 8 h 内是否使用糖皮质激素（$P < 0.05$）是影响脊髓损伤预后的主要因素。结论认为，伤后 8 h 内激素冲击治疗、充分的脊髓减压可以有效改善胸腰段脊柱损伤并发脊髓损伤的脊髓功能预后。在矫形方面，田耘[100]等通过选择 52 例胸腰椎骨折 AO 分型 A3 型骨折患者，椎管侵占通过伤椎椎板开窗，将骨折块推移复位，椎弓根固定。对患者椎管侵占、椎体前缘高度丢失、伤椎椎体 Cobb 角度改变及神经功能损害行术前、术后对比。术后随访 24 个月，发现：椎管侵占从术前的（68.3 ± 15.1）% 恢复至术后的（11.5 ± 3.9）%（$P < 0.05$）；伤椎后凸 Cobb 角由术前的（32.5 ± 3.2）恢复至术后的（4.9 ± 0.6）（$P < 0.05$）；椎体高度丢失由术前的（50.1 ± 5.6）% 恢复至术后的（85.5 ± 5.1）%（$P < 0.05$）。末次随访时，椎体骨折愈合，椎体高度无明显丢失，患者神经功能均有恢复。研究认为，椎板开窗减压结合椎弓根固定技术治疗 A3 型骨折可以获得良好的影像学和临床结果，是治疗 A3 型骨折的一个可靠选择。周英杰[101]等通过回顾性研究 52 例单节段无神经症状的胸腰椎骨折患者，按治疗方法分为 Sextant 组 25 例和 RTS 组 27 例。比较两组手术时间、术中出血量等围术期参数及术后伤椎前、后缘高度及后凸 Cobb 角变化，评估两种固定方式的后凸畸形矫正能力。应用视觉模拟评分（VAS）和 Oswestry 功能障碍指数（ODI）评价患者疼痛和功能改善情况。结果术前两组伤椎后凸 Cobb 角、伤椎前缘及后缘高度差异无统计学意义（$P > 0.05$），术后即刻与术前比较、末次随访与术后即刻比较，差异均有统计学意义（$P < 0.01$）。术后 3、6 个月和末次随访时 RTS 组 VAS 及 ODI 与 Sextant 组比较差异有统计学意义（$P < 0.01$）。结论认为，RTS 和 Sextant 经皮椎弓根螺钉系统均能有效治疗胸腰椎骨折，但 RTS 具有更好的椎体复位能力。谭富强[102]* 等通过回顾性分析 14 例采用后路椎体次全切、钛网支撑植骨结合长节段椎弓根螺钉内固定治疗的 Denis D、E 型胸腰椎爆裂骨折患者，发现术中所有骨折均获得满意复位，术后 6 个月时 CT 示植骨界面均达到骨性融合，随访期内无并发症发生。Denis 疼痛评分及神经功能明显改善。术前与术后比较、术前与末次随访比较伤椎前缘高度比差异均有统计学意义。术前与术后椎管占位率比较，术前与末次随访比较以及末次随访与术后 1 周比较差异均有统计学意义。结论认为，对于 Denis D、E 型严重不稳定胸腰椎爆裂骨折，采用后路椎体次全切、钛网支撑植骨结合长节段椎弓根螺钉内固定，临床效果良好。杨东军[103]等通过回顾性分析 12 例采用经单侧椎弓根入路减压、椎体间植骨融合内固定术治疗的 Denis B 型胸腰椎爆裂性骨折的患者，通过比较术前、术后即刻及末次随访时的 X 线、CT 片及神经学检查，观察骨折复位、植骨融合、神经功能恢复等情况来评估临床疗效。结果发现：所有患者伤椎均获得满意复位，患者未出现顽固性腰痛，腰椎活动度好，邻近节段椎间盘未见明显退变征象。结论认为，选择合适的患者，经单侧椎弓根入路减压、钛笼椎体间支撑植骨内固定术能有效地恢复脊柱生理曲度，能达到椎管充分减压和前中柱的支撑重建，同时保留伤椎相对正常的中下份椎体及下位未受损伤的椎间盘，降低融合术后相邻节段退变的风险。

六、脊髓损伤

脊髓损伤的治疗一直是临床工作的难点，侯云飞等[104]探讨了通过易获得的急性创伤性颈髓损伤患者床旁资料建立气管切开预测模型，探讨用其预测颈髓损伤患者气管切开的可行性。回顾性分析 345 例急性创伤性颈脊髓损伤患者临床数据。在 345 例患者中，58 例行气管切开。决策树模型和逻辑回归模型在敏感性、特异性、预测准确率、ROC 曲线下面积的比较分别为 73.7% *vs.* 81.8%、89.7% *vs.* 86.4%、87.3% *vs.* 85.7% 及 0.909 *vs.* 0.889。决策树模型可用于进行气管切开的预测，入院时 ASIA 运动评分 ≤22 分、ASIA A 级颈髓损伤、治疗过程中出现呼吸系统并发症及术前颈椎 MRI 显示髓内信号改变的最高节段位于 C2 或以上为患者气管切开的独立预测因素。

在脊髓损伤后的神经萎缩方面，侯景明等[105]回顾性分析 25 例接受脊柱内固定治疗的脊髓损伤患者的随访资料。

采用 MRI 扫描患者及正常对照组的脑部结构信息，运用 CIVET 软件及 DtiStudio 软件对比大脑灰质和白质萎缩的区域。运用 Pearson 相关性分析探讨脑皮质萎缩与患者运动功能恢复率之间的相关性。结果发现：与正常对照组相比，脊髓损伤恢复较好组和恢复一般组均存在双侧初级运动皮质的灰质萎缩，但恢复一般组的萎缩程度更广泛和严重，同时还出现右侧辅助运动区和运动前区的灰质萎缩；恢复较好组未见明显的脑内皮质脊髓束萎缩，而恢复一般组脑内皮质脊髓束初级运动皮质区域及内囊区域均出现白质萎缩。此外，脊髓损伤患者辅助运动区的灰质体积及初级运动皮质的白质体积与患者 6 个月后的运动恢复率存在正相关关系。结论认为，在脊髓损伤早期，运动感觉中枢即可出现明显的萎缩现象，同时这种萎缩对患者的运动功能恢复存在不利影响。曲延镇等[106]回顾了 2009 年 1 月至 2014 年 9 月采用硬脊膜或脊髓切开减压治疗脊髓损伤后广泛水肿伴或不伴髓内血肿的患者资料，共 21 例患者。水肿部位：颈髓 18 例，胸腰髓 3 例；血肿部位：颈髓 4 例，胸腰髓 1 例。结果发现：术后 2 周 MRI 示脊髓广泛水肿信号消失，脑脊液信号连续性恢复，术前美国脊髓损伤协会（ASIA）脊髓损伤 A 级者 6 例，术后分级未见好转，感觉平面下降 2～4 个节段，部分上肢肌力恢复 1～2 级；B 级 10 例，7 例提高为 C 级、2 例提高为 D 级、1 例提高为 E 级；C 级 5 例，4 例提高为 D 级、1 例提高为 E 级。5 例髓内血肿患者 ASIA 分级 A 级 2 例，感觉平面下降 2 个节段，部分上肢肌力恢复 1 级；B 级 2 例，1 例提高为 C 级、1 例提高为 D 级；C 级 1 例，提高为 D 级。结论认为，对脊髓损伤后脊髓广泛水肿伴或不伴髓内血肿者，硬脊膜切开和适当的脊髓切开能够缓解动静脉受压，减轻继发性损伤，为抢救患者创造条件，有助于脊髓神经功能的恢复。

颈髓损伤后低钠血症较为常见，李诚等[107]报道了一组 251 例外伤性颈髓损伤的患者，分析了颈髓损伤患者的临床表现和治疗经验，探讨颈髓损伤后低钠血症的临床特点、发病机制和治疗策略。研究中依据血钠正常与否分成两组，重点分析低钠血症患者的血浆渗透压、尿渗透压、尿钠、尿量和中心静脉压（CVP）。研究发现，低钠血症患者在年龄、损伤平面、颅脑损伤和感染发生率上有显著差异。同时认为对低钠血症进行早期诊断、早期干预有助于改善颈髓损伤患者的预后；而鉴别低钠的原因，尤其是引起中枢性低钠的致病机制，尤为重要。

夏新雷等[108]介绍并研究了一组共 46 例无骨折脱位型颈脊髓损伤患者，均给予手术治疗，比较了手术前和术后定期随访的运动评分和感觉评分。将所得数据进行了多因素分析（包括年龄、性别、基础疾病、MRI 信号等）。通过比较，发现手术治疗能显著改善无骨折脱位型颈脊髓损伤患者的预后。其中，术前病程、颈椎基础疾病、术前运动和感觉（针刺觉评分和轻触觉评分）评分对患者预后的影响具有统计学差异，而与年龄、性别和 MRI 信号改变无关。研究认为，对于无骨折脱位型颈脊髓损伤患者应该行积极的手术治疗，并通过一系列术前评估可以预测手术后患者的预后。冀旭斌等[109]探讨两端跳跃式过伸性颈椎间盘韧带复合体（DLC）裂伤合并脊髓损伤的诊治特点。回顾性分析 17 例两端跳跃式过伸性颈 DLC 裂伤合并脊髓损伤患者的资料。采用手术治疗并依据美国脊髓损伤协会运动功能评分（AMS）及感觉功能评分（ASS）评分标准对神经功能进行评定，比较术前，术后 3、6、9、12 个月运动功能评分（AMS）及感觉功能评分（ASS）。结果发现：所有患者术后各时相点 AMS、ASS 与术前比较差异均有统计学意义，而且随着随访时间增加，AMS、ASS 明显恢复，术后两两时间点比较差异均有统计学意义。椎间植骨愈合良好，无内固定物松动、脱出、断裂等失败征象。研究认为，两端跳跃式过伸性 DLC 裂伤合并脊髓损伤患者容易漏诊。手术方式应包括主要颈髓损伤受压 DLC 裂伤节段脊髓减压稳定，同时兼顾另一端 DLC 裂伤节段稳定性重建。张波等[110]探讨步枪弹击中防弹衣后产生的压力波在脊柱区与颅内的传导规律，以及不同速度的步枪弹所致的压力及加速度（瞬时移位）与击中防弹衣后脊柱脊髓钝性损伤的关系。将 25 头雌性长白猪随机分为高速组、中速组、低速组、对照组，采用防弹衣被击中后钝性损伤动物模型，根据肌力判定标准（10 分法）给双侧后肢评分明确脊髓损伤程度，并测量颈动脉压力、颅内压以及 T_{10} 处加速度，并对损伤程度及各指标进行回归分析。结果发现：高速组中 3 头双侧后肢评分为 5 分，2 头为 7 分；中速组中 1 头为 8 分，其余 4 头未见运动功能障碍。低速组、对照组均未出现运动功能障碍。回归分析显示，压力与加速度呈正相关，速度与脊柱区压力呈正相关，速度与脊柱区加速度呈正相关，脊髓损伤程度与加速度呈线性相关。研究认为，步枪弹击中背部防弹衣时在脊柱区和颅内可产生压力波和加速度，最终导致脊柱脊髓钝性损伤。

徐良等[111]研究了胞浆泛素蛋白连接酶 2（KPC2）在大鼠脊髓损伤过程中的蛋白表达及细胞定位情况，探讨其在 SCI 修复过程中的生物学功能。将成年 SD 大鼠采用改良 Allen 法制作 T_9 节段脊髓打击损伤模型，并于伤后 6、12 h 及 1、3、5、7、14 d 采用 Western blot 检测 $p27^{kip1}$、KPC2、增殖细胞核抗原（PCNA）和细胞周期蛋白 A（CyclinA）在 SCI 前后的蛋白表达变化，观察 KPC2 在 SCI 后的大体定位及表达、

KPC2 在 SCI 过程中与神经元特异性核蛋白(NeuN)、神经胶质纤维酸性蛋白(GFAP)和 PCNA 的共同定位情况。结果发现:SCI 后 3 d, $p27^{kip1}$ 显著下调,伴随 KPC2、CyclinA、PCNA 表达明显增加。KPC2 阳性信号广泛分布,包括脊髓灰质和白质,实验组 KPC2 阳性细胞数显著高于对照组。对照组和实验组 KPC2 与 NeuN 双标记阳性细胞数,在脊髓灰质差异无统计学意义,在脊髓白质差异有统计学意义。对照组和实验组 KPC2 与 PCNA 标记的星形胶质细胞共定位明显,阳性细胞数差异有统计学意义。体外培养并模拟星形胶质细胞增殖,提取细胞蛋白行 Western blot 示 PCNA 和 KPC2 蛋白表达在血清刺激增值后即开始增加,24 h 达峰值,而 $p27^{kip1}$ 表达则逐渐减少。免疫共沉淀示 KPC2 可沉淀 $p27^{kip1}$、KPC1, $p27^{kip1}$ 也可沉淀 KPC2、KPC1,且在刺激后相互作用明显增加。研究认为,SCI 后 KPC2 参与介导的 $p27^{kip1}$ 表达下调,KPC2 与 SCI 后星形胶质细胞的增殖相关。张军卫等[112]观察脊髓损伤后康复治疗的起始时间对不同节段脊髓损伤病例达到康复目标所需的时间、残损分级变化和并发症发生率的影响。采用多家医疗机构协作进行前瞻性病例观察方法,将 2009—2012 年入组的 521 例患者分为围手术组、术后组和延迟组,并细分为高位颈髓损伤、低位颈髓损伤、胸髓损伤、腰骶段损伤四群。参照国际标准未纳入的 SCI 病例制订康复目标和方案,记录康复时间、评估康复前后的 SDIA 残损分级及并发症的发生率,并对观察结果进行组内组间对比分析。结果发现,延迟组各群 SCI 的康复时间较围手术组和术后组明显增加。同一组患者中,相同 ASIA 残损分级,损伤平面越低,康复时间越短;同一损伤平面,损伤越重,康复时间越长。围手术组压疮、下肢深静脉血栓、下尿路感染和肺部感染的发生率明显低于另外两组。研究认为,早期康复干预能降低 SCI 并发症的发生率,从而缩短康复时间,但对残损分级变化无明确影响。SCI 康复所需时间大约为 3~9 个月,损伤平面越高、程度越重,所需康复时间越长。运动完全损伤者康复前后 ASIA 残损分级无明显变化。

七、脊柱畸形

脊柱畸形一直都是脊柱外科研究的热点,脊柱矫形技术也不断在更新发展。陈玲等[113]回顾性分析 16 例行后路矫形内固定融合术的青少年特发性右胸腰弯/腰弯(Lenk 5C 型)患者,患者 Cobb 角平均 43.8°(42°~50°)。通过测量患者术前、术后 CT 片上的主动脉椎体角(α)、椎体旋转角(β)、左侧安全距离(LSD)及右侧安全距离(RSD),观察其变化趋势;并且在术前、术后分别采用 35、40、45 mm 长度的椎弓根螺钉进行模拟置钉,评估主动脉损伤风险。研究发现,T12、L1 水平术前 α 角、β 角均较小,LSD、RSD 均较短。与术前相比,α 角在 T12、L1 水平仍较小,在 T12 节段术后 LSD 显著性增加($P=0.028$),L1 节段术后 RSD 显著性减小($P=0.031$)。但术后椎弓根螺钉误置导致主动脉损伤的风险与术前相似,无显著性差异。通过上述分析,认为青少年特发性右胸腰弯/腰弯在 T12 及 L1 节段左侧椎弓根置钉时主动脉损伤的理论风险相对较大。矫形术后,主动脉相对位置发生变化,但椎弓根螺钉误置导致主动脉损伤的理论风险并未明显上升。

在脊柱-骨盆的矢状位平衡方面,胡攀攀等[114]运用统计软件分析 Lenke 1 型青少年特发性脊柱侧弯(AIS)患者的脊柱-骨盆矢状位与冠状位各参数的相关性。具体相关测量参数包括主胸弯 Cobb 角(MT)、骨盆入射角(PI)、C7 转移比值(C7TR)、腰椎前凸(LL)、骶骨倾斜角(SS)、胸椎后凸角(TK)并记录顶椎(AV)的位置。结果发现,顶椎位置在 T7~T11, MT 为 49.6°±16.7°,PI 值为 44.7°±6.7°。统计学分析表明,PI 与 PT、SS 和 LL,LL 与 SS 和 TK 等有明显相关性。不同腰椎修饰组的 TK、LL、PT 差异具有统计学意义,其他矢状位参数差异无统计学意义。AV 位置与脊柱-骨盆矢状位各参数相关性不显著,MT 与 TK、LL、SS 显著相关,与 PI 相关性不显著。由此认为,Lenke 1 型 AIS 的多数脊柱-骨盆矢状位参数间显著相关,形成以 PI 为核心的矢状位平衡调节链,共同维持脊柱-骨盆的矢状位平衡。

在椎间盘退变等级与脊柱柔韧性的相关性方面,周恒才等[115]测量并记录 66 例退变性腰椎侧凸患者的全脊柱站立位、Bending 位 X 线片主弯 Cobb 角和椎间角,对主弯区间各个椎间盘进行 Pfirrmann 评级,分析椎间盘退变等级与脊柱整体柔韧性以及节段柔韧性的相关性。结果显示,侧凸患者术前立位片平均主弯 Cobb 角为 36°±13°,Bending 位片平均 Cobb 角为 21°±11°,平均柔韧性为 45%±15%;共评估记录 268 个椎间盘的退变等级,其中Ⅱ级、Ⅲ级、Ⅳ级占绝大多数,主弯跨度内椎间盘平均退变等级与脊柱整体的柔韧性具有显著相关性,各节段椎间盘退变等级与相应节段柔韧性具有显著相关性。通过上述分析,研究认为,椎间盘退变程度与 DLS 脊柱柔韧性密切相关,椎间盘退变越严重,脊柱的柔韧性越差。

在压缩骨折继发胸腰椎后凸畸形的治疗方面,姜宇等[116]通过长期随访 18 例采用后路截骨矫形手术治疗陈旧性骨质疏松椎体压缩骨折继发胸腰椎后凸畸形的患者。15 例采用后路经后凸顶点(椎弓根或椎间隙)截骨(PSO)闭合矫形或前方撑开后方闭合矫形术，3 例采用后凸节段切除截骨（VCR）双轴旋转矫形和前柱重建术。测量术前、术后的脊柱矢状位平衡、后凸角、腰椎前凸角（LL）的变化，对比 JOA29 评分、VAS 和 Oswestry 功能障碍评分（ODI）的变化。改良 Frankel 分级系统评估手术前后神经功能变化。结果发现，手术前后凸角度平均 45.9° ± 13.2°，腰椎前凸角平均 35.9° ± 20.8°，脊柱 SVA 平均(38.4 ± 51.1) mm。随访时间平均 51 个月，末次随访后凸角度平均 10.7° ± 6.7°，平均改善率为 76.7%，腰椎前凸角平均 27.7° ± 12.5°，末次随访脊柱 SVA 平均(14.6 ± 49.5) mm，平均改善率为 63.2%。术前腰痛 VAS 评分平均为 6.8，JOA29 评分平均为 14.6，ODI 评分平均为 58.8%，术后腰痛 VAS 评分平均为 2.3 分，JOA29 评分平均为 20.2 分，ODI 评分平均为 31.1%，相比术前明显改善，具有统计学意义（$P<0.05$）。由此得出：后路截骨矫形手术可有效治疗陈旧性 OVCF 继发胸腰椎后凸畸形，恢复脊柱序列，获得较好的临床效果。

在低龄先天性脊柱后凸畸形的治疗方面，韩久卉等[117]评价了经后路截骨内固定术治疗低龄（10 岁以下）先天性脊柱后凸畸形的临床效果。通过回顾 17 例采用经后路截骨椎弓根螺钉内固定治疗先天性脊柱后凸的患者，分别统计手术时间、术中出血量及手术并发症，观察矫形效果、内固定并发症、椎体融合情况等进行分析。发现手术后后凸 Cobb 角得到显著性改善（$P<0.01$）；矢状面平衡术后与术前比较无显著性变化（$P>0.05$），而在末次随访时较术前明显改善（$P<0.05$）。术后出现双下肢无力 1 例，排尿困难 1 例，术后 2 周恢复。术前腰背痛 5 例、排尿异常 1 例，术后 6 个月症状好转。1 例患者术后 7 个月出现近端交界性后凸。随访期间未发现假关节及内固定相关并发症。因此，低龄先天性脊柱后凸畸形患者早期行后路截骨、椎弓根螺钉内固定可显著改善后凸畸形，但术后不能立即达到脊柱矢状面平衡，而是在术后随生长发育逐渐恢复矢状面平衡。毛赛虎等[118]通过多维度评估特发性脊柱侧凸（IS）患儿侧凸进展高峰期（PAV）的相应成熟度指标，探讨其对 PAV 的预测价值。他们选取初诊时月经未至、Risser 征 0 级、Y 三角软骨未闭、以半年为周期随访至少 5 次且进展超过 5°的女性 IS 患儿 30 例进行随访，收集及测量实足年龄、Y 三角软骨闭合状态、Risser 征、身高、主弯 Cobb 角和骨龄（DSA）评分；计算每个随访周期内的身高增长速度（HV）和 Cobb 角增长速度（AV），并采用逻辑回归分析各维度指标对 PAV 的预测价值。发现 PAV 主要发生于 Risser 征 0 级（80.0%）和 1 级（20.0%）。逻辑回归分析结果显示，PAV 的发生与实足年龄介于 11 ~ 13 岁之间、Y 软骨闭合、Risser 征 0 级、DSA 评分介于 400 ~ 500 之间、HV > 6 cm/年、Cobb 角 > 30°呈显著相关。因此，以上因素为女性 IS 患儿侧凸 PAV 的高危因素，可用于预测 PAV 的发生，评估侧凸进展风险。费晗等[119]通过观察退变性腰椎侧凸（DLS）患者脊柱-骨盆矢状位影像学特点，探讨脊柱-骨盆矢状位参数变化对 DLS 发生的影响。其采用回顾性方法分析 103 例 DLS 患者术前资料为 DLS 组，139 例正常青年人群作为正常青年对照组，145 例单纯颈椎病患者作为成年对照组进行研究。在脊柱全长正侧位 X 线片上测量各组冠状位、矢状位参数，并通过 t 检验比较 DLS 组与其他组的差异，利用 Pearson 相关分析 DLS 组各参数间相关性。发现 DLS 组骨盆入射角（PI）显著高于两个对照组。与青年及成年对照组相比，DLS 组腰椎前凸角（LL）、骶骨倾斜角（SS）较小，骨盆倾斜角（PT）、矢状位平衡（SVA）较大，胸椎后凸角（TK）小于成年对照组（$P<0.01$）。DLS 组中合并退变性腰椎滑脱者的 PI 与无退变性腰椎滑脱者的 PI 相比有统计学差异，且均显著高于正常青年对照组（$P<0.05$）。DLS 组侧凸 Cobb 角与 PT 显著相关；LL、PI、SS、PT 两两之间显著相关（$P<0.01$），LL、PT 与 TK 显著相关（$P<0.01$），SS 与 TK 显著相关（$P<0.05$），LL 与 SVA 显著相关（$P<0.01$）。

婴幼儿先天性脊柱侧凸的治疗一直较为棘手，郭建伟等[120]收治了因半椎体致婴幼儿先天性脊柱侧凸患者 39 例，采用后路半椎体切除、椎弓根螺钉固定及植骨融合术。术后随访时间 5.9 ± 2.6 年（3 ~ 11 年）以评价后路半椎体切除术治疗婴幼儿先天性脊柱侧凸的疗效，结果显示：术前冠状面节段性侧凸 Cobb 角 39.3° ± 12.2°，术后即刻 6.3° ± 7.2°，矫正率为（85.2 ± 14.8）%，末次随访丢失 3.2° ± 7.7°；术前节段性后凸角 17.7° ± 17.0°，术后即刻 2.9° ± 8.2°，矫形率为（87.0 ± 69.0）%，末次随访丢失 3.2° ± 11.4°；术后冠状面矫形节段头侧代偿弯及尾侧代偿弯自发矫正率（72.0 ± 46.4）% 和（81.8 ± 34.5）%。手术前后比较有统计学差异（$P<0.05$）。围手术期及随访过程发生了 3 例并发症（7.7%），包括椎弓根骨折 1 例、断棒 1 例、畸形加重行翻修 1 例。所有患者均未出现神经系统并发症。研究认为，后路半椎体切除术对婴幼儿先天性脊柱侧凸患者是一种安全有效的手术方式，但是内置物及与脊柱生长相关的并发症仍需临床医师重视。

孙旭等[121]回顾性分析 8 例行纵向可撑开型人工钛肋技术（VEPTR）治疗的早发性脊柱侧凸（EOS）合并肩部失衡的患者，随访 56 ± 8 个月，以评价 VEPTR 治疗 EOS 合并肩部失平衡的疗效。结果显示，VEPTR 初次术前、术后和末次随访时的主弯 Cobb 角、顶椎偏移末次随访均较术前有明显改善($P<0.05$)。胸椎、T1~S1 高度由术前(24.3 ± 3.7)cm 增加到术后(27.8 ± 4.8)cm,末次随访时均较术前增加,喙突高度差(CHD)末次随访较初次术前明显减低($P<0.001$),锁骨角(CA)、锁骨倾斜角差(CTAD)末次随访及初次术后均较初次术前降低($P<0.05$)。术前的 CHD 与躯干偏移距离(TS)进行相关性分析,结果显示二者存在显著性正相关($r=0.716$, $P<0.05$)。TS 初次术前(31 ± 13)mm,初次术后减至(14 ± 7)mm($P=0.011$),末次随访时为(16 ± 7)mm($P=0.007$)。得出结论:VEPTR 可有效控制 EOS 患者主弯畸形的进展,维持脊柱的生长,同时还可促进肩部平衡的改善。李政垚等[122]比较 40 例 11~19 岁且临床资料完整的马方及类马方综合征脊柱侧凸(MMS)患者与同期住院行脊柱侧凸矫形内固定术相匹配的 80 例青少年特发性脊柱侧凸(AIS)患者肺功能指标,统计二者肺功能的差异及影响因素。结果显示,MMS 组患者中肺功能处于中、重度损害的比例(11/40)显著高于 AIS 组(5/80)($P<0.05$),MMS 组患者第 1 秒最大呼气容积(FEV_1)、用力肺活量(FVC)均明显小于 AIS 组患者($P<0.05$);最大用力呼气峰流量(PEF)两组间差异无统计学意义。MMS 组患者 FEV_1、FVC 与冠状面 Cobb 角呈显著性负相关($r=-0.444$、-0.524, $P<0.05$);FEV_1、FVC、PEF 与年龄之间呈正显著性相关($r=0.363$、0.326、0.348, $P<0.05$);FVC 与胸弯冠状面柔韧度之间呈显著性正相关($r=0.321$, $P<0.05$);FEV_1、FVC 与胸椎后凸角均无显著相关性。AIS 组患者 FEV_1、FVC、PEF 等指标与冠状面 Cobb 角呈显著性负相关($r=-0.338$、-0.293、-0.253, $P<0.05$);FEV_1、PEF 与年龄之间呈显著性正相关($r=0.286$、0.341, $P<0.05$);FEV_1 与胸后凸 Cobb 角之间呈显著性正相关($r=0.238$, $P<0.05$)。两组患者肺功能指标与相关指标间的相关性存在差异。得出结论:MMS 患者肺功能损害较 AIS 患者严重,其肺功能主要受胸弯冠状面 Cobb 角、年龄共同影响。樊勇等[123]统计 34 例采用经椎弓根截骨(PSO)矫形的胸腰段骨折术后继发角状后凸畸形患者资料,分为传统技术进行后路截骨矫形手术组(无辅助组),11 例;术前 Mimics 软件设计截骨及术中导航技术辅助进行后凸矫形组(辅助组),23 例,通过测量和比较两组患者的手术时间、出血量、局部后凸矫形率、Cobb 角、VAS 评分、Oswestry 功能障碍指数(ODI)等评价术前数字化截骨设计和术中导航技术辅助矫正胸腰段骨折术后继发角状后凸畸形的有效性。结果显示,辅助组手术时间更短、术中出血量更少、局部后凸畸形矫正率更好,差异均有统计学意义($P<0.05$)。所有患者均获随访,平均时间 38 个月,所有患者术后、末次随访的 Cobb 角、VAS 评分、ODI 均较术前改善,差异均有统计学意义($P<0.05$);辅助组末次随访的 Cobb 角、VAS 评分、ODI 均优于无辅助组,差异均有统计学意义($P<0.05$)。得出结论,采用数字骨科技术,通过术前 Mimics 软件设计截骨区域、范围,术中采用三维导航技术,提高了手术安全性,临床疗效满意,能够有效提高复杂脊柱畸形的矫形效果。

在双生长棒治疗早发性脊柱侧凸方面,王升儒等[124]评估了双生长棒技术治疗 5 岁以下早发性脊柱侧凸患儿的中期疗效,并分析了相关并发症原因。对 14 例接受双生长棒技术治疗的早发性脊柱侧凸患儿进行回顾性研究。14 例患儿共接受 99 次手术。其中 85 次为撑开术,平均每例患者经历 6.1 次撑开术。通过对影像资料进行分析,测量侧凸 Cobb 角、胸后凸、腰前凸、T1~S1 距离以及内固定长度,评估空间供肺比值(SAL)。影像学测量结果表示侧凸、胸后凸、腰前凸、T1~S1 距离及 SAL 术后较术前明显改善;胸后凸、腰前凸、T1~S1 距离及 SAL 末次随访时与术后比较有显著性差异;内固定长度末次随访时与第一次术后比较有显著性差异。认为双生长棒技术用于治疗 5 岁以下、保守治疗无效的进展性早发性脊柱侧凸患儿,不仅可以有效地控制脊柱畸形的进展,保留脊柱的生长潜能,而且对患儿胸廓畸形也具有一定的矫正作用;尽管该技术内固定失败发生率较高,但通过翻修手术仍可以获得满意的临床疗效。郭东等[125]观察了应用生长棒技术治疗先天性脊柱侧凸的疗效,并探讨生长棒撑开手术对撑开节段内外脊柱和椎体生长发育的影响。非随机对照研究了 66 个月内至少有两次脊柱 CT 检查且 2 次检查间至少有 1 次撑开的患儿 31 例。测量并比较第一次与末次 CT 检查时患者生长棒撑开节段内外椎体高度、主弯 Cobb 角、矢状位胸后凸 Cobb 角、T1~T12 和 T1~S1 高度、脊柱偏移距离。结果显示,末次测量撑开节段内外椎体高度较前增加,撑开节段内椎体比撑开节段外椎体生长快,冠状位主弯 Cobb 角、矢状位胸后凸 Cobb 角较第一次测量时明显改善,T10~12 高度和 T1~S1 高度较第一次测量时均明显增加,脊柱平移距离无显著性差异。结论认为,应用生长棒技术治疗小儿先天性脊柱侧凸时撑开节段内的正常椎体生长速率快于撑开节段外的椎体生长速率,撑开期间胸椎和脊柱高度均相应增加。

在儿童下腰椎和腰骶段半椎体畸形冠状面平衡方面,王孝宾等[126]采取回顾性分析的方法分析了 14 例先天性脊柱侧凸患者的随访资料。通过骶骨正中平分线(CSVL),根据术前冠状面平衡情况将患者分为 3 组。通过术前与术后影像学测量比较采用重复测量的方差分析。结果发现,末次随访时的冠状面平衡及矢状面平衡均较术前明显改善

($P<0.05$)。冠状面 Cobb 角较术前改善,最终矫正率为67.1%。其中,术前 CSVL≤2 cm 的术前与术后均维持了冠状面平衡;术前 CSVL 对侧偏 >2 cm 的术后有 1 例患者冠状面仍然失平衡;术前 CSVL 同侧偏离 >2 cm 的术后均恢复了冠状面平衡。研究认为,儿童下腰椎和腰骶段的半椎体畸形冠状面失平衡发生率较高,一期后路半椎体切除联合椎弓根内固定、结合不同冠状面排列情况采取恰当矫形方式,可能获得满意的冠状面平衡和临床疗效。刘伟等[127]探讨了术中实时三维影像脊柱导航引导下后路椎弓根螺钉置入及半椎体切除矫治儿童先天性脊柱侧后凸畸形的临床疗效。对 18 例儿童先天性半椎体脊柱侧后凸畸形患者进行矫形手术。18 名患者共 127 枚螺钉,术后通过 CT 发现置钉位置准确率为 97.6%。术后 CT 证实 18 例患者半椎体均完整切除。无神经损伤并发症病例,无螺钉误置而引起的并发症。术前正侧位 X 线测量冠状面节段性侧凸 Cobb 角矫正率为(78.2±7.8)%。节段性后凸 Cobb 角矫正率为(76±9.4)%。认为术中实时三维影像脊柱导航引导经后路矫治先天性脊柱侧后凸畸形半椎体切除完整,置入椎弓根螺钉准确率高,安全性高,畸形矫正效果满意。王海波等[128]对 15 例脊髓栓系综合征(TCS)患者实施了脊柱均匀短缩脊髓轴性减压术(HSAD),并对手术疗效进行了回顾性研究。采用尿流动力学检查、磁共振弥散张量成像、下肢肌电图、专科体格检查、视觉模拟评分量表(VAS)等方法评估患者的神经功能恢复情况包括膀胱功能、下肢感觉、运动功能,下腰或下肢痛等。经过平均 21.5 个月的随访。患者平均脊柱缩短长度为(17.2±2.9)mm,11 例患者下肢运动功能障碍显著提高,9 例患者腰痛和下肢疼痛得到较大程度缓解,2 例患者出现足下垂,9 例患者出现膀胱功能障碍,4 例患者出现下肢感觉功能障碍,5 例患者较术前膀胱顺应性增高,安全容量增加,4 例患者括约肌肌电图结果提示明显改善。因此,研究认为,脊柱均匀短缩脊髓轴性减压术通过均匀短缩脊柱,达到对受栓系的神经组织直接的轴性减压的目的,且手术疗效确切。匡正达等[129]采用一期经椎弓根松质骨切除联合侧凸棒棍系统内固定治疗 21 例半椎体脊柱侧弯患者,手术经半椎体椎弓根切除松质骨,继而从半椎体内部破坏软骨终板的血供,保留半椎体内、外侧壁,以探讨该法的疗效。结果显示,在对 16 例患者的随访中(平均37.2±22.24 个月),侧凸矫正率达 60%,末次随访 Cobb 角与术后的 Cobb 角无明显统计学差异,未有 1 例出现神经损失并发症。结论认为,一期经椎弓根松质骨切除联合侧凸棒棍系统内固定治疗进展性半椎体脊柱侧弯安全有效,并且能调控脊柱生长发育,防止侧弯的进一步加重。王超等[130]采用椎弓根螺钉间隔置钉三维矫形术治疗了 51 例柔韧性良好的特发性脊柱侧凸患者,以探讨该法的疗效。结果显示,经过 5 年的随访,患者侧凸 Cobb 角、顶椎旋转、冠状面及矢状面平衡术前、术后比较均有统计学差异,末次随访与术后相比差异无统计学意义,与常规手术相比,椎弓根螺钉置钉数量减少 52%。结论认为,对于柔韧性良好的特发性脊柱侧凸患者,采用椎弓根螺钉间隔置钉可取得良好的疗效,并且缩短了手术时间,减少术中出血,节约了手术费用。

鉴于目前对于僵硬型颈椎后凸畸形的手术治疗,尚无统一的手术入路标准。李方财等[131]探讨了严重僵硬型颈椎后凸畸形的影像学特征及不同类型的手术入路选择。他们采取回顾性的方法分析了 17 例严重僵硬型颈椎后凸畸形患者资料。患者临床均表现为颈部疼痛,颈椎后凸畸形进行性发展,平均后凸累及节段(4.3±1.2)个。视觉模拟评分(7.6±1.5)分。患者术前均摄颈椎过伸、过屈位及颈椎牵引位 X 线片,并通过矢状位 CT 重建片评价颈椎僵硬来源。根据患者情况分别采用前路、后路及前后路联合手术入路,术后根据颈椎后凸 Cobb 角恢复程度及 Odom 标准评价疗效。CT 检查结果显示,17 例患者中,僵硬来源于前方骨性强直 7 例、后方 6 例、前后方 4 例。根据患者僵硬来源选取前、后或前后联合进行手术,术后 Cobb 角平均矫正角度 47.2°;Odom 标准优良率为 88.2%(15/17)。综上所述,对于僵硬型颈椎后凸畸形的患者 CT 有利于判断颈椎后凸畸形的僵硬来源;手术入路的选择取决于脊髓是否受压、后凸累及节段的长短、颈椎后凸畸形的僵硬来源等因素;僵硬来源于颈椎前方骨性强直采用前路手术,来源于后方强直采用后路手术,来源于前后方强直需前后路联合手术。钱邦平等[132]通过回顾性分析该院采用经椎弓根不对称截骨(APSO)在强直性脊柱炎(AS)的胸腰椎侧后凸畸形患者 16 例,评估 APSO 在冠状面和矢状面平衡重建中的作用。研究通过术前、术后及末次随访均摄站立位全脊柱正、侧位 X 线片,测量冠状面和矢状面参数:冠状面 Cobb 角、冠状面躯干偏移(CSVL)、胸腰椎最大后凸角(GK)、矢状面躯干偏移(SVA)、胸椎后凸角(TK)、腰椎前凸角(LL)、骨盆倾斜角(PT)、骶骨倾斜角(SS)和骨盆投射角(PI),采用 SF-36 量表评估 AS 胸腰椎侧后凸畸形患者术前和末次随访的生活质量。结果显示,患者手术前及手术后冠状面 Cobb 角矫正率,CSVL 矫正率,SVA、LL、PT 和 SS 差异均有统计学意义,末次随访时 AS 患者生活治疗的评分均获得明显提高,得出结论:APSO 手术对于 AS 患者伴胸腰椎侧后凸畸形的治疗中,在矫正其矢状面失平衡的同时,还可明显改善冠状面躯干失平衡，同时患者生活质量较术前也获得明显提高。周恒才等[133]通过回顾性分析该院接受治疗的退变性胸腰椎后凸（DTK）与陈旧性胸腰椎骨折后凸（PTK）患者矢状面代偿模式的差异，研究同时纳入健康成人作为对照组。分别测量三组研究对象脊柱矢状位后凸角（KA）、胸椎后凸角（TK）、腰椎前凸角（LL）、骨盆入射角（PI）、骨盆倾斜角（PT）、骶骨倾斜角（SS）及矢状位平衡（SVA）等指标，比较三组之间以上脊柱骨盆参数的差异。结果显示，退变性胸腰椎后凸患者表现为腰椎前凸减小、骨盆后旋转，并最终出现躯干前倾的矢状面失代偿；陈旧性胸腰椎骨折后凸患者仅表现为TK减小、以骨折椎体为中心的局部后凸，而未发生整体脊柱骨盆参数的代偿。毛赛虎等[134]人通过回顾性分析该院门诊行正规支具治疗的平均年龄12.4±1.6岁的女性青少年特发性脊柱侧凸患者126例，比较行支具治疗的患者治疗后初始Cobb角进展速率（IAV）和初始矫正率与支具疗效的相关性。根据患者末次随访时Cobb角进展程度分为两组：进展组Cobb角进展≥6°，非进展组Cobb进展<6°。结果显示，非进展组IAV显著小于进展组，而非进展组初始Cobb角矫正率显著大于进展组。因此得出结论，支具治疗后初始Cobb角进展速率与AIS患者支具疗效呈显著相关，较高的支具治疗后初始Cobb角进展速率预示较差的支具治疗效果。

八、脊柱感染

脊柱感染性疾病临床上较为常见，处理上较为棘手。聂燕等[135]探讨了脊柱手术患者切口感染病原菌构成、危险因素及治疗方法，为预防与治疗提供依据。选取的651例脊柱手术患者，收集切口感染患者体液标本进行病原菌分离鉴定，并对其进行切开引流、彻底清创、灌洗引流、抗菌药物静脉滴注等对症治疗，同时统计分析脊柱手术患者的临床资料，探讨脊柱手术切口发生感染危险因素。651例脊柱手术患者发生感染10例，感染率为1.54%；切口感染患者送检标本共分离出病原菌13株，革兰阴性菌占76.93%、革兰阳性菌占23.07%；切口感染患者治疗后随访6~24个月，10例切口感染患者全部痊愈；多因素Logistic回归分析共筛选出4个独立危险因素，分别为年龄、合并糖尿病、体重指数、手术时间。脊柱手术患者术后切口感染病原菌以革兰阴性菌为主，切开引流、内固定取出、彻底清创、灌洗引流、抗菌药物静脉滴注可有效治疗切口感染，年龄、合并糖尿病、体质量指数、手术时间为脊柱手术患者发生切口感染的危险因素。杨剑等[136]探讨了前路病灶清除植骨融合内固定术治疗胸腰椎结核失败的原因及治疗策略。回顾了485例胸腰椎结核行前路病灶清除植骨融合内固定手术，手术失败18例。12例采取二期后路植骨融合椎弓根螺钉内固定术及前路再次病灶清除植骨融合术，4例经调整药物和卧床休息，2例行多次脓肿穿刺和注入抗结核药物。随访15~36个月，12例脊柱结核取得彻底治愈，6例取得临床治愈，其中3例遗留侧凸畸形，1例遗留后凸畸形，但未见结核再次复发、窦道脓肿形成以及椎弓根螺钉内固定失效。2例行多次脓肿穿刺和注入抗结核药物而痊愈。阿不都乃比·艾力等[137]采用多枚分网异形钛网植骨技术一期后路手术治疗的腰骶段结核，通过比较术前、术后ASIA分级、腰骶角度、椎间隙高度、疼痛视觉模拟评分（VAS）、红细胞沉降率，并观察手术时间、术中失血量、植骨融合情况，探讨椎体间多枚分网的异形钛网植骨技术应用于单纯一期后路手术治疗腰骶段（腰5/骶1）脊柱结核的安全性及临床疗效。结果发现，神经功能障碍的患者术后神经功能均有不同程度的改善；术后6个月红细胞沉降率均恢复正常；终末随访时腰骶角和椎间隙高度较术前明显增加（$P<0.001$）。术后2周患者VAS较术前降低，植骨融合时间为4~8个月。研究认为，对于腰骶段结核患者，单纯一期后路病灶清除联合多枚分网异形钛网植骨手术是一种安全、有效的手术方式，且更好地重建脊柱前柱稳定性。陈荣春等[138]通过回顾分析腹腔镜辅助下联合侧前方小切口腹膜后入路行腰椎结核病灶清除、植骨融合及内固定治疗的22例患者临床资料，并记录手术时间、术中出血量及手术并发症，评估患者术后神经功能恢复情况；于腰椎侧位X线片测量Cobb角；采用Nakai评分标准进行疗效评定；根据Suk标准判断植骨融合率。统计结果为手术时间平均140 min；术中出血量平均180 ml。术后出现股神经损伤和交感神经损伤症状各1例，1~3周后均自行逐渐恢复正常；术后切口均Ⅰ期愈合。随访期间未出现内固定物松动及断裂等并发症，均无结核中毒症状及病灶扩散，红细胞沉降率及C反应蛋白正常，未见结核复发。末次随访时，腰椎Cobb角为平均7.8°；按Nakai评分标准评估，获优9例、良10例、可3例，优良率为86.4%；按Suk标准评定植骨已融合或可能融合21例，融合率为95.5%。研究认为，腹腔镜辅助下联合侧前方小切口腹膜后入路治疗腰椎结核具有创伤小、并发症少的优点，是一种安全有效的手术方式。杨新明等[139]通过回顾分析2002年1月至2012年1月收治的符合选择标准的148例胸腰椎布鲁杆菌性脊柱炎患者，随机分为2组并对比分析，比较两组患者的围手术期指标（住院时间、手术时间、术中出血量）和临床疗效指标（VAS评分、ASIA分级、Cobb角及ESR），影像

学检查植骨融合情况以及内固定物有无松动、断裂。随访时间14~38个月，平均25个月。两组术后各时间点VAS评分、ESR、Cobb角均较术前明显改善($P<0.05$)；术后同一时间点两组间各指标比较，差异均无统计学意义($P>0.05$)。两组患者神经功能改善明显，术后3个月A组ASIA分级C级1例、D级14例、E级63例，B组C级1例、D级11例、E级58例，两组比较差异无统计学意义。术后两组患者植骨均融合；A组融合时间(8.7±0.3)个月，B组(8.6±0.4)个月，比较差异无统计学意义；末次随访时无内固定物松动、断裂。研究认为，胸腰椎布鲁杆菌性脊柱炎在正规药物治疗基础上，只要严格掌握手术适应证，采用两种手术方法治疗均可获得满意疗效。刘家明等[140]回顾性分析2010年1月至2013年1月因单节段胸椎结核接受一期后路病灶清除椎体间非结构性植骨内固定术的患者27例，所有患者术前CT和MRI提示胸椎病灶均存在明显的骨质破坏。术前给予规范抗结核药物(异烟肼、利福平、乙胺丁醇、链霉素)治疗2~3周。术中于后路清除病灶，椎体间植入局部减压获取的骨颗粒和自体髂后上棘松质骨颗粒，以椎弓根钉棒内固定。术后每3个月复查一次胸椎X线片及CT，评价植骨融合情况及胸椎生理曲度变化。结果发现，椎体间植骨均获得骨性融合，平均融合时间(6.5±2.4)个月。神经功能均改善，改善1级19例、2级3例。术前、术后胸椎后凸Cobb角分别为47°±11°、41°±9°，末次随访时43°±10°。研究认为，在规范抗结核药物治疗和坚强固定的基础上，一期后路病灶清除椎体间非结构性植骨内固定治疗单节段胸椎结核有效、可行。江维等[141]回顾性分析自2009年1月至2011年6月诊治的30例胸腰椎结核患者，通过术前正规抗结核治疗后行一期前路病灶清除植骨融合加后路内固定术，观察其手术时间、术中出血量、住院时间、植骨融合情况及手术前后的ASIA分级、Cobb角、红细胞沉降率及CRP变化情况，探讨一期前路病灶清除植骨融合加后路内固定术治疗胸腰椎结核的可行性及疗效。分析发现，1例术后35个月出现2枚椎弓根钉断裂，但是无腰痛及神经症状，手术取出内固定后患者顺利出院。术后ASIA分级11例由术前的D级恢复到E级，2例由C级恢复到D级，术后Cobb角与术前比较差异有统计学意义($P<0.05$)，与末次随访时比较差异无统计学意义($P>0.05$)。研究认为，一期前路病灶清除植骨融合加后路内定固定术治疗脊柱结核疗效满意，尤其在矫正后凸畸形、防止术后Cobb角的丢失、恢复脊柱的生物力学稳定性方面更有优势。李晓龙等[142]回顾分析了胸腰椎后路手术后发生隐形脑脊液漏的26例患者临床资料。其中23例引流通畅，于第3天行夹闭引流管试验，其中21例无漏出并拔管；2例有漏出，保守处理10 d后拔管。另外3例术后出现脑脊液切口漏出，且保守治疗无效，再次手术放置引流后拔管。在随访12~24个月，平均16个月后，无一例患者出现皮下硬脊膜假性囊肿。结论认为，切口缝合治疗是预防胸腰椎后路手术并发隐形脑脊液漏的关键因素。拔管前行夹闭引流管试验明确有无脑脊液切口漏出，可降低拔管后脑脊液从手术切口漏出的风险。杨林等[143]搜集216例腰椎滑脱患者的临床资料，探讨术后感染的相关危险因素。结果显示，3.7%(8例)术后发生感染，其中75%(6例)为革兰阳性菌感染，手术时间、出血量、年龄、伴随疾病、病因复杂、外力负荷大等因素与感染呈正相关性。结论认为，积极控制伴随慢性疾病、掌握手术适应证、熟练操作、合理使用抗生素对于减少术后感染至关重要。马文鑫等[144]探讨后前路手术治疗儿童胸腰椎结核的效果，并观察病椎间或超病椎间固定时相邻节段(未施行融合术)自发融合的发生情况。回顾收集23例采用后前路手术方式治疗的儿童胸腰椎结核患者。根据手术方法不同分为后路病椎间或超病椎间椎弓根螺钉内固定组、病椎间后外侧植骨融合组和前路彻底病灶清除减压病椎间髂骨支撑植骨融合组。分别比较不同术后后凸角、红细胞沉降率及C反应蛋白的变化情况、植骨融合情况、Frankel分级等指标。结论认为，后前路手术治疗儿童胸腰椎结核疗效优良，病变未累及椎弓根者采用病椎间固定，可以减少未施行融合的相邻节段自发融合的发生。杨新明等[145]探讨老年布鲁杆菌脊椎炎临床特点、治疗方法及疗效。回顾分析45例老年布鲁杆菌脊椎炎患者，其中非手术组19例，手术组(一期病灶清除联合后路椎弓根内固定手术治疗)26例。所有患者均行规范化药物治疗及高压氧辅助治疗。通过术后随访评估疼痛评分、实验室检测、影像学评分及临床疗效等指标，结果发现，两组治疗方法均有较好的效果，但手术组在时间上和在解除疼痛效果方面均优于非手术组，差异有统计学意义。结论认为，老年布鲁杆菌脊椎炎诊断标准的制定和规范化药物治疗有助于提高该病的诊断率和治愈率，适时手术干预可提高临床疗效、解除疼痛、稳定脊柱、恢复神经功能，促进患者的早期康复。唐炜东等[146]探讨老年颈椎脱位合并颈髓损伤术后医院感染的临床表现及危险因素分析，回顾分析25例老年颈椎脱位合并颈髓损伤患者术后出现医院感染的临床表现及其危险因素。结果发现，老年颈椎脱位合并颈髓损伤患者术后感染的发生率为44.64%，临床表现主要包括发热、切口红肿热痛、白细胞计数及红细胞沉降率升高等，病原菌以革兰阴性菌为主，多因素分析结果提示，术后医院感染的独立危险因素包括GCS评分、昏迷、侵入性操作、A－PACHEⅡ评分、激素应用时间以及并发症。结论认为，老年颈椎脱位合并颈髓损伤术后医院感染常见，及时应用敏感抗菌药物预后较好。

九、脊柱微创

脊柱疾病微创治疗仍然是目前研究的热点之一，在过去的一年中，研究者们在新术式的临床中远期效果、新术式与传统手术的随访对比及相关术式的使用体会等方面取得一定进展。刘希麟[147]等对14例退行性腰椎椎管狭窄症患者行微创极外侧入路腰椎椎间融合术（XLIF）治疗。术后5例患者术后出现短暂的右大腿外侧皮肤感觉异常和轻度髂腰肌肌力下降，均术后2个月内恢复，1例大体重患者术后下床活动出现持续性腰痛，延长卧床休息后症状改善，影像学显示所有患者椎管及神经根管减压效果满意，腰/腿痛VAS评分及ODI均较术前明显改善。结论认为，微创XLIF应用于退行性腰椎椎管狭窄症的治疗，可以使患者早期得到良好的症状缓解和满意的影像学改善。周健[148]*等对Quadrant通道下微创经椎间孔腰椎椎体间融合术（MIS－TLIF）与常规经椎间孔腰椎椎体间融合术治疗椎间盘突出症进行对比分析，Quadrant微创组术中出血量、术后引流量、下床时间、住院天数及镇痛药物用量与开放组比较均明显减低，术后1周及6个月VAS评分及ODI均较开放组明显降低。研究认为，Quadrant通道下MIS－TLIF治疗腰椎间盘突出症较常规开放TLIF具有创伤小、出血少、术后疼痛轻、住院天数少、术后恢复快的特点，是安全、可靠的微创手术。范恒华[149]等回顾性研究行腰椎后路椎间盘镜下椎间盘摘除术（MED）出现脑脊液漏21例，15例A组术中发现脑脊液漏，棉片覆盖硬膜破口，放置引流及密闭引流袋引流6～7 d，6例B组术后发现脑脊液漏，在超声引导下，采用经皮穿刺置管、引流。A、B两组引流拔管时间为（6.4±0.5）d、（6.7±0.8）d；卧床休息时间为（8.1±1.0）d、（13.5±1.3）d；切口愈合时间为（14.1±0.9）d、（17.5±2.5）d，术后1年复查超声或MRI均未发现脑脊液肿。结论认为，有限延长引流6～7 d，或结合经皮穿刺置中心静脉导管持续引流治疗腰椎MED术后脑脊液漏，简单有效，并发症少。张伟[150]等对56例伴有神经功能损害的胸腰椎骨折患者分别采用后路小切口微创减压联合经皮椎弓根螺钉复位内固定术（26例，微创组）和传统开放后路减压椎弓根螺钉复位内固定术（30例，开放组）进行分析，结果微创组手术出血量、术后引流量、住院时间术后VSD评分术后止痛药使用比例优于开放组，手术时间、术后影像学指标、神经功能恢复和并发症发生率无显著性差异。结论认为，后路小切口微创减压联合经皮椎弓根螺钉复位内固定术与传统开放手术同样的效果，具有切口小、出血少、住院时间短、伤口疼痛轻等优点。吴晓东[151]等对20例退行性神经根管狭窄症患者行腰椎椎间孔镜下神经根管扩大成形术，结果20例患者术前平均腰痛VAS评分5分，术后即刻1.5分，术后3个月1.5分，术前平均腿痛VAS评分7分，术后即刻0.3分，术后3个月为0.1分。研究认为，对腰椎退行性神经根管狭窄症，椎间孔镜对突出的腰椎椎间盘、关节突关节及黄韧带进行减压，有效地扩大神经根管，疗效好。杨明杰[152]等用3D打印技术设计微创腰椎椎间孔外椎体间融合术（ELIF），采用MimicsV14.0软件进行三维重建，模拟切除上关节突，置入椎间融合器与椎弓根螺钉，认为3D打印技术设计的ELIF是一种创伤更小、安全、有效的腰椎椎体间融合术式，可以进行精确的手术设计，效率高、速度快、成本低、可操作性强。丁文彬[153]等对微创与开放经椎间孔椎间融合术（TLIF）治疗单节段腰椎病变的疗效进行Meta分析，选入共1 437例，微创组691例，开放组746例，NOS评分5～9分。微创组与开放组比较，前者术中出血量、术后引流量、卧床时间、住院时间、住院总费用均明显少于后者，术后3 d及末次随访腰痛VAS评分改善优于后者，术中放射时间多于后者，手术时间、并发症发生率、翻修手术率、末次随访融合率、术后下肢痛VAS评分及ODI方面，两者无统计学差异。研究认为，微创TLIF与开放TLIF相比，具创伤小、出血量少、恢复早、术后腰背痛程度较轻优势，且术后下肢痛改善及并发症发生率相当，但手术放射时间长。陈云生[154]等对17例伴有神经损伤的A3型腰椎骨折患者，行微创经椎间孔后外侧入路（MI－TPLA）进行椎管减压、伤椎内植骨和经皮椎弓根螺钉内固定进行回顾性分析，结果手术时间平均156.7 min（120～200 min），术后随访24个月，腰椎Cobb角有术前26.8°±3.6°矫正至术后24个月2.6°±1.7°；伤椎椎体前缘高度比值56.3%±14.6%恢复至术后24个月93.7%±6.0%；椎管正中矢状径残余率及椎管面积残余率由术前52.8%±4.4.%和52.3%±7.6.%改善至术后24个月的96.3%±2.3.%和82.9%±12.1%，各项指标术前、术后比较差异有统计学意义。研究认为，MI－TPLA治疗伴有神经损伤的A3型腰椎骨折是一种创伤小、安全可行的手术方式，临床疗效满意。俞斌[155]*等对98例经椎间盘镜手术治疗单节段腰椎椎间盘突出症随访5年，术前ODI为（70.8±19.4）%，下腰痛及下肢根性痛VAS评分为（5.4±2.2）分和（7.4±1.8）分；术后5年ODI为（13.1±4.2）%，下腰痛及下肢根性痛VAS评分为（2.7±1.6）分和（1.9±

1.4)分，术前、术后有统计学意义，按照 MacNab 评分法，本组优 70 例，良 19 例，可 6 例，优良率为 90.8%。研究认为，椎间盘镜手术治疗单节段腰椎椎间盘突出症中远期随访疗效确切，远期并发症和复发率与传统手术相当。祁磊[156]等对 51 例无神经症状的胸腰椎骨折分两组，一组 26 例通过翼状工作通道经椎旁肌间隙入路(翼状工作通道组)，另一组 25 例经传统手术入路(传统手术入路组)，结果发现两组术中出血量、术后引流量、术后卧床时间、术后 3 d 及末次随访背痛 VAS 评分，翼状工作通道组优越，手术时间无差异，伤椎椎体前缘高度百分比、矢状面后凸 Cobb 角术前、术后 1 周、末次随访无差异。研究认为，通过翼状工作通道经椎旁肌间隙入路治疗胸腰椎骨折取得良好的临床疗效和影像学效果。

刘宪义[157]等对 17 例腰椎椎间盘突出症采用微创经椎间孔腰椎椎体间融合术手术治疗，根据切口长度分两组，一组经皮技术(切口长 3 cm)，一组小切口技术(切口长 4 cm)，两组手术时间、出血量、术后下地活动时间、术中 X 线透视时间、术后症状缓解无明显差异，经皮技术微创 TLIF 组 1 例患者出现椎弓根钉进入椎管内，再次重置椎弓根钉固定，术后 1 个月下肢无力完全消失。研究认为，微创 TLIF 手术经皮技术与小切口技术均可达到微创的目的，适当扩大手术切口，不影响患者手术疗效，并可明显减少术中 X 线暴露时间，减少对手术医生和患者的健康损害。付大鹏[158]等对 21 例应用显微外科技术配合 Dynesysx 系统治疗伴随腰椎不稳的腰椎椎管狭窄症，记录术前及术后疼痛视觉模拟量表(VAS)评分及日本骨科学会(JOA)评分，所有患者末次随访 VAS 及 JOA 评分较术前显著改善。研究认为，显微外科技术配合 Dynesysx 系统治疗伴随腰椎不稳的腰椎椎管狭窄症术中显露充分、减压彻底、安全性高、出血量少，术后腰椎稳定性恢复好、效果佳。匡凌浩[159]等对 42 例应用 TLIF 治疗腰椎滑脱症，其中退变性滑脱 16 例，峡部裂性腰椎滑脱 26 例，按 Meyerding 法对滑脱分类：Ⅰ°28 例，Ⅱ°12 例，Ⅲ°2 例，结果术后随访平均 19.4 个月(9~36 个月)，术后及末次随访 VAS 及 ODI 评分较术前显著减低，术后及末次随访手术节段椎间隙高度较术前显著增高，1 例出现融合器移位，椎弓根系统无松动断裂，椎间融合率为 100%。研究认为，腰椎滑脱症应用 TLIF 行有效的减压及椎间融合，结合后路内固定，达到稳定椎体、减轻临床症状。吴添龙[160]等对 23 例不典型腰椎椎间盘突出症患者行神经根封闭联合 Quadrant 微创通道系统下单侧椎弓根螺钉内固定椎间融合术，患者术前症状在术后均有缓解，术后出现 1 例椎间隙感染，处理后好转，置入钉棒稳定无松动，无断钉，椎间植骨融合率为 95.7%。研究认为，神经根封闭联合 Quadrant 微创通道系统下腰椎融合术对不典型腰椎间盘突出症的诊断及治疗有临床应用价值。杨祖清[161]等对 54 例单节段腰椎滑脱患者用 TLIF 术式行椎体间植骨融合术，Wiltse 入路组手术时间、术中出血量、术后引流量优于传统组，术后 24 h 肌酸激酶 Wiltese 入路组低于传统组，两组术前与术后 VAS 及 ODI 评分差异有统计学意义，术后 3 d 腰痛 VAS 评分 Wiltse 入路组优于传统组，术后 3 个月、6 个月、1 年两组 VAS 及 ODI 评分无差异。根据 Bridwell 椎间融合标准，两组无差异，CT 平扫 + 三维重建均显示椎间融合，术前术后两组在滑脱角、椎体移动度、椎间盘高度等影像学无差异。研究认为，Wiltse 入路 TLIF 术式治疗单节段腰椎滑脱可获得与传统后正中入路 TLIF 相似安全、有效的治疗效果，并且 Wiltse 入路具有操作更方便、对组织损伤更小、恢复快的优点。郑扬[162]等对比微创经椎间孔椎体间融合术(MIS - TLIF)与开放椎间孔椎体间融合术(TLIF)对 48 例单节段腰椎退行性疾病临床疗效及椎间融合率，微创组手术时间长于开放组，术中出血量、术后引流量微创组少于传统组，术后 3 个月内腰痛 VAS 评分微创组优于传统组，术后 3 个月、6 个月、末次随访两组 VAS 及 ODI 评分无差异，末次随访 CT 平扫 + 三维重建显示椎间融合率无差异。研究认为，MIS - TLIF 术式治疗单节段腰椎退行性病变，可获得与开放 TLIF 相同的临床疗效及植骨融合率，并且出血少、引流量少，具有较高安全性。孙明举[163]等应用内镜下治疗腰椎黄韧带骨化性椎管狭窄症 19 例，术后 JOA 评分优 16 例，良 1 例，可 2 例。研究认为，术中对与硬脊膜粘连严重的黄韧带钙化灶，为防硬脊膜撕裂，“漂浮”后应予旷置；多阶段的黄韧带骨化间隙邻近，影像学上表现类似，手术应严防进入无症状间隙；双侧黄韧带骨化手术治疗原则应该处理有症状一侧，但当对侧黄韧带骨化靠近中线，骨化的黄韧带未与椎板融为一体，且能在同一通道内完成手术应切除，合并明显对侧椎管明显狭窄，虽术前无症状，但合并影像学检查存在明确椎间盘突出征象，应行同一侧皮肤切口的双侧棘突旁椎板间隙入路。胡永生[164]等对老年人腰腿痛的外科微创治疗进行分析，传统开放手术创伤大、出血多、破坏脊柱、恢复较慢，老年人群不耐手术，新的微创手术逐渐应用临床，如注射治疗：射频治疗、经皮椎体成形术；脊柱内镜手术：椎间盘镜手术、椎间孔镜手术；神经电刺激术：脊髓电刺激术。研究认为，随着医学科技的发展和治疗理念的进步，更多的老年人乐于接受各种微微创外科治疗，手术具切口小、出血少、恢复快、安全有效优点。微创治疗会在临床实际推广应用的过程中不断得到完善和提高。

(王新伟　刘　洋)

·参·考·文·献·

[1] 贺宪,黄东生,梁安靖,等.椎体间融合术与单纯髓核摘除术治疗合并 Modic Ⅱ型改变的单节段腰椎间盘突出症的疗效比较[J].中国脊柱脊髓杂志,2014,24(11):1025-1028.

[2] 祝勇,杨学军,霍洪军,等.TGF-β通路调控椎间盘组织中胸腺基质淋巴细胞生成素表达的机制研究[J].中华骨科杂志,2015,35(4):436-438.

[3] 张伟军,冯虎,丁亚军,等.白介素-1β、肿瘤坏死因子-α对人正常髓核细胞基质金属蛋白酶-28转录影响的研究[J].脊柱外科杂志,2014,12(4):248-251.

[4] 龙厚清,陈文立,谢文林,等.慢性压迫性脊髓症基质金属蛋白酶-9表达与血脊髓屏障破坏的相关性研究[J].中华骨科杂志,2015,35(4):456-458.

[5] 丛琳,朱悦,屠冠军.聚集蛋白聚糖基因串联重复多态性与腰椎间盘突出症相关性研究[J].中华外科杂志,2015,53(2):116-118.

[6] 王天仪,原文琦,刘勇,等.坐骨神经预损伤后背根神经节中 miRNomes 改变对大鼠脊髓后索损伤修复的影响[J].中国脊柱脊髓杂志,2014,24(12):1090-1098.

[7] 胡嘉瑞,吕国华,李晶,等.阿托伐他汀预处理对脊髓缺血-再灌注损伤大鼠损伤脊髓 microRNA 表达的影响[J].中国脊柱脊髓杂志,2014,24(9):802-808.

[8]* 胡凌云,张建英,林涛,等.激活 Akt/mTOR/p70S6K 信号通路对大鼠脊髓损伤后神经再生的影响[J].中国脊柱脊髓杂志,2015,25(1):67-75.

[9] 崔健超,杨志东,江晓兵,等.泼尼松龙与地塞米松介导腰椎骨量降低的差异及其对成骨成脂基因表达的影响[J].中国脊柱脊髓杂志,2015,25(2):168-173.

[10] 黄稳定,严望军,肖建如,等.下腰椎全脊椎整块切除术后脊柱重建的生物力学研究[J].中华骨科杂志,2015,35(9):955-958.

[11] 李杰,周跃,张伟,等.新型微创椎弓根钉-板固定系统的生物力学测试[J].中国脊柱脊髓杂志,2015,25(5):443-447.

[12] 车武,姜允琦,马易群,等.单节段椎弓根螺钉固定联合上方棘突间 Coflex 置入的生物力学评价[J].中国脊柱脊髓杂志,2015,25(1):62-66.

[13]* 陈诚,顾庆国,王占超,等.后路板-棒内固定系统治疗不稳定性寰椎骨折的生物力学研究[J].中国脊柱脊髓杂志,2015,25(4):349-354.

[14] 杨晋才,海涌,裴葆青,等.颈前路融合节段数对上位邻近节段影响的生物力学研究[J].中华外科杂志,2014,52(9):692-695.

[15] 赵凡,刘正,王炳强,等.有限元模拟单节段腰椎小关节分级切除对腰椎稳定性的影响[J].中华医学杂志,2015,95(13):973-975.

[16]* 赵庆华,李吉鹏,张永兴,等.用三维有限元方法评价并改进全脊椎切除术后内固定模式[J].中华医学杂志,2015,95(13):978-981.

[17] 刘祺,王晓萌,周剑,等.双侧小关节切除制作大鼠颈椎间盘退变模型的可行性[J].中国脊柱脊髓杂志,2014,24(12):1109-1115.

[18] 赵建国,侯春林,雷德桥,等.脊髓圆锥损伤大鼠膀胱组织形态学观察和增殖细胞核抗原免疫组织化学检测[J].上海医学,2015,38(4):319-322.

[19] 韩小博,李海音,陈斌,等.组织工程学黄韧带干细胞的筛选与鉴定[J].中国脊柱脊髓杂志,2014,24(12):1099-1108.

[20]* 常献,周跃,李长青.人软骨终板干细胞与退变髓核细胞体外非接触共培养的实验研究[J].中国脊柱脊髓杂志,2015,25(1):54-61.

[21] 许海委,徐宝山,杨强,等.不同方法诱导兔脂肪干细胞向软骨细胞分化的对比研究[J].中华创伤杂志,2014,30(12):1219-1224.

[22] 张燕,陶晖,顾韬,等.脐带华通胶间充质干细胞移植对退变椎间盘影响的实验研究[J].中国脊柱脊髓杂志,2015,25(8):750-756.

[23] 王博韬,夏群,苗军,等.应用数字骨科技术观测腰椎失稳节段间在体三维运动特点[J].中华医学杂志,2014,94(29):2264-2269.

[24] 夏群,胥鸿达,苗军,等.生理载荷下腰椎峡部裂滑脱与退变滑脱的三维瞬时运动特征[J].中华骨科杂志,2014,34(12):1244-1251.

[25]* 马超,冯世庆,魏金栋,等.上转换纳米粒子介导的光动力疗法杀伤脊髓星形胶质细胞的实验研究[J].中华骨科杂志,2015,35(4):450-454.

[26] 付鑫,谭杰,宋纯理,等.椎体内单次注射辛伐他汀对骨质疏松小型猪腰椎椎体骨质和椎弓根螺钉内固定稳定性的影响[J].中国脊柱脊髓杂志,2015,25(5):448-452.

[27] 李晓辉,宋跃明,段宏,等.聚 DL-乳酸融合器促进山羊 C3/4 节段椎间融合作用的研究[J].中华骨科杂志,2015,35(8):871-876.

[28] 薛有地,宋跃明,刘立岷,等.聚氨基酸/纳米羟基磷灰石/硫酸钙融合器在山羊腰椎椎间融合中的作用研究[J].中国修复重建外科杂志,2015,29(8):972-977.

[29] 吴晓东,敖海勇,郑学斌,等.比格犬颈前路涂层螺钉的生物力学稳定性研究[J].脊柱外科杂志,2015,13(4):234-237.

[30] 高志朝,王梅,王大勇,等.后路寰枢椎椎弓根螺钉结合单侧枢椎棘突椎板钉固定治疗寰枢椎不稳的临床疗效[J].中华骨科杂志,2015,35(5):503-510.

[31]* 陈飞,卢旭华,倪斌,等.后路多种内固定技术联合应用治疗寰枢椎不稳[J].中华骨科杂志,2015,35(5):495-499.

[32] 马迅,薛晨晖,关晓明,等.上颈椎损伤的手术方式选择及其疗效分析[J].中华骨科杂志,2015,35(5):556-560.

[33] 张育锋,钟志刚,沈晖扬,等.单纯后路寰枢椎椎弓根螺钉系统治疗创伤性上颈椎不稳[J].中华创伤杂志,2015,31(5):418-423.

[34] 周凤金,倪斌,谢宁,等.个体化后路寰枢椎融合内固定治疗寰枢椎不稳[J].脊柱外科杂志,2014,12(3):143-146.

[35] 陈琪,宋跃明,刘立岷,等.前后联合入路治疗陈旧性寰枢椎旋转脱位合并侧块关节绞锁[J].中华骨科杂志,2015,35(5):488-492.

[36] 马向阳,杨进城,邱锋,等.不可复性寰枢椎脱位的临床分型及术式选择[J].中华骨科杂志,2015,35(5):474-478.

[37] 魏富鑫,李浩森,刘少喻,等.Magerl 技术联合单椎板夹固定治疗寰枢椎脱位的远期疗效[J].中华骨科杂志,2015,35(5):481-486.

[38] 王文军,薛静波,晏怡果,等.带骨膜蒂枕骨外板翻转骨瓣在寰枢椎融合术中的应用[J].中华骨科杂志,2015,35(5):571-576.

[39] 蒋伟宇,马维虎,赵刘军,等.一期后路寰枢椎固定治疗不稳定寰椎爆裂性骨折[J].中华骨科杂志,2015,35(5):536-539.

[40] 王明飞,纪斌,王健,等.寰枢椎后路线缆内固定融合术治疗寰枢椎不稳的长期疗效分析[J].中国矫形外科杂志,2015,23(11):972-975.

[41] 高琪乐,王昱翔,胡雄科,等.改良寰椎侧块螺钉-枢椎椎弓根螺钉结合后方寰枢椎张力带固定治疗创伤性寰枢关节不稳[J].中华创伤杂志,2014,30(8):778-782.

[42]* 谭明生,麻昊宁,郝定均,等.寰枢椎脱位 TOI 外科分型临床应用的前瞻性多中心研究[J].中华骨科杂志,2015,35(5):465-469.

[43] 姜荣先,裴国献,雷伟,等.膨胀式双螺纹双向加压螺钉用于齿状突Ⅱ型骨折内固定的生物力学研究[J].中华创伤骨科杂志,2015,17(3):217-222.

[44] 李松凯,倪斌,张军华,等.寰枢椎侧块关节融合器的研制及其生物力学研究[J].中华骨科杂志,2015,35(6):656-660.

[45] 王向阳,徐华梓,池永龙,等.双孔导管在经皮颈椎前路枢椎齿状突螺钉内固定术中的应用[J].中国脊柱脊髓杂志,2015,25(5):438-442.

[46]* 贺宝荣,郭华,许正伟,等.枕颈部疾患再手术原因分析与对策[J].中华骨科杂志,2015,35(5):565-569.

[47] 张少杰,王星,李志军,等.应用数字化技术对儿童寰枢椎椎弓根形态及其置钉方式的初步探讨[J].中华小儿外科杂志,2015,36(5):373-376.

[48] 吴星火,郜勇,李帅,等.儿童齿状突游离小骨继发寰枢关节脱位的术式选择及疗效观察[J].中国脊柱脊髓杂志,2015,25(6):491-496.

[49] 石国佳,王高举,徐双,等.枢椎椎弓根骨折半螺纹螺钉固定长度的影像学研究[J].中华骨科杂志,2015,35(5):576-579.

[50]* 李国庆.后路枕骨髁螺钉通道的影像解剖学研究[J].中华创伤杂志,2015,31(3):273-276.

[51] 胡勇,赵红勇,董伟鑫,等.Centerpiece 单开门椎板成形术和椎板切除融合术治疗多节段

颈脊髓病的临床疗效对比分析[J]. 脊柱外科杂志,2014,12(4):226-230.

[52] 刁垠泽,孙宇,王少波,等. 第2至第7颈椎与第3至第7颈椎椎板成形术后脊髓前间隙的MRI测量比较[J]. 中华外科杂志,2014,52(10):745-750.

[53] 王彬彬,倪斌,谢宁,等. 单节段颈椎前路减压术中应用不同内置物的疗效分析[J]. 脊柱外科杂志,2014,12(4):239-244.

[54] * 蔡风. 颈椎前路钢板螺钉系统交叉置钉与平行置钉的生物力学研究[J]. 中华创伤骨科杂志,2015,17(3):233-226.

[55] 唐勇,王新伟,袁文,等. 巨大型颈椎间盘突出症及其手术治疗策略[J]. 中国矫形外科杂志,2014,22(21):2006-2009.

[56] 李程,王冰,王一宇,等. 两种前路手术治疗邻近双节段脊髓型颈椎病的临床效果[J]. 中国脊柱脊髓杂志,2015,25(5):433-437.

[57] * 张一龙,周非非,孙宇,等. 脊髓型颈椎病手术治疗后的近中期JOA评分变化规律[J]. 中国脊柱脊髓杂志,2015,25(1):13-17.

[58] 马骏雄,项良碧,于海龙,等. 低位和高位颈椎前路减压融合术后椎前软组织肿胀及吞咽困难发生率的比较分析[J]. 中国矫形外科杂志,2014,22(21):1921-1925.

[59] 于斌,夏英鹏,杜文军,等. 颈椎单开门椎管成形微钛板与丝线或锚钉固定术后C5神经根麻痹的对比分析[J]. 中华骨科杂志,2015,35(1):11-16.

[60] * 胡炜,马信龙,曹胜,等. 椎间孔切开在预防椎板成形术后并发C5神经根麻痹中的作用[J]. 中华骨科杂志,2015,35(6):617-620.

[61] 曹鹏,祁敏,陈华江,等. 颈椎人工椎间盘置换术后异位骨化与小关节退变程度的相关性研究[J]. 中华骨科杂志,2015,35(4):357-361.

[62] 周非非,孙宇,赵衍斌,等. 颈椎人工椎间盘置换术患者选择与异位骨化形成的相关性分析[J]. 中华骨科杂志,2015,35(4):362-366.

[63] 宗雅琪,雪原,赵莹,等. 抑郁对脊髓型颈椎病后路减压手术预后的不良影响[J]. 中华骨科杂志,2015,35(8):854-860.

[64] 王乐,刘少喻,魏富鑫,等. 双开门椎板成形椎管扩大术治疗老年颈椎病患者疗效分析[J]. 脊柱外科杂志,2015,13(4):193-197.

[65] 王乐,刘少喻,梁春祥,等. 双开门椎管扩大成形术治疗颈髓挥鞭样损伤[J]. 中华创伤杂志,2014,30(10):1000-1004.

[66] 唐步顺,颜程,胡汉祥,等. Smith-Robinson技术联合保留椎体后壁的椎体次全切除术治疗多节段颈椎病[J]. 中国脊柱脊髓杂志,2015,25(4):311-316.

[67] 王伟,于海洋,梁成民,等. 后路椎板切除侧块螺钉固定治疗多节段颈椎病术后脊髓后移和膨胀变化及其与疗效的相关性[J]. 中国脊柱脊髓杂志,2015,25(4):317-322.

[68] 张良,王林,王强,等. 老年颈椎病前路多节段减压融合内固定术后的临床疗效和影像学变化[J]. 脊柱外科杂志,2014,12(5):279-283.

[69] 管华清,杨惠林,姜为民,等. 新型零切迹桥形锁定融合器治疗脊髓型颈椎病的早期疗效[J]. 中国矫形外科杂志,2015,23(9):794-799.

[70] 李玉伟,王海蛟,周小小,等. 前路复位减压零切迹椎间融合器内固定治疗下颈椎脱位[J]. 中国脊柱脊髓杂志,2015,25(7):630-636.

[71] 杨海松,陈德玉,史建刚,等. 生物型可吸收颈椎前路钉板系统应用于单节段颈椎病的初步临床研究[J]. 中国脊柱脊髓杂志,2015,25(4):304-310.

[72] 郭琰,周方,田耘,等. 下颈椎骨折脱位术式选择及疗效分析[J]. 中华创伤杂志,2015,31(3):232-235.

[73] 姚关锋,王新家,王伟东,等. Halo-vest支架复位联合前路减压内固定治疗下颈椎骨折脱位[J]. 中华创伤杂志,2015,31(8):695-698.

[74] * 张文志,丁英胜,段丽群,等. 退变性腰椎滑脱的关节突关节形态学分析[J]. 中华骨科杂志,2015,35(8):865-869.

[75] 吕晓艳,石媛媛,关春爽,等. 腰椎退变性滑脱与终板Modic改变的相关性研究[J]. 中国脊柱脊髓杂志,2015,25(5):400-404.

[76] 焦海斌,胡学昱,黄培培,等. L4/5单节段融合对不同腰椎Roussouly分型腰椎骨盆矢状位参数和临床疗效的影响[J]. 中国脊柱脊髓杂志,2015,25(5):405-414.

[77] 张志平,郭昭庆,孙垂国,等. 胸、腰椎后路内固定术后深部手术切口感染的微生物学分析[J]. 北京大学学报,2015,47(2):358-360.

[78] 孙垂国,陈仲强,郭昭庆,等. 胸椎管后壁切除联合去后凸治疗多节段胸椎后纵韧带骨化症[J]. 中华骨科杂志,2015,35(1):6-10.

[79] * 闫景龙,奚春阳,张志鹏,等. 新型腰椎后路植骨方法的临床应用及近期疗效观察[J]. 中华外科杂志,2014,52(10):750-754.

[80] 包肇华,杨惠林,张志明,等. 髓核摘除联合动态固定治疗单节段腰椎间盘突出症伴节段性不稳的3年随访研究[J]. 中国脊柱脊髓杂志,2014,24(12):1085-1089.

[81] 蒋涛,任先军,王卫东,等. O-arm导航辅助下胸腰椎椎弓根螺钉置入精确度研究[J]. 中华创伤杂志,2015,31(7):614-619.

[82] * 王岩,陈仲强,孙垂国. 超声骨刀在胸椎管狭窄症手术中应用的有效性与安全性[J]. 中国脊柱脊髓杂志,2015,25(6):518-523.

[83] 王翀,方明桥,项光恒,等. 单侧与双侧椎弓根螺钉固定联合经椎间孔椎间融合术治疗腰椎退行性疾病的长期疗效比较[J]. 中国脊柱脊髓杂志,2014,24(9):795-801.

[84] 郭昭庆,陈仲强,齐强,等. 重度发育不良性腰椎滑脱的手术治疗[J]. 中华外科杂志,2014,52(11):845-848.

[85] 梁昌详,吕耘冰,沈梓维,等. 椎管减压棘突间Coflex置入术治疗L4/5退变性腰椎管狭窄症的5年随访结果[J]. 中国脊柱脊髓杂志,2014,24(12):1072-1078.

[86] 车武,姜允琦,马易群,等. 棘突间动态稳定装置在脱出/游离型腰椎间盘突出症患者中的应用[J]. 中国脊柱脊髓杂志,2014,24(12):1079-1084.

[87] 陈小龙,海涌,关立,等. Topping-off手术治疗腰椎退行性疾病的影像学分析[J]. 中国脊柱脊髓杂志,2015,25(1):6-12.

[88] 贺宝荣,闫亮,郭华,等. 腰椎爆裂骨折中创伤性马尾神经硬膜疝的发生及治疗[J]. 中华创伤杂志, 2015,31(1):16-20.

[89] 毕郑刚,吴滨奇. 短节段椎弓根螺钉系统与附加伤椎固定治疗胸腰椎爆裂骨折效果评价[J]. 中国创伤杂志,2014,30(10):986-989.

[90] 崔尚斌,魏富鑫,刘少喻,等. 后路经伤椎单节段固定治疗B型胸腰椎骨折[J]. 中华创伤杂志,2014,30(10):990-996.

[91] 钱宇,何磊,梁文清,等. 精确定位法透视减少胸腰段脊柱骨折内固定术中的辐射暴露[J]. 中华骨科杂志,2015,35(8):849-853.

[92] 刘达,谢庆云,张波,等. 重度骨质疏松腰椎中椎弓根螺钉稳定性与骨水泥注射剂量的相关性[J]. 中国脊柱脊髓杂志,2015,25(4):355-360.

[93] 崔冠宇,田伟,刘波,等. 椎体强化后椎弓根螺钉内固定术治疗骨质疏松性胸腰椎爆裂骨折[J]. 中华骨科杂志,2015,17(6):502-508.

[94] 张正平,昌震,赵勤鹏,等. 经皮骨水泥强化复位内固定联合椎体成形术治疗Genant Ⅲ型骨质疏松性胸腰段骨折[J]. 中华骨科创伤杂志,2015,17(6):497-501.

[95] 庚伟中,潘锰,庾广文. PKP与非手术治疗老年骨质疏松性椎体压缩骨折的成本-效果评价[J]. 中国脊柱脊髓杂志,2015,25(2):163-167.

[96] 马田成,王林,李天清,等. 旋转棒技术结合短节段固定治疗亚急性期胸腰段椎体压缩骨折[J]. 中华创伤骨科杂志,2015,17(6):509-512.

[97] * 王辉,马雷,张迪,等. 后方单侧截骨入路椎体大部分切除固定矫形术治疗陈旧性胸腰段椎体压缩骨折伴后凸畸形[J]. 中华骨科创伤杂志,2015,17(6):492-496.

[98] 虞建浩,徐建桥,周维锋,等. 胸腰椎骨折后方韧带复合体损伤顺序及其意义[J]. 中国创伤杂志,2015,31(1):20-24.

[99] 杨钟玮,周方,刘忠军,等. 胸腰段脊柱损伤并发脊髓损伤预后及影响因素分析[J]. 中国创伤杂志,2014,30(10):982-984.

[100] 田耘,周方,姬洪全,等. 椎管开窗减压结合椎弓根固定治疗椎管侵占胸腰椎爆裂骨折[J]. 中华创伤杂志,2014,30(10):978-982.

[101] 周英杰,王许可,赵刚,等. 经皮自旋转撑开椎弓根螺钉系统治疗胸腰椎骨折[J]. 中华创伤杂志,2015,31(5):412-416.

[102] * 谭富强,刘渤,欧云生,等. 椎体次全切结合长节段内固定治疗Denis D、E型胸腰椎爆裂骨折[J]. 中华创伤杂志,2015,31(7):619-623.

[103] 杨东军,欧云生,涂平华,等. 单侧椎弓根入路减压椎间融合治疗Denis B型胸腰椎爆裂性骨折[J]. 中华临床解剖学杂志,2015,33(2):218-222.

[104] 侯云飞,吕扬,周方,等. 急性创伤性颈髓损伤患者气管切开预测模型[J]. 中国脊柱脊髓杂志,2015,25(2):148-157.

[105] 侯景明,张阳,文天林,等. 脊髓损伤后脑萎缩对运动功能恢复的影响[J]. 中华骨科杂志,2015,35(4):374-378.

● [106] 曲延镇,罗政,郭晓东,等. 硬脊膜或脊髓切开减压治疗脊髓损伤后广泛水肿伴或不伴髓内血肿[J]. 中华骨科杂志,2015,35(7):698-707.

● [107] 李诚,陈晓,乔苏迟,等. 颈髓损伤后低钠血症的临床分析[J]. 上海医学,2015,38(1):1-5.

● [108] 夏新雷,吕飞舟,马晓生,等. 无骨折脱位型颈脊髓损伤手术疗效和预后的影响因素[J]. 上海医学,2014,37(10):868-871.

● [109] 冀旭斌,徐兆万,隋国侠,等. 两端跳跃式过伸性颈椎间盘韧带复合体裂伤合并脊髓损伤的诊治[J]. 中华创伤骨科杂志,2015,17(3):195-200.

● [110] 张波,赖西南,康建毅,等. 步枪弹击中背部防弹衣后脊柱脊髓钝性损伤的生物力学机制[J]. 中华创伤杂志,2015,31(3):278-281.

● [111] 徐良,刘璠,朱建炜,等. 胞浆泛素蛋白连接酶2在大鼠脊髓损伤后星形胶质细胞中的表达及意义[J]. 中国修复重建外科杂志,2015,29(8):978-985.

● [112] 张军卫,孙天胜,海涌,等. 早期康复干预对脊髓损伤后康复时间的影响[J]. 中国脊柱脊髓杂志,2015,25(2):115-121.

● [113] 陈玲,朱泽章,邱勇,等. 青少年特发性右胸腰弯/腰弯后路矫形术后主动脉位置变化及置钉风险评估[J]. 中国矫形外科杂志,2014,22(23):2113-2117.

● [114] 胡攀攀,于淼,刘晓光,等. Lenke 1型青少年特发性脊柱侧弯脊柱-骨盆矢状位与冠状位参数的相关性[J]. 北京大学学报(医学版),2015,47(2):248-252.

● [115] 周恒才,朱锋,邱勇,等. 椎间盘退变程度对退变性腰椎侧凸脊柱柔韧性的影响[J]. 中华外科杂志,2014,52(10):739-743.

● [116] 姜宇,郭昭庆,陈仲强,等. 陈旧性骨质疏松椎体压缩骨折继发胸腰椎后凸畸形的手术治疗[J]. 中国矫形外科杂志,2015,23(14):1249-1253.

● [117] 韩久卉,刘玉昌,王宣,等. 后路截骨矫形治疗低龄先天性脊柱后凸畸形的疗效分析[J]. 中国脊柱脊髓杂志,2015,25(8):711-717.

● [118] 毛赛虎,史本龙,孙旭,等. 多维度评估对特发性脊柱侧凸进展高峰期的预测价值[J]. 中国脊柱脊髓杂志,2015,25(8):724-727.

● [119] 费晗,李危石,孙卓然,等. 退变性腰椎侧凸脊柱-骨盆矢状位影像学特点[J]. 中国脊柱脊髓杂志,2015,25(6):528-532.

● [120] 郭建伟,仉建国,王升儒,等. 后路半椎体切除术治疗婴幼儿先天性脊柱侧凸的疗效及其并发症[J]. 中国脊柱脊髓杂志,2015,25(8):683-688.

● [121] 孙旭,陈忠辉,邱勇,等. 纵向可撑开型人工钛肋技术治疗早发性脊柱侧凸合并肩部失平衡的疗效观察[J]. 中国脊柱脊髓杂志,2015,25(8):689-694.

● [122] 李政垚,王以朋,于斌,等. 马方及类马方综合征脊柱侧凸与青少年特发性脊柱侧凸患者肺功能障碍的差异性比较[J]. 中国脊柱脊髓杂志,2015,25(8):728-732.

● [123] 樊勇,吴子祥,杨红军,等. 术前数字化截骨设计及术中导航辅助技术矫正胸腰段骨折术后继发角状后凸畸形[J]. 中华创伤骨科杂志,2015,17(3):185-190.

● [124] 王升儒,仉建国,邱贵兴,等. 双生长棒技术治疗早发性脊柱侧凸的中期疗效[J]. 中国脊柱脊髓杂志,2015,25(8):677-682.

● [125] 郭东,曹隽,张学军,等. 应用生长棒技术治疗小儿先天性脊柱侧凸对椎体生长发育的影响[J]. 中国脊柱脊髓杂志,2015,25(8):695-698.

● [126] 王孝宾,王冰,吕国华,等. 儿童下腰椎和腰骶段半椎体畸形冠状面平衡状况与外科矫形选择[J]. 中国脊柱脊髓杂志,2015,25(8):699-704.

● [127] 刘伟,杨操,杨述华,等. 术中三维影像脊柱导航引导半椎体切除及椎弓根螺钉置入矫治儿童先天性脊柱侧后凸畸形[J]. 中国脊柱脊髓杂志,2015,25(8):705-710.

● [128] 王海波,孙璟川,王元,等. 脊柱均匀短缩脊髓轴性减压术治疗脊髓栓系综合征的疗效分析[J]. 中华医学杂志,2015,95(23):1801-1805.

● [129] 匡正达,叶启彬,王冠军,等. 经椎弓根半椎体切除术联合PRSS内固定治疗进展性半椎体脊柱侧弯[J]. 中国矫形外科杂志,2014,22(21):1998-2001.

● [130] 王超,张国友,李明,等. 椎弓根螺钉间隔置钉治疗特发性脊柱侧凸5年随访疗效分析[J]. 中国矫形外科杂志,2015,23(7):577-582.

● [131] 李方财,陈其昕,陈维善. 严重僵硬型颈椎后凸畸形的手术入路选择[J]. 中华骨科杂志,2015,35(4):368-371.

● [132] 钱邦平,邱勇,潘涛,等. 经椎弓根不对称截骨重建强直性脊柱炎胸腰椎侧后凸畸形患者双平面平衡[J]. 中华骨科杂志,2015,35(4):341-345.

● [133] 周恒才,朱锋,邱勇,等. 退变性胸腰椎后凸与陈旧性胸腰椎骨折后凸矢状面代偿模式的比较[J]. 中国脊柱脊髓杂志,2015,25(5):427-432.

● [134] 毛赛虎,史本龙,孙旭,等. 支具治疗后初始Cobb角进展速率对青少年特发性脊柱侧凸患者支具疗效的预测价值[J]. 中国脊柱脊髓杂志,2015,25(4):333-337.

● [135] 聂燕,应秀华,彭根英,等. 脊柱手术患者切口感染相关因素分析[J]. 中华医院感染学杂志,2015,25(4):882-884.

● [136] 杨剑,康建平,王松,等. 前路固定治疗胸腰椎结核失败原因分析及处理[J]. 华西医学,2015,30(1):30-34.

● [137] 阿不都乃比·艾力,张宏其,唐明星,等. 单纯一期后路手术联合多枚分网异形钛网技术治疗腰骶段脊柱结核[J]. 中南大学学报(医学版),2014,39(12):1313-1319.

● [138] 陈荣春,陈云生,曾云峰,等. 腹腔镜辅助下联合侧前方小切口腹膜后入路治疗腰椎结核[J]. 中国修复重建外科杂志,2014,11(28):1364-1367.

● [139] 杨新明,左宪宏,贾永利,等. 两种术式治疗胸腰椎布鲁杆菌性脊柱炎的疗效比较[J]. 中国修复重建外科杂志,2014,10(28):1241-1247.

● [140] 刘家明,陈宣银,杨东,等. 一期后路病灶清除椎体间非结构性植骨内固定治疗单节段胸椎结核[J]. 中华骨科杂志,2015,35(6):624-628.

● [141] 江维,申才良,董福龙,等. 一期前路病灶清除植骨融合结合后路内固定术治疗胸腰椎结核疗效分析[J]. 中国骨与关节损伤杂志,2015,30(1):45-47.

● [142] 李晓龙,徐练,孔清泉,等. 胸腰椎后路手术并发隐性脑脊液漏治疗经验总结[J]. 中国修复重建外科杂志,2015,29(5):572-575.

● [143] 杨林,苏庆军,杨晋才,等. 腰椎滑脱患者术后感染因素临床研究[J]. 中华医院感染学杂志,2015,25(10):2288-2290.

● [144] 马文鑫,朱禧,王骞,等. 后前路手术中应用病椎间与超病椎间固定治疗儿童胸腰椎结核的疗效观察[J]. 中国脊柱脊髓杂志,2015,25(2):128-136.

● [145] 杨新明,石蔚,张磊,等. 老年人布鲁杆菌脊椎炎患者的临床报道[J]. 中华老年医学杂志,2015,34(2):175-178.

● [146] 唐炜东,单中书,陈军. 老年颈椎脱位合并颈髓损伤患者术后医院感染分析[J]. 中华医院感染学杂志,2015,25(15):3528-3530.

● [147] 刘希麟,席焱海,马俊,等. 微创极外侧入路腰椎椎间融合术治疗退行性腰椎椎管狭窄症的初步应用和早期疗效分析[J]. 脊柱外科杂志,2015,13(4):198-202.

● [148]* 周健,滕学仁. Quadrant通道下微创经椎间孔腰椎椎体间融合术治疗腰椎间盘突出症的临床观察[J]. 中国矫形外科杂志,2015,23(17):1557-1561.

● [149] 范恒华,杜俊杰,朱克顺,等. 微创腰椎间盘镜手术并发脑脊液漏的处理[J]. 中国矫形外科杂志,2015,23(17):1612-1614.

● [150] 张伟,李海音,李杰,等. 微创减压联合经皮固定与传统开放手术治疗伴神经损害胸腰椎骨折的疗效比较[J]. 中国脊柱脊髓杂志,2015,25(5):420-426.

● [151] 吴晓东,叶晓健,王新伟,等. 腰椎椎间孔镜手术治疗伴神经根管狭窄的腰椎椎间盘突出症[J]. 脊柱外科杂志,2015,13(2):75-77.

● [152] 杨明杰,李立钧,潘杰,等. 基于3D打印技术和微创腰椎椎间孔外椎体间融合术的设计[J]. 中华创伤骨科杂志,2015,17(1):23-28.

● [153] 丁文彬,郑召民,王建儒,等. 微创与开放经椎间孔椎体间融合术治疗单节段腰椎病变的Meta分析[J]. 中国脊柱脊髓杂志,2015,25(1):45-53.

● [154] 陈云生,陈荣春,游辉,等. 微创经椎间孔后外侧入路治疗伴有神经损伤的AO分型A3型腰椎骨折[J]. 中华创伤骨科杂志,2015,17(6):481-485.

● [155]* 俞斌,黄建明,禹宝庆,等. 后路椎间盘镜治疗单节段腰椎椎间盘突出症5年随访报告[J]. 脊柱外科杂志,2015,13(4):219-222.

● [156] 祁磊,李牧,司海朋,等. 应用翼状工作通道经椎旁肌间隙入路治疗胸腰椎骨折疗效分析[J]. 中华外科杂志,2015,53(4):294-298.
● [157] 刘宪义,李淳德,于峥嵘,等. 腰椎退变微创手术中经皮技术与小切口技术的对比观察[J]. 中华医学杂志,2014,94(31):2426-2429.
● [158] 付大鹏,覃开蓉,芦健民. 显微外科技术配合 Dynesys 系统治疗腰椎椎管狭窄[J]. 脊柱外科杂志,2014,12(4):212-213.
● [159] 匡凌浩,徐冬,李广庆,等. 经椎间孔椎体间融合术治疗腰椎滑脱症的疗效观察[J]. 中国矫形外科杂志,2014,94(29):2293-2297.
● [160] 吴添龙,贾惊宇,高贵程,等. 神经根封闭联合 Quadrant 微创系统诊治不典型腰椎间盘突出症[J]. 中国矫形外科杂志,2015,22(21):1963-1966.
● [161] 杨祖清,颉强,李天清,等. Wiltse 入路经椎间孔椎体间融合术治疗腰椎滑脱症的疗效观察[J]. 中国脊柱脊髓杂志,2015,25(6):503-510.
● [162] 郑扬,李危石,陈仲强,等. 微创与开放经椎间孔椎体间融合术治疗腰椎单节段退行性疾病的临床疗效比较[J]. 中国脊柱脊髓杂志,2014,24(12):1064-1071.
● [163] 孙明举,张雷,任慧峰,等. 内镜下手术治疗腰椎黄韧带骨化性椎管狭窄症的体会[J]. 中华神经外科杂志,2014,30(12):1275-1277.
● [164] 胡永生,陶蔚,朱宏伟,等. 老年人腰腿痛的微创外科治疗[J]. 中华老年医学杂志,2014,33(8):842-844.

文 选

激活 Akt/mTOR/p70S6K 信号通路对大鼠脊髓损伤后神经再生的影响 [中国脊柱脊髓杂志,2015,25(1):67] 胡凌云等为探讨激活蛋白激酶 B(Akt)/哺乳动物雷帕霉素靶蛋白(mTOR)/p70 核糖体 S6 蛋白激酶(p70S6K)信号通路对大鼠脊髓损伤(SCI)后神经再生及神经功能恢复的影响,在 SD 大鼠中建立了轻型 SCI 模型,并随机将大鼠分为激活组(Act 组,SCI+ATP)、对照组(Con 组,SCI+生理盐水)、阻断组(Int 组,SCI+APT+雷帕霉素),每组 24 只。将剩余的 24 只大鼠分入假手术组(Sham 组),仅打开椎板,不损伤脊髓。作者比较了各组大鼠术后 1 d、3 d、7 d、14 d 4 个时间点的 BBB 评分、脊髓组织中 Akt、mTOR 及 p70S6K 的磷酸化水平、Nestin 和 NeuN 的表达水平及 Nestin、NeuN 阳性细胞数的多少。结果提示,Act 组在 SCI 后 7 d 和 14 d 时的 BBB 评分明显高于 Con 与 Int 组($P<0.05$);各 SCI 组在术后各时间点脊髓组织中 Akt、mTOR 及 p70S6K 的磷酸化水平均高于假手术组($P<0.05$),且 Act 组明显高于 Con 与 Int 组;各 SCI 组的 Nestin 表达水平均高于假手术组,且 Act 组的表达水平及阳性细胞计数均高于 Con 与 Int 组;术后各 SCI 组的 NeuN 表达水平在 1 d 及 3 d 低于假手术组,Act 组在术后 7 d 及 14 d 的 NeuN 表达水平及阳性细胞计数均高于 Con 与 Int 组。作者认为,在体内 ATP 介导的 Akt/mTOR/p70S6K 信号通路激活可增强大鼠 SCI 后脊髓内源性 NPCs 的增殖反应、促进 NPCs 的增殖和分化,进而修复修复 SCI、促进神经功能恢复。

(杨 晨)

述评 · 作为在各种胞外信号刺激下调控细胞生长、增殖、存活与分化的中枢性控制器,Akt/mTOR/p70S6K 信号通路已在神经科学领域引起了极大兴趣,有希望为脊髓损伤的治疗开启新途径。在该研究中,研究者检测到在外源性 ATP 的作用下,受损脊髓组织中 Akt、mTOR 与 p70S6K 的磷酸化水平显著上调,而 mTOR 及其下游 p70S6K 的磷酸化水平又可以被 mTOR 特异性抑制剂雷帕霉素所抑制,表明了 Akt/mTOR/p70S6K 信号通路存在于受损脊髓中,外源性 ATP 可激活此信号通路。同时,该研究也证实了该信号通路可显著增强受损脊髓组织中 Nestin 及 NeuN 的表达,可能参与到促进大鼠 SCI 后脊髓内源性 NPCs 的增殖反应,进而促进脊髓的修复能力。然而相关研究表明,MEK/ERK、Jak2/STAT3 信号通路与 NPCs 增殖、分化及神经形成有关,是否 Akt/mTOR/p70S6K 通路独立于其他信号通路之外,或与其他相关通路存在交联,仍有待于进一步研究。

(田 野)

用三维有限元方法评价并改进全脊椎切除术后内固定模式 [中华医学杂志,2015,95(13):978] 赵庆华等利用有限元方法,分别建立了 C5~T2 颈胸段脊柱模型、全脊椎(C7)切除术后单纯后路固定(MPI)与后路内固定联合前路钢板固定(MPAI)模型。通过比较三种模型在脊柱前屈、后伸、左右侧弯和左右旋转等 6 个方向活动时,C6、T1 椎体及 C5/6、T1/2 椎间盘的运动范围和 C5/6、T1/2 椎间盘的最大应力,作者认为在全脊椎(C7)切除的颈胸段脊柱中,单纯后路固定与后路固定联合前路钢板固定,均能获得术后即可的稳定性,且其两组无明显差异;但单纯后路固定组能较前后联合固定组,能使植骨区获得更大应力,从而能更好地促进骨融合,是一种更佳的重建方法。

(王建喜)

述评 · 全脊椎切除术大大提高了恶性脊柱肿瘤患者的长期生存率,然而随着脊柱肿瘤生存期的延长,寻找全脊柱切除术后更坚强和长期稳定性的重建成为一个急需解决的问题。全脊柱切除术后脊柱后柱椎弓根内固定配合前柱人工椎体重建已成为普遍采用的术后重建方式,但前路椎体是否需要钢板固定来加强术后即刻的稳定性，仍存在较大争议。该实验利用有限元分析构建全脊柱术后内固定模型，比较了不同内固定方式中C6、T1椎体及C5/6、T1/2椎间盘的运动范围和C5/6、T1/2椎间盘的最大应力。作者认为，在全脊椎(C7)切除的颈胸段脊柱中，单纯后路固定与后路固定联合前路钢板固定，均能获得术后即可的稳定性，且其两组无明显差异；由于前后联合固定组中前路钢板的应力分散作用，钛网所表现出的最大应力均小于单纯后路固定组，因而单纯后路固定组能较前后联合固定组的植骨区获得更大应力，从而能更好地促进骨融合。是否颈椎全脊椎切除术后单纯后路固定较前后联合固定在术后脊柱重建中更具优势，仍需要进一步大样本的临床研究。

（陈　宇）

后路板-棒内固定系统治疗不稳定性寰椎骨折的生物力学研究 ［中国脊柱脊髓杂志，2015，25(4)：349］ 陈诚等进行了后路板-棒内固定系统治疗不稳定寰椎骨折的稳定性分析。研究者采集新鲜成年人尸体颈椎骨(C0～C3)标本6具，随机分为完整模型组(A组)、骨折模型组(B组，寰椎后弓两处骨折B1组；典型Jefferson骨折B2组)及内固定模型组(C组，包括B1组+内固定系统，C1组；B2组+内固定系统，C2组)，将各组标本置于生物力学实验机上，以150 N为最大生理载荷，最大力矩为1.50 N·m，依次测量、比较各组标本C0～C1、C1～C2节段在前屈/后伸、左/右侧屈和左/右旋转等6个方向的三维运动范围(ROM)。实验结果提示，在C0～C1节段，B1组、B2组前屈/后伸、左右侧屈、左右轴向旋转方向ROM较A组明显增大($P<0.05$)；C1组前屈/后伸、左右侧屈、左右旋转方向的ROM均较B1组明显减小($P<0.05$)；C2组各方向ROM均较B2组明显减小($P<0.05$)；C1、C2组前屈/后伸、左右侧屈、左右轴向旋转方向ROM与A组比较均无统计学差异($P>0.05$)。C1～C2节段，B1、B2组各方向ROM均较A组明显增大($P<0.05$)；C1组各方向的ROM较B1组明显减小($P<0.05$)；C2组各方向的ROM较B2组明显减小($P<0.05$)；C1、C2组各方向ROM与A组比较均无统计学差异($P>0.05$)。作者认为，寰椎后路板-棒内固定系统既能恢复上颈椎稳定性，又可保留其生理运动功能。使用该系统治疗寰椎后弓两处骨折，在稳定性方面效果稍优于典型Jefferson骨折。

（潘显纬）

述评·寰椎骨折为临床较常见的上颈椎创伤性疾病，其治疗方式除保守治疗外，手术治疗方式目前主要为枕颈融合术和寰枢椎融合术，两种手术方式在兼顾恢复寰枢椎稳定性及保留相关关节活动度中都存在缺陷。该文结合临床经验，设计了寰椎后路板-棒内固定系统，并在人新鲜尸体上颈椎标本上进行了生物力学评估。在研究结果中，寰椎骨折组上颈椎C0～C1及C1～C2节段各方向的ROM同完整模型组比较均有统计学差异，呈不稳定状态，内固定模型组上颈椎三维运动同完整模型组比较差异无统计学差异，同骨折模型组比较具有统计学差异，说明该系统可以恢复失稳上颈椎的稳定性，同时也可基本保留上颈椎正常活动。在实验中，研究者对上颈椎韧带复合体进行了保留，骨折模型中不包括伴有横韧带断裂的不稳定性骨折，该寰椎后路板-棒内固定系统能否用于治疗伴有韧带断裂的不稳定寰椎骨折，仍有待于进一步研究。

（陈华江）

人软骨终板干细胞与退变髓核细胞体外非接触共培养的实验研究 ［中国脊柱脊髓杂志，2015，25(1)：54］ 常献等为探究人软骨终板干细胞(CESCs)与退变髓核细胞(NPCs)在Transwell非接触共培养条件下的相互作用及CESCs分化为NPCs的潜能，分别分离、培养及鉴定了取自手术患者软骨终板及退变髓核的CESCs及NPCs，将第三代CESCs与第一代NPCs进行实验，将细胞分为CESCs单独培养组、NPCs单独培养组、CESCs与NPCs共培养组，并在培养后的3 d、5 d、7 d采用实时荧光定量PCR(RT－PCR)检测各组细胞中蛋白聚糖(Agg)、SOX－9及Ⅱ型胶原蛋白(CollⅡ)mRNA的表达变化情况；共培养7 d后采用Western－blot检测各组细胞中蛋白聚糖、Ⅱ型胶原蛋白、Sox－9蛋白的表达变化。实验结果提示，RT－PCR显示单独培养的CESCs在各检测时间点几乎无Agg、CollⅡ、SOX－9基因表达；而共培养的CESCs在第5天开始出现Agg、CollⅡ、SOX－9基因表达，且对比单独培养的CESCs具有统计学意义；其培养NPCs的Agg、CollⅡ、SOX－9随着时间延长而逐渐升高，与单独培养的NPCs相比具有统计学意义。上述结果与Western－blot的结果相一致。作者认为这两种细胞共培养时存在相互作用，该作用可诱导并促进CESCs向NPCs的分化，同时也可以延缓甚至逆转NPCs的退变。对于LDH细胞移植治疗来说，CESCs可能会是一个新的种子细胞来源。

（董敏杰）

述评·腰椎间盘突出症是骨科常见的疾病之一，也是骨科研究领域的热点之一。目前大多数学者认为椎间盘髓核细胞的退变是腰椎间盘突出症的主要始动因素，髓核细胞的退变表现为蛋白聚糖成分减少，进而影响髓核组织的吸水能力，导致整个椎间盘力学性质的改变。目前致力于恢复椎间盘内髓核细胞数量及功能，改善细胞外基质的生物合成细胞移植治疗可能成为LDH治疗的新切入点。该实验中选取软骨终板干细胞，来源丰富，具有较大的潜在临床应用价值。该研究表明，将NPCs与软骨终板干细胞共培养时存在相互作用，该作用可诱导并促进CESCs向NPCs的分化，同时也可以延缓甚至逆转NPCs的退变。对于LDH细胞移植治疗来说，CESCs可能会是一个新的种子细胞来源。

（何海龙）

上转换纳米粒子介导的光动力疗法杀伤脊髓星形胶质细胞的实验研究 ［中华骨科杂志，2015，35（4）：450］ 马超等使用偶联光敏剂部花青540（MC540）构建新型上转换纳米复合物UNCPs－MC540，探讨上转换纳米粒子介导的光动力疗法对大鼠脊髓星型胶质细胞的体外杀伤效应，将UNCPs－MC540作用于脊髓星形胶质细胞12 h后分别予不同能量激光照射，细胞存活率随着激光剂量的增加而下降；同时，在不同浓度UNCPs－MC540作用于脊髓星形胶质细胞12 h后予2 000 J/cm^{2}能量激光照射，随着UNCPs－MC540浓度的增加，细胞的存活率降低；作者还进一步与未做激光照射光动力治疗细胞的对照组比较，发现脊髓星形胶质细胞与浓度为200 μg/ml的UNCPs－MC540共培养，能量为2 000 J/cm^{2}激光照射后，透视电镜检查显示细胞呈凋亡表现，形成具有特征性的凋亡小体。由此得出结论，UNCPs－MC540介导的光动力疗法对星形胶质细胞有良好的杀伤效果，其机制可能为诱导细胞发生凋亡，为脊髓损伤的治疗提供新的思路。

（陈　睿）

述评·脊髓损伤是脊柱创伤的严重并发症之一，其治疗是世界性医学难题，目前尚缺乏行之有效的方法。由于脊髓损伤后局部星形胶质细胞过度活化、增殖，参与形成的胶质瘢痕，是阻碍神经髓鞘和轴突生长的化学性和物理性屏障，影响脊髓神经结构的重塑和功能恢复。光动力疗法可以抑制星形胶质细胞的增生，上转换荧光纳米技术则通过能量共振转移机制间接激活光敏剂，产生活性氧，发挥细胞杀伤或抑制的作用。该研究采用分组对照的方法，以上转换纳米作为载体和能量转换器，使用偶联光敏剂部花青540构建新型上转换纳米复合物UNCPs－MC540，体外分离、培养和鉴定星形胶质细胞，采用MTT法检测不同浓度UNCPs－MC540，不同能量980 nm近红外激光照射下对细胞活力的影响。结果显示，UNCPs－MC540介导的光动力疗法对星形胶质细胞有良好的杀伤效果，认为该法对星形胶质细胞的杀伤机制可能为诱导细胞发生凋亡，为脊髓损伤的治疗提供新的思路。

（何海龙）

后路多种内固定技术联合应用治疗寰枢椎不稳 ［中华骨科杂志，2015，35（5）：495］ 陈飞等总结了19例寰枢椎不稳的临床诊治经验，分别通过寰椎侧块螺钉、寰椎椎板钩、枢椎椎弓根螺钉、椎板螺钉或寰枢椎经关节螺钉等方式的适应证选择，进行联合应用作为寰枢椎融合术临床运用的方法。术后，这些病例经过平均15个月左右的随访，获得了较好的疗效。分别在手术前后VAS和JOA改善率上存在统计学意义，术后复查CT提示植骨融合良好，且未发现内固定松动断裂、感染等严重并发症。通过以上病例的总结，作者认为，对术前寰枢椎的解剖情况和损伤类型进行全面评估后，根据各种内固定方式的应用指征和术者习惯，选择个体化、合适的术式治疗寰枢椎不稳安全有效。

（王占超）

述评·寰枢椎不稳是常见的上颈椎伤病之一，临床诊治有多种方法，一直以来争议不断。但寰枢椎毗邻重要组织、结构如颈脊髓、椎动脉等，手术难度较大，出血、致瘫痪的潜在危险大，置钉技术要求高，学习曲线长。经过多年实践，寰枢椎后路内固定技术以其可视性强、植骨愈合率高等优点，被诸多学者应用于该类型疾病的治疗，其疗效得到了业内同仁的肯定。由最基础的寰枢椎融合术演变出了各种改良术式，通过一项Meta分析显示，各种术式均有其适用范围，有效性也都在各自的应用范围得到了肯定，但是如何选择合适的手术方式仍然是具有讨论价值的话题。该文通过收治的19例病患资料，对比分析了多种寰枢椎后路内固定技术的应用情况，探讨了不同的适应证并且评价了这些术式联合应用的安全性和有效性，并在一定程度上对应用范围做出了建议，虽然例数较少，但是研究价值较大。在实际应用这些术式过程中，不能生搬硬套，需要注意术前仔细评估不同的病情、解剖结构、椎动脉情况以及最大程度的规避手术风险，方能取得良好的手术疗效。临床没有最好的术式，只有最合适的方法。

（曹　鹏）

寰枢椎脱位 TOI 外科分型临床应用的前瞻性多中心研究 ［中华骨科杂志，2015，35(5)：465］ 谭明生等联合国内 9 家顶级骨科专家和学者对寰枢椎脱位外科 TOI 分型做了系统性前瞻性的研究，纳入 1 218 例样本，平均随访 35.5 个月，根据 TOI 分型原则，结合病史、病程、颈椎动力位片、三维 CT 重建、颅骨牵引等结果，将样本分为牵引复位型(T)、手术复位型(O)以及不可复位型(I)等三种类型。其中，又将 T 分为 T1、T2 两个亚型。根据不同的分型结果，相应地采取了不同的治疗方法，其具体诊疗过程如下：T1 采用牵引、支具固定；T2 采用牵引复位后内固定；O 型采用前路松解、后路复位内固定；I 型采用前路或后路复位，原位固定。治疗后对这些病例进行随访，结果发现，脊髓功能改善有效率为 89%，手术前后 JOA 评分改善、ADI 改善和 SAC 改善情况均存在统计学意义。作者由此认为，通过此类分型以及对应的治疗原则，能够为不同类型的寰枢椎脱位获得最好的治疗方法和最好的治疗效果，且并发症以及死亡发生率有效降低。通过这项研究发现，这一分型对上颈椎脱位的术式选择具有较大的临床指导意义。

（顾庆国）

述评 · 寰枢椎脱位的临床治疗原则一直以来都没有得到指南式的结论，寰枢椎手术以其风险大、难度高、受伤机制复杂、术式选择多而著称。对寰枢椎脱位的治疗策略争议焦点集中在术式的选择和疗效的评价。谭明生等牵头的此项研究，联合了国内 9 家医院顶级骨外科的一千多例样本，对寰枢椎脱位的外科分型进行了系统的研究，具有较高的学术水平和临床指导意义。在一定程度上，此研究对长期以来的寰枢椎治疗策略问题进行了认真的回答，具有较大的说服力。这一分型从病史、病程、颈椎动力位片、三维 CT 重建、颅骨牵引等结果入手，通过具体分型对应具体手术策略的方法，解决了困扰一时的寰枢椎脱位分型问题。虽然存在一些设计的缺陷，但这项研究是对这一类疾病制定外科诊治策略的一个重大的突破。如将来能出现更大样本的多中心随机对照试验，结果将更加令人鼓舞。

（曹　鹏）

枕颈部疾患再手术原因分析与对策 ［中华骨科杂志，2015，35(5)：565］ 贺宝荣等回顾了 23 例枕颈部疾病手术治疗失败后进行再次手术的临床资料，客观分析了再手术的原因、对策及其疗效。结果发现，过半数的枕颈部患者手术后有假关节形成，3 例术后神经症状加重，2 例内固定失败，1 例出现脑脊液漏及颅内感染。所有患者均有不同程度的手术部位疼痛、神经损伤症状。选择翻修术式时因人而异、因病而异。翻修手术的策略主要有寰椎后弓切除、枕骨大孔减压、寰枢椎植骨、枕颈部融合等。术后，症状改善的优良率达到了一半左右。由此认为，枕颈部翻修的主要原因为假关节形成和残留的神经症状，是否选择再手术需要慎重考虑。再手术时，有效的融合和减压是最需要关注的问题。

（顾　威）

述评 · 枕颈部是颈椎手术中手术风险最大、难度最大的部分。枕颈部解剖结构复杂，毗邻重要器官，是脊柱外科的“明珠”。近年来，随着枕颈部手术开展的逐渐增多，其并发症和手术失败的案例也不断被发现，该文通过一些临床病例的总结，整理出一些比较具有代表性的经验教训，值得我们借鉴。通过统计，该文发现假关节形成、术后神经症状加重等问题是比较多见的并发症，也是枕颈部手术失败的主要原因，和许多外文文献报道的基本一致。以笔者的经验认为，对于枕颈部畸形的翻修，主要有三个原则，一是预防为主原则。减少翻修，主要是重视首次手术。术前要对诊断、治疗方案、病情进行细致判断，任何手术的失败，都要首先考虑医源性原因。其次是慎重再手术原则。术后出现并发症的原因要仔细分析，确定是手术引起之后，再考虑再手术能不能解决问题。不少病例甚至在再手术后加重了症状，引起更加严重的并发症，造成不可挽回的局面。第三是尽量少创原则。因为翻修手术本身就是另外一种损伤，甚至是更大的损伤。再手术时，要尽量做到不要在伤口上撒盐。

（曹　鹏）

后路枕骨髁螺钉通道的影像解剖学研究 ［中华创伤杂志，2015，31(3)：273］ 李国庆等回顾分析了 12 具人体标本的枕颈部 CT 数据，测量了枕骨髁长度、宽度，舌下神经管至枕骨髁下元的垂直距离等，据此可以选择适合置入的双皮质螺钉规格、进钉深度和方向等，能够在术前就预判到手术的成功率，从理论上减少手术损伤，增加置钉成功率，减少术中调整螺钉次数。根据 CT 测量数据，作者还发现螺钉尾部无螺纹设计可以一定程度上避免对椎动脉的压迫和损害。以上结果初步证实了双皮质螺钉同样可以应用在国人枕骨髁上，验证了其安全性和可操作性。同时作者指出，由于枕骨髁变异较大，无法根据此数据得出统一的置钉方案，还是应当选择个体化的手术方案。

（时国华）

述评 · 枕骨髁是连接颅骨和脊柱的重要部位，枕骨髁螺钉内固定技术可以作为枕骨钢板固定不可用或者失败时的一种挽救方法，但目前还比较少见相关的测量数据，手术的安全性和可行性尚不明确。术前的测量和术者的熟练程度对螺钉内固定的成功率影响较大，该文试图通过对人体标本的 CT 数据测量，研究枕骨髁和周围重要解剖结构的位置关系，发现经枕骨螺钉固定的置钉相关参数，验证其安全性和可行性，具有较好的临床意义。根据该文研究结果提示，通过术前解剖、影像学检查以及导航技术的测量结果，可以对枕骨髁螺钉置钉进行有效的预判，提高手术安全性和有效率。影像学技术的进步为脊柱外科的发展做出了重要的贡献，但不能过于依赖影像学资料，应用此技术时还要注意个体化差异的问题，术前还是应当仔细测量每一个患者，进一步避免置钉风险。

（曹　鹏）

颈椎前路钢板螺钉系统交叉置钉与平行置钉的生物力学研究 ［中华创伤骨科杂志，2015，17(3)：233］ 蔡风等使用 88 具新鲜山羊颈椎标本，通过颈椎前路钢板螺钉内固定系统的螺钉交叉置钉与平行置钉方法进行拔出试验和疲劳试验的比较，为临床置钉提供理论依据。研究将 88 具新鲜山羊颈椎标本，随机分为 A、B、C、D 4 组($n=22$)，每具标本在 C4～C6 节段行颈椎前路钢板内固定，A、C 组采用平行置钉法，B、D 组采用交叉置钉法，置钉完成后，测量并比较对 A、B 组钢板拔出所需最大轴向拔出力以及 C、D 组疲劳寿命和疲劳强度，并观察钢板、螺钉松动情况。研究结果表明，A、B 组钢板拔出所需最大拔出力比较差异无统计学意义($t=-1.214$，$P=0.232$)；C、D 组均可见螺钉与钢板结合处松动，钉孔平面无断裂，检查螺钉无裂缝及断裂，C、D 组的疲劳寿命、疲劳强度比较差异均无统计学意义($P>0.05$)。故其认为颈椎前路钢板内固定系统中，交叉置钉与平行置钉的钢板最大拔出力及疲劳强度无明显差异，在一些特殊情况下颈椎前路钢板置入时可不必刻意追求螺钉的平行对称。

（陈　诚）

述评 · 颈前路钢板螺钉内固定系统普遍应用于颈前路手术，目前行颈椎前路钢板内固定时多采取平行置钉，但一些特殊情况，如上颈椎因下颌的阻挡，使得颈椎前路钢板螺钉平行置钉的风险及难度大大增加，难以保证螺钉固定的准确性。为研究非平行置钉是否影响螺钉牢固程度，该研究使用生物力学的方法，对两种置钉形式的稳定性、抗疲劳强度进行了直接研究。研究结果为临床应用及一些无法平行置钉的特殊情况有一定的指导意义。但该研究囿于实验条件等限制，未能进行其他稳定性相关实验，且山羊颈椎与人体颈椎亦有一定差别，若能进一步实验验证，将更有临床及科研价值。

（曹　鹏）

脊髓型颈椎病手术治疗后的近中期 JOA 评分变化规律 ［中国脊柱脊髓杂志，2015，25(1)：13］ 张一龙等于 2008 年 2 月至 2011 年 11 月收治并有完整随访资料的 113 例诊断为脊髓型颈椎病并接受手术治疗的患者资料，在回顾性队列研究中探讨脊髓型颈椎病患者手术治疗后的近中期 JOA 评分变化规律。术前使用改良 JOA 评分(mJOA)评价患者的神经功能障碍程度，术后 3 个月、术后 1 年和末次随访时再次对患者进行 mJOA 评价。分析患者术后 mJOA 评分的变化规律，统计每例患者 mJOA 评分达到最大值的时间，应用 Logistic 回归分析不同随访时间点 mJOA 评分中不同部分的贡献情况。通过统计学分析，mJOA 从术前的 11.8±2.9 分，改善至术后 3 个月的 14.5±2.2 分、术后 1 年的 15.1±2.1 分和末次随访时的 15.2±2.3 分，均较术前明显改善($P<0.01$)。mJOA 达到最大值的时间为术后 16.7±4.1 个月(3～36 个月)。Logistic 回归分析结果显示，mJOA 评分中各部分对术后总体改善率的贡献不同：术后 3 次随访时，患者在感觉功能上的恢复均较运动功能和膀胱功能明显。故其认为，脊髓型颈椎病患者在术后近中期可以取得较好的疗效，其中以感觉功能恢复更为显著，mJOA 分数在术后 16.7 个月达到峰值。

（陈　诚）

述评 · 脊髓型颈椎病的手术治疗被认为是阻止疾病继续发展最有效的方法。大量研究通过对比患者术前和术后的 mJOA 评分验证了手术对于脊髓型颈椎病患者治疗的有效性，但是大多文章只是对比了术前与术后的 mJOA 评分值，并未细化到每一个分项，无法具体描述脊髓型颈椎病患者术后的康复规律。中国有庞大的患者群体，便于临床医师研究其术后疗效规律，该研究即针对患者的症状改善情况，对疾病发展规律进行了研究。该文对于临床数据的搜集、整理及合理化分析，为临床医师进行科学研究提供了新的方向与样板，值得临床医师借鉴。但是该文未对不同术式进行区分，对于不同术式对脊髓型颈椎病治疗的疗效规律，可在以后的研究中进一步阐释。

（曹　鹏）

椎间孔切开在预防椎板成形术后并发 C5 神经根麻痹中的作用 ［中华骨科杂志，2015，35（6）：617］ 胡炜等于2008 年 1 月至 2012 年 10 月应用锚定法单开门椎板成形术治疗后纵韧带骨化患者 155 例，探讨椎间孔切开在预防 C4～5 颈椎后纵韧带骨化后路单开门椎板成形术并发 C5 神经根麻痹中的作用。其中，单纯单开门椎板成形术（开门组）90 例，单开门椎板成形术同时行 C4～5 椎间孔切开（切开组）65 例。术后 8 周、1 年评估日本骨科协会（JOA）评分及改善率、C5 神经根麻痹发生率、C5 神经根麻痹患者神经功能及预后状况，以及影像学上颈椎曲度指数、开门角度变化、脊髓前缘及后缘向后漂移距离。其研究发现，两组术后 8 周、1 年 JOA 评分及改善率的差异均无统计学意义。开门组术后 C5 神经根麻痹发生率同切开组相比，两组差异有统计学意义。C5 神经根麻痹均表现在开门侧。两组颈椎曲度指数术前、术后 8 周、术后 1 年及组间比较差异均无统计学意义；术后 1 年椎板开门角度与术后 8 周比较差异无统计学意义；脊髓前缘后移距离术后不同时点及组间差异均无统计学意义；术后 1 年脊髓后缘后移距离与术后 8 周比较差异无统计学意义。故其认为应用单开门椎板成形术治疗颈椎后纵韧带骨化同时行 C4～5 椎间孔切开可降低术后 C5 神经根麻痹的发生率，对术后 JOA 评分改善率没有明显影响。

（陈　诚）

述评·颈椎后路单开门椎板成形术是目前临床中治疗颈椎间盘突出症、颈椎后纵韧带骨化症的一种常见术式，其治疗效果经过大量临床研究表明有效，并且与颈前路手术直接切除致压物相比，具有操作简便、安全性高的特点。但部分临床报告也表明，颈后路椎板成形术后，仍有一定比例患者出现 C5 神经根麻痹的症状，针对这一并发症，临床医师开展了大量研究。该研究通过改进术式，即在单开门椎板成形术的同时实施椎间孔切开术，并对一系列临床疗效数据进行统计学分析，认为椎间孔切开术对于减少 C5 神经根麻痹有效。该研究从临床经验初发，利用简单的方法解决临床问题，并对其效果进行研究，为临床医师提供了新的思路。

（王新伟）

退变性腰椎滑脱的关节突关节形态学分析 ［中华骨科杂志，2015，35（8）：865］ 张文志等通过将收治的 115 例 L4～5 退变性腰椎滑脱患者作为观察组，自体检人群（无脊柱滑脱及腰腿痛表现）中随机选取与退变性腰椎滑脱（DLS）组年龄、性别相匹配的 115 例作为对照组，行腰椎 X 线片、CT 平扫及多层面重建检查。对 DLS 组 L4～5 的关节突关节角、椎弓根角与滑脱程度进行相关性分析，发现关节突关节形态学变化（更小的关节突关节角、水平化的 P－F 角、小关节不对称）对退变性腰椎滑脱的发生具有一定的病因学意义，但其作用不应被夸大。关节突关节退变是随着年龄增长出现的继发性改变，而腰椎滑脱加剧了小关节的退变。

（臧法智）

述评·有关退变性腰椎滑脱的发生机制存在着相当多的争议，近年来关节突关节形态在退变性腰椎滑脱形成中所起的作用是讨论的要点。有的学者认为关节突关节角度偏向矢状方向是退变性腰椎滑脱的发生原因，而另一些学者认为关节突的退变和破坏导致了退变性腰椎滑脱的发生，关节角度偏向矢状面乃是关节退变重塑的结果，也有研究证实关节突角度不对称时，椎间盘突出和退变的危险性明显增加，这是由腰椎节段活动时两侧关节受力不均衡所致。该文通过患病组与对照组的影像学表现进行分析，发现关节突形态对于退变性腰椎滑脱的影响，为该疾病的病因学研究提供了参考。

（吴晓东）

新型腰椎后路植骨方法的临床应用及近期疗效观察 ［中华外科杂志，2014，52（10）：750］ 闫景龙等从增加骨移植物局部血供入手，建立了一种带有原位椎旁肌肌骨瓣的新型腰椎后路植骨方法，应用新型植骨法对 117 例腰椎管狭窄和腰椎失稳的患者行腰椎管减压植骨融合内固定治疗，所有患者术前及术后均进行 JOA 及 VAS 评分，应用 CT 三维重建评价植骨融合效果。获得随访的 100 例患者的 133 个腰椎节段中，126 个节段形成了坚固融合，融合率为 94.7%，由此认为新型腰椎后路植骨方法植骨位置确切、牢靠、融合率高，能够有效减少假关节的形成，疗效确切，具有良好的临床应用前景。

（臧法智）

述评·目前脊柱融合手术仍是治疗脊柱各种疾病的主要方式，在后侧方植骨中，后外侧横突间植骨因其操作简便，成为目前应用较为广泛的植骨方法。而其剥离范围广、不融合率较高等缺点使得临床医生探索新的植骨融合方法。影响植骨是否融合良好的因素有很多，保证植骨块血运良好是提高融合率的重要且可行的一个方式。该文采用将上关节突外侧、峡部外缘、横突边缘连带附着的椎旁肌肉组织一起分离，作为肌骨瓣，从而提高了植骨槽中碎骨的血运保障，促进植骨融合，构思巧妙，但其临床实用性也待进一步研究讨论，也期待更多样本和更长时间的病例疗效报道。

（田　野）

超声骨刀在胸椎管狭窄症手术中应用的有效性与安全性 ［中国脊柱脊髓杂志，2015，25(6)：518］ 王岩等统计因胸椎管狭窄症而应用超声骨刀进行后路胸脊髓减压术的病例28例。术中实时记录胸椎管后壁切除时间、术中出血量、术中有无神经根损伤和脊髓损伤、有无硬膜损伤和脑脊液漏，术后第5天评估患者症状改善情况。得出结论为：应用超声骨刀可以相对安全、有效地完成胸椎管狭窄症的减压手术；在黄韧带骨化导致胸椎管严重狭窄的节段，应用超声骨刀进行“揭盖式”胸椎管后壁切除时有损伤相应节段神经根的风险，应严格控制切割深度。

（臧法智）

述评 · 胸椎管后壁切除和环形减压术因其并发症发生率较高，对手术技术有着比较高的要求。既往脊柱外科医生会使用磨钻等工具以提高手术的安全性、缩短手术时间。但磨钻的热效应较高，操作不当会损伤神经组织。超声刀作为一种新型的骨切割工具，具有使用简便、热效应低等特点。该文通过28例胸椎后路减压术中应用超声骨刀操作的时间、出血量及术后疗效等情况统计，证明超声骨刀的安全性。应用超声骨刀进行胸椎后路减压，对术者要求较高，需要慎重、仔细进行新的脊柱外科器械必然会带来手术技术的发展，但在充分掌握新器械、新工具的特性之前，必须打好传统手术技术基础，才能将新技术的安全和高效发挥到预期效果。

（田　野）

后方单侧截骨入路椎体大部分切除固定矫形术治疗陈旧性胸腰段椎体压缩骨折伴后凸畸形 ［中华骨科创伤杂志，2015，17(6)：492］ 王辉等通过选取49例陈旧性胸腰段椎体压缩骨折伴后凸畸形患者，分为PUVCR治疗组(接受PUVCR，23例)和后路椎体切除术(PVCR)组(接受PVCR，26例)。比较两组患者手术时间、术中出血量、术后引流量、后凸Cobb角矫正情况、神经功能改善情况及疼痛评分的缓解程度。作者发现：与PVCR组比较，PUVCR组的评价指标有统计学意义($P<0.05$)。术后2周后凸Cobb角的矫正度和术后1年后凸Cobb角矫正丢失度两组间比较，差异无统计学意义。术后1年神经功能改善情况和疼痛评分缓解程度两组间比较，差异无统计学意义。研究认为，对于陈旧性胸腰段椎体压缩骨折伴后凸畸形，PUVCR可取得与传统截骨方式相同程度的临床效果，但手术创伤更低。

（胡　博）

述评 · PUVCR固定矫形术的技术的适应证和禁忌证与传统的PVCR一样，适合于采用经椎弓根椎体楔形截骨术无法取得满意矫形的患者。作者对传统手术操作步骤做了一定的改良。PVCR截骨完成后可实现前方椎体及椎间盘的全部切除，而在PUVCR的截骨过程中应用磨钻以“蚕食”方式跨过中线尽可能多地去除对侧椎体骨质，PUVCR组手术过程的简化是手术时间及出血量显著小于PVCR组的原因。PVCR和PUVCR在骨折椎体切除范围有差异，两组患者术后获得同等程度的后凸改善。两组患者术后1年神经功能改善情况及疼痛缓解程度无差异，说明对严重胸腰段后凸畸形亦可取得满意的临床疗效。截骨过程中神经根PVCR组术中神经根损伤发生率高于PUVCR组，考虑这一差异与手术操作步骤的复杂程度不同有关。术后1年随访未发现PUVCR组冠状面畸形的发生。对于严重的陈旧性胸腰段椎体压缩骨折伴后凸畸形，PUVCR可取得与PVCR相同临床效果，但手术创伤更低。但这项研究的局限性在于入选的PUVCR组病例数较少，术后随访时间较短。虽然PVCR组术前角度大于PUVCR组且无明显差异，但是随着样本量的增加结果不得而知。

（田　野）

椎体次全切结合长节段内固定治疗Denis D、E型胸腰椎爆裂骨折 ［中华创伤杂志，2015，31(7)：619］ 谭富强等通过回顾性分析14例采用后路椎体次全切、钛网支撑植骨结合长节段椎弓根螺钉内固定治疗的Denis D、E型胸腰椎爆裂骨折患者，发现术中所有骨折均获得满意复位，术后6个月时CT示植骨界面均达到骨性融合。随访期内无并发症发生。Denis疼痛评分及神经功能明显改善。术前与术后比较、术前与末次随访比较伤椎前缘高度比差异均有统计学意义。术前与术后椎管占位率比较、术前与末次随访比较以及末次随访与术后1周比较差异均有统计学意义。研究认为，对于Denis D、E型严重不稳定胸腰椎爆裂骨折，采用后路椎体次全切、钛网支撑植骨结合长节段椎弓根螺钉内固定，临床效果良好。

（董敏杰）

述评 · 脊柱骨折手术前路可充分减压并提供可靠的前柱支撑，但术中术后并发症和病死率高；前后联合手术可以提供最佳的生物力学强度，但手术并发症明显高于单一入路；而后路手术相对简单、安全。后路短节段固定可减少邻近节段退变的发生。但短节段固定所达到的脊柱稳定性不如长节段固定。Denis D 型和 E 型胸腰椎爆裂骨折，均为不稳定骨折。将小的破碎骨块取出，将余下骨块向前击打回复减压，并采用伤椎次全切除，对神经功能恢复及缓解疼痛起重要作用。采用长节段椎弓根螺钉内固定稳定脊柱，恢复脊柱序列。结果矫正丢失较少，椎体次全切后，钛网可提供坚强的椎间支撑作用。所有患者在随访期内尚未发现明显的与长节段固定相关的椎间盘退变征象。针对特殊的 Denis D、E 型胸腰椎爆裂骨折，采用后路椎体次全切，钛网支撑植骨结合长节段椎弓根螺钉内固定，临床疗效可靠，但需要更多有关本术式的大样本多中心的长期临床随访和随机对照研究。

（余文超）

Quadrant 通道下微创经椎间孔腰椎椎体间融合术治疗腰椎间盘突出症的临床观察 ［中国矫形外科杂志，2015，23（17）：1557］ 周健等对 Quadrant 通道下微创经椎间孔腰椎椎体间融合术（MIS－TLIF）与常规经椎间孔腰椎椎体间融合术治疗椎间盘突出症进行对比分析，Quadrant 微创组术中出血量、术后引流量、下床时间、住院天数及镇痛药物用量与开放组比较均明显减低，术后 1 周及 6 个月 VAS 评分及 ODI 均较开放组明显降低，作者认为 Quadrant 通道下 MIS－TLIF 治疗腰椎间盘突出症较常规开放 TLIF 具有创伤小、出血少、术后疼痛轻、住院天数少、术后恢复快的优点，是安全、可靠的微创手术。

（林文波）

述评 · 随着微创脊柱外科手术技术的成熟与进步，微创经椎间孔腰椎椎体间融合术（MIS－TLIF）已获得广泛开展。Quadrant 通道是在椎间盘镜系统和 X－tube 通道系统基础上进一步改良的新一代腰椎微创系统，在该研究中，作者通过与常规开放 TLIF 手术进行对比，探讨了 Quadrant 通道下 MIS－TLIF 治疗腰椎键盘突出症的方法、临床疗效和安全性。结合实验数据，该文认为 Quadrant 通道下 MIS－TLIF 无须广泛剥离肌肉和软组织，减少对椎旁软组织的破坏，同时保留了大部分后部结构，最大程度保护了后路结构的稳定，进而可减少术后疼痛，降低腰背疼痛的发生率。但同时该技术也存在学习曲线较长，技术难度较大，且手术时间较常规开放性 TLIF 手术明显延长，且术中医护人员及患者 X 线暴露时间长，造成更多电离辐射。

（沈晓龙）

后路椎间盘镜治疗单节段腰椎椎间盘突出症 5 年随访报告 ［脊柱外科杂志，2015，13（4）：219］ 俞斌等对 98 例经椎间盘镜手术治疗单节段腰椎椎间盘突出症随访 5 年，术前 ODI 为（70.8 ± 19.4）%，下腰痛及下肢根性痛 VAS 评分为（5.4 ± 2.2）分和（7.4 ± 1.8）分；术后 5 年 ODI 为（13.1 ± 4.2）%，下腰痛及下肢根性痛 VAS 评分为（2.7 ± 1.6）分和（1.9 ± 1.4）分，术前术后有统计学意义。按照 MacNab 评分法，本组优 70 例，良 19 例，可 6 例，优良率为 90.8%，作者认为椎间盘镜手术治疗单节段腰椎椎间盘突出症中远期随访疗效确切，远期并发症和复发率与传统手术相当。

（胡津铨）

述评 · 随着脊柱微创手术技术的发展，椎间盘镜目前已经成为治疗腰椎椎间盘突出症的主要微创手术方法之一。其中远期临床疗效的报道较少，该文对 98 例行椎间盘镜手术的患者进行了 5 年随访，在术后 3 个月、1 年及 5 年对患者进行 Oswestry 功能障碍指数（ODI）、疼痛视觉模拟量表（VAS），并按照 MacNab 评分法评定末次随访时的手术疗效、评价等级。根据实验数据，该文认为 MED 手术治疗椎间盘突出症具有良好的中远期临床疗效，与传统开放性手术相当，但其 5 年后的疗效需要更多病例的临床疗效随访观察来进一步证实。

（吴晓东）

骨关节、肿瘤外科

本年度收集论文 355 篇，纳入一年回顾 123 篇，占 34.6%；收入文选 18 篇，占 5.1%。

一年回顾

一、运动医学

（一）膝关节

李志昌等[1]总结了不同年龄段患者非创伤性半月板损伤的关节镜下特点，以 45 岁为界分为两组，纳入 201 例患者，发病年龄呈双峰分布（20 岁和 60 岁），对不同年龄段患者的发病频率、性别、患侧、半月板损伤类型以及伴发损伤情况等方面采用χ^2检验进行统计学分析。发现年轻患者非创伤性半月板损伤多发生在外侧半月板，更多伴发前十字韧带损伤、外侧盘状半月板和半月板囊肿，而中老年患者则更多发生内侧半月板，多伴发软骨损伤。两组患者非创伤性半月板损伤的类型也各有不同，年轻患者内、外侧半月板损伤均以鸟嘴样撕裂为主，而老年患者则以复杂性撕裂多见。胡月正等[2]通过回顾性分析诊断为盘状半月板的住院患者共 195 例 205 膝，分为≤16 岁儿童组和≥25 岁成人组，关节镜下观察不同年龄段盘状半月板损伤类型；术前、术后分别采用 Lysholm 膝关节功能评分表对患者进行评价，评价关节镜手术治疗盘状半月板的临床疗效。术中观察儿童组盘状半月板损伤类型以水平裂为主，成人组损伤类型多样，鲜有无损伤者；术后 3 个月随访，儿童组患者术后疗效好于成年组患者。由于关节镜手术创伤小，术后恢复快，是治疗膝关节盘状半月板的有效手段；盘状半月板患者如有症状，应早期行关节镜手术治疗。鄢志辉等[3]对比分析外侧半月板撕裂合并外侧间室软骨不同程度损伤的关节镜疗效，将 75 例外侧半月板撕裂合并股骨外髁或胫骨外侧平台软骨损伤的患者作为软骨损伤组，根据软骨损伤 Outerbridge 分级，将Ⅰ~Ⅱ级为软骨损伤 A 组 34 例；Ⅲ级为软骨损伤 B 组 22 例；Ⅳ级为软骨损伤 C 组 19 例。同期单纯外侧半月板撕裂患者 100 例为对照组。所有患者采用关节镜技术治疗。随访后发现外侧半月板撕裂合并软骨损伤患者比单纯外侧半月板撕裂患者的恢复时间长、临床疗效差，以年龄超过 45 岁的外侧半月板撕裂合并软骨 Outerbridge Ⅳ级损伤恢复时间最长，临床疗效最差。吴疆等[4]回顾性分析 390 例应用关节镜治疗的内侧半月板撕裂患者的临床资料，选取其中 94 例内侧半月板后角放射状撕裂患者及 95 例内侧半月板后角水平撕裂患者作为研究对象。记录并比较内侧半月板后角放射状撕裂与内侧半月板后角水平撕裂两组患者的年龄、性别、症状持续时间、体重指数、外伤史、胫骨后倾角、膝关节外翻角及 Outerbridge 软骨分级。采用多因素非条件 Logistic 回归分析半月板放射状撕裂的危险因素。结果显示，半月板后角撕裂在老年骨关节炎患者中的发生率较高，内侧半月板后角放射状撕裂与水平撕裂比较，更容易发生在膝关节内翻、软骨退变严重的老年患者中。王庆等[5]回顾性分析 41 例前交叉韧带（ACL）胫骨止点撕脱骨折患者资料，骨折根据 Meyers - McKeever - Zaricznyj 分型：Ⅱ型 12 例，Ⅲ型 29 例。根据固定方式不同分为两组：螺钉固定组和缝线固定组。术后记录所有患者的手术时间、膝关节活动度（ROM）、伸膝阻滞例数、Lysholm 评分、国际膝关节评分委员会（IKDC）评分、KT - 2000 检查患侧与健侧位移差值。结果发现，关节镜下螺钉与缝线固定技术治疗Ⅱ、Ⅲ型前交叉韧带胫骨止点撕脱骨折均能获得良好的稳定性和功能，建议术中透视确认解剖复位，术后早期功能康复锻炼减少关节不稳、活动受限等并发症。丁明等[6]回顾性研究了 490 例 ACL 断裂的患者，其中合并软骨损伤 391 例（79.8%），分析性别、年龄、体重、血型、致伤因素、并发半月板损伤、关节软骨损伤部位、病程等因素与ACL断裂并发膝关节软骨损伤发生率及损伤程度的相关性。研究发现,在ACL断裂并发膝关节软骨损伤发生率的影响因素中,并发半月板损伤为中等危险因素($OR = 2.241$,95% $CI = 1.378 \sim 3.643$,$P < 0.01$),O型血有微弱保护作用;ACL断裂并发膝关节软骨损伤程度与损伤部位、并发半月板损伤及病程相关。

洪雷等[7]前瞻性地将93例有残端保留的ACL损伤患者随机分为保留组(保留残端)和不保留组(切除残端),均采用自体股腘绳肌腱重建ACL。通过随访,对比Lysholm评分,Lachman实验,KT-1000测量侧-侧差值,本体感觉测量关节位置的侧-侧差值,以及二次手术探查移植物滑膜覆盖分型等方面后发现,虽然自体肌腱重建ACL后保留的残端可以存活,但与传统认知不同,保留较不保留残端并使用自体肌腱移植物重建ACL对术后膝关节主观功能、关节稳定性、本体感觉和移植物滑膜覆盖并无促进作用。张春礼等[8]通过双源CT三维重建(DSCT)前十字韧带移植重建术后的移植物和骨隧道,分析移植物撞击症。对118例ACL单束重建术后第2天的患者进行膝关节扫描,根据有无撞击对患者进行分组统计学比较,无撞击组39例(33%),有撞击组79例(67%)。在有撞击组内进一步根据撞击部位分组,分为髁间窝出口撞击组77例和髁间窝顶中途撞击组2例;继而再根据撞击来源不同,将髁间窝出口撞击组分为三个亚型:鸟喙撞击10例(13%,10/77),胫骨平台撞击46例(60%,46/77),钳夹撞击21例(27%,27/77)。单因素方差分析显示,鸟喙撞击、胫骨平台撞击、钳夹撞击各组与无撞击组的股骨和胫骨隧道位置均无显著性差异。采用DSCT发现了三种新的撞击类型,对于加深术后撞击症的理解、改进手术技术、减少潜在撞击的发生、改善移植物周围的环境,最终减少移植物损害、提高手术优良率具有一定意义。周锦春等[9]*为15例膝关节后外侧复合体(PLC)断裂的患者采用自体半腱肌及股薄肌进行重建。15例患者男10例,女5例,中位年龄28岁,受伤到手术时间7天至8个月,平均4.2个月。术中处理半月板等合并损伤,对于合并交叉韧带损伤者,同时采用自体或LARS韧带进行重建。取外侧直切口探查PLC明确损伤后,在胫骨前方Gerdy结节下内方距关节线1 cm为入针点制作胫骨隧道,股骨外上髁等长点向近端前方制作股骨隧道,引入移植物完成重建。术后随访24~70个月,平均25.4个月,对比患者术前术后膝关节内翻、外旋稳定性,以及膝关节Lysholm评分等方面,所有患者均恢复日常工作生活,关节稳定性明显增强,关节功能明显改善。该手术方法采用等长重建的方法,简化了传统术式、缩短手术时间、避免过多的股骨隧道相互干扰甚至股骨骨折的发生,且术后疗效满意,有一定推广意义。龙毅等[10]取5例半月板损伤患者切除的半月板组织作为实验组,4例介质患者捐赠的正常半月板组织作为对照组,研究半月板中软骨退变相关基因的表达,探讨半月板撕裂对软骨退变的潜在影响,并分析miRNAs和软骨退变的关系。研究从细胞分子水平研究撕裂半月板对关节软骨退变的影响,认为半月板撕裂后,半月板组织有开始退变的趋势,其内软骨退变相关基因表达变化可能加速其退变。撕裂半月板对软骨退变的促进作用比正常半月板大。miR-193b、miR-92a、miR-455-3p可能和关节退变相关,可能是促进软骨退变的调控因子。王伟等[11]回顾性分析了采用红外线计算机导航辅助关节镜下定位骨隧道行ACL重建术的35例ACL损伤的患者,其中男∶女为26∶9,平均26.8岁;合并半月板损伤21例,内侧副韧带损伤3例。所有患者均采用自体腘绳肌腱作为移植物,挤压螺钉、门形钉及微孔钢板固定骨端。术后采用KT-1000和Lachman试验,Lysholm和Tegner膝关节评分系统评价膝关节功能及运动水平。平均16个月,膝关节整体功能良好。红外线计算机导航根据解剖标志点与运动学数据进行导航、通过检测和记录膝关节的运动学数据,选定隧道位点进行ACL重建手术的方法,定位股骨、胫骨隧道位置精确,术后疗效评价优良,有临床推广的意义。吴艳等[12]对158例膝关节不稳组(26例)及稳定组(132例)前交叉韧带重建术后患者进行MRI扫描及膝关节临床稳定性检查,分析骨隧道、移植物及内固定装置的影像表现,并与临床检查结果对比。发现胫骨、股骨隧道内径变化在不稳组及稳定组的差异有统计学意义($P < 0.01$),骨隧道内径变化不稳组大于稳定组。不稳定组在骨隧道内口位置、移植物表现、内固定装置的MR阳性率高于稳定组($P < 0.001$),与临床检查结果的一致性检验Kappa值分别为0.599、0.744、0.285($P < 0.001$)。提示MRI坚持在评估前交叉韧带重建术后膝关节稳定性方面具有一定的价值,能为临床随访及二次手术提供依据。谢峰等[13]*为了对陆地军训导致ACL损伤的积极预防、准确诊断、有效治疗和快速康复提供参考和意见,回顾性调查2003年6月至2013年6月间进行手术治疗的ACL损伤部队患者233例(共246膝),分析其ACL损伤的机制特征、发生率、易损伤训练项目、主要确诊依据、常见合并损伤及有效治疗方法等。通过研究,发现ACL损伤多于半屈曲位发生,以落地、斜切和急停动作时最易发生,因而在跨越障碍训练的发生率最高;由于军事训练中膝关节屈曲造成的非接触损伤最为多见,故而单纯ACL损伤少见,常合并侧副韧带及半月板

损伤;治疗方面以适时手术治疗以及康复锻炼为主,通过自体腘绳肌腱移植 ACL 重建手术疗效优良。对于膝关节不稳的患者,尽管通过保守肌力康复锻炼可恢复部分关节功能,但也容易导致关节软骨提前退变,因此条件允许的情况下应积极采取重建手术。魏民等[14]* 为了探讨 ACL 损伤和关节松弛的相关性,对 102 例 ACL 损伤患者和 154 例健康患者进行对比研究。Beighton 评分作为关节松弛的诊断依据。对 ACL 损伤的患者采用关节镜辅助下自体腘绳肌腱重建韧带,并在术后 12 个月采用 Lanchman 试验和前抽屉试验评估关节稳定性。结果显示其中 38.2%(39 例)的 ACL 损伤患者关节松弛度 Beighton 评分≥4 分;正常对照组 Beighton 评分≥4 分占 20.8%(32 例),两组间差异有统计学意义($P<0.05$)。多发关节松弛患者术后稳定性与无多发关节松弛患者术后稳定性间的差异有统计学意义($P<0.05$)。无论是因为遗传因素导致自体腘绳肌腱质地异常,抑或重建术后常规康复方案导致继发损伤,多发关节松弛患者 ACL 重建术后关节松弛的比例远高于无多发关节松弛的患者。虽然该研究存在样本数相对有限,多名术者以及多种固定方式等不足之处,但仍可以得出 ACL 损伤与多发关节松弛有一定相关性,其中关节松弛患者预后较差的结论。

(二)肩关节

吴关等[15]开始对经典关节镜下 Latarjet 手术进行改良,术中加入前方关节囊重建术,并采取经腱腹结合部位分离肩胛下肌的技术充分保护肩胛下肌。术后第 2 天行 CT 检查评价骨移植物位置。通过术后随访及一系列评估,认为改良关节镜下 Latarjet 手术不仅可按照经典切开术式进行操作,同时又能兼具关节镜下手术的微创、精细等优势,喙突骨块可达到良好的位置,手术结果满意。王胜群等[16]通过研究肩胛骨尸体的正常解剖模型,测量肩胛盂的内、外盂缘角,探讨并测量 Bankart 损伤修复的有效锚钉插入角度及方向。采用 12 具无外伤肩胛骨尸体模型(左侧 6 具,右侧 6 具),320 排 CT 扫描重建后,获得 6 个断面的断层影像。结论显示,内、外侧盂缘角最小角度分别出现在 4、3 点钟方向,不同位置的最小锚钉置入角度不同。在进行 Bankart 修复术时,肩胛盂不同位置的盂缘角、解剖结构、锚钉最小置入角度对临床手术有一定指导意义。安维军等[17]将 Rockwood Ⅲ型以上肩锁关节脱位的 74 例患者数字法随机分为联合腱外侧半肌腱重建组(36 例)和髂胫束筋膜条重建组(38 例),重建喙锁韧带后皆使用肩锁钩钢板固定。通过随访以及钩钢板取出后测量肩锁间间距和喙锁间间距,应用 Karlsson 评分和 Constant - Murley 评分对疗效进行评估。等级资料应用 χ^2 检验,计量资料采用两样本 t 检验分析。结果显示,髂胫束筋膜条重建喙锁韧带治疗 Rockwood Ⅲ型以上肩锁关节脱位疗效优于联合腱外侧半肌腱重建喙锁韧带。钩钢板取出后两者肩锁间间距和喙锁间间距均增大,联合腱外侧半肌腱髂胫束筋膜条重建增大得更为明显。张传开等[18]在 10 具成人肩部标本上使用双带线锚钉重建喙锁韧带治疗 Tossy Ⅲ型肩锁关节脱位的研究,为临床修复新鲜的肩锁关节脱位提供生物力学依据。采用肩锁关节上方片内侧切口,暴露关节,清创后在直视下获取解剖复位,克氏针沿肩锁关节长轴钻孔引入锚钉尾线后打结,拔除克氏针即完成固定。临床应用 12 例均获得满意疗效。双枚带线锚钉固定修复肩锁关节脱位的力学强度与原喙锁韧带的力学强度相当。为临床治疗 Tossy Ⅲ型肩锁关节脱位提供了一种简便、微创、可靠的新方法。李奉龙等[19]采用回顾性研究,随访了 63 例肩锁关节脱位患者的临床资料。根据手术方式不同,将患者分为关节镜手术组(32 例)和切开手术组(31 例)。术后定期随访,采用疼痛视觉模拟评分(VAS)、美国肩肘外科医师评分(ASES)及加州大学洛杉矶分校评分(UCLA)评价患者肩关节功能状况;同时拍摄双肩关节正位 X 线片评估是否有肩锁关节复位丢失。认为采用肩关节镜下喙锁韧带重建术或改良 Weaver - Dunn 术治疗肩锁关节脱位,术后均可获得良好的肩关节功能,术后肩关节功能差异无统计学意义;而关节镜手术组术后复位丢失率低于切开手术组。张进等[20]* 选取 9 例需要进行肩关节穿刺的患者的关节薄层 CT 扫描数据,使用 imics15.0 软件进行三维建模后导入 Geomagic Studio 和 Geomagic Spark 进行反求及正向设计。经 3D 打印技术制作出经皮导板对 9 例患者精准定位及穿刺活检,并采用 C 型臂 X 线机透视证实 9 例穿刺全部成功,进针方位均与术前设计的虚拟方案一致,无穿刺失败,未出现血管、神经损伤症状。随着 3D 打印技术的广泛推广和应用,数字化设计结合 3D 打印技术制作的个性定制经皮导板可以实现肩关节周围的精准穿刺,数字骨科技术也将在越来越多的专业领域发挥重要作用。陈富珍等[21]前瞻性地分析对经关节镜下手术证实的 38 例临床资料完整的病例行 MRI 扫描序列常规组合及最佳组合来判定有无肩袖损伤以及各自的准确性、敏感性、特异性,在 MRI 扫描序列常规组合 t2 - blade - cor - fs - 256,t2 - me2d - cor(2D - MEDIC 技术),t2 - me2d - tra(2D - MEDIC 技术),t2 - me2d - sag(2D - MEDIC 技术)的基础上将 t2 - me2d - sag(2D - MEDIC 技术)序列改为 t2 - me3d - sag - fs - 2mm(3D - MEDIC 技术及脂肪抑制技术)组成的序列最佳组合与肩关节镜下手术对比,从而来判定序列最佳组合对肩袖损伤的价值。结果显示,除运用 MRI 扫描序列常规组合外,将 t2 - me2d - sag 改为 t2 - me3d - sag - fs - 2mm 组成的 MRI 扫描序列最佳组合,增加了检出率,准确性、敏感性、特异性都大大提高,给临床对肩袖损伤的治疗具有指导意义。

(三)四肢小关节

华英汇等[22]回顾性研究了关节镜下后侧入路进行距下关节融合术治疗终末期距下关节炎共 14 例 14 踝。手术采用后侧入路,全镜下切除后距下关节软骨面及部分软骨下骨面,在骨面上微骨折后,透视引导下置入 2 枚直径 7.0 mm 的空心螺钉进行固定。评估术前及术后随访 AOFAS 评分及 VAS 评分。14 个患者术后平均随访 41 个月。结果相对于前侧入路而言,后入路可获得更大的视野,更方便地接近手术区域,更完好地保留了距骨体的血供,均有利于提高术后关节的融合率,提高手术疗效。因此,全关节镜下距下关节融合术治疗终末期距下关节炎融合率高,并发症少,可以获得良好的临床疗效。蒋毅等[23]* 按照 Mathew 等提出的保守治疗适应证标准,对 9 例符合上述保守治疗的肘关节恐怖三联症采取保守治疗。随访患者的肘关节功能评分、关节活动度、关节肌力及影像学变化等方面,平均随访 22 个月后认为,Mathew 提出的肘关节保守治疗标准具有较好的可操作性;在临床严格掌握适应证,同时给予良好的功能指导训练并进行密切的临床和影像学的随访,对于特定类型的肘关节恐怖三联症采用保守治疗可收到良好的结果。刘观燚等[24]* 提出"肘关节稳定环"的概念,并在复杂肘关节骨折脱位治疗根据相应环的各个部分损伤进行重建,有效评价临床疗效。作者将"肘关节稳定环"划分 4 个部分,并提出 2 个重建原则:"3/4"原则和"2 个优先"原则。通过 2009 年 7 月至 2012 年 7 月诊治的 20 例复杂肘关节骨折脱位,根据上述理论和原则分别重建目标为外侧环(外侧副韧带)、下侧环(又分为下外环桡骨头、下内环尺骨鹰嘴和近端冠状突骨折),对于内侧环(内侧副韧带)未予手术处理。术后 X 线片未见内固定失败和松动,未见肘关节不稳,术后骨折均于术后 4 个月愈合,未见骨折不愈合,优良率为 75.0%。"肘关节稳定环"概念的提出及按照稳定环的各个部分进行有效的固定重建,将复杂问题简单化,一方面有利于统一损伤认识,便于临床策略的设定,对复杂肘关节损伤的重建具有一定的临床意义。王亚薇等[25]选取 50 例糖尿病患者(实验组)及健康体检者(对照组)20 例,采用肌电图仪器测定神经传导速度(SCV)并进行比较。正中神经、尺神经环指潜伏期(Lat)差值具有统计学意义($P<0.05$)。肌电图作为糖尿病周围神经病诊断的价值早已得到证实。该试验中组间 Lat 差值较常规检查能更早发现神经改变,早期干预对改善糖尿病患者的预后及生活质量有更好的临床应用价值。陈靖等[26]将 18 例健康志愿者(男 12 例,女 6 例,年龄 20~38 岁,平均 28 岁)随机分为前臂旋转组(6 例)、腕关节过伸组(6 例)和腕关节过伸旋转组(6 例),右腕关节进行 CT 扫描获取腕关节断层扫描图像并进行三维重建,对中立位、极度过伸位及过伸桡偏位舟月骨间韧带(SLIL)的长度进行比较分析。发现 SLIL 掌侧区域和近侧区域在腕关节过伸时明显伸长,在前臂最大旋前位轻度伸长,表明这部分韧带在腕关节过伸时张力较大,提示腕关节过伸位和前臂旋前时可能更容易损伤 SLIL,为临床诊断提供理论依据。封旭华等[27]选取机械性踝关节不稳(MAI)患者(MAI 组)、功能性踝关节不稳(FAI)患者(FAI 组)和正常对照者(对照组)各 12 例作为研究对象,分别在睁眼和闭眼的情况下,对每例受试者进行单腿站立时的平衡能力测试,记录压力中心(COP)位移相关参数,包括前后平均摆幅(MSY)、左右平均摆幅(MSX)、外周面积(CA)、轨迹长(PL)、单位时间轨迹长(UTPL)以及单位面积轨迹长(UAPL)。结果认为对于 MAI 患者,无论是接受手术治疗,均应接受正规的平衡功能训练,以尽可能恢复平衡控制能力,降低关节扭伤的风险。段小军等[28]采用关节镜直视下的踝关节融合术共治疗 25 例重度踝关节骨关节炎患者。术前行踝关节正侧位摄片和磁共振检查,术中建立踝关节镜通道,首先彻底清除残留关节面软骨,后行关节端"微骨折"处理,初步复位踝关节于功能位,克氏针临时固定,"C"臂机透视确认后,旋入空心螺钉。术后石膏托固定 6 周,然后锻炼直至骨性愈合。记录术前和术后 1 年的疼痛评分,并进行统计学分析。结果显示,对保守治疗无效的重度踝关节骨关节炎患者,采用关节镜下的踝关节融合术,具有创伤小、切口美观、融合率高等优势,但同时存在设备要求和学习曲线的前提条件。Nelson F. SooHoo 等[29]为了验证 MRI 对无症状外踝不稳定患者的诊断价值,采用 3.0T 核磁共振仪扫描评估 11 例无症状但有踝关节损伤史的患者的 14 侧踝关节。采用多种成像序列,2 位肌肉骨骼领域的放射学专家审阅后对于异常显现达成一致的认识。提示慢性踝关节不稳患者可能存在外侧韧带结构以及腓骨肌腱的异常,而这些异常可以无症状,由此表明 MRI 检查对于踝关节不稳临床诊断的重要性。

二、关节置换

(一)膝关节

施卫东等[30]* 对膝关节单髁置换术(UKA)治疗膝关节

内侧间室骨性关节炎的中期疗效进行了研究，共纳入 20 例膝关节内侧间室骨性关节炎患者行 UKA 治疗，采用 VAS 评分评定手术前后膝关节疼痛严重程度，膝关节学会评分系统（KSS）和美国特种外科医院膝关节评分标准（HSS）评定膝关节功能。结果发现，20 例患者手术均获成功，无并发症发生。手术时间 79～145 min，术中出血量 150～400 ml，术后引流量 80～300 ml。术后随访 1～8 年，末次随访时的 VAS 疼痛评分、HSS 评分和 KSS 评分及膝关节活动度均较术前改善（$P<0.05$）。认为 UKA 具有创伤小、术后功能恢复良好的优点，中期疗效满意。马广文等[31]纳入 2008 年 1 月至 2013 年 10 月，采用 Oxford Ⅲ单髁系统治疗膝关节内侧间室骨关节炎患者 18 例。术前均行下肢负重全长位及膝关节正侧位 X 线片等影像学检查显示为内侧间室膝骨关节炎。膝关节功能采用美国特种外科医院（HSS）评分为（59.0±6.4）分。结果发现术后切口均Ⅰ期愈合，无关节感染和下肢深静脉血栓形成等早期并发症发生。18 例均无假体松动、脱位及对侧间室和髌股关节病变。术后 6 个月 VAS 评分为（2.8±1.2）分，与术前比较差异有统计学意义（$t=9.20$，$P=0.00$）。膝关节 HSS 评分为（92.0±3.1）分，获优 12 例，良 5 例，差 1 例，优良率为 94.4%；HSS 评分与术前比较差异有统计学意义（$t=19.69$，$P=0.00$）。膝关节活动度为 115.2°±10.2°，与术前比较差异无统计学意义（$t=-0.81$，$P=0.23$）。膝关节内翻畸形为 6.8°±2.1°，与术前比较差异有统计学意义（$t=10.99$，$P=0.00$）。认为 UKA 治疗膝关节内侧间室骨关节炎具有较好的初期疗效，中远期疗效还需更长时间随访观察。徐鸿尧等[32]*通过对比严重骨关节炎（OA）及类风湿关节炎（RA）引起的膝关节畸形两组患者治疗前后疼痛评分及 HSS 评分，评价 TKA 对两种疾病治疗效果；对比两组术后并发症及治疗前后 D-二聚体（D-dimer）、纤维蛋白原（FIB）、血沉（ESR）指标结果评估两组患者术后风险。发现两组治疗前疼痛评分及 HSS 评分没有明显差异（$P>0.05$），治疗后效果明显优于治疗前（$P<0.05$），相互对比均没有显著差异（$P>0.05$）；两组患者术后并发症的发生率均较低，OA 组愈合不良发生率低于 RA 组（$P<0.05$），对比术后疼痛、关节功能障碍等资料两组无明显差异（$P>0.05$）；两组患者 D-dimer、FIB、ESR 检查结果治疗半年后回访均有明显下降，治疗前后 RA 组三项数据均明显高于 OA 组（$P<0.05$）。认为 TKA 治疗严重 OA 及 RA 引起的膝关节畸形具有良好的临床效果，RA 患者的术后 DTV 风险高于 OA 患者。安晓等[33]对比 OA 与 RA 患者单膝关节置换的围术期治疗效果。纳入 2012 年 9 月至 2013 年 8 月行单侧人工膝关节置换的骨性关节炎患者 65 例，RA 患者 43 例，采用视觉模拟评分法（VAS）、关节活动度（ROM）对两组患者进行术前、术后 3 d、术后 5 d 评价，并比较两组患者住院时间、围术期并发症的差异。应用美国纽约特殊外科医院（HSS）膝关节评分对患者进行术前、术后 1 个月、3 个月的功能评定。发现术前两组各项评分差异无统计学意义（$P>0.05$），术后 3 d、5 d OA 组的 ROM 高于 RA 组（$P<0.05$），VAS 评分低于 RA 组（$P<0.05$）。RA 组引流量、患肢膝上 10 cm 周径、住院时间、伤口并发症多于 OA 组（$P<0.05$）。RA 组术后 1 个月、术后 3 个月 HSS 评分低于 OA 组（$P<0.05$）。认为与 OA 患者相比，RA 患者人工膝关节置换术后围术期效果差。汤发强等[34]纳入 64 例患者随机接受 FB 或 RP 假体的全膝关节置换手术。临床和放射学随访至少 2 年。HSS 评分评定膝关节功能及Ⅰ-S 指数进行髌骨评分；SF-12 评分表评估生理及心理状况。术后 3、6 个月，1、2 年复查 X 线片及上述各项评估。发现 FB 组患者与 RP 组患者各个随访时间点 HSS 评分比较，差异均无统计学意义（$P>0.05$）。两组患者末次随访时年龄、性别、体重指数（BMI）、疼痛评价、膝关节屈曲活动度、HSS 总分、Ⅰ-S指数及 SF-12 生理、心理状况比较，均无显著性意义（$P>0.05$）。对术前Ⅰ-S 指数和术后出现局部膝前痛（HSS 疼痛评分<15）的比较，发现高位髌骨患者中术后膝前痛的发生率较低位及正常髌骨患者的发生率均升高。认为假体至少在安全性和有效性上等同于 FB 假体，使用两种假体均能获得满意的手术效果。吴定宇等[35]纳入 2013 年 8 月至 2014 年 8 月于解放军总医院接受高屈曲度人工膝关节假体置换的 182 例患者，通过填写问卷的方式采集数据资料：性别、年龄、体质量指数、术前诊断、髌骨是否置换、术前关节活动度、止血带应用时间、术前屈曲畸形程度、术前美国纽约特殊外科医院膝关节评分和术后 12 个月的膝关节活动度。进行多因素分析，发现入组患者平均年龄 63.2 岁，男性 62 例，女性 120 例。相比膝关节活动度<125°的患者，膝关节活动度≥125°的患者 BMI 低，术前膝关节活动度范围大，止血带时间短，术前屈曲畸形程度轻及术前 HSS 评分高（$P<0.05$）。多因素分析结果显示，类风湿关节病、未行髌骨置换及术前关节活动度<120°为术后高屈曲活动度的不利因素（$P<0.05$）。认为屈曲度膝关节假体术后活动度有关的因素有 BMI、术前 HSS 评分、病因、是否行髌骨置换、术前屈曲畸形程度和术前膝关节活动度。赵巍等[36]对 2012 年 6 月至 2013 年 12 月接受单侧 TKA 的 176 例患者进行研究。根据术侧将患者分为右膝组和左膝组，其中右膝组 92 例，左膝组 84 例。术前、术后 6 个月、1 年时采用重心测量仪进行 GCP 测定，同时进行美国特种外科医院（HSS）膝关

节功能评分量化 GCP 较术前位置的转移程度，并与同一时间点的 HSS 功能评分较术前时水平的变化程度进行 Pearson 相关性分析。发现两组患者术后 6 个月、1 年时 HSS 评分均显著高于术前水平，且差异有统计学意义（右膝组：$t = -42.82$ 和 -62.46，P 均 = 0.00；左膝组：$t = -43.10$ 和 -62.82，P 均 = 0.00）。术后 6 个月、1 年时两组患者 HSS 功能评分与 GCP 较术前的变化程度之间呈相关性（$r = 0.424$ 和 0.139）。认为随着关节功能恢复，术侧患肢负重量逐渐增大，患者 GCP 的位置会逐渐向术侧方向转移，且其转移程度在一定程度上能够表明关节功能的恢复情况。

曹万军等[37]回顾分析 2014 年 1 月至 2014 年 9 月采用 ACCK 髁限制性假体行初次人工膝关节置换术的 18 例重度膝关节畸形病例。记录手术时间，观察切口愈合及并发症发生情况，使用 Gross 方程评估围手术期失血量。记录术后 X 线髋膝踝角、冠状股骨角、冠状胫骨角和胫骨后倾角。随访期测量膝关节屈伸活动度，检测 KSS 评分。发现手术时间平均 85 min（70 ~ 100 min）。围手术期平均失血量 681.8 ml（440 ~ 1 360 ml）。术后髋膝踝角度平均为 179.8° ± 1.5°，冠状股骨角度平均为 89.7° ± 1.4°，冠状胫骨角平均为 90.1° ± 1.5°，胫骨后倾角平均为 6.6° ± 1.5°。18 例切口均Ⅰ期愈合。在随访期内均无感染、髌骨骨折、骨溶解、假体松动、下肢力线改变等并发症。末次随访时膝关节屈伸活动度和膝关节 KSS 评分均显著优于术前，差异有统计学意义（$P < 0.001$）。认为次膝关节置换术中采用 ACCK 髁限制性假体治疗重度膝关节畸形的初期临床疗效较好。储林洋等[38]纳入采用人工全膝关节置换术治疗轻、中度膝外翻畸形患者 168 例，根据假体选择不同将患者分为固定平台组（83 例）和旋转平台组（85 例）。所有患者记录术前及末次随访时膝关节活动度、X 线股胫角、美国特种外科医院（HSS）膝关节评分及健康调查简表（SF36）评分。发现固定平台组及旋转平台组患者的膝关节活动度分别从术前 72.8° ± 13.1° 和 71.2° ± 12.8° 提高至末次随访时 106.5° ± 9.8° 和 115.4° ± 7.9°；X 线股胫角由术前 16.8° ± 5.3° 和 15.2° ± 4.7° 降至末次随访时的 5.6° ± 2.3° 和 5.2° ± 2.1°；HSS 膝关节评分分别由术前（47.5 ± 7.1）分和（49.6 ± 8.9）分提高至末次随访时的（89.1 ± 4.6）分和（90.2 ± 5.3）分；SF36 评分由术前（52.3 ± 15.4）分和（50.1 ± 17.9）分提高至末次随访时的（81.6 ± 12.3）分和（82.2 ± 14.5）分。2 例患者术后发生症状性下肢深静脉血栓。1 例患者术后早期出现关节僵硬，加强功能锻炼后症状改善。随访期间无感染、假体松动或下沉、膝关节迟发不稳等并发症。认为轻、中度膝关节外翻畸形，两种类型的假体在相同的软组织平衡技术下均可改善患者膝关节活动度、矫正外翻畸形，近期疗效满意。戴雪松等[39]通过回顾性分析 2010 年 3 月至 2013 年 6 月收治 43 例（45 膝）膝关节内侧间室骨关节炎患者资料。其中 17 膝采用活动平台假体，28 膝采用固定平台假体。所有患者均有关节内侧间室狭窄、内侧压痛和负重时疼痛。术后比较两组患者膝关节疼痛、关节活动度、关节力线、美国膝关节协会评分（KSS）等，其中 2 例行前十字韧带重建的患者同时行 Tegner－Lysholm 膝关节评分。发现随访期间无一例发生深静脉血栓、假体松动移位、脱位等并发症。活动平台组 KSS 评分术前为（56.11 ± 9.51）分，术后为（92.23 ± 5.46）分；术前与术后比较，差异有统计学意义。固定平台组 KSS 评分术前为（57.11 ± 9.56）分，术后为（93.69 ± 6.37）分；术前与术后比较，差异有统计学意义。活动平台组和固定平台组 KSS 评分比较，差异无统计学意义。认为置换治疗膝关节内侧间室骨关节炎临床疗效满意，创伤小，并发症少，在术后的短期随访中活动平台与固定平台假体之间临床疗效无明显差别。蒋忠等[40]*通过回顾性分析自 2005 年 5 月至 2011 年 12 月采用 TKA 治疗及 2012 年 1 月至 2013 年 5 月采用 UKA 治疗的膝关节内侧单间室骨性关节炎 42 例（42 膝），UKA 组 12 例，TKA 组 30 例。记录并比较 2 组切口长度、手术时间、术中出血量、术后 1 d VAS 评分、首次直腿抬高时间、住院时间，以及术后 1 年膝关节活动度（ROM）和膝关节功能 HSS 评分评定。发现 UKA 组 2 例膝关节残余疼痛但可耐受。TKA 组 1 例因术后感染行膝关节清创 + 更换衬垫翻修术，4 例膝关节活动时疼痛但可耐受。UKA 组在切口长度、术中出血量、术后 1 d VAS 疼痛评分、首次直腿抬高时间、住院时间方面优于 TKA 组，差异有统计学意义（$P < 0.05$）；2 组在手术时间、术后 1 年 ROM 和膝关节功能 HSS 评分方面差异无统计学意义（$P > 0.05$）。认为 UKA 只重建病变的间室，保留正常的间室和功能正常的韧带结构，具有创伤小、术后恢复快的优点。但 UKA 对病例选择要求较高，且存在特定并发症，需引起重视。李昭等[41]观察自体骨移植修复膝关节置换术中胫骨平台截骨术后缺损的临床疗效。纳入行全膝关节置换术及自体胫骨植骨术的胫骨近端骨缺损患者 18 例（22 膝）。术中在胫骨平台标准截骨后，将不规则的缺损转变为平整的缺损，采用截骨获得的骨块，修剪至与缺损处相匹配，覆盖缺损处，恢复胫骨截骨面的解剖结构。发现术后随访 12 ~ 32 个月，平均 28.5 个月。术后膝关节畸形得到矫正，疼痛消失，美国膝关节协会评分（AKS）70 ~ 94 分，平均（84.8 ± 6.8）分，较术前明显提高。认为自体骨移植术重建胫骨平台稳定性的方法，简单、实用，术后膝关节功能及放射学复查结果良好，是一种较好的修复全膝关节置换术中胫骨平台骨缺损的处理措施。黄传旺等[42]探讨矩形金属垫块在伴有胫骨骨缺损全膝关节置换术中的应用效果。通过选取 2012 年 1 月至 2013 年 12 月对 7 例(7 膝)伴有胫骨平台骨缺损的膝关节应用矩形金属垫块处理骨缺损行初次全膝关节置换术，男 2 例 2 膝，女 5 例 5 膝，49～84 岁，平均 57 岁。观察有无感染、下肢血栓形成等术后并发症，术后 1 年行 X 线检查判断下肢力线矫正情况及有无假体松动、移位、塌陷等，对比术前及术后 1 年膝关节 HSS 评分。发现术后随访 1 年，所有患者无感染、下肢血栓形成等并发症。患膝疼痛消失，下肢力线矫正满意，末次随访 X 线片未见假体松动、移位、塌陷等。术前 HSS 评分 17～29 分(平均 23 分)，术后 68～95 分(平均 81 分)。认为次全膝关节置换术中，应用矩形金属垫块处理胫骨平台骨缺损，手术效果良好，未增加并发症发生率。谭振等[43]通过将 80 例拟行初次单侧 TKA 手术的患者随机分为收肌管阻滞组与股神经阻滞组。均于术前 3 d 给予塞来昔布口服(200 mg，2 次/d)。收肌管阻滞组术前 30 min 行术侧收肌管阻滞(5 g/L 罗哌卡因 20 ml + 0.1 mg 肾上腺素)；股神经阻滞组术前 30 min 行术侧股神经阻滞(3.33 g/L 罗哌卡因 30 ml + 0.1 mg 肾上腺素)。假体安放完毕后均行局部浸润镇痛(2.5 g/L 罗哌卡因 20 ml + 0.1 mg 肾上腺素)，术后口服双氯酚酸钠、盐酸羟考酮缓释片及肌内注射帕瑞昔布直至出院。观察两组患者术后 2、6、12、24、48、72 h 的静息与活动状态下数字分级法疼痛评分(NRS)及股四头肌肌力，术后第 1、2、3、14 天的膝关节活动度、术后住院天数、术后补救性盐酸哌替啶用量及镇痛相关不良反应发生率。发现管阻滞组术后各时点的静息及运动 NRS 评分均与股神经阻滞组接近。收肌管阻滞组术后 24 h 内肌力[(3.53 ± 0.84)级]和术后第 1、2、3 天的膝关节活动度(分别为 70.66° ± 16.38°、90.33° ± 13.66°、104.30° ± 11.70°)均高于股神经阻滞组，术后平均住院天数[(4.56 ± 0.59)d]少于股神经阻滞组。收肌管阻滞组术后第 14 天的膝关节活动度、术后补救性盐酸哌替啶用量、镇痛相关不良反应发生率与股神经阻滞组相似。认为镇痛下收肌管阻滞对 TKA 术后初期镇痛的效果与多模式镇痛下股神经阻滞相当。但与股神经阻滞相比，收肌管阻滞更有利于患者术后早期康复。

赵峥等[44]纳入 66 例全膝关节置换术后患者随机分为观察组与对照组。两组术后均使用连硬外注射吗啡与术后 48 h 内静脉滴注帕瑞昔布钠，观察组在此基础上使用口服依托考昔片，对照组不使用口服镇痛药物。记录并比较术后 24、48、72 h 静息和活动时 VAS 评分，以及术后第 2、3 天膝关节最大活动度。发现组与对照组术后 24、48 h 静息 VAS 评分差异无统计学意义($P > 0.05$)，观察组术后 72 h 静息 VAS 评分及术后 24、48、72 h 活动时 VAS 评分均低于对照组($P < 0.05$)；观察组术后第 2、3 天膝关节活动度优于对照组($P < 0.05$)。认为膜外和静脉镇痛方式基础上使用口服依托考昔片可有效缓解全膝关节置换术后患者早期疼痛，同时可提高膝关节活动度，从而有效提升患者术后康复效果。宋黄鹤等[45]探讨人工膝关节置换术(TKA)后引流管夹闭 4 h 和不夹闭对患者术后出血量的影响。纳入 TKA 患者 60 例，均分为 A、B 两组。A 组术后夹闭引流管 4 h 后开放，B 组术后不夹闭引流管。比较两组术后引流量、住院时间及术后并发症的发生率。结果发现，A 组术后 24 h 引流量较 B 组少[(512.4 ± 253.5)ml *vs.* (873.4 ± 301.5)ml]($P < 0.05$)，A 组术后接受输血治疗患者的比例低于 B 组(46.7% *vs.* 90.0%)($P < 0.05$)。在未输血的患者中，A 组术后血红蛋白的下降值低于 B 组[(15.5 ± 7.2)g/L *vs.* (21.8 ± 10.3)g/L]($P < 0.05$)。两组患者术后发生切口红肿、发热及康复情况差异无统计学意义。认为 A 术后夹闭引流管 4 h 能有效减少患者术后出血量，不增加患者术后感染及功能恢复的风险。胡旭栋等[46]纳入自 2012 年 9～12 月 105 例首次因膝关节骨关节炎行初次 TKA 的女性患者，随机分为 3 组。A 组在安放完假体关闭切口前按 10 mg/kg 静脉使用 TXA；B 组在相同时间点按 15 mg/kg 静脉使用 TXA；C 组为对照组：不使用 TXA。比较三组患者术后引流量、术后不同时间点血红蛋白(Hgb)、输血患者比例以及深静脉血栓(DVT)和肺栓塞(PE)发生率。发现 B 两组术后引流量均少于 C 组($P < 0.05$)；A 组在术后 1、3 d 和 5 d Hgb 均高于 C 组，但其差异仅第 1 d 有统计学意义($P < 0.05$)；B 组在术后 1、3 d 和 5 d 的 Hgb 均高于 C 组($P < 0.05$)，A、B 两组之间比较，B 组在以上时间点的 Hgb 均高于 A 组，术后 3 d 和 5 d 其差异有统计学意义($P < 0.05$)；A 组、B 组和 C 组的输血比例分别为 8.6%、5.7% 和 17.1%，C 组明显高于 A 组和 B 组($P < 0.05$)，A、B 两组之间比较差异无统计学意义($P > 0.05$)；经静脉彩色多普勒超声证实：术后 5 d 左右 3 组患者均未发生 DVT，术后 90 d 内三组患者均未发现症状性 DVT 和 PE。认为人 TKA 手术中静脉使用 TXA 能够有效减少围手术期出血和输血患者比例，按 15 mg/kg 使用的效果较好，且不增加 VTE 发生的风险。张权等[47]通过回顾性分析 2013 年 6 月至 2014 年 5 月期间行 TKA 治疗的 60 例患者资料，分为两组：氨甲环酸组 30 例，在缝合关节囊后关节腔内注射 1 g 氨甲环酸，加生理盐水稀释至 20 ml；对照组 30 例，给予等量生理盐水注射；术后闭合引流 3 h，观察并比较两组患者术后 6、24、72 h 血红蛋白下降率、凝血 3 项、术后 24 h 引流量、隐性失血量、总失血量，同时评估两组患者术后是否出现下肢深静脉血栓形成（DVT）和肺栓塞（PE）；发现氨甲环酸组患者术后 6、24 及 72 h 血红蛋白下降率（0.09% ±0.06%、0.16% ±0.06%、0.25% ±0.05%）显著低于对照组患者（0.12% ±0.06%、0.23% ±0.05%、0.34% ±0.05%），术后 24 h 引流量[（216.97 ±101.39）ml]、隐性失血量[（566.84 ±258.68） ml]、总失血量[（909.36 ±267.43）ml]显著少于对照组患者[（598.40 ±104.15）、（671.71 ±319.55）、（1 189.72 ±306.99）ml]，差异均有统计学意义（$P<0.05$），而两组患者的术后纤维蛋白原、凝血酶原时间、活化部分凝血酶原时间及输血率比较差异均无统计学意义（$P>0.05$）。随访期间两组无一例患者发生症状性 DVT、PE 等并发症。认为 A 中关节腔内使用氨甲环酸能显著减少患者术后失血量，且不会增加术后 DVT 及 PE 的发生率。王华军等[48]通过回顾分析 205 例膝骨关节炎患者，其中 102 例患者术中切除滑膜（试验组），103 例患者术中保留滑膜（对照组）。发现3 d试验组 Hb 及 Hct 低于对照组，差异有统计学意义（$P<0.05$）。试验组显性失血量、隐性失血量及理论总失血量均多于对照组，差异均有统计学意义（$P<0.05$）。试验组手术时间长于对照组，差异有统计学意义（$P<0.05$）。术后 3 d 两组 VAS 评分比较，差异无统计学意义（$P>0.05$）。术后 3 d 及 7 d，试验组患肢肿胀程度较对照组严重，膝上 10 cm 周径增加率比较差异有统计学意义（$P<0.05$）。术后患者均获随访，两组患者膝关节功能均有明显改善，术后 4 周及 12 个月两组患者的 HSS 评分较术前提高，差异有统计学意义（$P<0.05$），组间比较差异无统计学意义（$P>0.05$）。术后 4 周及 12 个月两组患者的 WOMAC 评分较术前减低，差异有统计学意义（$P<0.05$），但组间比较差异无统计学意义（$P>0.05$）。认为术中同时行滑膜切除术延长了手术时间及增加了术后出血量，而对患者术后疼痛的缓解和功能的恢复并无明显作用。万伏银等[49]回顾性分析应用骨蜡止血的行单侧初次全膝关节置换术的 42 例患者资料。与同期未使用骨蜡治疗的单侧初次全膝关节置换患者按 1∶1 配对，分析骨蜡减少单侧初次全膝关节置换术患者出血量的有效性及安全性。发现病例年龄、性别、BMI、术前 Hb、PLT、HSS 评分、术中止血带时间、术中失血量之间差异无统计学意义（$P>0.05$）。骨蜡组和对照组术后第 1 天 Hb 分别为（109.88 ±10.71）g/L 和（103.98 ±10.88）g/L、第 3 天 Hb 分别为（94.67 ±8.64）g/L 和（89.83 ± 6.86）g /L，显性失血量分别为（385.71 ±173.04）ml 和（453.93 ± 163.39）ml、总失血量分别为（884.07 ±206.31）ml 和（995.48 ±209.33）ml，其中术后 24 h 引流量分别为（138.10 ± 110.74）ml 和（206.31 ±107.64）ml。上述指标两组之间差异均有统计学意义（$P<0.05$）。两组患者术后肢体肿胀、切口愈合、感染率等指标差异无统计学意义。认为关节置换术中使用骨蜡封闭假体未覆盖截骨面及定位骨孔，可以有效减少术后出血量，而且未增加并发症的风险。李锋等[50]通过回顾 2012 年 8 月至 2013 年 10 月选择初次接受膝关节置换的骨性关节炎患者，均使用髁间开放型假体，其中导航组 40 例，传统组 40 例，根据 Ward 和 Gross 方法计算隐性失血量、总失血量，记录输血及并发症。发现导航组与传统组患者术后总失血量分别为（1 025 ±184）ml 和（1 494 ±201）ml，有统计学差异（$t=10.885$，$P=0.000$）；导航组显性出血量明显少于传统组[（621 ±188）ml *vs.* （724 ±197）ml，$t=2.392$，$P=0.019$]；导航组隐性出血量明显少于传统组[（404 ± 179）ml *vs.* （732 ±204）ml，$t=7.644$，$P=0.000$]；导航组异体输血率为 12.5%（5/40），低于传统组 30.0%（12/40），但无统计学差异（$\chi^2=3.660$，$P=0.056$）；导航组深静脉血栓形成发生率为 25.0%（10/40），低于传统组 42.5%（17/40），但无统计学差异（$\chi^2=2.739$，$P=0.098$）。认为联合微创技术减少术后失血量，相应降低术后异体输血及深静脉血栓发生的概率。杨帆等[51]选择2011 年12 月至2014 年6 月行全膝关节置换术 25 例 31 膝重度骨性关节炎患者采用个性化截骨技术行全膝关节置换术，同期选择27 例33 膝采用传统手术技术行全膝关节置换术。前瞻性记录两组患者手术时间、术中失血量、刀口长度、术后下肢机械轴线（站立位髋-膝-踝角）和术后 3 个月时 KSS 功能评分。发现术后个性化截骨组髋-膝-踝角为 1.44° ±0.25°，传统手术组为 2.28° ±0.30°，两组比较差异具有统计学意义；术中出血量个性化截骨组为（177.1 ±13.34）ml，传统手术组为（219.7 ±9.72）ml，两组比较差异具有统计学意义。术后刀口均一期愈合，无下肢深静脉血栓形成、无血管神经损伤及心肺等重要脏器并发症发生。随访过程未见感染、假体松动、断裂等情况。认为个性化截骨技术操作简便，具有提高下肢机械轴线的精确性、减少出血量等优势。郑栋等[52]探讨膝关节前内侧切口经股内侧肌下方入路行人工膝关节置换术的疗效。通过选取膝关节骨关节病患者 52 例（64 膝），其中骨性关节炎 36 例（42 膝）、类风湿关节炎 16 例（22 膝），采用膝关节前内侧切口经股内侧肌下方入路人工膝关节置换手术，用保留后交叉韧带的活动平台人工膝关节假体。术后对患者膝关节功能进行美国特种外科医院（HSS）评分。结果 52 例患者术后膝关节功能恢复良好，疼痛减轻明显。术后早期

膝关节 HSS 评分,优良率为 93.75% (60/64),无膝关节感染、松动、磨损等出现。认为节前内侧切口经股内侧肌下方入路人工膝关节置换手术,创伤小,对膝关节正常结构破坏较小,术后症状改善明显,功能康复快。周萌等[53]通过便携式步态分析仪对行单侧 TKA 的患者进行术前及术后 3 个月的步态分析,评估术后步态参数改善程度。发现患者手术侧肢体摆动时间、步幅持续时间、摆腿强度、蹬地强度、跖屈强度、步速、步频、步长、步幅及行走中活动度在行 TKA 后 3 个月有明显改善。认为膝关节置换患者术后 3 个月疼痛明显减轻,膝关节活动度增加,功能得到良好改善;对于术后康复锻炼,除常规增加膝关节活动锻炼外,还应加强股四头肌的锻炼,以增强术后膝关节稳定性,改善功能;便携式步态分析仪(PMA)可以客观地记录全膝关节置换患者术前及术后的步态参数,对评价手术效果及指导功能康复具有一定的参考价值。

(二) 髋关节

瞿玉兴等[54]通过对采用 Corail 假体行全髋置换术治疗的 64 例(64 髋)老年股骨颈骨折患者病例资料进行回顾性分析。发现随访的 58 例术后切口均 Ⅰ 期愈合,无感染及血管、神经损伤并发症。其中,1 例下肢深静脉血栓及 1 例术后髋关节脱位均经保守治疗后痊愈,3 例出现 Brooker Ⅰ 级异位骨化,无特殊不适。随访末按 Engh 标准评定,58 例假体均稳定,其中骨性固定 53 例(91.4%),纤维性固定 5 例(8.6%)。以 Corail 假体的无菌性松动和任何原因导致的翻修作为终点事件进行评估,随访末假体生存率为 100%。患者髋关节功能从术前 Harris 评分平均 47.5 分改善至术后 1 年的平均 89.1 分及末次随访的平均 90.4 分,术后 1 年及末次随访时评分均优于术前,比较差异均有统计学意义($P<0.05$)。认为采用 Corail 羟基磷灰石全涂层股骨柄假体行全髋置换术治疗老年股骨颈骨折能获得良好的假体稳定性,显著改善患者关节功能,并能获得较好的生存质量,且并发症较少,中期疗效满意。同时,Corail 柄在国人股骨髓腔中的下沉主要发生于术后 6 个月内。沈宏达等[55]通过回顾性分析 2010 年 2 月至 2012 年 7 月收治的 84 例股骨颈骨折患者的临床资料,其中人工股骨头置换术组(FHR 组)44 例,人工全髋关节置换术组(THR 组)40 例,比较两组患者的手术时间、术中出血量、术后下床活动时间、术后并发症的发生以及 Hrris 髋关节功能评分。结果发现,FHR 组患者的手术时间短于 THR 组,术中出血量明显低于 THR 组,术后下床时间明显长于 THR 组,差异均具有统计学意义($P<0.05$)。手术后,FHR 组患者的优良率为 68.12%,明显低于 THR 组,且差异有统计学意义($P<0.05$)。两组患者远期并发症发生率差异有统计学意义($P<0.05$)。认为行全髋关节置换术患者术后下床活动时间早,Hrris 髋关节功能评分优于人工股骨头置换术,而且全髋关节置换术术后并发症发生率低于人工股骨头置换术。蒋志康等[56]探讨采用人工全髋关节置换术(THA)治疗中老年 Pipkin 骨折的临床效果。回顾性分析自 2007 年 5 月至 2012 年 4 月对 15 例中老年 Pipkin 骨折采用 THA 治疗,采用髋关节 Kocher-Langenbeck 后入路,根据患者年龄、髓腔大小及骨质疏松情况选择骨水泥、生物型或混合型人工关节。发现本组 15 例均获随访 12~36 个月,平均 26 个月。末次随访时髋关节功能根据美国矫形外科学院标准评定:优 7 例,良 4 例,可 3 例,差 1 例。随访期间无关节脱位、假体松动、深部感染等并发症发生。认为中老年 Pipkin 骨折采用 THA 治疗可获得满意的近期效果,但需严格把握手术适应证及术中操作。周锦春等[57]*通过回顾性分析 2000 年 1 月至 2004 年 1 月收治的 98 例老年移位型股骨颈骨折患者资料。根据内固定手术方式不同分为关节置换组(49 例)与内固定组(49 例),记录并比较两组患者的术后并发症发生率、再手术率、末次随访时髋关节 Harris 评分及治疗费用等。结果发现,98 例患者术后获 10~13 年(平均 11.0 年)随访。关节置换组患者的术后并发症发生率[8.2% (4/49)]及再手术率[8.2% (4/49)]均低于内固定组患者[28.6% (14/49)、28.6% (14/49)],末次随访时髋关节 Harris 评分[(94.9 ± 3.1)分]高于内固定组患者[(88.0 ± 3.2)分],再次手术费用[(2 367 ± 891)元]和求医问药费用[(382 ± 98)元]显著低于内固定组患者[(16 089 ± 2 567)元、(6 603 ± 1 025)元],但初次手术费用[(35 124 ± 5 789)元]和治疗总费用[(38 785 ± 3 981)元]高于内固定组患[(16 546 ± 3 892)、(36 654 ± 3 768)元],以上项目比较差异均有统计学意义($P<0.05$)。认为与内固定术相比,髋关节置换术治疗老年移位型股骨颈骨折的远期临床疗效更好,治疗总费用仅略高,是一种更优的选择。甄平等[58]通过回顾性分析采用生物型全髋关节置换治疗髋部复杂性骨折切开复位内固定术后继发创伤性髋关节骨性融合 8 例患者的临床资料。采用股骨颈楔形截骨解除髋关节骨性融合状态,在 C 型臂 X 线机透视下定位髋臼旋转中心,髋臼锉进行髋臼研磨后采用合适的髋臼前倾角置入髋臼假体。以髋关节 Harris 评分评价术前及术后末次随访时的髋关节功能。发现术后随访时间 15~48 个月,平均 28.5 个月。术前髋关节 Harris 评分平均(22.7 ± 3.7)分,术后末次随访时 Harris 评分平均(93.8 ± 5.2)分,差异有统计学意义($t=31.32$, $P=0.00$)。

术中未发生骨折及神经、血管损伤等并发症。认为全髋关节置换术治疗髋臼骨折术后继发创伤性髋关节骨性融合可获满意近期疗效。采用股骨颈楔形截骨可安全、有效地解除髋关节骨性融合状态。选择适配的生物型人工髋关节假体并以合理的角度安装,最终获得一个稳定的、具有正常解剖位置的人工全髋关节。甄平等[59]通过回顾性分析采用生物型全髋关节置换术治疗的28例(28髋)髋臼骨折内固定术后继发创伤性髋关节炎并股骨头坏死患者资料,手术取出内固定物,彻底清除关节内肉芽组织,并常规进行术中冷冻切片检查,20例患者高倍视野中性粒细胞计数≤10个,行一期全髋关节置换术;8例患者术前存在伤口窦道或高倍视野中性粒细胞计数>10个,采用清创后关节旷置或骨水泥间隔体充填旷置,待感染完全控制后二期行全髋关节置换术。发现末次随访时髋关节Harris评分从术前平均(52.7±4.7)分提高至(93.7±5.7)分,差异有统计学意义($t=32.341$, $P=0.000$)。认为全髋关节置换术是髋臼骨折内固定术后继发创伤性髋关节炎并股骨头坏死的有效治疗方法,术中需常规进行髋关节腔内软组织术中冷冻切片检查以排除感染。

付映旭等[60]通过纳入采用THA治疗33例(49髋)髋关节骨性强直患者进行研究。术中采用髋臼周围骨性标志(闭孔上缘、髋臼切迹等)及软组织标志(髋臼横韧带等)定位髋臼假体位置。术后摄髋关节或骨盆正位X线片,测量髋臼假体前倾角、外展角及上下、内外髋臼偏移度,并以前倾角15°、外展角45°、上下及内外髋臼偏移度为0作为参考值,评价髋关节骨性强直患者髋臼假体位置的准确性。发现末次随访时患者髋臼假体前倾角、外展角分别为13.904°±4.034°、42.898°+7.474°,与参考值比较差异均无统计学意义($t=1.386$, $P=0.178$; $t=1.969$, $P=0.055$)。内外及上下髋臼偏移度分别为(2.530±2.261)、(3.886±3.334)mm,与参考值比较差异均有统计学意义($t=7.830$, $P=0.000$; $t=8.159$, $P=0.000$);其中<5 mm 29髋,5~10 mm 18髋,>10 mm 2髋,贴合率达59.2%。认为对于丧失正常解剖结构的骨性强直髋关节,THA术中充分利用残留及永久性解剖结构进行髋臼假体定位是比较准确的。宋伟等[61]回顾2011年8月至2012年7月收治入院的41例(82髋)临床确诊强直性脊柱炎合并髋关节屈曲挛缩畸形并行非骨水泥型全髋关节置换术的患者资料,平均随访时间24.6(21~32)个月。对比手术前后关节疼痛、关节畸形、活动度及关节功能改善状况,依据Harris评分评价髋关节术后功能状况。发现术后髋关节屈曲挛缩畸形术前平均72.4°(64.8°~81.5°),术后平均20.7°(8.6°~36.4°)($P<0.01$);总活动度术前平均2.7°(0°~5.8°),术后平均84.5°(78.7°~104.5°)($P<0.01$);Harris评分术前平均25.7分,术后平均78.1分($P<0.01$)。末次(2014年4月18日)随访拍摄X线片,未见假体周围透亮区及关节脱位。认为非骨水泥型全髋关节置换术是强直性脊柱炎合并髋关节屈曲挛缩畸形患者减轻疼痛并重建关节功能的有效方法。付映旭等[62]回顾性分析2005年7月至2011年7月对61例(70髋)髋关节强直(Ankylosed Hip)的患者实施全髋关节置换术,患者在术后1、3、6、12个月及此后每年1次随访,采用Harris评分标准及放射学评价临床效果。发现所有髋关节强直的患者行全髋关节置换术(THA)手术治疗,手术时间50~90 min,平均65.4 min,术中出血量100~400 ml,平均194.8 ml。61例患者均获随访,时间12~73个月,平均32个月。Harris评分由术前的平均(41.3±15.8)分提高到末次随访时平均(86.5±13.4)分,其中优25髋(35.7%),良36髋(51.4%),中4髋(5.7%),差5髋(7.2%),手术优良率为87.1%,手术前后差异有统计学意义($P<0.05$)。术中、术后未出现假体周围骨折、感染等并发症,随访期内未出现松动翻修病例。认为全髋关节置换术是治疗由各种原因引起的髋关节强直的一种有效方法。如若髋关节骨性融合,手术难度较大,则术前准备应充分。刘军等[63]回顾性分析2006年2月至2011年2月对11例Crowe Ⅳ型髋关节发育不良患者行股骨转子下截骨全髋关节置换术,患肢短缩1.8~6.0 cm,平均3.5 cm。术前通过“走板”试验结合双下肢站立正位X线片测量确定股骨转子下截骨长度,平衡术后下肢长度。发现全部患者术后患肢较对侧长-1.5~1.5 cm,平均1 cm。髋关节疼痛症状均消失;8例腰骶部疼痛完全消失,3例轻微疼痛,但较术前明显减轻。2例对手术效果满意,9例很满意。无坐骨神经损伤。截骨愈合时间3~12个月,平均5个月。末次随访时Harris髋关节评分从术前平均(45±7.6)分提高至(93±6.6)分,差异有统计学意义。2例分别于术后5年和7年发生股骨假体下沉,下沉高度分别为3 mm和6 mm。无假体松动及术后感染病例。认为对Crowe Ⅳ型DDH患者行全髋关节置换,在真臼部位重建髋臼后应根据患者对肢体延长的耐受程度确定股骨转子下截骨的长度,而术前“走板”试验有利于确定患者的耐受程度,可有效避免或减轻术后由于肢体延长引发的症状,重建双下肢平衡。罗毅等[64]探讨全髋关节置换术治疗成人Crowe Ⅳ型先天性髋关节发育不良的近期疗效。纳入2008年2月至2011年2月,对6例6髋成人Crowe Ⅳ型先天性髋关节发育不良进行了全髋关节置换术,其中男1例,女5例;年龄25~45岁,平均年龄30岁,并进行了3~5年的临

床随访。发现所有患者患髋功能基本正常,疼痛基本消失。平均 Harris 评分 82 分,1 例患者术后出现坐骨神经牵拉症状,并随后恢复;1 例患者在髋臼Ⅰ、Ⅱ区出现<1 mm 的透亮线,股骨假体及髋臼假体未见松动;1 例患者出现 Brooker Ⅰ型异位骨化,但对功能无影响。认为全髋关节置换术治疗 Crowe Ⅳ型先天性髋关节发育不良的有效手术方法之一,且近期疗效满意。毛远青等[65]回顾性分析 2006 年 10 月至 2009 年 9 月采用髋关节表面置换术治疗 DDH 患者 32 例 34 髋,同一时期同一术者采用全髋关节置换术治疗 DDH 患者 32 例 35 髋。采用 Harris 髋关节评分评价髋关节功能,根据 X 线片评估关节稳定性及髋臼杯外展角。发现髋关节表面置换组平均随访 6.2 年,Harris 髋关节评分由术前平均(54.9±13.2)分提高至末次随访平均(97.3±6.2)分,其中髋关节屈曲角度平均 127°±6.9°;全髋关节置换组平均随访 5.9 年,Harris 髋关节评分由术前平均(51.6±19.7)分提高至末次随访平均(95.6±7.9)分,其中髋关节屈曲角度 117°±4.2°。两组髋关节屈曲角度的差异有统计学意义($P<0.05$)。髋关节表面置换组骨盆正位 X 线片髋臼杯外展角平均 51.6°±5.33°,全髋关节置换组平均 43.9°±4.90°,两组差异有统计学意义($P<0.05$)。髋关节表面置换组股骨头假体直径平均(46.5±1.5)mm。认为相对于全髋关节置换,表面置换术治疗 DDH 能获得更好的髋关节功能和更大的活动范围。采用加大外展角放置臼杯的方法,可以允许使用更大的髋臼杯和股骨头假体,可能有利于假体的长期稳定性。杨序程等[66]回顾性分析 2007 年 6 月至 2013 年 12 月,36 例(43 髋)Crowe Ⅳ型 DDH 患者行 THA,其中 19 例(23 髋)术中采用大转子截骨(A 组),17 例(20 髋)采用转子下截骨(B 组)。记录并比较两组手术时间、出血量、住院时间、术中及术后并发症发生情况、髋关节 Harris 评分、双下肢长度差。发现两组手术时间、出血量与住院时间比较,差异均无统计学意义($P>0.05$)。A、B 组术中并发症发生率分别为 21.7%(5/23)、5%(1/20),术后并发症发生率分别为 10.5%(2/19)、22.2%(4/18),比较差异均无统计学意义($P>0.05$)。31 例(37 髋)获随访,其中 A 组 16 例(19 髋),B 组 15 例(18 髋)。X 线片复查示,两组假体均在位良好。末次随访 A、B 组 Harris 评分均较术前显著提高($P<0.05$),两组间比较差异无统计学意义($P>0.05$)。两组患者术后双下肢长度差比较,差异无统计学意义($t=-1.343$,$P=0.188$)。认为 THA 结合大转子截骨或转子下截骨均可有效处理成人 Crowe Ⅳ型 DDH 高位脱位,但转子下截骨在调整肢体长度方面更具优势。武斌等[67]评价人工全髋关节置换术治疗先天性髋关节脱位的临床效果。依据纳入排除标准共选取 120 例患者并随机分为 2 组,对照组给予常规治疗措施,研究组给予人工全髋关节置换术治疗;比较两组患者不良客观指标情况、临床疗效。发现研究组患者下肢静脉炎、股动脉栓塞、肢体不对称的不良反应率分别为 5.00%、3.33%、1.67%,均较对照组有明显缩短;差异均有统计学意义($P<0.05$);研究组采用人工全髋关节置换术治疗总有效率为 95.6%,高于对照组(80.0%),差异有统计学意义($P<0.05$)。认为人工全髋关节置换术治疗先天性髋关节脱位临床效果较佳,既可有效缩短患者住院时间,又可恢复患者的工作能力,改善临床症状,显著提高治疗有效率,值得临床推广应用。金毅等[68]回顾性分 2005 年 1 月至 2008 年 12 月间,对 24 例需行髋关节翻修患者采用打压植骨联合钛网重建髋臼缺损,男 7 例,女 17 例,平均年龄 67 岁(58~75 岁),初次置换距翻修手术平均 8.1 年(3~16 年),髋臼缺损按 Paprosky 分型:ⅡC 型 15 例,ⅢA 型 9 例,翻修均选用同种异体骨及骨水泥假体,术后及随访时进行 X 线评估及 Harris 评分。发现 24 例患者术后平均随访 7.1 年(5~9 年),术后早期均未见感染、脱位、假体周围骨折等并发症。截止至末次随访,除 1 例再次翻修外均未发生假体松动及再行翻修治疗。患者 Harris 评分由术前平均 38 分(12~56 分)增至末次随访时的 86 分(81~92 分)。认为对于 Paprosky 分型ⅡC 及ⅢA 型髋臼骨缺损,打压植骨结合钛网固定技术可获得较满意的中长期疗效。刘林等[69]回顾性分析自 2006 年 1 月至 2012 年 12 月在保留股骨假体全髋关节翻修术中应用直径 36 mm 陶瓷-陶瓷股骨头假体的 32 例(32 髋)的临床资料。手术前后评估髋关节功能 Harris 评分,术后 6 周、6 个月、1 年及随后每隔半年随访中临床及 X 线片评价是否出现假体脱位、松动、下沉、骨溶解、陶瓷碎裂。发现 32 例均获得随访平均 26.2(11.0~38.0)个月。末次随访时髋关节功能 Harris 评分从术前平均 68.9(9.0~87.0)分提高到 85.0(39.0~98.0)分,差异有统计学意义($t=17.36$,$P=0.013$)。均未出现假体脱位、松动、下沉、骨溶解、陶瓷破碎。认为大直径陶瓷-陶瓷股骨头在保留股骨假体的全髋关节翻修术中可以显著降低术后假体脱位率,不增加股骨侧假体周围骨溶解,可以获得较好的近、中期疗效。杨国志等[70]为评价 C 反应蛋白(CRP)、血沉(ESR)和术中冷冻切片单独及联合应用对诊断髋关节假体周围感染的作用,以降低漏诊率。对 2006—2012 年收治的髋关节置换翻修的患者进行回顾性分析,以 CRP、ESR 和术中冷冻切片作为诊断假体周围感染的标准,其中任意两项为阳性者即为感染。结合假体感染的"金标准",采用免疫浊度法测定 CRP,ESR 采用 Westergren 法测定,术中冷冻切片采用

Feldman 标准。发现 CRP 的灵敏性、特异性、准确性分别为 79.17%、87.50%、83.24%；ESR 的灵敏性、特异性、准确性分别为 81.94%、93.75%、85.16%；术中冷冻切片的灵敏性、特异性、准确性分别为 86.11%、89.58%、87.22%；联合诊断的灵敏性、特异性、准确性分别为 97.22%、95.83%、96.47%。认为将 CRP、ESR 和术中冷冻切片联合起来诊断髋关节假体周围感染可明显提高确诊率。杜英勋等[71]回顾性分析 2004 年 1 月至 2012 年 12 月行人工髋关节置换术的 992 例患者临床资料，将发生感染的 15 例患者作为研究组，未发生感染的 977 例患者作为对照组，对比两组患者的临床资料，分析人工髋关节置换术后感染的危险因素及预防对策。发现 992 例患者人工髋关节置换术后共发生感染 15 例，感染率为 1.51%；检出病原菌 15 株，排前 5 位病原菌依次为金黄色葡萄球菌、铜绿假单胞菌、大肠埃希菌、表皮葡萄球菌、肺炎克雷伯菌，分别占 33.33%、20.00%、20.00%、13.33%、6.67%；患者年龄、有基础疾病、合并糖尿病、有激素长期应用史、术前血清清蛋白及血红蛋白含量低、手术时间及引流时间是人工髋关节置换术后感染的危险因素（$P<0.05$）。认为人工髋关节置换术后感染的原因较多，与患者高龄、激素的长期应用、合并多种内科基础疾病等因素有关，根据高危因素有针对性地采取相应的预防对策，可降低感染发生率。王保存等[72]选择 2009 年 5 月至 2014 年 5 月 80 例髋关节置换术后医院感染患者临床资料，将其随机分为试验组 40 例和对照组 40 例，分析患者医院感染部位、病原菌种类及其对常用抗菌药物的耐药性。发现患者医院感染主要部位为手术切口占 38.75%，其次为呼吸系统和消化系统，分别占 21.25% 和 18.75%；共分离出 97 株病原菌，其中革兰阳性菌 72 株占 74.23%，革兰阴性菌 20 株占 20.62%，真菌 5 株占 5.15%；金黄色葡萄球菌和表皮葡萄球菌耐药严重，其对万古霉素耐药率较低；革兰阴性菌对青霉素、红霉素耐药严重，而对阿米卡星、万古霉素耐药率较低；试验组总有效率为 95.00%，显著高于对照组 80.00%，两组比较差异有统计学意义（$\chi^2=10.286, P<0.05$）。认为髋关节置换术后患者医院感染的主要部位为手术切口，其中革兰阳性菌感染为主，对于发生感染的患者，需要根据药敏试验选择合适抗菌药物治疗，必要时可与人免疫球蛋白联合治疗。程斌等[73]为探讨利用计算机辅助设计及三维打印技术制作个性化骨水泥间隔器治疗人工全膝关节置换（TKA）术后感染的临床疗效，自 2010 年 3 月至 2012 年 3 月，采用一期置入个性化制作的骨水泥间隔器、二期翻修重建术治疗 8 例 TKA 术后感染。发现所有患者均未发现与骨水泥间隔器相关的骨折、脱位及不稳定。2 次手术间隔期为 12～20 周，平均 15 周。患者在间隔期均能扶拐行走，屈膝无明显受限，活动度 90°～120°，平均 100°。间隔期膝关节功能 KSS 评分平均 81 分。二期翻修术后随访 12～24 个月，平均 15 个月，未发现感染复发与新的感染。认为个性化制作的骨水泥间隔器与原假体取出后的腔隙完美匹配，并且能最大程度保留术后关节的活动度，治疗 TKA 术后感染疗效可靠。谢锦伟等[74]回顾性分析 2012 年 6 月至 2014 年 6 月行初次全髋关节置换术患者资料，仅纳入因类风湿关节炎（Steinbrocker 3、4 级）行初次单侧全髋关节置换术患者数据，最终纳入 197 例。其中 68 例术前 20 min 静脉滴注氨甲环酸 15 mg/kg（单次给药组），74 例术前 20 min 静脉滴注氨甲环酸 15 mg/kg + 术后 3 h 再次静脉滴注氨甲环酸 10 mg/kg（重复给药组），55 例未使用氨甲环酸（对照组）。发现单次给药组、重复给药组和对照组围手术期总失血量分别为（816.80 ± 245.09）ml、（975.15 ± 216.33）ml 和（1 295.68 ± 263.85）ml，术后引流量为（221.60 ± 70.05）ml、（337.20 ± 113.10）ml 和（479.74 ± 120.66）ml，输血率为 5.41%、10.29% 和 25.45%，术后血红蛋白降低值为（2.71 ± 0.74）g/dl、（3.18 ± 0.62）g/dl 和（3.83 ± 0.70）g/dl；各指标给药组均较对照组低，重复给药组较单次给药组围手术期总失血量、输血率、术后引流量更低。术后三组患者均未发生深静脉血栓及肺栓塞；单次给药组 8 例、重复给药组 6 例、对照组 8 例出现切口并发症，发生率分别为 11.8%（8/68）、8.1%（6/74）、14.5%（8/55），三者比较差异无统计学意义（$\chi^2=1.355, P=0.508$）。认为静脉使用氨甲环酸可有效降低类风湿关节炎患者全髋关节置换围手术期总失血量与输血率，且不增加血栓事件的风险，相对于术前单次使用氨甲环酸，更推荐术前及术后 3 h 重复给药。张权等[75]为探讨关节腔内注射氨甲环酸（TXA）对同期双侧人工全髋关节置换（THA）术后失血量的影响，纳入同期双侧 THA 患者 42 例，关节腔内使用 TXA 21 例为观察组，使用生理盐水 21 例为对照组，比较两组患者术后 24 h 引流量、输血量、术后血红蛋白水平、总失血量、隐性失血量、纤维蛋白原（Fbg）、凝血酶原时间（PT）和活化部分凝血酶原时间（APTT），并观察患者 3 个月内是否发生深静脉血栓（DVT）及肺栓塞（PE）。发现观察组术后总的失血量、术后 24 h 引流量、隐性失血量、输血量低于对照组，血红蛋白水平高于对照组，差异均有统计学意义（$P<0.05$）；两组患者的凝血 3 项指标比较差异无统计学意义（$P>0.05$）。未发现深静脉血栓及肺栓塞病例。认为 THA 关节腔内使用 TXA 能明显降低患者术后失血量并减少输血率，不增加术后 PE 及 VTE 的发生率。覃文杰等[76]*将 2013 年 8 月至 2014 年 10 月非骨水泥型人工全髋关节置换术的患者，共 60 髋，随机分为两组，每组各 30 髋。体温干预组采取可控式电热保温毯、输入液加温等措施，维持患者体温在 36℃以上；对照组不做特别处理。两组患者均在术后 48～72 h 内拔除引流管，评估两组患者手术中出血量及术后引流量情况，以及术前、术后血红蛋白含量变化及输血率。发现体温干预组术中出血及术后引流量均少于对照组，差异有统计学意义（$P<0.05$）。术后 24 h 血红蛋白水平，体温干预组高于对照组。体温干预组的输血人数及输血率明显少于对照组。认为保温干预措施对减少全髋关节置换术的术中出血量、术后引流量及输血率有着明显的效果。曾羿等[77]将 2009 年 9 月至 2011 年 2 月接受全髋关节置换的 Crowe Ⅳ型髋关节发育不良 20 例（20 髋）纳入研究。发现应用计算机三维技术进行术前计划，70%（14/20）的臼杯预测型号与实际型号一致，30%（6/20）相差一个型号；胶片模板法，25%（5/20）的臼杯预测型号与实际型号一致，45%（9/20）相差一个型号，30%（6/20）相差两个及以上型号。计算机三维术前计划的准确率高于胶片模板法（$t=-4.66$，$P=0.00$）。应用计算机三维术前计划预测的臼杯外展角（41.10°±4.87°）、髋臼旋转中心位置［水平距离（77.51±7.78）mm，垂直距离（42.79±8.22）mm］和臼杯覆盖率（77.73%±10.51%）准确性较高，与术后实际比较差异无统计学意义［实际外展角 44.98°±10.83°，$t=0.88$，$P=0.42$；实际水平距离（79.85±8.61）mm，$t=-1.95$，$P=0.11$；实际垂直距离（45.30±4.60）mm，$t=-1.27$，$P=0.26$；实际臼杯覆盖率 78.98%±10.24%，$t=-1.84$，$P=0.09$］。5 例患者经术前预测需行结构性植骨，与术后结果一致。认为对 Crowe Ⅳ型关节发育不良需行全髋关节置换者采用 Mimics 软件进行术前三维计划，能够提高臼杯型号选择和植入位置判断的准确性。林祥波等[78]*将 2011 年 2 月至 2014 年 4 月因股骨颈骨折施行微创前外侧入路髋关节置换的 120 例患者 120 髋（年龄>70 岁），分为微创半髋组和微创全髋组，比较两组手术时间、切口长度、围手术期出血量、输血量、血红蛋白含量、住院时间、并发症、VAS 疼痛评分、HHS 评分及 SF-36 评分的差异。发现两组相比手术时间、围手术期出血量，差异有统计学意义（$P<0.001$）。两组切口长度、输血量、术后血红蛋白含量、住院时间、VAS 评分，差异无统计学意义（$P>0.05$）。但微创全髋组 HHS 评分和 SF-36 评分优于微创半髋组，差异有统计学意义（$P<0.05$）。两组患者均无术中术后骨折、感染、脱位、血管神经损伤、下肢深静脉血栓形成等并发症。认为微创前外侧入路全髋关节置换术治疗老年股骨颈骨折，具有创伤小、关节稳定性良好、并发症少、恢复快等优点，适合老年股骨颈骨折（Garden Ⅲ、Ⅳ型）患者。

三、骨关节炎

（一）基础研究

常乘铭等[79]对膝关节骨性关节炎模型大鼠相关生物标志物表达及意义进行了研究，将 24 只 Wistar 大鼠随机分为对照组（CG 组）和 3 个实验组（TG1 组、TG2 组和 TG3 组），每组 6 只大鼠。实验各组行手术切除右膝内侧半月板及内侧副韧带，分别于术后 2、4、6 周切取标本进行组织学检查及蛋白聚糖、软骨寡聚基质蛋白（COMP）测定；CG 组仅切开关节囊，于术后 2 周切取标本进行组织学检查及相关生物学标志物测定。结果随着实验时间延长，各实验组大鼠骨性关节炎 Chambers 评分增加（$F=160.558$，$q=7.219\sim29.564$，$P<0.05$），实验组各亚组蛋白聚糖含量逐渐降低（$F=39.561$，$q=4.599\sim14.736$，$P<0.05$），而 COMP 含量逐渐增加（$F=25.521$，$q=6.488\sim10.528$，$P<0.05$），各组之间差异有显著意义。结论认为，血清中 COMP 及蛋白聚糖浓度的测定有助于 OA 的早期诊断、疾病进展监测和预后判断。孙国静等[80]对膝关节周围骨挫伤后关节软骨代谢物变化进行了研究，纳入 2006 年 5 月至 2012 年 5 月由 MRI 确诊单纯骨挫伤 69 例（骨挫伤组）、膝关节骨性关节炎 61 例（关节炎组）、下肢骨折髓内钉内固定 45 例（正常组）的膝关节液，采用免疫组化法对膝关节液中 CTX-Ⅱ含量进行检测，评估骨挫伤后膝关节软骨代谢变化。结论认为，骨挫伤后膝关节液 CTX-Ⅱ含量升高，可能与骨软骨急性损伤后出现降解有关，需要及时制动，避免进一步损伤造成创伤性关节炎。夏红等[81]对髋或膝关节炎患者血清组织蛋白酶 D 和 α_1 抗胰蛋白酶活性水平进行了研究，收集晚期髋或膝关节炎患者（病例组）70 例；健康对照组 100 人。分别运用 ELISA 法检测病例组术前、行关节置换术后 10 d 及对照组血清中 CAT-D 和 AAT 活性，对 2 组数据进行比较。结果：与对照组相比，病例组患者术前血清中 CAT-D 活性降低了 25%（$P<0.05$），术后 10 d 血清中 CAT-D 活性进一步下降 50% 以上（$P<0.05$）；术前血清 AAT 活性无差异（$P>0.05$），术后增高了约 80%（$P<0.05$）。两种酶活性在髋与膝关节炎之间比较亦无差异（$P>0.05$）。性别、高血压、糖尿病等对 CAT-D 和 AAT 的活性无影响（$P>0.05$）。两种酶亦没表现出与年龄的相关性。结论：AAT 可能是骨关节炎进展过程中一个炎症因子。CAT-D 和 AAT 不受性别、年龄、是否合并高血压及糖尿病等影响，有希望成为检测软骨退行性变过程的血清生化指标。廖法学等[82]*对自噬在骨关节炎软骨细胞退变中的表达变化进行了研究，收集临床OA及正常骨关节软骨标本各6例，分为OA组和对照组。免疫组化法检测自噬相关蛋白微管相关蛋白轻链3(LC3)和Beclin-1在软骨组织中表达情况。分离关节软骨细胞并在低氧环境下培养，采用瞬时转染绿色荧光蛋白LC3(GFP-LC3)在激光共聚焦显微镜下观察各组软骨细胞自噬变化，并用Westernblot法检测软骨细胞中LC3蛋白表达情况。结果OA组软骨组织中LC3蛋白和Beclin-1蛋白的表达显著高于对照组($P<0.05$)；在OA组发现大量自噬颗粒形成，OA组GFP-LC3细胞阳性率显著高于对照组；OA组软骨细胞中LC3蛋白从LC3-Ⅰ向LC3-Ⅱ转换表达显著高于对照组。结论认为，自噬在OA软骨细胞退变的过程中起着重要作用，为OA发病机制的研究提供新的方向。陈彪等[83]进行了骨关节炎患者血清及关节液中白介素-17表达及其意义研究，收集100例原发性膝OA患者血清及关节液标本，并以50例健康志愿者血清标本作为对照。OA严重程度及分级分别采用Lequesne指数和K-L分级系统。酶联免疫吸附法分别检测血清及关节液中IL-17浓度，并分析其与OA严重程度的相关性。结果OA组患者血清中IL-17浓度[(5.292±1.470)pg/ml]明显高于对照组[(4.173±0.640)pg/ml]，差异有统计学意义($P<0.05$)。K-L4级或3级OA患者关节液IL-17的浓度明显高于2级OA患者，差异有统计学意义($P<0.05$)。4级OA患者关节液IL-17的浓度[(6.161±1.120)pg/ml]明显高于3级OA患者[(4.474±0.816)pg/ml]，差异有统计学意义($P<0.05$)。关节液IL-17浓度与Lequesne指数呈正相关($r=0.6232$，$P<0.05$)；血清IL-17浓度与Lequesne指数之间无明显相关。结论认为，IL-17在OA患者血清及关节液中的表达明显升高，关节液中IL-17的水平与OA严重程度之间明显相关，提示IL-17的失衡表达在OA的发病机制中具有一定作用。刘恒等[84]对关节软骨细胞线粒体功能障碍与软骨退变的关系进行了研究，收集2012年4月至10月在北京大学第一医院因骨关节炎(OA)行膝关节置换术患者的关节软骨10例。根据Outerbridge分级对所取软骨组织进行透射电子显微镜观察。获取正常及OA软骨细胞，用透射电子显微镜观察2组软骨细胞线粒体形态。定量检测正常及OA软骨细胞线粒体呼吸链复合体酶1,2,2+3,4及ATP合酶活力，用JC-1法检测2组软骨细胞线粒体膜电位。获取10例正常软骨细胞，并将其分为正常对照组和鱼藤酮处理组，比较2组细胞线粒体超微结构、线粒体膜电位、细胞凋亡及Ⅱ型胶原含量。结果：软骨组织块及软骨细胞电子显微镜均发现病变的软骨细胞线粒体发生肿胀，外膜破裂，嵴破坏、消失。OA软骨细胞线粒体膜电位下降，红绿荧光比为1.50，较正常细胞(2.58)低。OA软骨细胞呼吸链复合酶1,2,2+3,4及ATPase活力都较正常组低，但差异无统计学意义($P=0.109$,0.197,0.098,0.169,0.145)。鱼藤酮处理的细胞线粒体出现类似于OA软骨细胞的形态变化。JC-1法示正常软骨细胞红绿荧光比为2.58，鱼藤酮组细胞为1.78。细胞凋亡检测示正常软骨细胞凋亡率为4.38%，鱼藤酮组细胞为7.53%。正常软骨细胞Ⅱ型胶原含量为(72.9±24.3)μg/L，鱼藤酮组为(44.63±7.11)μg/L，较正常组低($P=0.044$)。结论：OA软骨细胞中存在线粒体功能障碍，破坏软骨细胞线粒体功能会导致软骨细胞凋亡率增加，分泌Ⅱ型胶原的能力下降，从而促进软骨退变。张猛等[85]进行了不同力学刺激对骨性关节炎软骨Ⅰ型胶原蛋白产生的影响研究，18只SD大鼠，将动物随机分为A(力学刺激组)、B(对照组)、C(假手术组)3组，每组6只。A、B组按照标准方法行前交叉韧带横断术造骨性关节模型，C组作为假手术组。术后1周将A组与C组置于动物跑台上给予力学刺激：8米/min，30 min，5次/周，B组养在鼠笼中正常饮食、喝水、活动。术后5周处死所有动物，取样行HE染色和番红O-快绿染色，免疫组化法检测Ⅰ型胶原在各组关节软骨中的表达；根据改良Mankin评分对标本进行病理分期；IPP软件分析各组Ⅰ型胶原蛋白表达情况，研究异常力学刺激与Ⅰ型胶原蛋白表达的相关性。结果显示，A组膝关节软骨Ⅰ型胶原蛋白的表达高于番红O-快绿染色，示A组软骨退化程度最高，B组次之，C组最低；Mankin评分A组高于B、C两组($P<0.05$)，C组最低。结论认为，异常的力学刺激与骨性关节炎病程中Ⅰ型胶原蛋白的产生具有相关性，可能是导致骨性关节炎软骨中Ⅰ型胶原蛋白产生的原因之一。

（二）临床

周胜利等[86]对臭氧治疗膝关节骨关节炎的临床疗效进行研究，共纳入60例膝关节骨关节炎患者，随机均分为治疗组(A组)和对照组(B组)，其中B组给予塞来昔布胶囊口服，A组在此基础上行臭氧关节腔内注射治疗。分别于治疗后第1、3、5周观察两组患者膝关节VAS评分、Lysholm关节功能评分及不良反应。结果显示与治疗前相比，两组治疗后VAS评分降低，而Lysholm关节功能评分增加($P<0.05$)；其中，A组治疗前后评分变化差异较B组更为明显($P<0.05$)。结论认为，医用臭氧可以更快地缓解KOA患者的疼痛，改善关节功能。李军等[87]对关节腔臭氧冲洗联

合玻璃酸钠治疗膝关节骨性关节炎进行了临床观察，共纳入152例膝关节骨性关节炎患者，随机分为治疗组和对照组，两组各76例。联合治疗组抽出关节积液后将浓度为40 μg/ml的臭氧40~60 ml缓慢注入关节腔内，随之注射玻璃酸钠2 ml，每周行1次膝关节腔臭氧冲洗联合玻璃酸钠注射治疗，连续注射3次，第4、5次仅行膝关节腔注射玻璃酸钠。对照组关节腔内只注射玻璃酸钠2 ml，每周注射1次，共注射5次。两组患者均嘱每日按摩膝关节和坐位或卧位行屈伸膝关节功能锻炼。于治疗前和治疗后1、3、6、12个月以视觉模拟评分法（VAS）评分评估疼痛程度，并用改良Macnab疗效评定治疗后1、3、6、12个月膝关节疗效和总有效率。结果与治疗前相比，治疗后1、3、6、12个月VAS有明显降低。联合治疗组较对照组相同时点评分显著降低（$P<0.05$）。1年为远期有效率，联合治疗组远期有效率为82.9%（63/76），对照组为60.5%（46/76），两组比较差异具有统计学意义（$P<0.01$）。结论认为，臭氧联合玻璃酸钠膝关节腔注射是治疗KOA的有效方法，安全、有效而且治疗费用低，中远期疗效佳，适合早、中期膝关节骨性关节炎的患者，值得临床推广。石磊等[88]对使用唑来膦酸对老年骨质疏松性骨折及骨关节炎患者骨代谢的影响研究，共纳入105例老年患者（骨质疏松性骨折患者54例，骨关节炎患者51例），其骨代谢生化标志物总Ⅰ型前胶原氨基端肽（tP1NP）、NMID骨钙素（OCN）和Ⅰ型胶原羧基端肽口特殊序列（β-CTX）在治疗前、治疗后1周及治疗后1年的水平，并于治疗前、治疗后1年采用双能X线骨密度仪（DXA）测定患者腰椎及髋部骨密度。结果骨折患者治疗后1周较治疗前tP1NP升高（$P<0.05$），骨关节炎患者治疗后1周较治疗前无明显变化（$P>0.05$）；所有患者治疗后1年较治疗前tP1NP降低（$P<0.001$）；所有患者治疗后1周较治疗前OCN降低（$P<0.05$）、β-CTX降低（$P<0.001$），治疗后1年较治疗前OCN、pCTX均降低（$P<0.001$），且骨折患者β-CTX降低幅度更为明显（$P<0.05$）；所有患者治疗后1年与治疗前相比，髋部骨密度无明显变化（$P>0.05$），腰椎骨密度增高（$P<0.05$）。结论认为，唑来膦酸作为骨吸收抑制剂能够有效降低骨科老年患者骨代谢水平，对于骨折患者的骨吸收抑制作用尤为明显，并能增加患者腰椎骨密度。王均等[89]对3D打印技术辅助创伤性膝内翻畸形矫正的临床应用进行了初步研究，纳入2010年9月至2013年4月收治的27例创伤性膝内翻畸形患者（男15例，女12例；平均年龄为37.8岁；左侧10例，右侧17例；畸形角度平均为20.1°）行下肢连续螺旋CT扫描，将原始Dicom格式数据导入Mimics10.01软件，三维重建双下肢骨骼模型，以STL格式保存，导入3-matic6.1软件，测量下肢内翻角度、胫股角（FTA）、膝关节内侧间隙距离，寻找胫骨最佳截骨角度，设计与截骨部位解剖形态一致的截骨模板，借助3D打印技术制作出实物模板，术中通过模板确定最佳截骨方位进行截骨，最后行钢板及螺钉内固定。术前、术后3个月及术后1年行双下肢全长X线片检查，测量双下肢FTA和膝关节内侧间隙；采用美国特种外科医院（HSS）膝关节评分标准评定膝关节功能。结果27例患者术后获7~36个月（平均23.4个月）随访。所有患者均获骨性愈合，愈合时间为3~5个月，平均3.3个月。27例患者术后3个月及术后1年的FTA、膝关节内侧间隙距离均大于术前，术后1年的HSS膝关节评分高于术前和术后3个月，术后3个月的HSS膝关节评分又高于术前，差异均有统计学意义（$P<0.05$）。末次随访时根据HSS膝关节评分标准评定疗效：优21例，良4例，可2例，优良率为92.6%。结论将3D打印技术和计算机辅助设计相结合设计个体化截骨模板，可大大提高截骨的精确性，获得更好的下肢力线，为治疗创伤性膝内翻畸形提供了一种简单、有效的方法。吴玮等[90]对体外发散式冲击波治疗膝关节骨性关节炎的临床疗效和安全性进行了研究，将53例膝关节骨性关节炎患者随机分入体外发散式冲击波（ESWT）组（27例）和药物组（26例）。ESWT组患者每周接受ESWT 3 000次冲击治疗，连续4周；药物组患者予口服非类固醇抗炎药（依托考昔）60 mg/次、1次/d和硫酸氨基葡萄糖0.25 g/次、3次/d，连续服用4周。分别在治疗前和治疗2、6周后，采用疼痛视觉模拟评分（VAS评分）、膝关节损伤和骨关节炎评分（KOOS）量表评估膝关节骨性关节炎的治疗疗效。同时记录患者在治疗过程中发生的不良事件。结果两组治疗6周后的疼痛VAS评分均显著低于同组治疗前（P值均<0.01），且ESWT组显著低于药物组（$P<0.05$）。药物组和ESWT组治疗后，KOOS量表各维度评分均有不同程度提高，治疗6周后均显著高于同组治疗前（P值均<0.05）。ESWT组治疗6周后与治疗前的KOOS量表疼痛、运动功能、生活质量的评分差值均显著高于药物组，ESWT组与药物组间治疗6周后与治疗前的KOOS量表症状、日常生活活动功能的评分差值的差异均无统计学意义（P值均>0.05）。两组间不良事件发生率的差异无统计学意义（$P=0.318$）。结论认为，药物治疗和ESWT均能缓解膝关节骨性关节炎患者的疼痛和改善膝关节功能。与药物治疗相比，ESWT治疗在改善疼痛、运动功能和生活质量方面的疗效更为突出，且无明显不良反应。崔云鹏等[91]*对骨髓间充质干细胞治疗大鼠骨关节炎进行了研究，8周龄近交系SD大鼠32只随机分成4组，每组8只，均采用自身双侧对照研究：对照组、高浓度组（1×10^7/mLBM－MSCs）、低浓度组（5×10^6/mLBM－MSCs）及高/低浓度对比组。应用改良 Hulth 方法诱导膝关节 OA。对照组一侧行手术，另一侧行假手术，其余各组均行双侧手术。术后 4 周处死对照组大鼠采集双侧膝关节标本。各试验组大鼠膝关节内注入相应浓度的 BM－MSCs 或磷酸盐缓冲液（PBS），切断大鼠双侧坐骨神经及股神经使下肢制动，注射 3 周后处死各组大鼠并收取双侧膝关节标本。应用 Mankin 组织学评分评价 OA 病变程度，RT－PCR 检测软骨Ⅱ型胶原 mRNA 表达，荧光显微镜观察荧光蛋白标记的 BM－MSCs 在膝关节内分布情况。结果：高浓度组、低浓度组 BM－MSCs 侧软骨组织标本 Mankin 评分均明显低于对照侧（5.40 ± 0.51 *vs.* 9.60 ± 0.51；6.60 ± 0.40 *vs.* 10.00 ± 0.32；P 均 < 0.05），高/低浓度对比组高浓度侧 Mankin 评分略低于低浓度侧（6.40 ± 0.51 *vs.* 7.60 ± 0.75，P > 00.5）。RT－PCR 结果显示，高浓度组、低浓度组 BM－MSCs 侧软骨Ⅱ型胶原 mRNA 含量分别为对照侧的 108% ±1% 和 106% ±1%，高/低浓度对比组高浓度侧Ⅱ型胶原 mRNA 含量是低浓度侧的 102% ±1%。荧光显微镜显示，在软骨表面未见绿色荧光蛋白表达，而在滑膜组织内可见绿色荧光表达。结论：关节腔内注入 BM－MSCs 可能通过间接机制对 OA 软骨病变起到保护作用，两种浓度治疗效果无差异。叶冬梅等[92]对高渗葡萄糖局部注射治疗膝骨关节炎疗效进行了 Meta 分析，利用 PubMed、Scopus 和 the Cochrane Library 等数据库检索关于高渗糖注射对 KOA 疗效的随机对照研究文献，按照循证医学系统的评价方法，逐一评价纳入研究的质量，提取有效的数据。采用 RevMan5.1 软件对高渗糖注射组与对照组研究对象膝关节的疼痛、生理功能及僵硬等指标进行相关的 Meta 分析。结果：本研究共纳入 5 篇文献，共计 355 例患膝（234 例患者）。Meta 分析，高渗糖注射对 KOA 引发的疼痛有短期（SMD = －1.45，95% CI = －2.42 ±0.48，P = 0.003）及长期（SMD = －2.20，95% CI = －3.45 ±0.94，P = 0.000 6）缓解的效果。高渗糖局部注射可显著提高膝关节活动能力（SMD = －2.00，95% CI = －2.84 ±1.55，P < 0.000 01），但对膝关节僵硬程度无明显改善（SMD = －0.05，95% CI = －1.02 ±0.03，P = 0.07）。结论：高渗糖注射可有效改善 KOA 患者疼痛及关节活动能力，但对改善膝关节僵硬效果尚不确切。

四、骨肿瘤

唐顺等[93]*对 40 岁以上成年骨肉瘤患者的外科治疗及预后因素进行了分析研究，对 1998 年 10 月到 2011 年 10 月在北京大学人民医院骨肿瘤中心接收治疗的 54 例年龄超过 40 岁的成年骨肉瘤患者（其中男性 24 例，女性 30 例）的临床资料进行回顾性分析。结果：肿瘤位于肢体骨 30 例（55.5%）、中轴骨 17 例（31.5%）、骨外软组织 7 例（13%），6 例患者（11.1%）在诊断时伴有其他部位转移，52 例患者（96.3%）接受了手术治疗，14 例患者局部复发（26.9%），21 例患者（38.9%）诊断后出现转移。52 例接受手术治疗的骨肉瘤患者 5 年的无病生存率和总体生存率分别为 43.7% 和 50.4%。结论认为，造成成人骨肉瘤患者预后较差的因素很多，外科边界不充分、肿瘤更多来源于中轴部位、在诊断时已有远处转移以及肿瘤体积巨大，都与较差的生存率显著相关，积极地多元联合治疗有助于提高生存率。郭卫等[94]对 165 例骨盆软骨肉瘤外科治疗进行了疗效分析，回顾性分析 2000 年 7 月至 2013 年 12 月 165 例接受手术治疗的骨盆软骨肉瘤患者病例资料，男 102 例，女 63 例；年龄 13~75 岁，平均 43.5 岁。肿瘤累及Ⅰ区 16 例、Ⅱ区 18 例、Ⅲ区 11 例、Ⅰ＋Ⅱ区 19 例、Ⅱ＋Ⅲ区 63 例、Ⅰ＋Ⅳ区 15 例、Ⅰ＋Ⅱ＋Ⅲ区 10 例、Ⅰ＋Ⅱ＋Ⅳ区 13 例。病理类型：Ⅰ级 15 例、Ⅱ级 88 例、Ⅲ级 20 例、去分化型 28 例、间叶型 12 例、透明细胞型 2 例，其中 9 例为多发骨软骨瘤恶变。165 例患者中初次治疗者 114 例，外院治疗后复发者 51 例。肿瘤分块切除 23 例，整块切除 142 例；其中 7 例行关节外切除。12 例患者接受截肢手术，余均行保肢术。累及Ⅰ区患者主要行钉-棒系统重建，累及Ⅱ区患者多通过人工半骨盆假体重建，累及Ⅲ区患者一般不进行重建。结果，术后随访时间 10~159 个月，平均 54.1 个月。147 例（89.1%）患者存活，其中 7 例带瘤生存，5 年生存率为 81.5%。术后局部复发 33 例（20%），肺转移 20 例（12.1%）。复发病例、累及Ⅳ区、分块切除肿瘤为导致术后复发的独立危险因素。Ⅱ＋Ⅲ区切除患者术后 MSTS93 功能评分为 23 分，Ⅰ＋Ⅱ区及Ⅰ＋Ⅱ＋Ⅳ区切除患者术后均有不同程度的跛行，MSTS93 评分平均 18 分。切口并发症发生率为 15.8%，人工半骨盆重建病例中 2 例出现松动，2 例出现耻骨板断裂。结论认为，软骨肉瘤的病理级别决定患者生存情况，低级别者，满意的外科边界可达到长期的局部控制；高级别者，特别是去分化软骨肉瘤有较高的转移风险。髋臼受累仍可达到满意的外科边界，但骶髂关节受累者达到满意的外科边界须有详细的术前计划和娴熟的外科技术。周琰等[95]进行了纤维连接蛋白表达与骨肉瘤肺转移的相关性研究。36 例初发骨肉瘤患者，根据患者术后标准化疗 12 个疗程后随访 2 年是否出现肺转移分为 2 组，每组 18 例，应用 SP 免疫组化法,检测骨肉瘤组织中的 FN 蛋白表达。结果,转移组 FN 蛋白阳性率及阳性积分明显高于无转移组,差异有统计学意义($P<0.05$)。结论认为,FN 高表达与骨肉瘤肺转移呈正相关,检测 FN 蛋白表达有助于了解骨肉瘤细胞生物学行为及判断预后。肖小注等[96]进行了膝关节周围骨巨细胞瘤的影像学特征及其与预后的关系研究,2010 年 9 月到 2013 年 12 月诊治的骨巨细胞瘤患者 230 例,都给予了病理与 MRI 诊断,手术方式均为肿瘤刮除术,观察预后情况。结果在 MRI 表现中,230 例患者病变中心性生长 129 例,偏心性 101 例;T_1WI 低或呈中等信号,T_2WI 呈等或稍高信号;信号环完整 180 例,无水肿 80 例。所有患者均完成手术,术后 3 个月的复发率为 9.6%,总体优良率为 90.9%。相关性分析显示,MRI 影像学中的 T_2WI 信号特征、软组织肿块形成、信号环完整性、病变生长特征与肿瘤复发和总体优良率有关($P<0.05$)。结论认为,膝关节周围骨巨细胞瘤患者可通过 MRI 诊断获得早期诊断,肿瘤刮除术的术后功能恢复比较好,复发率比较低,MRI 的相关影像学特征与预后有明显相关性。张浩强等[97]进行了拷贝数变异对多发骨肉瘤临床分型与耐药机制的影响。纳入 2014 年 1 月至 2014 年 10 月收治多发骨肉瘤患者 2 例,按照统一标准采集每例患者的正常组织及所有骨肉瘤病灶组织进行全外显子组测序,分析基因序列发生的变异及类型。重点观察体细胞单核苷酸变异(SNV)及 CNV,对比分析每例患者多发病灶之间基因变异的异同,提取各病灶间共有的变异基因,分析分子靶向药物敏感基因在不同病灶之间的异同。结果测序结果显示,同一例患者所测序组织的单核苷酸多态性完全一致,在基因层面证实了所分析的每组标本均来自同一个体;且 2 例患者两处肿瘤组织的 SNV 重叠部分较多(分别为 64% 和 54%),其中 1 例患者的 SNV 识别到 PIK3 及 HNRNPA2B1 两个驱动基因变异,2 例患者 TP53 等抑癌基因所处片段均识别到 CNV,初步判断 2 例患者均为胫骨近端病灶单中心起源的转移性多发骨肉瘤。总体上,2 例患者多发病灶组织间的大片段 CNV 具有相同的变异趋势,但变异幅度不同。对患者各肿瘤病灶间分子靶向药物敏感基因 CNV 分析显示,变异的差异有统计学意义。结论认为,拷贝数变异是多发骨肉瘤基因异常的表征之一。全柳霞等[98]进行了转移性骨肿瘤患者的临床特点研究,回顾性分析转移性骨肿瘤患者的原发肿瘤来源、骨转移部位、发生时间及病理类型。结果原发肿瘤来源前 5 位依次为:肺癌(49.3%)、乳腺癌(7.9%)、前列腺癌(6.1%)、食管癌(5.8%)、原发病灶不明骨转移肿瘤(5.0%)和结直肠癌(5.0%);前 5 位的常见骨转移部位依次为肋骨(161 例)、胸椎(138 例)、腰椎(132 例)、骨盆(106 例)和股骨(65 例)。159 例患者在原发肿瘤确诊时已经发现骨转移,其余 119 例患者平均转移时间为 10.7 个月;全组中位生存期为 17.2 个月。137 例肺癌骨转移病例中,腺癌最常见(40.9%)。结论认为,对肺癌(尤其是肺腺癌)、食管癌及肝癌患者应提高警惕,尽早行相关检查,及时发现骨转移,以采取有效的干预措施。

鲁大路等[99]进行了新辅助化疗联合保肢术治疗合并病理性骨折骨肉瘤的临床观察研究,选择 2008 年 1 月至 2012 年 1 月收治的 48 例合并病理性骨折的骨肉瘤患者为研究对象,随机分为观察组和对照组。观察组患者采用新辅助化疗联合保肢手术治疗,对照组患者采用截肢术 + 术后辅助化疗治疗。比较 2 组患者的 1、2、3 年生存率、局部复发率、转移率、术后肢体功能评分情况及生存质量。结果,观察组患者 1、2、3 年生存率分别为 95.8%、87.5%、79.2%,对照组患者 1、2、3 年生存率分别为 91.7%、83.3%、58.3%。2 组比较,1、2 年生存率无统计学意义($P>0.05$),但 3 年生存率观察组显著高于对照组($P<0.05$)。观察组患者肢体功能评分平均为(25.7 ± 4.6)分,显著高于对照组的(11.3 ± 2.7)分;观察组患者肢体功能评价的优良率为 91.7%,显著高于对照组的 70.8%,均具有统计学意义($P<0.05$)。观察组患者复发转移率为 12.5%,显著低于对照组的 33.3%,具有统计学意义($P<0.05$)。2 组患者的不良反应主要为血液学毒性和胃肠道反应,差异无统计学意义($P>0.05$)。观察组患者的总体生存质量较对照组显著增高($P<0.05$)。结论认为,新辅助化疗联合保肢术治疗合并病理性骨折骨肉瘤,疗效确切,安全可靠,可有效延长患者的生存时间,提高患者的生存质量,改善患者的预后,是治疗合并病理性骨折骨肉瘤的合理方法,值得在临床推广应用。方成等[100]进行了 CT 血管造影技术辅助下球囊临时阻断术在骨肿瘤手术中的应用研究,回顾分析 2008 年 4 月至 2013 年 10 月收治的 36 例骨肿瘤患者临床资料。男 22 例,女 14 例;年龄 25~83 岁,平均 46 岁。病灶部位:骶尾部 17 例,髂骨 12 例,耻骨 5 例,股骨近端 2 例。术前行 CTA 测量腹主动脉外径、髂总动脉外径以及低位肾动脉下缘与腹主动脉分叉之间距离,三维重建 CTA 标记低位肾动脉开口及腹主动脉分叉与脊柱椎体(骨性标志)解剖关系。根据观测结果选择合适型号的球囊以及指导术中球囊定位,均于球囊临时阻断术下彻底切除肿瘤。结果 CTA 测量示腹主动脉外径为(1.545 ± 0.248)cm,髂总动脉外径为(1.060 ± 0.205)cm,低位肾动脉下缘与腹主动脉分叉之间距离为(10.818 ± 1.165)cm。三维重建 CTA 示,低位肾动脉开口

于L1椎体为主(16例,44.4%),腹主动脉分叉于L4椎体为主(22例,61.1%)。术中均有效阻断腹主动脉血流;3例球囊充气后血压显著增高,1例拔出球囊后左足背动脉搏动减弱,均经对症处理后缓解。手术时间118～311 min;术中出血量200～1 800 ml,21例患者输血,输血量400～1 200 ml;累积动脉阻断时间为40～136 min。术后患者均获随访,随访时间5～44个月,平均21个月。术后3个月,按照Enneking提出的骨肿瘤外科治疗后功能评定标准,获优9例,良20例,可5例,差2例。术后10例出现大小便功能障碍,2例肿瘤复发,3例死亡。结论认为,CTA及三维重建能精确测量髂总动脉外径、腹主动脉外径及低位肾动脉下缘与腹主动脉分叉之间距离,可指导球囊型号选择以及术中球囊定位。骨肿瘤术中应用CTA辅助下球囊临时阻断术可减少术中出血量,保持术野清晰,缩短手术时间,降低肿瘤复发率。杨强等[101]进行了定制肿瘤型关节假体髓外柄断裂的有限翻修技术研究,3例患者行定制肿瘤型关节假体置换术后发生假体髓外柄断裂,男2例,女1例;年龄分别为25岁、51岁和52岁。原发肿瘤部位及病理组织学类型分别为股骨远端骨肉瘤、股骨远端复发性骨巨细胞瘤及股骨近端软骨肉瘤。假体髓外柄断裂分别发生于术后11个月、34个月和28个月,均无明显外伤史,为行走时发生假体断裂。假体断裂处位于股骨远端假体髓外柄结合部和股骨近端假体的股骨颈基底部。依据假体断裂后髓内柄固定牢固及髓外柄残留足够长度的情况,为避免常规翻修手术中较困难的原假体髓内柄及骨水泥取出,设计了股骨近端和远端翻修假体进行有限翻修。该翻修假体由套筒部和关节部组成,材质及关节部外形与原假体相同,翻修时保留原假体髓内柄,将翻修假体套接于残留的髓外柄,骨水泥及挤压螺钉固定,同时更换磨损的配件,从而完成有限翻修。术后常规功能锻炼,定期随访观察翻修假体稳定性及肢体功能恢复情况。结果3例患者假体断裂原因为股骨远端假体髓外柄结合部、股骨近端假体股骨颈基底部疲劳断裂各1例,股骨远端假体髓外柄结合部松动、锁钉断裂1例。翻修术后分别随访1个月、103个月和110个月,1例骨巨细胞瘤患者发生软组织内肿瘤复发而再行肿瘤切除术。至末次随访时,3例患者翻修假体固定牢固、无松动,MSTS评分肢体功能评分分别为66.7%、86.7%和83.3%。结论认为,定制肿瘤型关节假体由于疲劳或结构失效可发生断裂,套接式翻修假体可保留固定牢固的原假体髓内柄而行有限翻修,降低了手术难度,有利于肢体功能的尽快恢复。郑凯等[102]对骨盆骨巨细胞瘤临床治疗进行了系统文献综述,在医学常用外文数据库检索“giantcelltumor, pelvis”,在医学常用中文数据库检索“骨巨细胞瘤,骨盆”,时间选取1949年至2012年,所有被检索的文献及参考文献均被用于分析。经文题、摘要、全文内容二次筛选,共筛选出38篇文献,将所涉及的骨盆GCT患者作为研究对象,删除重复报告的病例;收集每例入选患者的发病年龄、发病部位、手术方式、随访时间、并发症、复发率及死亡率等。采用系统分析的方法对数据进行分项研究。结果筛选出的38篇文献中共165例骨盆GCT患者纳入研究进行系统分析,发病年龄14～73岁,平均33.2岁,高发年龄21～40岁;男、女比例为1∶1.7。发病部位:髂骨区(A区)48例,髋臼区(B区)60例,耻、坐骨区(C区)31例。随访时间1.5～35年,平均9.5年。27例(32.5%,27/83)患者出现治疗并发症,以病灶外整块切除方式进行治疗的患者(13/28)发生率最高;常见并发症为切口内感染、切口延迟愈合。9例(45.0%,9/20)接受单纯病灶放疗的患者术后复发,24例(33.3%,24/72)接受病灶内手术的患者术后复发,5例(35.7%,5/14)接受病灶内手术联合放疗或冷疗的患者术后复发,1例(2.0%,1/51)接受病灶外手术的患者术后复发,总复发率为24.6%(39/158),死亡率为3.2%(5/158)。结论认为,骨盆GCT临床少见,常累及髋臼区(B区),高发年龄为21～40岁,病灶外整块切除术后并发症最为常见,但术后复发率最低,骨盆GCT总体复发率较高,死亡率较低。孙薇薇等[103]进行了骨肉瘤患者化疗后行特制人工关节置换术的感染因素分析与预防研究,调查骨科骨肿瘤病区2012年1月至2013年12月收治的167例骨肉瘤患者临床资料,其中85例患者化疗后进行了特制人工关节置换术,针对骨肉瘤患者化疗后行特制人工关节置换术的手术特点,制订标准化的手术室管理流程、规范化的无菌操作及手术配合。结果85例患者术中生命体征平稳,手术时间90～210 min,Ⅰ期愈合率为100.0%,术后切口无红肿渗出,Ⅰ期术后随访1年无一例感染。结论认为,骨肉瘤患者化疗后行特制人工关节置换手术,术前应全面评估患者手术的感染风险及易感因素,术中采取了规范、标准、高效、可持续性的护理操作,严格无菌管理,缩短手术时间,降低感染风险,减少并发症的发生。付军等[104]*进行了数字化结合3D打印个体化导板的设计加工及其在骨肿瘤手术中的应用研究,选取2012年9月至2014年8月期间适合使用手术导板的35例骨肿瘤患者,男21岁,女14岁;年龄6～67岁,平均22.7岁。恶性肿瘤14例,良性肿瘤21例。通过计算机完成个体化的手术和导板设计,同时采用3D打印技术进行打印。加工使用的3D打印设备分别包括:熔融沉积造型、光固化立体造型、三维印刷工艺以及选择性激光烧结。材料包括ABS树脂、光敏树脂、石膏、铝合金。术前完成导板的加工、清洗、低温消毒后，按术前计划应用于术中，术后摄患处X线片或CT扫描验证肿瘤切除及重建情况。结果35例患者均顺利完成术前个体化设计和3D打印手术操作。其中采用光敏树脂17例，ABS树脂10例，石膏5例，铝合金3例；导板经骨面31例，经皮肤4例。除3例术中导板断裂患者使用常规方式手术外，其余患者均按术前设计完成肿瘤切除及重建手术，术后X线片或CT均显示肿瘤完整切除，重建位置良好。结论认为，数字化结合3D打印个体化导板能够适应骨肿瘤手术的个体化需求，在手术中能够准确还原术前设计；不同3D打印技术加工的导板各具特点，需要在术前设计阶段根据术式、加工方式等不同调整导板设计方案。肖龙华等[105]进行了骨肉瘤保肢术后感染的治疗及生存状况分析，对接受保肢手术后发生感染的63例骨肉瘤患者采用不同的手术方式进行治疗，对治疗效果及感染患者治疗前后的功能进行比较，分析感染患者的生存状况。结果二期假体翻修手术的成功率明显高于其他手术方式。治疗后，患者的功能得到很大的提升。感染患者的生存率比未感染患者高。以上差异均具有统计学意义（$P<0.05$）。结论认为，二期假体翻修手术是治疗骨肉瘤术后感染的有效方法，感染治疗后，患者的肢体功能得到较大提升，术后感染患者的生存率高于未感染患者。赵成鹏等[106]进行了保肢手术在不同年龄儿童骨肉瘤中应用的临床研究，选取南阳市中心医院2007年6月至2009年6月收治的骨肉瘤患儿57例为儿童组（年龄≤11岁），其中生物重建方式治疗38例，假体置换方式治疗19例；同期选取本院收治的60例青少年骨肉瘤患者作为对照组（年龄≥12岁），其中生物重建方式治疗42例，假体置换方式治疗18例。临床手术治疗后观察二组患儿的预后与生存率，通过统计学处理比较总结最佳保肢手术治疗方法。结果儿童组病例随访期间病死率为33.3%，1年生存率为（86.2±4.9）%，2年生存率为（70.2±6.8）%，3年生存率为（66.2±5.0）%，5年生存率为（57.4±4.3）%，与对照组比较差异有统计学意义（$P<0.05$）。结论认为，年龄因素对骨肉瘤的预后状况存在显著影响，而生物重建与假体置换均为儿童骨肉瘤的有效治疗方式。李甲振等[107]进行了定制型人工膝关节置换治疗儿童膝关节周围骨肉瘤研究，对2005年12月至2010年12月行肿瘤型人工膝关节假体置换术的23例15岁以下膝关节周围骨肉瘤患儿进行回顾性分析，男11例，女12例，年龄8~15岁，平均11.3岁。所有患儿均为首诊原发骨肉瘤，瘤灶位于股骨远端14例，胫骨近端9例，均为Enneking ⅡA期。手术使用普通旋转铰链式膝关节假体置换14例，普通可调旋转铰链式膝关节假体置换9例。采用MSTS93保肢评分系统分析治疗结果。结果23例患儿随访12~72个月，平均36个月。随访期间死亡10例，存活13例，术后2年生存率为78.2%（18/23），3年生存率为65.2%（15/23），局部复发2例（8.7%），转移11例（47.8%），其中肺转移8例（34.8%），软组织或骨转移3例（13.0%）。术后MSTS93功能评分平均（22.3±4.5）分，Enneking肢体功能评估优良率为82.6%。两种假体术后功能比较，差异无统计学意义（$P>0.05$）。随访期内假体并发症发生率为38.1%，其中假体周围感染1例（4.3%），假体松动2例（8.7%），假体脱位1例（4.3%）。结论认为，定制型人工膝关节置换应用于儿童膝关节周围骨肉瘤的治疗具有可行性，并保留了儿童患肢功能，患儿更易接受；肺转移是导致儿童骨肉瘤患儿死亡的主要原因。

杨京彦等[108]进行了踝关节侵袭性及恶性骨肿瘤的外科治疗研究，回顾性研究2006年1月至2013年8月期间18例踝关节侵袭性和恶性肿瘤的患者。男10例，女8例；平均年龄31.7岁（8~60岁）。恶性肿瘤12例，侵袭性肿瘤6例。肿瘤类型以骨肉瘤最多（5例），其次为骨巨细胞瘤4例。10例肿瘤发生在胫骨远端，7例位于腓骨远端，1例位于距骨。12例患者行不同方式的保肢治疗，6例患者行截肢治疗。结果，平均随访40.3个月（12~90个月）。总体复发率为16.7%。12例恶性肿瘤患者中，6例保肢患者生存率（3年83.3%，5年27.8%）与6例截肢患者生存率（3年83.3%，5年41.7%）相比差异无统计学意义。12例保肢患者术后踝关节平均功能评分（MSTS评分）为82.9%，患者的情绪接受评分最高（平均4.5分）。结论认为，通过广泛的肿瘤切除辅以放化疗，可达到良好的局部控制和长期生存。保肢术能达到较高的功能评分，并提高患者心理接受程度。高强等[109]*进行了新辅助化疗联合保肢手术治疗四肢骨肉瘤患者的疗效研究，选取132例四肢骨肉瘤进行保肢术，根据治疗方法分为观察组和对照组。对照组64例患者采用保肢手术+术后辅助化疗方案进行治疗，观察组68例患者采用新辅助化疗+保肢手术+术后辅助化疗方案进行治疗。对比两组患者治疗半年后肢体功能、化疗期间毒性反应、3年生存率。结果，两组患者化疗期间胃肠道反应、血小板减少、白细胞下降、肝功能损害、末梢神经毒性、肾功能损害发生率比较差异均无统计学意义（$P>0.05$）。观察组患者肢体功能Enneking评分高于对照组患者，比较两组间差异具有统计学意义（$P<0.05$）。观察组患者优良率高于对照组患者，两组比较差异无统计学意义（$P>0.05$）。化疗3年后，观察组患者的平均生存时间显著长于对照组患者，两组比较差异具有统计学意义（$P<0.05$）。结论认为，

较单纯保肢手术治疗四肢骨肉瘤，新辅助化疗联合保肢手术能够改善患者肢体功能，延长术后生存时间和远期生存率。潘露[110]进行了自体骨结合同种异体骨治疗四肢恶性骨肿瘤的疗效观察，回顾性分析80例四肢恶性骨肿瘤患者的临床资料，按照移植材料不同分为两组各40例。观察组采用自体骨与同种异体骨混合移植治疗，对照组采用自体骨与人造移植物混合移植治疗，比较两组临床疗效。结果观察组治疗优良率[55.0%（22/40）]显著高于对照组[32.5%（13/40）]，术后骨性愈合时间[（14.5±2.2）个月]显著低于对照组[（16.2±2.6）个月]，并发症发生率[47.2%（17/36）]显著低于对照组[75.0%（24/32）]，差异均具有统计学意义（P均<0.05）；观察组治疗满意率[77.5%（31/40）]高于对照组[65.0%（26/40）]，差异不具有统计学意义（$P>0.05$）；观察组5年生存率[75.0%（27/36）]显著高于对照组[46.9%（27/36）]，差异具有统计学意义（$P<0.05$）。结论认为，自体骨与同种异体骨混合移植治疗四肢恶性骨肿瘤临床疗效显著，有助于提高治疗优良率和满意率，加速骨性愈合，减少并发症发生风险，并提高长期预后。唐顺等[111]进行了恶性骨巨细胞瘤的外科治疗及预后研究，回顾在本院治疗的所有原发和继发恶性骨巨细胞瘤的病例，共44例，对随访的临床资料进行回顾性研究和统计学相关分析。结果共有26例PMGCT和18例SMGCT患者，其中8例SMGCT为放疗后肉瘤变患者。在PMGCT，患者年龄从1~66岁（平均40.6岁）；在SMGCT，患者年龄从22~67岁（平均39.9岁）。从诊断骨巨细胞瘤到诊断SMGCT的平均时间间隔在放疗后SMGCT组为12.8年（4~22年），在手术后SMGCT组为9.8年（2~28年）。在PMGCT组中，组织分类为骨肉瘤的有13例，恶性纤维组织细胞瘤有9例，纤维肉瘤4例。在SMGCT组中组织学分类为恶性纤维组织细胞瘤13例，骨肉瘤3例，纤维肉瘤2例。29例随访资料完整的恶性骨巨细胞瘤患者的5年生存率为46.9%。广泛切除有助于减少局部复发。结论认为，恶性骨巨细胞瘤是一种少见的高度恶性的预后很差的肉瘤，需要注意和良性骨巨细胞瘤相鉴别。广泛切除有助于减少局部复发，辅助化疗及局部放疗在有效控制肿瘤的局部复发和转移中的作用，仍没有得到确认。徐明等[112]进行股骨近端骨巨细胞瘤治疗的多中心回顾性研究，收集1991年11月至2012年6月全国4个骨肿瘤治疗中心临床资料完整的43例股骨近端骨巨细胞瘤患者的病例资料，将其中初次治疗、随访时间超过2年的28例患者纳入研究，男19例，女9例；首诊时平均年龄（28.7+8.8）岁。按照骨肿瘤国际保肢协会（ISOLS）股骨近端的分区方法，H1区2例，H2区20例，H1+H2区6例。Campanacci分级Ⅱ级22例、Ⅲ级6例，其中7例合并病理性骨折。初次手术采用扩大刮除术21例，整块切除重建术7例。分析影响手术方式选择、复发及肢体功能的因素，包括发病部位、Campanacci分级、病理性骨折及手术方式。结果全部患者术后均得到随访，随访时间25~273个月，平均（69.8±50.3）个月。行刮除术的21例患者中2例（9.5%）局部复发，行整块切除的7例患者均无复发。病理性骨折及Campanacci分级是影响手术方式选择的因素。手术方式、病理性骨折、Campanacci分级与患者的局部复发率无相关性。采用刮除重建的患者术后功能优于行整块切除重建者。结论认为，股骨近端骨巨细胞瘤主要侵犯股骨颈及转子部，与膝关节周围骨巨细胞瘤相比发生病理性骨折的风险高。整块切除重建术的适应证为合并病理性骨折或Campanacci Ⅲ级的患者。通过不同手术入路充分显露、刮除病灶、合理的预防性内固定，可以降低刮除术后的复发率和并发症。燕太强等[113]进行了股骨中段原发恶性肿瘤切除后生物学重建的临床疗效分析，回顾性分析2005年2月至2013年12月收治19例股骨中段原发恶性骨肿瘤患者的病例资料，男11例，女8例；年龄2~38岁，平均18岁。骨肉瘤13例，Ewing肉瘤5例，恶性纤维组织细胞瘤1例。所有患者均获得广泛性切除边界，19例患者瘤段骨截除长度平均为16.9 cm（9~24 cm），骨重建采用异体骨9例，瘤段骨灭活再植10例；内固定采用髓内钉固定4例，钢板固定15例（其中10例结合自体腓骨髓内支撑）。38处骨断端中骨干-骨干断端28处，骨干-干骺端断端10处。结果灭活再植手术时间平均为5.1 h，异体骨移植手术平均为4.22 h，差异无统计学意义。患者术后随访3~107个月，平均33.5个月。灭活骨再植骨干-骨干断端愈合时间平均为10.3个月，骨干-干骺端为7.25个月；异体骨重建骨干-骨干断端愈合时间平均为13.8个月，骨干-干骺端为11.5个月；灭活骨和异体骨的骨干-骨干断端、骨干-干骺端断端愈合时间的差异均有统计学意义。术后MSTS评分平均为83.7%（70%~95%）。8例患者（42.1%）术后出现并发症，包括灭活骨深部感染1例、异体骨骨折并局部复发1例，灭活骨吸收1例，异体骨骨折3例和局部复发2例（其中1例为软组织复发）。随访期间因肺转移死亡5例。Kaplan-Meier曲线预测2年生存率为76.5%，5年生存率为61.2%。结论认为，股骨中段原发恶性骨肿瘤切除术后灭活骨再植较异体骨重建操作复杂，但其与宿主骨愈合速度快于异体骨。重建方法推荐采取灭活骨结合自体腓骨髓内支撑。赵海涛等[114]进行了股骨肿瘤1 504例性别、年龄和部位分布的回顾性调查与分析研究，收集1980年1月至

2012 年 12 月资料完整经过手术治疗且有明确病理结果的股骨肿瘤病例，对其性别、年龄、部位分布及类型构成比进行统计学分析，并得出原发性股骨肿瘤性质的独立影响因素。结果共采集股骨肿瘤 1 504 例，其中原发性股骨肿瘤 1 385例，转移瘤 119 例，原发性股骨肿瘤高发类型为良性肿瘤，高发部位为股骨远端，高发年龄段为 >10~20 岁。良性、恶性高发年龄段均为 >10~20 岁，中间型高发年龄段为 >20~30 岁。原发股骨恶性肿瘤和转移瘤部位、年龄分布比较差异均有统计学意义（χ^2 = 226.976，P < 0.01；χ^2 = 215.204，P < 0.01）。有序 Logistic 回归分析显示性别、年龄、部位均是原发性股骨肿瘤性质的独立影响因素（P < 0.05）。结论认为，原发性股骨肿瘤男性多于女性，多见 >10~20 岁，骨肉瘤是最常见的恶性股骨肿瘤，原发性恶性股骨肿瘤主要发生在股骨远端，转移瘤主要发生在股骨近端，性别、年龄、部位均为原发股骨肿瘤性质的独立危险因素。对于 45 岁以上的女性股骨远端的占位病变，临床医生应该引起高度重视。

五、其他

高建国等[115]*进行了红细胞沉降率对髋关节结核手术愈后的影响研究，选取手术治疗的髋关节结核患者 79 例：其中髋关节结核患者 46 例为对照组，术前给予抗结核治疗至 ESR <40 mm/1 h 后手术；髋关节结核患者 33 例为试验组，对于 ESR <85 mm/1 h 的患者直接行手术清理，ESR >85 mm/1 h 的患者给予化疗药物治疗控制 ESR <85 mm/1 h 再行手术清理。比较 2 组术中术后总出血量、一期愈合率、术前术后 Harris 评分、复发率。结果术后 2 周患者髋关节疼痛均得到明显缓解，2 组术中术后总出血量、一期愈合率、术前术后 Harris 评分及复发率比较差异均无统计学意义（P > 0.05）。结论认为，ESR 对于髋关节结核术后功能恢复无明显影响，髋关节结核手术治疗可不考虑 ESR 指标。贾晨光等[116]研究了结核感染 T 细胞检测在骨关节结核中的诊断价值，选取 80 例确诊为骨关节结核患者和 44 例排除结核患者。分别进行抗酸染色、结核菌培养、实时荧光定量 PCR 检测及 T－SPOT. TB，比较并分析检测结果。结果 T－SPOT. TB 的敏感度、特异度和准确度分别为 82.5%、75.0%、79.8%。T－SPOT. TB 的阳性检出率显著高于抗酸染色、结核分枝杆菌培养（P < 0.05），而在不同疾病部位（脊柱、四肢关节）及不同病程分组间阳性检出率差异无统计学意义（P >0.05）。结论认为，TSPOT. TB 可以作为骨关节结核病的重要辅助诊断方法。庄伟等[117]对骨与关节结核患者病灶感染病原菌检测结果进行了分析，选取医院收治的临床诊断骨与关节结核并接受手术治疗的患者 58 例，收集所有患者病灶部位的脓液、坏死组织、肉芽组织等作为标本进行病原菌培养和药敏试验，对比不同临床资料患者的病原菌培养阳性率并分析病原菌的耐药性。结果 58 份标本中分枝杆菌属培养阳性率为 56.90%；15 份抗酸染色阳性的标本中，分枝杆菌属培养阳性率为 93.33%，显著高于抗酸染色阴性的标本（P < 0.05）；31 例有结核中毒症状患者的标本中，分枝杆菌属培养阳性率为 70.97%，显著高于无结核中毒症状患者的标本（P < 0.05）；共培养出结核分枝杆菌 20 株、牛分枝杆菌 8 株、肺结核分枝杆菌 5 株；其中 12 株为耐药株，占 36.36%，其对链霉素和异烟肼的耐药率最高，达 75.00%，对磺胺甲氧嗪的耐药率最低，为 0。结论认为，结核分枝杆菌是骨与关节结核主要的病原菌，分枝杆菌属对链霉素、异烟肼的耐药率较高，临床上应重视药敏试验，以指导临床抗结核药物的选择，提高临床治疗效果，减少耐药菌株的产生。林庆玺等[118]进行了活动性关节结核不同病理材料 PCR 检测对比研究，2013 年 1 月至 2014 年 12 月，对 43 例晚期活动性关节结核患者手术中获取脓液、干酪样组织及肉芽组织分别进行结核分枝杆菌（MTB）荧光定量 PCR 检测。男 23 例，女 20 例；年龄 15~74 岁，平均 45.6 岁。其中膝关节结核 20 例，髋关节结核 15 例，肩关节结核 3 例，踝关节结核 3 例，距下关节结核 1 例，骶髂关节结核 1 例。对 3 种不同病理材料 PCR 检测阳性率进行比较分析。结果肉芽组织 74.42%（32/43）阳性率明显高于干酪样组织的 58.14%（25/43）和脓液的 37.21%（16/43），χ^2 值 12.181，3 种病理材料 MTB－PCR 检测阳性率差异有统计学意义（P = 0.002）；3 种病理材料联合行 PCR 检测阳性率为 88.37%（38/43）。结论认为，活动性关节结核不同病理材料 PCR 检测阳性率有差异，多种病理材料联合检测可提高检测阳性率。崔志刚等[119]进行了创伤后肘关节僵硬前臂旋转受限的影响因素及其手术疗效研究，回顾性分析中国康复研究中心北京博爱医院合并前臂旋转受限的肘关节僵硬患者 44 例（46 肘），行肘关节松解术后随访 36 个月。测量患者术前、术后的肘关节屈伸和前臂旋转角度，采用上肢功能评定表（DASH）进行评分。采用回归分析各因素对术后肘关节旋转角度改善的影响。结果肘关节僵硬前臂旋转受限和上肢功能有相关性；伤后大于 12 个月手术、使用外固定架与肘关节僵硬术后前臂旋转功能的改善呈负相关。近端尺桡关节融合、异位骨化和内固定阻挡等为前臂旋转功能改善的主要影响因素。肘关节松解术能有效改善前臂旋转功能，提高上肢功能评分。结论认为，肘关

节旋转受限严重影响上肢功能，应伤后尽早（<12 个月）行松解手术、减少外固定架固定时间，术中彻底切除近端尺桡关节处的异位骨化、解除内固定的阻挡以及术后配合无痛下专项康复，以有利于肘关节僵硬术后旋转功能的改善。

王树等[120]进行了桡骨远端骨折复位后桡腕关节形态学特征与腕关节功能的相关性研究，收集自 2006 年 1 月至 2013 年 12 月行闭合复位外固定支架结合克氏针有限内固定及切开复位钢板螺钉内固定两种方法治疗的 C 型桡骨远端骨折病例共 388 例，采用 Dienst 功能评分、X 线片及 CT 片评价腕关节功能。结果 Dienst 功能评分，恢复桡骨高度及恢复桡腕关节面完全平整，关节面不同程度的台阶或塌陷，闭合复位外固定支架结合克氏针有限内固定组优良率分别为 89.16%、89.28% 及 88.57%，而切开复位钢板螺钉内固定组优良率分别为 90.27%、91.01% 及 88.89%，两组间差异无统计学意义（$P>0.05$）。结论认为，桡骨远端骨折手术目的在于恢复桡骨远端关节面的解剖形态，降低骨折畸形愈合率，外固定支架具有创伤小、操作简单等优点，即使关节面有 1~2 mm 的台阶，会引起关节面负荷重分布，出现潜在创伤性关节炎的风险，但只要经过正确的功能康复，桡腕关节功能的恢复也可能较为理想。李忠哲等[121]进行近指骨间关节周围胶原沉积症的诊断和治疗，总结 2006 年至 2012 年 12 例近指骨间关节周围胶原沉积症患者的一般资料、实验室检查结果、关节受累情况、影像学表现及病理学检查结果、采取的治疗方法及随访结果。结果 12 例患者临床表现为慢性无痛性近指骨间关节周围膨大和肿胀，关节活动正常；累及关节呈对称性分布，以示、中、环指近指骨间关节为主。实验室检查未见异常表现；X 线片检查显示关节周围软组织肿胀，无关节和骨质破坏；MRI 检查显示关节囊外软组织肿胀明显，关节软骨无破坏，无明显滑膜增厚；病理学特征为真皮层大量胶原纤维沉积。本病呈良性经过，无须特殊治疗，外科手术可改善外观。结论认为，近指骨间关节周围胶原沉积症发病率低，常不为手外科医生所认识，应与各种可累及近指骨间关节的关节炎相鉴别，以作出正确的诊断，避免过度治疗。许燕飞等[122]进行了三维影像处理技术在成人髋关节发育不良联合前倾角匹配中的应用研究，回顾性分析 2011 年 3 月至 2014 年 3 月通过 3D-CT 技术进行 THA 的 21 例（21 髋）DDH 患者资料，男 5 例，女 16 例（年龄 30~78 岁，平均 55.3 岁）。DDH 按 Crowe 分型：Ⅱ型 6 例，Ⅲ型 11 例，Ⅳ型 4 例。所有患者术前行薄层 CT 扫描，并将二维原始数据导入 M3D 可视数字化软件进行三维重建，通过 3D-CT 技术进行术前预演制定最合适的股骨颈-髋臼联合前倾角调整方案，拟定最佳的联合前倾角度进行 THA。术后通过 3D-CT 技术评估臼杯的骨性覆盖情况，测量臼杯的前倾角度及联合前倾角度，验证术后联合前倾角度与术前拟定角度的吻合情况，并采用 Harris 评分标准评定疗效。结果 21 例患者术后获 3~36 个月（平均 12.8 个月）随访。末次随访时采用 Harris 评分评定疗效：优 17 例，良 4 例。术前 Harris 评分［（46.2±5.3）分］与末次随访时［（86.3±4.3）分］比较差异有统计学意义（$P<0.05$）。所有患者髋臼杯的覆盖率均大于 70%，术后髋臼杯前倾角度与术前拟定角度吻合率达 95%，股骨颈-髋臼联合前倾角度在安全范围内，所有患者均未出现脱位。结论认为，3D-CT 技术可以通过术前预演制定最佳的股骨颈-髋臼联合前倾角调整方案，对成人 DDH 患者 THA 股骨颈-髋臼联合前倾角的调整具有较高的指导价值，按拟定的方案进行手术臼杯可获得最好的骨性包容、最大的初始稳定性，同时可获得最佳的头臼匹配度，降低术后假体脱位率，提高假体生存率。彭朝华等[123]进行踝关节截骨器在踝关节融合术的应用研究，回顾分析 2009 年 2 月至 2012 年 3 月符合选择标准的 38 例行踝关节融合术的终末期踝关节炎患者临床资料。男 24 例，女 14 例；年龄 40~85 岁，平均 67 岁。左侧 18 例，右侧 20 例。创伤性关节炎 20 例，距骨坏死 7 例，类风湿关节炎 5 例，骨关节炎 5 例，感染后关节炎 1 例。病程 3.2~6.1 年，平均 4.7 年。术中采用踝关节截骨器处理关节面，联合肱骨近端锁定钢板结合拉力螺钉坚强内固定。结果手术时间为 40~90 min，平均 60 min。术后 1 例切口浅表感染，经换药后愈合；其余切口均Ⅰ期愈合。38 例均获随访，随访时间 10.36 个月，平均 23 个月。4 例患者术后早期行走后踝关节反复肿胀，经康复理疗 1 年后肿胀消退。X 线片检查踝关节均获骨性融合，融合时间 10~19 周，平均 12 周；未见内固定失败及畸形愈合。末次随访时，美国矫形足踝协会（AOFAS）踝与后足评分为（85.03±13.17）分，较术前（43.11±17.49）分显著提高（$t=14.412$，$P=0.000$）。简明健康调查量表（SF-36）中的躯体健康分数与精神健康分数分别为（77.95±8.21）、（77.05±10.12）分，亦较术前（54.30±12.32）、（63.16±8.30）分提高（$t=7.723$，$P=0.000$；$t=2.523$，$P=0.021$）。主观满意度评定为非常满意 32 例，满意 5 例，不满意 1 例，满意率为 97.37%。结论认为，采用踝关节截骨器经外踝截骨肱骨近端锁定钢板结合加压螺钉行踝关节融合，操作简便，并发症少，固定牢固，融合率高，早期临床疗效满意。

（薛晨晨　綦　珂　张永进）

·参·考·文·献·

[1] 李志昌,林剑浩,倪磊.非创伤性半月板损伤关节镜下观察分析[J].中华骨科杂志,2015,35(8):813-818.

[2] 胡月正,许心弦,余华晨,等.关节镜治疗不同年龄段膝关节盘状半月板的疗效分析[J].中华小儿外科杂志,2015,36(5):335-338.

[3] 鄢志辉,杨柳,王富友,等.外侧半月板撕裂合并软骨不同程度损伤的关节镜疗效对比分析[J].中国矫形外科杂志,2014,22(24):2229-2232.

[4] 吴疆,黄竞敏,金鸿宾,等.内侧半月板后角放射状撕裂与水平撕裂的危险因素分析[J].中华骨科杂志,2015,35(3):248-252.

[5] 王庆,黄华扬,张涛,等.关节镜下螺钉与缝线固定前交叉韧带胫骨止点撕脱骨折的疗效比较[J].中华创伤骨科杂志,2015,17(4):309-313.

[6] 丁明,徐虎,王迎春,等.前交叉韧带断裂并发膝关节软骨损伤的影响因素[J].中华创伤杂志,2015,31(6):512-516.

[7] 洪雷,宋关阳,李旭,等.保留与不保留残端重建前十字韧带的前瞻性随机对照研究[J].中华骨科杂志,2015,35(4):387-392.

[8] 张春礼,徐虎,王迎春,等.前十字韧带移植重建后移植物撞击新类型[J].中华骨科杂志,2015,35(4):380-386.

[9] * 周锦春,高峰,王青,等.自体半腱肌及股薄肌腱重建膝关节后外侧复合体[J].江苏医药,2014,40(20):2425-2427.

[10] 龙毅,何爱珊,张志奇,等.撕裂半月板中软骨退变相关基因及 miRNAs 的表达[J].中国修复重建外科杂志,2015,29(3):301-306.

[11] 王伟,彭昊.红外线计算机导航辅助关节镜下前十字韧带重建中骨隧道定位的准确性研究[J].中华骨科杂志,2015,35(1):55-61.

[12] 吴艳,曾旭文,梁治平,等.MR 评价前交叉韧带重建术后膝关节稳定性[J].中山大学学报(医学科学版),2015,36(2):257-263.

[13] * 谢峰,吕慈,黄昌林,等.陆地军训所致膝关节前交叉韧带损伤的伤情特点及诊疗效果分析[J].第三军医大学学报,2015,37(13):1373-1376.

[14] * 魏民,刘玉杰,李众利,等.良性多发关节松弛症对前交叉韧带损伤及预后的影响[J].解放军医学院学报,2014,35(10):1039-1040.

[15] 吴关,姜春岩,鲁谊,等.改良关节镜下喙突移位 Latarjet 手术治疗肩关节前方不稳定[J].北京大学学报(医学版),2015,47(2):321-325.

[16] 王胜群,王佳音,谷长跃,等.肩关节 Bankart 损伤修复锚钉置入位置及方向的影像学研究[J].中华外科杂志,2015,53(2):90-94.

[17] 安维军,邱少东,朱涛,等.联合腱与髂胫束重建喙锁韧带钩钢板固定治疗肩锁关节脱位的对比观察[J].中华医学杂志,2015,95(5):363-367.

[18] 张传开,韩冰,冯晖,等.双带线锚钉重建喙锁韧带治疗 TossyⅢ型肩锁关节脱位的生物力学研究与临床[J].中国矫形外科杂志,2015,23(10):932-936.

[19] 李奉龙,姜春岩,鲁谊,等.肩关节镜下喙锁韧带重建术与切开改良 Weaver-Dunn 手术治疗肩锁关节脱位的疗效比较[J].北京大学学报(医学版),2015,47(2):253-257.

[20] * 张进,田家亮,孙立,等.数字化设计结合 3D 打印个性化经皮导板在肩关节周围穿刺中的初步应用[J].中华创伤骨科杂志,2015,17(1):45-48.

[21] 陈富珍,杜立新,李顶夫,等.肩袖损伤的 MRI 扫描序列最佳组合探讨[J].齐齐哈尔医学院学报,2015,36(10):1419-1422.

[22] 华英汇,陈世益,李云霞.关节镜下距下关节融合术治疗终末期距下关节炎的疗效分析[J].第三军医大学学报,2015,37(3):207-210.

[23] * 蒋毅,李杭,潘志军,等.肘关节恐怖三联征的保守治疗初步探讨[J].中华外科杂志,2014,52(12):952-954.

[24] * 刘观燚,李庆,王强,等."肘关节稳定环"概念和重建原则的提出和临床意义[J].中国骨与关节损伤杂志,2014,29(11):1113-1115.

[25] 王亚薇,耿文静,陈欣,等.肌电图在糖尿病患者早期腕管综合征诊断中的应用[J].中国骨与关节损伤杂志,2015,30(9):994-995.

[26] 陈靖,谭军,汤锦波.前臂旋转和腕关节过伸时舟月骨间韧带长度变化及其意义[J].中华创伤杂志,2015,31(3):236-240.

[27] 封旭华,郑洁皎,李宏云,等.机械性踝关节不稳与功能性踝关节不稳患者平衡控制能力的差异[J].上海交通大学学报(医学版),2014,34(9):1355-1360.

[28] 段小军,杨柳.踝关节重度骨关节炎行关节镜下踝关节融合术的临床研究[J].第三军医大学学报,2015,37(3):220-224.

[29] Nelson F. SooHoo. MRI 对外踝不稳患者的外踝韧带和腓骨肌腱的诊断价值[J].第三军医大学学报,2015,37(3):193-197.

[30] * 施卫东,朱若夫,陈波,等.膝关节单髁置换术治疗膝关节内侧间室骨性关节炎的中期疗效[J].江苏医药,2015,41(2):186-188.

[31] 马广文,尹宗生,黄斐,等.单髁置换术治疗膝关节内侧间室骨关节炎初期疗效[J].中国修复重建外科杂志,2014,28(10):1208-1211.

[32] * 徐鸿尧,赵建宁,包倪荣.人工膝关节置换术对严重骨关节炎及类风湿关节炎引起的膝关节畸形的疗效比较和术后风险评估[J].中国矫形外科杂志,2015,23(3):211-214.

[33] 安晓,张琦,龚科,等.骨性关节炎与类风湿关节炎患者单侧膝关节置换术后围术期效果比较[J].解放军医学院学报,2014,35(10):1022-1024.

[34] 汤发强,流小舟,胡世平,等.固定平台与旋转平台全膝关节置换术的疗效对比[J].中国矫形外科杂志,2014,22(22):2053-2058.

[35] 吴定宇,安晓,董纪元.影响高屈曲度人工全膝关节假体术后活动度的相关变量分析[J].解放军医学院学报,2015,36(8):804-806.

[36] 赵巍,米尔阿里木·木尔提扎,王利,等.全膝关节置换术后较术前患者躯体重心转移程度与关节功能恢复程度的相关性研究[J].中华外科杂志,2015,53(4):285-288.

[37] 曹万军,郑金文,刘显东,等.ACCK 髁限制性假体治疗重度膝关节畸形的初期临床疗效[J].中国矫形外科杂志,2015,23(15):1368-1371.

[38] 储林洋,尚希福,贺瑞,等.固定平台与旋转平台假体置换治疗膝外翻畸形疗效的比较研究[J].中华骨科杂志,2015,35(8):795-800.

[39] 戴雪松,宓云峰,熊炎,等.活动与固定平台的单髁假体置换治疗膝关节内侧间室骨关节炎[J].中华骨科杂志,2015,35(7):691-698.

[40] * 蒋忠,沈伟中,骆园.UKA 与 TKA 治疗膝关节内侧单间室骨性关节炎初期疗效比较[J].中国骨与关节损伤杂志,2015,30(4):353-356.

[41] 李昭,姚毅,王琳,等.自体骨植骨修复膝关节置换术中胫骨缺损的临床研究[J].河北医科大学学报,2015,36(3):338-340.

[42] 黄传旺,Salim Jeddo,张元凯,等.矩形金属垫块在伴有胫骨骨缺损全膝关节置换术中的应用[J].山东大学学报(医学版),2015,53(6):90-93.

[43] 谭振,康鹏德,裴福兴,等.多模式镇痛下收肌管与股神经阻滞在全膝关节置换术后初期镇痛及早期康复中的作用[J].中华骨科杂志,2015,35(9):914-920.

[44] 赵峥,吾湖孜·吾拉木,曹力.依托考昔片对全膝关节置换术后患者早期镇痛与提高活动度的效果分析[J].新疆医科大学学报,2014,37(11):1422-1424.

[45] 宋黄鹤,范卫民,刘锋,等.人工膝关节置换术后夹闭引流管 4 h 对术后出血的影响[J].江苏医药,2015,41(8):883-885.

[46] 胡旭栋,裴福兴,沈彬,等.不同剂量氨甲环酸减少全膝关节置换围手术期失血量的有效性[J].中国矫形外科杂志,2014,22(21):1943-1946.

[47] 张权,孙立,杨先腾,等.关节腔内使用氨甲环酸对全膝关节置换术后失血量的影响及安全性评估[J].中华创伤骨科杂志,2015,17(5):395-398.

[48] 王华军,李锋,聂喜增,等.全膝关节置换术中滑膜切除对术后功能恢复及失血影响的临床研究[J].中国矫形外科杂志,2015,23(7):610-614.

[49] 万伏银,郭万首,张启栋,等.骨蜡在全膝关节置换术中止血作用的有效性和安全性评价[J].中国矫形外科杂志,2015,23(17):1576-1580.

[50] 李锋,林雪林,张克,等.计算机导航联合微创技术对全膝关节置换失血的影响[J].中国微创外科杂志,2015,15(3):197-200.

● [51] 杨帆,张庆猛,李恒,等.个性化截骨技术在全膝关节置换术中临床应用和疗效分析[J].中国矫形外科杂志,2015,23(17):1571-1575.
● [52] 郑栋,徐南伟,王禹基,等.膝关节前内侧切口经股内侧肌下入路人工关节置换的早期疗效[J].江苏医药,2014,40(20):2454-2456.
● [53] 周萌,曹光磊,张宽,等.便携式步态分析仪量化评价全膝关节置换患者的步态特征[J].中国矫形外科杂志,2015,23(7):615-619.
● [54] 瞿玉兴,王斌,高益,等.应用 Corail 柄行全髋置换术治疗老年股骨颈骨折的中期随访[J].中国矫形外科杂志,2015,23(10):887-891.
● [55] 沈宏达,刘振峰,赵疆,等.人工股骨头置换术和全髋关节置换术治疗股骨颈骨折的对比分析[J].新疆医科大学学报,2015,38(3):317-319.
● [56] 蒋志康,陈秋安,钟全年.人工全髋关节置换术治疗中老年 Pipkin 骨折[J].中国骨与关节损伤杂志,2014,29(10):1028-1030.
● [57]* 周锦春,陈哲峰,宋黄鹤,等.全髋关节置换与内固定治疗老年移位型股骨颈骨折的远期疗效及费用比较[J].中华创伤骨科杂志,2015,17(2):114-117.
● [58] 甄平,李旭升,田琦,等.髋部骨折内固定术后继发创伤性髋关节骨性融合的全髋关节置换[J].中国矫形外科杂志,2015,23(10):871-876.
● [59] 甄平,周胜虎,李旭升,等.髋臼骨折内固定术后继发创伤性髋关节炎并股骨头坏死的全髋关节置换[J].中华创伤骨科杂志,2015,17(8):676-681.
● [60] 付映旭,杨德胜,阿斯哈尔江·买买提依明,等.髋关节骨性强直患者行人工全髋关节置换术中髋臼假体定位及其准确性研究[J].中国修复重建外科杂志,2015,29(4):426-430.
● [61] 宋伟,安晓,董纪元.强直性脊柱炎伴髋关节屈曲挛缩畸形行非骨水泥型全髋关节置换术疗效分析[J].解放军医学院学报,2014,35(11):1097-1100.
● [62] 付映旭,艾力·热黑,阿斯哈尔江·买买提依明,等.全髋关节置换术治疗髋关节强直疗效分析[J].新疆医科大学学报,2014,37(11):1417-1421.
● [63] 刘军,赵秀祥,宋立明,等.Crowe Ⅳ型髋关节发育不良全髋关节置换平衡术后下肢长度的方法[J].中华骨科杂志,2014,34(12):1219-1224.
● [64] 罗毅,丁晓川,侯伟光,等.全髋关节置换术治疗成人严重先天性髋关节发育不良的近期疗效观察[J].四川医学,2015,36(3):368-370.
● [65] 毛远青,徐嘉炜,张经纬,等.髋关节表面置换术治疗髋关节发育不良的临床疗效[J].中华骨科杂志,2014,34(12):1198-1204.
● [66] 杨序程,雷鹏飞,文霆,等.两种截骨术在成人 Crowe Ⅳ型先天性髋关节发育不良人工全髋关节置换术中的比较研究[J].中国修复重建外科杂志,2015,29(4):439-443.
● [67] 武斌,杜远立,梁杰,等.人工全髋关节置换术治疗先天性髋关节脱位的临床效果观察[J].中国矫形外科杂志,2015,23(11):1054-1056.
● [68] 金毅,郑稼,刘珂,等.打压植骨联合钛网治疗髋关节翻修术中髋臼缺损疗效的中长期随访[J].中国矫形外科杂志,2015,23(6):508-512.
● [69] 刘林,姚建锋,许鹏,等.大直径陶瓷-陶瓷股骨头在保留股骨假体全髋关节翻修术中的应用[J].中国骨与关节损伤杂志,2014,29(10):978-979.
● [70] 杨国志,李振武,尹锐峰,等.髋关节假体感染的实验室与临床诊断对比研究[J].中华医院感染学杂志,2015,25(2):404-406.
● [71] 杜英勋,吴汝平,闫青,等.人工髋关节置换术后感染的危险因素与预防[J].中华医院感染学杂志,2015,25(9):2094-2096.
● [72] 王保存,刘敏霞,封俊霞.髋关节置换术后患者医院感染的临床特征与耐药性分析[J].中华医院感染学杂志,2015,25(4):885-887.
● [73] 程斌,姚小涛,丁真奇,等.个性化制作骨水泥间隔器治疗人工全膝关节置换术后感染[J].中国骨与关节损伤杂志,2014,29(12):1225-1226.
● [74] 谢锦伟,岳辰,裴福兴,等.氨甲环酸对类风湿关节炎患者全髋关节置换围手术期失血的影响[J].中华骨科杂志,2015,35(8):808-812.
● [75] 张权,孙立,胡如印,等.关节腔内使用氨甲环酸对同期双侧人工全髋关节置换术后失血量的影响[J].贵阳医学院学报,2015,40(5):500-503.
● [76]* 覃文杰,尹东,黄宇,等.全髋关节置换术中保温干预对围手术期出血的影响[J].中国矫形外科杂志,2015,23(17):1542-1545.
● [77] 曾羿,赖欧杰,沈彬,等.计算机三维术前计划在 Crowe Ⅳ型髋关节发育不良全髋关节置换髋臼重建中的应用[J].中华骨科杂志,2014,34(12):1212-1218.
● [78]* 林祥波,王建然,李从达,等.微创前外侧入路髋关节置换术治疗老年股骨颈骨折[J].中国矫形外科杂志,2014,22(24):2219-2223.
● [79] 常乘铭,韩桂全,唐述森,等.膝关节骨性关节炎模型大鼠相关生物标志物表达及意义[J].青岛大学医学院学报,2015,51(4):390-394.
● [80] 孙国静,李桂军,吴俊,等.膝关节周围骨挫伤后关节软骨代谢物变化[J].中国骨与关节损伤杂志,2015,30(4):412-413.
● [81] 夏红,黄加强,毛福青,等.髋或膝关节炎患者血清组织蛋白酶 D 和 α_1 抗胰蛋白酶活性水平[J].中南大学学报(医学版),2014,39(11):1151-1156.
● [82]* 廖法学,马广文,常俊,等.自噬在骨关节炎软骨细胞退变中的表达变化[J].安徽医科大学学报,2015,50(8):1077-1080.
● [83] 陈彪,李斌,陈廖斌.骨关节炎患者血清及关节液中白介素-17 表达及其意义[J].临床外科杂志,2015,23(5):340-342.
● [84] 刘恒,曹永平,崔云鹏,等.关节软骨细胞线粒体功能障碍与软骨退变的关系[J].北京大学学报(医学版),2014,46(5):760-765.
● [85] 张猛,张杰,张文,等.不同力学刺激对骨性关节炎软骨Ⅰ型胶原蛋白产生的影响[J].中国矫形外科杂志,2015,23(13):1206-1211.
● [86] 周胜利,陈秀敏,李朝英,等.臭氧治疗膝关节骨关节炎的 60 例临床疗效[J].江苏医药,2015,41(14):1705-1706.
● [87] 李军,关丽霞,闫忠斌,等.关节腔臭氧冲洗联合玻璃酸钠治疗膝关节骨性关节炎临床观察[J].山西医科大学学报,2015,46(1):84-86.
● [88] 石磊,尹自龙,王林,等.唑来膦酸对老年骨质疏松性骨折及骨关节炎患者骨代谢的影响[J].中华老年医学杂志,2015,34(7):782-785.
● [89] 王均,陆声,周游,等.3D 打印技术辅助创伤性膝内翻畸形矫正的初步临床应用[J].中华创伤骨科杂志,2015,17(1):40-44.
● [90] 吴玮,叶乐,郑蓓洁,等.体外发散式冲击波治疗膝关节骨性关节炎的临床疗效和安全性[J].上海医学,2014,37(8):669-672.
● [91]* 崔云鹏,曹永平,刘恒,等.骨髓间充质干细胞治疗大鼠骨关节炎的实验研究[J].北京大学学报(医学版),2015,47(2):211-218.
● [92] 叶冬梅,陈琛,林紫薇,等.高渗葡萄糖局部注射治疗膝骨关节炎疗效的 Meta 分析[J].吉林大学学报(医学版),2015,41(3):612-618.
● [93]* 唐顺,郭卫,杨荣利,等.40 岁以上成年骨肉瘤患者的外科治疗及预后因素[J].北京大学学报(医学版),2015,47(1):165-169.
● [94] 郭卫,姬涛,杨毅,等.165 例骨盆软骨肉瘤外科治疗的疗效分析[J].中华骨科杂志,2014,34(11):1079-1087.
● [95] 周琰,张星,陆志刚,等.纤维连接蛋白表达与骨肉瘤肺转移的相关性研究[J].实用癌症杂志,2014,29(9):1091-1093.
● [96] 肖小注,黄风琪.膝关节周围骨巨细胞瘤的影像学特征及其与预后的关系[J].中国肿瘤临床与康复,2014,21(9):1058-1060.
● [97] 张浩强,王臻,鲍莉,等.拷贝数变异对多发骨肉瘤临床分型及耐药机制的影响[J].中华骨科杂志,2015,35(4):442-449.
● [98] 全柳霞,张菊,万年亮.转移性骨肿瘤患者的临床特点研究[J].实用癌症杂志,2014,29(7):876-878.
● [99] 鲁大路,李斌,杨大兴,等.新辅助化疗联合保肢术治疗合并病理性骨折骨肉瘤的临床观察[J].实用癌症杂志,2014,29(7):879-882.
● [100] 方成,胡永成,黄洪超,等.CT 血管造影技术辅助下球囊临时阻断术在骨肿瘤手术中的应用[J].中国修复重建外科杂志,2014,28(10):1253-1258.
● [101] 杨强,王鲁强,杨志平,等.定制肿瘤型关节假体髓外柄断裂的有限翻修技术[J].中华骨科杂志,2015,32(2):127-132.
● [102] 郑凯,于秀淳,胡永成,等.骨盆骨巨细胞瘤临床治疗的系统文献综述[J].中华骨科杂志,2015,35(2):105-111.
● [103] 孙薇薇,袁美宁,董薪.骨肉瘤患者化疗后行特制人工关节置换术的感染因素分析与预防[J].中华医院感染学杂志,2015,25(6):1347-1348.
● [104]* 付军,王臻,郭征,等.数字化结合 3D

打印个体化导板的设计加工及其在骨肿瘤手术中的应用[J]. 中华创伤骨科杂志,2015,17(1):50－54.
[105] 肖龙华,王巧民,付禄. 骨肉瘤保肢术后感染的治疗及生存状况分析[J]. 实用癌症杂志,2014,29(12):1670－1672.
[106] 赵成鹏,段永福,周晓波,等. 保肢手术在不同年龄儿童骨肉瘤中应用的临床研究[J]. 中华小儿外科杂志,2015,36(5):322－325.
[107] 李甲振,张岩,张怀栓,等. 定制型人工膝关节置换治疗儿童膝关节周围骨肉瘤[J]. 中华小儿外科杂志,2015,36(5):326－330.
[108] 杨京彦,李栋,马焕芝,等. 踝关节侵袭性及恶性骨肿瘤的外科治疗[J]. 中国矫形外科杂志,2015,23(17):1552－1556.
[109] * 高强,李晓锋. 新辅助化疗联合保肢手术治疗四肢骨肉瘤患者的疗效研究[J]. 实用癌症杂志,2015,30(6):821－823.
[110] 潘露. 自体骨结合同种异体骨治疗四肢恶性骨肿瘤的疗效观察[J]. 实用癌症杂志,2015,30(6):824－827.
[111] 唐顺,郭卫,杨荣利,等. 恶性骨巨细胞瘤的外科治疗及预后[J]. 中国矫形外科杂志,2015,23(5):417－421.
[112] 徐明,张慧林,耿磊,等. 股骨近端骨巨细胞瘤治疗的多中心回顾性研究[J]. 中华骨科杂志,2014,34(11):1110－1118.
[113] 燕太强,郭卫,杨荣利,等. 股骨中段原发恶性肿瘤切除后生物学重建的临床疗效分析[J]. 中华骨科杂志,2014,34(11):1134－1144.
[114] 赵海涛,杜向一,孙涛,等. 股骨肿瘤1 504例性别、年龄和部位分布的回顾性调查与分析[J]. 河北医科大学学报,2014,35(12):1372－1375.
[115] * 高建国,李硕,岳世元,等. 红细胞沉降率对髋关节结核手术愈后的影响[J]. 河北医科大学学报,2015,36(7):783－786.
[116] 贾晨光,姚黎明,李秀武,等. 结核感染T细胞检测在骨关节结核中的诊断价值[J]. 河北医科大学学报,2015,36(2):148－151.
[117] 庄伟,石仕元,庄汝杰. 骨与关节结核患者病灶感染病原菌检测结果分析[J]. 中华医院感染学杂志,2015,25(2):401－403.
[118] 林庆玺,黄迅悟,李洪敏,等. 活动性关节结核不同病理材料PCR检测对比研究[J]. 中国矫形外科杂志,2015,23(13):1212－1215.
[119] 崔志刚,刘克敏,刘四海,等. 创伤后肘关节僵硬前臂旋转受限的影响因素及其手术疗效[J]. 中华手外科杂志,2015,31(2):99－102.
[120] 王树,王加宽,顾加祥,等. 桡骨远端骨折复位后桡腕关节形态学特征与腕关节功能的相关性研究[J]. 中华手外科杂志,2014,30(5):330－332.
[121] 李忠哲,郭阳,田光磊. 近指骨间关节周围胶原沉积症的诊断和治疗[J]. 中华手外科杂志,2014,30(5):359－361.
[122] 许燕飞,常敏,郭英,等. 三维影像处理技术在成人髋关节发育不良联合前倾角匹配中的应用研究[J]. 中华创伤骨科杂志,2015,17(7):584－588.
[123] 彭朝华,张晖,黄富国,等. 踝关节截骨器在踝关节融合术的应用[J]. 中国修复重建外科杂志,2015,29(5):553－556.

文选

自体半腱肌及股薄肌腱重建膝关节后外侧复合体 [江苏医药,2014,40(20):2425] 膝关节后外侧复合体(PLC)是维持膝关节动态和静态稳定的重要结构。具有以下功能:① 外侧副韧带是限制膝关节内翻的主要结构,而腘腓韧带和腘肌肌肉-肌腱复合体是限制内翻的次要结构;② 外侧副韧带、腘腓韧带和腘肌肌肉-肌腱复合体一起限制胫骨外旋,在膝关节屈曲30°时发挥最大作用,而在膝关节屈曲90°时前后交叉韧带也起到一定的限制胫骨外旋作用;③ PLC也是限制胫骨后移的次级稳定结构。周锦春等选取2005年5月至2009年5月收治的15例PLC断裂进行重建的患者,纳入标准:PLC断裂经核磁共振检查和术中探查均确诊,患者年龄大于18岁,最少随访2年。15例膝关节后外侧复合体断裂的患者均采用自体半腱肌及股薄肌进行重建。15例患者男10例,女5例,中位年龄28岁,受伤到手术时间7 d至8个月,平均4.2个月。术中处理半月板等合并损伤,对于合并交叉韧带损伤者,同时采用自体或LARS韧带进行重建,取外侧直切口探查PLC明确损伤后,在胫骨前方Gerdy结节下内方距关节线1 cm为入针点制作胫骨隧道,股骨外上髁等长点向近端前方制作股骨隧道,引入移植物完成重建。术后随访24～70个月,平均37.4个月,对比患者术前术后膝关节内翻、外旋稳定性,以及膝关节Lysholm评分等方面,所有患者均恢复日常工作生活,关节稳定性明显增强,关节功能明显改善。该手术方法采用等长重建的方法,简化了传统术式、缩短手术时间、避免过多的股骨隧道相互干扰甚至股骨骨折的发生,且术后疗效满意,有一定推广意义。

(薛晨晨)

述评 · PLC是维持膝关节稳定性的重要结构,曾经是膝关节最不为人们所理解的区域。随着研究的不断深入,报道发现急性PLC损伤占膝关节所有韧带损伤的2%,如果不进行重建,将导致交叉韧带重建手术的失败。该研究采用自体腘绳肌腱等长重建PLC,与传统的解剖重建不同,不仅简化了手术操作,缩短手术时间,减少术后并发症的发生,而且避免解剖重建所需的过多的骨隧道,有效防止隧道骨折的发生以及与重建交叉韧带骨隧道之间的干扰,具有一定推广意义。但该研究缺乏长期随访的结果,需进一步研究。

(徐卫东)

陆地军训所致膝关节前交叉韧带损伤的伤情特点及诊疗效果分析 [第三军医大学学报,2015,37(13):1373] 前交叉韧带(ACL)是膝关节的重要核心韧带和静力稳定结构,同时也是具有独特解剖与功能的动力性稳定结构。ACL

损伤将导致关节不稳，若不及时处理将导致关节软骨不可逆的损伤，是较为严重的军事训练伤。谢峰等为了对陆地军训导致ACL损伤的积极预防、准确诊断、有效治疗和快速康复提供参考和意见，回顾性调查手术治疗的ACL损伤部队患者233例（共246膝），分析其ACL损伤的机制特征、发生率、易损伤训练项目、主要确诊依据、常见合并损伤及有效治疗方法等。通过研究，发现ACL损伤多于半屈曲位发生，以落地、斜切和急停动作时最易发生，因而在跨越障碍训练的发生率最高；由于军事训练中膝关节屈曲导致的非接触损伤最为多见，故而单纯ACL损伤少见，常合并侧副韧带及半月板损伤；治疗方面以适时手术治疗以及康复锻炼为主，通过自体腘绳肌腱移植ACL重建手术疗效优良。对于膝关节不稳的患者，尽管通过保守肌力康复锻炼可恢复部分关节功能，但也容易导致关节软骨提前退变，因此条件允许的情况下应积极采取重建手术。

（薛晨晨）

述评 · ACL是膝关节的重要核心韧带和静力稳定结构，同时也是具有独特解剖与功能的动力性稳定结构。ACL损伤是较为严重的军事训练伤。该研究基于在部队医院手术治疗的患者伤情特点及诊疗效果进行调查分析，建议在条件允许下积极采取手术重建。但该研究样本量相对不足，且没有进行多中心研究，需要进一步的研究中加以补充和完善，以便更好地降低部队军官伤残率和非战斗减员服务，提高部队战斗力。

（徐卫东）

良性多发关节松弛症对前交叉韧带损伤及预后的影响 ［解放军医学院学报，2014，35（10）：1039］ 魏民等为了探讨ACL损伤和关节松弛的相关性，对102例ACL损伤患者和154例健康患者进行对比研究。Beighton评分作为关节松弛的诊断依据。对ACL损伤的患者采用关节镜辅助下自体腘绳肌腱重建韧带，并在术后12个月采用Lanchman试验和前抽屉试验等评估关节稳定性。结果显示，其中38.2%（39例）的ACL损伤患者关节松弛度Beighton评分≥4分；正常对照组Beighton评分≥4分占20.8%（32例），两组间差异有统计学意义（$P<0.05$）。多发关节松弛患者术后稳定性与无多发关节松弛患者术后稳定性间的差异有统计学意义（$P<0.05$）。无论是因为遗传因素导致自体腘绳肌腱质地异常，抑或重建术后常规康复方案导致继发损伤，多发关节松弛患者ACL重建术后关节松弛的比例远高于无多发关节松弛的患者。关节松弛可发生在单个或全身各关节，可能会导致运动发育迟缓、运动性关节痛及骨关节炎，大多由基因决定的结缔组织松弛所造成，对关节囊和韧带的影响较大。该研究通过初步探讨前交叉韧带损伤和良性多发关节松弛症之间的关系，认为ACL损伤与多发关节松弛有一定相关性，关节松弛的ACL损伤患者预后较差。虽然该研究存在样本数相对有限，多名术者以及多种固定方式等不足之处，但仍可以得出：ACL损伤与多发关节松弛有一定相关性，其中关节松弛患者预后较差的结论。

（薛晨晨）

述评 · 关节松弛可发生在单个或全身各关节，可能会导致运动发育迟缓、运动性关节痛及骨关节炎。大多由基因决定的结缔组织松弛所造成，对关节囊和韧带的影响较大。该研究认为ACL损伤与多发关节松弛有一定相关性，关节松弛的ACL损伤患者预后较差。但该研究存在样本量不过大、涉及多名术者以及固定方式存在差异，对研究结果有一定影响。可在此研究基础上，进一步开展前瞻性研究，统一术者及手术方式，或进行多中心大样本数据的收集。同时对多发关节松弛的患者规划特定的康复锻炼计划，改善关节功能。

（徐卫东）

数字化设计结合3D打印个性化经皮导板在肩关节周围穿刺中的初步应用 ［中华创伤骨科杂志，2015，17（1）：45］ 张进等利用数字化设计结合3D打印技术研制个体化导板，初步探讨其应用于肩关节周围穿刺的可行性。方法选取需要行肩关节穿刺的9例患者（男4例，女5例；年龄39～62岁，平均56.8岁）的9侧关节（左侧3例，右侧6例；关节腔8例，肱骨近端1例）的薄层CT扫描数据，在Mimics15.0软件中进行三维建模，把重建出来的模型导入Geomagic Studio和Geomagic Spark进行反求及正向设计，经3D打印技术制作出经皮导板，在体外模拟穿刺，明确进针方位后，对9例患者精准定位，穿刺活检，并采用C型臂X线机透视证实穿刺是否成功。结果经过穿刺前在患者骨骼模型及穿刺术的验证，应用数字化个性3D打印定制经皮导板对9患者导向下穿刺全部成功，进针方位均与术前设计的虚拟方案一致，无穿刺失败，未出现血管、神经损伤症状。结论数字化设计结合3D打印技术制作的个性定制经皮导板可以实现肩关节周围的精准穿刺。在熟悉相关软件、配备树脂3D打印机的情况下，肩关节穿刺导板设计、制作时间为2～3 d，可以满足临床应用的时间需求。运用数字化设计及3D打印的肩关节个性化定制经皮导板在肩关节穿刺中具有微创化、准确化、可重复优点，能够为临床肩关节穿刺提供便利，值得推广。在不久的将来，数字骨科技术必将在越来越多的领域发挥重要作用。

（薛晨晨）

述评 · 外科手术或者穿刺等操作过去都是依靠经验进行，尤其是穿刺等盲操作，遇到患者解剖结构变异、病变导致结构破坏等情况时，很容易出现关节穿刺反复操作、穿刺失败等情况。现代计算机技术发展为术前设计提供了平台，医生可以进行计算机辅助的数字化精准手术设计，且随着3D打印技术的发展，基于3D打印技术的手术导板设计及制作技术使得术前设计可以精准还原为实际手术操作。运用数字化设计及3D打印的肩关节个性化定制经皮导板在肩关节穿刺中具有微创化、准确化、可重复优点，能够为临床肩关节穿刺提供便利，值得推广。相信在不久的将来，数字骨科技术必将在越来越多的领域发挥重要作用。

（徐卫东）

肘关节恐怖三联征的保守治疗初步探讨 ［中华外科杂志，2014，52（12）：952］ 肘关节恐怖三联征包括肱尺关节脱位、桡骨头骨折及尺骨冠状突骨折。既往的研究显示，此种损伤具有疼痛持续时间长、愈后功能较差、出现肘关节失稳和僵硬的并发症较多等特点。手术能较好地恢复肘关节的稳定性，从而使患者能够进行早期的功能锻炼。因此，大多数肘关节骨折伴脱位的患者是通过手术治疗的。蒋毅等按照Mathew等提出的保守治疗适应证标准，对9例符合上述保守治疗的肘关节恐怖三联症采取保守治疗。入选标准：① 闭合复位后标准的肘关节正侧位X线片上示肱尺关节及肱桡关节匹配良好，关节间隙匀称，侧位X线片上示肱尺关节间隙小于4 mm；② 桡骨头的骨折对于肘关节活动没有阻挡；③ 冠状突的骨折块较小（Regan－Morrey Ⅰ型或者Ⅱ型）；④ 复位后肘关节具有稳定的运动弧，伸直至少达到30°，并且允许在复位后10 d内开始早期的功能锻炼。不符合标准的患者则进一步行手术治疗。所有患者均获得随访，随访时间12～34个月，平均22个月。随访患者的肘关节功能评分、关节活动度、关节肌力及影像学变化等方面，平均随访22个月后认为Mathew提出的肘关节保守治疗标准具有较好的可操作性；在临床严格掌握适应证，同时给予良好的功能指导训练并进行密切的临床和影像学的随访，对于特定类型的肘关节恐怖三联症采用保守治疗可收到良好的结果。

（薛晨晨）

述评 · 既往的研究显示，肘关节恐怖三联征具有疼痛持续时间长、愈后功能较差、出现肘关节失稳和僵硬的并发症较多等特点，手术能较好地恢复肘关节的稳定性，大多数患者均通过手术治疗获得功能恢复。但该研究提出，如果适应证掌握得当，一部分恐怖三联征的患者可以通过保守治疗获得满意的效果，入选患者均获得较好疗效。但关节功能的恢复，与多方面因素有关，不同的医院和不同的骨科医生对保守治疗的方法也不尽相同，该结果无普遍代表性。且仅随访22个月的时间，缺乏长期随访的结果支持。因此，慎重选择患者及适应证，充分的谈话告知，以及密切监测可能发生的远近期并发症是选择保守治疗的关键所在。

（徐卫东）

“肘关节稳定环”概念和重建原则的提出和临床意义 ［中国骨与关节损伤杂志，2014，29（11）：1113］ 复杂肘关节骨折脱位的治疗是目前肩肘外科领域中较为及棘手的问题，术后肘关节功能丢失多，病残率高高，目前尚缺乏统一的治疗标准。刘观燚等提出“肘关节稳定环”的概念，并在复杂肘关节骨折脱位治疗根据相应环的各个部分损伤进行重建，有效评价临床疗效。作者将“肘关节稳定环”划分4个部分，并提出2个重建原则：“3/4”原则和“2个优先”原则。通过2009年7月至2012年7月诊治的20例复杂肘关节骨折脱位，根据上述理论和原则分别重建目标为外侧环（外侧副韧带）、下侧环（又分为下外环桡骨头、下内环尺骨鹰嘴和近端冠状突骨折），对于内侧环（内侧副韧带）未予手术处理。术后X线片未见内固定失败和松动，未见肘关节不稳，术后骨折均于术后4个月愈合，未见骨折不愈合，优良率为75.0%。研究结论：“肘关节稳定环”概念的提出及按照稳定环的各个部分进行有效的固定重建，将复杂问题简单化，一方面有利于统一损伤认识，便于临床策略的设定，对复杂肘关节损伤的重建具有一定的临床意义。

（薛晨晨）

述评 · 复杂肘关节骨折脱位的治疗是目前肩肘外科领域中较为及棘手的问题，术后肘关节功能丢失多，病残率高，目前尚缺乏统一的治疗标准。该文提出“肘关节稳定环”的概念以及将其划分为4部分，对于治疗提出的“3/4”原则和“2个优先”原则，将复杂问题予以升华简单，便于临床医师制定治疗策略，同时也提示临床医师对于肘关节损伤中韧带结构的重要性。但该文存在样本量较少，评价方式仅采取影像学评估，缺乏肘关节功能评估的数据，下一步需要进行多中心临床疗效的数据支持，同时规范化术后损伤程度、手术医生、术后康复等可能影响关节功能的因素和变量。

（徐卫东）

膝关节单髁置换术治疗膝关节内侧间室骨性关节炎的中期疗效 ［江苏医药，2015，41（2）：186］ 施卫东等探讨膝关节单髁置换术（UKA）治疗膝关节内侧间室骨性关节炎的中期疗效。研究方法：20例膝关节内侧间室骨性关节炎患者行UKA治疗，术前诊断膝关节骨性关节炎18例，内侧半月板损伤伴骨性关节炎2例，病程7～20年，平均8.7年。患者均有明确膝关节内侧间室负重疼痛和压痛。患者均伴内翻畸形且小于15°，胫骨平台内翻角为（87.6±2.9）°，屈曲畸形<10°，为（6.4±2.7）°。无主、被动屈曲活动受限，关节主动屈曲均>100°，为（119.7±13.1）°。采用VAS评分评定手术前后膝关节疼痛严重程度，膝关节学会评分系统（KSS）和美国特种外科医院膝关节评分标准（HSS）评定膝关节功能。研究结果：20例患者手术均获成功，无并发症发生。手术时间79～145 min，平均110.3 min；术中出血量150～400 ml，平均260.7 ml；术后引流量80～300 ml，平均150 ml。术后切口均为一期愈合，无感染、下肢深静脉血栓形成等并发症发生。术后随访1～8年，随访期间无假体松动、移位，无对侧间室和髌骨关节病变、感染等并发症发生。末次随访时的VAS疼痛评分由（6.1±1.4）分降至（1.1±0.9）分，HSS评分由（63.7±3.9）分增至（90.3±1.8）分，优良率达90%。KSS评分优良率达90%，功能评分优良率达85%，及膝屈曲度达到平均（135.5±3.3）°，与术前比较有统计学差异（$P<0.05$）。研究结论：随着UKA假体不断完善、合适的病例选择以及手术技巧的提高，UKA除了具有创伤小、出血少、术后功能恢复快等优点，还能够最大限度地保留正常组织及本体感觉，而且术后膝关节屈曲功能与术前相当，中期疗效满意。

（綦　珂）

述评·单髁置换术是一种治疗单侧胫骨关节间室病变的术式，该手术仅对膝关节病变侧关节间室进行表面置换，具有保留十字韧带、手术创伤小、出血少、恢复快、并发症少且费用低等优点。膝关节单髁置换术随着假体设计的优化，手术技术的成熟，术后中长期假体生存率明显提高。该研究回顾性分析了20例膝关节内侧间室骨性关节炎患者行UKA治疗，采用VAS评分评定手术前后膝关节疼痛严重程度，膝关节学会评分系统（KSS）和美国特种外科医院膝关节评分标准（HSS）评定膝关节功能。认为UKA具有创伤小、术后功能恢复良好的优点，中期疗效满意。但该研究为回顾性研究，随访时间短，仍需大样本、中远期随访评价疗效。

（徐卫东）

人工膝关节置换术对严重骨关节炎及类风湿关节炎引起的膝关节畸形的疗效和术后风险评估 ［中国矫形外科杂志，2015，23（3）：211］ 徐鸿尧等探究严重骨关节炎（OA）及类风湿关节炎（RA）引起的膝关节畸形患者在应用人工膝关节置换术（TKA）治疗后的临床效果，并对术后风险做出评估。方法：选取2013年4月至2013年12月因OA或RA导致严重膝关节畸形需行TKA的患者，并按引起膝关节畸形的原发病将患者分为2组，共49例患者。其中36例诊断为OA，13例诊断为RA，对比两组患者治疗前后疼痛评分及HSS评分，评价TKA对两种疾病治疗效果；对比两组术后并发症及治疗前后D-二聚体（D-dimer）、纤维蛋白原（FIB）、血沉（ESR）指标结果评估两组患者术后风险。研究结果：两组治疗前疼痛评分及HSS评分没有明显差异（$P>0.05$），治疗后效果明显优于治疗前（$P<0.05$），相互对比均没有显著差异（$P>0.05$）；两组患者术后并发症的发生率均较低，OA组愈合不良发生率低于RA组（$P<0.05$），对比术后疼痛、关节功能障碍等资料两组无明显差异（$P>0.05$）；两组患者D-dimer、FIB、ESR检查结果治疗半年后回访均有明显下降，治疗前后RA组三项数据均明显高于OA组（$P<0.05$）。两组患者术后并发症的发生率均较低，OA组切口愈合不良发生率低于RA组，膝前痛及术后显性出血量RA组与OA组都有差异。研究结论：TKA治疗严重OA及RA引起的膝关节畸形具有良好的临床效果，有助于此两类患者功能的恢复。但在术后依然要注重患者术后的恢复以及并发症的预防，加强相关理化指标的检测与疼痛管理，指导术后的康复。RA患者需要长期服用激素，其术后感染的概率大大提高，加上长期服用类固醇药物造成人体激素代谢水平升高，故术后DTV风险高于OA患者。

（綦　珂）

述评·人工膝关节置换术通过人工膝关节假体的手术置入方式对病变关节进行替换性治疗，临床效果良好，但仍存在多种术后并发症，包括术后疼痛、关节活动度不佳、深静脉血栓形成等。该研究纳入行TKA的49例患者，对比两组患者治疗前后疼痛评分及HSS评分、D-dimer、FIB、ESR等指标结果。最终得出结论TKA治疗严重OA及RA引起的膝关节畸形具有良好的临床效果，RA 患者的术后 DTV 风险高于 OA 患者。该研究也存在一定的局限性，选择样本量较小，相关循证医学依据缺乏，尚需大样数据探讨 TKA 的安全性与可靠性。

（徐卫东）

UKA 与 TKA 治疗膝关节内侧单间室骨性关节炎初期疗效比较 ［中国骨与关节损伤杂志，2015，30（4）：353］ 蒋忠等为比较膝关节单髁置换术（UKA）与全膝关节置换术（TKA）治疗膝关节内侧单间室骨性关节炎的初期疗效，为临床手术方案选择提供依据。研究方法：回顾性分析自 2005 年 5 月至 2011 年 12 月采用 TKA 治疗及 2012 年 1 月至 2013 年 5 月采用 UKA 治疗的膝关节内侧单间室骨性关节炎 42 例（42 膝），UKA 组 12 例，TKA 组 30 例，2 组术前常规拍摄膝关节应力下正位及屈膝 90°侧位 X 线片，均为严格筛选的膝关节内侧单间室骨性关节炎，排除炎性关节炎、骨坏死、前交叉韧带损伤、既往膝关节周围手术史、严重内外翻畸形患者。记录并比较 2 组切口长度、手术时间、术中出血量、术后 1 d VAS 评分、首次直腿抬高时间、住院时间，以及术后 1 年膝关节活动度（ROM）和膝关节功能 HSS 评分评定。研究结果：42 例均获得平均 15（12～25）个月随访。UKA 组未出现感染、血管神经损伤、深静脉血栓、术后衬垫脱位、假体松动等并发症，有 2 例膝关节残余疼痛但可耐受。TKA 组 1 例因术后感染行膝关节清创＋更换衬垫翻修术，4 例膝关节活动时疼痛但可耐受。无血管神经损伤、深静脉血栓、术后衬垫脱位、假体松动等并发症。UKA 组在切口长度、术中出血量、术后 1 d VAS 疼痛评分、首次直腿抬高时间、住院时间方面优于 TKA 组，差异有统计学意义（$P<0.05$）；2 组在手术时间、术后 1 年 ROM 和膝关节功能 HSS 评分方面差异无统计学意义（$P>0.05$）。研究结论：在膝关节内侧间室骨性关节炎患者中采用 UKA 及 TKA 均可取得较为满意的疗效。UKA 只重建病变的间室，保留正常的间室和功能正常的韧带结构，从而可以做到以较小创伤、较短手术时间、更少的费用解决患者的痛苦，并且快速恢复接近正常的膝关节功能。但 UKA 对病例选择要求较高，且存在特定并发症，需引起重视。

（綦 珂）

述评 · 随着老龄化社会的进展，膝关节退变性疾病受到越来越广泛的重视，尤其是膝关节单间室骨性关节炎的处理颇具争议。该研究回顾性分析自采用 TKA 及 UKA 治疗的膝关节内侧单间室骨性关节炎 42 例，记录并比较 2 组切口长度、手术时间、术中出血量、术后 1 d VAS 评分、首次直腿抬高时间、住院时间以及术后 1 年膝关节活动度（ROM）和膝关节功能 HSS 评分评定。认为 UKA 只重建病变的间室，保留正常的间室和功能正常的韧带结构，具有创伤小、术后恢复快的优点。但 UKA 对病例选择要求较高，且存在对侧间室退变加速，导致术后疗效差。

（徐卫东）

全髋关节置换与内固定治疗老年移位型股骨颈骨折的远期疗效及费用比较 ［中华创伤骨科杂志，2015，17（2）：114］ 周锦春等比较全髋关节置换与内固定治疗老年移位型股骨颈骨折的远期疗效及治疗费用。研究方法：回顾性分析 2000 年 1 月至 2004 年 1 月收治的 98 例老年移位型股骨颈骨折患者资料，男 44 例，女 54 例；年龄为 60～69 岁，平均（65.5±3.1）岁；骨折 Garden 分型：Ⅲ型 42 例，Ⅳ型 56 例。新鲜股骨颈骨折患者，受伤至手术时间为 1～3 d，平均（2.0±0.2）d。62 例患者合并内科疾病：原发性高血压 36 例，糖尿病 24 例，冠状动脉粥样硬化性心脏病 16 例，慢性阻塞性肺疾病 4 例。合并伤：桡骨远端骨折 6 例，肩关节脱位 2 例，肱骨远端骨折 4 例，腰椎压缩性骨折 2 例。根据内固定手术方式不同分为关节置换组（49 例）与内固定组（49 例），记录并比较两组患者的术后并发症发生率、再手术率、末次随访时髋关节 Harris 评分及治疗费用等。研究结果：98 例患者术后获 10～13 年（平均 11.0 年）随访。关节置换组患者的术后并发症发生率［8.2%（4/49）］及再手术率［8.2%（4/49）］均低于内固定组患者［28.6%（14/49）、28.6%（14/49）］，末次随访时髋关节 Harris 评分［（94.9±3.1）分］高于内固定组患者［（88.0±3.2）分］，再次手术费用［（2 367±891）元］和求医问药费用［（382±98）元］显著低于内固定组患者［（16 089±2 567）元、（6 603±1 025）元］，但初次手术费用［（35 124±5 789）元］和治疗总费用［（38 785±3 981）元］高于内固定组患者［（16 546±3 892）、（36 654 ±3 768）元］，以上项目比较差异均有统计学意义（$P<0.05$）。研究结论：与内固定术相比，髋关节置换术治疗老年移位型股骨颈骨折的远期临床疗效更好，且并发症少，治疗总费用仅略高，是一种更优的选择。

（綦 珂）

述评 · 股骨颈骨折是老年人的常见疾病，目前最常用的治疗方法是闭合复位内固定和全髋关节置换术，两种方法各有优点、缺点。目前多数学者认为全髋关节置换术的疗效较好，但费用较高。该研究回顾性分析了 98 例老年移位型股骨颈骨折患者资料。根据内固定手术方式不同分为关节置换组与内固定组，记录并比较两组患者的术后并发症发生率、再手术率、末次随访时髋关节 Harris 评分及治疗费用等。认为髋关节置换术治疗老年移位型股骨颈骨折的远期临床疗效更好。但该研究样本量偏少，且影响预后的因素较多，仍需大样本随机对照实验进一步验证其结果。

（徐卫东）

全髋关节置换术中保温干预对围手术期出血的影响

［中国矫形外科杂志，2015，23（17）：1542］　覃文杰等探讨在全髋关节置换术中，运用保温干预措施，了解对围手术期的出血量是否有影响。研究方法：将 2013 年 8 月至 2014 年 10 月非骨水泥型人工全髋关节置换术的患者，共 60 髋，其中骨性关节炎 51 例，类风湿关节炎 6 例，创伤性关节炎 3 例。随机分为两组，体温干预组 30 髋，年龄 51～70 岁，平均（65.63±4.72）岁；男 18 例，女 12 例。常规对照组 30 髋，年龄 53～68 岁，平均（65.12±5.69）岁；男 14 例，女 16 例。体温干预组采取可控式电热保温毯、输入液加温等措施，维持患者体温在 36℃以上；对照组不做特别处理。两组患者均在术后 48～72 h 内拔除引流管，拔管后予每日口服 10 mg 利伐沙班至术后 4 周，预防深静脉血栓，围手术期给予镇痛治疗。评估两组患者手术中出血量及术后引流量情况，以及术前、术后血红蛋白含量变化及输血率。研究结果：两组患者的年龄、性别、术前血红蛋白值、凝血酶原时间差异均无统计学意义。体温干预组术中出血及术后引流量均少于对照组，差异有统计学意义（$P<0.05$）。术后 24 h 血红蛋白水平，体温干预组高于对照组。体温干预组的输血人数及输血率明显少于对照组。研究结论：保温干预措施方法简单、经济，且不通过药物介入，安全性好，不会增加患者经济上的负担，对减少全髋关节置换术的术中出血量、术后引流量及输血率有着明显的效果，有益于术后康复，对伴有较多基础疾病的老年患者更有利，有较大的临床应用价值。

（綦　珂）

述评·关节置换围手术期的低体温也是一个较为常见的问题，它会影响手术的出血量。该研究回顾性分析了非骨水泥型人工全髋关节置换术的患者随机分为体温干预组及对照组。发现体温干预组术中出血及术后引流量均少于对照组，差异有统计学意义（$P<0.05$）。术后 24 h 血红蛋白水平，体温干预组高于对照组。体温干预组的输血人数及输血率明显少于对照组。认为保温干预措施对减少全髋关节置换术的术中出血量、术后引流量及输血率有着明显的效果。但该研究未把骨水泥型全髋置换及股骨头置换的患者纳入研究范围，且样本量偏少，仍需大样本随机对照实验以阐明两者间关系。

（徐卫东）

微创前外侧入路髋关节置换术治疗老年股骨颈骨折

［中国矫形外科杂志，2014，22（24）：2219］　林祥波等比较微创半髋（MIS－HA）与微创全髋关节置换术（MIS－THA）治疗老年股骨颈骨折的短期临床疗效。研究方法：对 2011 年 2 月至 2014 年 4 月因股骨颈骨折施行微创前外侧入路髋关节置换的 120 例患者 120 髋（年龄 70 岁），分为微创半髋组和微创全髋组，各 60 例 60 髋，均为创伤后新鲜股骨颈骨折，伤前活动均正常。患者入院后完善实验室、心脏彩超、下肢深静脉彩超等术前检查，评估患者术前状况。对合并心脏病、高血压等基础疾病的患者请相关科室会诊并积极治疗，待病情稳定后再行手术治疗。比较两组手术时间、切口长度、围手术期出血量、输血量、血红蛋白含量、住院时间、并发症、VAS 疼痛评分、HHS 评分及 SF－36 评分的差异。研究结果：平均随访 18 个月（14～32 个月）。两组相比手术时间、围手术期出血量，差异有统计学意义（$P<0.001$）。两组切口长度、输血量、术后血红蛋白含量、住院时间、VAS 评分，差异无统计学意义（$P>0.05$）。但微创全髋组 HHS 评分和 SF－36 评分优于微创半髋组，差异有统计学意义（$P<0.05$）。两组患者均无术中术后骨折、感染、脱位、血管神经损伤、下肢深静脉血栓形成等并发症。研究结论：对于老年移位性股骨颈骨折，术前要充分评估患者心肺功能，预防和控制并发症，充分了解患者心肺储备能力及营养状况，及早手术，减少术前等待时间，避免长期卧床并发症。常规全髋置换术时间长、出血多、花费高、术后早期髋关节脱位率高，但可明显减轻疼痛，改善功能，再手术率低，而微创前外侧入路全髋关节置换术治疗老年股骨颈骨折，具有创伤小、关节稳定性良好、并发症少、恢复快等优点，适合老年股骨颈骨折（GardenⅢ、Ⅳ型）患者。

（綦　珂）

述评·随着人口老龄化，老年高龄股骨颈骨折发生率逐年增加。髋关节置换术是治疗老年高龄移位股骨颈骨折的成熟技术，但采用半髋或全髋关节置换仍存在争议。该研究回顾性分析了因股骨颈骨折施行微创前外侧入路髋关节置换的 120 例患者 120 髋，分为微创半髋组和微创全髋组，比较两组手术时间、切口长度、围手术期出血量、输血量、血红蛋白含量、住院时间、并发症、VAS 疼痛评分、HHS

评分及 SF－36 评分的差异。认为微创前外侧入路全髋关节置换术治疗老年股骨颈骨折是安全、有效、切实可行的。但该研究为回顾性研究，选择假体和固定方式不同，可能影响临床结果判断，随访时间短，仍需大样本、中远期随访评价疗效。

（徐卫东）

自噬在骨关节炎软骨细胞退变中的表达变化 ［安徽医科大学学报，2015，50(8)：1077］ 廖法学等探讨自噬在骨关节炎(OA)软骨细胞中的表达及意义。自噬在正常软骨中处于保护机制，以避免老化、外伤所引起的细胞死亡，增强细胞自噬作用可能作为一种新的途径来延缓 OA 软骨细胞的退变。方法收集临床 OA 及正常骨关节软骨标本各 6 例，分为 OA 组和对照组。免疫组化法检测自噬相关蛋白微管相关蛋白轻链 3(LC3)和 Beclin－1 在软骨组织中表达情况。分离关节软骨细胞，并在低氧环境下培养，采用瞬时转染绿色荧光蛋白 LC3(GFP－LC3)在激光共聚焦显微镜下观察各组软骨细胞自噬变化，并用 Westernblot 法检测软骨细胞中 LC3 蛋白表达情况。结果 OA 组软骨组织中 LC3 蛋白和 Beclin－1 蛋白的表达显著高于对照组($P<0.05$)；在 OA 组发现大量自噬颗粒形成，OA 组 GFP－LC3 细胞阳性率显著高于对照组；OA 组软骨细胞中 LC3 蛋白从 LC3－Ⅰ向 LC3－Ⅱ转换表达显著高于对照组。结论认为，自噬在 OA 软骨细胞退变的过程中起着重要作用，为 OA 发病机制的研究提供新的方向。

（张永进）

述评 · 骨关节炎是一种以关节软骨的变性、破坏、骨赘形成及关节间隙变窄为特征的退变性关节疾病，骨关节炎致残率高，是影响人们健康的最严重问题之一。自噬通过清除受损或功能失调的大分子、细胞器来维持细胞内稳态，自噬失调引起活性氧增加和基因表达异常，进一步导致细胞死亡。OA 中软骨细胞是以一种 Chondroptosis 形态，是有别于细胞凋亡的另一种死亡类型。该研究结果提示自噬可能在骨关节炎中起破坏性作用，目前对骨关节炎晚期细胞死亡形态变化存在争议。该研究提示自噬对软骨细胞程序性死亡，骨关节炎是退变性关节疾病，可以通过调控软骨细胞自噬水平，以延缓软骨老化及病程发展。

（徐卫东）

骨髓间充质干细胞治疗大鼠骨关节炎的实验研究 ［北京大学学报(医学版)，2015，47(2)：211］ 崔云鹏等研究不同浓度骨髓间充质干细胞(BM－MSCs)对骨关节炎(OA)的治疗效果，并探究其治疗机制。方法：8 周龄近交系 SD 大鼠 32 只随机分成 4 组，每组 8 只，均采用自身双侧对照研究：对照组、高浓度组(1×10^7/ml BM－MSCs)、低浓度组(5×10^6/ml BM－MSCs)及高/低浓度对比组。应用改良 Hulth 方法诱导膝关节 OA。对照组一侧行手术，另一侧行假手术，其余各组均行双侧手术。术后 4 周处死对照组大鼠采集双侧膝关节标本。各试验组大鼠膝关节内注入相应浓度的 BM－MSCs 或磷酸盐缓冲液(PBS)，切断大鼠双侧坐骨神经及股神经使下肢制动，注射 3 周后处死各组大鼠，并收取双侧膝关节标本。应用 Mankin 组织学评分评价 OA 病变程度，RT－PCR 检测软骨Ⅱ型胶原 mRNA 表达，荧光显微镜观察荧光蛋白标记的 BM－MSCs 在膝关节内分布情况。结果：高浓度组、低浓度组 BM－MSCs 侧软骨组织标本 Mankin 评分均明显低于对照侧(5.40 ± 0.51 *vs.* 9.60 ± 0.51；6.60 ± 0.40 *vs.* 10.00 ± 0.32；P 均 <0.05)，高/低浓度对比组高浓度侧 Mankin 评分略低于低浓度侧(6.40 ± 0.51 *vs.* 7.60 ± 0.75，$P>00.5$)。RT－PCR 结果显示，高浓度组、低浓度组 BM－MSCs 侧软骨Ⅱ型胶原 mRNA 含量分别为对照侧的 108%±1% 和 106%±1%，高/低浓度对比组高浓度侧Ⅱ型胶原 mRNA 含量是低浓度侧的 102%±1%。荧光显微镜显示，在软骨表面未见绿色荧光蛋白表达，而在滑膜组织内可见绿色荧光表达。结论：关节腔内注入 BM－MSCs 可能通过间接机制对 OA 软骨病变起到保护作用，两种浓度治疗效果无差异。

（张永进）

述评 · 骨髓间充质干细胞作为一种多向分化潜能的组织工程种子细胞，已有多项研究证实其在组织修复中能够起到很好的效果。骨关节炎患者关节软骨损伤、变性是由慢性退行性病变导致。治疗骨关节炎的疗效并不明确，该研究探究不同浓度骨髓间充质干细胞对骨关节炎的治疗效果并探讨其机制。研究结果提示，骨髓间充质干细胞直接注入膝关节对 OA 软骨有一定的保护作用，既往研究也有相似结果。该研究结果提示，关节腔内注入 MSCs 可能通过间接机制对 OA 软骨病变起到保护作用，不同浓度治疗效果无差异。目前文献指出，BM－MSCs 除了直接参与组织修复外，其更重要的机制在于调节损伤局部环境、抑制局部炎症反应并激活损伤组织自身修复能力，也具有免疫调节及抗炎作用，可能在治疗 OA 中起到一定的作用。

（徐卫东）

40 岁以上成年骨肉瘤患者的外科治疗及预后因素 [北京大学学报(医学版),2015,47(1):165] 唐顺等对确定原发成人骨肉瘤患者的相关预后因素。骨肉瘤发生在40岁以上的患者时,通常认为这些骨肉瘤常常继发于Paget's病或受照射的骨病变基础上,患者的预后往往较差。方法:对1998年10月到2011年10月在北京大学人民医院骨肿瘤中心接收治疗的54例年龄超过40岁的成年骨肉瘤患者(其中男性24例,女性30例)的临床资料进行回顾性分析。结果:肿瘤位于肢体骨30例(55.5%)、中轴骨17例(31.5%)、骨外软组织7例(13%),6例患者(11.1%)在诊断时伴有其他部位转移,52例患者(96.3%)接受了手术治疗,14例患者局部复发(26.9%),21例患者(38.9%)诊断后出现转移。52例接受手术治疗的骨肉瘤患者5年的无病生存率和总体生存率分别为43.7%和50.4%。结论:造成成人骨肉瘤患者预后较差的因素很多,外科边界不充分、肿瘤更多来源于中轴部位、在诊断时已有远处转移以及肿瘤体积巨大,都与较差的生存率显著相关,积极的多元联合治疗有助于提高生存率。

(张永进)

述评 · 骨肉瘤是一种少见的恶性肿瘤,多见于儿童和青少年,好发年龄在10~25岁,但也可以发生在任何其他年龄人群。关于原发的成人骨肉瘤的报道较少,既往研究认为,这部分患者随着年龄的增加,骨肉瘤的预后更差。成年骨肉瘤病例少,相关的系统文献报道少见。该研究收集就诊于北京大学人民医院骨肿瘤科的成年骨肉瘤患者资料,描述其临床特征,分析其预后情况。研究提示成人骨肉瘤更多来源于中轴部位或软组织,且多由良性肿瘤恶变或放疗后恶变,这些都是导致成人骨肉瘤患者预后差的原因。进行积极多元联合治疗将有助于提高生存率。该文进行多元回归分析样本量相对不足可能在一定程度上影响其结论,但仍会对成人骨肉瘤治疗方案的探索有所帮助。

(徐卫东)

数字化结合3D打印个体化导板的设计加工及其在骨肿瘤手术中的应用 [中华创伤骨科杂志,2015,17(1):50] 付军等进行了数字化结合3D打印个体化导板的设计加工及其在骨肿瘤手术中的应用研究。选取2012年9月至2014年8月期间适合使用手术导板的35例骨肿瘤患者,男21岁,女14岁;年龄6~67岁,平均22.7岁。恶性肿瘤14例,良性肿瘤21例。通过计算机完成个体化的手术和导板设计,同时采用3D打印技术进行打印。加工使用的3D打印设备分别包括:熔融沉积造型、光固化立体造型、三维印刷工艺以及选择性激光烧结。材料包括:ABS树脂、光敏树脂、石膏、铝合金。术前完成导板的加工、清洗、低温消毒后,按术前计划应用于术中,术后摄患处X线片或CT扫描验证肿瘤切除及重建情况。结果35例患者均顺利完成术前个体化设计和3D打印手术操作。其中采用光敏树脂17例,ABS树脂10例,石膏5例,铝合金3例;导板经骨面31例,经皮肤4例。除3例术中导板断裂患者使用常规方式手术外,其余患者均按术前设计完成肿瘤切除及重建手术,术后X线片或CT均显示肿瘤完整切除,重建位置良好。结论认为,数字化结合3D打印个体化导板能够适应骨肿瘤手术的个体化需求,在手术中能够准确还原术前设计;不同3D打印技术加工的导板各具特点,需要在术前设计阶段根据术式、加工方式等不同调整导板设计方案。

(张永进)

述评 · 传统骨科手术方式以临床经验为基础,参照普遍性解剖结构,在手术的方案制定上多以固定模式为主,忽视了个体差异的存在。特别是对于骨肿瘤患者而言,患者性别、年龄、体质不同,再加之肿瘤种类、部位、大小等差异,仅按传统手术方式治疗很难满足个人的具体要求。近年来,3D打印技术的蓬勃兴起为医疗行业带来了新的发展机遇,数字化设计的手术方案,可以通过3D打印技术打印手术导板的方式再现于手术过程中。手术方案是预期的结果,而导板的设计则是达到这种结果的方式,即通过导板的辅助使手术设计在术中得以实现,所以导板可以作为手术设计的逆向工程产物。通过该研究发现,3D打印技术打印导板可适应骨肿瘤手术的个体化需求,能够在术中准确还原术前设计;导板手术成功的关键在于设计环节,需要在术前设计阶段根据术式、加工方式等差别调整导板设计方案;不同3D打印技术加工的导板各具特点,根据我们的应用经验,建议应用光敏树脂材料作为导板材料的首选,如果术前时间充裕,金属材料也可作为一种选择。

(徐卫东)

新辅助化疗联合保肢手术治疗四肢骨肉瘤患者的疗效 [实用癌症杂志,2015,30(6):821] 骨肉瘤可能是一种全身性的恶性肿瘤。传统的治疗骨肉瘤的手段为截肢手术。高强等对新辅助化疗联合保肢手术治疗四肢骨肉瘤患者的疗效进行了相关研究。选取132例四肢骨肉瘤进行保肢术,根据治疗方法分为观察组和对照组。对照组64例患者采用保肢手术+术后辅助化疗方案进行治疗,观察组68例患者采用新辅助化疗 + 保肢手术 + 术后辅助化疗方案进行治疗。对比两组患者治疗半年后肢体功能、化疗期间毒性反应、3 年生存率。结果两组患者化疗期间胃肠道反应、血小板减少、白细胞下降、肝功能损害、末梢神经毒性、肾功能损害发生率比较差异均无统计学意义($P>0.05$)。观察组患者肢体功能 Enneking 评分高于对照组患者,比较两组间差异具有统计学意义($P<0.05$)。观察组患者优良率高于对照组患者,两组比较差异无统计学意义($P>0.05$)。化疗 3 年后,观察组患者的平均生存时间显著长于对照组患者,两组比较差异具有统计学意义($P<0.05$)。结论认为,较单纯保肢手术治疗四肢骨肉瘤,新辅助化疗联合保肢手术能够改善患者肢体功能,延长术后生存时间和远期生存率。

(张永进)

述评 · 骨肉瘤是一种高度恶性肿瘤,其转移较早。有研究指出,临床上初次确诊为骨肉瘤的患者有 80% 已经发生微小的血液转移灶。现代肿瘤学认为骨肉瘤可能是一种全身性的恶性肿瘤。传统的治疗骨肉瘤的手段为截肢手术,但是截肢手术术后 5 年内生存率比较低,为 20%~30%。近几年新辅助化疗在临床中得到广泛使用,大大提高了骨肉瘤患者的术后 5 年内生存率,患者术后 5 年内生存率为 60%~80%,因此很多患者可以保存肢体,大大降低了患者的致残率,提高了患者的生活质量。新辅助化疗联合保肢手术具有以下几个优点:① 术前进行化疗能够显著缩小骨骼原发病灶,甚至形成假包膜,增大了手术切除机会。② 术前新辅助化疗后进行保肢手术,手术过程中能够对肿瘤细胞坏死率进行判断,并能根据病死率对肿瘤细胞对化疗药物的敏感性进行判断,能够对手术后的化疗做出指导。③ 全身经脉大剂量化疗能够杀灭血液中的微小转移灶,显著降低术后的复发率。可以看出,较单纯保肢手术治疗四肢骨肉瘤,新辅助化疗联合保肢手术能够改善患者肢体功能,能够延长术后生存时间和远期生存率。

(徐卫东)

红细胞沉降率对髋关节结核手术愈后的影响 [河北医科大学学报,2015,36(7):783] 一般认为红细胞沉降率 < 40 mm/1 h 为骨关节结核的手术适应证,ESR > 85 mm/1 h 为手术禁忌证,有着较高的复发率,这使很多患者的手术时间被推迟,增加了患者痛苦,延误治疗时机,甚至使一些髋关节骨质破坏较重,二期需要全髋关节置换。高建国等进行了红细胞沉降率对髋关节结核手术愈后的影响研究,选取手术治疗的髋关节结核患者 79 例:其中髋关节结核患者 46 例为对照组,术前给予抗结核治疗至 ESR < 40 mm/1 h 后手术;髋关节结核患者 33 例为试验组,对于 ESR < 85 mm/1 h 的患者直接行手术清理,ESR > 85 mm/1 h 的患者给予化疗药物治疗控制 ESR < 85 mm/1 h 再行手术清理。比较 2 组术中术后总出血量、一期愈合率、术前术后 Harris 评分、复发率。结果术后 2 周患者髋关节疼痛均得到明显缓解。2 组术中术后总出血量、一期愈合率、术前术后 Harris 评分及复发率比较差异均无统计学意义($P>0.05$)。结论认为,ESR 对于髋关节结核术后功能恢复无明显影响,髋关节结核手术治疗可不考虑 ESR 指标。

(张永进)

述评 · 髋关节结核多发于青壮年和儿童,男性多于女性,多为单侧发病,极少数为双侧发病,因病变位置较深,早期症状体征多不明显。ESR 是当前实验室检查中最简单而又古老的一种方法,它主要反映"血浆蛋白类型"的变化,对结核、风湿热等疾病的诊断和疗效观察具有重要意义,可作为疾病的进展指标,又可供常规过筛检查。ESR 在结核活动期明显增快;当结核病变趋向静止或治愈,则 ESR 逐渐下降至正常。有学者把 ESR 看作是检测病变是否静止和有无复发的重要指标。以前骨结核患者 ESR < 40 mm/1 h才适合手术治疗,而 ESR 40~85 mm/1 h 为手术相对禁忌证,ESR > 85 mm/1 h 为其绝对禁忌证,此时手术复发率较高。可给予常规的化疗药物控制患者 ESR,待病情稳定后再行手术治疗。但慢效的抗结核药物难以迅速控制患者 ESR 变化,导致很多患者骨关节损害加重,疼痛持续,给患者造成巨大的痛苦。近年来,随着手术技术的突飞猛进、术后化疗疗程的规范、国人体质的增强,ESR 指标已经不再是骨结核患者的绝对禁忌证,可根据患者病情决定是否行术前长期 ESR 控制。术中完全清除坏死骨组织、脓液,术后给予足量抗结核治疗才是患者良好愈后的保障。总之,手术治疗是髋关节结核治疗中的重要步骤,ESR 是决定患者疾病发展的指标,其对术后髋关节功能恢复无明显影响。

(徐卫东)

创伤骨科

本年度收集论文808篇，纳入一年回顾283篇，占35.0%；收入文选41篇，占5.1%。

一年回顾

一、上肢骨折

孙军战等[1]探讨了空心钉治疗锁骨 Craig A 型骨折的手术治疗方法及临床疗效。对42例锁骨骨折（Craig A 型）采用空心钉髓内固定术。所有患者均获得随访，空心钉组 Neer 评分平均分为96.6分。X 线片证实全部骨折愈合，骨平均愈合时间（13.8±6.5）周，无感染、局部皮肤坏死、骨折不愈合。有退钉（6例）、骨折移位（1例）情况发生，予以保护性控制活动后，骨折顺利愈合。与钢板组对照，手术时间、术中出血量、骨折愈合时间有明显差异，Neer 肩关节功能评分无差异。结果表明，采用空心钉治疗 Craig A 型锁骨骨折创伤小、骨折愈合时间快、功能恢复满意。李帅垒等[2]探讨了T形掌骨板内固定治疗 MasonⅡ、Ⅲ型桡骨头骨折的技术要点，以及术后对肘关节稳定的影响和疗效。自2011年3月至2013年9月诊治53例 MasonⅡ、Ⅲ型桡骨头骨折，分为T形掌骨板内固定组（A组）26例，克氏针内固定组（B组）27例，2组术后进行随访，并选取术后1、3、12个月随访时采集的疼痛指标和肘关节功能指标进行比较，观察T形掌骨板内固定治疗 MasonⅡ、Ⅲ型桡骨头骨折是否存在优越性。研究表明，与采用克氏针内固定治疗 MasonⅡ、Ⅲ型桡骨头骨折相比，T形掌骨板内固定治疗 MasonⅡ、Ⅲ型桡骨头骨折可以牢固固定，利于恢复肘关节的稳定性，患者可以早期活动，肘关节的功能恢复良好。罗旭耀等[3]回顾性研究比较锁定加压钢板与交锁髓内钉2种微创方法内固定治疗肱骨干复杂骨折的临床疗效。自2001年1月至2014年6月采用交锁髓内钉经皮穿钉闭合复位（MINO）治疗肱骨干复杂骨折（AO分型B型及C型）25例，自2007年1月至2014年6月采用锁定加压钢板经皮微创固定（MIPO）治疗同型骨折21例。研究表明，采用 MIPO 和 MINO 2种微创方法内固定治疗肱骨干复杂骨折均可获得良好愈合，MIPO 技术内固定术后肩关节功能相对较好。陈长青等[4]比较了前外侧入路与前侧入路前内侧接骨板内固定治疗肱骨中下段骨折的临床疗效及并发症发生率。回顾性分析自2010年1月至2013年10月诊治的56例肱骨中下段骨折的临床资料，其中Ⅰ组30例采用前外侧入路内固定，Ⅱ组26例采用前侧入路前内侧固定。Ⅰ组获得随访12～22（15.63±2.62）个月，Ⅱ组获得随访12～22（16.22±2.88）个月。2组在手术时间、术中出血量方面的差异有统计学意义（$P<0.05$）。结果表明，前外侧入路与前侧入路前内侧固定均能有效治疗肱骨中下段骨折，但后者术中出血量及手术时间均较短，且并发症发生率更低。黄卫国等[5]比较切开复位掌侧斜T型锁定加压钛板（LCP）内固定和闭合复位外固定架（EF）固定治疗C型桡骨远端骨折的中期疗效。回顾性分析2010年5月至2012年11月治疗的60例C型桡骨远端骨折患者资料。采用掌侧斜T型 LCP 治疗（LCP组）36例；年龄17～80岁，平均45.94±16.29岁；AO分型C1型7例，C2型20例，C3型9例。采用外固定架治疗（EF组）24例；年龄16～79岁，平均44.63±14.55岁；AO分型C1型4例，C2型13例，C3型7例。LCP 和 EF 治疗C型桡骨远端骨折术后中期均可获良好疗效，但 LCP 可在直视下复位骨折，其在尺偏角、掌倾角、桡骨高度恢复等方面明显优于 EF 术。李峰等[6]探讨了手术治疗肩部创伤致肩胛上神经与腋神经同时损伤的疗效。回顾性分析2003年7月至2011年9月手术治疗13例男性肩部创伤后诊断为肩胛上神经与腋神经同时损伤的患者资料，年龄8～59岁，平均28

岁;受伤至手术时间为2~7个月,平均3.7个月。其中肩胛颈和锁骨同时骨折2例,浮肩损伤3例,肱骨颈及关节盂骨折1例,锁骨骨折3例,肩峰骨折1例,肩胛骨骨折2例,寰枢椎骨折1例。结果表明,对于肩部创伤后出现的单纯肩关节外展、外旋功能完全丧失,应考虑肩胛上神经与腋神经同时损伤的可能。此种类型的神经损伤修复后的效果满意,应尽早进行神经移植修复。

张立宁等[7]探讨对比浴联合康复训练对老年人桡骨远端骨折后功能恢复的影响。收集2011年9月至2013年9月63例保守治疗的桡骨远端骨折患者,将其随机分为对比浴联合康复训练组和对照组,康复训练组每天进行20 min冷热水对比浴和20 min康复训练,对照组只进行20 min康复训练。结论认为,对比浴联合康复训练能促进老年人桡骨远端骨折保守治疗的功能恢复。贾龙等[8]*测量肱骨近端骨折患者的肱骨头纵轴长度,并评价AO肱骨近端内固定锁定系统(PHILOS)结构螺钉的置入情况。回顾性分析2007年1月至2014年2月使用PHILOS接骨板治疗的肱骨近端骨折患者117例,根据性别分组分别测量肱骨头纵轴长度,根据术后肩关节正位X线片评价结构螺钉的置入情况,并计算结构螺钉的置入率。PHILOS接骨板用于肱骨近端骨折治疗,结构螺钉置入率低,特别是女性,可以在中国人解剖学数据基础上予以改良。邹强等[9]探讨了影响肱骨髁间骨折手术后肘关节功能的相关因素。回顾性分析自2002年3月至2014年1月经手术治疗并获得完整随访的肱骨髁间骨折187例的临床资料。采用非条件Logistic回归分析评价可能影响术后肘关节功能的因素。结果单因素分析显示骨折类型、手术时机、内固定方式、手术入路有统计学意义;非条件Logistic回归分析显示骨折类型、内固定方式、手术入路是影响肘关节术后功能的独立因素。研究表明,骨折类型、内固定方式及手术入路是影响肱骨髁间骨折术后功能的独立因素,因此,肱骨髁间骨折患者的骨折分型有助于骨科医生对手术的预后进行判断;选择恰当的手术方式有助于获得相对满意的手术疗效。赵晨等[10]*分析Tight Rope(TR)钢板与锁骨钩钢板治疗Neer Ⅱ型锁骨远端骨折的临床疗效。回顾性分析2010年2月至2013年1月手术治疗的55例Neer Ⅱ型锁骨远端骨折患者。结论认为,在治疗Neer Ⅱ型锁骨骨折上两种钢板的治疗均能获得良好的复位效果,TR钢板具有术后疼痛轻、并发症少及肩关节功能恢复更好的优势,是Neer Ⅱ型锁骨骨折的有效治疗方法。宿玉玺等[11]探讨可吸收螺钉治疗儿童肱骨外髁骨折的中期疗效。分析2007年1月至2008年6月采用可吸收螺钉治疗儿童肱骨外髁骨折的患儿临床资料,选取随访资料完整的56例作为实验组;选取同期采用传统克氏针治疗儿童肱骨外髁骨折的随访资料完整的32例作为对照组。按照HSS评分系统对其疗效进行评定,采用SPSS 14.0统计软件,对肘关节功能、骨折愈合、骨骺发育、骨质异常增生进行χ^2检验。研究表明,可吸收螺钉治疗儿童肱骨外髁骨折远期疗效与克氏针相比,在肘关节功能、骨折愈合、骨骺发育、骨质异常增生对比并无统计学差别,可作为儿童肱骨外髁骨折的固定材料。黄佳平[12]比较尺骨截骨延长与桡骨短缩截骨术治疗儿童陈旧性孟氏骨折的临床疗效。方法自2005年6月至2013年5月共诊治儿童陈旧性孟氏骨折28例,采用尺骨截骨延长13例,采用桡骨短缩截骨15例。术后切口均一期愈合,28例均获得随访,尺骨截骨组随访6~32个月,平均17个月,截骨处均一期愈合,平均愈合时间3.8周;采用Mackay进行效果评定:优11例,良1例,差1例。桡骨截骨组随访5~34个月,平均16个月,桡骨头骨折均维持良好复位,截骨处一期愈合,平均愈合时间4周;采用Mackay进行效果评定:优9例,良3例,差3例。结论认为,采用尺骨截骨延长较桡骨短缩截骨操作简单且能获得更好的临床疗效。韦财等[13]探讨定时定角度外固定在儿童Gartland Ⅲ型肱骨髁上骨折治疗中的应用和疗效。对自2012年3月至2014年3月诊治的48例儿童肱骨髁上骨折随机分为干预组(25例)和对照组(23例)。干预组术后用功能石膏托定时定角度外固定患肘3周;对照组术后用普通石膏托外固定患肘于70°~90°位3周。结论认为,采用手术内固定联合定时定角度外固定治疗儿童Gartland Ⅲ型肱骨髁上骨折疗效显著,值得推广应用。

靳云乔等[14]通过比较喙突、肩峰骨折的不同诊断方法和相关治疗方法,采用肩关节正位、穿胸侧位拍X线片与肩胛骨正位、Y位X线片诊断两种骨折的阳性率;比较放射科医师、骨科医师对两种检查方法诊断骨折的一致性;比较肩胛骨喙突、肩峰骨折手术与非手术治疗后肩部功能恢复情况。结论认为,Ogawa Ⅰ型喙突骨折、KUHN Ⅱ型肩峰骨折手术治疗比非手术治疗更有利于肩关节功能恢复。朱林伟等[15]探讨锁定钢板治疗肱骨近端骨折中肱骨颈干角重建程度对疗效的影响。回顾分析2009年3月至2013年3月106例采用锁定钢板治疗的肱骨近端骨折患者临床资料。男58例,女48例;年龄26~71岁,平均52.3岁。结论认为,肱骨近端骨折术中肱骨颈干角正常重建是术后肩关节功能恢复的关键因素。邹振吕等[16]探讨了锁骨远端锁定加压钢板内固定方法治疗Neer Ⅱb型锁骨远端骨折的临床疗效。回顾性分析2012年3月至2013年8月采用锁骨远端前外侧LCP钢板治疗15例Neer Ⅱb型锁骨远端骨折的资料,男9

例,女6例;年龄22~64岁,平均42.1岁;左侧5例,右侧10例。结论认为,切开复位锁骨远端锁定加压钢板内固定方法治疗 NeerⅡb型锁骨远端骨折能取得良好的临床疗效,具有肩关节功能恢复好、并发症少等优点,是治疗锁骨远端骨折较好的内固定方法。郭秀武等[17]*回顾分析2010年7月至2013年8月采用锁定钢板治疗的139例肱骨近端骨折患者。按照内侧柱是否完整及肩袖是否缝合至钢板分为A1、A2、B1、B2四组。其中内侧柱完整的肩袖缝合组(A1组)33例,内侧柱完整的肩袖未缝合组(A2组)39例,内侧柱不完整的肩袖缝合组(B1组)32例,内侧柱不完整的肩袖未缝合组(B2组)35例。结论认为,肩袖是否缝合至钢板对内侧柱完整的肱骨近端骨折锁定钢板固定术后均可取得满意的疗效;肩袖缝合至钢板对内侧柱不完整的肱骨近端骨折锁定钢板固定术后,可通过中和肩袖的内翻应力作用,维持术后骨折复位、减少并发症、提高肩关节功能。徐世民等[18]比较采用微侵袭经皮钢板接骨术(MIPPO)与切开复位锁定钢板(LCP)以及解剖重建钢板(ARP)治疗锁骨中段骨折的临床疗效。回顾性分析2009年10月至2013年6月采用微侵袭经皮钢板接骨术和切开复位LCP以及"S"形解剖重建钢板治疗263例锁骨中段骨折的治疗效果,根据手术方式分成MIPPO组($n=89$)、LCP组($n=86$)及ARP组($n=88$),比较两组的平均手术时间、术中出血量、骨折平均愈合时间、术后瘢痕长度、骨折复位程度及感染率,并采用Constant and Murkey评分方法评价术后肢体功能,采用五分法评价患者满意程度。结论认为,锁定钢板与非锁定钢板在锁骨中段骨折的治疗方面均取得满意疗效,但锁定钢板在骨折的稳定程度等方面优于解剖重建钢板。MIPPO组具有更小的手术瘢痕和更少的出血量,易于为患者接受。李裕标等[19]比较垂悬石膏外固定与切开复位内固定两种方法治疗肱骨投弹骨折的疗效。统计自2008年1月至2014年1月,因投掷手榴弹致肱骨骨折的患者42人,采用垂悬石膏外固定治疗14例,切开复位内固定治疗28例,对骨折愈合时间和患肢关节功能康复进行比较。42例骨折患者经治疗后全部获得随访,两种治疗方法骨折均获得临床愈合,愈合时间无明显差异,接受手术治疗组关节康复优秀比率高,功能差的比率较低。采用垂悬石膏外固定以及切开复位内固定手术治疗肱骨投弹骨折均有效,切开复位内固定手术允许邻近关节早期活动,关节功能康复效果较好。赵宝成等[20]*探讨了经屈肌和旋前圆肌肌间隙的肘前侧入路显露尺骨冠突的可行性及临床研究。成人肘关节标本5肢,分别经旋前圆肌和桡侧腕屈肌间隙显露冠突尖、经掌长肌和尺侧腕屈肌间隙显露冠突前内侧面及基底部,测量正中神经由肘部发出至旋前圆肌、桡侧腕屈肌、掌长肌和指浅屈肌的肌支长度、尺神经至尺侧腕屈肌最近端两肌支的长度及发出点和入肌门处距肱骨内、外上髁连线的距离。末次随访时,改良An和Morrey肘关节评分为94~100分,均评价为优。经屈肌和旋前圆肌肌间隙的肘前侧入路是显露尺骨冠突的理想入路。印飞等[21]*总结肘关节前方入路治疗MasonⅡ型桡骨头骨折合并Regan-MorreyⅡ型尺骨冠状突骨折的疗效。2010年1月至2013年6月采用肘关节前方入路、Herbert螺钉内固定治疗8例MasonⅡ型桡骨头骨折合并Regan-MorreyⅡ型尺骨冠状突骨折患者。男6例,女2例;年龄27~53岁,平均36.4岁。结论认为,对于MasonⅡ型桡骨头骨折合并Regan-MorreyⅡ型尺骨冠状突骨折,采用肘关节前方入路可清晰暴露骨折,Herbert螺钉内固定牢靠,治疗效果满意。刘英等[22]*探讨Herbert加压螺钉内固定治疗MasonⅡ、Ⅲ型桡骨头骨折的临床疗效。桡骨头骨折58例,其中MasonⅡ型33例,Ⅲ型25例,均行切开复位Herbert加压螺钉内固定,对比2型骨折的肘关节活动度,并采用Broberg-Morrey肘关节功能评分标准对术后肘关节功能进行综合评估。结论认为,Ⅱ型骨折患者的肘关节活动度及治疗效果均优于Ⅲ型患者,二者比较差异有统计学意义($P<0.05$)。Herbert加压螺钉内固定治疗MasonⅡ桡骨头骨折的效果满意,肘关节功能恢复好,该方法治疗Ⅲ型骨折仍需谨慎。岳勇等[23]*比较生物可吸收张力带(Biofix可吸收螺钉和VICRYL可吸收薇乔缝线)与金属张力带(克氏针、钢丝)内固定治疗尺骨鹰嘴骨折的疗效。采用可吸收张力带(可吸收组)和钢丝张力带(钢丝组)2种张力带方式治疗76例尺骨鹰嘴骨折,比较2组术前基本情况及术中平均手术时间、术后骨折平均愈合时间、术后2个月及6个月肘关节优良率、术后并发症发生率。结果显示,改良远端外侧切口微创入路创伤小、医源性桡神经损伤少、骨愈合率高,且对肱肌及肱二头肌影响小,术后屈肘肌力良好,是治疗肱骨中下段骨折的有效方法之一。李延炜等[24]*探讨了改良的远端外侧切口微创入路结合肱骨亚髁锁定板治疗肱骨中下段骨折的可行性和临床效果。收集2009年9月至2013年7月,采用改良远端外侧切口微创入路结合肱骨亚髁锁定板治疗肱骨中下段骨折的患者24例。结果显示,改良远端外侧切口微创入路创伤小、医源性桡神经损伤少、骨愈合率高,且对肱肌及肱二头肌影响小,术后屈肘肌力良好,是治疗肱骨中下段骨折的有效方法之一。徐龙等[25]探讨采用有限内固定联合超关节铰链外固定支架治疗成人肱骨远端C3型骨折的疗效。回顾分析2007年9月至2012年11月采用有限内固定联合超关节铰链外固定支架

治疗的 37 例肱骨远端 C3 型骨折患者临床资料，其中男 22 例，女 15 例；年龄 22～66 岁，平均 43.6 岁。结论认为，有限内固定结合超关节铰链外固定支架治疗成人肱骨远端 C3 型骨折疗效满意，并发症相对较少。朱仲伦等[26]探讨了空心螺钉治疗肱骨内上髁骨折的临床疗效及应用价值。回顾性分析了采用空心螺钉治疗的 15 例肱骨内上髁骨折患者资料。所有患者均骨折块移位大于 1 cm 或伴有肘关节脱位并且复位后骨折块嵌顿在关节间隙中，即Ⅱ～Ⅳ度肱骨内上髁骨折。所有患者术后切口均一期愈合，无内固定失效、骨骺早闭、骨块缺血坏死，所有随访患者获得骨性愈合，平均愈合时间 12 周，根据 Mayo 肘关节功能评分（MEPS），肘关节功能优 14 例，良 1 例。结论认为，空心螺钉治疗肱骨内上髁骨折可以早期进行功能锻炼，肘关节功能恢复好，临床疗效满意。于铁强等[27]探讨利用闭合复位改良外侧克氏针固定儿童 Gartland Ⅲ型肱骨髁上骨折的疗效。均采用闭合复位改良外侧交叉克氏针内固定治疗 Gartland Ⅲ型肱骨髁上骨折 121 例，术后石膏固定 4 周。所有患儿均获得 12～18 个月，平均 14 个月随访，骨折均达到骨性愈合，无肘关节受限，无并发症，Flynn 功能评分：优 119 例，良 2 例。认为闭合复位改良外侧克氏针固定 Gartland Ⅲ型肱骨髁上骨折疗效良好。董加纯等[28]探讨了桡骨远端不稳定骨折内固定后，尺骨茎突骨折固定与否对桡尺远侧关节旋转稳定性的影响。在 10 具新鲜的上肢标本上建立桡骨远端不稳定型（AO 分型的 C1.2）骨折掌侧锁定钢板固定模型后，比较尺骨茎突无骨折、尺骨茎突骨折不固定和空心螺钉内固定 3 种状况下，前臂最大旋前和旋后时扭矩的变化。结果显示，桡骨远端不稳定型（AO 分型的 C1.2）骨折掌侧锁定钢板固定后，固定尺骨茎突基底骨折可以提高桡尺远侧关节的旋转稳定性。沙良宽等[29]*采用随机对照研究比较外固定支架与掌侧锁定钢板内固定治疗桡骨远端 C 型骨折的临床疗效。2012 年 3 月至 2013 年 3 月，将符合选择标准的 122 例桡骨远端 C 型骨折患者，随机分为外固定组（采用外固定支架治疗）和钢板组（采用掌侧锁定钢板内固定治疗），每组 61 例。两组患者性别、年龄、体质量、身高、身体质量指数、侧别、致伤原因、骨折分型及受伤至手术时间比较，差异均无统计学意义，具有可比性。结论认为，对于桡骨远端 C 型骨折，采用外固定支架或掌侧锁定钢板治疗均可获得满意疗效，但外固定治疗具有创伤较小、住院时间较短、并发症轻、骨折愈合较快等优点。贾晶等[30]总结了尺桡骨双折合并早期骨筋膜室综合征的治疗方法及疗效。2009 年 6 月至 2014 年 4 月，采用切开复位内固定、封闭式负压引流（VSD）覆盖创面、二期植皮治疗尺桡骨双折合并早期骨筋膜室综合征 16 例。按 Anderson 评价系统评价疗效，获优 12 例，良 4 例。结论认为，尺桡骨双折合并早期骨筋膜室综合征行开复位内固定、VSD 覆盖创面、二期植皮治疗，手术操作简便，利于早期功能锻炼，疗效满意。赵巍等[31]前瞻性对比观察围术期抗生素使用与否对上肢单纯闭合性骨折术后切口愈合的影响。选择 2012 年 10 月至 2013 年 6 月收治的 124 例上肢单纯闭合性骨折患者，包括肱骨骨折（肱骨外科颈骨折、肱骨干骨折、肱骨髁上骨折）和前臂骨折（尺骨骨折、尺骨鹰嘴骨折、桡骨骨折）及掌骨骨折等。按随机数字表法分为非抗生素组（围术期均未使用抗生素，73 例）和抗生素组（围术期不同程度使用抗生素，51 例），对两组患者术前及术后体温、外周血白细胞计数、C 反应蛋白的变化、引流液细菌培养及术后切口愈合状况进行比较分析。两组患者性别、年龄、疾病种类及手术时间差异均无统计学意义（$P>0.05$）。非抗生素组和抗生素组术前与术后体温［（36.50±0.27）℃、（36.70±0.39℃）、（37.64±0.37）℃、（37.41±0.41）℃］、外周血白细胞计数与 C 反应蛋白的变化差异均无统计学意义（$P>0.05$）。非抗生素组术后切口感染 1 例，感染发生率为 1%；抗生素组术后切口全部愈合，无感染，两组感染发生率差异无统计学意义，上肢单纯闭合性骨折围术期不使用抗生素切口也能达到理想骨折愈合。

刘丹等[32]研究应用肱骨远端外侧锁定板治疗肩峰基底部骨折的临床疗效。自 2011 年 1 月至 2013 年 6 月应用肱骨远端外侧锁定板治疗 6 例肩峰基底部骨折。本组获 12～15 个月，平均 12.5 个月的随访，肩峰骨折均在术后 4～5 个月愈合，功能恢复良好，均未出现感染及骨折不愈合、移位等并发症，无疼痛及肩关节活动明显受限等。采用肱骨远端外侧锁定板内固定治疗肩峰基底部骨折具有固定牢固、并发症少、肩关节功能恢复良好的特点，是治疗肩峰基底部骨折的有效方法。宁仁德等[33]*观察掌背侧联合入路手术治疗桡骨远端 AO C3 型骨折术后的疗效。对自 2011 年 6 月至 2014 年 1 月诊治的 12 例桡骨远端 AO C3 型骨折，先行掌侧入路显露复位掌侧移位骨折块，再行背侧入路对移位关节内及背侧骨折块进行显露复位，直视下以掌侧锁定钢板远端锁定螺钉固定掌、背侧骨折块或再辅以克氏针和（或）微型钢板加强固定背侧骨折块，术后测量桡骨远端尺偏角、掌倾角及桡骨高度，采用腕关节功能 Gartland 与 Werley 评分对功能进行评估。所有患者获得 10～18 个月，平均 13 个月的随访，无切口感染及肌腱刺激和断裂情况。末次随访与术后早期桡骨远端尺偏角、掌倾角及桡骨高度差异无统计学意义。Gartland 与 Werley 腕关节功能评分：优 7 例，良 4 例，可 1 例。掌背侧联合入路手术治疗桡骨远端 AO C3 型骨折术后疗效满意。邢顺民等[34]*研究比较假体置换术与切开复位内固定术对不同数量骨折碎片的桡骨头骨折的疗效。自 2006 年 2 月至 2013 年 4 月诊治桡骨头骨折 42 例,根据骨折碎片的数量分为 2 组。Ⅰ组 22 例(骨折碎片 >3 个):12 例行假体置换(ⅠA 组),10 例行切开复位内固定(ⅠB 组)。Ⅱ组 20 例(骨折碎片 ≤3 个):12 例行假体置换(ⅡA 组),8 例行切开复位内固定治疗(ⅡB 组)。研究表明,桡骨头骨折碎片 >3 个时假体置换的治疗效果优于切开复位内固定术,骨折碎片 ≤3 个时两者治疗效果无明显差异。董惠双等[35]总结经皮空心加压螺钉内固定治疗舟骨骨折的临床疗效及价值。自 2012 年 4 月至 2013 年 5 月应用闭合复位经皮空心加压螺钉内固定治疗 31 例新鲜舟骨骨折,26 例获得 5~20 个月,平均 13 个月的随访,所有骨折均获得骨性愈合。除 B4 型 1 例腕关节屈伸活动度为健侧的 77%,其余所有患者均获得健侧 85% 及以上的活动度,握力为健侧的 79%~108%,所有患者均无静息痛。根据 Mayo 腕关节功能评分:优 13 例,良 10 例,可 3 例,优良率为 88.5%。患者主观满意度调查中:非常满意 18 例,满意 6 例,感觉尚可 2 例,满意率为 92.3%,经皮空心加压螺钉内固定治疗急性舟骨骨折创伤小、固定牢固、并发症相对少,是一种有效、可行的治疗方法。陈一衡等[36]探讨桡骨远端骨折合并腕骨骨折的诊断与治疗,回顾 2010 年 1 月至 2012 年 1 月共 204 例桡骨远端骨折患者,统计桡骨远端骨折合并腕骨骨折的发生率,分析相关危险因素。结果表明,15 例(7.35%)桡骨远端骨折患者合并发生腕骨骨折,其中合并舟状骨骨折 8 例(发生率最高),三角骨骨折 2 例,头状骨骨折 1 例,月骨骨折 1 例,钩骨骨折 1 例,有 2 例合并至少两处腕骨骨折;桡骨远端骨折合并腕骨骨折发生率不高,很容易被忽视造成漏诊,CT 检查可以显著提高诊断效率;男性患者,骨折类型为 B 型和高能量损伤是合并腕骨骨折的高危因素,无明显移位的骨折需延长石膏外固定时间和开始功能锻炼时间,而移位明显的腕骨骨折则需要切开复位内固定以纠正移位。张鑫等[37]研究弹性髓内钉与钢板治疗儿童尺桡骨双骨折的疗效比较,回顾分析 2009—2014 年儿童尺桡骨双骨折 47 例(50 侧),其中 TEN 组 30 侧,钢板组 20 侧。比较两组手术时间、开放/闭合复位比例、内固定取出时间、术后并发症发生率、骨折骨性愈合时间及前臂骨折治疗效果(按 Anderson 法)。结果提示 TEN 组手术时间为 94.3 min,钢板组为 120.5 min($P < 0.05$),TEN 组内固定取出时间为 210.8 d,钢板组为 264.3 d($P < 0.05$),TEN 组开放/闭合复位占 66.7%,闭合复位占 33.3%,钢板组开放复位为 100%($P < 0.05$),术后并发症发生率、骨折骨性愈合时间及骨折治疗效果评价差异均无统计学意义,提示治疗较大年龄(>10 岁)儿童尺桡骨双骨折时,对于移位不明显的闭合性骨折,可应用 TEN 内固定;而对于移位较明显的开放性粉碎性骨折,采用钢板内固定能降低骨折畸形愈合的发生率。胡翰生等[38]评价垂直双锁定板内固定治疗肱骨髁间 C 型骨折的疗效,对成人肱骨髁间 C 型骨折 23 例的治疗情况进行回顾性分析,均采用经肱三头肌两侧入路或尺骨鹰嘴截骨入路,双锁定钢板内固定治疗。23 例患者获得随访 3~33 个月,3 例术前合并神经损伤 6 个月内恢复,无严重的手术相关并发症发生。根据 Mayo 肘关节评分(MEPS):优 7 例,良 12 例,可 4 例,优良率为 82.6%。结果提示,采用垂直双锁定钢板内固定结构能稳定固定肱骨髁间 C 型骨折,满足早期功能锻炼的需要。鲁谊等[39]探讨交叉螺钉固定法治疗桡骨颈骨折的治疗效果,回顾性分析 2009 年 10 月至 2012 年 8 月接受切开复位交叉螺钉固定术治疗的 29 例 Masonlib 型明显移位的桡骨颈骨折患者资料,29 例患者术后获 12~29 个月(平均 16 个月)随访,所有患者骨折均在 3 个月内愈合,愈合时间为 4~12 周,平均 10.6 周。术后 1 年 Broberg & Morrey 评分:优 15 例,良 10 例,一般 3 例,差 1 例,优良率为 86.2%。所有患者均未发生伤口感染、神经损伤、骨折移位及内固定失效等并发症。无一例患者因局部不适而要求取出内固定物。结果提示,交叉螺钉固定桡骨颈骨折可以获得满意的治疗效果。黄晓文等[40]比较锁骨远端不稳定骨折进行锁骨远端解剖锁定钢板联合缝合锚固定和锁骨钩钢板固定的临床疗效,回顾性分析 2011 年 3 月至 2013 年 3 月收治的获得完整随访的锁骨远端不稳定骨折 83 例,分为锁骨远端解剖锁定钢板联合缝合锚固定组(A 组)和锁骨钩钢板组(B 组)进行回顾性分析,比较手术一般情况、骨折愈合时间和术后肩关节外展上举、后伸、外旋、内旋、内收等功能活动及 Constant - Murley 评分。结果提示,对于锁骨远端不稳定骨折运用锁骨远端解剖锁定钢板联合缝合锚固定较锁骨钩钢板在肩关节功能恢复方面有明显优势,值得推广。

伏治国等[41]评价前方入路微创接骨板接骨术(MIPO)治疗肱骨干中段骨折的效果,选择 2011 年 11 月至 2014 年 3 月采用前方入路 MIPO 治疗肱骨干中段骨折患者 10 例(MIPO 组)作为研究对象,以 2010 年 10 月至 2014 年 3 月采用切开复位内固定(ORIF)治疗肱骨干中段骨折患者 26 例作为对照(ORIF 组),两组均采用 4.5 mm 锁定加压钢板(LCP)固定。观察并比较两组手术时间、术中透视次数、植骨率、术中出血量、术后引流量、住院时间、骨折愈合时间和并发症。结果提示,前方入路 MIPO 具有创伤小、出血少、神经损伤风险低、骨折愈合率高等优点,是治疗肱骨干中段骨折的有效方法之一。罗忠纯等[42]比较尺骨鹰嘴关节内截骨及关节外截骨治疗肱骨髁间骨折的术后功能及并发症,对2008年9月至2010年12月36例,其中关节内截骨21例,关节外截骨15例,平均随访3年,比较两组间患者的功能、骨不愈或骨延迟愈合的发生及术后并发症发生。结果随访时患者肘部功能及肘关节功能评分良好,无患者尺骨鹰嘴截骨后骨不愈。结论提示,关节外截骨相较关节内截骨,更有利于截骨处骨愈合,且降低创伤性关节炎发生率。张颖等[43]探讨舟骨、月骨骨折和(或)脱位的诊断和治疗效果,对2005年1月至2013年12月77例患者纳入研究进行回顾性分析,其中单纯骨折41例,骨折合并脱位32例,单纯脱位4例,按治疗方式分为保守治疗组(9例)和手术治疗组(68例),手术治疗组再依术式分为4个亚组。术后1、3、6、12个月及超过24个月进行的末次随访进行疗效评价,临床评估采用改良Mayo腕功能评分,影像学评估采用腕关节正、侧位X线片观察骨折愈合情况及腕关节稳定性。结果提示,腕关节正、侧位X线片是舟骨、月骨骨折和(或)脱位的常用检查方法,但易误诊、漏诊,须加摄特殊体位。治疗应以手术为主,宜根据骨折和(或)脱位的具体情况选择相应术式,加压螺钉固定术的治疗效果优势较明显。朱晓中等[44]分析肱骨干骨折后合并桡神经损伤的原因及治疗效果,回顾性分析2008年10月至2012年12月我院收治的32例肱骨干骨折后合并桡神经损伤患者,骨折采用切开复位钢板内固定;桡神经采用探查修复术,其中单纯探查18例;直接神经端端缝合修复11例;3例陈旧性骨折采用腓肠神经游离移植修复,分析致伤原因、骨折部位、骨折类型及桡神经损伤的关系。结果提示,肱骨中段骨折易损伤桡神经;伴发神经症状的肱骨干骨折均需桡神经探查修复;具体修复措施因神经损伤时间、损伤程度而异。明新武等[45]探讨应用Ilizarov外固定架治疗儿童陈旧性孟氏骨折的疗效。回顾性分析2012年3月至2013年10月应用改良Ilizarov外固定架微创治疗儿童陈旧性孟氏骨折13例,年龄2~13岁,平均7.6岁;在尺骨适宜部位以直径2.5 mm螺纹半针固定3组半环形固定器,距尺骨鹰嘴3~5 cm处作尺骨横断截骨,术后1周沿尺骨长轴行纵向延长,每日1 mm,分6次完成,骨延长至肱桡关节间隙达5 mm时,停止尺骨纵向延长,依靠Ilizarov外固定器三组铰链不等距延长,使尺骨向与桡骨头脱位相反方向成角,桡骨头即缓慢复位。全部患儿均获随访,尺骨截骨处平均3.2个月骨性愈合,桡骨头复位稳定;肘关节伸屈和前臂旋转功能均有显著改善,提示应用Ilizarov技术微创治疗儿童陈旧性孟氏骨折值得临床推广应用。

林伟文等[46]探讨可吸收钉棒治疗儿童桡骨远端不稳定型骨折的临床疗效,回顾性分析2012年1月至2013年12月采用小切口切开复位可吸收钉棒内固定治疗的25例儿童桡骨远端不稳定型骨折患者,所有骨折均为腕关节外、桡骨远端闭合性、移位不稳定型、完全骨折。术后采用Batra影像学评分标准和Garland & Wedey腕关节功能评分系统评定骨折愈合、功能恢复及并发症发生情况。所有患者术后随访9~18个月(平均12个月),结果提示,可吸收钉棒治疗儿童桡骨远端不稳定型骨折,创伤小,操作简单,固定可靠、有效,术后可早期进行功能康复训练,愈合佳,并发症少,可取得良好的临床疗效,是一种值得推广应用的治疗方法。周炎等[47]应用Meta分析方法评价肱骨髁间骨折采用双钢板垂直固定与平行固定的疗效差异,纳入8项研究389例患者,均为RCT。Meta分析结果显示:双钢板垂直固定与双钢板平行固定的手术时间、骨折愈合时间、术后并发症、肘关节屈伸活动度、前臂旋转活动度、术后Mayo肘关节功能评分及Cassebaum评分比较,差异均无统计学意义($P>0.05$),采用GRADE系统推荐分级方法评价证据质量及推荐等级:证据质量为中级,推荐等级为中等推荐,提示肱骨髁间骨折双钢板垂直固定与双钢板平行固定临床效果相当,均能达到稳定的固定效果。王鹏飞等[48]探讨应用襻钢板治疗Regan - Morry Ⅰ型冠状突骨折的技术特点及疗效,回顾性分析2011年1月至2014年3月采用襻钢板技术治疗的42例Regan - Morry Ⅰ型冠状突骨折患者,记录骨折复位、襻钢板固定后是否有骨折复位丢失、骨折愈合时间和并发症情况。末次随访时采用Mayo肘关节功能评分(MEPS)评定肘关节功能。38例患者术后获8~34个月(平均25个月)随访,结果提示,应用襻钢板治疗Regan - Morry Ⅰ型冠状突骨折,可在直视下复位,固定牢靠,有利于关节稳定性恢复,冠状突骨折愈合,操作简单,效果良好。张明等[49]探讨肱骨近端骨折术后螺钉穿出肱骨头的发生率及其影响因素和预防对策,回顾性分析2006年6月至2012年6月采用切开复位锁定钢板内固定治疗的187例肱骨近端骨折患者,男78例,女109例;年龄18~88岁,平均55.9岁。根据患者随访期间X线片判断是否存在螺钉穿出肱骨头,并以此为因变量;以性别、年龄、Neer骨折分型、内侧柱粉碎、骨密度、受伤至手术时间、植骨、复位程度、肱骨头螺钉数目、内侧柱支撑作为自变量,先行各因素的单因素Logistic回归分析,然后对$P<0.05$的因素进行多因素Logistic逐步回归分析。结果提示,影响肱骨近端骨折术后螺钉穿出肱骨头的主要预后因素是骨折类型和内侧柱粉碎,应根据患

者具体情况制定最优的方案，减少螺钉穿出肱骨头的发生。郭伟军等[50]*探讨锁定钢板治疗肱骨近端骨折时，不同数量（0~3枚）内侧柱支撑螺钉与其疗效的相关性，回顾性分析2007年1月至2012年12月采用锁定钢板治疗肱骨近端骨折患者90例。根据肱骨近端内侧柱支撑螺钉使用情况，将患者分为4组：无支撑螺钉组（36例）、1枚支撑螺钉组（23例）、2枚支撑螺钉组（19例）和3枚支撑螺钉组（12例），比较末次随访时4组患者的Constant评分、术后患侧肱骨头高度丢失变化、并发症发生率及骨折愈合时间，分析不同数量支撑螺钉对患者肩关节功能恢复及维持骨折复位的作用。结果提示，锁定钢板治疗伴内侧粉碎性骨折或伴内侧骨缺损的肱骨近端骨折时，恢复内侧骨皮质支撑较困难，此时可选择内侧支撑螺钉重建肱骨近端内侧柱支撑，且使用2枚或3枚内侧支撑螺钉即可获得较满意的术后疗效。

徐农等[51]*探讨背侧入路微型锁定钢板内固定治疗桡骨远端背侧不稳定骨折的方法及疗效，回顾性分析2012年3月至2013年10月桡骨远端背侧不稳定骨折通过背侧入路微型锁定钢板内固定治疗的15例患者，其中男9例，女6例；年龄35~72岁，平均41.5岁。骨折AO分型：B3型1例，C2型12例，C3型2例。术后早期功能锻炼，X线片评估骨折复位，腕关节功能评分，术后随访时间6~18个月，按照Gartland和Werley评价系统评估腕关节功能：优13例，良2例，均是腕掌屈缺陷<30°，伴偶尔疼痛。结果提示，对于桡骨远端背侧不稳定骨折，通过良好的背侧显露，微型锁定钢板可有效完成复位和固定并支持早期功能锻炼。张宇轩等[52]比较分析AO 2.4 mm万向双柱锁定接骨板与AO 2.4 mm T型锁定接骨板内固定治疗桡骨远端骨折的效果，回顾性分析2011年1月至2013年3月期间桡骨远端骨折患者50例，其中采用万向双柱锁定加压接骨板治疗20例，T型锁定加压接骨板治疗30例，术后及随访摄片并测量掌倾角、尺偏角和桡骨高度，随访时进行上肢功能评定表（DASH）及腕关节评分（PRWE），测量腕关节的桡偏、尺偏、掌屈、背伸、旋前、旋后和握力、捏力，并进行统计学分析。术后随访12~24个月，平均15.2个月。结果提示，万向双柱锁定加压接骨板与T型锁定加压接骨板治疗桡骨远端骨折有相似的疗效。

二、下肢骨折

李鲲等[53]探讨外移前内侧入路联合后外侧入路延期切开复位胫骨远端锁定加压钢板固定治疗Ruedi－AllgowerⅢ型pilon骨折的手术时机及近期临床疗效。回顾分析2008年3月至2013年5月采用外移前内侧入路联合后外侧入路切开复位内固定治疗27例Ruedi－AllgowerⅢ型新鲜闭合性pilon骨折患者，其中男21例，女6例，年龄平均39.5岁；坠落伤14例，车祸伤8例，重物砸伤5例；受伤至手术时间平为14.3 d。采用美国足踝外科协会（AOFAS）踝与后足的主观评分标准评价踝关节功能。结果27例患者手术时间平均140 min；出血量平均210 ml；术后切口愈合时间平随随访18.2周。结果表明，外移前内侧入路可同时暴露胫骨内侧柱和外侧柱骨折，避免术中对切口软组织过度牵拉和剥离，利于术中复位固定骨折块，延期切开复位Ruedi－AllgowerⅢ型pilon骨折可大幅降低术后切口皮瓣坏死、伤口愈合困难或感染等严重并发症的发生。罗冬冬等[54]探讨关节镜下复位空心钉骺线上骨质内固定治疗儿童胫骨髁间嵴骨折的疗效。回顾分析2005年6月至2012年6月诊治的35例儿童胫骨髁间嵴骨折，采用关节镜下复位，胫骨近端骺线上骨质内空心钉内固定方法治疗，术后佩戴卡盘支具，早期适当功能锻炼。结果本组手术时间平均41 min。术后3~6个月摄X线片证实骨折愈合后，取出内固定。35例均获得随访，平均18个月。至随访结束时，均无切口及关节内感染，无神经血管损伤，无骨骺损伤表现，Lachman试验正常，前抽屉试验阴性。术后Lysholm评分73~95（85.4±4.7）分，较术前明显提高，差异有统计学意义（$P<0.05$）。结果表明，关节镜监视下复位空心钉骺线上内固定治疗儿童胫骨髁间嵴骨折是一种可靠的治疗方法。罗从风等[55]探讨三柱理论指导多钢板固定治疗累及后柱老年胫骨平台双髁骨折的临床效果。回顾分析2010年1月至2012年2月采用联合入路多钢板内固定治疗累及后柱的老年胫骨平台骨折患者23例。根据Schatzker分型，Ⅴ型14例，Ⅵ型9例。术中坚强内固定防止关节面塌陷。本组23例均获得随访，平均随访30.7个月，膝关节HSS评分优良率为86.9%。术后即刻与术后2年胫骨平台内翻角（TPA）及后倾角（PA）比较，差异无统计学意义（$P>0.05$）。术后无神经症状，无内固定失效松动断裂。结果表明，多钢板治疗老年胫骨平台双髁骨折是有效的方法，术后早期功能锻炼，将明显提高疗效，减少并发症。高翔等[56]探讨经内踝截骨入路切开复位内固定治疗距骨体部骨折的临床疗效。回顾分析2005年3月至2013年1月收治的距骨体部骨折患者32例，男25例，女7例，年龄平均34岁；坠落伤19例，车祸伤8例，重物砸伤5例，左侧15例，右侧17例，合并踝关节骨折5例，开放骨折脱位1例（CustiloⅡ型）。所有患者均为新鲜骨折，所有患者均行经内踝截骨入路空心螺钉内固定手术治疗。术后定期复查X线片，并采用美国足踝外科协会（AOFAS）踝与后足评分系统评估功能恢复情况。全部病例平均随访 20 个月，结果表明，经内踝截骨手术入路治疗距骨体部骨折术中显露充分，有利于骨折复位固定，并发症发生率低，治疗效果满意。刘涛等[57]探讨自制跟距反牵复位器配合横向螺钉治疗儿童跟骨关节内骨折的效果。回顾分析应用跟距反牵复位器配合横向螺钉固定治疗跟骨关节内骨折儿童 12 例(15 足)。其中 Sanders 分型Ⅱ型 5 足，Ⅲ型 8 足，Ⅳ型 2 足；Essex - Lopresti 分型舌型骨折 10 足，关节压缩型骨折 5 足。术后 12 例均获得随访，平均 32 个月。观察骨折愈合时间，比较治疗前后 Bohler 角、Gissane 角，并采用改良 AOFAS 进行功能评定。骨折平均愈合时间为 2.6 个月。手术前后 Bohler 角及 Gissane 角比较差异有显著性(t = 9.139、12.912，P<0.01)。术后功能评价优 12 足，良 3 足，优良率为 100%。结果表明，跟距反牵复位器配合横向螺钉固定治疗儿童跟骨关节内骨折效果满意。王满宜等[58]探讨骨折脱位型胫骨平台骨折发生率及影像学特点。回顾性分析 2012 年 11 月至 2014 年 6 月就诊的影像学资料完整的 298 例胫骨平台骨折患者，运用 PACS 系统在 CT 片上测量内侧骨块骨折线倾斜角、内侧骨折块与平台宽度比值、骨折块面积比、骨折块高度和最大位移。结果表明，骨折脱位型胫骨平台骨折线多为经髁间棘或髁间棘外侧，其内侧或后内侧骨折块较大，该类型骨折需根据影像学特点选择合适的手术入路和置钉方向。韩小平等[59]探讨"L"形切口对跟骨 Sanders Ⅲ型骨折切开复位内固定术患者术前、术后切口张力的变化。回顾分析 10 例跟骨 Sanders Ⅲ型骨折患者，在术前及术后分别对位于"L"形切口短臂中点(A)、拐角(B)、长臂中点(C)的 3 个点进行张力测定。结果 3 个切口点的术后张力均有增加，其中，A 点约增加 0.076 kg(P<0.01)，B 点约增加 0.093 kg(P<0.01)，C 点约增加 0.069 kg(P<0.01)。对 3 点进行统计学分析显示，3 点增加的张力值间比较差异无统计学意义(P>0.05)。3 点间切口张力增加值两两比较，差异也无统计学意义(P>0.05)。结果表明，应用"L"形切口对 SandersⅢ型跟骨骨折进行切开复位内固定术时，术后切口张力都大于术前张力，但都小于 1.0 kg，"L"形切口拐角处的皮瓣张力相对于"L"形长、短臂处的张力无明显增大。王永清等[60]探讨多向锁定带锁髓内钉治疗胫骨 pilon 骨折的临床疗效。回顾分析 2010 年 6 月至 2013 年 1 月，采用多向锁定带锁髓内钉治疗并获得随访的 23 例胫骨 pilon 骨折患者，其中男 15 例，女 8 例；年龄平均 36.9 岁；左侧 10 例，右侧 13 例；均为新鲜骨折，其中闭合性骨折 22 例，开放性骨折 1 例。结果表明，多向锁定带锁髓内钉治疗胫骨 pilon 骨折可获得良好复位和满意临床疗效，是一种安全可供选择的治疗方案。李华等[61]探讨胫骨结节"8"字减张带治疗髌骨下极骨折的临床疗效。回顾分析采用胫骨结节"8"字减张带治疗髌骨下极骨折患者 28 例。术后定期随访，采用术后膝关节活动度(ROM)、Bostman 评分表评定膝关节功能恢复情况。结果 28 例中 25 例获得随访，随访时间平均 13.86 ± 1.03 个月，末次随访时，ROM 评分患侧(129.58 ± 5.89)与健侧(129.61 ±5.82)差异无统计学意义(P>0.05)；Bostman 平均得分 26.87 ±2.50，其中优 15 例，良 9 例，差 1 例，优良率为 96.0%。结果表明，结节"8"字减张带治疗髌骨下极骨折，具有术后并发症少、恢复快等优点，有广泛的应用前景。刘丙根等[62]探讨自行研制的跟骨载距突螺钉导向器辅助固定跟骨载距突的临床效果。回顾性分析 2012 年 5 月至 2013 年 10 月收治的 40 例(47 足)跟骨关节内骨折患者临床资料。其中男 29 例，女 11 例；年龄平均 46 岁。根据 Sanders 分型：Ⅱ型 17 足，Ⅲ型 20 足，Ⅳ型 10 足。伤后至入院时间平均 6.02 h。应用自行研制的跟骨载距突螺钉导向器辅助固定跟骨载距突。记录术中透视次数，测量手术前后跟骨 Bochler 角和 Gissane 角，按照 Maryland 足部评分系统评价术后功能恢复情况。结果术中透视平均 2.85 次。40 例均获随访，随访时间平均 12 个月。术后患者跟骨骨折均愈合，愈合时间平均 12.72 周。末次随访时患者 Bochler 角和 Gissane 角分别为 29.40° ±4.65° 和 130.84° ±5.08°，与术前的 6.48° ±3.67° 和 99.30° ±5.85° 比较，差异均有统计学意义。末次随访时按 Maryland 足部评分系统评价平均为 90.66，其中优良率为 93.6%。结果认为，采用跟骨载距突螺钉导向器辅助固定跟骨载距突，能明显提高螺钉固定载距突的准确性，减少术中透视对人体伤害。宿玉玺等[63]*探讨股骨多段截骨髓内钉固定矫治儿童成骨不全症所致股骨畸形的疗效，分析术后并发症的防治。回顾分析 2007 年 1 月至 2013 年 12 月收治成骨不全所致股骨畸形患儿 28 例，包括 39 根畸形股骨。年龄平均 8 岁 4 个月。术中将弯曲股骨行多段截骨矫形及髓内钉固定，平均截骨 1.9(1~3)处，随机分为弹性针组与 Rush 钉组，其中 20 根股骨使用弹性髓内钉，19 根股骨使用 Rush 钉。结果随访平均 3 年 8 个月。结果表明，多段截骨矫形后髓内钉内固定治疗儿童成骨不全所致股骨畸形，能有效矫正股骨弯曲畸形，改善下肢外观及力线关系，防止再骨折，提高患儿生活质量，效果明确。Rush 髓内钉内固定效果满意，术后再骨折概率小，股骨不易再次弯曲变形，值得临床推广。

郑立槟等[64]探讨动力和静力交锁髓内钉内固定治疗成年新鲜股骨干骨折的临床疗效。回顾分析 2009 年 5 月至

2012 年 12 月共 53 例采用闭合复位交锁髓内钉内固定治疗的成年新鲜股骨干骨折患者。采用动力交锁髓内钉内固定 23 例(动力组),采用静力交锁髓内钉内固定组 30 例(静力组)。比较 2 组手术时间、术中出血量、骨折愈合时间、改良 Klaus - Klemm 评分。结果动力组随访时间 25 个月,静力组随访时间 26 个月。2 组术后均无切口感染及髓内钉断裂等并发症发生,最终均获得骨愈合。2 组手术时间、术中出血量、改良 Klaus - Klemm 评分比较差异无统计学意义($P>0.05$),动力组骨折愈合时间较静力组短,差异有统计学意义($P<0.05$)。结果表明,闭合复位动力交锁髓内钉内固定治疗 AO 分型 A 型及 B 型成人新鲜股骨干骨折,愈合时间更短,骨折愈合率有升高的趋势。王世坤等[65]探讨闭合复位髓内钉内固定治疗股骨干骨折术中利用股骨小转子-股骨干切线控制股骨旋转的可行性及准确性。方法选择志愿者 20 名,行 CT 扫描并分别测量两侧股骨小转子-股骨干切线与股骨后髁连线夹角,并比较两侧股骨该夹角的差异。采用 C 型臂 X 线机对 20 具股骨标本于截骨前后分别测量股骨小转子-股骨干切线与股骨后髁连线夹角及股骨颈前倾角,比较 2 种方法的测量结果。结果表明,股骨小转子-股骨干切线法依靠确切的测量点来测量,准确性较高;旋转程度可以量化,便于矫正,无须特殊投照体位,简便易行。石伟哲等[66]*比较分析应用外侧与内侧微创经皮钢板接骨术(MIPPO)联合锁定加压钢板(LCP)内固定治疗 AO 分型中 A 型闭合性胫骨远端骨折的临床疗效。回顾分析 2007 年 6 月至 2010 年 8 月应用 MIPPO 技术联合 LCP 内固定治疗 60 例 A 型闭合性胫骨远端骨折患者,其中采用胫骨远端内侧锁定钢板内固定 30 例(内侧组),采用胫骨远端外侧锁定钢板内固定 30 例(外侧组)。结果表明,MIPPO 技术结合 LCP 钢板内固定治疗胫骨远端骨折时,内侧固定相对于外侧固定更符合骨折愈合的生物环境,具有创伤小、血运损伤小等优点。但是 2 种固定方法的短期疗效差异不大,临床治疗过程中仍需根据患者实际情况选择合适的手术方式。吴寿长等[67]探讨足踇外翻远端截骨术后适宜的 HAV 角和 IM 角 X 线测量方法。方法采用影像学测量软件对足踇外翻术后 X 线片进行测量,不同测量者使用 6 种方法测量同一张 X 线片;同一测量者使用 6 种方法测量不同 X 线片,对测量结果进行 Bland - Altman 分析和一致性评价。结论表明,方法 A 利用测量软件自动确定第 1 跖骨轴线,重复性好,测量可靠、准确,可作为足踇外翻术后 X 线软件测量的"金标准"。方法 D 在手工测量时第 1 跖骨轴线参考点唯一、重复性好、最为准确,可作为足踇外翻远端截骨术后 X 线片的首选测量方法。林葳等[68]*探讨经后外侧入路锁定加压钢板治疗股骨远端骨折的优越性。选择股骨远端骨折患者 20 例,均采用后外侧入路 + 股骨远端外侧锁定加压钢板固定。术后对所有患者进行随访,观察其切口愈合、骨折愈合及膝关节功能恢复情况。结果表明,采用经后外侧入路锁定加压钢板治疗股骨远端骨折手术创伤小,最大限度地减少了对周围软组织的损伤,保护了骨折周围血运及膝关节伸屈的重要解剖结构,并给予牢固固定,术后可以早期进行功能锻炼,改善并提高患肢功能。其手术操作简单,治疗效果确切,具有一定的优越性。纳贝 · 加依吐尕尼等[69]探讨微创钢板固定(MIPO)与交锁髓内钉固定治疗对闭合性胫骨干骨折疗效及患者术后生活质量的影响。回顾分析 2013 年 5 月至 2014 年 7 月应用微创钢板固定和交锁髓内钉方法治疗闭合性胫骨干骨折患者 93 例,其中应用微创钢板固定 48 例(微创钢板固定组)和交锁髓内钉 45 例(交锁髓内钉组)。比较两组患者的临床疗效、手术时间、住院时间、出血量、愈合时间、术中透视次数及术后并发症,并分析患者术后生活质量。结果微创钢板固定组患者手术时间、术中透视次数明显少于交锁髓内钉组患者;而住院时间、出血量和愈合时间、临床疗效差异无统计学意义;微创钢板固定组患者术后并发症发生率(12.5%)明显低于交锁髓内钉组患者(28.9%)($P<0.05$);微创钢板固定组患者在心理健康、躯体功能、情绪角色、躯体角色社会功能、疼痛、活力和总健康赋分方面明显高于交锁髓内钉组患者。结果表明,微创钢板固定与交锁髓内钉治疗闭合性胫骨骨折均有较好临床疗效;而术后微创钢板固定患者术后生活质量更高,优于交锁髓内钉固定患者,值得临床推广。罗忠纯等[70]探讨锁定钢板外置与外固定支架应用于开放性胫骨骨折的临床疗效。回顾分析 2010 年 9 月至 2012 年 12 月 56 例胫骨开放性骨折患者,随机分为使用钢板外置行手术治疗(钢板外置组,$n=22$)和使用外支架行手术治疗(外支架组,$n=34$),比较两组骨折愈合时间、并发症发生、术后功能有无差异。钢板外置组骨折愈合时间为 8~28 周,平均 11 周,1 例延迟愈合。外支架固定组骨折愈合时间平均为 14 周,4 例延迟愈合,两组间愈合时间差异有统计学意义。钢板外置组与外支架组钉道感染发生率分别为 13.6%、32.4%,差异无统计学意义。结果表明,钢板外置治疗开放性胫骨骨折较外支架固定骨折愈合更快,且不增加术后并发症。唐三元等[71]探讨基于 MSCT 扫描跟骨骨折后距下关节面复位质量与踝-后足功能恢复的相关性。回顾分析 2012 年 2 月至 2014 年 2 月随访 9 个月以上的 30 例跟骨骨折患者。在跟骨侧位 X 线片上测量 Bohler 角、Gissane 角,在 MSCT 冠状切面上测量后距下关节面最大水平分离、垂直塌陷移位距离并

定位骨折线分布区域，将所得数据与患者 AOFAS 踝-后足功能评分结果进行相关性分析。后距下关节面水平分离与垂直塌陷移位距离与 AOFAS 评分呈负相关，垂直塌陷的影响作用比水平分离大；水平分离和垂直塌陷移位距离≤2 mm 组的优良率均明显高于 >2 mm 组，差异有统计学意义。后距下关节面骨折线分布区域与 AOFAS 评分无相关性，内外侧区优良率比较差别无统计学意义。结果表明，跟骨后距下关节面水平分离和垂直塌陷移位距离明显影响踝-后足功能，而垂直塌陷比水平分离的影响作用更大；跟骨关节内骨折应使后距下关节面复位至 2 mm 内。伍凯等[72]比较经跗骨窦切口有限切开复位内固定与经外侧"L"形切口内固定治疗 Sanders Ⅲ型跟骨骨折的疗效。回顾分析 2011 年 8 月至 2014 年 2 月收治 35 例(36 侧) Sanders Ⅲ型跟骨骨折患者，男 27 例，女 8 例。18 例(19 侧)采用经跗骨窦切口有限切开复位内固定治疗(微创组)，17 例(17 侧)采用经"L"形切口切开复位内固定(传统组)。结果表明，经跗骨窦切口有限切开复位内固定治疗 Sanders Ⅲ骨折可以取得与经外侧"L"形切口相似的疗效，但前者切口并发症发生率和距下关节僵硬发生率更低。缪国平等[73]探讨微创经皮接骨板内固定(MIPPO)技术结合胫骨远端内侧锁定加压接骨板治疗胫骨远端骨折的手术技巧和临床疗效。选取胫骨远端骨折患者 37 例，采用 MIPPO 技术结合胫骨远端内侧锁定加压接骨板手术治疗，术后随访并行 X 射线检查观察骨折愈合情况，评定踝关节功能。结果 37 例患者均获随访，随访时间 9～12 个月，骨折愈合时间 6～18 周。根据 Olerud Molander 标准，优 28 例，良 7 例，差 2 例。结果表明，MIPPO 技术结合胫骨远端内侧锁定加压接骨板治疗胫骨远端骨折具有创伤小、软组织损伤少、骨折愈合快、对踝关节功能干扰少等优点。史强等[74]*利用逆向工程(RE)和快速成型(RP)技术设计一种新的 DDH 患儿股骨截骨的方法，并探讨其临床应用。回顾分析 2011 年 7 月至 2012 年 4 月收治的 11 例 DDH 患儿，进行 CT 连续扫描，将原始数据导入 Mimics 软件，三维重建患侧股骨模型，以 .stl 格式保存，导入 Imagewarel 2.0 软件，定位三维参考平面，利用 RE 原理设计股骨短缩旋转截骨的最佳截骨平面和克氏针定位的最佳进钉钉道。结果表明，利用 RE 和 RP 技术生产出的导航模板具有较好的准确性，为 DDH 患儿股骨短缩旋转截骨提供了一种新的方法，具有较大的应用前景。

苏忠良等[75]探讨带襻纽扣钢板和踝穴上横行螺钉固定治疗下胫腓联合分离的临床疗效。回顾分析近 3 年收治的 39 例下胫腓联合分离患者，分别采用带襻纽扣钢板治疗(20 例，A 组)，踝穴上横行螺钉固定(19 例，B 组)。观察并比较两组的手术时间、部分及完全负重时间、踝关节活动度、胫骨前结节与腓骨重叠影(TFO)、下胫腓联合间隙(TFCS)、踝关节功能评分(AOFAS)及并发症发生情况。结果 A 组手术时间长于 B 组，部分负重及完全负重时间均少于 B 组，差异均有统计学意义(P 均 <0.05)。结果表明，带襻纽扣钢板和踝穴上横行螺钉固定治疗下胫腓联合分离均可取得良好效果，但带襻纽扣钢板治疗具有患者术后早负重、并发症少、无须二次手术等优点，是治疗下胫腓联合分离的较好选择。丁宁[76]探讨斜置锁定钢板对股骨干骨折内固定的生物力学影响。选取 40 根与人体股骨力学性质类似的仿制人工股骨模型，随机分成 A、B、C、D 4 组，每组 10 根，在股骨小转子下 15 cm 和 17 cm 处横行截骨制备股骨中段粉碎性骨折模型，均用 12 孔锁定钢板和皮质骨螺钉固定。A 组钢板放置在股骨正中纵轴线上，B、C、D 组钢板分别放置于 5°、10°、15°夹角的轴线上。测量内固定后 4 组在轴向压缩、三点折弯、扭转试验中骨折块内外两侧的应变。结果随着压缩载荷和弯曲载荷不断增加，各组内骨折块内外侧应变值也不断增加，比较差异均有统计学意义($P<0.05$)；但各压缩载荷和弯曲载荷下骨折块内外两侧的应变值 4 组间比较差异均无统计学意义($P>0.05$)。随着扭矩不断增加，各组内骨折块内外侧应变值也不断增加，比较差异均有统计学意义($P<0.05$)。结果表明，在不同应力下，斜置钢板 >10° 会使骨折应变明显加大。顾三军等[77]探讨带锁髓内钉结合 Ilizarov 外固定器行股骨延长术治疗股骨短缩畸形的效果。回顾性分析 61 例股骨短缩畸形患者的临床资料，其中采用带锁髓内钉结合 Ilizarov 外固定器行股骨延长术治疗 36 例(观察组)，采用单纯 Ilizarov 外固定器行股骨延长术治疗 25 例(对照组)，比较手术后两组患者的骨延长相关参数(速度、长度)、外固定佩戴时间、术后半年膝关节活动度及并发症情况。结果所有患者均获 1.5～4.5(2.5±2.0)年的随访。两组骨延长长度和延长速度的比较差异无统计学意义($P>0.05$)；观察组外固定佩戴时间显著短于对照组($P<0.05$)，膝关节活动度明显高于对照组($P<0.05$)；观察组无再骨折、畸形、针道感染等并发症发生，对照组出现严重针道感染 7 例 9 针，观察组并发症发生率明显低于对照组($P<0.05$)。结果表明，带锁髓内钉结合 Ilizarov 外固定器行股骨延长术治疗股骨短缩畸形，能减少股骨穿针，缩短外固定器佩戴时间，增加舒适度，有利于患者尽早行关节功能锻炼，且能减少关节僵硬并发症的发生。李成等[78]探讨腓骨小头部分切除联合腓肠肌外侧头切断入路治疗胫骨平台后外侧髁骨折的手术安全性。回顾分析 2008 年 9 月至 2014 年 6 月共诊治胫骨平台后外侧髁骨折 10 例患者，采用经腓

骨小头部分切除及腓肠肌外侧头切断入路钢板内固定治疗，术中主要观察有无动、静脉损伤，术后有无腓总神经损伤及膝关节外后侧不稳。结果10例均无动、静脉损伤，1例出现腓总神经麻痹，经甲钴胺营养神经治疗3周后功能恢复；术后平均随访6.5个月，骨折愈合时间为12～16周。骨折愈合后复位无丢失，HSS评分82～95分，平均88.5分。术后3个月膝关节平均屈曲121.5°(100°～130°)，伸膝平均2°(-5°～5°)。结果表明，采用经腓骨小头部分切除联合腓肠肌外侧头切断入路治疗胫骨平台后外侧髁骨折术野显露清楚，骨折可解剖复位，无血管神经损伤及膝关节外后侧不稳，手术安全性高。冯锡才等[79]探讨三柱理论在复杂胫骨平台骨折手术治疗中的临床意义。回顾分析2010年9月至2012年10月诊治的复杂胫骨平台骨折28例患者，均择期行切开复位内固定手术，开放性骨折急诊仅行清创缝合。采用双切口、双钢板内固定，骨折复位后的骨缺损采用植骨填充。结果28例均获随访8～35个月，平均24个月。骨折均于术后6个月内获得骨性愈合。末次随访时疗效根据KSS评分标准评定：优13例，良12例，可2例，差1例，优良率为89.3%。1例开放性骨折术后出现切口局部坏死，经换药后愈合；2例腓总神经损伤于术后6个月内恢复。结果表明，根据三柱理论对复杂胫骨平台骨折采用双切口、双钢板内固定三柱骨折，提高了固定的稳定性和持续性，可有效减少软组织并发症，获得良好的临床疗效。代朋乙等[80]探讨可吸收缝线锚钉内固定治疗跟骨骨骺炎的临床效果。回顾性分析2010年1月至2012年8月采用可吸收缝线锚钉内固定治疗的34例跟骨骨骺炎患者的临床资料。其中男28例，女6例，年龄11～30岁，平均19岁；单足20例，双足14例，炎症水肿型32例，骨骺撕脱型2例。根据X线片结合临床症状，均诊断为跟骨骨骺炎。术中均凿除硬化骨，以锚钉附线编织跟腱附着部并将其固定于骨面；对患者术后不同时期进行不同内容的康复训练。对手术时间、锚钉置入位置和术中术后并发症等进行分析，采用Arner-Lindholm标准进行疗效评估。平均随访时间9个月，术后均无切口感染及异物反应。术后疗效评价优良率为97.1%。结果表明，采用可吸收缝线锚钉治疗跟骨骨骺炎是一种合理有效的方法，有利于术后踝关节早期功能锻炼，术后功能恢复良好。刘成刚等[81]探讨应用经皮微创接骨板技术(MIPPO)治疗胫骨远端骨折的临床疗效。回顾分析2010年6月至2014年6月应用微创经皮接骨板技术(MIPPO)技术联合胫骨远端低切迹锁定加压接骨板治疗67例胫骨远端骨折的患者，对骨折愈合情况、功能等进行评估。结果67例患者得到有效随访，平均时间15个月，切口均一期愈合，3周拆线，12～16周均达到骨折临床愈合标准下地负重，无骨折畸形愈合和不愈合病例，无接骨板和螺钉断裂、松动、退出等现象。根据Johner-Wruch标准对术后功能进行评定，优45例，良16例，可6例，差0例。结果表明，MIPPO技术联合胫骨远端内侧低切迹锁定加压接骨板治疗胫骨远端骨折符合生物学接骨术要求，是值得提倡推广的骨折治疗方法。丛云海等[82]总结锁定接骨板治疗老年骨质疏松性跟骨骨折的临床效果。使用锁定接骨板治疗老年骨质疏松性单足跟骨骨折82例，术前行跟骨侧、轴位X线片和CT检查，并采用双能X线测定骨密度，明确骨质疏松诊断。手术前后对Bohler角、Gissane角、跟骨水平全长、丘部总高、轴长和体宽等多项指标进行比较。结果本组随访平均11个月，骨折全部愈合，平均愈合时间3.5个月。术后切口感染1例，皮缘坏死3例，经治疗后均愈合，2例术后8个月出现明显的距下关节炎。手术时间平均55 min。根据Maryland足部评分标准总优良率为90.2%。结果表明，采用跟骨锁定接骨板治疗老年骨质疏松性跟骨骨折，固定牢靠，并发症少，值得临床推广应用。陈荣庄等[83]探讨胫骨平台骨折术后失效的原因及治疗方略。选取32例胫骨平台骨折手术失效患者为研究对象，分析手术失效原因及治疗对策。结果32例胫骨平台骨折术后失效的原因为手术操作失误13例，内固定不当7例，术后功能锻炼不当5例，术后感染3例，软组织损伤修复不彻底2例，手术时机或指征选择不当2例。以手术操作失误构成比最高，再次治疗后患者Rasmussen评分有显著改善。结果表明，手术操作失误及内固定不当为胫骨平台骨折术后失效的主要影响因素，因此在治疗过程中应加强手术操作与内固定处理，并针对其他可能致手术失败的因素引起足够重视，从而提高手术成功率。

三、髋部骨折

舒荣兵等[84]回顾性分析2008年1月2013年1月应用肱骨近端锁定板内固定治疗儿童股骨转子下骨折患者15例，其中男9例，女6例，年龄5～12岁，平均8.4岁，骨折类型Seinsheimer Ⅰ型2例，Ⅱ型10例，Ⅲ型2例，Ⅳ型1例。5～24个月随访示：骨折于术后2～3个月获临床愈合，术后5～10个月骨性愈合后行内固定取出，术后3例出现过度生长，平均增长0.8 cm。未出现髋内翻、钢板断裂、关节僵硬、肢体短缩等并发症。髋关节功能按Sanders标准：优13例，良1例，可1例。表明采用肱骨近端锁定板内固定治疗儿童股骨转子下骨折是一种操作简单、固定牢固、愈合率高和并发症少的治疗方法。申守仁等[85]探讨应用组合式外固定架治疗儿童股骨颈骨折的疗效。回顾分析 2008 年 8 月至 2012 年 10 月儿童股骨颈骨折共计 13 例患者,其中男 9 例,女 4 例,年龄 1 岁 7 个月至 12 岁,平均 5.1 岁。骨折类型 Delbet 分型Ⅰ型 4 例,Ⅱ型 4 例,Ⅲ型 3 例,Ⅳ型 2 例。其中切开复位 1 例,闭合复位 12 例。平均 22 个月的随访示:应用 Ratliff 评分标准进行功能评价:优 11 例,良 2 例;所有患儿均无行走疼痛、股骨头坏死、骨骺早闭发生。表明应用组合式外固定架治疗儿童股骨颈骨折具有手术操作简单、内固定牢固、不介入骨折端血肿、不损伤骨骺等特点,值得进一步临床研究和推广。陈林等[86]探讨使用干骺端加压锁定钢板联合空心钉内固定治疗大龄儿童股骨转子下骨折的临床疗效,回顾分析 2007 年 8 月至 2011 年 12 月采用切开复位干骺端加压锁定钢板联合空心钉内固定治疗大龄儿童新鲜、单侧闭合性股骨转子下骨折共计 18 例患者,其中男 10 例,女 8 例,年龄 5 岁至 14 岁,平均 9.5 岁。平均随访 28 个月,结果显示:① 手术时间 45~80 min,平均 55 min;② 术中出血量 60~150 ml,平均 70 ml;③ 手术切口 6~10 cm,平均 7 cm;④ 所有骨折均获得骨性愈合,骨折愈合时间 6~14 周,平均 8 周;⑤ 均无骨折延迟愈合、骨不连、深部感染、髋内翻、旋转畸形及髋、膝关节功能障碍等并发症发生;⑥ 髋关节功能 Sanders 评分评定疗效:优 15 例,良 3 例。表明切开复位干骺端加压锁定钢板联合空心钉内固定是一种疗效确切的手术治疗方法。张华亮等[87]探讨比较空心钉和股骨近端空心钉锁定板治疗青壮年股骨颈骨折的近期疗效。回顾性分析 65 例青壮年股骨颈骨折患者,空心钉组 32 例,其中男 24 例,女 8 例,年龄 21~48 岁,平均 34 岁。骨折类型 GardenⅡ型 9 例,Ⅲ型 15 例,Ⅳ型 8 例。股骨近端空心钉锁定板组共 33 例,其中男 21 例,女 12 例,年龄 20~50 岁,平均 35 岁。骨折类型 GardenⅡ型 7 例,Ⅲ型 16 例,Ⅳ型 9 例。记录观察骨折愈合时间、髋关节功能 Harris 评分、并发症、引流量,并进行统计学分析。平均 16 个月的随访显示:空心钉组和股骨近端空心钉锁定板组观察骨折愈合时间、髋关节功能 Harris 评分、并发症比较,差异有统计学意义,引流量差异无统计学意义。表明股骨空心钉锁定板相比空心钉具有固定可靠、并发症少、骨折愈合时间短、髋关节功能 Harris 评分满意率高、微创等优点。李杨等[88]探讨采用 InterTan 内固定治疗复杂股骨近端粉碎性骨折的手术方法和近期疗效。回顾分析了 2009 年 9 月至 2013 年 9 月采用 InterTan 内固定治疗复杂股骨近端粉碎性骨折 46 例,其中男 30 例,女 16 例,年龄 47~82 岁,平均 65.5 岁。其中骨折累及外侧壁 12 例,骨质疏松 20 例。平均 24 个月的随访示:手术时间(80±15)min,术中失血量(150±50)ml。术后切口均一期愈合,未发生感染、皮肤坏死、骨髓炎、神经损伤等并发症。骨折于术后平均 8 个月达到临床愈合。髋关节功能 Harris 评分:优 30 例,良 9 例,可 6 例,差 1 例,优良率为 84.8%。表明 InterTan 内固定治疗累及外侧壁及股骨小粗隆的股骨近端粉碎性骨折可以取得良好临床效果,抗旋转能力强,骨愈合率高,术后并发症少。王宝鹏等[89]*探讨比较人工股骨头置换与股骨近端髓内针(PFNA)治疗高龄患者不稳定股骨转子间骨折的临床疗效。回顾分析了高龄不稳定股骨转子间骨折患者 54 例,其中男 21 例,女 33 例,年龄 75~92 岁,平均 83 岁。骨折类型为 Evans-Jenson Ⅱ、Ⅲ型股骨转子间骨折。随机分为人工股骨头置换术组及 PFNA 固定术组。对两组患者的出血量、手术时间、负重行走时间、髋关节功能及术后并发症等指标进行统计学分析。结果显示,两组的手术出血量及手术时间差异无统计学意义,但在术后早期负重活动、Harris 评分及术后并发症方面,人工股骨头置换组优于 PFNA 固定组,差异有统计学意义。表明人工股骨头置换相对于 PFNA 固定治疗高龄不稳定股骨转子间骨折,具有卧床时间短、术后并发症少、早负重及关节功能恢复快等优点。孙继飞等[90]探讨采用微创小切口闭合复位 PFNA 内固定治疗老年股骨转子间骨折的临床疗效。回顾分析了 2009 年 5 月至 2013 年 11 月采用微创小切口闭合复位 PFNA 内固定治疗老年股骨转子间骨折 83 例,其中男 27 例,女 56 例,年龄 65~82 岁,平均 72.3 岁。平均 27 个月随访示:手术时间平均 56 min,术中显性出血量平均 60 ml,术中输血平均 400 ml。77 例术后恢复顺利,骨折均愈合,切口均一期愈合,术后无感染、坐骨神经损伤、脂肪栓塞等并发症。术后出现下肢静脉血栓 5 例,肺栓塞 1 例。所有患者生活均能基本自理,关节活动度明显改善。2 例出现髋内翻。Harris 评分评定疗效:优 68 髋,良 9 髋,中 6 髋,优良率为 92.8%。表明采用微创小切口闭合复位 PFNA 内固定术治疗老年股骨转子间骨折手术创伤小,出血少,手术时间短,固定可靠,临床效果较为理想。高化等[91]探讨股骨转子间骨折围手术期的并发症发生情况及死亡原因。回顾分析了 2007 年 5 月至 2014 年 6 月接受手术治疗股骨转子间骨折患者共 499 例相关资料,其中男 132 例,女 367 例;年龄 59~103 岁,平均(78.3±7.3)岁。骨折类型 Evans 分型:Ⅰ型 84 例、Ⅱ型 67 例、Ⅲ型 187 例、Ⅳ型 161 例。将术前健康状况评估(APACHEⅡ评分系统)结果和预测死亡率分别与年龄、手术时间、出血量等相关因素进行统计学分析。对 APACHEⅡ评分的有效性进行 ROC 曲线分析。结果表明,股骨转子间骨折围手术期的并发症与合并症较多,死亡的主要原因是感染性休克。血红蛋白和手术时间与患者创伤的程度密切相关。APACHEⅡ评分系统被证实对股骨转子间骨折评估和预后具有一定的临床价值,值得推荐使用。陈国强等[92]探讨老年髋部骨折患者手术时机选择对术后疗效的影响。回顾分析2011年1月至2013年6月老年髋部骨折患者共150例,其中男85例,女65例;年龄67~78岁,平均(71.3±5.1)岁。骨折类型包括股骨颈骨折80例,股骨转子间骨折70例。根据手术时机分为早期手术组(入院24 h内手术)78例和晚期手术组(入院24 h后手术)72例。对两组患者出院时Harris髋关节评分、住院期间并发症发生情况、住院期间及出院后患者死亡情况进行评估分析。结果表示,出院时早期手术组患者的Harris髋关节评分高于晚期手术组。早期手术组患者术后并发症发生率低于晚期手术组。两组患者术后2年内死亡率差异无统计学意义。表明老年髋部骨折患者早期手术有利于髋关节功能恢复,减少术后并发症。王雨等[93]探讨单纯钽棒与钽棒联合自体骨移植治疗早期股骨头坏死的临床效果。回顾分析24例股骨头缺血性坏死的治疗经验,结果表示,钽棒组Harris评分、影像学进展与术前相比差异有统计学意义,2例转为髋关节置换。钽棒联合自体骨移植组Harris评分、影像学进展与术前比较差异有统计学意义,髋关节生存率为100%。钽棒联合骨移植组,患髋临床功能、髋关节生存率优于钽棒组,影像学进展至Ⅲ期以上两组之间无明显差异。表明自体骨植入加钽棒置入技术比单纯钽棒植入,可以更好地缓解髋部疼痛,延缓行人工髋关节置换的时间。刘建全等[94]*探讨机器人导航定位系统辅助下经皮空心螺钉内固定治疗股骨颈骨折的疗效。回顾分析2012年10月至2014年6月采用机器人导航定位系统辅助下经皮空心螺钉内固定治疗的股骨颈骨折患者21例,其中男8例,女13例,年龄为20~85岁,平均(65.2±4.2)岁;骨折类型Garden Ⅰ型2例,Ⅱ型5例,Ⅲ型9例,Ⅳ型5例。选择同期采用传统徒手定位方法手术治疗的25例股骨颈骨折患者作为对照组。结果表示,导航组患者的术中透视次数、术中出血量及总钻孔次数显著少于对照组,导航组患者的手术时间、骨折愈合时间及髋关节Harris评分相当。随访期间导航组无并发症发生。表明机器人导航定位系统辅助下经皮空心螺钉内固定治疗股骨颈骨折具有设备操作相对简单、术中螺钉置入更加精准和规范等优点,实现了手术的微创化,减少了放射线的接触时间。毛显法等[95]探讨比较股骨近端防旋髓内钉(PFNA)与股骨近端锁定钢板(LPFP)治疗老年股骨粗隆间骨折的临床效果。回顾分析2008年10月至2014年3月收治的老年股骨转子间骨折患者116例,其中60例应用PFNA治疗,56例应用LPFP治疗。分别从手术时间、手术出血、手术并发症、下床锻炼时间、骨折愈合情况及关节功能恢复情况进行比较。平均15.7个月的随访结果表示,1例患者死亡,PFNA组在手术时间、术中出血量及下地行走时间方面优于LPFP组,在骨折愈合时间及术后髋关节Harri评分方面差异无统计学意义。表明PFNA及LPFP治疗老年患者股骨转子间骨折疗效相当,但应用PFNA手术时间更短,术中出血量更少,术后下地行走时间更早。王宏川等[96]对股骨远端LISS倒置固定股骨转子下骨折的生物力学性能进行分析。选取成年股骨16根,截骨制作粉碎性高位股骨转子下骨折模型。标本随机分成2组,第1组用倒置LISS固定,第2组用PFNA固定。分别先后进行非破坏性应力加载试验,观察载荷-应变关系、股骨头的载荷-位移关系、骨折固定后的强度和轴向刚度,非破坏性循环加载试验,极限力学性能试验。生物力学实验结果示LISS组与PFNA组差距均无统计学意义。表明股骨远端LISS倒置固定股骨转子下骨折具有良好的力学稳定性,是一种固定股骨转子下骨折的有效方法。汪金平等[97]总结应用动力髋螺钉(DHS)加防旋螺钉内固定治疗伴后侧皮质不完整的年轻股骨颈骨折的疗效及并发症情况。回顾分析了自2008年1月至2010年6月采用闭合复位DHS加防旋螺钉内固定此类股骨颈骨折36例,采用X线片评估骨折愈合及并发症情况,术后1年时疗效采用髋关节功能Harris评分评定。平均53个月随访示:36例骨折全部愈合,愈合时间平均5.8个月;4例并发股骨头缺血性坏死(ANFH)。术后1年时髋关节功能Harris评分:优26例,良7例,可3例,优良率为91.7%。表明DHS加防旋螺钉内固定是治疗后侧皮质不完整股骨颈骨折的有效手段,良好的复位和满意的内固定位置是减少并发症的关键。周中等[98]通过比较采用动力髋螺钉结合股骨转子稳定钢板(DHS+TSP)与股骨近端防旋髓内钉(PFNA)内固定治疗老年不稳定股骨转子间骨折的临床效果。回顾性分析46例老年不稳定股骨转子间骨折,DHS+TSP组24例,PFNA组22例。比较2组手术时间、术中出血量、术中及术后输血量、卧床时间、住院时间以及髋关节功能Harris评分。平均12.4个月随访示,PFNA组在手术时间、术中出血量、术中输异体血量、卧床时间方面优于DHS+TSP组,DHS+TSP组术后输异体血量明显少于PFNA组;而2组住院时间、末次随访时髋关节功能Harris评分优良率差异无统计学意义。表明PFNA和DHS+TSP内固定治疗老年不稳定股骨转子间骨折均可获得满意的临床疗效,其中PFNA具有手术时间短、术中出血量少的优点,但存在术后隐性失血、输血量多的缺点。

赵宝成等[99]通过探讨解剖学锁定钢板治疗股骨近端骨

质疏松性骨折的疗效。回顾分析自 2009 年 2 月至 2012 年 11 月 120 例采用解剖学锁定钢板治疗的股骨近端骨质疏松骨折患者病例资料。其中,男 46 例,女 74 例;平均年龄 73 岁。平均随访 25.5 个月示:术后离床逐步负重时间、完全负重活动时间、骨折愈合时间、Sanders 评分、优良率等方面对于切开复位及闭合复位进行比较,切开复位组比闭合复位组手术时间明显延长,术中失血量显著增加。并发症共计 43 例,其中,大转子部位疼痛 38 例,骨折愈合问题 11 例,内固定失败 2 例,感染 3 例。表明股骨近端锁定钢板固定可靠、愈合率高,是治疗股骨近端骨质疏松骨折的有效方法之一。乔晓光等[100]* 通过回顾 2008 年 9 月至 2014 年 6 月行不同内固定手术治疗的 96 例股骨转子间骨折患者,其中男 42 例,女 54 例;年龄 65～98 岁,平均 72.5 岁。根据 Evans 分型,Ⅰ型 19 例,Ⅱ型 32 例,Ⅲ型 25 例,Ⅳ型 16 例,Ⅴ型 4 例。分析骨折内固定失效原因、内固定方式、内固定失效类型及发生率情况。根据手术方式分为股骨近端髓内钉(PFN)组(13 例)、股骨近端防旋髓内钉(PFNA)组(31 例)、解剖钢板组(19 例)、锁定接骨板组(25 例)和动力髋螺钉(DHS)组(8 例)。平均随访 11.8 个月。术后 9 例出现内固定失效,其中稳定骨折内固定失效 2 例,不稳定骨折内固定失效 7 例,发生率为 9%。失效类型:PFN 组 0 例,PFNA 组 2 例,解剖钢板组 3 例,锁定接骨板组 8 例,DHS 组 1 例。失效原因:术式选择不当出现髋内翻、短缩畸形,术中螺钉未拧紧以及过早负重导致内同定物断裂或松动。表明老年股骨转子间骨折内固定失效与老年骨质疏松、内固定方式选择不当、操作不当及术后功能锻炼欠合理有关。王利宏等[101] 通过回顾性分析 2011 年 1 月至 2013 年 12 月行股骨转子间骨折内固定术(155 例)、人工股骨头置换术(64 例)、全髋关节置换术(169 例)、膝关节置换术(65 例)和肩关节周围手术(72 例)患者 525 例,根据是否发生术后谵妄分为谵妄组(56 例)和非谵妄组(469 例)。记录谵妄组和非谵妄组患者年龄、性别、血型以及住院天数、手术方式、麻醉方式、术前准备时间、术前基础疾病状况、术前及术后清蛋白、术前及术后血红蛋白水平、术后电解质是否紊乱、术中出血量、手术持续时间、术后是否 ICU 监护和输血量等围手术期因素共 17 项。采用单因素和多因素 Logistic 回归分析术后发生谵妄的相关危险因素。结果单因素 Logistic 回归分析显示,可能与术后谵妄相关的因素有年龄、手术方式、术前准备时间、术前清蛋白水平、术前血红蛋白水平、术后电解质是否紊乱、手术持续时间、是否术后 ICU 监护和输血量等 9 项。多因素 Logistic 回归分析显示:高龄、术前准备时间不充分和术后电解质紊乱是骨科术后发生谵妄的高危因素。杨明等[102] 通过选择 2011 年 3 月至 2014 年 5 月在北京大学人民医院创伤骨科,采用常规 PFNA 内固定技术与改良的经皮导入导针结合纯侧卧透视的 PFNA 内固定技术治疗股骨转子间骨折病例进行回顾性分析,共 60 例患者,分析其手术时间、术中出血量、术中透视时间、尖顶距、骨折愈合时间和髋关节评分等指标。结果示转子尖处的骨折线对于部分转子间骨折可能是一个天然的进针点,经皮先导入主钉导针结合术中纯侧位透视,可明显减少手术时间、出血量和术中透视时间,使 PFNA 操作更简单有效。朱峰等[103] 通过回顾性分析 2009—2013 年收治的高龄股骨转子间粉碎性骨折患者 58 例,其中双动股骨头置换 34 例(A 组),锁定钢板内固定 24 例(B 组)。比较两组手术时间、术中显性出血量、术后卧床时间、并发症和术后 1 年髋关节 Harris 评分等指标。结果表示,双动股骨头置换及股骨近端锁定钢板均是治疗高龄股骨转子间粉碎性骨折的有效方法,但双动股骨头置换具有术中显性出血量少、术后卧床时间短及术后并发症少等优势。马彦成等[104] 通过回顾分析 2010 年 1 月至 2012 年 10 月分别采用 TRIGEN InterTan (Smith&Nephew 公司提供)和 PFNA(康辉公司提供)内固定治疗 56 例老年股骨转子间骨折,比较 2 组手术时间、术中出血量、住院时间及髋关节功能 Harris 评分。平均随访 17.3 个月,结果示末次随访时骨折均骨性愈合,患者行走能力达到骨折前水平。与 InterTan 组相比,PFNA 组手术时间较短、术中出血量较少,2 组住院时间、骨折愈合时间、末次随访时髋关节功能 Harris 评分差异均无统计学意义。TRIGEN InterTan 系统和 PFNA 均是治疗老年股骨转子间骨折的有效手术方法。富仁杰等[105] 回顾性分析自 2011 年 1 月至 2013 年 10 月诊治的股骨转子间骨折 157 例,按照内固定失效与否分为 A(内固定失效组)、B(内固定成功组)2 组,通过观察外侧壁厚度、外侧壁分型、尖顶距(TAD)、螺旋刀片头所在区域、正侧位 X 线片上远近端皮质对位差,经过平均 14.6 个月随访,结果显示 PFNA 内固定治疗股骨转子间骨折时,股骨近端外侧壁的厚度过小,Ⅱ、Ⅲ型不稳定外侧壁骨折以及 TAD > 30 mm 可能是发生内固定失效的危险因素。

戚春潮等[106] 回顾性分析自 2012 年 1 月至 2014 年 11 月诊治的股骨转子间骨折 250 例,根据患者治疗后 30 d 的髋关节功能 Harris 评分结果分组,将 Harris 评分 ≥75 分者纳入疗效优良组(190 例),将 Harris 评分 < 75 分者纳入疗效不良组(60 例)。单因素分析 2 组性别、年龄、致伤原因、AO 分型、ASA 分级、骨折稳定性、合并症、手术时间、手术时机,采用多因素 Logistic 分析影响疗效的危险因素。结果表

示，高龄和手术时机偏晚是影响股骨转子间骨折 PFNA 内固定术后疗效的危险因素，AO 分型、ASA 分级和骨折稳定性等对疗效可能也存在一定影响。詹儒东等[107]通过回顾性分析 2009 年 1 月至 2013 年 1 月诊治股骨转子下并转子间骨折 15 例，采用加长型 PFNA 内固定治疗。结果 15 例术后均获得 12~18 个月随访，所有患者骨折均获愈合，愈合时间 12~16 周，平均 14 周。末次随访时髋关节功能 Harris 评分 88~96 分，平均 93 分。结果表示，加长型 PFNA 内固定治疗股骨转子下并转子间骨折为髓内中心固定，力学性能较佳，能较好地促进骨折愈合及关节功能的恢复。田守进等[108]通过回顾性分析 2008 年 4 月至 2013 年 12 月收治的 419 例老年初次髋部骨折患者资料，男 178 例，女 241 例；年龄为 61~95 岁，平均 72.5 岁；骨折类型：股骨颈骨折 154 例，股骨转子间骨折 265 例；受伤至手术时间为 2~8 d（平均 4.4 d）。根据患者术后有无对侧髋部再骨折分为骨折组和无骨折组，比较两组患者的年龄、性别、合并内科疾病情况、初发骨折类型、骨质疏松情况、受伤至手术时间及末次随访时髋关节 Harris 评分，对 $P < 0.05$ 的因素进行多因素 Logistic 回归分析。结果表示，老年髋部骨折术后对侧髋部再骨折的主要危险因素是合并内科疾病、骨质疏松和高龄。术后 2 年内要积极治疗合并内科疾病，加强抗骨质疏松治疗，以预防髋部二次骨折的发生。夏希等[109]通过回顾性分析 2007 年 6 月至 2013 年 10 月期间采用闭合复位空心螺钉内固定治疗的 189 例老年股骨颈骨折患者资料，根据空心螺钉固定方式的不同分为两组：强斜低位固定组 130 例，男 43 例，女 87 例；平均年龄为（77.8 ± 7.5）岁；骨折 Garden 分型：Ⅰ、Ⅱ型 40 例，Ⅲ、Ⅳ型 90 例；其中 Pauwells Ⅲ型骨折 26 例。非强斜低位固定组 59 例，男 24 例，女 35 例；平均年龄为（75.5 ± 8.2）岁；骨折 Garden 分型：Ⅰ、Ⅱ型 12 例，Ⅲ、Ⅳ型 47 例；其中 Pauwells Ⅲ型骨折 15 例。比较两组患者的骨折愈合率、术后并发症发生率、再手术率及末次随访时髋关节 Harris 评分等。结果 189 例患者术后获平均 17.4 个月随访。结果表示，闭合复位空心螺钉强斜低位固定治疗老年股骨颈骨折，可以在一定程度上降低颈短缩率及再手术率，有利于髋关节功能的恢复，其疗效优于非强斜低位固定。危杰等[110]*回顾性分析 2013 年 12 月至 2014 年 5 月收治的 128 例老年髋部骨折患者资料，男 53 例，女 75 例；平均年龄为 80.5 岁。根据骨折类型不同分为两组：股骨颈骨折组 71 例，股骨转子间骨折组 57 例。根据 Gross 方程计算患者围手术期失血量，比较股骨颈骨折组与股骨转子间骨折组患者的术前隐性失血量，以及股骨颈骨折空心钉固定术、半髋关节置换术、全髋关节置换术和股骨转子间骨折髓内钉固定术 4 种术式的显性失血量、术后隐性失血量、总隐性失血量和总失血量。结果表示，4 种手术方式的显性失血量比较：股骨颈骨折全髋关节置换术 > 股骨颈骨折半髋关节置换术 > 股骨转子间骨折髓内钉固定术 > 股骨颈骨折空心钉固定术，术后隐性失血量、总隐性失血量及总失血量比较：股骨颈骨折全髋关节置换术 > 股骨转子间骨折髓内钉固定术 > 股骨颈骨折半髋关节置换术 > 股骨颈骨折空心钉固定术。临床医生对老年髋部骨折围手术期失血量应有全面认识，特别是对术前和术后的隐性失血应予以足够重视。文良元等[111]通过回顾性分析 2006 年 5 月至 2009 年 10 月应用二维导航引导内固定治疗的 28 例髋部骨折患者资料，根据骨折类型不同分为两组：股骨颈骨折组 13 例，男 8 例，女 5 例；平均年龄为（54.5 ± 7.3）岁；骨折 Garden 分型：Ⅱ型 3 例，Ⅲ型 8 例，Ⅳ型 2 例。股骨转子间骨折组 15 例，男 7 例，女 8 例；平均年龄为（74.5 ± 9.6）岁；骨折按 Evens - Jensen 分型：ⅠB 型 2 例，ⅡA 型 7 例，ⅡB 型 4 例，Ⅲ型 2 例。比较两组患者的手术时间、术中出血量、透视次数、切口长度、骨折愈合时间及末次随访时髋关节 Harris 评分等，并与各自未应用导航技术的对照组进行比较。术后获平均 18 个月随访。结果表示，实验组在透视次数、术中出血量、切口长度、末次随访时髋关节 Harris 评分显著高于优于对照组患者；而两组患者的手术时间和骨折愈合时间比较差异均无统计学意义。二维导航引导内固定治疗髋部骨折能明显提高手术效率，保证内固定的准确性，减少手术和放射性损伤。潘昌武等[112]通过回顾性分析 2007 年 3 月至 2013 年 9 月收治的 51 例髋臼后壁骨折患者资料，根据内固定方式不同分为两组：微型接骨板组 28 例，男 17 例，女 11 例；平均年龄为（35.34~27.7）岁；采用微型接骨板联合重建接骨板固定。螺钉组 23 例，男 14 例，女 9 例；平均年龄为（38.5 ± 25.8）岁；采用螺钉联合重建接骨板固定。所有患者均采用 Kocher - Langenbeck 入路手术。比较两组患者的手术时间、术中出血量、骨折复位质量、末次随访时髋关节改良评分及术后并发症发生率等。结果表示，微型接骨板联合重建接骨板与螺钉联合重建接骨板治疗髋臼后壁骨折均能获得满意的临床疗效，但前者的手术时间更短、创伤更小、术后并发症发生率更低，且患者术后髋关节功能恢复更好。张树良等[113]通过对 2008 年 6 月至 2011 年 6 月间收治的获得完整随访的 255 例老年髋部骨折手术病例进行随访研究，对术后 6 个月、1 年、2 年和 3 年的生存率及其相关影响因素进行研究。生存分析结论显示，术前合并疾病种类多、低清蛋白血症、高龄和重度贫血是生存的危险因素，受伤前日常生活能力好是生存的保护因素。性别、骨折类型、美国麻醉医师协会分级、手术距受伤时间、麻醉方式、手术方式、手术时间、术中出血量及住院时间对术后生存无影响。提示老年髋部骨折患者术后生存率受到多种因素影响,为提高生存率应积极治疗术前内科合并疾病,纠正贫血和低白蛋白血症。应采取有针对性的治疗、康复方法以提高老年髋部骨折患者术后的生活自理能力,提高术后生存率。

杨飞等[114]*探讨INTERTAN髓内钉与PFNA-Ⅱ髓内钉治疗老年股骨转子间骨折临床疗效。回顾性分析自2011年1月至2014年1月收治的102例老年股骨转子间骨折患者,按照AO/OTA分型标准进行分类,A1型51例、A2型44例及A3型7例。其中55例采用Smith & Nephew公司INTERTAN髓内钉固定,47例采用Synthes公司PFNA-Ⅱ髓内钉固定。比较两组患者手术时间、术中出血量、切口长度、术后输血例数及输血量、骨折愈合时间、早期负重时间、内固定失效例数、大腿疼痛例数及末次随访髋关节功能Harris评分。结果表示,PFNA-Ⅱ和INTERTAN均为髓内固定,各具优势。PFNA-Ⅱ操作简单,适用于内科合并症多,不易长时间手术者;INTERTAN理论上具有更高生物力学优势及稳定性,可减少患者术后股部疼痛。对于反转子间骨折,建议采用加长髓内钉固定,减少局部应力集中及再骨折风险。王志坤等[115]探讨股骨颈后壁完整性对中青年移位股骨颈骨折闭合复位空心钉内固定预后的影响,为临床治疗提供参考。自2000年6月至2009年2月符合纳入和排除标准的移位股骨颈骨折120例,按股骨颈后壁的完整性分为2组,A组58例为移位但后壁完整的股骨颈骨折,B组62例为移位且后壁骨折的股骨颈骨折。记录2组复位后的Garden指数、骨折愈合时间、骨折不愈合例数、股骨头缺血性坏死例数、股骨颈短缩例数、骨折再次移位例数、改行髋关节置换术例数及时间。结果发现,股骨颈后壁的完整性对于移位的股骨颈骨折内固定预后有重要的影响。张绍华等[116]探讨微创三平面复位法在股骨转子间骨折闭合复位中的应用。回顾性分析自2011年1月至2013年12月采用股骨近端防旋髓内钉(PFNA)内固定治疗的28例股骨转子间骨折,均通过手法及牵引复位后不能达到解剖复位,采用器械辅助微创三平面复位。结果本组手术时间45~85 min,平均55 min;术中出血量35~140 ml,平均75 ml。术中无血管及神经损伤。切口及穿刺针眼均愈合良好,无感染。复位情况按照Baumgaertner等的标准评定:优23例,可5例。表明器械辅助微创三平面复位能够使股骨转子间骨折达到良好的闭合解剖复位。徐杰等[117]观察Tri-Lock骨保留股骨柄(Tri-LockBPS柄)在中青年全髋关节置换(THA)术中应用的短期临床效果。自2011年3月至2013年8月,采用Tri-LockBPS柄进行THA 19例(19髋)。本组切口长度(9.3±1.5)cm,术中出血量(300.0±141.0)ml。19例均获得随访3~31(19.5±8.0)个月,术后无感染、下肢深静脉血栓、关节脱位、异位骨化、假体松动移位等并发症发生。末次随访时疼痛均解除,双下肢等长,无跛行,髋关节屈曲度70°~110°。术前髋关节功能Harris评分58.4±18.6分,末次随访时提高到97.3±3.9分。结果表明,Tri-LockBPS柄在中青年THA术中应用的短期临床效果满意。张铁山等[118]比较切开复位与闭合复位3枚空心钉内固定术治疗移位股骨颈骨折的效果。回顾性分析自2006年1月至2013年1月诊治的移位股骨颈骨折51例,32例采用闭合复位3枚空心钉内固定(闭合复位组),19例采用切开复位3枚空心钉内固定(切开复位组)。比较2组手术时间、术中出血量、术中透视时间、末次随访时髋关节功能Harris评分、并发症情况(骨折不愈合、股骨头坏死)。51例均获得随访12~90个月,平均39个月。闭合复位组手术时间、术中出血量均少于切开复位组;而2组术中透视时间、骨折不愈合发生率差异无统计学意义。切开复位组股骨头坏死发生率低于闭合复位组,切开复位组末次随访时髋关节功能Harris评分优良率高于闭合复位组。结果表明,对于移位股骨颈骨折,切开复位内固定术后股骨头缺血坏死的发生率低于闭合复位内固定术。

李仁斌等[119]比较股骨近端锁定板(PFLP)、加长型股骨近端防旋髓内钉(PFNA)、加长型股骨近端髓内钉(PFN)内固定股骨颈合并同侧转子下骨折的生物力学性能。将18根成年防腐人尸体股骨标本编号后通过随机数字表法随机分为3组,每组6根。制作成股骨颈完全无移位骨折,合并同侧股骨转子下内侧皮质缺损5 cm的骨折模型。依据标准技术分别予以PFLP、加长型PFNA、加长型PFN固定。在生物力学试验机上先后进行轴向压缩试验、扭转试验和轴向压缩破坏试验。结果表明,内固定手术治疗股骨颈合并同侧转子下骨折时,加长型PFNA较PFLP、PFN具有生物力学优势。赵德伟等[120]探究应用带血管蒂大转子骨瓣转移覆盖塌陷的股骨头来重建股骨头治疗晚期股骨头缺血性坏死(ANFH)的临床疗效。随访2008年1月至2012年12月期间行股骨头再造的患者21例,进行临床及影像学评估。临床评估采用Harris髋关节评分标准,评价术后患髋功能改善情况,所有患者均定期随访(术后3个月、6个月及之后每年复查一次)X线片,了解骨瓣愈合及股骨头修复情况,确定是否有分期进展,根据有无改行关节置换决定临床生存率。结果发现,应用带血管蒂大转子骨瓣转移覆盖塌陷的股骨头重建股骨头治疗晚期 ANFH 是一种较好的方法，值得临床推广应用。王金龙等[121]探究髓芯减压联合纳米晶胶原基人工骨支撑棒结合脱钙骨基质治疗早期股骨头坏死临床疗效及其影响因素。回顾性分析 2012 年 8 月至 2013 年 5 月，华中科技大学附属协和医院骨科收治早期股骨头坏死的患者 46 例(50 髋)，年龄 23～51 岁，平均 34.2 岁；所有患者经大腿外侧小切口入路，行髓芯减压联合纳米晶胶原基人工骨支撑棒结合脱钙骨基质植入术。术后 3 周内禁止负重，3 周后可部分负重，逐渐增加至完全负重。所有患者均获随访，进行临床及影像学评估。临床评估采用 Harris 评分系统，评价术后患髋功能改善情况；影像学评估主要是于术后 1、3、6、12、18 个月摄取骨盆 X 线片，观察股骨头修复及有无坏死情况。结果说明，髓芯减压联合纳米晶胶原基人工骨支撑棒结合脱钙骨基质植入术治疗早期股骨头坏死，治疗效果优良，适合于 Ⅰ 期和 Ⅱ 期的股骨头坏死患者。费腾等[122]探究采用 Smith－Peterson 入路、不切断股直肌直头、进行吻合血管腓骨移植治疗股骨头缺血性坏死的近期疗效。选取自 2009 年 1 月至 2012 年 9 月期间，25～46 岁 Ficat Ⅱ－Ⅲ期(Ⅱ期 8 例、Ⅲ期 6 例)股骨头坏死手术病例 14 例进行回顾性分析，其中男 10 例，女 4 例，平均年龄 35 岁，随访时间 24 个月，分别比较术前、术后症状缓解程度、髋关节功能改善(Harris 评分)、影像学评估(X 线)。术后 2 年，患者 Harris 评分明显改善，术前、术后分别为 (68.47 ± 5.33) 分和 (86.80 ± 4.72) 分，评分平均提高 18.33，两者差异有统计学意义($t = 18.724$，$P < 0.01$)；X 线显示术后术侧股骨头坏死无进展，无塌陷。结果说明，通过 Smith－Peterson 入路、不切断股直肌直头、吻合血管腓骨移植治疗股骨头缺血性坏死，近期疗效满意，是一种较为实用的手术方式。张弛等[123]观察采用带股方肌蒂的骨瓣移植术治疗成人股骨头缺血性坏死的临床效果。回顾性分析自 2006 年 8 月至 2013 年 6 月住院的 355 例因股骨头坏死行带股方肌蒂的骨瓣移植术患者的手术相关资料，按照世界骨循环研究学会(ARCO)分期，Ⅰ－C 期 41 例、Ⅱ－A 期 126 例、Ⅱ－B 期 115 例、Ⅱ－C 期 62 例、Ⅲ－A 期 6 例、Ⅲ－B 期 5 例，参照百分法评价该术式的疗效。与手术前相比，术后关节疼痛、关节功能、关节活动度及 X 线表现较术前均有显著改善。各年龄段患者愈合时间总体比较差异有统计学意义 ($P < 0.05$)，随年龄的增长，愈合时间逐渐延长。与手术前相比，各期别患者术后评分均明显上升 ($P < 0.05$)。结果表明，带股方肌蒂的骨瓣移植术是治疗成人股骨头坏死的一种有效手术方法，效果肯定。

都斌等[124]探讨应用生物型全涂层股骨长柄假体治疗人工髋关节置换术后 Vancouver B2 型股骨假体周围骨折的临床疗效。回顾性分析 2006 年 2 月至 2013 年 1 月应用生物型全涂层股骨长柄假体行股骨侧翻修结合钢丝或钛缆捆扎固定治疗的 Vancouver B2 型股骨假体周围骨折患者 12 例，其中男 5 例，女 7 例；年龄 62～79 岁，平均 69.8 岁。半髋关节置换术后 2 例，初次全髋关节置换术后 10 例；初次置换股骨柄为骨水泥固定 2 例，生物型固定 10 例。末次随访时采用 Harris 评分行临床疗效评估，采用 Beals 和 Tower 标准行影像学评估，记录术中、术后并发症。结果发现，生物型全涂层股骨长柄假体初始稳定性好，可为骨折愈合提供良好的髓内环境，有利于骨折愈合，是治疗 Vancouver B2 型股骨假体周围骨折的理想选择。孙宁等[125]初步尝试建立新鲜下肢骨折术前深静脉血栓形成危险程度评分量表，用于院内下肢骨折患者术前深静脉血栓形成危险程度的客观判断。回顾性分析 2011 年 1 月至 2012 年 12 月北京积水潭医院创伤骨科治疗的新鲜下肢骨折患者资料，依据排除标准剔除病例后共纳入分析 1 705 例。这些患者被随机分为两组，研究组(879 组)通过 Logistic 回归分析筛选出危险因素，以多因素 Logistic 回归 *OR* 值赋分的方法产生新鲜下肢骨折术前深静脉血栓形成危险程度评分量表，检验组(826 例)对评分表进行验证。结果表明，新鲜下肢骨折术前血栓危险程度评分量表对深静脉血栓形成具有一定的预测效能，但是存在局限性。王蒙等[126]探讨应用损害控制技术治疗高龄股骨转子间骨折的临床疗效。选择 2008 年 12 月至 2013 年 12 月应用损害控制治疗的 166 例高龄股骨转子间骨折患者，其中男 68 例，女 98 例；年龄 85.23 ± 3.19 岁。AO 分型：A1 型 18 例，A2 型 89 例，A3 型 59 例。围术期实施损害控制治疗，运用改良生理学与手术严重度评分系统预测并发症率，用朴次茅斯改良的 POSSUM (P－POSSUM) 预测病死率，观察预测效价及患者术后预后情况。损害控制前预测并发症发生率为 $48.6\% \pm 6.8\%$，病死率为 $10.1\% \pm 1.9\%$，损害控制后并发症发生率为 $35.6\% \pm 4.5\%$，病死率为 $4.6\% \pm 1.4\%$；实际并发症发生率为 37.4%，病死率为 1.8%，与损害控制前比较，差异均有统计学意义。结果说明对高龄股骨转子间骨折患者实施损害控制措施，能够规避手术风险，降低术后并发症率及病死率。赵鹏飞等[177]比较仰卧位与侧卧位股骨重建钉治疗股骨转子间骨折的临床效果。回顾性分析自 2006 年 7 月至 2013 年 6 月应用重建钉内固定治疗且体重指数 >25 kg/m^2 的 85 例股骨转子间骨折患者资料，根据体位不同分为两组：仰卧位组 35 例，男 12 例，女 23 例；平均年龄 74.4 ± 6.2 岁。侧卧位组 50 例，男 21 例，女 29 例；平均年龄 75.8 ± 6.6 岁。

记录并比较两组患者的手术时间、术中出血量、术后负重时间、骨折愈合时间、末次随访时髋关节 Harris 评分结果及并发症发生情况等。结果说明，对于股骨转子间骨折肥胖患者，侧卧位下行重建钉内固定术具有能充分显露术野、降低手术难度、缩短手术切口长度和手术时间、减少术中出血量等优点，较平卧位下行重建钉内固定术具有明显优势。许耀丰等[128]探讨老年股骨转子间骨折术后并发谵妄的危险因素。回顾性分析 2012 年 1 月至 2013 年 12 月收治的 256 例行转子间骨折内固定手术的 65 岁以上患者，对其发生率及相关危险因素行统计学分析。结果老年股骨转子间骨折术后谵妄的发生率为 14.8%（38/256）。发生的危险因素包括体重指数(BMI) < 20 kg/m^2、术前血红蛋白(Hb) < 100 g/L、房颤、术前总蛋白 < 60 g/L、术前准备时间 > 4 d、术前认知功能缺陷、手术时间 > 2.5 h、围术期失血量 > 1 000 ml、合并 2 种及以上内科疾病。Logistic 回归分析显示术后谵妄发生的独立危险因素包括术前准备时间 > 4 d、BMI < 20 kg/m^2、术前认知功能缺陷、手术时间 > 2.5 h。说明影响老年股骨转子间骨折术后谵妄的因素复杂，预防术后谵妄须考虑患者整体情况并制订综合、有效的治疗方案。姜轩等[129]通过三维重建研究并测量移位型股骨颈骨折中股骨头的空间移位，探讨股骨颈骨折严重程度及判断预后。收集 80 例移位型股骨颈骨折患者（Garden 分型Ⅲ型 40 例、Ⅳ型 40 例）双侧股骨近端多层螺旋 CT 扫描的薄层原始数据（DICOM 格式），导入三维重建软件生成双侧股骨近端三维模型。在健侧股骨近端生成患侧的镜像模型并与健侧相配准，使患侧镜像模型在健侧处形成新的蒙罩，在蒙罩上进行关键点标记，通过三维测量技术来计算股骨头空间移位参数，并对数据进行整理和分析。结果表明，Garden 分型对移位型骨折的认识存在一定局限性；三维重建及空间测量技术能更科学、准确地评价股骨颈骨折后股骨头移位的程度，为骨科医生评估骨折类型、严重程度及预后，制定更合理的手术方案提供更为宽广的临床思路。陶奇昌等[130]总结人工股骨头置换术在高龄股骨颈骨折患者中的应用。股骨颈骨折患者 28 例，中位年龄 81 岁。均为闭合性骨折。骨折类型：Garden Ⅲ型 23 例，Ⅳ型 5 例。实施人工股骨头置换术。采用 Harris 评分评估疗效。均顺利完成人工股骨头置换。手术时间(52 ± 18) min，术中出血量(120 ± 41) ml；无住院期间死亡病例。随访 9 ~ 36 个月；Harris 评分为 85.13 ± 2.42 分。随访期间，1 例患者因内科疾病死亡，2 例发生下肢深静脉血栓；后 2 例中，1 例行下腔静脉滤网植入术，另 1 例通过溶栓等治疗后痊愈。结果表明，高龄股骨颈骨折患者实施人工股骨头置换，手术时间短、创伤小、出血量少。患者术后可早期下地活动，预防长期卧床所致的一系列并发症，提高生存质量。

邵利芳等[131]*评估对髋部骨折患者术前进行皮牵引是否可有效减轻其疼痛及促进骨折复位。将 2010 年 6 月至 2013 年 6 月行髋部骨折手术的患者，通过计算机随机分组的方法随机分为皮牵引组及非皮牵引组。以视觉模拟评分(0 ~ 10)作为主要指标，进行疼痛程度的评估；以骨折复位情况作为次要指标，依据入院时、手术前 1 d 以及术后股骨长度及 X 线片（前后位）上颈干角的差异评估骨折复位情况。结果表明，术前皮牵引对患者术前疼痛缓解及术后骨折复位无明显影响，但有发生红斑或水疱、肢体麻木及深静脉血栓等并发症的可能。路星辰等[132]*研究 90 岁以上髋部骨折患者不同手术时机对术后疗效的影响。对 2002 年 1 月至 2014 年 2 月接受手术治疗的 75 例 90 岁以上髋部骨折患者进行回顾性研究。股骨颈骨折 34 例，股骨转子间骨折 41 例。将患者分为早期手术组（入院后 48 h 内手术，n = 27）、延迟手术组（入院后 48 ~ 72 h 手术，n = 18）、晚期手术组（入院后 72 h 以后手术，n = 30）。入院后对患者进行全面评估后，身体条件好者早期手术治疗；身体条件差、基础疾病严重者适当延迟手术，给予损害控制。搜集并分析患者相关临床指标，包括术前评估情况、基础疾病、手术相关指标等，比较术后住院期间并发症情况、不同时期死亡率、生存曲线的异同。结果表明，对基础疾病严重、身体条件差的 90 岁以上髋部骨折患者适当推迟手术，同时全面评估其风险、纠正机体紊乱是安全、有效的，其术后生存状况可达到与身体条件较好的早期手术患者等同的水平。朱旭日等[133]比较微创髓芯减压死骨清理打压植骨腓骨支撑术与头颈部开窗打压植骨术治疗早中期股骨头坏死的临床疗效。选取自 2009 年 11 月至 2013 年 11 月诊治的 ARCO ⅡB ~ ⅢA 期股骨头坏死，随机分成 A、B 组，A 组采用微创髓芯减压打压植骨腓骨支撑术，B 组采用股骨头颈部开窗打压植骨术。比较 2 组术后 1 周 VAS 疼痛评分及末次随访时髋关节功能 Harris 评分。术后微创髓芯减压打压植骨腓骨支撑术的患者，其髋关节功能 Harris 评分总分、疼痛评分、关节活动度评分均高于另一组，微创髓芯减压死骨清理打压植骨腓骨支撑术治疗早中期股骨头缺血性坏死的疗效较股骨头颈部开窗打压植骨术好，可有效改善髋关节功能。李建赤等[134]通过对老年人股骨转子间骨折部位进行骨活检与骨微结构研究，了解其骨微结构组织形态学参考值，以指导治疗。将低、中度能量创伤所致股骨转子间骨折需要手术治疗的男、女性老年病例作为实验组，取新鲜尸体的股骨标本作为对照组，用直径为 1 cm 的环钻于股骨转子间区按统一标准定位后,钻取高 2 cm、直径 1 cm 的圆骨柱,进行骨活检与骨微结构组织形态观察和计量分析。研究发现,老年人股骨转子间骨小梁连接减少,整个小梁逐渐丧失,在一定宽度(mm)条件下骨小梁较稀疏,骨小梁面积占骨组织面积的百分率较小,两个骨小梁之间的平均距离较大,骨小梁结点相对较少,而骨小梁游离末端数相对多,老年人股骨转子间区骨微结构组织形态参数值对抗骨质疏松治疗及合适的功能锻炼具有重要指导意义。徐玮等[135]比较双动头置换与 Intertan 内固定治疗老年不稳定型股骨转子间骨折的临床疗效。对 2011 年 7 月至 2013 年 7 月 41 例股骨转子间骨折患者,经随机分组分别采用双动头置换与 Intertan 内固定治疗,比较两组的术后血红蛋白浓度、术前术后输血量、手术时间、住院时间、术后完全负重时间、术中及术后并发症情况、死亡率及髋关节 Harris 评分(HHS)。两组术后血红蛋白下降值、术前术后输血量、住院时间、术后 1 年 HHS 评分、术后并发症发生率及死亡率均无明显差异,双动头置换组的手术时间和术后完全负重时间较 Intertan 内固定组明显缩短。在老年不稳定型股骨转子间骨折治疗方面,双动头置换与 Intertan 内固定都有着良好的疗效,但双动头置换在早期下地活动方面较 Intertan 内固定组有明显优势,是一种较好的手术方式。赵晶鑫等[136]*建立一种股骨近端三维解剖形态的测量方法,研究 InterTAN 髓内钉和股骨近端防旋髓内钉 PFNA 手术对股骨近端解剖形态的影响。利用 Mimics 等计算机辅助设计软件,建立一种在三维条件下,测量股骨近端三维解剖形态的方法,并完成信度实验。收集 40 例股骨转子间骨折患者行 Intertan 和 PFNA 术后的 CT 数据,测量术后健侧和患侧的 2D、3D 前倾角和颈干角,髓内钉 2D、3D 前倾角。利用组内相关系数检验股骨颈前倾角、颈干角等数据间的一致性,成对 t 检验比较成对数据的差异。通过对两种髓内钉术后股骨近端解剖形态的测量发现,与 Intertan 相比,PFNA 术后股骨颈前倾角变化较大,两种髓内钉的前倾角与术后患侧股骨颈前倾角均有较强的相关性。田玉良等[137]观察股骨近端防旋刀片髓内钉 PFNA 和人工股骨头置换术 FHR 治疗老年人股骨转子间骨折的临床效果。选择年龄 >70 岁的股骨转子间骨折患者,随机分为观察组和对照组例,观察组给予 FHR 治疗,对照组给予 PFNA 治疗,比较 2 组手术时间、术中出血量、术后下床负重活动时间、Harris 评分、并发症等情况。观察组术后下床负重活动时间少于对照组,Harris 评分高于对照组,FHR 治疗老年股骨转子间骨折能取得满意的治疗效果,患者术后可较早负重活动,术后并发症少,功能恢复满意,是理想的治疗手段。

周方等[138]*比较倒置使用微创锁定接骨板与髓内固定治疗股骨近端转子部骨折的疗效。回顾性分析 2004 年 3 月至 2011 年 5 月采用倒置 LISS 或髓内固定系统治疗 362 例股骨转子部骨折患者资料,比较两组患者手术时间、术中出血量及住院时间、骨愈合情况、术后并发症发生率及关节功能。倒置 LISS 固定组术后 3 例发生下肢深静脉血栓栓塞,髓内固定组术后 10 例发生下肢深静脉血栓栓塞、3 例发生肺栓塞。倒置 LISS 固定组术后 7 例出现螺钉断裂,髓内固定组 2 例发生髋螺钉退出、9 例发生螺钉穿入髋臼。倒置 LISS 和髓内固定均能有效治疗转子部骨折,倒置 LISS 术后内固定相关并发症发生率高于髓内固定。李刚等[139]评价持续股骨髁上骨牵引结合经皮空心钉内固定治疗不稳定股骨头骺滑脱的临床疗效。回顾性分析自 2007 年 3 月至 2011 年 2 月诊治的不稳定股骨头骺滑脱,采用 Russell 牵引结合闭合复位经皮空心钉内固定治疗。摄髋关节 X 线片评估骺板闭合时间,观察是否存在股骨头坏死、软骨溶解及髋内翻等并发症,末次随访时髋关节功能根据 Harris 评分标准进行评估。3 例术后对侧发作,行手术治疗。末次随访时髋关节 X 线片显示 2 例术后股骨头坏死,均为重度滑脱患儿。不稳定股骨头骺滑脱行早期 Russell 牵引结合闭合复位经皮空心钉内固定可减少股骨头坏死等相关并发症的发生,疗效肯定,且手术操作简单易行。

四、骨盆骨折

赵资坚[140]等探讨了在损伤控制骨科(DCO)理论基础上建立一套骨盆骨折伴多发伤院前院内一体化损伤控制救治模式,并总结其临床应用效果。自 2008 年 3 月至 2013 年 10 月诊治严重骨盆骨折伴多发伤 37 例,采用严重骨盆骨折伴多发伤院前院内一体化损伤控制救治模式进行处理。院前急救:现场应用骨盆带 12 例、床单捆扎 18 例、抗休克裤 7 例。院内急救:第一阶段对重要器官进行功能评估、复苏、有针对性地快速诊断,适当处理,控制创伤进一步发展;第二阶段进行 ICU 重症监护,积极维护呼吸循环功能,预防感染等并发症,控制全身炎症反应;第三阶段二期骨折最终行内固定手术。结果表明,严重骨盆骨折伴多发伤患者病死率高、并发症多、救治困难,以 DCO 为理论指导,加强急救体系建设,规范急救流程,多科协作,按院前院内一体化损伤控制救治模式开展救治,能切实提高救治成功率,减少并发症发生。王鉴顺等[141]探讨了不稳定型骨盆骨折合并髋臼骨折的手术治疗方式及临床预后,回顾性分析了 2013 年 1 月至 2014 年 12 月期间收治的 21 例不稳定型骨盆骨折合并髋臼骨折患者资料,男 18 例,女 3 例;年龄为 21~55 岁,平均 43.2 岁。骨盆骨折根据 Tile 分型:B 型 12 例,C 型 9 例;髋臼骨折根据 Letournel-Judet 分型:横形骨折 11 例,双柱骨折 5 例,后柱伴后壁骨折 3 例,前柱骨折 2 例。受伤至手术时间为 4~15 d,平均 6.5 d,所有患者均采用手术治疗。随访期间无一例患者发生异位骨化及股骨头缺血性坏死、医源性血管、神经损伤等,表明准确诊断,合理、完善的术前规划,细致的手术操作,有效复位、手术固定不稳定型骨盆骨折合并髋臼骨折,积极进行功能康复锻炼,能够取得良好的治疗效果。陈戈等[142]* 比较了髋臼后壁骨折手术治疗中 2 种钢板固定位置的临床疗效,探讨髋臼后壁骨折钢板的最佳固定位置。回顾性分析 2004 年 5 月至 2014 年 1 月采用拉力螺钉结合重建钢板固定治疗的 58 例髋臼后壁骨折患者资料,男 46 例,女 12 例;年龄为 20~67 岁;左侧 27 例,右侧 31 例;受伤至手术时间为 1~19 d,平均 7.1 d。髋臼骨折按 Letournel-Judet 分型均属于后壁骨折。58 例患者均采用 Kocher-Langenbeck 入路 3.5 mm 重建钢板和拉力螺钉复位、固定骨折。根据钢板与螺钉固定位置不同分为 2 组:A 组 25 例,钢板位于螺钉后方、远离臼缘;B 组 33 例,钢板位于螺钉前方、靠近臼缘。比较两组患者的骨折复位质量、骨折愈合时间、并发症发生情况及功能结果。结论认为,髋臼后壁骨折使用重建钢板固定,钢板应尽量靠近髋臼前缘,在该位置钢板能提供更为牢靠和稳定的固定。夏广等[143] 探讨了经腹直肌外侧切口入路直视下复位固定髋臼双柱骨折并四方体移位的手术操作要点及临床疗效,回顾性分析了 2012 年 1 月至 2013 年 12 月南方医科大学第三附属医院骨科采用腹直肌外侧切口入路治疗的 15 例髋臼双柱骨折并四方体移位患者资料,其中男性 11 例,女性 4 例;年龄 19~61 岁,平均 40 岁。本组 15 例均顺利完成手术,术后 X 线及 CT 均显示髋臼前后柱骨折及四方体均复位固定良好,无手术并发症发生;按照 Mata 影像学复位评估标准:优 9 例,良 3 例,差 3 例,总体优良率 12/15;随访 8~18 个月,中位随访时间 14 个月,骨折均愈合。根据改良的 Merle D'Aubigne 和 Postel 评分系统,髋关节功能:优 9 例,良 4 例,可 2 例,总优良率 13/15。结论认为,经腹直肌外侧切口入路能充分显露并复位、固定合并四方体骨折的髋臼双柱骨折,临床疗效良好。杨亚军等[144] 探讨了经改良 Stoppa 入路采用内侧壁弹力接骨板(MWSP)治疗累及髋臼方形区骨折的临床疗效。回顾下分析 2008 年 3 月至 2013 年 9 月收治 38 例累及方形区的复杂髋臼骨折患者。男 23 例,女 15 例;年龄 19~56 岁,平均 36.8 岁。致伤原因:交通事故伤 21 例,重物压砸伤 10 例,高处坠落伤 7 例。观察手术时间、出血量、有无并发症发生,评价骨折复位效果及髋关节功能。所有患者均获随访,随访时间 7~18 个月,平均 10 个月。骨折均愈合良好,愈合时间 13~16 周,平均 14 周。术后 1 年,根据 Merled' Aubigne 和 Postel 评分标准,获优 9 例,良 21 例,一般 5 例,差 3 例,优良率为 78.95%。认为采用单纯改良 Stoppa 入路或联合手术入路显露累及方形区的复杂髋臼骨折,操作相对简便、骨折复位满意、并发症少。采用 MWSP 固定方形区骨折,可获得稳定固定。

贺宇等[145] 探讨计算机辅助技术在骨盆畸形愈合治疗中的价值。回顾性分析 2009 年 1 月至 2012 年 12 月治疗 9 例骨盆骨折畸形愈合患者资料,其中 4 例应用数字模拟手术、截骨方案设计、预手术等计算机辅助技术进行手术计划(计算机组),5 例未应用计算机辅助技术(常规组)。结论认为,计算机辅助技术可在术前进行充分计划,使骨盆截骨矫形术操作更加准确有效、缩短手术时间、提高围手术期安全性。吴宏华等[146] 总结伴有骶髂关节完全性前脱位的骨盆骨折的治疗经验。对北京积水潭医院 2008 年 2 月至 2014 年 3 月收治的 6 例伴有骶髂关节完全性前脱位骨盆骨折的资料进行回顾性分析,描述患者病史、损伤程度、急诊救治等特征,通过影像学判断损伤情况,给予手术治疗,术后功能锻炼,并对患者进行随访以评估术后恢复情况,总结治疗经验。结果:全部 6 例患者术后愈合良好,无感染和术后神经症状出现,X 线示骶髂关节复位良好。随访 1.6 年(8 个月至 2 年),患者 6 个月后 Majeed 功能评分优 2 例、良 2 例、可 1 例、差 1 例,评分差的病例主要表现为持续疼痛,肢体活动能力下降,行走长距离时需用手杖,有跛行。评分低的 2 例患者不能恢复原有工作。结论认为,伴有骶髂关节完全性前脱位的骨盆骨折是一种特殊类型的损伤,急诊处理困难,应尽早手术,前方入路有利于脱位的复位和固定。张彦龙[147] 等评价经皮椎弓根钉棒系统即皮下内固定架(INFIX)治疗骨盆前环骨折的疗效。选择 2013 年 7 月至 2014 年 6 月应用 INFIX 经皮下固定骨盆前环骨折 15 例,其中男 11 例,女 4 例;年龄 23~65 岁,平均 38.5 岁。致伤原因:交通伤 8 例,坠落伤 4 例,砸伤 3 例。随访 6~12 个月,平均 7.5 个月。所有患者对 INFIX 耐受良好,无不适感。无切口感染、骨化性肌炎和内固定松动。所有患者 3 个月内骨折愈合,无复位丢失。4 例出现双侧、2 例出现单侧股外侧皮神经损伤,均于术后 3 个月内恢复。INFIX 技术创伤小、并发症少、效果可靠,是治疗骨盆前环骨折的理想方法。潘昌武[148] 等利用三维有限元方法建立髋臼后壁 2/3 骨折模型,并评价微型联合重建接骨板内固定治疗髋臼后壁骨折的生物力学稳定性。建立髋臼后壁 2/3 骨折模型,分别模拟微型联合重建接骨板内固定(A)、重建接骨板内固定(B)、单纯2枚螺钉内固定(C)及微型接骨板内固定(D)治疗髋臼后壁骨折,并模拟站立位时,在正常载荷下对四种内固定方式进行生物力学稳定性的有限元分析。髋臼后壁四种内固定方式模型及正常骨盆模型的骨折线上各节点的位移差异有统计学意义(P0.05),但平均位移大小关系为ABC正常骨盆D。四种内固定方式在固定髋臼后壁骨折上内固定方式差别有意义,A、B、C组内固定方式对髋臼后壁2/3骨折均具有较好的生物力学稳定性,D组不能对髋臼后壁骨折进行稳定固定。实验说明,单纯微型接骨板不能对髋臼后壁骨折进行稳定固定,且A组骨折平均位移小于B组和C组,微型联合重建接骨板内固定组对髋臼后壁2/3骨折的生物力学稳定性更好。党跃修等[149]探讨Jungbluth钳复位技术在髋臼后柱并后壁骨折术中的应用,以提高手术疗效。自2006年6月至2010年6月采用Jungbluth钳复位内固定治疗髋臼后柱并后壁移位骨折28例。术后1周摄骨盆正位X线片评价骨折复位情况,按Mata标准评价髋臼复位程度。术前、术后1年、术后4年进行髋关节功能Harris评分。28例均获得随访2~5年,2例发生股骨头缺血性坏死,4例发生骨性关节炎。术后1、4年髋关节功能Harris评分平均84.9、81.7分,术后4年Harris评分较术后1年时降低,差异有统计学意义($t=7.761$, $P<0.001$)。Jungbluth钳复位技术在移位的髋臼后柱并后壁骨折术中的复位效果良好,进而保证内固定术后疗效满意。周华等[150]测量髋臼前柱的解剖参数,评估术前拉力螺钉固定髋臼前柱的风险。收集155例成人骨盆CT扫描数据,其中男91例,女64例,重建骨盆三维模型。应用MIMICS软件在髋臼前柱置入虚拟螺钉,测量虚拟螺钉的最大直径、长度、进钉点,并计算虚拟螺钉方向。垂直髋臼前表面虚拟截骨,测量每个截骨面的内外径、上下径。计算髋臼前柱在真骨盆缘MN段的弧度。结论认为,对于中国人,建议使用直径为6.50 mm的拉力螺钉固定髋臼前柱骨折,当女性髋臼前柱弧度大于(44.49 ± 2.47)°时,宜行钢板内固定。雷文雄等[151]探讨改良Stoppa入路治疗骨盆前环骨折的疗效。回顾性分析2009年3月至2013年6月收治的40例(55侧)骨盆前环骨折患者资料,男24例(31侧),女16例(24侧);平均年龄为34.4岁(21~65岁)。所有患者均采用改良Stoppa入路手术,其中23例患者采用单纯骨盆前环钢板固定,17例患者采用骨盆前环钢板加后环固定。记录患者的切口长度、手术时间、术中出血量、骨折复位质量及疗效等。随访期间无一例患者发生骨折不愈合、延迟愈合或畸形愈合及异位骨化等并发症。在骨盆前环骨折的治疗中,改良Stoppa入路具有手术切口小、术野清晰、复位效果好、并发症少且术后功能恢复快等优点。章莹等[152]探讨术前3D打印技术模拟复杂骨盆骨折手术提高疗效的可行性。回顾性分析2007年3月至2013年12月共收治的200例复杂骨盆骨折的患者资料,男147例,女53例;年龄19~62岁,平均35岁。术后12个月根据Mata等标准评定骨折复位质量,3D技术组:优59例,良9例,可5例,优良率达93.2%;常规组:优69例,良36例,可18例,差4例,优良率达82.7%,两组间比较差异有统计学意义($P<0.05$)。3D技术组与常规组分别出现切口浅表感染1例、3例,尿路感染2例、4例,深静脉血栓形成2例、5例,股外侧皮神经麻痹1例、3例。仅常规组出现腹股沟疝2例。无一例患者发生医源性损伤L6、S1神经根及坐骨神经损伤。血管造影、快速成型、计算机辅助的个体化3D打印技术术前模拟可提高复杂骨盆骨折的手术效率、减少术中出血量并降低手术并发症发生率。

叶堃等[153]通过有限元分析的方法评价3D打印钛合金骨盆假体的生物力学性能。选取1例男性右侧髂骨巨大软骨肉瘤患者,拟行半骨盆切除人工半骨盆置换术。术前行CT和MRI检查,利用三维图像融合技术判断髂骨周围肿瘤侵袭范围,确定外科边缘及截骨平面,根据截骨后骨盆缺损范围利用计算机辅助设计(CAD)建立患者骨盆有限元模型,经过有限元分析后利用3D打印技术定制个性化钛合金骨盆假体。在Abaqus软件中对已建立的3D打印骨盆假体模型进行有限元分析,测量骨盆假体的von Mises应力、相对位移和整个有限元模型的应力集中点。根据有限元模型计算结果,3D打印钛合金骨盆假体可满足生物力学要求,计算结果与患者术后随访结果一致,该方法可为3D打印骨科内置物临床应用提供生物力学依据。周炎等[154]探讨真骨盆缘完整的髋臼高位前柱骨折采用空心拉力螺钉联合重建钢板固定的疗效。2009年6月至2012年9月收治真骨盆缘完整的髋臼高位前柱骨折6例,其中挤压伤4例,高处坠落伤2例;参照谭国庆等分型:单纯型4例,粉碎型2例。采用髂股入路先行髋臼顶复位空心拉力螺钉固定,后复位、重建钢板固定髂骨翼及髂嵴。6例术后随访12~24个月,平均18个月。所有患者骨折均愈合,愈合时间12~18周,平均16周。术后按Mata影像学评定标准,优5例,良1例,优良率为100%。末次随访时按Mata改良的Merle D'Aubigne和Postel髋关节功能评分标准,优4例,良2例,优良率为100%。术后2例出现股外侧皮神经麻痹,口服神经营养药物2~3个月后均恢复。表明空心拉力螺钉联合重建钢板治疗真骨盆缘完整的髋臼高位前柱骨折固定可靠,临床疗效满意。石玲玲等[155]探讨在髋臼骨折术前计划中，应用计算机虚拟骨折复位和快速成型技术输出模型进行术前个性化钢板制作的应用前景。10例患者术前均行三维CT扫描，获得DICOM格式的数据，输入数字化骨科临床研究平台系统，分析骨折类型并按对侧复位后，以快速成型技术制作出模型，进行术前钢板预弯，术中利用预弯钢板进行髋臼骨折块的复位。所有患者均获得随访，随访时间18~35个月，平均24.1个月。所有患者术后1周内复查X线片，按照Mata标准影像学评定骨折复位情况：解剖复位8例，满意复位2例，无复位不良。髋关节功能评价：按照Harris评分标准，优8例，良2例。术后均无感染、无深静脉血栓形成，无髋关节活动受限。利用计算机虚拟骨折复位和快速成型技术输出模型进行术前个性化钢板制作可以缩短手术对间，提高骨折复位成功率，且人工操作较为简便，值得推广。

五、感染与骨不连

向丽佳等[156]采取前瞻性调查与回顾性调查相结合方式，对2012年1月至12月545例骨科手术患者切口手术部位发生医院感染情况进行统计分析。结果：经过1年术后追踪观察，545例患者中发生手术部位医院感染10例，感染率为1.83%。其中，Ⅰ类切口手术感染率为0.46%，Ⅱ类切口手术感染率为5.13%，Ⅲ/Ⅳ类切口手术感染率12.12%，污染程度越高，感染率越高，趋势有统计学意义（$\chi^2=28.273$，$P<0.001$）。结论认为，骨科为医院感染手术部位感染高风险科室，手术切口分类和手术危险指数与医院感染发生率高低有统计学关联，为保障患者安全，减少医疗纠纷，应高度关注骨科手术术后感染情况。赵进良等[157]监测2011年7月至2013年7月骨科住院手术患者，制定目标性监测计划与方案，组建监测团队，开展感染风险评估，随访出院手术患者，回顾性分析感染病例。结果共监测骨科住院手术患者6 836例，发生手术相关医院感染142例，感染率为2.08%，其中发生感染部位以手术切口、下呼吸道、上呼吸道为主，分别占26.76%、26.06%、23.24%，手术切口感染科室中骨三科感染率0.84%较高（$P<0.05$），其中表浅切口感染、深部组织感染、器官腔隙感染分别占23.68%、42.11%、34.21%，由于感染需再次手术治疗8例，占感染病例21.05%。结论认为，骨科手术患者的医院感染与多种因素有关，深入开展目标性监测，落实综合干预措施，可有效预防控制医院感染。

吴颖娜等[158]收集2013年1~6月出院的7 575例骨科手术患者的临床资料，分析其发生医院感染的相关危险因素，数据采用SPSS 19.0统计软件进行处理。结果：7 575例患者发生医院感染124例，感染率为1.64%，感染部位以手术切口为主，占51.61%，年龄、基础疾病、侵入性操作、手术时间和手术切口类型是患者发生医院感染的危险因素，差异有统计学意义（$P<0.05$）。结论认为，通过病案信息及时监测危险因素，采取有针对性的预防和管理措施，能有效预防与控制医院感染。杨林等[159]随机选择2012年12月至2013年12月入住骨科行手术治疗且切口发生感染的120例患者作为观察对象，对患者的切口渗液进行细菌培养，采用法国生物梅里埃公司生产的全自动微生物分析系统ATB VIT EK-2 Compact及配套的鉴定卡和英国Oxoid公司的药敏卡进行药敏试验。结果：120例骨科手术患者共分离出病原菌144株，其中革兰阴性菌78株占54.2%，革兰阳性菌46株占31.9%，真菌20株占13.9%。革兰阴性菌对亚胺培南及美罗培南最敏感，敏感率分别为84.6%、78.2%；对头孢拉定的耐药率最高，耐药率达84.6%；革兰阳性菌对万古霉素最敏感，敏感率为97.8%；对氨苄西林的耐药率最高，达71.7%；真菌对氟康唑最敏感，敏感率为90.0%。结论认为，骨科患者手术切口感染病原菌种类多，耐药性较高，临床实际工作中需要加强病原菌的检测及药敏试验，以便及时选择合适的抗菌药物进行治疗。严纪辉等[160]回顾性分析2009年5月至2014年10月医院收治的106例开放性骨折患者临床资料，统计医院感染发生率、感染部位、病原菌分布及耐药性。结果：106例开放性骨折患者中有15例发生医院感染，医院感染率为14.2%，感染部位以上呼吸道为主，共4例占26.7%，分离出39株病原菌，以革兰阴性菌为主，共27株占69.2%，革兰阴性菌对左氧氟沙星、氨曲南、头孢他啶、阿米卡星耐药率均>50.0%，对美罗培南、亚胺培南、加替沙星敏感性较高。结论认为，开放性骨折医院感染病原菌以革兰阴性菌为主，根据药敏试验结果及时调整抗菌药物，以降低医院感染率。宋元等[161]选取2010年2月至2014年2月110例骨折内固定术后早期感染患者为研究对象，对所有患者进行病原学分析，且平均分为观察组与对照组，每组各55例，对照组患者给予单纯抗菌药物治疗，观察组患者给予综合方法治疗，观察两组患者治疗后临床效果，数据采用SPSS 16.0软件进行统计分析。结果：行骨折内固定术2 189例患者中有110例发生感染，感染率为5.02%，共分离出病原菌134株，以鲍氏不动杆菌为主，共41株占30.6%，对照组创面Ⅰ期愈合、Ⅱ期清创后愈合、感染复发、菌群失调发生率分别为70.91%、18.18%、10.91%、0，观察组分别为89.09%、10.91%、9.08%、0，两组比较差异有统计学意义($P<0.05$),且两组在住院、病原菌消除、渗液消失、体温恢复正常等时间、视觉疼痛模拟评分、治疗费用比较差异有统计学意义($P<0.05$)。结论认为,骨折内固定术后早期感染病原菌较多,采用保留内固定物治疗预后较理想。高建清等[162]选取2012年1月至2015年1月68例开放性骨折并实施手术治疗患者,其中感染组30例、未感染组38例,选择同期25名健康人群为对照组,对比术后1、4、10 d 3组受试者降钙素原指标、C-反应蛋白指标,并评价两种指标诊断感染的敏感度及特异性,使用SPSS 21.0软件进行统计分析。结果:术后1 d,感染组与未感染组患者PCT、CRP均明显高于对照组,对比差异均有统计学意义,术后1 d感染组与未感染组患者PCT、CRP对比差异无统计学意义,术后4、10 d感染组PCT明显高于未感染组,对比差异均有统计学意义,术后4、10 d感染组CRP明显高于未感染组,对比差异均有统计学意义,PCT诊断敏感性及特异性分别为87.2%、88.6%,均明显高于CRP。结论认为,PCT诊断骨折术后感染敏感性及特异性均高于CRP,两者联合利于提升诊断准确性。许敏等[163]选择医院骨科2012年1月至2014年12月收治的1206例开放性骨折患者为研究对象,调查分析患者创口感染率及其病原菌分布,病原菌采用法国生物梅里埃公司生产的全自动微生物分析仪进行鉴定,数据统计采用Microsoft Office Excel 2007进行录入分析。结果:共166例发生创口感染,感染率为13.8%,不同Gustilo分型骨折患者Ⅰ型感染率为2.1%、Ⅱ型感染率为12.9%、Ⅲ型感染率为18.4%,创口感染率比较,差异有统计学意义($\chi^2=26.258$,$P<0.01$),上肢骨折感染率为9.4%、下肢骨折感染率为17.3%、颈肩骨折感染率为10.9%、腰髋骨折感染率为13.4%,不同骨折部位患者创口感染率比较,差异有统计学意义($\chi^2=10.222$,$P<0.05$),共分离鉴定出病原菌125株,其中革兰阳性菌50株占40.0%,革兰阴性菌69株占55.2%,真菌6株占4.8%。结论认为,开放性骨折患者创口感染发生率较高,创口感染与骨折Gustilo分型和骨折部位明显相关,其感染病原菌以革兰阴性菌为主。王世华等[164]回顾性分析2010年1月至2014年12月医院收治的600例复杂性骨折手术患者临床资料,记录医院感染率、病原菌分布及耐药性,采用Logistic回归方程计算导致医院感染的独立危险因素。结果:600例复杂性骨折手术患者发生医院感染31例,感染率为5.17%,医院感染主要部位为手术切口11例占35.5%,其次为呼吸系统8例占25.8%,医院感染患者共分离出47株病原菌,其中革兰阳性菌22株占46.8%,革兰阴性菌19株占40.4%,真菌6株占12.8%,革兰阳性菌对红霉素、青霉素、氨苄西林、头孢唑林的耐药性较高,革兰阴性菌则对头孢唑林、庆大霉素、氨曲南呈现较强的耐药性。多因素分析显示,年龄>60岁、合并基础疾病、卧床时间>5 d是导致医院感染的独立危险因素,预防性抗菌药物使用是医院感染的保护因素。结论认为,复杂性骨折术后患者医院感染病原菌主要是革兰阳性菌,采取措施控制独立危险因素,预防性抗菌药物使用以降低医院感染率。张鑫等[165]*回顾性分析2012年12月至2014年12月采用VSD治疗胫腓骨骨折术后早期感染患者19例,其中男13例,女6例,年龄26~57岁[(37.0±5.3)岁],其中单纯胫骨骨折4例,单纯腓骨骨折2例,胫腓骨双骨折13例,开放骨折13例,闭合骨折6例,所有患者行切开复位内固定,术后14~21 d[(18.0±3.3)d]感染,均予庆大霉素局部联合VSD治疗,术后动态观察患者白细胞计数(WBC)、C反应蛋白(CRP)、红细胞沉降率(ESR)、患肢周径等变化。结果:VSD治疗7~10 d后,所有患者创面均较干净,18例经Ⅰ期缝合,保留内固定,1例感染从软组织发展至骨髓腔,行内固定取出术后缝合,所有患者均获得随访6~24个月,未见明显骨折畸形生长、功能障碍、慢性骨髓炎等手术并发症。术后行患肢X线片复查示骨折愈合,WBC、ESR、CRP等炎症标志物检验结果下降。结论认为,VSD使早期感染创面引流充分,肿胀消退,CRP、ESR指标下降,能有效控制胫腓骨表面感染,为直接缝合创面创造了良好条件。

赵宝成等[166]自2009年5月至2013年9月采用抗生素缓释系统局部应用治疗创伤后骨感染32例,男14例,女18例,平均年龄46岁(15~61岁)。骨折内固定术后骨感染20例,胫骨开放骨折继发感染4例,外伤性骨髓炎8例。解剖部位:股骨4例,胫骨16例,肱骨2例,跟骨8例,跖骨2例,左16例,右16例。结果表明,清创后局部应用载抗生素缓释系统治疗创伤后及骨折内固定术后骨感染治愈率和骨折/骨腔愈合率高,而负载抗生素的硫酸钙人工骨具有抗感染和骨修复作用,是用于治疗上述骨感染的理想方法。杨洪平等[167]选取2012年2月至2014年2月204例骨折手术后感染患者,随机分为普通组与治疗组,各102例,普通组常规应用抗菌药物治疗,治疗组在治疗过程中检测PCT,根据PCT改变实施抗菌药物方案,对比两组抗菌药物使用时间、剂量及炎性反应指标。结果:治疗组患者抗菌药物使用时间(4.39±1.59)d、费用(1 032.54±128.43)元及住院时间(7.49±2.11)d均少于普通组,对比差异有统计学意义($t=5.394$、8.493、7.194,$P<0.05$),治疗组治疗后IL-6为(31.64±9.65)ng/L、CRP为(5.34±2.46)μg/L、白细胞指数为(13.65±6.32)$\times10^9$/L,均低于普通组,对比差异有统

计学意义（$t=8.232$、6.403、7.432，$P<0.05$）。结论认为，根据PCT检测结果实时改变抗菌药物使用方法，可有效减少抗菌药物滥用，提升治疗效果。胡涌亮等[168]选取2010年2月至2014年3月66例四肢骨折术后感染患者为研究对象，随机进行分组，对照组32例，予常规抗菌药物治疗，观察组34例，加用胎盘多肽注射液治疗，对比两组患者治疗后感染控制时间、住院时间、渗液消失时间、皮肤愈合时间及感染C反应蛋白（CRP）、白细胞计数（WBC）、白介素-1（IL-1）、白介素-6（IL-6）、肿瘤坏死因子-α（TNF-α）等相关指标水平变化，同时对骨折愈合时间进行比较。结论认为，胎盘多肽注射液不仅能降低四肢骨折术后感染率，且能加快骨折愈合时间。李庭等[169]选取2010年2月至2014年1月100例四肢骨折患者为研究对象，分成两组，对照组48例，予切开复位内固定治疗，观察组52例，予微创经皮钢板内固定治疗，观察治疗后临床效果和医院感染发生率。结果：两组在手术时间、骨折临床愈合时间比较差异无统计学意义，而在术中出血量、住院时间、下地行走时间、术后引流量比较差异有统计学意义（$P<0.05$），对照组患者出现术后医院感染3例，感染率为6.25%，观察组未发生术后医院感染病例，对照组内固定松动、创口坏死或难愈合发生率分别为4.17%、6.25%，总发生率为27.08%，观察组内固定松动、创口坏死或难愈合发生率均为0，两组比较差异有统计学意义（$P<0.05$）。结论认为，微创经皮钢板内固定治疗四肢骨折能降低医院感染发生率，缩短疗程。高建清等[170]回顾性分析2011年1月至2015年1月512例实施双钢板治疗的胫骨骨折患者临床资料，检测患者病原菌分布及耐药性，并对骨折类型、手术时间等因素实施单因素、多因素Logistic分析。单因素分析结果显示，年龄、骨折类型、侵入性操作、遗留死腔、基础疾病、抗菌药物联用、手术时间是感染的潜在危险因素（$P<0.05$），多因素Logistic回归分析结果显示，开放性骨折、侵入性操作、高龄、遗留死腔是感染的独立危险因素。结论认为，革兰阳性菌是胫骨骨折双钢板固定术后主要感染病原菌类型，开放性骨折、侵入性操作、高龄、遗留死腔是感染危险因素，应针对危险因素采取相应的预防措施，从而控制和降低感染的发生。杨爽等[171]选择2011年3月至2014年3月在医院行内固定术的1 500例老年骨折患者作为研究对象，记录患者医院感染率，并对病原菌种类、耐药性以及影响因素进行分析。结论认为，老年股骨骨折患者内固定术后医院感染病原菌主要为革兰阴性菌，住院时间长、围手术期未预防性使用抗菌药物、合并有基础疾病是导致术后医院感染的独立危险因素。

张占修等[172]回顾性分析2007年3月至2012年4月骨科收治的21例感染后并发股骨头坏死患者，术前根据Harris评分、影像学表现等对疾病进行确诊，并通过术中所见和术后病理检查结果进行验证，结合术前、术后患者总结并发股骨头坏死的影响因素。结论认为，炎症反应可以直接破坏股骨头滋养血管或间接令髋部结构异常，迫使股骨头缺血坏死，通过清除增生挛缩组织、减轻囊内压力、重建股骨头及血运等方法，以有效治疗感染后并发股骨头坏死。朱建龙等[173]选取2011年6月至2014年7月医院收治的股骨干骨折髓内钉固定术后发生感染性骨不连的患者84例作为研究对象，根据患者到医院治疗的先后顺序分为观察组和对照组各42例，对照组患者采用外固定支架骨延长术方法进行治疗，观察组患者行植骨术进行治疗，比较两组患者的治疗效果及感染情况。结论认为，与外固定支架骨延长术相比，植骨术对于患者的治疗效果更好，患者术后的感染率更低。王兴义[174]*于2001年至2008年应用Ilizarov技术治疗合并大面积皮肤缺损的胫骨感染性骨缺损21例，其中男18例，女3例，年龄19～43岁，平均31岁，骨缺损3～13 cm，平均6 cm，皮肤缺损面积3 cm×3 cm～6 cm×10 cm，11例合并足下垂，5例合并膝关节强直。结论认为，对于合并皮肤缺损的胫骨感染性骨缺损，应用Ilizarov技术Ⅰ期治疗创伤小，能够避免多次复杂手术，缩短治疗时间和节省治疗费用。赵喆等[175]*采用带血管蒂腓骨骨皮瓣移植治疗创伤性骨髓炎所致骨缺损患者20例，随访观察患者骨及软组织缺损愈合和功能恢复情况。结果：20例患者术后随访12～24个月，创面术后2周均1期愈合，X线示移植腓骨3～4个月愈合，患肢关节功能保留完好，骨髓炎病灶消除，无复发，移植腓骨12～18个月胫骨化。结论认为，采用带血管蒂腓骨骨皮瓣移植是治疗创伤性骨髓炎所致软组织及骨缺损的一种有效方法。赵巍等[176]2011年1月至2015年3月应用Ilizarov环形外固定器实施串珠式骨滑移治疗胫骨感染性骨缺损有完整随访病例16例，对愈合时间、成骨质量、感染有无复发、戴架时间、并发症等进行回顾性分析。结果：16例患者随访26～42个月，平均36个月，平均外固定指数44.7 d/cm，缺损范围5.8～11.0 cm，平均7.3 cm，骨折愈合指数38.9 d/cm，骨折全部愈合，无感染复发，滑移骨段无偏移及成角，牵拉成骨组织成骨良好，针道感染3例，原有膝内翻、足内翻得到矫正，无新发畸形。结论认为，采用串珠式多段骨滑移方法能将骨感染与骨缺损同期治疗并且缩短骨滑移时间，成骨和骨愈合良好，可避免新发畸形等并发症。厉孟等[177]总结2000年1月至2012年12月，共收治23例胫骨下段感染性骨不连患者，其中男13例，女10例，年龄26～59岁，平均38.7岁。结果：术后随访16～46个月，平均28.6个月,所有患者伤口未出现渗液、破溃等现象,1例术后出现腓骨骨折,经石膏外固定后骨折愈合,其余患者骨不连愈合良好,X线临床愈合时间为术后12~28周,平均15.6周,Ennecking系统术后患肢功能恢复(87±11)%,踝关节Olerud-Molander评分标准:优16例,良7例,优良率为100%。结论认为,逆行带血管蒂腓骨Ⅰ期移植治疗胫骨下段感染性骨不连手术操作简便,效果良好,是值得选择的治疗方法之一。李维等[178]按照牵拉组织再生原理,对26例四肢高能量损伤后下肢感染性骨不连患者采取病灶彻底切除+干骺端截骨搬移术。术后7 d以0.25 mm/6 h速度延长,固定延长至骨缺损端会合,于骨缺损处两断端加压并继续维持外同定支架至骨愈合。结论认为,骨搬移技术治疗下肢感染性骨不连,术后感染控制良好,骨愈合率高。

黄雷等[179]*于2003年4月至2013年3月对26例胫骨远端合并距骨和跟骨感染性骨折不愈合的患者实施混合式外固定架固定术、清创术,清创术后胫骨远段及踝关节前内侧创面2 cm×4 cm~4 cm×8 cm,二期行胫骨近段截骨运输术,待胫骨与距骨或跟骨对接后行胫距或胫跟融合术,对治疗结果进行回顾性分析。结论认为,胫骨牵拉成骨术结合胫距融合术或胫跟融合是治疗踝关节周围感染性骨折不愈合特别是大段骨缺损的一种有效治疗方法。郭永明等[180]于2008年4月至2013年4月对9例股骨感染性骨缺损病例进行游离腓骨移植手术,术前窦道分泌物及术中病灶处细菌培养均证实感染,经清创后骨缺损长度(7.5±2.4)cm,其中一期手术6例,待感染控制后二期行游离腓骨移植3例,3例采用单根腓骨移植修复,6例采用双折腓骨移植修复,6例腓骨瓣携带皮瓣来监测移植腓骨血运,术中采用钢板固定移植腓骨6例,采用外固定支架固定3例,术后对移植腓骨的成活与骨结合部愈合情况进行影像学评估,应用Enneking下肢功能评分评价术后功能。结论认为,游离腓骨移植治疗股骨感染性骨缺损有利于治疗感染,骨愈合率高,是理想的治疗方法。蔡晓斌等[181]回顾性分析自2011年3月至2013年12月入住的管状骨慢性骨髓炎患者40例资料:一期行骨髓炎病灶清除骨皮质开槽、载抗生素硫酸钙与自体骨植入及创面修复20例(A组);行病灶清除骨皮质开槽术后暂予以改良VSD髓内引流术后3~5 d后再予行载抗生素硫酸钙与自休骨植入及创面修复20例(B组)。回顾性对比两组患者平均术后创口引流管滞留时间、植骨床细菌培养阳性率、平均创面愈合时间、平均住院时间、平均骨愈合时间和骨髓炎复发率,并对以上指标行独立样本t检验统计学分析。结论认为,病灶清除骨皮质开槽加改良VSD髓内引流后再行载抗生素硫酸钙与自体骨植入加创面修复治疗管状骨骨髓炎更有效,值得临床推广。李铁等[182]回顾性分析2009年3月至2013年3月间应用VSD负压封闭引流技术的16例股骨骨折内固定术后感染患者的临床资料,治疗时间为20~35 d,平均27 d,均获随访,随访时间为12~26个月,平均18个月。所有患者创面感染均得到控制,切口愈合顺利,术后随访X线检查结果显示骨痂生长良好。结论认为,VSD负压封闭引流技术治疗股骨骨折内固定术后感染疗效满意。经维新等[183]收集医院2008年4月至2012年4月40例合并血管损伤的胫骨骨感染及缺损患者临床资料,对其进行回顾性分析,将40例患者随机分为治疗组、对照组,各20例,对照组患者行常规处理治疗,治疗组的患者行腓骨皮瓣交腿修复法,比较两组患者手术成功率,并发症概率与预后。结论认为,腓骨皮瓣交腿修复具有操作简单、成功率高、并发症概率低、治愈周期短等特点,对合并血管损伤的胫骨骨感染及缺损患者的治疗效果确切,有效改善患者下肢功能,降低了患者的截肢率,提高其生活质量,值得在临床工作中推广、应用。

六、显微外科

张喆等[184]探讨小腿筋膜皮瓣对儿童足跟部软组织缺损的修复方法及疗效,回顾性分析2010年至2013年收治12例因轮辐条伤致足跟部软组织缺损的患儿,进行小腿筋膜皮瓣逆行转位修复术。本组共12例患儿,皮瓣全部成活,且外观良好,行走无疼痛感,受区无明显臃肿,足部感觉未受影响。采用小腿筋膜皮瓣修复足跟部软组织缺损,其质地良好,术后恢复快,是修复儿童足跟部较大软组织缺损的理想方法。郭峭峰等[185]探讨股前外侧皮瓣游离移植修复小儿足背软组织缺损的手术方法及疗效,分析2010年1月至2013年6月收治的15例足背软组织缺损小儿,其中男10例,女5例,年龄4~10(6.5±3.5)岁;车祸伤11例,重物压伤3例,开水烫伤1例。足背软组织缺损面积8 cm×6 cm~13 cm×7 cm,平均(54.5±23.8)cm^2。均合并骨、关节或肌腱外露,进行股前外侧皮瓣游离移植修复术。本组15例患儿术后所有供区均无感染发生。其中皮瓣完全成活11例,术后48 h内发生血管危象4例,皮瓣外观良好13例,皮瓣略臃肿2例。随访结果:受区皮瓣颜色、质地与周围组织接近,部分感觉恢复。尹路[186]*等应用两种不同的方法治疗中节指骨双髁开放性骨折,对治疗结果进行比较分析。回顾2011年3月至2013年6月应用动力性外固定结合有限内固定治疗由压砸伤所致有移位的中节指骨双髁骨折患者16例(A组),应用闭合复位克氏针内固定结合铝板外固定治疗 13 例(B 组),对两种方法进行比较分析。发现动力性外固定结合有限内固定可对中节指骨双髁骨折进行有效固定,并维持关节牵引,允许关节早起活动,是一种更为理想的治疗关节内骨折的方法。张净宇[187]等探讨采用改良邻指双叶皮瓣治疗指掌侧高压油漆注射伤的疗效。回顾自 2005 年 12 月至 2013 年 2 月收治手指掌侧高压油漆注射伤患者 11 例,经清创手术后,掌侧创面采用改良邻指双叶皮瓣修复,术后 15~21 d 行断蒂术,术后 3~7 d 行功能康复。术后 11 例均获得随访,时间 8~28 个月,平均 22.3 个月,均未出现手指坏死,指掌侧皮瓣均存活,手指功能好。根据手指关节总活动度(TAM)系统评定方法:优 7 例,良 3 例,可 1 例。分页皮瓣远侧叶两点分辨率为 10~13 mm,平均 11.3 mm。改良邻指双叶皮瓣治疗指掌侧高压油漆注射伤,操作简单,易于推广,效果满意。何腾峰[188]等评价带血管蒂(第 1、2 伸肌腱鞘支持带上动脉或第 2、3 伸肌腱鞘支持带上动脉)桡骨膜瓣治疗舟状骨骨折不愈合伴坏死的手术技术及临床疗效。自 2013 年 6 月至 2014 年 12 月,对 7 例舟状骨陈旧性骨折伴坏死患者,设计并应用带血管蒂骨膜瓣治疗。其中舟状骨近侧坏死 5 例,全舟状骨坏死 2 例。1 例伴有舟骨畸形及嵌入体背伸不稳(DISI),2 例伴有桡骨茎突关节炎。术后随访愈合及存活时间,腕不疼痛,腕关节活动度,握力及工作恢复情况。7 例患者术后均获得随访,时间为6~18个月,平均 10 个月。根据术后 MR 及 X 线片复查,所有舟状骨骨折均获得愈合,死骨存活。所有患者腕部疼痛改善,改良 Mayo 腕关节功能评分优良率达到 100%。带血管蒂桡骨膜瓣治疗舟状骨骨折不愈合伴坏死操作方便,可获得良好的临床疗效。

张荣峰[189]等探讨手指皮肤套状撕脱伤的损伤特点、再植的适应证及治疗要点。自 2010 年 1 月至 2013 年 6 月,对具有再植条件的 49 例指套脱伤进行再植治疗,术后随访 6~24个月,平均 14 个月。49 指再植存活 43 指,成活率为 87.8%。再植指体外形、功能恢复满意,两点分辨率 5~8 mm。根据中华医学会手外科学会断指再植评定使用标准评定:优 19 指,良 17 指,中 5 指,差 2 指;优良率为 83.7%。对于远端软组织完整、具备再植条件的患指,应以再植术为最佳治疗方案。周广良[190]等探讨改良克氏针张力加压牵引治疗骨性锤状指的临床效果。回顾 2010 年 3 月至 2012 年 3 月 28 例采用克氏针张力牵引同时结合钢丝交叉加压骨块治疗患者。本组 26 例获得随访,2 例失访,随访时间为 4~18 个月,平均 9 个月,伤口均Ⅰ级愈合,患指远指间(DIP)关节伸屈活动度为 0°~70° 7 例,0°~60° 15 例,0°~55° 2 例,0°~30° 1 例,关节无活动度 1 例。26 例骨折均骨性愈合,骨折愈合时间平均为 2 个月,其中 2 例向背侧移位畸形愈合,1 例 DIP 关节活动度为 0°~30°的患者因关节疼痛行 DIP 关节融合。根据 Patel 等的锤状指疗效评价标准评定:优 7 例,良 15 例,中 2 例,差 2 例,优良率为 85%。采用改良克氏针张力加压牵引治疗骨性锤状指,应用材料简单,手术操作容易,临床效果满意。肖森[191]*等介绍上腹部双叶带蒂瓦合皮瓣修复手、前臂掌背侧皮肤缺损的方法及疗效。回顾 2010 年 10 月至 2013 年 12 月共 4 例手、前臂掌背侧皮肤软组织缺损男性患者,年龄 36~62 岁。4 例彻底清创后,软组织缺损范围掌侧 7 cm×4 cm~16 cm×6 cm,背侧 10 cm×7 cm~20 cm×10 cm。以腹壁下动脉、腹壁上动脉和肋间动脉交通形成的轴型血管为解剖学基础,设计上腹部双叶带蒂瓦合皮瓣修复创面,供区直接拉拢缝合。修复术后 22~24 d 行断蒂术。术后 4 例皮瓣均顺利成活,切口Ⅰ期愈合。除 1 例皮瓣外形略臃肿外,其余皮瓣外形、质地均良好;皮瓣感觉恢复至 S_2~S_3。手部功能恢复良好。陈伟[192]等总结应用第 2 指蹼动脉蒂复合组织瓣修复示、中指指背复合组织缺损的疗效。回顾 2007 年 6 月至 2013 年 7 月,采用第 2 指蹼动脉蒂复合组织瓣修复 7 例机器绞伤导致的示、中指指背复合组织缺损。男 5 例,女 2 例;年龄 18~55岁,平均36 岁。中指 3 例,示指 1 例,示、中指均有缺损 3 例。手上至入院时间 6~36 h,平均 15 h。软组织缺损范围 2.5 cm×1.0 cm~4.5 cm×1.5 cm。第 2 指蹼动脉皮瓣切取范围为 3.0 cm×1.5 cm~6.0 cm×2.0 cm。供区均直接缝合。术后 7 例皮瓣均完全成活,供、受区切口均Ⅰ期愈合。第 2 指蹼动脉蒂复合组织瓣修复示、中指指背复合组织缺损具有手术操作简便、疗程短、皮瓣血供可靠等优点,术后手指外观及功能良好。傅尚俊[193]等探讨游离股前外皮瓣移植术后静脉危象的病因。回顾 2012 年 1 月至 2014 年 12 月共 10 例游离股前外皮瓣移植患者出现术后静脉危象,手术探查 6 例重新吻合回流静脉,3 例同时吻合动脉和静脉,1 例术中改行背阔肌皮瓣修复创面。5 例皮瓣经过探查完全存活;3 例出现部分坏死,经换药植皮后愈合;2 例探查无效,皮瓣完全坏死,行其他皮瓣修复创面。尽早发现静脉危象、尽早手术探查能明显提高游离股前外皮瓣静脉危象的成活率。孙鹏[194]等探讨掌背皮神经营养血管筋膜蒂逆行岛状皮瓣修复拇指皮肤、软组织缺损的临床疗效。采用皮神经营养血管筋膜蒂逆行岛状皮瓣修复拇指皮肤软组织缺损 32 例。以第一掌骨背侧皮神经为轴线,设计并切取筋膜蒂皮瓣,将皮瓣逆行转移修复拇指皮肤软组织缺损,供区直接缝合或游离植皮覆盖创面。本组共 32 例患者。30 例皮瓣Ⅰ期修复,其中 6 例术后出现表皮下淤血及水疱,

2 例皮瓣远端边缘部分表浅坏死，均经换药处理后愈合，皮瓣血运良好。随访 2～12 个月，皮瓣弹性、质地良好，外形饱满。应用掌背皮神经营养血管筋膜蒂逆行岛状皮瓣修复拇指皮肤软组织缺损，是一种简单、成活率高、效果满意的手术方法。

蔡晓明[195]*等研究 CT 血管造影（CTA）与彩色多普勒超声成像技术对足趾供区血管情况进行术前评估的临床意义。自 2014 年 1 月至 2014 年 12 月，25 例手指缺损患者行足趾移植再造手术，术前采用 CTA 与彩色多普勒成像技术，检测患者供区第一跖背动脉的走形、起始内径大小情况及距皮肤距离，将供区血管走形、毗邻精确定位，标测、量化血管的起始内径。CTA 与彩色多普勒成像技术相结合应用于足趾移植再造拇指术前检查，能准确反映供区血管的解剖学结构特点，并提供个体化的、清晰的足部血供图像，对拇手指再造术术前评估足部供区血供具有重要的临床价值。秦建忠[196]等对髂腰动脉第髂骨组织瓣的切取解剖学依据进行研究。在 13 具成人尸体标本上，对髂腰动脉的走形、数量、管径以及分布情况进行解剖学研究。发现髂腰动脉均发自髂内动脉，发出后经腰大肌深层、闭孔神经和腰骶丛之间分为髂骨支和腰支。从髂腰动脉起点到分出髂骨支和腰支的分叉点的距离为 7.1（7.1 ±0.5）cm。髂骨支在髂骨壁内发出 2 个分支，1 支沿髂骨内侧壁向上、向髂前上棘走行，在髂骨壁中段与旋髂深动脉的髂骨支相吻合；另 1 支向上营养髂后上嵴附近组织。腰支发出后向上走行营养腰大肌和腰方肌。髂腰动脉的髂骨支是营养髂骨的恒定、可靠的血管，可作为独立的营养血管蒂设计成游离的带蒂髂骨组织瓣。隋永强[197]等探讨在常规指动脉多次吻合失败后行静脉动脉化或远端动脉挫伤严重无法吻合进行静脉动脉化的疗效。回顾 2010 年 10 月至 2013 年 2 月采用静脉动脉化治疗损伤严重的复杂断指 30 例，在再植手术中采用静脉动脉化进行非生理性物质交换，成功挽救离断指。30 例断指中，完全成活 25 例，3 例失败，2 例部分皮肤坏死，经 3 周换药后愈合。为静脉动脉化为正常方法失败后或远端血管缺损无动脉吻合提供了一种有效的方法。余君[198]等研究前臂完全离断再植术后功能恢复情况，明确术后康复重点。回顾 2009 年 9 月至 2012 年 10 月断臂再植患者 13 例，进行术后功能评估，包括尚志功能评定表（DASH）、视觉模拟评分（VAS）、手部关节活动度、抓握力量等。患者对外形的满意率是 76.92%，对功能的满意率是 84.62%，前臂及手部关节活动明显受限，力量明显减弱，手功能受限，冷热觉及痛觉恢复。患肢能够完成基本简单的日常活动，断臂再植术意义较大。术后康复重点应注重改善外观，加强内在肌训练和刺激，提高手部肌力。卞徽宁[199]等探讨以肩胛瘢痕瓣联合复合皮移植修复大面积烧伤后严重腋窝瘢痕挛缩的临床应用。回顾大面积烧伤后重度腋窝瘢痕挛缩畸形 8 例，术中充分松解瘢痕粘连，以同侧肩胛瘢痕瓣转移修复，供瓣区以脱细胞异体真皮支架和自体刃厚头皮组成的复合皮移植覆盖。术后 12 块皮瓣均成活。术后随访 6 个月，肩关节功能明显改善，无再挛缩。供瓣区虽有瘢痕形成，远期效果满意。肩胛瘢痕瓣联合复合皮移植可能是一种修复大面积烧伤后严重腋窝瘢痕挛缩的比较理想的治疗方法。刘飞[200]等探讨指背皮瓣修复手指软组织缺损的临床效果。回顾 2013 年 6 月至 2014 年 6 月，应用指背皮瓣修复近侧指骨间关节以远软组织缺损 30 例，其中示指 16 例，中指 8 例，环指 4 例，拇指 2 例，皮瓣面积最大 4.0 cm × 3.0 cm，最小 2.5 cm × 1.5 cm，供区全厚层皮片植皮。30 例皮瓣全部顺利成活，随访 6～16 个月，手指及皮瓣外形良好，色泽正常，质地柔软，吻合神经的皮瓣两点辨别觉 8～12 mm，感觉恢复至 S_2～S_3，手指功能满意，供区外形及功能无明显影响。应用指背皮瓣修复手指软组织缺损临床疗效好，可有效地预防皮瓣静脉危象的发生，并促进患者手功能的满意恢复。徐立伟[201]等探讨游离腓动脉穿支皮瓣修复足部软组织缺损的方法与临床疗效。自 2012 年 8 月至 2014 年 3 月，对 9 例足部创面的病例（缺损面积为 7 cm × 4 cm～14 cm × 7 cm）采用吻合感觉神经的游离腓动脉穿支皮瓣修复，修复前足创面 6 例，足背侧创面 3 例。切取皮瓣面积为 8 cm × 5 cm～15 cm × 8 cm。9 例皮瓣全部成活，供区直接缝合或植皮一期愈合。8 例患者获得 6～24 个月的随访，皮瓣质地良好，厚薄适中，皮瓣感觉得到较好的恢复；患足功能恢复满意，供区肢体无功能障碍。应用游离腓动脉穿支皮瓣，避免损伤主干血管，修复创面后外形满意，可恢复感觉，是修复足部创面的理想方法之一。殷渠东[202]等探讨钛网包裹打压植骨修复大段骨缺损的初步治疗效果。2009 年 1 月至 2012 年 12 月，采用钛网包裹打压植骨修复 6 例长骨骨折后大段骨缺损。在双侧髂后部或和髂前部等处切取骨缺损体积 2 倍以上大量松质骨，用钛网包裹骨缺损处两端，将颗粒状骨打压植于钛网内。骨缺损恢复长度 5.2～9.0 cm，平均 6.3 cm。切口均Ⅰ期愈合。术后随访 12～46 个月，平均 18 个月，骨缺损处均骨性愈合，临床愈合时间 4.0～6.5 个月，平均 5.1 个月，无固定物松动断裂，至末次随访，邻近关节活动度：优 1 例、良 4 例、可 1 例。钛网包裹打压植骨修复大段骨缺损，具有简便、安全、临床愈合较快、效果良好等优点。石荣剑[203]等探讨以游离趾蹼皮瓣修复相邻两指腹创面的方法和临床效果。回顾 2010 年 4 月至 2012 年 8 月，采用游离趾蹼皮瓣修复7例相邻两指腹创面患者,均伴有深部指骨、肌腱等组织外露。术后随访观察皮瓣、供区愈合情况,检测关节总主动活动度(TAM)、两点辨别觉(2－PD)等指标了解患指感觉、功能恢复情况。术后7例皮瓣全部成活。术后均获随访,平均26个月,患指TAM 235°~265°(健侧255°~270°);2－PD平均6.8 mm(4.5~8.5 mm),健侧平均4.1 mm(3.5~7.0 mm),供区对侧区平均9.5 mm(8.5~12.5 mm)。游离趾蹼皮瓣修复相邻两指创面具有外形美观、感觉和功能恢复满意、供区损伤小等优点,是较理想的修复方案。尚修超等[204]游离股前外侧皮瓣修复足部软组织缺损,回顾性分析2008年6月至2012年12月苏北人民医院手足显微外科足部软组织缺损26例。本组男18例,女8例;年龄21~47岁,平均38岁。以髂前上棘外缘与髌骨外上缘的连线中点为中心,按照清创后创面形状,放大10%设计皮瓣,切开皮瓣前缘至深筋膜下,用"会师法"解剖游离已设计好的皮瓣。2例随访3~4个月,24例随访8~36个月。26例皮瓣全部成活,合并关节脱位及骨折患者均恢复良好。赵德军等[205]探讨自体大隐静脉移植修复外伤性锁骨下动脉断裂的临床效果。回顾性分析2009年1月至2014年7月收治3例锁骨下动脉完全断裂病例,取锁骨下切口,充分显露受损锁骨下动脉段,采用大隐静脉移植技术修复重建损伤动脉。损伤部位:锁骨下动脉第2段1例,第3段2例。损伤类型:均为完全断裂及破损。损伤至手术时间1~3 h。结果围手术期无死亡及肢体坏死。获随访3个月至5年,桡动脉搏动恢复良好。肢体功能基本恢复正常。认为锁骨下动脉解剖位置隐蔽,动脉损伤后显露、修复困难。采用大隐静脉移植技术修复重建损伤动脉安全可靠。王子田等[206]观察应用改良外踝上皮瓣修复足背远端皮肤软组织缺损的临床疗效。回顾性分析自2009年6月至2014年1月诊治的23例足背远端皮肤软组织缺损,所有患者入院后急诊行一期清创术,待创面条件较好时,择期行二期改良外踝上皮瓣修复术。结果本组手术时间平均110 min,术中出血量平均200 ml。14例皮瓣一期愈合;5例皮瓣出现皮下积血,皮瓣颜色发紫,拆除部分缝线后症状缓解,皮瓣愈合;3例皮瓣术后3 d部分边缘颜色变黑坏死,切除坏死皮瓣边缘,加强伤口换药处理后伤口愈合;1例皮瓣出现大面积缺血,表面颜色由暗红色逐渐变为黑色,切除坏死组织后发现皮瓣深部组织成活好,加强伤口换药后,择期给予全厚皮植皮后愈合。23例获随访6~24个月,平均11.4个月。部分患者皮瓣外形略显臃肿,但不影响日常穿鞋,皮瓣质地、色泽与受区周围皮肤软组织相近。认为应用改良外踝上皮瓣修复足背远端皮肤软组织缺损效果满意,该方法值得推广应用。钱俊等[207]探讨Wassel Ⅰ、Ⅱ型复拇指畸形的手术治疗及临床疗效。回顾性分析2010年6月至2013年1月,共9例Wassel Ⅰ、Ⅱ型复拇指畸形的患儿,采用切除两个复拇指中间的部分皮肤、软组织、指甲及多余指骨,保留一侧复拇指的指骨,形成主要侧带指骨及大部分甲床,副侧带一侧甲沟、部分指骨及皮肤软组织复合瓣,两部分组合形成一个有完整指甲的拇指,并重建指骨间关节侧副韧带。术后拇指使用支具固定3周。随访时间为5~18个月,平均12.7个月,结果术后所有患儿切口均Ⅰ期愈合。矫形拇指指甲生长正常,指甲中间无明显的裂隙形成,指腹饱满,外形与健侧拇指相似,拇指指骨间关节屈伸活动同健侧。认为本手术方法简单易行,合并后的拇指指甲两侧甲沟完整,指体饱满,外形明显好于仅单纯切除一侧复拇指的方法,是一种有效的治疗复拇指畸形的手术方法。

段玉顺等[208]回顾性分析了2000年4月至2013年10月河北省涞源县中医院和中国人民解放军第89医院收治的组织移植术后发生血管危象患者23例,男性15例,女性8例;年龄7~54岁,平均(28.0±11.8)岁。首先探查血管蒂部、移植组织下有无血肿,如有予以清除;其次探查血管有无痉挛,如痉挛则于外膜下注射罂粟碱30 mg,数分钟后即可缓解。经上述处置无效,做血管通畅试验确定血管不通畅,于吻合口处剪断血管,探查血管内是否有血栓形成、有无内膜脱落、吻合口是否狭窄,针对不同原因行取栓、重新吻合血管或血管移植等处置。23例均得到随访,时间6~36个月,平均14个月。探查术后21例成活,2例由于多次发生血管危象失败,成功率达91.2%。高武长等[209]探讨采用小切口非对端缝合器修复急性闭合性跟腱断裂的近期疗效。回顾性分析2011年9月至2013年9月临床用于治疗22例符合选择标准的急性闭合性跟腱断裂患者。男16例,女6例;年龄22~55岁,平均32.6岁。左侧12例,右侧10例。术中于跟腱起点处做长约4 cm切口,置入小切口非对端缝合器夹持跟腱止点,引入2根不可吸收缝线将断端对合缝合。术后石膏托外固定6周。术后切口均Ⅰ期愈合,均未出现腓肠神经损伤、切口感染并发症。22例均获随访,随访时间8~14个月,平均11个月。术后8个月按Arner－Lindholm疗效评定标准:获优19例,良3例。随访期间均无跟腱再次断裂发生。认为采用小切口非对端缝合器修复急性闭合性跟腱断裂安全,术后患者可早期行功能锻炼,近期疗效满意。郑磊等[210]总结胫后动脉穿支加强的隐神经营养血管皮瓣修复小腿下端及足踝部皮肤软组织缺损的临床经验。回顾性分析2002年8月至2014年5月应用胫后动脉穿支加强的隐神经营养血管皮瓣修复小腿下端及足踝部皮肤软组织缺损41例。男31例,女10例;平均年龄29(4~62)岁。车祸伤33例,机器压伤5例,慢性溃疡3例。皮瓣全部成活36例,创面均为Ⅰ期愈合。皮瓣远侧端部分表皮及表浅坏死5例,经换药或植皮后愈合。术后平均随访18.3(6~36)个月。皮瓣无明显臃肿,质软,色泽良好;3例皮瓣受区为负重区,将隐神经与受区周围皮神经缝合行感觉功能重建,随访期内均恢复保护性感觉。患者步态均正常。认为胫后动脉穿支加强的隐神经营养血管皮瓣适于修复小腿中下段内侧、内踝、跟后区、足跟底、足背内侧中小创面,穿支筋膜蒂形式切取皮瓣,皮瓣血运更理想,成活更可靠。李奎章等[211]探讨严重胫腓骨骨折伴胫前皮肤缺损的原因和皮瓣修复治疗的方法。回顾性分析自2008年1月至2014年1月应用皮瓣修复治疗胫腓骨骨折伴皮肤缺损骨外露21例,根据就诊时间和患肢骨折及软组织损伤程度的不同,选择急诊行清创骨折固定皮瓣修复或急诊清创骨折固定二期皮瓣修复。结果本组皮瓣修复一期愈合16例;3例术后出现皮瓣感染,形成窦道,经抗炎换药治疗创口二期愈合;2例皮瓣出现部分坏死,经清创换药处理,创面肉芽组织生长后给予游离植皮治愈。本组获得随访平均1.5(0.5~3.5)年,胫腓骨骨折愈合时间6~18个月,平均9.5个月。认为严重胫腓骨骨折伴皮肤缺损骨外露患者应根据就诊时间不同和伤肢皮肤缺损程度,选择性采取一期或二期皮瓣修复治疗,可取得较好的效果。曹磊等[212]为逆行腓骨肌皮瓣的设计与临床应用提供解剖学依据。通过分析新鲜下肢标本20侧,动脉灌注红色乳胶,解剖观测腓动脉、腓骨长肌、腓骨短肌及其表面皮肤与营养血管的起始、走行、分支、分布的情况;新鲜标本2具,动脉灌注乳胶、氧化铅混悬液,CT扫描后三维重建小腿与足部血管。结果腓动脉起始外径(3.7±0.7)mm,多条分支供给比目鱼肌、踇长屈肌、腓骨长、短肌及表面皮肤。腓动脉穿支的血管蒂可游离长度为(3.5±1.3)cm。腓动脉终末穿支在胫腓骨骨间膜中穿出,外径(1.2±0.4)mm,分为升支和降支。腓骨短肌肌腹的上部有一支较粗的腓浅动脉发自胫前动脉,向前穿骨间膜行于腓骨长肌与小腿前群肌之间,管径(1.8±0.5)mm,行向下营养腓骨短肌、腓浅神经和小腿前外侧部皮肤。结论认为,以腓动脉中、下部穿支或终末穿支与其他血管的吻合部为蒂,可以设计切取逆行腓骨长、短肌肌皮瓣,修复小腿下部及足背部软组织缺损。杨晨辉等[213]探讨胫前动脉踝上支降支蒂胫骨远端骨瓣移位治疗距骨缺血性坏死的临床效果。回顾性分析2010年3月至2013年12月收治8例距骨创伤性缺血坏死患者,均采用胫前动脉踝上支降支蒂胫骨远端骨瓣移位治疗,术后石膏托固定踝关节4周。结果随访6个月至24个月,平均12个月。8例患者术后均获满意愈合,最终随访检查踝关节功能按Kenwight疗效标准评估,其中优6例,良2例。因此,该骨瓣血管恒定,血供丰富,手术操作简便,是治疗距骨缺血坏死的较理想方法。侯晓进等[214]探讨指动脉终末背侧支皮瓣修复指端软组织缺损的方法及疗效。方法设计以指动脉背侧支为蒂吻合指神经背侧支的指背皮瓣修复指端软组织缺损23例。结果术后23例中20例皮瓣顺利成活,2例术后出现张力性水疱,蒂部部分拆线后皮瓣顺利成活,1例术后皮瓣远端部分坏死,经换药后痊愈。23例获得随访6~15个月,皮瓣外形饱满,颜色、质地接近正常,无明显色素沉着。皮瓣触觉恢复至S_3+,两点辨别觉为6~10 mm,平均7.5 mm。手指伸屈功能按手指主动总活动度(TAM)法评定:优19例,良3例,可1例,优良率为95.7%。认为指动脉背侧终末支及指神经背侧支恒定,手术操作方便,是治疗指端软组织缺损较理想的一种方法。吴敏等[215]探讨带旋髂深血管蒂骨膜瓣植入治疗未成年股骨颈骨折术后股骨头缺血性坏死(ANFH)的疗效。回顾性分析2006年12月至2011年8月,采用带旋髂深血管蒂骨膜瓣植入术治疗9例(9髋)未成年股骨颈骨折术后ANFH。其中男6例,女3例;年龄10~18岁,平均14.7岁。骨坏死影像学评估按照Steinberg分期标准:Ⅲb期1例,Ⅲc期2例,Ⅳa期1例,Ⅳb期3例,Ⅳc期2例。根据手术前后髋关节功能Harris评分变化和Steinberg分期改变进行临床评价和影像学评估。9例均获随访,随访时间38~76个月,平均52个月。患者患髋或膝内上疼痛缓解,肢体无明显短缩,行走步态改善,患髋关节活动度增加。末次随访时,髋关节功能Harris评分为(92.7±9.9)分,与术前(62.8±3.6)分比较差异有统计学意义($t=-12.244$,$P=0.000$);获优5例、良3例、差1例;治疗成功率为88.89%(8/9)。末次随访时,除1例术前Ⅲb期进展至Ⅳb期外,其余患者分期改善或稳定,影像学成功率为88.89%(8/9)。认为带旋髂深血管蒂骨膜瓣植入治疗未成年股骨颈骨折术后ANFH,能为股骨头提供良好的成骨及血管重建。

王泉等[216]探讨吻合静脉联合改良动静脉转流术治疗末节离断伤的临床疗效。自2010年5月至2013年12月采用吻合静脉联合改良动静脉转流术治疗22例(24指)末节离断伤。结果22例(24指)末节断指再植全部成活,无一例发生静脉回流障碍。17例(17指)获得6~18(14.41±2.96)个月的随访。再植指外形美观、指腹饱满,指体无明显萎缩;远侧指骨间关节活动度为30°~70°(61.18±10.24)°;两点分辨觉为4~8(4.94±1.14)mm;感觉测定为

S_3 +~S_4级。按中华医学会手外科学会断指再植功能评定试用标准评分：79~97(92.59±4.85)分，其中优16例，良1例。认为吻合静脉联合改良动静脉转流术可有效解决静脉回流问题，避免回流障碍，成活率高，是治疗末节离断伤的理想方法。郭孝军等[217]回顾性分析自2009年1月至2014年7月采用大鱼际皮瓣联合第1掌背动脉皮瓣修复拇指末节皮肤脱套伤19例，男17例，女2例；年龄19~45(31.1±7.6)岁；致伤原因：机器绞伤15例，压砸伤3例，电锯伤1例；创面缺损面积20 mm×50 mm~30 mm×60 mm，拇指末节皮肤脱套合并甲床缺如13例，皮肤脱套伴甲床残留6例术后皮瓣全部存活，患指外观及功能满意。本术式也有一定的局限性，如皮瓣切取范围有限、无法修复甲床等。杨亚南等[218]探讨骨间背侧动脉岛状皮瓣修复手部软组织缺损的临床效果。回顾性分析了2009—2012年10例手部软组织缺损患者，其中男8例，女2例；年龄15~74岁。皮瓣切取面积为4.0 cm×3.0 cm~13.0 cm×8.0 cm。利用便携式多普勒超声仪，探测前臂骨间背侧动脉发出的皮支，以骨间背侧动脉远端为血管蒂的逆行岛状皮瓣修复手部软组织缺损。观察皮瓣颜色、质地、感觉、供瓣区瘢痕情况。结果9例岛状皮瓣全部存活，1例皮瓣边缘部分坏死，换药后愈合。2例失访，8例获得3个月至1年随访，皮瓣色泽、感觉与邻近皮肤相近，质地柔软，感觉良好，供瓣区瘢痕增生不明显，其中1例皮瓣稍显臃肿。表明应用骨间背侧动脉岛状皮瓣修复手部软组织缺损安全有效。付记乐等[219]总结手术治疗原发性掌指关节绞锁经验。回顾性分析2002年1月至2013年1月，收治7例掌指关节绞锁患者。男3例，女4例；年龄21~40岁，平均31.2岁。拇指1例，示指5例，中指1例。病程1~18 d，平均3 d。掌指关节均不能主、被动背伸；X线片示掌骨头髁部突出。1例示指绞锁患者行双侧掌骨髁部切除术，其余6例行单侧掌骨髁部切除术。术后第2天开始功能锻炼。术后患者切口均Ⅰ期愈合，无手术相关并发症发生。患者均获随访，随访时间1个月至1年6个月，平均8个月。随访期间绞锁无复发。末次随访时手部功能按总主动活动度(ATM)评分标准：获优5例，良2例。因此，手部掌指关节绞锁发病率低，反复绞锁及手法复位会加重局部韧带损伤，手术治疗是可靠确切的治疗方法。冯铭生等[220]观察小腿离断伴软组织缺损进行断肢再植并一期组织瓣移植修复缺损创面的临床疗效。回顾性分析8例小腿离断伴软组织缺损的患者，在再植重建肢体血运的同时，根据组织缺损情况采用组织瓣移植的方法进行一期修复，其中移植股前外侧皮瓣6例，髂腹股沟皮瓣2例。8例离断肢体组织缺损面积10 cm×6 cm~15 cm×8 cm。术后8例再植肢体及移植的组织瓣全部成活，术后随访3~24个月，6例骨折8~10个月均能骨性愈合，肢体发生骨不连2例，1年后经植骨手术后骨折愈合。移植的皮瓣有不同程度的臃肿，经二期整形外观得到较好恢复。按陈中伟断肢再植下肢功能评定标准评定，Ⅰ级1例，Ⅱ级4例，Ⅲ级2级，Ⅳ级1例。因此，对于小腿离断伴软组织缺损伤急诊在施行断肢再植重建肢体血运的同时，采用组织瓣一期有效覆盖创面，可提高复杂性小腿离断的成活率，最大限度地恢复了患肢外观及功能。胡稷杰[221]探讨不携带大隐静脉的游离膝降动脉穿支皮瓣修复肢体末端组织缺损的疗效及技术要点。回顾性分析2010年8月至2014年4月，采用不携带大隐静脉的游离膝降动脉穿支皮瓣修复18例肢体末端组织缺损患者资料，男16例，女2例；年龄7~63岁，平均32.4岁；8例足部、10例手部组织缺损；2例为陈旧性损伤矫形后单纯软组织缺损，16例为开放性损伤并伴软组织感染，其中5例合并骨折或骨缺损；皮肤软组织缺损面积2.0 cm×8.0 cm~9.0 cm×12.0 cm，均采用对侧下肢游离膝降动脉穿支皮瓣/复合皮瓣修复。结论认为，不携带大隐静脉的膝降动脉穿支皮瓣可修复肢体末端组织缺损，供区损伤小、隐蔽，穿支血管变异少，可恢复受区感觉。任高宏等[222]探讨静脉移植桥接血管蒂的游离腓骨瓣移植治疗长骨感染性骨缺损及软组织缺损的手术方法及临床疗效。回顾性分析自2008年6月至2014年1月收治的17例长骨感染性骨缺损患者病例资料，男11例，女6例；年龄1.5~55岁，平均31.3岁；股骨8例，胫骨5例，肱骨3例，桡骨1例；骨缺损长度为4~19 cm，平均9.4 cm；其中8例合并软组织缺损(5.0 cm×3.0 cm~17.0 cm×5.5 cm)。感染性骨缺损端彻底清创后，负压封闭灌洗引流2~3周，待肉芽生长新鲜，设计并切取腓骨瓣或腓骨皮瓣移植进行重建，移植自体静脉并端端吻合桥接受区血管与腓骨瓣的血管蒂。末次随访时采用Enneking系统评分，优11例，良3例，可1例，优良率为93.3%。手术后肢体功能恢复满意。因此，静脉移植桥接游离腓骨(皮)瓣血管蒂，不仅能有效地修复长骨感染性骨缺损和局部软组织缺损，而且可以改善骨缺损局部血运，控制感染，明显缩短疗程，是治疗肢体长骨感染性骨缺损及合并软组织缺损的有效手段。封帆等[223]探讨比较保留关节不缩短长度的断腕再植与切除腕骨缩短长度的断腕再植对手功能恢复的临床效果。回顾性分析1999年1月至2013年12月对56例腕部离断患者行断腕再植治疗。采用保留关节的断腕再植治疗36例；采用切除腕骨缩短长度的断腕再植治疗20例，术后随访对伤口愈合时间、并发症及手的外观和功能恢复情况进行比较分析。36例采用保留关节的断腕再植全部成活,术后随访6~24个月,按中华医学会手外科学会上肢部分功能评定试用标准评定:优26例,良10例;优良率达100%。20例采用切除腕骨缩短长度的传统的断腕再植全部成活,相同标准的功能评定:优7例,良6例,可4例,差3例,优良率达65%。两种治疗方法在手的外观及功能恢复上有明显差异。因此,对腕部离断伤,采用保留关节的再植,术后手外观及手功能恢复的临床效果明显优于采用切除骨质缩短长度的断腕再植。朱泽兴等[224]自2012年9月至2013年4月收治了13例可复性陈旧性骨性锤状指患者,受伤至就诊时间为4~9周,平均6.5周,均采用Ishiguro法手术治疗,术后随访时间为4~16个月,平均8.7个月,采用Dargan标准进行功能评定。结果13例骨折均愈合,采用Dargan法进行功能评定:优4例,良4例,可3例,差2例;优良率为61.5%。研究表明,Ishiguro法操作简单、美观微创,可作为可复性陈旧性骨性锤状指的有效治疗方法之一。朱伟等[225]回顾下分析2010年5月至2014年4月对23例陈旧性指伸肌腱腱帽滑脱患者采用异体肌腱进行修复,其中包括5例多指伸肌腱腱帽滑脱患者。结果术后23例均获得3~12个月的随访,其中1例复发,有轻度滑移。术后根据临床手功能评定:优19例,良3例,可1例;优良率为95.7%。结果显示,应用异体肌腱修复陈旧性指伸肌腱腱帽滑脱是一种创伤小、简便易行、安全可靠的手术方法。孙雪生等[226]从2008年6月至2013年9月,对5例拇指Ⅲ类缺损的患者应用保留部分末节趾骨联合第二趾跖趾关节,近趾间关节的骨关节肌腱复合体再造拇指Ⅲ类缺损。术后5例再造拇指全部成活,随访时间8~24个月,再造拇指按中华医学会手外科分会上肢部分功能评定标准进行手功能评定:优4例,良1例。患者生活均能自理。这一结果表明带部分末节趾骨及第二趾跖趾关节和近趾间关节及伸屈肌腱复合组织再造拇指Ⅲ类缺损,最大限度地恢复了再造拇指的外观和感觉,恢复了再造拇指的运动功能。

张全荣等[227]自1997年4月至2013年11月对21例Ⅲ~Ⅴ度不同类型拇指缺损采用示指转位再造拇指8例9指,示指残端转位2例,环指中远节转位再造拇指Ⅲ~Ⅳ度缺损5例,示指带掌指关节、部分掌骨转位再造拇指,以第2掌骨基底作为支撑点形成与远端第2掌骨重叠为夹角,产生新形成虎口并皮瓣移植修复新形成的虎口皮肤缺损,重建拇指Ⅵ度缺损6例。术后行康复训练治疗。研究表明,通过显微外科的方法将不同程度的拇指缺损采用不同手指转位再造拇指,恢复拇指的外形和功能,是一种可行的途径。孙广峰等[228]自2005年6月至2013年11月收治指甲甲床缺损或坏死患者16例16指。伴有中末节皮肤软组织缺损患指12例,采用第2足趾趾甲皮瓣游离移植修复;伴有皮肤软组织缺损者,采用携带第2足趾皮肤软组织的趾甲皮瓣游离移植修复,吻合血管神经,重建感觉血运。术后趾甲皮瓣全部存活,随访6~36个月,手指屈伸功能满意,指腹两点分辨率为4~6 mm,指甲外观满意。这一结果表明,应用第2足趾趾甲皮瓣再造手指指甲甲床疗效满意,可最大限度地恢复手指外观以及功能。张亚斌等[229]2012年6月至2014年9月利用第一掌骨颈桡侧穿支皮瓣游离移植修复手指软组织缺损10例。缺损面积2.0 cm×1.5 cm~3.0 cm×2.5 cm,皮瓣面积3.0 cm×2.0 cm~3.5 cm×2.5 cm。皮瓣供区可直接关闭。结果10例皮瓣中9例成活,创面愈合良好,皮瓣质地柔软、耐磨。1例皮瓣边缘稍许皮缘坏死,换药后延迟愈合。随访时间1个月至2年,皮瓣质地、外形良好,皮瓣供区瘢痕挛缩不明显。手指屈伸活动范围及力量基本正常。研究表明,利用第一掌骨颈桡侧穿支皮瓣游离移植修复手指软组织缺损,手术在同一术野、臂丛麻醉下完成,皮瓣供区创伤小、瘢痕少,皮瓣质地柔软,耐磨,外形饱满,皮瓣成活率高,且不损伤拇指血管及神经,只需血管穿支。江波等[230]*自2011年5月至2013年8月对17例锤状指患者应用经末节指骨基底两侧骨隧道缝合法治疗。其中新鲜锤状指11例,陈旧性锤状指6例。术后近指骨间关节及掌指关节正常活动,6周后拔除克氏针。结果术后15例获得随访,2例失访,随访时间为6~13个月,平均10个月。按Crawford锤状指疗效评价体系评估:优7例,良6例,可2例;优良率为86.7%。研究证明,经末节指骨基底两侧骨隧道缝合法固定伸肌腱,可明显纠正锤状指畸形,并发症少,获得良好的关节活动度,是治疗锤状指畸形较有效的方法。张伟平[231]2013年4月至2014年3月,应用尺动脉腕上支上行穿支皮瓣修复手指皮肤缺损8例,皮瓣切取面积3.5 cm×2.0 cm~6.0 cm×3.5 cm,尺动脉腕上支上行穿支为皮瓣血管蒂,均与受区的指动脉进行端端吻合,皮瓣静脉为伴行静脉及浅静脉,与受区指背静脉进行吻合。4例皮瓣重建感觉,前臂内侧皮神经分支携带入皮瓣,皮瓣内神经与指神经进行外膜缝合。结果术后8例皮瓣均完全成活,术后随访3~6个月,皮瓣外形、弹性、质地良好。两点辨别觉6~13 mm。研究表明,游离尺动脉腕上支上行穿支皮瓣解剖恒定,皮瓣质地、外形满意,操作简单,不牺牲主要的血管,供区隐蔽,是修复手指创面的一种较为理想的方式。钱俊等[232]从2009年3月至2013年9月在11例旋转撕脱离断后再植拇指的二期功能重建中,采用桡侧腕长伸肌腱转位重建伸拇功能、环指指浅屈肌腱转位重建屈拇功能。所有患者切口均Ⅰ期愈合,10例获得6~15个月的随访,1

例失访，拇指屈伸功能恢复可，根据中华医学会手外科学会断指再植功能评定试用标准评定：优 6 例，良 3 例，差 1 例。研究显示，在旋转撕脱离断后再植拇指的二期功能重建中，采用桡侧腕长伸肌腱转位重建伸拇的手术方法操作简单，术后能够满足伸拇要求，疗效满意。周晓等[233]自 2012 年 6 月至 2013 年 3 月收治 8 例拇指指腹缺损伴有末节指骨肌腱外露的病例，设计切取同侧小鱼际穿支皮瓣，大小为 1.4 cm×2.0 cm～1.8 cm×2.2 cm，将小指尺侧指动脉与拇指指动脉吻合，皮瓣伴行静脉及浅静脉分别与拇指指腹、指背静脉吻合，以 9－0 线将皮瓣内的神经分支与一侧指神经缝合重建皮瓣感觉。小鱼际供区创面直接拉拢缝合。结果 8 例皮瓣及供区创面均一期愈合。8 例 8 指术后获得随访，时间为 6～13 个月，平均 9 个月，皮瓣外形、质地均良好，末次随访时，皮瓣两点辨距觉为 7～10 mm，术后拇指各关节活动正常。供区线状瘢痕愈合，无并发症，手部握力未见减弱。结果表明，游离小鱼际穿支皮瓣血管解剖恒定，手术操作简便，疗效满意，是修复拇指指腹缺损的较为理想的一种新方法。

李永军等[234]自 2008 年 6 月至 2014 年 3 月，对 12 例指端皮肤缺损的患者，在采用髂腹股沟真皮下血管网皮瓣修复指端皮肤缺损的同时，采用甲床游离移植修复甲床缺损，2～3 周内行髂腹股沟皮瓣断蒂和指端整形术。结果 12 例患者术后皮瓣全部存活，甲床移植全部成活。术后随访 6 个月至 2 年，手指外观无臃肿，指甲生长平坦，畸形不明显。研究显示，采用髂腹股沟区真皮下血管网皮瓣联合甲床移植修复指端缺损，手术操作简单，疗效可靠。靳兆印等[235]自 2008 年 2 月至 2012 年 12 月，应用筋膜瓣翻转 180°转移修复下肢重度污染或感染组织缺损，筋膜瓣上游离植皮不打包，切引流口，外用 VSD 覆盖共 15 例。彻底清创，根据四肢深筋膜血供特点。距缺损区最近距离 1.0～5.0 cm 上设计筋膜瓣，筋膜瓣大小 3.0 cm×6.0 cm～7.0 cm×18.0 cm，长宽比例为 1∶1～4∶1。结果临床应用 13 例，植皮成活，无一例坏死。术后随访 3 个月 2 年，按 Mazur 等踝关节功能及症状进行评分：本组优 10 例，良 2 例，差 1 例。所有皮瓣外形恢复满意。2 例切口瘢痕增生挛缩。结果表明，采用 VSD 联合筋膜瓣翻转加植皮修复下肢重度污染或感染创面，其设计及操作简单而有效，血运可靠，不破坏主要血管，筋膜瓣血运丰富，增加抗感染能力，是修复重度污染或感染并组织缺损创面的一种较好方法。庄加川等[236]自 2012 年 10 月至 2014 年 3 月，对手部皮肤缺损面积为 5.5 cm×7.2 cm～10.0 cm×12.5 cm 的 7 例患者，术前用多普勒探测仪对股前外侧穿支血管进行探测，确定穿支血管的走向及穿出点的位置，精确切取股前外侧皮瓣并剔除多余的皮下脂肪，吻合穿支血管与受区动静脉重建皮瓣血液循环，大腿皮瓣供区直接闭合或部分植皮。术后 7 例股前外侧游离皮瓣全部存活，1 例皮瓣术后出现血管危象，手术探查发现动脉吻合口内有血栓形成，取出血栓后重新吻合血管后皮瓣存活，2 例皮瓣术后部分皮缘出现淤黑、干性坏死，直接清创缝合创面。术后随访 2 个月至 2 年，平均 11 个月，手部皮瓣外观满意，7 例皮瓣均无须二次整形，手功能恢复良好，大腿供区创面愈合好。按中华医学会手外科学会手功能评定标准评定：优 4 例，良 2 例，可 1 例。结果表明，穿支血管导航下超薄股前外侧皮瓣修复创面是一种较理想的方法。潘小平等[237]* 2008 年 1 月至 2014 年 1 月对 16 例跟腱合并足跟后区皮肤缺损的病例应用吻合带髂胫束的股前外侧皮瓣游离移植一期修复，男 11 例，女 5 例，年龄 15～55 岁。其中 9 例为跟腱合并足跟后区皮肤缺损（其中 7 例合并胫、腓骨骨折），7 例为跟腱、足跟后区皮肤合并跟骨骨折或部分跟骨缺损（其中 5 例合并股骨及胫骨干骨折），足跟后区组织缺损面积 7.0 cm×10.5 cm～9.0 cm×12.0 cm，采用带髂胫束的股前外侧皮瓣游离移植修复。皮瓣切取范围 8.5 cm×11.5 cm～10.0 cm×13.0 cm，髂胫束的切取长度 6.0～10.0 cm，宽度 3.0～5.0 cm，将髂胫束内外侧缘内翻缝合成腱状形成双层髂胫束重建跟腱，旋股外侧动脉降支及伴行静脉分别与胫后动、静脉进行吻合。术后 16 例皮瓣均成活，创面均一期愈合，无感染及血管危象发生。术后平均 1 年半随访，Thompson 征阴性，双单足提踵试验阴性，无跟腱再断裂、足跟区皮肤破溃等并发症发生。研究表明，带髂胫束的股前外侧皮瓣游离移植修复足跟后区组织缺损成活率高，临床效果好。

王湘伟等[238]从 2008 年 6 月至 2014 年 10 月共采用第二掌背动脉（SDMA）逆行皮瓣修复示、中指组织缺损 34 例，男 20 例，女 14 例，年龄 17～51 岁，平均 34 岁，其中单纯软组织缺损 14 例，合并伸指肌腱缺损 13 例，示指指背神经缺损 4 例，部分指骨缺损 3 例。创面缺损面积为 1.0 cm×2.0 cm～2.0 cm×5.5 cm，切取皮瓣面积为 1.0 cm×2.5 cm～2.5 cm×5.5 cm，术后观察皮瓣成活率、外观、弹性。结果 34 例皮瓣中 31 例全部成活，3 例皮肤远端皮缘部分坏死，经换药后愈合。术后随访 3～12 个月，皮瓣美观，弹性好，无溃烂，无臃肿，供区愈合好。研究表明，第二掌背动脉逆行皮瓣是修复示、中指组织缺损的理想方法，操作简单，成活率高，损伤小，术后皮瓣外观好，无须再次行断蒂和皮瓣整形，能满足手指基本活动功能。李敬矿等[239]自 2006 年 1 月至 2012 年 8 月采用大鱼际筋膜蒂皮瓣对 26 例拇指桡掌侧皮肤软组织缺损患者进行修复。结果26例皮瓣中24例完全存活,2例皮瓣远端少许坏死,经换药后自行愈合。术后随访时间为5个月至2年,皮瓣血运、质地、弹性均良好,外形美观。拇指功能恢复良好,皮瓣两点分辨率为4~9 mm,根据中华医学会手外科学会上肢部分功能评定试用标准进行评定:优14例,良11例,差1例;优良率为96.2%。研究表明,大鱼际筋膜蒂皮瓣质地佳,感觉恢复好,色泽最接近拇指掌侧皮肤,对修复拇指桡掌侧皮肤软组织缺损效果较好。卢耀军等[240]从2008年1月至2012年12月采用腹部分层组织瓣结合自体皮移植一期修复同时伴有手掌和手背皮肤缺损的手部皮肤脱套伤患者12例,其中合并手指脱套伤5例,术中用腹部真皮下血管网皮瓣修复背侧皮肤缺损,筋膜瓣联合大腿外侧刃厚自体皮移植修复掌侧皮肤缺损,术后2周断蒂。结果12例腹部真皮下血管网皮瓣全部成活,2例筋膜瓣植皮部分坏死,经换药治愈。术后随访6个月至1年,手部皮瓣不臃肿,颜色较暗,触觉恢复。腹部仅残留线性瘢痕,按中华医学会手外科学会上肢部分功能评定试用标准评定其功能(TAM法),优良例数9例。研究证明,带蒂腹部分层组织瓣结合自体皮移植是修复手部皮肤脱套伤的较好方法。尹志成等[241]自2009年1月至2014年6月对28例手部创面缺损患者采用同侧前臂静脉皮瓣,行桥接式静脉动脉化皮瓣游离移植修复创面。术后随访6~24个月,平均10个月,28例皮瓣完全存活,皮瓣质地优良,感觉功能部分恢复,外形及手功能恢复满意。按中华医学会手外科学会手功能评定标准评定:优23指,良4指,中1指;优良率达96.4%。研究表明,桥接式静脉动脉化皮瓣修复手部创面缺损,其成活率及存活质量均满意,是修复手部中小型皮肤组织缺损的较好方法,具有良好的临床应用前景。李瑞华等[242]自2000年10月至2014年6月采用桥接指动脉的动脉化静脉皮瓣修复手指血管及皮肤软组织缺损患者10例,桥接尺(桡)动脉和指动脉的足背皮瓣修复手掌血管及皮肤软组织缺损3例,桥接肱动脉或桡动脉的小腿内侧皮瓣修复上臂或前臂血管及皮肤软组织缺损各1例,桥接指动脉的骨间背穿支皮瓣修复手背组织缺损1例。术后16例皮瓣中15例完全存活,1例出现部分表皮坏死,脱痂后愈合。随访3个月至4年,皮肤质地、厚薄均满意,所有皮瓣均未出现硬化、挛缩或影响关节活动。研究表明,桥接血管的游离皮瓣是目前修复肢(指)皮肤伴血管缺损的一种较理想的方法。唐林峰等[243]自2012年1月至2013年12月,设计应用指背神经筋膜蒂皮瓣修复指端皮肤软组织缺损患者13例,男8例,女5例;年龄18~55岁,平均38.5岁。皮瓣供区均采用掌指背V-Y推进皮瓣修复。结果本组13块指背神经筋膜蒂皮瓣及掌指背V-Y推进皮瓣全部存活。术后随访3个月至2年,平均15个月,指背神经筋膜蒂皮瓣外形及感觉恢复良好,供区掌指背皮瓣质地优良,无明显瘢痕增生,感觉恢复良好,指蹼无挛缩,伤指功能恢复满意。研究结果表明,指背神经筋膜蒂皮瓣修复指端皮肤软组织缺损,皮瓣供区应用掌指背V-Y推进皮瓣修复,获得较好的临床效果,与传统供区植皮术式相比,能有效避免供区植皮凹陷、瘢痕增生及植皮坏死等并发症。刘勇等[244]以大腿外侧正中为轴心线,股骨外上髁以近4 cm处为皮支入皮点,髌骨外侧缘向近端延长线为皮瓣的前缘,股二头肌后缘为皮瓣后缘,下界为髌骨上缘水平线,据创面需求设计膝上外侧复合组织瓣,并分别应用其修复四肢软组织缺损18例,跟腱缺损11例,四肢骨不连接16例。2002年3月至2013年9月,应用膝上外侧复合组织瓣修复组织缺损45例,皮瓣最大面积为17 cm×9 cm,最小为6 cm×3 cm,术后皮瓣全部成活,虽有2例术后12 h内发生血管危象,但经手术探查重新吻合血管后存活。术后随访1~2.5年,组织修复外形良好,修复的跟腱功能恢复良好,骨缺损、骨不连均已骨性愈合,效果满意。供区愈合良好,采用HSS膝关节功能评估系统评估术后8个月的膝关节功能均为优良。结果显示,采用膝上外侧复合组织瓣,可一期修复皮肤软组织、骨和跟腱缺损。陈文雄等[245]自2006年3月至2014年6月对16例多指软组织缺损患者应用游离足背并联皮瓣进行修复,以胫前动脉、足背动脉为主干,以跗内侧或内踝前、第一跖背、跗外侧或外踝前动脉为分支构成足内侧、第一跖背、足外侧的并联皮瓣修复多指软组织缺损,以双叶并联皮瓣修复2个手指软组织缺损,以三叶并联皮瓣修复3~4个手指软组织缺损。结果16例皮瓣全部成活,14例一期愈合,2例皮瓣边缘部分浅表坏死,经换药后延迟愈合;有15例获3~8个月随访,皮瓣质地、肤色好,厚薄均匀,手指功能恢复良好。结果表明,游离足背并联皮瓣具有解剖恒定、血供可靠、简单易取、安全、损伤小、成活率高和效果好等优点,是修复多指软组织缺损的理想方法。夏雷等[246]自2013年3月至2014年8月对6例上肢离断的患者应用27个微血管吻合器;其中臂中段离断2例,肘关节离断1例,前臂中段离断2例,腕关节离断1例;肱动脉2条,尺动脉4条,桡动脉3条,头静脉6条,贵要静脉4条,肱动脉伴行静脉4条,尺动脉伴行静脉4条。观察其吻合时间、吻合血管通畅率、血管吻合并发症以及肢体成活情况。结果6例患者修复后的血管血流通畅率100%,吻合时间平均4 min,未出现血管危象探查情况,手术时间平均5 h。术后随访2~12个月,肢体均成活良好,术后血管彩超均显示:

血管吻合口血流通畅，无血栓形成。李涛等[247]自 2011 年 9 月至 2012 年 12 月对收治的 11 例四肢皮肤软组织缺损和慢性溃疡创面，采用邻近穿支螺旋桨皮瓣转移修复，其中腓动脉穿支皮瓣 5 例，外踝上穿支皮瓣 3 例，尺动脉腕上穿支皮瓣 2 例，骨间后侧穿支皮瓣 1 例；创面大小 3.0 cm × 2.5 cm～11.0 cm × 4.0 cm，皮瓣面积 6 cm × 3 cm～21 cm × 5 cm，术中均将皮瓣远端的 1 支浅静脉与受区皮下浅静脉吻合。研究显示，吻合浅静脉的穿支螺旋桨皮瓣，可以减轻皮瓣的静脉回流阻力，有利于皮瓣的存活，是一种有效改善皮瓣静脉问题的超引流方法。申屠刚等[248]自 2006 年 2 月至 2013 年 5 月共收治四肢大段骨、软组织缺损 22 例，其中胫骨中段及中下 1/3 骨缺损 12 例，桡骨中下段缺损 3 例，第 1 跖骨骨缺损 5 例，肱骨骨缺损 2 例，缺损长度：5.5～8.0 cm。均合并不同程度软组织缺损，缺损面积为 8.0 cm × 12.0 cm～20.0 cm × 15.0 cm。早期将骨缺损段旷置，利用吻合血管的肌皮瓣修复创面，3 个月后行吻合血管的游离髂骨瓣修复骨缺损，将旋髂深血管与皮瓣血管吻合。结果随访 11～30 个月，平均 18.5 个月。22 例肌皮瓣全部一期成活。髂骨瓣于术后 3～7 个月全部骨性愈合。仅 1 例股前外侧肌皮瓣覆盖小腿后出现伤口渗液，经持续引流换药后伤口愈合，临床效果满意。无骨不连、骨髓炎等并发症发生。结果显示，对于复杂性四肢大段骨、软组织缺损采取分期肌皮瓣和髂骨瓣修复，可有效地预防并发症，提高临床治疗效果。张海永等[249]自 2006 年 1 月至 2013 年 1 月设计指固有动脉背侧支为蒂的指掌背血管链皮瓣修复手指中末节皮肤软组织缺损患者共 19 例。结果 19 例皮瓣全部存活，术后随访 6～18 个月，皮瓣血运好，皮瓣外形及患指功能恢复满意。手功能按中华医学会手外科学会上肢部分功能评定试用标准评定：优 16 例，良 2 例，可 1 例；优良率为 94.7%。结果显示，应用指固有动脉背侧支为蒂的指掌背血管链皮瓣是一种修复手指中末节皮肤软组织缺损理想的方法。冯仕明等[250]自 2008 年 7 月至 2010 年 11 月收治 18 例手掌贯穿性皮肤软组织缺损患者。单处皮肤软组织缺损面积为 2.0 cm × 1.5 cm～5.0 cm × 2.5 cm。应用足背并联皮瓣治疗，单处皮瓣切取面积为 2.0 cm × 2.0 cm～5.5 cm × 3.0 cm。供瓣区创面采用自体大腿内侧全厚皮片修复。结果术后 18 例患者皮瓣全部成活，所有足部供区植皮均成活。本组 17 例患者术后随访 6～23 个月，平均 10 个月；1 例患者失访。17 例皮瓣外观恢复较好，皮瓣质地柔软、弹性好，无臃肿，未见明显色素沉着以及瘢痕挛缩。行神经吻合的 13 例患者，末次随访时皮瓣两点辨别觉距离为 6.0～9.0 mm，平均 7.4 mm，感觉功能评定达到 S3 级。研究结果表明，足背并联皮瓣血运可靠、设计灵活，是修复手掌贯穿性皮肤软组织缺损的较佳选择。陈欣等[251]自 2008 年 11 月至 2014 年 11 月收治存在关节开放和(或)骨折处骨外露的 11 例患者，根据Ⅰ期治疗方法不同分为试验组 6 例、对照组 5 例。试验组患者包括关节开放 4 例、骨折处骨外露 1 例、关节开放合并骨折处骨外露 1 例，创面扩创后，移植剪孔的人工真皮，并在其上应用负压引流装置，持续负压治疗 1 周。对照组患者包括关节开放 2 例、骨折处骨外露 2 例、关节开放合并骨折处骨外露 1 例，创面扩创后，仅移植剪孔的人工真皮。Ⅱ期手术时，在完成血管化的人工真皮上，2 组患者创面均移植自体刃厚皮修复。结果试验组 5 例患者的关节开放创面，人工真皮血管化良好，自体皮移植成活，创面愈合。对照组 3 例患者的关节开放创面，人工真皮移植均因感染而失败，后采用局部组织瓣修复。2 组 3 例单纯骨折处骨外露创面患者，无论是否应用负压引流装置，人工真皮均顺利血管化，移植自体皮均成活，创面愈合良好。结果表明，负压引流技术辅助人工真皮与自体皮移植可用于修复关节开放和(或)骨折处骨外露创面。

尹成国等[252]自 2012 年 8 月至 2013 年 12 月对 20 例 20 指指端组织缺损病例均采用生物半透膜密闭包扎治疗，创面大小为 1.0 cm × 1.0 cm～2.5 cm × 2.0 cm，其中创面有骨质外露 12 例。所有创面均清创后采用生物半透膜直接密闭包扎，每 5～7 d 更换半透膜时只需用生理盐水冲洗创面，无须碘伏消毒。结果本组病例均获得 6.18 个月的随访，20 例指端创面均无感染发生，愈合时间为 3～6 周。新生皮肤质地接近正常，两点分辨率为 7～10 mm，功能、外观满意。研究证明，应用生物半透膜密闭包扎治疗指端组织缺损效果满意，是一种较为理想的治疗方法。蓝旭等[253]* 选择 2002 年 1 月至 2012 年 6 月收治的足跟软组织缺损患者 21 例，其中男 12 例，女 9 例；年龄 18～57 岁，平均 32 岁。致伤原因：交通伤 11 例，机器绞伤 10 例。足跟部软组织缺损范围为 5 cm × 3 cm～8 cm × 6 cm。以腓肠神经营养血管皮瓣修复足跟后外侧创面 9 例(A 组)，以胫后动脉皮瓣修复足跟后外侧创面 5 例(B 组)，以足底内侧皮瓣修复足跟底部负重区创面 7 例(C 组)。比较三组术后 12 个月感觉恢复、两点辨别觉，视觉模拟评分(VAS)及关节活动度。结果 21 例皮瓣均完全成活，1 例皮瓣远端表皮坏死，经局部换药后痊愈，未再次手术。术后随访 12～24 个月，成活皮瓣外观、质地和厚度与足跟部受区相似，负重区无溃疡发生，有保护性感觉，正常步态行走。术后 12 个月 A、B、C 三组皮瓣感觉恢复率分别为 0、20%、100% ($P < 0.01$)。三组足跟部外形基本正常，A 组 8 例(89%)、B 组 4 例(80%)、C 组 6 例

(86%)可不负重无痛行走，组间比较差异无统计学意义($P>0.05$)。但负重行走时患足均伴不同程度疼痛，VAS组间比较差异均有统计学意义($P<0.05$)，患侧踝关节活动度组间比较差异无统计学意义($P>0.05$)。研究表明，长度5～8 cm的足跟负重区创面宜选择足底内侧皮瓣修复，对于长度>8 cm的足跟负重区或非负重区创面，采用逆行腓肠神经营养血管皮瓣或胫后动脉皮瓣为宜，从而提高皮瓣成活率并重建肢体功能。

七、基础研究

李盟[254]等探究骨关节炎软骨中Ⅵ型胶原空间分布的变化规律。应用Hartley豚鼠自发性骨关节炎模型(模型组)和健康豚鼠(对照组)，取膝关节软骨做冷冻切片，进行Ⅵ型胶原免疫荧光染色，利用Delta－Vision Elite成像系统和Imaris软件进行断层扫描、3D重建和定量分析，比较两组软骨细胞体积、Ⅵ型胶原厚度与体积的差异。结果正常软骨中，薄层Ⅵ型胶原层均匀包裹软骨细胞，各层细胞外Ⅵ型胶原层厚度无统计学差异($P>0.05$)，体积随细胞深度增加而增加($P<0.01$)；骨关节炎软骨中，Ⅵ型胶原体积减小($P<0.01$)且空间分布不规则，移行层呈蜂窝状或出现空洞，放射层中呈点、片状弥散分布，且在细胞周基质外出现散在的Ⅵ型胶原。结论认为，在骨关节炎软骨中，Ⅵ型胶原体积减少，不完全包裹软骨细胞，出现蜂窝、空洞和弥散分布的现象，这种改变可能是软骨细胞变性的诱因之一。魏富达等[255]比较PMMA骨水泥与磷酸钙骨水泥诱导周围形成膜的结构和成骨活性的差异。方法：32只健康成年新西兰大白兔按照随机数字表法分为PMMA组和磷酸钙组，每组16只，双侧桡骨制造15 mm骨缺损，分别植入PMMA和磷酸钙骨水泥，4、6周后每组选取2只兔子取出骨水泥周围包裹的诱导膜比较膜厚度及血管密度；第4周取出骨水泥并在膜内植入自体松质骨，植骨后8、12周分别通过放射学和组织学评估新生骨形成的情况。结论认为，在新西兰兔桡骨骨缺损处PMMA骨水泥诱导形成的生物膜较磷酸钙骨水泥诱导形成的生物膜具有更强的促血管化和成骨活性。苏春燕等[256]研究人BMSCs在成骨、成软骨及成脂分化过程中的免疫原性及其对外周血单个核细胞(PBMC)增殖的抑制能力。取健康志愿者骨髓分离培养BMSCs，分别进行成骨、成软骨和成脂诱导分化7、14、21 d。通过流式细胞术检测未分化及分化过程中BMSCs的人类白细胞抗原(HLA)Ⅰ类及Ⅱ类分子表达水平的改变。分离培养健康志愿者PBMC，按10∶1比例将PBMC与BMSCs共培养5 d，通过流式细胞术检测未分化及分化过程中BMSCs对PBMC增殖的抑制能力变化。结论认为，人BMSCs成骨、成软骨分化过程中仍具有低免疫原性和较强的免疫抑制能力，可作为同种异体组织工程修复和生物治疗的细胞；而成脂分化后免疫原性升高、免疫抑制能力降低，不适合作为同种异体组织工程修复和生物治疗的细胞。张舒等[257]探讨人脂肪干细胞(hADSCs)与猪小肠黏膜下层脱细胞基质微粉(SISP)/壳聚糖温敏水凝胶复合构建组织工程脂肪的可行性。取乳癌患者自愿捐赠脂肪组织，Ⅰ型胶原酶消化分离hADSCs。取第3代细胞与SISP/壳聚糖温敏水凝胶混匀，制成浓度为1×10^6个/ml的液态凝胶。将24只5周龄健康雌性裸鼠随机分为实验组及对照组($n=12$)，于颈背部皮下分别注射1 ml hADSCs＋SISP/壳聚糖温敏水凝胶或SISP/壳聚糖温敏水凝胶。注射后0、1、2、4、8周测量植入物体积，评价其降解情况；注射后1、2、4、8周两组各处死3只裸鼠，大体观察后取材行组织学及免疫组织化学染色观察，评价植入物成分构成变化(HE染色)、成脂能力(油红O染色)、血管形成情况(CD31标记)及材料内hADSC存活分化(人波形蛋白标记)。结论认为，SISP/壳聚糖温敏水凝胶可作为载体，复合hADSCs植入裸鼠体内后可构建组织工程脂肪。郑翔等[258]通过三维有限元法对动力加压钢板(DCP)置于前外侧和后侧，使用和不使用拉力螺钉固定肱骨中下段螺旋形骨折进行生物力学比较，为临床应用提供理论参考。分别建立前外侧动力加压钢板(A1)、后侧动力加压钢板(B1)、前外侧拉力螺钉加动力加压钢板(A2)、后侧拉力螺钉加动力加压钢板(B2)固定肱骨中下段螺旋形骨折的有限元模型。应用有限元分析法在相同加载和约束条件下模拟轴向压缩、逆时针扭转和三点弯曲三种工况，评价各组内固定最大应力、骨折块最大位移、骨折断端应力分布和最大位移等指标。在压缩和弯曲工况下，前外侧较后侧内固定物最大应力及骨折块最大位移较大，扭转工况则相反。使用较不使用拉力螺钉在三种工况内固定物的最大应力值小，且分布均匀。压缩工况下，使用拉力螺钉较不使用骨折块的最大位移值较大，弯曲和扭转工况，最大位移值则较小。各组模型骨折断端应力分布基本相似，加用拉力螺钉可减小骨折面最大位移。动力加压钢板置于后侧在轴向压缩和弯曲时稳定性更强，置于前外侧抗扭转能力更具优势；使用拉力螺钉更有利于骨折愈合，可增强扭转和弯曲时的稳定性，但会降低压缩时的稳定性。罗福昌等[259]评价去细胞真皮基质对兔巨大肩袖损伤的修复效果。将42只成年雄性新西兰大白兔随机分为3组：巨大肩袖损伤常规手术组(对照组，$n=18$)，去细胞真皮基质治疗组(实验组，$n=18$)，正常组(正常

组,$n=6$),对照组和实验组于术后4、8、12周分批随机取出各组12侧肩袖标本行生物力学测试;正常组于12周取出12侧肩袖标本行生物力学测试。结果生物力学测试显示:在术后各个时间点,实验组腱骨界面的断裂载荷显著高于对照组,差异有统计学意义($P<0.01$);但术后12周二者腱骨界面的断裂载荷仍显著低于正常组,差异有统计学意义($P<0.05$)。去细胞真皮基质修补巨大肩袖损伤可增强其腱骨界面的抗拉载荷,有利于巨大肩袖损伤的愈合。张智星等[260]研究自制的可注射骨修复材料植入兔股骨缺损区后的骨组织反应特点。选用25只新西兰大白兔,在其双侧股骨内髁制作标准骨缺损区模型,分别注射不饱和聚磷酸酯/β-磷酸三钙复合物(UPPE/β-TCP)和添加1%四环素的UPPE/β-TCP复合物(UPPE/β-TCP/TTC),按2、4、8、12、24周的植入期分为5组,对骨组织样本进行组织病理学和形态学观察,并比较各期植入体的吸收率。结论认为,可注射骨修复材料UPPE/β-TCP复合物在动物体内具有良好的骨组织生物相容性、生物可降解性和体内骨引导性,可作为修复骨缺损的复合材料。徐小龙等[261]建立大鼠股骨头骨坏死动物模型,观察以聚乳酸-羟基乙酸共聚物(PLGA)为载体,局部应用唑来膦酸(ZOL)防止大鼠股骨头骨坏死塌陷的效果。选用PL-GA作为局部应用ZOL的载体,制备含有30 μg的ZOL的PLGA棒。取SD雄性大鼠30只,随机分为三组,建立创伤性股骨头骨坏死模型。股骨头钻孔,分别植入含有ZOL的PLGA棒(PLGA-ZOL组),以不含ZOL的PLGA棒(PL-GA组)和空置(单纯打孔组)为对照组。6周后将大鼠处死取材,进行X线检查计量股骨头高度比,进行Micro-CT扫描,分别计算比较各组的骨矿密度(BMD)、骨体积分数(BVF)、骨小梁厚度(Tb. Th)和骨小梁间隙(Tb. Sp)。扫描后进行HE和Masson三色染色了解各组间组织学改变情况。与打孔组和PLGA组相比,PLGA-ZOL组中BMD(535.95 ± 15.08, $P<0.05$)、BVF(0.77 ± 0.04, $P<0.05$)和Tb. Th(0.64 ± 0.05, $P<0.05$)显著增加,而Tb. sp(0.37 ± 0.06, $P<0.05$)显著降低,而打孔组和PLGA组并无统计学差异。而且PLGA-ZOL组股骨头有更好的形态,骨小梁保留更完整,新生骨更多。使用ZOL能够抑制局部骨吸收活动,促进局部骨生成,预防股骨头塌陷。侯开宇等[262]通过与正常髋关节患者比较,探讨人工髋关节置换术后假体无菌性松动周围组织及外周血中炎性因子巨噬细胞炎性蛋白2(CXCL2)及其受体CXC趋化因子受体2(CXCR2)的表达变化,分析其与无菌性松动间的关系。以2008年1月至2013年1月22例人工髋关节置换术后假体无菌性松动行人工髋关节翻修术患者作为试验组,20例因其他原因行人工髋关节翻修术患者作为对照组。两组患者年龄及性别比较,差异无统计学意义($P>0.05$)。结论表明,CXCL2和CXCR2表达增高可能与人工髋关节置换术后假体无菌性松动有关。谭权昌等[263]评价一种新型可膨胀聚甲基丙烯酸甲酯(PMMA)骨水泥的理化性质、生物力学特征及其生物相容性。方法以聚丙烯酸(PAA)改性PMMA研发一种新型具有膨胀特性的骨水泥(EBC)以改善PMMA骨水泥(PBC)聚合体积收缩现象。通过测定EBC的膨胀倍率、聚合温度、面团时间、凝固时间评价EBC的理化性质;压缩实验测定EBC的压缩强度及弹性模量等生物力学的特征。用含有EBC及PBC浸提液的培养基培养成骨细胞,CCK-8测定EBC细胞毒性作用、EBC的生物相容性。结论认为,与PBC相似,EBC具有较好的生物相容性。EBC具有良好的膨胀性能,可有效克服PBC聚合体积收缩的缺陷。EBC聚合温度较低、面团时间较长、弹性模量较低,可降低成形术后邻近椎体再骨折风险,且生物相容性较好,有望应用于椎体成形术及关节置换术。李尚志等[264]观察机械应力作用下促进大鼠骨不连愈合的效果,为机械应力促进骨不连断端骨折愈合提供分子水平的理论依据。选取6月龄雌性SD大鼠,采用自制的可调式外固定架建造大鼠骨不连模型,并通过骨不连断端影像学评分,确定骨不连模型的建立。待模型建成后,随机分为实验组和对照组,每组30只,其中实验组骨折断端加压,对照组骨折断端不作处理,进一步对断端影像学和组织学钙钴法染色、成骨因子(BMP、VEGF)扩增检测。实验组加压12周后,影像学评分较同组4、8周及对照组差异有统计学意义($P<0.05$)。钙钴法显示,在不同时间点实验组骨不连断端成骨细胞数量明显增多,与对照组相比差异有统计学意义($P<0.05$)。实验组BMP、VEGF在不同时期的基因扩增明显高于对照组($P<0.05$)。机械应力能有效促进骨不连断端成骨细胞数量的增多及成骨因子的扩增,并有效促进骨不连断端的愈合。

刘彦冬等[265]研究利用电纺丝壳聚糖/聚乳酸(ch/PLA)神经导管修复大鼠坐骨神经缺损的方法和效果。采用电纺丝方法制备ch/PLA神经导管,通过扫描电镜、生物力学测定、表面润湿性测定和体外生物相容性检测,并与纯PLA比较,测试ch/PLA神经导管的性能。选取健康SD大鼠54只,随机分成3组,每组18只,制作右侧坐骨神经10 mm缺损模型,分别利用ch/PLA神经导管(A组)、自体神经(B组)移植修复,并与切除旷置(C组)进行对照。术后4、8、12周,通过大体观察、坐骨神经功能指数(SFI)、神经电生理、肌肉湿重恢复率、肌细胞横截面积检测和组织学、免疫组织化学染色、透射电镜观察,对大鼠神经再生进行评价。结论认为,电纺丝 ch/PLA 神经导管具有促进大鼠周围神经再生的作用,有可能成为治疗周围神经缺损的新方法。肖原等[266]构建用于膀胱修复与重建的聚氨酯(PU)-膀胱脱细胞基质(BACM)复合支架,并对其力学性能和生物相容性进行体内外评价。取 10 只雄性新西兰大白兔膀胱,经1% SDS 及1% Triton X-100 脱细胞处理后,用PU乳液对所得BACM进行表面涂覆,获得PU-BACM 复合支架;用力学试验仪测试BACM与PU-BACM支架的拉伸强度及断裂伸长率。将人膀胱平滑肌细胞(HBSMC)分别与BACM、PU、PU-BACM 支架共培养,通过细胞计数试剂盒8法比较各组材料对细胞增殖的影响。结论认为,PU-BACM复合支架较BACM力学性能及生物相容性均有显著提升;在兔膀胱修复实验中,复合支架未导致强烈的免疫反应,并在移植部位形成新生膀胱组织,可为进一步研究提供基础数据。王斌等[267]通过对胫骨远、近段血供进行研究,为小腿延长或胫骨骨滑移时选择截骨部位提供解剖学依据。2010年8月至2014年7月,在10侧新鲜成人小腿标本上,经腘动脉加压灌注红色乳胶,分离并暴露胫前动脉及其主要分支,充分显露胫前动脉骨膜分支;暴露胫后动脉及其主要分支;分离暴露腓动脉。对胫前后、腓动脉及其分支进行观察测量。结论认为,胫骨近段及远段截骨均选择干骺端-骨干连接处,尽量避免在胫骨中下 1/3 处截骨。韦向东等[268]探讨载脂蛋白(Apo)A1、B、E基因多态性与激素性股骨头坏死(SONFH)的遗传易感关联性。方法选取 45 例SONFH患者(观察组)和30例应用肾上腺皮质激素治疗半年后未发生 SONFH 的患者(对照组)。提取两组血样品DNA,采用 SNaPshot 单碱基延伸技术及直接测序法检测ApoA1(rs1799837)、ApoB(rs693)、ApoB(rs1042031)、ApoE(rs7412)、ApoE(rs429358)位点的单核苷酸多态性,分析其与SONFH的关联性。结果观察组中,ApoA1(rs1799837)位点AG基因型、A等位基因以及ApoB(rs1042031)位点AG基因型、A等位基因的分布频率明显高于对照组($P<0.05$),其余位点的基因多态性在两组中分布差异无统计学意义($P>0.05$)。ApoA1(rs1799837)位点和ApoB(rs1042031)位点中,与AG基因型相比,GG基因型SONFH的患病风险明显降低($P<0.05$);与A等位基因相比,G等位基因SONFH的患病风险明显降低($P<0.05$)。ApoA1(rs1799837)位点与ApoB(rs1042031 位点)的基因多态性可能与SONFH的易感性存在关联。莫峰波等[269]探讨5′-氮杂胞苷对激素性股骨头坏死患者骨髓间充质干细胞(hMSCs)增殖能力的影响及其对成骨、成脂分化能力的作用。2012年8月至2013年4月,经患者知情同意和武汉协和医院伦理委员会审批后,选取22例激素性股骨头坏死患者和20例的股骨颈骨折患者,在严格无菌条件下抽取患者股骨骨髓,经密度梯度离心法体外分离、培养hMSCs,贴壁细胞传代,取第3代细胞实验,使用流式细胞仪进行细胞表面抗原标记物检测,确定最适5′-氮杂胞苷干预浓度后干预培养72 h,随后对三组hMSCs进行成骨、成脂分化诱导培养2周,接着对细胞进行碱性磷酸酶含量测定(ALP)、茜素红和油红O染色,分析实验结果。结论认为,15 μmol/L 5′-氮杂胞苷干预培养激素性骨坏死患者hMSCs,通过改变细胞成骨和成脂分化的平衡,能促进细胞的增殖能力,使成骨能力加强、成脂能力减弱。徐立璋等[270]研究BMSCs对于软骨细胞IL-1β损伤后的保护作用,以及BMSCs存在情况下软骨细胞对于IL-1β抵抗能力的变化。BMSCs保护功能实验结果表示,共同培养组Caspase-3、ADAMTS-4、ADAMTS-5 mRNA相对表达量及Caspase-3含量、细胞凋亡率均显著低于对照组,差异有统计学意义($P<0.05$)。作为组织工程种子细胞的BMSCs同时具有抗炎、抗凋亡的应用潜质。张聪等[271]探讨腺病毒转染血管内皮生长因子165(VEGF165)对骨形态发生蛋白(BMP2)促成骨细胞分化的抑制性作用研究。采用密度梯度离心法分离兔骨髓间充质干细胞(BMSCs),取第3代BMSCs进行细胞表型鉴定并作为细胞实验对象,使用Ad-BMP2和Ad-BMP2-VEGF165载体体外转染BMSCs,倒置荧光显微镜下观察GFP表达变化;同时ELISA和Western blot检测BMP2和VEGF165蛋白的表达。然后,应用成骨细胞诱导培养液定向诱导BMSCs向成骨细胞分化。结论认为,腺病毒载体Ad-BMP2与Ad-BMP2-VEGF165转染BMSCs后,均具有明显促进BMSCs体外诱导成骨细胞分化潜能,但Ad-BMP2诱导作用更为显著,同时说明VEGF165可能对BMSCs成骨细胞分化起抑制作用。

曹玉净等[272]探讨WNT6对BMSCs增殖、成骨分化和迁移能力的影响。取小鼠BMSCs培养至30%~50%融合时,分别行WNT6沉默及过表达观察。WNT6沉默实验分为3组,分别为转染WNT6特异性shRNA组(A1组)、转染对照shRNA组(B1组)、未转染的正常细胞组(C1组)。过表达观察实验分为3组,分别为转染WNT6重组表达质粒组(A2组)、转染空载体组(B2组)、未转染的正常细胞组(C2组)。倒置显微镜下观察细胞形态,A1、B1、A2、B2组筛选稳定转染细胞;于转染后48 h取细胞,采用实时荧光定量PCR检测WNT6mRNA表达,Western blot检测WNT6及Ki73蛋白表达,Transwell法检测细胞迁移,MTT法检测细胞增殖;C1、C2组培养后相同时间点取细胞进行以上观测。各组细胞经成骨诱导培养12 d,检测ALP活性及钙沉积量。结果倒置显微镜下，A1、B1、C1 组及 A2、B2、C2 组细胞形态基本一致。A1 组 WNT6mRNA 及蛋白、Ki67 蛋白表达、细胞增殖及细胞迁移数目、ALP 活性以及钙沉积量均显著低于 B1、C1 组，差异均有统计学意义（$P<0.05$），B1、C1 组间比较差异均无统计学意义（$P>0.05$）；而 A2 组以上各指标均显著高于 B2、C2 组，差异均有统计学意义（$P<0.05$），B2、C2 组间比较差异均无统计学意义（$P>0.05$）。WNT6 能促进小鼠 BMSCs 增殖和迁移，并增强其成骨分化能力。郭宇鹏等[273]探讨不同浓度 TGF－β3 对体外大鼠跟腱来源肌腱干细胞（TSCs）分化的影响。取 3 周龄雄性 SD 大鼠跟腱组织，采用酶消化法分离、培养 TSCs，取第 3 代 TSCs 以 2×10^3 个/cm^2 密度接种于细胞培养皿中，培养 24 h 观察细胞完全贴壁后，分别采用 5.0、2.5、1.0、0 ng/ml TGF－β3 培养，于 1、3、5 d 收集细胞进行实时荧光定量 PCR 检测，观察成肌腱分化标志性基因Ⅰ型胶原、肌腱蛋白 C（TNC）、腱调蛋白（TNMD）、成骨分化标志性基因成骨特异性转录因子 2（Runx2）、ALP、成软骨分化标志性基因 Sox9、Ⅱ型胶原、成脂肪分化标志性基因 AP2、过氧化物酶增殖物活化受体 γ（PPARγ）表达情况。结果不同浓度 TGF－β3 处理不同时间可导致 TSCs 向不同方向分化。TGF－β3 促进 TSCs 向肌腱方向分化，与 TGF－β3 浓度、处理时间均相关，且两者存在交互作用（$P<0.05$）。TGF－β3 短时间、低浓度刺激会抑制 TSCs 向非肌腱方向分化，而高浓度、长时间刺激会同时导致 TSCs 向成骨、成软骨等方向分化。TGF－β3 对 TSCs 分化的作用呈多样性，随浓度和时间改变而不同，可能是 TSCs 正常分化和异常分化之间的关键因素。

丁道芳等[274]体外培养大鼠的股骨头并诱导其快速退变，为药物筛选和治疗提供可靠的软骨退变模型。取 2 周龄 SD 幼鼠的股骨头，每只左右股骨头对应为对照组和实验组，分别培养于正常培养基和诱导培养基中（含 50 ng/ml 的 TNFa），每隔 48 h 换一次培养液，至第 5 d，取出股骨头，固定于 4% 多聚甲醛，经过脱钙和脱水，石蜡包埋，切片后经甲苯胺蓝和藏红-固绿染色及细胞免疫荧光检测Ⅱ型胶原、MMP13、Sox9、ADAMTS5 等基因的表达。在诱导培养基中培养 5 d 的股骨头外缘，相对于正常培养基中培养的股骨头外缘，甲苯胺蓝和藏红染色明显淡染，固绿深染，提示软骨退变。进一步免疫荧光检测软骨标志基因Ⅱ型胶原和 Sox9 表达减弱，促软骨退变基因 MMP13 和 ADAMTS5 表达增强。且经过诱导培养的股骨头的整体大小明显小于正常培养的股骨头。体外培养大鼠股骨头快速诱导其退变，建立软骨退变的体外模型。柳维等[275]探索唑来膦酸对骨质疏松性大鼠股骨干骺端骨缺损修复的影响。30 只 3 个月龄 SPF 级雌性 SD 大鼠，随机分为 2 组：① 实验组，唑来膦酸注射组；② 空白对照组，生理盐水注射组。将 2 组先去卵巢建立 OVX（卵巢切除）模型，2 组大鼠 OVX 模型饲养满 3 个月后，骨质疏松模型成功建立，随后再建立大鼠双侧股骨干骺端 2.5 mm 贯通性骨缺损模型。实验组于缺损手术后行尾静脉注射唑来膦酸 1 次（0.1 mg/kg），空白对照组给予等剂量的生理盐水尾静脉注射。分别于缺损术后 6、12 周进行 X 线观察，骨密度检测，HE 骨组织切片观察，TRAP 破骨细胞活性等检测。缺损术后 6、12 周，实验组和空白对照组对比发现：实验组的大鼠模型体重增加减慢，股骨骨密度增加变快；缺损区 X 线扫描较空白对照组有明显的新生骨生成，HE 骨组织切片可见缺损区有分布密集的骨小梁和较多核深染的骨细胞。TRAP 染色显示：实验组的破骨细胞活性降低，数量减少。唑来膦酸可较好地促进骨质疏松性大鼠股骨干骺端骨缺损的修复。王茜等[276]观察国产多孔钽材料复合 MG63 细胞培养后细胞增殖黏附情况，并检测成骨相关因子 Col－1、OC 和 OPN 表达情况，研究国产多孔钽材料的生物相容性，为国产多孔钽的临床应用提供理论依据。将 MG63 细胞与国产多孔钽材料复合培养，通过倒置相差显微镜、扫描电镜观察检测细胞黏附情况，MTT 法检测细胞增殖情况，免疫细胞化学和免疫蛋白印迹法，检测Ⅰ型胶原（Col－1）、骨钙素（OC）和骨桥蛋白（OPN）表达变化情况。结果，MG63 细胞与多孔钽材料复合培养后，细胞增殖情况良好，与对照组比较无差异（$P>0.05$）；细胞在材料表面及孔隙内生长黏附并长入孔隙中，并逐渐完全覆盖材料；免疫细胞化学与免疫蛋白印迹结果提示复合培养组出现 Col－1、OC 表达增强（$P<0.05$），OPN 的表达无明显差异（$P>0.05$）。国产多孔钽材料有利于 MG63 细胞的黏附、生长，具备良好的生物相容性，并可能影响 Col－1、OC 的表达。徐振东等[277]评价多聚赖氨酸修饰的脱钙骨基质支架材料（PLL－DBM）的组织相容性。采用标准的毒理学方法进行溶血实验、全身急性毒性实验、致癌实验和皮下植入实验验证多聚赖氨酸修饰的脱钙骨基质支架材料（PLL－DBM）的组织相容性。溶血实验测得溶血指数为 2.617%，符合生物材料的国家标准（<5%）；全身急性毒性实验：各组裸鼠活动正常，体重正常增长，未见中毒表现或不良反应，72 h 内 PLL－DBM 材料浸提液组与生理盐水组裸鼠体重增长无明显差异（$P>0.05$），且 4 周内裸鼠无死亡；致癌实验显示实验组裸鼠正常存活，8 个月内未见肿块形成，心、肝、脑、肺、肾、胰、脾组织学观察未见肿瘤细胞；皮下植入实验显示实验动物伤口未见感染、红肿及裂开等不良反应，置入材料无排异现象，取材时见材料周围肌肉颜色及质地正常。多聚赖氨酸修饰的脱钙骨基质支架材料(PLL－DBM)具有良好的组织相容性。符培亮等[278]采用正交实验研究滑膜间充质干细胞(SMSCs)成纤维软骨分化的条件。取5只成年新西兰白兔,活检取滑膜组织。贴壁法获取SMSCs后采用流式细胞仪及成脂、成骨、成软骨诱导分化鉴定。根据预实验与文献综述寻找与SMSCs成纤维软骨分化可能相关的条件,采用缺失实验初筛必要条件后,TGF－β1、BMP－2、地塞米松、脯氨酸、柠檬酸(ASA)、丙酮酸、胰岛素＋转铁蛋白＋亚硒酸预混液、牛血清清蛋白、bFGF、间断静水压、BMP－7、IGF纳入正交实验,采用SPSS 18.0统计软件设计L60(212)正交实验及表头,在SMSCs－三维小肠黏膜下层(SIS)支架上诱导成纤维软骨分化。结论认为,TGF－β1、ASA、bFGF、IGF显著影响SMSCs成纤维软骨分化,通过合理调整上述因子浓度,可显著提高SMSCs成纤维软骨分化转化率;精确的调控条件和调控机制有待进一步探索。

路玉峰等[279]通过基因芯片对人股骨头骨微血管内皮细胞表达谱分析及荧光定量PCR验证,探讨糖皮质激素对骨微血管内皮细胞损伤后发生的功能变化。采用本实验室建立的方法进行人股骨头骨微血管内皮细胞的分离、培养及鉴定,证明细胞为骨微血管内皮细胞。用0.1 mg/ml的含氢化可的松的培养基培养细胞,建立糖皮质激素骨微血管内皮细胞损伤模型。设正常对照组,用晶芯mRNA表达谱芯片对细胞损伤模型和对照组进行差异性转录本检测,对差异性表达基因行qPCR验证。mRNA芯片表达基因筛选结果发现ICAM－1、ET－1受体、PAI－1、血管紧张素Ⅱ受体较对照组明显上调,eNOS、ET－1、PGI2合成酶、VEGF、PGE合成酶及PGE受体表达明显下调。qPCR验证结果与芯片结果一致。糖皮质激素促进了人股骨头骨微血管内皮细胞分泌缩血管因子、促凝血的因子及相关受体的表达,降低了舒张血管因子及相应受体的表达。齐新文等[280]观察重组hBMP－7转染ADSCs分化成骨修复兔股骨头缺血性坏死(ANFH)的疗效。设计和合成引物通过PCR扩增hBMP－7基因。取4只3个月龄新西兰大白兔颈背部皮下脂肪组织分离脂肪细胞并培养传代。将hBMP－7经脂质体介导转染3代脂肪干细胞。36只新西兰大白兔ANFH模型随机分为3组。A组为模型对照组,B组为模型对照组处理的基础上减压后植入空质粒ADSCs,C组为模型对照组处理的基础上减压后植入重组hBMP－7真核表达载体转染的ADSCs。结论认为,经过hBMP－7转染修饰的ADSCs植入坏死的股骨头内成骨能力及修复坏死区域的功能较单独ADSCs强,具有应用于临床修复股骨头坏死的理论基础。杨乐等[281]*研究钴纳米粒子(Co－NPs)和钴离子(Co^{2+})对成骨细胞体外生长的影响,探讨金属磨损粒子与假体周围骨溶解的关系。分为三组:空白对照组、Co－NPs组、Co^{2+}组。体外培养成骨样细胞MG－63,不同时间点观察细胞形态变化并计数,Real－time PCR检测Caspase3、ATM、BAX、BCL－2、P21等凋亡基因的变化,ELISA方法检测培养上清中TNF－α和IL－6的表达情况,Real－time PCR检测细胞TNF－α和IL－6 mRNA水平的表达。ELISA检测细胞中碱性磷酸酶(ALP)的表达。结论认为,不同浓度Co^{2+}和高浓度Co－NPs能抑制成骨细胞增殖和活性,促进其凋亡,同时促进其释放TNF－α。张辉等[282]*研究人重组骨形成蛋白－7(BMP－7)对国产多孔钽/软骨细胞复合物中软骨细胞分泌功能以及Ⅱ型胶原(Col－Ⅱ)、蛋白聚糖(AGG)和SRY相关高迁移率组基因9(Sox9)mRNA表达的影响。取3周龄新西兰幼兔双膝关节软骨细胞分离培养及鉴定,将生长状态良好的第2代细胞以1×10^6/ml浓度接种于多孔钽,并给予不同浓度BMP－7,分为对照组(多孔钽/软骨细胞组)、50 μg/L BMP－7/多孔钽/软骨细胞组、100 μg/L BMP－7/多孔钽/软骨细胞组及200 μg/L BMP－7/多孔钽/软骨细胞组。结论认为,BMP－7/多孔钽/软骨细胞复合体能促进体外软骨细胞增殖及细胞外基质的分泌,促进软骨基因的表达。陈晓斌[283]*探讨肱骨头骨密度对肩袖肌腱生物力学的影响。将18只家兔随机分为3组:对照组、OVX－Saline组、OVX－PTH组。8周后观察兔肱骨头骨密度(BMD),ISP肌腱止点强度及其组织学变化。结果对照组和OVX－PTH组肱骨头BMD明显高于OVX－Saline组(对照组$P=0.0004$,OVX－Saline组$P=0.0024$)。3组间断裂应力比较差异无统计学意义($P>0.05$),但对照组和OVX－PTH组断裂强度较高,肱骨头BMD与断裂应力呈性正相关。组织学显示,OVX－PTH组与OVX－Salin组相比,肌腱止点具有更完整、清晰的结构区域。肱骨头骨量丢失降低冈下肌腱止点强度,PTH增加肱骨头BMD并提高冈下肌腱止点的强度。

(苏佳灿　丁　晨　章　浩)

·参·考·文·献·

[1] 孙军战,高升,吴成如.空心钉髓内固定治疗CraigA型锁骨骨折[J].中国骨与关节损伤杂志,2015,30(7):760－761.

[2] 李帅垒,王上增.T形掌骨板内固定治疗Mason Ⅱ、Ⅲ型桡骨头骨折的疗效观察[J].中国骨与关节损伤杂志,2015,30(7):716－718.

● [3] 罗旭耀，严力生，钱海平，等. 锁定钢板与髓内钉 2 种微创方法内固定治疗肱骨干复杂骨折的疗效比较［J］. 中国骨与关节损伤杂志，2015，30(7)：713－715.
● [4] 陈长青，戴锦章，郭林新，等. 前外侧入路与前侧入路前内侧接骨板内固定治疗肱骨中下段骨折的疗效比较［J］. 中国骨与关节损伤杂志，2015，30(7)：709－712.
● [5] 黄卫国，马栋. 掌侧锁定钛板与外固定架治疗 C 型桡骨远端骨折的中期疗效比较［J］. 中华骨科杂志，2015，35(7)：734－740.
● [6] 李峰，王树锋，栗鹏程，等. 手术治疗创伤致神经源性单纯肩外展功能障碍［J］. 中华骨科杂志，2015，35(4)：299－306.
● [7] 张立宁，高远，赵晶鑫，等. 对比浴联合康复训练对老年患者桡骨远端骨折术后功能恢复的影响［J］. 解放军医学院学报，2015，36(5)：441－443.
● [8]* 贾龙，王天兵，周靖，等. PHILOS 接骨板治疗肱骨近端骨折时结构螺钉的使用分析［J］. 北京大学学报(医学版)，2015，47(2)：269－271.
● [9] 邹强，宁廷民. 影响肱骨髁间骨折术后肘关节功能的相关因素分析［J］. 中国骨与关节损伤杂志，2015，30(5)：484－486.
● [10]* 赵晨，胡劲涛，邱斌松，等. TightRope 钢板与锁骨钩钢板治疗 Neer Ⅱ型锁骨远端骨折疗效比较［J］. 浙江医学，2015，37(7)：544－548.
● [11] 宿玉玺，谢艳，覃佳强，等. 可吸收螺钉治疗儿童肱骨外髁骨折中期疗效分析［J］. 第三军医大学学报，2015，37(3)：234－237.
● [12] 黄佳平，郭林新，张焕堂，等. 2 种截骨方式治疗儿童陈旧性孟氏骨折的疗效比较［J］. 中国骨与关节损伤杂志，2015，30(3)：284－286.
● [13] 韦财，杨文彬，廖海浪，等. 定时定角度外固定在儿童 GartlandⅢ型肱骨髁上骨折治疗中的应用［J］. 中国骨与关节损伤杂志，2015，30(3)：278－280.
● [14] 靳云乔，何海潮，王志华，等. 肩胛骨喙突、肩峰骨折诊断和治疗方法的选择［J］. 河北医科大学学报，2015，36(9)：1071－1074.
● [15] 朱林伟. 锁定钢板治疗肱骨近端骨折中肱骨颈干角重建对疗效影响的研究［J］. 中国修复重建外科杂志，2015，29(6)：672－677.
● [16] 邹振吕，付苏，梅刚，等. 锁定钢板治疗锁骨远端 Neer Ⅱb 型骨折的疗效分析［J］. 中国矫形外科杂志，2015，23(16)：1514－1517.
● [17]* 郭秀武，樊健，袁锋，等. 肩袖是否缝合对肱骨近端骨折锁定钢板固定术后疗效的分析［J］. 中国矫形外科杂志，2015，23(14)：1258－1263.
● [18]* 徐世民，尚小鹏，高加智，等. 三种内固定方法治疗锁骨中段骨折的临床疗效分析［J］. 中国矫形外科杂志，2015，23(14)：1263－1267.
● [19] 李裕标，罗筱玮，徐海涛，等. 两种方法治疗肱骨投弹骨折的疗效分析［J］. 中国矫形外科杂志，2015，23(4)：374－376.
● [20]* 赵宝成，袁天祥，马信龙，等. 肘前侧入路治疗尺骨冠突骨折的解剖与临床研究［J］. 中华骨科杂志，2015，35(8)：859－864.
● [21]* 印飞，孙振中，宋升，等. 肘前方入路治疗 MasonⅡ型桡骨小头骨折合并 Regan－Morrey Ⅱ型尺骨冠状突骨折［J］. 中国修复重建外科杂志，2015，29(6)：783－784.
● [22]* 刘英，关鹏飞，袁大为，等. Herbert 加压螺钉内固定治疗桡骨头骨折的疗效分析［J］. 中国骨与关节损伤杂志，2015，30(9)：989－991.
● [23]* 岳勇，赵东风，刘欣伟，等. 可吸收张力带与钢丝张力带固定治疗尺骨鹰嘴骨折疗效的比较［J］. 中国骨与关节损伤杂志，2015，30(9)：987－989.
● [24]* 李延炜，王述伟，郭林新，等. 改良微创入路结合肱骨亚髁板治疗肱骨中下段骨折［J］. 中国矫形外科杂志，2015，23(12)：1139－1142.
● [25] 徐龙，赵思淳，吴仕舟，等. 有限内固定联合超关节铰链外固定支架治疗成人肱骨远端 C3 型骨折的疗效分析［J］. 中国修复重建外科杂志，2015，29(6)：678－682.
● [26] 朱仲伦，谢德，谭鸿，等. 空心螺钉治疗移位肱骨内上髁骨折的疗效分析［J］. 四川医学，2015，36(8)：1141－1144.
● [27] 于铁强，左玉明，王月光，等. 闭合复位改良外侧克氏针固定治疗儿童 Gartland Ⅲ型肱骨髁上骨折［J］. 中国骨与关节损伤杂志，2015，30(9)：985－986.
● [28] 董加纯，尹望平，陈延超，等. 尺骨茎突骨折固定与否对桡尺远侧关节旋转稳定性的影响［J］. 中华手外科杂志，2015，31(4)：266－268.
● [29]* 沙良宽，陈庆玉，孙灵通，等. 外固定支架与掌侧锁定钢板内固定治疗桡骨远端 C 型骨折的疗效比较［J］. 中国修复重建外科杂志，2015，29(6)：683－687.
● [30] 贾晶，梁高峰，赵玲珑，等. 尺桡骨双折合并早期骨筋膜室综合征的手术治疗［J］. 中国修复重建外科杂志，2015，29(8)：1045－1047.
● [31] 赵巍，常建军，李强，等. 上肢单纯闭合性骨折围术期抗生素应用对切口愈合的影响［J］. 中华创伤杂志，2015，31(3)：207－211.
● [32] 刘丹，刘波，李冀. 肱骨远端外侧锁定板治疗肩峰基底部骨折的疗效观察［J］. 中国骨与关节损伤杂志，2015，30(9)：977－978.
● [33]* 宁仁德，姚涛，孔令超，等. 掌背侧联合入路手术治疗桡骨远端 AO C3 型骨折［J］. 中国骨与关节损伤杂志，2015，30(9)：948－950.
● [34]* 邢顺民，来津，杨雷，等. 假体置换与切开复位内固定对不同数量骨折碎片的桡骨头骨折近期疗效分析［J］. 中国骨与关节损伤杂志，2015，30(9)：944－947.
● [35] 董惠双，陈山林，刘波，等. 腕舟骨骨折经皮空心加压螺钉内固定的临床应用［J］. 中国骨与关节损伤杂志，2015，30(9)：991－993.
● [36] 陈一衡，陈时益，陈星隆，等. 桡骨远端骨折合并腕骨骨折的诊断与治疗［J］. 中华手外科杂志，2015，31(6)：17－20.
● [37] 张鑫，罗聪，李明，等. 弹性髓内钉与钢板治疗儿童尺桡骨双骨折的疗效比较［J］. 中华创伤杂志，2015，31(2)：139－142.
● [38] 胡翰生，邓玉刚，陶玉平，等. 垂直双锁定板内固定治疗肱骨髁间 C 型骨折［J］. 中国骨与关节损伤杂志，2015，30(1)：96－97.
● [39] 鲁谊，李绍良，王满宜. 交叉螺钉固定法治疗桡骨颈骨折［J］. 中华创伤骨科杂志，2015，17(7)：575－578.
● [40] 黄晓文，张玉富，公茂琪，等. 锁骨远端解剖锁定钢板联合缝合锚和锁骨钩钢板治疗锁骨远端不稳定骨折的临床疗效分析［J］. 南京医科大学学报：自然科学版，2015，6：854－857.
● [41] 伏治国，张曦，施耀华，等. 前方入路微创接骨板接骨术治疗肱骨干中段骨折［J］. 中华创伤杂志，2015，31(4)：328－332.
● [42] 罗忠纯，刘凯，宋春林，等. 尺骨鹰嘴关节外截骨与关节内截骨治疗肱骨髁间骨折的疗效比较［J］. 华西医学，2015，30(1)：26－29.
● [43] 张颖，路来金，宫旭，等. 舟骨、月骨骨折和(或)脱位的疗效分析［J］. 中华骨科杂志，2015，35(2)：183－188.
● [44] 朱晓中，付凯，郑宪友，等. 肱骨干骨折合并桡神经损伤的治疗策略［J］. 中华手外科杂志，2015，31(1)：24－26.
● [45] 明新武，明新月，董海亮，等. 应用 Ilizarov 技术微创治疗儿童陈旧性孟氏骨折的临床研究［J］. 中国矫形外科杂志，2015，23(8)：755－758.
● [46] 林伟文，赖茂松，熊浩，等. 可吸收钉棒治疗儿童桡骨远端不稳定型骨折的疗效观察［J］. 中华创伤骨科杂志，2015，17(7)：632－634.
● [47] 周炎，刘世清，余铃，等. 双钢板垂直固定与平行固定治疗肱骨髁间骨折疗效的 Meta 分析［J］. 中华创伤骨科杂志，2015，17(4)：287－293.
● [48] 王鹏飞，庄岩，魏巍，等. 襻钢板治疗 Regan－Morry Ⅰ型冠状突骨折［J］. 中华创伤骨科杂志，2015，17(4)：277－281.
● [49]* 张明，陈云丰，胡海，陈圣宝，等. 肱骨近端骨折内固定术后螺钉穿出肱骨头的影响因素分析［J］. 中华创伤骨科杂志，2015，17(4)：282－286.
● [50]* 郭伟军，赵友明，王新华，等. 锁定钢板治疗肱骨近端骨折内侧柱支撑螺钉数量与其疗效的相关性研究［J］. 中华骨科杂志，2015，35(1)：40－47.
● [51]* 徐农，倪红联，李旱雨，等. 背侧入路微型锁定钢板内固定治疗桡骨远端背侧不稳定骨折［J］. 中华手外科杂志，2015，31(1)：21－23.
● [52] 张宇轩，谢仁国，许亚军，等. 万向双柱锁定接骨板与 T 型锁定接骨板治疗桡骨远端骨折疗效的比较［J］. 中华手外科杂志，2015，31(1)：13－16.
● [53] 李鲲，李静，张坤，等. 前后联合入路切开复位内固定治疗 Rüedi－Allg(o)werⅢ型 pilon 骨折［J］. 中华骨科杂志，2015，35(7)：714－719.
● [54] 罗冬冬，刘刚，张智勇，等. 关节镜下复位空心钉骶线上内固定治疗儿童胫骨髁间嵴骨折［J］. 中国骨与关节损伤杂志，2015，30(6)：646－647.
● [55] 徐亚风，罗从风，唐波，等. 三柱固定治疗累及后柱的老年胫骨平台双髁骨折［J］. 中国矫形外科杂志，2015，23(4)：295－300.
● [56] 陈玉宏，高翔，李建鹏，等. 经内踝截骨空心螺钉内固定治疗距骨体部骨折［J］. 中国矫形外科杂志，2015，23(4)：355－360.
● [57] 文明，冯云华，刘涛. 跟距反牵复位器治疗儿童跟骨骨折的效果[J]. 青岛大学医学院学报,2015,18(3):306-307.

● [58] 王军,赵春鹏,李庭,等. 骨折脱位型胫骨平台骨折发生率及内侧和后内侧骨块影像学特点[J]. 中华创伤杂志,2015,31(5):427-430.

● [59] 韩小平,丁路,翟生,等. 治疗 Sanders Ⅲ型跟骨骨折切开复位内固定术应用"L"形切口时皮瓣张力的变化[J]. 临床外科杂志,2015(3):224-227.

● [60] 熊庆广,王永清,张庆杰,等. 多向锁定带锁髓内钉治疗胫骨 pilon 骨折的疗效分析[J]. 中华骨科杂志,2015,35(7):720-726.

● [61] 李华,孙海波,张万龙,等. 胫骨结节"8"字减张带治疗髌骨下极骨折的临床疗效[J]. 河北医科大学学报,2015,8:956-958.

● [62] 刘丙根,庞清江,余霄,等. 跟骨载距突螺钉导向器的研制与临床应用[J]. 中国修复重建外科杂志,2015,29(3):296-300.

● [63] * 宿玉玺,赵仁欢,覃佳强,等. Rush 钉矫治成骨不全儿童股骨畸形的疗效观察[J]. 第三军医大学学报,2015,37(3):238-242.

● [64] 郑立槟,吴轲,袁立仁,等. 动力与静力交锁髓内钉内固定治疗成年新鲜股骨干骨折的比较研究[J]. 中国骨与关节损伤杂志,2015,30(6):589-591.

● [65] 王世坤,史宗新,陈宁,等. 股骨干骨折闭合复位髓内钉内固定术中利用小粗隆-股骨干切线控制股骨旋转[J]. 中国骨与关节损伤杂志,2015,30(6):592-594.

● [66] * 石伟哲,肖海军. 内侧与外侧经皮微创钢板内固定治疗 A 型闭合性胫骨远端骨折的疗效比较[J]. 中国骨与关节损伤杂志,2015,30(6):606-609.

● [67] 吴寿长,胡海威,温建民,等. 足踇外翻远端截骨术后 HAV 角和 IM 角不同 X 线片测量方法的 Bland-Altman 分析[J]. 中国骨与关节损伤杂志,2015,30(6):610-613.

● [68] * 林葳,代嘉,邢文钊,等. 经后外侧入路锁定加压钢板治疗股骨远端骨折的临床研究[J]. 河北医科大学学报,2015,9:1068-1070.

● [69] 纳贝·加依吐尕尼,樊国军,依里克·塔里木. 2 种治疗方法对闭合性胫骨干骨折疗效及患者术后生活质量的影响[J]. 新疆医科大学学报,2015,38(8):1014-1017.

● [70] 罗忠纯,刘凯,宋春林,等. 锁定钢板外置和外支架固定治疗开放性胫骨骨折的临床疗效比较[J]. 华西医学,2015,30(7):1213-1216.

● [71] 唐三元,朱学敏,杨辉,等. 后距下关节面复位质量与跟骨骨折疗效的相关性研究[J]. 中国矫形外科杂志,2015,23(16):1448-1453.

● [72] 伍凯,林健,黄建华,等. 经跗骨窦切口与经外侧"L"形切口治疗 SandersⅢ型骨折的疗效比较[J]. 中华骨科杂志,2015,35(8):825-832.

● [73] 缪国平,陆圣华. MIPPO 技术结合胫骨远端内侧锁定加压接骨板治疗胫骨远端骨折[J]. 江苏医药,2014,40(20):2476-2477.

● [74] * 史强,李旭,吴伟平,等. 计算机辅助导航模板在 DDH 患儿股骨截骨中的临床应用[J]. 中华小儿外科杂志,2015,36(007):506-508.

● [75] 苏忠良,阮国模,傅家兴,等. 带襻纽扣钢板与螺钉治疗下胫腓联合分离的对照研究[J]. 浙江医学,2015,37(7):586-588.

● [76] 丁宁. 斜置锁定钢板对股骨干骨折内固定的力学影响[J]. 中国修复重建外科杂志,2015,29(5):542-547.

● [77] 顾三军,韩庆海,韩义连,等. 带锁髓内钉结合 Ilizarov 外固定器治疗股骨短缩畸形的效果[J]. 广东医学,2015,36(10):1520-1522.

● [78] 李成,周其佳,孙月柏,等. 腓骨小头部分切除联合腓肠肌外侧头切断入路治疗胫骨平台后外侧髁骨折[J]. 中国骨与关节损伤杂志,2015,30(6):650-651.

● [79] 孙仁光,马锡才,蓝孝同,等. 应用三柱理论指导手术治疗复杂胫骨平台骨折的体会[J]. 中国骨与关节损伤杂志,2015,30(6):648-649.

● [80] 代朋乙,常祺. 可吸收缝线锚钉内固定治疗跟骨骺炎的临床效果观察[J]. 解放军医学杂志,2015,40(1):60-62.

● [81] 王立强,范萌,刘成刚,等. 经皮微创治疗胫骨远端骨折的疗效观察[J]. 中华医学杂志,2015,35:2865-2867.

● [82] 丛云海,黄宝良,史宗新,等. 锁定接骨板治疗老年骨质疏松性跟骨骨折回顾性临床研究[J]. 北京医学,2015,37(4):340-342.

● [83] 陈荣庄,阮剑. 胫骨平台骨折术后失效原因及治疗方略[J]. 齐齐哈尔医学院学报,2015,19:2846-2848.

● [84] 舒荣兵,吕仁发,陈小芳,等. 肱骨近端锁定板治疗儿童股骨粗隆下骨折[J]. 中国骨与关节损伤杂志,2014,29(11):1125-1126.

● [85] 申守仁,明新武,明新月,等. 应用组合式外固定架治疗儿童股骨颈骨折的临床研究[J]. 中国矫形外科杂志,2015,23(10):947-950.

● [86] 陈林,赵友明,王新华,等. 干骺端加压锁定钢板联合空心钉内固定治疗大龄儿童股骨粗隆下骨折的疗效分析[J]. 中国骨与关节损伤杂志,2015,30(2):148-150.

● [87] 张华亮,曾剑文,罗志平,等. 股骨近端空心钉锁定钢板和空心钉治疗青壮年股骨颈骨折近期疗效分析[J]. 中国矫形外科杂志,2014,22(24):287-290.

● [88] 李杨,王树森,郑静,等. InterTan 内固定治疗复杂股骨近端粉碎性骨折的体会[J]. 中国骨与关节损伤杂志,2015,30(4):408-410.

● [89] * 王宝鹏,李光磊,张冰,等. 两种方法治疗高龄股骨粗隆间骨折疗效比较[J]. 中国矫形外科杂志,2015,23(8):701-704.

● [90] 孙继飞,席志文,陈庆胜,等. 微创小切口闭合复位 PFNA 内固定术治疗老年股骨粗隆间骨折[J]. 中国现代手术学杂志,2014,5:353-355.

● [91] 高化,王宝军,赵亮,等. 股骨转子间骨折围手术期的并发症及死亡原因分析[J]. 中华骨科杂志,2015,35(8):819-824.

● [92] 陈国强,俞猛,方秀统. 老年髋部骨折患者早、晚期手术疗效比较[J]. 江苏医药,2015,41(11):1326-1327.

● [93] 王雨,王爱民,杜全印,等. 单纯钽棒与钽棒联合自体骨移植治疗早期股骨头坏死的临床对比观察[J]. 中华显微外科杂志,2015,38(4):363-366.

● [94] * 刘建全,刘黎军,黄俊锋,等. 机器人导航定位系统辅助下经皮空心螺钉内固定治疗股骨颈骨折[J]. 中华创伤骨科杂志,2015,17(8):692-698.

● [95] 毛显法,朱利军,宋晓燕,等. 股骨近端防旋髓内钉与股骨近端锁定钢板治疗老年股骨粗隆间骨折的对比研究[J]. 华西医学,2015,30(7):1209-1212.

● [96] 王宏川,马宝通,马剑雄,等. 股骨远端 LISS 倒置固定股骨转子下骨折的生物力学研究[J]. 中国矫形外科杂志,2015,23(8):733-737.

● [97] 汪金平,潘林华. DHS 加防旋螺钉内固定治疗伴后侧皮质不完整股骨颈骨折的疗效分析[J]. 中国骨与关节损伤杂志,2015,30(6):624-625.

● [98] 周中,黄海涛,何伟东,等. DHS 结合 TSP 与 PFNA 内固定治疗不稳定老年股骨粗隆间骨折的比较[J]. 中国骨与关节损伤杂志,2015,30(6):632-634.

● [99] 赵宝成,张金利,袁天祥,等. 解剖学锁定钢板治疗股骨近端骨质疏松性骨折的疗效分析[J]. 中国矫形外科杂志,2015,23(6):518-523.

● [100] * 乔晓光,张雪华,孙贵耀,等. 老年股骨转子间骨折内固定失效的原因探讨[J]. 中华创伤骨科杂志,2015,31(5):439-442.

● [101] 王利宏,徐国红,韦仙姣,等. 骨科常见手术术后谵妄的危险因素分析[J]. 中华创伤骨科杂志,2015,35(6):650-655.

● [102] 杨明,张晓萌,张培训,等. 经皮导入导针结合单纯侧位透视简化股骨近端防旋髓内钉操作[J]. 北京大学学报,2015,47(2):258-262.

● [103] 朱峰,郭德全,孔德宏. 双动股骨头置换与股骨近端锁定钢板治疗高龄股骨转子间粉碎性骨折的疗效[J]. 江苏医药,2015,41(14):1698-1700.

● [104] 马彦成,陈爱民,杨鹏. TRIGEN InterTan 系统与 PFNA 内固定治疗老年股骨粗隆间骨折疗效分析[J]. 中国骨与关节损伤杂志,2015,30(6):630-631.

● [105] 富仁杰,徐晓峰,曹兴兵,等. 股骨粗隆间骨折 PFNA 内固定失效的危险因素分析[J]. 中国骨与关节损伤杂志,2015,30(6):582-585.

● [106] 戚春潮,罗建光,陈石玉,等. PFNA 内固定治疗股骨粗隆间骨折疗效的多因素分析[J]. 中国骨与关节损伤杂志,2015,30(8):794-796.

● [107] 詹儒东,陈东风,兰伟斌,等. 加长型 PFNA 内固定治疗股骨粗隆下并粗隆间骨折[J]. 中国骨与关节损伤杂志,2015,30(6):637-638.

● [108] 田守进,赵理平,倪善军,等. 老年髋部骨折术后对侧髋部再骨折的影响因素分析[J]. 中华创伤骨科杂志,2015,17(2):124-128.

● [109] 夏希,刘智. 空心螺钉强斜低位与非强斜低位固定治疗老年股骨颈骨折的疗效比较[J]. 中华创伤骨科杂志,2015,17(2):108-113.

● [110] * 危杰,王军,高明,等. 老年髋部骨折围手术期失血量的分析[J]. 中华创伤骨科杂志,2015,17(2):104-107.

● [111] 文良元,纪泉,赵立连,等. 二维导航技术在髋部骨折内固定手术中的应用[J]. 中华创伤骨科杂志,2015,17(5):411-416.

● [112] 潘昌武,蔡贤华,刘曦明,等.微型接骨板联合重建接骨板与螺钉联合重建接骨板治疗髋臼后壁骨折的疗效比较[J].中华创伤骨科杂志,2015,17(5):374-378.

● [113] 张树良,郑隆宝,侯振海,等.老年髋部骨折患者术后生存分析[J].中华老年医学杂志,2015,34(7):778-781.

● [114]* 杨飞,韩启明,杨凤明,等.老年股骨粗隆间骨折微创 INTERTAN 髓内钉与 PFNA-Ⅱ髓内钉临床疗效分析[J].中国矫形外科杂志,2015,23(10):897-901.

● [115] 王志坤,余占洪,苏厂尧,等.后壁的完整性对中青年移位股骨颈骨折空心钉内固定预后影响的研究[J].中国骨与关节损伤杂志,2015,30(2):127-129.

● [116] 张绍华,岳晓东,刘长宾,等.微创三平面复位在股骨粗隆间骨折闭合复位中的应用[J].中国骨与关节损伤杂志,2015,30(2):146-147.

● [117] 徐杰,郭立成.Tri-Lock 骨保留股骨柄在中青年 THA 术中的应用[J].中国骨与关节损伤杂志,2015,30(2):117-120.

● [118] 张铁山,赵刚,陈杰,等.切开与闭合复位空心钉内固定治疗移位股骨颈骨折的疗效比较[J].中国骨与关节损伤杂志,2015,30(2):130-132.

● [119] 李仁斌,林焱斌,庄研,等.股骨颈合并同侧粗隆下骨折 3 种内固定方式的生物力学分析[J].中国骨与关节损伤杂志,2015,30(2):133-135.

● [120] 赵德伟.股骨头缺血性坏死的微创手术与显微修复[J].中华显微外科杂志,2015,38(3):209-210.

● [121] 王金龙,杨述华,叶树楠,等.人工骨支撑棒结合脱钙骨基质治疗股骨头缺血性坏死的临床观察[J].中华显微外科杂志,2015,38(3):226-230.

● [122] 费腾,陈增淦,张璟,等.改良吻合血管腓骨移植治疗股骨头缺血性坏死[J].中华显微外科杂志,2015,38(3):222-225.

● [123] 张弛,孙俊魁,王秀利,等.带股方肌蒂的骨瓣移植术治疗成人股骨头缺血性坏死的疗效[J].中华显微外科杂志,2015,38(3):235-237.

● [124] 都斌,王勇,蒋建农,等.生物型全涂层股骨长柄假体治疗 Vancouver B2 型股骨假体周围骨折[J].中华创伤杂志,2015,31(8):709-713.

● [125] 孙宁,杨帆,李宇能,等.新鲜下肢骨折术前深静脉血栓形成危险程度评分量表初探[J].中华外科杂志,2015,53(2):101-105.

● [126] 王蒙,周雪峰,白克文,等.损害控制技术在高龄股骨转子间骨折治疗中的应用[J].中华创伤杂志,2014,30(12):1196-1200.

● [127] 赵鹏飞,宋祥义,薛建华,等.不同体位下股骨重建钉治疗肥胖患者股骨转子间骨折的疗效评价[J].中国矫形外科杂志,2015,23(2):119-124.

● [128] 许耀丰,姜宏,李晓春,等.老年股骨转子间骨折术后并发谵妄的危险因素分析[J].中华创伤杂志,2015,31(2):143-147.

● [129] 姜轩,马信龙,马剑雄,等.股骨颈骨折空间移位的三维重建研究[J].中华骨科杂志,2015,35(4):315-319.

● [130] 陶奇昌,李强.高龄股骨颈骨折患者行人工股骨头置换术 28 例分析[J].江苏医药,2015,41(6):705-706.

● [131]* 邵利芳,夏晓斌,鲍荣华.术前皮牵引对髋部骨折疼痛改善及复位的影响[J].上海交通大学学报:医学版,2015,35(6):851-854.

● [132]* 路星辰,董晨辉,杜全印,等.90 岁以上髋部骨折患者不同手术时机的术后疗效分析[J].第三军医大学学报,2015,37(2):158-163.

● [133] 朱旭日,杜斌,孙光权,等.髓芯减压打压植骨腓骨支撑术与头颈部开窗打压植骨术治疗早中期股骨头坏死疗效比较[J].中国骨与关节损伤杂志,2015(04):343-345.

● [134] 李建赤,梁江声,李康,等.老年人股骨转子间骨折骨活检与骨微结构的临床研究[J].中国临床解剖学杂志,2015,33(2):226-228.

● [135] 徐玮,孔荣,方诗元,等.双动头置换与 Intertan 内固定治疗老年不稳定型股骨粗隆间骨折的疗效比较[J].中国矫形外科杂志,2015(08):687-691.

● [136]* 赵晶鑫,苏秀云,赵喆,等.股骨近端髓内钉治疗股骨粗隆间骨折的影像学分析[J].北京大学学报(医学版),2015,47(2):263-268.

● [137] 田玉良,于海泉,王猛,等.股骨近端防旋刀片髓内钉技术与人工股骨头置换术治疗老年人股骨粗隆间骨折的效果分析[J].河北医科大学学报,2015,4:469-471.

● [138]* 周方,谭磊,张志山,等.倒置微创锁定接骨板与髓内钉治疗股骨转子部骨折疗效对比分析[J].中华骨科杂志,2015,35(1):32-39.

● [139] 李刚,吴永涛,苗武胜,等.持续股骨髁上骨牵引结合经皮空心钉内固定治疗不稳定股骨头骺滑脱临床疗效分析[J].中国骨与关节损伤杂志,2015,30(4):340-342.

● [140] 赵资坚,蔡史健,张荣臻,等.严重骨盆骨折伴多发伤院前院内一体化损伤控制救治模式的建立及临床应用[J].中国骨与关节损伤杂志,2015,30(6):561-565.

● [141] 王鉴顺,郭晓山.不稳定型骨盆骨折合并髋臼骨折的手术治疗[J].中华创伤骨科杂志,2015,17(8):652-655.

● [142]* 陈戈,赵航,陈仲,等.髋臼后壁骨折手术治疗中被忽视的重要因素——钢板固定位置[J].中华创伤骨科杂志,2015,17(8):647-651.

● [143] 夏广,杨晓东,熊然,等.腹直肌外侧切口入路复位固定髋臼双柱骨折并四方体移位的临床体会[J].中华外科杂志,2015,53(9):700-703.

● [144] 杨亚军,岳建明,温鹏.改良 Stoppa 入路内侧壁弹力接骨板治疗累及髋臼方形区骨折[J].中国修复重建外科杂志,2015,29(3):270-274.

● [145] 贺宇,周东生,崔昊旻,等.计算机辅助技术在骨盆骨折畸形愈合治疗中的应用[J].中华骨科杂志,2015,35(4):307-314.

● [146] 吴宏华,吴新宝,李宇能,等.伴有骶髂关节完全性前脱位的骨盆骨折治疗[J].北京大学学报(医学版),2015,47(2):276-280.

● [147] 张彦龙,吴春生,宋连新,等.骨盆前方皮下内固定架治疗不稳定骨盆骨折[J].中华创伤杂志,2015,31(9):828-832.

● [148] 潘昌武,刘曦明,蔡贤华,等.微型联合重建接骨板内固定治疗髋臼后壁骨折坐位下的三维有限元分析[J].中国矫形外科杂志,2015,23(2):160-164.

● [149] 党跃修,赵海燕,陈宝,等.Jungbluth 钳复位技术在髋臼后柱并后壁骨折中的应用[J].中国骨与关节损伤杂志,2015,30(4):396-398.

● [150] 周华,高仕长,周程鹏,等.三维重建模拟经皮拉力螺钉固定髋臼前柱骨折的解剖学研究[J].中国临床解剖学杂志,2015,33(2):148-154.

● [151] 雷文雄,方锦涛,苏万汉,等.改良 Stoppa 入路治疗骨盆前环骨折[J].中华创伤骨科杂志,2015,17(4):305-308.

● [152] 章莹,李宝丰,王新宇,等.术前 3D 打印技术模拟复杂骨盆骨折手术提高疗效的可行性研究[J].中华创伤骨科杂志,2015,17(1):29-33.

● [153] 叶堃,王金武,胡志刚,等.3D 打印钛合金个性化骨盆假体生物力学的初步有限元分析[J].中华创伤骨科杂志,2015,17(1):18-22.

● [154] 周炎,刘世清,瞿新丛,等.空心拉力螺钉联合重建钢板治疗真骨盆缘完整的髋臼高位前柱骨折[J].中华创伤杂志,2014,30(12):1191-1195.

● [155] 石玲玲,丁真奇,程斌,等.术前个性化钢板制作治疗髋臼骨折的可行性分析[J].中国矫形外科杂志,2015,23(14):1329-1332.

● [156] 向丽佳,曾勇,曹芳,等.骨科手术患者切口感染监测结果分析[J].华西医学,2015,30(3):492-495.

● [157] 赵进良,张小莉,吴良娟,等.综合医院骨科手术患者医院感染监测分析[J].中华医学感染学杂志,2015,25(13):3054-3056.

● [158] 吴颖娜,曾宪铁,金鸿宾,等.骨科手术患者医院感染的相关危险因素分析[J].中华医学感染学杂志,2015,25(4):880-881.

● [159] 杨林,黄媛霞,董玉珍,等.骨科患者手术切口感染的病原菌分布及耐药性研究[J].中华医院感染学杂志,2015,25(3):552-553.

● [160] 严纪辉,胡建忠,夏既柏,等.开放性骨折患者医院感染临床特征与病原菌耐药性变迁[J].中华医学感染学杂志,2015,25(16):3677-3679.

● [161] 宋元,戚晓冬,陈铿.骨折内固定术后感染的病原学分析与临床治疗[J].中华医学感染学杂志,2015,25(16):3680-3682.

● [162] 高建清,黄小敬,袁健东,等.C-反应蛋白与降钙素原对骨折患者术后感染的诊断价值[J].中华医院感染学杂志,2015,25(10):2174-2175.

● [163] 许敏,石焱,任晓明,等.开放性骨折患者创口感染临床分析与预防对策[J].中华医院感染学杂志,2015,25(14):3286-3288.

● [164] 王世华,潘娟,刘桂花,等.复杂性骨折患者术后医院感染危险因素与耐药性分析[J].中华医院感染学杂志,2015,25(14):3280-3282.

● [165]* 张鑫,孟乘飞,汪国栋,等.负压封闭引流在胫腓骨骨折术后早期感染中的应用[J].中华创伤杂志,2015,31(4):303-306.
[166] 赵宝成,袁天祥,马宝通,等.局部应用抗生素缓释系统治疗创伤后及内固定相关骨感染临床疗效观察[J].中国矫形外科杂志,2015,23(10):877-881.
[167] 杨洪平,白玉树,李明.监测血清降钙素原对骨折手术感染抗菌药物应用影响分析[J].中华医院感染学杂志,2015,25(1):14-15.
[168] 胡涌亮,管四炎,王国庆,等.胎盘多肽注射液对四肢骨折术后感染预防效果的临床研究[J].中华医院感染学杂志,2015,25(10):2294-2296.
[169] 李庭,蔺伟,李士光,等.降低四肢骨折患者术后医院感染的临床研究[J].中华医院感染学杂志,2015,25(13):3060-3061.
[170] 高建清,黄小敬,袁健东,等.胫骨骨折双钢板固定术后感染特点与危险因素分析[J].中华医院感染学杂志,2015,25(9):2100-2102.
[171] 杨爽,陈晓英,于卫红,等.老年患者股骨骨折内固定术后医院感染分析[J].中华医院感染学杂志,2015,25(4):888-890.
[172] 张占修,孟利斌,贾志强.骨科患者感染后并发股骨头坏死的影响因素分析[J].中华医院感染学杂志,2015,25(13):3057-3059.
[173] 朱建龙,戴利娟,余伟彪等.股骨干骨折患者髓内钉固定术后感染分析[J].中华医院感染学杂志,2015,25(17):4015-4016.
[174] * 王兴义.Ilizarov 技术一期短缩延长术治疗感染性大段骨缺损[J].中国矫形外科杂志,2015,23(3):229-234.
[175] * 赵喆,漆白文,潘振宇,等.带血管蒂腓骨骨皮瓣移植修复创伤性骨髓炎所致骨缺损[J].临床外科杂志,2015,23(4):311-313.
[176] 赵巍,秦泗河,任龙喜,等.串珠式多段骨移植治疗胫骨感染性骨缺损[J].中国矫形外科杂志,2015,23(13):1234-1236.
[177] 厉孟,蓝旭,高秋明,等.逆行带血管蒂腓骨Ⅰ期移植治疗胫骨下段感染性骨不连[J].中国创伤杂志,2015,31(7):303-306.
[178] 李维,王子明,杜全印,等.骨搬移技术治疗下肢感染性骨缺损[J].第三军医大学学报,2015,37(3):267-270.
[179] * 黄雷,王慎东,滕星,等.牵拉成骨技术结合胫距或胫跟融合术治疗踝关节周围感染性骨折不愈合[J].中华外科杂志,2015,53(6):405-409.
[180] 郭永明,滕云升.游离腓骨移植修复股骨感染性骨缺损[J].中华显微外科杂志,2015,38(2):134-137.
[181] 蔡晓斌,沈立锋,蓝益南,等.改良 VSD 髓内引流结合载抗生素硫酸钙植入治疗慢性骨髓炎的疗效分析[J].中华显微外科杂志,2015,38(3):248 253.
[182] 李铁,刘彦群.VSD 负压封闭引流技术在 16 例股骨骨折内固定术后感染中的应用观察[J].延边大学医学学报,2015,38(2):133-135.
[183] 经维新,王海波,李能文,等.腓骨皮瓣交腿修复在血管损伤性胫骨感染及缺损中的应用[J].中华医院感染学杂志,2015,25(13):3062-3064.
[184] 张喆,蒋阅,陈江华.逆行小腿筋膜皮瓣修复儿童足跟部软组织缺损[J].中国美容整形外科杂志,2015,26(1):48-50.
[185] 郭峭峰,张春,黄凯,等.股前外侧皮瓣游离移植修复小儿足背软组织缺损[J].浙江医学,2015,37(11):986-988.
[186] * 尹路,詹海华,王晓刚,等.应用两种方法治疗压砸伤所致中节指骨双髁骨折的临床对比研究[J].中华手外科杂志,2015,31(4):273-275.
[187] 张净宇,马铁鹏,高顺红,等.改良邻指双叶皮瓣治疗指掌侧高压油漆注射伤[J].中华手外科杂志,2015,31(4):295-297.
[188] 何腾峰,马云森,沈华松,等.带血管蒂桡骨膜瓣治疗舟状骨骨折不愈合伴坏死[J].中华手外科杂志,2015,31(4):309-310.
[189] 张荣峰,张福田,孙新君,等.手指皮肤套状撕脱伤的再植治疗[J].中华手外科杂志,2015,31(4):311-312.
[190] 周广良,蒋国栋,邹国平,等.改良克氏针张力加压牵引治疗骨性锤状指[J].中华手外科杂志,2015,31(1):6-8.
[191] * 肖森,刘光军,谭琪,等.上腹部双叶带蒂瓦合皮瓣修复手或前臂掌背侧皮肤缺损[J].中国修复重建外科杂志,2015,29(2):194-197.
[192] 陈伟,魏在荣,孙广峰,等.第二指蹼动脉蒂复合组织瓣修复示中指指背组织缺损[J].中国修复重建外科杂志,2015,29(2):260-261.
[193] 傅尚俊,杨晓东,杨锦,等.游离股前外皮瓣移植术后静脉危象的病因探讨[J].中华手外科杂志,2015,31(4):313-314.
[194] 孙鹏,战杰,王思夏.掌背皮神经营养血管筋膜蒂皮瓣修复拇指皮肤软组织缺损[J].中国美容整形外科杂志,2015,26(1):17-19.
[195] * 蔡晓明.CT 血管造影与彩色多普勒超声成像技术在足趾移植再造拇手指中的临床应用[J].中华显微外科杂志,2015,38(3):258-261.
[196] 秦建忠,马彬,李建,等.髂腰动脉蒂髂骨组织瓣的应用解剖[J].中华显微外科杂志,2015,38(3):271-273.
[197] 隋永强,张晓雷,孙世胜,等.静脉动脉化在断指再植中的应用[J].中国美容整形外科杂志,2015,26(3):173-175.
[198] 俞君,王骏,朱毅.前臂完全离断再植术后患者远期疗效分析[J].中华手外科杂志,2015,31(1):38-40.
[199] 卞徽宁,孙传伟,马亮华,等.肩胛瘢痕瓣联合复合皮移植修复大面积烧伤后严重腋窝瘢痕挛缩八例[J].中华显微外科杂志,2015,38(3):297-299.
[200] 刘飞,陈伟明,黄彬,等.应用指背皮瓣修复手指软组织缺损 30 例[J].中华显微外科杂志,2015,38(3):302 304.
[201] 徐立伟,臧成五.游离腓动脉穿支皮瓣在足部软组织缺损中的应用[J].中华显微外科杂志,2015,38(3):300-301.
[202] 殷渠东,顾三军,孙振中,等.钛网包裹打压植骨修复大段骨缺损初步报告[J].中国临床解剖学杂志,2015,33(1):101-105.
[203] 石荣剑,郑大伟,闫成士,等.游离趾蹼皮瓣在相邻两指腹创面修复中的应用[J].徐州医学院学报,2015,35(6):386-389.
[204] 尚修超,刘宏君,张乃臣,等.游离股前外侧皮瓣修复足部软组织缺损[J].中华创伤杂志,2015,31(6):544-545.
[205] 赵德军,丁超,王玉涛,等.大隐静脉移植修复锁骨下动脉损伤(附 3 例报告)[J].中国矫形外科杂志,2015,23(12):1143-1144.
[206] 王子田,陆野,韩健,等.改良外踝上皮瓣修复足背远端皮肤软组织缺损的疗效观察[J].中国骨与关节损伤杂志,2015,30(8):856-858.
[207] 钱俊,芮永军,张全荣,等.Wassel Ⅰ、Ⅱ型复拇指畸形的手术治疗[J].中华手外科杂志,2015,31(4):249-251.
[208] 段玉顺,魏海温,李涛,等.组织移植术后血管危象探查 23 例[J].河北医科大学学报,2015,36(9):1099 1112.
[209] 高武长,王英振.小切口非对端缝合器修复急性闭合性跟腱断裂的近期疗效[J].中国修复重建外科杂志,2015,29(5):563-566.
[210] 刁永鹏,郑稼,刘继军,等.神经因素对缺血肢体血管生成和骨骼肌肌纤维重塑的影响[J].中华医学杂志,2015,95(8):601-604.
[211] 李奎章,施宏宇,王鑫,等.应用皮瓣修复治疗胫腓骨骨折伴皮肤缺损骨外露[J].中国骨与关节损伤杂志,2015,30(6):655-656.
[212] 曹磊,赵志杰,谭建国,等.中逆行腓骨肌肌皮瓣设计的解剖学研究[J].国临床解剖学杂志,2015,33(3):249-253.
[213] 杨晨晖,王克平,周海宇,等.踝上动脉降支蒂胫骨瓣移位治疗距骨缺血坏死[J].中国临床解剖学杂志,2015,33(3):360-363.
[214] 侯晓进,唐光伟,杨晓荣,等.重建感觉的指动脉终末背侧支皮瓣修复指端软组织缺损[J].中国骨与关节损伤杂志,2015,30(3):324-325.
[215] 吴敏,官建中,肖玉周,等.带旋髂深血管蒂骨膜瓣植入治疗未成年股骨颈骨折术后股骨头缺血性坏死[J].中国修复重建外科杂志,2015,29(3):275-279.
[216] 王泉,牛洪峰,肖春来,等.吻合静脉联合改良动静脉转流术治疗手指末节离断伤[J].中国骨与关节损伤杂志,2015,30(9):996-997.
[217] 郭孝军,曾广军,熊文,等.大鱼际皮瓣联合第 1 掌背动脉皮瓣修复拇指末节皮肤脱套伤[J].中国骨与关节损伤杂志,2015,30(9):1003-1006.
[218] 杨亚南,陈祥军,刘宁,等.骨间背侧动脉岛状皮瓣修复手部软组织缺损[J].中华创伤杂志,2015,31(9):842-844.
[219] 付记乐,高峻青,杨克非,等.手术治疗原发性掌指关节绞锁七例报告[J].中国修复重建外科杂志,2015,29(4):518-519.
[220] 冯铭生,刘晓春,黄东,等.小腿离断伴皮肤软组织缺损的急诊修复[J].广东医学,2015,36(15):2304-2305.
[221] 胡稷杰,金丹,王钢,等.不携带大隐静脉的游离膝降动脉穿支皮瓣修复肢体末端组织缺损[J].中华骨科杂志,2015,35(8):842-848.
[222] 任高宏,蒋桂勇,王钢,等.静脉移植桥接血管蒂的游离腓骨瓣移植治疗长骨感染性骨

缺损[J]. 中华骨科杂志,2015,35(8): 833-841.
● [223] 封帆,王伟明,袁东彬,等. 断腕再植临床疗效对比分析[J]. 中华显微外科杂志,2015,38(4): 395-397.
● [224] 朱泽兴,张树明,刘春生,等. Ishiguro 法治疗可复性陈旧性骨性锤状指短期疗效分析[J]. 中华手外科杂志,2015,31(2): 94-95.
● [225] 朱伟,李玉成,胡琪,等. 异体肌腱在修复陈旧性指伸肌腱腱帽滑脱中的临床应用[J]. 中华手外科杂志,2015,31(2): 89-91.
● [226] 孙雪生,王朝亮,朱涛,等. 保留部分末节趾骨(踇)甲瓣联合第二足趾双关节修复拇指Ⅲ类缺损[J]. 中华显微外科杂志,2015,38(3): 281-282.
● [227] 张全荣,芮永军,施海峰,等. 不同构制手指转位再造不同程度的拇指缺损[J]. 中国矫形外科杂志,2015,23(8): 743-747.
● [228] 孙广峰,魏在荣,金文虎,等. 第二足趾趾甲皮瓣移植修复指甲甲床缺损[J]. 中华手外科杂志,2015,31(2): 136-137.
● [229] 张亚斌,李会晓,裴少琨,等. 第一掌骨颈桡侧穿支皮瓣游离移植修复指腹缺损 1 例[J]. 中华显微外科杂志,2015,38(3): 285-287.
● [230]* 江波,王培吉,赵家举. 经末节指骨两侧骨隧道缝合法治疗锤状指畸形[J]. 中华手外科杂志,2015,31(2): 96-98.
● [231] 张伟平,吴亮,林君,等. 游离尺动脉腕上支上行穿支皮瓣在手指皮肤缺损中的应用[J]. 中华显微外科杂志,2015,38(3): 277-278.
● [232] 钱俊,芮永军,张全荣,等. 桡侧腕长伸肌腱转位重建再植拇指伸指功能的临床应用[J]. 中华手外科杂志,2015,31(2): 92-93.
● [233] 周晓,芮永军,薛明宇,等. 游离小鱼际穿支皮瓣修复拇指指腹缺损[J]. 中华整形外科杂志,2015,31(3): 188-191.
● [234] 李永军,梁炳生,陈魁胜,等. 真皮下血管网皮瓣联合甲床移植修复指端缺损[J]. 中华手外科杂志,2015,31(4): 314-316.
● [235] 靳兆印,张敬良,景伟,等. VSD 联合翻转筋膜瓣修复下肢重度污染或感染组织缺损[J]. 中华显微外科杂志,2015,38(2): 176-177.
● [236] 庄加川,李敏姣,陈乐锋,等. 穿支血管导航下超薄股前外侧皮瓣临床应用[J]. 中华手外科杂志,2015,31(2): 113-115.
● [237]* 潘小平,黄坚强,姚恩锋,等. 带髂胫束的股前外侧皮瓣游离移植修复足跟后区组织缺损[J]. 中华显微外科杂志,2015,38(2): 169-171.
● [238] 王湘伟,谢广中,梅林军,等. 第二掌背动脉逆行皮瓣修复指组织缺损 34 例[J]. 中华显微外科杂志,2015,38(3): 283-285.
● [239] 李敬矿,王光耀,刘治军,等. 大鱼际筋膜蒂皮瓣修复拇指桡掌侧皮肤软组织缺损的临床应用[J]. 中华手外科杂志,2015,31(2): 147-148.
● [240] 卢耀军,周福临. 带蒂腹部分层组织瓣结合自体皮移植一期修复手部皮肤脱套伤[J]. 中华显微外科杂志,2015,38(2): 180-182.
● [241] 尹志成,曾昕明,袁灼辉,等. 桥接式静脉动脉化皮瓣游离移植修复手部创面缺损[J]. 中华手外科杂志,2015,31(2): 149-150.
● [242] 李瑞华,阚世廉,宫可同,等. 桥接血管的游离皮瓣一期修复肢(指)皮肤伴血管缺损[J]. 中华手外科杂志,2015,31(2): 151-152.
● [243] 唐林峰,巨积辉,蒋国栋,等. 指背神经筋膜蒂皮瓣供区应用掌指背 V-Y 推进皮瓣修复的研究[J]. 中华手外科杂志,2015,31(2): 126-128.
● [244] 刘勇,张成进,付兴茂,等. 膝上外侧复合组织瓣的临床应用[J]. 中华整形外科杂志,2015,31(2): 111-114.
● [245] 陈文雄,谢广中,梅林军,等. 应用游离足背并联皮瓣修复 16 例多指软组织缺损[J]. 中华显微外科杂志,2015,38(2): 178-180.
● [246] 夏雷,许玉本,张红星,等. 微血管吻合器在上肢离断再植中的应用[J]. 中华显微外科杂志,2015,38(2): 182-184.
● [247] 李涛,陈振兵,丛晓斌,等. 吻合浅静脉的穿支螺旋桨皮瓣的临床应用中华[J]. 整形外科杂志,2015,31(2): 107-110.
● [248] 申屠刚,王刚,李强,等. 吻合血管的髂骨瓣移植修复四肢骨缺损 22 例[J]. 中华显微外科杂志,2015,38(2): 173-175.
● [249] 张海永,郭广惠. 指掌背血管链皮瓣修复手指中末节皮肤软组织缺损[J]. 中华手外科杂志,2015,31(2): 155-156.
● [250] 冯仕明,王爱国,高顺红. 足背并联皮瓣修复手掌贯穿性皮肤软组织缺损[J]. 中华烧伤杂志,2015,31(2): 112-115.
● [251] 陈欣,王浩,戴允东,等. 负压引流技术辅助人工真皮与自体皮移植修复关节开放和/或骨折处骨外露创面的临床研究[J]. 中华烧伤杂志,2015,31(2): 93-97.
● [252] 尹成国,王业本,高广辉,等. 密闭包扎法治疗指端组织缺损的临床应用[J]. 中华手外科杂志,2015,31(2): 129-131.
● [253]* 蓝旭,厉孟,葛宝丰,等. 高能量损伤致足跟软组织缺损的修复[J]. 中华创伤杂志,2015,31(4): 338-341.
● [254] 李曌,李鹏,王恒沙,等. Ⅵ型胶原在正常软骨和骨关节炎软骨中的空间分布[J]. 解放军医学院学报,2015,36(7): 734-737.
● [255] 魏富达,汪小华,谢肇. PMMA 骨水泥与磷酸钙骨水泥诱导成膜及其对成骨活性的差异[J]. 第三军医大学学报,2015,37(10): 973-977.
● [256] 苏春燕,苏鸿君,王鹏,等. 人 BMSCs 分化过程中免疫能力的实验研究[J]. 中国修复重建外科杂志,2015,29(8): 1003-1008.
● [257] 张舒,罗静聪,吕青,等. 人脂肪干细胞复合猪小肠黏膜下层脱细胞基质/壳聚糖温敏凝胶体内构建组织工程脂肪的研究[J]. 中国修复重建外科杂志,2015,29(8): 1028-1033.
● [258] 郑翔,章莹,单永兴,等. 动力加压钢板固定肱骨中下段螺旋形骨折的有限元分析[J]. 中国矫形外科杂志,201523(4): 343-348.
● [259] 罗福昌,邱华文,王一民,等. 去细胞真皮基质修复兔巨大肩袖损伤的生物力学研究[J]. 中国骨与关节损伤杂志,2015,30(7): 740-742.
● [260] 张智星,冯祥礼,毛靖,等. 可注射骨修复材料的骨组织反应评价[J]. 华中科技大学学报(医学版),2015,44(4): 419-423.
● [261] 徐小龙,苟文龙,王程,等. 局部应用唑来膦酸预防股骨头坏死塌陷[J]. 中国矫形外科杂志,2015,23(9): 844-849.
● [262] 侯开宇,王宇飞,陆晓涛,等. 巨噬细胞炎性蛋白 2 及其受体在假体无菌性松动周围组织及外周血中的表达及临床意义[J]. 中国矫形外科杂志,2015,23(13): 1222-1226.
● [263] 谭权昌,雷伟,刘宁,等. 新型可膨胀聚甲基丙烯酸甲酯骨水泥理化性质及生物相容性分析[J]. 脊柱外科杂志,2015,3: 176-181.
● [264] 李尚志,刘海春,武文亮,等. 机械应力作用下促进骨不连愈合的疗效[J]. 山东大学学报(医学版),2015,53(2): 22-26.
● [265] 刘彦冬,窦源东,侯春林,等. 电纺丝壳聚糖/聚乳酸神经导管修复大鼠周围神经缺损的实验研究[J]. 中国修复重建外科杂志,2015,29(5): 600-608.
● [266] 肖原,张杰,陆燕蓉,等. 聚氨酯-脱细胞基质复合支架的制备及体内外生物相容性研究[J]. 中国修复重建外科杂志,2015,29(8): 1016-1021.
● [267] 王斌,王鹏飞,王宇鹏,等. 胫骨截骨延长的血管解剖学研究[J]. 中国修复重建外科杂志,2015,29(7): 835-839.
● [268] 韦向东,梁景超,曾平,等. 载脂蛋白基因多态性与激素性股骨头坏死易感性的关系[J]. 广东医学,2015,36(9): 1364-1368.
● [269] 莫峰波,杨述华,叶树楠,等. 5′-氮杂胞苷对激素性股骨头坏死骨髓间充质干细胞分化作用的实验研究[J]. 中国矫形外科杂志,2015,23(2): 165-171.
● [270] 徐立璋,邓国英,王伟恒,等. BMSCs 旁分泌对软骨细胞 IL-1β 损伤后的保护作用[J]. 中国修复重建外科杂志,2015,29(8): 996-1002.
● [271] 张聪,刘洪美,李庆伟,等. VEGF165 过表达对 BMP2 成骨细胞分化影响的实验研究[J]. 中国矫形外科杂志,2015,23(8): 727-732.
● [272] 曹玉净,吕翠田. WNT6 在 BMSCs 增殖、迁移和成骨分化中的作用中国修复重建[J]. 外科杂志,2015,1: 92-96.
● [273] 郭宇鹏,唐康来,张吉强,等. 不同浓度 TGF-β3 对体外肌腱干细胞分化的影响研究[J]. 中国修复重建外科杂志,2015,29(5): 620-625.
● [274] 丁道芳,庞坚,宋奕,等. 体外 IL-β 诱导股骨头建立软骨退变模型[J]. 中国骨伤,2015,28(7): 648-653.
● [275] 柳维,陶周善,贺行文,等. 唑来膦酸对骨质疏松性大鼠骨缺损修复的实验研究[J]. 中国骨与关节损伤杂志,2015,30(7): 736-739.
● [276] 王茜,张辉,耿丽鑫,等. MG63 细胞与国产多孔钽材料共培养后成骨相关因子的表达研究[J]. 中国修复重建外科杂志,2014,28(11): 1422-1427.
● [277] 徐振东,汪国栋,王锋,等. 多聚赖氨酸修饰的脱钙骨基质支架材料的组织相容性研究[J]. 中国矫形外科杂志,2015,23(16): 1493-1497.
● [278] 符培亮,丛锐军,陈松,等. 滑膜间充质干细胞成纤维软骨分化条件初步探索[J]. 中国修复重建外科杂志,2015,29(1):81-91.

[279] 路玉峰.糖皮质激素对人股骨头骨微血管内皮细胞功能的影响[J].中国矫形外科杂志,2015,23(15):1400-1405.

[280]* 齐新文,王兆杰,赵俊延,等.重组hBMP-7转染ADSCs分化成骨修复兔缺血性股骨头坏死[J].中国矫形外科杂志,2015,23(16):1503-1509.

[281]* 杨乐,徐长明,茹江英,等.钴纳米粒子和钴离子对成骨样细胞MG-63体外生长的影响[J].中国矫形外科杂志,2015,23(6):541-547.

[282]* 张辉,李亮,王茜,等.骨形成蛋白-7对多孔钽/软骨细胞复合物分泌功能以及Col-Ⅱ、AGG和Sox9基因表达的影响[J].北京大学学报(医学版),2015,47(2):219-225.

[283]* 陈晓斌,孙天胜,焦佼,等.骨质疏松兔模型中肱骨头骨密度对肩袖撕裂的影响[J].中国骨与关节损伤杂志,2015,30(9):951-953.

文 选

PHILOS接骨板治疗肱骨近端骨折时结构螺钉的使用分析 [北京大学学报(医学版),2015,47(2):269] 贾龙等测量肱骨近端骨折患者的肱骨头纵轴长度,并评价AO肱骨近端内固定锁定系统(PHILOS)结构螺钉的置入情况。回顾性分析2007年1月至2014年2月使用PHILOS接骨板治疗的肱骨近端骨折患者117例,根据性别分组分别测量肱骨头纵轴长度,根据术后肩关节正位X线片评价结构螺钉的置入情况并计算结构螺钉的置入率。结果:入选患者117例,男性40例,女性77例;男性患者肱骨头纵轴长度为(47.64±3.44)mm,支撑螺钉置入率为52.5%;女性患者肱骨头纵轴长度平均为(42.46±3.21)mm,支撑螺钉置入率为32.5%,男性组与女性组在肱骨头纵轴长度和结构螺钉置入率方面差异具有统计学意义($P<0.05$)。PHILOS接骨板用于肱骨近端骨折治疗,结构螺钉置入率低,特别是女性,可以在中国人解剖学数据基础上予以改良。

(陈 晓)

述评 · PHILOS钢板是用于肱骨近端骨折的解剖型锁定钢板,可以作为骨折断端的内固定支架,不直接与骨面相接触,通过减少骨膜剥离,降低对骨皮质血液循环的影响,既达到骨折断端的相对稳定,又最大限度地保护骨折块的血液供应,保留骨愈合的生物学环境,促进骨折愈合。肱骨头端多枚成角锁定螺钉因不同方向交叉,形成了良好的锚合力和抗拔出阻力,避免了因螺钉松动造成骨折再次移位,固定效果可靠。特别对骨质疏松或Ⅳ型粉碎性骨折有较理想的治疗效果。结构螺钉在骨折的复位及维持中起到重要作用。然而目前的支撑螺钉钉孔是依据欧美人的解剖参数设计,目前的支撑螺钉与顶端的间距偏大,从而导致支撑螺钉置入率不理想。该研究测量了国人男性、女性的肱骨头纵轴长度,提出可以适当缩小支撑螺钉到接骨板上缘的间距以提高支撑螺钉置入率,降低内固定失败的风险。

(苏佳灿)

Tight Rope钢板与锁骨钩钢板治疗Neer Ⅱ型锁骨远端骨折疗效比较 [浙江医学,2015,37(7):544] 赵晨等分析Tight Rope(TR)钢板与锁骨钩钢板治疗Neer Ⅱ型锁骨远端骨折的临床疗效。回顾性分析2010年2月至2013年1月手术治疗的55例Neer Ⅱ型锁骨远端骨折患者。24例患者选择TR钢板治疗,其中男18例,女6例,平均年龄36.6岁;31例患者选择锁骨钩钢板治疗,其中男24例,女7例,平均年龄36.7岁。观察术后并发症发生情况,术后第5天疼痛,术后6个月(未拆除钢板)及术后1年疼痛、肩关节功能及生活质量,末次随访时的喙锁间隙及愈合后骨折移位情况。在术后第5天的VAS疼痛评分中,锁骨钩钢板组大于TR组;术后6个月锁骨钩钢板组的Constant评分及SF-36低于TR组(Constant评分:86.3 *vs.* 90.5;SF-36:81.7 *vs.* 92.4,$P<0.05$),VAS疼痛评分前者高于后者(2.1 *vs.* 0.3,$P<0.05$),术后6个月随访中锁骨钩钢板未拆除时锁骨钩钢板组有5例患者出现肩峰撞击症,在钢板拆除后症状消失。在术后1年的随访中,锁骨钩钢板组Constant评分较术后6个月有改善,但仍低于TR组(90.7 *vs.* 93.1,$P<0.05$),SF-36评分TR组优于锁骨钩钢板组(87.5 *vs.* 93.3,$P<0.05$),两组患者疼痛评分差异无统计学意义($P>0.05$),锁骨钩钢板组在钢板拆除后出现2例肩袖损伤,2例均行保守治疗后得到改善。两组患者末次随访喙锁间隙及骨折端移位情况差异均无统计学意义($P>0.05$)。结论:在治疗Neer Ⅱ型锁骨骨折上两种钢板的治疗均能获得良好的复位效果,TR钢板具有术后疼痛轻、并发症少及肩关节功能恢复更好的优势,是Neer Ⅱ型锁骨骨折的有效治疗方法。

(陈 晓)

述评 · Neer Ⅱ型锁骨远端骨折是一种潜在不稳定且较难固定的锁骨骨折。骨折近端受斜方肌和胸锁乳突肌的牵拉作用向后上方移位,骨折远端由于上肢的重力作用向下方移位。由于Neer Ⅱ型锁骨远端骨折特殊的解剖特点,保守治疗难以维持骨折端稳定，骨折不愈合率较高，临床常选择手术治疗。目前手术治疗的方案尚有争议。传统的锁骨钩钢板能为锁骨骨折端提供坚强的内固定，防止骨折移位，保证骨折愈合。但其手术切口大、软组织损伤重、并发症多、需二次手术取内固定。TR 钢板内固定技术相对弹性固定技术，操作简便，手术时间短，切口小而美观，并发症少，生活质量高。

（苏佳灿）

肩袖是否缝合对肱骨近端骨折锁定钢板固定术后疗效的分析 ［中国矫形外科杂志，2015，23（14）：1258］ 郭秀武等回顾分析 2010 年 7 月至 2013 年 8 月采用锁定钢板治疗的 139 例肱骨近端骨折患者。按照内侧柱是否完整及肩袖是否缝合至钢板分为 A1、A2、B1、B2 四组。其中内侧柱完整的肩袖缝合组（A1 组）33 例，内侧柱完整的肩袖未缝合组（A2 组）39 例，内侧柱不完整的肩袖缝合组（B1 组）32 例，内侧柱不完整的肩袖未缝合组（B2 组）35 例。记录各组骨折愈合时间、肩关节功能评分、颈干角变化及术后并发症，并进行组内比较。139 例患者随访时间 12～36 个月（平均 19 个月），A1 组、A2 组骨折愈合时间、肩关节功能评分、颈干角变化等比较差异无统计学意义（$P>0.05$）；B1 组、B2 组骨折愈合时间比较差异无统计学意义（$P>0.05$），而肩关节功能评分、颈干角变化比较 B1 组明显优于 B2 组，差异有统计学意义（$P<0.05$）。A1、A2、B1 组未见明显并发症，B2 组 2 例出现螺钉穿出关节面，1 例内固定出现松动。肩袖是否缝合至钢板对内侧柱完整的肱骨近端骨折锁定钢板固定术后均可取得满意的疗效；肩袖缝合至钢板对内侧柱不完整的肱骨近端骨折锁定钢板固定术后，可通过中和肩袖的内翻应力作用，维持术后骨折复位，减少并发症，提高肩关节功能。

（翁蔚宗）

述评 · 术中确定肱骨结节间沟及大小结节位置后，使用缝线在肩袖肌腱与骨连接处缝合标记，应保证冈上肌和肩胛下肌均被缝合标记，并且标记每条肌腱时应使用双线，以增强缝线抵抗肩袖收缩力的能力。术中可牵拉标记好的缝线帮助骨折结构复位，减少对软组织血供的破坏。在螺钉置入钢板前，应先将标记好的缝线穿过对应的缝合孔，以防止钢板固定后缝线难以穿入缝合孔。术中大小结节应解剖复位，大结节向上移位 2 mm，即可明显增加肩关节外展所需的拉力。钢板应放置于肱骨大结节下 5 mm，结节间沟后 10 mm，该位置可以避免损失肱二头肌腱后方上行的旋肱前动脉外侧升支，减少对肱骨头血供的影响；锁定钢板放置过高，会致肩峰下撞击征；放置过低会影响钢板及螺钉的固定作用。术中尽量保持肱骨近端血供的完整性，对于不完整的内侧柱骨折，骨折结构复位后，可以通过额外使用肱骨髓内钉、斜行锁定螺钉由内下象限至软骨下固定肱骨近端骨折块、骨移植、磷酸钙骨水泥填充等方法，恢复内侧柱的完整性，提高术后疗效。总之，在锁定钢板牢靠地固定骨折结构的基础上，内侧柱完整的肱骨近端骨折患者无论肩袖是否缝合至钢板，均可取得满意的疗效；肩袖缝合至钢板可通过中和肩袖的内翻应力，维持术后骨折复位，减少并发症，提高肩关节功能，是一种治疗内侧柱不完整肱骨近端骨折的有效方法。

（苏佳灿）

肘前侧入路治疗尺骨冠突骨折的解剖与临床研究 ［中华骨科杂志，2015，35（8）：794］ 赵宝成等探讨了经屈肌和旋前圆肌肌间隙的肘前侧入路显露尺骨冠突的可行性及临床研究。成人肘关节标本 5 肢，分别经旋前圆肌和桡侧腕屈肌间隙显露冠突尖、经掌长肌和尺侧腕屈肌间隙显露冠突前内侧面及基底部，测量正中神经由肘部发出至旋前圆肌、桡侧腕屈肌、掌长肌和指浅屈肌的肌支长度、尺神经至尺侧腕屈肌最近端两肌支的长度及发出点和入肌门处距肱骨内、外上髁连线的距离。2013 年 9 月至 2014 年 8 月，采用肘前侧入路治疗 4 例左侧尺骨冠突骨折男性患者，年龄 16～42 岁，平均 32 岁。按 O'Driscoll 分型，Ⅰb 型和Ⅱb 型骨折各 2 例；采用经屈肌和旋前圆肌肌间隙显露并复位固定尺骨冠突骨折。旋前圆肌肌支为 2～3 支，指浅屈肌肌支以一主干前行至邻近肌肉再发出 2～5 支短细肌支，桡侧腕屈肌和掌长肌肌支以 1 支型最多，掌长肌肌支多与指浅屈肌肌支共干。指浅屈肌肌支为跨越旋前圆肌和桡侧腕屈肌间隙最近侧的肌支，入肌点平均距内、外上髁连线 37.22 mm。经旋前圆肌和桡侧腕屈肌间隙适合显露冠突尖，在指浅屈肌肌支近侧操作；经掌长肌和尺侧腕屈肌间隙适合显露冠突前内侧和基底，经尺神经和正中神经界面进入。4 例冠突骨折患者平均随访 9 个月，冠突骨折顺利愈合，愈合时间为 6 周至 3 个月，平均 9 周。末次随访时，改良 An 和 Morrey 肘关节评分为 94～100 分，均评价为优。经屈肌和旋前圆肌肌间隙的肘前侧入路是显露尺骨冠突的理想入路。

（翁蔚宗）

述评 · 冠突骨折一般伴有旋转移位，因此患肢摆放时应适度屈肘，使肘前软组织及神经肌支松弛，避免过度牵拉，损伤神经。冠突尖骨折显露后，用手指按压骨块使其贴附于滑车，并确保骨折线两端平整复位；复位后，一般采用3.5 mm空心钉从后向前固定，如骨块较大，可先用克氏针临时固定，再用钢板螺钉固定。钢板放置于肱肌止点与内侧副韧带前束附着的间隙，避免将肱肌深头止点完全松解而影响肌肉的功能。总之，采用前内侧入路治疗冠突骨折，并根据骨折部位选择经相应肌肉间隙入路，不但显露直接，而且操作安全，是提高临床疗效，减少并发症的前提。

（苏佳灿）

肘前方入路治疗 Mason Ⅱ型桡骨小头骨折合并 Regan－Morrey Ⅱ型尺骨冠状突骨折 ［中国修复重建外科杂志，2015，29（6）：783］ 印飞等总结肘关节前方入路治疗 Mason Ⅱ型桡骨头骨折合并 Regan－Morrey Ⅱ型尺骨冠状突骨折的疗效。回顾分析2010年1月至2013年6月采用肘关节前方入路、Herbert螺钉内固定治疗8例 Mason Ⅱ型桡骨头骨折合并 Regan－Morrey Ⅱ型尺骨冠状突骨折患者。男6例，女2例；年龄27～53岁，平均36.4岁。致伤原因：高处坠落伤3例，摔伤5例。受伤至手术时间4～10 d，平均4.6 d。术中无血管、神经损伤，术后手术切口均Ⅰ期愈合。8例患者均获随访，随访时间16～27个月，平均18.6个月。X线片复查示骨折均愈合，愈合时间2～4个月，平均2.8个月；无异位骨化、创伤性骨关节炎等并发症发生。末次随访时，Mayo肘关节功能评分86～95分，平均92.3分；其中优5例，良3例，优良率为100%。肘关节屈伸活动范围96°～145°，平均128°；前臂旋转活动范围140°～170°，平均150°。对于 Mason Ⅱ型桡骨头骨折合并 Regan－Morrey Ⅱ型尺骨冠状突骨折，采用肘关节前方入路可清晰暴露骨折，Herbert螺钉内固定牢靠，治疗效果满意。

（翁蔚宗）

述评· 肘关节手术入路主要有内外侧联合入路、后方入路及前方入路。该组8例患者均为 Mason Ⅱ型桡骨头前侧骨折合并 Regan－Morrey Ⅱ型尺骨冠状突骨折，术前查体及MRI提示无侧副韧带断裂。术中通过前方入路，经肱动脉及正中神经间隙进入，向桡侧牵拉肱动脉，向尺侧牵拉正中神经，避免了对正中神经肌支的牵拉损伤。同时前方单切口手术时间短、出血量少，减少了术后制动时间，利于患者术后早期功能锻炼。另一方面，Herbert螺钉固定小骨折块具有双头加压作用，力学性能可靠，螺钉钉尾埋入骨面，无须二次手术取出，不影响关节活动，利于早期功能锻炼。

（苏佳灿）

Herbert加压螺钉内固定治疗桡骨头骨折的疗效分析 ［中国骨与关节损伤杂志，2015，30（9）：989］ 刘英等探讨 Herbert加压螺钉内固定治疗 Mason Ⅱ、Ⅲ型桡骨头骨折的临床疗效。桡骨头骨折58例，其中 Mason Ⅱ型33例，Ⅲ型25例，均行切开复位 Herbert加压螺钉内固定，对比2型骨折的肘关节活动度，并采用 Broberg－Morrey 肘关节功能评分标准对术后肘关节功能进行综合评估。53例获得随访12～18个月，平均14.5个月，骨折全部愈合。末次随访肘关节屈伸和前臂旋转活动度：Mason Ⅱ型102°～125°、102°～141°，Mason Ⅲ型77°～122°、84°～135°。Broberg－Morrey 标准评定：Mason Ⅱ型优15例，良12例，可2例，优良率达93.1%。Ⅲ型优7例，良9例，可5例，差3例，优良率达66.7%。Ⅱ型骨折患者的肘关节活动度及治疗效果均优于Ⅲ型患者，二者比较差异有统计学意义（$P<0.05$）。Herbert加压螺钉内固定治疗 Mason Ⅱ桡骨头骨折的效果满意，肘关节功能恢复好，该方法治疗Ⅲ型骨折仍需谨慎。

（翁蔚宗）

述评· Herbert螺钉从桡骨头边缘斜向远端对侧钉入到对侧皮质，螺钉跨过远端骨折线，同理在对侧放置另1枚 Herbert螺钉形成交叉，压缩骨折的骨折块撬起后取自体骨填充骨缺损区后用 Herbert螺钉固定。此时，Herbert螺钉不仅能牢固固定骨折块，而且具有支撑作用，防止骨折再移位。术后外固定及功能锻炼一方面要遵循骨折及周围软组织的稳定性，另一方面要注意骨折的愈合情况，以免影响骨折稳定性和造成再次损伤。

（苏佳灿）

可吸收张力带与钢丝张力带固定治疗尺骨鹰嘴骨折疗效的比较 ［中国骨与关节损伤杂志，2015，30（9）：987］ 岳勇等比较生物可吸收张力带（Biofix可吸收螺钉和VICRYL可吸收薇乔缝线）与金属张力带（克氏针、钢丝）内固定治疗尺骨鹰嘴骨折的疗效。采用可吸收张力带（可吸收组）和钢丝张力带（钢丝组）2种张力带方式治疗76例尺骨鹰嘴骨折，比较2组术前基本情况及术中平均手术时间、术后骨折平均愈合时间、术后2个月及6个月肘关节优良率、术后并发症发生率。2组获得6～12个月，平均10.6个月的随访。所有患者骨折均愈合，无切口感染发生。2组平均手术时间、骨折愈合时间及术后2个月、12个月肘关节功能优良率比较差异无统计学意义（$P>0.05$）。可吸收组术后并发症发生率明显低于钢丝组，差异有统计学意义（$P<0.05$）。可吸收张力带与钢丝张力带一样是治疗尺骨鹰嘴骨折较理想的方法，其具有术后并发症少、肘关节功能恢复快、无须二次手术取出内固定物等优点，极大减轻了患者的痛苦和负担，值得临床进一步推广应用和研究。

（翁蔚宗）

述评 · 可吸收缝线与可吸收螺钉比较：① 可吸收线柔软坚韧，异物反应小，避免骨折块于术中碎裂；② 可吸收螺钉具有更强的把持能力，避免钢丝张力带中克氏针旋转、滑脱、松动；③ 可吸收材料的生物组织相容性好，无异物排斥反应；④ 内固定物可自行降解、吸收，避免了二次手术，无体内存留金属异物的心理阴影。可吸收缝线无金属电解腐蚀和刺激作用，对骨折愈合及术后 CT、MRI 检查无影响，虽然材料费用偏高，但避免了二次手术、额外检查的费用和伤害，减少了感染机会，值得临床进一步推广应用和研究。

（苏佳灿）

改良微创入路结合肱骨亚髁板治疗肱骨中下段骨折 ［中国矫形外科杂志，2015，23（12）：1139］ 李延炜等探讨了改良的远端外侧切口微创入路结合肱骨亚髁锁定板治疗肱骨中下段骨折的可行性和临床效果。收集2009 年 9 月至 2013 年 7 月，采用改良远端外侧切口微创入路结合肱骨亚髁锁定板治疗肱骨中下段骨折的患者 24 例。男 15 例，女 9 例；年龄 21～67 岁，平均 42.3 岁。根据 AO 分型：A 型 13 例，B 型 8 例，C 型 3 例。受伤至手术时间 6 h 至 8 d，平均 3.8 d。住院时间 5～22 d，平均 7.8 d。对样本进行随访、回顾性研究并分析总结。手术时间 42～110 min，平均 67 min。术中出血量 20～310 ml，平均 140 ml。随访时间 10～28 个月，平均 16 个月。骨折愈合时间 6～15 周，平均 9 周。末次随访时肘关节活动度平均伸直 3°（0°～10°），屈曲 123°（100°～130°）。前臂旋前 38°（28°～45°），旋后 41°（35°～50°）。UCLA 肩关节评分：优 21 例，良 3 例；Mayo 肘关节评分：优 14 例，良 8 例，可 2 例。结果显示，改良远端外侧切口微创入路创伤小、医源性桡神经损伤少、骨愈合率高，且对肱肌及肱二头肌影响小，术后屈肘肌力良好，是治疗肱骨中下段骨折的有效方法之一。

（翁蔚宗）

述评 · 采用改良微创入路如需探查桡神经，可将肘关节外侧切口向上延长 7～9 cm，于肱桡肌与肱肌间隙进入看清桡神经位置，也可在估计损伤区段做对应小切口直接探查。对于判断桡神经有无嵌压，该文的经验是在制备骨隧道时钝性分离结合术者手指探查，边分离边用手指探查骨折端有无软组织嵌入。操作时注意要让助手牵引持续稳定，否则可能损伤桡神经，而且尖锐的骨折端块可能刺破术者手套。

（苏佳灿）

外固定支架与掌侧锁定钢板内固定治疗桡骨远端 C 型骨折的疗效比较 ［中国修复重建外科杂志，2015，29（6）：683］ 沙良宽等采用随机对照研究比较外固定支架与掌侧锁定钢板内固定治疗桡骨远端 C 型骨折的临床疗效。2012 年 3 月至 2013 年 3 月，将符合选择标准的 122 例桡骨远端 C 型骨折患者，随机分为外固定组（采用外固定支架治疗）和钢板组（采用掌侧锁定钢板内固定治疗），每组 61 例。两组患者性别、年龄、体质量、身高、身体质量指数、侧别、致伤原因、骨折分型及受伤至手术时间比较，差异均无统计学意义，具有可比性。比较两组患者出血量、手术时间、住院时间、骨折愈合时间、腕关节功能（根据改良 McBride 评分系统评定）及并发症发生率；摄腕关节 X 线片观察骨折复位质量，包括掌倾角、尺偏角、桡骨高度及关节面台阶（根据 Knirk 等分级标准分级）。钢板组出血量、手术时间、住院时间均显著高于外固定组（$P<0.05$）。两组患者均获随访，随访时间 12～28 个月。外固定组共 4 例（6.6%）出现术后并发症，其中钉道感染 2 例，桡神经感觉支神经炎 2 例，钢板组共 5 例（8.2%）出现术后并发症，其中切口感染 1 例，腕管综合征 2 例，肌腱断裂 2 例；两组并发症发生率比较差异无统计学意义。X 线片示两组骨折均愈合，钢板组愈合时间显著长于外固定组。末次随访时，两组尺偏角及桡骨高度比较差异无统计学意义，但钢板组掌倾角大于外固定组。两组腕关节功能及关节面台阶分级比较，差异均无统计学意义。对于桡骨远端 C 型骨折，采用外固定支架或掌侧锁定钢板治疗均可获得满意疗效，但外固定治疗具有创伤较小、住院时间较短、并发症轻、骨折愈合较快等优点。

（翁蔚宗）

述评 · 外固定创伤较小，无须过多剥离软组织，无须打开腕管，也不存在钢板螺钉对肌腱摩擦而导致其断裂。但在植入外固定钉时需注意以下几点：① 钻孔前需钝性分离皮下、肌腱等软组织直至骨骼，并在保护套筒保护下钻孔后拧入外固定钉；② 第 2 掌骨上穿钉要从桡背侧进入，注意勿损伤背侧肌腱；③ 术后加强钉道护理。综上所述，对于桡骨远端C型骨折,采用外固定支架或掌侧锁定钢板内固定治疗均可获得满意疗效。但与钢板内固定相比,外固定治疗具有创伤较小、住院时间较短、并发症轻、骨折愈合较快等优点。

(苏佳灿)

三种内固定方法治疗锁骨中段骨折的临床疗效分析

[中国矫形外科杂志,2015,23(14):1263] 徐世民等比较采用微侵袭经皮钢板接骨术(MIPPO)与切开复位锁定钢板(LCP)以及解剖重建钢板(ARP)治疗锁骨中段骨折的临床疗效。回顾性分析2009年10月至2013年6月采用微侵袭经皮钢板接骨术和切开复位LCP以及"S"形解剖重建钢板治疗263例锁骨中段骨折的治疗效果,根据手术方式分成MIPPO组($n=89$)、LCP组($n=86$)及ARP组($n=88$),比较两组的平均手术时间、术中出血量、骨折平均愈合时间、术后瘢痕长度、骨折复位程度及感染率,并采用Constant and Murkey评分方法评价术后肢体功能,采用五分法评价患者满意程度。所有患者获得28~44个月(平均35.3个月)随访,三组患者在骨折平均愈合时间、术后功能、感染率等方面差异无统计学意义($P>0.05$),所有骨折均获得愈合,Constant and Murkey评分结果优良率均超过92.0%。无感染及皮肤坏死。平均手术时间后两组(平均65 min)略短于MIPPO组(平均74 min),切开复位的两组具有更好的骨折对位,MIPPO组在手术出血量、术后瘢痕长度方面明显优于切开复位的两组。锁定钢板与非锁定钢板在锁骨中段骨折的治疗方面均取得满意疗效,但锁定钢板在骨折的稳定程度等方面优于解剖重建钢板,MIPPO组具有更小的手术瘢痕和更少的出血量,易于为患者接受。

(翁蔚宗)

述评·MIPPO技术是在深刻理解骨折生物学固定的理念、技术、微创观念、微创意识、微创技术的基础上产生的,微创的观念和意识应该贯穿骨折治疗的所有过程。这种技术,在保留了所有锁定钢板优势的基础上,对骨断端微环境的破坏降到了最低,同时最大限度地减少了手术瘢痕对美观的影响。该文三组病例取得了相近的骨折愈合时间和术后功能优良率及患者主观满意程度,提示三种方法在治疗锁骨中段1/3骨折方面都可以取得较好的临床疗效,但都有各自不同的适应证。因为锁骨的特殊位置,对人体美观的影响较大,尤其是女性患者。但由于锁定钢板价格相对较高,对于部分经济困难的患者来说,普通重建钢板亦能获得较好的固定效果。综上所述,由于锁骨中1/3骨折特殊的解剖和生理学特点以及复杂的生理运动方式,应在充分理解骨折基本愈合形式的基础上,根据不同的骨折分型,结合各种钢板的物理力学特性、对切口愈合的影响、美容要求以及经济状况等因素综合权衡,选择最佳的固定方式。

(苏佳灿)

掌背侧联合入路手术治疗桡骨远端AO C3型骨折

[中国骨与关节损伤杂志,2015,30(9):948] 宁仁德等观察掌背侧联合入路手术治疗桡骨远端AO C3型骨折术后的疗效。对自2011年6月至2014年1月诊治的12例桡骨远端AO C3型骨折,先行掌侧入路显露复位掌侧移位骨折块,再行背侧入路对移位关节内及背侧骨折块进行显露复位,直视下以掌侧锁定钢板远端锁定螺钉固定掌、背侧骨折块或再辅以克氏针和(或)微型钢板加强固定背侧骨折块,术后测量桡骨远端尺偏角、掌倾角及桡骨高度,采用腕关节功能Gartland与Werley评分对功能进行评估。所有患者获得10~18个月,平均13个月的随访,无切口感染及肌腱刺激和断裂情况。末次随访与术后早期桡骨远端尺偏角、掌倾角及桡骨高度差异无统计学意义。Gartland与Werley腕关节功能评分:优7例,良4例,可1例。掌背侧联合入路手术治疗桡骨远端AO C3型骨折术后疗效满意。

(翁蔚宗)

述评·该研究结合桡骨远端AO C3型的骨折特点与掌背侧入路及相应钢板固定的优缺点,以桡骨远端掌侧入路结合DVR对桡骨远端骨折进行复位与固定。在此基础上,再根据桡骨远端背侧骨折情况取背侧有限切口直视下实现对关节内塌陷及背侧主要移位骨折块复位及固定。如骨折固定不稳定,再辅以克氏针或1.5 mm微型钢板固定,从而增加背侧骨折块及关节内骨折块的固定强度。该组12例桡骨远端严重粉碎骨折术后随访资料显示,末次随访与术后早期的桡骨远端关节面掌倾角、尺偏角及桡骨高度之间差异均无统计学意义($P>0.05$),而末次随访Gartland与Werley腕关节功能评分优良率达91.7%,充分说明本研究所采用的掌背侧联合入路及内固定方法对AO23-C3型骨折的固定效果确切,避免了骨折复位后期的再丢失,术后功能满意。

(苏佳灿)

假体置换与切开复位内固定对不同数量骨折碎片的桡骨头骨折近期疗效分析 [中国骨与关节损伤杂志,2015,30(9):944] 邢顺民等研究比较假体置换术与切开复位内固定术对不同数量骨折碎片的桡骨头骨折的疗效。自2006年2月至2013年4月诊治桡骨头骨折42例，根据骨折碎片的数量分为2组。Ⅰ组22例（骨折碎片>3个）：12例行假体置换（ⅠA组），10例行切开复位内固定（ⅠB组）。Ⅱ组20例（骨折碎片≤3个）：12例行假体置换（ⅡA组），8例行切开复位内固定治疗（ⅡB组）。2组术后平均随访28.5（15~35）个月。Ⅰ组：22例均获骨性愈合，ⅠA组和ⅠB组VAS评分差异无统计学意义，ⅠA组在屈伸活动度、前臂旋转活动度、提携角和尺侧位移以及Broberg和Morrey肘关节功能评分均优于ⅠB组，2组间比较差异有统计学意义（$P<0.05$）。Ⅱ组：20例均获骨性愈合，ⅡB组和ⅡA组在VAS评分、尺侧位移、肘关节伸直、前臂旋前、Broberg和Morrey肘关节功能评分差异无统计学意义（$P>0.05$），2组在提携角、肘关节屈曲、前臂旋后差异有统计学意义（$P<0.05$）。本研究表明，桡骨头骨折碎片>3个时假体置换的治疗效果优于切开复位内固定术；骨折碎片≤3个时两者治疗效果无明显差异。

（翁蔚宗）

述评·目前对于技术上可重建的骨折是行内固定还是桡骨头置换仍有争议，但是无论选择何种手术方法都必须遵循一个原则，即保持肘关节功能的稳定性。在多种复杂合并损伤中，要确保肘关节在运动中无明显机械性阻挡，达到功能复位。该研究中部分患者随访时间不足，对于远期并发症评估存在局限，还需进一步研究2种手术后肘关节功能重建情况，以便进行全面评估。但总体上，Ⅰ组、Ⅱ组患者短期内治疗效果实现了不同程度的肘关节功能恢复。该研究表明，骨折碎片>3个，假体置换的治疗效果优于切开复位内固定术；骨折碎片2或3个，两者治疗无明显差别。不同病例选择手术方式应将不同数量骨折碎片因素纳入考虑，全面总体评估，并且综合患者对肘关节功能的要求，选择更具科学性和针对性的治疗方案。

（苏佳灿）

肱骨近端骨折内固定术后螺钉穿出肱骨头的影响因素分析 ［中华创伤骨科杂志，2015，17（4）：282］ 张明等探讨肱骨近端骨折术后螺钉穿出肱骨头的发生率及其影响因素和预防对策，回顾性分析2006年6月至2012年6月采用切开复位锁定钢板内固定治疗的187例肱骨近端骨折患者，男78例，女109例；年龄18~88岁，平均55.9岁。根据患者随访期间X线片判断是否存在螺钉穿出肱骨头，并以此为因变量；以性别、年龄、Neer骨折分型、内侧柱粉碎、骨密度、受伤至手术时间、植骨、复位程度、肱骨头螺钉数目、内侧柱支撑作为自变量，先行各因素的单因素Logistic回归分析，然后对$P<0.05$的因素进行多因素Logistic逐步回归分析。结果提示，影响肱骨近端骨折术后螺钉穿出肱骨头的主要预后因素是骨折类型和内侧柱粉碎，应根据患者具体情况制定最优的方案，减少螺钉穿出肱骨头的发生。

（张　军）

述评·大量研究表明切开复位锁定钢板内固定治疗肱骨近端能够取得良好的疗效，但也存在不少并发症，如肱骨头缺血坏死、复位丢失、不愈合、畸形愈合、螺钉穿出肱骨头等，其中螺钉穿出肱骨头发生率可高达11%~30%，严重影响患者的功能康复，增加二次手术发生率。此外，肱骨近端骨折患者常因体位限制无法完成腋位X线片的投射动作，影响完整的肩关节创伤系列位片的获得。研究发现，肱骨内侧柱重建与否与Neer骨折分型是螺钉穿出肱骨头的危险因素，重建肱骨近端内侧柱，预防术后肱骨头内翻，可有效避免螺钉穿出肱骨头。

（苏佳灿）

锁定钢板治疗肱骨近端骨折内侧柱支撑螺钉数量与其疗效的相关性研究 ［中华骨科杂志，2015，35（1）：40］ 郭伟军等探讨锁定钢板治疗肱骨近端骨折时，不同数量（0~3枚）内侧柱支撑螺钉与其疗效的相关性，回顾性分析2007年1月至2012年12月采用锁定钢板治疗肱骨近端骨折患者90例。根据肱骨近端内侧柱支撑螺钉使用情况，将患者分为4组：无支撑螺钉组（36例）、1枚支撑螺钉组（23例）、2枚支撑螺钉组（19例）和3枚支撑螺钉组（12例），比较末次随访时4组患者的Constant评分、术后患侧肱骨头高度丢失变化、并发症发生率及骨折愈合时间，分析不同数量支撑螺钉对患者肩关节功能恢复及维持骨折复位的作用。结果提示，锁定钢板治疗伴内侧粉碎性骨折或伴内侧骨缺损的肱骨近端骨折时，恢复内侧骨皮质支撑较困难，此时可选择内侧支撑螺钉重建肱骨近端内侧柱支撑，且使用2枚或3枚内侧支撑螺钉即可获得较满意的术后疗效。

（张　军）

述评·近些年，国内外学者认为肱骨近端骨折伴内侧柱支撑缺失是导致出现肱骨头内翻移位、螺钉穿出肱骨头关节面等的重要原因，是术后内固定失败的危险因素。目前，内侧柱重建的方法主要包括：① 内侧骨皮质复位支撑；② 通过肱骨近端髓内置入异体腓骨条来重建内侧柱支撑；

③ 采用肱骨近端填充骨水泥来增强内侧柱支撑；④ 内侧支撑螺钉重建以支撑内侧柱。其中，皮质复位及使用支撑螺钉应用较多。当肱骨近端内侧粉碎性骨折、骨缺损或骨质疏松时，内侧骨皮质难以复位，此时可以选择合适的钢板放置位置，并在肱骨头内下方置入2枚支撑螺钉以达到满意的功能恢复，当肱骨近端内侧支撑情况较差且对肱骨头高度维持要求较高时也可置入3枚支撑螺钉，使肱骨头得到有效支撑，以此获得最好的治疗效果。

（苏佳灿）

背侧入路微型锁定钢板内固定治疗桡骨远端背侧不稳定骨折 ［中华手外科杂志，2015，31（1）：21］ 徐农等探讨采用有限内固定联合超关节铰链外固定支架治疗成人肱骨远端C3型骨折的疗效。回顾分析2007年9月至2012年11月采用有限内固定联合超关节铰链外固定支架治疗的37例肱骨远端C3型骨折患者临床资料，其中男22例，女15例；年龄22～66岁，平均43.6岁。致伤原因：交通事故伤24例，摔伤5例，高处坠落伤4例，重物压砸伤2例，机器伤1例，其他伤1例。开放损伤22例，闭合损伤15例。受伤至手术时间3～46 h，平均18 h。术后发生针道反应3例，切口感染1例；其余患者切口均Ⅰ期愈合。36例患者获随访，随访时间9～48个月，平均25.4个月。术后发生3例异位骨化，骨折愈合后行松解手术。1例因术后形成慢性骨髓炎骨折未愈合；其余患者骨折均愈合，愈合时间6～14个月，平均9个月。1例术后12个月出现迟发性尺神经炎，行尺神经松解前移术后神经功能恢复正常。随访期间均未出现骨缺血性坏死，无肘关节不稳及内固定物松动、断裂等并发症发生。末次随访时，患肘平均活动度为屈105°、伸25°、旋前69.2°、旋后75.6°。肘关节功能按Mayo肘关节功能评分（MEPS）和上肢功能评分（DASH）评分评价，获优22例，良8例，中4例，差2例，优良率达83.3%；按Cassebaum肘关节功能评分，获优21例，良7例，可5例，差3例，优良率达77.8%。有限内固定结合超关节铰链外固定支架治疗成人肱骨远端C3型骨折疗效满意，并发症相对较少。

（张　军）

述评 · 关于桡骨远端骨折切开复位内固定入路的选择，背侧入路钢板固定最受争议的并发症是钢板对腕背肌腱特别是拇长伸肌腱的刺激和损害，这也是导致多数学者更倾向于选择掌侧切口。然而对于背侧不稳定尤其是B3、C2、C3型的桡骨远端骨折，背侧入路微型薄锁定钢板托举远端粉碎的骨块，帮助对碎骨块的复位及固定，有利于术中及术后功能锻炼所需要的稳定；另外在内固定时，第一枚螺钉选用普通螺钉，尽可能将钢板与骨面贴合，避免对肌腱的刺激和磨损；与此同时，锁定钢板可以减少钢板下组织血液循环的干扰，对于形态复杂的骨折，可不限于使用2块钢板，因此背侧入路微型锁定钢板治疗背侧不稳定桡骨远端骨折是个不错的选择。

（苏佳灿）

Rush钉矫治成骨不全儿童股骨畸形的疗效观察 ［第三军医大学学报，2015，3：15］ 宿玉玺等回顾分析2007年1月至2013年12月，共收治成骨不全所致股骨畸形患儿28例，包括39根畸形股骨。年龄3岁7个月至14岁5个月，平均8岁4个月。术中将弯曲股骨行多段截骨矫形及髓内钉固定，平均截骨1.9（1～3）处，随机分为弹性针组与Rush钉组，其中20根股骨使用弹性髓内钉，19根股骨使用Rush钉。结果随访1年3个月至5年7个月，平均3年8个月。随访后期按Sanders评分标准评定髋关节功能：弹性针组优11例，良2例，中7例，差0例；Rush钉组优16例，良2例，中1例，差0例。结果表明，多段截骨矫形后髓内钉内固定治疗儿童成骨不全所致股骨畸形，能有效矫正股骨弯曲畸形，改善下肢外观及力线关系，防止再骨折，提高患儿生活质量，效果明确。Rush髓内钉内固定效果满意，术后再骨折概率小，股骨不易再次弯曲变形，值得临床推广。

（崔诚浩　章　浩）

述评 · Rush钉植在骨髓腔内起到内支架作用，应力均匀，不会产生"应力遮挡"效应；Rush钉长期腔内固定，有效地降低了再次骨折的发生率；即使再次发生骨折，Rush钉可限制骨折断端移位，经外固定等非手术治疗后便可恢复股骨功能；Rush钉的钩状尾端可防止髓内钉脱出或随骨骼发育沉入髓腔。Rush钉以上诸多优势使其目前在治疗成骨不全骨折或畸形矫正时应用广泛。对于骨骼明显畸形的成骨不全症患儿，外科手术矫正畸形则是必然的选择。对于股骨畸形采取多段截骨矫形髓内钉内固定手术方式显著矫正畸形、改善活动能力、避免再次骨折。因Rush髓内钉相对坚硬，内固定效果好，后期不易变形，钉尾固定不易滑脱等优势，值得临床推广。但需要注意髓内钉移位或折断、截骨端骨不连等并发症，生长期儿童需要定期随访，必要时更换内固定。

（苏佳灿）

内侧与外侧经皮微创钢板内固定治疗A型闭合性胫骨

远端骨折的疗效比较 ［中国骨与关节损伤杂志，2015，30（6）：606］ 石伟哲等回顾分析2007年6月至2010年8月应用MIPPO技术联合LCP内固定治疗60例A型闭合性胫骨远端骨折患者，其中采用胫骨远端内侧锁定钢板内固定30例（内侧组），采用胫骨远端外侧锁定钢板内固定30例（外侧组）。记录并比较2组临床指标（手术时间、术中出血量、骨折愈合时间、并发症、AOFAS评分、背屈活动范围、跖屈活动范围、短缩长度）及影像学指标（内翻畸形、外翻畸形、前向成角、后向成角）。结果内侧组获得随访平均14.8（12～18）个月，外侧组获得随访平均16.7（12～20）个月。内侧组手术时间及术中出血量均少于外侧组，差异有统计学意义（$P<0.05$）。2组骨折愈合时间，并发症发生情况，内、外翻畸形，前、后向成角，背、跖屈活动范围，肢体短缩长度，以及AOFAS评分差异无统计学意义（$P>0.05$）。结果表明，MIPPO技术结合LCP钢板内固定治疗胫骨远端骨折时，内侧固定相对于外侧固定更符合骨折愈合的生物环境，具有创伤小、血运损伤小等优点。但是2种固定方法的短期疗效差异不大，临床治疗过程中仍需根据患者实际情况选择合适的手术方式。

（刘培钊　吴大江）

述评·放置胫骨远端外侧钢板的优点在于外侧有较多软组织覆盖，钢板置于胫骨前肌下不易外露，软组织并发症较少；但其缺点也较为突出，其对软组织剥离程度仍较高，且需对腓深神经及胫骨前动脉进行严格保护，导致手术时间较长，术中出血量较多。而内侧放置钢板时由于内侧皮肤软组织较薄，使间接复位及插入钢板更为简单，减少了手术时间及术中出血量，虽然术后可能出现局部皮下钢板的不适感（尤其是内踝尖部），但这些不适感大多数在钢板取出后消失。MIPPO技术的应用有效减少了对胫骨远端软组织的解剖，减少了对软组织及骨皮质的损伤，并且锁定钢板也能为骨折固定提供足够的稳定性。内侧MIPPO钢板技术治疗胫骨远端骨折能有效减少滋养血管的损伤，同时内侧钢板放置简单、创伤小，更符合骨折愈合的生物环境。

（苏佳灿）

经后外侧入路锁定加压钢板治疗股骨远端骨折的临床研究 ［河北医科大学学报，2015，9：22］ 林葳等回顾分析股骨远端骨折患者20例，均采用后外侧入路＋股骨远端外侧锁定加压钢板固定。术后对所有患者进行随访，观察其切口愈合、骨折愈合及膝关节功能恢复情况。结果所有患者术后切口均Ⅰ期愈合，均获得随访6～18个月，平均12个月。19例患者于术后3～4个月骨折临床愈合；1例股骨远端C3型粉碎性骨折患者术后15个月骨折部分愈合，需Ⅱ期行植骨术。关节功能根据Kolmert功能评定标准，优良率为90%，所有患者膝关节均可伸直，其中8例膝关节屈曲范围＞120°，10例为90～120°，1例为70°，1例为40°。结果表明，采用经后外侧入路锁定加压钢板治疗股骨远端骨折手术创伤小，最大限度地减少了对周围软组织的损伤，保护了骨折周围血运及膝关节伸屈的重要解剖结构，并给予牢固固定，术后可以早期进行功能锻炼，改善并提高患肢功能。其手术操作简单，治疗效果确切，具有一定的优越性。

（刘培钊　吴大江）

述评·后外侧入路术中钝性分离股外侧肌与股二头肌肌间隙，将股外侧肌向前牵拉，充分暴露骨折断端，操作简单，缩短了手术时间，并且保护了股外侧肌的完整性，减少了术中及术后出血，避免了因术中直接切开股外侧肌而造成骨折断端局部血运的破坏，同时最大限度地避免了因局部软组织严重破坏而导致的术后患肢肿胀，患者术后相对疼痛较轻，有利于患者早期功能锻炼。经后外侧入路锁定加压钢板治疗股骨远端骨折手术创伤较小，最大限度地减少了对伸膝装置的损伤，保护了骨折周围血运及其股外侧肌、股中间肌的完整性，保护并修复了髌上囊，采用锁定加压钢板固定牢靠，术后可以早期进行功能锻炼，改善并提高患肢功能恢复。其手术操作相对简单，治疗效果确切，适用于股骨远端A型、C型骨折，是治疗股骨远端骨折理想的手术方法之一，具有一定的优越性。

（苏佳灿）

计算机辅助导航模板在DDH患儿股骨截骨中的临床应用 ［中华小儿外科杂志，2015，36（007）：506］ 史强等利用逆向工程（RE）和快速成型（RP）技术设计一种新的DDH患儿股骨截骨的方法，并探讨其临床应用。回顾分析2011年7月至2012年4月收治的11例DDH患儿，进行CT连续扫描，将原始数据导入Mimics软件，三维重建患侧股骨模型，以.stl格式保存，导入Imagewarel2.0软件，定位三维参考平面，利用RE原理设计股骨短缩旋转截骨的最佳截骨平面和克氏针定位的最佳进钉钉道。提取股骨的表面解剖学形态及针道模型，建立与其解剖学形态一致的模板。拟合模板和克氏针针道成截骨模板，通过激光RP技术生产出实物模板。手术时首先将导航模板与股骨截骨部相吻合，置入克氏针后，沿导航模板进行截骨。术后根据X线片和CT扫描评价前倾角的大小。结果通过11例DDH患儿建立了制作个体化导航模板的方法，术后随访12～18个月，无一例出现再脱位和股骨头缺血坏死等并发症，所有患儿实际的前倾角纠正角度和术前设计一致。结果表明，利用RE和RP技术生产出的导航模板具有较好的准确性，为DDH患儿股骨短缩旋转截骨提供了一种新的方法，具有较大的应用前景。

（刘培钊　章　浩）

述评・早期股骨旋转截骨纠正股骨颈前倾角有助于改善头臼对合关系，进而刺激髋臼进一步发育，能有效降低股骨头坏死的发生率，促进关节功能恢复。然而，在传统手术过程中，术中仅通过目测法行精准的截骨平面和旋转角度对手术医生的经验要求较高，且极易产生偏差，股骨颈前倾角纠正过大和过小及股骨近端截骨平面选择不当造成下肢机械轴和解剖轴异常，会引发术后头臼非“同心圆”匹配，继而影响髋臼再塑形。该研究利用患儿术前CT数据，通过三维重建构建出数字化股骨截骨导航模板，基于现代数字技术设计股骨截骨的最佳截骨平面和克氏针的最佳进针针道，根据通道位置来确定截骨方向及角度，彻底摆脱了使用克氏针定位时造成误差的影响，解决了股骨近端截骨主要依靠术者经验及受体位变化影响的问题，具有操作简单、准确性高、减少放射线及便于消毒等优点，值得在临床推广应用。

（苏佳灿）

两种方法治疗高龄股骨粗隆间骨折疗效比较　［中国矫形外科杂志，2015，23（8）：701］　王宝鹏等回顾分析了2010年8月至2013年8月采用加长柄人工股骨头置换及PFNA固定治疗股骨转子间不稳定型骨折患者54例，其中男21例，女33例，年龄75～92岁，平均83岁。骨折类型为Evans－Jenson Ⅱ、Ⅲ型股骨粗隆间骨折。随机分为人工股骨头置换术组（A组）及PFNA固定术组（B组），每组27例。手术采用全麻或连续硬膜外麻醉，人工股骨头置换组取髋关节后外侧入路，截骨、扩髓、钢丝捆扎骨折块，植入水泥型假体；PFNA固定术组平卧于牵引床上，闭合复位骨折，股骨大转子顶点近端做切口，以大转子顶点进针，置入合适PFNA，先后置入螺旋刀片及远端静力孔螺钉。术后继续静脉滴注抗生素，并于48 h内停用，术后第一天开始功能锻炼，应用低分子肝素或利伐沙班预防深静脉血栓，并继续治疗原有内科疾病。术后平均随访时间为18个月。两组的手术出血量及手术时间相当，A组出血量（522.30±26.65）ml、手术时间为（53.96±5.73）min；B组出血量（522.89±22.74）ml、手术时间为（55.26±5.55）min。人工股骨头置换组在术后可以早期负重活动、Harris评分及术后并发症方面也优于PFNA固定组。表明高龄不稳定股骨转子间骨折的治疗中，人工股骨头置换相对于PFNA固定治疗，具有卧床时间短、术后并发症少、早负重及关节功能恢复快等优点。

（刘　康　佟大可）

述评・PFNA是目前股骨转子间骨折治疗的主流髓内固定装置，尤其适用于合并骨质疏松的老年患者，但是高龄转子间骨折患者骨折不稳定，对粉碎严重的骨折解剖复位困难，很难达到坚强内固定，易导致内固定失效。人工股骨头置换治疗股骨转子间骨折不存在骨折愈合的时间问题，骨水泥假体植入后可获得早期稳定，术后患者迅速恢复至伤前的活动水平，从而减少卧床时间，可早期下地负重行走，改善髋关节功能，避免长期卧床引起的相关并发症发生。股骨转子间骨折一期行人工关节置换术术前需慎重考虑，对于简单稳定性骨折、骨质条件好或预期寿命长的患者，仍建议行骨折内固定术；对符合适应证的患者来说，关节置换术治疗转子部骨折也是一种行之有效的方法。

（苏佳灿）

机器人导航定位系统辅助下经皮空心螺钉内固定治疗股骨颈骨折　［中华创伤骨科杂志，2015，17（8）：692］　刘建全等回顾分析2012年10月至2014年6月采用机器人导航定位系统辅助下经皮空心螺钉内固定治疗的股骨颈骨折患者21例，其中男8例，女13例，年龄为20～85岁，平均（65.2±4.2）岁；骨折类型Garden Ⅰ型2例，Ⅱ型5例，Ⅲ型9例，Ⅳ型5例。选择同期采用传统徒手定位方法手术治疗的25例股骨颈骨折患者作为对照组。手术采用蛛网膜下隙阻滞麻醉联合硬膜外麻醉或全麻。导航组术前启动系统、安装标尺、设备布局、规划路径，机器人机械臂辅助下按照下方螺钉、前方螺钉、后方螺钉的顺序置入；对照组采用传统徒手定位方法，根据术者经验及C型臂透视，徒手打入倒三角形导针及3枚空心钉。术后使用抗生素24 h预防感染，术后1 d开始功能锻炼。术后平均随访12.5个月。导航组患者的手术时间、骨折愈合时间及髋关节Harris评分与对照组相当。导航组患者的术中透视次数（28.5±9.8）次、术中出血量（9.4±7.6）ml及总钻孔次数（9.2±4.5）次显著少于对照组（48.6±8.1）次、（40.2±10.3）ml、（17.5±8.5）次。随访期间导航组无一例患者发生伤口感染、内固定物松动、骨折再移位及股骨头缺血性坏死等并发症。表明与传统徒手定位方法相比,机器人导航定位系统辅助下经皮空心螺钉内固定治疗股骨颈骨折具有设备操作相对简单、术中螺钉置入更加精准和规范等优点,实现了手术的微创化,减少了放射线的接触时间。

(刘 康 佟大可)

述评·绝大部分股骨颈骨折患者均需手术治疗,目前最常用的治疗方式仍为闭合复位空心螺钉内固定。随着医学影像技术和计算机科技的发展和更新,CAOS 技术已在骨科领域广发应用。与传统 X 线透视下徒手操作进行比较,机器人导航定位系统经皮空心螺钉内固定股骨颈骨折,不仅可为医生提供直观的手术路径规划和引导,而且可避免徒手操作不稳定造成的偏差,减少放射线的接触。机器人导航定位系统具有设备操作相对简单、可以克服传统手术方式操作不稳定、视觉偏差及易疲劳等缺点,以及螺钉置入更加精准和规范等优点。

(苏佳灿)

老年股骨转子间骨折内固定失效的原因探讨 [中华创伤杂志,2015,31(5):439] 乔晓光等通过回顾 2008 年 9 月至 2014 年 6 月行不同内固定手术治疗的 96 例股骨转子间骨折患者,其中男 42 例,女 54 例;年龄 65~98 岁,平均 72.5 岁。根据 Evans 分型,Ⅰ型 19 例,Ⅱ型 32 例,Ⅲ型 25 例,Ⅳ型 16 例,Ⅴ型 4 例。分析骨折内固定失效原因、内固定方式、内固定失效类型及发生率情况。根据手术方式分为股骨近端髓内钉(PFN)组(13 例)、股骨近端防旋髓内钉(PFNA)组(31 例)、解剖钢板组(19 例)、锁定接骨板组(25 例)和动力髋螺钉(DHS)组(8 例)。锁定接骨板组:根据骨折情况在 C 形臂 X 线机透视引导下行骨折闭合复位满意后,取患髋大转子外侧向下纵行切口,显露大转子外侧及股骨近端外侧,C 形臂 X 线机透视确定骨折复位良好,选择合适长度的钢板置于股骨外侧。DHS 组:取患髋外侧切口,显露股骨上段外侧皮质,闭合复位。在 C 形臂 X 线机透视下向股骨颈内打入导向针,扩髓、攻丝,安装滑槽加压螺纹钉以及钢板固定螺纹钉。解剖钢板组:根据骨折情况在 C 形臂 X 线机透视引导下行骨折闭合复位满意后,纵行切口,显露大转子外侧及股骨近端外侧,先将股骨头颈的松质骨螺纹钉拧入,再逐步拧入其他螺纹钉固定。PFN 和 PFNA 组显露大转子后,自大转子顶端内侧,打入导向针,扩髓,置入主钉,置入 PFN 或 PFNA,依次打入主钉及远端锁定钉。平均随访 11.8 个月。术后 9 例出现内固定失效,其中稳定骨折内固定失效 2 例,不稳定骨折内固定失效 7 例,发生率为 9%。失效类型:PFN 组 0 例,PFNA 组 2 例,解剖钢板组 3 例,锁定接骨板组 8 例,DHS 组 1 例。失效原因:术式选择不当出现髋内翻、短缩畸形,术中螺钉未拧紧以及过早负重导致内固定物断裂或松动。表明老年股骨转子间骨折内固定失效与老年骨质疏松、内固定方式选择不当、操作不当及术后功能锻炼欠合理有关。

(刘 康 王光超)

述评·股骨转子间骨折是老年髋部常见骨折。老年人普遍存在骨质疏松症,即使骨折复位内固定满意,但对内固定物的把持力降低,内固定物在头颈内切割,难以达到牢固固定的目的。老年股骨转子间骨折手术内固定失效主要原因往往都伴有骨质疏松,临床上预防内固定失效的措施有内固定增强技术和内固定改进技术,但内固定器械的选择必须考虑到患者的骨折类型、手术医师的经验及各种器械的术中和术后并发症。老年股骨转子间骨折内固定失效原因是多方面的,但主要与老年骨质疏松、内固定方式选择不当、术中操作不当及术后功能锻炼欠合理有关。其治疗必须严格掌握术式适应证,提高手术医师手术技术,以及术后正确的功能锻炼,才能提高老年股骨转子间骨折患者的疗效,减少内固定失效率。

(苏佳灿)

老年髋部骨折围手术期失血量的分析 [中华创伤骨科杂志,2015,17(2):104] 危杰等回顾性分析 2013 年 12 月至 2014 年 5 月收治的 128 例老年髋部骨折患者资料,男 53 例,女 75 例;平均年龄为 80.5 岁。根据骨折类型不同分为两组:股骨颈骨折组 71 例,股骨转子间骨折组 57 例。根据 Gross 方程计算患者围手术期失血量,比较股骨颈骨折组与股骨转子间骨折组患者的术前隐性失血量,以及股骨颈骨折空心钉固定术、半髋关节置换术、全髋关节置换术和股骨转子间骨折髓内钉固定术 4 种术式的显性失血量、术后隐性失血量、总隐性失血量和总失血量。结果股骨转子间骨折组患者术前隐性失血量平均为(213.0 ± 65.3)ml,显著高于股骨颈骨折组患者(138.4 ± 51.4)ml,差异有统计学意义($P < 0.05$)。结果表示,4 种手术方式的显性失血量比较:股骨颈骨折全髋关节置换术 > 股骨颈骨折半髋关节置换术 > 股骨转子间骨折髓内钉固定术 > 股骨颈骨折空心钉固定术,术后隐性失血量、总隐性失血量及总失血量比较:股骨颈骨折全髋关节置换术 > 股骨转子间骨折髓内钉固定术 > 股骨颈骨折半髋关节置换术 > 股骨颈骨折空心钉固定术。临床医生对老年髋部骨折围手术期失血量应有全面认识，特别是对术前和术后的隐性失血应予以足够重视。

（贺倩芸　佟大可）

述评・随着我国逐渐步入老龄化社会，髋部骨折的发病率也随之升高。为了避免老年患者长期卧床所带来的并发症，采用积极的手术治疗已成为共识。在临床工作中，常常会发现髋部骨折患者入院时血红蛋白水平并不能反映失血的真实状态。一些患者术后出现严重贫血，且其贫血程度与术中失血量并不相符。这可能与骨折本身及手术造成的隐性失血相关。该研究提示对老年髋部骨折围手术期的失血情况应该进行全面评估，尤其是对于术前和术后的隐性失血，需要引起足够的关注。术前复查血象有助于发现并纠正由骨折本身所造成的隐性失血。老年股骨转子间骨折髓内钉固定术往往造成较多的隐性失血，应在术后常规复查血红蛋白水平，了解患者术后血红蛋白水平的变化，必要时及时输血。

（苏佳灿）

老年股骨粗隆间骨折微创 INTERTAN 髓内钉与 PFNA－Ⅱ髓内钉临床疗效分析　［中国矫形外科杂志，2015，23（10）：897］　杨飞等探讨 INTERTAN 髓内钉与 PFNA－Ⅱ髓内钉治疗老年股骨转子间骨折临床疗效。自 2011 年 1 月至 2014 年 1 月，回顾性分析本科收治的 102 例老年股骨转子间骨折患者，按照 AO/OTA 分型标准进行分类，A1 型 51 例、A2 型 44 例及 A3 型 7 例。其中 55 例采用 Smith & Nephew 公司 INTERTAN 髓内钉固定，47 例采用 Synthes 公司 PFNA－Ⅱ髓内钉固定。比较两组患者手术时间、术中出血量、切口长度、术后输血例数及输血量、骨折愈合时间、早期负重时间、内固定失效例数、大腿疼痛例数及末次随访髋关节功能 Harris 评分。所有患者获得 6～15 个月随访，平均（9.50±3.02）个月。PFNA－Ⅱ组手术时间、术中出血量及术后输血量较 INTERTAN 组少（$P<0.05$），两组切口长度、骨折愈合时间、术后输血例数、内固定失败例数、早起负重时间、大腿疼痛程度和末次随访髋关节功能 Harris 评分差异均无统计学意义（$P>0.05$）。结果说明，PFNA－Ⅱ和 INTERTAN 均为髓内固定，各具优势。PFNA－Ⅱ操作简单，适用于内科合并症多，不易长时间手术者；INTERTAN 理论上具有更高生物力学优势及稳定性，可减少患者术后股部疼痛。对于反转子间骨折，建议采用加长髓内钉固定，减少局部应力集中及再骨折风险。

（丁　晨　佟大可）

述评・股骨转子间骨折发生率占全身骨折的 3%～4%，约占髋部骨折的 50%。老年转子间骨折若不及时治疗，长期卧床易引起压疮等并发症，严重者可致患者死亡。随着治疗理念的更新，股骨转子间骨折逐步从髓外固定改为髓内固定。对于骨质疏松不稳定的股骨转子间骨折，尤其是股骨转子外侧壁损伤者，髓内固定更具优势。股骨近端 INTERTAN 髓内钉和 PFNA－Ⅱ髓内钉治疗老年转子间骨折，具有微创、中心性固定、生物力学稳定性好等优点。术前注意评估患者影像资料，避免术中损伤股骨外侧壁，对于 A3 型反转子间骨折建议使用加长髓内钉固定。

（苏佳灿）

术前皮牵引对髋部骨折疼痛改善及复位的影响　［上海交通大学学报，2015，35（6）：851］　邵利芳等评估对髋部骨折患者术前进行皮牵引是否可有效减轻其疼痛及促进骨折复位。将 2010 年 6 月至 2013 年 6 月行髋部骨折手术的患者，通过计算机随机分组的方法随机分为皮牵引组及非皮牵引组。以视觉模拟评分（0～10）作为主要指标，进行疼痛程度的评估；以骨折复位情况作为次要指标，依据入院时、手术前 1 d 以及术后股骨长度及 X 线片（前后位）上颈干角的差异评估骨折复位情况。最终对 106 例患者进行数据分析，其中皮牵引组 56 例，非皮牵引组 50 例。两组患者的基线指标比较，差异均无统计学意义（$P>0.05$）。皮牵引组患者在入院时、术前及术后的平均疼痛评分分别为 4.4±0.8、2.9±0.5 和 1.4±0.4；而非皮牵引组的平均疼痛评分分别为 4.5±0.7、2.8±0.6 和 1.6±0.5，两组差异无统计学意义（$P>0.05$）。两组患者在止痛药的使用数量及骨折复位情况方面比较，差异小无统计学意义（$P>0.05$）。皮牵引组患者的红斑或水疱、肢体麻木及深静脉血栓等并发症的发生率明显高于非皮牵引组（$P<0.05$）。结果表明，术前皮牵引对患者术前疼痛缓解及术后骨折复位无明显影响，但有发生红斑或水疱、肢体麻木及深静脉血栓等并发症的可能。

（丁　晨　佟大可）

述评・因骨折所致的肌肉挛缩可导致术中骨折复位困难，所以目前认为对显著移位的髋部骨折患者实施术前牵引有利于术中骨折复位。但有研究显示，早期手术时皮牵引组与非皮牵引组之间的复位难易程度无显著差异。该研究显示两组患者术后骨折复位均良好，其患肢股骨长度或颈干角无显著差异，这与之前的研究结果相似。此外，研究发现影响骨折愈合的肌肉挛缩及骨折断端的粘连均持续 1

周以上，且不论术前皮肤牵引或等待手术的时间长短，经过术中充分的牵引，才能达到良好的复位效果。下肢皮牵引可引起一些并发症，如压迫下肢、限制踝关节运动，并进一步引起压疮或血栓形成等。该研究中皮牵引组患者的红斑或水疱、肢体麻木及深静脉血栓等并发症的发生率明显高于非皮牵引组，但发生率仍较低。这些并发症，需于牵引前充分告知患者。

（苏佳灿）

有3种观点：① 越早手术越好；② 晚期手术好；③ 根据患者身体状况区别对待，适合的早手术，不适合的延迟手术。该研究表明，身体条件好的患者早期手术，身体条件差的患者适当推迟手术，给予手术损害控制后，住院期间并发症发生率、术后半年内不同时期死亡率、生存曲线无统计学差异，所以该研究认为手术损害控制策略起到了不可忽视的作用。

（苏佳灿）

90岁以上髋部骨折患者不同手术时机的术后疗效分析

[第三军医大学学报，2015，37(2)：158]　路星辰等研究90岁以上髋部骨折患者不同手术时机对术后疗效的影响。对2002年1月至2014年2月接受手术治疗的75例90岁以上髋部骨折患者进行回顾性研究。其中男性21例，女性54例，年龄90～99(92.35±2.60)岁。股骨颈骨折34例，股骨转子间骨折41例。将患者分为早期手术组(入院后48 h内手术，$n=27$)、延迟手术组(入院后48～72 h手术，$n=18$)、晚期手术组(入院后72 h以后手术，$n=30$)。入院后对患者进行全面评估后，身体条件好者早期手术治疗；身体条件差、基础疾病严重者适当延迟手术，给予损害控制。搜集并分析患者相关临床指标，包括术前评估情况、基础疾病、手术相关指标等，比较术后住院期间并发症情况、不同时期死亡率、生存曲线的异同。早期、延迟和晚期手术组原发病数量分别为(3.04±1.91)、(4.06±1.59)、(4.13±1.61)种，晚期手术组多于早期手术组($P=0.019$)；心源性基础疾病分别为6、4、15例，晚期手术组高于早期手术组和延迟手术组($P=0.044$)；伤前生活能力评分(ADL)分别为(68.89±8.70)、(67.50±8.95)、(62.83±7.73)分，晚期手术组明显低于早期手术组($P=0.008$)。晚期手术组住院时间多于早期手术组和延迟手术组($P<0.05$)。3组患者性别、年龄、ASA分级、骨折类型、麻醉方式、手术方式等一般情况以及术后住院期间并发症发生率，术后第1、3、6个月死亡率，生存曲线相比，差异无统计学意义($P>0.05$)。结果表明，对基础疾病严重、身体条件差的90岁以上髋部骨折患者适当推迟手术，同时全面评估其风险、纠正机体紊乱是安全、有效的，其术后生存状况可达到与身体条件较好的早期手术患者等同的水平。

（刘　康　佟大可）

述评·随着我国老龄化进程的加快，老年人的髋部骨折不断增加。因其手术治疗的日益普及，手术时机的选择也成了一个亟待解决的现实问题。国内外学者对这个问题

股骨近端髓内钉治疗股骨粗隆间骨折的影像学分析

[北京大学学报(医学版)，2015(02)：263]　赵晶鑫等利用Mimics等计算机辅助设计(CAD)软件，建立一种在三维条件下，测量股骨近端三维(3D)解剖形态的方法，并完成信度实验。收集40例股骨转子间骨折患者行InterTAN和PFNA术后的CT数据，测量术后健侧和患侧的2D、3D前倾角和颈干角，髓内钉2D、3D前倾角。利用组内相关系数(ICC)检验股骨颈前倾角、颈干角等数据间的一致性，成对t检验比较成对数据的差异。所建立测量方法的观察者间和观察者内信度均较高(ICC均大于0.9)。配对t检验显示不同髓内钉术后患侧前倾角与健侧前倾角相比差异均无统计学意义，一致性检验显示，患侧和健侧的2D、3D前倾角之间并无一致性(P分别为0.099和0.055)；但髓内钉2D、3D前倾角和患侧相应的2D、3D前倾角之间的一致性较好(总体ICC分别为0.81和0.8，P值均小于0.001)。PFNA组术后患侧前倾角与健侧的差值大于15°者占57%，明显高于InterTAN组的16%。配对t检验显示，PFNA术后的患侧和健侧的2D和3D颈干角之间差异无统计学意义(P值分别为0.925和0.367)，InterTAN术后患侧的2D和3D颈干角均明显小于健侧，差异有统计学意义(P值分别为0.033和0.009)。通过对两种髓内钉术后股骨近端解剖形态的测量发现，与InterTAN相比，PFNA术后股骨颈前倾角变化较大，两种髓内钉的前倾角与术后患侧股骨颈前倾角均有较强的相关性。

（丁　晨　佟大可）

述评·最早外科医生使用CT断层影像进行股骨解剖形态测量的方法，但由于CT的断层影像并不能完整再现骨骼的三维形态，因此使用CT的轴位片测量在三维空间中向上倾斜的股骨颈前倾角无疑会产生较大误差。用健侧股骨颈前倾角和颈干角比较相应患侧术后前倾角和颈干角的变化，一致性检验显示术后患侧的前倾角与健侧并无一致性，意味着与健侧相比，术后患侧前倾角存在一定变化，但这种

变化并不呈规律性上升或下降。通过对两种髓内钉术后股骨近端解剖形态的测量发现，与 InterTAN 相比，PFNA 术后股骨颈前倾角变化较大，两种髓内钉的前倾角与术后患侧股骨颈前倾角均有较强的相关性。

（苏佳灿）

倒置微创锁定接骨板与髓内钉治疗股骨转子部骨折疗效对比分析 [中华骨科杂志，2015（1）：32] 周方等回顾性分析 2004 年 3 月至 2011 年 5 月采用倒置 LISS 或髓内固定系统治疗 362 例股骨转子间骨折患者资料，其中采用倒置 LISS 固定 70 例（倒置 LISS 固定组），男 32 例，女 38 例；年龄 45～87 岁，平均 73.4 岁。采用髓内固定系统治疗 292 例（髓内固定组），男 125 例，女 167 例；年龄 14～96 岁，平均 74.7 岁。比较两组患者手术时间、术中出血量及住院时间、骨愈合情况、术后并发症发生率及关节功能。发现倒置 LISS 固定组手术时间、术中出血量、住院时间分别平均为 120 min、100 ml、12 d，髓内固定组分别平均为 80 min、100 ml、10 d。倒置 LISS 固定组术后 3 例发生下肢深静脉血栓栓塞，髓内固定组术后 10 例发生下肢深静脉血栓栓塞、3 例发生肺栓塞。倒置 LISS 固定组 63 例、髓内组 257 例获得随访，平均随访时间 26.9 个月。术后髋关节 Harris 评分，倒置 LISS 固定组为平均 75 分，优良率为 42.9%（27/63）；髓内固定组为平均 77 分，优良率为 41.6%（107/257）。倒置 LISS 固定组术后 7 例出现螺钉断裂，并发症发生率为 11.1%（7/63）；髓内固定组 2 例发生髋螺钉退出、9 例发生螺钉穿入髋臼，并发症发生率为 4.3%（11/257）。髓内固定组内固定相关并发症发生率明显低于倒置 LISS 固定组。表明倒置 LISS 和髓内固定均能有效治疗转子部骨折，术后髋关节功能二者无显著差异。倒置 LISS 术后内固定相关并发症发生率高于髓内固定。

（刘 康 王光超）

述评 · 随着对外侧壁骨折重要性认识的深入，人们也在试图寻找一种能够更好重建并把持外侧壁完整性的内固定器械，从而降低内固定失败率。倒置 LISS 接骨板和髓内固定均能有效治疗转子部骨折，但倒置 LISS 接骨板内固定相关并发症发生率明显高于髓内固定，因此髓内固定仍应是治疗不稳定型转子部骨折的首选内固定方式。对于不稳定型转子部骨折同时伴有外侧壁骨折、转子部骨折冠状面劈裂、股骨髓腔狭小、股骨前弓过大、病理性骨折及假体周围骨折者，在髓内固定困难或预期不能获得稳定固定时，可选择倒置 LISS 接骨板固定骨折，但应注意其为偏心结构，不能过早负重活动。

（苏佳灿）

髋臼后壁骨折手术治疗中被忽视的重要因素——钢板固定位置 [中华创伤骨科杂志，2015，17（8）：647] 陈戈等探讨髋臼后壁骨折钢板的最佳固定位置，比较髋臼后壁骨折手术治疗中 2 种钢板固定位置的临床疗效。回顾性分析了 2004 年 5 月至 2014 年 1 月采用拉力螺钉结合重建钢板固定治疗的 58 例髋臼后壁骨折患者。纳入标准：仅限于髋臼后壁大块骨折可以采用拉力螺钉结合重建钢板固定治疗者；排除标准：受伤超过 3 周的陈旧性骨折者、合并股骨头骨折者、髋臼压缩骨折、粉碎性骨折者。获随访病例资料中男 46 例，女 12 例；年龄为 20～67 岁；左侧 27 例，右侧 31 例；受伤至手术时间为 1～19 d，平均 7.1 d。髋臼骨折按 Letournel－Judet 分型均属于后壁骨折。手术方法：均采用 Kocher－Langenbeck 入路，探查关节内情况，检查关节面有无压缩，清理关节内游离骨折块、血肿及残存圆韧带。尽量保护骨块附着之软组织，大骨折块都达到解剖复位。固定：采用 3.5 mm 重建钢板和拉力螺钉固定骨折。根据钢板与螺钉固定位置不同分为 2 组：A 组 25 例，钢板位于螺钉后方、远离臼缘；B 组 33 例，钢板位于螺钉前方、靠近臼缘。比较两组患者的骨折复位质量、骨折愈合时间、并发症发生情况及功能结果。58 例患者术后获平均 2.3 年（1～5 年）随访。术后骨折复位质量采用改良 Mata 评分标准评定：均获解剖复位。A、B 组患者的骨折愈合时间平均分别为（14.8±3.5）、（14.6±3.4）周，差异无统计学意义（$t=0.073$，$P=0.788$）。末次随访时根据改良 Merle D'Aubign6 和 Postel 评分系统评定患髋功能：A 组优 8 例，良 11 例，可 4 例，差 2 例，优良率为 76.0%；B 组优 11 例，良 17 例，可 4 例，差 1 例，优良率为 84.8%，两组比较差异有统计学意义（$\chi^2=4.581$，$P=0.032$）。A 组患者术后并发症发生率（32.0%，8/25）显著高于 B 组患者（9.1%，3/33），差异有统计学意义（$\chi^2=5.926$，$P=0.015$）。髋臼后壁骨折使用重建钢板固定，钢板应尽量靠近髋臼前缘，在该位置钢板能提供更为牢靠和稳定的固定。

（张 欣 牛云飞）

述评 · 骨盆髋臼骨折是战创伤领域的热点问题，随着骨盆骨折早期治疗的展，越来越多的患者能够得到及时有效的治疗，骨盆骨折造成的畸形、并发症逐渐减少，但术后并发症却呈逐渐增多的趋势。骨盆骨折术后感染多见于开放骨折，已有大量文献对其进行了系统的描述，其诊断与治疗已得到足够重视。骨盆骨折术后感染多见于开放性骨盆骨折术后，也可发生在内固定和外固定术后，而闭合骨盆骨折术后感染较为少见。骨盆切口感染的发生率为 1.5%~14%，该组病例中骨盆骨折术后切口感染率为 1.7%，与文献中的感染率相符。不稳定性骨盆骨折多因巨大暴力直接作用于骨盆所致，常合并有休克、腹盆腔脏器及泌尿生殖道损伤。采取非手术疗法治疗的并发症较多，而开放内固定手术又存在创伤大、出血多、风险高等缺点。因此，快速有效地控制骨盆骨折合并大出血，降低并发症，提高生存率，已成为骨盆骨折研究的重点和创新点，但目前对其早期诊疗仍存在较大争议。

（苏佳灿）

负压封闭引流在胫腓骨骨折术后早期感染中的应用 [中华创伤杂志，2015，31（4）：303] 张鑫等回顾性分析 2012 年 12 月至 2014 年 12 月采用 VSD 治疗胫腓骨骨折术后早期感染患者 19 例，其中男 13 例，女 6 例，年龄 26~57 岁[（37.0±5.3）岁]。其中单纯胫骨骨折 4 例，单纯腓骨骨折 2 例，胫腓骨双骨折 13 例，开放骨折 13 例，闭合骨折 6 例，所有患者行切开复位内固定。术后 14~21 d[（18.0±3.3）d]感染，均予庆大霉素局部联合 VSD 治疗。术后动态观察患者白细胞计数（WBC）、C 反应蛋白（CRP）、红细胞沉降率（ESR）、患肢周径等变化。结果：VSD 治疗 7~10 d 后，所有患者创面均较干净，18 例经Ⅰ期缝合，保留内固定，1 例感染从软组织发展至骨髓腔，行内固定取出术后愈缝合，所有患者均获得随访 6~24 个月[（11.0±2.3）]，未见明显骨折畸形生长、功能障碍、慢性骨髓炎等手术并发症。术后行患肢 X 线片复查，示骨折愈合，WBC、ESR、CRP 等炎症标志物检验结果下降。结论认为，VSD 使早期感染创面引流充分，肿胀消退，CRP、ESR 指标下降，能有效控制胫腓骨表面感染，为直接缝合创面创造了良好条件。

（曹烈虎　汪　琳）

述评 · 胫腓骨骨折术后感染发生率较高，究其原因是胫骨滋养血管少而导致血供差，术后感染一旦迁延不愈，极易形成慢性骨髓炎及感染性骨不连，甚至面临截肢的严重后果，给患者带来巨大的痛苦。对于该并发症早期处理是关键，一旦发现感染征象，应立即进行处理。自 1992 年 Fleischmann 等首次使用 VSD 以来，VSD 的有效作用已得到公认，并逐步应用于普通外科和骨科，而且在国外较早应用于治疗各种创伤后的感染并取得积极疗效。当然，VSD 置入对创口有一定的要求，在 VSD 覆盖前应将创面彻底清创，这是控制感染的先决条件，将感染的环境转变为循环较好的环境，严重感染必要时行多次清创。

（苏佳灿）

应用两种方法治疗压砸伤所致中节指骨双髁骨折的临床对比研究 [中华手外科杂志，2015，31（4）：273] 尹路等回顾 2011 年 3 月至 2013 年 6 月应用动力性外固定结合有限内固定治疗由压砸伤所致有移位的中节指骨双髁骨折患者 16 例（A 组），应用闭合复位克氏针内固定结合铝板外固定治疗 13 例（B 组），对两种方法进行比较分析。A 组随访时间为 5.1~10.3 个月，平均 7.9 个月；B 组随访时间为 5.4~9.9 个月，平均 7.7 个月。随访时间两组比较差异无统计学意义（$P>0.05$）。最后一次随访测量记录患指关节总活动度（TAM）。按照中华医学会手外科学会手部功能评定标准评定：A 组优 9 例，良 5 例，中 1 例，差 1 例，优良率为 87.5%；B 组优 2 例，良 4 例，中 5 例，差 2 例，优良率为 46.2%。两组比较差异有统计学意义（$P<0.05$）。表明动力性外固定结合有限内固定可对中节指骨双髁骨折进行有效固定，并维持关节牵引，允许关节早起活动，是一种更为理想的治疗关节内骨折的方法。

（李　笛　丁文彬）

述评 · 指骨头髁部的形状是形成独特屈戌关节面的组成部分。如果发生关节内骨折并有移位，关节结构不正常，关节压力不再指向活动的正常轴线，从而造成关节不稳定。指骨头髁结构的骨折会导致疼痛、畸形和活动丧失，继而发生屈曲性挛缩。中节指骨头骨折可分为撕脱、单髁和双髁骨折三型。中节指骨头的双髁骨折，骨折线成“Y”或倒“T”形，多有明显的侧方移位，而且常常伴有关节韧带损伤。手部骨折的治疗原则应符合力求解剖复位、轻便又牢固的固定、早期的功能锻炼和活动，指骨髁骨折的治疗目的是达到解剖学复位。

（苏佳灿）

上腹部双叶带蒂瓦合皮瓣修复手或前臂掌背侧皮肤缺损 [中国修复重建外科杂志，2015，29（2）：194] 肖森等回顾 2010 年 10 月至 2013 年 12 月共 4 例手、前臂掌背侧皮肤软组织缺损男性患者，年龄 36~62 岁。其中机器伤致手部皮肤脱套伤 3 例，挤压伤术后皮肤、手指坏死 1 例；伤后至入院时间 3 h 至 15 d。4 例彻底清创后，软组织缺损范围掌侧 7 cm×4 cm~16 cm×6 cm，背侧 10 cm×7 cm~20 cm×10 cm。以腹壁下动脉、腹壁上动脉和肋间动脉交通形成的轴型血管为解剖学基础,设计上腹部双叶带蒂瓦合皮瓣修复创面,供区直接拉拢缝合。修复术后22～24 d行断蒂术。术后4例皮瓣均顺利成活,切口Ⅰ期愈合。患者获随访3个月至1年2个月。除1例皮瓣外形略臃肿外,其余皮瓣外形、质地均良好;皮瓣感觉恢复至S_2～S_3。手部功能恢复良好。对于手、前臂掌背侧皮肤软组织缺损患者,可应用上腹部双叶带蒂瓦合皮瓣顺利修复。该皮瓣切取面积大,血供来源可靠,是一种实用、安全且简便的手术方式。

(李 笛 丁文彬)

述评· 高能量损伤导致的手、前臂皮肤软组织损伤临床较常见。此类创面皮肤软组织碾挫严重,常伴骨、肌腱外露,修复困难。目前主要采用腹部带蒂瓦合皮瓣、游离皮瓣等修复,但腹部带蒂瓦合皮瓣切取面积有限,且修复时可能需要将皮瓣环形包绕手、前臂创面,容易造成皮瓣远端坏死;游离皮瓣切取面积大,但手术复杂,需要吻合血管,受受区血管条件限制,且供区创伤大,需牺牲主干血管,手术风险高,临床应用受到一定限制。以腹壁下动脉分别与腹壁上动脉和肋间动脉为轴型血管的上腹部双叶带蒂瓦合皮瓣,应用于修复手、前臂大面积皮肤软组织损伤,可规避较多风险,临床效果显著。

(苏佳灿)

CT血管造影与彩色多普勒超声成像技术在足趾移植再造拇手指中的临床应用 [中华显微外科杂志,2015,38(3):258] 蔡晓明回顾自2014年1月至2014年12月,25例手指缺损患者行足趾移植再造手术,术前采用CTA与彩色多普勒成像技术,检测患者供区第一跖背动脉的走形、起始内径大小情况及距皮肤距离,将供区血管走形、毗邻精确定位,标测、量化血管的起始内径。25例患者足部第一跖背动脉均能在彩色多普勒和CTA检测中显现。术前两种检测方法所得血管走向、充盈情况与术中一致。第一跖背动脉起始内径在B超、CTA和手术时测量分别为(1.20±0.25)mm、(1.41±0.15)mm和(1.3±0.2)mm,差异有统计学意义($P<0.05$),而距皮肤距离三者分别为(9.20±3.06)mm、(10.32±2.76)mm和(10.2±2.6)mm,差异无统计学意义($P>0.05$)。25例再造指均顺利成活。可见CTA与彩色多普勒成像技术相结合应用于足趾移植再造拇指术前检查,能准确反映供区血管的解剖学结构特点,并提供个体化的、清晰的足部血供图像,对拇手指再造术术前评估足部供区血供具有重要的临床价值。

(李 笛 丁文彬)

述评· 在进行拇手指再造手术实践过程中,对供区血管的认知与处理以及如何缩减供区切取时间,一直是手足显微外科医生最为关注的热点及探索内容,在实施足趾移植中虽然可直接利用趾动脉或跖底动脉,但最常用的部位是足背动脉及跖背动脉系统。建立CTA与彩色多普勒成像技术相结合的检查模式,对要求行足趾移植再造拇手指的患者行相关的术前评估,能较准确反映足部供区血管的解剖学结构特点,并提供个体化的、清晰的足部血供图像,对拇手指再造术术前评估足部供区血供具有重要的临床价值。

(苏佳灿)

经末节指骨两侧骨隧道缝合法治疗锤状指畸形 [中华手外科杂志,2015,31(2):96] 江波等自2011年5月至2013年8月收治了17例锤状指畸形患者,其中新鲜骨性锤状指11例,陈旧性骨性锤状指6例,临床表现为远指骨间(DIP)关节屈曲畸形,关节被动活动良好。所有患者术前X线片均未见末节指骨基底部骨折征象,他们采用经末节指骨基底两侧骨隧道缝合法修复伸肌腱止点,取得了较满意的疗效。手术采用DIP关节背侧纵弧形或横弧形切口,首先清除伸肌腱和止点间的血肿及瘢痕组织,至正常的肌腱组织后,去除末节指骨伸肌腱止点处的骨皮质。用两根4.0 Prolene缝线在肌腱游离端做2个Kessler缝合,并剪除缝针。然后用直径0.8 mm克氏针在伸肌腱止点处向末节指骨基底两侧侧中线各钻一骨孔,两孔背侧间距2.0～4.0 mm。用5 ml注射器针头经骨孔从侧方穿出,并沿针头在侧中线做2.0～3.0 mm小切口至指骨。在注射器针头引导下,将一侧Kessler缝合线的一根经同侧骨孔由侧方小切口处引出,再经注射器针头引导,将引出的缝线经末节指骨基底骨膜表面穿回DIP关节背侧切口内。另一侧Kessler缝合线处理方法同上。最后,用一枚直径1.0 mm克氏针经指尖钻入固定DIP关节于背伸10°位,将伸肌腱拉向止点,两侧缝线收紧并打结固定。用5-0 Prolene缝线缝合指背切口,手指末节两侧小切口无须缝合术后掌指关节及近指骨间关节正常活动,DIP关节无须外固定。均于术后6周拔除克氏针,指导患者进行DIP关节主、被动屈伸功能锻炼,夜间继续小夹板固定2～3周。本组17例患者术后伤口均Ⅰ期愈合。15例获得随访,2例失访,随访时间为6～13个月,平均10个月。2例患者术后3个月一侧缝线随指甲长出外露,并造成指甲畸形,割断缝线并抽出后指甲畸形减轻,对患指外形影响不大。根据Crowford制定的锤状指疗效评价体系评定:优7例,良6例,可2例;优良率为86.7%。

(叶华隆)

述评·锤状指畸形的保守治疗包括石膏、夹板或支具固定等,但结果并不令人满意。由于伸肌腱止点撕脱后均有不同程度的回缩,保守治疗是通过外固定将 DIP 关节固定于背伸位,大多未能实现真正意义的腱、骨愈合;同时由于外固定容易松动或患者不能长时间耐受,所以失败率较高。有学者通过生物力学原理分析认为手术治疗较非手术治疗锤状指伸肌腱止点撕脱疗效更为可靠,提出不论是新鲜还是陈旧性锤状指,以手术治疗为宜。手术治疗锤状指的方法很多,包括抽出钢丝纽扣固定法、克氏针固定法、微型骨锚钉固定法等,但临床报告疗效各异,也无统一手术标准。这种采用经末节指骨基底两侧骨隧道缝合法修复伸肌腱止点术式采用克氏针固定 DIP 关节背伸位,可靠、稳定,术后护理方便,对指腹无压迫、刺激,并发症少,减轻了患者的痛苦。

（丁文彬）

带髂胫束的股前外侧皮瓣游离移植修复足跟后区组织缺损 [中华显微外科杂志,2015,38(2):169] 潘小平等自 2008 年 1 月至 2014 年 1 月对 16 例跟腱合并足跟后区皮肤缺损的病例应用吻合带髂胫束的股前外侧皮瓣游离移植一期修复。患者入院后在腰麻或硬膜外麻醉并在止血带控制下,彻底清创,清除异物及污染失活组织,创面止血,进行伤口处的清创处理,对于合并股骨、胫骨、跟骨骨折者实施骨折固定术。游离胫后血管备用。根据创面的大小、深度及形状,结合患者的体形特征及肌发达程度设计皮瓣的面积,按足跟创口大小和形状,于大腿前外侧设计出皮瓣,皮瓣面积大于缺损约 10%。皮瓣以髂前上棘至髌骨外缘连线为轴线,旋转点位于主轴点上 1/3(下 2/3)和内 1/3(外 2/3)。首先沿设计的皮瓣外缘切开,游离寻找旋股外侧动脉降支皮动脉穿皮点,并予以保护。股外侧皮神经在髂前上棘内侧 1.0 cm 处,从腹股沟韧带深面至股部,此处 92% 为 1 支主干,至腹部通常分为粗大前支和较细长后支,主干及前支在髂前上棘下方 7.0~10.0 cm 处穿出深筋膜,向下分布于股前外侧中下部,沿此可获带股前外侧皮神经的股前外侧皮瓣。根据需要长度切取带血运的宽 3.0~4.0 cm 的髂胫束,并保持好髂胫束与皮肤的连接,自深面掀起连同皮瓣一起取下,将所取髂胫束中段卷曲内翻缝合成腱状以备重建。并沿其纵轴方向对折缝合,制成筒状与跟腱形态相似,以 Kessle 法缝合桥接修复跟腱缺损。将游离的髂胫束的股前外侧皮瓣移植于足跟后区受区。将皮瓣携带的旋股外侧动脉降支与受区胫后动脉吻合、旋股外侧动脉降支的伴行静脉与受区胫后静脉吻合、股外侧皮神经与受区腓肠神经缝合。皮瓣下放置引流管,关闭创口。术后常规应用抗生素预防感染,石膏托足跖屈位固定,进行抗凝及抗痉挛治疗。术后 16 例中 1 例远端植皮部分坏死,经换药再次植中厚皮片后成活,其余各例皮瓣及植皮均成活。足踝、足跟、大腿创面均Ⅰ期愈合,无感染、血管危象及继发性溃疡发生。2 周后彩色多普勒探测仪观察胫后动脉旋股外侧动脉降支吻合口通畅。

（叶华隆　丁文彬）

述评·跟腱部皮肤对跟腱有重要保护作用,损伤后很容易造成跟腱外露。对足部的功能影响很大。外伤后如不及时修复,会造成跟腱表层坏死,继而影响跟腱的韧性和强度。覆盖跟腱的皮肤的特点是皮层薄、皮下脂肪少、滑动范围小。由于穿鞋行走时摩擦较多,因而及时修复跟腱合并足跟后区皮肤缺损的重要性在于,严重创伤常伴有皮肤、软组织缺损以及跟腱外露,极易发生感染。既往对于大面积的皮肤、肌肉、神经、血管及骨关节缺损病例的治疗,常常一次无法封闭创面,靠生长肉芽组织后再行皮片植皮覆盖创面的传统方法现已放弃。随着显微外科的发展及皮瓣的广为应用,现在多采用带血管蒂的皮瓣一期修复,从而大大缩短病程,提高康复率,也减少患者经济负担。应用皮瓣进行修复创面,愈合后皮瓣不收缩,减少了瘢痕形成或挛缩造成继发畸形,还能早期进行深层组织二期修复。

（苏佳灿）

高能量损伤致足跟软组织缺损的修复 [中华创伤杂志,2015,31(4):338] 蓝旭等 2002 年 1 月至 2012 年 6 月分别采用逆行腓肠神经营养血管皮瓣、逆行胫后动脉皮瓣和足底内侧皮瓣修复足跟创面 21 例,取得较好疗效。12 例患者急诊行Ⅰ期清创、骨折复位内固定、带蒂皮瓣修复术;9 例患者急诊行Ⅰ期清创、骨折复位内固定、负压封闭引流(VSD),术后 7~15 d Ⅱ期行带蒂皮瓣修复术。皮瓣设计原则为面积大于创面 20%,皮瓣蒂长度大于旋转点至创面最远端 2 cm,皮瓣蒂部宽度约为 2 cm。逆行腓肠神经营养血管皮瓣:以腘窝中点与外踝和跟腱连线中点的连线为皮瓣轴线,旋转点位于轴线上和外踝上方 5 cm,皮瓣近端不超过腘窝。根据创面大小、形状和旋转点距创面近端距离于轴线两侧设计皮瓣,切开皮瓣外侧缘至腓肠肌肌膜,于深筋膜与肌膜间向内侧游离小隐静脉和腓肠神经,以其为中心设计皮瓣并切开皮瓣内侧缘。切开皮瓣蒂部皮肤于真皮下向两侧游离,以小隐静脉为中心保留皮瓣蒂部宽度约为 3 cm。松止血带后观察皮瓣血运良好,于皮瓣蒂部近旋转点处结扎小隐静脉，经开放隧道修复创面。逆行胫后动脉皮瓣：以胫后动脉的体表投影，即胫骨平台内侧缘中点至内踝后缘与跟腱中点连线为皮瓣轴线，皮瓣旋转点位于内踝5 cm以上部位。根据足跟部缺损大小及形状在蒂部近端设计皮瓣。切开皮瓣蒂部皮肤于真皮下向两侧游离，先阻断近端血管确认足部血供正常后再切断该血管，松止血带后观察皮瓣血运良好，经开放隧道修复创面。足底内侧皮瓣：以内踝前缘沿线与足底内侧缘交点为皮瓣旋转点，从该点至第1/2跖骨头间做一直线为皮瓣轴线。在轴线两侧、跖骨头后面足底非负重区设计皮瓣。根据皮瓣设计，先切开皮瓣血管蒂部及一侧皮肤，在肌膜浅层与跖筋膜之间掀起皮瓣，显露蒂部及皮瓣内的轴性营养血管。结扎、切断皮瓣远端滋养血管，并在深筋膜下分离，逐步向近端、对侧掀起皮瓣，使营养血管均包含在皮瓣内。然后向近端蒂部游离足底内侧血管，术中分离血管及神经，以免损伤足底内侧神经。松止血带后观察皮瓣血运良好，经开放隧道修复创面。术后9例腓肠神经营养血管皮瓣和5例逆行胫后动脉皮瓣完全成活；7例足底内侧皮瓣中6例完全成活，1例皮瓣远端表皮坏死，经局部换药后痊愈，未再次手术。术后随访12～24个月，成活皮瓣外观、质地和厚度与足踝部受区相似，皮瓣耐磨，负重区无溃疡发生，患者正常步态行走。

（叶华隆　丁文彬）

述评·足跟部创面皮瓣修复有其特殊要求，包括皮瓣外观厚度和耐磨衬垫作用与足跟部相似，血供丰富和宽大供区面积确保创面无张力缝合，静脉回流通畅预防术后皮瓣水肿等。足跟部创面修复手术时机的选择至关重要，对于污染不严重且范围较小的创面、清创时可明确正常与坏死组织界限者，可Ⅰ期清创皮瓣移植修复创面。而污染严重且范围较大、正常与坏死组织界限不清的创面，可先Ⅰ期清创、换药或VSD治疗，待创面干净且新鲜肉芽生长后，Ⅱ期皮瓣移植或植皮修复。VSD治疗可及时清理创面代谢物和分泌物，并促进新鲜肉芽组织形成，创面准备时间较常规换药明显缩短，预处理的清洁创面明显提高皮瓣或植皮修复的成功率。

（苏佳灿）

牵拉成骨技术结合胫距或胫跟融合术治疗踝关节周围感染性骨折不愈合［中华外科杂志，2015，53(6)：405］　黄雷等于2003年4月至2013年3月对26例胫骨远端合并距骨和跟骨感染性骨折不愈合的患者实施混合式外固定架固定术、清创术，清创术后胫骨远段及踝关节前内侧创面2 cm×4 cm～4 cm×8 cm，二期行胫骨近段截骨运输术，待胫骨与距骨或跟骨对接后行胫距或胫跟融合术，对治疗结果进行回顾性分析。结果：患者均获得随访，随访时间22～38个月，平均32个月，胫骨近段截骨区新生骨长度为4～15 cm，平均8 cm；18例在对接端实施清创术，其中14例附加自体骨植骨术，3例合并腓骨缺损者直接短缩肢体，使胫骨与距骨加压，术后延长肢体至双下肢等长，待对接端骨折愈合、胫骨近段截骨运输处新生骨成熟后去除外固定架；平均戴外固定架时间15个月后，所有融合术均成功，感染无复发，2例在融合区出现6°内翻畸形。结论：胫骨牵拉成骨术结合胫距融合术或胫跟融合是治疗踝关节周围感染性骨折不愈合特别是大段骨缺损的一种有效治疗方法。

（曹烈虎　汪　琳）

述评·踝关节周围高能量造成的感染性骨折不愈合在治疗上非常棘手，预防是最好的办法。对于皮肤完整但肿胀明显的病例，在急诊时利用外固定架恢复患肢长度、保持主要骨折端以及关节之间大致的对位和对线并临时制动，限期在软组织条件允许的情况下对踝关节实施有限切开复位，采取微创的方式进行内固定。如果软组织条件差，那么应该仅对踝关节实施闭合撬拨复位或有限切开复位，克氏针和(或)松质骨螺钉再辅以外固定架固定。对于严重的开放骨折，应该考虑到外固定架可能是最终的固定方式，争取清创术后72 h内早期修复创面，二期修复胫骨缺损。对于踝关节周围骨折术后感染的病例，积极实施彻底清创术，使用重建外固定架进行骨运输术，修复胫骨缺损后再实施胫骨距骨融合术或胫骨跟骨融合术。

（苏佳灿）

重组hBMP－7转染ADSCs分化成骨修复兔缺血性股骨头坏死［中国矫形外科杂志，2015，23(16)：1503］　齐新文观察重组hBMP－7转染ADSCs分化成骨修复兔股骨头缺血性坏死(ANFH)的疗效。设计和合成引物通过PCR扩增hBMP－7基因。取4只3个月龄新西兰大白兔颈背部皮下脂肪组织分离脂肪细胞，并培养传代。将hBMP－7经脂质体介导转染3代脂肪干细胞。36只新西兰大白兔ANFH模型随机分为3组。A组为模型对照组，B组为模型对照组处理的基础上减压后植入空质粒ADSCs；C组为模型对照组处理的基础上减压后植入重组hBMP－7真核表达载体转染的ADSCs。观察股骨头坏死模型兔的一般情况，并分别于术后4、8周每组处死6只行骨密度检查，收集到的模型股骨头标本分别行X线检查、HE染色及免疫组化检测

BMP－7 表达，检测 ANFH 修复重建的效果。术后第 4 周三组股骨近端骨密度变化分别为 A 组骨质疏松，B 组和 C 组均为骨量减少，C 组较 B 组骨质情况稍好但差异无统计学意义。术后第 8 周，三组骨密度 C > B > A，差异有统计学意义。其他：4 周时，X 线检查，组织学检查 A、B、C 组的修复效果分别为 C 及 B > A，但 C、B 两组间差异无统计学意义。BMP－7 免疫组化的表达量为 C > B > A。8 周时，组织学检查 A、B、C 组的修复效果分别为 C > B > A，BMP－7 免疫组化的表达量也为 C > B > A。经过 hBMP－7 转染修饰的 ADSCs 植入坏死的股骨头内成骨能力及修复坏死区域的功能较单独 ADSCs 强，具有应用于临床修复股骨头坏死的理论基础。

（谢　扬　周启荣）

述评　股骨头缺血性坏死的发生率随着酗酒、交通事故及激素的滥用等逐年增高，对其病因及治疗的相关研究也成为目前的热点。近年来，人们期望以干细胞为基础构建骨组织工程，达到治疗股骨头缺血性坏死的目的。而细胞因子是构建组织工程骨的三要素之一，但如何使其持续高效地发挥作用一直是骨组织工程的难点。有研究表明，骨组织工程修复骨缺损的质量不但取决于蛋白表达量，还与所表达蛋白的持续时间有关。该研究证实外源性地使用 BMP，虽然能诱导干细胞成骨分化，但其具有扩散快，作用时间短，不能持续、有效地作用靶细胞，反复使用价格昂贵等缺点。而将骨组织工程技术与基因技术相结合，通过载体将成骨诱导细胞因子的 cDNA 传导到靶细胞，使靶细胞表达转基因产物（细胞因子），局部持久地释放细胞因子，使得靶细胞对此种细胞持续的成骨诱导成为可能。该实验中，作者选择了目前应用广泛的 BMP－7 通过转染方式诱导脂肪源性干细胞成骨来治疗兔股骨头缺血性坏死，取得了很好的效果。

（苏佳灿）

钴纳米粒子和钴离子对成骨样细胞 MG－63 体外生长的影响　［中国矫形外科杂志，2015，23（6）：541］　杨乐研究钴纳米粒子（Co－NPs）和钴离子（Co^{2+}）对成骨细胞体外生长的影响，探讨金属磨损粒子与假体周围骨溶解的关系。试验分为三组：空白对照组、Co－NPs 组、Co^{2+} 组。体外培养成骨样细胞 MG－63，不同时间点观察细胞形态变化并计数，Real－time PCR 检测 Caspase3、ATM、BAX、BCL－2、P21 等凋亡基因的变化，ELISA 方法检测培养上清中 TNF－α 和 IL－6 的表达情况，Real－time PCR 检测细胞 TNF－α 和 IL－6 mRNA 表达的水平。ELISA 检测细胞中碱性磷酸酶（ALP）的表达。① 与对照组相比，不同浓度 Co^{2+} 组和高浓度 Co－NPs 组的细胞计数明显减少，高浓度 Co^{2+} 组细胞形态发生变化；② Real－time PCR 结果显示：相比于对照组，不同浓度 Co^{2+} 组和高浓度 Co－NPs 组的 MG－63 细胞中凋亡相关基因 Caspase3、ATM、BAX、P21 表达上调，而 BCL－2 均未发生明显上下调变化；③ ELISA 结果显示：不同浓度 Co^{2+} 组和高浓度 Co－NPs 组的 MG－63 细胞培养上清中 TNF－α 表达上调，而 IL－6 表达未发生明显变化；Real－time PCR 的结果也显示 TNF－α 的 mRNA 水平上调，IL－6 的 mRNA 水平未发生明显变化；④ ALP 检测结果显示：不同浓度 Co^{2+} 和高浓度 Co－NPs 抑制 ALP 的表达。不同浓度 Co^{2+} 和高浓度 Co－NPs 能抑制成骨细胞增殖和活性，促进其凋亡，同时促进其释放 TNF－α。

（谢　扬　周启荣）

述评　假体磨损产生的细微颗粒是假体松动、骨溶解发生的重要生物学因素，磨损颗粒刺激假体周围组织细胞引起多种细胞因子的释放，继而引起由破骨细胞活动介导的骨吸收是骨溶解主要发生机制。成骨细胞不仅是骨形成的主要功能细胞，而且还是调控破骨细胞骨吸收活动的核心细胞，假体周围骨量的维持，有赖于成骨细胞正常的数量和活性。既往研究表明钴对成骨细胞的毒性呈现剂量时间相关性，结合该研究结果提示：Co－NPs 浓度在 30 μmol/L 水平以上或 Co^{2+} 浓度在 10 μmol/L 水平以上均能抑制成骨细胞增殖，促进其凋亡，抑制其成骨能力，同时促进其释放骨溶解细胞因子 TNF－α，诱导破骨细胞活动。共同的效应是抑制假体周围骨形成，促进骨吸收，继而造成 MOM 假体周围骨量流失。考虑临床检测到部分假体周围钴浓度已达到甚至超过上述临界浓度，认为磨损产生的 Co^{2+} 及 Co－NPs 对成骨细胞的作用是部分 MOM 假体发生松动的机制之一。至于为什么部分 MOM 假体周围钴的浓度偏高，假体的直径及其置入的位置角度可能是重要相关因素，目前尚无一致的意见，还有待进一步研究。

（苏佳灿）

骨形成蛋白－7 对多孔钽/软骨细胞复合物分泌功能以及 Col－Ⅱ、AGG 和 Sox9 基因表达的影响　［北京大学学报（医学版），2015，47（2）：219］　张辉研究人重组骨形成蛋白－7（BMP－7）对国产多孔钽/软骨细胞复合物中软骨细胞分泌功能以及Ⅱ型胶原（Col－Ⅱ）、蛋白聚糖（AGG）和 SRY 相关高迁移率组基因 9（Sox9）mRNA 表达的影响。3 周龄新西兰幼兔，取双膝关节软骨细胞分离培养及鉴定，将生长状态良好的第2代细胞以1×10^6/ml浓度接种于多孔钽并给予不同浓度BMP-7，分为对照组（多孔钽/软骨细胞组）、50 μg/L BMP-7/多孔钽/软骨细胞组、100 μg/L BMP-7/多孔钽/软骨细胞组及200 μg/L BMP-7/多孔钽/软骨细胞组。CCK-8法检测不同浓度BMP-7对多孔钽/软骨细胞生长及增殖的影响，扫描电镜观察各组软骨细胞在多孔钽表面及内部生长情况，二甲基亚甲蓝（DMMB）比色定量法对BMP-7/多孔钽/软骨细胞复合物糖胺多糖（GAG）进行定量检测，实时荧光定量PCR检测Col-Ⅱ、AGG和Sox9 mRNA的表达。结果：原代软骨细胞培养24 h后呈梭形生长，4 d后细胞呈多角形，胞质丰富。阿辛蓝（alcian blue）、番红O（safranin O）、Col-Ⅱ免疫细胞化学染色均呈阳性反应。CCK-8法细胞增殖检测结果显示，100 μg/L BMP-7/多孔钽/软骨细胞组细胞增殖水平高于其他各组（$P<0.05$）。扫描电镜示各组软骨细胞在多孔钽表面生长状态良好，细胞有多个突起、伸展、叠层生长并覆盖于多孔钽表面。GAG定量检测显示，100 μg/L BMP-7/多孔钽/软骨细胞组GAG含量比其他各组均明显升高（$P<0.05$）；实时荧光定量PCR检测显示，各实验组Col-Ⅱ、AGG和Sox9 mRNA表达量均高于对照组，以200 μg/L BMP-7/多孔钽/软骨细胞组升高最为明显（$P<0.05$）。BMP-7/多孔钽/软骨细胞复合体能促进体外软骨细胞增殖及细胞外基质的分泌，促进软骨基因的表达。

（谢 扬 周启荣）

述评·AGG是由GAG和核心蛋白结合而成的复合物，GAG与AGG均为细胞外基质的主要成分，其作用机制相当，在细胞黏附、保护识别及抗凝等方面有重要作用。Sox9主要表达于软骨细胞，对软骨的发育和成熟起到重要的作用，是维持软骨细胞表型，促进Col-Ⅱ及AGG表达的一个特异性因子。该实验证实，BMP-7/钽/软骨细胞复合培养时上述3种基因表达上调，进一步调控了软骨细胞分化及细胞外基质分泌。虽然体外实验已证实多孔钽与软骨细胞具有良好的生物相容性，并有促进其增殖及分泌的功能，但是多孔钽与软骨的弹性模量不相匹配，在体内并不能直接修复软骨缺损，而是需要植入至软骨下骨。由于多孔钽具有与软骨下骨相似的结构与弹性模量，通过填充软骨下骨，可提供一定的力学支撑，在修复软骨下骨的同时可增加修复组织与周围软骨界面的侧应力，通过新生骨的软骨化骨过程，使得新生的软骨细胞吸附于多孔钽表面，同时紧密地和邻近软骨接触，达到软骨的修复及整合，重建软骨。因此，软骨组织工程支架材料复合体对于组织工程化软骨移植修复软骨缺损的临床应用具有一定的前景。

（苏佳灿）

骨质疏松兔模型中肱骨头骨密度对肩袖撕裂的影响

［中国骨与关节损伤杂志，2015，30（9）：951］ 陈晓斌等探讨肱骨头骨密度对肩袖肌腱生物力学的影响。将18只家兔随机分为3组：对照组、OVX-Saline组、OVX-PTH组。8周后观察兔肱骨头骨密度（BMD）、ISP肌腱止点强度及其组织学变化。结果对照组和OVX-PTH组肱骨头BMD明显高于OVX-Saline组（对照组 $P=0.0004$，OVX-Saline组 $P=0.0024$）。3组间断裂应力比较差异无统计学意义（$P>0.05$），但对照组和OVX-PTH组断裂强度较高，肱骨头BMD与断裂应力呈正性相关。组织学显示OVX-PTH组与OVX-Saline组相比，肌腱止点具有更完整、清晰的结构区域。肱骨头骨量丢失降低冈下肌腱止点强度；PTH增加肱骨头BMD并提高冈下肌腱止点的强度。

（谢 扬 周启荣）

述评·通过该实验发现雌激素缺乏导致ISP肌腱止点结构变化和肱骨头骨丢失。特立帕肽提高肱骨头BMD及ISP肌腱止点矿化软骨界面的组成，从而提高ISP肌腱止点的生物力学功能。上述结果提示，骨丢失可能是肩袖撕裂的危险因素，改善骨质疏松症或骨量减少，有助于提高肩袖强度和减少肩袖修复后再撕裂的发生。

（苏佳灿）

附录：本书所参考文献来源

《中华肿瘤杂志》
《中华泌尿外科杂志》
《中华老年医学杂志》
《中华外科杂志》
《中华放射学杂志》
《北京医学》
《解放军医学杂志》
《北京大学学报(医学版)》
《中华医学杂志》
《中国微创外科杂志》
《上海医学》
《复旦学报(医学版)》
《肿瘤》
《上海交通大学学报(医学版)》
《第二军医大学学报》
《中国男科学杂志》
《中华手外科杂志》
《中国癌症杂志》
《外科理论与实践》
《肝脏》
《中华胰腺病杂志》
《脊柱外科杂志》
《中华骨科杂志》
《中国肿瘤临床》
《中国危重病急救医学》
《中国美容整形外科杂志》
《中国实用外科杂志》
《中国医科大学学报》
《吉林大学学报(医学版)》
《延边大学医学学报》
《临床肝胆病杂志》
《中国急救医学》
《哈尔滨医科大学学报》
《齐齐哈尔医学院学报》
《河北医科大学学报》
《中华麻醉学杂志》
《中华神经外科杂志》
《中华整形外科杂志》
《山西医科大学学报》
《山东大学学报(医学版)》
《中国肛肠病杂志》
《中国矫形外科杂志》
《青岛大学医学院学报》
《腹腔镜外科杂志》
《中国现代普通外科进展》
《安徽医科大学学报》
《立体定向和功能性神经外科杂志》
《肝胆外科杂志》
《江苏医药》
《临床麻醉学杂志》
《南京医科大学学报(自然科学版)》
《徐州医学院学报》
《肾脏病与透析肾移植》
《肠外与肠内营养》
《中华男科学杂志》
《浙江大学学报(医学版)》
《浙江医学》
《中华急诊医学杂志》
《实用肿瘤杂志》
《肝胆胰外科杂志》
《中国骨与关节损伤杂志》
《福建医科大学学报》
《郑州大学学报(医学版)》
《胃肠病学和肝病学杂志》
《中华小儿外科杂志》
《中华器官移植杂志》

《华中科技大学学报(医学版)》
《临床放射学杂志》
《肿瘤防治研究》
《临床泌尿外科杂志》
《腹部外科》
《临床外科杂志》
《中国临床神经外科杂志》
《中南大学学报(医学版)》
《中国普通外科杂志》
《中国现代手术学杂志》
《实用癌症杂志》
《南方医科大学学报》
《中国神经精神疾病杂志》
《广东医学》
《中华显微外科杂志》
《中国临床解剖学杂志》
《中山大学学报(医学科学版)》
《中华胃肠外科杂志》
《中国微侵袭神经外科杂志》
《中华创伤骨科杂志》
《中华神经医学杂志》
《结直肠肛门外科》
《中国美容医学》
《西安交通大学学报(医学版)》
《中华神经外科疾病研究杂志》
《兰州大学学报(医学版)》
《新疆医科大学学报》
《中国普外基础与临床杂志》
《华西医学》
《四川大学学报(医学版)》
《中国修复重建外科杂志》
《四川医学》
《中国胸心血管外科临床杂志》
《贵阳医学院学报》
《中华肝脏病杂志》
《中华创伤杂志》
《第三军医大学学报》
《中华烧伤杂志》
《中华内分泌外科杂志》
《中华损伤与修复杂志》
《首都医科大学学报》
《中华胸心血管外科杂志》
《中华普通外科杂志》
《中国体外循环杂志》
《中国脊柱脊髓杂志》
《中国肿瘤临床与康复》
《心肺血管病杂志》
《中华医院感染学杂志》
《中华医学美学美容杂志》
《解放军医学院学报》
《中华肝胆外科杂志》

文选关键词索引

（按汉语拼音顺序排列）

Z

其他